PATHO

PAR M

A. RIC

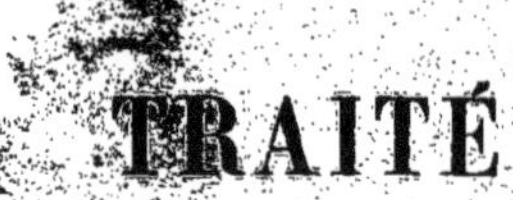

TRAITÉ

DE

THOLOGIE EXTERNE

PAR MM. POULET ET BOUSQUET

Professeurs agrégés du Val-de-Grâce.

DEUXIÈME ÉDITION

REVUE ET CORRIGÉE

PAR

A. RICARD

Professeur agrégé à la Faculté de médecine de Paris,
Chirurgien des Hôpitaux.

H. BOUSQUET

Ancien professeur agrégé du Val-de-Grâce,
Professeur de clinique
à l'École de médecine de Clermont-Ferrand,
Membre correspondant de la Société de chirurgie.

TOME PREMIER

PATHOLOGIE CHIRURGICALE GÉNÉRALE, MALADIES DES TISSUS

Avec 173 figures dans le texte.

La Faculté de Médecine de Paris a accordé à cet ouvrage une partie du prix de Chateauvillard, 1886.

PARIS

OCTAVE DOIN, ÉDITEUR

8, PLACE DE L'ODÉON, 8

1893

TRAITÉ

DE

PATHOLOGIE EXTERNE

TOME PREMIER

ÉVREUX, IMPRIMERIE DE CHARLES HÉRISSEY

TRAITÉ

DE

PATHOLOGIE EXTERNE

PAR MM. POULET ET BOUSQUET

Professeurs agrégés du Val-de-Grâce.

DEUXIÈME ÉDITION

REVUE ET CORRIGÉE

PAR

A. RICARD

Professeur agrégé à la Faculté de médecine de Paris,
Chirurgien des Hôpitaux.

H. BOUSQUET

Ancien professeur agrégé du Val-de-Grâce,
Professeur de clinique
à l'Ecole de médecine de Clermont-Ferrand,
Membre correspondant de la Société de chirurgie.

TOME PREMIER

PATHOLOGIE CHIRURGICALE GÉNÉRALE, MALADIES DES TISSUS

Avec 173 figures dans le texte.

La Faculte de Médecine de Paris a accordé à cet ouvrage une partie du prix de Chateauvillard, 1886.

PARIS

OCTAVE DOIN, ÉDITEUR

8, PLACE DE L'ODÉON, 8

1893

PRÉFACE DE LA PREMIÈRE ÉDITION

Au moment d'offrir au public médical un nouveau *Traité de Pathologie externe*, nous croyons devoir indiquer brièvement dans quel esprit ce livre a été conçu.

Autrefois un ouvrage de ce genre était le fruit d'une longue pratique, le couronnement de la carrière d'un chirurgien célèbre. Il n'est plus guère possible aujourd'hui à un seul homme d'embrasser un aussi vaste sujet, et l'expérience particulière, si grande qu'elle soit, disparaît devant la somme des travaux individuels. Tout en faisant une large place à la chirurgie française, à juste titre fière du présent comme de son passé, il faut de toute nécessité tenir un grand compte des travaux étrangers. Ces conditions nouvelles imposent à ceux qui écrivent sur la pathologie un travail considérable.

Sans doute les écrits des devanciers facilitent la tâche, les conquêtes de la clinique et de la thérapeutique restent incontestées, mais de grandes découvertes ont modifié profondément les idées anciennes. L'anatomie pathologique a jeté une vive lumière sur bien des points obscurs ; c'est surtout aux belles recherches contemporaines sur l'origine parasitaire des maladies que sont dus les principaux progrès ; d'autre part, les chirurgiens enhardis par les merveilleux résultats obtenus grâce à la méthode antiseptique, ont reculé bien loin les bornes de l'intervention curative.

Le moment nous a donc paru opportun pour publier un *Traité de Pathologie externe* complet, résumant aussi nettement que possible l'état actuel de la science tant en France qu'à l'étranger. C'est avec l'espoir d'être utiles aux étudiants et aux praticiens que nous avons associé nos efforts ; et nous compterons notre labeur pour peu de chose si nous avons atteint ce but.

A. Poulet. H. Bousquet.

Paris, 15 janvier 1885.

PRÉFACE DE LA DEUXIÈME ÉDITION

Les limites du domaine chirurgical reculant tous les jours, ce traité, qui a marqué l'ère de transformation de la chirurgie, devait fatalement se trouver bientôt en retard.

Désireux de le maintenir à la hauteur de sa réputation, nous avons dû reprendre chacun des chapitres et souvent, ainsi que le lecteur pourra en juger, en ajouter de nouveaux. Ce n'est donc pas une simple réimpression, mais bien une édition nouvelle, que nous présentons au public médical.

Nous avons cherché à conserver les qualités de concision et de clarté qui ont fait le succès de la première édition, et comme par le passé, à attribuer autant que possible à chaque auteur, la part qui lui revient dans l'histoire de l'art.

A. Ricard. H. Bousquet.

Paris, 30 octobre 1892.

LISTE CHRONOLOGIQUE

DES PRINCIPAUX CHIRURGIENS

DEPUIS HIPPOCRATE JUSQU'A NOS JOURS

I. — HIPPOCRATE

Hippocrate, suivant DEZEIMERIS naquit dans l'île de Cos, vers la première année de la 80e Olympiade, il était de la famille des Asclépiades. La partie chirurgicale de ses œuvres égale en importance la totalité des autres ; les passages les plus remarquables sont : les *Livres des plaies*, *des ulcères*, *des fractures*, *des luxations*.

Ses ouvrages ont été traduits par LITTRÉ, HIPPOCRATE, *Œuvres complètes*, trad. LITTRÉ, 1830-1861.

I. — ÉCOLE D'ALEXANDRIE

Grâce à la faveur des Ptolémées, après la chute de la civilisation grecque, plusieurs écoles se formèrent en Égypte, celle d'Alexandrie en particulier brilla d'un vif éclat. Les principaux chirurgiens de cette époque ont été AMYNTAS (de Rhodes), PÉRIGÈNE et NYMPHODORE.

III. — PÉRIODE GRÉCO-ROMAINE

Elle comprend les six premiers siècles de notre ère. Jusqu'au siècle d'Auguste, c'est à peine si Rome nous a transmis les noms de quelques hommes de l'art, parmi lesquels il faut citer TRYPHON, EVELPISTE et MÉGÈS. A partir du règne d'Auguste nous trouvons par ordre chronologique CELSE, GALIEN, ORIBASE, ÆTIUS, PAUL D'EGINE.

1° CELSE (siècle d'Auguste, 1er siècle de notre ère), *De Re Medica*. Il existe de nombreuses éditions de ce traité de médecine. VÉDRENNES en a donné une excellente traduction (Paris, 1874).

2° GALIEN (Ier et IIe siècles), *Opera omnia*, Venetiis, 1540.

3° ORIBASE (IVe siècle), *Opera omnia*, 3 vol., trad. BUSSEMAKER.

4° AÉTIUS (fin du IVe siècle, première moitié du Ve).

5° PAUL D'ÉGINE (fin du Ve siècle), *Opera* (texte grec), édition latine, Paris, 1859, édition française, traduction BRIAU, Paris, 1855.

Le *Traité de chirurgie* de PAUL D'EGINE est avec celui de CELSE un des plus remarquables que nous ait légués l'antiquité, les chapitres les plus intéressants sont ceux qui ont rapport aux plaies et aux blessures.

IV. — PÉRIODE DES CHIRURGIENS ARABES

(DU VIe AU XIIe SIÈCLE DE NOTRE ÈRE)

D'après MALGAIGNE le type des chirurgiens de cette époque est ALBUCASIS. Autour de lui nous grouperons RHAZÈS, ABENGUEFIT, ALI-ABBAS, AVEROES, AVENZOAR, AVICENNE.

1° RHAZÈS (XIe siècle de notre ère) nous a laissé le *Houry* ou *Continent* et le *Mansoury*.

2° ABENGUEFIT (XIe siècle), *Liber de medicamentis simplicibus*, Argent., 1531.

3° ALI-ABBAS, *Opera omnia*, édition latine, Antioche, 1127.

4° AVICENNE (980-1036), *Opera omnia*, Venetiis (1564), *Canon medicinæ*, Padoue, 1476.

5° ALBUCASIS (XIe siècle), *Chirurgorum primarii opera*, Argentorati, 1532. *La chirurgie d'Albucasis*, traduction française de RENÉ LECLERC, 1861.

PÉRIODE DES ARABISTES

Au XIe siècle, l'école de Salerne traduit en partie les œuvres des Arabes. A partir du XIIIe siècle les chirurgiens étudient, commentent ces traductions, et se trouvent ainsi ramenés à la pratique des anciens. L'influence des ouvrages arabes est telle, que du XIIe siècle à A. Paré, les auteurs qui se succèdent portent dans la science le nom d'*Arabistes*.

V. — CHIRURGIENS DU XIIIe SIÈCLE

(ÉCOLES DE SALERNE ET DE BOLOGNE)

1° ROGER pratiquait probablement à Salerne au commencement de ce siècle, il a laissé : *Magistri Rogerii Chirurgica*. Cet ouvrage a fait loi durant longtemps en Italie.

2° ROLAND, né à Parme, composa son traité *Rolandi Chirurgia* à Bologne vers 1264.

3° LES QUATRE MAITRES ; on désignait ainsi, parait-il, ARCHYMATEUS, PETRONSELLIUS, PLATEARIUS, FERRARIUS, *Glossula quator magistrorum super chirurgiam Rogerii et Rolandi* (édition Daremberg).

4° HUGUES (de Lucques), d'après MALGAIGNE, doit être regardé comme le chef de cette école. C'était un praticien plutôt qu'un homme érudit, il ne nous a rien laissé.

5° BRUNUS (première moitié du siècle) achevait à Padoue, en 1252, son ouvrage intitulé : *Magna Chirurgia Bruni*.

6° THÉODORIC (dernière partie du siècle). Cet auteur se borne à publier les *Doctrines* de HUGUES (de Lucques).

7° GUILLAUME DE SALICET mourut vers 1276. Il composa à Bologne un traité de chirurgie, *Ars chirurgica.*

8° LANFRANCHI ou LANFRANC naquit à Milan. Chassé de sa patrie par Visconti (Mathieu), il vint à Lyon, puis de là à Paris vers 1295. Il mourut au commencement du XIVe siècle. Son premier traité : *Chirurgia parva* a été composé à Lyon ; le deuxième : *Chirurgia magna* a été écrit à Paris vers 1296.

La plupart des travaux de ces auteurs ainsi que la *Chirurgie* de GUY DE CHAULIAC forment un ouvrage : *Ars chirurgica*, *Chirurgia Guidonis de Cauliaco*, *Chirurgia Bruni*, *Theodorici, Rolandi*, *Rogerii*, *Lanfranci*, *Bertalapie*, Venetiis (1513).

VI. — CHIRURGIENS DU XIVe SIÈCLE

1° PITARD (JEAN), fondateur du collège de Saint-Côme, né à Paris en 1238.

2° HENRI DE MONDEVILLE, le premier auteur français qui ait écrit sur la chirurgie, vivait pendant la première moitié du siècle, il nous a laissé un *Traité de chirurgie* inachevé.

3° JEAN DE GADDESDEN, chirurgien anglais, professait à Oxford, vers 1320. Il nous a laissé *Rosa medicinæ.*

4° GUY DE CHAULIAC (1300-1370), le plus remarquable de tous les chirurgiens de cette époque, est né à Chauliac, près de Mende, il professa à Montpellier. La grande chirurgie de GUY DE CHAULIAC, médecin très fameux (1363), sert de guide à tous ses successeurs jusqu'à A. PARÉ.

VII. — CHIRURGIENS DU XVe SIÈCLE

1° NICOLAS DE FALCONIIS, chirurgien italien, mourut à Florence vers 1411. *Sermonum liber scientiæ medicinæ Nicolai Florentini doctoris excellentissimi qui continet octo sermones.*

2° D'ARGELATA (PIERRE), professeur de Bologne, mort vers 1423. *De chirurgia libri sex.* Venetiis, 1480. Le livre III, *Des Plaies en particulier*, est spécialement remarquable.

3° LÉONARD BERTAPAGLIA, chirurgien de Padoue, mourut vers 1460. *Chirurgia sive recollectæ super quartam fen Canonis Avicennæ.* Venise, 1490 et 1497.

4° Les BRANCA, empiristes siciliens, inventeurs de la rhinoplastie (méthode dite italienne).

VIII. — CHIRURGIENS DU XVIe SIÈCLE

1° JEAN DE VIGO, chirurgien génois, né en 1460, *Practica copiosa*, ouvrage en huit livres, terminé en 1513 et imprimé à Rome en 1514.

2° BÉRENGER DE CARPI (1470-1550), *De Calvariæ, sive cranis fractura tractatus.* Bologne, 1518.

3° MARIANUS SANCTUS, chirurgien napolitain (1489-1558), *Compendium chirurgium*, écrit vers 1514. *De lapide renum itemque de lapide vesicæ per incisionem extrahendo*. Paris, 1540.

4° BLONDUS ou BLONDIO, chirurgien vénitien (1497-1565), *De partibus ictu sectis citissime sanandis*. Venise, 1542.

5° BRUNSWICH (Jérôme de), chirurgien de Strasbourg, *Buch der Chirurgia und Wirkung der Wuendarzney*. Strasbourg, 1497.

6° GERSDORF (Jean), chirurgien de Strasbourg, *Feldbuch der Wundarzney*. Strasbourg, 1517. *De chirurgia et corporis humani anatomia*, 1551.

7° PARACELSE (Théophr.), Zurich (1493-1541), professa à Bâle. *Chirurgia magna*, 1573. *Chirurgia parva* ou *Bertheona*, 1579. *Traité des arquebusades*, traduction JACQUES VEYRAS. Lyon, 1581.

8° FRANÇOIS DE ARCE (ARCÆUS), chirurgien espagnol, né en 1494, *De Recta curandorum vulnerum ratione*. Antwerp., 1574.

9° BACKER (Georges), chirurgien anglais, *De l'huile magistrale, Méthode pour traiter les plaies des membres, des erreurs communes des chirurgiens*. Londres, 1574.

10° CROCE (Jean-André DELLA) DE LA CROIX, chirurgien italien (milieu du siècle), *Chirurgia universalis opus absolutum*. Venise, 1573.

11° FERRI (Alphonse), chirurgien italien, *De sclopetorum seu archibusorum libri tres*, Lyon, 1553.

12° MAGGIUS (Barthélémy), Bologne (1477-1552), *De sclopetorum et bombardorum curatione*. Bologne, 1552.

13° BOTAL (Léonard), né à Asti (Piémont) (1500-1589), *De curandis vulneribus sclopetorum*. Lyon, 1560. *De curatione per sanguinis missionem*. Lyon, 1577.

14° VIDUS (VIDIUS) ou GUIDI (Guido), chirurgien italien, fut professeur au Collège de France, *Chirurgia e greco in Latinum à se converso cum Commentariis propriis et Galeni*. Paris, 1544.

15° FRANCO (Pierre), chirurgien français, *Traité des hernies, de la pierre, cataracte et autres excellentes parties de la chirurgie*. Lyon, 1561.

16° GALE (Thomas) (1507-1586), chirurgien anglais, *An excellent treatise of wounds made with gunshot*. Londres, 1563.

17° PARÉ (Ambroise), né à Laval en 1517, mort à Paris, 1590. Le réformateur de la chirurgie nous a laissé des travaux fort remarquables sur les divers points de l'anatomie et de la chirurgie. Ils ont été réunis pour la première fois en un seul volume en 1573, sous ce titre : *Les Œuvres de M. Ambroise Paré, conseiller et premier chirurgien du roi, avec les figures et portraicts tant de l'anatomie que des instruments de chirurgie et de plusieurs monstres. Le tout divisé en vingt-six livres, comme il est contenu en page suyuante*. A Paris, chez Gabriel Buon, 1575, avec privilège du Roy.

18° GUILLEMEAU (Jacques) (1550-1612), *Apologie pour les chirurgiens*, Dordlaci, 1598.

19° FABRICE D'ACQUAPENDENTE.

20° TAGAULT (Jean), chirurgien français, mort en 1545, *La chirurgie de maistre Jean Tagault*, Paris, 1645.

21° VÉSALE (André) (1513-1564), chirurgien de Charles-Quint, *Chirurgia magna*, Venise, 1569.

IX. — CHIRURGIENS DU XVIIe SIÈCLE

1° FABRICE (Guillaume), connu sous le nom de FABRICE DE HILDEN, du nom d'un village voisin de Cologne où il naquit (1560-1634), *De gangrena et sphacelo*, Cologne, 1593.

2° RIOLAN (1575-1657), *Encheiridum anatomicum et pathologicum*, 1648.

3° JACQUES DE MARQUE (1569-1622), *Introduction méthodique à la chirurgie*, Paris, 1652. *Traité des bandages de la chirurgie*. Paris, 1618.

4° SEVERINO (Marco-Aurelio), chirurgien italien, né à Tarsia (Calabre) le 2 novembre 1580, mort à Naples, 1656. *De recondita abcessuum natura*. Neap., 1632.

5° HABICOT, chirurgien français, mort vers 1624, *Opération de la bronchotomie*, Paris, 1620.

6° MARTEL (François), chirurgien de Henri IV, *Apologie pour les chirurgiens*, Paris, 1601.

7° MAGATI CESAR (1579-1656), chirurgien italien, *De rara medicatione vulnerum, seu de vulneribus raro tractandis*, Venise, 1616.

8° ASELLI, anatomiste et chirurgien (Crémone, 1581-1620), découvre les vaisseaux lymphatiques. *De lactibus, sive lacteis venis quanto vasorum necessariorum genere novo invento, Dissertatio*, Milan, 1627.

9° SCULTET (1595-1645), chirurgien allemand, né à Ulm, *Armamentarium chirurgicum, 45 tabulis ornatum*, Ulmæ, 1635.

10° BONNET (TH.) (1620-1689), né à Genève, *Sepulchretum anatomicum, sive anatomia practica*, etc., Lyon et Genève, 1700.

11° MARCHETTI (Pierre de) (1625-1673), chirurgien italien, *Silloge observationum medico-chirurgicarum rariorum*, Padoue, 1664.

12° COUILLARD, appelé aussi COVILLARD, lithotomiste français (milieu du XVIIe siècle). *Le chirurgien opérateur*, Lyon, 1633. *Observations iatro-chirurgiques*, Lyon, 1639.

13° PURNAM (Mathias) (1648-1711), chirurgien allemand, *Chirurgia curiosa*, 1710.

14° DEVEAUX (Jean), chirurgien français (1649-1729), *Art de faire des rapports en chirurgie*, Paris, 1703. *Recherches critiques sur l'origine de la chirurgie*.

15° FRÈRE JACQUES, JACQUES BAULIEU ou BAULOT, inventeur de la taille latéralisée, était né en Franche-Comté et exerça à Paris, puis en Hollande.

16° BELLOSTE (1654-1730), chirurgien major des armées du roi, *Le chirurgien d'hôpital*, 1re édition, 1696. *Suite du chirurgien d'hôpital*, 1725.

17° LANCISI (1654-1720), chirurgien italien, *Tabulæ anatomicæ*, Rome, 1714.

18° LA MOTTE (Guillaume Mauquest de), chirurgien français (1655-1737), *Traité complet de chirurgie*, Paris, 1722.

19° LITTRE (1658-1725), chirurgien français, publie un grand nombre de travaux : in *Recueils de l'Académie des sciences*. Procédé pour l'anus artificiel.

20° MARESCHAL (1658-1736), chirurgien de Louis XIV et de Louis XV.

21° DIONIS (Pierre), mort en 1718, *Cours d'opérations de chirurgie démontré au Jardin du roi*, Paris, 1707.

22° BENEVOLI (Antoine) (1685-1756), chirurgien de Florence, *Dissertations chirurgicæ de Herniis intestinalibus, de urinæ suppressione*, etc., Paris, 1747.

23° CHESELDEN, chirurgien anglais (1688-1752), *Pupille artificielle. Taille latérale.*

24. VERDUC, *Pathologie de chirurgie*, 1703.

X. — CHIRURGIENS DU XVIIIe SIÈCLE

Avec le XVIIIe siècle commence pour la chirurgie une ère nouvelle ; elle devient à la fois une science et un art. Malgré des difficultés sans nombre, les chirurgiens, séparés des barbiers, se livrent avec une ardeur admirable à l'étude clinique des maladies et des opérations. C'est l'époque à jamais fameuse de l'Académie royale de chirurgie qui a exercé sur le XVIIIe siècle et sur le nôtre une influence considérable et salutaire.

Tout ce que la France possédait alors d'hommes habiles et éclairés participe aux travaux de cette société. Encore aujourd'hui, après un siècle, les mémoires de l'Académie de chirurgie constituent pour ceux qui désirent acquérir une instruction sérieuse, une base sûre et solide. A la fin du siècle, CHOPART, SABATIER, DESAULT, BICHAT continuent l'œuvre de J.-L. PETIT et de ses nombreux collaborateurs.

CHIRURGIENS FRANÇAIS

1° ANEL, chirurgien français, exerça en Italie, *Traitement de la fistule lacrymale. Traitement des anévrysmes.*

2° ASTRUC (1684-1766), *De morbis venereis.*

3° BAGIEU (Acad. roy. de chirurgie), *Examen de plusieurs parties de la chirurgie*, etc. Paris, 1756-1757.

4° BASEILHAC ou FRÈRE COME (1703-1781), *Opération de la taille.*

5° BELLOC (1732-1807) (*Mém. de l'Acad. royale de chir.*), *Sonde à tamponnement.*

6° BICHAT (1771-1802), *Journal de chirurgie de Desault*, et *Œuvres chirurgicales de Desault.*

7° BORDENAVE (1728-1782), *Mémoire sur les os* (1760), *Dissertation sur les antiseptiques.*

8° BOUCHER (1715-1793), *Traitement des fractures par armes à feu*, et *Mém. de l'Acad. royale de chirurgie.*

9° BRASDOR (1721-1797), *Anévrysmes. Fractures de la clavicule*, in *Ibid.*

10° CHAUSSIER (1746-1828), *Travaux sur la pustule maligne.*

11° CHOPART (1743-1792), *Traité des maladies chirurgicales*, Paris, 1780 (avec DESAULT); *Traité des maladies des voies urinaires*, Paris, 1791.

12° CULLERIER (1758-1827), *Travaux sur les maladies vénériennes.*

13° DAVIEL (1696-1762), *Extraction de la cataracte.*

14° DESAULT (1744-1795), *Œuvres chirurgicales*, et *Journal de chirurgie.*

15° DESCHAMPS (1740-1824), *Ligature des artères.*

16° DESPORT (mort en 1760), *Traité des plaies d'armes à feu.*

17° DUSAUSSOY (1755-1820), *Pourriture d'hôpital.*

18° ENAUX, *Travaux sur la pustule maligne et les fractures du bassin.*

19° GARENGEOT (1688-1759), *Traité des opérations de chirurgie*, Paris, 1720, et *Traité des instruments de chirurgie*, Paris, 1723.

20° HÉVIN (1715-1789), *Précis d'observations sur les corps étrangers de l'œsophage*, in *Mém. de l'Acad. royale de chir.*, et *Mémoires sur la néphrectomie, la gastrotomie.*

21° LA FAYE (mort en 1781), *Bec-de-lièvre. Amputations. Cours d'opérations de chirurgie par Dionis*, Paris, 1736. *Principes de chirurgie*, Paris, 1739.

22° LA MARTINIÈRE, *Mém. de l'Acad. royale de chirurgie.*

23° LAPEYRONIE (1678-1747), *Fondateur de l'Académie royale de chirurgie. Travaux sur les hernies.*

24° LASSUS (1741-1807), *Traité de pathologie chirurgicale*, 1805.

25° LECAT (1700-1768), *Mémoires*, et *Prix de l'Acad. de chirurgie.*

26° LEDRAN (1685-1770), *Travaux sur la taille. Traité ou réflexions tirées de la pratique sur les plaies d'armes à feu. Traité des opérations de chirurgie.*

27° LOMBARD (1741-1811), *Prix de l'Acad. royale de chir.*, t. V, *Fractures du crâne par coups de feu*, Strasbourg, 1796. *Clinique des plaies faites par armes à feu*, 1804.

28° LOUIS (1723-1792), *Recueil de mémoires de l'Acad. royale de chirurgie.*

29° MANNE (1734-1806), *Traité des maladies des os*, 1789.

30° MORAND (1697-1773), *Opuscules de chirurgie*, Paris, 1768.

31° PETIT (Jean-Louis) (1674-1750), *Traité des maladies des os*, Paris, 1705. *Traité des maladies chirurgicales*, Paris, 1774. *Mém. de l'Acad. des sciences et de l'Acad. royale de chirnrgie.*

32° PETIT (le fils) (1710-1737), *Mémoire sur les épanchements*, in *Mém. de l'Acad. royale de chir.*, t. Ier, 1741, et t. II, 1753.

33° PETIT (Marc-Antoine) ou PETIT (de Lyon) (1766-1811), *Collections d'observations cliniques*, Lyon, 1815.

34° POUTEAU (1725-1775), chirurgien français, *Mélanges de chirurgie*, Lyon, 1760, et *Œuvres posthumes*, Paris, 1783.

35° RAVATON, chirurgien militaire, *Chirurgie d'armée*, Paris, 1767, et *Pratique moderne de la chirurgie*, Paris, 1770.

36° QUESNAY (1694-1774), *Traité de la suppuration*, Paris, 1749. *Traité de la gangrène. De l'emploi du trépan*, in *Mém. de l'Acad. royale de chirurgie.*

37° SAUCEROTTE (1741-1814), *Mélanges de chirurgie*, Paris, 1802.

38° SABATIER (1732-1811), *Médecine opératoire*, 1796.

39° SUE (1710-1792), *Éléments de chirurgie*, Paris, 1755.

40° SUE (le jeune) (1739-1817), *Mémoires de l'Académie royale de chirurgie.*

41° VIGAROUS (1725-1790), *Œuvres de chirurgie pratique*, 1812.

CHIRURGIENS ÉTRANGERS

1° AITKEN (mort en 1790), chirurgien anglais, *Éléments de chirurgie théorique et pratique*, Edinburg, 1779.

3° BELL (Benjamin), chirurgien anglais, *A System of Surgery*, Edinburg, 1783, trad. Bosquillon, 1796.

4° BELL (John) (1762-1820), *Principles of Surgery.*

5° BERLINGHIERI (Vacca) (1762-1826), chirurgien italien, *Trichiasis. Œsophagotomie. Anévrysmes, Taille.*

6° BERTRANDI (1723-1765), chirurgien italien, in *Mém. de l'Acad. royale de chirurgie, Abcès du foie et plaies de tête. Traité des opérations de chirurgie*, Nice, 1763.

7° BILGUER (1720-1796), chirurgien allemand, *Ouvrage sur les amputations des membres.*

8° CALLISEN (1740-1824), chirurgien danois, *Systema chirurgiæ hodiernæ*. Copenhague, 1788. *Anus contre nature.*

9° CAMPER (1722)1789), chirurgien allemand, *Travaux sur les hernies.*

10° CRUIKSHANK (1745-1800), anatomiste anglais, *Travaux sur les maladies des lymphatiques et des nerfs.*

11° DEASE, chirurgien anglais, *Plaies de tête.*

12° DOUGLAS (mort en 1759, chirurgien anglais, *Lithotomie.*

13° EARLE (1755-1817), chirurgien anglais, *Traité de l'hydrocèle*, 1794. *Lithotomie.*

14° FLAJANI (1741-1808), chirurgien italien. *Anévrysmes.*

15° GUATTANI (1707-1773), chirurgien italien, *Anévrysmes*, Rome, 1845. *Mémoire sur l'œsophagotomie*, in *Mém. de l'Acad. royale de chirurgie*, t. III, p. 35.

16° HEISTER (1683-1758), chirurgien allemand, *Institutiones chirurgiæ*, 1718, Nuremberg.

17° HESSELBACH (1750-1816), chirurgien allemand, *Travaux sur les hernies.*

18° HEWSON (1739-1774), chirurgien anglais, *Anatomie et pathologie des vaisseaux sanguins et lymphatiques.*

19° HUNTER (1728-1793), chirurgien anglais, *Œuvres complètes*, trad. Richelot.

20° MONRO (1697-1767), chirurgien anglais, *Œuvres* publiées par son fils, Edinburg, 1781.

21° MONTEGGIA (1762-1815), chirurgien italien, *Instituzioni chirurgische*, Milan, 1802.

22° PALETTA (1747-1832), chirurgien italien, *Travaux sur les anévrysmes, la lithotomie.*

23° PLATNER (1694-1747), chirurgien allemand, *Institutiones chirurgiæ*, Leipzig, 1745.

24° POTT (Percival) (1713-1788), chirurgien anglais, *Treatise on ruptures*, Londres, 1756. *Observations sur les plaies de tête*, Londres, 1760 et 1768, *The chirurgical works of* P. POTT, 1771, et trad. française, 1780.

25° RICHTER (1742-1812), chirurgien allemand, *Observations de chirurgie*, 1770-1780. *Bibliothèque chirurgicale*, 1771-1797, 16 vol. *Traité des hernies*, Gœttingue, 1777.

26° SHARP (mort en 1765), chirurgien anglais, *Treatise on operations of Surgery*, 1740, trad. Joult, Paris, 1751.

27° SCHMUECKER (1712-1786), chirurgien allemand, *Chirurgisches Wahrnehmungen*, Berlin, 1774. *Vernisschte Chir. schriften*, Berlin, 1776.

28° THEDEN (1714-1797), *Unterricht für die Unterwundaerzte bei Armeen*, Berlin, 1774.

29° WEIDMANN, chirurgien allemand, *De necrosi ossium*, Francfort, 1793.

30° WINSLOW (1669-1760), *Taille.*

XI. — CHIRURGIENS DU XIXe SIÈCLE

Au XIXe siècle l'histoire de la chirurgie enregistre de grandes découvertes. Grâce à l'anatomie et à la physiologie pathologiques, les maladies chirurgicales deviennent mieux connues. Les affections des artères, des veines, des lymphatiques, des articulations et des os, les infections purulente et putride passionnent la plupart des chirurgiens dans la première moitié du siècle. Toutes les branches de l'art se développent dans l'ancien comme dans le nouveau continent. A la période contemporaine reviendra l'honneur d'avoir reculé bien loin les limites de la thérapeutique chirurgicale. Grâce au chloroforme, grâce surtout à la méthode des pansements antiseptiques créée par le chirurgien anglais LISTER une véritable révolution s'opère graduellemement dans notre art.

CHIRURGIENS FRANÇAIS

1° AMUSSAT (1796-1856), *Maladies des voies urinaires. Torsion des artères. Affections utérines.*

2° BAUDENS (1804-1857), *Clinique des plaies d'armes à feu.*

3° BÉGIN (1793-1859), *Nouveaux éléments de chirurgie et de médecine opératoires.*

4° BÉRARD (Aug.) (1802-1846), Collaborateur du *Compendium*.

5° BLANDIN (1798-1849), Thèse sur l'autoplastie.

6° BONNET (A.) (1809-1858), chirurgien lyonnais, *Traité des sections tendineuses et musculaires*, 1841. *Traité des maladies articulaires*, Lyon, 1845. *Traité de thérapeutique des maladies articulaires*, Paris, 1853.

7° BOUISSON (mort en 1884), *Tribut à la chirurgie.*

8° BOUVIER (1799-1877), *Maladies de l'appareil locomoteur.*

9° BOYER (1757-1833), *Traité des maladies chirurgicales,* 1814-1826.

10° BOYER (Ph.) (1801-1858), Thèse sur les plaies de l'estomac et de l'intestin. Thèse sur les ankyloses.

11° BRESCHET. Traducteur d'Hogdson. *Maladies des artères et des veines.*

12° BROCA (1824-1880), *Traité des tumeurs. Traité des anévrysmes.*

13° CHASSAIGNAC (1804-1879), *Écrasement linéaire. Drainage chirurgical. Traité de la suppuration.*

14° CIVIALE, *Affections des voies urinaires.*

15° CLÉMOT (1776-1852), *Bec-de-lièvre.*

16° CLOQUET (J.) (1790-1883), *Mémoires sur les calculs urinaires, les hernies,* etc.

17° DANCE (1797-1832), *Travaux sur la phlébite.*

18° DELPECH (1772-1832), *Pourriture d'hôpital,* 1815. *Précis des maladies réputées chirurgicales,* Paris, 1816. *Traité de l'orthomorphie.*

19° DEMARQUAY (1814-1876), *Essai de pneumatologie medicale,* 1866. *Régénération des organes,* 1873. *Tumeurs de l'orbite.*

20° DENONVILLIERS (1808-1872), Collaborateur du *Compendium.*

21° DOLBEAU (1830-1877), *Lithotritie périnéale.*

22° DUCAMP, *Affections des voies urinaires.*

23° DUPUYTREN (1777-1835), *Leçons orales de clinique chirurgicale. — Traité des blessures par armes de guerre,* 1834.

24° FLAUBERT (de Rouen) (1784-1846), *Suture des os.*

25° FOLLIN (1823-1867), *Traité de pathologie externe.*

26° GENSOUL (1797-1858), chirurgien lyonnais, *Résection du maxillaire supérieur.*

27° GERDY (1797-1856), *Traité des bandages. Traité des pansements. Chirurgie pratique. Travaux sur l'ostéite.*

28° GIRALDÈS, *Maladies des enfants.*

29° GOYRAND (d'Aix) (1803-1866), *Fractures du radius. Corps étrangers articulaires.*

30° GUERSANT (1800-1869), *Notice sur la chirurgie des enfants.*

31° HUGUIER (1804-1873), *Travaux sur les varices, les luxations du coude, les affections utérines. Résection temporaire du maxillaire supérieur.*

32° JARJAVAY (1819-1868), *Traité d'anatomie chirurgicale.*

33° JOBERT (de Lamballe) (1799-1867), *Plaies et sutures intestinales. Traité des plaies d'armes à feu. Traité de chirurgie plastique.*

34° LABORIE (mort en 1863), *Amputations partielles du pied. Plaies intestinales.*

35° LALLEMAND (1790-1853), *Traité des pertes séminales.*

36° LARREY (D.-J.) (1766-1842), *Mémoires et campagnes,* 1812. *Clinique chirurgicale,* 5 vol.

37° LAUGIER (1799-1872), *Bulletin chirurgical,* Paris, 1839-1840.

38° LEROY (d'Étiolles), *Affections des voies urinaires.*

39° LISFRANC (1790-1847), *Clinique chirurgicale de l'hôpital de la Pitié,* Paris, 1841. *Traité de médecine opératoire,* 1845.

40° MALGAIGNE (1805-1865), *Traité d'anatomie chirurgicale. Traité des fractures et luxations,* 1847. *Manuel de médecine opératoire,* 1834.

41° MARJOLIN (1770-1850).

42° MOREL-LAVALLÉE (1811-1865), *Épanchements traumatiques de sérosité. Hernies du poumon.*

43° MOREAU, *Résections articulaires.*

44° NÉLATON (1807-1873), *Recherches sur l'affection tuberculeuse des os,* 1836. *Éléments de pathologie chirurgicale.*

45° PELLETAN (1750-1829), *Clinique chirurgicale*, Paris, 1810.

46° PERCY (1754-1825), *Mémoire sur la pyrotechnie, les ciseaux. Manuel du chirurgien d'armée.*

47° PETREQUIN, chirurgien lyonnais.

48° PRAVAZ (1791-1853), chirurgien lyonnais, *Traitement des anévrysmes. Orthopédie.*

49° REYBARD (1790-1863), chirurgien lyonnais, *Canule à thoracentèse.*

50° RÉCAMIER, *Ouverture des abcès par les caustiques. Affections utérines.*

51° RICHARD (A.) (mort en 1872), *Pratique journalière de la chirurgie.*

52° RICHERAND (1799-1840), *Nosographie chirurgicale. Leçons du citoyen Boyer sur les maladies des os*, Paris, 1805.

53° RIGAUD, *Traitement des varices.*

54° ROUX (1780-1854), *Staphylorraphie. Quarante années de pratique chirurgicale.*

55° SANSON (1790-1842), *Médecine opératoire de Sabatier* (avec BÉGIN). *Nouveaux éléments de pathologie chirurgicale* (avec ROCHE).

56° SANSON (A.) (1795-1873), Thèse de concours sur les hémorrhagies traumatiques.

57° SERRE (d'Uzès ou d'Alais) (1802-1870), *Affections des yeux. Autoplastie.*

58° SÉDILLOT (1804-1883), *De l'évidement sous-périosté des os. Traité de médecine opératoire. Contributions à la chirurgie.*

59° VELPEAU (1795-1868), *Nouveaux éléments de médecine opératoire*, 1832. *Traité des maladies du sein*, 1854.

60° VIDAL (de Cassis) (1803-1856), *Traité de pathologie externe.*

61° VOILLEMIER (1809-1878), *Fractures du radius. Maladies des voies urinaires.*

62° GILLETTE (1836-1886), *Collaboration à la deuxième édition du Traité de pathologie de Nélaton.*

63° GOSSELIN (L.) (1816-1887), professeur de clinique chirurgicale, président Académie de médecine, Paris, *Leçons sur les hernies. Leçons sur les hémorrhoïdes. Leçons de clinique chirurgicale*, 3° édition, 1879.

64° POINSOT (1840-1889), chirurgien des hôpitaux de Bordeaux, *De la conservation dans le traitement des fractures*, Thèse de doct., Paris, 1872. *Collaboration à l'encyclopédie internationale de chirurgie et au nouveau Dictionnaire de médecine et de chirurgie pratique.*

65° POULET (A.) (1849-1889), professeur agrégé au Val-de-Grâce, *Traité des corps étrangers en chirurgie*, *Traité de pathologie externe*, POULET et BOUSQUET (1885).

66° LEGOUEST (V.) (1820-1889), premier médecin inspecteur général de l'armée, président de l'Académie de médecine, *Traité de médecine opératoire en collaboration avec* SÉDILLOT. *Traité de chirurgie d'armée.*

67° DENUCÉ (1824-1889), professeur de clinique chirurgicale (Bordeaux), *Luxations du coude. Traité de l'inversion utérine.*

68° PERRIN (Maurice) (1826-1889), inspecteur du service de santé, président de l'Académie de médecine, *Traité de l'anesthésie chirurgicale. Traité des maladies des yeux.*

69° ORÉ (1827-1889), professeur (faculté de médecine de Bordeaux), *Transfusion du sang. Injections intra-veineuses de chloral.*

70° RICORD (1800-1889), chirurgien de l'hôpital du Midi, *Publications diverses sur la syphilis.*

71° PAQUET (A.) (1840-1890), professeur de clinique chirurgicale (Lille), *Mémoires sur les maladies des oreilles et des voies urinaires.*

72° MOLLIÈRE (Daniel) (1848-1890), chirurgien lyonnais, *Traité des maladies de l'anus et du rectum. Leçons de clinique chirurgicale.*

73° Trélat (Ulysse) (1829-1890), professeur de clinique chirurgicale (Paris), *Fractures de l'extrémité inférieure du fémur*, Th. de doctorat, 1854. *De la nécrose phosphorée*, Th. agrég., 1857. *Leçons de clinique chirurgicale.*

74° Richet (A.) (1816-1892), professeur de clinique chirurgicale (Paris), *Traité d'anatomie chirurgicale. Mémoire sur les tumeurs blanches*, etc.

75° Tripier (1843-1892), professeur de clinique chirurgicale (Lyon), *Cancer de la colonne vertébrale* (Th. de doctorat), *Expériences sur le tétanos et le rachitisme.*

CHIRURGIENS ÉTRANGERS DU XIX° SIÈCLE

1° Abernethy (1763-1831), chirurgien anglais, *Surgical Works. Theory a pratice of Surgery*, 1830.

2° Bell (Ch.) (1774-1842), chirurgien anglais, *Affections des voies urinaires.*

3° Birkett, chirurgien anglais.

4° Brodie (1783-1862), chirurgien anglais, *Maladies des articulations*, 1818. *Affections des organes génito-urinaires.*

5° Chélius, chirurgien allemand.

6° Ciniselli (de Crémone), chirurgien italien, *Galvano-puncture. Anévrysmes.*

7° Crampton (1777-1858), chirurgien anglais, *Maladies des yeux. Anévrysmes. Périostites.*

8° Cooper (Astley) (1768-1843), chirurgien anglais, *Fractures and dislocations. Maladies des articulations. Hernies. Anévrysmes.*

9° Cooper (Samuel) (1781-1849), chirurgien anglais, *Treatises on diseases of the joints*, London, 1807. *Practice of Surgery*, London, 1826.

10° Dieffenbach (1795-1847), chirurgien allemand, *Autoplastie. Die Chirurgie opetive. Chirurgische Erfahrungen.*

11° Fergusson (1808-1877) chirurgien anglais, *Syst. of practical surgery. Staphylorraphie. Resections. Anévrysmes. Taille.*

12° Gibson (mort en 1854), chirurgien américain, *Ligature de l'iliaque primitive.*

13° W. Gross (de Philadelphie), chirurgien américain, *Affections de la mamelle. Anévrysmes.*

14° Græfe (Karl) (1787-1840), chirurgien allemand, *Autoplastie. Ophtalmologie.*

15° De Græfe (Albrecht von) (1828-1870), chirurgien allemand. *Ophtalmologie.*

16° Guthrie, chirurgien militaire anglais, *Commentaires sur la guerre de la Péninsule. Affections des artères et des veines.*

17° Gurlt, chirurgien allemand, *Traité des fractures.*

18° Key (Aston), chirurgien anglais, *Résections.*

19° Hennen, chirurgien anglais, *Principles of military surgery.*

20° Heyfelder, chirurgien allemand, *Chirurgie d'armée*, trad. Rapp.

21° Hogdson, chirurgien anglais, *Maladies des artères*, trad. Breschet.

22° Jæger, chirurgien allemand, *Ophtalmologie.*

23° Hueter, chirurgien allemand, *Maladies articulaires*, 1877.

24° Langenbeck (1776-1850), chirurgien allemand, *Résections. Autoplastie.*

25° Lawrence (1783-1867), chirurgien anglais, *Hernies. Lectures on Surgery*, 1863. *Ophtalmologie.*

26° Liston (1794-1847), chirurgien anglais, *Elements of Surgery*, 1837. *Maladies des os. Anévrysmes.*

27° Mac Dowell (1771-1830), *Ovariotomie.*

28° Mayor (François), chirurgien de Genève (1779-1855), *Mémoire sur les nécroses.*

29° MAYOR (Mathias), chirurgien de Lausanne, *Ligatures. Système de déligation.*

30° MAUNOIR (1768-1861), chirurgien de Genève, *Anévrysmes. Questions de chirurgie. Maladies des yexx.*

31° MOTT (Valentine) (1785-1865), chirurgien américain, *Désarticulation de la cuisse. Ligatures des gros troncs artériels pour anévrysmes.*

32° NORRIS, chirurgien américain, *Statistiques. Maladies des artères. Fractures.*

33° OTIS, chirurgien américain, *Histoire chirurgicale de la guerre d'Amérique.*

34° PARK, chirurgien anglais, *Anévrysmes. Résections.*

35° PHYSICK (de Philadelphie), chirurgien américain, *Anévrysmes. Résections.*

36° RANDOLPH (1796-1848), chirurgien américain.

37° REGNOLI, chirurgien italien, *Cancer de la langue.*

38° RHEA. BARTON, chirurgien américain, *Traitement des ankyloses.*

39° RIED, *Résections des os*, 1847. *Tuberculose osseuse.*

40° RUST, chirurgien allemand, *Affections articulaires, Athrokakologie.*

41° SAXTORPH (1772-1840), chirurgien allemand, *Gynécologie.*

42° SCARPA (1747-1832), *Maladies des yeux. Pieds bots. Anévrysmes. Hernies.*

43° SIMS (1813-1883), chirurgien américain, *Travaux de chirurgie gynécologique.*

44° SMITH, *Traité des fractures*, 1846.

45° SMITH (Nathan), chirurgien américain.

46° SYME, *Contributions à la pratique de la chirurgie*, 1848. *Anévrysmes.*

47° TEXTOR, chirurgien allemand, *Résections.*

48° WARDROP, chirurgien anglais, *Maladies des artères.*

49° WARREN (1778), chirurgien américain.

50° LANGENBECK (Bernhard von) (1810-1887), professeur de clinique chirurgicale (Berlin), *Archiv. fur klinische kirurgie.*

51° SANDS (B.) de New-York (1830-1888), chirurgien de l'hôpital Roosevelt.

52° ROSER (1818-1889), chirurgien allemand, professeur à l'Université de Marburg. *Manuel anatomie chirurgicale. Traité de chirurgie spéciale.*

53° DONDERS (1818-1889), professeur d'ophtalmologie à Utrecht, *Travaux fort importants sur la réfraction.*

54° GROSS (S.-W.), chirurgien de l'hôpital de Philadelphie (1809-1889), *Traité des maladies de la glande mammaire.*

55° LORETTA (Pietro) de Bologne, mort en 1889, *Recherches sur l'hématocèle de la tunique vaginale. Etude sur les luxations. Enlève le premier tout un lobe du foie.*

56° VOLKMANN, professeur de clinique chirurgicale (Hallé), mort en 1809, *Nombreux travaux sur les maladies des os et des articulations, ainsi que sur la tuberculose de ces parties.*

57° NUSBAUM (1829-1890), professeur de clinique chirurgicale (Munich), *Pansement antiseptique dans la méthode de* LISTER et *collaboration au Traité de chirurgie de* BILLROTH et LUECKE.

58° BIGELOW, chirurgien de Boston, mort en 1890, *Mémoire sur la litholapaxie ou lithotritie rapide.*

TRAITÉ

DE

PATHOLOGIE EXTERNE

PREMIÈRE PARTIE

PATHOLOGIE GÉNÉRALE CHIRURGICALE

LIVRE PREMIER

INFLAMMATION ET SUPPURATION

CHAPITRE PREMIER

THÉORIES DE L'INFLAMMATION

Bibliographie. — PAGET, *Lectures on*, etc., London, 1850. — VIRCHOW, *De l'inflam.* (trad. Pétard), Paris, 1859. — ROBIN, *Leçons sur les vaisseaux capil. et l'inflam.*, Paris, 1867. — COHNHEIM, *Ueber Entzündung und Eiterung* (*Inflam. et suppur.*), *Arch. de Virchow*, Bd. LX, p. 1, 80 et *Canstatt's Jahresb.*, 1867. — *Beitrage zu dem Verhalten der Lymphgefasse bei der Entzündung*, *Arch. f. Pat. Anat.*, t. XLIV, 1868. — SAMUEL, *Ueber Entzündung und Brand*, *Centralbl. f. d. Med. Wissensch.*, 1869. — RINDFLEISCH, *Lerbuch der Pathol. Gewebelehre*, Leipsig, 1871. — AXEL KEY *und* WALLIS, *Experim. Untersuchungen über die Entzündung der Horn. Sant. Virchow's Archiv.*, t. LV, 1872. — ZAHN, *Zur Lehre von der Entzündung und Eiterung*, Heidelberg, 1872. — SCHIFF, *Contribut. à l'étude de la physiol. de l'inflam. et de la circul.* (trad. de GUICHARD DE CHOISITY), Paris, 1873. — ONIMUS, *Des congestions actives et de la contraction autonome des vaisseaux*, Paris, 1874. — DARWIN, *On the Primary Vascul. Dilat. in Acute Inflamm.*, *Journ. of Anat. and Phys.*, 1875. — PICOT, *Journ de l'anat. et de phys.* de CH. ROBIN, 1875. — *Les grands processus morbides*, 1876. — CADIAT, *Anatomie générale*, 1879. — CORNIL et RANVIER, *Histologie path.*, t. Ier, 1881. — USKOFF, *Virchow's Arch.*, t. XC, p. 549, 1881. — ORTHMANN, *Ueber die Ursachen der Eiterbildung. Virchow's Arch.*, 1882. — COUNCILMANN, *Œtiologie der Eiterung. Virchow's Arch.*, 1883, t. XCII, p. 217. — BURDON-SANDERSON, *Leçons sur infl.*, *the Lancet*, 1882. — I. STRAUS, *Soc. de bio-*

log., 1883. — STRICKER, *Encyclop. intern. de chir.*, t. Ier, 1883. — FRÆNKEL, *Deut. Med. Woch.*, 1884. — ROSENBACH, *Les micro-organismes dans les maladies infect.*, Wiesbaden, 1884. — PASSET GARRÉ, *Fortschritte der medic.*, 1885. — THOMA, *Uber der Entzündung. Berl. Klin. Wochens*, 1886. — KLAMPERER, *Zeitsch. f. Klin. Med.*, B. X, 1886. — DOYEN, *Acad. de Med.*, 1886. — FELHEISEN, *Œtiologie der Eiterung. Arch. f. Klin. Chir.*, 1887. — PAWLOWSKI, *Cent. f. Chir.*, 1887. — GRAVITZ, *Arch. f. path. Anat. und Phys.*, Bd. CXIV, heft. 1. — GRAVITZ et DE BARRY, *Arch. de Virchow*, t. CVIII, p. 67, 1887. — FRÆNKEL, *Berlin. Kl. Woch.*, 1888. — KIÉNER, *Gaz. hebd. Montp.*, 1889. — ROGER, *Gaz. hebd.*, 1889. — METCHINOFF, *Ann. de l'instit. Pasteur*, 1889. — AUGIER, *Journ. des Sc. méd. de Lille*, 1889. — HERMANN, *Dict. des sc. méd.*, 1889. (Bibl.) — CHARRIN et GAY, *Acad. des Sc.*, 1890. — BUCHNER, *Munscher. Med. Woch.*, 1890. — BUCHNER, LANGE et RŒHMER, *Berlin. Klin. Woch.*, 1890. — ROGER, *Revue de chir.*, 1890. — DOYEN, *Cong. franç. de chir.*, 1890. — BOUCHARD, *Semaine méd.*, 1891.

Thèses de Strasbourg. — 1812, BEER. — 1823, MACARY. — 1838, ROUILLOT. — 1862, PICARD. — 1863, MONOYER. — 1864, LHOMME.

Thèses de Paris. — 1860, BOUSSUGE. — 1869, CHALVET (Agrég.). — 1874, BRERY. — 1880, CASTELLANET. — 1888-89, CHRISTMAS-DIRCKINK-HOLMFELD.

L'inflammation n'est pas une entité morbide spéciale, mais bien, comme le disent les auteurs du *Compendium* : « Un fait tellement complexe qu'on ne peut parvenir à la bien connaître qu'en la considérant sous plusieurs de ses faces, l'analysant, la fractionnant en quelque sorte, et en étudiant successivement chacune de ses parties. » Réunir, en une description d'ensemble, les phénomènes cliniques si différents par lesquels l'inflammation traduit sa présence dans les divers tissus, est chose bien difficile ; aussi nous bornerons-nous à reproduire la définition donnée par RECLUS, qui répond à peu près aux divers cas observés en chirurgie. On nomme *Inflammation* l'ensemble des phénomènes provoqués dans nos milieux organiques par la pénétration de certains germes pathogènes, et que caractérisent, du moins dans les tissus vasculaires, la chaleur, la rougeur et la tuméfaction.

Historique. — Les différentes théories de l'inflammation se divisent au point de vue chronologique en quatre périodes bien distinctes :

Première période. Données cliniques. Depuis Hippocrate jusqu'à Harvey. — Les médecins de l'école de Cos avaient observé que les parties enflammées devenaient plus vasculaires ; cette vascularisation anormale était attribuée à un stimulus venant de l'intérieur ou de l'extérieur. D'où cet axiome : *Ubi stimulus ibi fluxus.*

ERASISTRATE et CELSE attribuaient l'inflammation au passage anormal du sang, des veines dans les artères. D'après les idées régnantes alors, à l'état sain les premiers vaisseaux, seuls, contenaient du sang, les autres des gaz.

CELSE étudie avec soin les phénomènes principaux de l'inflammation, et avec son admirable concision de langage il en donne la célèbre définition restée classique : *Notæ sunt inflammationis quatuor rubor et tumor cum calore et dolore* (Celse, livre III, chapitre x).

GALIEN revient à la doctrine d'HIPPOCRATE ; pour lui, c'est l'afflux sanguin qui occasionne la douleur : *Ubi dolor ibi fluxus.*

Deuxième période. Théories physiques. — Cette période commence après la découverte de la circulation du sang par HARVEY (1628). Pour BOERHAAVE et HOFFMANN, le phénomène initial de l'inflammation est un arrêt de la circulation dans les capillaires artériels. Le cœur redouble d'efforts pour triompher de cet obstacle ; sous cette impulsion plus forte, les globules sanguins sont lancés dans les vaisseaux lymphatiques et séreux, avec lesquels ces auteurs croyaient les capillaires en communication. De là un frottement anormal : *inflammation par erreur de lieu.*

Plus tard, l'afflux du sang dans les organes est la cause généralement admise. Cet afflux anormal est dû à l'irritation (HUNTER), à l'irritabilité (BROWN, BROUSSAIS), à la stase sanguine (ANDRAL).

Troisième période. Théories histologiques. — Les recherches histologiques faites depuis cinquante ans environ en Angleterre par THOMPSON, WARTHON, JONES, PAGET, en France par LEBERT et ses élèves, ROBIN, BROCA, VERNEUIL, FOLLIN d'une part, plus tard par CORNIL, RANVIER et l'école du Collège de France, d'autre part ; en Allemagne par VIRCHOW, RECKLINGHAUSEN, RINDFLEISCH, BILLROTH, etc., ont jeté un jour nouveau sur la question. De leurs travaux sont nées deux théories rivales : 1° la théorie des blastèmes ou de l'école française ; 2° la théorie cellulaire ou de l'irritation formatrice, dite théorie allemande.

Physiologie de l'inflammation. — a. *Théorie des blastèmes ou de l'école française.* — Née en Allemagne, cette théorie a été émise par SCHWAN et adoptée en France par LEBERT et son école, ROBIN et ses élèves : CADIAT, PICOT, ONIMUS, etc. Pour les partisans de cette doctrine, l'inflammation est surtout caractérisée par des troubles de la circulation capillaire. Sous cette influence exsude des vaisseaux un liquide spécial *blastème* dans lequel vont bientôt naître par *genèse* ou génération spontanée des produits inflammatoires.

Avant d'arriver à sa période d'état, l'inflammation est précédée d'une première série de phénomènes qui constituent la congestion active. Lorsqu'on irrite mécaniquement une membrane mince dans laquelle on peut facilement suivre les modifications qui surviennent, le péritoine d'un animal, par exemple, on ne tarde pas à voir les capillaires et les dernières radicules artérielles et veineuses se dilater alternativement.

La dilatation est loin de se faire d'une manière régulière, il s'ensuit que les petits vaisseaux offrent bientôt un aspect variqueux. La vitesse du courant sanguin, accélérée dans les points rétrécis, se ralentit dans les parties dilatées : les globules sanguins, dans ces sortes d'ampoules, sont animés d'un mouvement de tourbillon ; quant aux globules blancs, ils s'accolent contre la paroi du vaisseau, diminuant ainsi son calibre qui bientôt est oblitéré en certains points. En arrière de cet obstacle, globules rouges et leucocytes s'accumulent ; leur agglomération augmente la dilatation du vaisseau, dont le calibre devient rapidement cinq ou six fois plus volumineux qu'à l'état normal. Dans les parties qui environnent ce thrombus, la congestion augmente, la circulation devient plus rapide, la nature cherchant à rétablir le courant circulatoire par les voies collatérales ; l'inflammation est alors confirmée. Pendant que se passent ces phénomènes sous l'influence de l'exagération de pression créée par les obstacles, le plasma sanguin exsude à travers les parois des vaisseaux, et suivant les cas l'exsudat se trouve libre, interstitiel ou parenchymateux ; ce plasma ainsi exsudé peut être résorbé (*restitutio ad integrum*), ailleurs il persiste et dans son intérieur naissent par genèse ou génération spontanée des leucocytes (*suppuration*) ou des éléments embryo-plastiques qui plus tard se transformeront en fibres lamineuses, *induration*, *fausses membranes*, etc.

Les troubles de la circulation pour les partisans de cette théorie constituent donc la lésion primordiale, les modifications des éléments anatomiques ne sont que secondaires ; quant aux tissus non vasculaires (cornée, cartilages) dont la nutrition résulte, d'après Robin, d'un emprunt d'élément à élément des matériaux nutritifs, l'inflammation est pour eux la conséquence des altérations survenues dans les vaisseaux voisins, altérations qui amènent une répartition vicieuse des sucs nutritifs.

b. *Théorie cellulaire ou de l'irritation formatrice. École allemande.* — La théorie allemande est d'origine française : les principes en ont été formulés pour la première fois vers 1846 par Kuss (de Strasbourg). En 1859, elle prend le nom de théorie cellulaire après les travaux de Virchow. Acceptée universellement en Allemagne à partir de cette époque, elle a reçu en France un accueil non moins favorable.

Pour les partisans de cette théorie, le phénomène primordial de l'inflammation consiste en troubles nutritifs éprouvés par les cellules elles-mêmes. Sous l'influence d'une force spéciale (*irritabilité*) les cellules augmentent de volume (*hypertrophie*), se multiplient (*hypergenèse*), puis, comme l'a établi Ranvier, reviennent à l'état embryonnaire. Consécutivement, on rencontre dans les régions vasculaires des modifications circulatoires admises par la théorie précédente ; l'exsudat se forme, mais il n'influe en rien par sa présence sur le développement des éléments anatomiques ; car, quelle que soit l'importance de ces troubles, ils ne sont jamais que secondaires et postérieurs à l'altération des éléments. Le propre de l'inflammation est donc de ramener les éléments cellulaires de la région à l'état embryonnaire ; toutefois nombre de cellules ne peuvent revenir à cet état. Au début, et c'est la théorie exposée par Virchow, on croyait que seul le tissu connectif possédait cette remarquable propriété ; comme il est répandu en abondance dans l'économie, c'était à ses dépens que se produisaient les phénomènes inflammatoires. Depuis lors, les études de Redfern, Rindfleisch, et surtout de Cornil et Ranvier ont prouvé que cette propriété appartenait à beaucoup de tissus (capsules du cartilage, endothélium, myéloplaxes, vésicules adipeuses) ; d'autres éléments au contraire (cellules musculaires et nerveuses) ne peuvent arriver à proliférer, l'inflammation alors se passera aux dépens du tissu connectif qui leur sert de stroma, ou de vaisseaux qui les nourrissent.

Telles sont les deux théories qui pendant un certain temps se sont partagées le monde savant : la théorie cellulaire adoptée non sans résistance, avait fini par faire oublier la théorie vasculaire, lorsqu'on vit celle-ci ressusciter dans le laboratoire même de Virchow.

c. *Théorie de Cönheim ou de la diapédèse.* — Vers 1867, un des élèves les plus distingués de Virchow, Cönheim, reprenant l'étude micrographique des inflammations, reconnut le bien fondé d'une partie des travaux sur lesquels avait été étayée la théorie des blastèmes, mais vint démontrer aussi que les observateurs n'avaient entrevu qu'un côté de la vérité.

L'école de Robin avait décrit la manière dont les globules rouges ou hématies se tassaient au centre des vaisseaux formant un cylindre homogène rouge et résistant, ils avaient signalé aussi l'accumulation des leucocytes à la périphérie, et montré ces leucocytes disposés en masse compacte, tapissant la face interne des capillaires et des petites veines. Là s'arrêtait la partie vraie de leurs travaux et l'erreur commençait avec l'exposé de la théorie du blastème.

Une série d'observations des plus attentives démontra à Cönheim que les leucocytes accumulés le long de la paroi interne des vaisseaux ne restaient pas inactifs, ils s'appliquent contre cette membrane, s'y fixent par un de leurs prolongements, puis, grâce aux mouvements amiboïdes, s'insinuent peu à peu entre les tuniques, les pénètrent et finissent par sortir hors du vaisseau, sans que l'examen le plus attentif permette de reconnaître ni érosion ni rupture de la paroi dudit vaisseau. Cönheim donne à ce phénomène le nom de *diapédèse*. Dès lors, reprenant les théories anciennes, cet auteur affirme que les globules du pus ne proviennent ni d'un blastème spécial ni de la prolifération des cellules ; les divers éléments de l'exsudat inflammatoire ont le sang pour origine, et les cellules embryonnaires que l'on trouve dans le foyer seraient uniquement constituées par les leucocytes émigrés des vaisseaux sanguins.

Plus tard on reconnut que cette manière de sortir des vaisseaux n'était pas spéciale aux leucocytes à noyaux multiples du sang, les leucocytes de la lymphe ou leucocytes à un seul noyau ont une façon de procéder absolument analogue. Malgré cet appui nouveau, on n'a pas tardé à s'apercevoir que la théorie de la diapédèse se heurtait à d'insurmontables difficultés. Il n'est pas rare qu'un adulte fasse en vingt-quatre heures un litre d'un pus modérément consistant dont la richesse en leucocytes dépasse cent vingt-cinq mille par millimètre cube. Ainsi que le fait remarquer Bouchard, ce litre de pus contient près de deux fois ce que le système vasculaire sanguin renferme de leucocytes, chez un homme de poids moyen. La *diapédèse* devient donc ici manifestement impuissante à expliquer la leucocytose, et il faut chercher ailleurs le pourquoi du phénomène. Schiff supposait l'existence d'un catarrhe interne des vaisseaux dans la partie enflammée ; d'autres ont invoqué la segmentation des globules blancs dans le sang lui-même ; puis on a fait intervenir l'hypertrophie des ganglions lymphatiques de la rate, organes producteurs de globules blancs. Aussitôt mortes que nées, ces diverses hypothèses n'ont pas fait avancer le problème.

D'après le professeur Bouchard (1891), il faut chercher l'explication naturelle de cette leucocytose dans le fait suivant : *La moelle osseuse présente des multiplications cellulaires au cours des états suppuratifs.* « S'il en est ainsi, ajoute le même auteur, la théorie de Virchow reprend ses droits ; *l'inflammation simple non suppurative* est le résultat d'une activité proliférante des cellules de la région enflammée, l'*inflammation suppurative* est une activité proliférante des cellules de la moelle osseuse de tout le corps, et les leucocytes résultant de cette multiplication sortent des vaisseaux dans la région enflammée. Mais alors pourquoi cette leucocytose d'origine ostéomyélique et pourquoi cette diapédèse dans une région spéciale? »

La leucocytose paraît être l'effet d'une intoxication générale produite par une substance qui aurait pour action locale l'inflammation.

Quant à la diapédèse dans un point donné, les notions physiologiques relatives aux phénomènes de la vaso-dilatation permettent d'affirmer que la congestion inflammatoire est l'effet réflexe de l'excitation locale produite sur les nerfs par les causes mécaniques physiques ou chimiques de l'inflammation. Toutefois, pour que les réflexes nerveux produisent d'emblée de la suppuration, il est nécessaire de faire intervenir un facteur nouveau : *l'infection.*

Quatrième période. Rôle des microbes dans l'inflammation. — Depuis longtemps on savait que les plaies exposées au contact de l'air s'enflammaient et arrivaient même à suppurer; lorsqu'au contraire les téguments étaient intacts, on voyait les traumatismes les plus graves guérir sans aucune réaction.

Pour expliquer ces faits, les anciens invoquaient le chaud, le froid, les variations atmosphériques ; plus tard, l'air fut plus spécialement incriminé d'être nuisible aux plaies, mais il faut arriver jusqu'à l'époque contemporaine, pour voir LISTER et GUÉRIN, s'appuyant sur les expériences de PASTEUR, affirmer que l'air n'a aucune propriété nocive par lui-même, mais qu'il doit son action funeste aux corpuscules qu'il tient en suspension.

Les recherches ultérieures des différents bactériologistes ont confirmé ces données. A la surface de toutes les plaies exposées, on a trouvé des microbes, on en a trouvé encore dans les abcès dits spontanés. Les deux principaux pyogènes sont : le staphylococcus et le septrococcus. — Le staphylococcus se présente sous forme d'éléments sphériques, ayant 0,9 à 1/2 millimètre de diamètre, ils se groupent fréquemment en grappe de raisin, d'où le nom qu'on leur a imposé. Il en existe plusieurs espèces : *albus citrus, cercus aureus, flavus, viridis flavescens.*

A côté du straphylococcus, se rencontre le septrococcus, qui se montre isolé ou en chaînettes d'une longueur considérable. Tels sont les deux principaux pyogènes. Signalons ensuite : le bacillus pyogènes fetidus de PASSET et le micrococcus pyogènes tœnuis de ROSENBACH.

Au début des recherches, on trouva des septrococcus et des staphylococcus dans tous les abcès examinés. Aussi, en présence de ce fait, plusieurs auteurs affirmèrent qu'il ne saurait y avoir de suppuration sans microbes pyogènes, et cela devint un axiome. C'était aller trop loin, car bientôt il fut démontré que nombre d'abcès ne contiennent aucun microbe, ou tout au moins, les moyens ordinaires dont nous disposons : microscope, cultures, inoculations, n'ont jamais permis de déceler leur présence. Quelques-uns alléguèrent que les microbes avaient existé, mais qu'ils avaient été dévorés par les leucocytes, ou qu'ils s'étaient dissous dans le sérum. Il fallut cependant se rendre à l'évidence lorsque Uskoff, Grawitz et de Barry eurent démontré que l'on provoque la formation d'abcès, en injectant dans les tissus des substances chimiques aseptiques : mercure, essence de thérébentine. Les abcès ainsi formés ne présentent jamais de microbes à aucune époque de leur développement. Donc, il peut y avoir suppuration sans microbes et ceux-ci ne sont pas les témoins de la suppuration, ils en sont les agents provocateurs. Et il ne faudrait pas croire que la fonction pyogène appartient exclusivement à ceux que nous venons d'énumérer. Nombre d'autres, dans certaines circonstances, sont susceptibles d'acquérir la propriété de produire du pus. Citons parmi eux : le pneumococque, le bacille capsulé de Friœdlander et maints organismes vulgaires, hôtes habituellement inoffensifs de nos tissus, mais susceptibles, dans certaines conditions, de provoquer des maladies inflammatoires banales. On a encore vu le pus être produit par les microbes pathogènes, agents des maladies virulentes spécifiques : le bacille d'Eberth et la bactéridie charbonneuse. Nous pouvons dire avec Roger : « La suppuration peut être produite par certains microbes dont la propriété principale, mais non exclusive, est d'être pyogènes, ou bien par des agents plus haut placés dans l'échelle de la virulence, et n'acquérant qu'accidentellement cette propriété, tantôt par de simples saprophytes. »

La conclusion fatale des faits que nous venons d'exposer est la suivante : la suppuration peut être produite par l'action de substances chimiques, en dehors de l'intervention des agents animés ; les microbes toutefois en sont la cause la plus commune.

Par quel mécanisme ces derniers exercent-ils leur rôle pyogène ? On avait pensé qu'une fois introduits dans l'économie, les microbes déterminaient la formation du pus en agissant par leur présence, c'est-à-dire en tant que corps étrangers ou éléments vivants. — Les recherches de Roux et Yersin, de Grawitz et de Bary, de Christmas, etc., ont montré que les microbes secrétaient des toxines spéciales qui agissent sur nos tissus avec une grande intensité. Or, ce sont ces matières solubles, sécrétées par les microbes ou renfermées dans leur protoplasma, qui sont la cause véritable de la suppuration.

Essayons maintenant de pénétrer plus avant et tâchons de saisir le mécanisme par lequel ces toxines occasionnent la formation du pus. Nous avons vu que le pus était essentiellement caractérisé par la présence d'éléments figurés; cellules rondes ou pyocytes, plus ou moins analogues aux globules blancs du sang ; nous avons dit aussi que ces globules de pus avaient pour origine deux phénomènes bien distincts, la karyokinèse ou segmentation des cellules du tissu conjonctif (Virchow) et la diapédèse (Cönheim). Notre question revient alors à celle-ci : sur quoi les substances chimiques sécrétées par les microbes agissent-elles pour produire la karyokynèse d'une part et la diapédèse d'autre part ?

« Est-ce directement sur les vaisseaux de la région dans laquelle elles sont sécrétées par les microbes ? Est-ce sur les extrémités périphériques des nerfs dans cette même région ? Ou bien ces matières absorbées vont-elles agir sur les centres nerveux vasculaires ? Est-ce enfin sur les leucocytes que porte immédiatement leur action? Je ne sache pas que la question ait été posée en ces termes, mais j'estime que c'est là que réside tout le problème pathogénique de la suppuration. » (Bouchard.)

« L'action directe et exclusive de ces substances sur les vaisseaux n'a pas été étudiée.

« On sait qu'il y a des sécrétions bactériennes, qui, par leur diastase sans doute, hydratent ou dédoublent la substance des cellules, la dissolvent, la mortifient, mais qui, à un degré moindre de leur action, changent la nutrition de ces cellules, amènent des dégénérescences graisseuses, colloïdes, ou même provoquent des phénomènes réactionnels pouvant aller jusqu'à la karyokinèse. Cette irritation de toutes les cellules d'un tissu, les nerfs peuvent la subir. Or, on sait que l'irritation locale des extrémités nerveuses peut provoquer, par réflexe, une dilatation active des vaisseaux, dans la partie où s'est produite l'irritation, dilatation propice à la diapédèse, nécessaire, mais non suffisante. Il est certain que c'est là un des procédés par lesquels les microbes préparent ou facilitent la diapédèse dans le foyer de l'infection locale : il est certain aussi que cette action n'est pas la seule.

« J'ai tendance à croire que certaines bactéries, parmi celles au moins qui provoquent l'inflammation locale, sécrètent des substances qui, absorbées, produisent dans les centres nerveux et particulièrement dans les centres vaso-dilatateurs un état d'excitabilité qui rendra plus intense la dilatation vasculaire, partout où elle sera sollicitée par voie réflexe, et en particulier dans la zone envahie par les microbes qui sécrètent cette substance. » (Bouchard.)

Une fois sortis des vaisseaux, les leucocytes se dirigent d'emblée vers les matières pyogènes, ou vers les microbes vivant libres dans nos tissus. Sous quelle influence s'accumulent-ils ainsi au point irrité ? Il interviendrait dans ce phénomène une force spéciale que Pfeffer a nommé *chimiotaxisme*. On dirait que les leucocytes sont doués, pour se diriger, d'une sensibilité gustative ou olfactive. Les recherches de Lebert, celles de Bordet et Massart, confirmées par d'autres dues à Gabritchewky et à Buchner, établissent que les humeurs animales chargées de produits de désassimilation morbide et les sécrétions de certaines bactéries jouissent, au maximum, de la propriété d'attirer les leucocytes. Sous l'influence de cette sorte d'instinct, les leucocytes arrivent au niveau du foyer, et bientôt on les voit se remplir de bactéries. Il y a évidemment lutte, mais sont-ce les microbes qui attaquent et envahissent les cellules de l'organisme pour les détruire, ou bien sont-ce ces cellules qui viennent là en foule pour repousser l'envahisseur ? Cette dernière hypothèse a été défendue par Metschnikoff. D'après cet auteur, dès que les microbes ont pénétré dans nos tissus, les cellules libres, éparses dans les mailles du tissu conjonctif, se portent sur le point lésé, grâce à leur mouvement amiboïde, et se mettent en devoir de résister à l'envahisseur. Mais ce n'est là qu'une avant-garde, bientôt arrive le gros de la troupe, composé des leucocytes issus des vaisseaux par diapédèse; cellules fixes et cellules migratives cernent l'envahisseur, c'est-à-dire les microbes, les incorporent dans leur protoplasma et les digèrent. C'est là le *phagocitisme*.

Si l'on en croit Ritbert, qui a étudié avec soin ce phénomène, ce ne serait pas seulement en englobant les microbes que les cellules rondes défendraient l'organisme, un certain nombre formeraient une barrière autour du foyer virulent et établiraient une sorte de concurrence vitale avec les agents pathogènes. Ceux-ci succombent parce qu'ils manquent d'éléments nutritifs et d'oxygène et qu'ils s'empoisonnent au contact des substances nocives qu'ils sécrètent eux-mêmes.

« Ainsi donc, ajoute G.-H. Roger au mémoire duquel nous empruntons ces lignes, si nous admettons le rôle phagocitaire des cellules, et jusqu'à une certaine limite ce rôle nous paraît indéniable, nous voyons qu'un grand nombre de microbes sont englobés et détruits, mais en d'autres points ce sont les cellules qui succombent; si celles-ci sont peu nombreuses, elles sont reprises par les macrophages qui les font disparaître ainsi que les bactéries qu'elles renferment; la suppuration ne se produit pas, et, après un certain temps, la lésion est complètement guérie. Mais si le nombre des cellules qui périssent devient plus considérable, leurs cadavres s'accumulent dans le foyer et la collection purulente se trouve constituée. Le plus souvent l'abcès s'ouvre en dehors; les éléments mortifiés sont rejetés ainsi qu'un grand nombre de microbes; il reste pourtant des agents virulents au foyer, et on peut se demander comment l'organisme finit par guérir; on peut se demander aussi comment la guérison est possible dans les cas où un foyer purulent s'enkyste ou se crétifie. Il nous semble que, pour les faits de ce genre, la théorie phagocitaire ne suffit pas à tout expliquer et qu'il faut en même temps invoquer une modification chimique de l'organisme. »

Nombre de recherches ont démontré que parmi les substances sécrétées par les microbes il en est qui ont pour effet de modifier la constitution des humeurs et des tissus, ce sont des matières vaccinantes. Elles impressionnent les cellules animales au point de changer la nutrition d'une façon durable.

« Le milieu vivant n'est plus cliniquement ce qu'il était avant; il devient par suite plus favorable ou plus défavorable aux microbes. Si le milieu est plus défavorable, c'est l'état bactéricide; dans ce milieu le microbe s'atténue et sécrète en moins grande quantité la substance qui s'oppose à la diapédèse. Désormais les vaisseaux cèdent à la sollicitation locale, et laissent sortir plus abondamment les leucocytes qui triomphent définitivement des bactéries; c'est la continuation, l'aggravation, la généralisation de l'infection puis la mort.

« Quand la maladie est arrêtée, quand les bactéries sont mortes, quand leurs produits ont été résorbés et éliminés, il ne reste dans les tissus malades que les cellules nées de la prolifération des éléments conjonctifs, cellules qui pourront ou s'organiser ou s'atrophier en éléments définitifs. Il reste encore des cellules venues du sang; les unes encore vivantes gagneront les voies lymphatiques; les autres mortes, constituant le pus, seront évacuées mécaniquement, ou englobées et dissoutes par d'autres phagocites qui cette fois ne périront pas, » (Bouchard.) Telles sont les données les plus récentes sur l'inflammation.

Étiologie. — D'après ce que nous venons de voir, l'inflammation est la conséquence de l'introduction de micro-organismes dans notre économie. Ces micro-organismes sont le plus souvent introduits grâce à un traumatisme qui déchire nos tissus et crée des cavités anfractueuses, dans lesquelles les éléments anatomiques n'ont plus leur vitalité normale, milieu éminemment propre au développement des organismes inférieurs. En dehors du traumatisme, ils peuvent aussi pénétrer par les canaux des glandes cutanées.

De ce que des microbes pyogènes ont pénétré dans nos tissus, la suppuration n'est pas fatale. La quantité de microbles introduits joue un rôle considérable ; de plus, l'activité du microbe varie suivant sa virulence, or cette virulence augmente ou diminue en présence de certaines substances. Ainsi Odo Bujwid a démontré qu'une certaine quantité de staphylocoques introduits dans nos tissus, pouvaient ne pas être nuisibles, mais que cette même quantité le devenait sûrement et occasionnait fatalement la formation d'un abcès, si l'on injectait en même temps un centimètre cube d'une solution de glycose à 25 p. 100. L'ammoniaque, l'huile de croton, l'essence de moutarde agissent de la même manière, or la faculté pyogène dont jouissent ces substances résulte uniquement de ce fait qu'elles diminuent la résistance de nos tissus.

Toutes les circonstances qui affaiblissent l'organisme agissent de même et tout le monde sait que les inflammations et les suppurations sont très fréquentes chez les individus surmenés, intoxiqués ou cachectiques.

Enfin, tel microbe qui seul n'occasionnerait aucun accident ou des accidents bénins, détermine des lésions graves du moment où il se trouve en présence d'autres parasites.

Symptômes. — Les signes de l'inflammation sont fort variables suivant les organes intéressés. L'inflammation des parties molles, la seule dont nous puissions nous occuper ici, se traduit cliniquement par quatre signes : rougeur, tuméfaction, chaleur et douleur.

La *rougeur*, conséquence de l'hypérémie des tissus est plus ou moins intense suivant la région et la profondeur des tissus malades. Elle s'étend autour de la zone malade et disparaît momentanément sous la pression du doigt.

La *tuméfaction*, due à la distension des vaisseaux à la sortie du plasma et à l'afflux des leucocytes, acquiert parfois des proportions énormes lorsque les tissus de la région sont lâches (paupières, lèvres, scrotum). De même que la rougeur, elle disparaît rapidement lorsque le pus est évacué, mais il n'est pas rare de voir persister ensuite une induration due aux néoformations cellulaires.

La *chaleur*, au niveau des parties enflammées, est fort appréciable à la main ; le malade ne manque jamais de s'en plaindre et cherche par des applications réfrigérantes à la modérer.

Enfin la *douleur* résulte de la compression des filets nerveux par les tissus distendus. Elle est fort variable, suivant les individus et les régions. Plus la trame des tissus est serrée, plus elle est intense. Dès que le pus est formé, elle diminue, pour s'apaiser complètement à l'ouverture de l'abcès.

Ces divers symptômes locaux s'accompagnent d'une température en général élevée.

L'inflammation se termine par résolution, induration et suppuration. Nous avons vu quelles étaient les circonstances qui favorisaient telle ou telle de ces résultats.

Traitement. — L'inflammation étant la conséquence de l'introduction de micro-organismes dans nos tissus, le traitement doit être tout d'abord préventif. Le chirurgien doit avant tout ne pas être par ses mains, ses vêtements ou ses instruments, le propagateur des microbes, de là les soins particuliers avant, pendant et après les opérations pour assurer l'*asepsie* du milieu et prévenir les inoculations septiques. C'est pour le même motif que, si nous sommes appelés près d'un blessé, nous commençons d'abord à nettoyer la plaie et à la « désinfecter » en nous servant d'agents capables de détruire les microbes.

Mais l'inflammation existe. Que faire? Essayer de la modérer et d'amener la résolution. On employait jadis une foule d'onguents pour cela et surtout des cataplasmes. C'était un moyen sûr pour favoriser le développement des micro-organismes, aussi a-t-on renoncé à cette pratique. Les moyens usités de nos jours sont le bain antiseptique, les pulvérisations d'un liquide antiseptique lorsque le bain est impossible, ou les fomentations faites avec de la gaze imbibée d'une solution antiseptique, et recouverte d'un taffetas imperméable.

CHAPITRE II

ABCÈS CHAUDS OU PHLEGMONEUX

Bibliographie. — VIDAL DE CASSIS, *De la fluctuation, Gaz. méd. de Paris*, 1831. — VELPEAU, *Clin. chirurg.*, 1841, t. III, p. 371. — LISFRANC, *Méd. opér.*, 1845. — BOINET, *Iodothérapie*, p. 476, 1855. — CHASSAIGNAC, *Traité de la suppuration et du drainage*, 1859. — COSMAO-DUMONEZ, *Injections iodées, Bull. de thérap.*, 1862, t. LXII, p. 345. — Article ABCÈS des *Dictionnaires de médecine*. — JOSEPH H.-G., *Lister's Antisept. Behandlung der Abcesse*, Leipsig, 1867. — BOHM, *Uber Prof. List. Meth. der Behandlung von Abcession, Wien. Med. Wochens.*, 1869. — ROSER W., *Zur Kritik der Listerschen Abcess. Behandlung, Arch. d. Heilk.*, Leips., 1869, t. X, p. 165-171. — DUCKWOSTH, *St. Barth. Hosp. Reports*, 1874. — LUCAS-CHAMPIONNIÈRE, *Même sujet, Chirurgie antiseptique*. — HOUZÉ DE L'AULNOIT, *Du traitement par l'eau salée, Bull. gén. de thérap.*, Paris, 1878. — ASSAKY, *Températ. des abcès chauds*, in *Gaz. méd. de Paris*, 1881. — RICHELOT, *Abcès et pans. de Lister* (*Union méd.*, février 1882). — BŒGEHOLD, *Ulcération des gros troncs vasculaires dans les abcès, Berlin. klin. Wochens.*, 24 octobre 1881. — *Même sujet*, in *Bull. de la Soc. de chir.*, HUMBERT, TH. ANGER, p. 638-644. — MONOD, p. 666-737, t. VIII, 1882. — HOWARD MARSH, *Abcès*, etc., *Encycl. chir.*, t. II, 1883. — NEPVEU, *Congrès de chir.*, 1885. — SCHWARTZ, *Journ. de méd.*, 1885. — QUINLAN, *Lancet*, 1887. — VERNEUIL et CLADO, *Acad. des sciences*, 1888 et 1889. — PÉCHAUD, *Congrès français de chir.*, 1890.

Micro-organismes dans les abcès. — A. POULET, *Gaz. hebd.*, 1875. — NEPVEU, *Soc. de biologie*, 1875. — PASTEUR, *Théorie des germes*, etc., *Acad. de méd.*, 1878. — OGSTON, *Report upon Micro-organ.*, etc., *The British Med. Journ.*, 1881. — USKOFF, *Virchow's Arch.*, 1881. — COUNCILMAN, *Zur Ætiologie der Eiterung*, *eod. loc.*, 1883. — I. STRAUSS, *Soc. de biol.*, 1883, C. R., p. 651. — CORNIL, *eod. loc.*, p. 673, et *Arch. de Physiol.*, p. 317, 1884.

Thèses de Paris. — 1805, DUPUY. — 1807, PORET. — 1815, JACQUIER. — 1821, MONSSEAUX. — 1840, KELLEY. — 1843, CONTE, — 1845, LALLART. — 1846, ESTEVAO. — 1859, PINEAU. — 1860, MARIOTTE. — 1876, HERPIN. — 1880, CHAMEROY. — 1881, BLANC. — 1882, PICHANCOURT, SARTRE. — 1889-90, GARNIER.

Définition.— Sous le nom d'abcès, on désigne une collection de pus dans une cavité accidentelle (FOLLIN). Cette définition différencie nettement l'abcès des autres collections purulentes qui pourraient envahir les cavités naturelles (séreuses, sinus, etc.). Nous pouvons en déduire aussi que tout abcès présentera à étudier un contenant et un contenu.

Division. — Récemment encore les classiques divisaient les abcès en quatre groupes : 1° abcès chauds ; 2° abcès froids ; 3° abcès par congestion ou ossifluents ; 4° abcès métastatiques. Or, les travaux de VOLKMANN, KŒNIG, les recherches de JOSIAS, BRISSAUD, LANNELONGUE et de KIENER ont prouvé que l'abcès, dit froid, était une lésion tuberculeuse du tissu cellulaire. Le terme d'abcès froid doit donc être abandonné et remplacé par celui d'*abcès tuberculeux du tissu cellulaire.*

Les travaux récents nous ont encore appris que les abcès ossifluents ont aussi pour point de départ une lésion tuberculeuse du squelette : il nous semble donc rationnel de n'admettre plus que deux classes d'abcès :

1° Abcès chauds ou phlegmoneux ;

2° Abcès tuberculeux ; nous renverrons leur description aux maladies des tissus cellulaire et osseux.

Restent les abcès métastatiques qui ne sauraient être séparés de l'infection purulente.

Étiologie. — Bien qu'il soit établi que l'on peut produire de la suppuration sans microbes, ce fait n'a absolument qu'un intérêt théorique et nous devons, au point de vue clinique, considérer que l'abcès résulte de l'introduction de micro-organismes dans l'économie. Outre les microbes ordinaires de la suppuration, staphylocoques et septrocoques, nombre d'autres, ainsi que nous l'avons vu, sont susceptibles de produire le même phénomène.

En interrogeant attentivement les malades, on arrive d'ordinaire à reconnaître la cause qui a déterminé la formation du pus, et rendu telle ou telle région apte aux cultures microbiennes.

Les lésions extérieures (contusions répétées, traumatismes de toutes sortes, introduction de corps étrangers solides ou liquides dans nos tissus), jouent ici un rôle primordial. Il n'est pas nécessaire que l'ouverture des tissus ait été considérable, une écorchure légère détruisant l'épiderme et mettant à nu le corps muqueux de MALPIGHI suffit comme porte d'entrée, les lymphatiques charrieront ensuite les produits septiques qui iront au loin dans les ganglions trouver un terrain propice. Dans cet ordre d'idées nous signalerons les adénites et péri-adénites de l'aisselle et de l'aine consécutives aux lésions des extrémités.

Le traumatisme n'est pas la seule porte d'entrée des microbes pyogènes, toute cause qui détruira la couche protectrice qui revêt la surface de la peau ou des muqueuses aura le même effet; ainsi agissent les ulcérations, sillons, fissures, raghades, etc.

De plus, nous avons vu que les microbes pouvaient encore s'introduire dans l'organisme par les conduits des glandes cutanées, ou être charriés par le sang, et alors, s'ils trouvent un point dont la résistance a été détruite soit par des causes locales, soit par une affection générale, la suppuration est certaine. C'est ainsi qu'il faudrait expliquer la formation des abcès consécutifs aux pirexies graves.

On nommait autrefois *primitifs* ou *idiopathiques* les abcès dont la cause était inconnue, ce groupe n'a plus sa raison d'être, nous venons de voir que tous les abcès sont *symptomatiques* puisqu'ils se développent consécutivement à l'introduction d'un microbe pyogène, et si maintes fois la porte d'entrée de celui-ci nous est inconnue, il n'est pas nécessaire d'un qualificatif pour masquer notre ignorance.

Le groupe des abcès dits *circonvoisins*, abcès péri-urétraux de la blennorrhagie, abcès péri-articulaires des arthrites, trouve aussi dans l'inoculation l'explication de son origine.

Siège. — Les abcès chauds se développent dans les plans superficiels et profonds; ils se montrent de préférence dans le tissu cellulaire sous-cutané et les espaces inter-musculaires; certaines régions abondamment fournies de tissu cellulaire (aisselle, creux poplité, fosse ischio-rectale), y sont particulièrement sujettes. Ces collections sont, au contraire, rares dans les viscères et les centres nerveux.

Anatomie pathologique. — A. *Parois et formation de la cavité.* — Nous avons déjà étudié la série des phénomènes qui caractérisent l'inflammation, et démontré qu'à un moment donné, par suite de la pénétration des microbes dans les tissus, il se fait une exsudation de globules blancs et de quelques globules rouges hors des vaisseaux, puis des matières albumineuses et fibreuses cédées par le plasma sanguin; peu à peu, au lieu de s'organiser, ces divers éléments se ramollissent et le pus se trouve constitué. Ce liquide refoule les parties périphériques au milieu desquelles il se creuse une cavité. Cette cavité au début est traversée, parfois même cloisonnée, par des tissus à peu près intacts, mais peu à peu les éléments de ces tissus comprimés et infiltrés de cellules migratives se résorbent ; ainsi se forme une cavité unique dont les parois n'ont aucune structure propre, plus tard des bourgeons charnus se développent à leur surface externe constituant la fameuse *membrane granuleuse* de Delpech. Des organes importants, vaisseaux, nerfs, traversent parfois ces cavités; on avait même voulu établir en principe que les vaisseaux restaient intacts au milieu des collections purulentes, les faits sont venus démontrer le mal fondé de cette assertion et Ch. Monod a relaté à la Société de chirurgie nombre d'observations qui ne laissent aucun doute sur la possibilité d'une perforation.

B. *Contenu de la cavité.* — Le contenu de la cavité est un liquide onctueux, jaunâtre et crémeux, pus louable et de bonne nature des anciens. Son odeur est fade et douceâtre ; sa réaction alcaline. Sa densité est ordinairement de 1030 à 1035. Il se coagule par la chaleur comme l'albumine, et si on l'abandonne dans un vase, il se divise en deux parties, une superficielle, liquide, qui constitue les trois quarts de la masse totale, c'est le sérum ; une seconde, plus lourde, presque solide, constituée par les globules du pus. Nous savons que ces globules sont des leucocytes issus des vaisseaux. Ils ont 8 ou 10 μ de diamètre, leur substance est granuleuse, leur contour irrégulier, quelques-uns sont plus petits, ils n'ont pas encore atteint leur développement complet ; d'autres sont plus grands (15 ou 20 μ), ce sont des leucocytes qui ont englobé dans leur protoplasma des granulations graisseuses, des débris de globules rouges, des cristaux hématiques. GLUGE, qui les a le premier signalés, ne savait comment expliquer leur provenance, et longtemps on les a désignés sous le nom de corpuscules de GLUGE.

Les recherches des divers bactériologistes, en particulier de OGSTON, USKOFF, COUNCILMANN, J. STRAUS, CORNIL, ROGER, etc., ont établi la présence au milieu de ces corpuscules de nombreux organismes. Tout d'abord se sont présentés les microbes pyogènes, puis, ainsi que nous l'avons vu, nombre d'autres, en sorte que VERNEUIL et CLADO ont pu compter jusqu'à 16 variétés de microbes différents associés aux globules de pus et aux microbes pyogènes.

Le pus ne se présente pas toujours avec le même aspect, il est parfois séreux presque transparent ; d'autres fois renferme des flocons albumineux qui lui donnent un aspect granuleux. Au lieu de la couleur jaunâtre que nous avons signalée, il peut se présenter avec une teinte rougeâtre ou verdâtre ; il prend même parfois sur les linges à pansement une coloration bleue. Cette modification du pus bien étudiée par GESSARD, puis par CHARRIN, résulte de la présence d'un microbe aérobie.

VERNEUIL a signalé aussi la coloration orangée du pus spéciale aux diabétiques.

Il n'est pas jusqu'à l'odeur du pus qui ne se modifie notablement en certaines circonstances. Toutes les collections purulentes développées autour des divers segments du tube digestif ont une fétidité repoussante ; on aurait attribué cette odeur à la transsudation des gaz contenus dans les cavités naturelles ; dès 1875, A. POULET démontrait qu'il y avait dans le pus de ces abcès des quantités d'organismes inférieurs et affirmait que c'étaient eux qui devaient être incriminés en pareille circonstance.

C. *Lésions de voisinage.* — Le propre de l'inflammation, d'une façon générale, est de ramener certains tissus, en particulier le tissu connectif, à l'état embryonnaire, et d'en déterminer la prolifération ; cette prolifération anormale devient fort utile dans un certain nombre de cas. C'est grâce à sa production que l'on voit le feuillet externe d'une séreuse en contact avec un abcès s'épaissir et opposer au pus une barrière infranchissable.

Symptômes. — 1° *Abcès superficiels.* — Une douleur vive, limitée à un point fixe, augmentant par la pression et les mouvements, tel est le premier symptôme qui annonce la formation d'un abcès du tissu cellulaire. Bientôt, au niveau du point qui va être envahi, se montre une plaque rouge qui se développe rapidement. Le malade accuse des battements dans la région, qui devient le siège d'une chaleur âcre et mordicante. Douleur, chaleur, rougeur vont en augmentant, en même temps la partie se tuméfie, s'acumine; les téguments, d'un rouge foncé, sont tendus et luisants, à la palpation la tumeur est dure et résistante, la main appliquée à sa surface constate l'existence de battements.

Presque nuls au début, bornés à un léger état saburral et à quelques frissons les symptômes généraux apparaissent bientôt. La fièvre est plus ou moins intense suivant l'étendue de l'abcès, puis du quatrième au septième jour surviennent une série de petits frissons; les symptômes locaux semblent immédiatement s'amender. La douleur devient moins vive, moins pongitive, la rougeur moins accentuée, les tissus sont plus souples, les phénomènes généraux subissent une détente; le pus est alors formé, à la palpation la tumeur est fluctuante, nous reviendrons sur ce phénomène.

2° *Abcès profonds.* — Bien différents sont les caractères des abcès profonds, leur marche est souvent des plus insidieuses. Douleurs sourdes, profondes, limitées en un point, gêne des fonctions du membre, tels sont au début les symptômes locaux. Leur apparition s'annonce dans certains cas par des phénomènes généraux très graves. Le sujet en pleine santé est pris de frissons avec vomissements; dès le soir, la température atteint déjà 39° et 40°; l'intensité des douleurs augmente très rapidement, la région tout entière devient chaude et indurée. Les symptômes généraux, beaucoup plus accusés que dans le cas précédent, dominent entièrement la scène et acquièrent un haut degré de gravité. Au bout de quelques jours, dans la région malade se développe une rougeur diffuse, avec empâtement œdémateux; à ce moment, les phénomènes généraux s'amendent, le pus est collecté.

Diagnostic. — C'est sur la sensation de *fluctuation* que l'on se base pour affirmer l'existence d'un liquide dans une tumeur, et dans le cas actuel la présence de pus dans un abcès. En quoi consiste ce symptôme? « C'est, disent les auteurs du *Compendium*, une sensation que fait naître le toucher exercé sur une collection de liquide, par les mains appliquées chacune sur un point différent de la tumeur. »

Dans les grandes collections liquides superficielles, si l'on applique la main gauche sur un des côtés de la tumeur et que l'on frappe du côté opposé avec la droite, la première se laisse soulever et éprouve un choc spécial : *sensation de flot*. Dans les abcès, pour percevoir la fluctuation, un peu plus d'attention devient nécessaire; on procède d'ordinaire de la façon suivante : la pulpe des doigts d'une main, la gauche par exemple, est appliquée sur un des côtés de la collection, les doigts de la main droite sont placés du côté opposé; alors, en pressant alternativement avec chaque main, on éprouve une sensation particulière; les doigts dans le point opposé à celui où l'on a pressé sont doucement et progressivement soulevés; en recommençant alternativement les mêmes manœuvres, l'observateur arrive à bien s'assurer de l'exactitude de la sensation.

La fluctuation est un phénomène souvent trompeur; les cas abondent où les chirurgiens du plus grand mérite ont, sur ce symptôme, commis des erreurs graves. En effet, pour peu que la collection soit profonde, la fluctuation devient assez difficile à reconnaître, et, de plus, plusieurs circonstances peuvent amener une sensation particulière : la *fausse fluctuation*. — Les masses musculaires, par exemple, donnent très facilement cette impression dans le sens de leurs fibres; si donc l'abcès siège dans l'épaisseur d'un membre sous les masses musculaires, il faudra redoubler de soins et rechercher alternativement la fluctuation et dans le sens même de la fibre musculaire et dans un sens perpendiculaire à cette direction. Dans le cas d'abcès profond, lorsque le pus est bridé sous de fortes aponévroses, il existe une autre série de symptômes pour arriver au diagnostic. La palpation simple permet de constater une tension profonde; de plus, souvent existe un œdème du tissu cellulaire sous-cutané; la présence de cet empâtement œdémateux sera un des meilleurs signes de la suppuration. La sensation de fluctuation n'est pas toujours facile à obtenir, ce n'est plus par les moyens précédemment indiqués que l'on arrivera à en constater la présence; il faut agir sur de très larges surfaces, avec la face palmaire de la main gauche, réunir le plus possible la tumeur, puis avec la pulpe des doigts de la main droite presser lentement, doucement; la collection étant serrée, le liquide refoulé reviendra sur lui-même, soulevant la main qui le presse : *choc en retour*. — L'erreur est facile dans ce cas, et pour l'éviter il faudra toujours répéter ces manœuvres en divers sens. La pression exercée sur le point le plus acuminé de la tumeur détermine parfois l'apparition d'une douleur excessivement vive, analogue à la sensation que produirait un clou enfoncé dans les tissus; parfaitement limitée en un point, cette douleur est aussi un symptôme de l'existence du pus.

Les recherches les mieux dirigées peuvent être insuffisantes pour permettre d'affirmer le diagnostic; dès lors il reste une ressource, la *ponction exploratrice*. Elle sera faite soit avec un bistouri à lame longue et étroite, soit avec le trocart simple et mieux avec les appareils d'aspiration préalablement stérilisés.

Marche. Pronostic. — Abandonnés à eux-mêmes, les abcès superficiels ont une tendance marquée à s'ouvrir à l'extérieur. La tumeur s'acumine, un travail d'ulcération détruit les tissus superficiels sur une étendue plus ou moins grande, et le pus s'écoule au dehors. Suivant le traitement mis en usage, la suppuration a une durée variable, puis les parois de la poche se tapissent de bourgeons charnus, peu à peu la cicatrisation se fait par deuxième intention. Le pus des abcès profonds rencontre des difficultés bien plus grandes à se porter à l'extérieur, les aponévroses lui opposant une résistance considérable. De là souvent des décollements très vastes : le pus fusant dans les interstices celluleux va se faire jour loin du foyer; ainsi se forment plus tard des trajets fistuleux dont on obtient difficilement la cicatrisation. Dans d'autres cas, l'aponévrose finit par céder en un point, le pus arrive dans le tissu cellulaire sous-cutané; il existe alors deux collections, l'une superficielle, l'autre profonde, communiquant entre elles par un orifice étroit (*abcès en* *bouton de chemise* de Velpeau). Enfin, malgré le travail adhésif dont nous avons parlé, l'abcès s'ouvre parfois dans une cavité naturelle produisant, suivant les circonstances, des accidents divers.

Ces quelques données, jointes à ce que nous avons dit des symptômes généraux, suffisent pour établir la gravité plus grande des abcès profonds.

Traitement. — Le traitement abortif n'est plus en usage de nos jours, malgré quelques succès dus à l'emploi du vésicatoire (Velpeau) ou à la compression. Verneuil a signalé de remarquables résultats, obtenus en dirigeant sur la région malade la pulvérisation phéniquée (*Spray*) pendant des heures entières.

En général, dans le cours de la période inflammatoire, on doit s'efforcer de calmer la douleur. Les moyens les plus employés sont les émollients, bains locaux et fomentations émollientes, avec des compresses de tarlatane imbibées d'un liquide antiseptique et recouvertes d'un taffetas imperméable.

L'existence du pus étant reconnue, il faut lui donner issue aussi promptement que possible, sauf dans des cas très rares ; ce principe devient bien plus important lorsqu'on craint les fusées purulentes, lorsqu'un organe est exposé à souffrir du voisinage de la collection, ou lorsque, par sa présence, elle compromet quelque fonction essentielle (mastication, déglutition, respiration). Les moyens que le chirurgien peut employer sont : l'instrument tranchant, les caustiques et le fer rouge; quel que soit le procédé adopté, la région opératoire aura été reconnue à l'avance, de façon que l'intervention chirurgicale ne détermine pas d'accident.

1° *Caustiques.* — Les caustiques trouvent leur indication : 1° lorsque le malade est pusillanime ; 2° lorsque avant d'arriver sur la collection, on doit traverser une cavité séreuse ; le travail inflammatoire déterminé par le caustique fait adhérer les deux feuillets de la séreuse, et empêche l'épanchement du pus dans l'intérieur de la cavité. Les caustiques les plus usités dans ce cas sont : la pâte de Vienne (potasse caustique 5 p. 100, chaux vive 3 p. 100), la pâte au chlorure de zinc de Canquoin (chlorure de zinc 1 partie, farine de froment 1, 2, 3 parties, suivant les cas).

2° *Fer rouge. Thermo-cautère.* — Les anciens chirurgiens se servaient souvent du cautère pour ouvrir les abcès ; l'effroi produit sur les malades par la vue du fer rouge avait été la cause de l'abandon de ce procédé ; aujourd'hui, avec le thermo-cautère de Paquelin, cet inconvénient n'existe plus. On emploie le thermo-cautère : 1° quand le malade déjà affaibli ne peut supporter une déperdition sanguine ; 2° chez certains sujets (tuberculeux, diabétiques, etc.). Dans la majorité des cas, c'est au bistouri qu'il faut donner la préférence.

3° *Instrument tranchant.* — La région malade a été d'abord explorée avec soin ; le point où doit porter l'incision déterminé, les téguments sont lavés avec du savon et de l'eau tiède, puis avec une solution antiseptique. Ces précautions indispensables prises, le bistouri étant tenu de la manière la plus convenable (voir *Traités de petite chirurgie* ou *de médecine opératoire*), le chirurgien ponctionne directement jusque dans l'intérieur de la cavité ; abaissant alors la main, il agrandit l'incision en retirant l'instrument. Si l'abcès est profond, il faut aller couche par couche, couper successivement la peau, le tissu cellulaire sous-cutané, les aponévroses, écarter les fibres musculaires, en s'assurant constamment de l'œil et du doigt qu'aucun organe important ne se trouve dans le champ de l'incision.

Dès que l'abcès est ouvert, par de douces pressions et par des lavages, le chirurgien fait sortir le liquide qu'il contient. La cavité étant bien évacuée, les parois sont nettoyées à la curette, et touchées avec une solution antiseptique (chlorure de zinc, acide phénique).

On place un tube à drainage, qui doit être assez gros pour que le pus puisse s'écouler librement, et assez court pour que, par son extrémité, il n'aille pas irriter le fond de l'abcès. Un fil de soie permet de le fixer à l'extérieur. — A chaque pansement on retire ce tube, il est nettoyé dans une solution convenable, et comme la plaie diminue de profondeur graduellement, on le raccourcit chaque jour. Un pansement approprié appliqué sur la plaie comprime légèrement le foyer.

Avec cette méthode, la guérison est des plus rapides. Une seule injection suffit; l'incision n'a pas besoin d'être très grande, d'après Richelot et Mac Cormac on peut se contenter d'une ouverture suffisante pour admettre le tube à drainage. Si l'incision que l'on a faite est un peu vaste, il sera facile d'y remédier à l'aide de deux ou trois points de suture.

Piechaud (de Bordeaux), reprenant une idée déjà maintes fois émise a proposé au Cinquième congrès de chirurgie (1890) de ne plus inciser les abcès. Il se contente de les ponctionner avec un gros trocart, le pus étant sorti par la canule, on lave la cavité tout d'abord avec une solution boriquée chaude à 4 p. 100, puis avec la liqueur de Van Swieten également chaude ; la guérison serait rapide. Ce procédé qui peut être avantageux dans quelques circonstances ne saurait être érigé en méthode.

CHAPITRE III

ULCÉRATIONS ET ULCÈRES

Bibliographie. — Baynton, *Descript. account on a. New. Method..* etc., London, 1797. — Ph. Boyer, *Rapp. sur le trait. des ulc. au bureau central*, Paris, 1831. — Conte, *Arch. gén. de méd.*, 1843, t. III, 4e série. — J. Auzilhon, *Introd. à l'étude de l'ulc. simple*, Paris et Montpellier, 1868 (Bibliog.). — Henry-A. Martin (du Massachusetts), *Transac. of the Med. Ass.*, t. XXVIII, 1877. — Mandeblaum (d'Odessa), *Trait. des ulc. de jambe*, *Berlin. klin. Vochens.*, 1878. — Gay, *Path. de l'ulc. variqueux; Trait. par lig. de la veine*, *Lancet*, 1878. — *Trait. des ulc.*, *Bull. de thérap.*, t. LXXXVI, p. 190-359. — Courty, *Journ. de thérap.*, n° 11, 1879, p. 401. — Ch. Hamon-Thomas, *Bande élast.*, etc., *Phil. Med. Times*, 1879. — P. Reclus, *Hyperostose conséc. aux ulc. de jambe. Progrès méd.*, 1879. — Cza-

NERCKI, *Trait. des ulc.*, *Allg. Med. Cent. Zeits.*, 1880. — FIEBIG (de Samarang), Trait. *Berl. klin. Wochen.*, 1880. — QUÉNU, *Revue de chir.*, nov. 1882, p. 877. — JOHN HOGDEN, *Encyclop. chir.*, t. II, 1883. — JAÆSCHKE, *Deuts. Med. Woch.*, 1887. — POCHMANN, *Wien. Med. Presse*, 1889.

Thèses de Paris. — 1837, SAPPEY (agrég.). — 1839, RIGAUD (agrég.). — 1868, FAURE. — 1872, GAUDARD. — 1873, PICARD. — 1874, ANDRÉ. — 1875, LAFAYE. — 1876, GUILLAUMET, SÉJOURNET. — 1877, ARNOL. — 1880, ZARTARIAS. — 1883, SCHREIDER, BOUDET, CHAUSSAT. — 1884, CHEVALIER. — 1886, BROCA.

Thèse de Montpellier. — 1878, PRAT.

Thèse de Lille. — 1879, FONTAINE.

Définition. — L'ulcère est une solution de continuité qui, loin de marcher vers la guérison, envahit sans cesse les parties périphériques, et dont la surface, recouverte de bourgeons charnus mollasses, sécrète une matière sanieuse et purulente. On donne le nom d'ulcération, au processus pathologique et destructeur qui produit l'ulcère.

Théories de l'ulcération. — Les anciens chirurgiens attribuaient la formation des ulcères à l'érosion des tissus par une humeur âcre, irritante, destructive. HUNTER, puis SCARPA voyaient dans le travail d'ulcération une véritable absorption des tissus par les lymphatiques et les veines. La plupart des auteurs modernes, FOLLIN, DUPLAY, TERRIER, BILLROTH, CORNIL et RANVIER, regardent l'ulcération comme un phénomène de mortification locale, une véritable désagrégation moléculaire ne différant de la gangrène que par la quantité des éléments détruits. « Le ramollissement qui précède l'ulcération, l'épiderme qui se soulève, la préférence qu'affecte l'ulcère pour les parties affaiblies, l'âge avancé, la faiblesse des sujets, d'autres circonstances encore rendent cette opinion soutenable (VIDAL DE CASSIS). »

Divisions. — Depuis la thèse de RIGAUD, les auteurs, se basant sur les causes qui favorisent l'ulcération, divisent les ulcères en trois groupes :

1° *Ulcères spécifiques ou diathésiques.* — Dans ce groupe rentrent les ulcères cancéreux, syphilitiques, scorbutiques, scrofuleux, herpétiques, etc.

2° *Ulcères symptomatiques.* — Nous trouvons ici les ulcères occasionnés par la présence d'un corps étranger, par une lésion osseuse, par la pratique de certaines professions, etc.

3° *Ulcères simples* ou *ulcères idiopathiques*, c'est-à-dire dont l'origine est inconnue.

Ce dernier groupe tend à disparaître de jour en jour avec les progrès de l'anatomie pathologique. On a déjà démontré que nombre de ces ulcères étaient liés à des altérations des artères, des veines ou des nerfs, il est probable que les états constitutionnels jouent aussi un rôle important dans leur développement.

Les ulcères de la première catégorie ne sont pas, à vrai dire, une entité morbide spéciale, mais bien la manifestation d'une affection générale. Ceux qui résultent de la présence d'un corps étranger ou de l'emploi de substances irritantes, se modifient très rapidement dès que l'on supprime la cause qui leur a donné naissance. Ces deux premiers groupes ne sauraient nous occuper ici ; restent donc les ulcères simples, plus fréquents aux membres inférieurs que partout ailleurs.

ULCÈRES SIMPLES

Étiologie. — Parmi les nombreuses causes invoquées pour expliquer la production de ces ulcères, mentionnons en première ligne toutes les circonstances qui peuvent débiliter la constitution du sujet : les excès de tout genre, l'âge avancé, les fatigues, les privations. Les professions qui nécessitent la station verticale (serruriers, menuisiers, boulangers, etc.), depuis les statistiques de Parent-Duchatelet, ont été incriminées de fournir le plus grand nombre de malades affectés d'ulcères. Les relevés statistiques prouvent encore que les ulcères sont plus fréquents chez l'homme que chez la femme; ceci n'a rien qui puisse nous surprendre, étant admise l'influence des professions. L'ulcération est plus commune sur le membre inférieur gauche que sur le droit; depuis Pouteau, une foule de raisons ont été mises en avant pour expliquer ce fait. Les uns ont invoqué la présence de la rate et la faiblesse relative du côté gauche; d'autres, parmi eux Pouteau, ont accusé la gêne circulatoire produite par la compression de la veine iliaque gauche par l'S iliaque du côlon. Parent-Duchatelet et Boyer trouvent l'explication de ce phénomène dans le grand nombre de traumatismes subis par le membre gauche, en raison de son impuissance spéciale à se soustraire aux lésions extérieures. Les altérations que subissent les vaisseaux et les nerfs constituent un facteur bien autrement important. Depuis longtemps on avait remarqué l'influence considérable des varices sur le développement des ulcères. Verneuil avait montré le rôle capital joué par les varices profondes. Le Fort étudiant les phlébectasies cutanées établissait qu'elles compromettaient la nutrition des téguments. Puis, M. Schreider, Quénu, Gilson firent voir qu'aux lésions veineuses venait s'ajouter la dégénérescence athéromateuse, enfin depuis que l'on s'est occupé de troubles trophiques consécutifs aux lésions des nerfs, nous savons que les ulcérations comptent parmi les phénomènes les plus fréquents; de plus les recherces de Morat et Duplay ont établi l'influence de ces troubles dans l'étiologie du *mal perforant*, il était donc tout naturel de conclure par analogie l'existence de lésions nerveuses dans la production des ulcères. Cette opinion n'est pas nouvelle, d'après Rigaud, elle a été émise pour la première fois par Spender; Terrier, en 1876, l'a reprise et faite véritablement sienne. De ses travaux, des recherches de ses élèves, il résulte que l'on observe tout autour de la plaie des troubles thermiques, des perversions de la sensibilité au contact du froid et du chaud; ces troubles s'étendent parfois assez loin. Ils sont dus, d'après Terrier, à une altération nerveuse, que Cornil et Ranvier ont démontré ne pas être rare au voisinage des veines variqueuses.

Nos connaissances sur ce sujet se bornaient donc jusque-là à de simples suppositions, lorsque Quénu, en 1882, se livra à une étude plus sérieuse de la question. Sur six cas d'ulcères simples, pris au hasard, il a rencontré six fois des altérations nerveuses, variant depuis la simple dilatation des vaisseaux avec hypertrophie peu considérable du tissu conjonctif péri-fasciculaire, jusqu'à un étouffement du tissu nerveux par une sclérose à la fois extra et intra-fasciculaire, avec formation dans l'épaisseur du cordon nerveux d'un véritable tissu caverneux. L'altération débute toujours par une névrite purement interstitielle, chronique, ordinairement péri-fasciculaire; la sclérose se manifeste d'abord le long des petites veinules qui lui servent de guide et d'introducteur. Plus tard on observe des phénomènes d'endartérite avec infiltration calcaire des parois et parfois thrombose de branches volumineuses.

A. Broca, dans sa thèse 1886, examine la question dans son ensemble, et affirme que les diverses lésions ci-dessus énumérées se rattachent à un seul et même état constitutionnel, l'*arthritisme*. Cet état présiderait aux développements des lésions nerveuses artérielles et veineuses, puis bientôt ces lésions retentissent les unes sur les autres et aggravent le mal.

Sur des tissus ainsi prédisposés la moindre influence, un traumatisme léger, une phlébite, un eczéma, une ecchymose suffiront pour déterminer l'apparition de l'ulcère. Or l'arthritisme qui a déjà occasionné les lésions prédisposantes, agira de nouveau en favorisant le développement de l'affection cutanée.

Anatomie pathologique. — Nous étudierons : 1° la surface ulcérée; 2° ses bords; 3° les altérations des tissus périphériques.

La plaie formée par l'ulcère ne présente par elle-même aucun caractère particulier; les bourgeons sont tantôt affaissés et atones, tantôt mous et exubérants. Le fond de l'ulcère est riche en cellules embryonnaires petites, perdues au milieu d'une trame de tissu conjonctif. Les bords sont, suivant les cas, élevés, saillants, durs, mous, échancrés, sinueux, festonnés, renversés. La peau est sclérosée; le tissu fibreux hypertrophié a complètement étouffé les annexes de la peau (glandes sudoripares, appareil pilo-sébacé). Les muscles voisins de la lésion sont le siège de myosite interstitielle chronique avec infiltration graisseuse, dégénérescence granulo-graisseuse des faisceaux primitifs. Les gaines synoviales épaissies contiennent dans leur intérieur des brides, des flocons fibrineux, des plaques indurées, trace manifeste d'un travail inflammatoire. Le périoste et les os sont le siège d'altérations très fréquentes, connues depuis longtemps, et qui ont été l'objet d'un travail consciencieux de la part de Reclus. Voici les conclusions auxquelles est arrivé cet auteur : « 1° Les ulcères de la jambe peuvent provoquer dans les os sous-jacents les diverses formes d'ostéopériostite; exceptionnellement destructive, l'inflammation détermine le plus souvent une augmentation de volume, l'os est alors léger, spongieux, recouvert d'ostéophytes; dans des cas très rares, le tissu de la diaphyse est dur, éburné, le canal médullaire oblitéré et rétréci.

« 2° Lorsque les épiphyses ne sont pas soudées, l'os s'accroît en longueur, et l'emporte sur son congénère de 2 à 3 centimètres, les ostéophytes sont plus abondants et une véritable diathèse osseuse peut se manifester : elle se traduit par l'ossification des aponévroses d'enveloppe et de cloisonnement, des ligaments, des gaines, vasculaires et nerveuses, en un mot de tous les tissus fibreux de la jambe.

« 3° Du milieu de l'ulcère s'élèvent des exostoses saillantes qui ont été prises pour des lésions syphilitiques.

« 4° Les ostéo-périostites sont une complication grave, elles s'opposent à la cicatrisation de l'ulcère, compromettent la nutrition du membre et rendent souvent l'amputation nécessaire. »

On a signalé encore parmi les complications un gonflement de l'articulation tibio-tarsienne, avec engorgement des tissus et développement de fongosités péri-articulaires. La synoviale est épaissie et douloureuse, cette complication spéciale persisterait après la cicatrisation de l'ulcération (Thèse de Fontaine). Enfin nous avons fréquemment observé sur les cartilages articulaires du voisinage les lésions de l'arthrite sèche avec ulcération. Un certain nombre de ces complications peuvent être rattachées aux lésions des nerfs périphériques.

Mode de développement et symptômes. — Rien n'est plus variable que le début de cette infirmité. Parfois, sans cause connue, un individu débilité voit apparaître sur un de ses membres une plaque rougeâtre, puis l'épiderme se fendille et se gerce ; on constate aussi de temps à autre la formation de vésicules remplies d'une sérosité roussâtre, l'épiderme se rompt ; plus tard se forme une plaie à bords irréguliers, dont le fond, de couleur rosée, est parsemé de petites inégalités. Dans d'autres circonstances, l'ulcère succède à une pustule d'ecthyma, à un furoncle, à une plaie ancienne. Ici c'est un abcès qu'il faut incriminer, là, l'ouverture d'une varice. La solution de continuité augmente insensiblement, puis l'induration envahit les parties périphériques. De la plaie s'échappe une sanie purulente ; l'abondance de cette sécrétion est plus ou moins grande suivant les soins que le malade prend de sa personne, la fatigue qu'il est obligé de supporter ou les excès auxquels il se livre. L'étendue que peut acquérir l'ulcère est variable, quelques-uns occupent le tiers de la jambe en hauteur et l'enveloppent complètement. L'induration des tissus périphériques fait souvent paraître l'ulcère beaucoup plus considérable qu'il ne l'est en réalité. Aussi n'est-il pas rare, après quelques jours de repos et à la suite d'un régime approprié, de voir la surface de la plaie diminuer sensiblement pendant que l'induration se résout. Cette induration, lorsque la lésion est ancienne, présente un aspect caractéristique ; elle se propage à distance, les téguments lisses, rougeâtres, livides par place, fortement tendus sur le tissu cellulaire sous-cutané, font corps avec les parties profondes ; le membre semble chaussé d'une gaine de cuir. Le pigment subit par places un développement anormal, l'épiderme est moucheté d'éphélides jaunâtres, ce qui donne à la région un aspect tigré.

Les phénomènes généraux sont d'ordinaire peu marqués ; localement le malade accuse des démangeaisons et une sensation spéciale de chaleur et de pesanteur, la température périphérique se montre toujours supérieure de 1 degré environ à celle du côté opposé (Auzilhon).

On constate aussi à ce niveau des troubles dans les sensations thermiques et la sensibilité tactile, consistant en un retard dans la transmission.

Variétés. — Suivant les phénomènes prédominants les anciens donnaient aux ulcères des qualificatifs qu'il nous suffira de rappeler.

On nommait *ulcères irritables* ceux qui amenaient des douleurs fort vives; *atones*, ceux dont la tendance à la cicatrisation était absolument nulle; *fongueux*, ceux dans lesquels de gros bourgeons charnus comblaient la perte de substance; *calleux*, ceux autour desquels se formait une induration spéciale (callosité); *gangréneux*, ceux qui donnaient naissance à la gangrène, etc.

Une classe à part a toujours été faite pour les ulcères variqueux. A. Broca les divise en deux groupes : *ulcères variqueux simples* et *ulcères variqueux hybrides*. Dans les deux groupes la cause occasionnelle est toujours la même, ce sont les troubles trophiques consécutifs aux varices, mais la cause déterminante est très différente. L'ulcère variqueux simple, en effet, succède aux influences extérieures (traumatismes, irritations, etc.), l'ulcère variqueux hybride reconnaît pour cause un état général. C'est ainsi qu'il a pour origine des éléments éruptifs, eczéma, ecthyma, syphilis tertiaire. Le premier siège à la région inféro-interne de la jambe sur le trajet même de la saphène, les autres au contraire sont multiples et se rencontrent en n'importe quelle partie de la jambe.

Diagnostic et pronostic. — L'aspect spécial de la solution de continuité, son mode de développement, sa durée, l'état du membre sur lequel on l'observe, sont autant de signes qui permettront de reconnaître un ulcère. Au point de vue de la santé générale et de la longévité du sujet, l'ulcère ne constitue pas un danger sérieux, c'est une infirmité plutôt qu'une maladie; mais le défaut de cicatrisation, la fréquence des récidives sont, pour celui qui en est porteur, une source d'ennuis et de tourments.

Traitement. — La première condition, si l'on veut obtenir la guérison des ulcères, c'est de condamner le malade au repos, puis de mettre le membre dans une position horizontale ou déclive, le pied étant plus haut que la racine du membre, de façon à favoriser la circulation en retour. Nous conseillons aussi pendant les premiers jours du traitement surtout et en particulier dans les grands ulcères atones, de déterger la plaie à l'aide des pulvérisations phéniquées, employées pendant une heure ou deux, matin et soir. Cette pratique dont Gilles de la Tourette a bien mis en lumière la valeur (*Revue de Chirurgie*, 1886) est certainement des plus utiles. Examinons maintenant les diverses méthodes préconisées.

Compression. — Vantée par Paré, Desault, Bell, Wiseman, elle a été surtout instituée comme méthode de traitement en Angleterre par Underwood (1787) et Baynton (1797). Le procédé de Baynton, transporté chez nous par Roux à la suite de son voyage en Angleterre (1811), eut de la peine à être admis et ne devint classique qu'après les travaux de Ph. Boyer. Il est maintenant employé journellement dans les hôpitaux et connu sous le nom de *pansement aux bandelettes*. On coupe des bandelettes de diachylon de $0^m,02$ de largeur environ, suffisamment longues pour qu'elles enveloppent le membre, puis on les applique au niveau de la région malade, de façon à former une cuirasse. D'autres chirurgiens, parmi lesquels Courty, recouvrent la surface ulcérée d'une pommade au précipité rouge ou d'onguent napolitain belladoné, placent par-dessus un taffetas gommé; une bande de caoutchouc est ensuite enroulée autour du membre, depuis les orteils jusqu'au genou.

Le malade est condamné au repos et le traitement renouvelé toutes les vingt-quatre heures. La bande de caoutchouc seule, sans interposition d'aucun topique, a fourni de véritables succès à MARTIN (de Boston) et à BRUNS. La compression seule, sans aucun topique, faite à l'aide de l'appareil ouaté a donné de bons résultats; le pansement devant rester en place un certain nombre de jours, il se développe une odeur assez désagréable lorsque l'ulcère sécrète abondamment.

Emploi de l'électricité. — CRUSSEL, le premier, en 1847, appliqua l'action électrolytique des courants au traitement des ulcères. SPENCER WELS, en 1848, publiait dans le *London Medical Journal*, des succès remarquables en ce genre. Depuis, plusieurs auteurs se sont servis de cette méthode, en particulier ONIMUS en France. ARNOLD, qui a fait de cette étude l'objet de sa thèse inaugurale (1877), arrive aux conclusions suivantes.

a. L'électricité peut avoir une action curative sur les ulcères.

b. La tension du courant efficace est variable suivant les cas.

c. La cicatrisation sous l'influence d'un courant paraît proportionnelle à la durée du passage de ce dernier; la tension peut jusqu'à un certain point suppléer la durée.

d. Le courant centrifuge produit rapidement et plus abondamment des bourgeons charnus, il augmente la suppuration.

e. Les effets de l'électricité sur les ulcères semblent tenir à son action sur la circulation et la nutrition, son action électrolytique paraît n'être qu'une cause accessoire.

f. Dans certaines ulcérations développées sous l'influence des troubles nerveux, il est nécessaire d'employer des courants à forte tension, la durée du courant ne peut suppléer sa tension.

Incision circonférencielle. — GUY, chirurgien de Royal Free Hospital, imagina ce procédé en 1853; il a été employé en France par FAURE (1866), puis surtout par DOLBEAU; NUSSBAUM, en 1874, a publié des résultats intéressants obtenus par cette méthode (*péritomie*).

On fait autour de l'ulcère, à une distance de 2 à 3 centimètres de ses bords, une incision libératrice, unie ou bilatérale, comprenant toute l'épaisseur des téguments jusqu'à l'aponévrose; un pansement aux bandelettes ou au vin aromatique active la guérison. Ce moyen s'adresse surtout aux ulcères anciens dont la cicatrisation est lente, les bords indurés et cartilagineux; il n'est pas absolument innocent, FAURE a vu se développer une phlébite grave.

L'incision devra être faite au thermo-cautère lorsque la chose sera possible.

Greffe épidermique. — Depuis le travail de REVERDIN (1869), on a beaucoup employé les greffes dans le traitement des ulcères, et elles ont donné fréquemment de fort beaux résultats, nous reviendrons sur cette méthode en étudiant les cicatrices.

Traitement divers. — Nous ne rappellerons que pour mémoire l'emploi du plomb laminé (GUY de CHAULIAC, REVEILLÉ-PARISE), de la ventilation (BOUISSON).

L'iodoforme a une importance pratique considérable dans le traitement des vieux ulcères de jambes. Combinée avec le pansement aux bandelettes, ou le pansement ouaté cette poudre active singulièrement la marche du mal. Depuis 1881, VIDAL, à l'hôpital Saint-Louis, emploie avec avantage le sous-carbonate de fer; ce traitement a donné, dit-on, les meilleurs résultats; la guérison aurait toujours été complète après dix, vingt ou quarante jours au plus tard. L'ulcère est d'abord lavé avec une décoction de feuilles de noyer, puis on étend la poudre; la partie malade est recouverte d'un cataplasme de fécule, une bande roulée maintient le pansement. Cette poudre exercerait une action à la fois excitante et sédative.

On s'est encore servi de sulfure de carbone, de sulfate de cuivre, et PANAS vante beaucoup l'usage de l'eau chlorurée.

CHAPITRE IV

FISTULES

Bibliographie. — DUPUYTREN, *Leçons de clinique chirurgicale*, t. II. — NOTTA, *Emploi de la liqueur de Villate dans le trait. des fistules*, Paris, 1869. — Art. FISTULE de DESORMEAUX, *Dict. de méd. et chir. prat.* — Art. FISTULE de POZZI, *Dict. encycl. des sciences méd.* — *Bull. de la Soc. de chir.*, 1882. — LANNELONGUE, *Bull. de la Soc. de chir.*, 1882. — BERNE, *Pathologie chirurg. génér.*, t. Ier, 1883. — L.-H. PETIT, Congrès de Grenoble, 1885, *Dégénérescence épithéliale des trajets fistuleux.* — LANNELONGUE, *Traité des fistules congénitales.*

Thèses de Strasbourg. — 1839, LÉCHELLE. — 1858, BONTEMPS. — 1867, MAYER.

Thèses de Paris. — 1872, BAUX. — 1873, RIGODIN. — 1874, SIMBAT. — 1876, RAVACLEY, ROBERT, FRASEY, GAUTHIER. — 1878, GUERLIN. — 1880, FARCY.

Définition. — Sous le nom de fistule, on désigne une solution de continuité congénitale ou accidentelle qui forme tantôt un simple cul-de-sac, tantôt un canal complet à trajet plus ou moins sinueux, présente une organisation variable et laisse écouler du pus, de la sérosité ou une humeur quelconque de l'économie.

Etiologie. — D'une façon générale, toutes les conditions qui s'opposent à la cicatrisation et favorisent la transformation d'une lésion temporaire en lésion permanente sont susceptibles de donner naissance à une fistule; aussi, avec POZZI, diviserons-nous cette affection au point de vue étiologique en deux grandes catégories : 1° fistules par défaut de cicatrisation; 2° fistules par cicatrisation anormale.

Fistules par défaut de cicatrisation. — Elles sont fréquentes; tantôt c'est un corps étranger, une esquille, un séquestre dont la présence entretient un trajet fistuleux (fistules par causes mécaniques). Dans cette catégorie, doivent encore prendre place un certain nombre de fistules entretenues par l'issue d'un liquide normal de l'organisme (ulcération du conduit excréteur d'une glande). Pour expliquer la formation des fistules dans certaines régions (pli de l'aine, cou, aisselle, fosse ischio-rectale), on a invoqué depuis les temps les plus anciens le déplacement incessant des plans de la région (cou, aine) où la fixité des parois de la poche qui empêche les parties de se porter à la rencontre l'un de l'autre (aisselle, aine). Comment admettre que le déplacement incessant des plans qui a permis à une vaste plaie du cou de se recoller, se soit opposé en un point à la réunion? Comment comprendre que la fixité des parois du creux ischio-rectal empêche les deux bords d'une fistule dans laquelle on a de la peine à introduire un stylet de se porter à la rencontre l'un de l'autre? Du reste, la même fistule guérit dès qu'on incise son trajet, et cependant l'obstacle opposé par les plans résistants persiste toujours. Mieux vaut avouer franchement notre ignorance.

b. *Fistules par cicatrisation anormale.* — Supposez une plaie ou une ulcération qui ouvre une cavité naturelle et la mette en communication avec

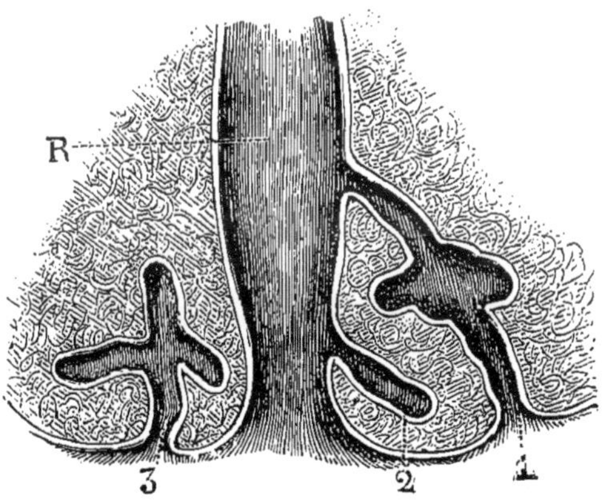

Fig. 1. — Fistules développées autour de l'anus (schéma).
1, fistule complète. — 2, fistule borgne interne. — 3, fistule borgne externe.

l'extérieur ou avec une autre cavité; si, à la suite d'un pareil accident, il y a union dans un cas entre la peau et la muqueuse, dans l'autre entre les muqueuses des deux cavités, il se formera un trajet dont toute l'étendue sera parfaitement organisée, et dans lequel tout travail de réunion deviendra impossible. Tel est le mécanisme le plus ordinaire des fistules urétrales, vésico-vaginales, recto-vésicales et des trajets qui persistent à la suite des plaies des intestins.

En terminant cet exposé, nous devons rappeler l'influence considérable de certaines maladies, syphilis, tuberculose, sur la production des fistules. Tout le monde connaît la funeste prédisposition qu'ont les phtisiques pour les fistules à l'anus.

Certaines fistules enfin sont congénitales; bien étudiées par Lannelongue, elles sont dues à un vice de développement des organes. On les rencontre de préférence à la tête, au cou, sur le trajet connu des arcs branchiaux. Elles peuvent résulter de l'absence de soudure de deux arcs branchiaux ou être consécutives à l'ouverture spontanée d'un kyste congénital.

D'autres fistules de cette nature siègent au niveau de l'ombilic et ont pour origine une persistance de l'ouraque, mais les plus nombreuses se groupent autour du rectum et des organes génitaux urinaires.

Forme et division. — Suivant leur situation, leur forme, le siège de leurs orifices, etc., les fistules ont reçu des dénominations diverses. On nomme *incomplète* ou *borgne*, la fistule en cul-de-sac munie d'un seul orifice ; celui-ci s'ouvre à la peau ou dans une cavité naturelle. La fistule est *borgne externe* dans le premier cas, *borgne interne* dans le cas contraire (fig. 1). La fistule *complète* est munie de deux ouvertures; toutes les deux peuvent être cutanées, la fistule présente alors l'aspect d'un séton, ou bien l'un des orifices est cutané, l'autre s'ouvrant dans une cavité (fistule muqueuse-cutanée, fistule ordinaire, fistule à l'anus). Chacun des orifices peut être encore dans une cavité différente (fistule bi-muqueuse, vésico-vaginale),

Anatomie pathologique. — Toute fistule présente à étudier : 1° le ou les orifices; 2° le trajet.

Orifices. — Ils sont presque toujours plus étroits que le trajet. L'orifice externe présente un aspect très variable, parfois il est situé au sommet d'une sorte de tubercule ou mamelon que forment à son niveau les parties soulevées; dans d'autres cas, il est caché au fond d'une dépression en cul-de-poule. Irritée par les matières qui s'échappent constamment, la peau est rouge, amincie ; les parties périphériques subissent aussi l'influence de ce contact, de là des excoriations et un véritable intertrigo. Il n'est pas rare de rencontrer des végétations en ce point. Au lieu d'être unique, l'ouverture de la fistule peut être formée par plusieurs petits trous (*orifice en pomme d'arrosoir*). Cette variété est commune dans les fistules consécutives aux abcès.

L'orifice interne, rarement saillant, est d'ordinaire fort petit, comme perdu au milieu des plis de la muqueuse qu'il faut étaler pour le découvrir.

Trajet. — Le trajet offre des variétés tout aussi remarquables. Il est parfois unique, rectiligne, mais il présente souvent les sinuosités les plus bizarres conduisant dans des cloaques. Les ramifications s'étendent alors dans toutes les directions, ce qui rend l'exploration fort difficile. La rétention du pus ou des liquides sécrétés se produit rapidement au fond de ces sinus ; par suite se forment autour des trajets dans certaines régions, en particulier au périnée, sous l'influence de l'irritation chronique des tissus, des masses dures, donnant dans quelques cas une sensation cartilagineuse (*callosités*). A la coupe ce tissu est blanc mat, dense, résistant; l'examen histologique permet d'y reconnaître du tissu conjonctif de nouvelle formation (Pozzi). Le trajet peut, dès le début, présenter sur son parcours une organisation parfaite, tels sont, par exemple, les cas dans lesquels peau et muqueuse ou deux muqueuses différentes se sont réunies pour le former. Succède-t-il à un abcès ou à une plaie, les bourgeons charnus l'occupent d'abord en partie ; avec le temps ces bourgeons s'organisent et sont remplacés par une véritable membrane dermo-papillaire. Les recherches histologiques de ces dernières années ont prouvé que certains trajets fistuleux étaient tapissés par un épithélium stratifié et avaient comme stroma du tissu connectif jeune.

Symptômes. — Quelle que soit l'origine de la fistule, un écoulement de liquide, continu ou intermittent, l'issue involontaire de matières ou de gaz, si le canal communique avec la cavité intestinale, tels sont les symptômes qui attirent tout d'abord l'attention du malade. Le liquide qui s'écoule ainsi est des plus variables ; tantôt il résulte d'une sécrétion normale (urine, salive), tantôt c'est une production pathologique. Dans le premier cas la quantité de l'écoulement augmente pendant l'accomplissement de certains actes physiologiques (*mastication*) ou sous l'influence de l'émotion, A l'examen on trouve du côté de l'extérieur un orifice sur les caractères duquel nous ne reviendrons pas. Explorer le trajet de la fistule n'est généralement pas chose simple, le stylet introduit par l'orifice s'égare çà et là dans des clapiers, arrive au fond d'un cul-de-sac; aussi, même dans les cas de fistule complète, l'orifice interne est-il parfois fort difficile à découvrir.

L'inflammation des trajets fistuleux avec rétention des liquides constitue une complication fréquente ; tout obstacle à l'écoulement la produira presque sûrement. Il est nécessaire d'être en garde contre cet accident qui peut amener la formation d'abcès et consécutivement de nouveaux trajets fistuleux.

Diagnostic. — Lorsque les fistules sont munies d'un orifice extérieur, le diagnostic n'offre pas en général de grandes difficultés; l'écoulement des liquides, les commémoratifs suffiront amplement à l'établir. Il n'en est plus ainsi lorsqu'il s'agit par exemple d'une fistule borgne interne perdue au fond d'une cavité, comme l'ampoule rectale : une exploration minutieuse est alors nécessaire. L'existence de la fistule étant admise, plusieurs questions se présentent. La fistule est-elle complète ou incomplète, le trajet est-il simple ou sinueux? Nous avons dit qu'il était parfois difficile de diriger le stylet à travers ces méandres, plus difficile encore d'arriver à l'orifice interne. Pour obvier à cet inconvénient, plusieurs auteurs, après Paul d'Egine ont eu recours à l'injection d'un liquide coloré (lait, eau colorée) à travers le conduit. Il faut encore examiner la cause qui occasionne et entretient la fistule. Ceci nous amènerait à une autre question, la recherche des corps étrangers,

Pronostic. — Le pronostic des fistules est lié à une foule de phénomènes divers. L'étendue, le nombre des trajets, leur ancienneté, les causes qui leur ont donné naissance, l'importance des organes atteints, le tempérament et la constitution du sujet sont autant de considérations qui doivent entrer en ligne de compte, et dont nous établirons la valeur à propos de chaque fistule en particulier.

Traitement. — La classification que nous avons adoptée va nous permettre de tracer quelques règles, aussi générales que possible, relatives au traitement.

Si la fistule est d'origine mécanique, il faut aller à la recherche du corps étranger ou du séquestre dont la présence entretient l'écoulement ; le trajet sera ensuite avivé soit avec l'instrument tranchant, soit avec le thermocautère, puis le chirurgien cherchera à obtenir la réunion de la plaie.

Les fistules d'origine glandulaire réclament un traitement différent suivant la cause qui les a produites. L'écoulement est-il dû à l'oblitération du conduit ordinaire, il suffira dans certaines circonstances d'un simple cathétérisme de ce conduit pour déterminer la cicatrisation. — Dans les cas d'ulcération, lorsque les cautérisations et la compression auront échoué, l'autoplastie, sous diverses formes, sera susceptible d'amener la guérison ou tout au moins une amélioration notable du mal.

C'est encore le plus souvent par le bistouri ou le thermo-cautère que l'on attaquera ces fistules que l'on prétend être la conséquence de certaines dispositions anatomiques ; un débridement fait à propos, aidé d'une compression méthodique, rendra souvent de grands services, là où auront été inutiles injections et scarifications. S'agit-il d'une fistule par cicatrisation anormale et dont, ainsi que nous l'avons dit, le trajet est entièrement organisé, on ne peut guère espérer la cicatrisation sans l'intervention du chirurgien. Suivant que le trajet sera simple ou multiple, que les parties périphériques seront normales ou indurées, les procédés, on le comprend, devront être différents. L'incision simple au bistouri, au thermo-cautère, avec l'anse galvanique, le fil élastique, pourront être tour à tour employés. Quant aux injections irritantes, il est bien rare qu'elles donnent des résultats satisfaisants. Il faudra aussi surveiller l'état général; dans quelques cas, un traitement externe approprié hâtera considérablement la cicatrisation. Enfin, certaines fistules doivent être respectées, on devra s'occuper d'assurer l'écoulement des liquides et d'empêcher l'oblitération du conduit anormal.

LIVRE II

TUMEURS

CHAPITRE PREMIER

TUMEURS EN GÉNÉRAL

Bibliographie générale. — LAËNNEC, *Essai sur l'Anat. pathol.*, etc., *Journ. de Boyer*, t. IX, p. 360, an XII. — ABERNETHY, *An Attempt to Form a Classif. of Tumours,* London, 1804. — CRUVEILHIER, *Anat. path. générale.* — MULLER, *U. die Feineren Bau. u. d. Formen der Krankh. Geschwutse*, Berlin, 1838. — LEBERT, *Physiol. pathol.*, Paris, 1845, et *Traité d'Anat. path.*, 1855-57. — VIRCHOW, *Pathol. cellulaire* et *Traité des tumeurs*, 1867. — FOLLIN, *Trait. de Path. externe*, t. Ier, 1861. — BROCA, *Traité des tumeurs*, 1866. — LUCKE, Art. TUMEURS, *Handbuch de Pitha et Billroth*, 1867. — BILLROTH, *Traité de Pathol. chirurgicale*, Paris, 1868. — PAGET et MOORE, *Holme's System of Surgery*, 1870, 2e édit. — PENIÈRES, Th. d'Agrég. de Paris, 1875. — CORNIL et RANVIER, *Traité d'Histologie*, 2e édit., 1881. — RINDFLEISCH, *Traité d'Hist. pathol.*, 1873. — BARROS BORGOGNO, Th. de Paris, 1879. — WALDEYER, *Die Entwickelung der Carcinome*, *Virchow's Arch.*, 1872, Bd. LV. — BONNET, Th. de Lyon, 1881. — LANCEREAUX, *Anat. pathol.*, t. Ier. — COHNHEIM, *Allgmeine Pathol.*, t. Ier. — ST-HUBERT SERRE, Th. de Montpellier, 1872 (Agrég.). — CHAUVEAU, Th. de Paris, 1883. — BARD, *Arch. phys.*, 1885. — BILLROTH et WINIWARTER, *Pat. chir. gén.*, 1887. — BUTLIN, *Encyclop. internat.* — NEPVEU, *Cong. de Grenoble* et *Gaz. méd.*, 1885, p. 437. — BRAULT, *Arch. gén. de méd.*, oct. 1885. — RICARD, th. de Paris, 1885. — PUYG, Th. de Lyon, 1885. — HUTCHINSON, *Classif. clin. des tum. Amer. journ. of méd. sc.*, 1886. — KIRMISSON, *Dict. encyclop. des sc. méd.*, 1888. — RINDFLEISCH, *Hist. path.*, 1888. — ROGER WILLIAMS, *The Lancet*, 1888. — GOULEY, *New-York méd. journ.*, 1888. — BERGMANN, XVIIIe Congrès des Chirurgiens allemands, 1889. — QUÉNU, *Traité de Chirurgie*, 1890.

A. — HISTORIQUE

1° *Période ancienne.* — Les anciens possédaient des notions très vagues sur les tumeurs, et les considéraient comme des productions accidentelles surajoutées à l'organisme ou développées sous l'influence de la bile et de l'atrabile. Ce qui les avait surtout frappés, c'était le caractère essentiellement malin de quelques-unes d'entre elles, et ils invoquaient pour l'expliquer la viciation des humeurs. Au XVIIe siècle, la découverte des lymphatiques et de la lymphe permit aux pathologistes de l'époque de substituer à des fluides imaginaires une humeur réelle à laquelle on fit d'ailleurs jouer le même rôle; ainsi on admit le croupissement de la lymphe comme la cause de la malignité et de la dégénérescence des tumeurs; quant aux divisions et aux espèces, elles n'avaient d'autres fondements que quelques apparences (*lupus cancer*, *méliceris*.)

Les débuts de la chimie contribuèrent à obscurcir encore la question et pendant longtemps les caractères de la lymphe, suivant qu'elle était gélatineuse ou albumineuse, servirent de base aux dissertations des chirurgiens de l'ancienne Académie.

Deuxième période. — Hunter, Bichat, Laënnec. — Au moment où parurent les beaux travaux de Hunter, la science n'était pas plus avancée; le premier, il ramena les idées vers des conceptions rationnelles et démontra qu'on ne trouverait pas ailleurs que dans la structure des tumeurs une base d'entente et de progrès. Mais ses essais furent trop timides; en réalité nous devons à Bichat et à son école les premiers mémoires importants sur la question des tumeurs. Le fondateur de l'anatomie générale, puis Bayle, Dupuytren, Laënnec, dans une série de travaux admirables pour l'époque, ont classé les tumeurs d'après l'analogie de leur structure avec le corps humain (*tumeurs homologues*), ou d'après leurs différences (*tumeurs hétérologues*). C'était pour un temps où les chercheurs se touvaient réduits aux seuls moyens naturels, un résultat considérable.

En Angleterre les pathologistes ne restaient pas inactifs, et Abernethy (1804) essaye une classification de néoplasmes de laquelle il exclut toutes les hypertrophies simples. Malgré cela, l'étude des tumeurs, de nouveau entravée par la doctrine physiologique, reste stationnaire ; dans le système de Broussais tous les tissus accidentels sont de nature inflammatoire; tubercules, cancers, lipomes, etc., ont pour unique origine l'irritation organique que l'on peut à volonté juguler par les saignées. (Broussais traita de cette façon le cancer du rectum dont il mourut.)

En France, le progrès se trouva arrêté parce qu'on voulut trop tôt faire la synthèse; à l'étranger, on continua à accumuler les matériaux. En suivant la voie primitive, Cruveilhier aboutit, en 1828, à la découverte du suc cancéreux, notion importante pour l'époque, grâce à laquelle on put réunir dans un même groupe le squirre des anciens et l'encéphaloïde de Laënnec, différents quant à leur circonstance, mais identiques par leurs éléments, le suc cancéreux.

Troisième période. — Période histologique. — Lebert, Virchow, Cohnheim. — L'emploi du microscope qui permit d'étudier les éléments des tissus amena une véritable révolution dans la question. Avec lui commence une nouvelle phase de l'histoire des néoplasmes et la structure histologique devient la base de tous les travaux. Deux doctrines opposées prirent alors naissance : l'une en Allemagne, la théorie cellulaire illustrée par Schleiden, Muller et

VIRCHOW; l'autre en France, la théorie des blastèmes, et de la spécificité des éléments cancéreux, soutenue par LEBERT, BROCA, VERNEUIL, FOLLIN.

L'école de LEBERT, qui n'a plus qu'un intérêt historique, reconnaissait deux groupes de tumeurs : 1° celles qui sont composées de tissus analogues aux tissus normaux de l'économie (*tumeurs homéomorphes*) ; 2° celles qui ne présentent dans leur structure ou leurs éléments rien de semblable à ce qu'on trouve dans le corps humain (*tumeurs hétéromorphes*). En un mot LEBERT et ses élèves crurent pouvoir faire pour les éléments ce que LAENNEC avait fait pour les tissus, CRUVEILHIER pour le suc cancéreux, et ils admirent que la cellule cancéreuse était spécifique du cancer. Ils allèrent plus loin en concluant que seules les tumeurs qui contenaient des éléments spécifiques étaient malignes, que toutes les autres étaient bénignes, erreur venant s'ajouter à une autre erreur.

La théorie allemande ou cellulaire, à laquelle se sont aujourd'hui ralliés presque tous les histologistes français, a été exposée avec autorité par VIRCHOW. Après avoir montré l'inanité des blastèmes et la non-spécificité des cellules cancéreuses dont les analogues existent normalement dans le corps, VIRCHOW fait provenir tous les produits accidentels de la prolifération cellulaire des éléments préexistants ; la tumeur n'est plus qu'une déviation de l'action nutritive et formatrice, *homologue* lorsque la nouvelle production répond au type du tissu ambiant, *hétérologue* lorsqu'elle a seulement son analogue dans un autre tissu de l'économie.

Depuis vingt ans, la question n'a pas fait de progrès bien marqués, et tandis que les histologistes cherchent par de minutieuses études à décrire des variétés infinies de tumeurs, les cliniciens se contentent encore, faute de mieux, des anciennes divisions classiques fondées sur la gravité relative des néoplasmes. Il y a quelques années, un savant pathologiste, COHNHEIM, a émis, sur la nature des néoplasmes, une théorie ingénieuse qui tend à les assimiler aux kystes dermoïdes, à des reliquats de matériaux en excès pendant la période formative. Nous reviendrons bientôt sur cette manière de voir très séduisante, en étudiant l'étiologie des tumeurs.

B. — DÉFINITION

La tuméfaction étant un symptôme commun à une multitude d'affections très dissemblables, l'embarras des pathologistes est grand quand ils veulent assigner des limites à ce qu'il convient d'entendre sous le nom de tumeur. Cependant ce mot est si invétéré qu'on ne peut le rayer. Dans le sens clinique, cette expression éveille l'idée d'une production organisée, solide ou liquide, localisée, faisant saillie à la peau ou à l'intérieur d'une cavité ; non seulement cette production n'a pas de tendance à la guérison spontanée, mais elle s'accroît plus ou moins et persiste indéfiniment. Nous ne pouvons admettre dans ce cadre, avec VIRCHOW, les exsudats et les épanchements sanguins et encore bien moins y comprendre, avec SERRE, les corps étrangers, les déplacements d'organes, etc.

Pour COHNHEIM, « une tumeur est une néoplasie atypique, d'origine embryonnaire, ayant une parenté immédiate avec les malformations » ; ce serait une sous-division des monstres par excès. Nous dirons avec QUÉNU, qu'une tumeur est *toute néoformation distincte d'un processus inflammatoire.*

Un néoplasme diffère des produits inflammatoires et de l'hypertrophie par sa structure, par ses rapports avec les parties voisines ; il constitue un produit doué d'une extrême puissance de prolifération et sans aucune utilité pour l'organisme. Il y a cependant entre les néoplasmes malins d'une part, les hypertrophies et les produits inflammatoires de l'autre, quelques intermédiaires.

C. — ÉTIOLOGIE DES TUMEURS

Dans ces dernières années, la question de pathogénie des néoplasmes a vivement préoccupé les pathologistes ; et une nouvelle doctrine, menaçant de supplanter les anciennes, a surgi tout à coup : nous voulons parler de *l'origine microbienne et parasitaire des tumeurs.* Sans vouloir discuter dans le détail cette doctrine [1], disons qu'elle n'est encore démontrée comme vraie pour aucune tumeur, et que pour beaucoup de variétés de néoplasmes elle ne peut être défendue.

La plupart des anatomo-pathologistes actuels voient dans l'évolution des tumeurs une abberration histogénique. Mais le problème n'est que reculé et la solution reste difficile lorsqu'il s'agit de déterminer sous quelle influence cette aberration s'est manifestée.

On incrimine tantôt des causes locales, tantôt des causes générales.

Les causes locales peuvent, dans certains cas, expliquer diverses localisations du mal. Tout organe qui est le siège d'altérations mécaniques répétées se trouve par cela seul plus exposé qu'un autre développement des tumeurs. L'épithéliome apparaît souvent aux lèvres chez les fumeurs, ce qui lui a valu le nom de cancer des fumeurs. Les irritations nombreuses de l'extrémité inférieure du tube digestif rendent compte de la fréquence relative des cancers du rectum. La peau, les os, les organes génitaux, plus exposés aux agents extérieurs, sont aussi, par le fait, prédisposés aux productions morbides.

Il existe en outre une relation entre le traumatisme et les tumeurs, aussi n'est-il pas rare de les voir se développer en un point de l'économie qui a été à une période plus ou moins éloignée le siège de quelque lésion (contusion, plaie, abcès, etc.). Ces rapports des néoplasmes et du traumatisme, admis depuis longtemps, ont été bien démontrés de nos jours, grâce aux travaux de PAGET, VERNEUIL et de ses élèves (LE CLERC, *Contusions et néoplasmes*, th. Paris, 1883). BROCA signale le développement de cancers à la

[1] Les recherches et expérimentations nouvelles n'ont encore eu lieu que pour les tumeurs malignes et la discussion du parasitisme néoplasique trouvera mieux sa place dans le chapitre qui a trait à l'histoire du carcinome.

suite d'un épanchement sanguin. Ailleurs c'est la cicatrice d'un moignon ou d'une plaie ancienne qui devient le siège d'un néoplasme.

Cette étiologie fait donc jouer un rôle aux *loci minoris resistentiæ*, sortes de points faibles de l'organisme sur lesquels se fixeraient les produits des affections diathésiques. Pour VIRCHOW, une maladie simplement inflammatoire d'un organe l'exposerait plus qu'un autre à devenir le point de départ de tumeurs. Depuis longtemps les pathologistes ont également remarqué que certains organes dont l'évolution est tardive sont fréquemment le siège des néoplasmes. A cet égard les organes génitaux de l'homme et de la femme, les ovaires, l'utérus, le sein, les testicules jouissent d'une prédisposition bien marquée. Ces données sont encore plus évidentes quand ces mêmes organes présentent quelque anomalie de position (testicules à l'anneau).

COHNHEIM (1875) considère les néoplasmes d'une tout autre manière. Il n'y a plus de diathèses, plus de causes premières telles que le traumatisme. On pourrait donner à son opinion le nom de *théorie embryonnaire*. Toutes les tumeurs auraient une origine tératologique et remonteraient au moment de la différenciation des feuillets blastodermiques et de la formation embryonnaire des organes. Les tumeurs auraient pour origine des germes embryonnaires, restés sans emploi, lors de la formation du fœtus et de ses différents organes. Ces germes peuvent se trouver dans le tissu qui leur a donné naissance ou aussi s'égarer dans un tissu voisin, d'espèce différente. Ils peuvent persister sans subir aucun changement pendant toute la vie, et dans ce cas, ils passent inaperçus; mais lorsque, à la suite de n'importe quelle cause, ils se développent et augmentent de volume, ils forment une tumeur dont la nature varie comme celle du germe. Si les cellules du germe étaient destinées à fournir du tissu musculaire, il se forme un myome, si elles étaient de nature épithéliale c'est un cancer qui apparaît et ainsi de suite.

On ne comprend pas bien, dans cette théorie, le caractère malin des tumeurs épithéliales. Pour COHNHEIM cette malignité indépendante du genre de la tumeur tiendrait à la manière dont les tissus environnants se comportent. Il admet une résistance vitale moindre, nutritive (vieillesse) ou pathologique du tissu ambiant.

Les raisons qui servent d'appui à la théorie de COHNHEIM paraissent souvent très plausibles. Passant en revue les caractères des néoplasmes, il montre qu'ils ne sont pas en désaccord avec sa manière de voir. L'hérédité n'existe que pour la prédisposition à cette malformation, comme pour la ressemblance des traits ; beaucoup de tumeurs sont congénitales, d'autres apparaissent plus tard, à l'occasion de quelque manifestation physiologique importante, puberté, grossesse, ménopause, etc. ; les cellules restées jusque-là indifférentes entrent en action.

Où se feront les accumulations de cellules ? Pour COHNHEIM, tout point qui pendant la vie embryonnaire aura été le siège d'une complication formative sera plus exposé qu'un autre à l'arrêt des germes. Les exemples abondent dans la pathologie. Les orifices du tube digestif, certains points de jonction de deux feuillets ou de deux parties constituant un organe (réunion du pharynx et de l'œsophage, anus et rectum, etc.), sont particulièrement sujets au cancer. De même dans l'appareil génital de la femme, les néoplasmes ont pour siège de prédilection le col utérin, dans le point où l'épithélium pavimenteux du sinus uro-génital se réunit à l'épithélium cylindrique des conduits de Müller.

Le testicule à l'anneau est plus souvent malade parce que l'ectopie paraît une cause d'évolution des cellules indifférentes. Cohnheim explique également d'une façon ingénieuse l'existence des tumeurs hétérologues par une aberration de la période formative. Le chondrome est plus fréquent à la parotide, au testicule ; cela tient à ce que les cellules sans emploi qui produisent ces tumeurs ont été entraînées du voisinage de la base du crâne ou de la notocorde ; il se passerait pour ces organes quelque chose d'analogue à l'inclusion des fentes branchiales dans la production des kystes dermoïdes. Les tumeurs des maxillaires, se développant aux dépens des débris épithéliaux paradentaires (Malassez), les tumeurs coccygiennes (Tourneux) constituent un appui en faveur de la théorie de Cohnheim.

Pourquoi les germes ne produisent-ils pas le tissu qu'ils auraient dû former ? Ici Cohnheim entre de plus en plus dans la voie des hypothèses. Les germes en excès conserveraient les propriétés histologiques des tissus dont ils auraient dû faire partie et perdraient les aptitudes morphologiques, de sorte que les tumeurs sont atypiques.

Nous aurons maintes fois l'occasion de revenir sur cette théorie. Hâtons-nous de dire qu'elle pèche surtout dans l'explication de la généralisation des néoplasmes, difficilement compréhensible avec l'hypothèse des germes indifférents.

Il est toutefois difficile d'admettre que les tumeurs soient des accidents purement locaux ; nombre de pathologistes ont protesté contre cette opinion, et reconnaissent au néoplasme une origine générale dépendant d'un *état constitutionnel ;* et l'on peut dire qu'actuellement encore l'opinion qui rallie la majorité des suffrages est que la néoplasie, dont le siège est souvent déterminé par une cause locale, ne se développe pas indifféremment sur tous les terrains ; et que pour prendre une expression de Billroth : l'individu sur lequel une tumeur parvient à se développer et à vivre, est un individu appartenant à une *race pathologique* spéciale. Ce prédisposé aux tumeurs rentre dans la famille de ces malades que Verneuil appelle les *néoplasiques*.

Nous ne savons encore que peu de choses de cette prédisposition morbide. Mais, son influence incontestable est démontrée par deux choses, l'hérédité et la pluralité des tumeurs chez un même individu.

L'influence de l'hérédité est admise par tous, et il serait aujourd'hui banal d'y insister longuement. Les faits relevés et réunis par Broca, Paget, Verneuil, Virchow, Billroth, et par tant d'autres constituent une preuve indiscutable de l'influence de l'hérédité sur le développement des tumeurs. Mais une notion nouvelle s'est fait jour dans ces dernières années, Verneuil et Ricard (thèse Paris, 1885) ont démontré que la question de l'hérédité devait être élargie. C'est la prédisposition néoplasique qui se transmet par hérédité, et non pas la prédisposition à une forme anatomique particulière de tumeur.

En d'autres termes le cancer ne prédispose pas fatalement au cancer chez les descendants. « Un ascendant cancéreux pourra léguer à ses enfants un épithéliome, un lipome, un fibrome, un myome, tout aussi bien qu'un carcinome et réciproquement. » L'étude attentive de l'évolution des néoplasmes dans une même famille ou chez un même individu, démontre, en effet, qu'il existe entre toutes les tumeurs un certain degré de parenté, qu'elles proviennent d'une même aptitude constitutionnelle; c'est ce que VERNEUIL appelle la *diathèse néoplasique*.

Quelle est exactement cette diathèse? Il est difficile encore de répondre à cette question. VERNEUIL la place sous la dépendance de l'arthritisme. Sur 43 néoplasiques pris au hasard, 42 auraient eu de la goutte, du rhumatisme ou divers autres signes de l'arthritisme (NAMIN). ESMARCH croit qu'il faut accuser la *syphilis ancestrale*, comme prédisposant les descendants aux proliférations néoplasiques. Cette hypothèse n'est guère admise.

L'existence de cette diathèse n'est cependant pas acceptée de tous. BARD, tout en tenant compte de l'influence héréditaire, croit que la tumeur est une maladie toujours locale à l'origine. Il existe « une tare locale imprimée dès l'origine au sein même de la cellule reproductrice, c'est la souche atavique des cellules qui seront plus tard mal formées ». L'évolution ne ferait que mettre en évidence, ce qui jusque-là était resté latent.

Il est difficile de réunir dans un même chapitre le développement, les symptômes et la marche des différentes variétés de néoplasmes, tellement chaque groupe de tumeurs présente une physionomie qui lui est propre. Nous ne pouvons, dans cette étude générale, qu'établir une classification.

D. — CLASSIFICATIONS

A une époque où l'anatomie pathologique n'existait pas, on avait naturellement divisé les tumeurs en deux groupes, les bénignes et les malignes. Ce n'était pas là assurément une classification naturelle, mais elle avait au moins l'avantage de ne rien préjuger ; forcés de séparer les variétés différentes, n'ayant à leur disposition que de grossières comparaisons extérieures, les anciens donnèrent à certaines tumeurs des noms peu scientifiques, tels que le cancer (écrevisse), le lupus (loup), les polypes (poulpes), encore usités aujourd'hui. D'autres propriétés physiques faisaient dénommer l'hygroma (eau), le méliceris (miel), les tumeurs colloïdes à contenu analogue à de la colle, et, malgré quelques tentatives infructueuses, il faut arriver à l'école de BICHAT avant de rencontrer de nouvelles données sur la classification des tumeurs.

Dans le système de LAËNNEC, son élève, les tumeurs comprennent deux groupes suivant leur analogie ou leur différence avec les tissus normaux. La découverte de la cellule cancéreuse par LEBERT engendra bientôt une classification qui avait l'avantage apparent de mettre d'accord la clinique et l'anatomie pathologique. LEBERT admet deux groupes : 1° les tumeurs *homéomorphes* composées d'éléments qui ont leurs analogues dans l'économie;

2° les tumeurs *hétéromorphes*, à éléments insolites spécifiques. Ainsi, spécificité des éléments d'une part, correspondant à la malignité; non spécificité d'autre part qui caractérise les tumeurs bénignes. Cette classification rallia de prime abord tout le monde, jusqu'au jour où deux faits d'observation, l'un histologique, l'autre clinique, ébranlèrent le système et firent crouler l'échafaudage. D'une part on découvrit que la cellule cancéreuse spécifique n'existait pas, et qu'il n'y avait pas, dans le sens propre du mot, de tumeurs hétéromorphes ; ensuite VELPEAU vint démontrer que plusieurs de ces néoplasmes, qu'on appelle aujourd'hui les sarcomes, quoique n'ayant pas les cellules cancéreuses spécifiques présentaient un caractère de malignité qui ne le cédait en rien aux formes graves du carcinome.

Ce fut le point de départ d'une scission très marquée entre les histologistes et les cliniciens, scission qui persiste encore et dont les effets fâcheux se font sentir à chaque instant au détriment de la science. Les uns ne veulent accepter d'autres caractères distinctifs des tumeurs que leur structure intime et se trouvent ainsi amenés à réunir des genres qui ont une évolution clinique très différente ; les autres, ne pouvant tirer le moindre profit pour l'étude des maladies et pour les indications opératoires des classifications abstraites des histologistes, tendent à revenir à la vieille division des tumeurs en bénignes et malignes. Ainsi, après un siècle de recherches, nous revenons à la confusion primitive. Certes, les traités d'histologie sont riches en variétés ; elles deviendront bientôt innombrables ; mais les auteurs des traités de pathologie ne peuvent y reconnaître des types cliniques, ou bien ils sont réduits à abandonner le côté clinique pour l'anatomie pathologique.

Classification de Virchow. — Les classifications les plus récentes ont toutes pour base, sauf celle de BILLROTH, la structure des tumeurs. VIRCHOW range dans un premier groupe les exsudats et les épanchements. Un second comprend les tumeurs formées par ectasies ou rétention de produits sécrétés (kystes). Les pseudoplasmes ou néoplasmes rentrent dans un troisième. Ils se divisent eux-mêmes en deux classes : 1° histioïdes quand ils représentent des éléments semblables à ceux de l'économie ; 2° tératoïdes quand ils sont constitués par de véritables organes analogues aux glandes avec un tissu complexe. Enfin VIRCHOW range dans un quatrième groupe, sous le nom de tumeurs composées ou mixtes, des variétés nombreuses formées par association des précédentes.

Il est inutile de faire ressortir que VIRCHOW n'a nullement tenu compte des caractères cliniques, et cependant ce savant connaissait bien le génie infectieux de plusieurs néoplasmes; mais il admet que c'est là le fait accidentel d'une résorption des détritus engendrés pendant la période de régression.

Classification de Cornil et Ranvier. — La division de BROCA, sorte de compromis entre celles de LEBERT et VIRCHOW, n'est pas plus avantageuse que les précédentes ; il est impossible d'admettre aujourd'hui les tumeurs hétéromorphes. L'analogie des tumeurs avec les tissus normaux fait seule le fond des classifications de FÖRSTER, LUCKE, CORNIL et RANVIER. Ces derniers auteurs admettent dix groupes de tumeurs ; mais ils rangeaient le carcinome parmi les néoplasies d'origine conjonctive, alors que tous les histologistes sont unanimes pour reconnaître leur origine épithéliale. Ces divisions constituent donc des systèmes provisoires inutiles en clinique.

Classification de Billroth. — Tout en reconnaissant l'étendue des services rendus par l'anatomie pathologique, Billroth, l'un des premiers, a abandonné les classifications anatomiques pour baser ses divisions sur les caractères cliniques des tumeurs, surtout sur l'infection générale. Il admet ainsi :

1° Des tumeurs bénignes, ne devenant jamais infectieuses, curables, solitaires ou multiples (fibromes, kystes, etc.).

2° Des tumeurs qui croissent d'une façon variable, récidivent sur place, susceptibles, mais rarement, de devenir infectieuses (sarcomes, adénomes).

3° Tumeurs infectieuses à évolution rapide, récidivant sur place et dans les ganglions (carcinome).

4° Tumeurs très infectieuses, à croissance rapide, tumeurs secondaires molles, avec généralisation en très grand nombre (carcinome médullaire).

Ce serait sortir des limites de ce Traité que de discuter la valeur de cette classification ; Bryant l'a déjà simplifiée en admettant trois groupes : 1° les tumeurs bénignes ou non infectieuses; 2° les tumeurs demi-malignes qui récidivent seulement; 3° les tumeurs malignes qui récidivent et sont infectieuses. Lancereaux les a divisés en deux groupes : 1° les tumeurs conjonctives qui proviennent du feuillet moyen du blastoderme; 2° les tumeurs épithéliales et nerveuses provenant des feuillets externe et interne [1].

Puisque tous les tissus peuvent donner naissance à des tumeurs qui se rapprochent plus ou moins du type primitif, nous admettrons :

1° Des tumeurs ayant leur type dans le tissu conjonctif, les unes simples, les autres complexes.

2° Des tumeurs d'origine épithéliale comprenant elles-mêmes deux groupes distincts, suivant qu'elles sont typiques ou atypiques.

3° Dans la troisième classe de tumeurs, nous rangerons tous les néoplasmes qui dérivent des autres tissus simples.

Il eût été logique de faire une classe à part pour chaque espèce, mais de cette manière on compliquerait la division sans profit. D'ailleurs, parmi ces tumeurs il en est qui atteignent dans quelques cas un caractère de malignité très marqué, le lymphadénome entre autres.

1° Tumeurs d'origine conjonctive.	Simples.	Kystes. Lipome. Fibrome. Myxome.
	Infectieuses	Sarcome.
2° Tumeurs d'origine épithéliale.	Type normal, bénignes.	Papillome. Adénome.
	Atypiques, infectieuses.	Épithéliome. Carcinome.

[1] La spécificité des trois feuillets du blastoderme n'est plus reconnue aujourd'hui, et bien des embryologistes pensent que tous les feuillets dérivent les uns des autres et qu'ils sont tous trois d'origine épithéliale; l'origine vitelline et extra-embryonnaire du feuillet moyen n'étant pas admise.

3° Tumeurs constituées par du tissu.	cartilagineux	: Chondrome.
	osseux	: Ostéome.
	musculaire	: Myome.
	lymphatique	: Lymphadénome.
	vasculaire	: Angiome.
	nerveux	: Névrome.

Cette classification est assurément imparfaite, partant provisoire ; en dehors des derniers groupes, plus rares que les autres, elle a l'avantage de montrer que le caractère de bénignité ou de malignité n'est pas nécessairement lié à la structure épithéliale ou conjonctive du produit morbide.

Fréquence relative. — D'après Barros Borgogno, dont les recherches récentes et par conséquent plus exactes que celles de Marc d'Espine, de Sibley, portent sur plus de 3,000 faits, les organes le plus fréquemment atteints de tumeurs sont : la mamelle, 570; les lèvres, 329; les joues, 274; la langue, 179; l'utérus, 143; le rectum et l'anus, 137; le maxillaire supérieur, 135; les ovaires, 118.

Si maintenant on envisage cette statistique des tumeurs au point de vue de leur structure, on est frappé de l'extrême fréquence du carcinome (les épithéliomes étant compris sous ce nom générique). Ainsi Borros note 1779 carcinomes, 475 sarcomes, 150 lipomes, 148 kystes, 105 fibromes, 90 angiomes, 94 adéno-cystomes, 69 polypes muqueux, 65 enchondromes. D'autres auteurs trouvent une proportion de carcinomes encore plus élevée par rapport aux sarcomes; ainsi Rose (de Zurich) compte 223 carcinomes pour 47 sarcomes (*Deutsche Zeitsch. f. Chir.*, 1881).

L'étude des névromes, néoplasmes complexes, sera renvoyée au chapitre des *Tumeurs des nerfs*.

CHAPITRE II

DES KYSTES

Bibliographie. — Hunter, *Œuvres*, trad. Richelot, 1844, t. Ier, p. 634. — Cruveilhier, *Essai sur l'anat. pathol.*, t. Ier, p. 202, Paris, 1828. — A. Cooper, *Œuvres*, trad., 1837, p. 589. — Sédillot, Th. de concours pour Strasbourg, 1841. — Velpeau, *Recherches sur les cavités closes*, et *Ann. de la chir. franç. et étrangère*, t. VII. — Abeille, *Traité des hydropisies et des kystes*, 1852. — Paget, *Lectures on Pathol. Surg.*, vol. II, p. 26, 1853. — Lebert, *Kystes dermoïdes et hétérotopie*, etc., *Mém. de la Soc. de biologie*, 1852, t. IV, et *Traité d'Anat. pathol.*, 1857, t. Ier, p. 233. — Cruveilhier, *Traité d'Anat. pathol. gén.*, 1856, t. III, p. 330. — Verneuil, *Arch. de méd.*, 5e série, t. VI, p. 302, 1855. — *Mém. de la Soc. de chir.*, t. IV. — Brissaud, *Arch. de physiol.*, 1883. — Lannelongue et Achard, *Traité des kystes congénitaux*, 1886. — Kirmisson, *Dict. encyclop.*, 1889. *Traités généraux des tumeurs*.

Thèses de Paris. — 1854, MASSOT. — 1879, BARBÈS. — 1880, GOINARD, CHANTREAU. — 1881, ROUGIER. — 1883, BODINIER.
Thèse de Nancy. — PILON.

§ 1er. — Des kystes en général.

Définition. — Les kystes sont des cavités closes, plus ou moins irrégulièrement sphériques, constituées par une membrane continue avec les tissus voisins, et dont le contenu liquide ou mou n'a que des rapports de contiguïté avec la paroi.

L'usage a distrait des tumeurs kystiques les grands épanchements séreux des plèvres, du péritoine, compris dans cette définition ; leur étude appartient à la pathologie interne.

Division. — Déjà au siècle dernier, HUNTER avait divisé les kystes en deux groupes principaux, suivant qu'ils étaient naturels ou accidentels. Les premiers se développaient aux dépens d'un organe normal ; les autres, paroi et contenu, résultaient d'une néoformation. En 1816, CRUVEILHIER divise les kystes en *préexistants* et *consécutifs* ou *adventifs ;* la poche existe dans la première variété avant l'apparition de la tumeur, tandis qu'elle se forme autour du contenu (corps étrangers venus du dehors ou de l'organisme) dans la seconde.

BROCA, reprenant les idées de HUNTER, adopte la division suivante :

1° Kystes progènes, à cavité préexistante.	1° Naturellement pleine.
	2° Naturellement vide.
	3° Provenant d'un organe embryonnaire incomplètement atrophié.
	4° Naturellement close et douée de la propriété de sécrétion.
	5° Accidentellement close et naturellement privée de la propriété de sécrétion.
2° Kystes néogènes, à cavité de nouvelle formation.	1° Kystes autogènes. La formation de la paroi est un phénomène primitif.
	2° Kystes périgènes. La formation de la paroi est un phénomène consécutif provoqué par la présence d'un corps étranger.

Cette classification est un peu trop théorique, et tout en admettant les deux grands groupes des kystes progènes et néogènes, il est utile pour la pratique de conserver les anciennes dénominations de kystes séreux, muqueux, glandulaires, vasculaires, qui rentrent dans les kystes progènes ; nous adopterons donc la division suivante :

Kystes progènes à cavité préexistante.	Pleine ou vide, produits par exsudation.	Kystes séreux.
		Kystes muqueux.
	Produits par rétention.	Kystes glandulaires.
		Kystes vasculaires.
Kystes néogènes à cavité non préexistante.	Formés de toutes pièces.	Kystes autogènes.
	Formés autour d'un corps étranger ou d'un parasite.	Kystes périgènes.

Anatomie pathologique générale. — Les kystes se rencontrent dans tous les tissus, principalement dans le tissu conjonctif; leur forme est globuleuse, ils sont uniques ou multiples, uni ou multiloculaires. Tout kyste présente à étudier la paroi et le contenu.

Paroi. — La paroi est constante dans les kystes proprement dits, et l'on réserve le nom de *lacunes* aux cavités closes sans paroi propre. CORNIL et RANVIER regardent la présence d'un épithélium ou d'un endothélium à la paroi interne des kystes comme un caractère essentiel, et séparent ainsi tout un groupe de kystes (périgènes) que l'usage a toujours fait admettre comme tels. Assez souvent on peut distinguer plusieurs couches dans la paroi, tandis qu'ailleurs elle n'est constituée que par le tassement du tissu conjonctif; par leur face externe, les kystes adhèrent plus ou moins intimement aux tissus voisins et dans tous les cas y puisent les éléments de leur développement; aussi, les vaisseaux sont-ils tous disséminés dans cette couche. Rien n'est plus variable que la face interne des kystes; habituellement elle est lisse, mais elle peut être villeuse, mamelonnée, ou servir d'implantation à des poils, des dents et des produits complexes, des franges, des éperons saillants à l'intérieur.

Contenu. — Les kystes à cavité préexistante contiennent toujours une matière assez fluide, tantôt séreuse, tantôt plus épaisse, comme dans les loupes. A cet égard il existe un rapport étroit entre le contenu et la nature de la paroi : les kystes développés dans des bourses séreuses accidentelles ou des synoviales sont ordinairement très liquides, tandis que ceux qui se forment sur le trajet de certains conduits excréteurs des glandes peuvent l'être moins. Il est rare de retrouver dans les kystes glandulaires le produit de sécrétion normal de la glande (lait, sperme, salive), car il a presque constamment subi des altérations. La nature du contenu devient extrêmement variable dans les kystes périgènes.

Altérations des kystes. — La paroi des kystes subit accidentellement diverses transformations; ainsi on la voit s'épaissir, s'indurer; quelquefois même des dépôts calcaires s'y forment et la tumeur se présente sous un aspect insolite. Dans certains kystes, les franges de la paroi se détachent, deviennent libres et flottantes, en donnant naissance à des productions spéciales qui portent le nom de *grains hordéiformes* ou *riziformes*.

Étiologie et développement. — Les kystes sont *congénitaux* ou *acquis :* les premiers résultent de quelque aberration de l'action formatrice à la période embryonnaire. A cette catégorie appartiennent : les kystes *dermoïdes* que l'on considère aujourd'hui comme le résultat de l'inclusion d'une portion du feuillet externe du blastoderme; les kystes muqueux, sortes de hernies ou de prolongements des muqueuses, surtout fréquents au cou et qui, en s'isolant, deviennent de véritables tumeurs kystiques indépendantes.

Un groupe de kystes sert d'intermédiaire entre les précédents et les kystes acquis; développés aux dépens des restes des organes embryonnaires, ils se rapprochent des premiers par leur origine, mais ils doivent être rangés parmi les kystes acquis en raison de l'époque de leur apparition. Tous les kystes dits *wolfiens*, c'est-à-dire prenant naissance dans quelque dépendance du corps de Wolf, appartiennent à ce groupe.

Les kystes acquis sont néogènes ou progènes ; les premiers, dont le cadre tend à se restreindre, se forment autour des corps étrangers ou de toutes pièces dans l'économie, aux dépens d'une cellule élémentaire d'après Frerichs, d'un noyau de cellule d'après Rokitansky.

Le mécanisme formateur des kystes progènes a été entrevu depuis longtemps par Hunter, Bichat, Cruveilhier, et bien décrit par Broca. Dans le cas le plus simple, une cavité close, naturellement pleine ou vide, devient le siège d'une véritable hydropisie dont la cause est inconnue, et qui aboutit à la formation kystique ; les bourses séreuses naturelles ou accidentelles, les vésicules de de Graaf, etc., se comportent ainsi.

Les choses se passent différemment pour les cavités non closes et pour les glandes à canal excréteur ; alors intervient un phénomène primordial, l'obstruction du conduit ou l'isolement partiel de la cavité ouverte. De plus, il faut admettre encore ici une sorte d'irritation spéciale qui produit à la fois l'obstruction et l'altération de la sécrétion (*sécrétion pathologique*). car la simple oblitération du conduit ne suffit pas pour engendrer un kyste.

Symptômes. — Les kystes sont des tumeurs arrondies, circonscrites, le plus souvent mobiles, présentant quelquefois un pédicule qui les rattache à un organe ; la palpation permet d'y sentir des bosselures analogues à celles du lipome (kystes multiloculaires), de la résistance et de la tension. Certains kystes sébacés conservent l'impression du doigt ; dans d'autres espèces, il est possible de percevoir une fluctuation très franche qui peut, pour les grosses tumeurs (kystes ovariens), aller jusqu'à la sensation d'ondulation ou de flot. Il en est qui crépitent quand on les palpe (*kystes à grains hordéiformes*), ou bien font éprouver à la main quelque chose d'analogue au froissement du parchemin.

Ces tumeurs sont en général indolentes, à moins que par compression de voisinage elles n'intéressent des filets nerveux ; enfin les kystes séreux superficiels présentent parfois de la transparence. Ces caractères, presque tous négatifs, n'appartiennent pas aux kystes situés profondément dans les os ou les cavités splanchniques, le cerveau par exemple. Dans ces cas, ils se développent et se manifestent comme les autres tumeurs de ces organes, sans caractères distinctifs bien tranchés.

L'évolution des kystes, en général lente, affecte exceptionnellement une marche rapide ; ils ont une tendance à persister indéfiniment et à s'accroître, mais ils peuvent aussi rester stationnaires, ce qui n'est pas absolument rare pour les kystes dermoïdes. Arrivés à leur développement normal, les kystes qui ne restent pas stationnaires présentent l'un des trois modes de terminaison suivants : 1° *inflammation*, 2° *rupture*, 3° *dégénérescence*.

1° *Inflammation*. — Qu'elle soit spontanée ou provoquée par quelque traumatisme, l'inflammation de la poche kystique a pour effet d'accélérer, de diminuer ou de pervertir la sécrétion. En même temps la tumeur devient chaude, douloureuse, et si l'irritation est suffisante, du pus se mêle au contenu du kyste qui se transforme en abcès chaud ; il s'ouvre ainsi au dehors en donnant issue à du pus séreux ou roussâtre par le fait d'un épanchement sanguin.

L'inflammation peut avoir pour résultats :

a. La guérison définitive du kyste par accollement de ses parois ;

b. La formation d'une fistule ;

c. La récidive du kyste, après élimination des produits inflammatoires.

De ces trois modes de terminaison, le premier est assez rare ; le second, plus fréquent, ne présente du reste aucun avantage ; enfin la récidive est plus commune.

2° *Rupture.* — Le seul fait de la distension exagérée des kystes séreux à développement rapide suffit pour expliquer leur rupture spontanée ; mais l'action du traumatisme la favorise beaucoup, surtout lorsque la tumeur est depuis quelque temps le siège d'inflammation. La rupture peut se faire à l'extérieur, ce qui est exceptionnel, ou bien dans le tissu cellulaire, dans quelque séreuse (kystes ovariens), dans une cavité voisine ou dans l'épaisseur d'un organe ; la poche se vide partiellement ou totalement.

Les suites de cette rupture sont :

a. La guérison complète du kyste, bien constatée, même pour les kystes ouverts dans de grandes séreuses ;

b. La production d'accidents graves, parfois mortels, quand la rupture se fait dans un organe important ;

c. La mise en communication du foyer avec l'extérieur ;

d. La récidive de la tumeur primitive.

3° *Dégénérescence.* — Assez rare d'ailleurs, elle a été confondue avec les cavités kystiques de certaines tumeurs malignes.

Diagnostic. — C'est souvent par exclusion qu'on arrive à faire le diagnostic des kystes ; cependant leur forme, leur mobilité, l'indolence, la fluctuation, l'intégrité de la peau, le développement lent, quelquefois la transparence, sont des signes utiles dans nombre de cas. Malgré cela, il arrive tous les jours que le diagnostic reste en suspens entre un kyste et un abcès tuberculeux, un lipome, un myxome, une adénite chronique suppurée, un carcinome ramolli, un anévrysme.

Les commémoratifs, l'état général, les lésions du système lymphatique ou osseux permettent de distinguer les kystes des abcès tuberculeux. L'adénite suppurée chronique en diffère, parce qu'au lieu de constituer une tumeur unique bien nettement limitée, elle repose d'ordinaire sur des tissus empâtés dans lesquels roulent un certain nombre de ganglions enflammés. Les tumeurs solides qui présentent normalement de la fausse fluctuation comme le lipome, ou accidentellement comme l'encéphaloïde et certains sarcomes, offrent des points plus durs qui suffisent pour les reconnaître. Fréquemment toutefois, une ponction exploratrice permettra seule de fixer le diagnostic, et il sera utile d'y recourir avant d'intervenir d'une façon quelconque.

Quand on a diagnostiqué un kyste, il faut encore en rechercher la nature. Sans entrer dans l'étude des signes distinctifs propres à chacun, nous dirons ici que la division en kystes congénitaux et acquis permet de faire un diagnostic pratique et utile. En effet, les kystes congénitaux, dermoïdes, muqueux ou séreux ont des lieux d'élection dans des régions déterminées.

Traitement. — Parmi les kystes, il en est un certain nombre qu'il faut abandonner à eux-mêmes. Tels sont les petits kystes synoviaux qui restent stationnaires.

Broca a réuni sous trois chefs toutes les méthodes de traitement des kystes. 1° Obtenir la résolution de la collection; 2° provoquer l'oblitération de la poche; 3° enlever ou détruire entièrement la tumeur.

1° *Moyens résolutifs.* — a. *Compression.* — Elle se fait à l'aide de bandes ou de compresseurs; elle doit donc être graduelle, mais elle n'a de chances de succès que si le kyste repose sur un plan résistant (poignet, pied, jarret).

b. *Résolutifs médicamenteux.* — Les uns s'appliquent localement, comme le chlorydrate d'ammoniaque en solution à 15 à 20 p. 100, les pommades à base d'iode, les emplâtres mercuriels. Ces moyens très incertains ne s'adressent qu'aux kystes superficiels. Quant aux résolutifs généraux, les iodures, les purgatifs salins, recommandés pour le goitre, les kystes volumineux, leur efficacité est plus que douteuse.

c. Les *révulsifs* au niveau des kystes peuvent arrêter les progrès du mal et amener la diminution des épanchements; tels sont les vésicatoires, la teinture d'iode.

d. Il faut encore ajouter les moyens destinés à rétablir la perméabilité des conduits glandulaires, tels que l'ablation des calculs, l'extraction des bouchons qui obstruent les orifices, et même l'incision simple sur le trajet du canal.

2° *Provoquer l'oblitération de la cavité.* — Les moyens de traitement imaginés à cet effet sont :

a. L'*écrasement*, préconisé pour les kystes ou ganglions du poignet; le liquide se répand dans le tissu cellulaire, s'y résorbe, et la guérison peut avoir lieu si l'on y joint une compression méthodique.

b. *Injections irritantes.* Leur but est d'amener un degré d'inflammation suffisant pour modifier la paroi sans la faire suppurer. A cet effet, on vide d'abord la poche par ponction, et on y introduit pendant quelques instants le liquide irritant ou le caustique solide avec lequel on touche la paroi. Il se produit un gonflement qui, après plusieurs jours, diminue et disparaît insensiblement. Les liquides les plus employés sont : la teinture d'iode étendue, le vin chaud, l'alcool, le tartre stibié en solution. Le chlorure de zinc injecté à la dose de quelques gouttes réussit très bien, surtout dans les kystes sébacés et la grenouillette. Les injections ne conviennent pas pour les grands kystes (ovaire) elles sont depuis longtemps abandonnées.

c. Les *scarifications sous-cutanées*, pratiquées à l'aide d'un ténotome qui sectionne la poche en divers sens, doivent être complétées par la compression comme après l'écrasement.

d. Le *séton* passé à travers la tumeur est moins employé, il a l'inconvénient d'exposer à la suppuration; bien qu'il ait réussi dans quelques cas, on lui préfère généralement le drainage.

e. L'*incision* simple au bistouri ou l'ouverture par les caustiques donnent issue au contenu; mais pour être efficaces, ces moyens doivent être suivis du bourgeonnement et de la cicatrisation de la poche.

f. L'*excision* se pratique en enlevant un lambeau elliptique ou triangulaire de la poche kystique. Elle est utile dans certaines régions où il y a nécessité de ménager les organes voisins (kystes de la mâchoire, grenouillettes).

Enfin l'électricité appliquée à la guérison des kystes n'a pas donné de résultats bien encourageants.

3° *Destruction de la cavité kystique. Extirpation.* — Les moyens précédents sont souvent incertains ; il y a des kystes qui suppurent ou récidivent indéfiniment tant que la totalité de la poche n'est pas détruite. On peut arriver à ce dernier résultat par les caustiques, le nitrate d'argent, le chlorure de zinc (pâte de Canquoin). La dissection ou extirpation totale de la tumeur constitue le meilleur traitement pour tous les kystes muqueux ou dermoïdes. Pozzi a conseillé, pour faciliter l'opération, de remplir la cavité de paraffine, après avoir vidé son contenu.

§ 2. — Kystes progènes.

1° KYSTES SÉREUX

Les kystes séreux appartiennent au groupe des kystes progènes à cavité close, naturellement pleine ou vide ; ils sont caractérisés par leur origine, leur contenu, qui est de la sérosité, et la présence d'un épithélium pavimenteux à la face interne de leur paroi.

Les variétés de kystes séreux sont nombreuses ; nous citerons seulement les plus importantes.

1° Kystes par hydropisie des bourses séreuses naturelles sous-cutanées, intermusculaires, des gaines synoviales tendineuses. On donne plus spécialement aux premiers le nom d'*hygromas*.

2° Partout où il y a pression anormale et répétée du tégument sur un plan résistant, se développent des bourses séreuses accidentelles, variables suivant les professions, susceptibles de devenir, comme les précédentes, le siège d'hygromas.

3° Les follicules synovipares qui se trouvent dans l'épaisseur des capsules articulaires, entre autres ceux que Gosselin a décrits au poignet, peuvent également donner naissance à des kystes séreux indépendants de la grande synoviale, par le fait d'une sécrétion très active. Weber et Foucher ont observé cette variété de kystes dans plusieurs articulations.

4° Des portions isolées d'une grande cavité séreuse, soit par le fait de l'inflammation soit autrement, sont susceptibles de se transformer en véritables kystes. La tunique vaginale, la plèvre, le péritoine offrent des exemples de ces variétés ; les séreuses articulaires seraient également capables de présenter des kystes partiels, mais ce fait avancé par Nélaton, qui l'a démontré pour le cul-de-sac externe du genou, mérite confirmation.

Il n'est pas rare de voir les hernies de ces mêmes séreuses, lorsque leur collet s'oblitère, s'isoler et devenir le point de départ d'un kyste. Ainsi se forment les kystes ou hydrocèles enkystés du cordon et les kystes formés aux dépens de certains sacs herniaires abandonnés; enfin les méninges rachidiennes donneraient encore lieu à ces sortes de tumeurs.

Les kystes séreux contiennent parfois plusieurs litres de liquide, mais en général ils sont petits ou d'un moyen volume, uni ou multiloculaires, quelquefois aréolaires, uniques ou multiples. Leur paroi ordinairement très mince s'épaissit sous l'influence de l'irritation chronique; elle peut même s'incruster de sels calcaires et s'ossifier. Le liquide, presque toujours clair et légèrement ambré, renferme parfois de la cholestérine; ailleurs on rencontre des grains analogues à du riz cuit (*grains hordéiformes*), qu'on fait provenir de franges synoviales hypertrophiées dont le pédicule s'est rompu.

En dehors des symptômes communs à tous les kystes, nous mentionnerons seulement la fluctuation plus franche, la transparence des kystes séreux; si l'on constate quelquefois leur rupture, leur inflammation et la terminaison fistuleuse, assez fréquemment ils restent stationnaires ou rétrogradent.

Traitement. — Bien des modes de traitement ont réussi contre les kystes séreux; il est bon de commencer par les plus simples : résolutifs locaux, écrasement, compression, ponction. Avant de recourir aux injections, on s'assurera que le kyste ne communique pas avec une séreuse ou une synoviale voisine (hydrocèle, articulations). L'injection de teinture d'iode ou d'autres liquides irritants réussit souvent; on a préconisé récemment quelques gouttes d'une solution de chlorure de zinc au dixième. L'extirpation, quand elle est possible, tend à devenir une méthode de plus en plus répandue.

2° KYSTES MUQUEUX

Ces kystes ont une paroi analogue aux muqueuses avec un épithélium polyédrique, cylindrique ou vibratile, suivant la muqueuse d'où ils proviennent; l'épaisseur de la poche varie également.

On admet deux variétés de kystes muqueux : 1° ceux qui représentent manifestement un diverticulum de quelque cavité naturelle; 2° ceux dont l'origine, plus obscure, dépend de la période embryonnaire. Presque toutes les muqueuses offrent des kystes de la première variété; le long de la trachée, ils sont tapissés d'un épithélium vibratile, tandis que les kystes de la vessie ont un épithélium polyédrique. Signalons encore les kystes muqueux des conduits lacrymaux, des sinus de la face, etc.

Les kystes muqueux congénitaux, analogues aux kystes dermoïdes, assez rares du reste, se voient surtout à la région thyro-hyoïdienne, dans l'ovaire, plus rarement aux membres; ces produits hétérotopiques sont parfois tapissés d'un épithélium à cils vibratiles.

Essentiellement persistants, ces kystes s'accroissent très lentement, causent peu de gêne, à moins qu'ils ne soient contenus dans une cavité osseuse, ou qu'ils ne viennent à s'ouvrir dans une séreuse. Ils sont comme les autres kystes, susceptibles de s'enflammer sans cause connue.

Le diagnostic des kystes muqueux n'est pas difficile en tant que kystes;

mais seules la ponction, l'issue d'un liquide filant, la présence de cellules cylindriques avec ou sans cils vibratiles les différencieront des autres kystes de la région cervicale.

Le traitement sera le même que pour les kystes en général. S'il est possible de rétablir la communication supprimée avec une cavité muqueuse (sac lacrymal, sinus maxillaire), on peut faire disparaître la tumeur. Dans tous les autres cas, il faut détruire la paroi pour obtenir une guérison définitive, aussi, si l'opération n'est pas contre-indiquée par le siège du kyste, il faut pratiquer l'extirpation; c'est ce qui évite le mieux des fistules interminables difficiles à oblitérer.

3° KYSTES GLANDULAIRES

Les kystes glandulaires prennent naissance dans le tissu propre ou dans le stroma conjonctif des glandes. Les premiers proviennent d'un cul-de-sac ou de l'oblitération d'un conduit excréteur sur un point de son trajet. Les kystes du corps thyroïde, ceux des glandes lymphatiques se développent aux dépens de la glande elle-même, car ces organes n'ont pas de conduit excréteur; d'ailleurs la production kystique s'y explique aisément, puisqu'on y trouve normalement des vésicules ou des follicules clos susceptibles de devenir hydropiques. Cette origine a été admise pour un certain nombre de kystes ovariens, et Rokitanski a même reconnu un ovule dans les petites vésicules d'un kyste séreux multiloculaire de l'ovaire.

La présence de kystes dans le corps thyroïde se comprend facilement, cette disposition kystique étant pour ainsi dire normale, et tout le monde connaît le volume énorme de certains goitres kystiques. Enfin le mécanisme de formation est le même dans les glandes lymphatiques où il existe également des follicules.

Pour les glandes simples et les glandes à conduit excréteur, il faut admettre une oblitération de l'orifice extérieur; il en résulte la formation d'une cavité close dont l'accroissement se fait par accumulation des produits sécrétés. Ainsi se forment certains kystes de la muqueuse intestinale, les œufs de Naboth du col utérin. Giraldès fait jouer aux glandes muqueuses du sinus maxillaire un rôle analogue dans la formation des kystes de cet organe.

Lorsque l'oblitération porte sur une glande sébacée ou un follicule pileux, il en résulte toute une classe de kystes dits sébacés dont les principales variétés sont : 1° le *grain de mil*, saillie blanchâtre commune aux paupières; 2° le *comédon*, plus gros, qui siège à la face ou à la nuque, et sur lequel on peut encore voir l'orifice de la glande obstrué; 3° les *loupes*, tumeurs de volume variant depuis celui d'une noisette jusqu'à celui d'une orange; leur contenu est constitué par de la graisse, des cellules épidermiques, des cristaux de margarine, d'acide stéarique et de cholestérine. Si la quantité de graisse libre augmente, la tumeur devient plus liquide, ce qui avait valu à cette variété l'ancienne dénomination de *méliceris*.

Dans toutes les glandes composées à conduit excréteur, les kystes se forment aux dépens d'un cul-de-sac glandulaire, dans le stroma ou dans une portion isolée du conduit; ces derniers kystes peuvent être muqueux, on en a rencontré à la mamelle. Cet organe est d'ailleurs le siège d'autres variétés kystiques séreuses, ou contenant du lait altéré (galactocèles).

Les kystes des glandes salivaires portent le nom de *grenouillettes;* ceux qui se forment autour de l'épididyme aux dépens du conduit excréteur contiennent quelquefois des zoospermes; à côté d'eux il faut mentionner tous les *kystes wolfiens* formés dans l'hydatide de Morgagni, le *vas aberrans*, le corps de Giraldès et l'organe de Rosenmüller chez la femme.

Les kystes glandulaires doivent être traités comme tous les kystes ; les injections de chlorure de zinc, d'acide phénique ont donné des résultats satisfaisants pour les loupes et peuvent à la rigueur remplacer le bistouri chez les personnes pusillanimes; mais l'extirpation totale de la paroi constitue le procédé de guérison le plus prompt et le plus radical.

§ 3. — **Kystes néogènes.**

Les tumeurs kystiques comprises dans ce chapitre n'ont pas de cavité préexistante; il y en a deux groupes : 1° les *kystes périgènes* ou *adventifs* développés autour de corps primitivement ou consécutivement étrangers à l'économie ; 2° les *kystes autogènes* qui se forment de toutes pièces aux dépens de quelque élément embryonnaire.

1° KYSTES PÉRIGÈNES

Ils comprennent eux-mêmes plusieurs variétés, suivant qu'ils sont ou non parasitaires. Les corps étrangers qui proviennent de l'économie sont susceptibles de s'enkyster, c'est-à-dire de s'isoler des tissus ambiants au moyen d'une membrane. Un certain nombre de liquides de l'organisme, le sang, le pus, la matière caséeuse peuvent séjourner dans les tissus, grâce à ce mécanisme; il en est de même des calculs, des esquilles, des séquestres, lorsque l'irritation qu'ils déterminent autour d'eux n'est pas assez intense pour provoquer la suppuration et ses conséquences. A cette catégorie appartiennent encore les kystes fœtaux consécutifs à des grossesses extra-utérines. La seconde classe des kystes périgènes, non moins vaste, comprend tous les kystes vermiculaires, sortes de poches dans lesquelles sont renfermés certains entozoaires; parmi les plus fréquents nous signalerons les kystes hydatiques contenant des échinocoques ou acéphalocystes.

A. — KYSTES PÉRIGÈNES NON PARASITAIRES

Les kystes qui se forment autour des corps étrangers venus du dehors ne sont pas en réalité de vraies poches kystiques avec un revêtement épithélial; leur formation exige toujours des conditions multiples que peu de corps solides réalisent. Il faut surtout qu'une portion du trajet suivi par le corps étranger se cicatrise primitivement ou secondairement. Tantôt la poche enserre fortement le corps étranger, c'est ce que l'on voit pour les fragments de pierre, de métal, les grains de poudre (*encapsulement*) ; tantôt au contraire une couche liquide permet au corps étranger une certaine mobilité. Les métaux en général, les corps inertes, réguliers, s'enkystent beaucoup mieux que les substances organiques; nous y reviendrons en parlant des corps étrangers.

B. — KYSTES PÉRIGÈNES PARASITAIRES, — CYSTICERQUES. — HYDATIDES

Bibliographie. — LAËNNEC, *Mém. de la Faculté de méd. de Paris*, 1812. — NAUNYN, *Arch. de Virchow*, 1862, t. LXIII. — SOMMERBRODT, *Ibid.*, 1866, p. 272. — FINSEN, *Ach. gén. de méd.*, 1869. — RASMUSEN, *Ibid.* — LABOULBÈNE, *Soc. de biologie*, 1870, et *Traité d'anatomie pathol.* — DESNOS, *Bull. de thérap.*, 1875, t. LXXXIX, p. 14, et *Bull. de thérap.*, 1878-1879. — DUJARDIN-BEAUMETZ, *Clin. thérap.*, t. Ier. — CHAUVEL, *Soc. de chir.*, 1881. — DAVAINE, *Traité des Entozoaires*, — *Traités de Zoologie médicale.*

Thèses de Paris. — 1843, LIVOIS. — 1869, HABRAN. — 1875, FEYTAUD. — 1877, MAGNAN. — 1878, BONCOUR. — 1879, DANLOS, DUVERNOY. — 1881, CREYX, CADET, TURC.

Divers parasites appartenant au groupe des ténias peuvent former des kystes dans nos tissus pendant l'une des phases de leurs transformations. En effet ces ténias ont besoin, pour arriver à l'état parfait, de passer par un état

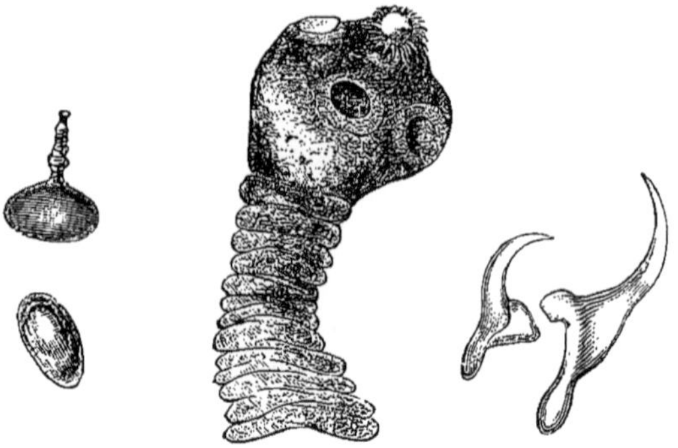

Fig. 2. — Cysticerque du ténia solium.
Tête du ténia avec ses crochets et ses ventouses.
Crochets grossis.

intermédiaire, de faire un séjour à l'état vésiculeux dans le corps d'un autre animal. Or, le *ténia armé* ou *solium* subit cette transformation dans la chair du porc où il existe à l'état de cysticerque, le *ténia inerme* ou *médiocanellata*, dans les muscles du bœuf. On donne le nom de ladrerie à la maladie ainsi produite chez ces animaux. Si en mangeant de la viande ladrée l'homme présente le ténia intestinal classique, il peut de son côté devenir ladre par rapport à d'autres animaux. Les recherches plus récentes de Mégnin tendraient même à prouver que certains ténias seraient susceptibles de parcourir dans le corps de l'homme toutes leurs transformations.

Quoi qu'il en soit, on rencontre dans notre organisme deux sortes de ténias à l'état de vers vésiculeux. 1° Le *ténia solium* ou *armé* dont la tête octaédrique porte à ses angles quatre ventouses; son rostre est entouré d'une double couronne de crochets. Il est dû à la pénétration à travers les membranes intestinales des œufs fécondés du ténia solium; ces vésicules dans lesquelles le parasite est enkysté portent le nom de *cysticerques*. L'animal rudimentaire est contenu dans une vésicule de 6 à 10 millimètres de diamètre, de 8 à 20 suivant certains auteurs; à la surface on aperçoit une petite dépression par où la tête, le cou et le corps des vers peuvent faire saillie à l'intérieur. La tête armée des crochets représente exactement celle du ténia solium; le corps n'a pas d'anneaux distincts et les organes génitaux font défaut.

2° L'*hydatide* ou *kyste hydatique*, nom qui provient de la présence d'un liquide aqueux dans la vésicule, contient la larve du *ténia echinococcus;* ce

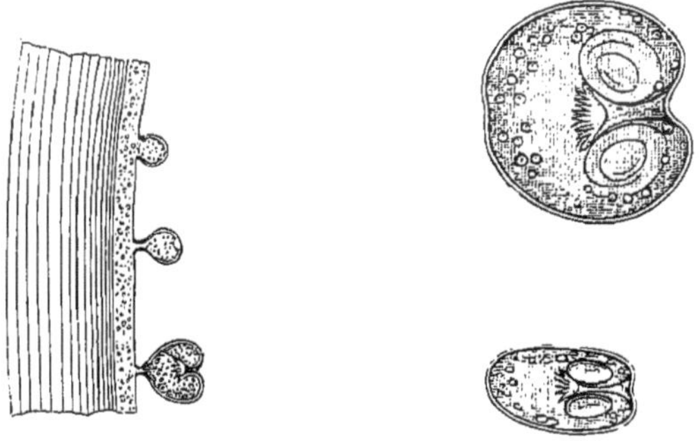

Fig. 3. — Acéphalocystes appendus à la cuticule.

dernier n'existerait à l'état complet que dans l'intestin du chien; chez l'homme il forme des tumeurs assez communes. Cette variété est caractérisée par la multiplicité des hydatides dans la même membrane d'enveloppe. Chaque vésicule a une grosseur variant entre celle d'un pois et celle d'une orange; la membrane qui sert d'enveloppe (*cuticule*) se compose de feuillets superposés, lamelleux; la membrane interne ou germinale, également transparente, donne insertion à sa surface libre aux échinocoques ou acéphalocystes de Laënnec. Ceux-ci se pédiculisent, se détachent et deviennent flottants dans un liquide clair, non albumineux. Chacun de ces corpuscules blanchâtres porte un rostre, les quatre ventouses et la double couronne de crochets plus petits que pour les cysticerques. Fréquemment le corps de l'animal contient des grains calcaires.

Chaque vésicule pouvant devenir le point de départ de nouvelles vésicules, on conçoit qu'à la longue ces tumeurs soient susceptibles d'acquérir de très grandes dimensions.

En terminant ce qui est relatif à l'anatomie pathologique de ces vers vésiculeux, ajoutons que pour plusieurs auteurs il n'y aurait aucune distinction entre les hydatides et les cysticerques.

Les kystes hydatiques subissent accidentellement diverses transformations; tantôt la membrane germinale fait défaut et le kyste reste stérile; tantôt les échinocoques meurent et l'on retrouve dans le liquide les débris des acéphalocystes et les crochets caractéristiques. Parfois, au bout d'un temps variable, les échinocoques subissent une sorte de régression; le kyste ne constitue plus qu'une masse ocreuse ou rougeâtre contenue dans une membrane épaisse ou même calcaire. Enfin ces kystes sont également sujets à la rupture et à la suppuration.

Étiologie. Fréquence. — Certains pays sont prédisposés aux ténias, citons en particulier l'Islande, l'Égypte, l'Australie. La fréquence des hydatides, ainsi qu'il résulte des recherches de Schleisner, croît avec l'âge et présente son maximum de trente à quarante ans; la femme y serait plus exposée que l'homme.

Le foie est le lieu d'élection par excellence des kystes hydatiques, mais on les rencontre encore dans la plupart des autres organes, le poumon, le cerveau, les os; leur présence dans les glandes est exceptionnelle. Vieusse a publié (*Soc. de chir.*, 1884) le seul cas connu en France de kyste hydatique de la parotide. Le traumatisme exerce une influence certaine sur le siège du développement kystique. Cela résulte des faits de Tillaux, Boncour, Danlos, Kirmisson, Schwartz (*Arch. gén. de méd.*, 1884).

Symptômes. Marche. — Les symptômes propres aux hydatides sont si peu caractéristiques qu'ils varient d'une région à une autre; cependant ces tumeurs, lorsqu'elles ont acquis un volume suffisant, forment des kystes ovoïdes, fluctuants, rénitents, élastiques, indolents, sans battements; la main qui percute leur surface perçoit une sensation spéciale, inconstante, désignée sous le nom de frémissement hydatique. Vient-on à ponctionner ces tumeurs, il en sort un quantité variable de liquide clair, transparent qui ne se coagule ni par la chaleur ni par les acides.

Par suite de leur accroissement progressif, les kystes hydatiques refoulent tous les tissus ambiants, les déforment, les atrophient. Les os eux-mêmes ne résistent pas à leur action. Bien que la membrane fibreuse adventice qui les enveloppe soit suffisamment épaisse, ces kystes se rompent dans certains cas et déversent leur contenu dans les tissus ou les cavités voisines; on les a vus s'ouvrir ainsi dans l'intestin, circonstance heureuse, ou amener la mort par leur irruption dans le péritoine. Les accidents de compression sont toujours très redoutables (moelle épinière, cerveau) et la perte fonctionnelle de l'organe en est souvent la conséquence. La suppuration de la poche que nous signalons plus haut ne fait qu'aggraver le pronostic.

Traitement. — Nous ne parlerons pas du traitement prophylactique qui appartient à l'hygiène et du traitement médical, bien incertain. Hawkins, Semmola vantèrent l'iodure de potassium.

Divers médecins ont eu recours à l'électrolyse, ils plongeaient à cet effet des aiguilles à acupuncture dans la tumeur. La ponction capillaire simple ou à l'aide d'aspirateurs a réussi dans différents cas à amener la guérison; mais il faut se souvenir que des accidents mortels (MOISSENET, PIDOUX, DAMASCHINO) sont quelquefois la conséquence de cette intervention en apparence bénigne. FINSEN, FEYTAUD ont signalé l'apparition d'urticaire à la suite de ces ponctions. Il résulte de la pratique étendue des médecins islandais que la ponction seule n'offre des chances de guérison que si le liquide est parfaitement clair.

Si le liquide est louche ou purulent mieux vaut s'adresser, quand la chose est possible, à l'incision large de la poche, à l'évacuation du foyer. Dans les régions où il est nécessaire de traverser une séreuse, comme dans le cas de kystes hydatiques du foie, il est nécessaire de recourir à certains procédés opératoires, variant suivant le siège des kystes; on en trouvera la description dans la pathologie des organes.

2° KYSTES AUTOGÈNES

BROCA en décrit deux variétés : 1° les *kystes séreux autogènes*; 2° les *kystes hétérotopiques* ou *dermoïdes*. Un certain nombre de ces kystes dont l'origine est encore inconnue, se trouvent, pour ce motif, relégués dans ce groupe; divers kystes du péritoine, du mésentère, des plexus choroïdiens, des os, appartiennent à cette catégorie; mais, en dehors de leur étiologie, ils ne présentent rien de spécial, et ce que nous avons dit des kystes séreux et muqueux leur est applicable.

Une partie des kystes hétérotopiques ne méritent presque plus d'être rangés parmi les kystes autogènes, puisqu'on est d'accord sur leur genèse; nous les décrirons sous le nom de dermoïdes, qui est leur dénomination classique.

KYSTES DERMOÏDES

Les kystes dermoïdes ont reçu différentes dénominations, et on les a tour à tour désignés sous le nom de *kystes hétérotopiques*, *kystes fœtaux*, *kystes dermoïdes*, *kystes par inclusion*, *kystes pileux*, *huileux*, etc. Connus depuis longtemps, ces kystes n'ont commencés à être bien étudiés que dans le mémoire que MECKEL publia en 1815, plus tard parurent les écrits de LAWRENCE en 1838, mais ce sont surtout les travaux de LEBERT (1852), de VERNEUIL (1855) qui contribuèrent à élucider la question. Depuis, les kystes dermoïdes ont fait l'objet d'une série d'études importantes. Le chapitre le plus complet que nous possédions sur la matière se trouve dans le traité de LANNELONGUE et ACHARD sur les *Kystes congénitaux* (1886).

Anatomie pathologique. — Les kystes dermoïdes, toujours congénitaux, sont constitués par une paroi épaisse, que KOLRAUSCH, le premier en 1843, montra comme ayant une structure analogue à celle de la peau, ce qui leur a valu leur nom. La face interne de la paroi est recouverte par un épithélium stratifié, pavimenteux; on y trouve fréquemment des poils, des glandes sébacées et sudoripares, quelquefois des mèches de cheveux, des os informes dans lesquels sont implantées des dents; mais la plus grande partie de la tumeur est remplie par de la graisse et les produits de sécrétion altérés (épiderme en couches concentriques avec ramollissement central. Ce mélange rend le contenu assez analogue à de la matière caséeuse, grisâtre ou brune. Ces kystes sont en général arrondis, uniloculaires; on peut y retrouver des cloisons qui leur donnent un aspect bosselé. Leur volume est plutôt petit que gros, sauf pour certains kystes ovariens à parois minces qui peuvent atteindre de grandes proportions. Les kystes dermoïdes de la queue du sourcil restent presque indéfiniment stationnaires.

Les kystes dermoïdes siègent dans toutes les parties du corps; il y a quelques lieux d'élection qu'il faut connaître, sigalons entre autres le sourcil droit, l'ovaire; ces derniers kystes contiennent souvent des poils et des fragments osseux. On en a rencontré au niveau de la fontanelle antérieure, au cou, dans le mésentère, l'ovaire, le testicule, les viscères et même dans le cerveau. Il est à noter que les kystes dermoïdes sont presque tous rattachés au squelette ou aux tissus voisins par des tractus fibreux résistants.

Variétés. — Lebert a admis trois variétés : la première, analogue aux loupes, a les parois plus épaisses que ces tumeurs, moins faciles à énucléer; elle siège dans des régions où l'on n'observe peu de kystes sébacés et la suppuration seule ne parvient pas, comme pour les loupes, à détruire la poche qui entretient une fistule interminable.

Dans la seconde variété, la paroi se rapproche davantage de la peau, contient des éléments glandulaires normaux, des poils fins, les uns adhérents, les autres libres et disséminés au milieu de la matière sébacée. Déjà quelques productions cornées, irrégulières, peuvent faire saillie dans le kyste.

Les productions organisées plus complexes, os, dents, mèches de cheveux, cartilage, tissu nerveux, caractérisent la dernière de ces variétés.

Le contenu des kystes offre aussi de nombreuses différences; les poils qui s'y trouvent, ordinairement petits, ont présenté exceptionnellement une longueur d'un mètre; ils sont pigmentés, sans avoir toujours la couleur des poils du malade. Les parties centrales, constituées par de la graisse et des amas épidermiques, forment quelquefois des masses libres ressemblant à du mastic. Les ongles, que Lebert a cru découvrir dans certains étuis cornés, ainsi que les plaques cartilagineuses s'y rencontrent très rarement. Dans les kystes ovariens, on trouve parfois des corps ayant la structure de l'os, dans lesquels sont implantées des dents bien développées; on observe d'ailleurs ces kystes dentigères dans d'autres régions. Toutes les espèces de dents peuvent y être représentées sans aucun ordre et à divers degrés de développement : leur nombre, très variable, s'élevait à 300 dans un cas cité par Plouquet; les unes sont libres, d'autres adhérentes.

On a fait aujourd'hui justice des théories bizarres émises autrefois pour expliquer la genèse de ces kystes congénitaux. On rejette également l'opinion de Meckel, qui croyait à une véritable parthénogénèse, c'est-à-dire à une conception sans cohabitation.

Les opinions vraiment scientifiques et discutables sont au nombre de trois. Aucune d'elles ne peut rendre compte de la formation de toutes les variétés de kystes dermoïdes; force est donc d'admettre que la genèse de ces kystes peut se faire sous des influences différentes.

1° Une première opinion croit à l'inclusion des germes :

C'est la théorie de la *diplogénèse par inclusion* vaillamment soutenue par I. Géoffroy Saint-Hillaire. Ce serait une monstruosité due soit à l'inclusion d'un très jeune embryon dans un autre antérieurement conçu, soit à l'existence de germes originairement monstrueux et anormaux. Dans d'autres cas, cette diplogénèse serait due à une véritable production anormale par prolifération imparfaite des éléments germinatifs de l'ovaire ou du testicule. Dans ces cas « la tumeur est non plus la sœur jumelle, mais la fille de l'individu qui en est porteur » (I. G. Saint-Hilaire).

Cette théorie n'est guère soutenable que pour de rares tumeurs à tissu très complexe que l'on trouve dans la zone génitale de l'homme ou de la femme (testicule, ovaire), elle ne saurait s'appliquer à l'immense majorité des kystes dermoïdes, aussi est-elle peu acceptée.

2° La deuxième opinion, celle de Lebert, est la doctrine de l'*hétérotopie plastique*, qui admet une production autogène et spontanée. C'est là un simple mot plutôt qu'une véritable doctrine.

3° La troisième opinion est celle de Verneuil, c'est la théorie de l'*enclavement*. Le kyste dermoïde, dont le siège en certaines régions déterminées est bien connu, serait dû à l'inclusion embryonnaire d'un petit fragment de peau, au moment de la soudure des fentes branchiales. A la première fente qui correspond à l'orbite et qui sépare le bourgeon maxillaire du bourgeon frontal, appartient le kyste de la queue du sourcil ; l'inclusion dans la deuxième fente produit les kystes dermoïdes du plancher de la bouche, adhérents à la symphyse ; les kystes dermoïdes hyoïdiens, préthyroïdiens correspondent à la troisième fente branchiale. Quant à ceux de la fontanelle antérieure, ils s'expliqueraient par une division anormale du bourgeon frontal médian.

Cette théorie qui explique bien la genèse des kystes dermoïdes si fréquents au cou, mérite-t-elle d'être généralisée ? Les expériences de Masse (de Bordeaux) (Congrès de chirurgie, 1885), permettent de le croire. Masse a réussi à reproduire des kystes dermoïdes intrapéritonéaux en enclavant dans le péritoine de jeunes rats, des lambeaux de peau pris sur leurs membres. La greffe sous-cutanée lui a fourni également de véritables tumeurs dermoïdes sous-cutanées ; ce qui confirme l'opinion émise par Gross (de Nancy) et Larger, que certaines tumeurs dermoïdes des doigts consécutives à un traumatisme dérivent d'éléments épithéliaux refoulés par la cause vulnérante et enclavés dans les parties profondes. Les expériences de Masse ont été reproduites par Lannelongue sur les cobayes.

Symptômes. — Les kystes dermoïdes ne présentent pas de symptômes spéciaux, si ce n'est leur origine, la lenteur avec laquelle ils se développent, la dépression mollasse qu'ils font éprouver aux doigts et qui rend quelquefois la fluctuation plus difficile à percevoir. Les principaux accidents qu'on y observe sont l'inflammation et la rupture ; l'inflammation se rencontre dans les kyste de l'ovaire et se termine par résolution, assez souvent par suppuration et élimination du contenu, éventualité grave si la tumeur n'est pas isolée du péritoine par des adhérences. Ces tumeurs peuvent encore s'ouvrir dans la vessie (pilimiction), dans l'intestin. Quand ils suppurent, les kystes dermoïdes donnent lieu à des fistules intarissables.

Le siège de la tumeur, sa consistance, l'époque de sa formation permettent fréquemment de faire le diagnostic des kystes dermoïdes superficiels ; le problème est presque insoluble pour ceux qui sont profonds ; la ponction rendra d'utiles services au clinicien.

Toute opération qui ne peut être complète est contre-indiquée ; seule l'extirpation bien faite de la poche amène la guérison ; la dissection exacte est toujours préférable aux caustiques.

CHAPITRE III

TUMEURS CONJONCTIVES

§ 1er. — Lipome.

Bibliographie. — Heyfelder, *De Lipomate*, Stuttgard, 1842. — Verneuil, *Structure du lipome, Bull. Soc. biologique*, 2e série, 1854, t. Ier, p. II. — Cruveilhier, *Anat. pathol. génér.*, t. III, 1856. — Lucke, *Pitha et Billroth*, Bd. II, 1869. — Dubreuil, *Gaz. des Hôp.*, 1873. — *Les Traités généraux des tumeurs.* — Art. Lipome des *Dictionnaires*. — Morant-Baker, *Lancet*, 1885, t. II, p. 805.

Thèses de Paris. — 1834, Paultier. — 1849, Hébert. — 1857, Perrotte. — 1868, Darbez. — 1872, Lécuyer. — 1885, Sénac, *Lipome diffus*. — 1885-86, Dieu, *Pseudo-lipome.*

Thèse de Montpellier. — 1870, Pansier.

Le lipome (de λιπα, graisse) est une tumeur constituée par le développement anormal et circonscrit du tissu graisseux ; il a été ainsi appelé par Littre (1709) ; on lui donne encore les noms d'*adipome* (Cruveilhier), *stéatome*.

Anatomie pathologique. — Tout lipome comprend deux parties : 1° des vésicules adipeuses plus grosses qu'à l'état normal (Verneuil), tantôt rondes, tantôt régulièrement polyédriques par pression réciproque. Chacune de ces vésicules a pour origine une cellule embryonnaire dont le noyau se trouve refoulé à la paroi par la graisse accumulée ; 2° un fin réseau de tissu conjonctif ou stroma qui sert de soutien aux vaisseaux, cloisonne la tumeur et la subdivise en un grand nombre de lobules. La coupe est jaune grisâtre, et l'on y distingue nettement le stroma (fig. 4).

La grosseur des lipomes est infiniment variable, depuis celle d'un pois jusqu'aux dimensions les plus insolites. Pelletan a enlevé un lipome de 11 livres. J.-L. Petit parle d'un lipome de 22 kilogrammes. Stankiewicz (*Cent. fur Chir.*, 1886, n° 20) a enlevé un lipome de la région lombaire descendant jusqu'aux genoux, pesant 40 livres et mesurant 1m,12 de circonférence. Rhodins a extirpé une tumeur lipomateuse pesant 80 kilogrammes. La plupart ont une forme arrondie et sont entourés par une véritable capsule qui les isole des tissus ambiants. Il existe aussi des lipomes arborescents, villeux, polypeux, en grappe. Les lipomes, comme toutes les tumeurs encapsulées et bénignes, refoulent les vaisseaux et les nerfs sans leur adhérer ; mais exceptionnellement on a vu des artères et des troncs nerveux englobés au milieu des lobes de la tumeur. Cette disposition, quoique exceptionnelle, doit faire proscrire, dans certaines régions, l'extirpation du lipome par transfixion, suivant la méthode de GENSOUL.

D'après MORRANT-BAKER, le lipome diffus non capsulé est souvent symétrique, il siège de préférence en arrière des oreilles, dans les régions sous-

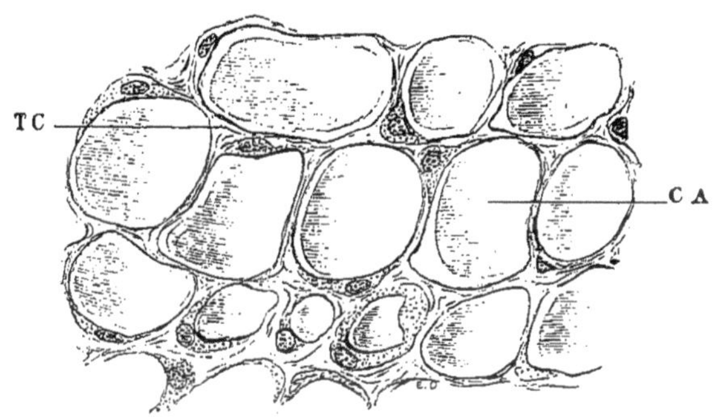

Fig. 4. — Coupe d'un lipome.
CA, cellules adipeuses. — TC, tissu conjonctif servant de stroma.

maxillaires, aux bras, avant-bras, au scrotum, dans l'épaisseur des parois abdominales. Ils se développeraient surtout dans les régions riches en ganglions lymphatiques sans qu'on puisse établir exactement les rapports qui existent entre ces organes et les tumeurs. On les observe surtout chez les hommes de 35 à 45 ans, ils se développent assez rapidement et seraient susceptibles de certaines variations de volume.

Il ne faut pas toutefois prendre pour des lipomes diffus certaines inflammations à transformation graisseuse, comme ENGELBACH en a signalé dans sa thèse. Cette substitution lipomateuse est bien connue dans les phlegmons périnéphrétiques; il en serait de même de ces lipomes que VIRCHOW fait naître dans la capsule des ganglions lymphatiques enflammés.

Ordinairement uniques, ils peuvent êtres multiples ; BROCA en a signalé jusqu'à 2,080 sur le même sujet, et, dans ces derniers cas, ils affectent exceptionnellement une véritable symétrie.

Les lipomes prennent habituellement naissance dans le tissu sous-cutané, mais il en est de profonds, sous-aponévrotiques ; on les rencontre également au sein des muscles, dont ils écartent les fibres sans les atrophier (langue); déjà plus rares dans les glandes (sein) et dans les tissus sous-muqueux, ils deviennent exceptionnels aux extrémités (ROBERT, BROCA). Leurs lieux d'élection sont surtout les épaules, le tronc, les fesses, les bras, le cou.

Les lipomes sous-péritonéaux sont de connaissance plus récente. A côté des lipomes herniaires qui siègent sous le péritoine pariétal et qui sont depuis longtemps décrits, il existe des lipomes siégeant sous le péritoine viscéral, sur les appendices épiploïques, et dans le mésentère. Ces dernières tumeurs étudiées par TERRILLON (Soc. chir., 1886), atteignent en général des dimensions considérables (35 et 57 livres) ; leur diagnostic est des plus difficiles.

La boule graisseuse de BICHAT est un siège favori du lipome, VILLAR (Soc. anat., 1888) en a réuni 13 cas. On a signalé quelques lipomes à attache osseuse (SUTTON, BOUILLY, QUÉNU).

Exceptionnellement les lipomes peuvent siéger dans la peau, CRUVEILHIER en a signalé quelques exemples (*Anat. path.*, t. III). RECLUS en a vu un cas à l'aine. POULET en a observé un autre au dos de la main.

Outre ces variétés de siège et de forme, ces tumeurs se présentent encore avec une consistance et des caractères un peu différents, liés à des modifications du stroma. Lorsque la trame devient fibreuse, le lipome est dit fibreux ; du tissu muqueux s'interpose-t-il entre les lobules, on a la variété du *myxome lipomateux ;* enfin le développement anormal des vaisseaux du stroma produit le *lipome érectile* ou *télangiectasique*. L'organe où apparaît le néoplasme peut également influencer sa structure, et l'on a vu des lipomes osseux dans lesquels les trabécules osseuses remplaçaient le stroma (*lipome osseux*). (Un seul cas de CORNIL et RANVIER.)

Remarquables par la lenteur de leur évolution, les lipomes subissent parfois, mais très rarement, un certain nombre de transformations : 1° la fonte graisseuse ou régression ; 2° l'infiltration calcaire qui débute le plus souvent par la portion centrale ; 3° l'inflammation et l'ulcération spéciales aux gros lipomes ; 4° la nécrose des lipomes polypeux des cavités séreuses qui se transforment, une fois flottants, en de véritables kystes à cholestérine et à acide gras ; 5° le déplacement des lipomes dans les régions à tissu sous-cutané lâche, sous l'influence de la pesanteur, a été remarqué (abdomen). PAGET signale une tumeur lipomateuse qui pendait au périnée, entre le scrotum et la cuisse et qui 10 ans auparavant était dans le pli de l'aine. Les lipomes sous-muqueux peuvent également faire hernie dans les cavités voisines (pharynx, rectum). La transformation du lipome en cancer a été signalée ; mais les observations remontent à une époque déjà assez lointaine, et demandent confirmation.

Le lipome ne récidive jamais.

Étiologie. — Les lipomes sont trois fois plus fréquents chez la femme que chez l'homme (BRYANT). Les lipomes congénitaux ont été observés, mais la plupart se rencontrent chez les adultes. Actuellement, les causes de leur production sont complètement inconnues ; on sait seulement qu'ils sont indépendants de l'état d'embonpoint du sujet, et des causes mécaniques irritantes. Le lipome paraît dans maintes circonstances lié à l'arthritisme (KROHN, th. Paris, 1885-86). Ainsi s'expliquent aujourd'hui les cas de lipome héréditaire, *lipome congénital* étudié par SENAC. Pour LANNELONGUE, MONOD, le lipome congénital a fréquemment un nœvus pour point de départ. MURCHISSON a vu des lipomes héréditaires siéger à des parties à peu près correspondantes des bras ; JOHNSON a signalé un père et un fils à lipome dorsal. Les kystes qu'on trouve parfois dans les lipomes congénitaux seraient des restes du nœvus. (Laboulbène, Verneuil, *lipome polykystique de l'aisselle.*)

Symptômes. Marche. — Le lipome ordinaire forme une tumeur saillante, régulière, indolente au toucher, légèrement mobile, mollasse, lobulée comme une glande en grappe, à base aplatie ; la mobilité et la dépressibilité permettent de sentir une fausse fluctuation parfois bien trompeuse et une sorte de crépitation. Ces tumeurs gênent peu les mouvements, à moins qu'elles ne soient volumineuses ; on peut voir le lipome, en raison de son siège et des compressions qu'il exerce, devenir douloureux et produire des paralysies. On a cité certains exemples de lipomes petits et douloureux, bien que les tumeurs ne paraissaient pas en contact avec des filets nerveux. Mais c'est là un fait exceptionnel. L'application de glace ou d'éther durcit la tumeur. Les lipomes se développent très lentement, leur évolution devient plus irrégulière quand ils croissent rapidement. Arrivés à leur période d'état, ils restent stationnaires, ce qui arrive fréquemment pour les lipomes moyens, ou bien ils peuvent s'enflammer, et même se gangréner. Le volume énorme de ces tumeurs y contribue autant que les traumatismes.

Diagnostic. — Le lipome est d'un diagnostic facile quand il est simple, sous-cutané ; très difficile lorsqu'il siège dans les régions profondes, ou qu'il a subi quelque dégénérescence. L'indolence, la mollesse, la sensation lobulée, la fausse fluctuation, la croissance lente d'une tumeur, l'absence de ganglions sont des signes assez caractéristiques. Les lipomes durs ont été confondus avec des fibromes ; les crétifications du lipome calcaire lui donnent une certaine ressemblance avec l'enchondrome ; enfin le lipome diffus et ceux qui ont subi la régression granulo-graisseuse ont été ouverts pour des abcès, ou pris pour des encéphaloïdes. Odges (*Boston med. a. Surg. J.*, 1884, p. 361) rapporte que chez un jeune enfant un lipome de la nuque, transparent, fut pris pour une méningocèle. Cet auteur a relaté d'autres erreurs analogues. Des lipomes à marche rapide ont été pris pour des sarcomes. Des lipomes du cordon en ont imposé pour une hydrocèle enkystée, ou même pour une tumeur du testicule. L'erreur la plus fréquemment commise consiste à prendre un lipome pour un abcès froid.

La ponction exploratrice les différencie des tumeurs liquides ; les explorateurs à curette permettent de ramener des fragments et rendent d'utiles services pour distinguer le lipome de beaucoup de tumeurs solides. Dans certaines régions le pannicule sous-cutané œdématié donne la sensation du lipome. Ainsi, Verneuil a signalé le *pseudo-lipome sus-claviculaire* que Potain considère comme un œdème du tissu graisseux chez les arthritiques.

Pronostic. — Par lui-même le lipome est bénin, Michon l'a vu récidiver, mais c'est là un fait exceptionnel ; il est admissible qu'on avait fait une opération incomplète. La gêne provoquée par ces tumeurs lorsqu'elles sont volumineuses entraîne à des opérations parfois sérieuses, susceptibles, dans certaines régions, de mettre en danger l'existence des malades.

Traitement. — Le seul traitement qui convient au lipome est l'extirpation par le bistouri. Cette extirpation sera conseillée par le chirurgien quand la tumeur est douloureuse, ou que son volume s'accroît assez rapidement. Dans la plupart des autres cas, c'est le malade qui demande l'intervention. Le chirurgien, délivré de craintes aujourd'hui chimériques, ne saurait refuser à son malade une opération d'une extrême bénignité.

Il n'existe aucun autre traitement local ou général. Les procédés anciens de cautérisation, broiement, etc., doivent être mis de côté.

§ 2. — Fibrome ou Inome.

Bibliographie. — Cruveilhier, *Corps fibreux de la mamelle, Bull. de l'Académie de médecine*, 1844, t. IX, p. 330. — Verneuil, *Mémoires de la Soc. de biologie*, 1855, 2e série, t. II. — Dupuytren, *Leçons orales*, t. IV, 1839. — Berrué, Th. de Paris, 1875. — Ranvier, *Ann. dermat.*, 1880. — *Traités généraux.*

Définition. — Les fibromes sont des tumeurs formées par du tissu fibreux, c'est-à-dire des faisceaux de tissu conjonctif fortement serrés ou enchevêtrés, entre lesquels il existe des cellules connectives, aplaties, ramifiées et anastomosées les unes avec les autres.

Dans l'état actuel de la science, cette définition empruntée à Cornil et Ranvier répond à un groupe bien distinct de tumeurs bénignes. Un grand nombre de néoplasmes présentent un stroma fibreux très développé et ont pendant longtemps été compris dans les tumeurs fibreuses; mais ils doivent leurs principaux caractères et leur malignité au contenu enchâssé dans la gangue fibreuse et non au tissu lui-même. Voilà pourquoi, tout en acceptant les dénominations de fibrome (Verneuil) ou inome (Paget), nous ne ferons pas rentrer dans ce chapitre les tumeurs fibro-plastiques. Encore moins devrons-nous étudier ici les corps fibreux utérins qu'on sait aujourd'hui appartenir au groupe des myomes, et l'éléphantiasis que Virchow appelle un fibrome diffus.

Anatomie pathologique. — Les histologistes décrivent deux espèces de fibromes purs : 1° les fibromes lamelleux ou cornéens de Rindfleisch, sans intérêt clinique; ce sont des plaques fibreuses souvent calcaires trouvées aux autopsies, à la surface des séreuses, du foie, de la rate, du cœur.

2° Les fibromes fasciculés, tumeurs dures, résistantes, criant sous le scalpel, ne donnant pas de suc au raclage; leur coupe nacrée, blanche ou grisâtre, offre quelquefois une coloration rosée quand la tumeur est un peu vasculaire, ce qui arrive rarement. Cette coupe a d'ailleurs un aspect particulier; on y distingue de gros faisceaux de fibres longitudinales ou transversales séparées par du tissu connectif et des vaisseaux; le centre de chaque vaisseau fait saillie.

Au microscope on retrouve ces mêmes fibres entrelacées, séparées par des cellules conjonctives; il n'existe pas de fibres élastiques, l'addition d'acide acétique fait disparaître les fibres et apparaître les cellules (fig. 5).

Les vaisseaux arrivent à la tumeur par un point central, le pédicule, quand le fibrome a la forme d'un polype; ils se subdivisent, sans conserver leur structure, ainsi que Muron l'a démontré (*Soc. de biologie*, 1869-70), et s'ouvrent dans des canaux tapissés par une seule rangée de cellules sans tunique propre; de là à la production des fibromes caverneux, sujets aux hémorrhagies, il n'y a qu'un pas.

Transformations et variétés. — Le fibrome pur n'est pas rare, mais ce genre de tumeurs ne reste pas indéfiniment stationnaire et présente quelques modifications de structure. Lorsqu'il existe de l'œdème entre les faisceaux constituants à la suite de la gêne circulatoire, le fibrome s'amollit; tel est le *molluscum pendulum*, affection fibromateuse de la peau; lorsque les faisceaux et les cellules subissent la transformation muqueuse, ils donnent naissance au fibrome muqueux; la dégénérescence graisseuse s'y rencontre quelquefois; de toutes, la plus fréquente est assurément l'incrustation

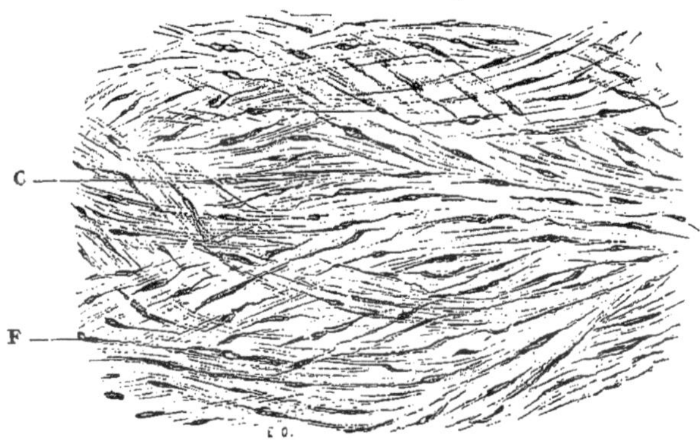

Fig. 5. — Fibrome pur.

calcaire ou pétrification. Quant à l'ossification admise par plusieurs auteurs, elle rentre dans la transformation précédente, ou bien la tumeur est une variété d'ostéome.

Symptômes. Marche. Terminaison. — Au point de vue clinique, les fibromes sont des tumeurs dures ou molles, congénitales ou acquises, peu mobiles, présentant souvent un pédicule qui les rattache à quelque organe aux dépens duquel ils ont pris naissance. La plupart sont petits, arrondis ou ovoïdes, parfois bosselés; la variété appelée molluscum, qu'on observe à la peau, peut acquérir de grandes proportions et atteindre un volume assez considérable pour peser 20, 30 et même 50 livres, ainsi que Valter en a publié un exemple. Dans ces cas, la tumeur perd son caractère typique, devient moins dure; il n'est pas rare de percevoir dans certaines parties, comme dans les petits fibromes, des points plus durs donnant au palper une sensation analogue à celle de l'enchondrome; elle est due à l'incrustation calcaire. Les petits fibromes, fréquents à la face interne de la jambe entre la peau et le tibia, présentent souvent ce symptôme.

Par eux-mêmes, les fibromes sont indolents, cependant lorsqu'ils siègent dans l'épaisseur des nerfs ou dans leur voisinage, ils peuvent déterminer de la douleur par compression. Il en est de même des tumeurs plus volumineuses qui, par leur accroissement, sont susceptibles de produire des accidents de voisinage, quelquefois graves, impossibles à décrire ici, et sur lesquels nous ne ferons qu'attirer l'attention en citant les fibromes ou polypes fibreux naso-pharyngiens développés dans le périoste de l'apophyse basilaire.

Les fibromes sont uniques ou multiples; il est assez commun, comme l'a fait observer Broca, de voir les fibromes multiples affecter exclusivement un seul système organique; tels sont certains molluscum de la peau et les fibromes des nerfs parfois très abondants, puisque Smith en a compté plus de 2,000 sur le même sujet; l'hérédité exercerait en pareil cas une réelle influence.

Le siège des fibromes au voisinage de la peau ou dans des organes superficiels (corps fibreux de la mamelle), leur dureté, rendent compte d'un phénomène intéressant de leur évolution, la formation de kystes séreux périphériques, sortes de bourses séreuses accidentelles qui les isolent plus ou moins complètement. Enfin le trait le plus saillant de l'histoire des fibromes est leur bénignité absolue, c'est-à-dire l'absence de propagation ganglionnaire et d'infection générale. Cependant les fibromes sont considérés comme des tumeurs qui récidivent; les polypes naso-pharyngiens en offrent la preuve; mais il s'agit toujours d'une récidive locale par continuation, qu'on peut à bon droit rapporter à l'insuffisance de l'intervention chirurgicale, d'autant plus excusable que nombre de ces fibromes ont une base d'implantation osseuse parfois assez large et qu'il devient difficile d'enlever le mal jusqu'à ses racines.

D'ailleurs, les fibromes rétro-pharyngiens s'écartent par plus d'un point des autres tumeurs fibreuses; ainsi, tandis que les fibromes purs apparaissent à un âge moyen, ceux-là sont l'apanage de l'adolescence, et tendent à disparaître ou à ne plus récidiver vers l'âge de vingt-six ans.

Les fibromes s'enflamment quelquefois quand ils sont volumineux, superficiels; cette terminaison a pour effet de ramollir la tumeur, qui devient plus grosse, rouge, douloureuse; il n'est pas rare de voir la peau s'ulcérer à son niveau et des bourgeons charnus formés aux dépens des éléments conjonctifs de la tumeur recouvrir la surface exposée. La gêne de la circulation spontanée ou accidentelle, l'inflammation, amènent parfois la mortification et la flétrissure d'une portion de la tumeur ou de sa totalité, éventualité qui ne se produit que pour les néoplasmes pédiculés. Les fibromes ulcérés saignent facilement, et l'hémorrhagie a pu mettre en danger la vie des malades.

Ce que nous avons dit des caractères bénins de ces tumeurs rend leur pronostic peu grave par lui-même; mais les fibromes peuvent par leur siège, leur voisinage, leur multiplicité, causer des troubles fonctionnels sérieux et nécessiter des opérations assez dangereuses. Disons toutefois que le fibrome peut, souvent après une longue période, se transformer en sarcome. Le fibrome récidive parfois sous forme de sarcome.

Le diagnostic des fibromes se fait pour ainsi dire par exclusion; l'absence de propagation ganglionnaire, la marche très lente de la tumeur, sa dureté, son siège, suffisent pour la faire reconnaître.

Traitement. — L'intervention n'est guère réclamée que pour les tumeurs volumineuses ou douloureuses dont la présence détermine la gêne des fonctions ou la déformation des parties. L'extirpation est le meilleur procédé, lorsqu'elle est possible.

§ 3. — Myxome.

Bibliographie. — *Traités généraux* et TÉDENAT, *Myx. des os*, *Montpellier méd.*, 1884. — RAFIN, *Myx. diffus*, th. Lyon, 1885.

Définition. — Les myxomes sont des tumeurs constituées par du tissu muqueux; ce tissu se rencontre à l'état normal dans l'humeur vitrée, la gélatine de Warthon du cordon ombilical, et contient de la mucine. Les polypes muqueux des fosses nasales représentent l'un des types les plus communs de ce genre; pour quelques histologistes, ces polypes se rapprocheraient davantage des papillomes. Dans la théorie de VIRCHOW, le tissu muqueux serait le produit d'une des premières phases de développement des tissus conjonctif et adipeux.

Il ne sera question ici que des myxomes purs, que l'on ne saurait confondre avec les tumeurs myxomateuses composées, encore assez obscures; d'ailleurs, presque tous les néoplasmes, surtout les plus malins, peuvent, à un moment donné, subir la transformation muqueuse.

Anatomie pathologique. — Le myxome pur comprend trois sortes d'éléments :

1° Une substance fondamentale, amorphe, muqueuse, filante, analogue à une solution de gomme arabique, claire, légèrement ambrée ;

2° Des cellules de formes variables, rondes, très irrégulières ou anguleuses, fusiformes, munies de prolongements anastomosés avec les autres cellules, et possédant un noyau central ;

3° Les vaisseaux forment dans la tumeur des réseaux à larges mailles, qui soutiennent les systèmes de cellules.

Enfin, on a signalé, comme éléments variables, des fibres élastiques disséminées, quelquefois visibles à l'œil nu, et des cellules adipeuses.

Mais à côté du myxome pur, il existe plusieurs variétés qui en dérivent ou ne sont que des phases de transformation. Ainsi, lorsque les cellules adipeuses deviennent plus nombreuses, elles changent l'aspect du tissu et donnent naissance à la variété du *myxome lipomateux*. Que les vaisseaux mal soutenus et en quelque sorte flottants viennent à se distendre ou à se rompre, on aura la variété *télangiectasique*. Il n'est pas jusqu'aux cellules rondes ou stellaires de la tumeur qui ne puissent dégénérer en mucus et transformer la masse en une sorte de pseudo-kyste muqueux avec des produits de régression sanguins.

RAFIN (th. Lyon, 1885) a décrit un *myxome diffus* qui se propage le long des nerfs et des gaines vasculaires, mais sans infiltrer les éléments des organes.

Étiologie. — Les myxomes sont parfois congénitaux; mais la plupart se développent dans l'adolescence ou l'âge adulte. Citons parmi les premiers, les myxomes du cordon ombilical, les môles hydatiques ou myxomes en chapelet du placenta. Les autres se montrent un peu partout, dans tous les organes, mais de préférence dans les points où les tissus conjonctif et adipeux abondent, dans le tissu sous-cutané de l'avant-bras, des cuisses, du dos, des joues, de l'orbite, dans les muscles et entre les faisceaux striés.

Les muqueuses et surtout celles des fosses nasales sont un de leurs sièges de prédilection; FAUVEL les a signalés dans le larynx. On les rencontre aussi dans les nerfs où ils se forment aux dépens du périnèvre et affectent une disposition particulière; en effet, tantôt les fibres nerveuses s'étalent à la surface de la tumeur qui prend une forme ovoïde; tantôt le myxome est périphérique et les fibres traversent la tumeur; on connaît des myxomes des nerfs optique, cubital, brachial cutané, sciatique, crural.

LEBERT, MECKEL, SCHUH, LABBÉ et COYNE décrivent des myxomes dans la mamelle, mais rarement à l'état de pureté; ils y affecteraient les formes diffuse et lobulaire. Les myxomes se développent encore dans le cerveau, le rein, les glandes parotides, le testicule. Enfin, le périoste et le tissu spongieux de certains os courts n'en seraient pas exempts. (TÉDENAT, *Montpellier méd.*, 1884.)

Symptômes. — Généralement petits, les myxomes sont susceptibles d'acquérir un assez grand volume; ils constituent des tumeurs molles, fluctuantes, mobiles, qui, par nombre de leurs caractères, ressemblent aux kystes. Dans certaines cavités, comme les fosses nasales, le pharynx, le larynx, ils affectent la forme de polypes pédiculés tendant à remplir la cavité sur laquelle ils se moulent et forment des masses rosées, recouvertes par la muqueuse distendue ou refoulée. Leur développement est lent, analogue à celui des lipomes.

Ces tumeurs s'ulcèrent à leur surface par le fait de leur accroissement, et se recouvrent de bourgeons charnus, très vasculaires, qui saignent facilement; l'inflammation peut les envahir et amener la suppuration ou la gangrène.

Les myxomes purs ne se propagent jamais aux ganglions et ne sont pas infectants. VIRCHOW, LUCKE ont signalé quelques exemples de généralisation, mais il s'agit de faits vagues, susceptibles d'interprétations diverses; en pareil cas, il se développe toujours du tissu embryonnaire dans la tumeur primitive qui devient sarcomateuse et partant maligne; on n'a jamais vu les polypes du nez se généraliser. D'ailleurs, c'est un point de doctrine encore indécis, et la multiplicité existe pour les myxomes, comme pour les fibromes, sans qu'il y ait de généralisation. Les myxomes multiples se montrent quelquefois sur les branches d'un même système anatomique; les myxomes multiples des nerfs appartiennent à cette variété.

Quant à la récidive après l'intervention, elle est indéniable; les opérations ne sont pas toujours complètes; alors la tumeur se reproduit ou mieux continue à croître, de sorte qu'on ne saurait se servir de ce fait pour démontrer la malignité des myxomes; la récidive ne survient d'ailleurs pas constamment.

Diagnostic. — Le diagnostic des myxomes présente souvent de grandes difficultés : en effet, les tumeurs n'ont pas de caractères objectifs particuliers, et on ne peut pas affirmer nettement leur nature sans en avoir reconnu directement les éléments par l'examen histologique.

Leur consistance peut les faire confondre avec des lipomes ou des kystes, avec toutes les tumeurs dégénérées ou colloïdes. Lorsque la tumeur est pédiculée ou ulcérée, l'examen d'une parcelle peut éclairer le diagnostic; la ponction exploratrice permet de séparer les tumeurs solides et fournit d'utiles données sur la nature du contenu.

Enfin la présence de tumeurs à marche lente, à tendance envahissante, doit, dans certaines régions, comme les fosses nasales, éveiller l'idée des myxomes; la même observation concerne également les tumeurs des nerfs.

Pronostic. — L'absence de généralisation permet de considérer le pronostic des myxomes purs comme peu grave; mais hâtons-nous de dire qu'il en est tout autrement des myxomes composés (myxo-sarcomes, etc.) et des myxomes diffus. Quénu rapporte une observation de Poncet, de Lyon, dans laquelle le malade, porteur d'un myxome du bras, finit par être désarticulé de l'épaule après avoir subi 36 opérations. Il mourut trois ans après avec des signes de généralisation.

Traitement. — Le seul traitement qui convienne à ce genre de tumeurs consiste dans l'ablation que l'on pratique de bien des manières : arrachement (fosses nasales), extirpation au bistouri (mamelle). Règle générale, il faut s'appliquer à enlever la totalité du produit morbide.

Dans le myxome diffus des membres, il faut toujours pratiquer l'amputation (Rafin).

§ 4. — Sarcome.

Bibliographie. — Lebert, *Des tumeurs fibro-plastiques ou sarcomateuses*, *Physiol. path.*, t. II, 1845. — Virchow, *Arch. f. Path. Anat.*, t. Ier, 1858. — Robin, *Comptes rendus de la Soc. de biologie*, 1re série, t. Ier, p. 149, 1849. — Lebert, *Soc. de chir.*, 1852-1853. — Paget, *Lectures on Surg. Pathol.*, V, II, 1853. — Follin, *Arch. de méd.*, t. IV, 1854. — Lannelongue, *Mém. de l'Acad. de méd.*, t. XXVIII, 1858. — E. Nélaton, Th. de Paris, 1860. — Billroth, *Arch. de Virchow*, t. VIII, 1860. — Richard, Th. de Strasbourg, 1867. — Rocher, Bourdy, Th. de Paris, 1868. — Billroth, *Arch. de Langenbeck*, 1869, p. 230. — Villary, Th. de Paris, 1876. — Weil, *Canstatt's Jahresb.*, 1877, t. Ier, p. 278. — Malassez et Monod, *Arch de Physiol.*, 1879. — Colson, Th. de Paris, 1880. — Kaufmann, *Arch. de Langenbeck*, t. XXVI, p. 693, 1881, et *Rev. de Hayem*, t. XIX, p. 694. — Ackermann, *Sammlung klin. Vorträge*, n°s 233-234, et *Rev. de chir.*, 1884, p. 66. — Perrin, *Sarcomatose cutanée*, Th. 1886. — Gross, *Ann. journ. méd. Sc.*, 1887. — Dubar, *Sur la Sarcomatose ostéoïde*, 1888.

Synonymes. — Tumeurs fibro-plastiques (Lebert). — Recurring fibroïd; myeloïd tumours (Paget). — Tumeurs à médulocelles et à myéloplaxes (Robin).

Définition. — Avec Cornil et Ranvier, nous définirons, au point de vue histologique, le sarcome : « Une tumeur constituée par du tissu embryonnaire pur ou subissant une des premières modifications qu'il présente pour devenir un tissu adulte ». Il faut ajouter, au point de vue clinique, que le sarcome est susceptible de se généraliser et de récidiver après l'ablation.

En exposant la genèse des tumeurs d'après la théorie cellulaire, nous avons dit que toute irritation avait pour résultat de déterminer dans les tissus une prolifération embryonnaire. Cette première phase est commune à l'inflammation et aux tumeurs sarcomateuses. Lorsque les éléments ainsi formés continuent à s'accroître en restant à ce stade d'indifférence ou en ne dépassant pas les premiers degrés de la formation des tissus, on donne à la tumeur le nom de *sarcome*.

Le point de départ du sarcome est toujours le tissu conjonctif des organes, leur propre trame, qu'il s'agisse d'une glande, d'un os, du cerveau. Son siège est donc des plus variables, puisqu'il peut naître partout où il y a du tissu conjonctif, notons toutefois sa rareté dans la langue, l'œsophage, et surtout dans le foie. Ce siège, dans des organes si différents, fait déjà pressentir des variétés assez nombreuses; la tumeur en effet se laisse influencer par le milieu dans lequel elle se développe, et on doit s'attendre à ce que le sarcome de la moelle osseuse ne ressemble pas au sarcome du cerveau ou du tissu cellulaire sous-cutané. Habituellement, le sarcome est encapsulé.

Anatomie pathologique. — Réduit à sa plus simple expression, un sarcome comprend : 1° des cellules; 2° une substance amorphe peu abondante; 3° des vaisseaux.

1° *Cellules*. — Les cellules du sarcome constituent la majeure partie de la tumeur; elles présentent les formes les plus variées et n'ont aucun caractère spécifique; ce sont des cellules embryonnaires pures ou ayant subi une des premières phases de transformation. On peut les rapporter à trois types.

A. Les *cellules rondes* ou *globo-cellules des Allemands*. — Elles possèdent un noyau arrondi, ressemblent, sauf la grande variabilité de leurs dimensions qui peuvent atteindre 20 μ, aux globules de pus, aux globules blancs et aux médulocelles. Les noyaux sont volumineux, offrent souvent les séries de la prolifération élémentaire (segmentation); enfin le protoplasma des cellules est granuleux.

B. Les *cellules fusiformes*, *corps fibro-plastiques* ou *corps étoilés fuso-cellulaires*, les unes allongées avec un noyau ovoïde, les autres irrégulières, munies de prolongements radiés, d'où leur comparaison avec une étoile. Ces cellules représentent un degré plus avancé de la formation des tissus. La différence de forme entre les éléments tient à l'interposition de la substance amorphe inter-cellulaire qui les comprime plus ou moins.

C. Les *cellules myéloïdes* ou *myéloplaxes de* Robin (*Riesenzellen*, *cellules géantes*) apparaissent au microscope comme de grandes plaques à noyaux multiples avec un protoplasma à peine limité, si tant est qu'il le soit par une membrane propre. Aussi le contenu des myéloplaxes se répand-il avec la plus grande facilité sous la moindre pression. On peut y rencontrer jusqu'à quarante ou cinquante noyaux ; ces myéloplaxes présentent souvent des prolongements. Malassez et Monod les considèrent comme des cellules vasculaires avortées. Ces éléments, regardés comme normaux dans la moelle fœtale par Robin, ne se trouvent pas seulement dans le sarcome des os, mais encore dans la plupart des autres sarcomes (fig. 7).

2° *Substance amorphe intercellulaire.* — Certains sarcomes tels que les sarcomes myéloïdes sont presque exclusivement composés de cellules ; néanmoins il existe toujours un stroma qui réunit toutes les parties et qui dans

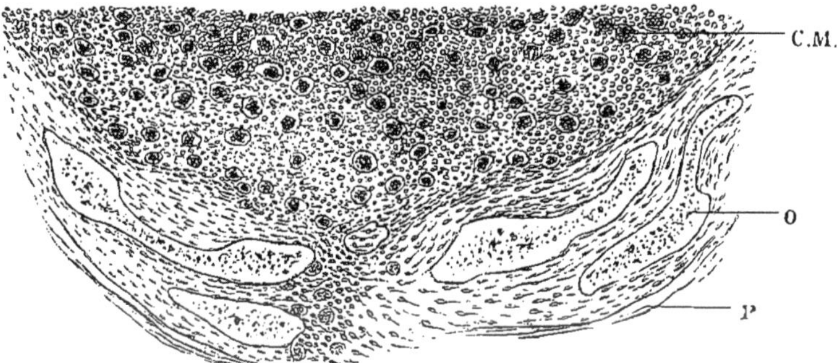

Fig. 6. — Coupe d'une portion d'un sarcome à myéloplaxes.
CM, cellules à myéloplaxes. — O, travées osseuses périphériques. — P, périoste.

les sarcomes fasciculés, les mieux organisés à cet égard, peut atteindre un développement appréciable ; cette substance amorphe prend alors un aspect fibrillaire.

3° *Vaisseaux.* — Les sarcomes sont très vasculaires ; cependant le sang n'y est pas contenu dans les vaisseaux à parois propres ; les canaux plus

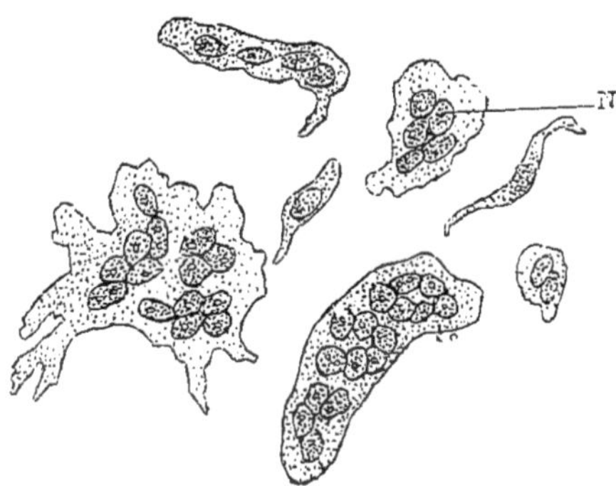

Fig. 7. — Cellules géantes ou myéloplaxes.

volumineux ont pour paroi le tissu embryonnaire fasciculé, tandis que les plus fins forment un réseau difficile à dissocier au milieu des éléments de la tumeur. Cette disposition caverneuse des sarcomes explique la fréquence des épanchements sanguins et des kystes.

Variétés principales. — Lorsqu'on ouvre les traités classiques, on est frappé de la confusion qui règne dans les dénominations des sarcomes. Chaque auteur y décrit, à sa manière, une variété infinie de tumeurs sarcomateuses au milieu desquelles on a peine à se reconnaître. Cette prolixité des divisions et des dénominations prouve surabondamment qu'il reste encore beaucoup à faire pour éclaircir la question des sarcomes, et c'est pour ne rien préjuger que, faute de mieux, nous acceptons ici les principales divisions de Cornil et Ranvier, basées à la fois sur la consistance, la structure et le contenu des éléments. Ces auteurs décrivent sept variétés.

1° *Sarcome encéphaloïde* (*tumeur embryoplastique de* Robin; *sarcome globo-cellulaire* (Rindfleisch) de nature molle, à cellules rondes.

2° *Sarcome fasciculé* (*tumeur fibro-plastique de* Lebert), *à éléments fusiformes, sarcome fuso-cellulaire* contenu dans un stroma plus dense.

3° *Sarcome myéloïde* (*tumeur à myéloplaxes*) dont les éléments ressemblent à ceux de la moelle osseuse fœtale.

4° *Sarcome ossifiant*, représentant un degré d'organisation plus avancé que le précedent.

5° *Sarcome névroglique* ou *glyome de* Virchow, qui se développe dans le cerveau, la moelle et les nerfs et dont le contenu ressemble à de la glu.

6° *Sarcome angiolithique* (*psammomes*), variété que l'on trouve dans les plexus choroïdiens.

7° *Sarcome muqueux; sarcome lipomateux; sarcome mélanique à noyaux celluleux pigmentés.*

Enfin le sarcome, plus que tout autre néoplasme, est susceptible de se combiner en proportions variables avec le myxome, le fibrome, le chondrome, etc., d'où les variétés de myxo-sarcome, fibro-sarcome, chondro-sarcome, qui lui doivent toutes leur cachet de malignité.

1° *Sarcome encéphaloïde.* — Ainsi dénommée en raison de sa consistance qui rappelle celle du cerveau; sa coupe blanc grisâtre donne au raclage sur le tissu frais un suc transparent qui devient trouble au bout de quelques heures; les vaisseaux y sont très abondants; sa structure est exactement celle des bourgeons charnus. Cette variété se fait remarquer par son évolution rapide, les grandes dimensions que prennent les tumeurs, la généralisation surtout dans le poumon et la récidive après les opérations. On peut rencontrer ce sarcome partout; il subit à diverses périodes de son évolution les dégénérescences graisseuse, muqueuse et kystique. Les cellules embryonnaires de ce sarcome franchissent rapidement la membrane capsulaire, infiltrent les tissus voisins, la tumeur est alors diffuse.

2° Le *sarcome fasciculé* ou *fuso-cellulaire* est caractérisé par la présence de corps fibro-plastiques ou cellules fusiformes; la substance intercellulaire plus abondante que dans le précédent donne à la tumeur une consistance plus ferme, la coupe plus fibreuse fournit peu de suc au raclage; on en obtient après plusieurs heures quand les éléments subissent les premiers effets des agents atmosphériques. Les cellules fusiformes, renflées à leur milieu, sont juxtaposées, et par leur accollement constituent des séries de faisceaux entre-croisés, de sorte qu'une coupe microscopique montre la section longitudinale de certains faisceaux enchâssant la section transversale des autres.

Le sarcome fasciculé, d'ordinaire moins gros que l'encéphaloïde, croît moins rapidement, sauf le sarcome fasciculé du périoste. La récidive sur place n'est pas rare; les os, les glandes, surtout la mamelle, sont leur siège de prédilection. Dans ces derniers organes il se produit en même temps une prolifération épithéliale des acini et des conduits; la tumeur affecte alors une structure un peu plus complexe qu'on a pu confondre avec l'adénome et qui favorise la formation des kystes.

3° *Sarcome myéloïde. Tumeurs à myéloplaxes.* — Elles contiennent les éléments de la moelle fœtale, c'est-à-dire de petits éléments analogues aux leucocytes appelés médulocelles, des cellules fusiformes et des myéloplaxes. Ces sarcomes sont en général mous, siègent le plus souvent sur le squelette dont ils envahissent une des pièces qu'ils transforment en une véritable bouillie. Les vaisseaux très développés formant un vrai système caverneux sont sujets aux ruptures et donnent lieu à des pulsations manifestes.

Les sarcomes à myéloplaxes renferment toujours un grand nombre de ces éléments, encore appelés cellules géantes. Monod et Malassez, Wegner, Brodowski considèrent les myéloplaxes comme des cellules vasculaires embryonnaires déviées de leur but normal, arrêtées dans leur évolution. Au lieu de former un système vasculaire, elles prennent un volume démesuré et s'étalent contre les parois osseuses sous la forme de plaques. Dans les sarcomes, ces éléments vasculaires avortés seraient susceptibles de s'anastomoser par leurs prolongements et joueraient peut-être un rôle dans la formation du système caverneux.

4° Le *sarcome ostéoïde* présente une charpente avec de fines trabécules, réfringentes, infiltrées de substances calcaires et limitant des espaces, comblés par les cellules sarcomateuses. Les vaisseaux suivent ces travées calcaires qui ne présentent en aucun point la structure véritable du tissu osseux. Les noyaux de récidive, et les tumeurs secondaires présentent les mêmes caractères ostéoïdes. La généralisation de cette variété est très rapide.

5° *Sarcome ossifiant.* — Cette variété renferme les mêmes éléments que les précédentes, seulement on y observe un degré d'organisation plus avancé; elle est caractérisée par des productions osseuses irrégulièrement distribuées et qui ont la structure de l'os. On y trouve des travées osseuses quelquefois très longues, qui se terminent à la périphérie par des faisceaux de fibres de Sharpey de l'os normal. A ce groupe appartiennent l'épulis, l'exostose sous-unguéale, etc.

6° Des sarcomes à cellules chargées de pigment sont appelés *sarcomes mélaniques*.

Les cellules sont envahies de granulations très réfringentes, noires ou grises. Ces granulations, dont la composition est mal connue résistent à l'action des agents étrangers (Robin). L'origine hématique (hémoglobine) n'est pas absolument démontrée, quelques auteurs pensent que la mélanine provient directement du protoplasma cellulaire.

Ces sarcomes, qui à la coupe donnent l'aspect d'une truffe, sont surtout fréquents à l'œil et à la peau (Cornil et Trasbot, *Mém. Acad. méd.*, 1868).

Le sarcome mélanique se généralise avec une très grande rapidité, et dans n'importe quel organe. NEPVEU (*Soc. biol.*, 1892) a rencontré dans le sang le pigment mélanique.

Pendant leur évolution les sarcomes subissent presque toujours dans quelques points l'une des modifications suivantes : 1° La dégénérescence granulo-graisseuse des éléments, d'où résulte le ramollissement partiel de la tumeur consécutif à la nécrose de coagulation; 2° L'infiltration calcaire qu'il ne faut pas confondre avec l'ossification mentionnée plus haut ; 3° La dégénération kystique qui peut avoir pour origine la transformation muqueuse ou granulo-graisseuse des éléments ; elle succède aussi à des ruptures vasculaires ou à des altérations du tissu glandulaire dans le sarcome de ces organes.

Étiologie. — Toutes les irritations locales, de quelque nature qu'elles soient, sont susceptibles d'être invoquées comme origine des sarcomes ; en réalité les traumatismes, les contusions, les pressions répétées, de même que les nœvi, les verrues, les kéloïdes, agissent simplement comme cause prédispo santes locales et constituent des lieux d'élection favorables au développement du mal. Les sarcomes se rencontrent à tous les âges, même pendant les premiers mois de la vie, mais ils sont rarement congénitaux ; leur apparition coïncide souvent avec le développement de certains organes à évolution tardive; tel est en particulier le sarcome du testicule, plus fréquent dans l'adolescence. La grossesse a également une influence bien démontrée sur la marche du sarcome, qu'elle active toujours; enfin cette affection est surtout commune dans le système osseux, et, d'après PAGET, entre dix et vingt ans. Cependant le plus grand nombre des sarcomes apparaissent entre trente et cinquante ans. Suivant son siège dans tel ou tel organe le sarcome apparaît à un âge variable, le sarcome des jeunes gens s'observe surtout dans le rein, l'œil, le testicule.

Le sarcome peut envahir tous les tissus, depuis un tendon ou un os jusqu'à la trame des centres nerveux. On le rencontre dans les muscles, les glandes, les ganglions lymphatiques (lympho-sarcome) comme tumeur primitive et dans la plupart des viscères comme produit de généralisation.

On a tenté de démontrer la nature microbienne du sarcome. FRANKE (*Munch. med. Wosch.*, 1888) décrit même le microbe du sarcome, ce serait un bacille trois μ de longueur, se développant dans un milieu acide; mais jamais on n'a pu reproduire le sarcome par son inoculation, bien que la généralisation rapide et diffuse de certains sarcomes éveille l'idée d'une maladie infectieuse (QUÉNU).

VIRCHOW admet le caractère infectieux des tumeurs mélaniques. BARD (*Lyon méd.*, 1885) pense que l'agent parasitaire est la granulation pigmentaire elle-même, et de fait, on voit les granulations envahir et infiltrer les cellules normales des organes voisins et les détruire.

Symptômes. — Les symptômes du sarcome sont si variables qu'il est presque impossible d'en donner une description générale. On a divisé les sarcomes en sarcomes durs et mous ; mais le même néoplasme peut, à diverses périodes de son évolution, présenter tous les intermédiaires entre une tumeur franchement dure, élastique et une tumeur fluctuante. On observe parfois des différences de consistance, en divers points d'une même tumeur sarcomateuse. Dans les os, il n'est pas rare de voir l'affection débuter par une douleur d'abord sourde, contusive, fugitive, puis ensuite persistante et lancinante. Parfois elle a une si grande acuité qu'elle fait pousser des cris au malade ; à cet égard, les sarcomes siégeant dans un organe ou une cavité inextensible sont beaucoup plus douloureux que ceux du tissu cellulaire ; on a vu cependant la masse rester longtemps indolente, même dans le sarcome des os.

Les sarcomes sont des tumeurs lobulées, mobiles sous la peau, distinctes des organes voisins ; ceux des os sont fixes ; les sarcomes de la peau ou des muscles sont plus mobiles ; enfin ceux qui se développent dans le tissu sous-cutané ne deviennent que rarement adhérents à la peau par les progrès de la tumeur et l'infiltration périphérique. En général ces productions sont bosselées et s'accompagnent d'une tuméfaction diffuse à la périphérie ce qui ne permet pas toujours d'en apprécier les limites. Leur localisation au niveau des épiphyses donne aux parties un aspect spécial, en forme de gigot de mouton à l'épaule, au coude ou au genou ; les membres deviennent fusiformes, d'autant plus que l'émaciation fait des progrès rapides. Lorsque les sarcomes sont bien développés on voit de grosses veines sillonner la surface de la tumeur, formant un lacis marbré qui indique la gêne de la circulation profonde. La palpation permet d'y sentir quelquefois des pulsations, un mouvement d'expansion, comme dans les anévrysmes, l'oreille y perçoit alors un bruit de souffle ; dans ce cas, la compression de l'artère principale qui se rend à la tumeur peut faire disparaître momentanément ce symptôme.

Estlander (d'Helsingfors), Verneuil (*Rev. de chirurgie*, 1878) ont démontré que certains sarcomes à évolution rapide possèdent une température locale plus élevée de 1 à 2 degrés que celle du reste du corps. De plus, d'après ce dernier auteur, le travail d'accroissement local aurait pour effet d'engendrer une sorte de fièvre symptomatique que l'ablation du mal arrête (*Fièvre des néoplasmes*).

Marche et terminaison. — L'accroissement des sarcomes a lieu de plusieurs manières à la fois. D'une part les éléments de la tumeur elle-même prolifèrent par segmentation ; d'autre part le produit néoplasique a une tendance extrême à s'infiltrer dans les tissus voisins jusque dans les fibres musculaires. On admet volontiers aujourd'hui que ces cellules rondes, proviennent de la segmentation de l'endothélium des vaisseaux du sarcome, ou bien par diapédèse des capillaires embryonnaires. Peu de tissus résistent à l'envahissement par les cellules sarcomateuses. Le cartilage toutefois fait exception et oppose au processus une barrière qu'il franchit difficilement.

Lorsque la tumeur paraît limitée, il est assez ordinaire de rencontrer à une certaine distance d'elle des colonies secondaires qui expliquent la fréquence des récidives. La propagation des sarcomes aux ganglions lymphatiques est rare, mais presque toujours ceux-ci sont le siège d'une hypertrophie irritative. Les lympho-sarcomes et quelques ostéo-sarcomes paraissent à peu près seuls sujets à la propagation aux lymphatiques.

Lorsqu'ils sont devenus très volumineux, les sarcomes distendent la peau qui devient, lisse, rosée, bleue, violacée en un point. Elle s'amincit de plus en plus, puis se rompt en formant une ulcération rapidement progressive d'où sort une sérosité brunâtre. Cette ulcération peut se recouvrir de bourgeons sarcomateux, sujets aux hémorrhagies. La solution de continuité peut se produire après les ponctions exploratrices qui rompent quelques capillaires et amènent parfois un accroissement rapide du sarcome. C'est par l'ulcération que se vident les kystes, les parties dégénérées de la tumeur qui se sphacèlent sécrètent une sérosité, d'odeur extrêmement fétide. Abandonnés à eux-mêmes, les sarcomes ulcérés ne tardent pas à amener des troubles de la santé, un état fébrile et de la cachexie, mais alors il se développe ordinairement des tumeurs secondaires dans d'autres organes; c'est la généralisation.

Lebert avait été conduit à regarder les tumeurs fibro-plastiques ou sarcomes comme bénignes, parce qu'elles ne contenaient pas la cellule cancéreuse spécifique, hétéromorphe. L'erreur ne pouvait durer longtemps; on sait aujourd'hui que certains sarcomes sont aussi malins que les carcinomes et se généralisent dans les grands viscères, qui sont par ordre de fréquence, le poumon, le foie, le cerveau, le rein, etc. Cependant il faut reconnaître que plusieurs d'entre eux, la tumeur à myéloplaxes, par exemple, sont moins souvent infectants. La propagation se fait par les veines au moyen de véritables greffes emboliques qui en partent et vont s'arrêter dans les principaux organes; plusieurs fois les grosses veines, comme la crurale, la veine cave, ont été trouvées encombrées par le produit morbide. Ordinairement lente, la généralisation peut être rapide et aboutir à la formation de tumeurs secondaires qui reproduisent toujours la variété du sarcome primitif. On a vu quelquefois l'infection si rapide que Woillez (*Archives générales de médecine*, 4e série, t. XXIX, 1852), Simon (*Berlin. klin*, *Wochens.*, 1870) ont été portés à admettre une sarcomatose aiguë analogue à la carcinose. Les opérations pratiquées pendant que l'infection existe déjà donnent souvent un coup de fouet à l'affection. Il est très difficile de reconnaître, même quand ils sont volumineux, les sarcomes secondaires du poumon, tandis que dans d'autres cas leur évolution engendre de la dyspnée, parfois même des hémoptysies.

Les sujets atteints de sarcomes généralisés meurent dans l'hecticité avec un amaigrissement considérable, une anémie profonde, de l'œdème des extrémités, de la diarrhée colliquative, de la *phlegmatia alba dolens*. Lorsque la tumeur primitive s'ulcère, la septicémie enlève souvent les malades.

Hayem a signalé chez les malades atteints de sarcome une augmentation du nombre des globules blancs; chez un malade, cet auteur a noté 52 700 globules blancs par millimètre cube de sang au lieu de 6 000, chiffre normal.

Un dernier caractère des sarcomes est leur tendance à la récidive sur place qui s'explique, ainsi que nous l'avons dit, par la fréquence de l'infiltration néoplasique dans les tissus voisins, mais la récidive n'est pas constante et peut survenir après un temps assez long sulement.

L'accroissement des sarcomes peut être très rapide, aigu en quelque sorte (5 à 6 mois), ou demander 20 ou 30 ans. Il se fait souvent par poussées successives, coïncidant fréquemment avec une hémorrhagie ou une production kystique interstielle.

Pronostic. — Le pronostic des sarcomes, quoique moins grave que celui du carcinome, reste réanmoins sérieux. Certaines variétés, le sarcome à myéloplaxes entre autres, ont une malignité moindre que le sarcome encéphaloïde. Plus la structure du sarcome se rapproche du type embryonnaire, plus la malignité et la tendance à la généralisation sont accentuées. A cet égard les sarcomes à petites cellules offrent un caractère de gravité extrême.

Diagnostic. — Le diagnostic clinique des sarcomes présente toujours certaines difficultés, parce que les symptômes objectifs de ce groupe de tumeurs sont des plus variables ; il est en effet impossible de le fonder sur la consistance, le volume. Cependant le siège des tumeurs, surtout pour les os, leur mode de développement, leur tendance à l'infiltration, l'absence d'adénopathie, l'âge auquel elles apparaissent constituent des éléments utiles pour le diagnostic. Les sarcomes profonds sont au-dessus des ressources de l'art.

Lorsque les tumeurs sont pulsatiles et qu'elles siègent sur un os, on est en droit de penser à une tumeur à myéloplaxes. En tous cas, on ne devra recourir aux ponctions exploratrices que peu de temps avant l'opération, à cause des accidents qui peuvent en résulter.

Traitement. — Les moyens généraux, utiles pour soutenir les forces, n'ont aucune efficacité pour arrêter les progrès du sarcome ; les moyens locaux, résolutifs sont ordinairement plus nuisibles qu'utiles. Si l'on juge une intervention nécessaire, ce qui n'a pas toujours lieu, en raison du siège, des dimensions, de l'infiltration de la tumeur ou du mauvais état général, on doit se hâter et pratiquer l'extirpation aussi complète que possible. Souvent le chirurgien se trouve dans la nécessité de sacrifier un membre ; alors il vaut mieux désarticuler dans la contiguïté qu'amputer dans la continuité, surtout quand le sarcome siège sur un os, car la récidive est fréquente dans le même os. Le chirurgien ne doit pas oublier que *la capsule fait partie de la tumeur* et que l'énucléation est une opération insuffisante et incomplète. Il faut toujours enlever la capsule par dissection.

Toutes les fois que l'intervention sera encore possible, le chirurgien devra extirper les foyers de récidive dès qu'ils se produiront ; cette conduite a donné des succès. Bien des malades ont été définitivement guéris après la cinquième ou sixième opération. Quénu rapporte une observation de Gross, où 24 opérations ont été faites en quatre ans, pour 55 tumeurs, récidivées, soit dans la cicatrice soit à côté d'elle ; or, dix ans et neuf mois après la dernière opération, la malade était en parfaite santé. La malignité du sarcome serait donc au début une malignité surtout locale.

La moitié des récidives s'observerait avant la première année qui suit l'intervention. Après quatre ans, il n'y aurait jamais de récidive (Gross).

CHAPITRE IV

TUMEURS ÉPITHÉLIALES

§ 1er. — Papillomes.

Définition. — Les papillomes sont des tumeurs constituées par des papilles hypertrophiées.

Beaucoup de néoplasmes cutanés ou muqueux, dermiques ou sous-dermiques peuvent, à un moment donné de leur évolution, prendre l'aspect papillaire ; ces variétés de tumeurs ne sont pas de vrais papillomes.

Partout où il existe normalement des papilles, il est possible de rencontrer des papillomes dus à leur hypertrophie régulière ou irrégulière ; d'après certains auteurs, il existerait même des formes hétérotopiques dans quelques organes qui ne contiennent pas normalement de papilles, le cœur entre autres.

On admet deux sortes de papillomes, suivant qu'ils siègent sur la peau ou les muqueuses : 1° les papillomes épidermiques ou cornés ; 2° les papillomes muqueux.

Anatomie pathologique. — Tout papillome, quel que soit son siège, se compose de trois parties : 1° le stroma ou corps papillaire ; 2° le revêtement épithélial ; 3° les vaisseaux.

1° *Corps papillaire.* — Il est constitué par du tissu conjonctif se présentant sous la forme de cônes plus allongés qu'à l'état normal et qui font ordinairement une légère saillie à la surface du tégument : leur base se confond avec le tissu cellulaire ambiant. La disposition du stroma varie beaucoup suivant les papillomes ; ainsi on peut voir les corps papillaires se subdiviser à leur base en un certain nombre de bourgeons secondaires ; ailleurs, ils sont réduits à fort peu de chose, et effacés par l'élément vasculaire qui semble en contact direct avec le revêtement épithélial. Habituellement les papilles sont adhérentes les unes aux autres, mais dans quelques variétés cutanées et dans les muqueuses il n'est pas rare de les voir séparées sur toute leur hauteur ; cette disposition a valu à ces tumeurs le nom de papillomes villeux. Enfin, dans les formes à évolution rapide, comme les choux-fleurs des organes génitaux, le stroma n'est pas encore bien organisé, on y trouve du tissu embryonnaire.

2° *Revêtement épithélial.* — L'épiderme ou l'épithélium pavimenteux corné tapisse les corps papillaires des papillomes cutanés : c'est le plus souvent, mais pas d'une façon absolue, de l'épithélium cylindrique qui revêt les papillomes muqueux ; dans cette dernière variété, il n'existe qu'une couche de cellules, on en observe au contraire plusieurs dans la première (fig. 8).

3° Les *vaisseaux* forment dans le corps papillaire un réseau avec des houppes et des anses comme dans les bourgeons charnus ; ils présentent des altérations, tantôt des dilatations ampullaires, tantôt des ruptures d'où résultent des hémorrhagies interstitielles ou extérieures. C'est à ces ruptures interstitielles qu'est dû l'aspect pigmenté des coupes transversales de certains papillomes (*verrues, durillons*).

Les papillomes ne conservent pas toujours les caractères précédents et peuvent être le siège de complications ; l'une des plus communes est la

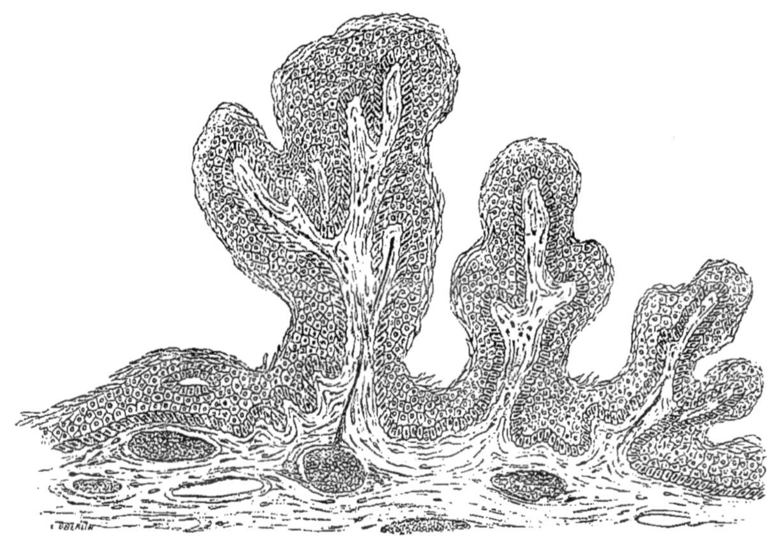

Fig. 8. — Fragment d'un papillome de la verge.

transformation vésiculeuse ou colloïde des cellules épithéliales du revêtement.

Variétés et siège. — Les verrues sont des papillomes cornés souvent multiples, siégeant de préférence aux extrémités supérieures. Les cors se rencontrent aux orteils, mais de même que les durillons, ils apparaissent dans les points les plus divers. Dans le groupe des papillomes cornés, il faut encore ranger les cornes qui ont une origine identique. Les papillomes des muqueuses ne sont pas moins fréquents et peuvent être villeux ; citons parmi eux les choux-fleurs ou végétations des organes génitaux externes de l'homme et de la femme, les condylomes, les papillomes de l'urètre, de la vessie, ceux de la langue, de la luette, du larynx : on les a encore observés dans l'estomac, le rectum et jusque dans le cerveau. Quant aux végétations des synoviales articulaires, rangées dans le groupe des papillomes par quelques auteurs, elles nous semblent en différer sensiblement par leur structure et leur évolution.

Étiologie. — L'origine mécanique de certains papillomes, cors, durillons est de toute évidence ; ils se développent alors sous l'influence des pressions répétées ; mais à côté de ces papillomes, il y en a beaucoup, surtout ceux des muqueuses pour lesquels on ne peut découvrir une origine rationnelle ; on admet qu'ils se forment spontanément. D'après Bazin, les papillomes des organes génitaux apparaissent à l'âge adulte ; la syphilis n'est peut-être pas étrangère à leur origine; toutefois nombre d'auteurs nient aujourd'hui toute relation de cause à effet entre les deux maladies.

Symptômes et marche. — L'aspect, la forme des papillomes, varient tellement qu'il est difficile d'en donner une description générale. Les verrues sont constituées par des élevures en forme de plateau, où l'on distingue à l'œil nu et encore mieux à la loupe la terminaison libre des papilles composées qui les constituent : c'est là l'explication de l'aspect fendillé de ces petites tumeurs.

Tout autre est la disposition des cors ; ils font bien une saillie à large base acuminée en un point où l'épiderme corné forme une masse compacte et très dure; mais ici, à l'hypertrophie primitive a succédé le refoulement des papilles dans le derme, de sorte qu'en réalité on se trouve en présence d'un papillome enfoncé et non végétant. Certains nœvi ont la constitution des papillomes.

Le plus souvent les papillomes forment des tumeurs végétantes, fréquentes aux organes génitaux externes de l'homme et de la femme : on les appelle choux-fleurs quand leur surface est serrée et étalée, crêtes-de-coq lorsqu'ils ressemblent à cet organe ; mais dans presque tous les cas, ils sont nettement pédiculés, ce qui rend leur traitement plus facile. Les modifications de l'élément vasculaire communiquent à ces néoplasmes des aspects très différents; ils sont tantôt roses, tantôt rouges, parfois noirs par suite du dépôt de pigment.

Leurs marche est lente dans les variétés cutanées, tandis que les variétés muqueuses évoluent assez vite et ne tardent pas à acquérir un volume anormal; ils peuvent alors s'ulcérer, s'enflammer, donner naissance à un écoulement sanieux et fétide.

Quelques papillomes ne manifestent leur présence par aucun symptôme ; d'autres, comme les cors, provoquent des douleurs aiguës en comprimant les racines nerveuses. Cette indifférence n'existe pas toujours lorsque les papillomes siègent dans les organes où leur présence peut engendrer des troubles fonctionnels graves ; ainsi les papillomes du larynx, de la luette, du col vésical, de l'urètre, provoquent quelquefois des accidents sérieux qui nécessitent des opérations. Enfin les hémorrhagies assez fréquentes des papillomes rectaux ne laissent pas que d'inquiéter. On conçoit facilement que ces tumeurs profondément situées soient d'un diagnostic très difficile, surtout quand on les compare aux papillomes cutanés qui ne sauraient longtemps laisser l'esprit en suspens.

Par eux-mêmes, les papillomes n'offrent ordinairement aucune gravité ; mais ils attirent l'attention par les troubles fonctionnels que leur présence détermine, par les ulcérations et les hémorrhagies. Sont-ils susceptibles de se transformer en épithéliomes ou carcinomes ? Cette question est encore en litige, elle a été résolue affirmativement par nombre de chirurgiens. Au contraire les histologistes tendent à rejeter cette origine des carcinomes et des épithéliomes.

Traitement. — L'extirpation est de toutes les méthodes de traitement celle qu'il faut préférer ; elle varie d'ailleurs à l'infini, suivant les régions où siègent les papillomes. Ceux du larynx, du col vésical nécessitent une thérapeutique spéciale. L'exérèse a sur les caustiques souvent employés pour les papillomes accessibles, l'avantage d'agir plus rapidement, d'être moins douloureuse et de moins exposer à la récidive; le meilleur sera d'enlever la tumeur avec l'instrument tranchant, puis de cautériser la plaie qui en résultera. Enfin, la ligature convient pour les papillomes pédiculés.

§ 2. — Adénomes.

Bibliographie. — LEBERT, *Physiologie pathol. génér.*, t. II, 1845, et *Anat. path. gén. et spéciale*, t. Ier, 1857. — RORIN, *Gaz. des Hôp.*, 1852. — VERNEUIL, *Arch. gén. de méd.*, 5e série, t. IV, 1854. — BILLROTH, *Arch. de Langenbeck*, t. VII, 1866. — HENOCQUE et SOUCHON, *Gaz. hebd.*, 1866. — DUBUISSON CHRISTOT, *Ibid.* — *Bull. de la Soc. de chir.*, 1866, t. VI. — VERNEUIL, *Gaz. hebd.*, 1870. — LABBÉ et COYNE, *Tumeurs bénignes du sein*, t. XIII, 1876. — OVION, *Revue mensuelle*, 1879, t. III, p. 60. — BOCH, *Virch. Arch.*, 1880. — MATHIEU, *Arch. gén.*, 1881. — BALZER et MENÉTRIER, *Arch. phy.*, 1885, *Polyadénome sébacé.* — BALZER et GRANDHOMME, *Arch. phys.*, 1886. — JACQUET et DARIER, *Ann. dermat.*, 1887. — DARIER, *Arch. phys.*, 1889.

Thèses de Paris. — 1862. PUGLIESE. — 1870, YVER. — 1872, JOURDAIN. — 1875, PYTHON. — 1881, SABOURIN. — 1891, ALLAIRE.

Voir les *Traités généraux des tumeurs*, les *Classiques* et l'art. ADÉNOME de BROCA, *Dict. de Dechambre.*

Historique. — L'histoire de l'adénome est de date récente ; avant LEBERT, en effet (1845), on ne différenciait pas les tumeurs connues sous ce nom d'une foule de produits pathologiques. Cet auteur découvrit dans les tumeurs du sein appelées successivement par A. COOPER tumeurs mammaires chroniques, corps fibreux (CRUVEILHIER), tumeurs fibrineuses (VELPEAU), des culs-de-sac glandulaires et il crut pouvoir leur donner le nom d'adénomes. Ses idées furent acceptées par ses élèves, ROBIN, BROCA, VERNEUIL, et sous l'impulsion du maître, le cadre des tumeurs adénoïdes s'élargit insensiblement. ROBIN décrivit une variété de tumeurs ayant l'apparence des glandes, mais qui, contrairement à l'adénome, se produisait en dehors de tout tissu glandulaire; c'était un adénome hétérotopique, le pseudadénome, la tumeur hétéradénique de ROBIN.

FUHRER, d'Iéna (*Deutsch, Klinik*, 1849), enlève dans le sillon naso-labial d'une vieille femme une tumeur pédiculée qu'il reconnut être formée par des glandes sudoripares hypertrophiées ; mais c'est VERNEUIL qui, en 1854, étudie et décrit avec précision l'adénome sudoripare. En France BROCA, en Angleterre PAGET, BIRKETT apportent des matériaux utiles, et la théorie de l'adénome, basée sur l'hypertrophie partielle des glandes simples, semblait solidement assise.

L'école allemande, qui venait de renverser la théorie de la cellule cancéreuse spécifique eut de la peine à reconnaître le cul-de-sac glandulaire comme organule spécifique de l'adénome. D'ailleurs, l'étude analytique des tumeurs bénignes du sein démontrait qu'on avait affaire à des fibromes, des myxomes, des sarcomes et que la présence des acini dans des tumeurs était un fait accessoire peu différent de ce qui existait pour toutes les tumeurs de cet organe. En France, la théorie de l'adénome, malgré les beaux travaux de BROCA, était battue en brèche par les histologistes. Ainsi, pour CORNIL et RANVIER, l'adénome vrai, tumeur formée par la multiplication des culs-de-sac glandulaires sans mélange de tumeurs conjonctives ou épithéliales, est presque une curiosité ; ces auteurs rangent, dans les épithéliomes ou les papillomes, les adénomes à prédominance épithéliale de BROCA, et dans les fibromes, myxomes, celles qui apparaissent dans le stroma des glandes. L'adénome sudoripare lui-même devient pour eux un épithéliome tubulé. Comme on est loin du vaste cadre de LEBERT et BROCA ! Ces idées ne sont pas adoptées par tout le monde, mais il n'en existe pas moins une réaction très vive contre l'adénome ; on chercherait en vain dans le *Traité des tumeurs bénignes du sein* de LABBÉ et COYNE, le chapitre jadis si florissant des adénomes du sein. Pour eux l'adénome pur n'existe plus ; les corps fibreux de CRUVEILHIER sont devenus des fibromes ou des sarcomes, et pour rendre compte de l'adénome à prédominance épithéliale, ils ont imaginé, non sans raison, un épithéliome intra-canaliculaire.

Il est facile de comprendre dès lors l'embarras qu'on éprouve à exposer la pathologie d'un groupe de tumeurs aussi mal délimité, dont l'existence même est mise en question ; il nous semble qu'entre les deux opinions extrêmes, il faut rester dans un juste milieu et reconnaître que LEBERT a trop hâtivement étayé la théorie de l'hypertrophie vraie d'une glande pour en faire une variété de tumeurs ; d'autre part, on ne peut suivre les auteurs les plus modernes dans leur ostracisme, parce que l'adénome vrai existe. Incontestablement les glandes, quelles qu'elles soient, peuvent devenir le point de départ de néoplasmes ; suivant que la production pathologique intéresse le stroma ou l'élément glandulaire, il en résulte des tumeurs conjonctives ou épithéliales, fibromes, myxomes, sarcomes dans le premier cas, variétés de tumeurs épithéliales dans le second. Mais le tissu de la glande participe toujours plus ou moins à ce travail pathologique ; au milieu des néoformations auxquelles il sert de base, le cul-de-sac peut être augmenté, diminué ou perverti.

Définition. Division. — Pour BROCA, les adénomes « sont des productions accidentelles homéomorphes et homologues dont les éléments autogènes ou essentiels sont formés par des tubes ou par des culs-de-sac glandulaires ».

CORNIL et RANVIER définissent avec plus de simplicité les adénomes des tumeurs « qui ont la même structure que les glandes ».

La première définition, trop générale, ne répond plus aux doctrines régnantes sur la nature des productions pathologiques : quant à la seconde, elle écarte systématiquement toutes les tumeurs qui prennent naissance dans un organe glandulaire hypertrophié aux dépens de l'un ou l'autre de ces éléments. Pour nous, les *adénomes sont des tumeurs constituées par une hypertrophie régulière ou irrégulière des éléments glandulaires préexistants.*

Aux adénomes avec hypertrophie régulière, nous réserverons la dénomination d'*adénomes vrais ou réguliers;* c'est la seule variété admise par Cornil et Ranvier.

Quant à l'hypertrophie irrégulière des éléments glandulaires, qu'elle porte sur le stroma ou sur l'épithélium des culs-de-sac, nous lui donnons le nom d'*adénomes irréguliers*.

Il ne saurait être question ici des *tumeurs hétéradéniques* de Robin que Broca appelle *pseudadénomes*. Elles n'ont avec les adénomes vrais ou irréguliers qu'une analogie d'apparence qui ne permet pas de les rapprocher. Ranvier et Cornil y voient une variété d'épithéliomes tubulés ; pour Kiener il s'agirait de sarcomes d'origine vasculaire. Enfin d'autres pensent que ces néoplasmes bizarres sont des carcinomes.

1° ADÉNOMES VRAIS OU RÉGULIERS

Ces tumeurs, dont la structure est la même que celle des glandes dans lesquelles elles prennent naissance, ont été rencontrées dans les acini des

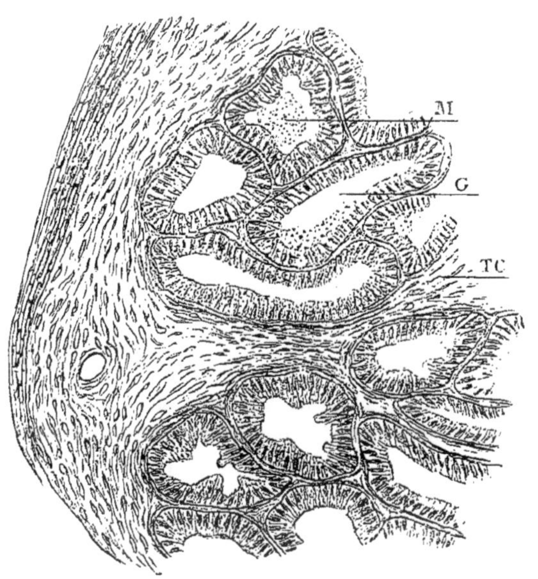

Fig. 9. — Adénome vrai ou régulier (Chalazion).
TC, tissu conjonctif, — G, tissu glandulaire, — M, produits de sécrétion accumulés dans les acini. (Laboratoire d'histologie du Val-de-Grâce.)

glandes en grappe, dans les glandes en tube à épithélium cylindrique et probablement pavimenteux. Mais les adénomes tubulés à épithélium cylindrique régulier sont de tous les plus fréquents, tandis que la dernière variété n'est pas encore admise par tous les auteurs.

Dans les glandes acineuses, ce sont des tumeurs mal circonscrites, de petit volume, variant entre celui d'un grain de raisin et celui d'une noix, constituées par des culs-de-sac entre lesquels il existe un peu de tissu fibreux ; tous les éléments, épithélium et stroma, sont réguliers et l'on n'y trouve jamais de kystes lacunaires. Ces adénomes siègent dans les mamelles, la parotide. Lebert a décrit ceux de la glande lacrymale ; on connaît aussi les adénomes réguliers du voile du palais. Ces néoplasmes s'accroissent très lentement et ne se généralisent pas. Mais il est certain qu'après une période d'indifférence quelquefois très longue, ils peuvent devenir le point de départ d'un adénome irrégulier. Les adénomes tubulés à cellules cylindriques sont communs dans la muqueuse intestinale, ils constituent des tumeurs molles affectant souvent la forme de polypes muqueux qui contiennent des glandes en tubes simples ou bifurqués ; la transformation colloïde n'y est pas rare. On les observe encore dans le rectum, dans l'utérus, d'où ils sortent quelquefois pour faire saillie à l'anus où à la vulve ; l'épithélium cylindrique exposé devient alors pavimenteux et corné. Nous n'insisterons pas davantage sur ces tumeurs bénignes qui, en raison de leur siège le plus commun dans le tube digestif, sont inaccessibles au chirurgien.

2° ADÉNOMES IRRÉGULIERS

Ce groupe correspond aux adénomes tels qu'ils sont décrits par Broca ; ce dernier a cru utile de les subdiviser en deux variétés, les monadénomes ou adénomes uniglandulaires qui prennent naissance dans une glande en grappe, et les polyadénomes des glandes cutanées ou muqueuses. Cette distinction ne présente pas autant d'avantages que le pensait son auteur, et nous réunirons les adénomes dans une même étude, en prenant pour bases de notre division l'hypertrophie irrégulière de l'un ou de l'autre des éléments glandulaires, l'épithélium ou le stroma ; nous aurons ainsi des adénomes avec prédominance du stroma ; et des adénomes avec prédominance de l'épithélium. Tous les polyadénomes sont compris dans cette dernière classe.

1° *Adénomes avec prédominance du stroma.* — Le tissu conjonctif qui forme le stroma des glandes est susceptible, en s'hypertrophiant, de subir un certain nombre de transformations que nous connaissons déjà. La plus commune de toutes est la transformation fibreuse, surtout dans certaines glandes, comme la mamelle ; la tumeur répond alors aux corps fibreux étudiés et décrits par Cruveilhier. Ils sont constitués par des fibres blanches, nacrées, très serrées, séparées par des éléments glandulaires qui peuvent encore conserver l'aspect normal, présenter parfois une multiplication, mais qui tendent tôt ou tard vers l'atrophie. Au milieu d'un grand nombre de pelotons fibreux, on retrouve çà et là quelques culs-de-sac glandulaires.

En dehors de ces fibromes, on observe la transformation myxomateuse du tissu conjonctif, ailleurs la prolifération des éléments embryonnaires du sarcome. Cette variété de tumeurs d'origine conjonctive n'a donc rien de particulier et ne mérite pas une description spéciale. Nous renvoyons le lecteur au fibrome, etc. Il faut encore ajouter que quelquefois l'épithélium glandulaire voisin ne reste pas indifférent, qu'il présente souvent avant l'atrophie des acini une prolifération partielle.

Ces modifications du stroma sont assez mal étudiées dans les organes cutanés ou muqueux où existent les glandes simples ou acineuses.

2° *Adénomes avec prédominance de l'épithélium.* — Cette seconde classe est très intéressante. Sauf quelques nuances, elle évolue de la même manière dans les glandes en grappe et dans les glandes simples; l'hypertrophie primitive de l'épithélium glandulaire avec ou sans retentissement du côté du stroma constitue le caractère essentiel de ces tumeurs.

1re *Phase.* — Au début, l'épithélium des conduits glandulaires prolifère, mais non plus pour aboutir à un produit physiologique, le lait dans la

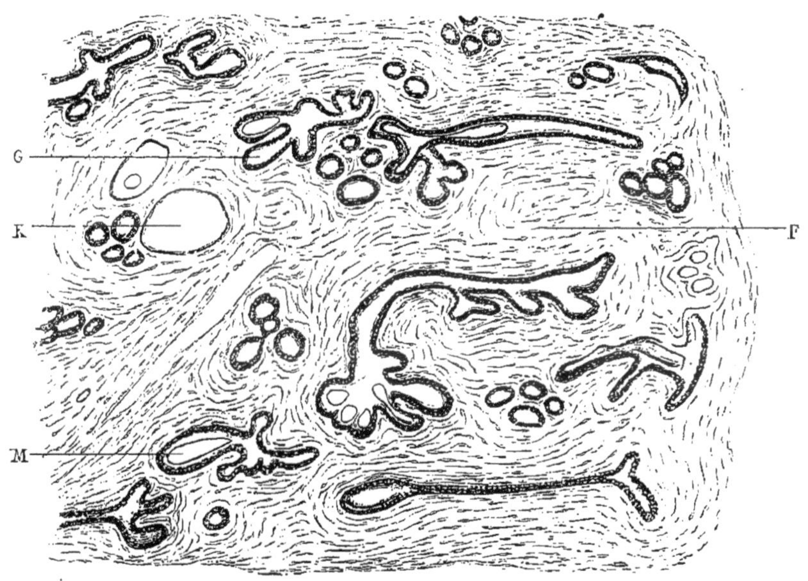

Fig. 10. — Corps fibreux de la mamelle. Adénome irrégulier avec prédominance du stroma. G, culs-de-sac glandulaires, — K, kyste, — F, tissu fibreux, — M, matière accumulée dans les culs-de-sac.

mamelle, la sueur, la matière sébacée à la peau; il prolifère sans suivre les transformations physiologiques et s'accumule dans les conduits préexistants qu'il dilate bientôt outre mesure. Ainsi se trouve achevée la première phase de l'adénome à prédominance épithéliale.

2e *Phase.* — Cette prolifération anormale, en distendant les culs-de-sacs, repousse à la périphérie le stroma interglandulaire et rapproche les glandes simples, cutanées ou muqueuses; l'affection reste isolée ou s'étend plus ou moins lentement de proche en proche; parfois, aussi bien dans les glandes acineuses que dans les autres, on voit, à une certaine distance, plusieurs foyers simultanés; c'est alors qu'apparaissent sur les contours de larges cylindres épithéliaux, des bosselures latérales, un peu contournées sur elles-mêmes. Pour Broca, ces bosselures seraient le résultat de l'accumulation de l'épithélium dans les culs-de-sac glandulaires; le bourgeonnement du revêtement épithélial des culs-de-sac rend compte de cette particularité. D'ailleurs, cette multiplication des bourgeons n'est pas encore bien prononcée et la tumeur peut rester indéfiniment dans cet état sans présenter une plus grande tendance à l'infiltration des tissus voisins.

A la coupe, la tumeur est blanchâtre avec des zones rosées. On y trouve par places de petites plaques rondes, jaunâtres. La section est nette, sans les fentes irrégulières que donnent d'autres tumeurs.

L'épithélium ainsi accumulé ne conserve pas toujours sa structure et présente facilement des dégénérescences très variables suivant les glandes; les cellules centrales plus anciennes sont les premières envahies. Dans la mamelle, il subit la dégénération granulo-graisseuse et donne naissance à des kystes athéromateux arrondis, disséminés çà et là, limités par la membrane conjonctive de l'ancien lobule. Les parois sont irrégulières comme l'organe où la tumeur s'est formée, elles présentent parfois des végétations épithéliales saillantes à l'intérieur. C'est cette forme que Labbé et Coyne ont décrite sous le nom d'épithéliome intra-canaliculaire, auquel nous préférons celui d'adénome épithélial. Il arrive fréquemment que la tumeur s'arrête là dans son évolution; mais quelquefois, sans qu'il soit possible d'en déterminer la cause, sa marche est activée et alors l'adénome entre dans la troisième phase

Les choses se passeraient différemment, d'après Verneuil, dans les adénomes sudoripares. L'épithélium y conserve assez longtemps son type régulier, puis, au bout d'une certaine durée, on trouve dans les culs-de-sac distendus des globes épidermiques formés de lamelles épithéliales superposées; seuls ces adénomes offrent cette curieuse particularité, mais tous les épithéliums des glandes peuvent subir la dégénérescence et amener une ulcération superficielle de la petite tumeur et se vider à l'extérieur. Lorsqu'il n'y a pas de globes épidermiques, les adénomes sudoripares présentent parfois l'hypertrophie kystique qui donne un aspect moniliforme au tube glandulaire.

3e *Phase*.— D'après Labbé et Coyne, les adénomes épithéliaux mammaires, entourés par une zone fibreuse, résultat du tassement mécanique des couches conjonctives périlobulaires, n'ont pas de tendance, grâce à cette capsule, à infecter les lymphatiques voisins; il s'accroissent par bourgeonnement continu et accumulation de l'épithélium. Cependant cette barrière peut se rompre et l'infection de voisinage gagner de proche en proche les lacunes lymphatiques. Des cellules épithélioïdes remplissent les vaisseaux lymphatiques et vont produire des tumeurs secondaires ganglionnaires : c'est là une évolution extrêmement rare, prouvée par des faits (Robin et Lorain, Labbé).

Dans les adénomes cutanés, surtout dans celui des glandes sudoripares, le mieux étudié, les choses se passent un peu différemment pour aboutir assez souvent au même terme. Qu'il s'agisse d'un adénome sudoripare ou autre, diffus ou circonscrit, on voit communément l'infection épithéliale envahir en profondeur et en surface; le bourgeonnement des culs-de-sac continue hors des limites de la peau ou de la muqueuse. A partir de ce moment, l'adénome épithélial se transforme en épithéliome et il pourra ainsi, toujours lentement, envahir les ganglions du voisinage. Quant à la généralisation de ces tumeurs, elle serait encore inconnue.

Étiologie.— On ne sait rien de bien précis sur l'origine des adénomes;

l'étiologie traumatique admise pour le sein par Velpeau, qui pensait que ces tumeurs, d'abord fibrineuses, résultaient d'un épanchement sanguin, ne peut plus se soutenir aujourd'hui. Il semblerait que pour certaines glandes comme le sein, les périodes de suractivité physiologique, telles que la grossesse ou la lactation, fussent des causes prédisposantes. Le sexe féminin d'ailleurs, y est plus exposé.

Les adénomes des glandes en grappe sont très rares après l'âge de quarante ans, tandis que ceux des glandes cutanées et muqueuses sont fréquents chez les sexagénaires. Il serait peut-être plus exact de dire que ces dernières tumeurs évoluent à cet âge avancé parce que beaucoup d'entre elles sont indifférentes pendant très longtemps. Enfin, d'après Broca, l'hérédité jouerait un rôle dans la production des adénomes.

Siège. — Les adénomes siègent dans un grand nombre de glandes; ceux du sein, les mieux étudiés, ont contribué pour une large part à fixer nos connaissances sur ce sujet; on les rencontre aussi dans la parotide, dans les glandes du voile du palais. Quénu dit qu'il n'existe pas de description histologique d'un adénome vrai de la parotide ou de la glande sous-maxillaire. Fuhrer (d'Iéna), surtout Verneuil, ont décrit les adénomes sudoripares. Les *adénomes des glandes sébacées* (*polyadénomes sébacés* de Broca) ont été étudiés histologiquement par Balzer et Menétrier (*Arch. phys.*, 1885). Ce sont de petites tumeurs multiples, siégeant surtout à la face, grosses comme une petite lentille, généralement sessiles, parfois cependant pédiculisées. Ces adénomes sont formés de lobules, avec cul-de-sac acineux et conduits excréteurs. Signalons encore les adénomes des glandes de la langue et de la muqueuse buccale, de la vulve, des fosses nasales, de l'aisselle.

Le plus souvent il n'existe qu'un adénome dans les grosses glandes, cependant on en a vu jusqu'à huit dans un même sein; au contraire, ceux des glandes cutanées sont ordinairement multiples ou le deviennent quand ils entrent dans leur période d'évolution.

Symptômes et marche. — Les adénomes forment des tumeurs arrondies, circonscrites, généralement indolores; les symptômes varient à l'infini suivant la région où ils se développent; d'ailleurs il y a, eu égard au volume, à la consistance, des diversités très grandes selon que le stroma a pris une part plus ou moins importante dans l'hypertrophie glandulaire.

Dans la mamelle, les adénomes épithéliaux longtemps petits peuvent devenir plus gros qu'une orange; pour Labbé et Coyne, la tumeur envahirait progressivement la glande tout entière, qui forme une masse lobulée; les saillies que l'on perçoit sont très petites et ne dépasseraient pas le volume d'un grain de raisin. A mesure que la tumeur primitive s'accroît, elle se circonscrit mieux, grâce à une zone fibreuse périphérique, mais le néoplasme reste constamment rattaché à la glande par un pédicule. La consistance de ces adénomes du sein est dure, résistante, la tumeur lourde, massive. Un des symptômes assez caractéristiques de ces adénomes du sein consiste dans l'écoulement d'un liquide séro-sanguinolent par le mamelon; il peut durer plusieurs années, apparaître et disparaître sans cause appréciable. Après avoir pris un certain accroissement, l'adénome déforme la glande, se hérisse de nouvelles saillies. Dreyfuss (*Virchow's, Arch. anat. path.*, 1888) étudie les adénomes de la mamelle et il n'en rapporte que deux observations authentiques, l'une de Billroth, l'autre qui lui est personnelle. Toutes les tumeurs décrites sous le nom d'adénomes seraient des épithéliomes.

Les symptômes des adénomes cutanés ou muqueux sont bien moins obscurs que ceux des glandes profondes; ils forment de petites tumeurs arrondies, habituellement molles, circonscrites ou diffuses. L'adénome circonscrit fait saillie à l'extérieur, et se présente sous la forme d'un polype pédiculé. A la face, les adénomes sudoripares ressemblent à des verrues charnues ou à des *tétines de rat*, il arrive rarement qu'ils soient isolés. Une mince pellicule cutanée recouvre leur surface; sur les muqueuses, l'aspect est rose, rouge ou violacé; à la peau la couleur ne diffère pas de celle du tégument. La lenteur de leur développement et leur indolence sont les caractères importants de ces adénomes. Il en résulte que ces tumeurs ont ordinairement un très petit volume, et qu'il est exceptionnel de les voir comme dans les cas d'Azam, Verneuil, Hénocque, Christot, atteindre les dimensions d'un lipome de moyen volume (*Gaz. hebd.*, 1866). La forme diffuse rencontrée dans la muqueuse utérine existe également à la peau, mais alors les adénomes marchent assez rapidement, s'étendent en surface, en profondeur, peuvent s'ulcérer; ils ont une grande analogie avec l'épithéliome : toutes choses égales d'ailleurs, leur évolution se fait plus rapidement sur les muqueuses que sur la peau.

La tumeur s'ulcère par le fait du grattage, ou bien par l'évolution spontanée du mal. La peau distendue se perfore en un point et l'ulcération commence, il s'en écoule un liquide sanieux fétide. Lorsque l'ulcération s'étend en surface, le fond de la plaie est grisâtre avec des bords sinueux, rosés; la peau à l'entour est rouge, luisante, tendue, adhérente, sèche, avec des stries vasculaires. L'affection présente alors tous les caractères du cancroïde dont il devient bien difficile de la différencier.

Pronostic. — Les adénomes vrais sont des tumeurs essentiellement bénignes qui ne sont jamais infectantes, les adénomes irréguliers ne présentent d'ordinaire pas de gravité, au moins dans la première période; à cet égard il convient de bien séparer les formes diffuses des formes circonscrites, car ces dernières n'ont aucune tendance à l'infection ganglionnaire qui est, en fait, très exceptionnelle. Ce qui a contribué à assombrir un peu le pronostic de l'adénome, c'est la récidive après l'opération et la possibilité de sa transformation en épithéliome ou sarcome. Pour Lancereaux, les prétendues tumeurs adénoïdes se transformant ultérieurement en cancers étaient primitivement de véritables cancers.

Les divers modes de récidive ont été observés dans les cas d'adénomes : ainsi on a vu la tumeur récidiver après l'ablation incomplète du mal; ailleurs c'est dans le voisinage que réapparaissait le tissu nouveau, en réalité l'adénome irrégulier ne présente de gravité que par la nature du néoplasme qui envahit le stroma ou l'épithélium; un fibrome du sein n'en offre aucune; un myxome ou un sarcome sont peu rassurants. Enfin si l'épithélium reste inclus dans les parois des canaux glandulaires anciens ou nouveaux des glandes en grappe, cette transformation en épithéliome est également fréquente dans les adénomes cutanés ou muqueux.

D'une façon générale, la lenteur de leur développement, leur indolence presque absolue, font regarder ces tumeurs comme étant sans gravité. Mais il faut tenir un grand compte du siège qu'elles occupent. C'est ainsi que les adénomes du voile du palais, par leur position, gênent la phonation, la déglutition, et ces troubles fonctionnels étrangers à la nature de la tumeur peuvent parfois nécessiter des opérations urgentes.

Diagnostic. — Le diagnostic des adénomes est souvent très difficile; ces tumeurs, en effet, ne présentent aucun signe pathognomonique. Alors même qu'elles sont enlevées, le microscope est nécessaire pour bien en déterminer la nature, et encore toutes les portions du néoplasme ne sont-elles pas caractéristiques. Combien est plus ardu le diagnostic des adénomes qui siègent dans les glandes profondes ou dans des organes cavitaires, l'utérus, le vagin, le rectum. Cependant, en éliminant les autres tumeurs, on peut arriver par abstraction à un diagnostic assez précis. D'abord les tumeurs malignes n'évoluent jamais à la façon des adénomes; leur développement rapide, leur tendance à la diffusion et à l'infiltration, leur propagation ganglionnaire, leurs symptômes, l'âge où on les observe, sont autant de signes qui ne se rencontrent pas dans l'adénome. De plus, il faut absolument tenir compte de la région où apparaît la tumeur; ce sont ces considérations qui, jointes aux antécédents, devront faire soupçonner un adénome; elles varient d'ailleurs d'un organe à un autre et ne sauraient trouver place ici.

De même, le siège des adénomes cutanés, à la face, au nez, aux paupières, le grand âge des personnes atteintes, l'existence antérieure d'une verrue molle, serviront d'éléments de diagnostic pour reconnaître les adénomes sudoripares. Pour Mathieu (*Arch. gén. de méd.*, 1881) et Quénu (*Traité de chirurgie*, 1890), il ne serait pas toujours facile de reconnaître, même histologiquement si ces productions adénoïdes sont formées aux dépens des glandes sébacées ou des glandes sudoripares.

Le siège, la marche lente, la chute des poils, ont permis à Verneuil de diagnostiquer un adénome sudoripare ulcéré de l'aisselle. Ordinairement il est bien difficile de le distinguer de l'épithéliome au début, alors que ce dernier n'a pas encore provoqué l'adénite de voisinage.

Les papillomes peuvent également être pris pour des adénomes, et réciproquement; les erreurs sont presque inévitables quand l'adénome cutané devenu volumineux, gros comme le poing, s'enfonce dans les tissus; on l'a plus d'une fois confondu avec un lipome (Hénocque et Souchon, Christot).

Traitement.—Les adénomes pourraient, d'après Broca, diminuer de volume, mais ils ne disparaissent jamais spontanément. Les médicaments administrés à l'intérieur, les topiques de tout genre n'ont qu'une action palliative, surtout pour les adénomes des glandes en grappe; la compression applicable dans des cas très restreints est généralement inutile bien que P. Broca lui ait dû quelques cures d'adénomes du sein. Quand on voit survenir l'écoulement séro-sanguin par le mamelon, la douleur, l'accroissement de l'adénome, il faut se hâter d'enlever la tumeur mammaire : de même, les adénomes du voile du palais, en raison des troubles fonctionnels auxquels ils peuvent donner lieu, doivent être rapidement opérés. L'incision avec extirpation aussi large que possible diminue les chances de récidive.

Ces préceptes s'appliquent également aux adénomes cutanés : on peut les respecter tant qu'ils restent indifférents; il convient au contraire de les enlever dès qu'ils s'accroissent. L'extirpation doit être large et dépasser les limites de la tumeur; elle est de beaucoup préférable aux caustiques, trop incertains dans leur action. Cependant le chlorate de potasse, comme topique dans le cas d'adénomes sudoripares ulcérés, compterait des succès.

§ 3. — Épithéliome.

SYNONYMES. — Cancroïde. — Cancer épithélial. — Noli me tangere.

Bibliographie. — HUGUES BENNET, *On Cancerous and Cancroïd Growths*, 1849. — HANNOVER, *Das Epithelioma*, Leipzig, 1852. — ROBIN et LABOULBÈNE, *Mém. de la Soc. de biologie*, 1re série, t. V, 1845. — ROBIN et LORAIN, *Tumeurs hétéradéniques*, *Ibid.*, 2e série, t. Ier, 1854. — CORNIL, *Journal de l'anatomie*, t. II, 1865. — THIERSCH, *Der Epithelial Krebs*, Leipzig, 1865. — BILLROTH, *Arch. de Langenbeck*, t. VII. 1865. — BUSH, *Ibid.*, 1877. — SALVIOLI, *Rev. des Sc. méd.*, 1876. — BALMANO, SQUIRHE, *Med. Times, a. Gaz.*, V, II, 1878. — CERVIS, *St-Thomas Hos. Rep.*, t. IX, 1878. — GROSS, *Rev. méd. Est.*, 1884. — BRAULT, *Arch. méd.*, 1885. — BARD, *Arch. phys.*, 1885. — DARIER, *Arch. méd. exp.*, 1889.

Thèses de Paris. — 1846, MAYOR. — 1848, MICHON (Conc., Clin. chir.). — 1855, DUPUY. — 1860, HEURTEAUX. — 1867, DEMOUCHY. — 1872, MACQUEREL. — 1876, JAUZION. — 1877, MARGNAT. — 1878, RIGAUD. — 1880, GUÉRET, DAVILLÉ, LÉVÊQUE. — 1877, EUTHYBOULE. — 1879, MOREL. — 1881, CHENANTAIS. — 1882, HUTIN. — 1881 DESFOSSES, CHENANTAIS. — 1882, GARÈS.

Divisions. — Les épithéliomes sont des tumeurs constituées par des masses épithéliales de nouvelle formation et déviées des types normaux.

Ils diffèrent donc des papillomes et des adénomes, également tumeurs épithéliales, en ce que le produit formé est atypique, c'est-à-dire ne reproduit ou n'exagère pas les types normaux. D'ailleurs la distinction n'est pas seulement anatomique, elle existe également au point de vue de la gravité.

Même ainsi délimité, le groupe des épithéliomes n'est pas homogène. Nous verrons en effet, en parlant du carcinome, que pour nombre d'auteurs allemands, l'épithéliome ne serait qu'une variété de carcinome. En France, CORNIL et RANVIER n'admettaient pas l'origine épithéliale du carcinome, et ils le plaçaient dans les tumeurs d'origine conjonctive, pour eux l'épithéliome formait un groupe à part. Aujourd'hui, avec la plupart des histologistes modernes, ils rapprochent ces deux sortes de tumeurs, en reconnaissant que le processus du carcinome, sa généralisation fréquente, ses caractères cliniques sont toutefois dissemblables de ceux de l'épithéliome.

Au reste, l'accord n'est pas plus parfait quand il s'agit de délimiter les variétés des épithéliomes. En dehors du vieux cancroïde de LEBERT, ou épithéliome lobulé à globes épidermiques, et de l'épithéliome cylindrique, plusieurs des autres espèces sont encore discutées; on comprendra dès lors la réserve que nous apportons dans la description de tumeurs qu'un avenir prochain séparera probablement.

De même qu'il existe normalement deux variétés d'épithélium, pavimenteux et cylindrique, de même nous aurons à décrire un épithéliome pavimenteux et un épithéliome cylindrique.

Anatomie pathologique. — 1° *Epithéliome pavimenteux.* — CORNIL et RANVIER en décrivent trois espèces : 1° l'épithéliome pavimenteux lobulé à

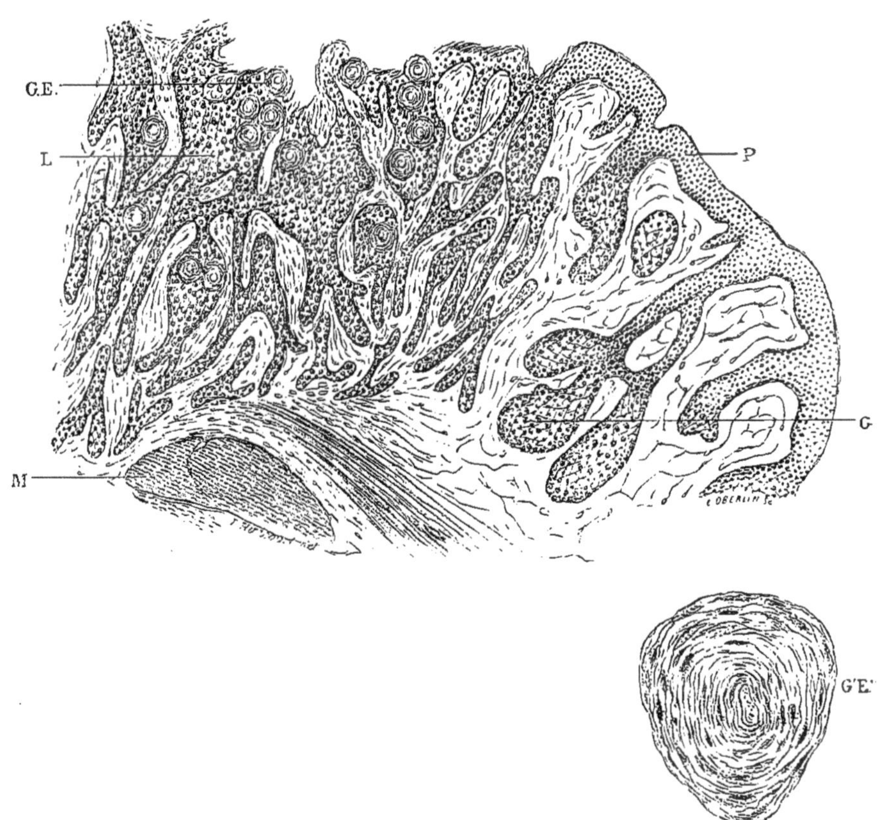

Fig. 11. — Epithéliome lobulé ulcéré.

GE, globes épidermiques, — L, lobules, — P, épithélium proliféré, — G, envahissement du tissu conjonctif par l'épithélium, — M, muscles.

globes épidermiques; 2° l'épithéliome pavimenteux perlé à globes cornés; 3° l'épithéliome tubulé. Hâtons-nous d'ajouter que la deuxième variété, se rencontrant rarement, ne saurait nous occuper; quant à la troisième, elle est si mal connue, que beaucoup d'auteurs pensent qu'elle doit être rangée dans la classe des sarcomes ou des adénomes. Ces néoplasmes font partie du groupe des tumeurs hétéradéniques de ROBIN.

Épithéliome pavimenteux lobulé. — Ces tumeurs prennent naissance dans l'épithélium de la peau ou des muqueuses, ou même dans les viscères, fait moins fréquent; leur coupe est grise ou rosée, présentant çà et là des points d'une nature différente, ordinairement opaques. Le raclage de la coupe permet d'en extraire des grumeaux formés par des cellules épidermiques, et même de véritables grains arrondis, analogues aux grains d'orge perlé. On leur donne le nom de globes épidermiques (*birds nexts*, nids d'oiseaux); ils sont caractéristiques de l'épithéliome lobulé.

La tumeur contient trois sortes d'éléments : 1° des cellules épidermiques pavimenteuses ; 2° un stroma; 3° des vaisseaux.

1° *Cellules épidermiques.* — Elles sont réunies par groupes distincts, lobulés ou cônes, séparés les unes des autres par des traînées conjonctives embryonnaires. Ces cellules épidermiques, pavimenteuses, n'ont pas le même aspect dans chaque lobule. Celles de la périphérie sont analogues aux cellules profondes de l'épiderme et polyédriques. A mesure qu'on s'approche du centre du lobule, elles changent de nature, deviennent plates, cornées, et sont bientôt superposées concentriquement, disposition comparée avec raison à celles des feuilles d'un oignon. Les parties centrales du lobule ainsi transformées donnent naissance aux globes épidermiques. Avec la transformation cornée, il n'est pas rare de rencontrer sur la même tumeur la dégénérescence colloïde des noyaux et des cellules.

2° *Stroma.* — Il occupe les espaces interlobulaires et sert ainsi de charpente au néoplasme; ce sont des faisceaux de tissu conjonctif susceptibles de devenir fibreux, muqueux, embryonnaires.

3° *Vaisseaux.* — Les vaisseaux rampent, eux aussi, dans les espaces interlobulaires et dans le tissu conjonctif, sans envoyer aucun prolongement dans l'intérieur des lobules; parfois ils se trouvent envahis de tous côtés par suite des progrès de l'épithéliome, et les portions emprisonnées dans le néoplasme subissent une régression spéciale et l'oblitération.

La seule différence qui existe entre l'épithéliome lobulé et perlé, consiste en ce que, dans ce dernier, les globes épidermiques sont plus denses et qu'il n'y a pas de cellules cylindriques à la périphérie du lobule.

L'épithéliome tubulé appelé aussi cylindrome, tumeur hétéradénique, est encore mal délimitée. On y a rangé un peu au hasard nombre de tumeurs formées par des cylindres épithéliaux de dimensions et de formes variables, quelquefois pelotonnés. Ce sont ces tubes ou cylindres anastomosés, tortueux, enfoncés dans un stroma conjonctif, souvent embryonnaire, qui ont valu à ces tumeurs leur dénomination; leur contenu est toujours épithélial ou mieux épithéloïde. Sur une coupe perpendiculaire se voient deux ou plusieurs rangées de cellules dentelées, d'après Ranvier, ce qui démontre leur origine épithéliale. Dans plusieurs tumeurs de ce genre, on voit au centre du cylindre les traces de la lumière d'un vaisseau, quelques auteurs, entre autres Kiener, ont pensé à l'origine vasculaire de ces productions; ces faits demandent confirmation. On n'y rencontre jamais de globes épidermiques. Hutin, à qui nous devons une étude intéressante de cette variété de néoplasmes, les divise en deux groupes suivant qu'ils se forment ou non aux dépens de l'épithélium qui tapisse les parois d'organes canaliculés (glandes sudoripares, sébacées, etc.). Le second groupe prendrait naissance dans les cellules plasmatiques du tissu conjonctif.

Robin, sous le nom de tumeurs hétéradéniques, a décrit des néoplasmes qu'il rapproche comme structure des glandes en grappes; il en a distingué plusieurs variétés peu intéressantes au point de vue pratique, suivant la longueur des cylindres épithéliaux, la présence ou l'absence de corps arrondis dits oviformes ou hyalins qui, pour Ordonnez, seraient les sporanges d'un champignon.

2° *Épithéliome cylindrique.* — Cette variété, décrite par Forster et Virchow, intéresse peu le chirurgien parce qu'elle siège le plus souvent dans la muqueuse du tube digestif et se trouve ainsi hors de sa portée, sauf dans le rectum. On y trouve des tubes tapissés intérieurement de cellules cylindriques en colonnes, séparés par un stroma fibreux, muqueux ou embryonnaire. L'épithéliome affecte la forme de masses molles nummulaires, de plaques arrondies ulcérées à leur centre, faisant relief à la surface de la muqueuse; la coupe donne un suc laiteux, abondant. A mesure qu'il s'enfonce dans les organes voisins, l'épithéliome cylindrique prend l'aspect du carcinome encéphaloïde. Il se forme aux dépens de l'épithélium cylindrique préexistant, mais il peut se généraliser sous cette forme.

On a décrit encore différentes formes d'épithéliomes :

3° L'*épithéliome polymorphe*, dont l'histoire anatomo-pathologique et clinique est basée sur deux cas (Malherbe, Trélat).

4° L'*épithéliome calcifié* décrit par Malherbe et Chenantais. D'après Malherbe le genre épithéliome renfermerait quatre espèces d'une bénignité relative ou absolue : l'épithéliome intra-glandulaire (polyadénome de Broca), l'épithéliome perlé, l'épithéliome polymorphe, l'épithéliome calcifié.

L'épithéliome calcifié peut être revêtu d'une peau saine et a la dureté de l'exostose, ou bien il est ulcéré et le stylet conduit sur une pierre. Malherbe en a trouvé 16 cas.

Il pourrait prendre naissance dans les glandes sudoripares et sébacées.

C'est une affection des sujets jeunes caractérisée par l'incrustation calcaire de cellules épithéliales; la marche est très lente et la tumeur aurait une tendance marquée à l'ossification vraie.

Développement du cancroïde. — L'épithéliome débuterait par l'enfoncement du corps muqueux de Malpighi entre les papilles de la peau ou de la muqueuse; c'est de cette façon que l'épithélium pénètre dans le derme; en proliférant, il donne naissance aux bourgeons qui constituent les lobules et un peu plus tard les globes épidermiques. Chaque lobule pousse des bourgeons qui subissent la même évolution.

Quand la tumeur est constituée, elle se développe aussi par infiltration, aux dépens du tissu embryonnaire qui isole les lobules et abonde plus ou moins à la périphérie du néoplasme. Rindfleisch n'admet que ce mode de production; Ranvier, tout en lui reconnaissant une certaine importance, pense qu'au début les choses se passent comme nous l'avons dit.

L'épithéliome peut également prendre naissance dans les follicules pileux, les glandes sébacées et sudoripares, qui deviennent alors le point de départ des bourgeons épithéliaux.

Une fois développé, l'épithéliome envahit les tissus qu'il rencontre en les infiltrant, quelle que soit leur structure. On le voit fréquemment ronger ainsi tous les os de la face (*épithélioma térébrant*). Dans les muscles, il se développe aux dépens du tissu embryonnaire interfasciculaire, comprime et altère les fibres musculaires qui s'atrophient. Quand elle dépasse les limites de la région où elle a pris naissance, la tumeur se propage aux ganglions par les lymphatiques et quelquefois se généralise par l'altération des vaisseaux périphériques. Ces altérations des vaisseaux ont été étudiées dans ces dernières années par Mayor et Quénu (*Rev. de chir.*, t. Ier, 1881). Outre l'hypertrophie des tuniques, commune autour de toutes les tumeurs, on constate un épaississement de la tunique interne qui forme des plis saillants comme dans l'endartérite végétante.

Étiologie. — Dans tous les points où existe un revêtement cutané ou muqueux, on peut voir apparaître l'épithéliome; il se montre aussi primitivement comme tumeur hétérotopique dans beaucoup de viscères, la rate, le cerveau, mais de toutes les régions, la face est assurément l'un des principaux lieux d'élection. C'est le plus souvent au niveau des orifices cutanéo-muqueux (lèvres, nez, paupières), sièges d'irritations fréquentes, qu'on rencontre les cancroïdes; la lèvre inférieure et de préférence la partie gauche serait atteinte. Parmi les autres régions du corps où l'épithéliome est assez commun, citons la langue, l'anus, le prépuce, la vulve, le col utérin.

Les hommes sont plus sujets au cancroïde que les femmes, la majorité des tumeurs de cette nature observées à la lèvre inférieure appartiennent au sexe masculin. Très rare dans le jeune âge et chez l'adulte, il devient plus fréquent à partir de quarante ans, c'est donc une affection spéciale à l'âge mûr.

Toutes les irritations persistantes, la malpropreté, l'usage de la pipe (Bouisson) déterminent l'apparition de l'épithéliome chez les individus prédisposés. Les cicatrices, et même les cautères d'après Jauzion et Aubert, pourraient devenir le siège des épithéliomes; D. Mollière considère ces tissus pathologiques comme des *loci minoris resistentiæ*. On l'a signalé chez les ouvriers en goudron, en acide phénique (Volkmann, *Beitragen, f. chir.*, 1875, p. 371); chez les ramoneurs, les ouvriers en paraffine, etc.

La dégénérescence épithéliale des kystes sébacés est aujourd'hui bien démontrée (Ricard, thèse 1885). Le psoriasis buccal, encore assez mal connu, dégénère en épithéliome. D'ailleurs il faudrait pour chaque région chercher une origine particulière. Ainsi pour l'épithéliome térébrant du maxillaire supérieur, Verneuil et Reclus ont fait voir que le néoplasme débutait dans les débris épithéliaux, qui sont les vestiges du bourgeonnement des dents temporaires et permanentes.

L'épithéliome est ordinairement unique au début, mais on voit des îlots secondaires apparaître autour de la tumeur ulcérée ; la confusion de l'épithéliome avec l'adénome sudoripare a fait trop facilement admettre sa multiplicité.

Symptômes. — 1re *Période.* — De toutes les tumeurs, l'épithéliome est une de celles dont on peut le plus facilement suivre les progrès; en effet, lorsqu'il siège à la face ou aux lèvres, dans une région exposée, il attire de bonne heure l'attention. Au début, l'épithéliome apparaît sous la forme d'un petit bourgeon, légèrement exubérant, grisâtre ou rouge, habituellement dur, comme une verrue ; sa surface est tantôt sèche, tantôt fendillée ou présentant des papilles saillantes, tantôt couverte uniformément par une croûte épidermique adhérente aux parties sous-jacentes et que les malades ont une grande tendance à arracher. On a voulu distinguer des formes papillaires, squameuses et tubéreuses; ces distinctions n'ont rien de constant, elles correspondent le plus souvent à des degrés d'évolution du néoplasme. A la base du bourgeon, il n'existe pas de sillon et l'épithélium voisin se continue insensiblement avec la tumeur; on voit au pourtour un réseau vasculaire assez développé.

Lorsque l'affection siège sur une muqueuse, l'aspect n'est pas le même; ainsi, à la langue, l'épithéliome débute fréquemment pour une excoriation à bords plats, sur laquelle existent une ou plusieurs fissures. Mais quel que soit le siège du néoplasme, quand on peut le serrer entre les doigts, comme à la lèvre ou à la langue, on sent un noyau *dur*, mal délimité, dont l'étendue est toujours plus grande qu'on ne se le figure d'après la plaie extérieure.

Sans être douloureux, les épithéliomes déterminent à cette première période un prurit incommode qui pousse les malades à arracher la croûte superficielle. Les fissures des épithéliomes des muqueuses passent moins inaperçues et sont plus douloureuses.

2e *Période. — Ulcération et infiltration.* — Les progrès du mal peuvent être si lents que les épithéliomes restent pendant de longues années à la première période; cependant, sous l'influence des irritations variables des attouchements, de la malpropreté et parfois d'une thérapeutique irritante et nuisible, l'épithéliome envahit ordinairement les parties voisines, s'étend en surface en même temps qu'il pousse des racines dans l'épaisseur des tissus. Autant la première phase est lente, autant celle-ci est régulièrement progressive. Les parties centrales du bourgeon épithélial fournissent toujours des détritus sous formes de croûtes; celles-ci sont souvent molles et laissent à nu, après leur chute, un ulcère grenu, grisâtre, de mauvaise nature; souvent cette ulcération est excavée et dans certaines formes d'épithéliome la tendance à l'érosion semble plus marquée. Les bords conservent, à mesure que l'ulcère s'étend, les caractères de la tumeur primitive, mais l'irritation y est beaucoup plus vive, la vascularisation plus abondante.

Lorsque l'ulcération, conséquence de la destruction des épithéliums de nouvelle formation a acquis plusieurs centimètres, elle intéresse alors les parties sous-jacentes au derme et à la fois les lobules de la tumeur et le stroma interlobulaire infiltré de cellules embryonnaires qui fournissent des bourgeons charnus dégénérés. De là les variétés d'aspect des épithéliomes qui offrent d'un point à un autre une extrême diversité; dans les portions ou le lobule épidermique dégénère, s'accumule une matière caséeuse, mal liée, qui se détache difficilement à chaque pansement et communique un aspect grisâtre à la plaie. Ailleurs, au niveau du stroma, les bourgeons fougueux ou villeux sécrètent un pus de mauvaise nature mêlé aux détritus épithéliaux, c'est la sanie ichoreuse fétide des cancroïdes. Sur les bords les croûtes recouvrent de véritables tubercules indurés.

Dans la profondeur, la tumeur envahit de plus en plus les organes sous-jacents, et s'immobilise, surtout quand elle pénètre dans quelque organe fixe comme les os de la face. Toutes ces modifications ne se produisent pas sans amener dans les signes subjectifs d'importants changements; les douleurs aiguës, lancinantes, ne sont pas rares ; cependant on voit des malades vaquer à leurs occupations avec de semblables tumeurs sans en paraître incommodés. Jamais un épithéliome n'est susceptible de guérir complètement et de disparaître. Toutefois, certains ulcères cancroïdaux de la face, présentent partiellement des points de cicatrisation spontanée (Blum, *Arch. méd.*, 1883). C'est ce qui a fait croire trop facilement à l'efficacité de certains topiques.

3e *Période. — Infiltration dans les organes voisins; propagation ganglionnaire.* — Si les épithéliomes cutanés n'arrivent souvent à cette période qu'après des années, il faut reconnaître que, d'une façon générale, ceux des muqueuses évoluent plus rapidement; les produits sécrétés sont entraînés, les végétations molles saignent facilement, mais tous les épithéliomes deviennent térébrants et aboutissent finalement à la destruction de l'organe où ils siègent. A mesure qu'ils éliminent à la surface leurs détritus dégénérés, de nouveaux cônes s'enfoncent dans les organes sous-jacents et détruisent peu à peu en les étouffant les tissus qu'ils rencontrent. Le globe de l'œil, le nez, les os de la face, la langue, le pénis, ne résistent pas aux progrès du néoplasme qui, à la longue, produit de hideuses mutilations. La mort peut être la conséquence des troubles fonctionnels quand le mal siège dans un organe important, mais presque toujours il s'est déjà produit de l'infiltration ganglionnaire.

En effet l'épithéliome a une tendance accentuée à se propager par les artères, les veines et surtout les lymphatiques. Des cellules épithéliales seraient transportées au sein des ganglions où elles se grefferaient, créant de nouveaux foyers. Cette propagation aux ganglions, habituellement lente, n'arrive qu'après un ou deux ans d'existence du néoplasme. D'abord on ne sent qu'une seule glande indurée, susceptible de suppurer, comme toute adénite; par les progrès du mal plusieurs ganglions sont successivement envahis, toujours lentement. Les ganglions évoluent de la même façon que l'épithéliome. Ils grossissent en reproduisant exactement son type et sa structure, peuvent s'abcéder [1] ou arriver à la peau en infiltrant tous les tissus qui l'en séparent. Il n'est pas rare de voir l'épithéliome récidiver sous cette forme. Quand la peau est ulcérée, les produits dégénérés accumulés à l'intérieur sont éliminés et la plaie devient un cancroïde secondaire.

4e *Période. — Cachexie, généralisation. Mort.* — La longue suppuration, sa fétidité, les souffrances déterminées par l'envahissement des nerfs, les

[1] La suppuration est, dans ces cas, due à une infection qui s'est faite au niveau de la surface ulcérée du cancroïde.

insomnies, l'anxiété croissante, les hémorrhagies, la résorption des produits sécrétés, enfin les troubles fonctionnels graves sont les principales causes qui, après une longue résistance, altèrent la santé des malades. L'amaigrissement fait des progrès, l'appétit disparaît, le corps prend une teinte terreuse, des œdèmes passifs se développent; en un mot, on voit survenir les symptômes de l'infection du sang. Celle-ci n'est pas très fréquente, mais la généralisation de l'épithéliome l'est beaucoup moins. A la cachexie succèdent le marasme et la mort. A l'autopsie on a trouvé quelquefois des tumeurs secondaires, de nature identique à la première, dans les poumons, le foie et même le cœur. PAGET et SCHRŒDER auraient rencontré des tumeurs plus molles ressemblant à l'encéphaloïde.

Diagnostic. — Ce n'est guère qu'à la première période ou au commencement de la seconde qu'on peut avoir des doutes sur la nature de ces néoplasmes. Au début, on les a confondus avec une verrue, un papillome, mais ces productions ne tendent pas à former des croûtes; cependant le diagnostic présente quelquefois des difficultés, d'autant plus que, pour certains auteurs, le papillome serait susceptible de dégénérer en épithéliome.

Le chancre induré de la lèvre, de la verge ou de la langue en a imposé plus d'une fois pour un épithéliome ulcéré; l'apparition rapide de l'adénopathie, le jeune âge du sujet, la différence de la suppuration, les antécédents, permettent presque toujours de trancher la question. Les ulcères scrofuleux, les syphilides gommeuses, les fongosités des muqueuses, peuvent aussi induire en erreur. Un examen approfondi, les considérations d'âge, d'évolution, d'origine, l'histoire de la maladie et, au besoin, l'examen histologique d'une parcelle de la tumeur, lèveraient les hésitations. D'ailleurs, à propos de chaque région les considérations diagnostiques varient; ainsi, pour la langue, on a confondu le psoriasis lingual ou une ulcération entretenue par les aspérités d'une dent, avec le début du cancroïde.

Pronostic. — L'épithéliome fait partie du groupe des tumeurs infectantes, c'est une tumeur maligne; de plus, il récidive, ne guérit jamais spontanément, quoi qu'on ait dit, et se propage aux ganglions; ces raisons aggravent son pronostic. D'un autre côté, la lenteur de sa marche, la longue période qui s'écoule quelquefois entre l'ablation de la tumeur et la récidive, et que nous avons vue être de onze ans dans un cas, même de quinze ans dans d'autres, atténuent un peu sa gravité. Après ablation, il peut même guérir et ne pas se reproduire; mais ces faits sont exceptionnels.

Eu égard à leur siège, les épithéliomes des muqueuses paraissent plus graves que ceux de la peau. Outre qu'ils évoluent plus rapidement, ils entraînent fréquemment des troubles fonctionnels (rectum, intestin, estomac, langue, larynx), qui sont incompatibles avec le maintien de la santé et souvent de la vie.

Lorsque l'affection récidive, la tumeur se reproduit sur place ou dans les ganglions voisins; la propagation ganglionnaire est d'autant plus à craindre que la région est plus riche en lymphatiques. Les lèvres et la langue offrent à ce point de vue une tendance fâcheuse, et l'on voit communément revenir le mal moins d'un an après l'ablation.

Traitement. — Il n'y a pas de remède spécifique contre l'épithéliome, et le chlorate de potasse, vanté outre mesure à l'intérieur ou comme topique, n'a jamais réussi que pour des adénomes sudoripares. Il échoue constamment contre les cancroïdes des muqueuses. Proposé par TEDECHI en 1846, expérimenté avec succès par MILON, BERGERON, ce traitement était un peu tombé dans l'oubli lorsqu'il fut repris en 1875 par VIDAL ; mais les conclusions récentes de VERNEUIL, de LÉVÊQUE, démontrent que seuls les adénomes sudoripares ou quelques épithéliomes cutanés peuvent être guéris par cette médication.

Le traitement chirurgical, quand il est possible, peut seul assurer une guérison, sinon définitive, du moins temporaire. Pour cela, il est nécessaire de se rappeler que; plus on opère de bonne heure, moins il y a d'infiltration, partant moins de chance de récidives. Toutes les fois que, chez une personne âgée, on aura constaté dans une région où l'épithéliome est fréquent un bourgeon squameux ou ulcéré, on devra l'enlever sans attendre.

De même, il est prudent d'abandonner les épithéliomes trop étendus, la réparation étant alors fort difficile. Ainsi, quand un épithéliome a déjà envahi la base de la verge ou de la langue, il n'y a aucun avantage à opérer ; il faut en effet que le chirurgien soit sûr de pouvoir dépasser les limites du mal ; aussi doit-il enlever tous les ganglions. Une première récidive ne saurait être considérée comme une contre-indication.

Le but du traitement chirurgical est de détruire la tumeur ou de l'extirper. Les caustiques sont les seuls moyens destructeurs mis en usage. SÉDILLOT recommandait le fer rouge ; d'autres vantent le thermo-cautère. Les caustiques chimiques ont été surtout préconisés, et parmi eux on employait de préférence la pâte de Canquoin, plus spécialement réservée aux cancroïdes étendus en surface. Les caustiques ont une action puissante, mais malheureusement mal limitée. Ils sont en général mauvais, parce que détruisant la surface, ils suractivent le mal dans la profondeur.

Le raclage avec une curette ne peut guère être employé qu'à titre palliatif (cancer utérin).

L'extirpation est de beaucoup préférable ; elle doit être faite au bistouri et largement. La longueur des incisions, leur direction, leur forme, seront non seulement indiquées par le siège ou la nature du néoplasme, mais aussi d'après la nécessité de la chirurgie réparatrice.

§ 4. — Carcinome.

SYNONYMES. — Cancer. — Cancer alvéolaire. — Squirre. — Encéphaloïde.

Bibliographie. — PEYRILHE, *Diss. de cancro*, Lyon, 1773. — POUTEAU, *Œuvres posthumes*, 1783. — ABERNETHY, *London Surg. Obs.*, 1804. — BAYLE, *Biblioth. méd.*, t. XXXV, 1812. — VELPEAU, *Rev. méd.*, 1825, t. Ier. — SCARPA, *Mém. sur le squirre et le cancer*, Milan, 1821. — LISFRANC, *Arch. gén. de méd.*, 1826. — CARSWELL, *Cyclop. of Med. prat.*, 1834, art. SCHIRRUS. — MANDL, *Arch. gén. de méd.*, 1840. — BENNETT, *On Cancer a. Cancroïd. Growths*, Edinburgh, 1849. — VIRCHOW,

Arch. de Virchow, 1847, t. Ier, et 1849, t. III. — Broca, *Mém. de l'Acad. de méd.*, 1850, t. XVI. — Follin, *Arch. gén. de méd.*, t. Ier, 1855. — Marc d'Espine, *Essai de statistique*, Genève, 1858. — Lawrence, *The Diagnosis of Surg. Cancer.*, London, 1858. — Lebert, *Traité pratique des mal. cancér.*, 1851. — Breslau, *Arch. de Virchow*, t. XXVIII. — Cornil, *Mém. de l'Acad. de méd.*, t. XXVII, 1867. — Hénocque, *Gaz. hebd.*, 1869. — Waldeyer, *Arch. de Virchow*, t. XLI, 1867. — Ranvier, *Arch. de physiol.*, t. Ier, 1868. — Koster, *Entwickel, d. Carcinome u. Sarcome*, Wurtzburg, 1869. — Doutrelpont, *Arch. de Virchow*, t. XLV, 1869. — Campbell, *Med. Times a. Gaz.*, 1872. — Lutaud, *Arch. gén. de méd.*, 1874, t. XXIV, 6e série. — *Revue de Hayem*, passim. — Fischer, *Deutsche Zeitschrift f. Chir.*, t. XIV, 3, 4.— Gussenbauer, *Arch. de Langenbeck*, t. XIV, 361.—Kocher, *Deutsch. Zeitschr. f. Chir.*, t XIII, 1, 2. — Lindner, *Volkmann's klin. Vortrage*, n° 196. — Norinski, *Inocul. du cancer, Cent. fur méd. Wossenc.*, 1876. — Oldekop, *Arch. de Langenbeck*, t. XXIV, 3, 4. — Sprengel, *Arch. de Langenbeck*, t. XXVII. — Winiwarter, *Beitrage zur Statistik der Carcinome*, Stuttgard, 1878. — Nefter, *Arch. de Virchow*, t. LVII. — Wölfler, *Arch. de Langenbeck*, t. XXVI et XXVII. — Landsberger, *Ibid.*, t. XXIX, p. 98. — *Anat. Pathol.*, *Revue de Hayem*, t. XVIII, 1880, p. 437. — Wirchow. *Diag, et pron. du C. Arch. f. path. anat.*, 1887. — Alberts, *Du C., au point de vue de l'historique et de la path. expériment.*, in-8°, 1887. — Bernabes, *Recherches bact. et expérim., Arch. ital. di clin. méd.*, n° 1. — de Magalhaes, *Théorie paras. Rev. brazil. d. med.*, janvier 1888. — Makara, *Etiologie, du C., Giogiaszat*, n° 21, 1888. — *Rud. Virchow, Diagn. et pron. arch. f. path. anat.*, 1888. — Kœnig, Eug. Hahn, Bardenheuer, Schede, Ruester, Helferich, Gussenbauer, Labker et von Bergmann, *Pronostic des opérat. de C.*, Berlin, *Klin. Voch.* avril 1888. — Van der Corput, *Bull. de l'acad de méd., Belg.*, avril 1888. — Denucé, *Le microbe du C., Gaz. hebd. sc. méd.*, Bord., 1888. — Hanau, *Inoculat. du C., Corresp. f. Schweiz, Aerzte*, 1889. — Spencer-Wells, *Samml. Klin. Vortrâge*, 1889. — Wettr, *Inocul*, 18e *Congrès des chir. all.* — Michaux, *Sem. méd.*, 1889. — Raymond, *Gaz. des hôpit.*, 1889.

Thèses de Paris. — 1803, Legoux. — 1864, Moricourt. — 1865, Chaillou. — 1866, Mignot, Ravier. — 1869, Rey. — 1871, Neveux. — 1873, Dupuy. — 1874, Calmers, Dutil. — 1875, Croizet. — 1877, Salle. — 1881, Desfosses. — 1882, Le Goupils, Gosselin. — 1883, Le Clerc.

Thèses de Montpellier. — 1872, Hyvert.

Voir les *Traités généraux*, les *Classiques*, les *Dictionnaires* et les *Traités d'anatomie pathologique*.

Définition. — Le carcinome est constitué par des amas de cellules épithéliales d'origine embryonnaire, contenues dans un stroma alvéolaire ou caverneux. Il a pour principaux caractères de se propager aux ganglions, de récidiver et de se généraliser par infection.

Anatomie pathologique. — Dans tout carcinome, on trouve trois sortes d'éléments : 1° le stroma ; 2° les cellules ; 3° les vaisseaux.

1° *Stroma.* — La charpente du carcinome de nature conjonctive varie beaucoup, suivant les espèces que l'on considère. Elle est formée par des travées ou cloisons qui limitent les alvéoles en communication les unes avec les autres, et dont l'assemblage représente un tissu caverneux dans lequel sont renfermées les cellules. Le stroma lui-même contient dans son épaisseur des cellules connectives ordinaires ou déjà déviées du type normal.

2° *Cellules.* — En pressant la coupe fraîche d'un carcinome ou en raclant sa surface, on obtient un liquide plus ou moins trouble auquel, dès 1828, Cruveilhier avait donné le nom de *suc cancéreux.* Ce sont les éléments contenus dans les alvéoles qui, avec un peu de matière intercellulaire, forment ce suc cancéreux. On y trouve des cellules polymorphes, rondes, polygonales, munies de prolongements ou aplatis en forme de raquette. Leurs dimensions varient entre 9 et 40 μ. Les plus grosses cellules, véritables cellules géantes, contiennent des noyaux multiples ; il n'est pas rare d'en trouver 15 ou 20.

Tous les auteurs, depuis Waldeyer, admettent la nature épithélioïde des cellules du carcinome, seuls Cornil et Ranvier soutinrent encore une opinion différente. Pour eux, les cellules n'avaient rien de spécial, la structure alvéolaire du stroma suffisait pour caractériser le carcinome.

Virchow a donné le nom de cellules *physaliphores* à des éléments du carcinome dont les nucléoles très gonflés et vésiculeux atteignent les limites du noyau.

3° *Vaisseaux sanguins.* — La circulation sanguine des carcinomes se trouve largement assurée par un système de vaisseaux contenus dans le stroma, où ils forment un réseau en communication avec les veines de la périphérie. Ces tumeurs sont très riches en lymphatiques, qui se terminent à l'intérieur des alvéoles.

Origine du carcinome. — Les partisans de la théorie cellulaire considéraient le carcinome comme une tumeur d'origine conjonctive. Une partie des cellules formerait le stroma alvéolaire et fibreux, tandis qu'une autre partie donnerait naissance par prolifération aux cellules contenues dans les alvéoles. Cette manière de voir n'est plus acceptée aujourd'hui par la majorité des anatomo-pathologistes. L'épithéliome et le carcinome sont deux tumeurs d'origine épithéliale. Le fait paraît actuellement hors de doute.

Hannover (*Iéna. Zeit. Bd. VI*, 1852), puis Thiersch (1865), ont établi d'une façon définitive l'origine épithéliale des cancroïdes. Cornil en 1865, l'a bien démontrée pour les épithéliomes cylindriques.

Après la doctrine du blastème cancéreux soutenue par Lebert, Broca et Follin, vint la théorie de Virchow qui fit de la structure alvéolaire du carcinome la caractéristique du cancer. Cette théorie fut la seule classique jusqu'à ces temps derniers. Mais Robin et surtout Cornil (1865) avaient déjà soupçonné la nature épithéliale de certaines tumeurs cancéreuses, lorsque Waldeyer, en 1867 et 1872, démontra la nature épithéliale du carcinome ; aujourd'hui admise, grâce aux travaux de Malassez, Hermann, et Tourneux, Rindfleisch, Lancereaux, etc. L'anatomie pathologique montre, en effet, toutes les transitions entre l'épithéliome type et le carcinome le plus diffus.

L'étude des noyaux de généralisation et des noyaux secondaires montre que souvent l'épithéliome étant la tumeur primitive, les tumeurs secondaires revêtent le type carcinomateux ou réciproquement.

L'épithéliome récidive moins fréquemment et avec moins de rapidité que le carcinome. Le fait est vrai, mais n'infirme en rien la théorie de l'unité de l'épithéliome et du carcinome. Ce sont bien deux dérivés d'une même famille épithéliale.

Accroissement du carcinome. — Le cancer épithélial s'accroît de deux façons différentes : 1° par prolifération intérieure des éléments déjà formés; 2° par infiltration des parties voisines. De nouveaux alvéoles se forment incessamment dans le tissu, aux dépens du stroma fibreux et des cellules qu'il renferme. D'un autre côté, les tissus voisins sont peu à peu envahis par le produit morbide, qui pousse ainsi de véritables racines. Enfin, la

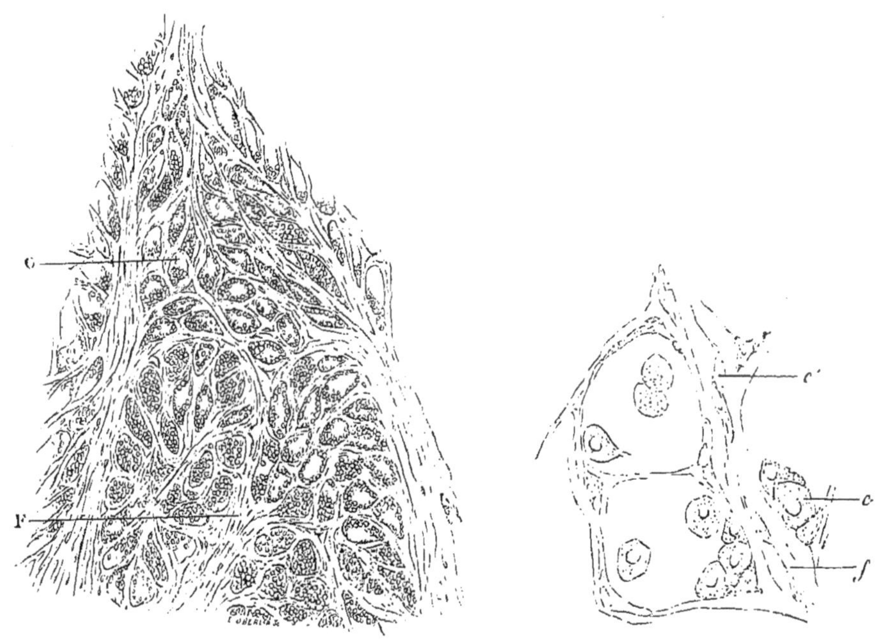

Fig. 12. — Coupe histologique d'un squirre du sein, structure alvéolaire.
F, tissu conjonctif fibreux, — C, cellules cancéreuses contenues dans les alvéoles.

remarquable tendance du carcinome à se propager par la voie lymphatique rend compte du développement très actif par contiguïté.

Espèces et variétés du carcinome. — Les principales divisions admises depuis Laënnec ont pour base quelques-uns des caractères de ces néoplasmes. Ce sont surtout les modifications du stroma qui paraissent avoir servi à différencier les variétés du carcinome. Les cellules contenues dans les alvéoles ont été quelque peu laissées de côté, et leur polymorphie serait le fait des pressions plus ou moins fortes qu'elles éprouvent. Quand le liquide intercellulaire est abondant, elles conservent leur forme assez régulièrement arrondie.

Nous décrirons avec les auteurs quatre espèces de carcinomes : 1° le *carcinome fibreux* ou *squirre;* 2° *le carcinome encéphaloïde* ou *médullaire;* 3° le *carcinome mélanique;* 4° le *carcinome colloïde.*

1° **Carcinome fibreux ou squirre.** — Le squirre n'acquiert jamais un grand volume ; dur, résistant, il crie sous le scalpel ; sa coupe bleuâtre, un peu transparente, est sillonnée de raies rougeâtres et de foyers de même couleur, surtout abondants à la périphérie. Le raclage de la coupe donne peu de suc. L'épaississement des travées conjonctives ainsi que leur prédominance sur le contenu des alvéoles caractérisent nettement le squirre.

Cette variété offre assez souvent un aspect un peu différent. Le contenu des alvéoles subit la dégénérescence granulo-graisseuse, et les lymphatiques résorbent ces produits. Aussi la tumeur diminue-t-elle parfois sensiblement, phénomène qui a valu, à cette espèce de carcinome, le nom de *squirre*

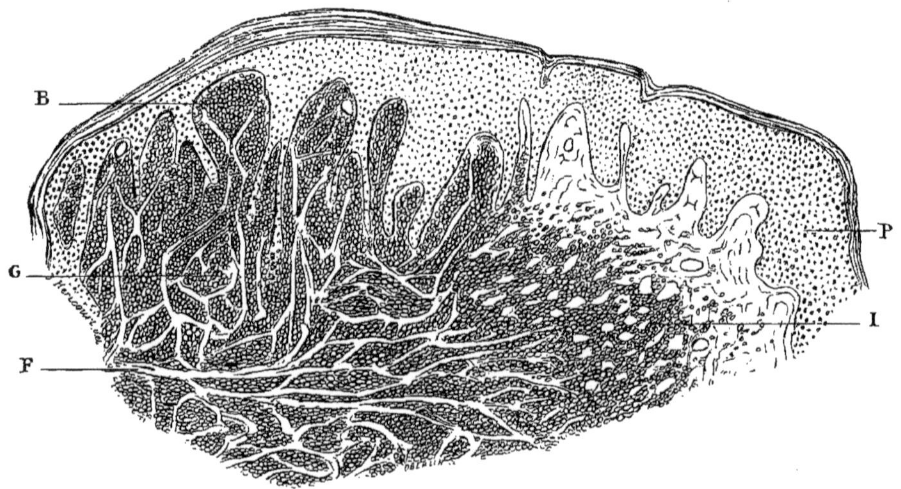

Fig. 13. — Coupe d'un carcinome de la peau. — Tumeur secondaire.

B, bourgeons épithélioïdes, — G, amas de cellules cancéreuses intra-alvéolaires, — F, stroma, I, Zone d'infiltration périphérique, — P, peau.

atrophique. La tumeur semble revenir sur elle-même, se ratatiner ; la peau s'enfonce au niveau des points atrophiés.

2° **Carcinome encéphaloïde ou médullaire**. — Dans cette espèce, la structure est toute différente. Les alvéoles sont très vastes, tandis que le stroma est peu développé. Une coupe pratiquée à travers la tumeur permet de constater à la loupe l'existence d'alvéoles. La surface de la section offre d'ailleurs les aspects les plus divers, suivant le degré de vascularisation du néoplasme. Elle est tantôt grise, jaune ou rosée, tantôt de couleur plus foncée, même rouge brun.

Le raclage ou la pression en font sortir un suc laiteux, toujours abondant. L'analogie que présente cette variété du carcinome avec la matière cérébrale lui a valu le nom de cancer encéphaloïde. Sa mollesse explique suffisamment son développement ainsi que sa généralisation rapides.

On distingue plusieurs formes de carcinome encéphaloïde, suivant les modifications qui surviennent dans les éléments constituants. Lorsque les cellules sont contenues dans de vastes alvéoles, la pression permet d'en exprimer un suc épais (*carcinome pultacé*). La transformation érectile ou hématode, l'une des plus fréquentes, mérite de nous arrêter un instant. Rien ne s'oppose à l'expansion des capillaires du réseau vasculaire, aussi ces petits vaisseaux, d'abord flexueux, moniliformes, poussent des prolongements qui s'enfoncent en végétant dans l'intérieur des alvéoles. On comprend aisément que la rupture de ces canaux ait pour conséquence la production de foyers hémorrhagiques multiples dont la présence modifie la nature et l'aspect du néoplasme.

Signalons encore le carcinome lipomateux, dans lequel de larges masses graisseuses, analogues à celles du lipome, remplissent les alvéoles. Ces tumeurs peuvent se généraliser sous cette forme exceptionnelle.

3° **Carcinome muqueux ou colloïde.** — Sa coupe offre un aspect gélatiniforme ; on y retrouve bien encore les éléments de l'encéphaloïde, mais les cellules remplies de mucine se gonflent démesurément, deviennent vésiculeuses, physalyphores, se crèvent, et par leur destruction donnent naissance à un produit liquide qui distend les alvéoles sphériques et même œdématie le stroma par infiltration des travées.

On trouve cette forme dans l'estomac, au pylore, et dans plusieurs autres viscères.

4° **Carcinome mélanique.** — Cette variété, la plus rare de toutes, se présente à la coupe sous l'aspect d'un tissu noirâtre, couleur sépia. Les tumeurs primitives, généralement molles, peu volumineuses, marronnées, contiennent des cellules pigmentées, mais la matière colorante envahit parfois les travées.

Transformations ultérieures des carcinomes. — Comme tous les autres néoplasmes, les carcinomes sont sujets, pendant le cours de leur évolution, à diverses transformations. Signalons :

1° La dégénérescence graisseuse, observée surtout dans les cellules centrales des carcinomes anciens. La tumeur devient alors jaunâtre, opaque. Cette dégénérescence peut aussi bien intéresser les travées que les cellules ; ce qui contribue à ramollir et à flétrir le néoplasme sur certains points.

2° La dégénérescence caséeuse. Elle résulte des oblitérations vasculaires produites par les bourgeons que le tissu morbide envoie quelquefois dans les veines, ou de la coagulation de la fibrine du sang. Telle est l'origine des ulcérations, quand la tumeur est superficielle, des infarctus caséeux dans les viscères (*nécrose de coagulation*).

3° L'infiltration *calcaire* rare, ne se rencontre qu'au voisinage des os.

4° L'inflammation et l'ulcération résultent d'un traumatisme ou des progrès spontanés du néoplasme. Dans ce dernier cas, le tissu morbide infiltre les éléments superficiels ; l'épiderme altéré tombe et laisse à nu une surface ulcéreuse ; les alvéoles du voisinage prolifèrent ; les grosses cellules redeviennent embryonnaires et concourent à la formation d'un tissu de granulation d'où naissent des bourgeons charnus très vasculaires. Ces bourgeons ne gardent pas longtemps leurs caractères normaux, s'allongent démesurément et saignent au moindre contact.

Étiologie du carcinome. — L'étiologie du carcinome paraît encore assez obscure. La plupart des auteurs, en effet, ont confondu dans une même étude toutes les tumeurs dites malignes. Cependant, nombre de faits relatifs aux prédispositions résultant de l'âge, du sexe, de l'hérédité, etc., restent acquis à la science.

Age. — Si le carcinome a été observé à tous les âges, on le rencontre beaucoup plus fréquemment entre cinquante et soixante ans. Rare dans l'enfance, sa proportion croît avec l'âge adulte, pour décroître ensuite dans l'extrême vieillesse.

Sexe. — Lès données statistiques sont d'accord pour accuser une prédominance plus marquée du sexe féminin pour le cancer. Les femmes y seraient presque deux fois plus sujettes que l'homme, ce qui tient à la prépondérance numérique des cancers de l'utérus et du sein. En dehors des organes génitaux, la proportion relative devient toute différente.

Grossesse. — La grossesse, d'après les recherches de SCANZONI, LEVRET et WEST, ralentit la marche des carcinomes utérins; mais après l'accouchement, le néoplasme reprend son évolution avec une suractivité manifeste.

Hérédité. — L'influence héréditaire est aujourd'hui démontrée, bien qu'elle ait été niée par nombre d'auteurs. Les tables généalogiques dressées par BROCA, WARREN, d'après des observations prises sur plusieurs générations d'une même famille, ne laissent aucun doute à cet égard. On a même remarqué, quoique ce fait soit contesté, que les carcinomes apparaissent chez les descendants à un âge moins avancé que chez les ascendants. Pour les pathologistes qui admettent la transmission héréditaire, la diathèse peut se manifester par la production de tumeurs de volume et de gravité différentes. Enfin, il faut encore signaler des cas d'alternance dans le carcinome qui peut épargner une génération sans cesser d'exercer son influence sur la suivante.

Agglomérations. Villes. — Les carcinomes sont plus fréquents à la ville qu'à la campagne, chez les riches que chez les pauvres, et parmi les premiers on observe souvent les carcinomes du tube intestinal (estomac, 32 sur 82 cas). Quant aux excès, aux influences morales, au célibat, à la stérilité, à la prostitution, il est impossible de préciser leur part d'influence dans le développement du carcinome.

Professions. — Certaines professions prédisposent au carcinome. Ainsi le cancer du scrotum se montre fréquemment chez les ramoneurs (*chimney sweep's cancer*). Ce fait, admis par les auteurs, n'a jamais été prouvé ailleurs qu'en Angleterre. Le carcinome du scrotum se rencontrerait chez les chauffeurs de hauts fourneaux, et, d'après VOLKMANN, dans les fabriques de paraffine.

Traumatisme. Irritation locale. — L'influence prédisposante du traumatisme récent ou éloigné, et surtout l'irritation, paraît aujourd'hui bien démontrée. Virchow insiste sur la prédisposition des différents orifices du corps. L'ectopie du testicule, son arrêt à l'anneau inguinal, expliquent la fréquence du cancer de cet organe.

Régions et climats. — Certaines contrées du Nord présenteraient, eu égard au carcinome, une véritable immunité : telles sont les îles Féroë, l'Islande, l'Amérique du Nord. Les régions tropicales, le sud-est de l'Europe, y seraient également moins sujets.

Siège des carcinomes. — Tous les organes peuvent être envahis par le carcinome: dans les uns, l'affection est primitive; les autres, comme le foie, le cœur, les poumons, sont plus spécialement le siège des carcinomes secondaires. D'après les statistiques de Marc d'Espine et de Virchow, les carcinomes de l'estomac seraient de beaucoup les plus communs. Viendraient ensuite l'utérus et ses annexes, qui fournissent à ce genre de tumeur un notable contingent. D'une façon générale, les cancers des organes de la génération chez l'homme et chez la femme sont fréquents.

Symptômes et marche. — Les symptômes des carcinomes varient avec chaque espèce. Pour ne pas rester dans des généralités confuses, nous décrirons isolément les principales.

1° *Carcinome encéphaloïde.* — Il forme une tumeur de volume variable, bosselée à sa surface, irrégulièrement arrondie, ayant en général une consistance molle. On observerait cette variété, d'après Paget, dans les glandes, aux membres; mais elle n'est pas rare dans les viscères. L'encéphaloïde peut être circonscrit, comme encapsulé, ou diffus et infiltré. Dans les premières périodes de son évolution, il a toujours une consistance plus ferme; de là les expressions d'encéphaloïdes dur et ramolli, admises par Cruveilhier. A la dernière période, le néoplasme offre une consistance molle, semblable à celle du cerveau.

1re *Période.* — Le carcinome débute ordinairement d'une façon insidieuse, c'est par hasard que les malades découvrent une petite grosseur indolente, ou à peu près, et sur laquelle la peau est mobile.

2e *Période, Infiltration.* — A mesure que le carcinome s'accroît, ce qui se fait dans un laps de temps très variable, la peau devient moins mobile et le néoplasme s'enracine dans les tissus voisins. La tumeur se présente alors sous la forme d'une masse mamelonnée, que Velpeau comparait fort justement à la tête d'une brioche. La peau change d'aspect au sommet des bosselures; elle devient luisante, rouge, violacée, marbrée par un lacis veineux irradié autour du produit morbide, en formant les dessins bizarres que les anciens comparaient aux pattes d'un crabe (καρκινος). A cette époque, le carcinome n'est plus indolent, mais traduit sa présence par des picotements, des élancements tout particuliers. Dans les cavités viscérales, l'estomac, la vessie, par exemple, le carcinome encéphaloïde fait saillie à l'intérieur comme sous la peau.

Il est déjà possible à cette période de constater dans certaines parties de la tumeur une fluctuation évidente.

3e *Période. Ulcération.* — La peau envahie par le néoplasme s'amincit de plus en plus, l'épiderme tombe; il en résulte une petite ulcération qui s'accroît très promptement en peu de jours. La plaie formée sécrète un liquide puriforme, grisâtre, mal lié, doué d'une odeur nauséabonde; on lui a donné le nom de sanie ou ichor. Les parties ramollies les plus superficielles se vident par cette plaie, qui prend un aspect particulier avec bords taillés à pic, circonscrivant un infundibulum en partie comblé par des détritus de la tumeur. Au bout de quelques jours, la réaction inflammatoire a pour effet de produire des bourgeons mollasses, villeux, saignants, capables d'amener exceptionnellement une cicatrisation provisoire ou partielle bientôt détruite par les progrès incessants du cancer.

Il n'est pas rare de voir l'ulcération se présenter sous un autre aspect. La tumeur tend à faire hernie à travers la solution de continuité de la peau, sous forme d'un gros bourgeon ou champignon végétant violacé.

Lorsque le carcinome encéphaloïde est très vasculaire (cancer hématode), l'ulcération donne parfois naissance à de graves hémorrhagies qui peuvent compromettre la vie des malades. La tumeur siège-t-elle dans une cavité viscérale, l'ulcération tantôt rétrécit, tantôt détruit les parois et finit par faire communiquer le foyer avec quelque grande séreuse ou un organe important.

4e *Période. Infection ganglionnaire. Généralisation.* — Le carcinome ulcéré se propage très vite aux ganglions voisins en formant des masses volumineuses. Ce n'est là que le phénomène initial de la généralisation. Elle aboutit à la production de tumeurs secondaires ayant la même structure que la tumeur mère dans les principaux viscères. Nous reviendrons bientôt sur cette période ultime commune à tous les carcinomes, dont le dernier degré se traduit par la cachexie carcinomateuse.

La marche de l'encéphaloïde est uniformément fatale. PAGET a vu la tumeur diminuer, se porter ailleurs; mais c'est là un fait isolé qu'on doit considérer comme une exception. Il arrive que cette variété de néoplasme tombe en gangrène partielle ou totale; on a pu, en pareil cas, espérer une guérison prochaine, espoir toujours déçu par la récidive. L'évolution totale dure plus ou moins, suivant les cas. Si le carcinome accomplit parfois toutes ses phases en huit semaines, sa durée moyenne est de dix-huit mois. Les exemples de longévité ne dépassent guère quatre ans. A cet égard, il convient de faire une différence en faveur des carcinomes externes.

2° *Cancer fibreux ou squirre.* Le squirre constitue ordinairement une tumeur ferme, quelquefois même très dure, mal circonscrite, qui envoie des prolongements dans l'épaisseur des organes où il se développe. Son volume n'est jamais aussi gros que celui de l'encéphaloïde; il infiltre assez rapidement les tissus voisins, la peau, les muscles, les aponévroses. On l'observe fréquemment à la mamelle (squirre en cuirasse du sein de VELPEAU), dans l'estomac, au gros intestin, au rectum, à l'utérus. Comme néoplasme secondaire, son siège est très variable.

1° Au début le squirre se présente comme une tumeur indifférente, mobile; la peau n'est pas encore adhérente, et les ganglions sont intacts. 2° A mesure que le néoplasme s'accroît, ses limites deviennent moins précises, sa surface inégale; la peau infiltrée fait corps avec lui, se déprime çà et là en formant des sillons assez profonds; lorsque le squirre siège au niveau d'un orifice naturellement étroit, comme le pylore, il tend par la rétraction de son tissu à oblitérer plus ou moins complètement le conduit. Au pourtour se développe un réseau veineux très prononcé. Les douleurs n'offrent rien de particulier; mais un fait déjà caractéristique est la propagation rapide du cancer aux ganglions correspondants.

3° La troisième période, dite d'ulcération, ressemble à celle de l'encéphaloïde; la peau amincie cède au niveau de quelque bourgeon exubérant et souvent s'excorie au fond des fissures qui résultent des dépressions cutanées.

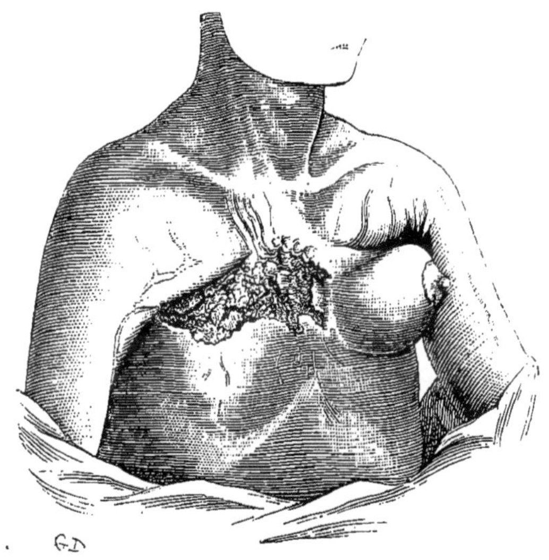

Fig. 14. — Squirres atrophiques des seins, d'après BILLROTH.

Une fois formée, l'ulcération s'accroît lentement, se recouvre de bourgeons charnus très pauvres, chétifs. Les bords de l'ulcère ne sont pas taillés à pic comme dans l'encéphaloïde; indurés et peu saillants, ils reposent sur un fond également résistant. L'ichor qui en découle est peu abondant, fétide; il n'est pas rare de le voir se dessécher et former par places de véritables croûtes qui peuvent momentanément donner l'illusion d'un début de cicatrisation. Pendant ce temps, l'infection ganglionnaire continue ses progrès; l'infection générale serait moins rapide que pour l'encéphaloïde. D'ailleurs sa marche, quoique fatalement progressive, offre des stades d'arrêt, et même des périodes de cicatrisation partielle ou complète.

L'évolution du squirre se fait beaucoup plus lentement que celle de l'encéphaloïde; il peut s'écouler dix ou vingt ans entre le début du mal et la cachexie, dernier terme de l'infection. VELPEAU l'aurait vu guérir; PAGET, au contraire, a constaté que la mort arrive fatalement après une période moyenne de cinq ans.

3° *Carcinome mélanique.* — Il existe au début plusieurs tumeurs ordinairement petites qui s'accroissent ensuite, en communiquant une coloration bleuâtre à la peau; leur consistance est molle, leur évolution locale lente, tandis que la généralisation se fait activement; aussi n'est-il pas rare de voir la période cachectique se déclarer avant que les tumeurs se soient ulcérées. Quand ces tumeurs s'ouvrent, elles donnent naissance à une plaie de mauvais aspect d'où s'écoule un ichor gris brunâtre couleur sépia.

La rareté excessive du carcinome mélanique rend son existence douteuse. Quénu se demande si ce ne serait pas un sarcome alvéolaire mélanique.

4° Au point de vue des symptômes, le *carcinome colloïde* ne diffère pas de la variété encéphaloïde; cependant l'évolution du carcinome colloïde est plus lente et sa tendance à la généralisation moins prononcée.

Infection ganglionnaire du carcinome. — Quelle que soit la variété de carcinome, la propagation aux ganglions correspondants constitue un symptôme caractéristique qui manque exceptionnellement; peut-être l'infection générale par les artères ou les veines précède-t-elle l'infection du système lymphatique, mais cette dernière est à peu près constante.

Le carcinome se propage aux ganglions par l'intermédiaire des lymphatiques de la région dans lesquels on a pu maintes fois trouver les éléments propres du carcinome; dans certains cas les produits du néoplasme se retrouvent jusque dans le canal thoracique.

Troisier a décrit avec soin les lymphangites cancéreuses (thèse de Paris, 1874), mais il est permis de penser que la matière cancéreuse qui remplit les vaisseaux ne provient pas seulement de l'endothélium lymphatique, mais qu'elle a été transportée depuis le foyer productif.

Cet envahissement lymphatique, s'explique par la communication des alvéoles du carcinome avec les lymphatiques (Cornil et Ranvier).

La matière carcinomateuse se greffe dans les ganglions. Avant de subir la transformation néoplasique, ceux-ci présentent constamment une hypertrophie irritative. Il est à noter que plusieurs ganglions sont ordinairement envahis en même temps à des degrés divers, et il possible de suivre les cordons intermédiaires entre les ganglions d'une chaîne. Ainsi on sent nettement les ganglions axillaires dans les carcinomes du sein, ceux de la région lombaire quand le testicule est pris; souvent le siège de l'adénopathie sert au diagnostic du siège de la tumeur primitive. Assez fréquemment les ganglions forment à une certaine distance de la tumeur de véritables masses qui reproduisent le carcinome primitif avec tous ses caractères anatomiques et cliniques; ces masses peuvent aussi se ramollir, s'abcéder, s'ulcérer, subir l'atrophie quand il s'agit d'un squirre; les carcinomes des viscères s'accompagnent également de tumeurs ganglionnaires très volumineuses déterminant des accidents sérieux par la compression qu'elles exercent. L'infection ganglionnaire deviendrait surtout active au moment où la tumeur primitive a envahi la peau ou une muqueuse, organes riches en lymphatiques.

Infection générale par les artères et les veines. — Les artères et les veines jouent également un rôle dans la propagation de la tumeur; si les artères par leur structure résistent mieux que les veines à l'envahissement du néoplasme, elles n'en subissent pas moins lentement l'infiltration qui désorganise leurs parois et les expose à une rupture de la tunique interne. Il en résulte souvent de véritables apoplexies dans l'intérieur du carcinome; rarement les bourgeons se frayent un passage par cette voie pour pénétrer à l'intérieur du vaisseau. Dans les veines, au contraire, ce second phénomène est fréquent et les embolies détachées de ces bourgeons intra-vasculaires, puis transportées au loin par la circulation générale deviennent l'une des causes puissantes, comme nous le verrons bientôt, de l'infection viscérale secondaire. Il est aujourd'hui bien démontré qu'on retrouve dans les embolies les éléments identiques à ceux du carcinome primitif: Velpeau, Andral, Cruveilhier, Broca, plus récemment Rieder (*Centralbl. f. Chir.*, 1879) ont mis hors de doute que des parcelles du carcinome émigrées peuvent contracter adhérence avec les parois des vaisseaux, prendre racine dans les tissus environnants, coloniser et devenir ainsi l'origine de tumeurs secondaires.

Cette généralisation carcinomateuse si intense et parfois si rapide a déterminé les anatomo-pathologistes à chercher s'il n'existait pas dans le sang d'éléments de contamination. Lucke, dès 1889, avait trouvé dans le sang des cancéreux de petites cellules fusiformes.

Peyrhilhe, fut le premier auteur qui, en 1774, essayait, sur les chiens, la reproduction du cancer, en injectant à ces animaux des débris de tumeurs. Broca rappelle qu'en 1802 le « Comité du cancer » posait, à Londres, la question de la contagiosité du cancer. Des travaux récents de Pilliet, Kirmisson, etc., ont bien résumé la question.

La théorie parasitaire du cancer s'appuie sur trois ordres de preuves :

Preuves cliniques. — Quelques exemples de simultanéité de tumeurs cancéreuses chez des personnes vivant en commun (cancer du pénis chez l'homme, cancer de l'utérus chez la femme) sont en trop petit nombre pour avoir quelque valeur. Bien autrement probantes sont les auto-inoculations cancéreuses : Epithéliomes siégeant l'un en face de l'autre (lèvres, vessie, intestin, péritoine), noyau cancéreux au niveau de la ponction d'une ascite d'origine cancéreuse, noyaux cancéreux dans une cicatrice abdominale de laparotomie pour cancers pelviens. Ce sont là de véritables greffes cancéreuses.

Preuves expérimentales. — Les inoculations de suc cancéreux dans les veines n'auraient donné que des embolies septiques ou simples (Weber, Billroth). Les différents essais de greffes de fragments cancéreux chez les animaux n'ont jamais reproduit de néoplasmes véritables (Goujon, O. Weber, Hyvert, Sallé).

Preuves histologiques. — Rapin (de Nantes), en 1887, annonce qu'il a découvert et cultivé le microbe du cancer et du sarcome. A la même époque Scheurlen, à la Société de médecine de Berlin, isole un microbe qu'il cultive et qui inoculé reproduirait le néoplasme primitif. Mais, les faits de Scheurlen sont loin d'être démonstratifs, ses prétendues tumeurs ne paraissent être que des noyaux inflammatoires. D'après Senger (*Berlin. Klin. Wochen.*, 1888) qui a fait 350 inoculations toujours négatives, le microbe de Scheurlen ne serait autre que le bacille de la pomme de terre.

Ce ne sont pas les seuls auteurs qui aient trouvé des parasites dans les tumeurs malignes (Schill, *Soc. méd.*, 1887; Francke, *Munch. med. Woch.*, 1888; Nepveu, *Acad. sc.*, 1888). Mais ces microbes n'ont rien de pathognomonique et n'ont aucune influence causale.

Malgré des communications, plus récentes encore où l'on aurait réussi à reproduire en série des carcinomes sur des souris blanches (*Soc. biol.*, 1891), on n'est pas encore autorisé à dire qu'il existe un parasite du carcinome.

Infection ou généralisation. Carcinome secondaire. Carcinose aiguë. — Il est un fait bien acquis, c'est qu'à une période plus ou moins avancée de son évolution, le carcinome empoisonne l'économie tout entière, et que des tumeurs en tous points semblables à la première, comme structure et variété, se forment simultanément dans des organes éloignés, de préférence dans les viscères. Cette généralisation n'est pas obsolue; elle peut manquer lorsque le carcinome primitif, en raison de son siège enlève prématurément le malade; on l'observe au moins dans les trois quarts des cas. Tous les viscères et surtout ceux où l'on rencontre le plus rarement les carcinomes primitifs peuvent être le siège de carcinomes secondaires, tels sont : le foie, le poumon, la plèvre, le péricarde, la rate, le cœur, les reins. Les os, surtout les vertèbres, sont fréquemment envahis par les produits secondaires, et l'infection carcinomateuse retentit sur tout le squelette qui devient poreux et partant plus fragile.

Le volume des produits secondaires varie beaucoup; les uns sont gros comme une noix, d'autres semblables à des tumeurs miliaires. Il arrive même qu'on trouve uniquement cette dernière forme, ce qui a fait admettre par quelques-uns une carcinose miliaire aiguë, analogue à la granulie tuberculeuse (Thévenot).

Quatre théories permettent d'expliquer la généralisation du carcinome ; la première, la plus rationnelle, la théorie mécanique, admet la migration et la greffe des éléments; la seconde est la dyscrasie permanente ou diathèse carcinomateuse ; la troisième fait intervenir la dyscrasie secondaire par infection du sang; la quatrième plus récente incrimine la nature parasitaire du cancer. Nous avons dit ce qu'il faut penser de cette dernière.

A. La théorie mécanique a pour base l'évolution ultérieure des produits secondaires qui correspond à la période de ramollissement du néoplasme, la constatation des éléments de la tumeur mère dans les veines, dans les embolies et les vaisseaux, enfin les expériences de Rieder qui a constaté la greffe et la vascularisation des éléments émigrés. Nous pensons que, seule, elle rend compte de la marche et du processus de l'infection dont le dernier terme est la cachexie.

B. Les partisans de la diathèse admettent une altération spécifique du sang, antérieure à toute manifestation et dont le cancer primitif ou les produits généralisés ne sont que des degrés successifs. Cette théorie n'explique rien et ne rend pas compte de la marche toute particulière de l'infection analogue par plus d'un côté à celle de la tuberculose. Carswell pensait même qu'il devrait exister un cancer du sang dont les carcinomes seraient les manifestations.

C. La théorie de la dyscrasie secondaire considère la tumeur primitive comme un foyer où le sang s'altère soit en puisant les germes qui vont semer le mal dans les autres organes, soit en y subissant une altération inconnue dans son essence d'où résulte la dyscrasie. Seulement, il manque à cette théorie de pouvoir exactement préciser la nature du principe infectieux dont on ne constate que les effets. Faut-il admettre un virus spécial, un blastème comme le pense Robin, un germe figuré? ce sont là de pures hypothèses dans l'état actuel de la science.

Cependant des efforts ont été tentés dans ce sens par Sappey (*Acad. des sciences*, 1883). Cet observateur a constaté que dans le cancer, non seulement les ganglions lymphatiques mais les globules blancs du sang eux-mêmes étaient altérés; au lieu de 10 μ ils en mesurent 15, 20 et 25; en outre les noyaux sont segmentés en 6, 8 ou 10 globulins, et les granulations graisseuses sont plus nombreuses et plus considérables. Sappey conclut de ses recherches « que ce n'est pas dans la tumeur elle-même qu'il faut chercher la cellule type, mais dans le sang qui vient de la traverser ». Voici encore d'après lui comment se ferait l'accroissement des tumeurs. « Affluant d'une manière continue vers le point malade, le sang y apporte sans cesse de nouveaux globules. Au contact des globules dégénérées, ceux-ci dégénèrent à leur tour, puis s'ajoutent aux cellules cancéreuses déjà collectées. De ces dépôts successifs de globules cancéreux résulte un centre d'agglomération d'abord invisible et impalpable mais qui bientôt devient perceptible à la vue et au toucher, qui s'accroît ainsi peu à peu, et qui pourra atteindre dans quelques cas un volume énorme parce qu'il emprunte les éléments de son accroissement à une source inépuisable. » La généralisation se ferait également par l'intermédiaire des globules blancs dégénérés qui, partis avec le sang du foyer cancéreux, se répandent dans tout l'organisme.

Cachexie carcinomateuse. — Tant qu'un carcinome n'est pas ulcéré, qu'il n'est pas ramolli, que les ganglions sont indemnes, tant que l'infection et la généralisation ne se sont pas déclarées, sa présence est compatible avec le maintien de la santé générale. Toutefois, si la tumeur occupe un organe essentiel, si elle siège au niveau d'un orifice important, elle amène de bonne heure des troubles fonctionnels sérieux. Lorsque l'infection se produit, on ne tarde pas à constater des altérations graves de la nutrition, l'amaigrissement, la dyspepsie, une anémie progressive, en même temps que l'habitus général se modifie; les chairs deviennent plus molles, la peau et les conjonctives prennent une teinte terreuse, jaune paille, caractéristique. Des accès irréguliers de fièvre signalent les progrès de l'infection, contribuent à l'affaiblissement; des douleurs vagues, erratiques, minent la constitution. Les fonctions intellectuelles ne restent pas indifférentes, la tristesse et le découragement s'emparent du malade; l'insomnie, la diarrhée, les hydropisies, l'anorexie, les hémorrhagies passives, la septicémie conduisent insensiblement les carcinomateux au marasme et à la mort.

Diagnostic. — Il ne sera question dans ce traité que des carcinomes accessibles à la vue et au palper, car l'étude très difficile de ceux qui prennent naissance dans les viscères est du ressort de la pathologie interne. Ainsi borné, le diagnostic des carcinomes reste hérissé de difficultés, et pour le clinicien l'expérience est trop souvent le souvenir des erreurs commises. Comment pourrait-il en être autrement quand on voit les hésitations et les discordances des anatomo-pathologistes appelés à se prononcer sur la nature d'une tumeur extirpée.

Malgré cela, un certain nombre de signes permettent de reconnaître la nature de l'affection. Lorsqu'une tumeur se développe lentement dans un organe, chez une personne âgée de plus de quarante ans, qu'elle constitue une masse peu mobile, molle mais plutôt ferme, adhérente à la peau, infiltrée dans les tissus, présentant des douleurs lancinantes, et sillonnée par un lacis prononcé de veines périphériques, on peut avec raison penser à un carcinome. Ces caractères néanmoins ne sont pas pathognomoniques ; le seul fait de l'existence d'une chaîne de ganglions au voisinage suffit pour donner sur la malignité du néoplasme des notions qui écartent d'emblée le plus grand nombre des autres tumeurs. De même, la forme bosselée de la tumeur, son ramollissement en certains points, la coloration de la peau, son ulcération superficielle, la nature et la fétidité de l'ichor qui en découle sont autant de symptômes qui servent utilement pour compléter le diagnostic. On a jusqu'ici accordé à la douleur une valeur diagnostique trop importante. Faure, élève de Verneuil, a démontré dans sa thèse (Paris, 1891) qu'un grand nombre de carcinomes des plus dangereux étaient absolument indolents.

Cependant toutes les tumeurs solides et liquides peuvent, à un moment donné de leur évolution, être confondues avec le carcinome. La ponction, l'absence de transparence, la douleur, la présence de racines divergentes, séparent nettement les tumeurs kystiques simples et les abcès.

Le lipome, remarquable par son indolence, se développe plus lentement ; le fibrome n'a jamais de propagation ganglionnaire ; le chondrome, parfois un peu transparent, a un siège spécial, apparaît à un âge différent et présente des bosselures plus dures et plus lisses.

Nous n'avons pas de caractères distincts bien nets entre le carcinome, le sarcome, l'adénome et l'épithéliome. Sans doute, le sarcome s'accompagne fort rarement d'engorgement ganglionnaire, ainsi que l'adénome ; mais ce n'est pas un fait absolu et au début du carcinome l'infection lymphatique n'existe pas encore. Aussi faut-il pour chaque région procéder à un examen différentiel complet, passer en revue les tumeurs analogues et les éliminer successivement. Alors toutes les considérations étiologiques, les symptômes, la marche, les antécédents, l'hérédité même pourront intervenir utilement pour éclairer le diagnostic. Quant à la ponction avec le trocart à curette, qui permet d'examiner des parcelles de la masse, elle rendra quelquefois des services ; mais ce moyen est bien rarement utilisé en clinique.

Il n'est pas moins difficile de différencier les diverses espèces de carcinomes, surtout à leur première période. La consistance dure du squirre, son petit volume, ses racines profondes, la présence de dépressions et de sillons dans le squirre atrophique, lui donnent une physionomie spéciale. Les carcinomes colloïdes deviennent plus gros que les autres et ont une consistance plus molle dès le début; enfin la coloration spéciale du carcinome mélanique constituera un signe très utile quand elle sera perceptible.

Les altérations du sang et de l'urine, qui seraient constantes chez les carcinomateux, présenteraient, d'après certains auteurs, une certaine valeur diagnostique.

L'augmentation des globules blancs chez les cancéreux, surtout dans le cas de cancer à début glandulaire, a été mise en relief par Andral, Sappey, Hayem, etc. Quinquaud a de plus trouvé que le sang des cancéreux était pauvre en hémoglobine, il l'a vu descendre à 25 grammes par 1000 grammes au lieu du poids normal de 125 grammes.

Les recherches hématologiques, l'analyse du sang (dosage de l'hémoglobine), la numération des globules blancs, sont sans grande utilité diagnostique.

Freund (*Wiener. Med. Blatter.*, 1885, n° 9) a trouvé dans le sang des carcinomateux un excès de sucre et de matière glycogène qui disparaissent après l'extirpation. Rommelaere (1883) a démontré que dans le cas de cancer, il y avait toujours hypoazoturie. et hypophosphaturie, c'est-à-dire diminution de l'urée et des phosphates. Thiriar, Kirmisson ont repris et confirmé les recherches de Rommelaere, mais, de leurs expériences, il résulte qu'il est impossible de se baser sur ce signe pour conclure à la malignité ou à la bénignité d'une tumeur. Cette pauvreté du sang en hémoglobine, la diminution de l'urée et des phosphates dans l'urine, témoignent d'un ralentissement profond dans la nutrition, mais ne sauraient être, à notre avis, regardés comme pathognomoniques d'une tumeur maligne.

Pronostic. — La guérison spontanée du carcinome est tellement exceptionnelle qu'on peut la mettre en doute. On en a cité quelques cas après gangrène du néoplasme; outre que ces faits sont rares, le diagnostic n'était pas toujours établi d'une façon rigoureuse. Aussi doit-on considérer le pronostic du carcinome comme extrêmement grave et presque constamment fatal. Le carcinome, opéré de bonne heure, peut ne pas récidiver, ou bien la récidive n'apparaît qu'après un laps de temps de plusieurs années, ce qui constitue un bénéfice réel et un stade d'arrêt dans la marche de l'affection; mais le plus souvent le néoplasme se reproduit *in situ*, dans les ganglions du voisinage ou dans une autre région.

Ces tumeurs récidivent sur place, car, malgré tout le soin apporté par le chirurgien dans l'ablation, il arrive que des traînées ou des prolongements éloignés lui échappent. Ce fait est surtout vrai pour les tumeurs qui prennent naissance dans des organes ou des régions mal définis (parois du rectum). Cependant, d'après les recherches de Broca, Paget, Sibley, Gross, même dans les cas de récidive, les carcinomes opérés tuent moins vite que ceux qui sont abandonnés à leur évolution naturelle. Pour cette raison et surtout à cause des troubles fonctionnels et mécaniques qu'ils déterminent, les carcinomes viscéraux inopérables amènent plus rapidement la mort.

Le pronostic varie encore beaucoup suivant le siège de la tumeur, l'importance fonctionnelle de la région. L'encéphaloïde marche plus vite que le squirre, et en particulier que le squirre atrophique. Le carcinome mélanique est de tous le plus redoutable. L'âge exerce également une influence sensible; le carcinome du jeune âge évolue plus rapidement que celui de l'âge mûr.

Traitement. — Le traitement est médical ou chirurgical.

Le traitement interne, vanté de tout temps, n'a aucune efficacité démontrée. Les milliers de remèdes plus ou moins rationnels qui, tour à tour, ont été préconisés par des spécialistes, la ciguë, l'arsenic, l'iodure de potassium, les sels de cuivre, d'or, les alcalins, échouent uniformément dès qu'on les emploie régulièrement. La méthode antiphlogistique de Valsalva et de Broussais, la méthode débilitante de Pouteau, qui pensait diminuer les cancers en les affamant, n'ont plus de partisans. On a voulu faire une exception au milieu de cette proscription générale pour les préparations phosphorées.

Bien autrement utile est le traitement palliatif externe, à la condition qu'il ne soit pas trop irritant. Ulcéré ou non, le néoplasme doit être garanti contre toutes les irritations externes, pansé avec soin, et ne jamais être soumis à des pressions intempestives. Les seules préparations locales utiles sont les narcotiques et les anesthésiques dans le but de combattre la douleur, les hémostatiques contre les pertes de sang, puis les désinfectants pour pallier un peu l'odeur si nauséabonde de l'ichor carcinomateux, qui infecte facilement toute une salle et contribue beaucoup à altérer la santé du malade.

Enfin, il est presque inutile d'ajouter que tous les médicaments dont dispose la thérapeutique pour relever ou maintenir la santé générale doivent être mis à contribution.

Traitement chirurgical. — Les moyens chirurgicaux se divisent en deux groupes. Les uns ont pour but de s'opposer au développement de la tumeur; les autres s'adressent au néoplasme pour le détruire et l'extirper.

Les résolutifs absolument inactifs ne présentent que des dangers; la compression elle-même, outre son inefficacité, n'est pas toujours inoffensive. Les courants électriques, malgré les résultats favorables de Neftel (de New-York), loin de faire disparaître le carcinome, contribuent à activer son évolution. Les réfrigérants sont seulement utiles comme anesthésiques. La ligature des artères de la région, dans le but d'amener l'atrophie du néoplasme, n'a pas donné de brillants succès, et il faut la réserver comme opération hémostatique préliminaire dans l'extirpation de certains néoplasmes (cou, langue). Les injections interstitielles de liquides (sels de zinc, de fer, acide acétique, nitrate d'argent, etc.) ne sauraient avoir la prétention de modifier la structure de la tumeur; elles agissent comme les caustiques dont nous parlerons bientôt, sans valoir mieux qu'eux. Il en est de même du suc gastrique du chien; appliqué localement, ce moyen paraît avoir donné des résultats à plusieurs chirurgiens italiens et allemands, en détruisant la tumeur de la surface à la profondeur, à la façon des caustiques. Récemment, en Autriche, on a vivement préconisé les injections interstitielles de *pyoctanin*, mais les résultats ne sont pas venus confirmer les espérances qu'avaient conçues les promoteurs de la méthode.

Moyens destructeurs. 1° *Caustiques.* — Le fer rouge n'agit pas assez profondément pour servir utilement comme moyen de destruction.

Les caustiques chimiques sont d'un emploi vulgaire et contribuent pour une large part aux succès éphémères des guérisseurs de cancers. On a eu aussi recours aux pâtes arsenicales, la pâte de Vienne, l'acide azotique, le nitrate acide de mercure, le beurre d'antimoine et surtout le chlorure de zinc en solution ou sous la forme de pâte de Canquoin. Hausmann préconise la solution de potasse au millième, avec laquelle on touche la surface du carcinome tous les quarts d'heure. A l'aide de ces divers agents, on peut pratiquer la cautérisation en nappe (carcinomes ulcérés), la cautérisation linéaire, ou bien on larde la base de la tumeur avec des flèches contenant le caustique.

La cautérisation est une méthode lente, douloureuse, qui ne met pas à l'abri des complications opératoires, et dont il est très difficile de diriger l'action ; elle dépasse les limites du mal ou elle ne les atteint pas, et ne peut s'appliquer qu'aux petites tumeurs; elle produit dans les parties profondes une prolifération active et donne souvent un véritable coup de fouet au néoplasme. Il faut la réserver pour compléter une extirpation que l'on soupçonne imparfaite dans le cas de récidive; et le plus souvent à titre palliatif.

2° *Extirpation, ablation ou amputation.* — Suivant les régions envahies, la nature de l'organe et l'intégrité de la peau, on pratique l'extirpation ou l'amputation. Ces opérations se font aujourd'hui à l'aide du bistouri, qui permet mieux qu'un autre moyen de juger des limites de la tumeur; on se sert aussi du thermo-cautère, mais ses avantages hémostatiques, assez restreints d'ailleurs, ne compensent pas le défaut de cacher au chirurgien la structure des parties sectionnées et l'impossibilité de faire une réunion immédiate. L'écraseur linéaire a été autrefois employé pour enlever en dehors des limites du mal un organe très vasculaire, comme le pénis ou la langue.

Les sections doivent être faites largement, bien en dehors du néoplasme, et toute portion douteuse doit être sacrifiée.

Quelles sont les limites de l'intervention? Quels carcinomes faut-il enlever? Tout le monde s'accorde pour opérer, quand le sujet est sain, la tumeur accessible, et si l'on ne court pas le risque d'exposer le malade à des complications plus redoutables que le mal lui-même. Quand le néoplasme est circonscrit, peu volumineux, lorsqu'il n'y a pas encore d'engorgement ganglionnaire ou que les ganglions isolés, peu nombreux, mobiles, peuvent être facilement extirpés, l'intervention est également indiquée. De plus, il faut se hâter, car chaque jour perdu ôte quelque chance à l'opération. En outre, on ne doit pas opérer quand l'ablation du carcinome, trop volumineux ou trop étendu, nécessiterait une perte de substance irréparable. Dans tous les cas où il y a un commencement de généralisation, un état de santé mauvais, des ganglions très nombreux, surtout quand ils se continuent dans le thorax ou l'abdomen et sont inaccessibles, il faut s'abstenir. La même conduite s'impose également lorsque les tumeurs sont multiples, l'une d'elles étant profonde, ou bien lorsqu'on a la certitude de prolongements hors de la portée des instruments, ce qui arrive assez fréquemment pour certains organes.

Enfin, chez les personnes très âgées qui portent des carcinomes indolents à marche lente, comme le squirre atrophique, mieux vaut les abandonner.

Les carcinomes inopérables peuvent cependant nécessiter certains traitements palliatifs qui ont pour but d'arrêter les hémorrhagies, de diminuer les douleurs et souvent aussi de rétablir les fonctions compromises par les progrès du néoplasme. C'est dans ce dernier but que, depuis plusieurs années, on a essayé avec quelque succès, à l'étranger principalement, des opérations diverses sur le tube digestif (colotomie, gastrostomie, œsophagotomie), la ligature des artères afférentes, l'extirpation partielle (pharynx, larynx, langue).

La question du traitement du carcinome a été récemment encore mise à l'ordre du jour, en 1882, au dixième congrès des chirurgiens allemands. Esmarch a posé un certain nombre de problèmes auxquels plusieurs chirurgiens ont répondu en publiant leurs statistiques. Voici quelles sont les questions posées et l'opinion de Landsberger, qui a centralisé les travaux de Winiwarter, Henry, Oldekop, Sprengel, Kœser, Fischer.

1° Quel résultat a-t-on à attendre du traitement des tumeurs malignes par le bistouri? Quelle influence ont le stade auquel on opère (dégénération secondaire des ganglions, récidive, etc.) et la méthode opératoire (extirpation complète de l'organe malade, amputation dans les parties saines, enlèvement simultané de la peau sus-jacente, etc.) sur le résultat?

2° Quel résultat donne le traitement des tumeurs malignes par les caustiques ou le raclage avec application consécutive du fer rouge? Y a-t-il des caustiques qui détruisent les éléments du néoplasme sans attaquer les tissus sains?

3° Quel résultat donne le traitement des tumeurs malignes par l'électrolyse?

4° Quel résultat donne le traitement des tumeurs malignes par l'emploi des injections parenchymateuses ou l'insertion de substances médicamenteuses?

5° Quelle influence ont le régime et la médication interne sur la marche des tumeurs malignes?

6° Y a-t-il des moyens de ralentir l'accroissement des tumeurs malignes (glace, compression)?

7° Quelles sont les influences qui favorisent l'accroissement des tumeurs malignes (cataplasmes chauds, cautérisations superficielles, médications débilitantes)?

8° Dans les cas non opérables, par quels moyens peut-on diminuer la douleur des patients?

9° L'intervention opératoire prolonge-t-elle ou raccourcit-elle la durée de la vie des malades?

Les auteurs qui ont apporté des travaux en réponse à ces questions prennent surtout pour type le carcinome. Il nous serait impossible d'entrer ici dans le détail des résultats fournis par cette sorte d'enquête encore incomplète, et nous aurons maintes fois l'occasion de revenir sur ces différents problèmes en étudiant la pathologie des régions. La plupart des auteurs ont eu principalement en vue le carcinome du sein, et c'est à la solution de la première et de la dernière question qu'ils ont accordé la plus grande importance. Il ressort de leurs statistiques, très utiles à consulter, que la guérison est possible. On l'a constatée dans la proportion de 5 à 12 p. 100. Mais hâtons-nous de dire que l'on considère comme guérison l'absence de récidive dans les trois années qui suivent l'opération. Les chances sont plus grandes lorsqu'on enlève de bonne heure, prématurément en quelque sorte, suivant le conseil de Kirmisson et d'autres auteurs, les ganglions correspondants. Ces statistiques montrent, en outre, que l'intervention, loin d'être inutile, prolonge sensiblement l'existence des opérés. Ainsi, pour le cancer du sein, les femmes opérées vivent en moyenne trente-six à trente-neuf mois au lieu de vingt-sept mois, durée moyenne de la vie chez les femmes non opérées.

CHAPITRE V

TUMEURS DES AUTRES TISSUS PRIMITIFS

§ 1er. — Chondrome.

SYNONYMES. — Enchondrome.

Bibliographie. — Cruveilhier, *Anat. path.*, 1828, t. II, et *Anat. path. gén.*, t. III, p. 779. — Muller, *Ueber den feinen Bau*, etc., Berlin, 1838. — Herz, *Dissertatio*, Erlangen, 1843. — Rauge, *Dissertatio*, Halis, 1848. — Ficht, *Ueber das Enchondrome*, 1850. — Burnett, *Arch. gén. de méd.*, 4e série, t. XXX, 1852. — Nélaton, *Gaz. des Hôp.*, 1855, p. 37, 49. — Robin, *Union médicale*, 1857. — Forster, *Wiener med. Wochens.*, 1858. — Dolbeau, *Ach. gén. de méd.*, 1858, 5e série, t. XII, et *Gaz. hebd.*, 1858. — *Moniteur des Hôp.*, 1859. — *Le Progrès*, 1859-1860. — *Gaz. des Hôp.*, 1860. — Dauvé, *Soc. de chir.*, 1861. — Wartmann, Thèse de Genève, 1880. *Anal.*, *Revue de* Hayem, t. XXIV, p. 452.

Thèses de Paris. — 1856, Fayau. — 1857, Favenc. — 1873, Adam. — 1876, Planteau. — 1878, Walsdoff.

Voir la Bibliographie générale.

Définition. — On donne le nom de *chondrome* ou *enchondrome* à des tumeurs formées par le tissu cartilagineux; ces produits accidentels ne prennent jamais naissance sur un cartilage préexistant, ce qui les distingue des *ecchondroses*.

Anatomie pathologique. — Toutes les variétés du cartilage normal (cartilage hyalin, muqueux, fibreux), et de plus une espèce qui existe chez certains céphalopodes (tête de calmar) dont les cellules anastomosées ne sont pas renfermées dans des capsules, peuvent se rencontrer dans les chondromes. Ce sont des néoplasmes d'une dureté variable, d'ordinaire contenus dans une coque fibreuse, composés les uns et les autres par une membrane cellulo-fibreuse, sorte de périchondre dans lequel rampent les vaisseaux. D'ailleurs, ces tumeurs sont très peu vasculaires et les îlots cartilagineux ne le deviennent qu'en subissant la médullisation comme dans l'os normal. Ce travail ramène le cartilage à l'état embryonnaire, ramollit la portion centrale du néoplasme pendant que celui-ci continue à s'accroître par sa périphérie, sous la forme d'une coque bosselée, dure. Le développement des chondromes est donc périphérique et les cellules cartilagineuses les plus grosses se trouvent vers le centre où se fait la médullisation.

A côté de la forme encapsulée du chondrome, qui est la forme commune la plus bénigne, il faut signaler le chondrome diffus, dont les éléments

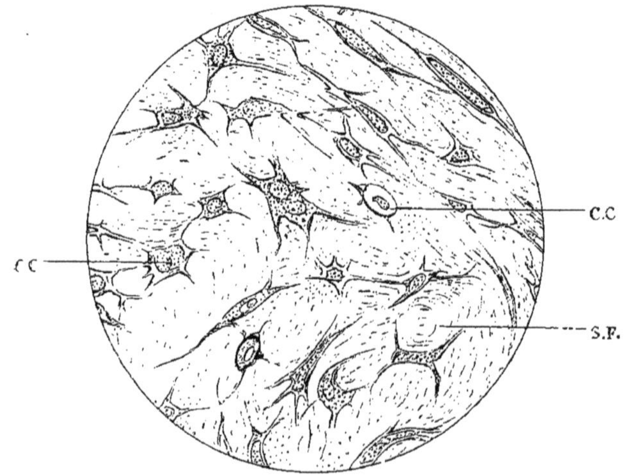

Fig. 15. — Coupe d'un chondrome.
SF, stroma fibroïde. — CC, capsules cartilagineuses contenant une ou deux cellules.

embryonnaires infiltrent et envahissent tous les tissus sans qu'on puisse leur trouver des limites précises.

Le *chondrome ostéoïde*, déjà étudié par WALSDORFF (th. Paris, 1878), a été étudié à nouveau par ESTOR (Montpellier, 1884); il est caractérisé par l'apparition d'aiguilles ostéoïdes au milieu de la masse. Ces chondromes, souvent diffus, présentent une tendance à la généralisation, et comportent un pronostic grave.

Les recherches récentes de WARTMANN ont confirmé la nature conjonctive du chondrome déjà admise par VIRCHOW; mais cet auteur pense que ces tumeurs peuvent aussi dériver de l'épithélium des vaisseaux et des cavités lymphatiques contenues dans le tissu conjonctif.

Les auteurs admettent un grand nombre de variétés de chondromes, suivant qu'ils sont uni ou multilobés, qu'ils contiennent du tissu embryonnaire, du tissu fibreux; ils décrivent les chondro-sarcomes, fibro-sarcomes, etc., produits morbides complexes dont l'étude ne doit pas être confondue avec celle du chondrome pur et dont la malignité est bien différente. Il convient de mettre à part ces tumeurs mixtes où le cartilage n'entre que pour une part plus ou moins grande.

On décrit généralement avec le chondrome pur, le chondrome des glandes, bien que par plusieurs caractères il diffère notablement du chondrome des os.

Siège des chondromes. — Les os seraient le siège de prédilection des chondromes ; on les y rencontre bien plus souvent que dans les parties molles ; toutefois, dans la parotide et le testicule ces néoplasmes ne sont pas rares ; au contraire ils ont été observés exceptionnellement dans le poumon, le tissu cellulaire, les muscles. Lebert a réuni 125 cas de chondromes, dont 104 siègeant sur les os, et 21 dans les parties molles.

Parmi les os, les phalanges des doigts (médius) et des orteils, les métacarpiens sont les plus fréquemment affectés ; le chondrome se rencontre encore sur le tibia, au fémur, aux maxillaires, à l'os iliaque, dans les vertèbres. Il en existerait deux variétés distinctes, suivant que la tumeur a pris naissance dans l'os, tissu spongieux ou moelle, ou bien dans la couche la plus profonde du périoste. Aux premiers on a plus spécialement réservé le nom d'*enchondromes*, par opposition aux seconds qui n'intéressent pas l'os et que pour cette raison on appelle *périchondromes*. Ces variétés ne sont pas seulement théoriques, mais elles correspondent à des manières d'être bien différentes de la tumeur. Tandis que l'enchondrome a besoin pour se développer de produire une régression du tissu osseux, de refouler au loin l'os ambiant de manière à s'en former une véritable coque périphérique, le périchondrome s'accroît sans intéresser l'os auquel il n'est parfois réuni que par un pédicule. La première forme, avec sa coque osseuse caractéristique, correspond à l'une des variétés du *spina ventosa* des anciens.

Les chondromes des parties molles sont des tumeurs dont la genèse est beaucoup plus difficile à comprendre ; l'hétérotopie y est manifeste, et on peut jusqu'à un certain point admettre avec Cohnheim que les rapports du testicule embryonnaire avec la notocorde ne sont pas indifférents à cette anomalie de développement du cartilage dans la glande séminale.

La multiplicité des chondromes constitue un fait bien connu pour les doigts ; elle existe également pour d'autres os, mais ils offrent rarement un volume très grand. Rien n'est variable comme les dimensions que présente ce genre de tumeurs ; si quelques-unes sont grosses comme une noisette, un œuf de pigeon, d'autres atteignent les proportions les plus considérables, donnant lieu à des difformités monstrueuses. Nélaton a mentionné un cas d'enchondrome qui mesurait $1^{m},75$ de circonférence, Crampton a relaté l'histoire d'une autre tumeur de cette nature qui avait $2^{m},15$; ce ne sont pas là des faits isolés dans les annales de la science.

Eu égard à leur consistance, les chondromes sont mous ou durs, ce qui peut être le fait des modifications survenues dans leur intérieur ; la coupe donne un liquide assez rare, onctueux au toucher, contenant de la chondrine : son aspect est franc, de couleur blanc bleuâtre, opaline, mais très variable pour les chondromes mous.

Enfin, ces néoplasmes ont été observés surtout dans l'adolescence et l'âge adulte ; les femmes y paraissent moins prédisposées que les hommes ; ils se développent sans cause appréciable, bien qu'on ait fait jouer un rôle aux traumatismes et même à l'hérédité, démontrée dans quelques cas seulement.

Symptômes. — Les chondromes forment des tumeurs assez régulièrement arrondies, mobiles quand elles sont peu volumineuses et qu'elles siègent dans les parties molles, fixes quand elles prennent naissance sur le squelette ; la peau n'y est pas adhérente, et elles n'envoient pas ordinairement de prolongements ou racines dans les tissus voisins. Cependant Dolbeau a signalé quelques îlots périphériques susceptibles d'expliquer les récidives après l'extirpation. A la palpation, ces tumeurs présentent une certaine élasticité, même quand elles sont molles et légèrement dépressibles on y

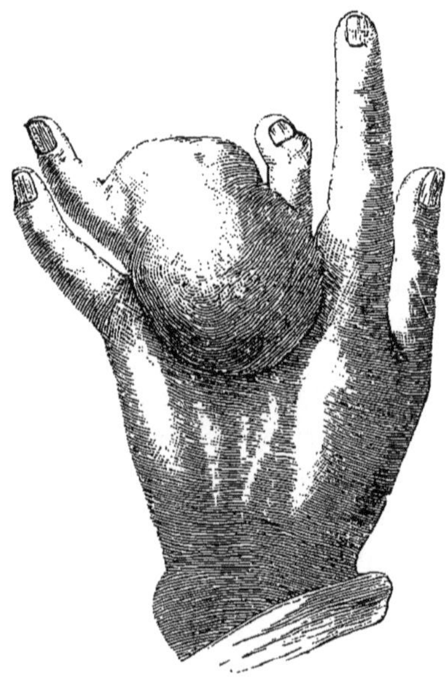

Fig. 16. — Enchondrome des doigts.

sent des bosselures séparées par des dépressions plus dures. La fluctuation n'y apparaît que quand la tumeur s'est déjà ramollie. Enfin les chondromes restent indolents, à moins que, par le fait même de leurs progrès, ils ne compriment quelque nerf.

Marche et terminaisons. — Les chondromes qui se développent pendant l'adolescence ont une marche lente et progressive ; ainsi les enchondromes des doigts peuvent mettre plusieurs années à se développer ; les plus rapides dans leur marche sont ceux du testicule.

Pendant tout le temps de leur accroissement, la santé générale n'est pas altérée, elle ne le devient que par le fait des changements que nous allons successivement énumérer.

1° *Ramollissement ou médullisation.* — Tout en restant stationnaires, les chondromes présentent dans leur structure intime certaines modifications qui en changent les caractères objectifs. La médullisation continuant, la moelle ainsi produite subit les transformations graisseuse, fibreuse, et même donne lieu à des trabécules osseuses qui ne sont pas persistantes. Les cellules du cartilage lui-même s'altèrent et leur protoplasma qui contient normalement la matière glycogène se charge de gouttelettes de graisse.

2° Il n'est pas rare de voir au bout d'un certain temps l'*infiltration calcaire* des éléments du cartilage, ce qui donne à la tumeur une consistance plus grande.

3° Virchow décrit une variété de *chondrome kystique* qui peut acquérir un volume très grand et dont l'intérieur est constitué par une cavité remplie de capsules cartilagineuses ou de leurs éléments devenus libres.

4° L'*ulcération* des chondromes, modification rare, n'est pas le fait de l'infiltration insensible des téguments par le produit morbide ; elle succède au contraire à la distension exagérée que subit la peau dans le cas de tumeurs très volumineuses. Il en résulte une plaie qui donne issue à un pus peu abondant et qui laisse échapper les détritus de la tumeur ; la plaie a mauvais aspect, prend la forme d'un cratère au fond duquel se trouve le tissu du néoplasme, lui-même légèrement enflammé. A cette période bien souvent les chondromes perdent leur indolence.

5° *Envahissement des lymphatiques. Infection générale.* — Les chondromes peuvent exceptionnellement se propager aux ganglions lymphatiques. Richet, Virchow ont trouvé de la matière cartilagineuse dans les vaisseaux lymphatiques ; de plus on a vu la reproduction du tissu primitif dans les ganglions, de sorte que l'infection ganglionnaire n'est pas contestable. Il en serait de même de l'infection viscérale, prouvée par un petit nombre de faits dans lesquels des noyaux secondaires ont été retrouvés dans le poumon, le foie, après la mort. Malheureusement ces observations ne sont pas bien probantes pour la plupart, et il y a lieu de croire qu'on se trouvait en présence de quelque variété mixte de chondrome, associé au sarcome. Toutefois, Quénu, ajoutant aux cas réunis par Michaloff dans sa thèse (1882), mentionne 18 cas où des chondromes purs ont abouti à la généralisation. Presque tous les noyaux secondaires siégeaient dans le poumon.

Jusqu'à présent on n'a pas vu les chondromes des doigts devenir infectants ; aussi les auteurs ont-ils cru devoir au point de vue clinique admettre une variété bénigne et une maligne (Walsdorf).

Diagnostic. — Les caractères énumérés plus haut, la mobilité, l'élasticité, la consistance dure, les bosselures d'une tumeur, son siège dans les os, à la parotide ou au testicule, l'absence de ganglions engorgés, le développement lent, indolent sont autant d'éléments qui permettent de poser un diagnostic. Mais, dans la pratique, ces tumeurs ne se présentent pas toujours avec cette netteté ; si l'erreur est difficile aux doigts, elle devient possible dans les grands os, fréquente dans les chondromes des parties molles. C'est surtout avec l'encéphaloïde, le squirre, les tumeurs fibreuses, les tumeurs à myéloplaxes et divers kystes qu'on peut les confondre. L'indolence, les noyaux cartilagineux, l'absence de ganglions, les bosselures distinguent le chondrome de l'encéphaloïde. Le squirre s'infiltre et s'enracine dans les tissus, ce que ne fait pas le chondrome ; l'élasticité des chondromes est un des rares signes qui puisse permettre de ne pas les prendre pour des tumeurs à myéloplaxes. Enfin les kystes offrent une fluctuation dont n'approche jamais le chondrome ramolli ou kystique, car il y a généralement une coque périphérique résistante.

Pronostic. — Depuis un petit nombre d'années seulement on attribue une certaine gravité au pronostic des chondromes. LENOIR, sur 60 cas, n'avait jamais vu de récidives et les quelques faits publiés depuis vingt ans ne suffisent pas, ainsi que nous l'avons dit, pour ôter aux chondromes purs leur caractère de bénignité. En raison de sa marche, le chondrome du testicule est un des moins inoffensifs.

Traitement. — On opère les chondromes chaque fois que cela est possible ; leur dégénérescence éventuelle les rendant dangereux pour l'avenir. On peut être amené à faire la résection d'un os, son évidement et même dans certains cas l'amputation d'un membre ou d'un organe, comme le testicule. La désarticulation pour les os est préférable à l'amputation dans la continuité, si l'on se trouve en présence de la variété ostéoïde ou du chondrome diffus.

§ 2. — Ostéomes.

Bibliographie. — FORSTER, *Arch. de Virchow*, 1858, t. XIII, p. 105. — AZAM, *J. de méd. de Bordeaux*, 1861, p. 475. — SCHIESS-GEMUSEUS, *Arch. f. Ophtal.*, 1873, t. XIX. — JOSEPHSON, *Deutscher militar. œrtzliche Zeitschr.*, 1874. — LEMOYNE et MOLLIÈRE, *Lyon médical*, 1874, p. 141. — BUSCH, *Arch. f. Anat. u. Phys.*, 1878, p. 346. — SEYDELER, *Deutsch. milit. Zeitsch.*, 1879, p. 33. — THIRIAR, *Ann. de la Soc. d'anat. path. de Bruxelles*, 1888, p. 131.

Quelques auteurs décrivent sous ce nom un groupe de tumeurs constituées par du tissu osseux plus ou moins régulièrement disposé. D'après leur consistance et leur structure, on a distingué des ostéomes éburnés, compacts et spongieux; les premiers, que l'on rencontrent plus particulièrement sur les os du crâne et de la face, ne posséderaient pas de vaisseaux, ce qui nous paraît en opposition avec ce que nous avons constaté sur des coupes.

Certains ostéomes, en connexion directe avec le squelette, portent plus spécialement le nom d'exostoses; nous les étudierons au chapitre des maladies des os; il ne sera question ici que des ostéomes développés accidentellement en dehors du squelette et dans des points où normalement n'existe pas de tissu osseux. On a noté des ostéomes dans un grand nombre de régions ; plusieurs membranes, l'arachnoïde, la pie-mère, le péricarde sont susceptibles de s'ossifier. Les plaques calcaires des enveloppes cérébrales et spinales, mesurant 1 à 2 millimètres de diamètre, se rencontrent assez fréquemment chez les vieillards. TAMBURINI les a signalées dans la paralysie générale. CORNIL et RANVIER prétendent que les productions calcaires des poumons appartiennent au groupe des ostéomes, et ils auraient pu suivre les phases du développement qui est analogue à celui de l'os normal. VIRCHOW avait admis que certains noyaux osseux se développent autour des glandes de la peau ; les recherches plus récentes sur l'épithélioma calcifi des glandes ne permettent-elles pas de mettre en doute l'existence de ces ostéomes cutanés?

A côté de ces cas litigieux, il y en a où l'ossification anormale est mieux constatée; les yeux qui ont cessé de fonctionner depuis longtemps subissent quelquefois d'importantes modifications et la choroïde s'ossifie. SCHIESS-GEMUSEUS a noté la structure osseuse de ces coques oculaires.

Les ostéomes sont assez souvent dus à l'ossification des tendons, des aponévroses et des muscles; il en résulte des tumeurs de formes très variées, tantôt aplaties, tantôt en forme d'aiguilles; nous avons rencontré au conseil de revision, une ossification du tendon du grand pectoral qui mesurait environ 12 centimètres de long et qui gênait peu les mouvements; c'est effectivement dans le jeune âge que ces tumeurs se développent de préférence. Quelques tumeurs osseuses des muscles sont liées à la myosite ossifiante décrite ailleurs. On a signalé en Allemagne une variété d'ostéome des muscles adducteurs de la cuisse, spéciale aux cavaliers, et des ostéomes du bras et de l'épaule, consécutifs aux exercices militaires. (*Exercier Knochen*). Les ostéomes des adducteurs sont isolés ou quelquefois reliés au pubis. Dans un cas de JOSEPHSON, la tumeur s'était développée dans le muscle pectiné; elle était constituée par un os peu volumineux de 1 à 2 centimètres d'épaisseur. S'agit-il bien en réalité d'os véritables, ou ne serait-on pas en présence de ces sortes de fibromes plus ou moins calcifiés, qui ont été notés à la suite des épanchements sanguins dans le tissu cellulaire? SEYDELER croit que telle est l'explication vraie pour beaucoup de prétendus ostéomes; il a pu observer lui-même une de ces tumeurs consécutives à la rupture du muscle grand droit de l'abdomen et qui avait la forme lancéolaire d'une pierre à aiguiser.

Il n'est pas douteux cependant que les ostéomes existent; on a admis pour se rendre compte de leur genèse que le tissu conjonctif dont le tissu osseux dérive peut s'ossifier directement. En terminant cette énumération, nous devons encore mentionner certains ostéomes parostaux qui sont assez fréquents dans les cavités de la face, sinus frontaux, sinus maxillaires; leur histoire trouvera mieux sa place quand nous étudierons ces régions. Les exostoses de développement ou exostoses ostéogéniques seront décrits avec les maladies des os.

Ces tumeurs, dures, mobiles, susceptibles de déterminer des troubles graves quand elles se développent au voisinage d'organes importants, intéressent plus l'anatomie pathologique que la clinique. Exception faite des cas où ces productions déterminent une gêne fonctionnelle notable, il vaut mieux les abandonner à elle-mêmes.

§ 3. — Myomes.

SYNONYMES. — Tumeurs fibreuses, corps fibreux, polypes fibreux, hystéromes.

On donne le nom de myomes à des tumeurs constituées par du tissu musculaire.

Il en existe deux variétés, suivant que les fibres sont lisses ou striées; à la première, la plus importante, VIRCHOW a donné le nom de *liomyomes* ou myomes à fibres lisses, réservant celui de *rabdomyomes* aux myomes à fibres striées. Cette dernière espèce présente au point de vue chirurgical un intérêt secondaire ; ce sont en effet des tumeurs très rares, ordinairement congénitales, rangées par VIRCHOW dans le groupe des tumeurs tératoïdes. D'ailleurs le tissu musculaire s'y trouve toujours associé à d'autres prodirections conjonctives, le myxome, le sarcome.

Myomes à fibres lisses. — C'est à LEBERT (1852) que l'on doit la découverte de la véritable structure des myomes à fibres lisses, appelés auparavant des noms les plus divers et confondus avec les fibromes. Ils constituent des tumeurs circonscrites ou diffuses, ordinairement arrondies, de consistance ferme, élastique, parfois bosselées, allongées en bissac (col utérin). Leur volume varie entre une lentille, une orange, une tête de fœtus ; mais on les a vus dans quelques cas acquérir des dimensions énormes et peser 20, 30, même 40 kilogrammes.

Dans l'utérus, siège de prédilection des tumeurs de ce genre, il est assez commun de rencontrer plusieurs myomes; on en a compté jusqu'à trente chez la même femme.

Les myomes crient sous le scalpel à la manière des disques intervertébraux; leur surface de section offre tantôt une coloration jaune ou blanchâtre, tantôt un aspect nacré et satiné, suivant le degré de vascularisation, et il est possible d'y trouver une coloration rosée. Au lieu d'être sèche, rugueuse, granuleuse, parfois la tumeur plus molle donne par le raclage un suc lactescent, contenant des fibres conjonctives et des cellules fusiformes.

Dans tout myome à fibres lisses, on trouve trois sortes d'éléments : 1° un élément contractile, la fibre musculaire lisse ; 2° le tissu fibreux ou stroma ; 3° les vaisseaux.

1° *Fibres lisses.* Elles offrent la même structure que les fibres normales, sont allongées, fusiformes, avec un noyau, disposées en faisceaux, en membranes, ou éparpillées dans le tissu conjonctif fibreux, affectant entre elles un véritable enchevêtrement, de telle sorte que la même coupe présente des sections de fibres longitudinales et transversales.

2° Les *vaisseaux* cheminent entrent les divers groupes de fibres dans lesquels ils ne pénètrent pas ; ils sont situés dans le tissu conjonctif fasciculaire. Ordinairement peu développés, à ce point que quelques auteurs ont pu mettre leur existence en doute, les vaisseaux acquièrent quelquefois, d'après CRUVEILHIER et VIRCHOW, un développement anormal qui modifie sensiblement la structure de la tumeur et lui donne l'aspect caverneux ou érectile.

3° *Stroma.* Le tissu conjonctif et les cellules connectives forment la base de la tumeur ; presque toujours ce stroma a subi à des degrés divers la transformation fibreuse, ce qui explique pourquoi avant LEBERT on confondait ces productions avec les fibromes purs.

La contractilité des myomes est un phénomène admis par nombre de chirurgiens, et en particulier par VIRCHOW qui lui fait jouer un rôle dans la consistance, tantôt molle, tantôt dure de la tumeur pendant la vie.

Transformations. — Les myomes sont susceptibles de subir un certain nombre de modifications ; ainsi on a noté l'infiltration calcaire des parties centrales, intéressant à la fois le stroma et les faisceaux musculaires; quelques-uns simulent l'aspect d'os, contiennent des phosphates, du carbonate et du sulfate de chaux.

CRUVEILHIER a également décrit dans les myomes utérins, sous le nom de *géodes*, des cavités kystiques qui résultent de la transformation muqueuse des éléments de la tumeur. Il faut aussi mentionner la dégénérescence granulo-graisseuse. Par le fait de leur développement, de la saillie qu'ils font dans quelque organe cavitaire, les myomes s'ulcèrent; mais cette terminaison quoique rare l'est encore moins que le sphacèle de la tumeur, qui est exceptionnel.

Siège. — On peut rencontrer les myomes partout où il existe normalement des fibres lisses; l'utérus est cependant leur siège de prédilection et ils affectent par rapport à la paroi les positions suivantes. Tantôt ils sont interstitiels, enchâssés dans une véritable capsule fibreuse ou adhérents au tissu ambiant; tantôt, au contraire, ils tendent à faire saillie vers la muqueuse utérine ou sous la séreuse péritonéale; de là deux variétés, les myomes sous-péritonéaux et sous-muqueux ; ils sont pédiculés ou sessiles.

Plus rarement les myomes se développent au dépens du col dont ils envahissent l'une ou l'autre lèvre. D'ailleurs toutes les variétés peuvent se trouver réunies chez la même malade.

BROCA a rencontré entre la prostate et le rectum une tumeur insolite qui contenait des fibres musculaires lisses ; VIRCHOW, FORSTER ont signalé des myomes au scrotum, BALZER à la peau, DEMARQUAY à la grande lèvre, HÉRICOURT dans l'épididyme. Enfin, certaines saillies polypeuses du tube digestif sont composées de fibres musculaires lisses, et nous verrons que, pour divers auteurs, le tubercule sous-cutané douloureux est un myome.

Etiologie. — Le myome n'a guère été observé que dans l'âge adulte; dans l'utérus, son maximum de fréquence se montre de quarante à cinquante ans. D'après DUPUYTREN et MALGAIGNE, les nombreuses grossesses y prédisposeraient, assertion souvent infirmée par les faits. Quant à l'influence possible des maladies antérieures, des causes générales, de la constitution, etc., on ne sait rien de précis à cet égard. Un auteur américain a noté la fréquence des myomes chez les négresses et les mulâtresses dès l'âge de vingt ans. GALLARD a émis l'opinion rationnelle, que les fibro-myomes utérins avaient leur origine dans certains extravasats sanguins.

Symptômes et caractères généraux. — Par eux-mêmes, les myomes ne déterminent aucun symptôme spécial, mais ils manifestent leur présence par les troubles fonctionnels qu'ils provoquent dans les organes voisins. Ainsi les myomes sous-péritonéaux d'un petit volume peuvent passer inaperçus ; ceux qui sont volumineux déterminent des troubles de la miction et de la défécation ; les myomes sous-muqueux de l'utérus engendrent ordinairement du catarrhe et des hémorrhagies. Quand ils siègent dans l'intestin, ils apportent un obstacle au cours des matières.

Leur développement toujours lent est proportionnel à la quantité de fibres musculaires qu'ils contiennent. Leur diagnostic et leur traitement trouveront mieux leur place à propos de la pathologie de l'utérus. Au demeurant, le diagnostic précis ne peut être fait sans le secours du microscope, et le pronostic n'est grave que par les symptômes de voisinage que provoque la tumeur, car par lui-même, le myome ne récidive pas, n'envahit pas les ganglions et ne devient jamais infectant.

§ 4. — Lymphadénome.

Bibliographie. — HODGKIN, *Med. Chir. Transact.*, 1832. — VERNEUIL, *Gaz. hebd.*, 1844. — WILKS, *Guy's Hosp. Reports*, 1856. — COSSY, *Écho méd. de Neufchâtel*, 1861. — BILLROTH, *Arch. de Virchow*, t. XXIII, 1862. — CORNIL, *Arch. de méd.*, 1865, t. II. — SPILLMANN, *Ibid.*, 1867. — TROUSSEAU, *De l'adénie, Clinique méd.*, t. III, 1868. — WUNDERLICH, *Arch. der Heilkunde*, 1866. — LANGHANS, *Arch. de Virchow*, 1872, *Analys*, *Arch. de méd.*, 1872. — LANNELONGUE, *Gaz. des Hôp.*, 1872. — NEPVEU, *Arch. de méd.*, 1872. — *Soc. de chir. de Paris*, 1864, 1868, 1870, 1872. — CLAUDOT, *Recueil de méd. milit.*, 1876. — MONOD et TERRILLON, *Arch. de méd.*, juillet 1879. — *The Lancet*, 1878, passim.

Thèses de Paris. — 1859, CAUBÈRE. — 1868, PREZ-CRASSIER. — 1872, AUDINEAU, BERGERON (Agr.). — 1873, GROCLIER, LEGALLOIS. — 1874, DEMANGE, ROUSSEAU, GOGLIOSO. — 1876, DARASSE. — 1877, AUBERT. — 1878, HUMBERT (Agr.). — 1879, DAYMARD. — 1881, CHOISEAU. — 1882, VARIOT.

Articles LEUCOCYTÉMIE, ADÉNIE, LYMPHATIQUES et LYMPHOMES des *Dictionnaires*.

Voir les *Traités généraux des tumeurs* et les *Classiques*.

SYNONYMES. — Maladie d'HODGKIN. — Lymphome, lymphosarcome.

Historique. — En 1832, un médecin anglais, HODGKIN, décrivit dans un travail passé un peu inaperçu, certaines hypertrophies ganglionnaires généralisées; ce fut BENNETT qui, treize ans plus tard (1845), attira l'attention sur l'existence d'une maladie caractérisée par l'augmentation du nombre des globules blancs du sang et par une hypertrophie de la rate et des ganglions lymphatiques. Il lui donna le nom de *leucocytémie* auquel VIRCHOW substitua, presque à la même époque, celui de *leucémie*.

De nouveaux faits démontrèrent que l'augmentation des globules blancs n'était pas constante dans les cas de tumeurs ganglionnaires, et que la leucocytémie était une éventualité possible mais non indispensable dans l'affection des ganglions. D'importants travaux dus à TROUSSEAU, WUNDERLICH, marquent cette seconde phase de la question du lymphadénome. TROUSSEAU décrivit sous le nom d'adénie, l'hypertrophie ganglionnaire sans leucocytémie, et pour mieux caractériser la nature de la maladie qui a tendance à se généraliser on créa les expressions de diathèse lymphogène (JACCOUD), de lymphadénie (RANVIER). Dans cette classe viennent se grouper les tumeurs lymphoïdes cutanées comme le mycosis fongoïde, ainsi que des tumeurs qui siègent dans le tube intestinal et dont la structure est la même.

Dès lors, le lymphadénome devient une manifestation ou une production de la lymphadémie. Mais comme dans nombre de cas, les chirurgiens sont appelés à observer l'évolution de l'affection, son début dans une tumeur ganglionnaire localisée, puis son extension et enfin sa généralisation, ils furent amenés insensiblement à comparer le lymphadénome au cancer qui, comme lui, présente la propagation ganglionnaire et l'infection. Cependant la malignité de certaines de ces tumeurs comparée à leur évolotion lente dans d'autres cas, rend compte de la tendance des auteurs à opposer un lymphadénome bénin aux formes graves auxquelles on donna les noms les plus divers (lymphome malin, lymphosarcome).

Une étude plus approfondie de la question qui fut mise à l'ordre du jour en France, en Angleterre, en Allemagne, a ramené la majorité des auteurs vers la conception d'une maladie unique, la lymphadénie, se manifestant par des lésions variables comme structure et comme évolution; lymphadénome cutanée, intestinale, osseuse, ailleurs ce sont de véritables tumeurs : ce sont les lymphadénomes ou lymphomes de VIRCHOW et LANCEREAUX.

LANGHANS, WINIWARTER n'ont fait qu'accroître la confusion en multipliant les formes malignes. Pour COHNHEIM la leucémie est une affection générale déterminée par quelque agent infectieux, et les tumeurs ganglionnaires deviennent ainsi des hyperplasies infectieuses.

Définition. Division. — Le lymphadénome est un néoplasme constitué par du tissu adénoïde.

Tantôt il prend naissance dans les ganglions où ce tissu existe normalement, tantôt il se forme de toutes pièces dans les parties où il ne préexiste pas. Que la tumeur soit primitive ou secondaire, qu'elle siège dans un ganglion ou ailleurs, elle affecte toujours l'un des trois types suivants :

1° Lymphadénome vrai formé par du tissu adénoïde dans lequel réticulum et cellules lymphatiques se développent d'après leur type normal.

2° Lymphadénome dur. Le réticulum ou stroma prédomine.

3° Lymphadénome mou ou lympho-sarcome, variété dans laquelle les éléments cellulaires sont très abondants.

Anatomie pathologique. — Le lymphadénome affecte un volume extrêmement variable, depuis un grain de mil jusqu'à celui d'une tête de fœtus; lorsqu'il est développé, il se présente sous la forme d'une masse irrégulièrement arrondie, lobulée, bosselée ; la coupe blanc grisâtre avec quelques points rosés ou violacés ressemble à celle de l'encéphaloïde. Dans quelques parties il existe des taches rouges, ailleurs jaunâtres, comme caséeuses. Le raclage de la coupe permet d'en extraire un suc laiteux abondant, dans lequel on trouve un très grand nombre de cellules rondes à un seul noyau.

Ces caractères macroscopiques ainsi que les détails intimes de structure sont communs aux tumeurs ganglionnaires et à celles des viscères.

Dans tout lymphadénome on trouve trois sortes d'éléments : 1° le tissu réticulé caractéristique de la tumeur ; 2° les cellules lymphatiques ; 3° les vaisseaux.

1° Le *tissu réticulé* est identique à celui des ganglions normaux et forme un réseau qui enchâsse les cellules lymphatiques. On ne peut le voir que sur les coupes de la tumeur durcies à la gomme et à l'alcool, et pincillées pour enlever les cellules lymphatiques.

2° Les *cellules* contenues dans le réticulum ne sont pas toutes semblables si la plupart sont rondes et uninucléaires, il y en a d'autres plus grandes et à plusieurs noyaux ; quelques-unes sont chargées de pigment.

3° Les *vaisseaux* en relation directe avec le tissu réticulé ont une paroi propre, ce qui les différencie absolument de ceux des sarcomes qui n'en ont pas ; quant à leur contenu, il varie suivant que la tumeur est ou non accompagnée de leucocytémie, tandis que dans le premier cas les globules blancs sont très nombreux, on trouve seulement du sang ordinaire dans le second.

Telles sont les parties constituantes du lymphadénome vrai ; la déviation du type normal, selon qu'il y a prédominance de cellules ou de réticulum, rend compte des variétés appelées lymphadénome mou et dur.

Dans le lymphadénome mou ou lympho-sarcome, les cellules ne sont pas seulement plus abondantes ; elles sont aussi plus volumineuses, mesurent de 15 à 20 μ, sont plates ou polyédriques, multinucléaires.

Le réticulum plus développé, plus gros, formé aux dépens de l'élément conjonctif, caractérise la forme indurée du lymphadénome ; on l'a vu parfois aboutir à une véritable sclérose du ganglion.

Outre ces trois principales formes, on rencontre encore des variétés assez nombreuses décrites par les auteurs comme des tumeurs distinctes ; ce qui ne contribue pas à éclaircir ce sujet. De toutes, la plus caractéristique est assurément le lymphadénome mélanique ; le pigment mélanique infiltre le tissu des ganglions et les travées fibreuses qui les séparent. Signalons encore une autre espèce dans laquelle l'élément vasculaire joue un rôle important, le lymphadénome hématode décrit par Fouilhoux.

Les modifications qui peuvent survenir dans le tissu de la tumeur sont peu nombreuses ; ainsi la suppuration et la transformation caséeuse y ont été notées à tort ; dans quelques cas, la tumeur, une fois développée, s'atrophie spontanément ; les masses ganglionnaires volumineuses, les lymphadénomes de la peau (mycosis fongoïde), ceux de l'intestin sont susceptibles de s'ulcérer, mais pas constamment.

Le lymphadénome débute dans un ganglion ou dans un organe lymphoïde, plus rarement dans un viscère ; quel que soit l'organe primitivement envahi, la progression du mal se fait toujours dans le sens du cours de la lymphe, ce qui explique la propagation très rapide du néoplasme aux ganglions voisins ; ceux-ci se conglomèrent de manière à former une masse qui peut même devenir homogène à son centre, à mesure qu'elle prend de l'extension ; cette masse englobe les organes de la région et les étouffe peu à peu ou les dévie quand ils présentent une certaine mobilité.

La propagation pourrait se faire encore par des vaisseaux sanguins, car on a vu les bourgeons du néoplasme envahir un vaisseau et pénétrer dans son intérieur.

Siège des lymphadénomes. — Les ganglions du cou sont le point de départ le plus ordinaire des lymphadénomes ; tantôt les groupes parotidiens ou sous-maxillaires. tantôt les groupes carotidiens ou sous-claviculaires se prennent les premiers. Quoique moins fréquents, les lymphadénomes de l'aisselle, du médiastin ne sont pas rares; les observations de ce genre se multiplient de nos jours. L'affection commence parfois dans l'aine, les ganglions iliaques ou lombaires. Moxon, Panas ont vu le mal débuter dans l'amygdale ; Guyon, Terrillon et Monod, dans le testicule : de même, le mycosis fongoïde[1] ou lymphadénome cutané précède souvent l'infection ganglionnaire. Enfin Kelsch (Société anatomique, 1873), et surtout Gilly dans sa thèse (1887), ont donné une bonne description du lymphadénome primitif de l'intestin. Comme tumeur secondaire, le lymphadénome se rencontre dans un grand nombre

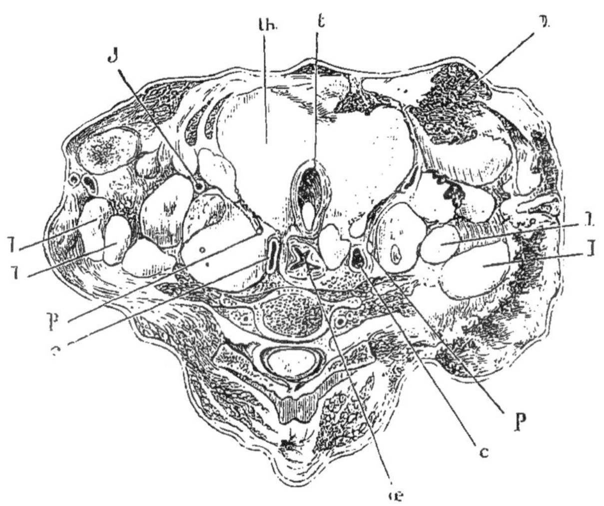

Fig. 17. — Coupe transversale d'un lymphadénome du cou. — Déplacement et déviation des organes (d'après Braun).

œ, œsophage, — t, trachée, — th, corps thyroïde, — p, pneumogastrique, — c, carotide, — j, jugulaire, — ll, ganglions lymphatiques altérés.

d'organes, le foie, la rate, le poumon, le rein, les os, le thymus, le cœur, l'orbite (Chauvel, Trélat).

Étiologie. — La cause des lymphadénomes est inconnue, Cohnheim en fait, sans preuve suffisante, une maladie infectieuse. Les recherches de Rindfleisch, Auspitz et Manfredi auraient permis de reconnaître la présence d'un nouvel agent infectieux dans les tumeurs lymphoïdes (*Centr. f. chir.* 1887, n° 12). Les animaux inoculés avec ce microbe particulier meurent au bout de 7 à 12 jours avec tous les organes lymphoïdes tuméfiés, rate, ganglions. D'autres expériences sont toutefois nécessaires, avant que l'on soit autorisé à reconnaître pour légitime l'opinion de ces auteurs.

On sait seulement que ce néoplasme, plus commun chez l'homme que

[1] Le *mycosis fongoïde* a été considéré comme une tumeur lymphadénique de la peau (Bazin, Ranvier), comme un sarcome (Kaposi), d'autres auteurs, Rindfleisch, Auspitz, ont trouvé un microbe spécial se rapprochant des streptocoques. Aussi Perrin dans sa thèse admet-il ces trois variétés de mycosis fongoïde.

chez la femme, a été observé le plus fréquemment de vingt-cinq à trente-cinq ans, mais on l'a noté chez des septuagénaires et chez des enfants très jeunes. Presque chez tous les malades les observateurs évoquent comme cause prédisposante le froid humide, la misère physiologique, la débilitation de l'économie. Ainsi on aurait remarqué que les cas de lymphadénomes étaient plus nombreux dans la population parisienne après la guerre franco-allemande.

Quant à la prédisposition due aux irritations antérieures des ganglions, à la scrofule, à la syphilis, à l'intoxication palustre, au paupérisme, on ne

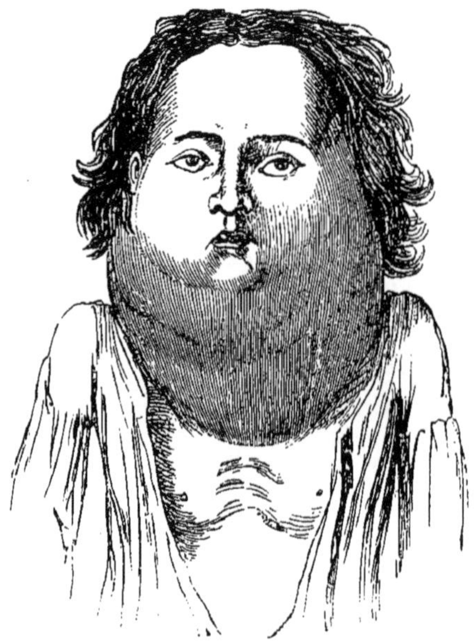

Fig. 18. — Lymphadénome du cou chez un enfant (période cachectique).

saurait l'admettre jusqu'à présent, car bien souvent le lymphadénome apparaît chez des gens robustes.

Symptômes. — Nous diviserons l'évolution du lymphadénome en quatre périodes : 1° période initiale ou du lymphadénome localisé ; 2° période de propagation ganglionnaire ; 3° période d'état et de troubles fonctionnels ; 4° période ultime d'infection générale et de cachexie.

Première période. — L'affection débute par une tumeur siégeant le plus communément dans un ganglion, mobile, élastique, grosse comme une noix, et surtout indolente, caractère qui explique pourquoi elle passe souvent inaperçue.

Deuxième période. — Après une période d'indifférence variant de quelques mois à un an, indépendante de la marche du processus, la tumeur primitive entre en évolution, grossit en même temps qu'on voit apparaître autour d'elle dans le sens du cours de la lymphe de nouvelles tumeurs qui s'accroissent assez promptement, adhèrent entre elles en constituant bientôt une masse lobulée, bosselée, sans adhérence à la peau; celle-ci soulevée, conserve des caractères normaux. Il est très rare de voir le ganglion primitif rester seul malade, et dans ce cas il prend un accroissement démesuré. Jusqu'ici l'indolence persiste, la santé générale est peu altérée.

Troisième période. — Les lymphadénomes, longtemps indifférents à leur début, évoluent moins vite que les autres. A cette période la tumeur acquiert un volume plus grand encore; si l'affection prend une forme rapide il y aurait, d'après Langhans de la fièvre, des élancements et des douleurs périodiques. Le développement excessif des tumeurs du cou communique aux malades un aspect spécial; comme l'a fait observer Trousseau, leur tête semble reposer sur une base élargie. Dans la profondeur, la masse morbide englobe ou envahit les organes fixes, déplace ceux qui sont susceptibles d'une certaine mobilité. Il en résulte une gêne fonctionnelle croissante, des compressions diverses variant dans leurs effets suivant la région envahie, et atteignant leur maximum d'intensité au cou et dans le médiastin, ce qui explique la présence de la dyspnée, de la toux, des oppressions nocturnes, des compressions du pneumogastrique, du sympathique (troubles oculo-pupillaires). On a noté quelquefois l'anesthésie de plusieurs filets nerveux. Enfin c'est à cette troisième période que le foie et la rate deviennent très volumineux.

Quatrième période. Généralisation, ulcération des tumeurs. Cachexie. — La dernière période est marquée par l'infection générale, la déchéance de la santé et la cachexie. Le malade s'amaigrit, puis s'affaiblit en même temps que ces tumeurs peuvent rester stationnaires ou s'affaisser partiellement. La peau devient pâle, bouffie; l'ensemble de ces symptômes a été décrit par Wilks sous le nom d'*anémie lymphatique*. La leucocytémie est un phénomène grave qui apparaît vers la troisième période, mais qui peut faire défaut dans les cas les plus malins. En même temps que l'infection, se produisent des tumeurs secondaires dans un grand nombre de viscères et jusque dans les os. Il n'est pas rare de voir les tumeurs, surtout dans la forme cutanée, s'ulcérer, et donner naissance à des bourgeons fongueux. Les masses ganglionnaires très volumineuses peuvent suivre une marche identique sans amélioration.

A cette période, qui commence la cachexie et le marasme, la peau prend quelquefois une coloration bronzée comme dans la maladie d'Addison. Les recherches de Paget ont montré que cette pigmentation anormale était due à la compression par le néoplasme des ganglions nerveux semi-lunaires et du plexus solaire.

Peu de temps avant la mort, terminaison à peu près fatale du lymphadénome, surviennent des vomissements, de la diarrhée, des sueurs profuses, des accès fébriles; la dyspnée augmente, le purpura marbre la peau, des œdèmes passifs remplissent les extrémités de sérosité; fréquemment il existe des épanchements dans la plèvre et le péritoine.

La marche de la maladie est très variable. On l'a vue évoluer en quelques mois, tandis qu'elle met ordinairement deux ou trois ans pour parcourir toutes ses phases. Il y a, à cet égard, des différences notables suivant l'âge, la région envahie; ces particularités ne sauraient trouver place dans un chapitre général.

Diagnostic. — Le lymphadénome est toujours difficile à reconnaître à son début, surtout quand il siège dans des régions profondes, comme le médiastin où il ne décèle sa présence que par des signes subjectifs. L'hésitation n'est pas moindre quand l'affection occupe les ganglions extérieurs, avant que la propagation aux autres ganglions du voisinage, le gonflement de la rate soient venus dissiper les doutes.

L'absence de toute altération des téguments cutanés ou muqueux sépare déjà du lymphadénome un certain nombre de lésions secondaires des ganglions. Telles sont les adénopathies scrofuleuses ou celles qui résultent de la propagation de quelque néoplasme superficiel aux lymphatiques du voisinage. Les affections cancéreuses primitives des ganglions sont extrêmement rares, et d'ailleurs l'adénite carcinomateuse, plus dure, se montre rarement indolente.

Les lymphangiomes, siégeant de préférence dans les ganglions inguinaux, sont des affections étrangères à nos climats. Les antécédents, la coexistence de manifestations multiples peuvent être d'un grand secours pour différencier le lymphadénome des gommes ganglionnaires; mais la résistance de quelques-unes de ces tumeurs au traitement spécifique peut en imposer et tromper le chirurgien.

Quant aux tubercules ganglionnaires, ils affectent souvent les mêmes apparences que le lymphadénome à son début. Il y a quelquefois des lésions périphériques plus spéciales à la tuberculose. Il est reconnu que la tuberculose peut affecter les ganglions sans que la lésion préalable du réseau lymphatique soit nettement perceptible. Ainsi on observe dans l'armée une forme d'adénite cervicale dont les débuts sont assez difficiles à distinguer de ceux du lymphadénome. Mêmes chaînes de ganglions, même siège ordinaire, absence de lésions cutanées dans les deux affections.

Il existe même certaines variétés d'adénites chroniques (Verneuil-Ricard) dont le diagnostic est fort difficile, n'était la durée exceptionnellement longue de ces adénites. Mais, de tous les diagnostics celui qui prête le plus à la confusion c'est celui de l'adénite tuberculeuse; non pas dans les cas où la tuberculose ganglionnaire s'accompagne soit de périadénite, soit de ramollissement partiel ou d'inflammation. Sans doute la consistance partout égale, l'absence de périadénite, malgré le nombre et la multiplicité des ganglions envahis sont de bons signes en faveur du lymphadénome, mais, ils sont insuffisants et à l'heure actuelle, Butlin, Terrier, Quénu, Ricard pensent que, dans certains cas, il est impossible d'affirmer cliniquement qu'une tumeur ganglionnaire est véritablement du lymphadénome. Des erreurs quotidiennes montrent qu'on a pris fréquemment des adénites tuberculeuses pour du lymphadénome, et inversement (Quénu), aussi en cas de doute proposons-nous d'énucléer par le bistouri une des masses morbides et d'en faire l'examen histologique avant de se décider à une thérapeutique, qui risquerait de porter à faux.

Pronostic. — Les lymphadénomes sont des néoplasmes essentiellement malins, qui tuent fatalement dès qu'ils envahissent les ganglions et infectent le sang. Il faut cependant faire une réserve en faveur de quelques cas de guérison épars dans la science; parfois aussi des opérations tentées dès le début ont fourni de bons résultats. Parmi les diverses variétés, celle dans laquelle l'élément cellulaire prédomine et qu'on a dénommée lymphosarcome malin ou mou, évolue encore plus rapidement que les autres.

Traitement. — Les médications internes essayées contre le lymphadénome ont une action incertaine ou nulle. L'arsenic, conseillé par THOLEN, BILLROTH, CZERNY, WINIWARTER en Allemagne, à des doses croissantes, produit d'abord un gonflement douloureux des tumeurs, qui diminuent ensuite; cependant son efficacité est douteuse.

VERNEUIL, BROADBENT recommandent l'huile phosphorée (1 à 3 capsules de 1 milligramme par jour). Ils attribuent une valeur relative à cette méthode, mais pour d'autres chirurgiens, ses inconvénients contre-balanceraient ses bénéfices hypothétiques.

Les injections interstitielles de teinture d'iode ont été préconisées par MESSENGER, BRADLEY (*The Lancet*, 1875, t. II, p. 341), à la dose de 5 à 10 gouttes. BILLROTH, THOLEN, WINIWARTER ont expérimenté la liqueur de Fowler. Ces injections interstitielles de liqueur de Fowler (2 à 6 gouttes) seraient plus efficaces que la médication arsenicale interne. Malgré des faits heureux récemment rapportés par RECLUS, il faut toujours se demander s'il s'agissait véritablement, dans ce cas, d'un lymphadénome ou bien d'une adénite chronique simple, ou tuberculeuse. Peut-on extirper les lymphadénomes? Pour les partisans de la lymphadémie ou diathèse lymphatique, on ne supprime pas la maladie en enlevant l'une de ces manifestations. Malgré cela, quelques auteurs, avec PANAS, VERNEUIL, HUMBERT, conseillent d'enlever les lymphadénomes localisés, accessibles, quand la rate est saine et qu'il n'y a pas de leucocytémie. D'autres accusent l'opération d'être inutile, inefficace, et même d'accélérer la marche de la maladie; parmi eux citons TRÉLAT. De nouveaux faits sont nécessaires pour élucider ce point encore bien obscur de la thérapeutique du lymphadénome. Ce qui reste acquis à la science, c'est que ces opérations ont eu quelquefois une utilité immédiate comme moyens palliatifs; quant à la cure radicale, il faudrait peu compter sur elle.

§ 5. — Angiomes.

Bibliographie. — ABERNETHY, *Nœvi materni*, *Surg. Observ.*, t. II, p. 239, 1806. — GRÆFE, *Angiectasie*, Leipzig, 1808. — MACILWAIN, *Med. Chir. Transact.*, t. XVIII, 1833. — FAWDINGTON, *The Lancet*, 1830. — TARRAL, *Du traitement des tumeurs érectiles*, *Arch. gén. de méd.*, t. VI, p. 5, 1834. — DUPUYTREN, *Leçons orales*, t. III, — BÉRARD, *Gaz. méd.*, 1841. — Th. de Paris, 1850, GAUTIER. — PAGET, *Lectures on Surg. Pathology*, t. II, 1853. — Th. de Paris, 1854, LABOULBÈNE. — Th. de Paris, 1855, DUBREUIL. — NÉLATON, *Union méd.*, 1857. — VERNEUIL, *Bull. de la Soc. anat.*, 1847. — GUERSANT, *Bull. de la Soc. de chir.*, 1848, 1851, t. Ier, p. 66. — ESMARCH, *Arch. de Virchow*, 1854. — MICHEL, *Gaz. méd. de Strasbourg*, 1860. — *Bull. de la Soc. de chir.*, 1860, 1869, 1873. — SANTESON, *Union méd.*, 1869. —

Th. de Paris, 1870, DUMBRAVENU. — 1873, MONOD. — 1874, DUPONT-PIGNEROL. — 1876, DULION, RIGAUD, MOUILLARD. — 1880, DUCHEMIN. — 1883, ARRAGON. — WEINLECHNER, *Wien. Med. Bl.*, 1884, nos 34-39.

Voir les *Classiques*, les articles des *Dictionnaires*, et les *Traités généraux des tumeurs*.

On désigne sous le nom d'*angiomes* des tumeurs sanguines constituées par des petits vaisseaux de nouvelle formation, semblables aux vaisseaux normaux (*angiomes simples*) ou anastomosés entre eux (*angiomes caverneux*).

Ils ont été pendant longtemps décrits sous le nom de *tumeurs érectiles*, que leur avait donné DUPUYTREN. Cette expression est encore en usage, mais elle ne correspond qu'à certaines variétés d'angiomes : tous, en effet, ne sont pas érectiles.

Anatomie pathologique. — 1° *Angiomes simples* (*nœvi materni*). — Ces tumeurs se présentent ordinairement sous la forme de plaques, de taches ou de saillies mamelonnées, de couleur foncée, variant du rouge brun au bleu violet. Elles sont composées par des pelotons flexueux ou des traînées parallèles de petits capillaires moniliformes. Ces vaisseaux, très rapprochés les uns des autres, séparés seulement par un tissu fibreux ou adipo-fibreux qui rappelle la trame de la tumeur, ont la structure des capillaires ordinaires, avec cette différence que leur paroi est plus riche en noyaux.

Mais ces capillaires sont souvent dilatés d'une façon irrégulière, leur dilation peut atteindre 50 et 60 μ, leur allongement amène des flexuosités, et des pelotonnements inextricables, qui seraient dus non seulement à l'allongement des capillaires normaux, mais à des néoformations vasculaires. Jusqu'ici cependant, on n'en a point donné la preuve absolue.

La tumeur est diffuse, sans capsule d'enveloppe, et par suite sans limite précise. On trouve dans son épaisseur des granulations pouvant atteindre le volume d'un grain de mil et qui ont bien été étudies par PORTA. Ces granulations vasculaires ne seraient d'après BILLROTH, que la transformation angiomateuse des petits systèmes vasculaires spéciaux à chaque glande cutanée.

Souvent l'angiome est lobulé, et décomposable en îlots vasculaires, séparés par des espaces conjonctifs, où rampent les vaisseaux principaux artérioles et veinules, très dilatées ordinairement.

Angiomes caverneux (*tumeur érectile*). — Cette seconde variété, la plus intéressante au point de vue clinique, n'est qu'un degré plus avancé de la formation pathologique précédente. Les vaisseaux plexiformes de l'angiome simple s'anastomosent et concourent à former un système caverneux, constitué par des alvéoles communiquant largement entre eux et contenant les éléments normaux du sang. Ces tumeurs jouissent également des propriétés des tissus caverneux; ainsi elles peuvent subir, sous l'influence de l'afflux sanguin, une turgescence très marquée qui constitue l'érectilité. Dès que ce dernier état cesse, la flaccidité lui succède et la tumeur revient presque complètement sur elle-même, Le sang circule activement dans une enveloppe fibreuse d'épaisseur variable, d'où partent des cloisons qui subdivisent la tumeur en un certain nombre de loges communicantes. La structure des cloisons aréolaires est franchement fibreuse ; on y a signalé en outre des cellules plates du tissu conjonctif, des fibres musculaires lisses ou striées et des cellules adipeuses, des vaso-vasorum, même des filets nerveux. La face interne des cloisons, en contact avec le sang, est recouverte d'un endothélium aplati semblable à celui des veines. Il existe peu de globules blancs dans le sang qui distend les cavités vasculaires de l'angiome caverneux. Ce fait prouverait la rapidité de la circulation sanguine dans ces tumeurs (Cornil et Ranvier).

L'angiome caverneux est essentiellement caractérisé par une néoformation vasculaire, se faisant soit aux dépens du bourgeonnement des vaisseaux préexistants, soit grâce au développement de cellules dites vaso-formatives. L'angiome caverneux n'est qu'une terminaison de l'angiome simple, et il existe dans une même tumeur des points où l'angiome est uniquement formé de vaisseaux dilatés et pelotonnés (angiome simple), et d'autres où il est constitué par des espaces vasculaires largement anastomosés (angiome caverneux).

Les angiomes caverneux sont ordinairemement sous-cutanés ou sous-muqueux. Il est rare qu'à un moment donné de leur évolution ils n'intéressent pas la peau ; d'autres sont plus profonds. Suivant leur origine, on a admis des divisions qui n'ont plus qu'un intérêt historique. Ainsi Virchow a décrit des angiomes *lipogènes*, qui naissent dans le tissu adipeux; *phlébogènes*, formés aux dépens des vasa-vasorum des veines, origine fort hypothétique; *fissuraux* quand ils apparaissent aux points de jonction des fentes branchiales. Broca admet la division en angiomes *artériels*, *veineux* ou *capillaires*. Quénu, avec raison, n'admet pas que l'angiome soit veineux ou artériel. La coloration veineuse ou rouge vif de l'angiome dépend seulement de la facilité plus ou moins grande de communication entre les artères et les veines. Que le sang circule lentement, la coloration sera violacée, qu'il circule vite, la coloration du sang sera artérielle. Il est à noter que ces tumeurs à circulation rapide présentent une tendance marquée à la dégénérescence crisoïde. Enfin, les tumeurs érectiles peuvent être diffuses ou circonscrites, capsulées ou mal limitées.

Duzéa (Th. Lyon, 1886) a attiré l'attention sur les troubles de développement du squelette dus à des angiomes superficiels. Certains nœvi étendus correspondent à des réactions hypertrophiques et à des allongements osseux. Il y aurait une sorte d'excitation fonctionnelle du cartilage de conjugaison pendant la croissance sans qu'il y ait de nœvi intra-osssux, on aurait observé des troubles circulatoires des membres, on retrouverait les mêmes hypertrophies à la tête et à la face. Dans ces derniers points, on a parfois noté l'atrophie des os sous-jacents, arrêt de développement au niveau d'une fente branchiale.

Cinq théories ont la prétention d'expliquer le développement des angiomes.

1° D'après Rokitansky, les parois et les globules de nouvelle formation existent pendant un certain temps indépendants de la circulation générale, avec laquelle ils ne communiquent que plus tard.

2° Pour Weber, les vaisseaux se forment dans le réseau des cellules plasmatiques.

3° L'angiome n'existe pas comme tumeur spéciale pour Rindfleisch, car, privé de sang, l'angiome n'est qu'un fibrome avec des cavités lacunaires, analogues à celles qu'on trouve dans d'autres tumeurs.

4° Virchow et Broca considèrent les angiomes comme le résultat du bourgeonnement anormal des vaisseaux préexistants qui, par leurs anastomoses, constituent le tissu caverneux.

5° Cornil et Ranvier pensent que les capillaires de l'angiome prennent naissance dans du tissu embryonnaire et subissent ensuite une dilatation anormale.

Modifications des angiomes. — Les angiomes, dont la marche est lente, présentent quelquefois des modifications dans leur texture. Elles sont au nombre de cinq : transformations fibreuse, graisseuse, kystique, calcaire et cirsoïde.

1° *Transformation fibreuse.* — Il arrive que, sous l'influence d'une irritation spontanée ou traumatique, les parois des vaisseaux ou les cloisons de la tumeur s'épaississent et tendent à l'oblitération de la cavité qui peut guérir par ce mécanisme. Bérard a vu cette heureuse terminaison succéder à des cicatrices superficielles, suites d'une ulcération (*Compendium*, t. I, p. 630).

2° *Transformation graisseuse.* — Les auteurs ne sont pas d'accord sur ce point. Les uns admettent que de la graisse se dépose entre les cloisons, tandis que, pour la plupart, la présence des cellules adipeuses est liée à l'évolution de la tumeur lorsqu'elle prend naissance dans la couche graisseuse.

3° La *tranformation kystique* paraît de toutes la plus fréquente. Certaines portions de l'angiome caverneux s'isolent par oblitération des conduits vasculaires, et il en résulte une cavité close susceptible de devenir l'origine d'un kyste. Cornil et Ranvier admettent l'isolement d'un bourgeon vasculaire dont le sang subit diverses modifications; Hawkins, Holmes (*London, Med. Gaz.*, 1852, t. X, p. 42), Costilhes (*Revue médicale*, 1851), ont depuis longtemps décrit et expliqué ces formations kystiques; Laboulbène, Bryant ont aussi observé de petits kystes séreux multiples, mesurant de 1 à 3 millimètres de diamètre. Le liquide contenu dans les kystes est ordinairement séreux, jaunâtre, mais on y retrouve toujours des produits dérivés du sang.

4° L'*infiltration calcaire* a été observée dans les parois des angiomes, qui s'incrustent et donnent naissance à ce que Broca appelle les phlébolithes et que, pour ne rien préjuger, nous nommerons les angiolithes.

5° La *dégénérescence cirsoïde*, mode de terminaison assez fréquent des angiomes, est une sorte d'envahissement progressif des vaisseaux afférents et efférents.

Nous mentionnerons encore la manière de voir de quelques chirurgiens, qui admettent la transformation des angiomes en tumeurs malignes. A la vérité, certains carcinomes ou sarcomes prennent naissance sur des nœvi, mais c'est là une simple question de prédisposition locale, ne s'étendant pas aux angiomes caverneux.

Étiologie. — Les angiomes congénitaux sont de beaucoup les plus fréquents, quelques-uns se développent dans l'âge adulte, à la suite d'un traumatisme par exemple. Tous les auteurs s'accordent à reconnaître la prédisposition plus grande du sexe féminin, dans lequel on observe plus des trois quarts des angiomes.

L'hérédité ne joue aucun rôle appréciable dans leur apparition, et les mots « signes » ou « envies », par lesquels on désigne vulgairement les angiomes cutanés, n'ont d'autre fondement que l'imagination. Les nœvi peuvent être multiples, disposition rare dans le cas d'angiomes caverneux.

Siège. — Les angiomes siègent un peu partout, aussi bien à la peau, dans le tissu sous-cutané, que dans les organes profonds (foie, rein). CRUVEILHIER a vu les muscles du bras complètement transformés en un système caverneux, VERNEUIL a rencontré des angiomes des os. Mais parmi toutes les régions, la tête présente une prédisposition spéciale, puisqu'on y observe les deux tiers des angiomes (107 fois sur 151 cas, PORTA). Nous avons déjà dit que VIRCHOW faisait jouer aux fentes branchiales un rôle dans la formation des angiomes dits fissuraux des paupières et des lèvres; BŒCKEL croit que les violences auxquelles la tête est soumise pendant l'accouchement ne sont pas étrangères à leur production. Certaines parties de la face, les lèvres, les paupières, l'aile du nez, l'oreille, la joue, l'orbite, la langue sont des lieux d'élection de cette affection.

Symptômes. — Ils varient suivant que l'angiome est cutané, muqueux, sous-cutané ou caverneux.

1° Les *angiomes cutanés* ou simples comprennent les taches, les nœvi et les tumeurs érectiles superficielles. Ces taches sont roses, rouges, quelquefois brunes, violacées; dans ce dernier cas, elles portent le nom de *taches de vin*. Leurs dimensions varient beaucoup, depuis la surface d'une lentille jusqu'à la forme de grandes plaques, irrégulièrement arrondies. Elles sont indolentes, s'accroissent sous l'influence de l'effort, des cris et de toute cause qui congestionne la région ; au contraire, le repos, le sommeil, et surtout la pression du doigt, les font pâlir. Les petits angiomes turgescents paraissent moins bien limités et intéressent presque toujours une partie des tissus sous-jacents.

Les tumeurs érectiles cutanées se présentent sous la forme de petites masses pédiculées ou sessiles, molles, tantôt circonscrites, tantôt diffuses. Elles affectent parfois la forme d'une mûre ou d'une framboise. Leur couleur peut varier du rouge au violet, suivant qu'elles sont artérielles ou veineuses. Les angiomes de cette variété deviennent plus facilement érectiles que les taches, se vident et se décolorent partiellement par la pression ; jamais ils ne causent de gêne ni de douleur.

La plupart restent ordinairement stationnaires ; quelques-uns suivent une marche différente, peuvent s'accroître en devenant diffus ou en envahissant les tissus voisins.

2° Les *angiomes des muqueuses* ont une structure analogue aux précédents, mais leur coloration est toujours bleuâtre. Ils font très facilement saillie dans la muqueuse et sont remarquables par leur tendance à envahir toute l'épaisseur de l'organe dans lequel ils ont pris naissance.

3° Les *angiomes sous-cutanés* se présentent sous deux formes : circonscrite et diffuse. Les premiers décrits par MONOD, constituent des tumeurs bien limitées, dépassant rarement le volume d'une noix, isolées des tissus voisins et de la peau par une sorte de capsule ; quelquefois la peau présente à leur niveau une coloration bleuâtre. Ils ont une consistance élastique, molle, sans fluctuation évidente ; la main peut y percevoir de légères bosselures. Les cris, les efforts, la pression ont peu d'action sur le volume de la tumeur. Il n'y a ni battements, ni souffle. La plupart de ces caractères sont la conséquence de la structure fibreuse et de l'épaisseur des parois.

Les angiomes sous-cutanés diffus se rapprochent davantage des tumeurs érectiles superficielles ; leur système caverneux est très dilatable ; aussi sont-ils pulsatiles, fluctuants et se gonflent un peu sous l'influence des cris, des contractions musculaires, de l'émotion. A leur pourtour, il existe un lacis veineux très développé. A l'auscultation, l'oreille perçoit un bruit de souffle, mais alors on est presque au début d'un anévrysme cirsoïde,

Les angiomes profonds étant inaccessibles, leur histoire ne saurait trouver place ici.

Marche et terminaisons. — Les angiomes peuvent rester indéfiniment stationnaires, guérir ou progresser.

On n'observe guère la première terminaison que pour les taches cutanées qui sont immobiles, augmentent seulement en surface, sans changer de forme, à mesure que le corps se développe.

La guérison naturelle a été constatée quelquefois pour certaines taches rosées et les petites tumeurs érectiles ; la tumeur disparaît alors, comme nous l'avons indiqué, par le fait d'un travail d'oblitération qui succède assez souvent à une inflammation intérieure modérée et produit du tissu fibreux.

Sans s'accroître beaucoup, les angiomes envahissent peu à peu la peau et la muqueuse ; celles-ci deviennent, sous l'action incessante des dilatations progressives, d'une minceur extrême ; la rupture peut y survenir, en donnant lieu à des hémorrhagies jamais bien graves, et surtout à des petites ulcérations qui bourgeonnent et peuvent se cicatriser. Le tissu cicatriciel rétractile diminue l'étendue de la tumeur et contribue utilement à son oblitération, surtout si un léger degré d'inflammation se développe dans l'angiome.

Si l'inflammation, plus vive, dépasse les limites utiles, il peut en résulter un véritable phlegmon et même la gangrène de la tumeur, ainsi que Pelletan, Wardrop en ont relaté des exemples (*Med. Chir. Transact.*, vol. IX, 1818).

La terminaison par accroissement, toujours fâcheuse, a été notée surtout pour les angiomes sous-cutanés diffus ; les causes de ce processus sont peu connues, mais on sait qu'un traumatisme dans le cas de tumeurs congénitales, la menstruation, la grossesse pour les tumeurs acquises, peuvent être l'origine des progrès parfois intermittents de la tumeur. A cet égard, il est utile de faire, avec Broca, une distinction avec les angiomes qui s'accroissent aux dépens du système artériel et les angiomes veineux ; car les premiers ont une gravité extrême, une marche rapide, une tendance à s'ulcérer, à se rompre extérieurement ou dans les tissus. Il en résulte des hémorrhagies toujours redoutables, des plaies fongueuses ; cependant on a vu exceptionnellement l'inflammation amener la guérison.

Diagnostic. — Les nœvi et les angiomes cutanés se reconnaissent facilement et ne sauraient être confondues avec d'autres affections. La couleur, l'érectibilité, le siège, la réductibilité, l'origine de la tumeur sont autant de caractères pathognomoniques; le diagnostic des angiomes sous-cutanés n'est pas toujours aussi facile, surtout quand la tumeur est pulsatile, symptôme qui est commun avec les anévrysmes. Cependant il est rare que les angiomes sous-cutanés n'intéressent pas la peau et ne lui communiquent la coloration bleuâtre.

La confusion serait encore possible avec les néoplasmes très vasculaires qui ont subi la transformation hématode, tels que le sarcome et le carcinome; mais alors l'érectilité n'est pas franche et apparaît comme un phénomène ultime, tandis qu'elle est constante dans la tumeur érectile.

On a peine à comprendre au premier abord que l'on puisse prendre une encéphalocèle ou un méningocèle de la région orbitaire ou naso-frontale pour une tumeur érectile; cette erreur toutefois a été commise, elle s'explique par la coïncidence des deux affections et leur réductibilité; des accidents sérieux peuvent en être la conséquence quand la communication de la hernie avec la cavité crânienne persiste. Le siège, en pareil cas, devra prémunir le chirurgien contre la possibilité d'une aussi fâcheuse méprise. Enfin les anévrysmes sous-cutanés, un lipome, un fibrome ont pu mettre dans l'erreur; la ponction exploratrice, l'étude des symptômes ramèneront toujours dans la bonne voie.

Pronostic. — Les angiomes n'ont un caractère de gravité qu'autant qu'ils sont progressifs et tendent à envahir les vaisseaux voisins. Si quelques-uns sont susceptibles de disparaître spontanément, ainsi que Depaul l'a démontré, si d'autres restent indéfiniment stationnaires, il n'en est pas moins certain que les angiomes caverneux par eux-mêmes ou par leur progression entraînent à des opérations souvent étendues.

Traitement. — Les méthodes de traitement des angiomes répondent à plusieurs indications : 1° provoquer dans la tumeur un travail phlogistique qui aura pour effet de l'oblitérer; 2° diminuer ou suspendre complètement le cours du sang de manière à favoriser la résolution de la tumeur, en supprimant la cause de son développement; 3° enlever, détruire le néoplasme.

I. Méthode phlogistique. — Elle comprend un grand nombre de procédés que nous allons passer en revue successivement:

1° *Vaccination.* Les chirurgiens anglais ont eu les premiers l'idée de l'appliquer au traitement des angiomes pour amener de larges cicatrices et l'oblitération fibreuse de la tumeur (Earle, Hodgson, Marshall). Introduite en France par Tarral (1834), pratiquée par Velpeau, elle a été vivement préconisée par Marjolin (*Soc. de chirurgie*, 1847) qui lui dut plusieurs succès. On pratique un certain nombre de piqûres, ou bien, comme Nélaton, on passe un fil vaccinifère dans la tumeur. Cette méthode n'est bonne que pour les nœvi et les angiomes cutanés. Lafargue a proposé de remplacer le vaccin chez les individus déjà vaccinés par quelques gouttes d'huile de croton et de faire des piqûres en cercle comme pour le vaccin (*Archiv. gén. de méd.*, 1844).

2° *Injections.* L'idée d'introduire des liquides irritants dans la tumeur pour en modifier les parois, tout en agissant sur le contenu, appartient à Lloyd (1836). Ce procédé a l'inconvénient d'exposer au passage d'une partie du liquide dans la circulation et d'amener ainsi des accidents parfois funestes. Les premiers liquides employés furent l'éther nitrique, les sels de zinc, l'alcool; Bérard conseillait le nitrate acide de mercure; de tous, le perchlorure de fer est celui qui jouit de la plus grande vogue (1860) et on lui doit de très beaux succès; mais on l'a vu amener une destruction gangréneuse des angiomes et mettre à nu des organes importants. Richet l'employait encore de préférence à d'autres procédés, et se servait d'une solution marquant de 7° à 10° à l'aréomètre, dont il injectait quelques gouttes chaque fois. Pour éviter le passage du liquide dans les veines, il faut faire une compression exacte à la périphérie de la tumeur et n'appliquer cette méthode qu'aux angiomes non réductibles (Rigaud, Thèse de Paris, 1876). On a substitué au perchlorure de fer la liqueur de Piazza.

Un grand nombre d'autres liquides ont également été employés; Valton a réussi avec l'acide tannique. Verneuil, M. Sée conseillent l'hydrate de chloral, Contes la teinture d'iode. Tous ces procédés, souvent inefficaces, ne sont pas sans dangers (escarres, embolies).

3° La *teinture d'iode*, employée extérieurement en badigeonnages, a donné plusieurs succès à Edwards (1854) et à Bulteel (de Plymouth). L'alun, l'huile de croton, le collodion, l'acide nitrique, les vésicatoires ont été employés avec quelques succès à la surface des taches érectiles.

4° Le *broiement* et les scarifications sous-cutanées essayées par Marshall (1835) se pratiquent avec un ténotome ou une aiguille à cataracte. C'est un procédé purement théorique.

5° Le *séton filiforme* passé dans la tumeur constitue un des meilleurs procédés pour amener l'inflammation de l'angiome, mais le simple passage de fils-même multiples, comme le faisait Velpeau, reste souvent insuffisant, et on leur préfère le séton caustique. Lawrence enduisait le fil de nitrate d'argent, Roser de perchlorure de fer, Hergott se servit de vermicelles de pâtes de Canquoin. Bérard combinait les sétons laissés en place deux ou trois jours avec la ligature qu'il pratiquait avec eux.

5° L'*acupuncture*, telle que la pratiquaient Velpeau et Lallemand, est presque tombée en désuétude. Elle consistait à enfoncer des aiguilles à insectes dans la tumeur pour amener par leur séjour de l'inflammation et des cicatrices oblitérantes. Les tiges d'ivoire de Bérard sont encore inférieures aux aiguilles rougies au feu. D'ailleurs ce sont là des méthodes d'exception très incertaines qu'on remplace facilement de nos jours par le cautère Paquelin.

7° *Galvano-puncture. Électrolyse*. L'électro-puncture a été beaucoup employée depuis 1860 et ce procédé n'en est plus à compter ses succès; Giraldès, Sédillot, Trélat n'ont eu qu'à s'en louer. Le fil de platine est passé à travers la tumeur à la façon du séton; une seule séance ne suffit qu'exceptionnellement. On se sert aussi du stylet électrique pour faire l'igni-puncture. Dans les cas simples, l'électrolyse chimique pourrait être employée en appliquant le pôle positif dans l'intérieur de l'angiome, à l'aide de deux ou trois aiguilles. On doit à ce procédé de nombreux succès.

2. Méthode hémostatique. — *Diminuer ou suspendre le cours du sang dans la tumeur.* Nous trouvons encore ici un certain nombre de procédés de valeur très inégale. Ce sont :

1° La *compression*, moyen de traitement qui ne peut s'appliquer utilement que quand la tumeur repose sur un plan résistant ; elle réussit alors, mais à la condition d'être longtemps prolongée.

2° Les *astringents*, le *froid*, seuls ou combinés, constituent des procédés exceptionnels, longs et incertains.

3° *Ligature des vaisseaux périphériques de la tumeur*, artères ou veines ; elle échoue presque constamment parce que la circulation collatérale se rétablit.

4° La *ligature des gros troncs* d'origine a été employée pour les tumeurs qu'on ne peut pas traiter autrement et qui compromettent l'existence. Ainsi on a maintes fois lié les carotides dans le cas d'angiomes progressifs ou cirsoïdes de l'orbite, de l'oreille ou du cuir chevelu. Travers, en 1809, réussit, pour la première fois.

5° L'*incision circulaire* ou *péritomie*, pratiquée autour de la tumeur de manière à l'isoler des moyens de communication, a réussi à Physick (tumeur du front) et à Lawrence (angiome d'un doigt). Malgré ces quelques succès ce procédé n'en reste pas moins théorique.

3. Troisième méthode. — Destruction ou ablation.

1° Pour détruire la tumeur on s'est longtemps adressé aux *caustiques* et Fabrice de Hilden, Guthrie se servaient du cautère potentiel ; en France, il y eut vers 1835 une sorte d'engouement pour ce procédé ; on s'est servi de beaucoup de caustiques, le nitrate d'argent, l'acide nitrique monohydraté, d'autres préfèrent la potasse, les flèches de Canquoin ou le caustique de Vienne. Follin, Valette ont eu recours aux sétons caustiques, qui à l'inverse des précédents agissent de dedans en dehors. L'action des caustiques, toujours irrégulière, incertaine dans son étendue et ses résultats, peut néanmoins rendre d'utiles services.

2° Le *cautère actuel*, employé de diverses manières, nous paraît de beaucoup préférable au cautère potentiel et c'est en même temps un hémostatique bien plus actif. On se sert à cet effet du fer rouge, du couteau galvanique, de l'anse galvanique ou du cautère Paquelin, qui permettent de détruire la tumeur ou d'en faire l'extirpation. Préconisée par Dupuytren, pratiquée avec succès par de Græfe, la cautérisation au fer rouge ou au stylet galvanique donne de très beaux résultats dans le traitement des angiomes cutanés et des taches.

L'anse galvanique constitue à la fois un procédé d'ablation et de ligature. Encouragés par les succès de Crussell en 1847, presque tous les chirurgiens modernes employèrent l'anse rougie du galvano-cautère ; mais il faut, pour s'en servir utilement, pédiculiser la tumeur au préalable ; ce que l'on fait au moyen de longues aiguilles de fer ou de platine passées sous la tumeur. Quand l'angiome est petit, deux aiguilles en croix suffisent ; on en place plusieurs parallèlement lorsqu'il est allongé suivant un de ses axes. On serre le pédicule ainsi obtenu avec un fil de soie et ensuite avec l'anse galvanique qui fait à la fois fonction d'écraseur et de caustique. Grâce aux perfectionnements des appareils électrogènes, ce procédé devient beaucoup plus pratique qu'autrefois ; on lui préfère néanmoins de nos jours le cautère Paquelin, d'un maniement plus facile et qui répond aux mêmes indications. Le premier temps est identique, le second plus rapide mais ces procédés, même en s'entourant de toutes les précautions, ne mettent pas toujours à l'abri de l'hémorrhagie (DUPONT, thèse de Paris, 1876).

3° La *ligature de la tumeur* en honneur depuis très longtemps, puisqu'elle était déjà employée par PARÉ, a la prétention d'éviter la perte de sang. On ne peut faire la ligature totale que sur les tumeurs pédiculées, à moins de recourir à des artifices, de placer des ligatures partielles et multiples avec

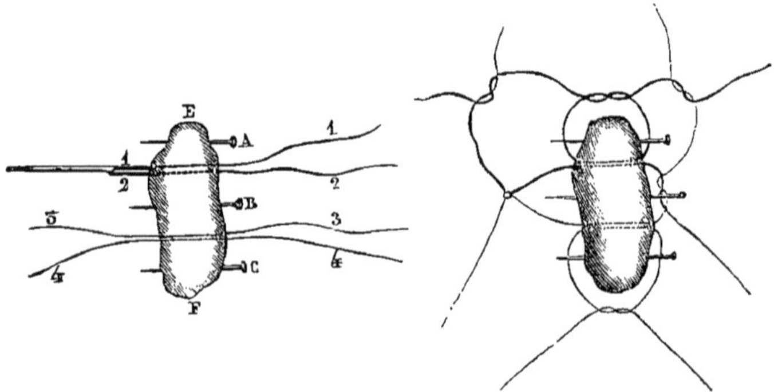

Fig. 19. — Ligature à chaîne enchevillée de RIGAL (de Gaillac).

ou sans épingles. Pour faire la ligature multiple on passe au milieu de la base de la tumeur un fil double ; les deux fils sont liés isolément de manière à étreindre chacun la moitié de l'angiome ; malheureusement son action est incertaine, les fils glissent et l'opération est souvent incomplète. Aussi lui préfère-t-on la *ligature sous épingles*. FAYOLLE passait à la base de l'angiome des aiguilles parallèles et appliquait sur elles une suture entortillée qui, laissée en place, faisait tomber la partie située en dehors des épingles. La ligature par le procédé de RIGAL, décrit longuement dans les *Traités de médecine opératoire*, lui est préférable ; il consiste à faire les ligatures partielles sous des épingles (fig. 19).

D'une façon générale la méthode des ligatures réussit, mais elle est plus douloureuse, moins sûre que l'extirpation et laisse souvent des plaies et des cicatrices difformes.

4° L'*extirpation*, méthode plus prompte, donne parfois lieu à de graves hémorrhagies qui peuvent amener la mort séance tenante. On peut éviter ce danger en n'opérant qu'au delà des limites de la tumeur, par une dissection rapide, de manière à ne pas perdre un temps précieux, ou très lente pour permettre de faire une hémostase exacte à l'aide des pinces hémostatiques. BŒCKEL conseille de faire l'ablation après avoir fait l'acupressure périphérique au moyen d'aiguilles qu'on enlève après l'opération. La compression sur un plan résistant comme au front, rend d'utiles services ;

enfin après l'opération l'emploi du thermo-cautère, une suture exacte et convenablement serrée, mettront à l'abri de l'hémorrhagie.

L'extirpation est applicable aux angiomes cutanés peu étendus, aux angiomes sous-cutanés circonscrits. Lorsqu'un segment de membre comme un doigt est atteint en totalité par un angiome, l'extirpation devient alors une amputation.

En réalité, les moyens simples conviennent aux angiomes superficiels; la méthode phlogistique ou hémostatique doit toujours être essayée avant d'en venir à la destruction, à moins que la marche envahissante ne fasse au chirurgien une obligation d'intervenir rapidement. Quant au choix des procédés, il est subordonné à la région, au siège, à la nature de la tumeur et à l'initiative de l'opérateur.

LIVRE III

TRAUMATISMES

ÉTIOLOGIE ET MÉCANISME

Sous le nom de traumatismes, on est convenu de grouper les désordres produits accidentellement par des agents vulnérants étrangers à l'économie ou par un acte physiologique exagéré, et désignés sous les divers noms de blessures, plaies, contusions, plaies contuses, etc.

Depuis longtemps, le professeur VERNEUIL a fait sur l'étiologie et la pathologie de ce genre de lésions des recherches fort intéressantes. Le résultat de ses études a été exposé dans une série de leçons professées à la Faculté de médecine en 1871-1872 ; aussi croyons-nous devoir nous borner ici à reproduire les principales conclusions auxquelles il est arrivé.

Définition. — « La lésion traumatique est une lésion externe ou interne, apparente ou cachée, accidentelle, locale, issue sans prédisposition nécessaire d'une violence extérieure ou d'une action physiologique exagérée, caractérisée par l'instantanéité de la cause, production immédiate d'une solution de continuité dans nos tissus, l'apparition subite de modifications morphologiques ou fonctionnelles, le développement très prochain d'une irritation au point lésé et la tendance naturelle à la réparation spontanée. » (VERNEUIL), in *Dict. encycl.*, art. LÉSIONS TRAUMATIQUES.)

Étiologie. Pathogénie. — Les données suivantes sont extraites de la *Revue des cours scientifiques*, 1re *Leçon de* VERNEUIL, *recueillie par* BLUM :

I. Les lésions traumatiques sont essentiellement caractérisées au point de vue anatomique par la diérèse instantanée, c'est-à-dire par la séparation brusque des parties normalement réunies.

II. La violence est la cause unique de la diérèse traumatique.

III. Cette violence naît du conflit survenu entre un corps animé de mouvement et un corps qui résiste à ce mouvement.

IV. De ces deux corps, l'un, vulnérant, effectue la diérèse, l'autre, vulnéré, la subit.

V. Le mouvement qui réside, soit dans le corps vulnérant (blessures par projectiles), soit dans le corps vulnéré (blessures par chute d'un lieu élevé) tantôt s'épuise au lieu même de son application, tantôt se décompose en deux portions, dont l'une réalise la diérèse, et l'autre se dissémine au loin en provoquant des vibrations ou des oscillations.

VI. Les agents vulnérants sont fournis par le monde extérieur (lésions de cause externe), ou par notre organisme lui-même (lésions de cause interne).

VII. Tous les corps extérieurs peuvent devenir agents vulnérants, quel que soit leur état moléculaire : gaz, liquides ou solides. Ces derniers, toutefois, déterminent le plus fréquemment la diérèse.

VIII. Tous nos organes peuvent jouer les uns par rapport aux autres le rôle d'agents vulnérants. Cependant les os et les muscles occupent, sous ce rapport, le premier rang.

IX. Les agents vulnérants réalisent la diérèse, d'après les lois qui en physique régissent le mouvement, sa propagation, sa dissémination, en vertu surtout de celle-ci ; tout corps qui résiste au mouvement met en péril l'intégrité de sa constitution moléculaire.

X. La structure anatomique et les propriétés générales de nos organes apportent, il est vrai, certaines modifications empiriquement constatées, mais mal définies scientifiquement. Aussi appartiendrait-il aux physiciens biologistes de nous apprendre comment la violence arrive à triompher de la résistance de nos organes, et à en effectuer la solution de continuité traumatique.

XI. Le degré inégal de résistance qu'opposent à la violence nos organes superposés ou juxtaposés, explique comment la diérèse peut siéger en des points différents.

Elle est immédiate quand la résistance est vaincue au point d'application de la violence; médiate, au contraire, quand la résistance cède à une distance plus ou moins grande de ce point. Dans le premier cas, le corps vulnérant est l'agent direct de la lésion (plaies diverses) ; dans le second, il n'agit qu'indirectement et transmet sa puissance à des organes capables de résister au mouvement et de le propager (lésions à distance, lésions par contre-coup).

XII. Étudiée uniquement jusqu'ici dans les tissus et dans les organes, la diérèse doit être tout d'abord recherchée dans les éléments anatomiques; or ces éléments ont une certaine étendue (tube nerveux, fibre tendineuse); de plus, ils se réunissent et se juxtaposent pour former les tissus; c'est pourquoi la violence, suivant qu'elle porte sur l'élément lui-même ou sur les espaces inter-élémentaires, produit la solution de continuité proprement dite et la solution de continuité ou disjonction; ces deux formes, qu'on peut concevoir isolées, s'associent le plus souvent pour peu que la lésion traumatique ait une certaine étendue.

XIII. Les lésions traumatiques sont uniques ou multiples. Uniques, quand l'agent vulnérant atteint un seul point du corps et le blesse une seule fois, multiples au contraire quand la violence porte à la fois sur plusieurs points distincts ou quand elle se renouvelle après une première application. Dans le premier cas, les lésions multiples sont simultanées ou contemporaines (contusions multiples causées par une chute). Dans le second, elles sont successives (perforation de la peau, déchirure d'un vaisseau par un fragment osseux dans le transport d'un blessé).

XIV. Les agents vulnérants, malgré leur infinie variété, n'effectuent la diérèse que suivant deux modes simples, la pression ou la traction susceptibles à la vérité de s'associer. En prenant pour base ce mécanisme, on peut donc diviser les lésions traumatiques en deux classes, non compris les formes mixtes. Dans la première, lésions par pression, l'agent vulnérant moyennant un point d'appui condense d'abord les éléments anatomiques, puis tend à les pénétrer et enfin les dissocie ou les divise.

Dans la seconde, lésions par traction, l'agent vulnérant raréfie les éléments et les allonge avant de les séparer ou de les rompre. Dans les deux classes les genres sont déterminés par des conditions secondaires. Si l'on envisage l'étendue plus ou moins considérable du contact entre l'agent vulnérant et les tissus, la pression sera punctiforme, linéaire ou large, d'où trois genres :

Les piqûres, les coupures, les écrasements.

Si la pression, au lieu d'être en quelque sorte lente et progressive, s'accompagne de choc ou de percussion brusque, elle donnera lieu à la contusion c'est-à-dire à la diérèse avec ébranlement des parties voisines.

La traction, à son tour, suivant le sens dans lequel elle s'exerce, forme quatre genres de ruptures : par distension (déchirures), par flexion, par torsion, par diduction (fissures). La traction avec secousse, répondant à la pression avec choc, engendrera l'arrachement.

XV. Piqûre, écrasement, contusion, rupture, etc., sont des types de lésion traumatique à mécanisme simple ; mais on reconnaît le plus souvent, en pratique, des forces mixtes dans la production desquelles interviennent plusieurs modes d'action de l'agent vulnérant ; ainsi, par exemple, les écorchures, les décollements sont produits par une pression oblique, en d'autres termes par une violence qui, au lieu d'application, se décompose en pression perpendiculaire et en traction plus ou moins parallèle à la face atteinte.

Dans les plaies contuses, il y a à la fois coupure, écrasement et contusion, c'est-à-dire association de plusieurs modes de pression. Dans les blessures causées par de gros projectiles ou les machines puissantes, on trouve réunis l'écrasement, l'arrachement, la contusion, le décollement, la rupture par distension, etc.

Dans les lésions traumatiques multiples, contemporaines ou successives, chaque lésion peut être produite par un mécanisme différent.

XVI. L'étiologie et la pathogénie des lésions traumatiques seraient terminées si ces lésions étaient toujours simples, si, en d'autres termes, la violence qui produit la diérèse agissait toujours seule ; mais à cette cause essentielle, s'associent fréquemment d'autres causes pathogéniques, qui primitivement impriment à la blessure des caractères spéciaux, et dans la suite exercent une grande influence sur son évolution, d'où la nécessité d'admettre en regard des lésions traumatiques simples, des lésions traumatiques compliquées.

XVII. La lésion traumatique est dite simple quand l'agent vulnérant opère pendant un temps limité, d'une façon purement mécanique, et se borne à séparer les parties normalement réunies.

Simple encore quand la violence porte sur des tissus sains, appartenant à un sujet sain, qui vit dans un milieu pur ou du moins dans un milieu auquel il est acclimaté.

Simple aussi quand, la lésion durant, aucun agent pathogénique n'atteint le foyer traumatique, ne provoque d'affections intercurrentes ou ne contamine le milieu.

La lésion restant simple du premier jusqu'au dernier moment, l'individu atteint reste à l'état de blessé.

XVIII. La lésion traumatique doit être, au contraire, considérée comme compliquée dans les circonstances inverses. Primitivement, quand l'agent vulnérant séjourne dans la blessure, quand il est susceptible d'exercer sur nos tissus une action chimique ou toxique, quand il est imprégné de calorique (fer rouge), ou chargé d'électricité (électrolyse), quand à la diérèse s'ajoute l'exérèse (perte de substance), quand la violence porte sur des tissus préalablement altérés, qu'elle sévit sur un sujet antérieurement malade, plongé dans un milieu délétère.

Compliquée encore, mais secondairement, quand à une époque quelconque de l'affection traumatique survient une nouvelle blessure ou une maladie intercurrente non traumatique ou un changement brusque du milieu,

Dans ces conditions on a à traiter, tantôt un blessé malade, tantôt un malade blessé, tantôt enfin un sujet primitivement malade, accidentellement blessé et enfin consécutivement malade.

D'où résulte qu'on a affaire toujours à deux, souvent trois processus pathologiques distincts : l'un traumatique, qui est constant, les autres qui se rapportent aux états antérieurs contemporains ou consécutifs à la blessure.

Ces faits incontestables et ces combinaisons, qui sont loin d'être rares, laissent prévoir à quel degré de complexité peut parvenir l'évolution d'une lésion traumatique, et quelles difficultés peuvent entourer l'analyse clinique.

Bien qu'en théorie il soit impérieusement commandé de noter avec soin les complications étiologiques précitées, bien que le développement parallèle des processus associés soit une éventualité sur laquelle il faut compter sans cesse, en pratique on constate de fréquentes exceptions, soit, par exemple, l'évolution simple d'une lésion traumatique évidemment compliquée d'un état pathologique antérieur du sujet, d'une perte de substance, d'une viciation manifeste du milieu, d'une maladie intercurrente, etc. Ces anomalies qu'on explique trop aisément par l'idiosyncrasie, par les conditions individuelles, ne sont pas dues au hasard; elles sont régies par les lois qui, malheureusement, sont restées inconnues pour la plupart, et qu'il faut s'efforcer de découvrir.

Ce sont ces exceptions qui, dans l'état actuel de la science, jettent sur le pronostic des lésions traumatiques une incertitude et une obscurité que les progrès de nos connaissances doivent faire disparaître.

XIX. Il faut surtout prendre garde d'attacher à l'idée de complication celle d'aggravation du pronostic. Le contraire a lieu souvent. La lésion compliquée évolue autrement que la lésion simple, mais non toujours plus mal : ainsi les solutions de continuité par écrasement, avec perte de substance, avec modification chimique des parois du foyer sont d'ordinaire plus bénignes que les blessures si simples en apparence faites avec l'instrument tranchant le mieux affilé. La cautérisation avec le fer rouge lui donne, le plus souvent, une grande bénignité. Pratiquées sur les tissus enflammés, les incisions occasionnent beaucoup moins d'accidents que si elles portaient sur des tissus sains (comparer le débridement des panaris et les plaies communes des doigts).

XX. Les données précédentes permettent de dresser la classification suivante des lésions traumatiques compliquées :

1° Lésions compliquées d'exérès (perte de substance) ;

2° Lésions compliquées de corps étrangers ;

3° Lésions compliquées d'altération chimique des parois du foyer par le fer rouge, l'électricité, les caustiques ;

4° Lésions compliquées d'intoxication (venins, virus, matières septiques, poisons divers) ;

5° Lésions compliquées d'altération préalable des tissus divisés ;

6° Lésions compliquées d'une viciation du milieu.

Bien que très rationnelle, la classification proposée par Verneuil ne saurait être acceptée dans un ouvrage comme le nôtre ; elle a en effet l'inconvénient de réunir dans le même groupe de types cliniques absolument distincts : aussi, pour la facilité de la description, reprendrons-nous l'ancienne division classique et nous étudierons :

1° Les plaies par instrument piquant. — Piqûres ;

2° Les plaies par instrument tranchant. — Coupures ;

3° Les plaies par instrument contondant. — Plaies contuses ;

4° Les plaies par arrachement ;

5° Les plaies par armes à feu et par substances explosibles ;

6° Les plaies empoisonnées et virulentes.

CHAPITRE PREMIER

DES PLAIES

Bibliographie. — Lombard, *Clinique des plaies récentes*, etc., Strasbourg, 1799, et *Clinique chir. relative aux plaies*, Strasbourg, an VIII (1800). — Pelletan, *Clinique chir.*, Paris, 1806. — Roux, *Mém. sur la réunion immédiate des plaies*, etc., *Mémoires de l'Institut*, 1814. — Larrey, *Clin. chir.*, 1827. — J. Guérin, *Mém. sur les plaies sous-cutanées*, *Acad. des sc.*, 1830, t. IX, p. 81. — Jobert (de Lamballe), *Traité de chir. plastique*, 1849. — Bouisson, *Nouveau moyen de contribuer* *au succès de la réunion immédiate*, etc., *Bull. de thérap.*, 1857, et *Tribut à la chirurgie*, t. Ier, 448, 1858. — ARLAUD, *Du drainage préventif appliqué aux plaies*, *Gaz. des Hôp.*, 1861, t. XXXIV, p. 282. — A. RICHARD, *Pratique journal. de la chir.*, 1868. — AZAM, *Nouveau mode de réunion des plaies d'amput.*, etc., *Gaz. des Hôp.*, 1874. — BŒNS, *Des plaies en gén.*, *pansements et soins divers*, *Bull. de l'Acad. de méd. bel.*, novembre 1878. — MAAS, *Pouvoir absorbant des plaies*, *Berl. klin. Wochens.*, n° 18, p. 262, 5 mai 1879. — *Des plaies par instrument piquant et de leur diagnostic*, *Revue de Hayem*, t. XX, 1882. — H. BOUSQUET, *Réunion immédiate. Hist. et doctrines* (prix Gerdy), 1882, *Arch. gén. de méd.*, 1882. — THOMAS BRYANT, *Plaies*, *Encyclop. Chir. Internat.*, t. II, 1883. — HOFFMANN, *Ann. d'Hygiène*, 1883. — CHAUVEL, art. *Plaies* du *Dict. encyclop.*, 1886.— LAUENSTEIN, *Guérison des plaies sous un caillot sanguin*, 17e *Congrès all. de chir.*, Berlin, 1888. — GANGOLPHE, *Guide prat. de petite chir.*, 1889. — LISTER, VON BERGMANN, *Congrès de Berlin*, 1890.

Consulter en outre les *Classiques*, l'article PLAIES de ROCHARD, *Dictionnaire de méd. et chir. prat.*, et celui de J. CHAUVEL, *Dict. encyclop.*

Thèses de Paris. — 1829, PEREZ, HERVAZ. — 1834, PH. BOYER, SANSON. — ASERY. — 1835, SÉDILLOT (Agrég.). — 1841, RIGAUT (Conc.). — 1861, DRAKAKY. — 1863, BOUGLÉ. — 1865, LAROCHE. — 1872, CORNILLON, LAURENS. — 1882, TOURNON.

Thèses de Montpellier. — 1812, MAUNOIR (Agrég.). — 1821, MASSABIAU. — 1831, HEYS. — 1848, DE LANTHILLAC. — 1856, BALANDO. — 1857, GAILLETON (Agrég.).— 1884, E. PECH.

Thèses de Lyon. — ALTHOFFER, 1890.

§ Ier. — Plaies par instruments piquants.

Les plaies de ce genre, celles au moins dont la gravité paraît suffisante pour nécessiter l'intervention du chirurgien, sont assez rares tant dans la pratique civile que sur le champ de bataille. Elles reconnaissent pour cause, tantôt des instruments ronds, à pointe fine et acérée (poinçons, aiguilles, trocarts), instruments piquants proprement dits, tantôt des armes à la fois tranchantes et piquantes (couteaux, sabres). Ces derniers n'ont qu'une seule arête vive ; d'autres ont des arêtes multiples (lance, épée, baïonnette, poignards) ; certaines blessures sont produites par les agents les plus bizarres (esquilles, éclats de verre). Du reste, toute plaie plus étendue en profondeur qu'en surface, quelle que soit la forme de l'instrument vulnérant, rentrera dans cette catégorie.

Mécanisme. — Les instruments piquants agissent surtout par pression, ils écartent les tissus plus qu'ils ne les coupent, la force qu'il faut leur imprimer dans ces différentes circonstances varie avec l'état de la pointe de l'instrument et la résistance des plans à traverser.

Forme et caractère de ces blessures. — Dès que l'instrument est retiré de la plaie, les tissus écartés reviennent à leur place et masquent en partie la lésion. De nombreuses causes peuvent modifier la forme de l'orifice cutané, ce sont : 1° l'état de la pointe de l'arme ; 2° son volume ; 3° le degré de tension ou de relâchement des tissus au moment de la blessure ; 4° l'élasticité et la rétractilité de la peau et des couches sous-jacentes.

L'aspect de cet orifice ne rappelle celle de l'instrument qui l'a produit que dans quelques cas spéciaux. Une épée de combat, par exemple, fait une plaie triangulaire analogue à la piqûre d'une sangsue. Si l'instrument présente une forme cylindro-conique (poinçons, trocards), l'ouverture cutanée est linéaire ou ovalaire. DUPUYTREN, LAUGER (de Vienne), MALGAIGNE avaient déjà signalé les rapports qui existent entre la grandeur de l'orifice cutané et la profondeur à laquelle l'instrument a pénétré. FALK (de Berlin), reprenant ces expériences, croit avoir remarqué que la plaie conserve une forme arrondie lorsque l'agent du traumatisme traverse dans toute leur épaisseur les plans musculaires d'une région, Telle serait, par exemple, l'aspect d'une blessure de l'abdomen dans le cas de plaie pénétrante, d'une blessure de la cuisse si l'instrument était arrivé jusque sur le fémur. La direction, perpendiculaire ou oblique de l'instrument au moment du traumatisme, n'a aucune influence sur la forme de l'orifice cutané.

Symptômes. — Sauf le cas de lésion nerveuse, la douleur qui accompagne cette variété de traumatisme paraît généralement de peu d'intensité. Il est rare aussi de voir un écoulement sanguin de quelque importance se produire à l'extérieur. Lorsqu'un gros vaisseau a été atteint, l'étroitesse de la plaie s'opposant à l'hémorrhagie, le sang s'infiltre dans les mailles du tissu ambiant, (hémorrhagie interstitielle) ; bientôt, du reste, par suite du manque d'espace, l'hémostase se produit. Le tableau diffère notablement, dans le cas où le vaisseau lésé s'ouvre dans une cavité naturelle (plèvre, péritoine) ; semblable accident peut être suivi d'une hémorrhagie mortelle.

Diagnostic. — Tout d'abord il faut rechercher la profondeur de la plaie et déterminer aussi exactement que possible les parties atteintes. Lorsqu'une région a été traversée de part en part, la direction de la blessure permet de reconnaître à peu près les organes blessés ; quand on se trouve en présence d'une plaie en cul-de-sac, la difficulté devient bien plus considérable. Il faut alors palper doucement la partie malade, interroger le blessé, s'enquérir de la situation qu'il occupait au moment de l'accident, de la forme et du volume de l'instrument. Un écoulement de liquide par la plaie constitue toujours un indice précieux ; son aspect, sa qualité, peuvent fournir des renseignements fort utiles. Ce premier examen terminé, il reste à savoir s'il n'existe pas de corps étrangers dans l'intérieur de la blessure. L'agent vulnérant peut très bien avoir atteint le squelette, sa pointe brisée reste alors enclavée dans le tissu osseux. Lorsqu'on n'a pas entre les mains l'instrument, il est difficile de se prononcer sur l'existence de semblable complication ; aussi le chirurgien doit-il être très circonspect ; ces plaies lui réservent souvent des surprises variées. En général, il est recommandé d'être sobre d'exploration dans le traitement de ces lésions, Si cependant on soupçonnait la présence d'un corps étranger dans la plaie ou si plus tard la guérison se faisait attendre, s'il persistait de la suppuration, il serait indiqué de sonder la plaie, manœuvre que l'on pourra faire sans danger en prenant les précautions d'usage.

Marche et pronostic. — Ces plaies guérissent en général avec une grande rapidité ; cependant elles peuvent se compliquer de lymphangite et de phlegmon, surtout si l'instrument vulnérant était malpropre.

Traitement. — La première chose à faire est de désinfecter la plaie. C'est dans ce but que l'on conseille de faire saigner les piqûres d'aiguille ou d'épingle, soit par la succion, soit dans un courant d'eau. Cette précaution indispensable prise, on procède ensuite à l'occlusion. Le repos du membre joint à une légère compression suffiront ensuite, dans la majorité des circonstances, pour amener la guérison. Si, pour un motif quelconque, il survenait de la suppuration, le chirurgien se hâterait de débrider le trajet afin de prévenir la rétention, puis il emploierait, suivant les régions, les pansements ou le bain antiseptique.

§ 2. — Plaies par instruments tranchants.

Les instruments tranchants d'un usage journalier (couteaux, canifs, rasoirs), les armes blanches des différents corps de troupe (sabres de cavalerie, sabre-baïonnette, hache, yatagan), les lames de verre et tous les corps durs à arêtes vives, peuvent produire, en agissant sur nos tissus des solutions de continuité plus ou moins franches, dont le type est la plaie faite par le bistouri du chirurgien. Les corps mousses, mus avec une vitesse suffisante, s'ils atteignent nos tissus sous une certaine incidence, donnent lieu encore à de véritables sections nettes. Enfin, parfois ce n'est plus le corps en mouvement qui provoque la diérèse, mais bien un point saillant du squelette sur lequel l'agent traumatique comprime les parties molles. Des faits de ce genre ont été observés sur la crête du tibia, au niveau du rebord orbitaire supérieur, etc.

Siège. Forme. Variétés. Fréquence. — Ces plaies se rencontrent dans toutes les régions du corps ; elles sont uniques ou multiples, exposées, interstitielles ou cavitaires. Leur forme varie suivant la direction de l'instrument vulnérant, la force qui le meut et la position qu'occupait le blessé.

La plus simple de toutes les lésions produites par l'instrument tranchant est la plaie rectiligne et linéaire. Par gradations progressives, elle se modifie jusqu'à l'abrasion totale des tissus. Que pour une raison quelconque, les bords des lèvres de cette solution linéaire s'écartent, la plaie devient ovalaire, si les angles s'émoussent, elle présente une forme elliptique ; s'ils s'incurvent, elle est semi-lunaire, Enfin, si la force vulnérante continue son action, nous aurons une plaie à lambeau ou même une abrasion complète.

Symptômes. — Quels que soient leur siège, leur forme, leur profondeur et l'arme qui les a produites, ces plaies présentent, toutes, trois caractères communs et fondamentaux : douleur, écoulement sanguin, écartement des lèvres de la plaie.

A. *Douleur.* — Elle résulte de la section des filets nerveux sensitifs ; plus ces filets sont nombreux, plus la douleur est vive. Ce fait explique pourquoi la souffrance se montre particulièrement intense à la suite des plaies de certaines régions (face, doigts, mamelon, région anale), pourquoi aussi la section de la peau est plus douloureuse que celle des autres tissus. Une foule de circonstances influent sur son intensité : 1° l'étendue de la blessure ; 2° la constitutiou du malade; 3° l'état dans lequel il se trouve au moment de l'accident; 4° la nature de l'instrument.

L'impressionnabilité à la douleur varie considérablement suivant les individus. A ce point de vue, nous les diviserons, avec Verneuil, en deux classes : les uns exagérateurs de la douleur, dans ce groupe nous rangerons les gens à tempérament nerveux et les rhumatisants; les autres, atténuateurs de la douleur, et nous comprendrons dans cette catégorie les lymphatiques et les scrofuleux. Les alcooliques, appartiennent tantôt à l'une, tantôt à l'autre de ces catégories. De cette impressionnabilité variable, résultent diverses manifestations (cris, pleurs, grincements de dents, mouvements convulsifs). La volonté peut bien supprimer en partie ces réactions, mais on a considérablement exagéré sa puissance. L'état du blessé au moment de l'accident joue aussi un rôle capital. Tout le monde connaît l'influence des préoccupations sur la perception de la douleur. Voyez l'expression d'angoisse du malade pusillanime à qui on va faire une simple incision, l'appréhension augmente considérablement sa souffrance ; au contraire, dans la chaleur d'un combat, ce même homme recevra presque sans y faire attention, les blessures les plus graves. Enfin la forme de l'instrument, l'état dans lequel il se trouve, jouent encore un rôle important. Un bistouri fin, à tranchant affilé, fait une section nette et peu douloureuse ; dans les conditions inverses, la dilacération, la déchirure des filets nerveux augmentent les souffrances. Toutes ces circonstances réunies influent sur la durée de la sensation pénible qui, après un temps généralement assez court, s'amende et disparaît.

B. *Écoulement de sang.* — Les solutions de continuité qui nous occupent s'accompagnent toujours d'un écoulement sanguin dont les caractères varient suivant la nature des vaisseaux lésés. Nous étudierons plus loin la question si intéressante des hémorrhagies.

C. *Écartement des bords de la plaie.* — Plusieurs facteurs entrent dans la production de cet écartement : 1° le calibre de l'instrument ; 2° la profondeur à laquelle il pénètre ; 3° l'élasticité des tissus ; 4° la direction de la blessure.

Parmi toutes ces causes, l'élasticité des parties a une influence prépondérante. La peau et les muscles sont de tous nos tissus ceux dont l'élasticité est la plus grande, puis viennent les artères et les veines; les tissus adipeux, nerveux et fibreux se rétractent à peine. Dans le cas de plaie des muscles, la direction de l'incision prend une importance capitale. Est-elle parallèle aux fibres musculaires, tout se borne à une boutonnière ; est-elle au contraire, perpendiculaire, l'écartement sera d'autant plus considérable que les fibres du muscle seront plus longues et les adhérences à sa gaine moins complètes.

La position du blessé joue aussi un grand rôle. Voyez un blessé qui vient de tenter de s'ouvrir la gorge, faites-lui baisser la tête, la plaie est linéaire ; qu'il la renverse en arrière, vous avez une ouverture largement béante.

Phénomènes consécutifs. Mode de guérison. — Les accidents immédiats étant calmés, l'hémorrhagie arrêtée, les plaies par instrument tranchant ont une tendance manifeste à marcher vers la guérison. Celle-ci peut se faire de bien des manières différentes :

1° Par une circonstance quelconque (position, nature de la plaie, intervention du chirurgien) les tissus se trouvent en contact, la guérison s'obtient rapidement et sans suppuration (*réunion par première intention* ou *immédiate*).

2° La plaie est abandonnée à elle-même ; entre ses bords écartés se forme une couche de bourgeons charnus, la plaie suppure, puis la surface des bourgeons se recouvre d'une membrane spéciale (*cicatrice*). Cet ensemble de phénomènes constitue la *réunion par seconde intention* ou *secondaire*.

3° Avant que la membrane cicatricielle soit formée, le chirurgien peut intervenir, rapprocher les lèvres bourgeonnantes de la solution de continuité, la guérison devient plus rapide. Ce mode spécial de cicatrisation est connu dans la science sous le nom de *réunion immédiate secondaire*.

Il existe encore un dernier mode de réparation des plaies, la *guérison sous-crustacée*. Nous étudierons ultérieurement ces différents processus. (Voir *Cicatrisation* et *Cicatrices*.)

Diagnostic. — Reconnaître une plaie ainsi par un instrument tranchant est, on le comprend, chose simple, mais on n'a résolu qu'une minime partie du problème ; il faut encore se demander quelle est la profondeur de cette plaie, le nombre et la nature des organes intéressés, savoir s'il ne reste pas de corps étrangers. Les connaissances exactes d'anatomie et de physiologie sont alors d'une grande utilité pour le chirurgien. L'anatomie de la région lui permettra de prévoir que tel ou tel organe a été atteint, l'examen des diverses fonctions du blessé, que l'on surveillera très minutieusement pendant les premiers jours, viendra confirmer ou démentir ces probabilités. Les commémoratifs, le récit de l'accident, l'examen de l'arme qui a produit la blessure, la position réciproque des combattants, sont autant de circonstances adjuvantes. Enfin, lorsqu'on le jugera nécessaire, on aura recours à l'exploration de la plaie. Celle-ci peut être faite avec le doigt ou avec des instruments spécieux (sondes, stylets divers). Quel que soit le procédé auquel on donne la préférence, c'est ici le lieu de se rappeler la valeur du vieil adage : *Primo non nocere*. Faite avec soin et en temps opportun, l'exploration est susceptible de fournir des renseignements très utiles sur l'étendue, la forme et l'importance de la blessure ; elle peut déceler l'existence de corps étrangers, d'esquilles osseuses dont on était loin de soupçonner la présence ; mais aussi que de fois ne fait-on pas, suivant l'expression de Verneuil, des explorations *inutiles* ou *dangereuses*. Une exploration inutile passe encore, mais ces manœuvres peuvent détruire un caillot protecteur, rompre des adhérences déjà formées, blesser les bourgeons charnus. Sans compter que si le chirurgien ne s'entoure des précautions de la méthode antiseptique, il introduira par milliers, dans la plaie, germes et ferments.

Pronostic. — Le pronostic des plaies par instruments tranchants est, on le comprend, des plus variables. Comme dans tous les traumatismes, du reste, trois facteurs doivent entrer en ligne de compte : la blessure, le blessé, le milieu.

a. *Blessure*. — La forme, la nature, l'étendue de la plaie, l'importance des organes atteints sont autant de circonstances qui peuvent modifier le pronostic, mais il faut surtout s'inquiéter de savoir s'il y a eu ou non infection ; quelle que soit l'étendue de la plaie, s'il n'y a pas d'organe vital atteint elle guérira rapidement, pourvu qu'il n'y ait pas d'infection ; dans le cas contraire, les accidents les plus graves sont à craindre.

b. *Blessé.* — Depuis longtemps, on connaissait l'influence de certaines manières d'être du blessé, de son âge, par exemple, sur la marche des plaies. A diverses reprises aussi, plusieurs auteurs, parmi lesquels il faut citer DUPUYTREN, NÉLATON, PAGET, BROCA, avaient signalé l'influence réciproque des diathèses sur les plaies et des plaies sur les diathèses. Ces faits, qui avaient passé à peu près inaperçus ont été mis en lumière par VERNEUIL et ses élèves. Telle plaie simple et bénigne chez un sujet sain, acquiert un haut degré de gravité si le blessé est alcoolique, diabétique, paludique, etc. Traumatisme et diathèse font alors, comme le dit spirituellement PETER, un échange incessant de mauvais procédés. Il est donc nécessaire que le chirurgien s'informe des antécédents du blessé, surveille le fonctionnement de ses organes, examine les urines, etc.

c. *Milieu.* — L'expérience a démontré depuis des siècles que les blessés isolés les uns des autres guérissaient relativement bien, que l'encombrement, au contraire, entraînait les conséquences les plus désastreuses. Autant que possible, on disséminera les blessés dans les salles d'hôpital où, malgré tout, ils se trouveront toujours en assez grand nombre, Le chirurgien devra exiger la plus minutieuse propreté, les salles seront aérées et ventilées plusieurs fois par jour ; si faire se peut, elles seront de temps à autre évacuées, lavées et remises à neuf.

Traitement. — Le traitement doit être général et local : le traitement général, sur lequel nous ne pouvons insister dans un ouvrage de ce genre, est basé sur la connaissance de la constitution du blessé, sur l'existence de telle ou telle affection antérieure. Il comprend aussi l'hygiène du malade, la surveillance des salles, etc. Le traitement local constitue le pansement.

§ 3. — Pansement des plaies.

Bibliographie. — a. *Pansements anciens.* — PELLETAN, *Clin. chir.*, Paris, 1810. — RICHERAND, *Nosographie*, 1828. — MAYOR, *Bandages et appareils*, 1838. — GERDY, *Traité des bandages*, t. II, *Des pansements*, 1838. — DEMARQUAY et DENONVILLIERS, *Emploi chir. de la glycérine*, *Gaz. hebd.*, 1855. — BAUDOT, *Examen critique de l'incubation appliquée à la thérapeutique*, 1858. — BOURGADE, *Emploi du perchlorure de fer*, *Congrès méd. internat.*, 1867. — DEMARQUAY, *Glycérine, ses applications à la chirur.*, Paris, 1867. — BRUNS, *Handbuch der Chirurgischen prat.*, Tubingen, 1873. — JAMAIN et TERRIER, *Manuel de petite chir.*, 2e édit., 1873. — GUYON, *Chir. clin.*, 1873.—DESPRÈS, *Chir. journalière*, Paris, 1877.— ROCHARD, art. PANSEMENT du *Dict. de méd. et chir. prat.*, t. XXVI, 1878. — C. HUNTER, *Des pansements en chir.*, *Encyclop. internat. de chir.*, t. II, 1883. — J. CHAUVEL et H. BOUSQUET, art. PANSEMENT du *Dict. encyclopédique*, 1884 (Bibliogr. très complète). CHAVASSE, *Petite chirurgie*, 2e édit., 1889

Thèses de Paris. — 1834, DUBLED (Agrég.). — 1835, SÉDILLOT (Agrég.). — 1844, PH. BOYER (Concours). — 1846, GODÉE. — 1847, AVENEL. — 1857, BROQUIER. — 1860, BOUGAREL. — 1861, DRAKAKI. — 1869, DUBREUIL (Agrég.). — 1872, B. ANGER (Agrég.). — 1872, FOUILHOUX (*perchlorure*). — 1876, SOUILHÉ.

b. *Pansement par l'eau.* — LOMBARD, *Précis sur les propriétés de l'eau*, etc., *Opusc. de chir.*, 1786. — JOSSE, *Mélanges de chir. prat.*, etc., Paris, 1835. — LANGENBECK, *Des bains tièdes permanents*, *Deutsche klin.*, et *Gaz. hebd.*, 1856. — LE FORT, *Balnéat. continue*, *Gaz. hebd. de méd. et chir.*, 1870.

Thèses de Paris. — 1835, BOUDRIE. — 1836, ROBERTY, MARTINEAU, ICHON. — 1840, BRUGIÈRE — DELAMOTTE. — 1843, GRAVIS, GUEURY. — 1849, BUSQUET, MULLER. — 1858, LACHAZE. — 1859, DELMAS. — 1860, TOPINARD. — 1872, IZAMBERT. — 1880, BETAILLOULOUX.

c. *Pansement à l'alcool.* — BATAILHÉ et C. GUILLET, *Acad. des sciences*, août 1859, et in-8°, Paris, 1859. — LE CŒUR, *Cicatrisation et désinfection*, etc., Asselin, 1875.— DELENS, *Soc. de chir.*, 1877. — MAURICE PERRIN, VERNEUIL, LE FORT, *Soc. de chir.*, 1879.

Thèses de Paris. — 1864, GAULEJAC. — 1867, GUÉRIN, E. MARCKZEWSKI, DE SEGOGNE. — 1868, AVELLANEDA.

d. *Pansement ouaté de A. Guérin.* — HERVEY, *Arch. gén. de méd.*, t. XXVIII et XIX, 1871. — A. GUÉRIN, *Acad. de méd.*, 1871. — VERNEUIL, OLLIER, GAYET, *Cong. méd. de Lyon*, *Gaz. méd.*, 1872. — *Comptes rendus de l'Acad. de méd.*, 1873, Discuss. de A. GUÉRIN, BOULEY, GOSSELIN, 2e série, t. IV. — VEDRÊNES, *Ouate en chirurgie d'armée. Rec. et Mém. de méd. milit.*, 1879. — J. GUÉRIN, H. BOUSQUET, *Congrès français de chir.*, 1885. — BRUNS, 13e *Congrès de chir. all.*, 1884. — CAUCHOIS, *Congrès français de chir.*, 1885. — LISTER, *Semaine méd.*, 1889, p. 48.

Thèses de Paris. — 1871, COMTE, LASALLE. — 1872, BLANCHARD, HERVEY. — 1873, CONOR, NOLLE. — 1876, BLANC. — 1877, MOUTON, MELLIER.

e. *Pansement de Lister et ses dérivés.* — LISTER, *On a New Method of Treating Compound*, etc., *The Lancet*, 1867 ; *On the Antisept. principle, cod loco.—An address on the Antisept. Syst.*, *Brit. Med. Journ.*, t. II, 1868, et t. Ier, 1869. — *On the Effects on the Antis. Syst.*, *The Lancet*, 1870. — *Antisept. Treatm. applic. to wounded Soldiers in the Present War.*, *British Med. Journ.*, 1870. — *Adress in Surg. Antisept.*, *cod. loc.*, 1871. — SCHULTZE, *Ueb. List. Antis. Wundbehandl.*, *Deutsche milit. œrztliche Zeitsch.*, Berlin, 1872. — VOLKMANN, *Ueber den Antis. Occlusiverband*, *Samml. klin. Vortrage*, 1875. — LUCAS-CHAMPIONNIÈRE, *Chir. antisept.*, 1re édit., 1876. — REYHER, *Antis. u. offene Wundbehandl.*, *Arch. f. klin. Chir.*, Berlin, 1876. — VOLKMANN, *Vorlaüfiger Bericht. üb. die Innerhatb der Letzen drei Jahre*, *Vehrandl. d. deutsch. Gesellsch. f. Chir.*, Berlin, 1877. — LISTER, *Bull. et mém. de la Soc. de chir. de Paris*, 1875. — NUSSBAUM, *Pansement antisept.*, édit. française, 1880. — LISTER, *Congrès méd. de Londres, The Lancet*, 1881 ; *Œuvres réunies*, *Chir. antisept. et Théorie des germes*, trad. française, Paris, 1882. — WATSON CHEYNE, *Meth. antisept.*, *Encycl. internat. de chir.*, Paris, 1883, t. II.

Le pansement des plaies est une opération chirurgicale qui a pour but de protéger une plaie et de lui assurer les conditions les plus favorables à la guérison (GUYON, *Chirurgie clinique*, p. 77).

L'histoire des pansements est certainement aussi ancienne que le monde, C'était à panser les plaies, que se bornait, la plupart du temps, dans l'antiquité, le rôle du chirurgien ; HIPPOCRATE n'enseigne à ses élèves que des pansements simples et rationnels : l'eau tiède ou froide, coupée ou non de vinaigre, le vin ordinaire, l'huile, le miel, tels étaient les agents auxquels il avait recours ordinairement.

Ses successeurs s'écartèrent rapidement de ces sages préceptes, et déjà, dans Galien, on trouve les formules des onguents les plus bizarres.

Pendant la période des Arabes et des Arabistes, la chirurgie est considérablement négligée, une pharmacopée des plus compliquées sert à masquer l'ignorance des hommes de l'art.

Au commencement du moyen âge, nous trouvons autant d'onguents que d'indications à remplir, Guy de Chauliac, par exemple, qui écrit vers 1363, nous donne, dit Guyon (*loc. cit.*), la formule des onguents *basilicum* pour activer la marche des plaies, *althea* pour calmer l'inflammation trop vive, de l'onguent *des Apôtres* pour déterger, de l'onguent *doré* pour incarner, de l'onguent *blanc* pour consolider. Plus tard, c'est encore bien mieux, chacun veut avoir son onguent spécial qui seul est susceptible de guérir les plaies sûrement et avec rapidité. Les chirurgiens les plus sérieux tombent dans ce travers, et le bon Paré, lui-même, paye très cher le secret de sa fameuse huile de petits chiens. — On ne recherche jamais la réunion immédiate, ces divers onguents sont portés jusqu'au fond des plaies à l'aide de plumasseaux, de tentes, de bourdonnets.

Une réaction violente se produit au siècle dernier sous l'influence de l'Académie de chirurgie. Au commencement de notre siècle, le traitement des plaies se fait avec du cérat, que l'on met à la surface de la solution de continuité à l'aide de charpie ou de linge fenêtré. — Les chirurgiens militaires, Percy en particulier se servent beaucoup de l'eau. Josse (d'Amiens) et Bérard, perfectionnent plus tard ce mode de pansement et créèent l'irrigation continue. Au milieu de notre siècle, Nélaton fait entrer l'alcool dans le domaine de la thérapeutique. Jusqu'à ces dernières années, les corps gras (huile, cérat, glycérine), l'eau, l'alcool, le vin aromatique, étaient les substances le plus fréquemment employées. En étudiant avec plus de soin les phénomènes immédiats des plaies, l'influence que peuvent exercer sur leur marche les différentes conditions extérieures, on a créé depuis une vingtaine d'années une série de pansements nouveaux qui tous dérivent de la méthode antiseptique. Dans un ouvrage de ce genre, nous ne pouvons passer en revue les divers systèmes de pansements ; nous nous bornerons à quelques considérations sur les plus importants, qui se divisent en deux groupes, suivant qu'ils favorisent la réunion immédiate ou s'opposent à la production de ce phénomène.

A. — PANSEMENTS QUI FAVORISENT LA RÉUNION IMMÉDIATE. — MÉTHODE ANTISEPTIQUE

C'est en s'appuyant sur les remarquables expériences de Pasteur et Tyndall que Lister, en Angleterre et Alphonse Guérin, en France, sont arrivés à poser les principes de la méthode antiseptique.

Partisans convaincus des doctrines de Pasteur, persuadés que l'atmosphère des grandes villes, surtout celle des hôpitaux et des ambulances est encombrée de germes, ces chirurgiens virent, non plus dans l'air lui-même, mais bien dans les substances qu'il contient en si grande abondance, la cause intimes des accidents divers qui sévissent sur les blessés. Ce sont ces germes, ces microbes qui, en arrivant sur les plaies, sont les agents directs, la cause du développement, de la suppuration des diverses affections, infectieuses et septiques : il faut donc à tout prix soustraire les plaies à leur contact, et les empêcher d'arriver jusqu'à elles. Guidés par ces idées, LISTER et GUÉRIN poursuivent séparément leurs expériences et créent deux méthodes de pansement qui arrivent au même résultat par des moyens absolument différents. Bien que ces pansements soient en partie abandonnés aujourd'hui nous allons rappeler tels qu'ils ont été énoncés les principes qui leur ont servi de base, car ils ont été le point de départ des modifications qu'a subi la chirurgie depuis vingt ans.

Pansement ouaté. — *Méthode de* GUÉRIN. — Pour empêcher les germes d'arriver sur les plaies, GUÉRIN s'adresse à un procédé mécanique. Se basant sur les expériences de SCHRŒDER et DUSCH (1854-1859), sur celles, ultérieures, de PASTEUR et TYNDALL, lesquels ont démontré que les innombrables particules organisées ou non que l'air peut contenir sont parfaitement arrêtées par les filaments d'un tampon de coton, le chirurgien de l'Hôtel-Dieu propose d'entasser autour de la région blessée une couche considérable d'ouate. L'*air ambiant* n'arrivera donc plus sur la plaie qu'après avoir traversé les mailles de ce nouveau filtre; il sera dès lors absolument, *optiquement* pur (TYNDALL), partant incapable de nuire.

Nous nous bornerons à rappeler les principales phases de ce système de pansement.

La plaie étant exangue, on entoure le membre de couches d'ouate considérables de façon à en doubler ou à en quadrupler le volume, et à l'empaqueter comme un objet précieux. Cette ouate doit être pure de toute souillure et n'avoir séjourné dans aucun lieu où elle ait pu être soumise à un contact quelconque.

Le membre étant ainsi enveloppé, le chirurgien, à l'aide de nombreux tours de bande, exerce une compression énergique sous l'influence de laquelle le volume du coton diminue notablement. L'appareil terminé, la compression doit avoir été suffisante pour que l'on éprouve à la palpation une sensation de résistance, une tension assez ferme, mais encore élastique, et pour « qu'à la percussion, il fasse entendre le son, non pas *tanquam percussi femoris*, mais bien une résonnance comparable à celle de la cage thoracique normale » (HARVEY).

Tel est ce pansement; or, si l'on examine attentivement les conditions de sa construction, on voit qu'entre autres avantages, il mettait la plaie à l'abri des traumatismes extérieurs et des inoculations résultant des pansements fréquents; malheureusement J. GUÉRIN, et ses aides, n'avaient aucune notion d'asepsie et fréquemment la plaie était inoculée avant l'application du pansement, d'où la suppuration et les accidents septiques fréquents.

Méthode de Lister. Principes généraux. — L'œuvre de LISTER est plus grande, plus générale que celle d'ALPHONSE GUÉRIN. Le chirurgien anglais n'a pas seulement imaginé un pansement, il a créé une méthode complète, établie sur des règles positives et sûres qui ont changé totalement la face de la chirurgie moderne.

L'idée fondamentale qui a guidé Lister est aussi la poursuite, la destruction des germes, mais en outre, et peu à peu, « il fut amené à étudier complètement les conditions de la réparation des plaies. Il vit bientôt que, s'il fallait pour les assainir détourner d'elles les microbes, il était non moins urgent d'étudier certaines conditions favorables, nécessaires à la régularité du processus de réparation, si l'on voulait arriver à des résultats chirurgicaux plus parfaits » (Lucas-Championnière, *Chirurgie antiseptique*, 2e édit., p. 24).

Lorsqu'on examine la marche de la cicatrisation dans une plaie qui se réunit par première intention, dans les conditions les plus favorables, une plaie sous-cutanée par exemple, on est frappé d'un fait : l'absence de suppuration. Loin d'être nécessaire à la réunion des plaies, la suppuration est la preuve d'un arrêt, d'une perturbation dans ce phénomène. Il faut donc à tout prix l'empêcher de se produire; pour cela il fallait en rechercher les causes.

Lister a reconnu que trois conditions amènent ce fâcheux résultat :

1° Excès de tension dans les tissus;

2° Irritation directe des tissus vivants et présence d'un corps étranger;

3° Irritation directe par l'atmosphère chargée de germes (Lucas-Championnière (*loc. cit.*).

L'excès de tension, quelle que soit la cause qui le produise, doit être évité à tout prix; d'où, un ensemble de moyens (drains, sutures spéciales, superficielles, profondes) destinés à la prévenir.

Les corps étrangers ont sur les tissus vivants une influence irritante qui était admise depuis les temps les plus anciens. On connaît les efforts faits par les chirurgiens, depuis Ambroise Paré, pour supprimer dans les plaies les fils à ligature. Cependant il faut lier les artères : voilà donc un corps étranger que nous laisserons volontairement dans la plaie. Le tube à drainage qui, en assurant l'écoulement des liquides, préviendra la rétention, en sera un second. Mais si ces corps étrangers sont complètement *aseptiques*, c'est-à-dire dépourvus de germes, ils n'irriteront plus les tissus ; leur présence sera facilement tolérée. Il s'agissait donc de se procurer des substances apsetiques, c'est cette difficulté qui a été résolue par l'emploi du catgut et des drains phéniqués.

Enfin arrive la condition principale, essentielle de la doctrine, *la suppression des germes*.

Pourquoi les plaies sous-cutanées marchent-elles si rapidement à la guérison, pourquoi ne suppurent-elles pas? Surtout parce qu'elles sont à l'abri du contact des germes. Supposez une plaie marchant aussi bien que possible, si vous faites arriver des germes à sa surface, la réunion est arrêtée; la suppuration ne saurait manquer d'apparaître. Ce n'est pas tout. « Les germes ont une double action : ils ne se contentent pas de provoquer la formation du pus, ils en déterminent la *putréfaction* ainsi que celle des liquides animaux; c'est-à-dire qu'ils seront les agents des complications des plaies et en particulier de la plus redouble, la pyohémie » (Lucas-Championnière, *loc. cit.*).

Si donc les germes arrivent sur la plaie à un moment quelconque de la période de cicatrisation, il y aura empoisonnement véritable, inoculation directe; il faudra s'attendre à tous les accidents. On voit dès lors de quelle importance il est d'empêcher ce contage, tant dans le cours de l'opération que pendant la période réparatrice.

De là, la méthode elle-même et les soins pris avant, pendant et après l'opération.

Avant l'opération, nettoyage des instruments, de tous les objets qui peuvent servir, avec la solution antiseptique forte; nettoyage avec la même solution de la région sur laquelle on doit opérer, ablutions antiseptiques faites par le chirurgien et ses aides.

Pendant l'opération, avant que la peau ait été entamée et jusqu'au moment où la dernière épingle du pansement aura été placée, formation et entretien d'un nuage phéniqué (spray) par la pulvérisation du liquide antiseptique.

Après l'opération, emploi de pièces de pansement spéciales (protective, gaze antiseptique, mackintosh), dont l'ensemble a pour résultat ultime la formation et l'entretien d'une atmosphère aseptique autour de la plaie. Chaque pansement ultérieur sera fait sous le spray et avec toutes les précautions d'usage.

A moins de circonstances particulières et absolument spéciales, la réunion par première intention devant être recherchée après toutes les opérations, comme le voulait Assalini; Lister et ses disciples apportent aux moyens d'union des plaies un soin particulier. Les lambeaux, convenablement parés et nettoyés avec la solution phéniquée forte (5 p. 100), sont affrontés exactement, puis fixés par des sutures superficielles faites soit avec des fils d'argent, soit avec du catgut. Lorsque les circonstances le demandent, pour servir de soutien aux parties, assurer leur accolement, éviter les tractions sur les sutures profondes, celles-ci sont faites sur des plaques de plomb destinées à les soutenir. De plus, considérant que la *tension des tissus* pouvait être la source de nombreux accidents, le chirurgien d'Edimbourg insistait sur la *nécessité d'assurer l'écoulement des liquides*. De là le précepte d'introduire un drain debout dans la partie la plus déclive de la plaie pour favoriser cet écoulement. Ce tube devait rester en place jusqu'à ce que tout écoulement ait complètement disparu.

Telle était la méthode antiseptique telle que Lister l'avait préconisée au début, il est inutile d'insister aujourd'hui pour en démontrer la supériorité, nul ne met en doute sa puissance.

Maintenant, ce pansement était-il entièrement nouveau? Non, certes. Toutes les grandes découvertes sont amenées peu à peu. L'idée de contage appartenait au professeur Lefort, le drainage des plaies, d'origine française (Chassaignac), était employé depuis longtemps à Bordeaux pour les plaies d'amputation par Azam et ses élèves; les sutures superficielles et profondes avaient été fort souvent mises en usage par l'école de Montpellier. Les antiseptiques, eux aussi, servaient sous toutes les formes (alcool, phénol, permanganate, etc.). La matière même du pansement se trouvait partout; mais ce qu'il y a de neuf, ce qu'il y a de vraiment original dans la méthode de

Lister, ce sont les doctrines elles-mêmes sur lesquelles elle se base. On pourra varier à l'infini la manière de faire les pansements ; mais, pour obtenir la guérison des plaies sans suppuration, il faudra toujours avoir présentes à l'esprit les règles tracées par ce maître illustre.

Lister et ses élèves emploient l'acide phénique comme agent antiseptique. C'est avec cette substance que l'on prépare les différentes solutions et les pièces du pansement dont on trouvera la description détaillée dans les traités de petite chirurgie et que nous allons rapidement enumérer.

Pour nettoyer les mains, la région opératoire, la plaie et stériliser les instruments on se servait de deux solutions l'une forte contenant 1/20 d'acide phénique, l'autre faible à 1/40. Les vaisseaux béants dans la plaie étaient liés avec du catgut ou de la soie préparé et conservé dans de l'huile phéniqué, le même catgut sert à faire les sutures. La plaie étant réunie et les drains convenablement placés, le chirurgien appliquait tout d'abord sur la région opératoire une bande de taffetas phéniqué (*Protective*) destinée à soustraire la plaie à l'irritation que pourraient produire les émanations phéniquées qui s'échappent du reste du pansement.

Par-dessus ce protective, en effet, on superposait huit doubles de gaze phéniquée, c'est-à-dire de tarlatane ordinaire dans laquelle par des procédés spéciaux on a incorporé un mélange d'acide phénique, résine et paraffine. Cette gaze est destinée à laisser exhaler autour de la plaie des émanations phéniquées et pour que cette atmosphère soit persistante entre la septième et huitième épaisseur de tarlatane on plaçait une pièce de taffetas imperméable (*Mackintosh*).

Toutes les pièces constituant le pansement doivent recouvrir au loin la surface de la région opératoire de manière à prévenir l'invasion de cette région par les microbes. Par surcroît de précautions, pour éviter la contamination par le contact de l'air durant l'opération un pulvérisateur à vapeur, projette tout autour un nuage d'eau phéniquée (*Spray*).

Tel est l'exposé sommaire de la méthode et du pansement de Lister dont l'influence ont été capitales sur la chirurgie contemporaine. Toutefois l'œuvre de Lister ne tarda pas à être battue en brèche. Nombre d'esprits sérieux arrivèrent à se demander si véritablement toute cette mise en scène était bien nécessaire. Le spray qui refroidissait le malade fut tout d'abord supprimé. Lister lui-même convient aujourd'hui que le spray a été une de ses erreurs, puis plusieurs expérimentateurs démontrèrent que l'acide phénique était loin d'avoir les propriétés microbides qu'on lui avait prêtées et il fut bientôt détrôné et remplacé par d'autres corps en particulier par les sels de mercure. On s'aperçut aussi que beaucoup de substances pulvérulentes, iodoforme iodol, salol, étaient susceptibles de rendre le même service. De là toute une série de pansements nouveaux. Enfin on en vint à se demander, s'il ne serait pas plus simple pour se mettre à l'abri de l'infection d'opérer dans un milieu exempt de microbes, que d'avoir constamment un arsenal prêt à les foudroyer. Pour arriver à ce résultat, on a poussé la propreté des mains et de la région opératoire aussi loin que possible, stérilisé les instruments et tout ce qui doit toucher le malade. Grâce à ces précautions, on a pu faire de l'excellente chirurgie sans employer aucun antiseptique. Cette méthode nouvelle qui dérive des mêmes principes que l'antisepsie, porte le nom d'Asepsie.

Il ne faudrait pas croire qu'un chirurgien pourra être à volonté antiseptique ou aseptique; tout cela dépend du milieu dans lequel on opère, des ressources que l'on a sous la main, et surtout de la nature de la lésion qui nécessite l'intervention. Pour faire de « l'asepsie » il faut une installation spéciale, dont les murs puissent être nettoyés, désinfectés stérilisés pour ainsi dire après chaque intervention, il faut des autoclaves et des étuves pour stériliser les instruments, linges et matériaux à pansements. Ces conditions étant rarement réalisables dans la pratique ordinaire, on est obligé d'avoir recours à une méthode mixte, néanmoins l'*asepsie* est le but vers lequel doivent tendre tous nos efforts, nous nous réservons toujours de reprendre les armes de l'antisepsie toutes les fois que nous nous trouverons, en présence d'une plaie infectée.

B. — LA RÉUNION IMMÉDIATE EST IMPOSSIBLE. — PANSEMENTS DIVERS

La *réunion immédiate est impossible.* En pareille circonstance, au commencement de notre siècle, on employait le *pansement par l'eau* (fomentation ou irrigation continue). Vers le milieu du siècle, Bataïlhé et Guillet, puis Nélaton, préconisèrent le *pansement par l'alcool.* Enfin, en 1877, Verneuil (*Bull. acad. de médecine*), vanta les bons effets du « *pansement antiseptique ouvert* ». Ces divers pansements appartiennent à l'histoire de l'art, on en trouvera la description dans les traités de petite chirurgie.

Actuellement, d'un accord unanime, les chirurgiens recommandent de désinfecter d'abord la plaie et de la transformer en plaie simple. Les moyens que nous avons à notre disposition varient : si la plaie est récente, il suffit souvent d'un lavage ou d'un bain antiseptique pour obtenir ce résultat ; si au contraire, il s'agit d'un foyer de suppuration ancienne avec trajets fistuleux, il est indiqué de débrider les trajets, de racler avec la curette les parties infectées, puis de modifier les surfaces saignantes par des attouchements avec une solution antiseptique concentrée; suivant les circonstances, la plaie est ensuite remplie de gaze au salol ou à l'iodoforme, sèche ou enduite de vaseline iodoformée. Une couche de coton hydrophile dont l'épaisseur varie, recouvre ce premier pansement; le tout est maintenu par quelques tours de bande de gaze.

Le nombre des substances à pansement augmentant tous les jours, chacun choisit dans cet arsenal suivant ses préférences, ou mieux selon ce qu'il a sous la main. Quel que soit le pansement employé et qu'il s'agisse d'une plaie réunie ou d'une solution de continuité ouverte, il faut se rappeler que tout pansement peut être une cause d'inoculation; aussi dans les plaies non infectées doivent-ils être renouvelés fort rarement; plusieurs chirurgiens n'hésitent même pas à laisser le premier pansement jusqu'à cicatrisation complète de la plaie. Il est inutile d'insister pour montrer l'avantage de semblable manière d'agir.

CHAPITRE II

CONTUSION. — PLAIES CONTUSES

Bibliographie. — BOYER, *Traité des maladies chir.*, t. Ier, p. 338, 2e édit. — DUPUYTREN, *Leçons de clinique chir.*, t. V, p. 264. — DENONVILLIERS, *Compendium*, t. Ier, p. 391. — LARREY, *Bull. de la Soc. de chir.*, 1855. — VOILLEMIER, *Clinique chir.*, 1862. — FOLLIN, *Path. externe*, t. Ier. — HOLMES, *System of Surgery*, t. Ier, CONTUSIONS par B. PAGET, p. 617. — J.-C. WILSON, *Deux cas de myalgie consécutive à une contusion*, *Philadelphia Med. Times*, 3 février 1877. — CHEVALLEREAU, *C. de l'abd. Soc. anat. de Paris*, *Bulletins*, 1876, p. 59. — DESPRÈS et MARCHANT, *Plaie par arrachement de la face interne du bras gauche*, etc., *Gaz. hebd.*, 1876, p. 67. — GUERMONPREZ, *Mutilations de la main*, *Bull. de thérap.*, 1884.

Thèses de Paris. — 1816, CRUVEILHIER. — 1833, VELPEAU, Th. de concours. — 1846, LAFAURIE. — 1874, DURODIÉ, PONCET. — 1878, BESSON.

Épanchements sanguins. — PELLETAN, *Clinique chir.*, t. II. — Th. de Paris, 1860, JALABERT. — BLOCH, *Action produite sur la peau par les traumat.*, *Arch. de physiol. norm. et path.*, 1874. — BESAUCÈLE, *Études sur les épanchements sanguins anciens dans le tissu cellulaire sous-cutané*, Th. de Paris, 1874. — MARTELLIERE, Th. de Paris, 1875. — NICAISE, *C. de la fesse. Rupture de l'artère fessière*, *Bull. de la Soc. de chir.*, t. III, nouvelle série, p. 458. — DUTARD, Th. de Paris, 1886.

Épanchements de sérosité. — MOREL-LAVALLÉE, *Arch. gén. de méd.*, juin 1853. — PELLETIER, *Mouvement médical*, Paris, 1869. GRYNFELT, in-8°, Montpellier, 1875.

Thèse de Paris. — 1873, ROBERT. — 1879, ROSSIGNOL. — 1882, BUGEAU.

Épanchements d'huile. — CHASSAIGNAC, *Traité de la suppuration*, t. Ier. — GOSSELIN, *Clinique de l'hôp. de la Charité*, t. II, et *Bull. de la Soc. de chir.*, 1875. — B. ANGER, *Progrès méd.*, 1875, t. II, p. 83. — Th. de Paris, 1875, CASTEIGNEAU, n° 227. — TERRIER, *Rev. mens. de méd. et chir.*, t. II, 1878.

§ 1er. — De la contusion.

Définition. — La contusion est une lésion traumatique produite par une pression plus ou moins énergique, caractérisée par une meurtrissure et un écrasement des tissus sous-cutanés, mais sans aucune solution de continuité des téguments.

Étiologie. — Toute contusion pour se produire demande, dit VELPEAU, une puissance, un point d'appui, une résistance.

a. *Puissance.* — Tout corps peut être contondant pourvu qu'il soit animé d'une vitesse suffisante. Les pièces de notre squelette se transforment elles-mêmes, dans certaines conditions, en agents du traumatisme. Plusieurs circonstances influent sur la manière d'agir du corps vulnérant et modifient en plus ou moins le résultat du choc. La vitesse, la direction, l'intensité du mouvement doivent être placées en première ligne. Puis, il faut tenir compte de la résistance spéciale des divers tissus, de la facilité qu'ont certains organes à se dérober à l'action de l'agent vulnérant, enfin, du plus ou moins de résistance des plans sous-jacents.

b. *Point d'appui.* — Le point d'appui est tantôt un corps étranger, le sol, un mur, une voiture, etc., tantôt les parties intégrantes mêmes de l'organisme. Les os de notre squelette remplissent souvent semblable rôle. Les aponévroses, les muscles préalablement tendus, peuvent fournir un point d'appui assez résistant pour que d'autres tissus s'y écrasent. Le point d'appui est unique ou multiple.

c. *Résistance.* — La résistance des parties constituantes de notre organisme est très variable. On pourrait, dit VERNEUIL, les classer sous ce rapport en une série dont les tissus osseux ou fibreux occuperaient le sommet et dont les parenchymes glandulaires et le cerveau occuperaient le dernier échelon. Nous avons parlé aussi de la facilité avec laquelle un certain nombre d'organes se déplacent et peuvent ainsi échapper au traumatisme, les nerfs, sous ce rapport, tiennent le premier rang; nous aurons ultérieurement occasion de revenir sur ce point.

Siège et divisions. — La contusion peut siéger dans tous les organes et à toutes les profondeurs. C'est une diérèse de laquelle résulte la formation d'un foyer traumatique qui peut être clos, communiquer avec l'extérieur ou avec une des cavités naturelles. De là trois classes de contusions (VERNEUIL). « 1° *Contusion interstitielle*, telle qu'on l'observe aux membres, dans l'épaisseur des parois craniennes, thoraciques, abdominales, pelviennes ; 2° *Contusion exposée externe*, dont le foyer est en relation directe avec l'atmosphère; c'est la contusion avec plaie, plaie contuse des Classiques ; 3° *Contusion exposée interne*, *cavitaire*, dont le foyer s'abouche avec un réservoir ou un conduit avec une séreuse articulaire, tendineuse ou viscérale. » Chacune de ces variétés est naturellement susceptible de se transformer en la variété voisine.

Anatomie pathologique. — Le foyer de la contusion présente à examiner un contenant et un contenu.

a. *Cavité.* — L'étendue du foyer varie depuis des fractions de millimètre jusqu'à plusieurs décimètres. Elle dépend des régions atteintes et de l'intensité du choc. Ces mêmes causes influent sur la forme de la cavité dont la configuration bizarre défie la description. Des éléments anatomiques écartés et meurtris en forment les parois ; ici, c'est une aponévrose du tissu cellulaire, ailleurs, une surface musculaire, un plan osseux, etc. Des vaisseaux rompus flottent au milieu de cette cavité que traversent et cloisonnent des vaisseaux sains ou des masses de tissu cellulaire qui ont résisté au traumatisme.

Contenu. — Le contenu de la cavité est des plus variables ; le sang, la lymphe, la sérosité s'y rencontrent le plus ordinairement avec des matières récrémentitielles et excrémentielles. Au milieu de ces liquides, on voit fréquemment aussi des débris de tissu cellulaire, des muscles et des tendons broyés, des esquilles osseuses détachées : joignez à ces divers corps les milliers d'organismes portés par l'air. Parfois, dans les grands accidents produits par la chute d'un corps très lourd, par les puissants moteurs de l'industrie, par les gros projectiles de guerre, les parties sont réduites en une bouillie informe dans laquelle il n'est plus possible de rien reconnaître. C'était sur le plus ou moins d'attrition des tissus que Dupuytren avait établi le classification de la contusion que l'on retrouve dans tous les auteurs.

1er *Degré.* — Rupture des capillaires de la région, effusion sanguine, légère, ecchymose peu intense.

2e *Degré.* — Rupture des vaisseaux d'un calibre plus considérable, déchirure plus ou moins étendue des parties, le sang est réuni en collections ; il n'est plus infiltré.

3e *Degré.* — Attrition telle des tissus que leur retour à l'état sain est impossible.

4e *Degré.* — Broiement, attrition et désorganisation des parties atteintes, les membres sont réduits en un magma dans lequel sont confondus les divers tissus. La mortification est complète.

Cette division, calquée en partie sur les degrés parallèles de la brûlure, est, on le voit, des plus vagues.

Phénomènes principaux de la contusion. — I. *Épanchement sanguin.* — *Ecchymose.* — Le liquide que l'on rencontre le plus fréquemment dans le foyer de la contusion est le sang.

Dans les deux premiers degrés admis par Dupuytren, ce liquide se répand dans le tissu cellulaire, où il s'infiltre avec une rapidité d'autant plus grande que les mailles de ce tissu sont plus lâches. D'après Billroth, on donne le nom de *sugillation* ou suffusion, à ces hémorrhagies sous-cutanées diffuses. A la suite de ces épanchements sanguins dans le tissu cellulaire, une coloration bleuâtre foncée, à reflets d'acier, apparaît sur les téguments ; c'est l'*ecchymose* (εκχυμοω répandre un suc). Cette teinte spéciale se montre plus ou moins rapidement, suivant l'épaisseur des téguments et la profondeur de l'épanchement. Qu'un enfant reçoive un coup un peu violent sur l'œil, très promptement, au bout de quelques minutes après, vous verrez apparaître l'ecchymose. Au contraire, lorsque la collection sanguine est profonde, bridée par les aponévroses, l'ecchymose surviendra beaucoup plus tardivement, deux, trois jours après l'accident, et souvent loin de la région contusionnée. Obéissant à l'action de la pesanteur, le sang fuse le long des gaines celluleuses qui des régions profondes, conduisent aux superficielles, d'où l'apparition de la coloration dans les parties déclives de préférence (Ecchymose de Valentin dans la région lombaire).

Coloration. — Elle est des plus variables : dans certaines régions, l'ecchymose offre une teinte violette très intense ; à travers la peau du scrotum et des paupières, elle prend un aspect bleuâtre à reflets métalliques. Généralement légère dans les instants qui suivent le traumatisme, la coloration arrive graduellement à son maximum. Après être restée quelques jours stationnaire, l'ecchymose a une tendance marquée à disparaître, en passant par une série de nuances que tout le monde a observées (*gamme chromatique des couleurs*). Ces teintes successives tiennent aux modifications que subit la substance colorante du sang, l'hémoglobine. On admet qu'elle se transforme d'abord en *hématine*, laquelle se dissout dans le sérum ou dans d'autres liquides ; puis apparaissent ensuite des cristaux d'*hématoïdine* : ces substances ont des couleurs différentes, de là les nuances successives de l'ecchymose.

L'irritation occasionnée par la présence du sang épanché détermine un travail analogue à celui qui se produit dans les plaies pendant leur cicatrisation. Il se forme une prolifération, celluleuse, active, abondante et un lascis vasculaire, qui, peu à peu, résorbera l'épanchement. Le caillot peut encore s'entourer de tissu fibreux, puis constituer une tumeur d'une dureté ligneuse. Dans d'autres circonstances, cette coque deviendra la paroi d'un kyste ; enfin apparaît une terminaison fréquente, la suppuration ; au foyer sanguin primitif succède une collection purulente (*abcès hématiques*). Parfois, il se fait pour ainsi dire un épanchement à répétition. NICAISE a rapporté un cas de ce genre à la Société de chirurgie. Une artère d'un certain calibre est ouverte ; le sang écarte les tissus, se creusant suivant les régions une cavité variable que remplissent bien vite les caillots sanguins. L'hémorrhagie s'arrête, les jours suivants, le caillot se rétracte, le sang coule de nouveau ; de cette façon se produisent une série d'hémorrhagies qui affaiblissent le malade et peuvent nécessiter la ligature du vaisseau.

Crépitation sanguine. — Lorsqu'on triture entre les doigts du sang coagulé, il se divise puis se réduit en une sorte de bouillie ; pendant ce temps, les doigts du chirurgien perçoivent une sensation spéciale : *crépitation sanguine*.

Dans certains épanchements superficiels, les mêmes phénomènes se produisent à la palpation ; si la région contusionnée est voisine du squelette, cette crépitation peut induire en erreur et faire croire à une fracture : un peu d'attention suffira pour éviter la méprise. Cette sensation spéciale, en effet, ne se retrouve plus, lorsque après l'avoir perdue on essaye de s'en rendre compte de nouveau. L'explication de ce phénomène est simple. La crépitation résulte de l'écrasement des caillots sanguins ; dès que ceux-ci ont été réduits en bouillie, la crépitation ne saurait plus exister. Pour se rendre compte des impressions que nous venons d'analyser, il ne faut pas choisir un épanchement trop considérable, dont la cavité soit entièrement distendue, celui-là se présente comme une tumeur dure et solide.

II. *Épanchements de sérosité.* — Au lieu de sang, on trouve parfois de la sérosité épanchée.

Soupçonnée par LAMOTTE (1813), vaguement entrevue par PELLETAN et CLOQUET, nettement caractérisée par VELPEAU, cette affection a été bien étudiée pour la première fois par MOREL-LAVALLÉE (1853). D'après PELLETIER (*Mouvement médical*, 1869), sur 32 cas, 20 ont été notés à la cuisse, 6 aux lombes, 5 à la jambe, 1 au bras, partout en un mot où l'on trouve des aponévroses résistantes, sur lesquelles le tissu cellulaire peut glisser.

Mécanisme. Étiologie. — Ces accidents se produisent ordinairement de la façon suivante : un corps orbe, animé d'une vitesse suffisante, vient frôler dans sa course une région du corps ; il pousse, fait glisser, entraîne avec lui les téguments. La peau de la région, suivant les termes de MOREL-LAVALLÉE, s'applique en quelque sorte sur l'instrument vulnérant et résiste en cédant. Quant au tissu cellulaire, il suit d'abord la peau, mais moins mobile qu'elle, il est décollé. De cette manière se forme une cavité dans laquelle s'accumule l'épanchement. Le passage d'une roue de voiture qui « surprend obliquement les parties et tourne autour d'elles » (FOLLIN) paraît être la cause la plus commune de ces accidents.

Anatomie pathologique. — La cavité occupée par le liquide siège d'ordinaire entre le fascia superficialis et l'aponévrose. La poche est tapissée après un certain temps par une fausse membrane gris jaunâtre, épaisse de $0^{m},001$, très adhérente aux tissus sous-jacents. Le liquide, qui rarement apparaît d'emblée, mais plus souvent le deuxième ou le troisième jour, présente d'ordinaire une coloration citrine, une limpidité comparable à celle du liquide de l'hydrocèle. Sa quantité varie de quelques grammes à deux litres. Densité 1,020 à 1,030. D'après CH. ROBIN, c'est de la sérosité à laquelle se mélangent quelques globules de sang. Au bout de peu de temps, cette sérosité laisse déposer des flocons formés par des globules sanguins agglutinés. Les auteurs sont loin d'être absolument fixés sur l'origine même du liquide. MOREL-LAVALLÉE pense qu'il provient de la rupture des petits vaisseaux dont les extrémités froissées ne laissent plus écouler que les parties les plus ténues du sang. D'après GRYNFELT (de Montpellier) il pourrait être sécrété par des espaces conjonctifs, agissant à la manière de membranes séreuses. Pour VERNEUIL, c'est simplement de la lymphe issue des lymphatiques blessés ; il y aurait une véritable lymphorrhagie.

Symptômes. — Au moment de l'accident, le blessé ressent une douleur assez vive qui disparaît bientôt, la coloration des téguments n'est pas altérée; les mouvements du membre sont aussi faciles qu'à l'état normal, sauf les cas où l'épanchement siège au voisinage immédiat d'une articulation. Les phénomènes généraux présentent peu d'intensité. — La poche globuleuse allongée se trouve fort rarement remplie par le liquide, d'où un ensemble de signes (tremblotement, fluctuation, ondulation) faciles à constater soit par l'exploration, soit en faisant exécuter des mouvements au malade.

Pour percevoir la fluctuation, il faut, dit MOREL-LAVALLÉE, « tendre la peau qui recouvre l'épanchement ou même rassembler le liquide dans un coin du foyer. Si en cherchant la fluctuation on laisse à la poche toute sa laxité, le liquide reflue dans le sens de l'impulsion que lui impriment les doigts, comme dans une vessie à demi pleine. Ce que l'on perçoit alors, c'est moins une pression transmise qu'un choc ; pour se porter d'une main à l'autre, le liquide parcourt en quelque sorte des espaces vides et frappe le doigt à la manière d'un marteau d'eau. Quelquefois en refoulant avec un seul doigt et brusquement le liquide du point le plus déclive vers le point le plus élevé sans retirer entièrement le doigt, le flot en retombant fait éprouver un choc en retour, qui rappelle la sensation de ballottement de la grossesse. » MOREL-LAVALLÉE n'a jamais rencontré la transparence que PELLETIER aurait constatée dans plusieurs cas.

Diagnostic. — La forme étalée de la tumeur, la réplétion incomplète, les commémoratifs donneront déjà de sérieuses présomptions sur la nature de la maladie ; l'ondulation, le tremblement rendront le diagnostic certain. En cas de doute, la ponction exploratrice pourra rendre des services. Ces épanchements essentiellement indolents sont très persistants, le travail de résorption étant des plus longs, sauf cependant chez les jeunes sujets. — S'il ne survient pas de complications, l'épanchement de sérosité constitue une affection bénigne.

III. *Épanchements d'huile.* — Dans quelques circonstances, à la place de la sérosité que nous venons de signaler, on trouve dans la cavité un liquide gras, oléagineux, tachant le papier.

Signalés pour la première fois par Chassaignac, en 1854, les épanchements d'huile ont été étudiés depuis par Gosselin, P. Broca, Benj, Anger. Plusieurs théories ont été mises en avant pour expliquer leur formation.

Gosselin admettait que ce liquide résulte de l'extravasation des principes gras contenus dans le sang, lesquels se mêlent à la graisse du tissu cellulaire mise en liberté par action traumatique, ou simplement par la diminution de pression résultant du décollement de la peau. Pour P. Broca le tissu cellulaire se trouverait écrasé dans le traumatisme ; ses cellules étant rompues, les globules de graisse qu'elles contenaient seraient extravasées et iraient se mêler aux autres liquides de l'épanchement. — La valeur diagnostique de ce symptôme varie. L'épanchement d'huile survient-il peu après l'accident, il indique la rupture des vésicules adipeuses ; se montre-t-il tardivement, il dénote une gangrène du tissu cellulaire, parfois aussi une lésion osseuse grave.

Au lieu d'un liquide épanché, on peut rencontrer dans le foyer des gaz divers qui proviennent soit de l'air ambiant, soit d'une cavité naturelle avec laquelle le foyer est en communication, ou bien ce sont des produits de décomposition.

La connaissance de ces différentes complications du traumatisme nous était nécessaire pour étudier les symptômes de la contusion que nous allons maintenant exposer.

Symptômes de la contusion. — La contusion légère se traduit tout d'abord par un léger gonflement de la région lésée ; au bout de peu de temps se montre une rougeur diffuse, puis, le lendemain ou les jours suivants, apparaissent les teintes variées qui caractérisent l'infiltration sanguine. Dans les contusions plus violentes, les signes locaux consistent en une déformation de la région, variable depuis le simple empâtement qui nivelle les saillies et les méplats jusqu'à la formation d'une tumeur plus ou moins volumineuse ; cette masse est due le plus souvent à la présence dans le foyer d'un des liquides ci-dessus signalés. La palpation permettra donc de reconnaître les symptômes particuliers de ces épanchements : crépitation sanguine ou gazeuse, fluctuation, ballottement. Le moment de l'apparition de l'ecchymose doit être noté ; son étendue, l'intensité de sa coloration seront pour le chirurgien autant d'indices précieux.

La palpation permettra de déterminer l'état des tissus atteints, et de reconnaître si le squelette est intact. Il faut aussi, après un choc violent, examiner la circulation et la sensibilité. Si les battements artériels sont atténués, la sensibilité pervertie, le pronostic acquiert une gravité beaucoup plus grande.

La douleur, dans ces sortes de lésions, varie notablement; elle offre des nuances infinies. La sensibilité spéciale du sujet étant mise à part, les contusions violentes sont loin d'être les plus douloureuses ; les pincements et morsures occasionnent des souffrances beaucoup plus vives qu'une contusion produite par un corps lourd. Fréquemment aussi, au moment du choc, la douleur est insignifiante, ce qui ne l'empêche pas de devenir intolérable quelques instants après. Le traumatisme détermine encore l'apparition de phénomènes généraux, sueurs froides, gène de la respiration, syncope plus ou moins complète, la sensibilité spéciale de la région contuse joue sous ce rapport un grand rôle; chacun sait combien prédisposent à la syncope les coups portés sur le creux épigastrique et les froissements du testicule.

Il n'est pas rare non plus d'observer ,dans quelques cas des accidents nerveux d'ordres divers (stupeur locale et générale), nous y reviendrons en faisant l'étude de la contusion des nerfs et l'histoire pathologique des diverses régions.

A la suite des contusions violentes, on voit survenir parfois un ictère généralisé signalé pour la première fois par Poncet (de Lyon). Cet ictère se produirait comme il suit : la matière colorante du sang subissant des transformations diverses deviendrait jaune à un certain moment et cette matière jaune disséminée dans les lamelles du tissu cellulaire serait résorbée par les lymphatiques et produirait un véritable ictère. Poncet a montré cette matière colorante dans les ganglions de l'aine et dans les urines.

Signalons encore les thromboses et embolies veineuses étudiées par Azam (de Bordeaux), 1864, puis par Durodié et Besson. Rares en l'absence de fractures, elles reconnaissent pour origine la formation d'un caillot dans une veine, et ce caillot sous l'influence d'un mouvement brusque se détache et entraîné par la circulation va s'enclaver dans le poumon où, s'il est volumineux, il détermine la mort.

Diagnostic et pronostic. — Le diagnostic de la contusion, lorsque le patient n'a pas d'intérêt à induire le chirurgien en erreur, est généralement simple; l'état des parties, les commémoratifs mettront facilement l'observateur sur la voie. Il nous paraît bien plus difficile, une contusion étant donnée, d'en prévoir exactement l'étendue, surtout lorsque le traumatisme a intéressé certaines régions, l'abdomen par exemple. Tout le monde connaît l'histoire de ces traumatismes épouvantables, que l'on attribuait au vent du boulet, et dans lesquels, avec une intégrité complète de la peau, on constatait des désorganisations sérieuses des viscères. On sait aujourd'hui que ces accidents résultent de contusions violentes, produites par les gros projectiles.

En présence d'une contusion, surtout si elle s'accompagne de stupeur ou de phénomènes généraux graves, il est nécessaire d'examiner avec soin le malade, de surveiller le fonctionnement des organes et d'être très réservé dans le pronostic.

Depuis longtemps Verneuil attire l'attention sur le rôle important que joue la contusion dans le rappel des diathèses. Rien de plus fréquent que les accidents de délirium tremens, chez un alcoolique contusionné; ce sont là des complications qu'il faut prévoir car elles aggravent encore le pronostic.

Traitement. — Les contusions légères réclament simplement l'application de quelques compresses résolutives. Dès que le traumatisme a une intensité un peu sérieuse, la première précaution consiste à immobiliser la région blessée. Puis il faut favoriser la résorption des liquides épanchés. Dans ce but, on a utilisé les astringents, le froid sous toutes ses formes. La compression méthodique, lorsque l'état du membre permet de l'employer, est un moyen de beaucoup supérieur; la bande de caoutchouc et le pansement de Guérin, rendront les plus grands services.

S'il existe un épanchement sanguin la conduite à tenir est différente, suivant l'étendue du foyer et le temps qui s'est écoulé depuis sa formation. L'épanchement est-il récent et peu considérable, la compression brusque et violente rendra des services, elle a pour but d'écraser les caillots et d'en favoriser la résorption en les refoulant dans les mailles du tissu cellulaire. Des frictions douces et quelques séances de massage sont le complément indispensable de ce mode d'intervention. Lorsque l'accident est ancien, l'épanchement considérable et que le foyer enkysté se trouve tapissé à son intérieur par une fausse membrane l'écrasement brusque de la tumeur conseillée jadis par Champion, de Bar-le-Duc, ne saurait plus convenir; la seule conduite rationnelle consiste à ouvrir le foyer, à gratter l'intérieur de la poche avec une curette, puis après l'avoir convenablement lavé avec une solution antiseptique à faire un drainage et à établir un pansement compressif et protecteur. La réunion immédiate est en général obtenue en quelques jours.

Les épanchements de sérosité n'ayant aucune tendance à la coagulation peuvent quelle que soit leur ancienneté être traités par la ponction suivi d'injection antiseptique. En cas d'insuccès il faut ouvrir la poche, évacuer son contenu, puis gratter et laver ses parois. La réunion est toujours obtenue rapidement.

Enfin, lorsque les tissus sont broyés l'intervention chirurgicale devient nécessaire; en pareille circonstance, on ne doit pas se hâter. La stupeur constitue, comme nous le verrons, une contre-indication absolue à toutes les tentatives opératoires; de plus, fréquemment, les accidents sont susceptibles de s'amender, et tel tissu dont on croyait la vitalité absolument détruite pourra être conservé en totalité ou en partie. Il ne faut cependant pas temporiser outre mesure, car on s'exposerait à voir survenir des accidents graves (gangrène foudroyante, septicémie).

§ 2. — Plaies contuses.

Les plaies contuses diffèrent de la contusion par l'existence d'une solution de continuité des téguments, rien n'est plus variable que l'aspect et l'origine de ces plaies, aussi dans ce chapitre étudierons-nous, non seulement les plaies produites par les instruments contondants proprement dits, mais encore un certain nombre de lésions traumatiques, plaies par arrachement, par morsure, qui ont avec les plaies contuses des rapports communs.

1° PLAIES CONTUSES SUPERFICIELLES. — ÉCORCHURE

On dit qu'il y a *écorchure* ou *éraillure* lorsque le corps vulnérant a intéressé seulement les couches superficielles de la peau. Cet accident étant fort commun, ses causes sont des plus variées. Tantôt c'est un corps orbe, animé d'une vitesse quelconque, qui a frôlé les téguments ; dans d'autres circonstances le blessé a joué le rôle actif. La main, par exemple, dans un mouvement brusque, a rencontré un corps à surface rugueuse, ou bien en descendant un escalier, en glissant sur la pente d'une montagne, le patient se laisse choir et dans sa chute se fait des écorchures plus ou moins nombreuses.

Les lésions ainsi produites varient beaucoup ; la couche épidermique, dans certains cas, est seule enlevée, il y a à peine un léger suintement sanguin, ou bien les couches superficielles du derme sont détruites, le suintement sanguin est plus abondant, la surface mise à nu présente une coloration d'un rouge vif. Ces plaies sont caractérisées par une douleur excessivement vive, une sensation de cuisson analogue à ce que l'on ressent dans les premiers degrés de la brûlure. Dans les deux circonstances, du reste, la souffrance reconnaît une seule et même cause, la mise à nu des papilles du derme.

Le suintement sanguin disparaît rapidement, il se fait ensuite un écoulement séreux qui, en se concrétant, forme une croûte qu'il faut avoir soin de respecter. Après dix ou douze jours, la croûte se détache : à sa place on trouve le derme recouvert d'un épiderme nouveau. La partie reste pendant longtemps rouge et légèrement saillante, puis tout s'efface et disparaît. L'écorchure est une lésion de peu d'importance, qui cependant lorsqu'elle a une certaine étendue, nécessite quelques soins. On voit en effet les éraillures abandonnées à elles-mêmes devenir le point de départ de lymphangites graves.

Le repos, surtout s'il s'agit du membre inférieur, et l'application de compresses d'eau froide ou émolliente feront tous les frais du traitement.

2° PLAIES PAR MORSURES

Ces plaies, assez communes, reconnaissent ordinairement pour cause la morsure des animaux que l'homme élève pour son agrément ou son utilité. De là leur fréquence plus grande chez les sujets chargés de soigner ces animaux (palefreniers, cochers, dompteurs). De plus il n'est pas rare, à la suite d'une rixe, de voir l'un des combattants blessé de cette façon par son adversaire.

Les morsures que l'on rencontre le plus fréquemment sont produites : 1° par les oiseaux; 2° par les carnassiers (chien, chat, etc.); 3° par les solipèdes (cheval, âne, mulet). Dans les campagnes on observe parfois des morsures faites par les porcs.

Le bec de l'oiseau agit en pinçant fortement; il produit une contusion assez limitée, mais la plupart du temps l'animal imprime aux parties un mouvement de torsion et d'arrachement qui, joint aux efforts faits par le patient pour se dégager, entraîne la déchirure, ou même l'ablation du morceau saisi. Ces lésions très douloureuses ont en général peu de gravité.

Les carnassiers, suivant les circonstances, mordent du bout des dents ou à pleine gueule. Dans le premier cas, les dents pénètrent dans les chairs en faisant simplement des sortes de piqûre avec contusion. En mordant à pleine gueule, l'animal se borne parfois à serrer, suivant la force de ses mâchoires, le plus ou moins d'acuité de ses dents, et suivant que la région est à nu ou protégée par les vêtements, on observe une série de contusions ou de plaies contuses. Lorsque les dents sont enfoncées dans les tissus mous, si l'animal tire sans lâcher prise, il se produit une déchirure. Si sa force est considérable, les parties sont complètement arrachées ou broyées. Les grands carnassiers peuvent ainsi détruire et broyer entièrement un membre. Les empreintes laissées sur les téguments par les dents de l'animal diffèrent suivant la forme de ses mâchoires et de sa dentition.

Les morsures faites par les solipèdes ont été étudiées par Dupuis (Th. Paris, 1815); Dauvé (Th. Paris, 1855) et Gillette (Soc. de chir., 1876).

Ces blessures se rencontrent particulièrement aux membres supérieurs. Sur les 70 cas recueillis par Gillette, 50 fois le membre supérieur était intéressé, puis viennent la face, le membre inférieur et enfin le tronc.

Les morsures de ces animaux varient depuis le simple pincement jusqu'aux broiements les plus graves. Avec Gillette nous les diviserons en deux grandes classes : 1° lésions par pression, contusions, plaies contuses, écrasement, déchirures ; 2° lésions par arrachement.

Les lésions par pression contiennent les variétés suivantes :

a. Pincement superficiel de la peau et du tissu cellulaire sous-cutané ;

b. Pincement, compression, contusion, déchirure des téguments et des parties molles profondes, sans lésion du squelette ;

c. Contusion, broiement, déchirure des parties molles profondes sans lésion apparente de la peau, sans solution de continuité du squelette ;

d. Les mêmes lésions avec fracture du squelette.

Les blessures par arrachement constituent en quelque sorte le deuxième degré de la classe précédente. L'animal faisant de brusques mouvements de tête tire sur les parties sans lâcher prise, enlève parfois le patient de terre, et arrache les tissus dans une étendue variable. Les lésions de ce genre se rencontrent ordinairement à la main ; les phalanges, en raison de leur gracilité, sont souvent emportées. Ces morsures sont faciles à reconnaître ; les mâchoires de l'animal ont laissé sur les téguments une empreinte caractéristique, elle figure deux arcs de cercle qui se rejoignent par leurs extrémités. Toutes les parties comprises entre ces arcs, fortement contuses, habituellement décollées, sont la plupart du temps destinées à s'éliminer.

Symptômes. — Les blessures par morsure offrent un aspect très différent, suivant l'animal qui les a produites et la région où elles siègent, et il est parfois bien difficile d'en reconnaître la nature. Leurs bords sont toujours meurtris et déchirés, parfois les muscles sont broyés, les os brisés, il est alors bien rare de constater une lésion simple, en général l'attrition est plus profonde et la fracture nettement esquilleuse.

Une souffrance vive accompagne ordinairement ces traumatismes; dans certains cas la douleur est assez violente pour faire naître des tremblements réflexes des membres lésés.

Indépendamment des phénomènes immédiats du côté du système nerveux (choc, ébranlement, stupeur), les accidents qui peuvent se produire ultérieurement aggravent encore le pronostic de ces plaies. Au nombre des complications les plus redoutables, signalons : le phlegmon diffus et gangréneux avec fusées purulentes, l'ostéomyélite, l'hémorrhagie secondaire, la septicémie. Sur les 66 faits qu'il a recueillis, Gillette a signalé 3 cas de tétanos.

Pronostic. — Parmi les carnassiers, les chiens sont les seuls dont nous ayons l'occasion d'observer les morsures; elles sont d'ordinaire sans gravité; dans quelques cas malheureux, l'animal est atteint ou soupçonné d'être atteint de la rage, circonstance qui assombrit singulièrement le pronostic.

Les mâchoires de solipèdes, ainsi que nous venons de le voir, donnent lieu à des traumatismes beaucoup plus redoutables. On ne doit pas se fier à l'apparence des lésions extérieures, car souvent avec des plaies insignifiantes sur les téguments, on constate la présence de décollements et de déchirures profondes. Le chirurgien doit savoir qu'après la guérison il persiste pendant longtemps des douleurs névralgiques.

Traitement. — Le traitement de ces traumatismes ne diffère pas de celui des contusions et plaies contuses : il faut tout d'abord immobiliser avec soin le membre malade; puis, suivant les ressources dont on disposera, suivant la région intéressée, on pourra se servir de l'irrigation continue, du bain antiseptique, ou recouvrir les parties de poudre d'iodoforme et de gaze iodoformée, comme nous l'avons exposé à propos des plaies que l'on ne peut réunir.

3° PLAIES PAR ARRACHEMENT

Ces plaies exigent pour se produire une force considérable : on les observe assez souvent dans les usines, les manufactures, etc. Un membre se trouve pris dans un engrenage par une poulie de transmission, et enlevé avant que l'on ait pu porter secours au malheureux patient; quelquefois des femmes se trouvent prises par les cheveux et sont absolument scalpées. Dans quelques circonstances, la machine est simplement passive, l'ouvrier, se sentant entraîné, fait un effort surhumain et sacrifie volontairement une partie pour se dégager.

Nous avons vu dans le chapitre précédent que certains animaux particulièrement les chevaux, après avoir saisi les parties entre leurs dents, secouaient fortement la tête et produisaient des plaies de ce genre. Ces accidents sont fréquents parmi les palfreniers et les soldats de la cavalerie. (Voir *Affections chirurgicales de la main*, t. III.)

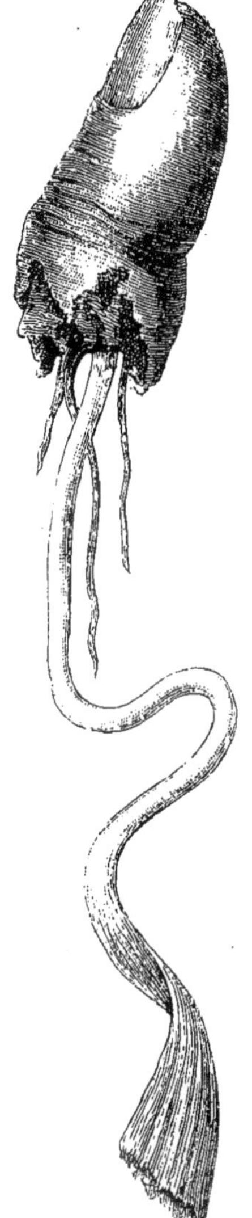

Fig. 20.

Le doigt est arraché tantôt près d'une articulation, tantôt et plus fréquemment dans une articulation même. Un ou plusieurs tendons suivent ordinairement aussi, rompus au niveau de la plaie, ou à distance et assez loin, jusque dans la portion charnue du muscle, au niveau de l'insertion des fibres musculaires sur le tendon (fig. 20).

Anatomie pathologique. — Lorsqu'une traction violente est exercée sur un membre, les divers tissus s'allongent, mais leur élasticité étant différente, ils se rompent successivement. Ce sont d'abord les ligaments qui se déchirent ou sont arrachés à leur point d'implantation, entraînant avec eux des fragments osseux, puis les aponévroses, les muscles, les vaisseaux, les nerfs et enfin la peau.

Symptômes. — Les plaies de cette nature se font remarquer par leur extrême irrégularité, qu'explique du reste fort bien l'inégale résistance des tissus. Le plus souvent, à la surface de la plaie flottent pêle-mêle des portions de muscles, des tendons, des nerfs; les vaisseaux, au contraire, se sont d'ordinaire rétractés dans l'intérieur du moignon. La section de la peau est loin d'être franche; en certains cas elle laisse à nu quelques aponévroses et muscles déchirés; ailleurs en revanche, un lambeau de peau plus ou moins festonné s'enroule sur la surface saignante.

En examinant la blessure on reconnaît toujours à la surface un certain nombre de cavités formées par les gaines des tendons et des muscles, dont les lambeaux ont suivi la partie enlevée. Au milieu de ces débris sanglants, les os font tantôt une saillie considérable, tantôt ils sont masqués par les tissus.

Hémorrhagie. — Chose remarquable, les lésions même les plus graves en ce genre se produisent sans perte de sang appréciable. On trouve aisément la raison de ce fait en étudiant le mécanisme de la rupture des vaisseaux dont les différentes tuniques cèdent successivement. (Voy. *Lésions des artères.*) Il peut arriver toutefois que la rupture soit franche : l'écoulement sanguin se fait alors suivant les règles ordinaires.

Douleur. — Contrairement à ce que l'on pourrait supposer, la douleur après semblables traumatismes paraît assez peu considérable. A quoi attribuer ce fait? On a successivement invoqué le choc traumatique et la stupeur locale. Mais, dans ces cas encore, il n'y a pas de règle absolue : quelquefois, en effet, les patients accusent des douleurs atroces, intolérables, s'irradiant le long du trajet des nerfs et s'accompagnant de fourmillements et d'engourdissement (LARREY).

Diagnostic. Pronostic. — Le chirurgien doit, autant que possible, examiner la partie enlevée ; c'est pour lui le seul moyen de se rendre compte de l'étendue des lésions et partant d'en apprécier la gravité. D'une façon générale ces plaies guérissent avec facilité. Quelques complications sont cependant à craindre (fusées et infection purulente, tétanos).

Traitement. — La majorité des auteurs conseillent l'expectative dans les cas de ce genre ; il faut laisser agir la nature, puis ultérieurement, on verra ce qui peut être conservé et ce qui doit être enlevé. A notre avis, il faut surtout s'inspirer de l'état général du blessé. H. BOUSQUET, ayant eu à soigner un garçon meunier qui avait eu le bras arraché à l'insertion du deltoïde, profita de l'état de stupeur du blessé pour régulariser la plaie et la réunir par quelques points de suture. Quinze jours après le blessé quittait l'hôpital parfaitement guéri (1890).

4° PLAIES CONTUSES GRAVES. — ECRASEMENT

L'écrasement est le résultat des effets de la contusion portée à ses dernières limites. Les blessures de ce genre sont des plaies contuses à fort coefficient de contusion (TRÉLAT).

Les projectiles de gros calibre, les corps extrêmement lourds atteignant brusquement une partie du corps, sont la cause ordinaire de ces accidents, à la suite desquels on trouve les os fracturés en un nombre considérable de fragments. La peau se déchire toujours la dernière, et souvent elle présente à peine quelques solutions de continuité alors que tous les tissus sous-jacents sont réduits à un magma informe. Les hémorrhagies rares, comme dans toutes les plaies contuses, reconnaissent habituellement pour cause la déchirure d'un vaisseau par une esquille osseuse. La douleur paraît aussi beaucoup moins intense que l'on ne pourrait le croire, le choc par sa violence a pour ainsi dire sidéré le malade (*stupeur*).

Dans les blessures de ce genre, la conservation serait téméraire, l'intervention chirurgicale constitue la seule ressource ; néanmoins, lorsque les circonstances ne commandent pas une intervention immédiate, il est bon d'attendre ; le malade ne peut qu'y gagner. Nous verrons, en effet, que les amputations faites pendant la période du choc traumatique sont souvent mortelles, de plus, en se hâtant, on courrait grand risque de tailler les lambeaux dans des parties dont la vitalité a été gravement compromise par l'ébranlement, et qui sont condamnées à se gangrener.

Les hémorrhagies secondaires, particulièrement à redouter à la suite de ces traumatismes, se montrent soient après les amputations, soit à la chute des escarres. Le chirurgien doit prendre tous les moyens nécessaires pour les prévenir ou y remédier rapidement.

Bain antiseptique. — A propos de toutes ces variétés de lésions, nous avons recommandé l'usage du bain antiseptique qui, pour nombre d'affections chirurgicales de la main, de l'avant-bras et du coude, rend les plus grands services. Il consiste en un simple manuluve ordinaire, dans lequel on introduit suivant le cas, un, deux, trois, quatre grammes d'acide phénique par litre. On y laisse le membre pendant une heure, deux heures, et plus. L'usage du bain antiseptique, dit VERNEUIL, « prévient à peu près sûrement la fièvre traumatique, en cas de plaie récente accidentelle ou opératoire siégeant sur des tissus sains, et, sous ce rapport, il rivalise avec l'irrigation continue classique ou le pansement ouaté. Il a la même propriété préventive en cas d'opérations pratiquées sur des foyers morbides plus ou moins anciens imprégnés de substances purulentes ou putrides, et rend ainsi plus innocents les extirpations d'os, le drainage, les contre-ouvertures. Enfin il a, de plus que ces derniers, le pouvoir inestimable d'arrêter la septicémie aiguë ou chronique en modifiant les foyers pathologiques récents ou anciens, de telle sorte que la pénétration ou la production septique du poison soit entravée. »

Le pansement ouaté est aussi, dans plusieurs circonstances, d'une grande utilité ; nous avons observé, dans le service de BROCA, à l'hôpital des Cliniques, nombre de blessés porteurs de plaies par écrasement ou par arrachement, qui ont dû certainement la vie et la conservation de leurs membres au pansement de A. GUÉRIN, appliqué consécutivement à une immersion prolongée dans un bain antiseptique. La plupart de ces observations ont été relatées dans la thèse de POUSSIN (Paris, 1876) ; elles démontrent d'une façon éclatante le pouvoir antiseptique du pansement ouaté, car le bâtiment occupé par les cliniques était alors le réceptacle de toutes les maladies infectieuses et virulentes.

CHAPITRE III

EFFETS DES PROJECTILES LANCÉS PAR LA POUDRE A CANON ACTION DES SUBSTANCES EXPLOSIBLES PLAIES VENIMEUSES

§ 1er. — Plaies par armes à feu.

Bibliographie. — Auteurs français. — A. PARÉ, édit. Malgaigne. — LEDRAN, *Traités ou réflexions tirées de la prat. des plaies d'armes à feu*, Paris, 1787. — BOUCHER, *Sur les plaies d'armes à feu*, etc., *Mém. de l'Acad. roy. de chir.*, t. II, 1753. — LEUBET (J.-A.), *Traité des plaies par armes à feu*, Paris, 1746. — DESPORT, *Ibid.*, Paris, 1749. — RAVATON, *Ibid.*, 1750. — DE LA MARTINIÈRE, *Ibid.*, *Mém. Acad. de chir.*, t. II, p. 1. — PERCY, *Manuel du chirurgien d'armée*, Paris, 1792. — DUFOUART, *Analyse des blessures d'armes à feu et de leur traitement*, Paris, 1801. — LOMBARD, *Clinique chir. des plaies récentes et des plaies d'armes à feu*, Strasbourg, 1804. — BRIOT, *Histoire des progrès de la chir. milit. en France pendant la guerre* *de la Révolution*, Besançon, 1817. — D.-J. LARREY, *Relation hist. et chir. de l'expédition de l'armée en Egypte et en Syrie*, Paris, 1803; *Mém. de chirurg. milit. et campagnes*, 4 vol., Paris, 1812; *Clinique chir.*, 1829. — DUPUYTREN, *Leçons orales de clinique chir.*, 1834; *Traité théorique et pratique des blessures par armes de guerre*, 1834. — JOBERT, *Plaies d'armes à feu*, Paris, 1833. — ROUX, *Considérations cliniques sur les blessés observés à l'hôp. de la Charité*, Paris, 1830. — BAUDENS, *Clinique des plaies d'armes à feu*, Paris, 1836. — *La Guerre de Crimée*, Paris, 1858. — LEGOUEST, *Traité de chir. d'armée*, 2e édit., 1870. — CHENU, *Statistique médicale des campagnes d'Italie*, Paris, 1869. — H. BOUSQUET, CHAUVEL, DELORME, 1er *Cong. franç. de chir.*, 1885 (Pansements antiseptiques en chir. d'armée). — H. BOUSQUET, *Déformation des projectiles, leur importance au point de vue du diagnostic*, *Bull. de la Soc. de chir.*, 1885. — CHAUVEL, *Bull. de la Soc. de chir.*, 1887. — CHAUVEL, NIMIER, BRETON, PESME, *Arch. gén. de méd.*, 1888. — DELORME, *Traité de chir. de guerre*, 1888. — J. CHAUVEL et H. NIMIER, *Traité de chir. d'armée*, 1890. — PAUL BRUNS, *Effet des projectiles du fusil de petit calibre*, trad. Hartog, 1891. — *Rec. des mém. de méd. et chir. milit.*, continué par *Arch. de méd. et chir. milit.*; *Arch. de méd. navale*.

Auteurs anglais et américains. — THOMPSON, *Rapport on the Observ.*, etc., Edimburgh, 1816. — HENNEN (JOHN), *Principles of Military Surgery*, 3e édit., London, 1829. — BALLINGAL, *Lectures on Milit. Surgery*, Washington, 1870, et *Bulletins of*, etc., Edimburgh, 1838. — GUTHRIE, *Commentaries on the Surgery*, London, 1855. — MACLEOD, *Notes on the Surgery of the Crimea*, 1858. — TRIPIER, *Handb. for the Military Surgeon*, Cincinnati, 1862. — GROSS, *Manual of*, etc., Philadelphie, 1862. — WILLIAMSON, *Military Surgery*, London, 1863. — WAREN, *An. Epitome of Milit. Surgery*, 1863. — CHISOLM, *Manual of*, etc., Columbia, 1864. — HASTINGS-HAMILTON, *A Treatise on Military Surgery*, New-York, 1865. — W. MITCHELL, MOREHOUSE KEEN, *Gunshot Wunds and other Injuries of Nerves*, Philadelphia, 1865. — OTIS, WOODWARD, *Circular*, no 6, Wahsington, 1865. — OTIS, *Circular*, no 7, 1867. — *Circular*, no 2, 1868. — OTIS, *Surgical History of the War of Rebellion*, t. Ier, Washington, 1870, t. II, 1876. — LONGMORE, *Guns. Injuries*, London, 1877.

Auteurs allemands. — G.-W. BECKER, *Der Felds. in Kriegs-und Friedenszeiten*, Leipzig, 1806. — V. WOLTKE, *Der russich-turk. Krieg.*, Berlin, 1845. — SIMON, *Ueber Schusswunden*, etc., Giessen, 1851. — BECK, *Die Schusswunden*, Heidelberg, 1850. — ESMARCH, *Ueber die Resectionen nach Schusswunden*, Kiel, 1851. — STROMEYER, *Maximes der Krieg.*, Hannover, 1855. — LOHMEYER und LOFFLER, *Die Schusswunden und ihre Behandlung*, Gottingen, 1855. — DEISSENBERGER, *Ueber Schusswunden*, Würzburg, 1855. — PIROGOFF, *Grundzüge der allgemeinen Kriegs-chir.*, Leipzig, 1864. — GURLT, *Militarchir. Fragmente*, Berlin, 1864. — V. LANGENBECK, *Ueber die Schussfrakturen der Gelenke*, Berlin, 1866. — A.-G. HERMANN, *Compendium der Krieg.*, Wien, 1870. — TH. BILLROTH, *Chir. Briefe*, Berlin, 1872. — BECK, *Bernh. Chir. der Schussvertlezungen*, Freiburg, 1872. — SCHAUENBURG, *Handb. der krieg. Technik*, Erlangen, 1874. — HEYFELDER, *Krieg. Vademecum*, Leipzig, 1874. — RICHTER, *Chir. der Schussverletzungen*, Breslau, 1874. — FISCHER, *Handb. der Krieg.*, Stuttgard, 1880 (Bibliographie très complète). — KOCHER, *Ueber Schusswunden*, Leipzig, 1880.

Consulter aussi le *Deutsch militar. œrztl. Zeitung*.

1° LES ARMES MODERNES ET LA CHIRURGIE D'ARMÉE

Les armes à feu se divisent en armes à feu portatives (fusils, mousquetons, revolvers, pistolets), et armes de gros calibre, artillerie (canons, obusiers, mortiers, etc.).

Les armes à feu de petit calibre ont subi depuis une vingtaine d'années des transformations radicales.

Vers le milieu de notre siècle, le fusil à âme lisse et à balle ronde est abandonné et remplacé par les armes rayées, la balle devient ogivale et acquiert un poids énorme, 50 grammes (carabine Minié). Ces projectiles pro-

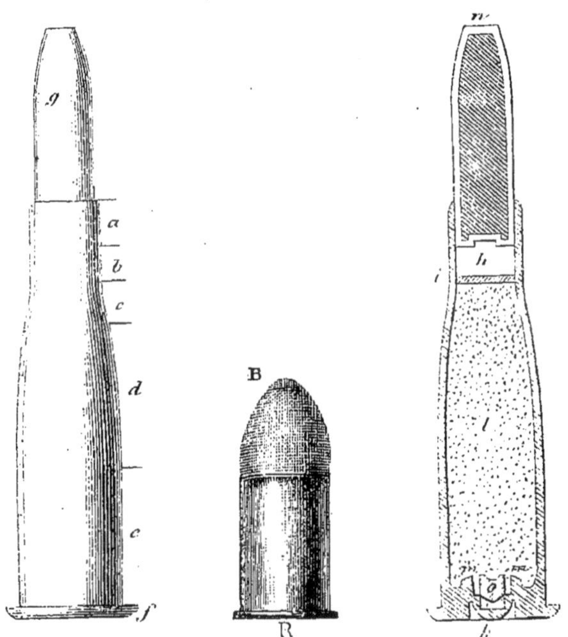

Fig. 21. — Cartouches du fusil Lebel et du revolver.

a. collet, — b, étranglement du collet. — c, raccordement. — d, premier cône postérieur. — e. deuxième cône postérieur, — f, bourrelet, — g, balle, — h, bourre, — i. rondelle de carton, — k. couvre-amorce, — l. charge de poudre, — m, évents, — n, méplat de la balle, — o, enclume. — R, cartouche du revolver. — B, balle,

duisaient des blessures redoutables, et des fractures à grandes esquilles accompagnées d'un horrible délabrement, de plus leur poids chargeait trop le soldat.

Après Sadowa lorsqu'il fut bien établi que le fusil à aiguille avait sur les armes anciennes une supériorité incontestable, toutes les nations transformèrent leur armement. Le *Dreyse* prussien avait un calibre de 13 millimètres et sa balle oblongue pesait 31 grammes.

En 1866, la France réduisit le calibre à 11 millimètres dans la construction du *Chassepot;* en même temps, la charge de poudre fut augmentée de manière à donner au projectile une vitesse initiale inconnue jusqu'alors.

NOMS DES PUISSANCES	NOM et millésime du modèle	CALIBRE en millimètres	LONGUEUR sans la baïonnette	POIDS de la balle en grammes	CHARGE de poudre	LONGUEUR du projectile	NATURE du métal constituant la chemise	POIDS de l'arme sans baïonnette	POIDS de la cartouche	VITESSE initiale du projectile à 25 mètres
Portugal	Kropatscheck 1886.	8	$1^{m},3.0$	10	$4^{g},5$ noire à gros grains.	$3^{c},3$	Feuille de clinquant formant calepin	$4^{k},600$	35^{g}	530^{m}
France	Lebel 1886.	8	$1^{m},305$	15	$2^{g},80$ poudre s. fumée	3^{c}	Maillechort.	$4^{k},180$	29^{g}	605^{m}
	Carabine de cavalerie et cuirassiers. Mod. 1890.	8	Cavaler. 0,949 Cuiras. 0,950	»	»	»		3^{k}		550^{m}
Turquie.	Mauser. Mod. 1887.	9,5	$1^{m},255$	18,4	$4^{g},5$, poudre Rothweil.	$2^{c},68$	Balle en plomb durci.	$4^{k},250$	36^{g}	536^{m}
Autriche	Manlicher 1888.	8	$1^{m},280$	15,8	4^{g}, poudre noire de Stein ou $2^{g},75$ Schwab à faible fumée.	$3^{c},18$	Acier.	$4^{k},400$	29^{g}	530^{m} et 600^{m} avec la poudre Schwab.
	Carabine fermeture à tenons. Mod. 1891.		?					$3^{k},150$		
Allemagne	Fusil et Carabine. Mod. 1888.	7,9	F. $1^{m},245$	14,75	$2^{g},75$ (Küster).	$3^{c},01$	Acier nickelé.	Fusil. $3^{k},850$	$27^{g},5$	F. 620^{m}
			C. $0^{m},95$					Carab. $3^{k},100$		570^{m} ?
Suisse.	Schmidt. Mod. 1889.	7,5	$1^{m},302$	13,7	$1^{g},9$ poudre spéciale	$2^{c},9$	Calotte en acier, sur le corps calepin de papier graissé.	$4^{k},200$	$27^{g},5$	590^{m}
Angleterre	Lee-Mitford. Mod. 1889.	7,69	$1^{m},393$	14	$4^{g},48$ poudre noire comprimée.	$3^{c},175$	Maillechort.	$4^{k},250$	$28^{g},3$	564^{m}
Belgique et Espagne .	P. Mauser 1889.	7,9	$1^{m},243$	14,75	$3^{g},5$	$3^{c},08$	Maillechort.	$3^{k},900$	$27^{g},5$	620^{m}
Danemark.	Krag Jörgesen. Mod. 1889.	8	$1^{m},330$	15,4	$2^{g},2$ poudre sans fumée.	?	Cuivre.	$4^{k},250$	33^{g}	600^{m}
Italie.	Mod. 1891.	6,5	?	?	?	?	?	?	?	?
Russie	Mod. 1891.	7,62	$1^{m},305$	?	Poudre d'Ochta.	$3^{c},0$	Maillechort.	?	?	?

Le *Chassepot* en effet lançait un projectile du poids de 25 grammes avec une vitesse initiale de 420 mètres à la seconde, pendant que celle du fusil prussien atteignait seulement 290 mètres ; à courte distance ces projectiles produisaient des effets explosifs tels, que la France fut manifestement accusée d'avoir fait usage de balles explosibles, proscrites en 1868, par la convention internationale de Saint-Pétersbourg.

La grande supériorité du Chassepot détermina toutes les puissances européennes à modifier leur armement. De 1871 à 1874 on arriva à ces types à peu près unique dont le calibre était de 11 millimètres. Ces armes lançaient un projectile du poids de 25 grammes, grâce à une charge de poudre égale au cinquième du poids du projectile ; on arrivait à obtenir une trajectoire fortement tendue et une vitesse initiale de 450 mètres à la seconde.

Malgré la puissance de ces terribles engins, il restait encore bien des desiderata à combler. A maintes reprises on s'était aperçu qu'à certains moments on pouvait avoir besoin de tirer rapidement un grand nombre de balles. Le fusil à magasin devenait donc indispensable. Aussi depuis 1880, le fusil à répétition était-il à l'ordre du jour. Ce système impliquait une nouvelle diminution du calibre de manière à alléger les munitions dans le but de munir le soldat d'un grand nombre de cartouches sans le surcharger. Toutefois en diminuant le calibre il était désirable d'augmenter la vitesse initiale, mais pour cela il fallait changer la poudre et le projectile. Pour obtenir une vitesse initiale très grande avec la poudre ordinaire, de grandes quantités auraient été nécessaires, mais les armes auraient pu éclater. Il était donc indispensable de modifier la poudre noire ; elle a été remplacée par un autre agent explosif, qui, tout en étant beaucoup plus puissant, développe sa force non pas subitement mais progressivement et brûle sans laisser de résidus.

Le projectile en plomb durci, chassé par la nouvelle poudre n'aurait pu résister à l'énorme frottement qui se produit dans l'âme du canon, il se serait déchiré sur les arêtes vives des rayures, et aurait occasionné un emplombement de l'arme, on l'a recouvert d'une enveloppe en métal plus résistant, cuivre, acier.

Ces desiderata se trouvaient en partie résolus dès 1882, par le major RUBIN directeur de l'école de pyrotechnie à Thoun et le professeur HÉBLER de Zurich. Ils auraient à cette époque proposé et expérimenté un fusil, calibre 8^{mm},6, tirant des projectiles de plomb durci à enveloppe de papier. Cette arme a servi de point de départ aux transformations que les diverses puissances ont fait subir à leur armement de 1885 à 1891.

Le type de ces fusils est le fusil français modèle 1886, dit fusil LEBEL (du nom du commandant de l'Ecole normale de tir de Châlons). Le canon du LEBEL a un calibre de 8 millimètres, profondeur 0^{mm},15, par 24 millimètres. Le magasin peut contenir 8 cartouches composées d'une douille en laiton contenant de la poudre et une balle. Le projectile se compose d'un noyau de plomb durci et d'une chemise de nickel non soudée. Sa longueur est de 31 millimètres, son poids égale 14 grammes, la poudre dite sans fumée dont la composition est inconnue, a une puissance telle qu'il en faut 2 gr. 5 seulement pour charger la cartouche qui pèse 29 grammes.

Les expériences faites en Belgique avec des armes de petit calibre, tirant des balles à enveloppe métallique, ont permis de constater qu'elles présentent sur les armes du calibre 11 millimètres, les avantages suivants :

Augmentation de tension pour les trajectoires, justesse de tir plus grande, pénétration plus forte. Le nettoyage et entretien n'offrent aucune difficulté. Justesse de tir non modifiée après un tir de 25 à 30 coups. Après avoir tiré 5 000 coups, le fusil est encore en fort bon état de service. Le recul de l'âme n'est pas augmenté. La nouvelle cartouche pèse un tiers de moins que l'ancienne. Les balles à enveloppe métallique ne se déforment pas en traversant un milieu résistant.

Etant données les remarquables qualités que nous venons d'énumérer, la rapidité de tir des armes actuelles, leur extraordinaire puissance de pénétration, on ne sera pas surpris dans les guerres à venir de voir augmenter dans des proportions notables le nombre des blessures par petits projectiles.

Dans la guerre de Crimée, d'après Chenu, les pertes des Français se décomposaient ainsi :

Plaies par	armes à feu portatives	53,50 0/0
—	artillerie	42,70 0/0
—	armes blanches	3,60 0/0

Dans la guerre de 1870, d'après Ploennis et Weigand, on trouve :

Français	Plaies par	fusil	70 0/0
	—	artillerie	25 0/0
	—	armes diverses	5 0/0
Allemands	Plaies par	fusil	94 0/0
	—	artillerie	5 0/0
	—	armes blanches	1 0/0

Le nombre des plaies par armes à feu portatives deviendra certainement plus considérable à l'avenir ; il incombe donc à tous les gouvernements le devoir de prendre des mesures convenables, tant pour organiser les secours que pour assurer le service si important des évacuations.

Revolvers. — Parmi les armes à feu de petit calibre nous devons nous occuper aussi des revolvers. La grande majorité des plaies par armes à feu que l'on observe dans la chirurgie civile sont dues à des instruments de ce genre. Le revolver adopté pour notre armée de terre est une arme du système Delvigne, à double mouvement, à percussion centrale, dont la cartouche (représentée fig. 21) pèse 16 gr. 80. La charge se compose de 0 gr. 65 de poudre de chasse superfine ; la balle en plomb pur, cylindro-ogivale, a 11 millimètres de diamètre, 15 millimètres de haut, et pèse 11 grammes environ ; elle est évidée à sa base.

Armes à feu de gros calibre. — Ces armes se chargent toutes par la culasse, leur calibre diffère suivant l'usage auquel elles sont destinées. Les projectiles qu'elles envoient sont rarement pleins, les obus ont remplacé les anciens boulets ; les obus à balles (*Shrapnell*) se sont substitué aux anciennes boîtes à balles.

Les obus agissent d'ordinaire après avoir éclaté. Ils se divisent en un nombre de fragments de forme, de grosseur, de volume variables, dont la puissance d'action s'étend plus ou moins loin.

Le canon de 80 millimètres lance un obus dont le poids est de 5 kil.,970.

Le canon de 90 millimètres lance un obus dont le poids est de 7 kil.,165.

Le premier est préparé de façon à se diviser en 93 fragments, le second en 92. Aux fragments préparés d'avance, s'ajoutent, au moment de l'explosion de l'obus, les éclats provenant de l'enveloppe, éclats très irréguliers par la forme et le poids.

Le shrapnell du canon de 80 millimètres contient 85 balles.

Le shrapnell du canon de 90 millimètres contient 123 balles.

Ces projectiles pèsent 449 grammes et sont en plomb durci (plomb et antimoine). (Voir pour plus amples détails, Delorme, *Traité de chirurgie de guerre*, t. Ier, 1888,)

Dans la pratique civile, ainsi que nous l'avons dit, les plaies par armes à feu sont produites en général par des revolvers de petit calibre, des pistolets, etc. Parfois encore l'arme éclate; de plus, on peut observer des blessures occasionnées par des fragments de capsule, par la bourre ou la baguette du fusil. Les accidents de chasse fournissent aussi leur contingent. Dans ce cas, les projectiles multiples sont habituellement des plombs de divers calibres dont la pénétration est peu considérable. Cependant si la charge est tirée de très près, le coup fait balle et les désordres sont sérieux.

2° MODE D'ACTION DES PROJECTILES MODERNES

Pendant la guerre franco-allemande, il n'était pas rare surtout du côté des Prussiens, de rencontrer des cadavres horriblement mutilés. Par exemple au milieu d'une cuisse existait un foyer de fracture dans lequel on aurait pu loger le poing. Os, muscles, vaisseaux tout était broyé, par l'ouverture de sortie largement béante s'échappaient des débris de muscles et de tendons dilacérés. Lorsque le coup de feu avait atteint la poitrine et surtout le crâne, les dégâts étaient plus effrayants encore, la boîte crânienne avait volé en éclats, et projetée au loin la substance cérébrale avait éclaboussé tout autour du sujet. Tout cela ressemblait si peu aux blessures observées dans les guerres précédentes que les Prussiens nous accusèrent d'avoir fait usage de balles explosibles.

Les recherches ultérieures de Busch, Kuster, Heppner et Garnfinkel, en Allemagne, mais surtout les remarquables travaux de Kocher de Berne, repris ultérieurement en France par Delorme et H. Bousquet, démontrèrent le mal fondé de ces assertions et établirent le mécanisme de l'action dite explosible des petits projectiles.

Nombre de théories ont été mises en avant pour expliquer ces effets soi-disant explosifs. On peut les réduire aux suivantes :

1° *Action de l'air entraîné*. — Melsens, Laroque, Neudorfer, admettent que grâce à la vitesse initiale, le projectile entraine au devant de lui une couche d'air comprimée, qui entre dans les tissus, les distend et les fait éclater. Ainsi que le font remarquer CHAUVEL et NIMIER, cette pénétration est d'autant moins probable, que l'air comprimé devient plus élastique et se laisse diviser au contact des parties, de plus, jamais, on ne trouve autour de la blessure d'emphysème par infiltration.

2° *Action de la fusion.* — Si un projectile de plomb, mû avec une grande vitesse, rencontre dans sa course un corps résistant qui l'arrête brusquement, une partie de la vitesse se transforme en chaleur; la quantité de calorique ainsi obtenu est en raison directe de l'intensité de la vitesse et du degré de résistance opposé par l'obstacle. La chaleur ainsi produite serait d'après KUSTER, BUSCH, RICHTER, MULLER, parfaitement suffisante pour amener la pointe du projectile à une température telle qu'elle entrerait en fusion, il s'en détacherait alors des gouttelettes de plomb, qui animées d'un mouvement de propulsion énergique en même temps que d'une grande vitesse dans le sens latéral, agiraient comme des plombs tirés à bout portant, et détruiraient les tissus en formant un cône qui irait en s'élargissant. Malheureusement pour cette théorie la fusion des balles est loin d'être démontrée, de plus, en admettant cette fusion, les expériences de KOCHER ont prouvé que les fragments de métal détachés du projectile par un mécanisme quelconque avaient une puissance d'action des plus minimes.

3° *Théorie de la pression hydraulique.* — Si l'on tire sur un crâne rempli d'eau on voit celui-ci voler en éclats, l'eau et les fragments osseux sont projetés dans l'espace en formant une gerbe analogue à certaines pièces d'artifice. Le principe de PASCAL nous donne la raison de ce phénomène; la force avec laquelle la balle atteint le point du crâne lésé se répercute sur toutes les unités de surface, de là cette épouvantable puissance de projection, qui est naturellement en raison directe de la vitesse du projectile, et partant en raison inverse de la distance.

Pour certaines régions, comme la poitrine, l'abdomen, mais surtout le crâne qui représente une masse molle enveloppée dans une enveloppe résistante. Cette action ne saurait être niée, elle devient plus hypothétique lorsqu'il s'agit de blessures des membres. Mise en avant et défendue à plusieurs reprises avec grand talent par KOCHER de Berne, la pression hydraulique nous semble jouer un grand rôle dans le mode d'action des petits projectiles.

4° *Contusion. Percussion.* — Au dire de CHAUVEL et NIMIER, BORNAUPT, BECK, LEGOUEST, DELORME, reconnaissent comme cause de l'action explosible la force de percussion considérable des armes modernes; « concentrée sur un petit espace au point de frappe, cette force se propage aux parties environnantes par la projection au-devant et autour d'elle des tissus qu'elle refoule ».

Pour notre compte, les diverses expériences que nous avons faites ou celles auxquelles nous avons assisté nous portent à croire que le mécanisme de l'action explosible, est dû à des causes complexes. Tout en accordant avec KOCHER la part maxima à la pression hydraulique, nous pensons que les divers facteurs ci-dessus énumérées viennent en augmenter la puissance en se prêtant un mutuel et redoutable concours. Il est nécessaire aussi de tenir compte du rôle des esquilles chassées par le projectile, car elles constituent autant de sources nouvelles de dilacération.

Les effets explosifs étaient beaucoup plus marqués avec les balles en plomb pur comprimé du fusil Gras et des armes similaires; il fallait attribuer ce phénomène au volume plus considérable du projectile et aux déformations qu'il subissait, déformation qui augmentait la surface de contact. Ces effets étaient surtout désastreux dans les tirs à courte distance, c'est-à-dire jusqu'à 150 ou 200 mètres.

Malgré leur vitesse de propulsion et de rotation plus grande, les balles du fusil de 8 millimètres ont une action explosible beaucoup moindre que celle du fusil de 11 millimètres. C'est du moins ce qui appert des expériences de Chauvel, Delorme, Bircher, P. Bruns, etc.

La cause de cette diminution des dégâts est due au calibre réduit de l'arme et à la présence de la chemise qui protége le projectile et l'empêche de se déformer. Ces effets auraient été observés à de courtes distances seulement (Chauvel, P. Bruns), jusqu'à 200 et 300 mètres (Delorme).

P. Bruns résume comme suit l'action du projectile du fusil de petit calibre dans les tirs à courte distance. « La zone des coups à courte distance se distingue en ce que les symptômes de l'effet explosif sont décidément plus rares et beaucoup moins prononcés qu'ils ne l'étaient jusqu'à présent. Cependant les diaphyses des os longs sont toujours en éclats, mais pour la plupart, ceux-ci sont grands et retenus par le périoste; par conséquent, ils ne sont pas dispersés ou même projetés aux environs du trou du sortie.

Les foyers traumatiques dans les parties molles, à la sortie, manquent notamment. Les lésions des muscles sont nettes et même assez unies, correspondant au calibre, exemptes donc de pression hydraulique. Seuls les coups tirés sur le crâne montrent les effets de cette pression à un haut degré.

La limite de cette zone se trouve à une distance de 300 mètres environ et s'est resserrée comparativement à celle constatée jusqu'à présent.

Il est de toute évidence qu'il n'y a pas possibilité de fixer une stricte limite, puisque le passage d'une zone à l'autre ne s'opère pas toujours dans les mêmes circonstances et que pour chaque tissu il y a des limites de zone différentes.

L'orifice d'entrée à ces distances courtes présente une forme circulaire de 6 à 7 millimètres seulement inférieure par conséquent au calibre du projectile dont les bords présentent fréquemment une coloration bien visible pouvant provenir en partie de l'ecchymose, en partie des crasses de poudre.

L'orifice de sortie toujours en forme de fente ou étoilé avec bords déchirés, le plus souvent sans enlèvement de la peau est plus grand que le calibre; exceptionnellement la déchirure a seulement 5 à 7 millimètres, bien rarement la sortie ainsi que l'entrée forment un enlèvement circulaire dont le diamètre se rapproche du calibre de la balle. Lorsque les os ont été gravement atteints, l'orifice de sortie prend la forme d'une fente de 0,10 à 0,15 centimètres. »

De 300 à 1 400 mètres d'après Birscher, et jusqu'à 1 800 mètres d'après Chauvel et Nimer nous trouvons une deuxième zone, qualifiée par les derniers auteurs du nom de « zone des pertes de substance ». Du côté des téguments l'orifice d'entrée est plus petit, 0,005 à 0,006 seulement, il est circulaire, la sortie toujours en forme de fente est beaucoup moins longue que dans le cas précédent de 0,006 à 0,010. Souvent elle est absolument semblable à l'entrée. Les muscles, les os plats, les épiphyses sont creusés d'un canal régulier et étroit, l'action du projectile a été si rapide que l'élasticité des tissus n'a pu entrer en jeu ils ont été enlevés comme à l'emporte-pièce. Aux diaphyses les fractures complètes dominent, Mais elles sont peu esquilleuses, et les fragments osseux sont très adhérents au périoste.

Jusqu'à cette limite, le projectile et ses fragments ne restent pas dans la plaie, ainsi se trouve écartée une des causes les plus communes d'inquiétude pour le blessé et d'embarras pour le chirurgien.

De 1 500 à 2 500 ou 2 800 mètres, c'est-à-dire, dans les tirs aux distances éloignées nous retrouvons à peu près les lésions observées avec le fusil Gras aux distances de 800 mètres.

L'orifice d'entrée devint de plus en plus petit, il se réduit à cinq millimètres en moyenne, l'orifice de sortie présente une simple fente de 0,006 à 0,007 parfois si peu visible qu'elle échappe à l'examen (P. Bruns), il faut pour cela qu'il n'y ait aucune lésion osseuse.

Du côté du squelette, nous retrouvons sur les os longs la fracture classique en X de Bornhaupt-Delorme complète ou incomplète avec projection des esquilles vers l'orifice de sortie qui est alors plus large que l'orifice d'entrée et fendue en étoile. La balle se laisse parfaitement dévier par des obstacles qu'elle rencontre; parfois sa chemise se déchire contre les os, alors se produisent sur le projectile mis à nu des déformations en tout comparables à celles décrites par H. Bousquet et Delorme, souvent aussi on observe le séjour du projectile dans la plaie.

Le nombre plus considérable de projectiles que lanceront les armes à répétition dans les guerres à venir, la force de pénétration plus grande de ces projectiles, qui leur permet de traverser des files de trois ou quatre soldats, amèneront une augmentation plus considérable du nombre des blessés en revanche « l'extrême rareté du séjour de la balle fait disparaître une des causes les plus communes d'inquiétude pour le blessé, d'embarras pour le chirurgien.

« Rassuré sur la présence éventuelle et toujours redoutée d'un corps étranger, ce dernier peut être ménager d'exploration et de recherches, il lui est dès lors facile de retirer de l'antisepsie immédiate les immenses bienfaits qu'elle est susceptible de procurer » (J. Chauvel).

3° BLESSURES DES PARTIES MOLLES PAR PETITS PROJECTILES

Nous insisterons surtout dans cette étude sur les lésions produites par les balles des fusils de guerre; les balles de revolver, quoique généralement tirées de très près, produisent dans les parties molles des dégâts beaucoup moins considérables.

Les balles arrivent au contact du corps humain avec une direction oblique, parallèle ou perpendiculaire au plan de nos tissus ; elles sont animées d'une vitesse différente suivant le point de leur course auquel elles sont parvenues. Les parties atteintes peuvent être à nu ou protégées par les vêtements, les pièces de l'équipement ; ainsi se produisent des lésions différentes.

1° Le projectile s'arrête sur les téguments sans les pénétrer : il y a contusion ;

2° Les téguments sont déchirés : sillon, gouttière, éraflure ;

3° Le projectile pénètre dans l'épaisseur des tissus, creusant, selon les circonstances, un canal avec une ou plusieurs ouvertures (séton complet ou incomplet).

A. *Contusion.* — Pour qu'il y ait contusion, il faut, si le projectile est animé d'une grande vitesse, qu'il ne fasse qu'effleurer les tissus en un point ; les cas de ce genre sont rares ; d'ordinaire la balle est déjà sur la fin de sa course (balle morte) et elle atteint la région perpendiculairement.

Symptômes. — Dans les cas légers, la partie frappée, à peine modifiée, se montre simplement un peu plus blanchâtre et plus dure qu'à l'état normal. Le patient accuse en ce point un peu d'engourdissement, une douleur sourde. L'action du projectile a-t-elle été plus intense, la partie touchée forme un relief, la peau présente une teinte bleuâtre qui va s'accentuant pendant vingt-quatre ou quarante-huit heures, il y a épanchement sanguin. Cet épanchement siège dans le chorion sous l'épiderme (Demme), ou dans le tissu cellulaire sous-cutané ; sa quantité dépend de l'intensité du choc et de la laxité plus ou moins grande des mailles du tissu cellulaire. Lorsque les téguments sont, comme au crâne, directement en contact avec les os, il se forme une bosse sanguine. Dans ces divers cas, la douleur vive est augmentée par la pression. A la suite de frôlement, dans les coups de feu par ricochets, on voit les parties contuses, rouge brunâtre, parcheminées ; il se produit une sorte de momification des tissus, qui se termine par un point de gangrène limitée. Ces accidents sont généralement bénins, la contusion par projectiles de petit calibre ne s'accompagne pas d'ébranlements ; quelques compresses résolutives suffisent pour le traitement.

B. *Déchirures.* — *Éraillures.* — *Goutières.* — *Sillons.* — Lorsque le projectile atteint les tissus tangentiellement ou obliquement, suivant sa forme, suivant que le contact avec les parties est plus ou moins intime, on observe des éraillures intéressant les téguments, à une profondeur variable, ou il creuse dans les tissus mous une véritable tranchée (goutière). Pareilles lésions, très douloureuses, mettent longtemps à guérir ; les parties qui avoisinent les bords de la goutière sont fortement contuses.

C. *Sétons.* — Le projectile perfore les téguments et pénètre dans les parties molles ; suivant la vitesse dont il est animé, il reste dans la plaie, le séton est borgne, ou il traverse les parties de part en part (séton complet). L'orifice de sortie est généralement unique ; on en trouve quelquefois deux, parfois même plusieurs.

Rien de plus variable que ces sortes de plaies. On observe des sétons très superficiels absolument sous-cutanés ; la peau, dans ces cas, peut avoir été assez fortement contusionnée, aussi habituellement elle s'ulcère les jours suivants ; le séton se transforme alors en gouttière.

La forme, la grandeur relative des ouvertures d'entrée et de sortie ont donné lieu à bien des discussions. Avec les armes actuelles, plusieurs circonstances font varier l'aspect des orifices. Si la balle atteint les parties en se présentant par la pointe, si les tissus sont tendus, si la vitesse du projectile est considérable, l'orifice d'entrée sera inférieur au calibre de la balle, arrondi et comme fait à l'emporte-pièce. Si au contraire la balle a une direction oblique, l'orifice d'entrée s'allonge en ellipse. L'orifice de sortie est en général fort différent, il affecte la forme de fente, ou bien c'est une déchirure en triangle, en étoile dont les bords sont déchiquetés et fissurés. La grandeur de cet orifice est en général supérieure à celle du projectile.

Le trajet du canal est direct ou sinueux ; nous avons déjà dit que les coups de feu de contour étaient rares avec les projectiles modernes, il en est de même des trajets sinueux.

Lorsqu'il existe un séton borgne, on doit supposer la présence de la balle dans les parties molles ; il ne faudrait cependant pas être surpris, si l'on ne parvenait à la rencontrer en pratiquant l'exploration. Elle peut être ressortie au moment de l'accident ; fréquemment aussi elle tombe par suite des mouvements volontaires du blessé ou de ceux qu'on lui imprime pour le transporter jusqu'à l'ambulance. De ce qu'il existe un orifice de sortie, ce n'est pas non plus une raison pour qu'il ne reste pas de plomb dans la plaie, surtout s'il y a une complication du côté des os.

Les plaies en séton peuvent être simples ou compliquées de la blessure d'un organe important, d'un vaisseau, d'un nerf, etc. Suivant les circonstances, le pronostic acquiert une gravité bien différente.

La présence d'un corps étranger dans ces sortes de plaies est un fait peu commun. On rencontre parfois le projectile lui-même ou des fragments de projectile, tantôt des débris de l'équipement ou de l'armement du soldat (morceaux de drap, de cuir, boutons métalliques ou autres, etc.), enfin des substances diverses entraînées par la balle dans sa course.

Symptômes. — a. *Douleur*. La douleur au moment de l'accident, lorsqu'il n'y a pas de lésion sérieuse des nerfs, est ordinairement de peu d'importance. En général, le patient perçoit, au point lésé, une impression brusque, analogue à celle qui résulte d'un coup de bâton ; beaucoup ne sont avertis de l'existence de leur blessure que par l'écoulement sanguin. On voit en revanche, dans certaines circonstances, la souffrance devenir tellement vive que le blessé semble atteint de démence subite (voyez *Plaies des nerfs*). Il est encore des phénomènes très bizarres, la douleur parfois est ressentie très loin du point frappé ; coup de feu de la partie supérieure de la cuisse, douleur dans le testicule (Weir Mitchell) ; coup de feu dans la fesse, douleur au talon (Demme) ; coup de feu du testicule, douleur à l'épaule gauche (Longmoore).

Comme dans tous les autres traumatismes, du reste, l'intensité de la douleur varie suivant les circonstances dans lesquelles se trouve le blessé : chaleur du combat, région blessée, etc., et même suivant les différentes nationalités (FISCHER). Sur le trajet du canal et dans les parties environnantes, il n'est pas rare d'observer une perversion de la sensibilité.

b. *Écoulement sanguin.* — Lorsqu'il n'y a pas de lésions importantes l'hémorrhagie peu considérable s'arrête d'elle-même, mais il faut prendre des précautions et se mettre en garde contre les hémorrhagies secondaires.

c. *Motilité.* — Après les coups de feu, on observe fréquemment une sorte de paresse de la motilité, même des paralysies complètes. Comme pour la douleur, signalons des paralysies à distance. Entrevus par LARREY, indiqués par LONGMOORE, ces accidents ont été étudiés par WEIR MITCHELL, HUTCHINSON, PIROGOFF et BUMKE.

Faits empruntés à WEIR MITCHELL. — Plaie par arme à feu du côté droit du cou, pas de lésions nerveuses, paralysie des deux bras. Blessure de la partie supérieure de la cuisse droite, lésion du nerf ischiatique, paralysie du bras droit. Blessure du testicule droit, paralysie du tibial antérieur et du long péronier latéral. Plaie des parties molles de la partie supérieure de la cuisse droite, paralysie complète des quatre membres, etc.

Marche. — Les petits projectiles traversent les parties molles suivant trois modes différents.

1° En écartant simplement les fibres musculaires sans les diviser;

2° En divisant les fibres ou les organes par une section franche;

3° En dilatant, déchirant et détruisant les tissus.

Ces trois modes se rencontrent communément dans la même plaie; le dernier cependant semble le plus ordinaire.

D'une façon générale, les plaies par armes à feu sont des plaies septiques et contuses, destinées fatalement à la suppuration et qui n'arriveront à la guérison que par formation de bourgeons charnus. C'est ainsi que les considéraient les anciens chirurgiens, de là la pratique du débridement, l'emploi des tentes et du séton.

Quelques faits de réunion immédiate racontés par HUNTER, J. BELL, LARREY, JOBERT, dans les plaies par armes à feu, avaient passé complètement inaperçus; aussi l'étonnement fut-il grand lorsque BAUDENS, au milieu de notre siècle, vint attaquer le débridement et annoncer qu'il obtenait fréquemment la réunion immédiate. Avec les projectiles modernes, ces faits sont devenus plus nombreux. « Pendant les guerres d'Amérique (1861-1865), de Bohême (1866), franco-allemande (1870-71), les chirurgiens, dit DE SANTI, (*De la réunion immédiate des plaies par armes à feu*, *Revue militaire de méd. et chir.*, 1881), habitués à voir des suppurations abondantes à la suite des coups de feu, observèrent nombre de blessures dans lesquelles, suivant les termes de FISCHER (*Kriegschirurgie*, Erlangen, 1868, p. 45) « la réunion par première intention se produisait par agglutination des lèvres de la plaie, de même qu'elle se produit par leur rapprochement dans les blessures par instruments tranchants ». BILLROTH, qui avant 1870 n'avait vu guérir sans suppuration que les blessures par plomb de chasse, vit, dans la moitié des cas, sur le champ de bataille, les sétons des parties molles se réunir sans suppuration du trajet et même sans suppuration des ouvertures (*Chirurgischen Briefe*).

Quelques novateurs, en particulier Howard à l'armée du Potomac, et Chisolm proposèrent de transformer par l'incision et le débridement tous les sétons en plaies simples, et de suturer ensuite leurs orifices.

Étant donnée la vitesse considérable de nos projectiles, les sections nettes des parties molles deviendront de plus en plus fréquentes ; la réunion immédiate pourra être recherchée avec avantage dans les cas où il n'y aura aucune infection du côté de la plaie.

Traitement. — Sur le champ de bataille, à moins d'urgence absolue, comme le cas d'hémorrhagie, le chirurgien doit s'abstenir de toute intervention active. La méthode antiseptique a suffisamment prouvé sa puissance pendant la guerre russo-turque, pour qu'il soit de notre devoir de faire bénéficier nos blessés des bienfaits de ce pansement. Dans nos prochaines guerres, chaque soldat étant muni d'un paquet antiseptique, le chirurgien, sur le champ de bataille, devra se borner à fermer les orifices de la plaie à l'aide des matériaux qu'il trouvera dans ces paquets, et à mettre les blessés dans les conditions les meilleures pour le transport jusqu'à l'ambulance. Nous ne saurions trop recommander cette sage réserve ; tant que la plaie restera aseptique, la réaction sera de peu d'importance, il est donc de rigueur de s'abstenir d'introduire d'emblée dans la plaie le doigt ou les instruments. L'exploration ainsi pratiquée ne saurait être complète, tout le bénéfice que l'on retirera de ces manœuvres sera d'avoir fait pénétrer dans la plaie une quantité d'éléments septiques.

A l'ambulance, chaque fois que la gravité du traumatisme ne commandera pas une intervention immédiate, loin de défaire ce premier pansement, il faudra le compléter, mettre le malade dans des conditions telles qu'il puisse supporter un transport assez long, et l'évacuer sans perdre de temps dans les hôpitaux de l'intérieur ; on ne doit conserver dans les ambulances que les blessés qui ne peuvent absolument pas supporter un transport. L'évacuation, dans tous les autres cas, devient, suivant nous, une règle formelle ; c'est d'abord la seule façon d'éviter l'encombrement et ses terribles conséquences, puis, dans les hôpitaux de l'intérieur, les chirurgiens seront plus à l'aise pour soigner leurs blessés, ils auront plus de temps à leur consacrer, et ces derniers mieux installés, n'ayant plus à subir de nouveaux transports, arriveront beaucoup plus rapidement à la guérison.

A l'ambulance, si cela est nécessaire, à l'hôpital le plus ordinairement, on enlèvera le pansement provisoire, puis alors avec toutes les précautions désirables, il sera procédé à l'examen de la blessure. Tout d'abord la région intéressée sera lavée avec du savon et de l'eau tiède pour la débarrasser du sang coagulé, de la poussière, des impuretés diverses qui ont pu se déposer autour du pansement pendant le transport ; on fera ensuite un deuxième lavage avec une solution antiseptique forte, et s'il y a lieu on procédera immédiatement à l'exploration, sinon la plaie sera de nouveau pansée, suivant les divers moyens employés par la méthode antiseptique.

Exploration. — Sous le nom d'exploration, on comprend l'ensemble des manœuvres par lesquelles le chirurgien arrive à se rendre compte des dégâts commis dans nos tissus par un projectile. Tout d'abord il faut examiner la forme, l'aspect, la direction générale de la blessure, la palpation permettra ensuite de reconnaître l'état des parties ; on doit étudier leur consistance, leur sensibilité. Si les divers renseignements ainsi obtenus ne sont pas suffisants, il faut examiner le trajet du projectile. Cet examen constitue l'exploration proprement dite. Pour la pratiquer, le chirurgien place la région dans une position analogue à celle qu'occupait le blessé au moment de l'accident, puis introduit l'indicateur dans la plaie (le doigt est de beaucoup le meilleur des instruments d'exploration). Si la chose semble nécessaire, on débride l'orifice par lequel on veut pénétrer. Le chirurgien se rend compte alors de la profondeur de la plaie, de la disposition de son trajet, de l'étendue des dégâts, de la présence ou de l'absence du projectile, de l'existence d'esquilles, de corps étrangers, etc. Au lieu du doigt, divers instruments d'exploration peuvent être employés (stylets, sondes de trousses, sondes en gomme terminées par une armature métallique, etc.). Dans quelques cas spéciaux, pour rechercher un projectile dont on soupçonne l'existence, on aura recours à des instruments spéciaux : stylet à plaque ou boule de porcelaine (NÉLATON), stylet pince (LECOMTE), explorateur électrique (TROUVÉ). Doigts et instruments auront été lavés au préalable dans une solution antiseptique forte ; la région et la plaie auront subi la même préparation.

Faut-il explorer toutes les plaies ? Les chirurgiens militaires du commencement du siècle et nos maîtres, récemment encore, se rangeaint volontiers à cet avis, estimant qu'il valait mieux faire une exploration inutile que de s'exposer à laisser des corps étrangers dans la plaie ; telle n'est pas notre opinion. Si l'exploration était simplement inutile, nous ne verrions pas grand inconvénient à la pratiquer, mais souvent elle devient dangereuse. En thèse générale nous croyons superflu d'explorer immédiatement les simples sétons sans lésion du squelette ; car fréquemment il n'y a aucun corps étranger dans la plaie ; puis, à supposer qu'il y en ait, s'ils ne sont pas tolérés, il sera toujours temps de rechercher ultérieurement la cause du retard de la cicatrisation. La conduite du chirurgien doit être toute différente en présence d'une lésion osseuse ou d'une plaie articulaire et nous verrons au chapitre des *Hémorrhagies* les indications à remplir lorsque le traumatisme aura nécessité des manœuvres destinées à assurer l'hémostase provisoire.

Dès que l'on a résolu de procéder à l'exploration, il faut la faire complète et définitive. Les résultats obtenus, les opérations pratiquées d'urgence, telles qu'extraction d'esquilles, ligatures d'artères, seront, si le blessé doit être ensuite évacué, consignées sur une fiche qui doit accompagner le malade. Elle sera remise par lui, ou mieux par le médecin-directeur du train, au chirurgien chargé ultérieurement du traitement.

L'exploration étant terminée, il faut laver la plaie avec une solution forte à l'acide phénique ou au chlorure de zinc, placer des drains en quantité suffisante, et continuer le pansement à la façon ordinaire. Le drainage réclame toute l'attention des praticiens ; chaque anfractuosité, chaque clapier sera drainé d'une façon particulière ; les phénomènes de rétention doivent être évités à tout prix.

Débridement. — On désigne sous ce nom une incision parallèle ou perpendiculaire à l'axe des régions atteintes, qui comprend la peau et les aponévroses d'enveloppe, et se pratique à l'aide d'un bistouri boutonné introduit dans la plaie. Le débridement porte sur l'orifice d'entrée, ou sur celui de sortie, quelquefois sur les deux en même temps.

Persuadés que les plaies par armes à feu devaient toutes infailliblement suppurer, les anciens chirurgiens d'armée, depuis A. Paré, débridaient toujours : 1° pour régulariser la forme de la plaie; 2° pour produire une saignée capable de dégorger les tissus; 3° pour ouvrir une issue aux liquides épanchés; 4° pour éviter les conséquences funestes de l'étranglement : *débridement préventif*. Baudens, le premier, a réagi nettement contre ces tendances : aujourd'hui on ne débride plus à priori et quand même, mais bien lorsque cette opération se trouve formellement indiquée, soit comme temps préliminaire destiné à favoriser la recherche d'un corps étranger ou d'un vaisseau, soit pour éviter une menace d'étranglement : *débridement curatif*.

Extraction des corps étrangers. — Avec les armes modernes, les corps étrangers, en chirurgie d'armée, se rencontreront seulement dans les plaies avec grands fracas ; dans cette variété de blessure nous considérons l'exploration comme absolument rationnelle. On en profitera dès lors pour régulariser le foyer de la fracture et extraire les corps étrangers qui pourraient s'y trouver. Dans la pratique civile les coups de feu que l'on observe sont produits par l'action du revolver de petit calibre, la manière d'agir en présence des plaies de cette nature doit être absolument différente. Il est complètement inutile de rechercher le projectile qui est en général très bien toléré par les tissus. Tôt ou tard, il viendra se présenter sous les téguments, alors, mais alors seulement il faudra procéder à son extraction qui ne présentera aucun danger. — Il existe dans l'arsenal chirurgical des instruments plus ou moins bizarrres, qui ont été proposés à diverses époques pour extraire les projectiles, une forte pince, munie de griffes solides et courtes suffit amplement.

Si le projectile s'est logé entre deux os, il pourra être très utile de substituer à la pince la partie droite et forte de nos spatules de trousse, qui agira à la façon d'un levier. Nous verrons plus loin la conduite à tenir lorsque la balle s'est incrustée dans les os.

Pansement. — Tous les systèmes de pansement sont susceptibles d'être utiles en campagne. Le chirurgien d'armée doit laisser de côté les préférences qu'il pourrait avoir et faire face aux exigences de la situation avec les matériaux divers dont il pourra disposer.

Le pansement ancien, l'eau employée surtout sous forme d'irrigation continue, l'alcool pourront tour à tour rendre des services ; cependant nous donnons la préférence aux pansements rares. Le pansement ouaté en particulier, toutes les fois que les circonstances permettront d'en faire usage, nous semble spécialement indiqué ; malheureusement l'ouate est difficile à se procurer en campagne, et plus difficile encore à transporter. Les pansements antiseptiques ont donné d'excellents résultats pendant la guerre turco-russe, il est facile de les simplifier et de les rendre pratiques. Nos ambulances, du reste, nous fourniront toutes les ressources désirables sous ce rapport.

4° BLESSURES PRODUITES PAR LE PLOMB DE CHASSE

De toutes les lésions produites par les armes à feu, ce sont de beaucoup les plus bénignes. Lorsque le coup de feu a été tiré à une certaine distance, la charge n'arrive à son but qu'étalée et dissociée ; dans ces circonstances chacun des plombs produit une petite plaie. Leur pouvoir de pénétration étant amorti par les vêtements, sur les parties recouvertes du corps, ils arrivent rarement au delà du tissu cellulaire; ces petites blessures se réunissent fréquemment par première intention. Bien différents sont les accidents, lorsque le coup a été tiré de très près. Les grains de plomb qui constituent la charge n'ayant pas eu le temps de se dissocier, atteignent les tissus en une seule masse, et, comme on le dit alors, « le coup fait balle ». La vitesse et la force de pénétration de ce nouveau projectile ne sont pas assez grandes d'ordinaire pour qu'il traverse de part en part le corps humain : dans l'intérieur des tissus, la charge se désagrège, le moindre obstacle suffit du reste pour en dévier les parties constituantes. Il n'y a donc le plus souvent qu'un seul orifice. Cette ouverture, irrégulièrement arrondie, présente des bords déchiquetés et noirâtres ; ces déchirures résultent de l'action des divers grains de plomb. Dans l'*Encyclopédie d'Ashurst*, COUNER donne de l'aspect de ces plaies une explication singulière. D'après cet auteur, la combustion de la poudre peut parfaitement transformer par fusion une charge de plomb d'oiseau en une balle à surface noueuse, laquelle produirait cette plaie déchirée. Les accidents de chasse sont communs et cependant on n'a jamais retrouvé de projectiles comparables à ceux que décrit cet auteur. Des expériences seraient donc nécessaires pour démontrer la vérité de ces assertions qui nous semblent fortement hypothétiques.

Lorsque des coups de feu de ce genre ont été tirés de très près, on voit généralement, autour de la plaie un piqueté brunâtre dû aux grains de poudre échappés à la combustion qui ont pénétré dans le derme.

A moins d'indications spéciales, il n'y a aucun inconvénient à abandonner des plombs dans l'épaisseur des tissus ; il sera du reste temps de les extraire lorsqu'ils viendront sous la peau ; les explorations seront donc la plupart du temps inutiles.

§ 2. — Action des substances explosibles sur l'économie.

1° ACTION DES SUBSTANCES EXPLOSIBLES PROPREMENT DITES (DYNAMITE. — FULMICOTON. — FULMINATE DE MERCURE PICRATE DE POTASSE)

Bibliographie. — SENFFT, *Vergiftung durch die bei der Dynamitexplosion Entwickelten Irrespirabilen Gazen, Berl. klin. Wochens*, 1877. — WOLFF, *Vergiftung mit Dynamit : Doppelmord. Viertel., f. Ger. Med. u. œff. Sanit.*, analysé in *Revue* de HAYEM, t. XII, 1878. — ROCHARD, Th. de Paris, 1880. — LEADMAN (A.-D.-H.), *A case of Suicide by Dynamit*, *Brit. Med. Journ.*, London, 1881. — DAUVÉ et DORNIER, *Rec. de mém. de méd. et pharm. milit.*, t. XXXVII, 3e série, 1881.— ROCHARD, *Arch. gén. de méd. navale*, 1882. — POZZI, *Gaz. méd. de Paris*, 1883 et 1884.

L'emploi des substances explosibles se généralisant de jour en jour, tant pour les besoins de l'industrie que pour les nécessités de la guerre, le maniement de ces redoutables engins, quelles que soient les précautions dont on s'entoure, entraîne de temps à autre des explosions qui donnent lieu à des accidents terribles. Les différentes observations éparses dans la science ont été recueillies par E. ROCHARD qui, en 1880, en a fait le sujet de sa thèse inaugurale. C'est à ce mémoire et à un travail du même auteur, paru en 1882 dans les *Archives de médecine navale* que nous emprunterons en partie ce qui suit :

Lorsque les matières de ce genre font explosion, l'expansion subite des gaz, la vitesse énorme dont ils sont animés sont la principale cause des dégâts observés. A la suite des explosions de dynamite particulièrement, dit ROCHARD, on retrouve des tronçons de cadavres dont les membres ont été arrachés, la tête broyée et le ventre ouvert, et cela par l'effet immédiat des gaz, sans l'intermédiaire d'aucun projectiles. Mais de plus, les débris des objets ambiants, broyés par cette puissance formidable, sont lancés dans toutes les directions et deviennent autant de projectiles, Les membres du blessé, arrachés, peuvent jouer le même rôle ; « on a trouvé des ongles implantés dans la colonne vertébrale, des phalanges réduites en esquilles et fixées dans la peau comme des aiguilles. »

Lorsqu'une explosion se produit, les ouvriers qui sont le plus rapprochés de la substance détonante sont habituellement tués sur-le-champ, et l'on ne trouve plus que des cadavres en lambeaux ; ceux qui sont éloignés présentent des lésions caractéristiques. Généralement béantes et profondes, ces blessures ont dans la profondeur un aspect vermeil, pendant que leurs bords sont déchiquetés et entourés d'un *cercle noirâtre*. Les tissus, à ce niveau, sont parcheminés, on dirait qu'il y a eu là une véritable brûlure, quelque chose d'analogue à ce qui se passe dans les accidents produits par la déflagration de la poudre. Or il n'en est rien, les gaz engendrés par les substances explosibles agissent par véritable section et pénètrent les tissus sans les brûler. On peut lire dans la thèse de ROCHARD des observations très curieuses en ce genre. Des cartouches faites avec des matières explosibles éclatent parfois entre les mains des ouvriers et ne leur font aucune trace de brûlure. Le cercle noir périphérique que nous avons signalé est produit par la violence de la contusion, qui détruit et mortifie les éléments anatomiques ; aussi, après quelques jours, voit-on ce cercle détaché par la suppuration tomber comme une partie gangrenée. Enfin les cheveux, les sourcils, qui sont toujours brûlés lorsqu'il s'agit de la déflagration de la poudre ou d'explosion du gaz d'éclairage ne sont jamais endommagés par les gaz des matières explosibles. A la suite des explosions de dynamite, ces parties présentent un aspect caractéristique, elles sont poudrées à blanc par la silice ; des débris de cette substance pénètrent le derme, le tatouant en blanc. Dans de semblables traumatismes, l'ébranlement des tissus est considérable, il s'étend bien au delà du foyer de la blessure, aussi la gangrène est-elle fréquente comme accident consécutif. Les tissus sont parfois sectionnés comme par un instrument tranchant d'où le nombre et la gravité des hémorrhagies qui accompagnent semblables lésions. Chose curieuse, malgré l'ébranlement que nous avons signalé et l'intensité du choc, il est rare d'observer cet état particulier que nous décrirons sous le nom de stupeur ou shock, et qui est si fréquents à la suite des blessures par gros projectiles.

Comme complication, on observe habituellement chez les blessés une conjonctivite intense, avec chémosis, qui persiste pendant quelques jours, puis s'amende et disparaît sans occasionner de complications du côté de la cornée.

Si les blessures de ce genre n'ont pas atteint d'organes importants, elles marchent rapidement vers la cicatrisation. Néanmoins le pronostic doit être réservé, l'ébranlement pouvant avoir été très intense dans les cas les plus bénins en apparence.

2° ACCIDENTS PRODUITS PAR LES EXPLOSIONS DE POUDRE

Les explosions de poudre déterminent aussi la formation d'une quantité considérable de gaz qui, suivant les circonstances, produisent des accidents plus ou moins analogues à ceux que nous avons déjà décrits (déchirures, fractures, broiement, etc.). Ces lésions présentent, en outre, des caractères particuliers.

La combustion de la poudre n'étant pas instantanée comme celle du fulmicoton, la flamme, lorsque cette dernière ne se trouve pas en vase clos, pourra brûler les personnes placées à proximité.

Les brûlures de ce genre, étant donné le peu de temps pendant lequel la flamme agit, sont généralement superficielles, elles ne dépassent pas, en effet le deuxième degré; en revanche, elles occupent d'ordinaire une assez grande surface. Les téguments, à ce niveau sont comme tatoués par un piqueté noirâtre, signe caractéristique de la brûlure par la poudre : ces petits points noirs sont constitués par des grains de poudre échappés à la combustion qui, projetés par les gaz, ont pénétré dans les téguments comme des grains de plomb.

Avec les fusils de chasse et les anciens fusils à âme lisse, la combustion, de la poudre se fait rarement d'une manière complète. Un certain nombre de grains restés intacts sortent avec le projectile ; aussi, dans les coups de feu tirés de très près, aperçoit-on toujours auprès de l'orifice d'entrée un piqueté noirâtre absolument caractérique. C'est là un fait important en médecine légale. Avec les nouvelles armes de guerre, on chercherait en vain un tatouage semblable, car la combustion de la poudre est habituellement complète.

L'aspect des brûlures par la poudre varie suivant la qualité employée. La poudre de mine, contenant beaucoup de charbon, se consume plus lentement que les autres ; les brûlures qu'elle détermine sont profondes et parsemées de taches noirâtres. Les poudres granulées, de qualité supérieure (poudre de chasse), donnent lieu à des brûlures plus légères, et, au lieu de taches, on ne trouve sur les téguments que le piqueté dont nous avons parlé.

Le tatouage produit par les grains de poudre ainsi incrustés dans la peau devient plus tard indélébile. Depuis longtemps les chirurgiens militaires ont essayé de remédier à cet accident. Sur le tronc et les membres il n'y a pas grand inconvénient à négliger ces marques, mais au visage il faut intervenir, surtout si les cornées ont été atteintes. Dans un cas de ce genre, où les deux cornées étaient assez sérieusement endommagées pour faire craindre ultérieurement pour la vue, nous avons, suivant le procédé classique, enlevé à l'aide d'une aiguille à cataracte tous les grains de poudre successivement, en faisant pour ainsi dire de petites abrasions locales de la cornée : la guérison fut complète. Busch (de Bonn) (*Arch. für pathalogische Anat.*, t. XIV), au lieu d'extraire isolément les grains de poudre des téguments, recommande l'application sur toute la surface blessée de fomentation, avec une solution de sublimé 0gr,25 pour 30 grammes d'eau. Ces applications, au dire de l'auteur, seraient suivies d'une éruption eczémateuse ; les vésicules forment, en se desséchant, des écailles qui tombent et entraînent les grains de poudre adhérents à leur face profonde. La peau serait ensuite blanche et il ne resterait aucune trace de la lésion.

§ 3. — Plaies venimeuses.

Bibliographie. — *Traités spéciaux.* — Fontana, *Traité sur le venin de la vipère*, Florence, 1781. — Paulet, *Observ. sur la vipère de Fontainebleau*, 1805. — Mangili, *Venin de la vipère, Ann. de chim. et de phys.*, t. IV, 1817. — Viaud-Grand-Marais, *Étude sur les serpents de la Vendée*, 2e édit., 1868, et *Dict. encyclop. des sciences méd.*, 1881. — Lacerda, *Acad. des Sc.*, 1881. — A. Gauthier, *Acad. de méd.*, 1881. — Morris Wolfender, *Journ. of physiol.*, 1886. — Weir, Mitchell et Reichert, *Sem. méd.*, 1886.

Traités généraux. — Boyer, t. Ier. — Follin, t. II. — Art. Serpents du *Dict. en* 60. — Moquin-Tandon, *Zoologie méd.*, 1860.

Thèse de Strasbourg. — 1817, Deveyrines.

Thèse de Montpellier. — 1880, Passano.

Thèses de Paris. — 1855, Soubeiran. — 1858, Ferrier. — 1867, Boullet.

Un certain nombre d'animaux (insectes, arachnides, ophidiens) possèdent la remarquable propriété de sécréter un liquide spécial (venin), qu'à l'aide d'appareils particuliers ils peuvent introduire dans l'intérieur de nos tissus par piqûre ou morsure. Suivant leur virulence, ces liquides produisent sur l'économie une série de phénomènes qui varient depuis une simple démangeaison jusqu'à la mort presque subite.

1° PIQURES DES INSECTES NUISIBLES

Il n'existe pas, en France, d'insectes dont les piqûres soient graves : plusieurs, cependant, occasionnent des accidents fort désagréables : cousins, hyménoptères.

Les cousins (*culex*) sont des insectes de l'ordre des diptères dont la bouche est munie d'un appareil spécial à l'aide duquel ils perforent nos tissus. Leurs piqûres donnent lieu à des démangeaisons insupportables. Si elles sont nombreuses, les parties deviennent rouges et tuméfiées, le patient a de la fièvre, des insomnies. Les démangeaisons qu'il éprouve invitent souvent le malade à se gratter, ce qui procure un soulagement très imparfait. Plus on se gratte, plus l'inflammation locale et la douleur paraissent augmenter (Moquin-Tandon). Aux colonies, en Algérie, par exemple, tous ceux qui ont été obligés de coucher dehors, dans certaines contrées, savent combien sont redoutables les piqûres de ces animaux. Quelque précaution que l'on ait prise de serrer ses vêtements, de se rouler dans un manteau, on se réveille le lendemain le corps couvert de petites élévations « au milieu desquelles paraît un point noir ou bien un amas de sérosité noirâtre entouré d'un cercle bleu foncé » (Bouffiers).

« La seule manière de se préserver de la piqûre des cousins est de prendre la précaution de tenir les appartements fermés pendant le jour et d'entourer pendant la nuit le lit d'un rideau de gaze (dit moustiquaire) Les lotions froides, faites avec de l'eau ammoniacale, de l'eau blanche, le suc de persil écrasé, etc., n'ont pas d'action ; le mieux est de se préserver des piqûres plutôt que de compter sur un agent curatif difficile à trouver » (Laboulbène). Cependant les applications locales de cocaïne à 5 p. 100 apaisent la cuisson et empêchent le gonflement.

2° PIQURES FAITES PAR LES HYMÉNOPTÈRES

Les représentants de cet ordre sont dans nos contrées : les abeilles, bourdons, guêpes et frêlons. Tous ces animaux possèdent à la partie postérieure du corps un appareil particulier, composé de deux glandes qui sécrètent un venin et d'un aiguillon qui l'inocule ; généralement, l'animal laisse cet aiguillon dans la blessure.

La piqûre des abeilles n'occasionne d'ordinaire qu'une douleur vive et cuisante qui persiste pendant quelques heures et disparaît. La partie blessée devient rouge, tuméfiée. Les accidents sont plus graves lorsqu'il s'agit de la piqûre des frêlons, guêpes, etc. On peut alors voir se former des phlegmons, de la suppuration, de la gangrène ; enfin, lorsque ces petites lésions sont en grand nombre, elles sont susceptibles de déterminer des accidents sérieux, même la mort.

Il faut tout d'abord essayer d'extraire l'aiguillon qui est resté dans la plaie et en augmente l'irritation. Kunzmann, cité par Moquin-Tandon, conseille de ne point le saisir par l'extrémité renflée de la gaine, toujours remplie de venin dont on ferait couler une nouvelle quantité dans la plaie. Il faut le prendre au-dessous de cette partie sans le comprimer en exerçant la traction de bas en haut. Puis, il est fort utile de faire sur la région des applications ammoniacales ; on ne doit pas se borner à mettre une goutte d'ammoniaque qui se volatilise de suite, le médicament sera maintenu en contact avec la plaie par un procédé quelconque. Colin (d'Alfort), en agissant ainsi, a prévenu le gonflement et les autres accidents.

3° MORSURES DES SERPENTS

Les reptiles à redouter dans nos pays sont : la vipère, la couleuvre et l'orvet. Seule, la morsure de la vipère nous occupera. La vipère se trouve assez communément en France, on la rencontre surtout en été dans les terrains rocailleux et couverts de broussailles. Après les orages, les pluies d'été, quand l'atmosphère est chargée d'électricité, la vipère se tient le long des chemins des petits sentiers, prête à fondre sur sa proie.

« Quand une vipère frappe, dit Moquin-Tandon, voici comment elle agit. L'animal se roule d'abord sur lui-même, formant plusieurs cercles concentriques ou superposés. Tout le corps est ramassé sous la tête, placée au sommet ou au centre de cet enroulement. L'animal bientôt se débande comme un ressort... puis ouvre largement sa gueule, redresse ses crochets, les place dans la direction du but qu'il veut atteindre, les enfonce par le choc de sa tête ou de sa mâchoire supérieure qui frappe comme un marteau et les retire sur-le-champ. » L'animal agit donc bien plus en frappant qu'en mordant. Pendant cet acte, la contraction musculaire a fait pénétrer dans la plaie, le long des canaux situés latéralement sur les crochets, un venin secrété par deux glandes placées sur les parties latérales de la tête, en arrière de l'œil.

Principes toxiques du venin des serpents. — S. Weir Mitchell et Reichert qui ont particulièrement étudié le venin des serpents sont arrivés aux conclusions suivantes :

1° Le venin présente une grande ressemblance avec la salive des autres vertébrés ;

2° Les principes actifs du venin sont contenus seulement dans la partie liquide ; les matières solides en suspension contiennent des cellules épithéliales quelques micro-organismes et micrococci qui ne participent en rien à sa virulence ;

3° Il existe probablement dans tous les venins des représentants des deux classes de protéïdes, globulins et peptones qui constituent leurs éléments toxiques, les premiers peuvent être représentés par un ou plusieurs principes distincts ;

4° Le venin produit un effet local très violent sur les tissus vivants et occasionne une gangrène très rapide accompagnée d'œdème et de tuméfaction ;

5° Sous l'influence du venin, les globules du sang subissent des modifications réelles, ils perdent leur forme bi-concave, deviennent sphériques et mous, se fusionnent en masses irrégulières ressemblant à de la matière colloïde ;

6° Lorsque la mort survient, elle peut être due à la paralysie des centres respiratoires ou du cœur, à une hémorrhagie bulbaire, et peut-être à l'altération excessive des globules rouges de sang.

Symptômes. — Au moment de l'accident, le malade éprouve dans la partie blessée une vive douleur qui disparaît d'ordinaire après quelques heures, même plus vite. Rapidement se développe une série de symptômes généraux : malaise, anxiété, vomissements bilieux, céphalalgie intense, lypothymie et syncopes. En même temps, le membre blessé augmente de volume et après vingt-quatre heures, il présente une teinte ictérique remarquable, laquelle s'étend quelquefois à toute l'enveloppe tégumentaire.

Habituellement, après un petit nombre de jours, ces différents symptômes s'amendent ; dans de rares circonstances, les phénomènes généraux augmentent, les hémorrhagies se produisent par les diverses muqueuses et le malade succombe sans que rien puisse le sortir du coma et de l'adynamie.

Diagnostic. — Localement, dit Moquin-Tandon, la morsure de vipère présente un aspect particulier qui permet de la distinguer de celle des couleuvres. Les dents de la couleuvre laissent sur la partie mordue deux lignes courbes à forme concave, de chaque côté de la partie atteinte. Dans la morsure de vipère, le plus souvent seule la mâchoire supérieure a fait empreinte, ainsi que nous l'avons expliqué, et l'on remarque surtout deux piqûres plus larges et plus profondes correspondant aux crochets ; parfois même elles existent seules. L'examen de la blessure, les commémoratifs, l'ensemble des phénomènes généraux suffiront pour faire reconnaître la piqûre de la vipère.

Pronostic. — Dans nos contrées, la morsure de la vipère constitue toujours un accident sérieux, mais rarement elle entraîne la mort. Boullet, dans sa thèse (Paris, 1867), raconte que son père a observé plus de 200 cas de ce genre dans sa pratique et que deux fois seulement il a vu la mort survenir.

Traitement. — Un certain nombre de substances, le tannin, le nitrate d'argent, les essences de térébenthine, de thym, les phénols, l'ammoniaque sont considérés comme des alexiphamarques (ἀλέξειν, repousser, φάρμακον, venin). A. Gautier qui a étudié les propriétés de ces différentes préparations, prétend que le tannin et le nitrate d'argent ralentissent l'action du poison sans l'annuler, et que les divers autres corps n'ont à ce point de vue aucune propriété. Seuls les alcalis fixes, potasse ou soude caustique, ont une véritable action neutralisante. La thérapeutique ordinaire doit donc être modifiée, et la conduite la plus rationnelle dans un cas de ce genre nous paraît la suivante :

1° Comprimer immédiatement au-dessus de la blessure, lorsque la région le permet, avec un lien assez large pour être fortement serré sans inconvénient ;

2° Faire pénétrer, en l'injectant dans la plaie, une petite dose de potasse caustique étendue (soit une solution de 0gr,20 de potasse à l'alcool pour 10 grammes d'eau). On pourrait débrider légèrement les petites plaies, pour permettre à la potasse d'arriver plus sûrement au contact du venin.

D'après les expériences faites à Rio-de-Janeiro par Couty et de Lacerda, une solution de permanganate de potasse injectée sous la peau, au voisinage du point mordu, neutraliserait sûrement le venin du serpent le plus dangereux. S. Weir Mitchell et Reichert sont arrivés aux mêmes conclusions, et les injections sous-cutanées de permanganate de potasse en solution à 1 p. 100 sont aujourd'hui d'un usage très répandu ;

3° Toutefois la cautérisation de la plaie au fer rouge, lorsqu'elle sera possible, restera toujours une excellente précaution.

CHAPITRE IV

ACTION DE LA CHALEUR ET DU FROID SUR L'ÉCONOMIE

§ 1er. — Brûlure.

Bibliographie. — Boyer, *Mal. chir.*, t. Ier, 1822. — Petit, *Dict.* en 60, 1812. — Dupuytren, *Leçons orales*, t. IV, 1839. — Erichsen, *London Med. Gaz.*, 1843, p. 544, 588. — Leva, *Arch. méd. belge*, 1842. — Curling, *On the Ulcer, of the Duod. aft. Burns, Med. Chir. Trans.*, 1842. — Guersant (fils), *Gaz. des Hôp.*, 1846. — Madin, *Gaz. des Hôp.*, 1853. — Fergusson, *Med. Times and Gaz.*, 1853.— Ashurst, *Amer. J. Med. Sc.*, Philad., 1862. — Laugier, *Dict. de méd. et chir. prat.*, 1866 (Bibliogr.). — Werner, *Zeit. f. Wündaerzte u. Geburt.*, Stuttgard, 1867. — Wertheim, *Wien. med. Press*, 1867. — Legouest, *Dict. des sciences méd.*, 1870 (Bibliogr.). — Bailey, *Phil. Med. Times*, 1874. — Gay, *Boston. Med. and Surg. J.*, 1875. — Sonnenburg, *Arch. f. Path. Anat.*, Berlin, 1880. — Baser, *Brûl. avec hémorr. intestinales*, *Glasgow Med. Journ.*, 1883. — Reverdin, *Rev. de la Suisse rom.*, 1885. — Mosétig Moorhof, *Wien. med. Presse*, 1887.

Thèses de Paris. — 1804, Pujos, Martin (Ed.). — 1805, Rideau. — 1812, Moulinié. — 1818, Janoyer. — 1819, Lelong. — 1828, Darchis, Langlois. — 1830. Bodin, Bassod, Ducuron, Mainot. — 1831, Donellan, Duchenne, Moyret.— 1833, Pinogé. — 1834, Daniel. — 1835, Rémy. — 1837, Fettu. — 1847, Fallon. — 1867, Bonnefin. — 1868, Jourdame. — 1875, Maissin. — 1876, Couston.

Causes de la mort dans la brûlure. — Wilks, *Archives gén. de méd.*, 1861, 5e série, t. XVII, p. 643. — Baraduc, Paris, 1862, et *Union méd.*, 1863. — Buzzard, *Lancet*, 1863. — Lesser, *Arch. f. Path. Anat. und Phys.*, 1880, t. LXXIX, p. 248. — E. Welti, *Corresp. Blatt. f. Schweiz. Aerzte*, 1889.

Pansement des brûlures. — a. *Collodion.* — Diener, *Schweiz Zeitschr. f. Med. Chir. u. Geburtsh*, Zurich, 1850. — *Journ. de méd. de Bordeaux*, 1853. — Carrière, *Union méd.*, Paris, 1869. — Lambert, *Gaz. méd. de Lyon*, 1849.

b. *Coton.* — Fontaneilles, *Revue méd. franç. et étrang.*, 1829. — Rollande, *Bull. de thérap.*, 1834. — Schaffer, Th. de Paris, 1879.

c. *Acide phénique.* — Boyt, Th. de Paris, 1878. — Brusch, *Arch. f. klin. Chirurg.*, vol. XXII, fasc. 1, p. 151, 1877. — Naumann, *Hygiea*, Stockholm, 1878,

Thèses de Paris. — 1833, Pignal. — 1853, Lebœuf.

Thèses de Montpellier.— 1864, Maffre de Fontjoye. — 1865, Pancet.

Définition. — Quelle que soit la façon d'agir du calorique sur nos tissus et la forme sous laquelle il se présente, le résultat de son action se traduit par un ensemble de lésions que l'on comprend sous le nom générique de *brûlures*.

Étiologie. — *Mode d'action du calorique sous ses diverses formes.*

a. *Corps solides.* — Ces corps, surtout les métaux, emmagasinant pour arriver à l'état d'ignition des quantités considérables de calories, produisent dès qu'ils sont mis en contact avec nos tissus, une désorganisation profonde : leur forme explique le peu d'étendue que présente d'habitude la partie lésée.

Des températures plus élevées amènent les solides à l'état de fusion, lorsque sous cette manière d'être le calorique atteint une région, elle est d'ordinaire entièrement détruite.

b. *Liquides.* — Les brûlures résultant de l'action de ces agents sont généralement beaucoup plus étendues en surface, mais en revanche beaucoup moins profondes que dans le cas précédent. La nature des liquides joue un rôle important, ceci pour deux raisons : 1° le point d'ébullition des divers liquides varie ; 2° certains liquides (huiles, corps gras en fusion) adhèrent plus fortement aux parties touchées que d'autres dont la fluidité est plus grande.

c. *Gaz et vapeurs.* — Dans les explosions de gaz, de machines à vapeur, les parties exposées se trouvent enveloppées complètement, dans un cas par la flamme, dans l'autre par un jet de vapeur surchauffée. Il résulte de là des brûlures très étendues mais peu profondes, le calorique se dissipant promptement. Les déflagrations résultant de la combustion de la poudre déterminent des effets analogues.

d. *Calorique rayonnant.* — Les lésions résultant de ce facteur sont habituellement très superficielles (coup de soleil, érythème de la face chez les ouvriers verriers, érythème de la face interne des cuisses chez les femmes qui font usage de chaufferettes). D'une façon générale le mode d'action de ces agents dépendra : 1° de la durée de leur application ; 2° de l'état préalable de la peau ; 3° de la présence ou de l'absence de vêtement ; 4° de la région où siège la brûlure.

Dans certaines circonstances (incendies) divers facteurs se trouvent réunis, ils se prêtent alors un mutuel et désastreux concours. C'est ainsi que lors de l'incendie de l'Opéra-Comique, Brouardel a démontré que nombre de victimes s'étaient trouvées asphyxiées par le dégagement d'oxyde de carbone, avant d'avoir subi la moindre brûlure.

Classification. — Fabrice de Hilden, le premier, vers 1607, essaya de classer les brûlures. Sa division en trois groupes était surtout basée sur les divers modes de traitement. Heister (1760) admit un degré de plus, et Boyer, au commencement de ce siècle, revenant à la classification ancienne, range les diverses altérations produites par le calorique sous trois chefs : rubéfaction, vésication, escarrification. Dupuytren, à son tour, reprend cette étude et précisant avec rigueur la variété des lésions, la profondeur des parties atteintes, il divise les brûlures en six classes :

1° Erythème ou phlogose superficielle ;

2° Inflammation cutanée, décollement de l'épiderme, développement des vésicules remplies de sérosité;

3° Destruction d'une partie de l'épaisseur du corps papillaire;

4° Désorganisation de la totalité du derme jusqu'au tissu cellulaire sous-cutané;

5° Réduction en escarre de toutes les parties superficielles et des muscles jusqu'à une distance plus ou moins considérable des os;

6° Carbonisation de la totalité de l'épaisseur de la partie brûlée.

Dans cette classification, Dupuytren et les divers classiques, après lui, ne s'occupent pas d'un degré de la brûlure plus léger que l'érythème, sur lequel le docteur Bloch a attiré l'attention.

« Si l'on effleure de la main une surface chauffée, dit cet auteur (*Arch. de physiologie*, 1874), l'épiderme se durcit aussitôt et se prend en une lame continue avec disparition des sillons papillaires. La congestion sous-cutanée a été légère et de courte durée, la lésion s'est faite sans grande douleur, sans accidents subséquents. Le tact est très émoussé dans les régions atteintes. Cette sorte de cuirasse épidermique produite par la brûlure dure plus ou moins longtemps, suivant que les parties subissent plus ou moins de frottement, et aussi suivant que l'épiderme est plus ou moins modifié. Lorsqu'il est profondément atteint il se fendille et se renouvelle plus vite. Dans la paume de la main une brûlure de ce genre persiste plusieurs jours sans modification appréciable. Si la lésion est plus forte, elle durera moins longtemps, au bout d'un jour l'épiderme sera fendillé sur tous les points de la blessure. »

Il nous suffit d'avoir signalé cette brûlure superficielle de l'épiderme; pour l'étude des symptômes nous allons revenir maintenant à la division classique.

1° SYMPTOMATOLOGIE

a. **Symptômes locaux.** — **Premier degré.** — Irritation superficielle de la peau, rougeur plus ou moins intense, dont la teinte se fond graduellement sur la limite de la région malade avec la couleur normale des téguments; douleur vive, cuisante, exagérée par la pression. Ces divers phénomènes disparaissent rapidement, la souffrance s'atténue la première, souvent l'épiderme atteint se fendille et s'exfolie.

Ces lésions sont d'ordinaire produites par le calorique rayonnant, plus rarement par l'action des corps solides ou liquides au-dessous de 100 degrés.

Si des brûlures de cette nature intéressent fréquemment le même point, la peau se pigmente et devient brun noirâtre.

Deuxième degré. — Rougeur beaucoup plus vive, tuméfaction légère des parties, formation rapide de phlyctènes en nombre et de volume variables. Tantôt on voit paraître des vésicules petites, nombreuses; tantôt au contraire une ou plusieurs grosses bulles semblables à celles qui résulteraient de l'application d'un vésicatoire. Bulles et vésicules sont toujours remplies d'une sérosité limpide incolore ou légèrement citrine. La douleur devient très vive, lancinante. La marche des lésions, l'intensité et la persistance de la souffrance varient suivant que l'épiderme a été conservé ou arraché. S'il a été conservé, dès que la sérosité est évacuée il s'affaisse, recouvrant ainsi le corps muqueux enflammé ; la douleur s'apaise très rapidement. La sécrétion de la sérosité diminue puis se tarit. Après quelques jours, l'épiderme desséché se fendille en laissant à découvert une croûte épithéliale de nouvelle formation. Dans le cas contraire, lorsque cet enduit protecteur a été enlevé, la partie superficielle du derme s'enflamme, l'action de l'air sur les papilles à nu détermine des souffrances atroces. La sécrétion séreuse persiste ; de plus, en certains points, où l'irritation du derme a été plus intense, elle devient purulente. La guérison se trouve considérablement retardée ; aux points où le derme a suppuré, les téguments seront plus tard fortement pigmentés, il pourra même y avoir formation de cicatrices indélébiles. De là la nécessité de conserver autant que possible l'épiderme ; nous y reviendrons.

Causes. — Action des liquides bouillants, de la vapeur d'eau, impression passagère d'une flamme, contact d'un corps métallique non porté au rouge.

Troisième degré. — La mortification atteint le corps muqueux et les parties superficielles du derme sans aller jusqu'au tissu cellulaire sous-cutané.

Deux formes : sèche et humide.

a. *Forme humide*. — Phlyctènes remplies d'un liquide louche, quelquefois sanguinolent au-dessous des escarres grisâtres, molles, pultacées.

b. *Forme sèche*. — Escarres souples, déprimées, jaunâtres ou noirâtres.

Assez vive lors de l'accident, la souffrance diminue après quelques heures, un jour au plus. L'escarre par elle-même est insensible, cependant, sous l'influence de la pression, la douleur se réveille ; ceci parce que la pression a été transmise aux parties saines du corps muqueux.

A la fin du premier septénaire commence la suppuration éliminatrice, les parties mortifiées se détachent de la circonférence au centre et tombent ; la plaie qu'elles laissent à leur surface se montre recouverte de bourgeons charnus : bientôt se forme des îlots cicatriciels ; lesquels, en se réunissant, donnent naissance à une cicatrice d'un blanc mat, fine, lisse, dont la puissance rétractile est peu considérable.

Causes. — Liquides à degré d'ébullition élevé (ces agents donnent lieu de préférence à la forme humide) ; application directe sur les téguments de corps solides en ignition (forme sèche).

L'action prolongée des mêmes agents produit les degrés suivants.

Quatrième degré. — La mortification est encore plus profonde, le derme a été entièrement détruit jusqu'au tissu cellulaire sous-cutané. L'escarre, sèche, sonore, déprimée, comme ratatinée, attire à elle, en les froissant, les téguments voisins. Elle paraît enveloppée à sa périphérie par un cercle blanc parfaitement limité, circonscrit lui-même par un autre cercle rougeâtre dont la teinte se fond graduellement (cercles de CHRISTISON). Très vive au moment de l'accident, la douleur diminue dès que la cause productrice a été éloignée ; la pression ne l'augmente pas comme précédemment, le corps muqueux étant entièrement détruit. La suppuration éliminatrice ne tarde pas à paraître ;

et dans le courant du troisième septénaire l'escarre se détache, alors commence le travail de réparation. La cicatrisation peut se faire de trois manières différentes :

1° Si les bords de la solution de continuité sont en contact, il y a réunion immédiate secondaire, la réparation est rapide, la cicatrice presque linéaire.

2° Les bords de la cicatrice sont éloignés : la puissance rétractile de la membrane granuleuse attire à elle les parties périphériques, celles-ci ne cédant pas également, la cicatrice est irrégulière, coupée de brides entrecroisées, ridée à sa périphérie.

3° Les bourgeons charnus s'organisent sur toute la surface de l'escarre, il en résulte une cicatrice étendue, blanche peu sensible, n'ayant pour ainsi dire aucune rétractilité. C'est ce mode de cicatrisation qu'il faut favoriser autour des articulations et au voisinage des cavités naturelles.

Cinquième degré. — L'escarre, dure, sèche, noirâtre, sonore à la percussion, s'étend plus ou moins loin dans l'épaisseur des parties molles, englobant muscles, nerfs et vaisseaux, L'hémorrhagie primitive a été rarement observée dans ces sortes de lésions. Si l'artère principale d'un membre est atteinte, la gangrène devient imminente; avec la suppuration éliminatrice commencent les véritables dangers. Cette période a souvent une durée fort longue; de plus, d'un moment à l'autre peuvent survenir des hémorrhagies parfois foudroyantes. Dans les cas heureux, une cicatrice profonde, difforme, adhérente, se forme; confondus avec le tissu cicatriciel, muscles et tendons n'obéissent qu'imparfaitement : les fonctions du membre restent gravement compromises.

Sixième degré. — Les parties molles et le squelette sont détruits. Pareilles lésions se rencontrent heureusement dans un petit nombre de circonstances seulement, on ne les observe guère qu'aux extrémités. Les régions carbonisées exhalent l'odeur particulière aux matières animales brûlées. La douleur peut être peu intense, même nulle. On a coutume de rapporter comme exemple à l'appui de cette assertion le fait suivant observé par Bégin : un malheureux ayant eu un pied carbonisé par un courant de fonte liquide, ne s'aperçut de l'accident que par sa claudication.

L'élimination des escarres se fait avec une lenteur désespérante; après une suppuration interminable, il persiste des difformités qui deviennent pour le malade une source de souffrances et d'incommodités.

Il nous paraît presque superflu d'ajouter que si cette division était nécessaire pour la clarté de l'exposition, il est peu fréquent de trouver les lésions ainsi isolées : la vésication s'accompagne toujours de rubéfaction sur ses bords et autour des escarres se voient d'ordinaire de l'érythème et des phlyctènes.

b. **Symptômes généraux.** — Dupuytren, le premier, a fait remarquer qu'à la suite d'une brûlure on observait d'abord des phénomènes de congestion, auxquels succède une période inflammatoire plus ou moins vive qui aboutit à la suppuration. Les phénomènes généraux varient à ces diverses périodes.

1° *Période de congestion. — Prédominance des symptômes du côté des centres nerveux. — Douleur.* — La douleur, nous l'avons dit, présente son maximum d'intensité dans les brûlures du premier et du deuxième degré ; si la lésion a une certaine étendue et si l'épiderme a été enlevé, elle peut devenir intolérable. L'agitation est extrême, le délire continu, le blessé tombe enfin dans un état de prostration et meurt (mort par épuisement nerveux, DUPUYTREN).

Toutes choses égales d'ailleurs, ces phénomènes sont beaucoup plus intenses chez les sujets irritables (femmes, enfants), et chez les arthritiques (exagérateurs de la douleur, VERNEUIL) que chez les vieillards et les scrofuleux dont la sensibilité paraît moins grande.

La congestion pulmonaire presque constante est proportionnée à l'étendue de la lésion. Une soif vive tourmente les malades; enfin NÉLATON a signalé des envies fréquentes d'uriner bien que la vessie soit vide.

2° *Période inflammatoire. — Prédominance des symptômes du côté du tube digestif et des organes respiratoires.* — Au début de cette période, qui s'annonce sur la fin du deuxième jour, pendant le troisième ou le quatrième au plus tard par l'apparition de la fièvre, une diarrhée séreuse fait suite à la constipation qui avait existé jusque-là, elle est l'indice de lésions sérieuses du côté du duodénum et de l'intestin grêle. Le congestion du côté des organes respiratoires s'accentue, ce sont de variables pneumonies souvent compliquées de pleurésie que l'on observe. On ne saurait avoir l'attention trop éveillée sur ces lésions, car leur marche affecte parfois une allure des plus insidieuses. C'est encore vers la fin de cette période que l'on voit survenir les hémorrhagies secondaires dont nous avons parlé.

3° *Période. — Suppuration.* — L'escarre est éliminée, le malade reste exposé à tous les accidents qui peuvent venir compliquer les grandes plaies (érysipèle, tétanos, etc.), la pyohémie et le phlegmon diffus sont fréquents. Enfin si cette période se prolonge trop longtemps, le blessé meurt par épuisement.

Anatomie pathologique. — A l'autopsie des blessés morts pendant la première période, on ne trouve d'ordinaire aucune lésion appréciable ; lorsqu'il en existe, ce sont surtout des congestions du côté des centres nerveux et des organes respiratoires. — Pendant la deuxième période on constate une inflammation franche du parenchyme pulmonaire, mais les lésions les plus remarquables siègent sur le tube digestif. Elles consistent en ulcérations que l'on rencontre immédiatement au-dessous du pylore (ERICHSEN). Leur forme varie; elles peuvent creuser assez profondément pour amener l'ulcération de vaisseaux importants (rare). Quant à la troisième période, on comprend, d'après ce que nous en avons dit, que les lésions trouvées à l'autopsie doivent être fort différentes.

Théories diverses destinées à expliquer la mort pendant les premières périodes de la brûlure. — Si les lésions de la brûlure sont un peu étendues, il n'est pas extraordinaire de voir la mort en être la conséquence rapide. Or, les altérations macroscopiques étant très souvent insuffisantes pour expliquer cette terminaison, plusieurs hypothèses ont été successivement émises.

1° DUPUYTREN attribuait la mort au choc traumatique, au délire nerveux. — Cette théorie a été reprise et soutenue par WILKS (1861).

2° Velpeau accusait la suppression de la perspiration cutanée.

3° Follin mettait en avant l'arrêt subit de la circulation superficielle qui occasionne des congestions internes.

4° Sonnenburg regarde la mort comme le résultat de la diminution réflexe du tonus vasculaire.

5° D'autres auteurs ont voulu expliquer cette terminaison funeste par une altération du sang. D'après Baraduc (1862), la mort serait occasionnée par la soustraction abondante et rapide du sérum du sang. Ce liquide s'épaississant, la circulation devient impossible : d'où, nécessité dit l'auteur :

a. D'augmenter la masse circulatoire rendue insuffisante par la formation des ampoules ;

b. De fluidifier chimiquement le sang épaissi ;

c. D'arrêter l'exosmose que constitue la vésication.

6° Hébra affirme que la mort est due à un empoisonnement du sang, par les produits ammoniacaux et carboniques de la combustion des matières animales.

Lesser (1880) a repris cette étude. Après avoir discuté toutes possibilités d'accumulation dans le sang de substances nocives, il assure qu'il lui a été impossible de trouver la cause essentielle de la mort par brûlure. Il y a cependant dans le sang une lésion capitale, les globules sont impropres à la vie, ils ont conservé leur forme, mais ils perdent leur hémoglobine.

De leurs théories, Hébra et Lesser concluent naturellement à la nécessité de la transfusion.

7° Welti (1889) ayant brûlé les oreilles des lapins avec de l'eau à diverses températures a vu se produire dans les vaisseaux des plaquettes sanguines, et une destruction des hématies. Une partie de ces plaquettes donne lieu sur place à des thrombus granuleux, plus tard hyalins. Une autre partie pénètre dans la circulation générale et va donner lieu à des thrombus dans d'autres territoires vasculaires. Ces thrombus vont se loger de préférence dans le système nerveux central, les reins, et le tube gastro-intestinal.

Dans les reins et le système nerveux central, ces thrombus entraînent immédiatement des mortifications qui occasionnent la mort, dans l'estomac ils provoquent des thromboses suivies d'ulcération.

De ces expériences, l'auteur conclut à l'inefficacité de la transfusion qui ne saurait remédier aux thromboses. Les plaquettes étant formées de globuline, soluble dans les alcalis, il y aurait peut-être lieu chez les brûlés, d'essayer d'augmenter l'alcalinité du sang pour dissoudre les thromboses.

Diagnostic. — En présence d'une brûlure, dit Foucher, le chirurgien doit chercher à reconnaître : 1° la nature de la lésion en la distinguant de celles qui pourraient lui ressembler; 2° son siège et son mode de limitation ; 3° son étendue en surface et en profondeur ; 4° la période à laquelle elle est parvenue ; 5° l'état général du malade ; 6° les complications locales et générales.

A moins de cas de simulation, la cause des lésions étant connue, le diagnostic de la brûlure est d'ordinaire facile. Arriver à établir exactement le degré que l'on a sous les yeux est chose moins simple, rien n'indique sûrement la profondeur des tissus atteints, une sage réserve sera toujours prudente. Enfin le médecin peut être appelé parfois à déterminer si une brûlure a été produite pendant la vie ou après la mort. Pareille étude ne saurait nous occuper ici, ce sujet appartient à la médecine légale.

Pronostic. — Le danger des brûlures des premier, deuxième et troisième degrés consiste essentiellement dans leur étendue. Hébra admet que la vie ne saurait se prolonger au delà de dix ou douze heures lorsque plus d'un tiers de la surface du corps est intéressée. Si la lésion dépasse le tissu cellulaire sous-cutané, le pronostic dépend de l'épaisseur des parties atteintes et de la région dans laquelle siège la brûlure. Le voisinage de vaisseaux importants, des articulations, des cavités naturelles assombrit singulièrement le tableau A la chute des escarres en effet, des hémorrhagies redoutables sont à craindre les articulations peuvent être ouvertes, et la cicatrisation, quelque soin que l'on prenne, sera souvent accompagnée de gêne dans les mouvements, de positions vicieuses; les ouvertures naturelles seront exposées aussi à être rétrécies ou oblitérées.

Traitement. — Le traitement des lésions que nous venons d'exposer variera suivant le degré de la brûlure, et surtout suivant la période que le blessé devra traverser. Pendant la première période, la douleur étant le symptôme prédominant, c'est à elle qu'il faut d'abord s'attaquer. En déshabillant le patient, de grandes précautions sont de rigueur; les vêtements seront coupés s'il est nécessaire, en ayant soin de ne pas enlever l'épiderme qui recouvre les vésicules. On les ouvrira à l'aide de légers coups de ciseaux dans leur partie la plus déclive, la sérosité s'écoulera d'elle-même. Pour calmer les douleurs, on peut : 1° employer la réfrigération; 2° les liquides astringents; 3° soustraire les parties au contact de l'air.

1° *Réfrigération.* — L'immersion des parties dans l'eau froide et l'irrigation constituent d'excellents moyens pour calmer la douleur. Lorsqu'on a recours à l'immersion, le blessé éprouve d'abord un soulagement considérable, puis au bout de quelque temps il se plaint de nouveau, l'eau s'est réchauffée; il suffit alors de la renouveler pour voir reparaître la sensation de bien-être. L'eau froide, malheureusement, ne peut pas toujours servir, l'immersion n'est possible que pour les extrémités, l'irrigation continue se prête mieux aux exigences de la pratique et convient à toutes les régions, mais si la brûlure a une certaine étendue, il faut craindre d'augmenter encore par ce procédé les congestions internes : dans ces cas, l'eau tiède en bains prolongés a rendu de véritables services (Passavant, Baraduc, Gubler). Billroth fait suspendre les blessés enveloppés d'une couverture, dans une baignoire contenant de l'eau à 30 degrés. Une sorte de hamac mécanique les maintient ainsi pour qu'ils ne reposent sur aucune partie du corps.

2° *Astringents.* — Les plus usités sont les sels de fer et de plomb (perchlorure de fer en solution, eau de Goulard). Leur action sur les capillaires diminue la congestion des parties. Ils sont employés en compresses.

3° *Soustraction des parties au contact de l'air.* — Plusieurs moyens sont en usage :

a. On peut saupoudrer la région malade de poudres inertes (sous-nitrate de bismuth, amidon, talc, lycopode, carbonate de chaux).

b. Couvrir les parties de corps gras (huile, beurre, vaseline pure ou chargée de substances médicamenteuses, glycérine neutre, liniments divers, liniment oléo-calcaire en particulier).

c. Depuis Anderson (de Glasgow), l'ouate est usitée dans le traitement des brûlures. Les phlyctènes étant ouvertes, avec toutes les précautions convenables, le chirurgien recouvre les régions malades avec de légères couches d'ouate ; il enveloppe ensuite toute la région dans un véritable manchon d'épaisseur variable, une bande légèrement serrée maintient le pansement. Lorsqu'on applique cette substance sur les extrémités, il faut avoir bien soin de séparer les doigts les uns des autres par de petites couches de coton, afin d'éviter la production d'adhérences cicatricielles.

d. Laugier, après avoir versé sur la partie brûlée une solution sirupeuse de gomme arabique, plaçait dessus une ou deux feuilles de baudruche ; l'épiderme artificiel ainsi formé permet de surveiller facilement le travail réparateur. Le collodion riciné agit de la même façon. Ces divers moyens sont parfaitement suffisants pour mener jusqu'à la guérison complète les brûlures des premier et deuxième degrés.

Les brûlures du troisième degré s'accompagnant toujours de brûlures des degrés précédents seront traitées de même, jusqu'à la chute de l'escarre, puis pansées comme des plaies simples. Dans les brûlures des quatrième et cinquième degrés, on favorise l'élimination des parties détruites à l'aide des émollients (bains antiseptiques, pulvérisation phéniquée), on laisse d'ordinaire à la nature le soin d'éliminer les escarres, cependant le chirurgien est souvent obligé d'intervenir pour détruire d'un coup de ciseaux quelques filaments de tissu conjonctif qui retiennent encore la masse mortifiée. L'escarre étant tombée la marche de la cicatrisation sera surveillée avec le plus grand soin : si la plaie siège autour d'une articulation, le membre sera mis dans une position convenable (extension ou flexion) pour que la guérison marche aussi lentement que possible : on doit chercher à obtenir ces cicatrices plates et lâches dont nous avons parlé, pour que, plus tard, il n'y ait aucune gêne dans les mouvements.

Fuebler (de Neukirchof) (*Dublin Médical Journal*, mai 1881) a adopté le thymol dans le traitement des divers degrés de la brûlure. Tout blessé prend d'abord un bain chaud, les surfaces brûlées et leurs environs sont lavés avec une solution de thymol au millième ; à la suite, pendant quelques minutes, on fait un pulvérisation de thymol à un millième. Le malade est couché sur un matelas imperméable, les applications de thymol doivent être répétées chaque fois que les parties sont sèches. L'acide phénique et le chloral ont été encore employés avec succès.

Dans le traitement des brûlures des cinquième et sixième degrés, outre les moyens ci-dessus énoncés la question d'amputation se pose très souvent. Il n'est nullement nécessaire de se hâter; il faut, comme on le dit laisser à la nature le soin de faire la part du feu.

Traitement général. — Comme le traitement local, le traitement général doit être subordonné aux indications fournies par les symptômes. Chez les sujets dont le système nerveux est fortement surexcité, les calmants trouvent naturellement leur indication. L'hydrate de chloral nous semble préférable aux préparations opiacées qui augmentent la congestion du côté de l'intestin et des centres nerveux. Le malade est-il au contraire dans la dépression et le coma, on aura recours aux excitants diffusibles (alcool, acétate d'ammoniaque). Autrefois, pour diminuer la congestion du côté des organes thoraciques, les brûlés étaient saignés une ou plusieurs fois. Cette pratique, abandonnée pendant longtemps, devait reparaître avec les théories modernes sur l'intoxication du sang dans la brûlure. Si, en effet, le sang des brûlés est intoxiqué, la première idée qui se présente consiste à lui donner issue; d'autre part ce liquide étant indispensable à la vie, il y a nécessité absolue de le remplacer; de là la *transfusion*. Conséquents avec leurs principes, HÉBRA et LESSER ont fait des tentatives en ce genre, elles leur ont donné des résultats momentanés : les observations sont trop peu nombreuses encore pour que l'on puisse se prononcer, l'avenir jugera ce qu'il faut attendre de ce moyen.

§ 2. — Froidures.

Bibliographie. — DESGENETTES, *Discours de rentrée à la Faculté de médecine de Paris*, 1814. — LARREY, *Mémoires et campagnes*, vol. 3 et 4, 1817. — LADUREAU, *De la gangrène par congélation*, 1848. — VERNEUIL, BROCA, *Soc. de chir.*, 1857-1858. — SISTACH, *Soc. de chir.*, 1859. — MAREY, *Journ. de physiol. de Brown-Séquard*, 1860. — KARJEWSKI, *Gaz. des Hôp.*, 1860. — ROSENTHAL, *Wiener Med.*, Halle, 1864. — WALTHER, *Berlin. Centralbl.*, 1864, n° 51, 1865, n° 25. — POUCHET, *Journ. de l'anat. et de physiol.*, 1866. — BECK, *Deutsche Klinik*, 1868. — LUIGI DE GRECCHIO, *Della morte per freddo, il Morgagni*, 1866. — S. ADAMS, *Des lésions du duodénum, American Times*, février, 1868. — WEIR MITCHELL, *Des lésions des nerfs*, trad. franç., 1874. — SOULIER, *Lyon médical*, 1871. — LÉTIÉVANT, 1871. — DESPRÈS, *Gaz. des Hôp.*, 1880. — CATIANO, *Causes de la mort dans la Congel.*, *Langenbeck's Archiv*, 1882.

Thèses de Paris. — 1786, POISSON, BERRUT. — 1800, LAURAIN. — 1801, LAGORGE. — 1813, RAVET-DUVIGNAU, STOKLY. — 1852, WLADIMIR DMOSCHOWSKI. — 1866, CERSOY. 1868, PONTE. — 1872, BABAUT, CHARREYRE, SÉNAC-LAGRANGE. — 1879, GERMAIN. — 1880, RAIMBAULT, DEPORTER. — 1880, TEDENAT (Agrég.).

Thèses de Montpellier. — 1814, FONDANI. — 1817, MORICHEAU, BEAUPRÉ. — 1863, DELAMARE.

Thèses de Strasbourg. — 1810, STRELISLE. — 1816, MORNAY. — 1858, MARTEAU.

Recueils des mém. de méd. et de phar. milit. — LEMAZURIER, *Relations méd. de la campagne de Russie*, 1817. — SHRIMPTON, *Retraite du Bou Thaleb*, 1846, p. 154. — PANZANI, *Congél. des pieds*, 1846, p. 189. — GANDILHON, p. 199. — MAUPIN, 1850, p. 299. — LEGOUEST, *Congélations observées à Constantinople*, 2e série, t. XVI, p. 275. — LUSTREMANN, *Résultat des amputations, suite de congélation*, 2e série, t. XVII, p. 303, 1856. — VALETTE, *Congélations observées en Crimée*, 2e série, t. XIX, p. 213, 1857. — MAUPIN, *Congélations observées en Crimée*, t. XIX, 2e série, p. 265, 1857. — LEBASTARD, *Relation médicale du désastre du Tléta des Douars*, le 28 mars 1879. *Nombreux cas d'asphyxie par le froid*, 2e série, t. XXXVI, 1880, p. 401.

On désigne sous le nom de *gelures*, l'ensemble des accidents produits par le froid sur l'organisme.

Historique. — Les effets du froid ont été observés depuis les temps les plus reculés; les auteurs des diverses époques nous ont surtout transmis les résultats de son action sur les troupes. XÉNOPHON, dans l'*Anabase* nous a rapporté les souffrances endurées par ses troupes durant la retraite des Dix-Mille à travers les montagnes de la Thrace. VOLTAIRE raconte que pendant le pénible hiver de 1709, l'armée de Charles XII perdit en une seule marche dans les montagnes de l'Ukraine plus de vingt mille hommes. Les désastres éprouvés par nos armées, pendant la campagne de Russie (1812), en Crimée (1854-56), puis pendant la guerre franco-allemande, et en Algérie (Bou-Thaleb, 1840; Tléta des Douars, 1879) ont donné lieu à un certain nombre de travaux pleins d'intérêt. Ces divers matériaux, ainsi que les recherches des physiologistes, ont été réunis dans la thèse d'agrégation de TÉDENAT (Paris, 1880).

Anatomie pathologique. — *Effets locaux du froid.* — Les lésions produites par le froid varient suivant l'intensité et la durée de l'impression; les vaso-moteurs réagissent les premiers, puis, plus tard, nerfs, muscles, leucocytes, probablement aussi les éléments propres des tissus sont eux-mêmes altérés.

a. *Vaisseaux sanguins.* — Si l'on examine au microscope une membrane transparente (patte de grenouille) soumise à l'action du froid, on constate un resserrement général de tout le territoire vasculaire. La masse du sang diminue; en revanche la vitesse de la circulation augmente (RANVIER), les tissus sont pâles, anémiés. Le spasme des capillaires est parfois suffisamment intense pour fermer complètement la lumière du vaisseau, d'où l'emploi du froid comme hémostatique en chirurgie. Lorsque cesse l'influence du froid, la réaction commence, les tissus rougissent, les vaisseaux se dilatent largement; cette dilatation peut être assez considérable pour s'accompagner de stase sanguine et déterminer la formation d'œdème et de sphacèle. Il se produit des hémorrhagies veineuses interstitielles; en certaines régions des thromboses dans les veinules, point de départ d'embolies pulmonaires (BÉHIER); causes occasionnelles de quelques morts subites (MICHEL).

Les artères d'un calibre moyen (humérale et radiale) subissent, elles aussi, une contraction d'où résulte dans leur réseau une augmentation de pression et une anémie locale. Ce sont là évidemment des troubles d'ordre réflexe, qui peuvent être assez importants pour retentir sur les centres nerveux. L'action du froid est-elle de peu de durée, tout rentre rapidement dans l'ordre. Si, au contraire, elle se prolonge, les artères se transforment en cordons aplatis et blanchâtres (artérite et périartérite).

b. *Muscles.* — Un froid modéré excite les fibres musculaires tant lisses que striées; plus vif, il les paralyse. CLAVIER a examiné au microscope des fibres musculaires soumises à l'action du froid et les a trouvées augmentées de volume; il y a production ou tendance à la production des disques de Bowmann (le froid décompose en effet la substance contractile en disques de Bowmann) (RANVIER). Les capillaires, modérément dilatés, sont remplis çà et là de globules rouges. Au moment de la réaction, les fibres reprennent leurs dimensions, les fibrilles redeviennent distinctes, les capillaires se dilatent davantage, et de petits foyers hémorrhagiques, résultant de leur rupture, se montrent entre les éléments contractiles. Consécutivement à l'action du froid, il faut s'attendre à voir survenir des myosites suivies parfois de suppuration et de gangrène, et surtout d'atrophies.

c. *Nerfs*. — Appliqué directement sur un tronc nerveux, le froid produit : 1° une période d'excitation, démangeaisons, fourmillements, douleurs vives et fulgurantes dans le territoire du nerf; 2° une période d'engourdissement allant successivement jusqu'à la paralysie complète de toutes les fibres sensitives motrices et vaso-motrices (Weir-Mitchell).

Quant aux lésions produites sur le tube nerveux lui-même, elles sont de deux sortes : 1° *troubles vasculaires*, dilatations et ruptures brusques des vaisseaux, hémorrhagies ; 2° *altérations portant sur le tissu nerveux lui-même :* la myéline est coagulée par le froid (Tillaux, Grancher), devient granuleuse et se segmente en boules (Laveran). Si l'action du froid se prolonge, la myéline présente des fissures profondes, la gaine de Schwann est repoussée, le cylindre-axe refoulé (Clavier). Consécutivement le nerf subit la dégénération simple ou s'enflamme; de là, dans son territoire, des troubles trophiques divers. La névrite peut avoir une marche ascendante et amener des altérations médullaires (Terrier, Germain).

d. *Os*. — Les os, au début, ne présentent que des lésions insignifiantes (congestion, plaques ecchymotiques). Plus tard se développe de l'ostéite raréfiante avec ou sans suppuration.

e. *Viscères*. — La congestion des organes respiratoires et du tube digestif paraît très fréquente. Adams, dans un cas, a signalé des ulcérations duodénales analogues à celles décrites dans la brûlure.

Étiologie. — L'action du froid sur l'organisme varie : 1° suivant les conditions climatériques; 2° suivant les individus et l'état dans lequel ils se trouvent; 3° suivant la partie exposée.

a. *Etat climatérique*. — Chacun sait par expérience que le froid sec est plus facile à supporter que le froid humide. Habituellement on est plus incommodé par un abaissemeut brusque que par un abaissement progressif de la température.

b. *Conditions individuelles*. — Certains organismes résistent beaucoup mieux au froid que d'autres. D'une façon générale l'homme dont les fonctions digestives se font bien, qui peut se procurer une nourriture abondante et appropriée, supporte des abaissements de température considérables. Larrey a prétendu que les gens du Nord étaient plus éprouvés par le froid que les Méridionaux.

c. *Etat des parties*. — Plus les parties sont éloignées des centres circulatoires (pieds, mains, oreilles, nez), plus elles sont facilement impressionnées par le froid. Il faut, lorsqu'on peut être exposé au froid, éviter les compressions de ces organes; elles amènent en effet rapidement la gangrène et des escarres.

Symptômes. — Dans l'étude des symptômes, nous adopterons avec Nélaton, Follin, Terrier la division classique de Callisen en trois degrés *rubéfaction, vésication, escarrification*.

1er *degré. Rubéfaction.* (Deux formes). *a. Engelure chronique de* Legouest. — Les tissus atteints sont rouge pâle, épaissis ; le derme, comme infiltré, conserve l'empreinte des doigts, la douleur se borne à une sensation d'engourdissement, à laquelle succèdent : fourmillements, démangeaisons, sensation de brûlure, si la partie atteinte est subitement exposée à une température plus élevée. Tous ces phénomènes disparaissent d'ordinaire en quelques heures ; parfois survient les jours suivants une desquamation furfuracée de l'épiderme.

b. *Engelure. Erythème-pernio.* — Cette variété bien connue a été observée surtout aux extrémités. On a voulu y voir une manifestation de la scrofule, ou de l'arthritisme. La peau des parties malades, rouge, luisante, violacée est tendue sur le tissu cellulaire sous-cutané. Les doigts augmentent de volume, sont raides, les mouvements gênés. La douleur, presque nulle durant le cours de la journée, devient insupportable le soir, surtout si le malade se trouve dans un milieu dont la température est douce ; il éprouve alors des démangeaisons très vives avec sensation de cuisson et de brûlure. Parfois se forment des phlyctènes, ou bien la tuméfaction des tissus est telle que le derme éclate ; ainsi surviennent des ulcères, des crevasses profondes qui saignent au moindre contact. La durée de ces accidents est longue, ils ne disparaissent en général qu'avec le retour du printemps.

2e *degré. Vésication.* — L'action du froid a été plus intense ou de plus longue durée, l'épiderme se soulève, il se forme des phlyctènes contenant un liquide rougeâtre et sanguinolent. Ces phénomènes succèdent fréquemment à ceux de la période précédente, dans ce cas ils surviennent au moment de la réaction. Chez certains sujets qui ont été forcés de marcher pendant longtemps dans la neige, un épanchement sanguin abondant, soulève en masse l'épiderme du talon, le sang peu à peu se concrète, durcit et la masse totale met ensuite un temps fort long à s'éliminer (Legouest, Valette). La douleur, vive au début des accidents, s'émousse peu à peu et ne reparaît qu'avec la suppuration.

3e *degré. Mortification des tissus. Gangrène à frigore.* — La gangrène est primitive ou consécutive, sèche ou humide, il est difficile d'en prévoir l'étendue.

a. *Gangrène superficielle.* — La peau et le tissu cellulaire sont seuls atteints, les parties mortifiées, noirâtres, molles, livides, se détachent lentement. Souvent aux extrémités on observe une sorte de momification des tissus qui deviennent durs, brunâtres, la chute des ongles est fréquente. Que la gangrène soit sèche ou humide, la cicatrisation nécessite un temps très long. L'action du froid retentit parfois sur les os et les articulations voisines, de là des nécroses. des ostéites, des ostéo-arthrites interminables.

b. *Gangrène profonde.* — Les parties mortifiées, insensibles et froides, présentent une teinte livide et violacée, çà et là se voient de grosses phlyctènes pleines d'une sérosité sanguinolente. Bientôt la réaction survient, avec elle apparaissent des escarres molles, boursouflées, autour desquelles se forment des ulcérations ; du sillon éliminateur s'écoule une sanie purulente ; des trajets irréguliers s'organisent, le pus décolle au loin muscles et vaisseaux, ces derniers s'ulcèrent parfois, os et articulations sont aussi souvent atteints, d'où les complications les plus graves.

c. *Gangrène totale.* — Un membre ou une portion de membre peuvent être complètement mortifiés par le froid. La gangrène est ici encore sèche ou humide, l'élimination des escarres se fait comme dans les autres variétés, la cicatrisation est toujours la même.

La gangrène par le froid s'établit presque sans douleur; lorsque la lésion dépasse les deux premiers degrés, la sensibilité est en partie éteinte, la gangrène envahit peu à peu, à l'insu du patient. Au moment de la réaction les souffrances se réveillent : jusqu'à cette époque l'état général du malade se maintient assez bon, il semble plongé dans une torpeur intellectuelle avec tendance au sommeil; jamais on ne constate ces phénomènes d'excitation qui caractérisent le premier degré de la brûlure.

Marche. Durée. Terminaison. — Dans toutes les gelures, quel que soit leur degré, la marche des accidents est lente, irrégulière. Dès que le squelette ou les articulations sont atteints, la cicatrisation se trouve considérablement retardée. Les congélations du deuxième degré, parfois même celles du premier, malgré leur bénignité apparente, s'accompagnent après la guérison de troubles sensitifs et de lésions trophiques. Quant aux gangrènes elles laissent après elles des infirmités incurables.

Pronostic. — La congélation est donc toujours un accident sérieux, car les complications viennent encore assombrir le pronostic. Outre les accidents ordinaires des gangrènes (hémorrhagies, lymphangites et phlébites), on voit aussi survenir des suppurations étendues, des abcès multiples dans le tissu cellulaire sous-cutané, les muscles, les articulations. VALENTIN, pendant la guerre de Crimée a signalé chez les gelés des diarrhées incoercibles, et LANDRIEUX, pendant la guerre de 1870, a rencontré de notables proportions d'albumine dans leurs urines.

Traitement. Prophylaxie. — Par une hygiène et des précautions convenables, on peut en partie pallier les accidents produits par le froid. Il faut imiter les peuples des pays septentrionaux (Esquimaux, Lapons, Groënlandais), comme eux se couvrir de fourrures et faire usage d'aliments riches en principes gras et hydrocarbonés.

Soins généraux immédiats. — Les parties congelées ne doivent jamais être exposées d'emblée à des températures trop élevées : l'oubli de ce principe a fréquemment occasionné des accidents graves. Le malade ayant été déshabillé au grand air, les points suspects seront frictionnés d'abord avec de la neige, ensuite avec de l'eau froide, la température du liquide employé sera ensuite portée graduellement jusqu'à 20° La chambre destinée au malade ne devra pas être chauffée, on le couchera dans un lit, en ayant soin de peu le couvrir. Quelques cuillerées d'un cordial puissant faciliteront la réaction. Par cet ensemble de moyens on arrivera souvent à ramener à la vie des malades presque mourants.

Le traitement des accidents locaux dépend de leur degré. Les topiques, onguents, lotions, successivement prescrits contre les engelures, rempliraient à eux seuls un volume. Il est parfaitement inutile de mettre des substances médicamenteuses sur les engelures, alors qu'elles ne sont pas ulcérées ; dans le cas contraire, après avoir lavé les parties malades avec une solution antiseptique, on les recouvre de tarlatane, sur laquelle on aura étendu un peu de pommade à l'acide borique (axonge ou vaseline 30 grammes; acide borique 4 grammes). Dans les deux circonstances, il faut traiter l'état général des malades, puis, au début de l'hiver, ils éviteront de plonger leurs mains dans l'eau et de les approcher humides du feu.

Lorsque la gangrène est circonscrite, les escarres seront pansées de la façon ordinaire. Si un membre avait été totalement gelé, faudrait-il intervenir ou confier à la nature l'élimination des parties? Sur ce sujet, les opinions sont partagées : quelques chirurgiens, avec les auteurs du *Compendium*, avec Nélaton, Follin, veulent que l'on s'abstienne, l'amputation offrant plus de dangers que l'élimination naturelle, et la nature traçant mieux que le chirurgien la délimitation exacte entre le mort et le vif. On doit néanmoins se rappeler que cette manière de faire expose à des suppurations prolongées et laisse après la guérison des cicatrices difformes, des moignons irréguliers et douloureux. Aussi ne sommes-nous pas partisans de l'expectation quand même, nous croyons qu'il sera utile d'aider la nature et d'intervenir lorsque le sillon éliminateur sera formé. A moins de cas de force majeure, en effet, l'amputation primitive est unanimement repoussée; il faut, avant d'opérer, permettre à l'état général de se relever, aux tissus de récupérer leur vitalité.

CHAPITRE V

COMPLICATIONS DES DIFFÉRENTES MANIFESTATIONS DU TRAUMATISME

1° DOULEUR

Lorsqu'une lésion grave du côté des centres nerveux n'intervient pas pour diminuer ou augmenter la sensibilité générale, la douleur est un des premiers phénomènes auxquels donne lieu le traumatisme. Ainsi que nous l'avons dit, la souffrance résulte de la lésion des filets nerveux intéressés en quantité considérable dans chaque blessure.

Étant une conséquence naturelle du traumatisme, la douleur ne mérite de prendre place parmi les complications que si, par son intensité, elle occasionne des accidents. L'excès de la souffrance trouve son explication dans une des causes suivantes : 1° violence de l'inflammation; 2° présence d'un corps étranger dans le foyer de la blessure; 3° dilacération d'un nerf important; 4° pansement mal fait.

Chacune de ces causes donne naissance à des indications spéciales, sur lesquelles nous attirerons l'attention en temps et lieu ; mais, toutes les fois que les manifestations douloureuses seront exagérées par rapport à l'étendue et la gravité de la lésion, il faudra songer à une complication du côté de la plaie. La constitution du patient a aussi une importance considérable, nous avons insisté sur son rôle en parlant des plaies par instrument tranchant.

L'indication capitale, en présence d'un blessé torturé par la souffrance, consiste à le calmer. Après s'être assuré rapidement que la douleur n'est sous la dépendance d'aucune des causes ci-dessus énoncées, on aura recours aux narcotiques et aux antispasmodiques.

2° HÉMORRHAGIE

Définition. Divisions. — L'écoulement du sang hors des vaisseaux, lorsqu'il se prolonge pendant quelques instants, porte le nom d'hémorrhagie. Cet écoulement se fait à la surface des tissus ou dans leur profondeur, de là deux variétés d'hémorrhagies : *hémorrhagie externe*, *hémorrhagie interne*. On réserve plus spécialement la dénomination d'*épanchement sanguin* aux hémorrhagies qui se font dans une cavité close (plèvre, péritoine, synoviales articulaires, etc.). Enfin les hémorrhagies qui siègent dans le tissu cellulaire sont dites *interstitielles* ou *cellulaires*, elles donnent lieu à un certain nombre de phénomènes dont l'étude est présentée d'ordinaire avec celle des anévrysmes traumatiques. Une plaie traumatique ou chirurgicale, depuis le moment de sa production jusqu'à sa guérison complète, peut être le siège d'écoulements sanguins sur la qualification desquels les chirurgiens sont loin de s'entendre. De là une série de termes différents, qui ont engendré une logomachie regrettable. Pour ne pas augmenter encore la confusion, tout en nous servant des mots les plus usuels, nous allons essayer de classer ces accidents, aussi simplement que possible. Les hémorrhagies sont : *immédiates* ou *consécutives ; immédiates*, lorsqu'elles résultent de l'action directe du traumatisme ; *consécutives* ou *secondaires*, lorsqu'elles surviennent un certain temps après la blessure. Ces dernières sont *précoces*, si elles se montrent peu de temps après l'hémostase, *tardives* dans le cas contraire.

Suivant la nature des vaisseaux intéressés, l'hémorrhagie est *artérielle*, *veineuse* ou *capillaire*. Pour éviter les redites, nous renverrons l'étude des deux premiers groupes aux lésions des artères et veines, et nous nous bornerons à décrire les hémorrhagies capillaires.

A. — HÉMORRHAGIES CAPILLAIRES

Bibliographie. — NÉLATON, *Trait. des hém. art. cons.*, *Bull. acad. de méd.*, 1850. — MONNERET, *Hémorr. produites par les maladies du foie*, *Arch. gén. de méd.*, 1854. — BILLROTH, *Path. gén. chirurg.* — LAVERAN, *Note sur un cas d'hémophilie avec leucocythémie et altér. de la rate*, *Gaz. hebd.*, 1857. — LEUDET, *Remarques sur la diathèse hémorr.*, *Soc. de biol.*, 1859. — LORDAT, *Traité des hémorr.*, Paris, 1868.

Thèses de Paris. — 1836, SANSON (Concours). — 1839, CAMUS. — 1844, DESPRÈS (Agrég.). — 1869, BOUCHARD (Agrég.). — 1872, BONNEAU. — 1873, CAUCHOIS. — 1875, CHAUTEMPS. — 1880, KIRMISSON (Agrég.).
Consultez en outre la bibliographie des *Plaies*, des *Artères* et des *Veines*.

Définition. — On désigne sous le nom d'hémorrhagie capillaire ou en nappe, les écoulements sanguins qui se font à la surface des plaies sous forme de suintement, et que l'on ne peut attribuer à aucun vaisseau artériel ou veineux.

Le sang qui coule dans ces circonstances présente généralement une teinte rouge.

Causes prédisposantes. — Plusieurs conditions favorisent la production de ces hémorrhagies.

a. *Nature et circonstances particulières du traumatisme.* — Parmi les blessures, les plaies contuses et les plaies par armes à feu fournissent une assez forte majorité. Ces hémorrhagies se produisent surtout dans les hôpitaux, les ambulances; elles sont habituellement consécutives à une infection, rarement on les voit s'établir d'emblée à la suite d'un accident. La seule impression de l'air froid sur nos tissus, la syncope, le choc, la stupeur arrêtent d'ordinaire les pertes de sang de cette nature. Tant que le malade restera en plein air, les chances de l'hémorrhagie capillaire seront minimes, mais dès qu'il aura été transporté dans un appartement, dès qu'il sera revenu de sa syncope, les capillaires crispés deviendront de nouveau perméables et l'écoulement en nappe commencera.

b. *Région blessée.* — Certaines régions riches en capillaires (face, cuir chevelu, extrémités) sont naturellement plus prédisposées que les autres à ce genre d'accident, ceci est encore plus vrai pour quelques tissus, tels que le tissu érectile.

c. *Influence de certains moyens d'hémostase préventive.* — En 1872, ESMARCH proposa, pour faciliter les opérations, l'emploi de l'appareil d'hémostase qui porte son nom (bande et tube élastique). Ce moyen, fort commode, fut accepté avec faveur tant en Allemagne qu'en France; mais bientôt plusieurs chirurgiens signalèrent l'apparition d'hémorrhagies en nappe incoercibles, survenant immédiatement ou dans le cours de la première heure qui suit la levée du tube constricteur. Ces écoulements sanguins sont dus à la paralysie vasculaire qui suit l'application de la bande, les capillaires paralysés donnent en masse et l'on est obligé d'attendre l'arrêt de ces petites hémorrhagies. Fréquemment enfin, il se fait sous le pansement des hémorrhagies consécutives. aussi plusieurs chirurgiens ont-ils renoncé à cette méthode.

d. *Constitution du blessé. Tares organiques.* — Depuis longtemps on a remarqué la prédisposition de certains sujets pour les hémorrhagies. La moindre blessure (extraction dentaire, morsures de sangsues, piqûres d'aiguille) devient pour eux la source d'hémorrhagies en nappe contre lesquelles échouent toutes les ressources de l'art. C'est à cette singulière prédisposition que l'on donne le nom d'*hémophilie*. L'hémophilie est héréditaire, plus fréquente dans le sexe masculin que dans le sexe féminin, dans les pays froids que dans les pays chauds. Nos connaissances sur cet état se bornent à ces quelques notions.

Des hémorrhagies capillaires nombreuses se produisent encore dans le cours de certaines maladies, scorbut, choléra, etc. Enfin, dans ces dernières années, VERNEUIL a particulièrement signalé l'influence des affections acquises sur les blessures. Ses élèves sont revenus à plusieurs reprises sur cette question. PÉRONNE, dans sa thèse, note la fréquence des hémorrhagies capillaires chez les alcooliques. Cela n'a rien qui doive nous étonner si l'on se rappelle les lésions scléro-athéromateuses des artères chez les sujets de cette classe et l'état de leurs viscères. MORIEZ a, lui aussi, dans son travail inaugural, signalé l'influence du paludisme. L'existence d'une intoxication palustre antérieure au traumatisme explique la fréquence des hémorrhagies à répétition, précédées ou accompagnées d'un accès de fièvre incomplet. Ces hémorrhagies cèdent à l'administration du sulfate de quinine. La même prédisposition a été notée chez les diabétiques, les albuminuriques.

Hémorrhagies néo-capillaires. — En étudiant la cicatrisation des plaies, nous verrons les capillaires de nouvelle formation qui concourrent à la structure des bourgeons charnus naître des capillaires primitifs. Leurs parois sont entièrement composées de tissu embryonnaire. Ces vaisseaux de nouvelle formation sont appelés *néo-capillaires*. Ils peuvent donner lieu à des écoulements sanguins que l'on désigne sous le nom d'hémorrhagies *néo-capillaires*. La constitution du blessé, ses maladies acquises ont, sur cette variété d'hémorrhagie, une influence bien plus marquée que sur les écoulements sanguins qui se font par les capillaires proprement dits. Mais il faut bien savoir que la plupart du temps ces hémorrhagies sont sous la dépendance d'une cause infectieuse. Certaines lésions locales ont aussi sur leur fréquence une action manifeste, ainsi ces hémorrhagies néo-capillaires sont nombreuses sur les plaies résultant d'opérations faites pour des tumeurs vasculaires, cancéreuses, etc.

Diagnostic. Pronostic. — Le diagnostic de ces deux sortes d'hémorrhagies est des plus simples lorsque les plaies sont à découvert. Si elles sont recouvertes d'un pansement bien appliqué, le sang imbibe les diverses parties de l'appareil, finit par les traverser et apparaît enfin à l'extérieur sous forme de taches, de macules. En même temps se produisent les symptômes généraux des écoulements de sang, faiblesse du pouls, pâleur de la face, etc.

Le pronostic de ces écoulements sanguins dépend tout d'abord du moment où ils apparaissent. Les hémorrhagies capillaires immédiates sont faciles à arrêter si le sujet n'est pas hémophile. Lorsqu'au contraire on voit des hémorrhagies en nappe consécutives apparaître, et surtout se succéder de temps à autre, c'est l'indice de l'existence d'une tare constitutionnelle ou d'une infection déjà avancée, qui aggrave le pronostic. Par elles, du reste, les pertes de sang fréquentes entraînent l'anémie aiguë et celle-ci, ainsi que l'a démontré KIRMISSON, a sur la marche et la pathologie des blessures une influence des plus désastreuses. L'anémie favorise l'infection traumatique, s'oppose à la réunion immédiate, à la consolidation des fractures.

Sous son influence, les bourgeons charnus sont pâles, mollasses, violacés, et offrent une porte d'entrée tout ouverte aux différents organismes qui peuvent venir infecter les plaies.

Traitement. — Les principaux moyens employés contre les hémorrhagies capillaires sont :

1° Les *réfrigerants*. — Ils déterminent la crispation des tissus ou la rétraction des vaisseaux, mais ils ont l'inconvénient d'occasionner, au moment où on les supprime, une réaction qui fréquemment est la cause de nouvelles pertes de sang (*eau froide*).

2° Les *styptiques* et les *astringents*. — Ils facilitent la coagulation du sang, les plus usités sont : l'alcool, le perchlorure de fer, les aluns et les diverses préparations dites hémostatiques (eaux de Pagliari, de Léchelle, perchlorure, etc.).

3° Les *absorbants*. — Ces corps n'ont par eux-mêmes aucune action spéciale, ils agissent en facilitant la coagulation du sang et en formant avec lui un magma solide (charpie, éponge, amadou, poudres).

4° La *compression* est souvent employée avec les moyens précédents, c'est un adjuvant utile ; elle peut être directe ou latérale, on la fait à l'aide de bandages simples ou d'appareils spéciaux (compresseurs divers).

5° *Ligature en masse*. — Procédé excellent, il n'est malheureusement pas applicable dans tous les cas.

6° *Cautérisation*. — Elle donne de bons résultats, cependant l'hémorrhagie reparaît à la chute des escarres.

7° *Désinfection de la plaie*. — De tous les moyens d'hémostase en usage contre ces hémorrhagies, la désinfection de la plaie est le plus sûr. Cette désinfection se pratique soit en lavant la partie ulcérée avec des solutions convenables, soit mieux, lorsque cela est possible, en nettoyant la surface saignante avec la curette. Tout le monde sait avec quelle rapidité la curette a raison des métrites hémorrhagiques contre lesquelles tout a échoué.

Indépendamment de cette intervention locale, le chirurgien surveillera l'état général ; on prescrit, suivant les circonstances, les toniques ou le sulfate de quinine.

3° DÉLIRE AIGU DES BLESSÉS

Bibliographie. — DUPUYTREN, *Annuaire médico-chirurgical des hôpitaux et hospices civils de Paris*, p. 141, 1819, et *Leçons de clinique chir.*, t. II. — ROBERT, *Revue méd.*, 1850, t. Ier, p. 746. — ACH. FOVILLE, *Arch. de méd.*, 1867, 6e série, t. X, p. 410-585. — LASSÈGUE, *Arch. gén. de méd.*, 1869, 5e série, t. XIII, p. 513-656. — VERNEUIL, *Alcoolisme et traumatisme*, in *Mém. de chir.*, t. III, p. 160, et *Acad. de méd.*, 1870 et 1871. — ROSE, *Handb. der allg. und spec. Chir. von Pytha und Billroth*, Erlangen, 1872, t. Ier, 2e partie, 1er livre, fasc. 2. — PÉAN, *Clinique chir.*, t. III. — WILLIAM HUNT, *Encyclop. chir.*, t. Ier. — HYDE HILLS, *Semaine méd.*, 1885, p. 49.

Articles ALCOOLISME et DÉLIRE des *Dictionnaires*.

Thèses de Paris. — 1833, CHAILLOU. — 1872, LANDRIAU.

Dans certaines conditions, après les fractures des membres ou toute autre lésion traumatique grave, fréquemment après les tentatives de suicide, on voit le blessé pris subitement de véritables accès de démence. Dupuytren le premier a attiré l'attention sur ces faits et en a donné une remarquable description.

« En proie à l'insomnie, les malades sont dominés par une idée plus ou moins fixe, mais presque toujours en rapport avec leur profession, leurs passions, leurs goûts, leur âge, leur sexe. Ils se livrent à une agitation continuelle, les parties supérieures du corps sont couvertes d'une sueur abondante, les yeux deviennent brillants, la face s'anime, se colore, ils profèrent avec une loquacité extraordinaire des paroles menaçantes, des vociférations effrayantes. Leur insensibilité est souvent telle, que l'on a vu des individus atteints de fractures des extrémités inférieures arracher leurs appareils, et marcher en s'appuyant sur leurs membres brisés sans éprouver la moindre douleur; d'autres opérés de hernie introduisaient leurs doigts dans la plaie et s'amusaient froidement à dérouler leurs intestins. »

Pendant toute la durée de ces phénomènes, la circulation est calme, il n'y a pas le moindre symptôme fébrile.

Dupuytren avait déjà été frappé des analogies qui existaient entre le *delirium tremens* et cet état particulier que nous venons de décrire, et bientôt les observateurs se divisèrent en deux groupes, les uns admettant avec Roche et Sanson que les deux maladies étaient identiques; les autres, avec Calmeil et Nélaton, prétendent qu'il y avait là deux affections bien différentes.

De nos jours, la plupart des auteurs, Lassègue, Foville, Trélat, Verneuil, Landriau s'accordent à reconnaître que le délire nerveux, tel que le décrit Dupuytren, n'est pas une entité morbide spéciale; rien ne le différencie du délire alcoolique.

« Les circonstances étiologiques les plus favorables au développement du délire nerveux sont celles qui cadrent le mieux avec la pathogénie du délire alcoolique. Dans l'énumération des symptômes, Dupuytren fait un tableau qui pourrait s'appliquer exactement au *delirium tremens :* ces hallucinations diverses, cette agitation, ces sueurs, ces folies, cette insensibilité, cette anorexie, tout cela s'observe dans le délire ébrieux. Nous en dirons autant de la marche et de la terminaison. Ce sommeil profond qui juge les attaques bénignes, cette ignorance complète au réveil de la scène qui s'est passée, cette remarque que le délire récidive plusieurs fois sont autant de nouvelles preuves en faveur du délire alcoolique. Quant au traitement, l'inefficacité de sangsues, nous dirions même leur nocuité, est également démontrée dans la folie ébrieuse. N'en est-il pas de même pour l'efficacité de l'opium à de petites doses très espacées? Ce délire nerveux est donc dans presque tous les cas du délire alcoolique. » (Verneuil, *Alcoolisme et traumatisme*, *Mém. de chirurg.*, t. III, 1880.)

Traitement. — Si l'on veut prévenir l'accès de délire, il faut combattre l'état d'épuisement du malade et essayer de le relever. On lui donnera donc quelques toniques, des excitants diffusibles, etc. Lorsque l'attaque s'est déclarée, il faut, suivant Béhier, s'adresser à l'état général dont le délire est la traduction, par les préparations opiacées, le musc, les toniques, surtout les alcooliques. On cherche par ces moyens, qui tous sont stimulants diffusibles, à relever le système nerveux et partant à coordonner ses manifestations. En même temps que les alcooliques, ajoute VERNEUIL, nous donnerons le quinquina en extrait et sous forme de vin. Nous donnerons aussi l'opium mais comme stimulant, c'est-à-dire à faibles doses, largement espacées, ainsi que le faisait DUPUYTREN, huit à dix gouttes de laudanum de six heures en six heures; on peut le donner en lavements, mais jamais il ne faut se servir de doses massives, surtout si le foie ou les reins sont altérés. HYDE HILLS préconise l'emploi de l'hyosciamine, cet alcaloïde doit être administré à la dose de 3 centigrammes dans un peu d'eau ou de cognac.

4° SHOCK TRAUMATIQUE

SYNONYMES. — Choc nerveux. — Léthargie des blessés. — Etonnement des blessés. Épuisement par la douleur. — Torpeur générale traumatique. — Stupeur générale. Collapsus. — Syncope, etc.

Bibliographie. — LARREY, *Mém. de chir.*, 1812. — DUPUYTREN, *Traité théorique et pratique des blessures par armes de guerre*, 1834. — *Compendium de chir.*, t. Ier, 1845. — BROWN-SÉQUARD, *Arch. gén. de méd.*, 1868. — LEGOUEST, *Arch. gén. de méd.*, 1859. — FURNEAUX-JORDAN, *Brit. Med. Journ.*, 1867. — HOLMES, *System of Surgery*, t. Ier, 2e édition, p. 764. — REDARD, *Arch. gén. de méd.*, 1872. — H. EISCHER, *Ueber den Shock, Samml. klin. Vortrage R. Volkmann*, 1870, n° 10. — LE GROS KLARKE, *Lectures on the Principles*, etc., London, 1870. — JOHN ASHURST, *The Principles and Pratice Shock or Collapse*, Philadelphia, 1871, p. 132. — BLUM, *Arch. gén. de méd.*, 1876. — L. GUTSCH, Th. de Strasbourg, 1878. — PIÉCHAUD, Th. agrég., Paris, 1880 (Bibliogr.). — C.-C. SEABROOK, *Pathologie du shock*, *Transact of the Med. Soc. of the State Pensylvanie*, t. XIII, p. 653, 1881. — MANSELL-MOULIN, *Encycl. chir.*, t. Ier, 1882. — DE SANTI, *Arch. gén. de méd.*, t. II, 1883.

L'expression *shock* a été employée pour la première fois par HUNTER pour caractériser un état spécial des blessés, à peu près analogue à celui que DUPUYTREN a décrit plus tard sous le nom de *stupeur*. Depuis quelques années, les chirurgiens anglais et américains ont essayé d'étudier cet état spécial. En Allemagne plusieurs auteurs, en particulier FISCHER, ont également tenté d'éclaircir ce sujet. En France, lorsqu'a paru la première édition de ce Traité, les classiques ne s'occupaient pas du shock traumatique, c'est une lacune qu'il nous a paru nécessaire de combler.

Que faut-il entendre par shock traumatique?

Répondre à cette question, disait un jour à sa clinique le professeur VERNEUIL, est chose impossible, le shock ne répond à aucune lésion connue. C'est à la même conclusion qu'arrive PIÉCHAUD après avoir passé en revue les différentes définitions admises. « Nous considérons le shock, dit-il, comme un état général plus ou moins grave consécutif au traumatisme, spécialement aux plaies par armes à feu et aux grands écrasements, caractérisé par l'affaiblissement des pulsations du cœur, l'abaissement de la température, la pâleur des tissus, un certain degré d'anesthésie, joints à la faiblesse musculaire avec conservation de l'intelligence. »

Le shock est tellement fréquent après les blessures par gros projectiles, que l'on peut, pour ainsi dire, le considérer comme caractéristique de ces lésions; il se montre aussi dans les plaies par petits projectiles, accompagnées de grands fracas osseux et de lésions nerveuses. Dans la pratique civile, le shock est plus rare; cependant, à la suite des chutes d'un lieu élevé, des éboulements, des accidents de chemin de fer, on a trop souvent occasion de l'observer; c'est encore une des complications les plus sérieuses des opérations graves.

Les contusions et plaies de certaines régions, de l'abdomen et du testicule en particulier se présentent plus souvent que toutes les autres avec ce cortège.

Symptômes. — Le shock imprime au facies du patient un aspect caractéristique. Le blessé est pâle, mais comme le dit Piéchaud, d'une pâleur marmoréenne, se généralisant sur toute l'étendue des téguments, qui sont flasques et comme rétractés. Tout le corps est couvert par une sueur froide et abondante. Les narines sont entr'ouvertes, les yeux creux, les pupilles dilatées, la mort semble déjà avoir marqué de son sceau ce masque pâle et immobile. Insensible à la douleur, indifférent à ce qui se passe autour de lui, le malade est plongé dans une torpeur dont ne parviennent pas à le tirer les interrogations du chirurgien. Le pouls est petit, défaillant, irrégulier, la respiration faible, pénible, fréquente; soupirs, vomissements, hoquets. Redard, pendant la guerre de 1870 et pendant la Commune, a étudié la température des blessés dans ces conditions, et il a vu qu'il existait constamment un abaissement notable variant de 1° à 2°,5.

Ces symptômes graves, cet état de torpeur sont, on le comprend, l'indice de troubles sérieux du côté des centres nerveux.

Durée. Terminaison. — Parfois, après quelques heures, la température remonte graduellement, le pouls se régularise, le patient fait plusieurs fortes inspirations, puis, comme s'il sortait d'un songe pénible, promène autour de lui des regards égarés et revient graduellement à la réalité. Dans d'autres circonstances, les phénomènes déjà décrits vont en s'accentuant de plus en plus et quatre ou cinq heures après l'accident, le blessé meurt sans avoir repris connaissance. Dans quelques, cas, d'après Pirogoff, la mort serait précédée d'un ou deux frissons.

Examen cadavérique. — Depuis longtemps on a remarqué la rapidité avec laquelle la putréfaction s'empare de ces cadavres. « La stupeur ne borne pas les accidents à la vie, dit Dupuytren, il semblerait qu'ils s'étendent au delà de la mort. » Les parties blessées prennent bien vite une couleur livide et répandent une odeur de putréfaction. A l'ouverture du cadavre, aucune lésion ne peut expliquer les phénomènes observés pendant la vie; rien du côté des centres nerveux, rien du côté des organes. Les auteurs anglais, entre autres Playfair et Spencer Wels, ont voulu attribuer la mort à une coagulation du sang dans le cœur droit; aucun fait ne justifie cette manière de voir (Blum).

Nature du shock. — L'intensité de la douleur au moment du traumatisme peut-elle rendre compte des accidents que nous venons de décrire? S'appuyant sur les expériences de Montegazza, d'après lequel la douleur tantôt ralentirait, tantôt accélérerait les mouvements du cœur, et sur ce fait que les blessés n'accusent pas en général avoir ressenti au moment de la blessure une grande souffrance, Blum rejette entièrement cette opinion. C'est là, croyons-nous, une assertion un peu exagérée. La douleur intense et longtemps prolongée doit certainement suffire à elle seule à entraîner la mort par une sorte de perte de l'influx nerveux que nous comparerions volontiers à l'affaiblissement résultant d'une perte de sang, ce serait une sorte d'*hémorrhagie nerveuse.*

La plupart des auteurs se rangent aujourd'hui à la théorie dite : des *phénomènes d'arrêt* basée sur les expériences de Bultz et Goltz et sur les travaux de Weber, Budge, Claude Bernard. D'après ces derniers, il existe des nerfs que l'on peut appeler nerfs modérateurs ou nerfs d'arrêt. Claude Bernard a montré, par exemple, qu'après une section du pneumogastrique on arrête le cœur en diastole en excitant le bout périphérique du nerf. Dès lors les phénomènes du shock, dit Blum, seraient dus à ce que « la lésion traumatique mettant en jeu outre mesure l'action modératrice exercée par le bulbe sur le cœur, par l'intermédiaire des nerfs vagues, produirait le collapsus ».

D'après Fischer, il y aurait, dans le shock, paralysie de tout le système vaso-moteur, surtout marquée par les nerfs splanchniques.

Les auteurs américains exagèrent encore la manière de voir de Fischer. Le shock, d'après eux, serait absolument sous la dépendance du système ganglionnaire du grand sympathique. Les faits que nous avons signalés : prédominance du shock, dans les cas de lésions des organes intra-péritonéaux, trouveraient leur explication dans la connexion intime qu'ont ces organes avec les ganglions semi-lunaires (cerveau abdominal).

Signalons en terminant la manière de voir de Wagner, d'après lequel le shock serait symptomatique d'une embolie graisseuse.

Shock et hémorrhagie. — Dans nombre de cas, l'état syncopal déterminé par le shock a une certaine utilité ; quelques blessés lui ont dû, à la suite de lésions artérielles, l'arrêt d'hémorrhagies qui, sans cela, auraient fatalement entraîné la mort. Le chirurgien ne négligera pas cependant d'examiner les plaies avec attention et de prendre tous les moyens convenables pour s'opposer à la perte du sang; il doit savoir en effet qu'avec le retour des phénomènes vitaux, le cœur retrouvera en partie sa vigueur pendant que les vaisseaux conserveront encore un degré notable du paralysie, circonstances particulièrement favorables à l'hémorrhagie.

Pronostic. — Le shock est toujours un accident très grave ; il peut, ainsi que nous l'avons dit, se terminer par la mort ; de plus, il ne faut jamais administrer de chloroforme à un blessé dans cet état, et, à moins d'urgence absolue, s'abstenir de toute intervention chirurgicale. Le moindre traumatisme, durant cette période comateuse, est susceptible de hâter la terminaison funeste.

Traitement. — Après avoir, par des frictions faites avec la brosse de flanelle ou simplement avec des linges de flanelle chauds, ranimé la circulation cutanée, on mettra le malade dans un lit chauffé, et on disposera autour de lui quelques boules d'eau chaude, pour l'empêcher de se refroidir : à l'intérieur, les médicaments diffusibles, thé fortement alcoolisé, punch chaud, acétate d'ammoniaque, sont particulièrement indiqués, mais il est une médication qu'il ne faut jamais oublier dans un cas semblable, ce sont les injections sous-cutanées d'éther ou de caféine dans le tissu cellulaire. On injectera ainsi la valeur d'une demi-seringue de Pravaz, même une seringue entière ; quand le shock se prolonge, on a recommandé l'emploi de la strychnine, de la belladone et de la digitale. D'après MANSELL-MOULIN, WILKS, dans un cas, a employé la teinture de digitale à la dose de 2 grammes d'heure en heure ; « après quatre doses une réaction favorable s'opéra et la guérison fut complète après la septième dose ». Ces médicaments, utilisés en raison de leur action sur le cœur et les vaso-moteurs, demandent à être maniés avec les plus grandes précautions.

5° STUPEUR LOCALE

L'état particulier que nous venons de décrire peut être limité au membre blessé, sans avoir sur le reste de l'économie un retentissement aussi considérable ; dans ce cas, il est désigné sous les noms de *stupeur*, *de commotion locale ou shock local* (DUPUYTREN, PIROGOFF), *étonnement local* (BARDELEBEN).

C'est là une des complications les plus redoutables des plaies par armes à feu.

Le membre blessé devient rapidement froid, puis blanchâtre, insensible ; les malades ont une sensation pénible d'engourdissement, de fourmillement, de chatouillement, accusent une impression spéciale : celle de la perte du membre. En même temps, un tremblement nerveux envahit la partie blessée et parfois tout le corps (hystérie traumatique de KEEN). Tels sont les principaux symptômes, dans les cas légers.

Les cas plus graves, dit FISCHER (*Kriegschirurgie*, Stuttgard, 1882), comportent une exagération considérable des symptômes généraux. La pâleur et l'insensibilité du membre sont portées à un haut degré, l'anxiété et la crainte se peignent sur le visage du blessé, les yeux s'excavent, les joues sont creuses, les lèvres livides ; les téguments flasques et rétractés sont souvent couverts de sueur, le shock s'est généralisé. Nous avons sous les yeux les phénomènes déjà décrits dans le chapitre précédent.

La stupeur locale complique de préférence les plaies avec grand fracas osseux. L'ébranlement semble d'autant plus marqué que le siège de la lésion se rapproche davantage du tronc, aussi faut-il redouter tout spécialement l'apparition du shock, lorsqu'on se trouve en présence d'un violent traumatisme de la racine des membres.

Limitée à un segment de membre, la stupeur se dissipe graduellement ;

si, au contraire, elle est étendue, les accidents les plus graves sont à redouter.

Dupuytren avait déjà signalé les relations étroites qui existent entre la stupeur locale et la gangrène des blessés ; cet auteur avait observé que les blessures de ce genre donnaient lieu à un écoulement de liquides brunâtres et fétides. Pirogoff, Legouest, Fischer ont confirmé ces observations. Pour Pirogoff même, la stupeur ne serait que le premier degré de la gangrène. Le traitement de la stupeur locale ne diffère pas sensiblement de celui du shock ; les parties blessées seront lavées avec une solution antiseptique forte et, si faire se peut, plongées dans un bain antiseptique.

L'opportunité de l'intervention chirurgicale divise encore aujourd'hui les auteurs. Les uns, poussés par le désir de limiter la gangrène, veulent que l'on ampute immédiatement ; les autres, faisant remarquer avec raison que l'on ne peut savoir jusqu'où a porté l'ébranlement moléculaire, préfèrent s'abstenir dans la crainte de voir la gangrène envahir les lambeaux.

6° EMPHYSÈME TRAUMATIQUE

Bibliographie. — Malgaigne, *Bull. de thérap.*, 1842. — Nélaton, *Gaz. des Hôp.*, 1857. — Ch. Lecomte et Demarquay, *Arch. gén. de méd.*, 1859. — Morel-Lavallée, *Gaz. méd.*, 1863. — A. Weber, *Handb. de Pytha et Billroth*, Bd. II, 1865 (Bibliogr.). — Jacquemet, *Dict. de méd. et chir. prat.*, 1870.

Thèses de Paris. — 1860, Dolbeau (Agrég.). — 1878, Jourdan.

Sous le nom d'*emphysème*, on désigne une infiltration de gaz dans le tissu cellulaire.

Cette affection que Paré a le premier signalée a été, dans ce siècle, l'objet d'études sérieuses de la part de Dupuytren, Malgaigne, Goffres, Richet et Dolbeau.

Cet accident apparaît pendant les premiers jours qui suivent le traumatisme, et se montre plus souvent après les plaies légères qu'après celles qui ont un haut degré de gravité.

Mécanisme. Etiologie. — Le gaz qui s'infiltre dans le tissu cellulaire et qui produit l'emphysème peut, d'après Dolbeau, provenir de trois sources : *a*, de l'air extérieur ; *b*, d'une cavité dans laquelle il est contenu normalement ; *c*, il se forme spontanément et sur place. L'infiltration de l'air est la cause la plus fréquente de l'emphysème.

1° *Emphysème par pénétration.* — Variété de beaucoup la plus importante. Le type est l'infiltration gazeuse que produisent les bouchers, lorsque avant d'écorcher les animaux et pour faciliter leur travail, ils leur insufflent de l'air dans le tissu cellulaire sous-cutané. C'est par un mécanisme analogue qu'agissent les simulateurs. On voit de temps à autre dans les régiments un soldat venir à la visite avec un emphysème plus ou moins étendu de la face. Pour obtenir ce résultat, le simulateur se déchire la muqueuse buccale avec les dents, puis un camarade obligeant, armé d'une paille, lui fait passer de l'air dans le tissu cellulaire sous-muqueux. D'autres, une fois la petite ulcéraration produite, ferment la bouche en se pinçant le nez, puis soufflent jusqu'à ce qu'ils aient atteint leur but.

Les plaies de certaines régions, au voisinage des articulations par exemple, peuvent, si le malade se livre à des mouvements forcés, s'accompagner d'emphysème. Goffres a très bien étudié le mécanisme par lequel se produit alors ce phénomène. Voici à quelle occasion. Un cheval, en courant, s'était heurté le poitrail contre un pieu, il continua sa course et s'affaissa. L'autopsie fit reconnaître l'existence d'un emphysème généralisé, sans plaie pénétrante de poitrine. Comment expliquer cette complication? En examinant avec soin la forme de la plaie, Goffres fut amené à conclure que, sous l'influence des mouvements de l'animal, les lèvres de cette solution de continuité avaient aspiré l'air à la façon d'une pompe, et que celui-ci s'était emmagasiné dans le tissu cellulaire. Des expériences ultérieures prouvèrent que telle était en effet la véritable explication du phénomène.

Les plaies des parois thoraciques peuvent, elles aussi, occasionner la production de l'emphysème. Supposons que, dans un duel, un coup d'épée traverse la paroi thoracique, et ouvre le feuillet pariétal de la plaie, sans intéresser son feuillet viscéral, accident dont nous admettons pour un instant la possibilité. Sous l'influence des mouvements d'inspiration du blessé, l'air pénétrera dans la cavité pleurale, les mouvements d'expiration tendront à l'en chasser, et, si la plaie est oblique ou sinueuse, cet air, ne pouvant sortir, s'épanchera dans le tissu cellulaire. Les parois de la poitrine et la cavité pleurale représentent, en cette circonstance, le soufflet du boucher qui gonfle un animal avant de l'écorcher.

Les observations de ce genre sont rares, l'emphysème se développe d'habitude consécutivement à la perforation des voies aériennes ; que la muqueuse qui tapisse ce canal soit déchirée en un point quelconque, les mouvements respiratoires aidant, l'emphysème pourra se produire. La cause la plus fréquente de cet accident, c'est la fracture de côte. Un des fragments osseux déchire la surface pulmonaire, l'air s'échappe des voies aériennes, puis pénètre dans le tissu cellulaire. Richet croit que l'emphysème, pour se produire dans ces conditions, exige la présence d'adhérences pleurales. Nous reviendrons sur ce sujet en étudiant les plaies de poitrine.

2° *Emphysème gazeux. Emphysème spontané.* — L'emphysème par issue des gaz intestinaux est rare, on l'observe cependant quelquefois, au voisinage de l'anus. Quant à l'emphysème spontané, c'est une variété de gangrène.

Marche. — D'ordinaire, l'emphysème reste limité au voisinage des plaies; quelquefois cependant, il s'étend en surface, il n'est pas rare alors de le voir occuper un membre entier; il existe même dans la science quelques observations d'emphysème généralisé. L'air envahit alors tout le tissu cellulaire, la peau est entièrement décollée et n'adhère plus aux parties sous-jacentes que dans certaines régions (paume de la main, plante du pied).

Symptômes. Diagnostic. — L'infiltration des bulles de gaz dans le tissu cellulaire donne lieu à une tumeur molle sans changement de couleur à la peau. Lorsqu'on appuie les doigts sur cette masse, on perçoit une crépitation spéciale (crépitation gazeuse). Cette sensation est bien différente de la crépitation fournie par le sang épanché dont on écrase les caillots, bien différente aussi, de celle *de l'Aï* et encore plus de celle des fractures ; on perçoit par les doigts une sensation analogue à celle que donnent à l'oreille les râles sous-crépitants fins.

Pronostic. Traitement. — Lorsqu'il reste limité, l'emphysème n'est pas à redouter ; il ne devient inquiétant que s'il acquiert un volume considérable. L'occlusion de la plaie dans certains cas, et, en général, la compression simple suffiront pour arrêter le développement du mal, amener rapidement la résorption des gaz. Si cela ne suffisait pas, si l'emphysème persistait et surtout s'étendait, on pourrait faire quelques piqûres avec une aiguille ou de légères scarifications.

7° DU TÉTANOS TRAUMATIQUE

Bibliographie. — HEURTELOUP, *Précis sur le tétanos*, Paris, 1793. — FOURNIER-PESCAY, *Tétanos traumat.*, Bruxelles, 1803. — POLAND, *Guy's Hospital Reports*, 1857. — LOCKARDT CLARKE, *The Lancet*, 1864, t. II, p. 261 et 1865, t. Ier, p. 595. — ARLOING et TRIPIER, *Arch. de physiol.*, 1870, p. 244. — *Bull. de la Soc. de chir.*, 1870 et 1882. — JOFFROY, *Soc. de biol.*, 1870. — MICHAUD, *Arch. de Physiol.*, 1872, p. 59. — VERNEUIL, *Soc. de chir.*, 1872. — LABBÉ, *Arch. gén. de méd.*, 1873. — NICAISE, *Encyclop. int. de chir.*, t. III, 1883. — MACDOUGALL, *The Lancet*, 1884, t. II, p. 99. — ROSE, *Deutsche Chir. de Pitha et Billroth*, Bd. II, A. 2. — BOURGEOIS, *Gaz. des Hôp.*, 1874. — YANDELL, *Amer. Pract. a. Med. Press*, 1er sept. 1875. — OTIS, *Histoire chirurgicale de la guerre d'Amérique*, t. III, p. 818.

Étiologie. — HARRIS, *Med. Record New-York*, t. XXVI, n° 2. — CONNER, *Étiologie du tétanos, Amer. Surg. Assoc.*, 6e session. — OZENNE, *Etiologie et path. Arch. gén. de méd.*, 1886. — *La Riform. med.*, 1886. — *Revue critique*. — VANNI, *Raccogli. med.*, 1886. — FERRARI, *Le microbe du tétanos*, 4e *Congrès de chir. ital.*, Gênes, 1887, et *Sem. méd.*, 1887, p. 142. — BRIEGER, *Soc. de méd. int. de Berlin*, *Semaine méd.*, 1887, p. 147. — THIERRY, *Soc. de biol.*, 1887. — HOCHSINGER, *Cent. f. Bacteriol.*, 1887. — CARLE et RATONNE, *Etude et per. sur l'étiol. du tétanos*, *Giorn. di Acad. de med. di Torino*, *Revue de chir.*, 1887, p. 497. — HOCHSINGER, *Centralbl. für bacteriologie*, 1887. — BONOME, *Fortschritte der Medicin*, n° 21, 1887. — OHLMUELLER et GOLDSCHMIDT, *Centr. f. klin. med.*, p. 569, 1887. — E. SHAKESPEARE, *Gaz. hebd.*, 1887. — NOCARD, *Rev. de méd. vétér.*, 1887. — BEUMER, *Berlin. klin. Wochens*, 1887.

Origine équine. — VERNEUIL, ROMAIN, LEGRAS, SAINT-VEL, RICOCHON, *Gaz. hebd.*, 1886. — VERNEUIL, *Congrès de chir.*, 1886, et *Gaz. hebd.*, 1886. — LARGER, *Bull. de la Soc. de chir.*, 1885-86-87. — THOINOT, NOCART, *Bull. méd.*, 1887, p. 1330. — VERNEUIL, *Revue de chir.*, 1887. — AMON, *Munch. med. Woch.*, 1886. — VERNEUIL, *Revue de chir.*, 1888. — VERNEUIL, TRASBOT, NOCART, LEBLANC, etc., *Arch. de méd.*, 1889. — MICHAUX, *Sem. méd.*, 1889. — LUMMICZER, *Wiener Medic. Presse*, 1889.

Thèses de Paris. — 1868, COLAS. — 1870, LAURENT. — 1871, BONNEFON. — 1872, BUDIN, LECLERC. — 1875, RICHELOT (Agrég.) (Bibliogr.). — 1876, THOMAS, CHOPART. — 1881, LAMEREUX. — 1884-85, MAESTRATI, RIBOUL, — 1886, DUFOUR. — 1888, COLIN.

Thèses de Montpellier. — 1856, GRIFFON DU BELLAY. — 1868, LAURIAC, PÉLISSIER.

Consulter les articles TÉTANOS des *Dictionnaires* par PONCET, MATHIEU (Bibliogr.).

Définition. — Le tétanos est caractérisé par des contractures toniques et douloureuses, avec redoublements convulsifs, débutant par les muscles des mâchoires et s'étendant peu à peu à la plupart des groupes musculaires.

Suivant la rapidité de sa marche, on distingue un tétanos aigu ou chronique; il est généralisé lorsqu'un grand nombre de muscles sont simultanément contracturés; mais le plus souvent l'affection n'intéresse que des groupes bien tranchés, les muscles extenseurs (*opistothonos*), les fléchisseurs (*emprostothonos*), les muscles d'une seule moitié du corps (*pleurostothonos*).

Étiologie. — Trois facteurs jouent un rôle important dans la production du tétanos : la blessure, le blessé, le milieu.

1° *La blessure.* — Toutes les plaies, même les plus simples (piqûre d'abeille, avulsion dentaire, perforation du lobule de l'oreille), peuvent engendrer le tétanos; un certain nombre y sont spécialement prédisposées : plaies contuses des extrémités, plaies résultant de la chute du cordon ombilical, plaies articulaires, déchirures, brûlures, morsures, gelures.

On a signalé comme s'accompagnant assez fréquemment de tétanos, les opérations sur les organes génitaux de l'homme et de la femme (castration, ovariotomie), sans que jusqu'à ce jour on ait pu trouver une explication satisfaisante. Les plaies irrégulières et contuses seraient plus particulièrement incriminées que les plaies nettes.

D'une façon générale tous les traumatismes qui intéressent les nerfs et surtout les nerfs enflammés, comme l'a montré BOUILLY, se compliquent aussi fréquemment de tétanos. Pour YOLAND et pour PANDELL, plus de la moitié des cas de tétanos sont dus à des traumatismes des extrémités.

Le tétanos a été divisé au point de vue étiologique en deux variétés : *traumatique* et *spontané*. C'est dire qu'on admet un tétanos sans solution de continuité des téguments. Des exemples assez nombreux semblent démontrer l'existence du tétanos spontané : contusion dorso-lombaire (MORGAGNI), chute sur la nuque (SILBERMANN), sur la fesse (BOUCHUT), sur le testicule (MACBOD), sur la plante des pieds (GIRALDÈS), la paume de la main (MARTIN DE PÉDRO). WALLACE, sur 121 cas de tétanos observés dans les Indes, a relevé 13 cas de tétanos consécutifs à des lésions abritées, fractures, luxations et même simples contusions. On l'a vu survenir à la suite d'une contusion de la paume de la main; GIRALDÈS (*Leçons clin. sur les mal. chir. des enf.*, p. 80), BROCA, RICHELOT et AUFREICHT (*Deutsche med. Wochens.*, n°s 14-15, 1878) ont cité des cas consécutifs à une luxation du pouce. LARREY, LANGENBECK, D. MOLLIÈRE ont publié des observations où la contraction tétanique n'est survenue qu'après la cicatrisation de la blessure. Malgré tous ces cas, VERNEUIL pense que le tétanos, sans porte d'entrée des téguments, est une rare exception, et il affirme qu'en cherchant bien, un observateur attentif trouve presque toujours une excoriation (écharde sous l'ongle, RICARD).

Les corps étrangers arrêtés dans l'épaisseur ou au voisinage des filets nerveux ont été quelquefois la cause occasionnelle du tétanos. Chez un tétanique, DUPUYTREN a trouvé un fragment de mèche de fouet enclavé dans le nerf cubital. La présence de projectiles ou d'autres objets au voisinage des troncs nerveux engendre quelquefois le tétanos dans les plaies par armes à feu; de même la ligature accidentelle d'un filet nerveux dans un moignon (D.-J. Larrey), une esquille implantée dans le sciatique (Richet) ont paru produire cette redoutable affection.

2° *Le blessé.* — Le tétanos atteint plus souvent l'homme que la femme dans la proportion de 1 à 7 (Bryant), de 1 à 2 (Follin); on l'observe plus fréquemment de dix à trente ans, mais les enfants, surtout dans les pays chauds, fournissent un tribut assez élevé; l'état constitutionnel du blessé, les excès antérieurs paraissent indifférents à son développement (Mathieu); toutefois les fatigues, le surmenage constituent une prédisposition des plus certaines.

3° *Le milieu.* — Depuis longtemps, l'influence qu'exerce sur le développement du tétanos le milieu dans lequel sont placés les blessés.a particulièrement attiré l'attention des chirurgiens. Presque tous les auteurs incriminent les variations brusques de température et surtout l'action du froid humide. C'est principalement aux armées que les divers facteurs montrent leur prédominance; le tétanos, en effet, attaque parfois un grand nombre de blessés simultanément et revêt tous les caractères d'une véritable épidémie.

Au siècle dernier, Bilguer nous raconte que, pendant les guerres de Frédéric le Grand, le nombre des tétaniques était considérable parmi les blessés qui restaient au bivouac pendant la nuit. Le chiffre des tétaniques dépassait 1,000 après la bataille de Prague.

Pendant les campagnes de l'empire, D.-J. Larrey revient à chaque instant sur l'influence du froid : « Le tétanos ne se déclare ordinairement chez le blessé que dans la saison où la température passe brusquement d'un extrême à l'autre; les blessés qui s'exposent pendant la nuit à l'impression immédiate de l'air froid et humide, surtout pendant le printemps, contractent facilement le tétanos (*Clin. chir.*, t. Ier, p. 90). Ce chirurgien eut l'occasion d'observer un grand nombre de cas de ce genre. Desgenettes avait noté des faits analogues à Nice et à Gênes. Depuis lors, toutes les guerres ont vérifié les opinions de ces grands maîtres.

A Salamanque, à Burgos, en Portugal (1815), le tétanos, d'après Mac Gregor et Guthrie, faisait aussi nombre de victimes dans l'armée anglaise. Baudens, en Algérie, durant l'expédition du maréchal Clauzel contre le bey de Titery, voit beaucoup de ses blessés atteints de tétanos à la suite d'un refroidissement nocturne; Stromeyer, pendant la campagne d'Autriche (1866), en observe à Langensalza 13 cas à la suite d'une pluie froide.

Comme le fait observer avec raison Poncet (de Cluny), le froid n'agit pas seul, il faut qu'il soit combiné à l'humidité; les blessés exposés à des abaissements notables de température ne contractent pas le tétanos si l'atmosphère est sèche.

Pathogénie. — Des anciennes théories mises en avant pour expliquer l'origine du tétanos peu restent debout; la théorie *musculaire* qui fait jouer le principal rôle à une perversion des fonctions du malade, qu'il s'agisse d'un excès d'oxygène (Stoltz) ou d'une asphyxie par un élément rhumatismal (Martin de Pedro), est une théorie aujourd'hui complètement abandonnée; et il ne reste guère en présence que deux théories : la théorie *nerveuse* et la théorie *humorale.* D'après la première théorie, c'est une irritation des nerfs périphériques, propagée directement par névrite (Jobert, Michaut, Brown-

Sequard) ou par excitation réflexe des centres médullaires. Les convulsions tétaniques seraient les conséquences de cette suractivité fonctionnelle des parties motrices de la moelle.

Cette doctrine a régné longtemps en maîtresse, battant en brèche la théorie humorale qui voyait dans le tétanos une intoxication du sang localisée à la moelle (Richardson, Coats). L'agent toxique déterminerait l'irritabilité médullaire. Cette théorie a été soutenue par Simson, B. Travers, Roser, Billroth.

La théorie humorale fut modifiée par les recherches et les découvertes récentes. Lister, à la suite de l'application de son pansement antiseptique, n'observa que deux cas de tétanos en six ans, et encore, à l'occasion de plaies septiques (Reclus). Le tétanos ne serait donc qu'une variété de septicémie. Après des expériences négatives d'Arloing et Tripier, de Nocard, Carl et Rattone, obtinrent quelques cas expérimentaux ; mais ce fut Nicolaïer qui, en 1884, trouva dans le sol de l'Institut d'hygiène de Gœttingue et plus tard dans le sol de différentes villes, un bacille en forme d'épingle, dont l'inoculation aux animaux produisait le tétanos. Ce bacille n'existe pas dans tous les pays. Sur quinze essais faits avec de la terre de Gœttingue, Nicolaïer a échoué six fois. Cet expérimentateur pense que le microorganisme du tétanos agit en sécrétant une ptomaïne dont l'effet serait analogue à celui de la strychnine. Rosenbach reproduisit le tétanos en injectant sous la peau de deux cobayes des fragments de tissus provenant d'une congélation du pied ayant déterminé le tétanos; Socin, Bonome, Shakespeare, Nocard eurent également des inoculations positives. Ce dernier se servit de débris et poussières desséchées, recueillis à la surface d'instruments ayant servi à castrer des chevaux qui succombaient au tétanos.

Le bacille du tétanos aurait la forme d'une épingle, d'un clou, d'une baguette de tambour ; il est long, mobile, et se déplace assez vite, son extrémité renflée semble formée par une spore, enveloppée d'une forme mucilagineuse ; c'est dans le sérum que le bacille se cultive avec le plus d'intensité, il serait remarquable par la longue persistance de ses pouvoirs virulents.

Brieger, en cultivant le bacille de Nicolaïer sur la viande hachée, a pu isoler une série de ptomaïnes qui seraient les véritables agents tétanifères. Il a donné à ces ptomaïnes les différents noms de : tétanine, tétanotoxine, spasmotoxine, etc.

Une dernière question restait à résoudre, celle de l'origine du bacille tétanique. Presque tous les auteurs allemands et italiens donnent à ce bacille une origine *tellurique*, parce que, c'est dans la terre que Nicolaïer, et après lui bien des expérimentateurs, ont trouvé ce bacille spécifique. Mais, pour Verneuil, la terre ne serait qu'un réceptacle indifférent et le tétanos aurait une origine animale; et c'est particulièrement sur le cheval qu'on le trouverait. Aussi les statistiques de Verneuil, portant sur des milliers de cas envoyés de tous les points du globe, prouvent que toutes les professions, exposant au contact des chevaux, ou de leurs litières, de leurs déjections, du fumier, des voitures, fournissent le contingent le plus considérable des tétaniques. On trouvera dans la thèse de Colin tous les renseignements sur cette origine *équine* du tétanos. — La transmission du tétanos du cheval à l'homme paraît indiscutable. Mais le problème est simplement reculé, car si le cheval peut transporter le bacille tétanique, il est certain qu'il ne le crée pas ; l'on doit donc, encore aujourd'hui, se demander où est l'origine réelle du bacille tétanique.

Anatomie pathologique. — Jusqu'en ces derniers temps, la nature du tétanos nous était encore totalement inconnue. Les lésions du système nerveux avaient été si peu étudiées qu'il ne faut pas être surpris de la pauvreté des renseignements laissés sur cette question par les auteurs. De là des résultats contradictoires ; les uns, JOBERT, LEPELLETIER, ont observé une rougeur des nerfs ; d'autres, ARLOING et TRIPIER, MICHAUD, affirment avoir rencontré de la névrite, ou une prolifération du tissu conjonctif intra-fasciculaire (LAVERAN), mais la plupart des anatomo-pathologistes n'ont rien trouvé et la question reste indécise.

Moelle. — Tant que le tétanos a été considéré comme une affection *sine materia*, on a regardé comme exceptionnelles et sans valeur les lésions médullaires trouvées aux autopsies. DUPUYTREN, NICOLET signalaient déjà une injection particulière des méninges rachidiennes. Les premiers travaux positifs sur ce point parurent en Allemagne vers 1859. ROKITANSKI DEMME, WUNDERLICH tendaient à considérer le tétanos comme une sclérose disséminée à son début, avec prolifération de la névroglie, s'étendant à toute la moelle et même remontant jusqu'aux pédoncules. En 1864, LOCKHART, CLARKE, outre l'hyperhémie, décrivit des foyers de ramollissement dans les cordons postérieurs de la moelle auxquels il donne le nom de *désintégration granuleuse*. Pour MICHAUD, la portion centrale de l'organe est surtout attteinte et prend une teinte rouge hortensia ; l'hypérémie et la prolifération, phénomènes initiaux, engendrent des foyers d'exsudation périvasculaire identiques sans doute aux plaques de L. CLARKE. Dans l'esprit de cet observateur, le tétanos est une *myélite centrale suraiguë*.

Ces faits n'ont pas été vérifiés en tous points par les recherches ultérieures. QUINQUAUD, LIOUVILLE signalent en 1872 une stéatose vasculaire aiguë qui serait plus marquée que la myélite. ROBIN, RANVIER et nombre d'autres ne rencontrent pas de lésions. Plus récemment PONCET (de Cluny) a constaté une tuméfaction trouble de l'épithélium épendymaire ; AMIDON a vu des altérations à l'origine des nerfs bulbaires surtout de l'hypoglosse, consistant en vacuoles et îlots de désintégration (*Archiv. de med. de New-York*, 1879).

En résumé, la nature des lésions médullaires est encore obscure, et jusqu'à présent on ne connaît pas les altérations pathognomoniques du tétanos.

Muscles. — Les muscles sont presque toujours livides, gorgés de sang noir, présentant par places des extravasats sanguins et même des ruptures (grand droit de l'abdomen) ; BOWMANN et ZENKER auraient observé l'altération cireuse des fibres ; CONOR les a trouvées en dégénération granuleuse et colloïde.

Les lésions observées dans les viscères n'ont rien de caractéristique ; ce sont des congestions intenses de tous les parenchymes (VERNEUIL).

Symptomatologie. — Le tétanos apparaît rarement avant la suppuration de la plaie ; le plus souvent du sixième au douzième jour ; les relevés américains montrent que le nombre des cas augmente du troisième au huitième jour et décroît ensuite insensiblement. Pour BRYANT, les chances de tétanos diminuent beaucoup au bout de trois semaines, sans disparaître complètement, puisque le blessé s'y trouve encore exposé après la cicatrisation (S. COOPER). Il existe quelques observations (BARDELEBEN, TERRIER, BERTRAND) dans lesquelles le tétanos serait apparu une heure et même un quart d'heure après la blessure.

Les auteurs anciens n'admettaient pas la période prodromique ; les observations récentes ont montré qu'il existait assez communément avant le trismus des douleurs et des convulsions passagères à forme centripète dans le membre blessé. De plus, des cas de contagion bien observés ont prouvé qu'il existait une véritable période d'incubation variant de huit à douze jours. Quant au malaise général, à l'extension constante des membres signalés comme prodromes, ils n'ont rien de fixe ; la blessure elle-même ne se modifie pas sensiblement, le plus souvent elle est le siège de douleurs vives, rarement la suppuration se tarit ou devient noire et fétide.

L'affection débute par le *trismus*, c'est-à-dire par une douleur et une roideur à la nuque qui envahissent progressivement les muscles masticateurs, ceux de la face et du pharynx. Il en résulte une difficulté croissante de mâcher et d'avaler. En même temps, la contraction tonique des muscles de la face donne au blessé une physionomie spéciale, *rire sardonique* (*Hundskrampe*) ; le front se ride, les paupières deviennent immobiles, le nez est relevé, les joues et les commissures tirées en arrière.

Après l'apparition du trismus, d'autres groupes musculaires sont progressivement intéressés ; lorsque l'affection se développe avec une grande intensité, tous les muscles du corps se contractent successivement et à des degrés différents. Le corps du blessé ne forme plus qu'une masse immobile, d'une seule pièce, à la façon d'une statue, c'est l'*orthotonos* ou tétanos droit de H. LARREY. De toutes ces variétés l'*opistothonos* est la plus commune ; dans ce cas, la contracture des muscles du dos et du tronc succède au trismus ; tous les extenseurs du corps le rendent rigide et celui-ci forme alors un véritable arc-boutant du vertex aux talons. L'*emprostothonos*, forme peu commune, est caractérisée par la contracture des groupes fléchisseurs et a pour effet d'excaver toute la partie antérieure du corps, la tête s'incline vers le sternum, les jambes et les cuisses sont fléchies sur le bassin. Quant à la troisième variété, le *pleurostothonos*, qui est extrêmement rare, elle est produite par la contracture des muscles de toute une moitié du corps qui s'incurve latéralement, la tête inclinée vers l'épaule, la hanche relevée.

La contraction persistante[1] ou tonique est pathognomonique du tétanos, mais sur elle se greffe de véritables exacerbations auxquelles on donne le nom d'accès ou spasmes tétaniques. A ce moment, et subitement, les douleurs et les déformations augmentent ; le moindre effort pour avaler, un mouvement involontaire ou communiqué, une simple émotion ramènent

[1] Exceptionnellement la contraction peut cesser ; le tétanos est alors dit : *discontinu*.

ces accès; ils surviennent aussi spontanément à des intervalles variables suivant l'intensité de la maladie. En général, la plaie est le point de départ de ces spasmes, elle est traversée par une espèce d'éclair douloureux qui gagne les centres et s'irradie. ROBINSON a vu le tétanos arriver à son paroxysme en moins d'un quart d'heure; mais habituellement la contracture périphérique n'est complète qu'après vingt-quatre ou quarante-huit heures.

Les troubles fonctionnels qui se produisent indiquent la participation des organes musculaires internes. Au début, on a signalé des vomissements; la respiration et la circulation qui sont à peu près normales, pendant les rémissions, s'accélèrent beaucoup au moment des secousses; quelquefois le cœur bat d'une façon désordonnée (BÉGIN); la température ordinairement normale peut s'élever jusqu'à 40 et 42 degrés; le pouls bat à 120, 140, et peut atteindre 180 (GIRALDÈS); ces symptômes, d'abord passagers et très inconstants, deviennent presque continus vers la fin de la vie. Ils reconnaissent pour cause les contractures qui envahissent successivement les muscles importants, le diaphragme, le cœur. L'insomnie est la règle, la constipation habituelle; l'urine devient rare, sans altérations régulières; la contracture de l'œsophage gêne beaucoup la déglutition, et la salive s'écoule, par ce fait, hors de la bouche; l'appétit est conservé, la soif modérée, la peau se recouvre souvent de sueurs pendant les accès. Enfin, jusqu'aux dernières périodes de la maladie, l'intelligence reste complète.

Certains muscles sont, plus tardivement que les autres, envahis par la contracture, citons comme exemple les muscles moteurs des yeux et ceux des doigts, le diaphragme et le cœur dont l'intégrité entretient la vie.

Marche. — La durée d'évolution du tétanos est très irrégulière; dans la forme *aiguë*, presque toujours fatale, la mort arrive du troisième au dixième jour, toutefois on l'a vue exceptionnellement survenir plus tôt ou plus tard. L'imminence du danger dépend surtout de l'envahissement plus ou moins rapide des muscles respirateurs et du cœur. Un coup d'œil jeté sur la tableau suivant, emprunté à l'*Histoire de la guerre d'Amérique*, donnera une idée de la durée du tétanos dans les cas de mort et de guérison. On verra que, dans plus de la moitié des faits, la durée de la maladie n'excède pas trois jours.

Lorsque l'affection suit une marche progressive sans tendance au passage à l'état chronique, la mort survient : 1° par asphyxie consécutive à la contracture des muscles respirateurs et du diaphragme ou au spasme laryngien; 2° par contracture du cœur (JONES, VERNEUIL). Dans ce cas, le malade pousse un cri, pâlit, sa physionomie reste immobile, sa respiration s'affaiblit et il s'éteint en moins d'une demi-heure; 3° par épuisement nerveux. On voit alors les caractères de la maladie changer, le spasme diminue, l'intelligence s'obscurcit, le délire puis le coma surviennent et la mort arrive souvent dans les convulsions.

Le premier genre de mort est le plus fréquent. A ces causes immédiates s'ajoutent l'inanition et d'autres fois la coïncidence de l'empoisonnement septicémique. Enfin, VERNEUIL fait jouer un rôle important aux complications pulmonaires et surtout à la broncho-pneumonie. On a noté après la mort, une élévation de la température qui peut monter jusqu'à 45° (WUNDERLICH). Il ne faut pas croire toutefois que cette fièvre tétanique soit toujours aussi élevée, même dans les cas graves, elle peut être inférieure à 39, et TERRIER cite un cas mortel où la température rectale était de 38°,5. Les causes de la fièvre tétanique ont été différemment appréciées suivant les auteurs, on a pensé que cet excès de travail musculaire inutilisé se transformait en chaleur (BÉCLARD). Théorie séduisante mais en contradiction avec les faits ; il existe des cas de tétanos presque apyrétique avec des contractures généralisées, et d'autres cas, avec hyperthermie considérable, alors que le tétanique est dans la résolution comateuse (CHARCOT). Pour d'autres, la fièvre serait due à une véritable inflammation de la moelle; mais nous avons vu plus haut que la myélite du tétanos était encore à démontrer. VERNEUIL pense que l'hyperthermie est le fait d'une complication intermittente. Toutes ces opinions sont insuffisantes pour expliquer la fièvre tétanique.

JOURS DE DURÉE DU TÉTANOS	RÉSULTAT		TOTAUX
	GUÉRISONS	MORTS	
1	1	69	70
2	1	83	84
3	»	49	49
4	»	31	31
5	»	22	22
6	»	19	19
7	»	14	14
8	»	7	7
9	1	5	6
10	1	6	7
11	1	8	9
12	»	3	3
13	»	2	2
14	2	3	5
15	»	4	4
16	1	»	1
18	»	4	4
19	»	1	1
20	1	3	4
21	3	1	4
23	2	»	2
24	1	»	1
26	»	»	1
27	»	»	2
29	6	»	6
Total	21	337	358

Le *tétanos chronique* s'établit d'emblée ou succède quoique rarement à l'état aigu; il a une durée qui peut dépasser plusieurs semaines ; la maladie se développe alors lentement, les rémissions sont plus longues, les symptômes atténués et les divers groupes musculaires envahis successivement. Cette forme est curable ; cependant il ne faut pas oublier que, jusqu'au bout, le spasme brusque de la glotte menace la vie du blessé. Dans les cas favorables, les contractures toniques disparaissent insensiblement.

Variétés. — Outre les formes de tétanos que nous avons signalées plus haut et qui sont basées sur la localisation des phénomènes de contractures à tel ou tel groupe musculaire, il existe d'autres variétés cliniques du tétanos.

Colles et Follin avaient décrit sous le nom de *spasmes traumatiques* une variété de tétanos avec aura tétanique partant de la plaie pour se généraliser. Cette variété est la seule où le trismus n'aurait pas été observé; elle est de plus remarquable par l'efficacité du traitement par l'amputation du membre.

Rose a décrit un tétanos *céphalique* ou *hydrophobique* qui chez nous a bien été étudié par Terrillon, Schwartz, Villar. La blessure, porte d'entrée de l'affection, est toujours sur le territoire d'un nerf cranien. Le facial du côté blessé est paralysé. La contracture atteint les muscles du pharynx et du larynx, et la dysphagie est intense; les spasmes de la glotte et l'apnée, sont, avec des douleurs atroces, suscités par la moindre cause occasionnelle : vue d'un objet, émotion, déglutition, etc. Le facies du malade respire la terreur.

Citons le tétanos des *nouveau-nés* dû à l'infection de la plaie ombilicale, le tétanos *puerpéral*, les tétanos *abortif*, *partiel*, *éphémère*, etc.

Diagnostic. — L'existence d'une plaie antérieure, la série des accidents typiques du tétanos traumatique rendent assez difficiles les erreurs de diagnostic. Seul, l'empoisonnement par la strychnine s'en rapproche; dans le premier toutefois les symptômes sont progressifs, tandis que, dans l'empoisonnement, ils atteignent d'emblée toute leur intensité ; le trismus n'est pas permanent, mais présente ainsi que la rigidité des muscles des intervalles de relâchement complet.

Ce trismus avec la dysphagie peut au début faire croire à une simple angine.

La rage n'a d'autres symptômes, communs avec l'affection qui nous occupe, que la dysphagie et le spasme des muscles de la déglutition; la période d'incubation plus longue, les contractions cloniques, l'aversion pour les liquides la bave abondante, le trouble des facultés différencient suffisamment les deux affections. Ogle a vu les deux maladies associées (*Brit. and For. Med. Rev.*, 1868).

La méningite spinale, affection pyrétique, diffère, à cet égard, du tétanos, elle se développe sans traumatisme, et ses convulsions ne ressemblent pas aux accès tétaniques.

Enfin les spasmes traumatiques apparaissent plus tôt que le tétanos, sont localisés à la région malade et doivent seulement faire craindre son apparition.

Pronostic. — Le tétanos aigu ne guérit presque jamais, tandis que la forme chronique guérit quelquefois; d'une façon générale : lorsque le blessé passe les sept premiers jours et que les symptômes sont moins intenses, le pronostic devient meilleur. Les températures élevées, l'accélération du pouls et de la respiration, le délire, l'existence de la dysphagie (Verneuil) sont de mauvais augure. Poland dit qu'il meurt un tétanique sur sept. La mort arrive ordinairement vers le troisième jour, mais on l'a vue dans les douze heures, et, comme limite éloignée, au trente-neuvième jour. Sur 505 cas de tétanos, Hurtington compte 451 morts, soit 89,3 p. 100.

Traitement. — La découverte du bacille de Nicolaïer, n'a pas encore fait découvrir le véritable traitement prophylactique du tétanos. Mais cependant il est hors de doute que des pansements antiseptiques immédiatement appliqués sur les blessures diminuent les chances d'infection. Avec Richelot nous rangerons les nombreux moyens qui ont été préconisés contre le tétanos en trois groupes : 1° les uns ont pour but de supprimer l'irritation initiale ; 2° les plus nombreux s'adressent aux centres nerveux pour les modifier ; 3° quelques-uns prétendent enrayer la contraction musculaire.

A. Les méthodes de traitement qui cherchent à faire cesser l'irritation causale sont presque toutes chirurgicales et agissent sur les nerfs intermédiaires entre la moelle et la plaie.

L'*amputation*, préconisée par Larrey, au début de l'affection ou dans le tétanos confirmé, a fourni quelques beaux succès; Berger lui attribue une guérison dans un cas récent (*Soc. de chir.*, 1882) ; mais elle a si souvent échoué qu'il ne faut lui accorder que peu de confiance.

La névrotomie pratiquée par Larrey a aussi réussi entre les mains de Rizzoli, Murray, Wood, etc. Elle consiste à sectionner, au-dessus de la plaie, le nerf que l'on suppose intéressé. Il est parfois difficile de savoir quel est le nerf malade, et pour y remédier, les auteurs ont proposé et pratiqué la polynévrotomie, opération déjà plus grave et qui n'a pas donné des résultats bien satisfaisants malgré les efforts convaincus de Letiévant (*Traité des sections nerveuses*).

Quant à la neurothripsie et à l'élongation des nerfs, elle n'a guère réussi qu'entre les mains de Verneuil et compte beaucoup d'échecs. Elle fut suivie d'une exacerbation des symptômes dans un cas de Moris (*The Lancet*, 1879, t. II, p. 963).

Tous les traitements qui ont pour objet de modifier la surface de la plaie; les caustiques (Larrey), les injections diverses sont sans efficacité constante et n'auraient de raison d'être qu'au début de l'affection comme les méthodes précédentes, car la moelle une fois prise, il n'est plus temps d'apaiser l'irritation initiale.

B. Les médicaments dits antitétaniques, assez nombreux, ont tous pour but de diminuer la congestion et le pouvoir excito-moteur de la moelle. Malheureusement aucune substance n'a une vertu spécifique ; nous citerons les plus en vogue, en rappelant, avec Giraldès, que les meilleurs ne valent rien.

Le chloral est, de l'avis général en France (Verneuil, Nicaise) et à l'étranger (Yandell), le moins imparfait des antitétaniques; depuis dix ans il a fourni d'assez nombreux succès ; mais pour cela il doit être administré à haute dose (8 à 10 grammes) et pendant longtemps ; Gosselin et Verneuil sont arrivés à donner 200 grammes au même malade sans inconvénients. La voie stomacale, le meilleur mode d'introduction, devra être préférée, quand ce sera possible, aux injections hypodermiques, aux lavements, et surtout aux injections intra-veineuses préconisées par Oré (de Bordeaux), abandonnées aujourd'hui.

L'opium, un des plus anciens remèdes, congestionne les organes nerveux; cependant il soulage les douleurs, paraît diminuer l'intensité des accès et pousse à la sudation. On peut l'introduire par tous les moyens, soit en nature (15 à 20 centigrammes), soit en injections morphinées. Citons pour mémoire les injections veineuses pratiquées avec succès par Percy.

L'atropine administrée en injections hypodermiques a réussi plusieurs fois dans ces dernières années (Cullimore, *Lancet*, 1879, t. Ier, p. 42). Il en est de même de la fève de Calabar (1/6 de grain) qui jouit d'une certaine faveur en Angleterre.

Le chloroforme et les anesthésiques ont été employés quelquefois avec succès; mais il a fallu prolonger leur action, ce qui est dangereux, et donner au blessé de fortes doses (20 kilos, Simonin, de Nancy). Cependant, dans quelques cas, ils pourraient réussir.

Nous mentionnerons encore comme remèdes d'une efficacité très inconstante, le bromure de potassium, le seigle ergoté, le nitrite d'amyle, l'ammoniaque, le jaborandi, les mercuriaux, le sulfate de quinine.

Larrey vante le moxas le long de l'épine dorsale; Lisfranc, Lepelletier, les nuées de sangsues appliquées aux mêmes points. Les saignées ne réussissent pas.

Les sudorifiques, les bains de vapeur, et surtout les bains d'air chaud associés au chloral et à l'opium, sont les meilleurs agents et seraient employés utilement.

C. Quelques moyens thérapeutiques peu efficaces ou insuffisants s'adressent à la contraction musculaire elle-même. Il faut mentionner dans cet ordre d'idées l'acupuncture, le sulfocyanure de potassium, les injections intra-musculaires d'opium (Demarquay), d'atropine qui échouent généralement. De tous, le plus énergique est assurément le curare, préconisé par Vella (1859); après nombre d'essais, il n'a guère donné que des déceptions (Chassaignac, Vulpian). Cependant Hjor a publié un nouvel exemple de guérison (*Centralbl. f. Chir.*, 1884).

Le traitement du tétanos comporte en outre un certain nombre de préceptes et d'opérations qui ont pour effet de prolonger la vie des blessés. Il est de règle d'introduire un coin ou une vis conique en bois, entre les dents pour s'opposer au trismus et permettre l'alimentation; cette manœuvre échoue le plus souvent et l'on n'a quelquefois d'autre ressource, lorsqu'il ne manque pas de dents, que l'alimentation au moyen de la sonde œsophagienne introduite en arrière des arcades dentaires ou par le nez.

Enfin l'indication de la trachéotomie se présente et a réussi dans les cas de spasme glottique (Physick, Marshall Hall).

En résumé, la thérapeutique du tétanos ne peut qu'être que symptomatique. Or, le danger résidant dans le nombre, la fréquence et l'intensité des crises convulsives, c'est contre celles-ci qu'il faut diriger la médication. On les évitera en enfermant le malade dans une chambre noire, le maintenant immobile dans une gouttière de Bonnet ouatée, en le soumettant à de fortes doses de chloral ou de morphine, ensemble ou séparément.

8° DES CORPS ÉTRANGERS EN GÉNÉRAL

Bibliographie. — DELPECH, *Traité élémentaire des maladies réputées chirurg.*, t. II, 1816. — LÉVEILLÉ, *Nouv. doctrine chirurg.*, t. III, 1852. — FERAY-DEMAY, *Dict. des études médico-pratiques*, t. IV, 1839. — BÉRARD et DENONVILLIERS, *Compendium de chir.*, t. Ier, chap. IX, 1841. — MONOD, art. CORPS ÉTRANGERS, *Dict. encyclop. de Dechambre*. — A. POULET, *Traité des corps étrangers*, Paris, 1879. — WEISS, Th. d'agrégation, Paris, 1880.

Divisions. — Envisagé dans son sens le plus large, le mot corps étranger doit désigner en médecine *tout ce qui ne participe pas à la vie commune des solides et des humeurs;* c'est ainsi que DELPECH, FERAY-DEMAY ont compris la question. Dans la pratique, le sens de ce mot est plus restreint et nous comprenons sous le nom de corps étrangers : les substances anormales, solides ou liquides, venues du dehors, qui pénètrent dans l'organisme ou se fixent à sa surface et qui, par action de présence ou mécanique, modifient les conditions d'existence des parties.

A côté des substances du dehors (corps étrangers proprement dits), l'usage a fait considérer les esquilles osseuses et, d'une façon générale, les liquides et les solides de l'économie privés de vie comme des corps étrangers.

Pour WEISS, cette définition serait trop restreinte et avec VERNEUIL il admet : Est réputé étranger tout corps venu du dehors en pénétrant en des points de notre organisme qui lui sont physiologiquement interdits, et aussi tout principe immédiat, élément anatomique, tissu ou organe, qui se trouve en état d'ectopie ou qui, sans avoir quitté sa place, a cessé de participer à la vie commune.

On pourra faire varier à l'infini les définitions, suivant le degré d'élasticité qu'on donnera au mot *corps étranger*, sans aucun avantage pour l'étude. Nous n'aurons en vue dans ce chapitre que les corps étrangers venus du dehors : 1° arrêtés dans les voies naturelles ; 2° logés dans les tissus après les avoir pénétrés; 3° fixés à la surface des parties.

Étiologie. — Le sexe masculin, en raison de ses occupations est plus exposé aux corps étrangers que le sexe féminin. A chaque âge correspondent des variétés différentes, ainsi l'enfance a la spécialité des corps étrangers des voies naturelles; l'enfant porte volontiers à sa bouche, à son nez, à ses oreilles les objets qu'il tient et qui pénètrent souvent dans ces conduits. Dans l'adolescence, les cas de corps étrangers des organes génito-urinaires ne sont pas rares. L'âge adulte compte naturellement le plus grand nombre des cas, tantôt ils sont introduits dans un but lubrique par le coupable lui-même, tantôt c'est un ivrogne qui a eu à subir les manœuvres de ses camarades d'orgie, ou un aliéné qui a été la victime de ses idées lubriques ou de celles de ses co-détenus. Le vieillard qui ne mâche pas convenablement les aliments est plus exposé aux corps étrangers de l'œsophage et des voies aériennes. C'est encore à cet âge que l'on voit des dentiers tomber dans le pharynx, les sondes brisées dans les voies urinaires malades et les corps les plus bizarres introduits dans le rectum.

Beaucoup de professions prédisposent à la pénétration des corps étrangers; sans parler des balles chez les soldats, du plomb chez les chasseurs, nous citerons les éclats de pierre, de cuivre, de fer chez les tailleurs de pierre, les mécaniciens; les acrobates font métier d'avaler les objets les plus extraordinaires, sabres, clous, etc. Il n'est pas jusqu'à l'isolement, la vie contemplative, la réclusion qui n'inspirent aux religieux des deux sexes, aux prisonniers, l'idée de porter dans leurs organes, dans un but lubrique, les corps les plus variés. Enfin, l'homme ivre, le fou, par gageure ou par monomanie suicide, s'enfoncent dans les orifices naturels qu'ils trouvent à leur portée un verre, une paire de lunettes, un jeu de dominos, etc.

Nature des corps étrangers. — Ils divisent en deux groupes suivant qu'ils sont animés ou inanimés. Les premiers seraient très nombreux si on voulait y comprendre les parasites du corps humain; pour nous ceux-là seuls qui pénètrent tout formés dans l'économie méritent réellement le nom de corps étrangers. Citons parmi eux les sangsues arrêtées dans les voies naturelles, (pharynx, larynx, vagin), certains poissons sauteurs (*anabas scandens*), les mouches, perce-oreilles, etc.

Bien autrement nombreux sont les corps étrangers inanimés : ils appartiennent aux trois groupes de la nature (animaux, végétaux, minéraux), distinction capitale eu égard à la tolérance relative qui augmente des premiers aux derniers. Leur forme est extrêmement variable; les uns sont réguliers, ronds comme les balles, les pois, ou allongés comme les aiguilles et les corps étrangers que l'on trouve dans l'urètre. Quant à leurs dimensions, sauf pour ceux qui pénètrent par effraction, elles sont en rapport avec celle des conduits dans lesquels ils se rencontrent. Un poil de brosse à dent suffit pour obturer un conduit salivaire, tandis qu'on a vu des carafes, des chopes et des bouteilles logées dans le rectum.

Certains corps étrangers sont solubles comme la gomme, le sucre; une pilule entrée dans les voies aériennes a pu se désagréger; d'autres ramollissent et se gonflent en s'imbibant comme les graines sèches (pois, haricots). Si beaucoup sont rigides, il en est qui se ploient comme les sondes urétrales ou qui se brisent en éclats (verre).

Mobilité et fixité.— Les corps étrangers introduits par effraction s'enclavent parfois très solidement, surtout dans les os; ils peuvent se dévier et se fragmenter (balles) ou se tordre (baguettes de fusil). Ils jouissent au contraire d'une certaine mobilité dans les cavités séreuses et on a vu maintes fois des balles rouler sur le diaphragme pendant les mouvements des blessés (traitement par la position des anciens).

Dans les conduits naturels, la mobilité des corps étrangers, quand elle existe, est souvent due au pouvoir d'attraction des parois musculeuses. Ainsi l'urètre avale les corps étrangers et les fait passer dans la vessie, l'œsophage les conduit dans l'estomac; ceux des voies aériennes sont souvent mobiles. En général ces corps s'arrêtent de préférence au niveau des rétrécissements naturels qui constituent de véritables lieux d'élection.

Du sort des corps étrangers.— Les corps étrangers sont tolérés ou provoquent des accidents; dans le premier cas, ils ne manifestent leur présence par aucun symptôme apparent ou latent, aucun trouble dans l'harmonie des fonctions.

1° *Tolérance*. Il y a lieu de distinguer la tolérance des corps étrangers des voies naturelles, des corps migrateurs, et de ceux qui sont enkystés.

Un corps étranger, pour être supporté par les voies naturelles, ne doit pas obstruer les conduits et gêner la fonction, conditions rarement réalisées; on a vu quelquefois des corps étrangers tubulés tolérés dans les bronches, et les exemples de tolérance sont assez fréquents dans le tube digestif. Certains corps étrangers, comme les aiguilles, voyagent dans les tissus sans provoquer d'accidents; les uns viennent des cavités naturelles, d'autres ont perforé la peau. Quelle que soit leur origine, ils cheminent dans le tissu cellulaire sans s'entourer d'une membrane protectrice. Le sens suivant lequel ils progressent n'est pas toujours indéterminé, car ils ont une tendance manifeste à obéir à l'action de la pesanteur et à se rapprocher de la peau, ou bien, ils sont dirigés par la contraction musculaire.

Les corps étrangers logés dans nos tissus sont susceptibles de s'enkyster, à cette seule condition qu'ils soient aseptiques; la régularité de ces corps, leur petit volume, leur consistance dure, leur inaltérabilité favorisent l'état aseptique, de là, la fréquence plus grande de l'enkystement des métaux et des minéraux, mais ils doivent pour cela remplir un certain nombre de conditions; il faut tout d'abord que le corps étranger soit isolé du reste du trajet qu'il s'est créé dans les parties molles, et ensuite que la poche ainsi constituée s'organise en membrane kystique. Dans quelques cas, le corps étranger est enserré dans un tissu fibreux très dense qui pénètre même dans ses pores. S'agit-il de poussières ou de corps très petits, les cellules qui arrivent au contact de l'objet subissent des modifications particulières qui ont été étudiées, dans ces dernières années, à l'occasion de la genèse du tubercule. Elles se conglomèrent, forment des pseudo-cellules géantes, sans doute par une sorte de nécrose de coagulation et entourent ainsi des corps étrangers d'une atmosphère anhyste. Jamais les coupes de ces portions ne donnent les figures des tubercules, quoi qu'en ait dit H. Martin, et il faut plus que de la bonne volonté pour les confondre; John Hunter avait déjà observé que les corps sont d'autant mieux tolérés qu'ils sont situés plus profondément; on doit ajouter que plus un tissu est élevé dans l'échelle organique, moins les chances de tolérance sont grandes. Il existe cependant des cas d'enkystement dans les tissus, même le cerveau, le cœur, le foie, etc. Weiss en cite de nombreux exemples. L'état du trajet suivi par le corps étranger n'a pas une importance moindre, parce que, selon le degré de contusion, l'isolement a plus ou moins de chances de se produire; la présence du sang et plus tard du pus dans ce canal est une circonstance défavorable.

La tolérance des corps étrangers n'est pas toujours indéfinie, et après une longue période silencieuse, sous l'influence d'un traumatisme, d'une maladie accidentelle, de redoutables accidents inflammatoires apparaissent. Il y a eu évidemment là un microbe ou une colonie microbienne, tenus en respect pendant longtemps par les éléments anatomiques, puis, brusquement, sous l'influence de la maladie, ces derniers ont eu le dessous, de là apparition de phénomènes septiques.

Modifications subies par les corps étrangers. — Les substances qui sont susceptibles de s'imbiber des sucs de l'économie se gonflent et peuvent ainsi déterminer des accidents compressifs ; les haricots logés dans l'oreille se comportent de cette façon ; c'est en outre une circonstance défavorable pour leur extraction. La dissolution, plus rare, est un phénomène chimique toujours lent qui s'exerce surtout sur les métaux (aiguilles, etc.). Cette oxydation est plus marquée dans le tube digestif où l'on a vu des fourchettes, des ressorts de couteaux corrodés. Enfin on a dans quelques cas mentionné la germination de noyaux de cerises ou de haricots. La plus fréquente modification que peuvent subir les corps étrangers dans les voies naturelles est assurément l'incrustation par des sels calcaires déposés par les liquides sécrétés ou excrétés.

Accidents produits par la présence des corps étrangers. — Nous classerons en quatre groupes les accidents que les corps étrangers déterminent par leur présence : 1° troubles réflexes ; 2° troubles fonctionnels : 3° symptômes d'obstruction ; 4° accidents inflammatoires.

A. *Troubles réflexes.* On ne les observe que dans les voies naturelles ; les uns sont immédiats comme l'accès de toux initial que provoque la pénétration d'un corps étranger dans les voies aériennes, d'autres au contraire plus lents retentissent sur les sécrétions qui changent de nature et s'altèrent.

B. Les troubles fonctionnels existent toujours à un degré quelconque et varient à l'infini suivant la région et le canal intéressés.

C. Tantôt l'obstruction est partielle, tantôt elle est totale et il en résulte des troubles variables, en rapport avec l'importance du canal obturé. Ainsi l'obstruction des voies aériennes même peu prolongée se montre incompatible avec la vie ; cette circonstance n'est pas absolument rare dans l'histoire des corps étrangers du larynx. Dans certains conduits, comme le tube digestif, les voies lacrymales, une dilatation ampullaire se développe au-dessus du point d'arrêt.

D. Les accidents inflammatoires sont extrêmement fréquents, surtout pour les corps étrangers des plaies qui provoquent très souvent la suppuration. L'inflammation aiguë ou chronique, produit, suivant les cas, les désordres les plus variés.

Accidents dus à l'action mécanique des corps étrangers. — Par leur forme ou leur volume, les corps étrangers déterminent encore des phénomènes de compression excentrique ou concentrique. La compression excentrique est fréquente dans les voies naturelles, surtout lorsque le corps est irrégulier et que la paroi se contracte fortement sur lui. Il en résulte des altérations de de la paroi et des organes voisins (vessie, rectum, trachée), des troubles fonctionnels graves, des perforations (aorte, vessie, intestin), des érosions ou des ulcérations gangréneuses. Les troncs nerveux supportent mal le voisinage des corps étrangers ; dans les plaies cette intolérance provoque fréquemment le tétanos.

Lorsqu'un organe est soumis à une constriction anormale par un anneau, une bague, une bride, on voit survenir des phénomènes d'étranglement, une gêne circulatoire, le sphacèle; souvent alors la vitalité de la partie se trouve compromise.

Terminaisons. — Les corps étrangers qui ne sont pas tolérés peuvent : 1° être expulsés naturellement ; 2° déterminer des accidents chroniques éloignés; 3° amener la mort.

A. L'expulsion, consécutive à une action des organes, a été observée seulement dans les conduits naturels; le vomissement, la quinte de toux, la miction contribuent à débarrasser l'organisme des corps étrangers de l'œsophage, de la trachée, de la vessie. Ceux-ci peuvent également sortir des conduits et déterminer des abcès périphériques par où ils sont éliminés.

Dans les plaies, l'élimination se fait par le trajet primitif ou par une voie nouvelle. Quand le corps étranger est mobile, c'est la suppuration qui l'entraîne et facilite son expulsion; l'histoire des plaies par armes à feu nous montre constamment ces divers mécanismes.

La présence prolongée de certains corps étrangers dans les conduits amène des accidents tardifs. La formation de matières calculeuses à leur surface provoque l'inflammation chronique de ces canaux. Boyer, Wilde ont cité des cas d'épilepsie dus à la persistance de corps étrangers dans le conduit auditif; l'ophtalmie sympathique est fréquente à la suite du séjour des petits fragments métalliques qui ont pénétré dans le globe oculaire. Les corps étrangers du poumon prédisposent à la pneumonie chronique. Ceux du cerveau laissent rarement intactes les facultés cérébrales; enfin, dans les plaies, ils entretiennent des fistules intarissables.

La mort succède parfois à l'obstruction (conduits naturels), à l'inflammation, aux accidents de compression et aux perforations graves qui peuvent en être la conséquence. Elle est quelquefois subite (voies aériennes) ou lente (obstruction des autres voies naturelles). Les perforations sont surtout redoutables à cause des complications qu'elles entraînent lorsqu'elles atteignent un organe important. La péritonite succède fréquemment à la perforation de l'estomac, de la vessie, de l'intestin, du rectum ; la lésion des gros vaisseaux est une complication toujours fatale (œsophage).

Par le seul fait de leur séjour prolongé certaines variétés de corps étrangers déterminent une déchéance progressive de l'organisme, la diarrhée chronique est fréquente dans le cas corps étrangers du tube digestif, la phtisie pour ceux des voies aériennes, la néphrite et la pyélite pour ceux de la vessie. Les corps étrangers des plaies exposent moins immédiatement à la mort; mais en retardant la cicatrisation, ils entretiennent une voie sans cesse ouverte aux poisons septiques.

Diagnostic. — Pour arriver à faire le diagnostic des corps étrangers, le chirurgien doit puiser ses renseignements à trois sources : 1° les commémoratifs; 2° les symptômes subjectifs ou fonctionnels; 3° les symptômes objectifs fournis par l'exploration. Les commémoratifs sont extrêmement utiles, mais font trop souvent défaut. Parmi les symptômes fonctionnels, les accidents de compression et d'obstruction sont ceux qui ont la plus grande valeur. Mais c'est surtout à l'exploration qu'il convient d'accorder une attention toute spéciale. La vue, le toucher, l'ouïe, seuls ou armés d'instruments sont de précieux auxiliaires, pour arriver à constater l'existence du corps étranger. Pour chaque organe il faut recourir à des moyens particuliers qui ne sauraient être décrits ici.

Traitement. — D'une façon générale, il vaut mieux débarrasser l'organisme des corps étrangers que de les abandonner aux seules ressources de la nature; il ne convient de s'abstenir qu'autant que l'intervention peut faire courir aux malades des risques supérieurs aux accidents présents ou présumés. De même l'abstention sera la règle quand le siège du corps étranger ne sera pas précis et, en pareille circonstance, s'il y a urgence, il faudra se borner au traitement des symptômes. On a dû faire la trachéotomie pour remédier aux accidents asphyxiques avant que le diagnostic de corps étranger des voies aériennes fût nettement posé. Le traitement est palliatif ou curatif, le premier s'adresse aux symptômes prédominants ou aux complications; la ponction de l'intestin, de la vessie en cas d'obstruction, l'incision des abcès réalisent ces indications,

Le traitement curatif comprend deux sortes de procédés : 1° ceux qui ont pour but l'extraction du corps étranger par les voies naturelles ou la plaie : ceux qui arrivent aux mêmes résultats en créant une voie artificielle.

1° *Procédé d'extraction par les voies naturelles.* — Le chirurgien se borne à aider la nature ou à extraire directement le corps étranger. Si le canal ou la plaie n'ont qu'une seule ouverture, il faudra presser sur le corps du délit de façon à lui faire rebrousser chemin; si, au contraire, le trajet est complet on pourra agir de la même manière ou pousser en avant cet hôte insolite jusqu'à ce qu'il vienne sortir par l'autre extrémité du conduit. Un coup dans le dos, une secousse, une position convenable peuvent mobiliser un corps étranger des voies aériennes et la quinte de toux l'expulsera. Les injections si utiles pour l'extraction des corps étrangers de l'oreille, les vomitifs pour ceux de l'œsophage, agissent d'une façon identique. Au contraire les purgatifs, une alimentation épaisse facilitent la progression vers l'anus.

On a souvent recours, pour l'extraction, aux manœuvres internes pratiquées à l'aide d'instruments qui agissent en produisant la préhension simple (pinces diverses, aimant) la rétropulsion (anses métalliques, crochet, paniers de Græfe, basculeurs vésicaux), la préhension avec duplicature (sondes dans la vessie), l'extraction par fragmentation et broiement (lithotriteurs, ciseaux, etc.). L'extraction dans les plaies se fait d'une façon analogue à celle des voies naturelles ; s'il y a deux orifices opposés, comme dans le cas de plaies par armes à feu, on emploie l'extraction simple, plus rarement la propulsion; à cet effet on commence par mobiliser le corps étranger et on le retire ensuite avec les instruments appropriés, pinces, curettes, etc.

Lorsqu'un corps étranger qui n'est pas toléré devient dangereux, il faut, si l'extraction par les voies simples n'est pas possible, créer une voie nouvelle, à la condition que l'opération ne sera pas trop importante.

Signalons parmi les opérations de ce genre, la boutonnière urétrale, l'entérotomie, l'œsophagotomie, la trachéotomie, la gastrostomie, les tailles périnéale, vaginale. L'on pratique souvent une contre-ouverture, quand il s'agit de corps étrangers des plaies.

Enfin l'extraction des corps étrangers appliqués à la périphérie des organes s'impose impérieusement et comporte souvent la section qu'on réalise de bien des manières (bagues limées, mercure, etc.), elle présente dans certaines circonstances des difficultés sérieuses; on a dû recourir quelquefois à l'amputation, comme dans un cas de Broca (doigt pris dans le trou d'une grosse pièce d'acier).

CHAPITRE VI

CICATRISATION ET CICATRICES

§ 1er. — Cicatrisation.

Bibliographie. — Louis, *Mém. sur la consolidat. des plaies avec perte de substance, Mém. de l'Académie royale de chirurgie*, t. III, 1778. — Carus, *De vi naturæ medicatricæ in formandis cicatribus*, 1822. — *Réunion immédiate à la suite des amputations, Lancette française*, 1828, 1829, 1830. — Sommé, *Traité de l'inflammation*, Paris, 1830. — Sazie, *Mém. sur la réunion immédiate*, etc., *Arch. gén. de méd.*, 1833. — De Caisne, *Remarques sur la réun. imméd. après amput.*, *Acad. royale de Belgique*, Bruxelles, 1842. — Bouisson, *Suture à plans superposés*, *Bull. de thérap.*, 1857. — Paget, *Lectures on inflammation*, London, 1853. — Ch. Robin et Ollier, *Mém. sur quelques points de la cicatrisation*, etc., *Soc. de biologie*, 1858. — A. Jahn, *Réunion par première intention*, *Schmidt's Jahrbücher*, et *Arch. gén. de méd.*, 1863. — Jobert, *De la réunion en chirurgie*, Paris, 1864. — Ch. Robin, *Leçons sur les substances amorphes et les blastèmes*, Paris, 1866. — Wiwodzoff, *Études sur la cicatrisation*, *Annales de la société impériale de médecine de Vienne*, 1867, t. XIII, et *Schmidt's Jahrbücher*, 1868, p. 39. — *Phénomènes de la cicatrisat. par première intention*, *Journal de l'anat. et de la phys.*, 1868. — Karl Gussembaüer, *Ueber die Steilung der Wunden per primam intentionem*, *Arch. f. klin. Chir.*, t. XII, 1871. — Anonyme, *Prima intentio, Emfl. d. Antis. Meth.*, etc., *Schmidt's Jahrbücher*, 1877. — H. Bousquet, *Réunion immédiate, histoire et doctrine*, *Arch. gén. de méd.*, 1882. — Gaudissart, *Arch. méd. belges*, 1887. — Grasser, *Berlin. Klin. Woch.*, 1888. — Heydenreich, *Sem. méd.*, 1889.

Consultez en outre les *Traités d'histologie normale et path. français et étrangers*, les articles Blastème et Tissu lamineux de Robin, *Dict. encyclopédique;* Cicatrices et Cicatrisation par Legouest, *eod. loco.*

Thèses de Paris. — 1829, Perez-Hervaz. — 1834, Ph. Boyer. — 1834, Samson (Conc.). — 1834, Aveny. — 1835, Sédillot (Agrég.). — 1841, Rigaut (Concours). — 1849, Richard. — 1850, Pomarel. — 1854, Parmentier. — 1865, Clémenceau.

Thèses de Montpellier. — 1812, Maunoir (Concours.) — 1821, Massabiau. — 1831, Heys. — 1841, Gratian. — 1848, De Lanthillac. — 1851, Rouvier. — 1856, Balando. — 1857, Gailleton (Agrég.). — 1866, Masse. — 1884, Pech.

Définition. — Lorsque par les seuls efforts de la nature ou grâce à l'intervention du chirurgien, une plaie arrive à la guérison, on dit qu'il y a *cicatrice* et le mécanisme par lequel s'est effectué ce phénomène porte le nom de *cicatrisation*.

Les plaies peuvent guérir de deux manières différentes : 1° sans suppuration, *réunion par première intention*, *réunion immédiate* ou *primitive;* 2° *réunion par deuxième intention* ou *par bourgeons charnus*.

1° RÉUNION IMMÉDIATE OU PAR PREMIÈRE INTENTION

Historique. — L'histoire de la réunion immédiate se divise chronologiquement en trois périodes bien distinctes. Période ancienne, moderne, contemporaine. La première période, qui commence à HIPPOCRATE, se termine à AMBROISE PARÉ. Pendant tout ce laps de temps, la réunion immédiate est appliquée aux plaies simples. Dès l'antiquité la plus reculée, les auteurs grecs et latins, leurs compilateurs les Arabes et les arabistes la recommandent à plusieurs reprises dans leurs écrits. Ils ont formulé les principes, tracé les règles et spécifié les circonstances dans lesquelles cette méthode devrait être employée. Avant AMBROISE PARÉ, la réunion immédiate n'a jamais été mise en usage dans le traitement des plaies opératoires, plaies d'amputation ou autres. Les anciens ne pouvaient songer à cette méthode de réunion, ne connaissant pas le moyen d'arrêter le sang sans interposer entre les lèvres de la plaie un corps étranger, ou sans transformer par le fer rouge une plaie simple en une autre qu'ils croyaient destinée à suppurer.

2° *Période moderne. — La réunion immédiate est appliquée aux plaies d'amputation.* — Cette période commence à AMBROISE PARÉ et finit en 1830. La découverte de la ligature des vaisseaux supprimant tous les moyens hémostatiques anciens, transformait les plaies d'amputation en plaies simples. Dès lors réunir ces plaies s'imposait à l'esprit des chirurgiens.

Les premières tentatives furent faites en Angleterre (LOWDAHM, d'Oxford, YOUNG JAMES, 1679) et presque en même temps en Hollande (VERDUIN, 1696), et en Suisse (SABOURIN).

Pour faciliter l'adhésion, ces auteurs abandonnent les anciens procédés opératoires et créent la méthode à lambeaux.

La nouvelle manière d'agir rencontre de nombreux contradicteurs. En France GARENGEOT (1749) et quelques chirurgiens d'armée avaient accepté ce nouveau traitement, mais bientôt l'Académie de chirurgie par la voie de l'un de ses membres les plus autorisés, LOUIS, condamnait entièrement la réunion immédiate. Procédés et méthodes se perfectionnaient cependant, en Angleterre (SHARP, ALLANSON, HUNTER). Grâce à DESAULT la réunion par première intention reparaît de nouveau en France; adoptée par PERCY, elle est enseignée par SABATIER. Néanmoins les autorités les moins discutées de l'école de Paris, PELLETAN, LARREY, DUPUYTREN rejettent encore la réunion qui malgré les efforts de RICHERAND, ROUX, DUBOIS disparaît de la capitale. Condamné par les maîtres de Paris, le nouveau procédé fut accueilli plus favorablement en province ; JEAN VIGUERIE à Toulouse, MOULAUD à Marseille, GENSOUL à Lyon réunissaient les plaies résultant des grandes amputations et obtenaient de réels succès. L'école de Montpellier enfin, grâce à l'influence de MAUNOIR, DELPECH et aux travaux de SERRES, s'appropria tellement les procédés anglais qu'on put décorer la réunion par première intention du nom de *doctrine de l'école de Montpellier*.

3° *Période contemporaine*. — Au début de notre siècle, les chirurgiens commencent à s'inquiéter du milieu et aussi du blessé. L'air est sérieusement accusé d'être l'agent néfaste des plaies ; de là des tentatives nombreuses pour les soustraire à son contact [Pansement par occlusion (LAUGIER, CHASSAIGNAC), ventilation pneumatique (JULES GUÉRIN)]. Mais ces chirurgiens incriminaient l'air en masse ; ils n'avaient pas songé à rechercher si cet air ne contenait pas des substances utiles, et d'autres inutiles, aussi n'est-ce qu'après les belles expériences de PASTEUR et TYNDALL qu'apparaissent les moyens les plus propres à favoriser la réunion immédiate ; les pansements antiseptiques.

Théories de la réunion immédiate. — Les doctrines émises successivement par les auteurs, pour expliquer le mécanisme de la réunion immédiate, peuvent être groupées en un certain nombre de classes.

1° Les anciens, qui ont si bien décrit les circonstances favorables de la réunion sont muets sur la nature intime du phénomène. La première théorie que nous rencontrons est celle de la régénération des chairs. Celle-ci s'opère par l'organisation d'un liquide spécial exsudé entre les lèvres de la plaie. Ce liquide, auquel on donne différents noms, *suc nourricier*, *gluten*, sort des vaisseaux seulement (BOERHAAVE) ou des différentes parties sectionnées (GARENGEOT, 1760).

FABRE attaque ces diverses théories (1778), mais bien qu'ayant mieux observé le phénomène il ne peut tirer aucune conclusion de ses études.

2° HUNTER. *Ses doctrines*. — Pour cet auteur, la réunion peut se faire de deux façons : organisation du sang et inflammation adhésive. L'union des parties divisées par le sang suppose à ce liquide une qualité spéciale, la possibilité de s'organiser, une fois hors des vaisseaux. Pour les besoins de sa doctrine, le célèbre docteur anglais faisait de cette propriété un véritable principe. Malgré tous ses efforts, il ne put arriver à en démontrer l'existence, aussi cette théorie fut-elle bientôt battue en brèche et attaquée en particulier par THOMPSON.

Lorsque la réunion par le sang a manqué, HUNTER admet que sous l'influence d'une des manières d'être de l'inflammation, nommée pour cette cause adhésive, il se produit une exsudation de lymphe plastique grâce à laquelle la réunion peut s'effectuer. Cette deuxième théorie fut généralement admise. HUNTER et THOMPSON font venir cette lymphe des petits vaisseaux dilatés et enflammés. Pour CRUVEILHIER, elle est un produit de sécrétion du tissu cellulaire. Telles sont les idées anciennes.

3° Actuellement, deux théories se divisent encore le monde savant : l'une, théorie des blastèmes ou de l'école française ; l'autre, théorie cellulaire ou de l'école allemande.

A. *Théorie des blastèmes.* — D'origine allemande, cette théorie a été importée en France par LEBERT, et depuis successivement défendue par VERNEUIL, FOLLIN, BROCA, surtout par ROBIN qui l'a faite sienne. Dans cette théorie, tous les tissus de l'organisme ont pour origine commune une substance qui porte le nom de blastème (de βλαστὸς, bourgeon), parce que, dit P. BROCA, c'est en quelque sorte le sol sur lequel les éléments organisés doivent germer. Pour LEBERT, les blastèmes sont un exsudat ; pour ROBIN, leurs principes sont fournis d'une manière immédiate par la substance même des éléments anatomiques, qui préexiste à leur production. » Ce sont, en effet, dit cet auteur, des espèces de substances amorphes, liquides et demi-liquides, soit épanchées entre les éléments anatomiques préexistants dans un tissu ou à sa surface, soit interposées entre les éléments qui naissent à leurs dépens au sein où à la surface d'un tissu » (*Dict. de Nysten*, art. BLASTÈME).

Cela étant établi, supposons une plaie ; au bout de peu de temps, nous trouvons entre les lèvres de cette solution de continuité, un liquide amorphe. Ce liquide a pour origine les éléments anatomiques ramollis et liquéfiés ; il variera donc, suivant l'état des tissus intéressés et suivant leur nature. Au microscope, on découvre, dans cette matière amorphe, de fines granulations moléculaires, et aussi toujours des hématies échappées des capillaires sanguins sectionnés. Jamais ce liquide ne contient de fibrine. Voyons maintenant comment la nature va agir pour amener la réunion d'une plaie. « Bientôt, dans ce liquide, et à ses dépens, naissent des noyaux embryoplastiques d'abord, des fibres lamineuses et des capillaires qui se prolongent entre les éléments dont il vient d'être question. Ce fait, lorsqu'il a lieu dans le blastème interposé aux deux surfaces d'une plaie, qui ont été amenées en contact, caractérise, d'une part, ce que l'on appelle le passage du blastème à un état d'organisation plus avancée, et, d'autre part, ce qu'on nomme la *réunion immédiate* ou *par première intention*. Dès lors, les éléments qui naissent rapidement à l'aide et aux dépens de ce blastème, presque contigus les uns aux autres, dès le début de leur apparition, établissent une union intime entre les deux parties divisées, union dont la solidité est en rapport avec la quantité des éléments anatomiques de nouvelle formation qu'on trouve toujours dans ce blastème dès le début de sa production » (art. BLASTÈME du *Dict. encyclopédique*, par CH. ROBIN).

Ainsi se forme le tissu de cicatrice. Il est évident, dit l'auteur, que ce tissu sera d'autant plus mou qu'il y aura dans son épaisseur un plus grand nombre d'éléments à l'état de noyaux, d'autant plus dur qu'un plus grand nombre sera déjà à l'état de fibres.

B. *Théorie cellulaire. Ecole allemande.* — Cette théorie due à VIRCHOW, réunit aujourd'hui la plupart des anatomo-pathologistes modernes. VIRCHOW rejette complètement la théorie de l'évolution des blastèmes.

Pour le professeur de Berlin, jamais de génération spontanée, les éléments anatomiques, quels qu'ils soient naissent toujours par prolifération d'éléments anatomiques préexistants et semblables à eux-mêmes. Comment se fait donc la réunion ? Les travaux de RINDFLEISCH, BULH, REKLINGHAUSEN, BILLROTH, la thèse de Jahn, les recherches de Cornil et Ranvier ont jeté un grand jour sur la question. Supposez une plaie récente, en vertu d'une force spéciale, l'*irritation formatrice*, il y a prolifération des cellules des tissus divisés, et formation entre les lèvres de la plaie d'un tissu embryonnaire qui, par diverses transformations successives, arrivera à l'état de tissu adulte.

Sous l'influence de l'irritation formatrice, les cellules ont donné naissance à de nouvelles cellules qui ont conservé les propriétés et les caractères des cellules mères. C'est là ce que rend si bien le mot hyperplasie de Virchow (Cornil et Ranvier). Dans ce tissu embryonnaire, déjà au bout de vingt-quatre heures, les vaisseaux commencent à paraître. Ce tissu embryonnaire se transforme bientôt et aboutit, d'après Rindfleisch, à la formation d'une trame nouvelle, le tissu à cellules fusiformes. Nous entendons par là, dit l'auteur, un tissu composé entièrement de cellules fusiformes placées parallèlement et qui doit sa fermeté à ce que les extrémités effilées des cellules s'emboîtent les unes dans les autres. Le tissu à cellules fusiformes représente ordinairement des faisceaux cylindriques et il n'est pas douteux que ces traînées de cellules fusiformes constituent plus tard les faisceaux du tissu conjonctif.

Formation des vaisseaux dans les cicatrices. — Ici encore nous nous trouvons en présence de plusieurs théories.

Pour Hunter ces organes proviennent des vaisseaux divisés des lèvres de la plaie qui se réunissent par inosculation. Telle n'est pas l'opinion de Thompson, il lui semble plus rationnel d'admettre que les capillaires développés dans l'épaisseur de l'exsudat sont la prolongation de petits vaisseaux qui se rendent du vaisseau coupé à son congénère du côté opposé.

Pour Cruveilhier la véritable théorie de la communication vasculaire des deux lèvres de la plaie, c'est la génération spontanée des vaisseaux dans l'épaisseur des fausses membranes et l'embranchement avec ceux des lèvres de la plaie. Lebert rejette complètement ces diverses hypothèses. D'après cet auteur, les capillaires nouveaux prennent toujours leur origine des vaisseaux existants de la circulation générale et toujours d'une manière centrifuge. Pas de génération spontanée ; tantôt il se forme par l'action incessante du sang sur les parois des vaisseaux de nouvelles anses vasculaires qui vont s'amastomoser les unes avec les autres ou avec des vaisseaux déjà existants, tantôt les vaisseaux de petit calibre se développent, deviennent perméables et ainsi se rétablit la circulation.

Les partisans de la théorie cellulaire font encore appel à l'*irritation*. Sous son influence, les cellules de la paroi capillaire prolifèrent, reviennent à l'état embryonnaire, ainsi se forment d'après Cornil et Ranvier de simples amas de cellules embryonnaires disposées en séries, et laissant à leur centre un canal où le sang circule. La paroi capillaire est donc ainsi ramollie, la pression sanguine pourra dès lors agir efficacement pour la distendre ou la rompre. Comme le tissu de cicatrice est à ce moment, lui aussi, à la période embryonnaire, le moindre effort le pénètre facilement. Ceci posé, la néoformation des vaisseaux se fait d'après trois types (Cornil et Ranvier).

1° Une anse capillaire sous l'influence de l'ondée sanguine se laisse presser et agrandir ; elle se porte à la rencontre d'une autre avec laquelle bientôt elle s'anastomose.

2° WIVODOZOFF a indiqué un deuxième mécanisme : d'après cet auteur le phénomène de la formation des vaisseaux dans la cicatrice se divise en trois périodes bien distinctes.

Dans une première période, de la deuxième à la quarante-huitième heure, les anses capillaires s'allongent, leurs parois s'amincissent de plus en plus ; la convexité de ses anses ne pouvant supporter la pression sanguine est rompue ; par ce prolongement vasculaire ainsi ouvert, du sang pénètre dans le tissu de cicatrice embryonnaire : de cette façon se formeraient des canaux sans parois propres, qui, partant des anses capillaires, s'étendent dans toutes les directions. Du côté opposé de la lèvre de la plaie, un mécanisme analogue s'est produit ; ces canaux s'abouchent, et ainsi sont temporairement constituées des lacunes qui, pendant un certain temps, sont les seuls éléments représentant la circulation dans le tissu de cicatrice ; cette période est nommée par l'auteur : *periode de canalisation*.

Ces canaux temporaires se transforment ensuite en vaisseaux sanguins : *période de vascularisation*.

En terminant, signalons la manière de voir de RINDFLEISCH, d'après lequel les cellules contenues dans les exsudats des membranes séreuses s'allongeraient et se disposeraient en séries parallèles, entre lesquelles pénétrerait le sang venu d'un capillaire voisin (CORNIL et RANVIER.)

2° RÉUNION PAR DEUXIEME INTENTION OU PAR BOURGEONS CHARNUS

Si, par un mécanisme quelconque, la plaie a été infectée, les phénomènes sont différents. La plaie reste béante, les divers liquides (sang, suintement sanguinolent ou séreux) qui peuvent se trouver à la surface, la recouvrent comme d'une croûte, puis, pendant les premiers jours, ses bords se tuméfient, la fièvre s'allume, et vers le troisième jour la plaie, suivant l'expression technique, *commence à se déterger*. Si à cette époque on examine sa surface surtout en employant une loupe, on voit quantité de petites masses molles, d'aspect framboisé, de coloration rougeâtre que l'on nomme : *bourgeons charnus*.

Ils sont plus ou moins volumineux, suivant la nature du contage, la constitution du sujet, les régions, le temps depuis lequel les phénomènes inflammatoires ont commencé à se développer, le mode de pansement adopté, etc. « Ils sont simples ou composés ; ceux-ci, plus volumineux, présentent à leur surface une série de bourgeons secondaires ; la plupart d'entre eux sont simples, leur structure consiste au début en cellules embryonnaires. Ce stade initial dure peu, bientôt un certain nombre de cellules embryonnaires changent de forme, deviennent anguleuses, et constituent des cellules connectives embryonnaires. Les mailles de ce réseau sont formées par une substance amorphe au milieu de laquelle restent emprisonnées des cellules rondes, qui ne sont autres que des cellules de pus » (CORNIL et RANVIER).

• Les globules de pus sont plus ou moins abondants suivant la nature de l'infection, les bourgeons charnus sécrètent aussi du pus, dont les globules, d'après les auteurs précités, semblent sortir des vaisseaux par transsudation.

Voyons maintenant comment va se faire la cicatrisation. Supposez une plaie d'amputation à lambeaux par exemple. Sous l'influence de l'inflammation, des capillaires de nouvelle formation apparaissent par un des mécanismes ci-dessus indiqués; puis les bourgeons charnus se développent; ils recouvrent bientôt le fond et les deux lèvres de la plaie. Si à ce moment le chirurgien intervient et accole les deux faces bourgeonnantes, les capillaires s'anastomosent les uns avec les autres, comme dans le cas de réunion par première intention; en même temps les cellules embryonnaires deviennent fusiformes, la suppuration se tarit, la cicatrisation se fait, il y a *réunion immédiate secondaire*. Les choses au contraire sont-elles abandonnées à elles-mêmes, les capillaires prennent un développement de plus en plus considérable. Ceux qui sont nés des bords de la blessure, ceux qui proviennent de son centre se portent à la rencontre les uns des autres, se réunissent et la plaie tout entière se trouve comblée par un tissu nouveau. L'inflammation des bords de la plaie que nous avons signalée a, pendant ce temps, diminué considérablement, sur les bords de la plaie on aperçoit des pellicules blanchâtres formées par des cellules épidermiques qui envoient des prolongements dans toutes les directions. Ces prolongements se rejoignent, le pus se tarit, de cette façon naît un tissu nouveau, le tissu de cicatrice. La plaie s'est réunie par *granulations* ou *par deuxième intention*.

La perte de substance, dans certains cas, est entièrement comblée par les bourgeons charnus, et cependant la cicatrisation ne se fait pas. C'est pour activer la marche vers la guérison, des diverses plaies et ulcères torpides que, vers la fin de 1869, Reverdin eut l'idée d'employer la *greffe épidermique*. A l'aide d'une lancette, d'un rasoir, d'un bistouri. on prend sur un point quelconque du corps du patient, ou de quiconque veut bien s'y prêter (généralement sur la surface externe des cuisses) quelques lambeaux épidermiques de un demi-millimètre d'épaisseur environ, ayant 0,003 à 0,004 millimètres de largeur, puis on les applique sur la surface granuleuse par leur face cruentée; un pansement aseptique maintient le tout.

1° Pour obtenir un bon résultat il faut, dit Reverdin, que la plaie soit recouverte de bourgeons charnus; 2° que l'organisation de la surface granuleuse soit assez avancée pour que la cicatrice commence à se former sur les bords ou soit au moins sur le point de se former; 3° que les bourgeons soient de bonne nature, et sans fausse membrane; 4° que la plaie n'ait pas été, les jours précédents, en contact avec certains topiques qui modifient sa surface d'une façon particulière. Nous devons transformer cette proposition et dire: que la surface de la plaie ait été, au préalable, convenablement désinfectée. Bientôt, si les greffes adhèrent, c'est-à-dire après vingt-quatre ou quarante-huit heures au plus, il se fait autour d'elles des îlots cicatriciels qui deviennent autant de centres nouveaux de cicatrisation, ces îlots se réunissent et ainsi se forme une cicatrice solide.

Cicatrisation sous-crustacée. — Dans certaines circonstances les substances liquides épanchées ou sécrétées à la surface d'une plaie se concrètent, et forment une croûte adhérente à celle-ci par sa circonférence ou par divers points de sa face profonde. Sous cette croûte, la plaie devient granuleuse, la suppuration est beaucoup moins abondante que dans le cas de plaie exposée, la cicatrisation se fait par deuxième intention, et à la chute de la croûte, on trouve une membrane rosée transparente peu épaisse ; ce mode de cicatrisation des plaies est fréquent chez les animaux. Bouisson (de Montpellier), qui l'a particulièrement étudiée, avait essayé de rendre cette méthode plus générale en favorisant la formation des croûtes par la *ventilation*.

Avantage de la réunion immédiate. — De toutes ces méthodes de traitement, la réunion immédiate, chaque fois qu'elle peut être employée, est certainement la meilleure. « La réunion immédiate, dit Guyon, diminue la douleur, modère la réaction, permet par conséquent aux organes de reprendre dans un court délai leur fonctionnement régulier en hâtant la cicatrisation ; en supprimant la suppuration ou en la réduisant à son minimum, elle peut prévenir les accidents opératoires, tels que l'infection purulente ou l'érysipèle ; enfin elle peut seule permettre le succès des opérations réparatrices et mieux que toute autre méthode de pansement, elle assure la régularité des cicatrices et les réduit à des traces linéaires. Grâce à la réunion par première intention, le chirurgien est donc en mesure d'obtenir les plus beaux succès immédiats et définitifs. »

Nous ne reviendrons pas sur les moyens à employer pour obtenir cette réunion, ils ont été exposés avec le pansement des plaies.

Inconvénients de cette méthode. — Les ennemis de la réunion immédiate lui ont reproché de favoriser les hémorrhagies, de rendre, lorsqu'elles se produisent, la recherche des vaisseaux difficile, d'empêcher l'écoulement des liquides sanguins ou purulents sécrétés par la plaie, et partant d'exposer les blessés à la rétention avec toutes ses conséquences funestes. Nous savons aujourd'hui ce qu'il faut penser de ces critiques : un chirurgien qui sait être parfaitement aseptique, qui est sûr de son entourage, de sa méthode opératoire et du milieu dans lequel il opère peut parfaitement se permettre de rechercher la réunion immédiate d'emblée. A ceux au contraire qui opèrent dans de mauvaises conditions, nous ne saurions trop recommander d'établir un drainage convenable. La guérison se trouve ainsi retardée de quelques jours, mais en revanche le résultat est plus sûr, la rétention et les complications qu'elle entraîne étant ainsi prévenues.

§ 2. — Cicatrices.

Le tissu nouveau, qui après la guérison réunit les solutions de continuité des parties molles, porte le nom de cicatrice.

Caractères physiques. — *Couleur.* — Pendant les premiers mois qui suivent leur formation, les cicatrices ont une teinte rougeâtre, variant suivant les sujets du rose pâle au rouge livide. Peu à peu leur coloration se modifie, elles deviennent plus pâles que les tissus environnants, et finissent par prendre un aspect blanchâtre, satiné, qui tranche avec celui des parties voisines. Chez les sujets scrofuleux la décoloration se fait beaucoup plus lentement; chose à noter, la teinte du tissu cicatriciel est la même sur le nègre et le blanc. Les cicatrices sont d'ordinaire glabres, on rencontre à peine à leur surface quelques poils follets.

Forme. Aspect. — Les cicatrices affectent les formes les plus variables, ce fait tient à diverses causes : au genre, à la nature, à la situation, à la direction de la lésion qui leur a donné naissance. La durée de la suppuration et les moyens thérapeutiques employés jouent aussi un rôle important. Les cicatrices sont tantôt saillantes, verruqueuses, mamelonnées, tantôt lisses et déprimées, inégales, gaufrées. Les causes précédemment énoncées et l'âge de ce tissu expliquent ces différences. Elles sont mobiles ou adhérentes; leur mobilité peut être complète; Dupuytren a même signalé, dans quelques cas, la présence de bourses muqueuses sous certaines cicatrices. L'adhérence des cicatrices est d'ordinaire en rapport avec l'étendue des tissus intéressés, elles englobent parfois muscles et tendons, compromettant ainsi sérieusement les fonctions d'un membre.

Caractères anatomiques et physiologiques. — Le tissu cicatriciel, pendant longtemps considéré comme sans analogue dans l'économie, se trouve constitué essentiellement par du tissu cellulo-fibreux, avec de rares fibres élastiques. Pendant la première période qui suit la guérison de la plaie, les vaisseaux paraissent assez nombreux dans ce tissu nouveau, bien que la circulation y soit gênée, fait que prouve la teinte bleuâtre et violacée des cicatrices récentes : peu à peu, ces petits vaisseaux disparaissent étouffés par le tissu nodulaire. Ch. Robin et Hébra admettent dans les cicatrices la présence de filets nerveux, ce fait n'est pas accepté par tous les auteurs. Les cicatrices, cependant, ne sont pas insensibles; parfois même elles deviennent le siège de douleurs. Jamais on ne trouve de graisse à la face profonde de ce tissu; il présente une propriété spéciale : la *rétractilité*. Celle-ci est d'autant plus intense, d'autant plus énergique, que la perte de substance a été plus étendue, la suppuration plus longue. La rétractilité détermine dans certains cas des déformations considérables, des difformités irrémédiables.

§ 3. — Pathologie des cicatrices.

Avec Panas, nous étudierons : 1° les cicatrices difformes; 2° les maladies des cicatrices; 3° les difformités occasionnées par ces cicatrices.

1° **Cicatrices difformes.** — a. *Cicatrices colorées.* — Plusieurs cicatrices, au lieu de la teinte normale que nous avons signalée, présentent une coloration qui tranche nettement sur les parties environnantes et impressionnent désagréablement la vue. Nombre de circonstances peuvent donner lieu à ce résultat. 1° Quelques affections produisent toujours des cicatrices colorées (cicatrices diathésiques). 2° La cicatrice est teintée par certaines substances enclavées dans son tissu. La matière colorante peut être déposée sur la plaie au moment même de l'accident (brûlures produites par la poudre), ou pendant le cours du travail réparateur (coloration des cicatrices par les diverses substances employées dans les pansements); de là les aspects les plus bizarres. On a songé à utiliser cette propriété qu'a le tissu cicatriciel d'absorber la matière colorante, pour masquer certaines difformités par des tatouages appropriés, mais force a été de renoncer à ces tentatives; les cicatrices conservent mal le tatouage, et leur teinte n'est pas uniforme (tatouage de la cornée dans certains leucomes.)

b. *Cicatrices exubérantes.* — Plusieurs cicatrices, sans que l'on puisse bien savoir pourquoi, les cicatrices des brûlures, par exemple, sont saillantes au-dessus de la plaie : lorsque plus tard elles sont exposées à des frottements, elles deviennent la cause de gêne et de douleurs. Quelques auteurs proposent d'emblée l'excision, nous croyons utile d'essayer la compression avant d'en venir à un moyen aussi radical; elle donne, dans quelques circonstances, les meilleurs résultats.

c. *Cicatrices déprimées adhérentes.* — L'adhérence des cicatrices est, ainsi que nous l'avons dit, un accident presque fatal à la suite des vastes pertes de substance, les cicatrices englobent, dans leur épaisseur, muscles et tendons adhèrant aux os, aux viscères; de là une gêne considérable dans l'accomplissement de certains mouvements, dans le jeu des organes et aussi des douleurs sur lesquelles nous reviendrons. Le chirurgien, en tout cas, ne doit pas se hâter de porter un pronostic définitif, car un exercice approprié, le massage, la gymnastique suédoise rendent souvent une mobilité relative à des organes englobés dans une cicatrice qui paraissait complètement adhérente.

2° **Maladies des cicatrices.** — Elles sont nombreuses, mais il est à noter que les cicatrices de plaies réunies par première intention paraissent à l'abri de tout accident. Les cicatrices peuvent s'ulcérer, devenir le siège d'hypertrophies auxquelles les auteurs donnent le nom de tumeurs verruqueuses (*chéloïde cicatricielle*). Ces chéloïdes sont formées de fibrilles conjonctives et élastiques, on y rencontre une grande abondance de corps fibro-plastiques au milieu desquels les tubes nerveux font absolument défaut (Malassez et Laudouzy). Il est difficile d'obtenir une guérison complète des kéloïdes; l'extirpation, malgré l'antisepsie, donne des résultats peu encourageants, les récidives étant fréquentes; Vidal a essayé les scarifications et Besnier préconise la galvano-scarification qu'il considère comme plus énergique.

On rencontre encore, à la surface des cicatrices, des tumeurs diverses (productions cornées, cartilagineuses et osseuses); elles sont dues aux frottements, compressions, etc. Mentionnons enfin un certain nombre de cas de tumeurs épithéliales, développées aux dépens du tissu cicatriciel (Velpeau, Follin, Broca, Trélat).

3° **Cicatrices douloureuses.** — Les cicatrices récentes sont excessivement sensibles à l'influence des agents atmosphériques. Sous l'action du froid, par exemple, on les voit prendre une coloration violette intense. Elles conservent longtemps cette sensibilité spéciale, et il est nécessaire de les protéger avec soin contre les variations brusques de température. Quelques cicatrices, en outre, sont particulièrement douloureuses. Les douleurs, dues aux variations atmosphériques, ont été attribuées à la compression des filets nerveux par le tissu cicatriciel que l'on suppose très hygrométrique. Dans d'autres cas, elles reconnaissent pour cause la présence de névromes, l'adhérence de la cicatrice aux os. Il arrive parfois, que sous cette dernière influence les souffrances deviennent vraiment intolérables. HANCOCK, en 1850, a conseillé, pour remédier à cette complication, de détacher les adhérences des parties molles à l'os sous-jacent. DESMARRES et DEVÈS ont obtenu des résultats satisfaisants par cette méthode.

4° **Difformités produites par les cicatrices.** — Le tissu cicatriciel possède, avons-nous dit, une propriété spéciale : la rétractilité. Lorsqu'une cicatrice siège sur la partie médiane d'un membre, sur la poitrine, dans le dos, au cou, cette puissance a pour résultat d'attirer à elle tous les tissus sains à sa périphérie en les fronçant plus ou moins : c'est là un inconvénient de peu d'importance. Mais supposez une vaste perte de substance au niveau d'un orifice naturel près d'une commissure, à la région orbitaire par exemple, où se rencontrent des parties mobiles, comme la paupière, alors, les résultats sont bien différents, et la rétractilité occasionnera une série de difformités dont DUPUYTREN a donné une description magistrale. On voit même des membres complètement divisés, contracter des adhérences anormales, et devenir une source de gêne. PANAS divise ces difformités en trois groupes : Adhérences anormales; oblitérations ou rétrécissements; déviations.

Traitement des difformités. — a. *Moyens préventifs.* — « Règle générale, dit DUPUYTREN, il faut donner à la partie une position diamétralement opposée à celle qui favoriserait la cicatrisation de la plaie par le rapprochement de ses bords. » Dans ces quelques mots se trouve énoncée la majeure partie de l'intervention thérapeutique. C'est là, en effet, le seul moyen de fournir au tissu de cicatrice toute l'ampleur qu'il peut acquérir. Ce précepte est particulièrement utile dans les plaies du cou, du tronc, des membres. Lorsqu'on se trouve en présence d'une solution de continuité intéressant les commissures (lèvre, nez, vulve), il devient bien plus difficile de s'opposer aux adhérences. On a proposé depuis l'antiquité d'interposer un corps étranger entre les lèvres de la plaie (charpie, tentes, caoutchouc, bandelettes agglutinatives, etc.). Tous ces procédés, il faut bien l'avouer, n'empêchent pas toujours la formation de cicatrices vicieuses. Dès que la cicatrisation est complète, le chirurgien doit prévoir les effets de la rétractilité : Bandages spéciaux, appareils mécaniques, gymnastique, massage seront alternativement employés pour les combattre. Lorsque tous ces moyens ont échoué, il reste une dernière ressource, l'intervention chirurgicale.

b. *Moyens curatifs.* — En thèse générale, il faut différer l'intervention jusqu'à ce que le travail de rétraction soit terminé. Alors, mais alors seulement, le chirurgien peut avoir quelques chances de succès. Il doit se proposer : 1° de détruire l'occlusion ou le rétrécissement; 2° de s'opposer au retour de la difformité. Les procédés les plus employés sont : l'incision, l'excision, et l'autoplastie; l'incision et l'excision exposent fréquemment à la récidive. La méthode autoplastique constitue, de beaucoup, le meilleur procédé, lorsqu'elle peut être mise en usage.

LIVRE IV

MALADIES PARASITAIRES, INFECTIEUSES, VIRULENTES

CHAPITRE PREMIER

SEPTICÉMIES CHIRURGICALES

Bibliographie. — BOERHAAVE, *Aphorismes*, 1720, A. 406. — QUESNAY, *Traité de la suppuration*, 1749, p. 327. — GASPARD, *J. de Magendie*, 1822 et 1824. — BOUILLAUD, *Revue méd.*, 1825, t. II, p. 71 et 418. — VELPEAU, *Revue méd.*, 1826, t. II, p. 456.— TROUSSEAU et DUPUY, *Arch. gén. de méd.*, 1826. — DANCE, *Nouv. bibl. méd.*, 1828, et *Arch. gén. de méd.*, 1829. — PIORRY, *Des altérations du sang*, 1834. — D'ARCET, Th. de Paris, 1842. — CASTELNAU et DUCREST, *Mém. de l'Acad. de méd.*, 1846, p. 31. — CHASSAIGNAC, Th. de concours, 1850. — GOSSELIN, *Soc. de chir.*, 1855. — BILLROTH, *Archives de Langenbeck*, t. II, VI et VIII, Trad., *Arch. gén. de méd.*, 1865 et 1866. — J. GUÉRIN, *Bull. de l'Acad. de méd.*, 1865-1866, p. 396. — HUETER, *Pitha et Billroth*, 1869. — *Bull. de l'Acad. de méd.*, 1869, 1871, 1872. — A. HILLER, *Centralbl. f. Chir.*, 1876. — SELMI, *Gli Alcaloïdi cadaverici*, Bologne, 1878. — BROUARDEL et BOUTMY, *Ann. d'hyg.*, 1880-81. — PASTEUR, DAVAINE, VERNEUIL, *Bull de l'Acad. de méd.*, 1872, et *Discussions de l'Acad. de méd.*, 1873. — DUCLAUX, *Ferments et maladies*, 1882. — PASTEUR, *Bull. de l'Acad. de méd.*, 1878. — TÉDENAT. Th. de Paris, 1879. — PERRET, Agrég., 1880. — J. CHAUVEL, art. SEPTICÉMIE du *Dict. encyclopédique*, 1880. — JEANNEL, *Infection purulente ou pyohémie*, 1880, p. 525, et *Encyclopédie int. de chir.*, t. I, 1883, et *Congrès de Chir.*, 1885. — KOCH, *Anal. Revue des sciences méd.*, 1882. — CORNIL et BABES, *Les Bactéries*, 1886.

Nous étudierons sous le nom de septicémies chirurgicales un certain nombre de maladies qui compliquent fréquemment les traumatismes. Le mot septicémie comprend en réalité un groupe assez étendu d'affections qui ont un caractère étiologique commun; ce sont des empoisonnements du sang par des agents morbides spécifiques. Ces derniers, encore mal définis, sont désignés sous les noms de miasmes, virus, poisons putrides, ferments, microbes, germes. Grâce aux travaux de PASTEUR et aux recherches de ces dernières années, on pense généralement aujourd'hui qu'il est rationnel de rapporter à des agents différents, mais agissant d'une manière analogue sur le sang, les diverses septicémies que l'on observe en clinique. Bien que l'histoire des septicémies soit à peine ébauchée, bien que les limites qui les séparent soient encore mal dessinées, nous croyons pouvoir ranger dans une même classe les affections suivantes :

1° La fièvre traumatique;
2° La septicémie vraie avec ses deux formes; la septicémie gangréneuse et l'infection putride;
3° La pyohémie;
4° La piqûre anatomique;
5° L'érysipèle;
6° La pourriture d'hôpital;
7° L'infection puerpérale;
8° L'infection urineuse.

Quelques-unes d'entre elles, telles que l'infection puerpérale, l'infection urineuse et la gangrène septique, seront traitées ailleurs pour ne pas interrompre le plan de cet ouvrage, mais dans un traité de pathologie générale leur place serait marquée à côté de la septicémie vraie.

Afin d'éviter des répétitions ennuyeuses, nous passerons en revue, dans un premier paragraphe, l'histoire des théories qui ont été successivement émises sur les septicémies chirurgicales; le lecteur verra se dégager insensiblement, au milieu du conflit des opinions, la distinction entre les diverses variétés de la septicémie.

§ 1er. — Revue historique et doctrinale.

Les anciens avaient été frappés de la gravité de certaines complications internes du traumatisme, et, sans savoir démêler chacune des formes de la septicémie chirugicale, ils en connaissaient quelques-unes. Ainsi J.-L. Petit a bien décrit, au siècle dernier, les abcès métastatiques qui caractérisent l'infection purulente; il faut chercher dans le groupe des fièvres putrides la plupart des autres septicémies.

Plusieurs des théories tant anciennes que récentes ont un intérêt purement historique ; nous ne ferons que les mentionner. Déjà, au XVIIIe siècle, Boerhaave, Quesnay avaient nettement formulé la théorie de l'absorption et de la résorption du pus sain ou altéré pour expliquer les abcès viscéraux et les fièvres putrides. A côté de ces données très justes de l'humorisme ancien, on rencontre des interprétations moins rationnelles. Bertrandi échafaude tout un système sur une mécanique hydraulique fantaisiste pour trouver la raison des abcès du foie dans les plaies de tête (1757); d'autres, comme Goursaud, Desault, Bichat, Larrey, etc., font intervenir une action nerveuse sympathique; Richerand, Gama, n'ayant en vue que les plaies de tête et les abcès du foie, attribuent ces derniers à la commotion générale. Interpréter, comme Ch. Bell, Boyer, etc., les abcès métastatiques du poumon par des tubercules préexistants ramollis était une grave erreur.

Citons encore la théorie de la métastase, également oubliée, qui attribuait la formation des abcès à la suppression de la suppuration des plaies ; elle a été acceptée pendant tout le règne des doctrines humorales.

Enfin, même de nos jours, les théories vitalistes qui font intervenir l'infection spontanée du sang ont trouvé dans TESSIER (1838) et plus récemment dans CHAUFFARD des partisans convaincus et des défenseurs habiles. Personne n'admet plus aujourd'hui l'*hémitis* ou inflammation du sang de PIORRY, la diathèse purulente de TESSIER, pas plus que la théorie dynamique de CHAUFFARD. Ce dernier pensait que la fièvre traumatique résulte d'une perturbation réparatrice. « La vie plastique se trouve dans un état de suractivité qui forme un équilibre instable que le moindre choc ébranle. » Quand cet équilibre est rompu, le blessé « devient tout pus ».

Nous avons hâte de quitter ces conceptions des maladies septicémiques, simples hypothèses, pour aborder les idées plus rationnelles qui, depuis le commencement de ce siècle, ont tant passionné la plupart des chirurgiens. Nous rangerons en trois groupes les grandes théories relatives aux infections chirurgicales. Ce sont :

1° La théorie du mélange du pus et du sang ;

2° Les théories toxhémiques ;

3° La théorie des germes.

Ces trois grandes théories se sont en quelque sorte substituées les unes aux autres ; jusqu'en 1848 on a surtout admis le mélange du pus et du sang. De 1848 à 1872 les doctrines toxhémiques ont rallié la majorité des suffrages ; de nos jours l'étude des germes semble lancer la question des septicémies chirurgicales dans une phase nouvelle et décisive. Ce n'est pas à dire que l'accord soit fait sur ces difficiles problèmes : car cette grave question des infections chirurgicales a eu le privilège de remuer le monde médical en France et à l'étranger depuis soixante ans ; nous sommes encore trop rapprochés des dernières tentatives de PASTEUR et de KOCH pour en juger sainement la portée et pour faire abstraction des résultats obtenus par l'observation clinique. Ces trois théories comptent encore des partisans aujourd'hui, probablement parce qu'elles contiennent toutes une part de vérité.

1° THÉORIES DU MÉLANGE DU PUS ET DU SANG

Nous avons largement puisé dans le remarquable travail de JEANNEL pour exposer cette inextricable question des infections chirurgicales.

Les deux points principaux de cette théorie sont les suivants : 1° le mélange du pus et du sang existe-t-il réellement et quels sont ses effets ? 2° comment le pus pénètre-t-il dans le sang ?

1° Le mélange du pus et du sang existe-t-il réellement et quels sont ses effets ? — BOERHAAVE en 1720 avait écrit : *Vel denique venis lymphaticis aut sanguiferis, per eroso osculo impressum, absorbetur, pus crurori miscetur, hunc inquinat et collectum in visceris, pessimis collectionibus ea corrumpit.* Il fallait démontrer ce passage et ces effets du mélange, ce que n'a pas tenté BOERHAAVE, ce que personne n'a fait au XVIIIe siècle. A peine rencontre-t-on quelques observations comme celle de PERCY qui vit un abcès s'ouvrir dans la jugulaire et engendrer la pyohémie. RIBES trouva également du pus dans les veines, mais ces faits, joints aux travaux de HUNTER sur la phlébite, ne suffisaient pas pour étayer une doctrine aussi importante. Cette première constatation clinique paraissant insuffisante à nombre d'auteurs, au commencement de ce siècle, ils se sont adressés à l'expérimentation directe et ont entrepris deux séries d'expériences. Les uns ont observé les effets du mélange du pus et du sang à l'extérieur. GENDRIN a vu les globules rouges disparaître; c'était là un phénomène de putréfaction et de semblables tentatives ne pouvaient aboutir à des résultats sérieux (LEE). Pour observer les effets du mélange, il était indispensable d'opérer sur le sang vivant lui-même et de se rapprocher des conditions naturelles. Il fallait donc introduire du pus dans le sang et, si l'on obtenait la pyohémie, on était en droit de tirer des conclusions valables sur la nature de l'infection purulente.

Cette fois les résultats furent considérables ; GASPARD (1822) injecta ainsi dans les veines du pus putréfié à l'air et vit les animaux succomber; ceux-ci ne présentaient que les ébauches des lésions de l'infection purulente. D'autres auteurs, parmi lesquels nous citerons GUNTHER (1834), DARCET (1842), CASTELNAU et DUCREST (1846), SÉDILLOT (1849), et plus récemment WEBER, BILLROTH, HUETER, ont repris ces essais et montré qu'on pouvait réussir, en injectant du pus frais, à produire la pyohémie. Suivant les cas ou suivant la nature du pus, les animaux mouraient rapidement ou succombaient plus lentement à la pyohémie; pour l'intelligence du sujet, nous dirons de suite que les animaux injectés avec du pus putride succombaient à la septicémie et les autres à la pyohémie.

Outre l'expérimentation, l'étude plus attentive de la phlébite venait encore corroborer l'étude à peine contestée du mélange du pus et du sang. D'ailleurs c'est sur la question des modes de pénétration que les chirurgiens étaient le plus divisés.

2° **Modes de pénétration du pus.** — Trois modes de pénétration ont été invoqués pour expliquer l'entrée du pus dans le sang. Ce sont : 1° la résorption du pus par les orifices des veines et des lymphatiques; 2° l'absorption endosmotique à travers les vaisseaux; 3° la suppuration d'un point du système vasculaire. Si quelques auteurs acceptent exclusivement l'un ou l'autre, il est juste de dire que beaucoup sont éclectiques et leur accordent une influence variable.

A. *Résorption du pus.* — Quoique admise depuis BOERHAAVE, la résorption du pus par l'orifice béant d'une veine ne fut démontrée qu'au commencement de ce siècle. MAGENDIE avait insisté sur le pouvoir aspirateur des veines et, en 1826, MARÉCHAL lui fit jouer un rôle important, mais non exclusif dans la résorption du pus. VELPEAU, SÉDILLOT, VIRCHOW, et de nos jours COLIN, LEGOUEST, VERNEUIL acceptèrent ce mode de pénétration. Pour ce dernier, un traumatisme accidentel dans une plaie bourgeonnante peut réaliser les conditions de cette introduction (*auto-intoxication traumatique*).

La résorption simple a rencontré beaucoup d'adversaires; CRUVEILHIER, entre autres, pense que, dans les plaies, les veines lésées sont obturées par un caillot ou donnent du sang. Plus près de nous, Billroth, Weber, Hueter rejettent la résorption invoquée par Maréchal et attribuent le rôle le plus important au thrombus.

B. *Absorption endosmotique du pus.* — C'est Velpeau qui, en 1823, a invoqué l'un des premiers ce mode de pénétration, sans toutefois donner de preuves suffisantes. Cette théorie était commode pour expliquer les cas de pyohémie sans altération veineuse, mais Dance, Cruveilhier, Bérard, Denonvilliers, Lebert s'élevèrent contre cette manière de voir et se refusèrent à croire que les globules de pus pussent ainsi filtrer de la plaie vers le sang à travers la paroi. Cependant comme les injections de pus filtré avaient provoqué des accidents qu'on pouvait rapporter à l'infection purulente, Monneret et Fleury (1847) tournèrent cette objection. D'après ces auteurs, le sérum suffirait à produire la maladie et les globules ne serviraient à rien. Sédillot, en 1849, conclut de ses expériences que la présence des globules était au contraire nécessaire et se déclara l'adversaire de l'absorption. Plus récemment, en Allemagne, on admit l'absorption du sérum, auquel on reconnaissait des propriétés pyrogènes, mais son absorption n'agit qu'en modifiant les qualités du thrombus.

En réalité il n'y avait aucun fait précis à l'appui de ce mode de pénétration, quand Demarquay démontra l'absorption directe des substances médicamenteuses par les plaies. En 1867, la théorie de Cohnheim apporta à la question un appui inespéré ; les leucocytes peuvent, d'après lui, passer du sang dans les tissus à travers la paroi ; le mouvement inverse est admissible et à partir de ce moment la diapédèse fut substituée à l'endosmose ancienne. Soutenue par Bubnof, attaquée par Durante, cette hypothèse reste encore debout et, jusqu'à nouvel ordre, peut être acceptée comme une des origines de la pyohémie et des autres septicémies.

C. *Suppuration des vaisseaux. Théorie de la phlébite.* — Tous les vaisseaux pourraient engendrer du pus, et dès lors la question du mélange se trouve simplifiée. C'est surtout à la phlébite suppurée qu'on a fait jouer le rôle principal.

Entrevue par Hunter, étudiée par Hodgson, la phlébite suppurée attira, vers 1820, l'attention générale. Ribes, Carmichael, Paletta, Breschet, Villermé, Gendrin s'en occupent à peu près simultanément, mais c'est surtout Cruveilhier (1826) qui affirme nettement les relations de la phlébite avec la pyohémie ; il attribue les abcès métastatiques à des phlébites capillaires. En 1828, Dance surenchérit encore sur les idées de Cruveilhier et admet l'origine exclusive de la pyohémie par la phlébite. La théorie de la phlébite, généralement acceptée jusqu'en 1850, fut cependant attaquée par Maréchal, Tessier, Malgaigne et Chassaignac ; d'ailleurs beaucoup de chirurgiens comme Sedillot, Bérard, Velpeau étaient loin d'être aussi exclusifs et l'adoptaient partiellement.

Nous ne pouvons pas ici étudier la phlébite dans ses détails, qu'il nous suffise de rappeler que Virchow démontra, ce qui n'est pas toujours vrai, que le thrombus ramolli ne contenait pas de pus. La réaction contre la phlébite dépassa les limites utiles. Cependant en 1868, Billroth soutient que le thrombus peut suppurer partiellement, mais que ce pus ne saurait être dangereux parce qu'il reste séquestré. Pour HUËTER (1869), le thrombus, de même qu'il s'organise, est également susceptible de dégénérer et de subir la fonte purulente qui résulterait du passage du pus de la plaie dans le thrombus. On voit là une conséquence immédiate de la théorie de COHNHEIM. En 1869-1870, LEGOUEST, SÉDILLOT se rallient à la théorie de la phlébite. VERNEUIL (1871) admit la dégénérescence putride ou purulente du thrombus.

La pyohémie serait encore parfois la conséquence de la suppuration des parois artérielles. Cette donnée, acceptée dès 1819 par HODGSON et BRESCHET, niée par CRUVEILHIER, fut démontrée par BOUILLAUD pour l'endocardite. C'est un fait rare, néanmoins hors de conteste aujourd'hui. L'infection peut-elle suivre la voie lymphatique pour pénétrer dans l'économie et s'y généraliser. Le fait est également aujourd'hui hors de doute, bien que VELPEAU, TESSIER et plus récemment VIRCHOW aient objecté que les ganglions constituaient un arrêt à la suppuration lymphatique. Ce rôle des ganglions est incontestable, mais la barrière qu'ils opposent est loin d'être infranchissable.

2° THÉORIES TOXHÉMIQUES

Pour les partisans des théories toxhémiques, le sang est susceptible d'être empoisonné à la suite des traumatismes et des opérations. Déjà, au siècle dernier, on avait l'idée de la nocuité spéciale du pus altéré et des matières putréfiées en général. C'est vers 1815 que l'attention fut attirée sur les effets de la putridité des matières animales introduites dans l'économie. GASPARD injecta ces matières dans le sang et obtint des fièvres graves, que nous appelons septicémies. En créant le mot d'infection purulente (1823), VELPEAU indique suffisamment qu'il pensait à une sorte d'empoisonnement. Dès 1825, BOUILLAUD entrevit toute la portée des recherches de GASPARD et rapprocha les symptômes de la phlébite de ceux présentés par les animaux auxquels on avait injecté des matières septiques. Depuis longtemps les observateurs avaient vu que la pyohémie ne se présentait pas toujours avec des symptômes ordinaires; ils soupçonnaient à côté d'elle l'existence d'une autre maladie, analogue à celle que produit chez les animaux l'inoculation ou l'injection des matières putrides. Aussi, par opposition à l'hémitis ou pyohémie, PIORRY créait-il la *typhohémie* ou empoisonnement du sang par des matières putrides.

Les théories toxhémiques sont au nombre de trois :

1° La théorie de l'infection putride ou de la septicémie embolique;

2° La théorie de la pyohémie vraie de CASTELNAU et DUCREST, et de SÉDILLOT;

3° La théorie miasmatique de A. GUÉRIN.

A. *Théorie de la septicémie embolique.* — Cette théorie repose sur deux faits : 1° l'empoisonnement septique pour expliquer les symptômes généraux 2° l'obstruction vasculaire pour expliquer les abcès.

D'ARCET, en 1842, imagina la théorie suivante : Au contact de l'oxygène du sang, le pus se divise en deux parties : 1° une partie solide, insoluble, incapable de passer à la filière des capillaires; 2° une partie liquide qui en se mélangeant au sang engendre les accidents pyrétiques. En injectant la première partie, D'ARCET obtenait les abcès métastatiques; en injectant l'autre, il produisait la septicémie sans abcès. D'ARCET avait donc nettement formulé la dualité des deux actes de l'infection : formation des abcès et altération putride du sang. Après diverses alternatives pendant lesquelles ces idées étaient appuyées par les uns, combattues par les autres, PIORRY inventa (1847) le mot septicémie, maladie qu'il décrivit comme une infection putride chirurgicale.

En 1848, WIRCHOW séparait la septicémie de la pyohémie et admettait les conclusions de D'ARCET; il insiste sur la pathogénie de l'obstruction mécanique par les embolies. SÉDILLOT (1849) accentue encore davantage la distinction entre les deux maladies en décrivant une septico-pyohémie et une pyohémie vraie. Six ans plus tard (1855), GOSSELIN exonérait le pus de tous les maléfices dont on l'accusait depuis si longtemps. Pour être nuisible, le pus doit être altéré, putride et il admettait une intoxication, un véritable empoisonnement par ce pus dégénéré, empoisonnement tantôt aigu, tantôt plus lent et compliqué de la formation d'abcès. La septicémie et la pyohémie n'étaient que deux manifestations de l'action d'un même poison. Ces idées furent assez facilement acceptées et on se mit à la recherche de ce poison. Après PANUM, SCHMIEDEBERG et BERGMAMN (1868) pensèrent avoir isolé le principe pyrogène du pus altéré et lui donnèrent le nom de *sepsine*.

Dans le cours de la discussion à l'Académie de médecine en 1869, VERNEUIL, partisan convaincu de l'unité des fièvres chirurgicales consacra le nom de septicémie embolique, donné à la pyohémie. Pour lui, toute plaie s'accompagne ordinairement de symptômes généraux qui résultent de la pénétration dans le torrent circulatoire d'une substance toxique, septique, engendrée spontanément à la surface de la plaie, et à laquelle il donne le nom de « *virus traumatique* ». Deux ans plus tard il admet au lieu du virus, le poison de BERGMANN, la sepsine. Ce poison produit la septicémie qui est une toxhémie; celle-ci peut être foudroyante, rapide, successive ou lente. Si la sepsine pénètre en petite quantité, elle pourra être expulsée; si l'élimination totale est impossible, la maladie se prolonge, les lésions secondaires surviennent et l'on se trouve en présence de la pyohémie. Donc, suivant la dose du poison, on verra apparaître la fièvre traumatique, la septicémie ou la pyohémie. La théorie si simple et si séduisante de VERNEUIL était entrée dans le domaine classique; malheureusement pour elle la théorie des germes ne semble pas favorable à l'unité des fièvres chirurgicales. Cependant il faut mentionner les efforts tentés pour découvrir le poison chimique et d'autre part la tendance des cliniciens à admettre avec MAISONNEUVE (1866), GOSSELIN (1871) des poisons septiques et des septicémies multiples. Les partisans des poisons chimiques luttent encore contre la théorie des germes. Après PANUM et BERGMANN, d'autres comme ZUELZER, HEMMER, HILLER, ont cherché et ont cru trouver un poison chimique. Plus récemment SELMY, A. GAUTIER ont imaginé tout un système de poisons organiques analogues aux alcaloïdes, auxquels ils ont donné le nom de *ptomaïnes*.

B. *Théorie de la pyohémie vraie.* — Les partisans de cette théorie (Castelneau et Ducrest, Sédillot, Weber) ne veulent admettre de vraie pyohémie que celle qui résulte de l'introduction du pus frais dans le sang. Ces phénomènes, aujourd'hui bien étudiés par les bactériologistes et en particulier par Bouchard, sont, en réalité, des produits de sécrétion fabriqués par des microbes. On revient donc, en dernier analyse, à l'existence du poison chimique « *toxine* ou *sepsine* » de Panum et Bergmann.

C. *Théorie miasmatique.* — La viciation de l'air a été incriminée depuis longtemps comme cause des fièvres chirurgicales, cependant c'est à A. Guérin qu'appartient la théorie miasmatique de la pyohémie. En 1847, il compara la pyohémie au typhus et à la fièvre typhoïde et désigna le poison sous le nom de miasme. La théorie zymotique de Guérin, pure conception d'ailleurs, fut reprise en 1867 en Allemagne par Roser. Dibas réédita les idées de Guérin en 1868 et admit la possibilité d'un germe animé. Cette théorie allait bientôt se transformer et devenir la théorie des germes.

3° Théories des germes

C'est en réalité avec les travaux de Pasteur (1865 à 1870) et ceux de Coze et Feltz que la théorie des germes a été appliquée à la putréfaction d'abord, ensuite à la septicémie. Ces derniers, en 1866, signalaient dans les matières toxiques putrides des organismes spéciaux, et attribuèrent les effets de ces matières à une sorte de fermentation du sang. Ils démontrèrent de plus la virulence progressive du sang septicémique, c'est-à-dire la régénération du poison dans le sang des animaux inoculés. A peine ces idées étaient-elles ébauchées, que Lister (1867) convaincu de l'influence nocive des microbes dans les plaies, imagina ses pansements antiseptiques.

Les auteurs n'étaient d'ailleurs pas d'accord sur l'importance des microbes. Tandis que Pasteur, Coze et Feltz attribuaient à la bactérie la spécificité morbide, d'autres, assez nombreux surtout en Allemagne, refusent ce pouvoir à la bactérie elle-même et croient à la formation d'un poison putride chimique né sous l'influence de la fermentation (Béchamp, Hiller). Hiller, pour nier le rôle septique des bactéries, alla jusqu'à s'injecter un gramme d'un liquide bactérifère (non putride) sans accidents.

Pasteur insista alors sur les deux états que peuvent présenter les germes de la septicémie la bactérie et le corpuscule germe. Nous arrivons à une époque où les travaux se multiplient.

En France, en Allemagne et en Angleterre, la question des septicémies devint à l'ordre du jour; il est bien difficile d'exposer les résultats contradictoires d'une multitude d'essais trop souvent imparfaits. Nous nous bornerons aux faits principaux. En 1872, Davaine communique à l'Académie de médecine ses belles expériences, aujourd'hui incontestables, sur la génération et la multiplication du poison septique attribué aux bactéries. A chaque inoculation, le sang acquiert des propriétés nocives plus énergiques, le poison s'intensifie.

Les travaux de HUETER (1873) méritent de nous retenir quelques instants en raison de leur importance au point de vue des fièvres septicémiques. La déformation des globules crénelés, déjà vue par COZE et FELTZ résulte, d'après lui, de la pénétration de ces globules par des monades auxquelles il reconnaît un pouvoir phlogogène et pyrogène. Ces infusoires se logent entre les fibres musculaires des veinules qu'elles détruisent et créent ainsi une voie au passage des globules blancs qui formeront le pus. Il admit, pour expliquer les fièvres chirurgicales, trois sortes d'agents : 1° un agent chimique (sepsine) qui crée la fièvre septicémique ; 2° un agent organisé qui crée la fièvre diphtéritique ou monadique (fièvre traumatique, fièvre de la diphtérite des plaies. fièvre de l'érysipèle, de la pourriture d'hôpital, *Nachfieber*); 3° un agent organique engendrant la fièvre pyohémique (pénétration de globules de pus pleins de monades dans le sang). Les deux premiers agents peuvent coexister.

La même année, BIRCH HIRSCHFELD conclut, de ses études sur le pus et de ses expériences, que le pus louable contient fort peu de germes, qu'il existe une corrélation directe entre leur nombre et l'état de la plaie. Comme HUETER, il admet que ces germes pénètrent les leucocytes, mais il reconnaît en outre la spécificité des germes. C'est la *bactérie spécifique*, le coccus qui engendre la pyohémie ; si le pus est putréfié, le *bacterium termo* remplace le précédent et son injection produit la septicémie. Comme dans le pus en putréfaction, le plus souvent les deux agents sont mélangés, l'affection produite est la septico-pyohémie. Nous avons déjà vu cette théorie soutenue à plusieurs reprises ; nous montrerons bientôt qu'elle se rapproche dans ses conclusions de la théorie de PASTEUR.

En 1874, BILLROTH, à la suite des recherches sur les cocci et les bactériens émit l'idée que dans tout tissu inflammatoire il se forme « un élément spécial, *zymoïde phlogistique* de même nature que la sepsine », qui rend les tissus éminemment propres à la culture des cocco-bactéries ; par opposition il créa une *zymoïde septique*. Toutes deux d'ailleurs peuvent exister simultanément, c'est en quelque sorte une transition entre les idées anciennes et la théorie des germes, mais cette théorie n'a même pas l'avantage, comme celles de HUETER et de BIRCH d'expliquer les faits cliniques. Elle a été reproduite en France par NEPVEU (1875).

En 1878, PASTEUR formule sa théorie de la septicémie. Il admet plusieurs sortes de septicémies ou infections putrides, partant plusieurs vibrions septiques. Le vibrion septique proprement dit est anaérobie ; l'air le tue en conservant la virulence des corpuscules germes. Dans un liquide exposé à l'air, le vibrion meurt à la surface pendant qu'il se développe dans la profondeur. Il vit et se multiplie dans le vide parfait, dans l'acide carbonique et se transforme alors en corpuscules germes qui résistent même à l'oxygène comprimé. PASTEUR affirma de plus que les caractères morphologiques des vibrions n'ont pas de valeur parce que le vibrion septique change de forme suivant les milieux.

Outre le microbe septique, PASTEUR a encore observé et étudié un autre microbe, qui se trouve dans l'eau, essentiellement phlogogène, susceptible de produire, en se diffusant dans l'organisme des abcès métastatiques. Ce microbe ressemble au bacterium termo ; il se multiplie dans le pus des abcès et devient de cette façon une source d'infection générale. Ces deux microbes septique et phlogogène peuvent s'associer et l'injection donne une septicémie purulente. Ils sont réunis dans le pus putride.

Ainsi se trouve démontrée la dualité de la septicémie et de la pyohémie, soutenue depuis si longtemps.

§ 2. — Fièvre traumatique.

Bibliographie. — BILLROTH, *Path. gén. chir.*, 1re et 2e éditions, et *Arch. f. klin. Chir.*, t. II, 1862; t. VI, 1865; t. XIII, 1872. — BERGMANN, *Das Putrid Gift*, Dorpat, 1868. — HENOCQUE, *Arch. de Physiol.*, 1868. — BLUM, *Arch. gén. de méd.*, avril 1869. — *Bull. de l'Acad. de méd.*, *Discussion sur l'infection purulente*, 1869 et 1871, *Discours et exposé des opinions de* VERNEUIL, GOSSELIN, BOUVIER, CHASSAIGNAC, CHAUFFARD, LEGOUEST. — CHAUFFARD, *Fièvre traumat. et infect. purulente*, Paris, 1873. — WAYSTRAFFE, *Températ. dans l'infect. purul.*, *The Lancet*, 1873. — MATHIEU et MALJEAN, *Bull. de la Soc. de chir.*, 1876, p. 609. — LEREBOULLET, art. FIÈVRE *du Dict. encycl.*, 1878. — JEANNEL, *Fièvre traumat.*, *Encycl. intern. chir.*, 1883.

Thèses de Paris. — 1872, LUCAS-CHAMPIONNIÈRE (Agrég.) (Bibliogr.). — 1876, FAMECHON. — 1877, MAUNOURY. — 1880, MOURLION.

Thèse de Strasbourg. — 1869, CHEVIET.

Définition. — Sous le nom de fièvre traumatique, on désignait : « Un mouvement fébrile qui survient après le traumatisme et coïncide avec le début des phénomènes de réparation » (LUCAS-CHAMPIONNIÈRE).

Il est plus exact de dire avec RECLUS : la fièvre traumatique est celle que provoque l'absorption d'une substance septique par le foyer de la blessure.

Historique. Nature. Pathogénie. — Cette complication des plaies avait été observée de tout temps. HIPPOCRATE, CELSE, PAUL D'EGINE la signalent dans leurs écrits ; puis, de cette époque jusqu'au XVIIIe siècle, un seul auteur, GUY DE CHAULIAC (1360), mentionne la fièvre traumatique. Vers la fin du siècle dernier, HÉVIN, étudiant les accidents fébriles des blessés, les divise en deux classes : 1° fièvre légère dénotant simplement la suppuration qui se prépare ; 2° fièvre grave correspondant à ce que nous appellerons plus tard *infection purulente*. DUMAS insiste de nouveau sur cette différence. Pendant la première moitié de notre siècle, le côté clinique de la question est élucidé par les travaux de FOURNIER et VAIDY, BLANDIN, BÉRARD, SANSON, etc. Pour tous ces auteurs la fièvre traumatique est de nature inflammatoire. « A sa première origine, dit BOUILLAUD, la fièvre traumatique est ce qu'il y a de plus inflammatoire partant de plus antiputride au monde. » C'est une fièvre nécessaire, c'est une réaction salutaire de l'organisme qui réagit contre le traumatisme.

Vers 1867, DEMARQUAY appliquant le thermomètre à l'étude des affections chirurgicales imprime à la question une impulsion nouvelle.

A quelque temps de là, reprenant une théorie déjà émise par ANDRAL, lequel considérait la fièvre comme le résultat de l'absorption par les vaisseaux d'un poison développé dans les tissus sous l'influence de l'inflammation ; les auteurs allemands, en particulier FRANTZ, TRAUBE et LEYDEN, mais surtout WEBER, BERGMANN et BILLROTH, prouvent que cette fièvre constitue le premier degré d'un empoisonnement septique dont l'infection purulente et putride seraient les termes ultimes. « Ces différentes fièvres sont dues à la résorption des substances, qui prennent naissance sur la plaie, dans ses environs ou dans un autre foyer inflammatoire » (BILLROTH).

Ces opinions en France furent d'abord difficilement admises. VERNEUIL, en 1868 et 1871, porte la question à l'Académie et soulève deux débats fort importants. Il se rallie en partie à la théorie allemande. GOSSELIN croit aussi à un empoisonnement, mais au lieu d'être unitaire, comme les auteurs précédents, il admet qu'il existe un poison spécial pour chaque variété de fièvre (poisons traumatique, putride, infectieux, etc.). Citons, d'après LUCAS-CHAMPIONNIÈRE l'opinion de LISTER; cet auteur, comme GOSSELIN, différencie nettement la fièvre traumatique de l'infection septique. Cette fièvre est, suivant lui, un phénomène réflexe résultant de l'irritation du système nerveux par les produits putréfiés de la plaie.

Aujourd'hui que les faits cliniques sont venus comme des expériences chaque jour renouvelées, démontrer qu'il n'y avait de fièvre traumatique que là où il y avait infection, on est contraint de reconnaître que la fièvre traumatique, est le résultat d'une infection légère des plaies, une septicémie peu intense.

Dans toutes les plaies opératoires aseptiques, et maintenues telles, il n'y a jamais de fièvre traumatique; le fait est si souvent constaté et tellement évident, qu'il est aujourd'hui inutile d'insister, et que toutes les théories précédemment émises n'ont plus qu'un intérêt purement historique.

Description clinique. — *Invasion.* — La fièvre traumatique débute rarement avant vingt-quatre heures; on la voit apparaître d'ordinaire vers la fin du deuxième jour ou au commencement du troisième. Malaise, lassitude, chaleur de la peau, légères horripilations, tels sont les symptômes précurseurs. Exceptionnellement, on observe un frisson bien caractérisé. En même temps, la face du malade devient fébrile, les pommettes sont rouges, les yeux brillants. Du côté du tube digestif, état saburral assez marqué, allant parfois jusqu'à provoquer des nausées et des vomissements; urines peu abondantes, de couleur foncée.

Marche de la température. — L'ascension thermique se fait rapidement; d'après WUNDERLICH, la température marche d'une façon continue jusqu'au maximum thermique qui est atteint le plus fréquemment du troisième au sixième jour après le début de la fièvre. L'acmé se montre généralement dans la soirée, rarement le matin. A partir de ce moment, la fièvre décroît, la défervescence affecte une allure tantôt rapide, tantôt traînante. Dans ce dernier cas, on observe une série d'exaspérations vespérales; il est exceptionnel que le thermomètre atteigne 40°.

Phénomènes locaux. — Du côté de la plaie, la douleur augmente; elle devient pongitive, lancinante, les lèvres de la blessure se tuméfient, la température locale s'élève. Ces divers symptômes varient considérablement suivant les sujets, la cause et la nature du traumatisme. Les blessés qui rentrent dans la catégorie des gens à tempérament nerveux, les alcooliques, y paraissent particulièrement prédisposés. Le genre et la nature du traumatisme ont une influence plus considérable ; à la suite des brûlures, des cautérisations, la fièvre traumatique apparaît rapidement et acquiert une intensité notable, sa disparition coïncide habituellement avec la chute des escarres (Lucas-Championnière).

Le même fait a été noté après les plaies contuses, en particulier les plaies par armes à feu, surtout lorsque ces dernières se compliquent de fracas osseux. Les blessés du champ de bataille, par suite des excitations et des fatigues antérieures, se trouvent dans les conditions les meilleures pour favoriser le développement de la fièvre traumatique.

Diagnostic et pronostic. — Le début de la fièvre traumatique, son mode d'apparition, l'absence de frisson, la marche particulière de la température suffiront dans la majorité des cas pour différencier la maladie d'avec les autres affections septiques dont il sera parlé ultérieurement.

Le pronostic se montre en général bénin ; cependant, si la plaie est étendue en profondeur et en surface, « la fièvre est très vive, avec délire et adynamie, la mort peut même survenir » (Lucas-Championnière).

Dans ce cas, en réalité, ce n'est plus là la fièvre traumatique, telle que la comprenaient les anciens auteurs, c'est une véritable septicémie.

Verneuil et son élève Maunoury ont bien montré qu'il était parfois difficile de distinguer la fièvre traumatique septique des fièvres *épitraumatiques*, dues soit à une phlegmasie intercurrente, soit à un rappel de maladies fébriles antérieures (rhumatisme, fièvre intermittente, etc.). La fièvre inflammatoire due à l'inflammation simple de l'organe blessé (troisième catégorie des fièvres épitraumatiques de Verneuil), représente la véritable fièvre traumatique, d'origine septique (Reclus).

Traitement. — Le traitement doit être prophylactique. Un chirurgien propre et soigneux opérant sur des tissus sains, ne fait jamais survenir de fièvre traumatique. Quand cette complication existe chez les blessés, le nettoyage de la plaie et les pansements antiseptiques méthodiquement appliqués en ont, en général, facilement raison.

§ 3. — Septicémies vraies.

1° SEPTICÉMIE AIGUE

SYNONYME. — Infection putride aiguë.

Définition. — Avec Chauvel nous définirons la septicémie chirurgicale : « L'intoxication spéciale qui résulte de la pénétration et de la multiplication dans l'organisme du microbe spécifique désigné par Pasteur sous le nom de *vibrion septique*. »

Comme on l'a vu dans l'exposé des doctrines, cette affection a été longtemps confondue avec les autres fièvres chirurgicales, mais les expérimentateurs et les cliniciens sont depuis longtemps d'accord sur l'existence distincte de cette terrible complication. C'est elle que GASPARD, D'ARCET, etc., ont produite chez les animaux, et qui a été nettement définie par BÉRARD. « Allez, dit-il, dans les salles de chirurgie de nos hôpitaux, vous y trouverez une foule de malheureux qui portent d'énormes foyers où le pus séjourne, s'altère et prend une fétidité repoussante, comme on l'observe par exemple après l'ouverture des abcès par congestion. Les sujets dont je parle n'offrent cependant ni les accidents caractéristiques de l'infection purulente, ni les abcès métastatiques ; ils sont en proie à une autre forme d'intoxication que celle qui résulte de la présence du pus en nature dans le sang. Ils sont atteints d'infection putride et non d'infection purulente. »

Ainsi la septicémie a été depuis longtemps considérée comme une affection spéciale bien isolée.

On reconnaît deux formes cliniques de septicémie aiguë : 1° la septicémie gangréneuse foudroyante décrite avec les gangrènes ; 2° la septicémie vraie dont il sera question ici.

Étiologie. — Les causes de la septicémie sont prédisposantes et déterminantes, les premières favorisent la pénétration du vibrion septique et sa multiplication dans l'organisme ; les secondes se réduisent au mode d'absorption de l'agent spécifique.

1° *Causes prédisposantes*. — a. *Blessure*. — Le vibrion septique, étant anaérobie, ne peut vivre au contact de l'oxygène ; il faut donc s'attendre à le rencontrer dans les foyers anfractueux des plaies, dans les cloaques, les plaies cavitaires plutôt qu'à la surface des grandes plaies exposées. Parmi les traumatismes qui réalisent les conditions favorables à son développement, nous signalerons les foyers de fracture avec plaies, les lésions de la moelle des os, les moignons d'amputés, les plaies d'armes à feu, les fractures des maxillaires (RICHET), les plaies cavitaires, etc.

Une plaie est d'autant plus exposée à servir de porte d'entrée au poison septique qu'elle est plus récente ; dans les tissus inflammés chroniquement, dans les plaies anciennes couvertes de bourgeons charnus, la septicémie devient plus rare. Une simple écorchure de ces dernières plaies, un pansement qui les fait saigner détruit cette immunité relative.

b. *Milieu*. — La septicémie, maladie infectieuse à un haut degré, se développe de préférence dans les milieux encombrés, où l'air est vicié, insuffisant. Il semble qu'en pareil cas le poison *s'intensifie :* la septicémie prend alors une forme épidémique ; aux armées, cette complication tue un grand nombre des opérés et des blessés. Sans nier d'une façon absolue cette influence néfaste de l'encombrement, ne faut-il pas voir dans cette réunion de nombreux septicémiques, l'occasion de fréquents contages, dus le plus souvent au chirurgien et aux objets de pansement.

c. *Blessé*. — D'une façon générale, toutes les causes qui débilitent et épuisent l'organisme augmentent les chances de réceptivité du poison. L'influence des états constitutionnels sur le développement de la septicémie est incontestable et VERNEUIL insiste avec raison sur ce point. Pour nous, ces états agissent en diminuant la vitalité et la résistance des tissus, qui deviennent ainsi un milieu favorable à toutes les septicémies. Aussi la gangrène, l'érysipèle, les fièvres chirurgicales sont-elles fréquentes chez les sujets de ce genre. Or ces états sont nombreux. Citons l'impaludisme, l'arthritisme, l'alcoolisme, les maladies spécifiques, la vieillesse et les états pathologiques qui succèdent tôt ou tard à la lésion permanente d'un grand viscère. La belle expérience de CHAUVEAU sur le *bistournage* chez les animaux préalablement septicémiés, a bien montré l'influence d'un état septique antérieur sur le développement d'une gangrène infectieuse,

2° *Causes déterminantes.* — Le vibrion septique de PASTEUR, anaérobie, existe dans la sérosité péritonéale ou dans les muscles des septicémiques à l'état de petits fils mouvants ; dans les muscles de la paroi abdominale, on trouve avec lui des corps lenticulaires immobiles portant parfois un corpuscule germe à l'une de leurs extrémités. Examiné dans le sang, le vibrion septique est beaucoup plus allongé et se meut, à la façon d'un serpent, au milieu des globules qu'il déplace.

Pour PASTEUR, ce vibrion peut changer d'aspect et il faut bien distinguer les deux états sous lesquels on le rencontre : 1° le vibrion septique adulte; 2° le corpuscule germe. L'oxygène tue le vibrion adulte, empêche le développement des corpuscules germes sans les détruire ; ceux-ci sont donc susceptibles de se développer ultérieurement quand ils trouvent un milieu favorable ; dans une atmosphère d'acide carbonique, ils pullulent activement.

KOCH a également étudié avec soin les vibrions septiques et reconnu comme PASTEUR qu'il en existe plusieurs variétés ; il en a déjà déterminé cinq espèces parmi lesquelles il en est une qui produit, chez la souris, la gangrène progressive. Il a surtout, par ses cultures, réussi à séparer certains vibrions, démontré la constance et la spécificité de leurs effets nuisibles.

Cet habile expérimentateur a pu observer directement l'action locale des microbes en injectant du poison septique dans le tissu de l'oreille. Le vibrion tue les cellules du tissu qui sont en contact avec lui et à son voisinage. Il se multiplie aux dépens de celui-ci, et s'étend jusqu'à ce qu'il rencontre un rempart de leucocytes ; entre la couche des leucocytes issus des vaisseaux par diapédèse et les microbes, il existe une zone formée par du tissu ou des leucocytes modifiés ; ainsi se produit la gangrène envahissante au point d'inoculation ; les micrococci sécréteraient, suivant KOCH, une substance soluble qui, en se diffusant, tuerait les éléments, mortifierait les tissus. Peu à peu les parasites s'avancent en détruisant la muraille des leucocytes qui se reforme à mesure qu'elle recule.

Mode d'absorption. — J. PAGET croit que ce poison septique peut franchir la barrière que lui impose l'épiderme ; généralement il est nécessaire qu'une circonstance quelconque mette à nu le derme et ouvre les réseaux lymphatiques. Les bourgeons charnus constituent une surface protectrice d'autant plus qu'ils présentent souvent un revêtement épithéloïde ; mais cette protection n'est pas très efficace, car les moindres influences avivent la plaie. — Le poison septique peut-il pénétrer par les voies pulmonaire, intestinale, etc.? Il est bien difficile de refuser cette propriété aux poumons et à l'intestin, alors qu'on voit les particules de charbon et d'autres principes infectieux pénétrer par ces voies ; aucun fait certain ne le démontre, et les succès de la méthode antiseptique locale fournissent des arguments sérieux aux adversaire de cette opinion.

Anatomie pathologique. — Les lésions de la septicémie aiguë n'ont rien de caractéristique; souvent on ne trouve pas autre chose qu'une congestion générale des principaux viscères. Les cadavres se décomposent rapidement ; le sang fluide est noir, rouge foncé, poisseux, couleur groseille, quelquefois même verdâtre, coulant comme du goudron. Les globules du sang sont déformés, crénelés ; le sérum coloré par l'hémoglobine renferme de nombreux vibrioniens.

En dehors de ces altérations, l'autopsie ne révèle guère que des congestions intenses des viscères ; les poumons splénisés présentent des ecchymoses à leur surface. Dans l'intestin on constate les mêmes lésions ; Verneuil a signalé la stéatose aiguë du foie; enfin il existe dans les séreuses une quantité variable d'un liquide trouble. D'après Mathieu, le sang septicémique a perdu la moitié de son pouvoir absorbant pour l'oxygène. Ces lésions sont analogues à celles des pyrexies infectieuses et, comme le dit Billroth : « Si l'on n'a pas observé le malade de son vivant, on cherche en vain sur le cadavre la cause de la mort. »

Symptômes. — La septicémie débute dans les premiers jours qui suivent le traumatisme, avant le travail réparateur; dans les cas d'inoculation accidentelle, elle se déclare presque immédiatement. Salleron rapporte que pendant la guerre de Crimée, les blessés qui arrivaient de Kamiesch à Constantinople, par mer, étaient déjà infectés.

La maladie s'annonce par un ensemble de phénomènes généraux graves qui ont beaucoup d'analogie avec ceux des typhiques. Quelquefois on observe un frisson, mais jamais aussi violent que celui de la pyohémie, et la température s'élève bientôt jusqu'à 40 et 41°, le pouls à 110 ou 120 pulsations. Les fonctions digestives sont de bonne heure altérées ; il y a de l'anorexie, une soif vive, de la céphalée; la langue est sèche, brune, fuligineuse. Les vomissements, le hoquet, la constipation ou la diarrhée cholériforme se produisent dans quelques cas.

La fièvre ne tombe pas complètement comme dans l'infection purulente ; elle reste généralement élevée avec une rémission matinale et une exacerbation vespérale comme dans la fièvre typhoïde. La peau devient sèche, la chaleur mordicante ; les urines peu abondantes, de couleur rouge brique, contiendraient de l'albumine (Billroth). Pendant ce temps la plaie, indolente, ne manifeste aucune trace de réparation; elle est blafarde et donne issue à un ichor sanieux et fétide. Souvent elle est le siège de ces hémorrhagies néo-capillaires bien étudiées par Verneuil.

L'affection a une durée extrêmement variable ; elle emporte les blessés en trois ou quatre jours, alors on voit de bonne heure survenir des symptômes nerveux, de l'hébétude, de la carphologie et même du délire nocturne. Quand la terminaison est moins rapide, les mêmes phénomènes apparaissent plus lentement ; on note des symptômes congestifs du côté des poumons, de la dyspnée, des douleurs hépatiques et spléniques, des hémorrhagies des muqueuses. On a signalé l'apparition d'éruptions cutanées qui, d'après Tremblay, Verneuil, seraient un symptôme très fâcheux. Dans la dernière période de la septicémie, le blessé s'affaiblit de plus en plus, tombe dans l'adynamie et le coma qui précède la mort. La marche de la septicémie est presque toujours fatale et dans les cas sporadiques les moins redoutables, la mort arrive au bout de dix ou quinze jours. Le pronostic est donc des plus graves.

Diagnostic. — Si, comme on le veut aujourd'hui, la septicémie n'est qu'un degré de l'empoisonnement du sang, si elle ne diffère de la fièvre traumatique que par la quantité du poison introduit dans l'organisme et par l'insuffisance de la réaction, la distinction entre ces deux maladies est bien difficile, si même elle est possible.

Les complications locales telles que la phlébite, l'érysipèle, le phlegmon peuvent, avant d'être reconnues, s'accompagner de symptômes généraux graves qui ont plus d'une analogie avec ceux de la septicémie ; mais la septicémie aiguë vraie apparaît plus tôt ou bien ces accidents se compliquent de septicémie, ce qui est fréquent. L'existence d'un traumatisme ne permet pas de confondre cette affection avec la fièvre typhoïde. C'est surtout avec la pyohémie que la septicémie a des affinités étroites ; nous exposerons plus loin les signes distinctifs de ces maladies.

Traitement. — Il est prophylactique et curatif.

1° La faible action que nous avons sur l'empoisonnement du sang, quand il est déclaré, donne une importance considérable aux mesures préventives. Il faut donc fermer aux germes l'accès de la blessure, et les détruire autant que possible dans la plaie pour empêcher leur pénétration. Toutes les mesures hygiéniques qui ont pour but de diminuer l'encombrement et d'accroître la salubrité des salles de blessés atténuent les chances de l'empoisonnement. Nous savons que le poison s'intensifie dans des conditions hygiéniques défectueuses ; il est juste de penser qu'il perd son énergie dans les conditions opposées. De là l'importance de l'isolement des blessés infectés, de l'extrême propreté des salles.

C'est la méthode antiseptique, avec toutes ses minutieuses pratiques, qui empêchera l'action des germes et les détruira. Les lavages avec des solutions diverses d'acide phénique, de sublimé, de chlorure de zinc, d'alcool, etc. ; les irrigations continues avec les mêmes liquides, la pulvérisation, les bains antiseptiques prolongés de Verneuil, le drainage de Chassaignac et d'Azam, en un mot tous les perfectionnements dont les succès récents ont démontré l'efficacité, doivent être employés le plus tôt possible.

Est-il possible d'enrayer la marche de l'affection lorsqu'elle s'est déclarée ? Les opérations, amputation, désarticulation, réussissent souvent fort mal. Mais cependant on leur doit un certain nombre de succès exceptionnels.

Quant au traitement interne nous en parlerons plus spécialement à propos de la pyohémie.

2° SEPTICÉMIE CHRONIQUE

La septicémie chronique est une fièvre lente à type rémittent, due à la rétention des liquides putrides dans des cavités plus ou moins anfractueuses. Quoi qu'en dise CHAUVEL, c'est une véritable septicémie. Mais cette *fièvre hectique*, nom que l'on a également donné à cette affection, serait due à la présence dans le sang, d'un poison septique, sepsine ou ptomaïnes, élaboré par les microbes ou résultant de la décomposition des matières organiques, plutôt qu'à la présence ou à l'action des microbes eux-mêmes.

Les malades sont amaigris, leur teint est pâle terreux, les traits sont tirés, souvent ils accusent de petits frissonnements ; le soir presque toujours, il existe un léger mouvement fébrile caractérisé par l'élévation de la température, la sécheresse de la peau et la fréquence du pouls. La diarrhée est fréquente, le sommeil rare, les sueurs sont abondantes, l'appétit presque nul. L'amaigrissement fait de rapides progrès, la faiblesse s'accentue progressivement, les extrémités s'infiltrent, et le malade succombe dans le marasme.

Le seul traitement consiste dans la désinfection des cavités suppurantes et putrides.

§ 4. — Infection purulente ou pyohémie.

Bibliographie. — HUNTER, trad. Richelot, Paris, 1840, t. III, p. 643. — GASPARD, *J. de Magendie*, 1822, p. 1. — VELPEAU, Th. de Paris, 1823, et *Revue méd.*, 1826. — RIBES, *Revue méd.*, 1825, t. III, p. 5. — MARESCHAL, Th. de Paris, 1828. — DANCE, *Bull. de la Soc. anat.*, 1828, juillet, t. III, et *Arch. gén. de méd.*, 1828-29. — REYNAUD, Th. de Paris, 1828. — PIORRY, *De la pyohémie*, Paris, 1831. — D'ARCET, Th. de Paris, 1842. — CASTELNAU et DUCREST, *Mém. de l'Acad. de méd.*, 1846. — A. GUÉRIN, Th. de Paris, 1847. — SÉDILLOT, *De l'infection purulente ou pyohémie*, Paris, 1849. — CRUVEILHIER, *Traité d'anat. pathol. gén.*, 1849, t. Ier, p. 167. — COHNHEIM, *Arch. de Virchow*, 1867. — DEMARQUAY, *Mém. de l'Acad. de méd.*, 1867-68. — BLUM, Th. de Strasbourg, 1870. — RANVIER, *Lyon méd.*, 1871. — VERNEUIL, *Mém. de chir.*, t. II, 1880. — BURDON-SANDERSON, *Med. Times a. Gaz.*, 1872. — JEANNEL, *De la pyohémie*, 1880, et *Encycl. de chir.*, t. Ier (Bibliogr.). — L. MORAND, Th. de Paris, 1880. — PROST-MARÉCHAL, *Ibid.*, 1883. — *Bull. et mém. de la Soc. de chir.*, 1855-1863. — *Bulletins de l'Acad. de méd.*, 1869, 1871, 1872, 1878, et *Acad. des sciences*, 1874-75. — A. GUÉRIN, art. INFECTION PURULENTE du *Dict. de Jaccoud*. — BRON-DUCLAUD, *Pathol. gén.*, 1887.

Thèse de Paris. — 1884, TERRIER.

Définition. — La pyohémie est une altération du sang produite par un poison spécifique, qui provoque de la fièvre et des abcès secondaires multiples.

On en distingue deux variétés : la pyohémie vraie, la seule que nous aurons en vue et la septico-pyohémie qui résulte de la coexistence des deux infections.

Étiologie. — Les causes de l'infection purulente sont prédisposantes et déterminantes.

1° *Causes prédisposantes.* — Elles sont relatives à la blessure, au milieu, au blessé.

A. *Blessure.* — Certaines plaies exposent plus que d'autres à la pyohémie, telles sont celles qui intéressent des régions très vasculaires, riches en veines, comme la région ano-rectale. D'une façon générale, les plaies des veines y sont plus sujettes et elles partagent cette prédisposition avec les lésions traumatiques des os. Gosselin fait jouer un rôle important à la moelle des os et à son altération dans l'ostéomyélite à la suite de fractures exposées, etc. La rétention du pus et par suite l'existence de plaies cavitaires anfractueuses est encore une circonstance favorable à l'éclosion de la pyohémie.

B. *Milieu.* — Depuis longtemps on a incriminé l'*hospitalisme;* on a dit que la pyohémie était plus fréquente dans les salles des hôpitaux que dans la pratique civile et surtout à la campagne ; cette assertion se trouve reproduite partout. Cependant en Angleterre, Prescott-Hewett, Bryant s'élèvent contre cette manière de voir sans méconnaître l'influence du milieu hospitalier; nombre d'exemples prouvent que l'affection n'est pas rare ailleurs, beaucoup de blessés apportant en entrant à l'hôpital les germes de la maladie.

Néanmoins l'encombrement des salles de blessés, la viciation de l'air qui en résulte, constituent un milieu favorable au développement de la pyohémie; Salleron et tous les chirurgiens d'armée insistent sur ses causes.

C. *Blessé.* — Quand un poison comme celui de la pyohémie a pénétré dans l'organisme, les questions de constitution ont une importance secondaire. Robustes et débiles succombent pareillement. Cependant les dispositions physiques et morales dans lesquelles se trouvent les blessés ne sont pas étrangères à l'éclosion de l'infection, à la pénétration du poison dans le sang; ce qui revient à dire que certaines plaies deviennent beaucoup plus facilement septiques que d'autres, que certains terrains sont meilleurs pour la culture des germes. La misère physiologique, les privations, le surmenage, les défaites, les retraites des armées agissent certainement de cette façon. Il faut également faire intervenir l'affaiblissement de la constitution, l'anémie, les suppurations prolongées, l'alcoolisme, le diabète, l'albuminurie, en un mot les états constitutionnels, sur lesquels Verneuil insiste avec raison.

2° *Causes déterminantes.* — La maladie est déterminée par la pénétration dans le sang d'un agent morbide pyogène et pyrogène venu du dehors et qui n'a pas d'autre porte d'entrée, car l'infection par les voies pulmonaire ou digestive, admise par quelques chirurgiens, n'est nullement démontrée.

Les détails dans lesquels nous sommes entrés dans notre revue historique nous dispensent de revenir ici sur les théories diverses émises sur la nature de l'agent infectieux et sur son mode de pénétration. La découverte des micro-organismes dans le pus des abcès métastatiques (Vogt et Eberth) mit la question sur un terrain véritablement scientifique. Birch-Hirschfeld retrouva les mêmes micro-organismes dans les caillots sanguins des embolies, et dans le sang lui-même des pyohémiques. C'est à ce moment que Backert décrit le microbe de la pyohémie et que Klebs fit connaître le *microsporon septicum*. Comme Birch-Hirschfeld, Cornil reconnut que les coagulations veineuses des pyohémiques étaient remplies de bactéries; mais à l'encontre de Backert et de Klebs, il ne trouva pas de microbe spécifique, et rencontra les microbes ordinaires de la suppuration : staphylocoques et streptocoques. C'est la pénétration de ces microbes dans la circulation sanguine qui détermine la pyohémie; on les retrouve infiltrant les globules blancs du sang (Cornil, Hayem). Ces globules blancs déformés, moins mobiles, moins souples, circulant plus difficilement, s'arrêtent, forment thrombose et colonisent; de ces colonies primitives, partent de nouveaux globules infiltrés de microbes qui vont répandre partout l'infection.

Quel est le rôle exact des microbes et des ptomaïnes qu'ils sécrètent? Aux microbes est-il dévolu le rôle pyogène, aux bactéries le rôle pyrogène?

C'est là encore une hypothèse qui a besoin de confirmation.

Anatomie pathologique. — Les principales lésions constatées à l'autopsie sont : 1° des abcès secondaires ordinairement multiples, encore appelés métastatiques ; 2° des épanchements séro-purulents dans les grandes séreuses et les articulations; 3° des altérations du sang; 4° des lésions dans la plaie.

A. *Abcès métastatiques.* — Cette dénomination, due à J.-L. Petit, rappelle les théories de l'époque : ces abcès sont uniques ou multiples et leur volume varie beaucoup entre celui d'un pois et celui d'un œuf de dinde. Le pus qu'ils contiennent est crémeux, un peu plus séreux que le pus ordinaire; dans les abcès du cerveau, sa teinte est verdâtre. Quel que soit leur siège, les collections mal limitées, sans paroi propre, contiennent toujours des vibrions.

On rencontre les abcès métastatiques dans tous les points du corps, mais principalement dans les viscères. Par ordre de fréquence, d'après Bryant qui a relevé à Guy's Hospital 203 autopsies, le poumon est le siège le plus commun de ces collections; 187 fois cet organe était intéressé, et dans 38 p. 100 des cas, les poumons étaient seuls malades. Billroth a trouvé le poumon lésé dans 90 p. 100 des cas. Sedillot portait cette fréquence à 99 p. 100. Les abcès métastatiques du poumon ne sont jamais très volumineux, ils siègent de préférence à la partie postérieure des lobes inférieurs. Leur nombre est toujours considérable, on en a trouvé jusqu'à 50. La pneumonie lobulaire et quelquefois lobaire suppurée, constitue la lésion la plus commune; on observe en outre des ecchymoses superficielles et des infarctus.

Après le poumon, le foie semble le viscère le plus souvent affecté (37 p. 100 Bryant), (10 p. 100 Billroth), (50 p. 100 Braidwood), (80 p. 100 Waldeyer); les abcès y sont plus volumineux et siègent vers la surface; l'opinion ancienne d'après laquelle les abcès du foie seraient particulièrement fréquents dans les plaies de tête repose sur une observation exacte vérifiée par la statistique de Bryant. Les abcès du rein (17 p. 100) sont déjà plus rares; enfin on en rencontre exceptionnellement dans la rate (5 p. 100), le cerveau et les ventricules (1/60), le cœur, les muscles, les os, l'œil, la prostate, la langue, le corps thyroïde, etc. Ils ne sont pas exceptionnels dans le tissu cellulaire.

Outre les abcès, les viscères présentent encore une lésion spéciale, les *infarctus*. Ces masses de couleur noire foncée, affectant la forme de pyramides dont la base est à la surface de l'organe, ont été comparées par GUÉRIN à la coupe d'une truffe; ce sont des foyers infectieux, en voie d'évolution et qui aboutissent ultérieurement à la formation des abcès. Il est possible d'ailleurs de suivre toutes les transformations; la tache a été primitivement rouge, elle prend ensuite sa teinte noire, puis devient gris cendré, et enfin jaune à son centre quand le pus s'est collecté. Cette filiation entre l'infarctus et l'abcès est généralement acceptée aujourd'hui; l'interprétation reste très discutée. VIRCHOW avait admis, comme beaucoup de ses devanciers, que les abcès étaient le résultat de l'obstruction mécanique des vaisseaux par une embolie; l'embole détaché du thrombus déterminerait, dans le point où il s'arrête, le formation d'un infarctus d'abord dur, et ensuite d'un abcès. En 1871, HAYEM accepte également l'origine embolique des abcès et des infarctus qu'il a particulièrement étudiés dans le foie, mais il insiste sur la nature *septique de l'embolie*. Voici quelle serait la succession des phénomènes; l'embole constitué par un fragment de thrombus, véhicule de principes septiques, s'arrête dans les capillaires et provoque la coagulation du sang dans un territoire plus ou moins étendu. L'agent septique détermine autour de lui l'irritation, la diapédèse, l'accumulation de leucocytes, leur mort et finalement un foyer purulent qui s'accroît à sa périphérie.

RANVIER n'admet pas l'origine embolique des abcès métastatiques; il pense qu'il s'agit là d'inflammations diffuses; l'infarctus rosé du poumon serait une pneumonie catarrhale aiguë; les infarctus hémoptoïques des hémorrhagies, et il attribue à une pneumonie purulente devenue caséeuse, les infarctus blancs (1871). Ces idées ne sont pas acceptées; on a simplement modifié la théorie de l'obstruction mécanique de VIRCHOW, en admettant que les infarctus et les abcès résultent de l'arrêt, dans les réseaux capillaires, d'un agent septique ayant pour véhicule un embolus ou les globules du pus eux-mêmes.

2° *Épanchements*. — Les épanchements séro-sanguins, séro-purulents, sont assez communs dans les plèvres, le péritoine, le péricarde, les articulations. L'articulation sterno-claviculaire serait plus fréquemment lésée que les autres; sur 25 cas d'arthrites suppurées relevés par BRYANT, cette jointure figure 8 fois. Parfois l'épanchement est péri-articulaire sans que la jointure même soit atteinte (TERRIER). Il est difficile d'admettre avec BRYANT que ces épanchements soient dus à l'extension de la maladie d'un viscère voisin (foie, rate, poumon). Les partisans de l'obstruction vasculaire embolique étaient très embarrassés pour expliquer ces collections et VIRCHOW invoquait déjà une altération spéciale du sang pour en rendre compte. Aujourd'hui la théorie de l'infection du sang par les germes explique assez aisément l'inflammation de ces grands sacs lymphatiques. On a souvent rencontré des ecchymoses à la surface des séreuses. Nous avons eu l'occasion d'observer, sur un blessé qui avait succombé à la pyohémie, la suppuration de foyers de fractures non exposées du radius.

3° *Sang.* — Les résultats fournis par les autopsies sont divergents. Le sang d'ordinaire poisseux n'est pas coagulé dans les vaisseaux; quelquefois il est mélangé à du pus et nous avons nettement constaté ce phénomène dans plusieurs cas. Pour quelques-uns le sang des pyohémiques serait plus riche en fibrine; Feltz y a signalé des globules crénelés; enfin les microbes n'y sont pas rares.

4° *Altérations de la plaie.* — Il est naturel de chercher dans la plaie l'origine des altérations générales; mais il n'est pas toujours facile de trouver la porte d'entrée du poison. Souvent il existe des phlébites et des thromboses dont l'évolution explique la série des accidents, maintes fois l'on a trouvé du vrai pus dans les veines d'opérés, d'amputés et de blessés; ces foyers étaient tantôt séquestrés, tantôt en communication avec la circulation et le pus pouvait ainsi être transporté dans toute la circulation. Velpeau avait admis l'origine lymphatique de la pyohémie, les autopsies n'ont pas révélé de lésions spéciales de cet appareil.

Symptômes. — La pyohémie n'est pas une complication initiale des plaies; elle apparaît habituellement après l'établissement de la suppuration, du dixième au quinzième jour; les blessés y sont exposés jusqu'à la cicatrisation.

La plupart des auteurs admettent que la pyohémie débute brusquement; quelques-uns, parmi lesquels A. Guérin, reconnaissent des prodromes; le facies du blessé change, son teint jaunit; il a de l'anorexie, des nausées, quelquefois des selles diarrhéiques.

La pyohémie s'annonce par *un frisson violent*, analogue à celui des fièvres palustres, avec une période algide franche; le blessé claque des dents, il est en proie à des horripilations, et sa physionomie exprime une anxiété extrême. C'est l'indice de la pénétration dans le sang des microbes septiques. Au bout d'un quart d'heure, la période algide cesse et fait insensiblement place aux sueurs profuses. Pendant l'accès, la température monte à 39 ou 40°, le pouls à 120 ou 140; on a signalé de l'anurie.

Après l'accès, la fièvre tombe, tout rentre dans l'ordre et une amélioration trompeuse succède; cependant la plaie change d'aspect, les bourgeons charnus se flétrissent, deviennent blafards; la plaie prend un aspect *vernissé* tout à fait caractéristique; le pus séreux exhale une odeur spéciale. L'état général s'altère insensiblement; la peau et les conjonctives prennent une teinte subictérique, l'amaigrissement fait des progrès d'autant plus rapides que la digestion laisse à désirer et qu'il y a de la diarrhée.

Au bout d'un temps variable, ordinairement de vingt-quatre heures, un second frisson apparaît avec les mêmes caractères que le premier. Dès lors, l'infection est nettement déclarée et ses effets se traduisent bientôt par des troubles multiples. La langue sèche ainsi que les gencives se recouvrent de fuliginosités; la soif est vive, l'œil excavé, brillant d'un éclat particulier; le nez s'effile, le teint se plombe, le ventre s'excave en même temps que la diarrhée est plus fétide. En quelques jours, le blessé devient méconnaissable.

Du côté de la plaie, les changements indiqués plus haut persistent. Lorsqu'il y a phlébite, il n'est pas rare de constater de l'œdème et même quelques phlyctènes périphériques; les douleurs font défaut dans le foyer traumatique.

Les frissons se reproduisent à des intervalles plus ou moins rapprochés suivant la gravité de l'affection; on en a noté quelquefois jusqu'à 15 ou 18. Dans le cours de la maladie, des épistaxis et des hémorrhagies par la plaie peuvent se produire. Le malade dort peu; il est dans un état de stupeur, ou bien il délire; parfois on constate des soubresauts des tendons. Le pouls est fréquent, mou, irrégulier, la respiration devient insensiblement plus pénible, et l'on compte jusqu'à 50, 60 et même 70 inspirations par minute. La température reste assez élevée dans les derniers jours, sans rémissions bien marquées. Souvent le malade est couvert de sueurs fétides; les selles deviennent involontaires et nauséabondes.

De bonne heure le blessé accuse des douleurs dans diverses régions, dans l'épaule droite, l'hypocondre droit, le genou, le coude; d'autres fois, elles siègent dans le côté et gênent la respiration. Ce sont là les symptômes de la formation des abcès. Il n'est également pas rare de voir apparaître dans les points douloureux des membres, des abcès superficiels fluctuants qui contiennent une certaine quantité de pus. La dyspnée croissante, la toux avec expectoration de crachats sanglants indiquent la formation des abcès pulmonaires. Braidwood a donné l'odeur de foin de l'haleine comme un signe pathognomonique de l'affection. Enfin à une période avancée de la maladie, la peau se recouvre d'éruptions discrètes, de vésicules ou de pustules. Verneuil a signalé des taches de purpura; ailleurs on a vu des plaques érythémateuses.

Marche et pronostic. — La pyohémie évolue ordinairement en 10 ou 15 jours, mais on la voit souvent durer plus longtemps, un mois et plus; cette marche lente est assez favorable et rend la guérison possible. Si l'affection doit se terminer par la mort, cas le plus commun, les symptômes énumérés plus haut s'accentuent, l'adynamie domine la scène; la fièvre devient continue, la dyspnée augmente, le délire vague persiste, la diarrhée fait des progrès et le blessé s'éteint peu à peu.

Lorsqu'à la pyohémie s'ajoute la septicémie, la marche de l'affection est plus rapide et on ne trouve alors à l'autopsie que l'ébauche des lésions que nous avons décrites. On a donné à cette variété le nom de septico-pyohémie.

La pyohémie est-elle toujours fatale? Sédillot, Follin, Morand, Prost-Maréchal et d'autres ont cité des guérisons, surtout dans les cas où les frissons sont peu intenses et éloignés. Nous avons vu un blessé guérir de pyohémie avec ouverture des abcès métastatiques, les uns à la peau, les autres par les bronches. Bryant admet également la possibilité de cette guérison et il fait, à cet égard, une distinction entre la pyohémie avec abcès viscéraux et avec abcès externes. Tandis que la terminaison est presque fatale pour les premiers, les seconds seraient susceptibles de guérir. A. Guérin se montre très réservé sur le pronostic; suivant lui les individus qui guérissent présenteraient une déchéance prématurée et ne survivraient pas longtemps. Dans un cas, il a pu constater à l'autopsie d'un ancien pyohémique des cicatrices superficielles du foie qu'il atribue à des abcès métastatiques guéris.

Diagnostic. — Annoncer à un chirurgien qu'un de ses blessés ou de ses opérés a eu un frisson violent, c'est éveiller immédiatement dans son esprit l'idée de l'infection purulente. Ce symptôme est, en effet, caractéristique ; il ne donne pas une certitude absolue mais une forte présomption, et l'incertitude ne saurait durer plus de vingt-quatre heures. Il n'y a guère que l'érysipèle, un accès palustre ou une complication locale, comme un phlegmon diffus, une phlébite, une pneumonie qui pourraient faire hésiter. Dans l'érysipèle, la plaie n'est pas blafarde et, au bout de douze heures, l'apparition de l'éruption lève les doutes ; avant l'éruption, il existe déjà une zone rouge violacée au pourtour de la plaie. L'examen du malade, de sa plaie et du membre où elle siège, permet d'écarter les complications locales aiguës.

C'est surtout avec la septicémie que le diagnostic différentiel est difficile, d'autant que les deux maladies coexistent fréquemment ; on arrive à les distinguer l'une de l'autre, grâce aux considérations suivantes. La septicémie apparaît avant la suppuration, tandis que la pyohémie se montre rarement avant le dixième jour ; la première a une marche aiguë et la fièvre est continue avec des rémissions matinales régulières ; la seconde, plus lente dans son évolution, présente une courbe thermique très irrégulière, avec des exacerbations brusques et des rémissions franches ; enfin les frissons violents, successifs, la teinte jaune plombée des pyohémiques font défaut dans la septicémie.

Traitement. — 1° *Traitement prophylactique.* — Étant admise la nature microbienne de la pyohémie, on comprend combien il est important de préserver les plaies et les blessés des causes qui peuvent favoriser la pénétration de l'agent morbide dans l'organisme. A l'époque où la théorie de la phlébite était en faveur, on avait eu l'idée de pratiquer des cautérisations au fer rouge sur le trajet des veines (Sédillot) ou au fond des plaies (Bonnet). Ces moyens ont fait place aux antiseptiques. La première précaution consiste à rendre les plaies aussi aseptiques que possible. Nous n'insisterons pas ici sur les moyens divers qui réalisent ces indications (voy. *Pansements des plaies*). Qu'il suffise de constater que, grâce à leur emploi, la pyohémie est bannie des hôpitaux où elle faisait naguère tant de victimes ; les étudiants aujourd'hui ont rarement l'occasion de voir les lésions viscérales, si fréquentes il y a quinze ans ! Il est évident que toutes les mesures prophylactiques, signalées à propos de la septicémie, sont applicables à la pyohémie. On le conçoit d'autant mieux que les deux affections se superposent souvent et naissent dans les mêmes conditions. Éviter l'encombrement, ventiler et nettoyer les salles, isoler les pyohémiques, entretenir autour des blessés une hygiène scrupuleuse, sont sans doute d'excellentes précautions ; mais l'asepsie et la protection de la plaie constituent le meilleur traitement prophylactique.

Traitement curatif. — Lorsque la maladie est déclarée, peut-on enrayer ses progrès ? Les remèdes qui ont été préconisés dans ce but, n'ont pas tenu leurs promesses. On a administré la digitale, l'aconit, les sudorifiques, les alcalins, l'acétate et le carbonate d'ammoniaque, les purgatifs salins, le sulfate de quinine, les antiseptiques, sans qu'on puisse affirmer qu'un seul malade ait guéri par l'emploi de ces médicaments. Le vrai traitement consiste dans le pansement des plaies, il est surtout prophylactique. La pyohémie déclarée, les amputations, les ouvertures larges, le drainage, les cautérisations, peuvent donner exceptionnellement quelques succès.

§ 5. — Piqûre anatomique.

Bibliographie. — J. Shaw, *Arch. gén. de méd.*, 1re série, t. IX, p. 575, 1825. — J. Paget, *Leçons de clin. chir.*, trad. L.-H. Petit, p. 407.
Thèses de Paris. — 1837, Requin (Concours). — 1845, Brierre. — 1865, Chouvet.
Thèse de Montpellier. — 1868, Pernot.

La piqûre anatomique qui résulte de l'inoculation accidentelle des liquides des cadavres rentre dans le groupe des septicémies chirurgicales.

En général, la piqûre est produite par un scalpel en disséquant. Les cadavres récents, surtout pendant les autopsies, y exposent plus que d'autres ; ceux qui proviennent de maladies infectieuses sont également très dangereux (fièvre puerpérale). Le pouvoir septique diminue au bout de quelques jours et il est très faible ou même nul pour les cadavres qui ont été injectés avec des liquides conservateurs.

Une piqûre n'est pas nécessaire pour que des accidents se produisent; une simple écorchure suffit; mais peut-on admettre avec J. Paget que le virus cadavérique franchisse la barrière que lui oppose l'épiderme ? Bien que le chirurgien anglais cite son propre exemple, de semblables faits sont exceptionnels.

Au reste, le cadavre humain n'a pas seul la propriété de produire ces accidents par l'inoculation; ceux de tous les animaux y exposent également, car ce genre de septicémie n'est pas rare chez les bouchers, les marchands de poisson et d'une façon générale dans tous les métiers où l'on manipule des matières animales.

Paget prétend que l'habitude donne à ceux qui fréquentent constamment les amphithéâtres une sorte d'immunité ; c'est là un fait généralement admis sans preuves à l'appui, et nous avons vu des garçons d'amphithéâtre, vieillis dans leur métier, présenter des piqûres dangereuses. Paget pense, il est vrai, que pour agir, le poison doit trouver dans l'économie un terrain convenablement préparé par la fatigue, les excès.

Les phénomènes consécutifs à ces inoculations d'origine animale peuvent être rangés dans trois groupes : 1° les accidents locaux aigus et chroniques ; 2° les accidents inflammatoires ; 3° la septicémie aiguë. Il y a là une question de diffusion du poison qui tantôt détermine une violente réaction à une plus ou moins grande distance, tantôt arrive dans le sang et l'infecte.

1° **Accidents locaux.** — Ils consistent ordinairement en une inflammation des plaies qui sont rouges, douloureuses et souvent s'accompagnent d'une aréole purulente sous-épidermique qui continue parfois à s'étendre à mesure que le centre de la plaie marche vers la réparation. Cette variété de plaies se rencontre surtout à la face dorsale des doigts : nous la considérons comme une sorte de lymphangite épidermique. Elle cède facilement à un traitement approprié.

D'autres fois, les piqûres anatomiques se terminent par la formation d'un tubercule anatomique (*Verruca necrogenica*, Bryant). Ces petites tumeurs aplaties, larges comme une pièce de un ou de deux francs, sont constituées par une hypertrophie des papilles du derme. La surface écailleuse, légèrement saillante, dure, mamelonnée, violacée, sécrète quelquefois du pus. Le moindre contact irritant la fait saigner et provoque de la douleur. Il est rationnel de considérer le tubercule comme un foyer de pullulation d'un agent parasitaire inconnu. Son siège de préférence est à la face dorsale des articulations métacarpo-phalangiennes.

2° **Accidents inflammatoires.** — Les accidents inflammatoires sont très fréquents. Citons d'abord la tourniole qui résulte de la pénétration au pourtour de l'ongle du poison septique. Ces tournioles sont assez rebelles, parce qu'elles se compliquent souvent d'onyxis et deviennent fongueuses. Les autres accidents inflammatoires sont : le panaris sous ses trois variétés qui laissent souvent à leur suite de graves difformités ; la lymphangite, accident des plus communs. Quand elle se produit, il n'est pas rare de voir apparaître au niveau du point inoculé une ou plusieurs vésicules et, un peu plus tard, les traînées caractéristiques et l'angioleucite des troncs avec engorgement ganglionnaire.

Presque toujours, en pareil cas, les accidents généraux, le malaise, le frisson ouvrent la scène brusquement. Après un temps qui varie de six à vingt-quatre heures, la partie enflammée prend une teinte livide et le gonflement envahit le bras, l'épaule et même le thorax. Les traînées d'angioleucite deviennent confluentes, les ganglions axillaires très douloureux. Dans d'autres circonstances, la rougeur se rapproche plus franchement de celle de l'érysipèle ou de l'érythème ; quelquefois le gonflement œdémateux pourrait faire croire à une phlébite profonde.

3° **Septicémie et accidents généraux.** — L'inoculation des principes cadavériques septiques amène parfois la mort par le fait de phénomènes généraux et d'un véritable empoisonnement du sang. Tantôt cette terminaison arrive en quelques jours, sans accidents locaux ou à distance, comme dans la septicémie foudroyante, par une véritable décomposition du sang ; tantôt elle survient plus tard après l'apparition d'accidents plus ou moins diffus. Dans le premier cas, le germe septique, transporté rapidement dans le sang, provoque des accidents graves, un malaise indéfinissable, de l'anxiété précordiale, des symptômes d'excitation nerveuse et une fièvre intense. Au bout de quarante-huit heures ou de plusieurs jours, ces symptômes font place à l'adynamie et à la prostration ; le pouls devient irrégulier, la respiration s'embarrasse et le malade succombe.

Dans le second cas, les symptômes du début sont un peu moins intenses ; il y a cependant de la fièvre, des frissons, les ganglions axillaires se tuméfient rapidement et le tissu cellulaire périganglionnaire devient le siège d'un gonflement phlegmoneux qui, en peu de temps, acquiert un développement insolite. Ce gonflement diffus s'étend à tout le creux axillaire, quelquefois aux régions du cou, mais plus ordinairement le long du thorax jusqu'au bassin. Tant que le pus n'est pas collecé, les symptômes généraux conservent leur intensité, ce sont ceux du phlegmon diffus; parfois même, ils prennent un caractère typhique, la langue est sèche, brune, les gencives se recouvrent de fuliginosités. Souvent plusieurs collections se forment successivement, et il faut un temps assez long avant que tous ces accidents disparaissent. La mort n'est pas très rare dans ce second cas et peut survenir à toutes les périodes.

Traitement. — Nous avons déjà dit que l'injection des cadavres rendait les piqûres anatomiques presque inoffensives; il y a, d'autre part, dans la pratique des autopsies, des règles qui permettent de se garantir des écorchures que font les côtes coupées, les saillies osseuses, etc. L'étudiant évitera de toucher aux cadavres avec des mains écorchées, ou au moins préservera les petites solutions de continuité par un pansement occlusif. Après la piqûre ou la coupure il faut de suite laver la plaie, la faire saigner en la pressant, et au besoin la sucer avant de la presser; s'il survient un peu d'inflammation, on doit lever le pansement, le remplacer par un bain antiseptique prolongé. A Lyon, on conseille la cautérisation de la plaie avec un bouton de feu directement ou après incision. Les larges enveloppements de gaze imbibée de solution d'acide phénique ou de sublimé réussissent dans les cas de lymphangite.

Dans les formes graves avec ou sans accidents à distance, la thérapeutique devient plus difficile et plus incertaine. Lorsque le bras est le siège d'un phlegmon diffus septique, le membre sera incisé en divers points et plongé dans un bain antiseptique. Si le phlegmon se forme dans l'aisselle, il est indiqué d'évacuer le pus de bonne heure. Nous sommes presque impuissants pour arrêter la marche des accidents suraigus. On suivra la même conduite que pour la septicémie aiguë. Les moyens généraux, les purgatifs, les antiphlogistiques, les sudorifiques, les toniques, l'alcool à haute dose trouvent leur indication dans le cours de cette affection.

§ 6. — Érysipèle.

Bibliographie. — Desault, *Journ. de chir.*, 1791, t. XI. — Lawrence, *Med. chir. Transact.*, London, 1838, t. XIV. — Larrey, *Clinique chir.*, 1829. — Ricord, *Onctions mercur.*, *Lancette franç.*, 1831. — Dupuytren, *Clinique chir.*, 1839. — Trousseau, *Clinique de l'Hôtel-Dieu*, 3e édition, Paris, 1868, t. Ier. — Briquet, *Emploi du collodion*, *Bull. de thérap.*, 1850, t. XXXVIII, p. 322. — Laborde, *Gaz. des Hôp.*, 1861. — Desprès, *Traité de l'érysipèle*, 1862. — Daudé (de Marvejols), *Traité de l'érysipèle épidémique*, Paris, 1867. — Gosselin, *Prophylaxie dans l'érysipèle*, Paris, 1868. — Vulpian, *Arch. de physiologie*, mars 1868. — Stendner, *Centralt. f. med. wissench.*, 1868, no 35. — Schwalbe, *Deutsche Klinik*, Berlin, 1869. — M. Raynaud, *Érysipèle médical*, *Dict. de méd. et chir. prat.*, 1871. — Gosselin, *Érysipèle traumatique*, *eod. loco.* — Verneuil, Le Fort, Des-

PRÈS, TRÉLAT, *Société de chirurgie*, 1872. — ORTH, *Experim. Path. und Pharmac.*, Leipzig, 1873. — TROISIER, *État du sang dans l'érysipèle, Société anat.*, 1873. — SPORER, *Emploi des antiseptiques, Petersburg. med. Zeitsch.*, 1876, p. 273. — A. BAADER, *Étiologie de l'érysipèle, Corr. Blatt. f. Schweiz. Ærtze*, n° 3, 4, 5, 1877. — ALIX, *Lyon médical*, 1878. — HERMANN, HUETER, *Injections sous-cut. d'acide phénique, Berlin, klin. Wochens.*, n°s 24 et 25, 1878. — HUETER, MAX WOLF, LANGE, STRHALER, *Congrès de la Société allemande de chirurgie*, avril 1878, et *Berlin. klin. Wochen.*, 1878. — E. BRACKETT (même sujet), *Thérap. Gaz.*, 1879. — *Emploi du perchlorure de fer.* — CH. BELL, *Edimb. Med. Journ.*, août 1876. — LENCHAM, *The Lancet*, 1880, *Erys. infect.* — GOSSELIN, *Gaz. des Hôp.*, 1882, n° 55. — KOCH, *Vaccination charbonneuse, Revue scientifique*, 1883, p. 66. — FEHLEISEN, *Deutsche Zeitschrift. f. Chirurgie*, Bd. XVI, fasc. 5 et 6, p. 391, et *Revue des sciences méd.*, 1883, p. 59. — NORTHON WHITNEY (de Tokio), *Philad. Med. Times*, 1883. — CORNIL et BABÈS, *Soc. méd. des Hôpitaux*, 1883. — CORNIL, *Journal des conn. médic. chir.*, n° 1, 1884. — *L'Érysipèle et la méthode antiseptique.* (Discussion à l'Académie de médecine, 1885. VERNEUIL, GOSSELIN, PANAS, LEFORT, TRÉLAT, A. GUÉRIN, POLAILLON.) — ROSENTHAL, *Wien. med. presse*, 1884. — P. MORELLI, *Il morgagni*, 1884. — KRASKE et KUHNAST, *Trait. chir. de l'érysipèle. Centr. für chirurg.*, 1886. — HABERKORN, *Centralblat f. Chirurgie*, 1886, n° 19, et *Gaz. hebd.*, 1886. — BONOME et BORDOLI, *Giorn. dell. R. Accord. di medi. di Torino*, 1886. — VON LINDEN, *Influence des variat. atmos. sur l'érysip., Arch. f. Klin. chir.*, Bd. XXXIII, heft 3, p. 740. — HAZECK, *Rapports de l'érys. et du phlegmon. Soc. imp. de méd.*, Vienne, 1886. *Semaine méd.*, 1886, p. 460. — ELIAS METSCHNIKOFF, *Arch. f. path. Anat.*, 1887. — RIEDEL, *Central. f. chir.*, 1887. — RHEINER, *eod. loc.*, 1887. — BENDER, *Coccus de l'E. Centr. f. Bact.*, n° 1, 1888. — ZIEM, *Etiol. de l'Ery. Deut. med. Woch.*, 1888. — WÖLFLER, *Wien. med. Blatt*, 1888. — VERNEUIL et CLADO, *Identité de l'E. et de la lymphangite aiguë*, Acad. des sc., 1889. — LEROY, *Etude biologique du microbe de l'E.*, Soc. de Biologie, 1889. — VINCKLER, *Wien. Klin. Woch.*, 1891.

Thèses de Paris. — 1802, RENAULDIN. — 1821, DUGÈS. — 1836, LEPELLETIER (Agrég.). — 1844, MOREAU (Alex.). — 1849, MASSON. — 1856, LAMARCHE. — 1857, AUBRÉE. — 1858, LABBÉ. — 1859, THOMET. — 1861, FENESTRE. — 1863, OBÉ-KOYSIEWICZ. — 1865, MARTIN, BLOCKBERGER, PUJOS. — 1869, DION. — 1872, COURBON, SERRAUD, BÉVIÈRE, ANSALLONI. — 1873, BORIANE, LORDEREAU, PITOIS. — 1874, RENAUT. — 1875, RITH. — 1876, REVOUY, SIGAUD, ZIMMERMANN. — 1879, LARMOYER. — 1880, DARTON. — 1881, VALLETEAU, DE MOUILLAC, DUPEYRAT. — 1885, BLAISE, DENUCÉ. — 1886, COLLIN. — 1887-88, PETITJEAN, CAMPOS. — 1888-89, GARS, 1890-91, CACHERA.

Thèses de Strasbourg. — LÉONARD (an XII). — 1813, LAROCHETTE, JACOBS. — 1817, MORET. — 1835, SCHWŒBEL. — 1833, KIEFFER. — 1840, BACHELET. — 1852, JACQUEMART. — 1869, LE ROUVILLOIS. — 1886-87, JUERY.

Thèse de Lyon. — 1886, DUCHER.

L'érysipèle (ερυειν πελας, se porter au loin) est une affection connue dès la plus haute antiquité. HIPPOCRATE le sépara de l'érythème, GALIEN du phlegmon; dans la suite, tous les auteurs s'en sont occupés, signalons particulièrement SYDENHAM au XVIIe siècle, et BORSIERI au XVIIIe. Dans ces dernières années, les travaux de VULPIAN, RENAULT, CADIAT, FEHLEISEN, CORNIL ont mis en lumière l'anatomie pathologique de cette maladie. On ne trouverait plus personne aujourd'hui pour défendre l'existence d'un érysipèle *médical* né dans l'organisme sans solution de continuité de la peau ou des muqueuses. Nous nous bornerons à rappeler cette opinion pour mémoire.

Définition. — L'érysipèle est une affection générale fébrile consécutive à l'introduction dans l'organisme d'un agent infectieux « *le streptococcus de Fehleisen ou de l'Erysipèle* », cet agent qui s'introduit toujours par une solution de continuité, détermine, au point d'inoculation, une rougeur et un gonflement des tissus, qui ont une tendance marquée à envahir les parties voisines.

Etiologie. — Etant admis que l'érysipèle est toujours consécutif à une lésion extérieure, d'après la nature même de la plaie, il peut se rencontrer : 1° à la suite d'une intervention chirurgicale, érysipèle opératoire; 2° après un traumatisme autour d'une plaie ulcéreuse (ouverture spontanée d'abcès, d'anthrax, ulcérations diverses). De toutes ces variétés, la plus grave, sans contredit, paraît être celle qui succède aux plaies opératoires. Verneuil a particulièrement attiré l'attention sur la fréquence des poussées érysipélateuses chez les sujets atteints d'affections rénales. L'opération la plus simple, chez ces sujets suffit pour provoquer l'apparition du mal. L'érysipèle envahit rarement les plaies ulcéreuses et les solutions de continuité qui succèdent à la chute des escarres dans la gangrène et la brûlure.

La maladie se développe de préférence chez les adolescents et les adultes, ceci n'a rien de surprenant vu le nombre des plaies à cet âge. Pour cette même cause, il se montrerait plus souvent chez l'homme que chez la femme (Gosselin). Cette affection a été observée dans tous les pays, sous tous les climats; dans nos contrées, elle atteindrait son maximum de fréquence du mois d'août au mois de février.

Anatomie pathologique. — Grâce aux études faites depuis 1868 par Vulpian, Cadiat, Renault, Cornil, en France, Volkmann, Steudner et Fehleisen en Allemagne, nous possédons des notions précises sur l'anatomie pathologique de la maladie.

Sanson et ses élèves, au commencement de ce siècle, admettaient l'existence de deux variétés d'érysipèle, l'un veineux, l'autre lymphatique; ces deux opinions furent successivement adoptées. Blandin, en effet, repoussant l'érysipèle d'origine veineuse, voit dans cette maladie une véritable lymphangite; parmi les contemporains, Desprès défend encore cette théorie. Contrairement à cette hypothèse, Ribes, Copland, Cruveilhier attribuent à l'inflammation des veines un rôle prépondérant, et pour Chassaignac l'inflammation des vaisseaux artériels et veineux du réseau sanguin sous-épidermique caractérisait l'érysipèle, tandis que l'inflammation des lymphatiques constitue l'angioleucite articulaire.

En 1882, Panas, U. Trélat, Giraldès admettent à la Société de chirurgie la distinction entre l'angioleucite des réseaux et l'érysipèle.

Dans un mémoire publié en 1868 (*Archives de physiologie*), Vulpian annonce que les lésions de la peau lui paraissent de nature inflammatoire et qu'il a rencontré dans les mailles du derme un grand nombre de leucocytes ayant probablement émigré des vaisseaux par diapédèse. Volkmann et Steudner, Coyne et Liouville confirmèrent peu après cette opinion. Pour

Cadiat, « la lésion caractéristique de l'érysipèle consiste dans la congestion du corps papillaire. Les vaisseaux des papilles, dans cette affection, sont fortement dilatés. Celles-ci sont le siège d'une turgescence, et le trouble circulatoire qui se manifeste alors, est de même ordre que tous ceux qui atteignent la couche superficielle du derme, comme l'urticaire, l'érythème, la rougeur de la scarlatine, etc. Le derme est atteint dans l'érysipèle comme dans une fièvre éruptive, mais la lésion qui s'y manifeste peut, dans certaines circonstances, en déterminer d'autres dans les parties environnantes. Celles-ci sont secondaires, accessoires et ne peuvent servir à définir la maladie. » (Cadiat, *Journal de l'anat. et de la physiol.*, p. 410, 1874.) Ces lésions secondaires sont précisément ces infiltrations de leucocytes sous le derme, et la suppuration des vaisseaux lymphatiques superficiels et profonds. J. Renault reprend ces études dans sa thèse inaugurale (1874). D'après cet observateur, les altérations de l'érysipèle sont celles d'une inflammation simple; on est en présence d'une dermite caractérisée par l'infiltration des globules blancs, infiltration à laquelle on doit attribuer l'œdème. Plus tard, les cellules fixes prolifèrent, ce phénomène moins passager détermine la formation de ces indurations spéciales, consécutives à l'érysipèle.

Les globules blancs apportés par les vaisseaux sanguins sont repris ensuite en majeure partie par les lymphatiques. Si le transport est très actif ces derniers s'enflamment consécutivement, d'où parfois production de lymphangites interstitielles de péri et d'endo-lymphangites.

Il n'y a rien de caractéristique, d'après cet auteur, dans les lésions de l'érysipèle. Ce n'est ni une lymphangite, ni une phlébite, mais bien plutôt une dermite analogue à celle que l'on produirait en injectant dans le derme des liquides irritants.

Depuis Blandin donc, on a beaucoup discuté sans parvenir à se mettre d'accord. Les uns considèrent l'érysipèle et la lymphangite comme une seule et même maladie ; les autres, au contraire, les séparent nettement, accordant toutefois qu'elles peuvent coexister et se confondre.

Les unicistes (Verneuil, Desprès, Cadiat, Clado, etc.) invoquent à l'appui de leur opinion :

1° La communauté du siège anatomique, la lymphangite occupant les troncs lymphatiques, et l'érysipèle les réseaux du même système;

2° La similitude du processus pathologique : les deux affections présentant, là où elles sont visibles, les phénomènes cardinaux de l'inflammation franche : rougeur, chaleur, douleur, tuméfaction, avec tendance à la suppuration;

3° Le même point de départ dans une solution de continuité des surfaces tégumenteuses;

4° Le même début symptomatique, frissons, vomissements, élévation brusque de la température, etc., avec les troubles généraux traduisant une intoxication soudaine ;

5° L'impossibilité pour le clinicien de dire, dans un bon nombre de cas, s'il s'agit d'une lymphangite, d'un érysipèle ou d'une association des deux, le mal ayant commencé tantôt par l'une, tantôt par l'autre;

6° D'après VERNEUIL et CLADO, ce sont deux formes d'une même maladie contagieuse infectieuse et parasitaire, car le microbe de FEHLEISEN, vu seulement jusqu'à ce jour dans l'érysipèle, se retrouve dans la lymphangite aiguë avec ses caractères et ses propriétés, ce qui établirait l'identité absolue des deux maladies.

L'érysipèle est-il contagieux? — La première constatation de la contagion de l'érysipèle remonte à LORRY (1777). Quelques années plus tard, TRAVERS, BRIGHT, COPLAND, NUNNELEY, en Angleterre, se rangent à cette idée. C'est à PIORRY (Clin. de la Pitié, 1834) que revient l'honneur d'avoir affirmé d'une façon précise l'infection de l'érysipèle. VELPEAU et TROUSSEAU appuient cette assertion de leur autorité et essayent d'aller plus loin, ils veulent définir le poison septique, mais ne peuvent arriver à établir s'il s'agit d'un poison ou d'un ferment. Néanmoins, la question est posée et nous allons la voir résoudre.

L'érysipèle est-il une affection microbienne? — HUETER paraît s'être occupé le premier de cette question. En 1868, en effet, il signalait la présence d'un agent infectieux, de bactéries dans le sang des érysipélateux.

NEPVEU, à la même époque, se livre à des recherches analogues et, dans un mémoire (*Soc. de biologie*, 1870), affirme qu'il existe des micro-organismes dans les plaques érysipélateuses et dans le sang. D'après ces auteurs, il existerait dans le sang des bactéries en assez grand nombre. Elles appartiendraient à la variété dite : *Bacterium punctum d'Erhenberg*. ORTH, en 1873, cultive ce parasite et décrit le *bacterium punctum*, qu'il a rencontré isolé ou réuni en chapelet, mais toujours immobile. En 1876, enfin, BOUCHARD trouve des bactéridies punctiformes, libres ou associées deux par deux, ou réunies en chapelets dans la sérosité des phlyctènes de l'érysipèle. Cette bactéridie, cultivée et inoculée par ORTH (voy. DUPEYRAT. Th. de Paris, 1881, p. 8), aurait reproduit l'érysipèle. Ce n'était donc pas dans le sang mais bien dans les lymphatiques cutanés qu'étaient les microbes; toutefois, il n'était nullement démontré que ces micrococci fussent la cause de l'érysipèle. « Or, voilà que récemment FEHLEISEN a réussi à cultiver ces micrococci avec des lamelles de peau enlevées sur des malades atteints d'érysipèle, en se mettant en garde contre toute adultération possible des matières ensemencées par les bactéries qui se rencontrent accidentellement à la surface du tégument externe. En *inoculant à l'homme* ces produits de culture, il a pu développer un érysipèle tout à fait typique. Dès lors, il n'y a plus de doute que ces micrococci sont bien la cause de l'érysipèle et que cette maladie est d'origine parasitaire. » (KOCH, *Vaccinations charbonneuses*, *Revue scientifique*, 1883, p. 66.) Le cas pris par FEHLEISEN était un érysipèle pur sans complication inflammatoire.

Voici les lésions qu'il a pu constater dans le champ du microscope. On doit considérer à la partie de la peau atteinte trois zones. Dans la première, qui comprend la partie voisine du bourrelet, et intacte macroscopiquement, les espaces lymphatiques sont remplis de micrococci en voie de multiplication. Dans la seconde, qui répondrait au bourrelet, apparaissent les signes d'une inflammation des tissus : entre les végétations de microbes existe une masse de cellules migratrices qui enveloppent les micrococci, et les absorbent même. Dans la troisième zone, qui correspond à la plaque, les micrococci ont disparu et l'on ne trouve plus qu'une infiltration de petites cellules. Il est remarquable de voir qu'il n'existe dans les capillaires sanguins aucune trace de microbes.

D'après CORNIL, les bactéridies de l'érysipèle sont d'un volume très petit comparées à celles du charbon; par rapport à ces dernières, elles ont un diamètre de 0,0003. « Sur une préparation de peau érysipélateuse, on voit que ces bactéries sont réunies en groupes, qui sont situés dans les espaces interfasciculaires, dans les vaisseaux lymphatiques et dans le tissu adipeux sous-cutané. Dans les lobules adipeux, on peut reconnaître que les bactéries occupent les cellules adipeuses elles-mêmes et sont logées dans le protoplasma qui entoure la gouttelette graisseuse... Il est encore un autre signe d'élection pour les bactéries de l'érysipèle : la périphérie des poils. Il en existe aussi très vraisemblablement dans la gaîne des poils, mais le fait n'est pas encore nettement établi. » (CORNIL, *Journ. des connaissances méd.*, 1884.)

ROSENBACH assimile, au point de vue de leurs formes en chaînettes, les microbes de l'érysipèle au septrocoque pyogène organisme du phlegmon. D'après HAJECK, il n'y aurait aucune différence de forme entre les deux microbes; c'est là une assertion erronée, car les cultures diffèrent notablement. Ensemencées sur l'agar-agar ou sur la gélatine, le septrocoque de l'érysipèle produit des stries blanches comparables à des feuilles de fougère, un peu différentes par conséquent de celles du septrocoque pyogène, dont les cultures affectent la forme d'une feuille d'acacia; de plus, dans ce dernier cas, les chaînettes sont plus rares et moins régulières que celles du microbe érysipélateux.

Altérations du sang. — Divers auteurs ont étudié le sang des érysipélateux. Contrairement aux assertions de HUETER et NEPVEU, FELHEISEN n'y a jamais trouvé de bactéridies, sauf lorsque le sang examiné avait été recueilli sur une partie des téguments atteints. Si l'on en croit NORTHON WHITNEY « les dimensions des globules rouges, chez les érysipélateux, sont inférieures de un dixième comparées à celles des globules normaux. L'élasticité de ces disques semble perdue, ils sont comme ramollis, la moindre pression les aplatit en filaments allongés ou fusiformes, parfois même ils forment un courant jaunâtre qui traverse la préparation. La décoloration apparaît rapidement ainsi que l'état crénelé; de même que dans le typhus et la pyohémie, la proportion des globules blancs augmente, jusqu'à atteindre le rapport d'un blanc pour trente, même pour quinze rouges. Ces globules blancs sont de volume bien moindre qu'à l'état sain, parfois ils dépassent à peine les dimensions du globule rouge. Dans presque tous les cas, on observe des globules petits, arrondis, fortement réfringents, analogues aux hématoblastes de HAYEM et aux corpuscules élémentaires de ZIMMERMAN » (*Philadelphia Méd. Times*, t. XIII, p. 394, 1883).

Nature de la maladie. — Les recherches modernes, en particulier les expériences rigoureusement irréprochables de FEHLEISEN, nous semblent avoir définitivement établi l'essence même de cette affection, et, résumant les opinions des auteurs précités nous dirons : *L'érysipèle est une maladie bactéridienne, produite par un septrococcus spécifique, qui se développe dans les lymphatiques de la peau et du tissu cellulaire sous-cutané.*

Symptômes. — L'évolution de la maladie comporte trois périodes bien distinctes :

a. *Période d'invasion. Prodromes.* — L'érysipèle débute d'ordinaire par un ensemble de symptômes vagues, puis, phénomène caractéristique, survient un frisson, suivi immédiatement après d'une élévation de température. Le frisson se prolonge pendant un temps qui varie de un quart d'heure à une heure. Le malade est ensuite affaissé comme sous l'influence d'une courbature générale ; la soif est ardente; il existe des nausées, des vomissements. Parmi les phénomènes précurseurs, l'engorgement des ganglions lymphatiques correspondant à la région qui va être atteinte d'érysipèle a été l'objet de nombreuses discussions. Galien, le premier, avait attiré l'attention sur ce point que Borsieri considérait comme démontré ; Chomel, Blandin, Blache en ont fait un signe des plus importants de la maladie. Malgré ces assertions, nous sommes obligés d'avouer que ce symptôme manque quelquefois, et Velpeau croyait cet engorgement consécutif à l'apparition de l'érysipèle. Lorsque la maladie survient spontanément, la valeur de ce signe peut être assez grande, mais, lorsque l'érysipèle succède à une plaie, la présence de cette dernière ne suffit-elle pas à expliquer l'engorgement ganglionnaire ?

b. *Période d'état. Eruption.* — Consécutivement au frisson initial, et après un espace de temps qui ne dépasse pas quarante-huit heures, les bords de la plaie deviennent le siège d'une rougeur irrégulière, bien différente de la rougeur phlegmoneuse. La peau tendue, luisante, semble œdémateuse; l'œdème existe en effet, la présence de leucocytes dans les mailles du derme en est une preuve suffisante. La plaque se développe peu à peu, plus colorée à la périphérie qu'au centre, et se termine brusquement, par un *bourrelet* à bords festonnés beaucoup plus sensible au doigt qu'à la vue, après lequel les parties ambiantes sont parfaitement saines. Dans les points ainsi envahis, le malade accuse une sensation de tension, une douleur âcre et prurigineuse que la pression augmente considérablement. La surface de la plaie, généralement lisse et luisante, se montre dans certains cas chagrinée, rugueuse ; parfois même l'épiderme est soulevé par de la sérosité qui forme de petites vésicules (érysipèle phlycténoïde) ; du sang peut être mélangé à la sérosité, il donne alors à la plaque un aspect spécial (érysipèle gangréneux).

Durant le cours de cette période, la chaleur de la peau, âcre et mordicante, dénote des températures élevées qui oscillent entre 38°,5 et 40°,5; le pouls bat avec rapidité. Le délire a été noté fréquemment, en particulier dans l'érysipèle du cuir chevelu, forme dans laquelle on voit de temps à autre le malade, après une période d'excitation, tomber dans un coma qui persiste pendant plusieurs jours.

c. *Période de déclin.* — Vers la fin de la première semaine, c'est-à-dire vers le cinquième ou le sixième jour, la plaque pâlit, les phénomènes généraux s'amendent, tout rentrerait bientôt dans l'ordre si la maladie se bornait à cette unique manifestation. Malheureusement, ces cas sont fort rares; habituellement, pendant que la première plaque arrive à son déclin d'autres naissent et se développent. De là résulte dans l'état général une alternative de poussées et de rémissions.

Forme. Marche. Durée. — Nous avons vu que l'aspect de la plaque était des plus variables. Suivant son caractère dominant, l'érysipèle est : *bulleux*, *phlycténoïde*, *pemphigoïde*, *miliaire*, *gangréneux*, *œdémateux*, *phlegmoneux*, etc. La marche de la maladie a donné lieu à divers qualificatifs. L'érysipèle est dit : *fixe*, lorsqu'il se limite à la région dans laquelle il a pris naissance; *serpigineux*, lorsque la rougeur envahit divers points et qu'entre les plaques restent des intervalles de peau saine; *ambulant* lorsque la rougeur gagne successivement différentes régions; *à rechute* lorsqu'il récidive au même point.

L'érysipèle ne se borne pas aux téguments externes, les muqueuses peuvent être elles aussi envahies primitivement ou secondairement. C'est à cet érysipèle des muqueuses que l'on a donné le nom d'*Erysipèle interne*. Les muqueuses des fosses nasales de la bouche, du pharynx, comptent parmi les plus fréquemment atteintes, et d'après Chantemesse et Vidal l'angine de Ludewig, ne serait autre qu'un érysipèle très virulent qui envahit la gorge et la région sous-hyoïdienne. Dans un cas, en effet, ces auteurs ont trouvé une grande quantité de chaînettes de septrococque.

Parmi les symptômes caractéristiques de l'érysipèle, nous insistons spécialement sur la tendance fâcheuse à se propager aux parties saines ; il fait, *la tache d'huile*. C'est une affection aiguë, dont la durée normale varie entre huit et douze jours. L'érysipèle ambulant a une durée plus longue, il peut persister pendant trois semaines ou un mois ; souvent, au moment où l'on croit la convalescence arrivée, survient une poussée nouvelle.

Complications et diagnostic. — Les abcès du tissu cellulaire ont été notés nombre de fois dans le cours de l'érysipèle ; certaines régions, face, paupière, cuir chevelu présentent sous se rapport une prédiposition manifeste. Lorsque le cuir chevelu se trouve envahi, les complications les plus graves peuvent se montrer (méningite, phlébite des sinus, etc.). Verneuil et ses élèves ont signalé la présence fréquente de l'albumine dans les urines, symptôme constant d'une complication rénale. La lésion du rein peut être passagère ; même dans ces cas toutefois, l'organe affecté conserve une susceptibilité des plus grandes, qui l'expose à être envahi de nouveau à la moindre récidive. La deuxième atteinte sera toujours plus grave que la première. L'affection rénale prend quelquefois une forme aiguë, et détermine des accidents mortels.

L'angioleucite, la phlébite, le phlegmon diffus ont été confondus avec l'érysipèle. Cependant, si l'on se rappelle la marche des symptômes généraux, les caractères particuliers de la plaque érysipélateuse, sa couleur, la saillie de ses bords, sa limitation brusque, la douleur spéciale que nous avons signalée et que la pression augmente, les erreurs deviennent difficiles. On ne saurait songer à une phlébite car rien ne rappelle l'induration caractéristique des veines enflammées. « L'œdème dans le cas d'érysipèle est mollasse, c'est un empâtement qui donne facilement la sensation de fausse fluctuation ; il est dur dans le cas de phlegmon ; la marche, le développement des deux maladies, la formation du pus, tout diffère, car le premier a son siège dans le corps papillaire, le second dans les couches sous-cutanées. » (CADIAT.)

En terminant nous insistons encore sur la douleur spéciale, suraiguë que développe la pression sur une plaque d'érysipèle ; dans quelques régions, au cuir chevelu par exemple, où la rougeur ne peut être perçue, ce symptôme et la sensation d'empâtement sont de la plus grande utilité pour le diagnostic.

Terminaison et pronostic. — L'érysipèle se termine d'ordinaire par résolution ; les plaques pâlissent, s'affaissent, se desquament, les accidents généraux s'amendent en même temps, et la guérison survient. Certaines formes (*érysipèles phlegmoneux, gangréneux*) sont beaucoup plus dangereuses que les autres ; dans quelques régions les complications donnent à la maladie un haut degré de gravité. L'érysipèle constitue toujours une affection sérieuse, parfaitement capable d'entraîner la mort, bien que DESPRÈS affirme formellement le contraire.

Traitement. — Jusqu'ici il n'existe pas de traitement spécifique de l'érysipèle. Les moyens généraux ont varié bien souvent, suivant les théories régnantes; ainsi se sont succédé : saignées, sangsues, vomitifs, purgatifs, etc.; pour les topiques locaux, on a glané de tout côté, et un peu au hasard. Les uns, comme DUPUYTREN, dans l'espoir d'enrayer les progrès du mal, appliquaient un vésicatoire sur la partie malade; d'autres, dans le même but, étendaient tout autour de la plaque une couche de pommade au nitrate d'argent. L'onguent mercuriel, diverses autres préparations ont aussi leurs partisans. ROBERT DE LATOUR, le premier, employa le collodion dans le traitement de cette maladie. TROUSSEAU, NÉLATON, PIACHAUD (de Genève), P. BROCA suivirent son exemple.

Le traitement le plus rationnel nous semble le suivant : Au début, pour combattre l'état saburral et les vomissements, un purgatif, et mieux un vomitif, seront prescrits. Pendant toute la durée de la maladie, comme l'érysipèle est une affection débilitante par excellence, il faudra s'occuper de soutenir les forces du malade, et faire prendre de l'alcool sous forme de potion de Tood, seul ou associé à l'extrait mou de quinquina; les vins généreux, Banyuls, Madère, etc., pourront être alternativement employés. Les divers topiques locaux n'ayant aucune spécificité, il nous semble inutile d'augmenter par leur application la souffrance du patient. Quelques chirurgiens font recouvrir les parties de compresses trempées dans une solution antiseptique, d'autres préconisent la vaseline boriquée. HEPPEL, conseille de badigeonner la périphérie de l'érysipèle et les parties limitrophes, sur un espace de la largeur du doigt, avec une solution alcoolique d'acide phénique à 10 p. 100 jusqu'à ce que le tégument soit complètement décoloré. L'effet local serait, dit-il, très satisfaisant, les malades éprouvent une sensation agréable sur les points badigeonnés. Dans sept cas, ce nouveau mode de traitement aurait déterminé la brusque cessation du processus morbide (*Arch. of Dermatology*, 1881). Dans le service de Verneuil, nous avons vu la pulvérisation phéniquée agir de la même façon.

Kraske (de Fribourg) après une toilette minutieuse des parties envahies par l'érysipèle et des parties saines voisines, pratique de nombreuses mouchetures sur toute la surface malade ainsi que de petites incisions atteignant sur une longueur d'un centimètre la couche superficielle du derme ou traversant toute l'épaisseur de la peau. Cette petite opération est suivie d'un lavage avec une solution phéniquée au 1/20e, des pressions énergiques font pénétrer l'antiseptique dans les ouvertures.

Riedel cerne la plaque par une série d'incisions de 6 à 8 centimètres et forme ainsi autour d'elle une véritable bordure sanglante ; puis les parties ainsi scarifiées, sont recouvertes de compresses chaudes trempées dans la liqueur de van Swieten et renouvelées trois fois par jour.

Ces procédés qui ne sauraient être appliqués à tous les cas ont, paraît-il, donné les meilleurs résultats.

Winckler (1891) a essayé avec grand succès la méthode de Lucke ; elle consiste à badigeonner avec de l'essence de térébenthine, la surface malade, préalablement détergée avec de l'éther ou de l'alcool absolu. L'application de la térébenthine est suivie d'un prurit et d'une sensation de brûlure qui disparaît en continuant l'emploi du topique. S'il existe des excoriations, elles doivent être au préalable recouvertes d'une pommade antiseptique. Dans 22 cas d'érysipèle par infection manifeste, la résolution des symptômes locaux survint en cinq jours.

Haberkorn a insisté aussi sur les antiseptiques pris à l'intérieur, il a donné dans l'érysipèle des doses de 15 à 20 grammes de benzoate de soude par jour dans un mucilage ou dans de l'eau de Seltz, au bout de quarante-huit heures, la température s'abaissait à son chiffre normal, en même temps l'état général s'améliorait et la desquamation était toujours très rapide. Il ne faut pas trop compter sur semblable indication.

Prophylaxie. — Les connaissances que nous possédons aujourd'hui sur la nature même de l'érysipèle, imposent le devoir d'isoler les sujets atteints de cette maladie, dès qu'elle vient à se déclarer dans un hôpital ou une ambulance. On les fera transporter dans une salle à part et mieux sous une tente ; la salle infectée devra être nettoyée, lavée, aérée, et, si faire se peut, évacuée. Dans tous les cas, pendant un certain temps, le chirurgien s'abstiendra de toute intervention sanglante dans ce local, et il n'y mettra pas ses opérés.

En ville, les règles de l'hygiène étant plus facilement applicables, il sera bon d'avoir pour le malade deux lits, dans deux chambres différentes, on le changera de douze heures en douze heures. Les pièces pendant ce temps-là, seront ventilées.

Les relations de l'érysipèle avec les fièvres puerpérales graves étant admises et bien établies aujourd'hui, le médecin devra prendre les plus grandes précautions s'il doit peu après visiter de nouvelles accouchées. Il éloignera le plus possible ses visites, changera de vêtement, fera des ablutions antiseptiques ; il ne saurait être trop circonspect, la moindre imprudence de sa part pouvant occasionner des accidents terribles. Grâce à l'antisepsie les cas d'érysipèle ont notablement diminué, tant à l'hôpital que dans la pratique civile.

§ 7. — Pourriture d'hôpital.

SYNONYMES. — Gangrène d'hôpital ou nosocomiale; ulcères gangréneux des plaies. — Typhus traumatique. — Ship ulcer. — Diphtérite des plaies.

Bibliographie. — POUTEAU, *Œuvres posthumes*, 1783, t. III. — DUSAUSSOY, Lyon, 1787. — DELPECH, *Clinique chirurgicale*, t. Ier, p. 78. — OLLIVIER, *Traité du typhus traumatique*, 1822. — MARMY, *Gaz. méd. de Strasbourg*, 1857. — THOMPSON, *Traité de l'inflammation*, 1827. — GUTHRIE, *Commentaries*. — SALLERON, *Recueil de mém. de méd. militaire*, 3e série, t. II, 1859. — PITHA, *Prager Vierteljahrschrift f. Heilkunde*, 1851. — MAUPIN, *Rec. de mém. de méd. militaire*, 2e série, t. XX. — HEINE, *Handbuch der Allgmein.*, etc., *Pitha et Billroth*, 1874. — KÖNIG, *Sammlung klinisch. Vorträge von R. Volkmann*, 1872. — BERGER, *Revue de Hayem*, 1875, p. 613. — NUSSBAUM, *Arch. de Langenbeck*, t. XVII, p. 706. — BERGER, *Rev. des Sc. méd.*, 1875, t. VI. — JEANNEL, *Encyc. internat.*, 1883. — CHAUVEL, *Dict. Encycl.*, 1883. — TERRIER, *Path. gén.*, 1887.

Voir les articles de BEGIN, OLLIVIER, *Dict. en 30 et 60 vol.*, et ROCHARD, *Dict. de Jaccoud*.

Thèse de Strasbourg. — 1858, BOUROT.

Thèses de Paris. — 1860, BOUSSUGE, GUILLAUME, ALBESPY. — 1871, TRIBES, RIGAL, MOTY, MESTRUDE. — 1872, LE BOURDELÈS, LE ROY. — 1875, WOLF (Bibliographie). — 1876, MENARD.

Définition historique. — La pourriture d'hôpital est une maladie des bourgeons charnus due à un principe contagieux et infectieux et caractérisée par la formation d'une fausse membrane ou d'une ulcération envahissante qui détruisent les tissus.

Cette maladie était connue des anciens chirurgiens. LAMOTTE, FODÉRÉ l'ont observée dans le vieil Hôtel-Dieu de Paris, mais son histoire n'a été bien élucidée qu'au siècle dernier grâce aux travaux de POUTEAU, DUSAUSSOY ; les médecins de la marine anglaise, GILLESPIE, TROTTER, ont signalé des épidémies à bord des navires. C'est surtout à l'époque des guerres du commencement de ce siècle que la pourriture d'hôpital s'est montrée avec une grande intensité, ces épidémies ont été relatées par DELPECH, OLLIVIER, HENNEN, GUTHRIE, etc. Depuis cette époque elle a sévi sur nos armées pendant les guerres de Crimée, d'Italie et de France.

Etiologie. — La pourriture apparaît lorsqu'un certain nombre de conditions banales se trouvent réunies : encombrement, milieu hospitalier, ventilation défectueuse, air impur, voisinage des latrines ou des matières putréfiées, endroits bas et humides. Ces conditions favorisent l'éclosion de la pourriture, mais sont incapables à elles seules de produire la maladie ; d'ailleurs elles n'ont rien de spécial dans le cas actuel, les mêmes causes générales peuvent être invoquées pour expliquer l'apparition du choléra, du typhus, de la septicémie, etc., qui sévissent souvent en même temps que la pourriture. Comme les armées en campagne, les navires constituent un milieu hygiénique mauvais, il n'est donc pas étonnant qu'on y observe fréquemment des épidémies de pourriture.

Les saisons paraissent exercer une influence très faible sur l'apparition de ce mal, tandis que les variations brusques de température, d'après Dusaussoy, Delpech, Brugmans, sont des circonstances favorables. Les armées d'Espagne, en 1810, furent attaquées par la pourriture par une température de + 35°, on l'observa également à Metz en 1870 par un froid de — 14°.

La pourriture d'hôpital est due à un principe virulent, contagieux et inoculable. La contagion, niée par Percy, Hirsch, Pitha, Billroth, Marmy, n'est plus guère contestée aujourd'hui; il est probable qu'elle est due à l'action d'un microbe spécial. Brugmans admettait un principe contagieux disséminé dans l'air, qui produirait d'abord une infection générale et consécutivement la pourriture locale ; Thomson et Hennen pensent également que l'altération du sang précède l'altération locale. Le pouvoir contagieux de la pourriture est aujourd'hui bien démontré ; elle se propage d'une salle ou d'un étage à un autre par l'air; les blessés d'un hôpital évacués sur un autre l'y transportent. Elle se propage également au contact, et les instruments, les pièces de pansement, la charpie contaminés peuvent la transmettre à des plaies saines. L'inoculation est également hors de contestation; elle a lieu accidentellement comme dans les cas de Dusaussoy, Danilo, qui prirent la pourriture en pansant les blessés ; enfin l'inoculation volontaire d'Ollivier, pendant les guerres d'Espagne, démontra jusqu'à l'évidence, le pouvoir infectant.

En résumé, tout en admettant le pouvoir contagieux de la pourriture, les uns, de plus en plus rares aujourd'hui, la regardent comme la manifestation d'une maladie générale, les autres, et nous sommes de ce nombre, croient que l'altération locale précède les symptômes généraux.

Depuis vingt ans, les Allemands cherchent à identifier la pourriture avec la diphtérie. Robert a émis une idée analogue, il distingue trois variétés : la diphtérie simple, la diphtérie pulpeuse et la diphtérie ulcéreuse.

Heine, l'un des plus ardents défenseurs de cette opinion, dit avoir trouvé la même structure aux fausses membranes des deux maladies, mais ses conclusions sont contredites par celles de Wagner. — Fock, Fischer, Roger, Paterson, ont observé des cas de croup pendant des épidémies de pourriture et inversement; ces faits viendraient à l'appui de l'identité des deux affections; néanmoins il faut de nouvelles recherches pour trancher la question. Hueter, Eberth (1873), considèrent la pourriture d'hopital comme une infection chirurgicale diphtéritique produite par un agent organisé. Elle est le résultat d'une maladie des granulations provoquée par des infusoires; ils la rangent en conséquence à côté de la diphtérite.

Il y a, à notre avis, une dissemblance absolue, entre la diphtérie et la pourriture d'hôpital; les fausses membranes de la première affection, laissent la muqueuse intacte; elles sont constituées pas des détritus gangréneux et ulcéreux dans la seconde.

Anatomie pathologique. — Les recherches histologiques relatives à la pourriture sont encore peu nombreuses et contradictoires. DEMME n'a pas analysé la fausse membrane, il a observé au-dessous d'elle une prolifération exubérante du tissu cellulaire; ces couches nouvelles sont destinées à se nécroser rapidement. TRIBES n'a signalé dans les détritus de la forme pulpeuse que des filaments de fibrine qui englobent des leucocytes remplis de granulations noirâtres. HEINE décrit dans la zone granuleuse des petits corpuscules réfringents, ronds, tantôt libres, tantôt réunis en chapelets et qui, dissociés, sont animés de mouvements; de plus, il a trouvé des petits grains pâles, fins, irréguliers, formant une couche épaisse. Pour lui, les premiers corpuscules seraient des bactéries qui amèneraient rapidement la nécrose des bourgeons charnus. Les tissus sous-jacents à la fausse membrane sont très enflammés, infiltrés de globules de pus et le siège d'exsudats muqueux. Des phénomènes de putréfaction se produisent de bonne heure dans les couches envahies par le principe infectieux. Les bactéries sont-elles la cause première de la pourriture d'hôpital? HEINE et THIERSCH ne le pensent pas et croient que la coagulation des liquides de la plaie est le phénomène primordial. Cependant tout ce que nous savons aujourd'hui du mode d'action des parasites tend à prouver qu'il s'agit bien ici de microbes qui s'avancent de la surface à la profondeur, en laissant derrière eux, sous la forme de nécrose de coagulation, les déchets et les restes des tissus envahis. Il est fort probable que des milliers d'agents étrangers ne tardent pas à s'associer au microbe de la pourriture pour putréfier ces produits coagulés; mais le véritable microbe pathogène n'a pas encore été isolé.

Siège. — On rencontre la pourriture sur toutes les plaies, mais les grandes plaies contuses, anfractueuses, les moignons sont surtout atteints. On l'a vue envahir la surface d'un vésicatoire; l'un de nous l'a observée sur la plaie avivée d'une fistule vésico-vaginale.

Symptômes. — La pourriture ne se présente pas constamment avec les mêmes caractères, et les auteurs en ont décrit des formes très variées; les plus constantes sont les formes ulcéreuse et pulpeuse décrites par DELPECH. L'affection est souvent annoncée par des prodromes, de violentes douleurs nocturnes dans la plaie, de la fièvre, un malaise général; ces signes peuvent passer inaperçus.

1° *Forme ulcéreuse.* — Après une période d'incubation variable entre trois et six jours, la plaie devient douloureuse, puis on observe en un ou plusieurs points une petite excavation en forme de godet, de couleur brunâtre, remplie par un ichor adhérent au fond de la plaie. Cette ulcération s'étend en surface et en profondeur; elle apparaît de préférence dans les points où il existe du tissu cellulaire, en même temps, la suppuration est remplacée par une sérosité roussâtre. Toute la plaie prend bientôt un aspect violacé, fongueux, saignant; les bourgeons charnus sont boursouflés, ecchymosés, les bords de la plaie rouges et tuméfiés, renversés. En peu de temps toute la couche des bourgeons charnus est détruite et la maladie envahit ensuite progressivement de nouveaux tissus. On l'aurait vue ronger un côté de la plaie seulement, affectant une forme phagédénique; en tous cas, elle est tantôt partielle, tantôt générale.

2° *Forme pulpeuse*. — Cette forme succède quelquefois à la précédente. Au début les bourgeons violacés se recouvrent d'un voile demi-transparent et adhérent; on peut encore l'enlever, mais alors la plaie saigne. Abandonnée à elle-même, la couche pulpeuse devient plus épaisse à mesure que ses parties superficielles tombent en bouillie et présentent un piqueté granitique hémorrhagique. La douleur, symptôme constant, fatigue beaucoup les malades. Les bords de la plaie sont empâtés, violets; à chaque pansement, les pièces de linge sont imbibées d'une sérosité fétide abondante et souillées par du putrilage provenant de la fonte des bourgeons charnus. La fausse membrane tombe par fragments, laissant à nu au-dessous d'elle une surface saignante qui ne tarde pas à se couvrir d'une nouvelle couche pulpeuse. L'engorgement œdémateux est plus considérable que dans la forme ulcereuse.

D'après ceux qui l'ont observée, et nous avons pu faire cette remarque pendant le siège de Strasbourg, les deux formes ne sont pas aussi nettement tranchées : plusieurs admettent qu'elles se succèdent ou coexistent chez le même malade. Chacune d'elles présente d'ailleurs des variétés; ainsi outre l'érosion ordinaire, Ollivier a décrit une érosion gangréneuse; Marmy admet une forme ulcérante gangréneuse, d'autres une forme gélatineuse simple ou hémorrhagique.

La pourriture, quand elle a une marche progressive, s'étend tantôt en surface, tantôt en profondeur. Aucun tissu n'est à l'abri de son action; aussi produit-elle d'horribles blessures, d'une odeur repoussante, qui mettent à nu le squelette, les vertèbres, amènent la conicité des moignons, etc. Les vaisseaux, les articulations, les cavités splanchniques ou séreuses ne résistent pas à l'action destructive de cet agent infectieux et leur ulcération ou leur perforation détermine des hémorrhagies ou des complications très graves.

Pendant l'évolution de la pourriture, qui dure parfois plusieurs semaines, l'état général s'altère, et des symptômes d'infection plus ou moins marqués coïncident avec les poussées locales. La fièvre d'abord rémittente devient continue; dans les cas graves il y a du délire, des états convulsifs signalés par Legouest. Habituellement l'adynamie succède aux premiers symptômes, la fièvre hectique et la diarrhée colliquative conduisent rapidement les malades au marasme et à la mort.

Parmi les complications de la pourriture, nous mentionnerons la lymphangite, l'érysipèle, le tétanos, la pyohémie, causes fréquentes de mort. La pourriture peut guérir spontanément lorsqu'elle est légère; cependant la mort arrive au moins dans un tiers des cas. Sur 1 600 blessés atteints de pourriture après la bataille de Vittoria (1813), Guthrie compte que plus de 500 moururent. A Berlin, la mortalité aurait été de 80 p. 100.

Si l'affection tend à décroître, les symptômes généraux s'amendent, la douleur locale s'apaise, la suppuration devient meilleure, et des bourgeons charnus roses remplacent les détritus gangréneux. Mais il ne faut pas oublier que la récidive menace les malades jusqu'au dernier jour de la cicatrisation. La guérison définitive est toujours longue, il en résulte des cicatrices difformes qui peuvent gêner beaucoup la prothèse, pour les moignons.

Diagnostic. — Les symptômes de la pourriture sont assez caractéristiques pour qu'on ne puisse longtemps les méconnaître, surtout quand elle affecte la forme épidémique. Il n'en est pas de même lorsque la nourriture est sporadique. Un certain nombre de maladies des bourgeons charnus peuvent être confondues avec elles ; nous signalerons seulement la diphtérie, l'état blafard des plaies chez les blessés atteints d'embarras gastrique, de septicémie, de phlébite, de thrombose, etc. Un examen attentif des symptômes suffira d'ordinaire à écarter ces causes d'erreur.

Traitement. — Il doit être prophylactique et curatif. Il n'appartient pas au chirurgien d'empêcher la production de la pourriture d'hôpital ; son action devra se borner à éviter toutes les conditions favorables à son développement et à limiter autant que possible l'extension et la diffusion du principe contagieux. C'est à l'hygiène qu'on s'adressera pour remplir ces indications ; il faut éviter l'encombrement des blessés, les placer dans des pièces éclairées, ventilées, à l'abri de l'humidité et des miasmes insalubres ; les pansements devront être faits avec soin en se servant d'objets et d'instruments très propres. A cet égard les progrès de la thérapeutique moderne, la disparition de la charpie, les pansements rares, antiseptiques, réalisent une amélioration notable. Les résultats obtenus pendant la guerre turco-russe par Carl Reyher sont à cet égard encourageants. On a conseillé la réunion primitive des plaies afin d'éviter la pourriture ; elle échouait trop souvent jadis pour avoir une sérieuse efficacité ; il n'en serait plus de même aujourd'hui.

Traitement curatif. — Le traitement général ne suffit pas à arrêter la marche de la pourriture, il trouve son indication pour soutenir le blessé ; les vomitifs, les purgatifs légers ont été vantés au début ; les saignées, les sangsues, malgré quelques partisans (Béguin), sont généralement abandonnées ; tout le monde recommande l'emploi des toniques, du quinquina, du sulfate de quinine, du vin, de l'alcool, du café et de tous les excitants diffusibles.

Le traitement local est des plus importants, et tous les procédés ou les agents prônés tour à tour ont pour but d'arrêter la marche de l'affection en modifiant la surface de la plaie. Le nombre des remèdes proposés est incalculable ; tous comptent quelques succès à leur actif, aucun n'a une spécificité et une constance réelles. Nous ne citerons ici que les plus accrédités. Ce sont :

1° *Les caustiques.* — La cautérisation au fer rouge est un moyen de traitement moins incertain que les autres ; elle est recommandée par Pouteau, Dusaussoy, Delpech, Ollivier, et doit être énergiquement appliquée, partout où il reste des traces du mal ; malheureusement son action est irrégulière, souvent trop peu profonde et le cautère ne poursuit pas le mal au fond des interstices : on est obligé d'y revenir à diverses reprises.

Les caustiques chimiques alcalins ont été essayés maintes fois ; ils ont fréquemment une action insuffisante, ou bien ils produisent des escarres diffuses dont il est difficile de prévoir les conséquences au moment de l'élimination. D'ailleurs leur escarre molle ne s'oppose pas à la repullulation du principe infectieux. On s'est depuis longtemps adressé aux caustiques acides, concentrés ou étendus, et on a employé toute la série depuis les plus légers, comme le jus de citron, l'acide acétique, et les autres acides végétaux jusqu'aux plus énergiques, comme les acides sulfurique, azotique, chromique. Ces moyens toujours douloureux échouent souvent.

Les solutions salines caustiques, telles que le nitrate d'argent, la liqueur de Vilatte, le sulfate de cuivre, le chlorure de zinc, le beurre d'antimoine, l'alun, le sublimé, etc., comptent des partisans ; la faveur du perchlorure de fer, préconisé depuis la guerre de Crimée, semble être plus justifiée ; SALLERON en vante les bons effets ; s'il a l'inconvénient d'être très douloureux, il est du moins d'une application facile ; il pénètre partout et son action hémostatique doit encore le faire préférer. RECLUS a signalé les résultats obtenus par l'emploi de l'eau à la température de 50 à 55°.

Mentionnons aussi l'iode, le brome, l'essence de térébenthine, le camphre, les poudres de quinquina et de charbon, le permanganate de potasse, vanté récemment, l'acide phénique, etc.; qui, dans les cas légers, sont susceptibles de rendre des services.

Quant à l'amputation du membre, elle ne saurait être indiquée que s'il existe des désordres incompatibles avec la conservation, une hémorrhagie rebelle, une escarre intéressant une articulation importante; on peut également être amené à la pratiquer lorsque l'affection est arrêtée et que la nature ne paraît pas assez puissante pour subvenir à la réparation des pertes de substance considérables.

§ 8. — Charbon et pustule maligne.

Bibliographie. — ENAUX et CHAUSSIER, *Méth. de trait.*, etc., *suivie d'un précis de la pustule maligne*, Dijon, 1785. — BIDAULT DE VILLIERS, *Œuvres posthumes*, Paris, 1828. — REGNIER, Paris, 1829. — ROCHOUX, *Dict. en 30 vol.*, t. XXVI. — *Comptes rendus de l'association médicale d'Eure-et-Loir*, 1849-1852. — RAYER et DAVAINE, *Acad. des sc.*, 1850. — VEYSSIÈRE, *Des maladies transmises à l'homme*, Paris, 1852. — MAUNOURY, *Recherches expérimentales sur l'inoculation de la pustule maligne, Gaz. méd. de Paris*, 1855. — POLLENDER, *Casper's Viertaljahrsschrift für ger. méd.*, 1855, t. VIII, p, 103. — SALMON et MAUNOURY, *Mém. sur l'inocul. de la pustule maligne, Recueil de méd. chir. et pharm. milit.*, 1859. — RAIMBERT, *Traité des maladies charbonneuses*, Paris, 1859. — BOURGEOIS, *Traité de la pustule maligne*, etc., Paris, 1861. — DAVAINE, *Recherches sur les infusoires du sang dans la maladie connue sous le nom de sang de rate*, et *Gaz. méd. de Paris*, 1863, 1864, 1865. — RAIMBERT, art. CHARBON, *Nouv. Dict. de méd. et chir.*, t. VII, 1867 (Bibliogr.). — MAUVEZIN, *Archives gén. de médecine*, 1864-1873. — DAVAINE, *Action de la chaleur sur le virus charbonneux, Comptes rendus de l'Acad. des sc.*, 1873. — R. KOCH, *Die Etiologie der Milzbrandt-Krankheit-Cohn's, Beitrage z. Biolog. der Planzen.* 1876. — PASTEUR et JOUBERT, — PASTEUR, ROUX et CHAMBERLAND, *Comptes rendus de l'Acad. des sciences*, 1877-1878, et *Académie de médecine*, passim, de 1878 à 1881. — NEPVEU, *Des bactériens et de leur rôle, Revue des sciences médicales*, 1878, t. XII, p. 325 (Bibliogr. du sujet jusqu'en 1878). — *Du rôle pathogénique des microbes* par DU CAZAL et ZUBER, *Revue des sciences médicales*, 1881, t. XVIII, p. 303. (Bibliographie étendue.) — ARLOING, CORNEVIN et THOMAS, *Lyon médic.*, 1882. — I. STRAUS et CHAMBERLAND, *Le charbon et la vaccinat. charb.*, in-8°, 1882. — CHAMBERLAND et ROUX, *Atténuation de la bactéridie charbonneuse par les antiseptiques*, *Acad. des sciences*, 14 mai 1883. — CHAUVEAU, *Inocul. prévent.*, etc., *Acad. des sciences*, 3 et 17 déc. 1883. — REYNIER et GELLÉ, *Arch. de méd.*, 1884. — EMMERICH, *Berlin. Klin. Woch.*, n° 50, p. 874, décembre 1886. *Destruction de la bactéridie charbonneuse dans l'organisme par le microcoque de l'érysipèle.* — I. STRAUS, *Prog. méd.*, 1886. — BRYANT, *The Lancet*, 1887. I. STRAUS, in-8°, 1887. — POLLOSSON, 3e *Congrès français de chir.*, 1888. — HABERKORN, *Cent. f. chir.*, 1888.

Thèses de Paris. — 1801, BAYLE. — 1826, LEURET. — 1807, DAVY DE LA CHEVIE. — 1829, MAUCOURT. — 1837, LECLÈRE. — 1838, ROQUES. — DUCREUX. — 1840, PARIZOT. — 1843, RIPAMONTI. — 1866, GOUPIL DES POUILLIÈRES. — 1868, NETTEMENT. — 1872, GEORGES. — 1873, TARDIF. — 1876, DELION. — 1877, BUÈS. — 1879, RASCOL. — 1880, RAIMBERT. — 1881. BADUEL. — MESNARD. — 1882, COULOM. — 1883, DEMESSE, KNOLL, PLANTEAU. — 1885, GUYOT. — 1886, CHEVALLIER.

Thèses de Strasbourg. — 1812, GUICHANET. — 1813, BIZOT. — 1829, CHARMONT. — 1863, BLAVOT. — 1869, LETOURNEAU.

Thèses de Montpellier. — 1808, MICHEL. — 1811, BELLAIGUE. — 1822, NÈGRE. — 1826, PORTALÈS. — 1827, PAQUIÉ, PELLETIER. — 1845, CASABIANCA. — 1845, ROCAMUS. — 1849, PASTRE. — 1855, APHALO. — 1866, FARAUT. — 1867, ECHALIER. — 1872, CANTIÉ, DELAURIER. — 1876, MONESTIER.

Thèse de Lyon. — 1879, TOUSSAINT. — 1888, FOCHIER.

L'étude des affections charbonneuses est de date relativement récente. Jusqu'à la fin du siècle dernier on confondait pêle-mêle sous le nom de charbon, les furoncles, les anthrax et autres affections.

FOURNIER, en 1769, semble le premier avoir réservé le nom de « charbon » à une affection gangréneuse communiquée à l'homme par l'action d'un principe provenant d'animaux surmenés ou atteints de maladies virulentes.

A deux reprises, l'Académie de Dijon mit au concours la question du charbon et de son traitement. Grâce à cette initiative parurent les travaux de THOMASSIN et CHAMBON en 1751 ; puis en 1785, ceux d'ENAUX et CHAUSSIER. Ces auteurs établissent nettement que la pustule maligne est communiquée à l'homme par inoculation ; ils la différencient d'avec l'anthrax et les autres tumeurs gangréneuses, puis en donnent une description restée classique.

Plus tard le mode d'introduction et le développement du charbon dans l'organisme deviennent le but unique des recherches. Tout le monde reconnaît unanimement que, dans la plupart des cas, le charbon est dû à l'inoculation d'un virus, mais plusieurs auteurs BAYLE (1809), BIDAUT de VILLIERS (1828), GAUJOT (1859), DEVERS et GALLARD (1864), affirment en outre que le charbon peut naître spontanément.

Signalons rapidement les travaux de l'Association médicale d'Eure-et-Loir, les remarques et les expériences de MAUNOURY, SALMON, RAIMBERT, les monographies si consciencieuses de ce dernier et de BOURGEOIS (d'Etampes), et hâtons-nous d'arriver à une nouvelle et dernière période de la question. En 1850, un médecin français, DAVAINE, remarqua dans le sang des animaux morts du *sang de rate*, la présence de corps filiformes, de bâtonnets, ayant environ une longueur double du diamètre des globules sanguins. En inoculant à d'autres animaux ce sang ainsi altéré, il leur donna la même maladie et, après leur mort, retrouva encore dans le sang les mêmes corps filiformes. C'est à ces corps que plus tard cet auteur donna le nom de *bactéridies*. On a conservé à la bactérie charbonneuse le nom de bactéridie, bien que, comme le fait remarquer Chamberland, il vaudrait mieux se servir des mots *Bacillus anthracis* seuls admis à l'étranger. De ses expériences, Davaine se crut autorisé à tirer les conclusions suivantes :

1° Le sang des animaux inoculés par le charbon contient une grande quantité de bactéridies ;

2° Le sang inoculé détermine le charbon, et la présence des bactéridies dans le sang détermine l'apparition des phénomènes morbides ;

3° Le sang charbonneux n'est plus apte à donner le charbon lorsque la putréfaction s'en est emparée ;

4° Enfin du sang dépouillé de bactéridies, en passant à travers le placenta, est inapte à transmettre le charbon.

Ces conclusions, toutes logiques qu'elles étaient, eurent de nombreux contradicteurs. Signol, Leplat et Jaillard, Coze et Feltz, Sanson et Bouley, attaquèrent ses conclusions. Ces expérimentateurs continuaient à confondre la maladie charbonneuse et la septicémie. Néanmoins les recherches de Davaine prêtaient à bien des critiques, car rien ne prouvait qu'il n'y eût pas dans le sang un principe autre que la bactéridie. Les choses en étaient là, lorsqu'en 1867 Pasteur reprit la question. Par la méthode des cultures, il arriva à séparer entièrement la bactéridie de tout ce qui lui est étranger dans le sang. La première culture était obtenue en ensemençant un ballon de levure de bière neutralisée par la potasse avec une goutte de sang charbonneux. Puis une goutte prise dans ce ballon, après le temps nécessaire pour le développement des germes, servait à ensemencer un deuxième vase, et ainsi de suite. Chaque nouvelle culture était obtenue en ensemençant un ballon stérile avec une goutte de la culture précédente. Or, aussi loin que l'on pousse l'expérience les résultats sont toujours les mêmes, la cinquantième et la soixantième cultures contiennent des bactéridies, et l'inoculation de ce liquide est capable de donner le charbon.

Le charbon est donc bien la maladie de la bactéridie. Mais comment expliquer le fait suivant : en 1876, un observateur dont personne ne contesta la valeur scientifique, P. Bert, avait découvert que tous les êtres, surtout les microbes sont tués lorsqu'on les soumet à l'influence de l'oxygène comprimé. Or du sang charbonneux, placé dans un milieu d'oxygène comprimé à dix atmosphères, inoculait le charbon ; il n'y avait cependant plus de bactéridies dans un tel liquide.

La contradiction n'était qu'apparente. Examinons au microscope du sang charbonneux. Entre les globules sanguins nous voyons les filaments droits, cassés, immobiles découverts par Davaine, puis un examen plus sérieux nous permet encore de reconnaître que les globules sont déformés et irréguliers (fig. 22), mais l'examen du liquide des cultures démontra à Pasteur que la bactéridie peut se développer et alors, au lieu de ces filaments droits cassés immobiles on trouve de longs cordons repliés et enroulés comme des paquets de vermicelle (fig. 23).

« De plus, après plusieurs jours, dit CHAMBERLAND, beaucoup de filaments paraissent remplis de noyaux réfringents un peu allongés, quelques-uns sont

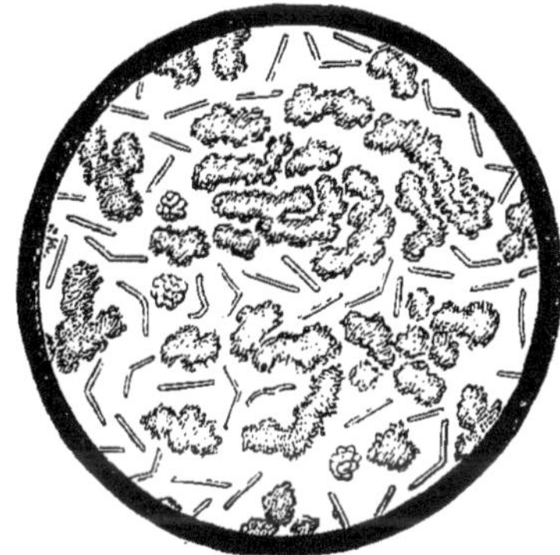

Fig. 22. — Sang de mouton charbonneux (d'après CHAMBERLAND).

encore dans des filaments très nets ; quelques autres forment des chaînes où on reconnaît la forme des bâtonnets qui leur ont donné naissance, mais où le contour a disparu ; d'autres enfin sont tout à fait libres et flottent dans le liquide (fig. 24). Ces noyaux sont les *germes*, les *spores* ou *graines* de la

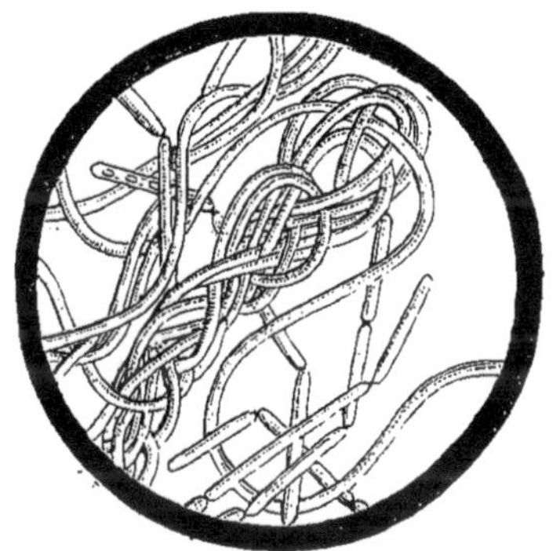

Fig. 23. — Bactéridie charbonneuse.
Culture récente (CHAMBERLAND).

bactéridie ; car si on les place dans du bouillon on en voit sortir de petits filaments qui s'allongent et reproduisent le long feutrage de la figure 23.

« La bactéridie existe donc sous deux formes ; à l'état de filaments et à l'état de spores ou germes (cette dernière variété a été découverte par R. KOCH, 1876). Sous ces deux états, ses propriétés sont fort différentes. La bactéridie filamenteuse est tuée par une température de 60° ; elle est tuée par la dessiccation, le vide, l'acide carbonique, l'oxygène comprimé. Les spores, au contraires, résistent à la dessiccation, de sorte qu'elles peuvent former poussière et voltiger dans l'air. Elles résistent à une température de 90 à 95°, à l'action du vide ou de l'acide carbonique, de l'alcool, de l'oxygène comprimé. En un mot les germes sont beaucoup plus résistants que les bactéridies à toutes les actions qui tendent à les détruire » (CHAMBERLAND, *Rôle des microbes dans la production des maladies*).

Avec ces données nouvelles, tout devient facile à expliquer. Le sang que P. BERT soumettait à l'action de l'oxygène comprimé avait déjà subi le contact de l'air, les bactéridies s'étaient transformées en germes. L'oxygène

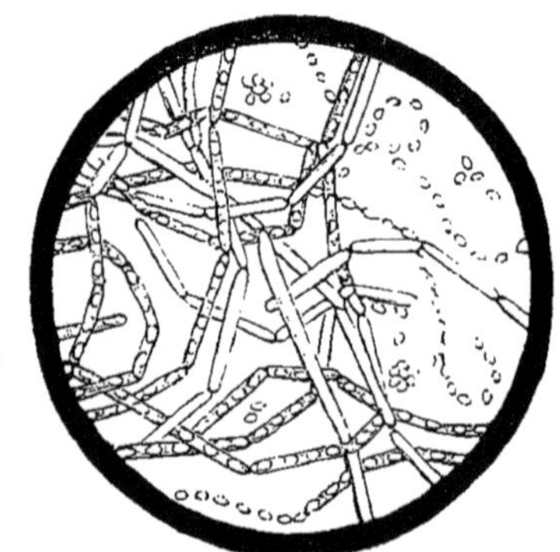

Fig. 24. — Bactéridie charbonneuse.
Culture ancienne (CHAMBERLAND).

tuait les bactéridies, mais les germes résistaient; rien d'étonnant, dès lors, à ce que le sang inoculé reproduise, grâce à ces germes, la maladie charbonneuse.

Le doute n'était plus possible, P. BERT fut le premier à reconnaître la valeur des expériences de PASTEUR, et aujourd'hui nous pouvons dire : « Le charbon est la maladie de la bactéridie. »

La condition, *sine qua non*, de l'apparition du charbon est l'introduction de la bactéridie dans le sang. Diverses expériences ont démontré surabondamment la chose pour les animaux ; il en est de même chez l'homme. Une blessure quelconque sert de porte d'entrée au micro-organisme. La lésion initiale peut passer inaperçue, siéger sur les muqueuses, dans un point où elle se dérobe à notre observation, mais elle a existé : du moment où il y a charbon il y a eu inoculation.

PUSTULE MALIGNE

C'est la manifestation la plus fréquente du charbon chez l'homme, la seule dont nous nous occuperons ici.

Définition. — « La pustule maligne ou charbon, communiquée par contagion, est une tumeur virulente et septique, inflammatoire et gangréneuse, caractérisée d'abord par l'apparition sur la peau d'une vésicule séreuse, *non purulente*, ombiliquée, qui se convertit promptement en une escarre bordée d'un anneau vésiculeux et repose sur une base indolente, œdémateuse, plus ou moins dure, élastique et étendue, ensuite par la manifestation d'accidents généraux indiquant l'intoxication de l'économie » (RAIMBERT).

Étiologie. — La pustule maligne a été observée spécialement dans certaines contrées de la France (Eure-et-Loir, Auvergne, etc.). Le charbon avant les découvertes de PASTEUR, était presque endémique dans ces contrées. « Il est aisé de concevoir que le voisinage, à plus forte raison le contact des dépouilles d'un animal mort du charbon seront susceptibles de contaminer l'homme que sa profession appelle à les manipuler. Que le mégissier atteint d'excoriations, de crevasses aux mains vienne à travailler la peau d'un animal charbonneux, qu'il se blesse avec un outil imprégné de virus, qu'il subisse enfin la piqûre d'un insecte ayant séjourné sur la chair ou des laines saturées de microbes, l'inoculation du poison organique s'effectuera par ces diverses voies » (CHOQUET, *L'Ouvrier mégissier*). Ces considérations s'appliquent tout aussi bien aux bergers, équarisseurs, corroyeurs, tanneurs, etc. A Paris les quelques cas de pustule maligne que l'on observe se rencontrent presque toujours dans les services de chirurgie de la Pitié : ceci s'explique par le voisinage de la halle aux cuirs, des diverses tanneries et autres établissements du même genre situés le long de la Bièvre. Le plus ordinairement l'accident initial est la piqûre d'une de ces grosses mouches bleues que l'on voit en abondance sur les cadavres des animaux morts (taon, stomoxe). La moindre écorchure peut aussi servir de porte d'entrée. Pour produire ces redoutables effets, les dépouilles des animaux n'ont pas besoin d'être fraîches, on a vu des peaux venant d'Amérique et qui, pour l'exportation, avaient subi une première préparation, donner lieu à des inoculations mortelles. Pendant combien de temps les peaux conservent-elles cette triste propriété ? C'est là ce que nous ne savons pas.

La pustule maligne se rencontre habituellement sur les parties découvertes particulièrement au niveau de la face où elle s'observe dans la moitié des cas. Sur 1,077 faits relevés par KOCH la pustule maligne occupait 601 fois la face et la tête, 370 fois les membres supérieurs, 45 fois le cou et la nuque, 61 fois les membres inférieurs et le tronc.

La pustule maligne nécessite l'insertion de l'agent virulent au niveau d'une solution de continuité de la peau, mais l'infection chez l'homme peut se faire par la voie intestinale et même par la voie pulmonaire, nombre d'observations ont prouvé que les bactéridies charbonneuses pouvaient fort bien s'introduire dans l'économie par les excoriations des premières portions du tube digestif. Ce premier danger éliminé malgré la puissante action du suc gastrique contre ces parasites, l'inoculation est encore possible et nombre d'observations rapportées par STRAUS, démontrent cette assertion. Il nous semble donc inutile de discuter les opinions de DECROIS relativement à l'usage de la viande charbonneuse dans l'alimentation. Ainsi que le disait BOULET, ces viandes doivent être proscrites ne serait-ce que pour le danger auxquels elles exposent ceux qui les manipulent. La salaison ne détruit pas la virulence, car si les bâtonnets sont rapidement détruits par l'action du chlorure de sodium, en revanche les spores résistent plusieurs mois. Le lait lui-même peut servir de véhicule aux bactéridies virulentes et KARLINSKI a rapporté l'histoire d'un typhique qui succomba au charbon pour avoir été nourri avec le lait d'une vache contaminée.

L'appareil respiratoire peut aussi servir de porte d'entrée au virus, et ainsi que cela est aujourd'hui parfaitement démontré, la maladie des trieurs de laine (*Woolsorter's disease*) en Angleterre, et la maladie des chiffonniers allemands (*Hadernkrankeit*) sont dues à la manipulation de substances contaminées.

Symptômes. — Avec Raimbert et Follin, nous diviserons l'évolution de la pustule maligne en trois périodes : Incubation, éruption, intoxication.

1° *Période d'incubation.* — On désigne sous ce nom l'espace de temps qui s'écoule depuis l'inoculation jusqu'à l'apparition des phénomènes locaux. La durée normale de cette période varie de vingt-quatre heures à trois jours. Le mode d'entrée du virus, la durée du contact, le plus ou moins d'épaisseur de la peau, l'état de santé du sujet, la température ambiante sont autant de circonstances qui peuvent influencer la marche de ce stade.

Les seuls phénomènes locaux que l'on constate, pendant ce laps de temps, consistent en une démangeaison assez vive au point où le virus a été inoculé.

2° *Éruption.* — La première manifestation est une petite tache analogue à une piqûre de puce, qui bientôt fait place à « une papule brune ou rosée, conique, un peu tronquée à son sommet » (Follin). Il est rarement donné aux médecins de constater la tache initiale, car, à ce moment, le patient ne se doutant pas encore de la gravité de son mal, néglige d'aller demander du secours. Sur cette papule tronquée se forme rapidement une vésicule, du volume d'un grain de mil, contenant une sérosité citrine ou brunâtre.

Elle met de vingt-quatre à trente-six heures pour arriver à son développement total. Les démangeaisons augmentent, les malades se grattent, écorchent la vésicule avec les ongles et le prurit cesse immédiatement. Si l'on examine alors la région, on peut constater par la palpation et *de visu*, l'existence d'un espace circonscrit, induré, de couleur noirâtre, qui supporte la vésicule ulcérée, c'est l'escarre. Autour, sur la peau luisante et tuméfiée, se montrent des cercles concentriques, de coloration diverse, tantôt d'un rouge livide, tantôt blanchâtres, que Chaussier a désignés sous le nom d'*aréole*. Le point central se mortifie de plus en plus, bientôt son insensibilité est complète.

L'aréole forme autour de cette petite escarre une légère saillie, les parties mortifiées paraissent de la sorte sur un plan inférieur. Autour de l'aréole, se développent une série de vésicules régulières et, ainsi environnée, l'escarre, suivant la comparaison de Bourgeois (d'Etampes), offre d'aspect du chaton d'une bague entouré de petites perles.

Les parties périphériques sont le siège d'un gonflement de nature particulière, constitué par une infiltration œdémateuse, molle, pâteuse, rénitente. Cet œdème résulte de l'inflammation occasionnée par la présence des bactéries dans le tissu cellulaire; il leur sert de liquide de culture (Toussaint). Ce gonflement envahit rapidement au loin les régions voisines; alors seulement, la chaleur cuisante, les démangeaisons font place à des douleurs véritables; avec elles apparaissent des phénomènes généraux graves.

Intoxication. — Les symptômes fébriles ont déjà débuté au milieu de la période précédente. Le pouls est mou, la température peu accentuée, le malade est abattu, somnolent; vers la fin de cette même période, le gonflement œdémateux s'étend au loin, l'intoxication générale commence.

Le patient se sent pris de faiblesse, de vertige, de défaillances; il accuse un malaise persistant. Le pouls, petit, fréquent, concentré, bat cent vingt ou cent trente. La bouche est pâteuse, l'haleine fétide, la langue recouverte d'un enduit blanchâtre; une soif intense torture le malade; les boissons ne la calment que très imparfaitement et cependant la température de la peau ne se montre pas très élevée. On observe des nausées, des vomissements bilieux, des selles diarrhéiques, peu abondantes mais fétides, précédées d'ordinaire de fortes coliques; les urines sont rares, brunes, sédimenteuses.

Les symptômes locaux prennent aussi rapidement une intensité plus grande, le gonflement œdémateux augmente, le tissu cellulaire se boursoufle, l'enflure devient énorme; au voisinage de la pustule se forment des phlyctènes, qui, en se déchirant, laissent voir des taches gangreneuses.

Il est bien rare, lorsque les choses en sont arrivées là, de voir la guérison survenir. Presque toujours l'état général du patient s'aggrave, le ventre se ballonne, le pouls est de plus en plus faible, une sueur froide et visqueuse recouvre la peau, la tendance aux syncopes s'accentue, la prostration devient extrême. La mort arrive bientôt, sans qu'il y ait eu de troubles sérieux du côté de l'intelligence.

Œdème malin. — L'infection charbonneuse inoculée n'affecte pas toujours la forme que nous venons de décrire. Bourgeois (d'Etampes) a signalé une forme grave que l'on rencontre spécialement aux paupières, mais qui a été constatée à la langue, aux lèvres, sur la poitrine, et sur les membres supérieurs.

Dès le début de l'accident initial, c'est-à-dire, peu de temps après l'inoculation la région malade devient le siège d'un œdème diffus incolore, mou, tremblotant, à mesure qu'il gagne les parties il devient plus dur. Bientôt des phlyctènes à liquide sanguinolent, soulèvent l'épiderme, se crèvent, laissant ensuite des escarres.

Dès ce moment, l'œdème malin et la pustule maligne ont des caractères similaires.

La marche de cette forme est beaucoup plus rapide que celle de la précédente dès le deuxième ou troisième jour surviennent les phénomènes d'intoxication générale auxquels succombe le malade.

Le charbon interne se manifeste par des signes de gastro-entérite typhoïde sur lesquels nous n'avons pas à insister ici.

Anatomie pathologique. — Cette partie si importante du sujet a été l'objet d'études très intéressantes de la part de Toussaint (Th. de Lyon, 1879).

Nous avons dit que les bactéridies se développaient, grâce au liquide de l'œdème; dans ce liquide, elles se reproduisent par segmentation. Le développement de la bactéridie est d'abord lent, puis elle envahit l'économie soit par les vaisseaux lymphatiques, soit par les vaisseaux sanguins. La bactéridie est transportée au ganglion le plus voisin du point inoculé, là le microphyte est arrêté comme la poudre du tatouage et bientôt, dit Colin, sa présence se décèle par une irritation spécifique. Le ganglion s'enflamme et augmente de volume en quelques heures, puis des ruptures se font dans la trame, et, ce premier obstacle surmonté, la bactéridie se répand dans toutes les directions. Les cadavres d'hommes ou d'animaux morts du charbon se putréfient très rapidement. « Le sang est noir, poisseux, riche en globules blancs et présente un état agglutinatif tout particulier, il ressemble assez comme aspect physique, à la viscosité près, à celui du sang après l'asphyxie; mis au contact de l'oxygène il rougit, mais seulement dans sa couche superficielle.

« En examinant les capillaires et cet examen peut être fait *in situ*, on les trouve remplis de bactéridies, à tel point que les globules du sang sont quelquefois chassés; c'est ce qu'on observe, par exemple, dans les capillaires du mésentère, du poumon et des villosités intestinales; ces bactéridies affectent toutes les directions, mais sont pourtant en général parallèles à la direction du vaisseau. Dans les artérioles de plus petit calibre, elles forment de véritables amas au milieu des vaisseaux, tandis qu'à leurs parois s'accolent les globules sanguins, rendus visqueux comme nous l'avons dit. Ces paquets de bactéries sont parfois arrêtés en certains points par l'éperon, qui forme la réunion de deux vaisseaux et donne lieu alors à de véritables embolies susceptibles, à leur tour, de déterminer des hémorrhagies par ruptures vasculaires.

« Bref, toutes les parties de la circulation sont envahies par le parasite d'une façon que l'on peut, sans exagération, qualifier d'effrayante et surtout pendant les dernières heures de la vie. » (Du Cazal, *Revue des sciences méd.*, 1881, p. 328.)

Mécanisme de la mort. — D'après les travaux les plus récents, la mort dans le cas de pustule maligne doit être rapportée à trois causes : 1° asphyxie; 2° obstruction mécanique des vaisseaux, surtout des capillaires; 3° viscosité des globules du sang.

L'asphyxie est amplement prouvée par cet état spécial du sang que nous venons de signaler. Elle est due à la présence de la bactérie, celle-ci étant aérobie emprunte aux globules rouges tout l'oxygène destiné à l'hématose et répand dans le sang de l'acide carbonique.

L'obstruction des capillaires et des vaisseaux d'un certain volume est constante. Les bactéridies, dans ce cas, agissent-elles simplement par leur présence, comme le veut Pasteur, ou bien ont-elles une action spécifique particulière? Ce sont là des questions non encore élucidées.

Diagnostic. — La pustule maligne a donné lieu parfois à des erreurs de diagnostic. Il importe cependant de ne pas la confondre avec d'autres affections d'un pronostic plus bénin, car tout retard apporté dans le traitement peut être fatal.

Rappelons rapidement les principaux caractères du mal. La pustule charbonneuse présente une forme ombiliquée, l'escarre sur laquelle elle repose est dure, épaisse, déprimée, noire; le liquide contenu dans la pustule est une sérosité limpide. L'escarre se produit lentement, elle est entourée par une aréole érythémateuse, en dehors de laquelle s'observe un gonflement œdémateux qui s'étend au loin; il n'existe pas d'angioleucite, pas d'adénite.

Ce ne sont pas là les caractères de la piqûre du cousin ou des abeilles. La piqûre du cousin se présente sous forme d'une petite vésicule surmontant un point dur et jaunâtre, entourée d'une rougeur franchement inflammatoire. Les piqûres d'abeille ou de guêpe ne peuvent non plus donner lieu à confusion, il n'y a ni aréole vésiculaire ni escarre dans les cas de ce genre, mais une douleur très vive avec gonflement considérable des tissus.

Le furoncle et l'anthrax ont aussi quelquefois occasionné des erreurs. Il existe néanmoins des différences notables dans le mode de développement de ces lésions. L'escarre, dans le cas de pustule maligne, met au moins trois jours à se former; lorsqu'il s'agit d'un furoncle, elle se développe en un jour. Le furoncle, surtout l'anthrax s'accompagnent toujours à leur début d'un état fébrile assez marqué.

La lymphangite et l'adénite sont fréquentes, rien de semblables dans le cas de pustule maligne. Maunoury, pour assurer le diagnostic, conseille le procédé suivant : Avec une aiguille, ponctionnez l'escarre; s'il s'agit d'un furoncle, d'un anthrax, d'une pustule d'ecthyma, dès le troisième jour il y aura du pus; s'il s'agit d'une pustule maligne, le pus n'existera pas avant le dixième jour.

Les plaques gangréneuses, qui apparaissent dans le cours d'un érysipèle ont pu donner le change. Nous n'insisterons pas sur ce point, les phénomènes généraux qui ont précédé l'apparition de la plaque érysipélateuse suffiront à lever tous les doutes.

Il est bon de dire qu'il y a des pustules malignes qui sont des plus bénignes: ce sont celles qu'on guérit avec des applications de décoction de feuilles de noyer.

Pronostic. — La pustule maligne est une affection des plus graves. Pendant la première période, on peut espérer enrayer les progrès du mal, mais les dangers pour le malade augmentent d'heure en heure. Dès que l'intoxication a commencé, les chances de guérison diminuent considérablement. Le siège de la lésion fait aussi varier la gravité du pronostic. La pustule maligne de la face et du cou est plus grave que celle des membres.

Traitement. — Les moyens employés contre la pustule maligne ont beaucoup varié; de tout temps, cependant, on a traité énergiquement la lésion locale par la cautérisation sous ses diverses formes.

Depuis 1874, sur les indications de Davaine, on emploie concurremment, avec les cautérisations au fer rouge, les solutions iodées en injection dans le tissu cellulaire sous-cutané; elles agiraient comme antiseptique local en détruisant les bactéridies dans la pustule elle-même, et comme antiseptique général par leur absorption rapide (Coulom).

Verneuil a exposé à l'Académie de médecine la conduite qu'il croyait utile dans les cas semblables. D'après cet auteur le traitement doit être différent suivant les zones de la pustule. « Dans la zone mortifiée il faut une obstruction radicale, dans la zone indurée suspecte une révulsion énergique, dans la zone d'œdème la désinfection interstitielle. Si l'on ajoutait à cela l'administration à l'intérieur d'un antiseptique reconnu actif contre le virus charbonneux, on arriverait à une thérapeutique rationnelle, ne livrant rien au hasard, remplissant toutes les indications tirées de la nature du mal. » VERNEUIL conseille d'enlever l'escarre ou de la détruire au thermo-cautère et de faire dans la zone indurée des incisions ou des ponctions avec le même instrument. A la campagne, ou si l'on n'a pas de thermocautère, des tiges de fer portées au rouge agiront de même. Avec la seringue de PRAVAZ, on fait ensuite dans le tissu cellulaire des injections de teinture d'iode pure (COULOM) ou d'une solution à 1, 5, 10 p. 100. Ces injections doivent être suffisamment rapprochées pour former une série non interrompue de nodosités. Bien faites, elles n'entraîneront aucune complication.

Le chirurgien s'appliquera à relever les forces du malade par des toniques et des excitants diffusibles ; l'alcool sous toutes ses formes trouve ici son indication. Puis il faut prescrire une solution de teinture d'iode, laquelle comme la précédente, et suivant les indications, variera de 1 à 10 p. 100 ; elle sera donnée par cuillerées à bouche toutes les deux heures. Si l'on veut que ces solutions soient limpides, il est nécessaire d'ajouter 1 ou 2 grammes d'iodure de potassium dans chaque préparation.

CHAPITRE II

DES GANGRÈNES

Bibliographie. — QUESNAY, *Traité de la G.*, 1749. — HEBRÉARD, *Mém. sur la G.*, etc., *Mém. et prix de la Soc. de méd. de Paris*, 1817. — MARJOLIN, *Dict. en 30 vol.*, art. G. — RACLE, *Mém. sur un nouv. caract. de la G., Gaz. méd. de Paris*, 1849. — TRUDEAU, *De la G. spont. et des indic. chir. dans les cas.*, etc., *Bull. Acad. de méd.*, 5 oct. 1858, et *Gaz. hebd.* — LAUGIER, *Trait. par l'oxygène, Acad. des sciences*, 1862. — RAYNAUD, *G. par embolie, Bull. de la Soc. anat.*, 1859. — PANUM, *Recherches exp. sur les embolies, Arch. de méd.*, 1863. — PASTEUR, *Comptes rendus des séances de l'Acad. des sciences*, 1863, t. LVI, p. 1189, 1194. — MARCHAL (de Calvi), *Recherches sur les accidents diabét.*, 1864. — BILLROTH, *G., Élém. de path. chirurg.*, Trad. franç., 1868. — CORNIL et RANVIER, *Hist. pathol.*, 1869. — BEGY, *Idiopathie Gangr. of the four Extrem.*, etc., *The Lancet*, sept. 1870. — TUIFAHY, *Contribut. à la G. spontanée, Bull. Acad. de méd. belge*, 1873. — PITRES, *Anat. path.*, et *Path. de certains cas de G. spontanée, Bull. de la Soc. anat.*, 1874. — SPIRE, *Revue méd. de l'Est*, 1877. — PARISE, *Mécan. de la mort subite dans la G., Arch. gén. de méd.*, 1880. — VERNEUIL et PETIT, *Asphyxie loc. et Gang. pal.*, *Revue de chir.*, 1882. — BOUILLET, *Montpell., méd.* 1886. — CORNEVIN, *Inoculation préventive de la G., Revue de méd. et Acad. des sc.*, 1888. — LABBÉ, *Sem. méd.*, 1889.

Thèses de Paris. — 1818, ISNARD. — 1828, ALIBERT. — 1850, VIARD. — 1857, BRIOUX,

LESUR, MARCHAND. — 1859, DESPAGNET. — 1862, RAYNAUD. — 1867, BENNI. — 1872, DAFFAS. — 1880, RONDOT (Agrég.).
Consultez en outre les Classiques et les articles de M. RAYNAUD, *Dict. de méd. et chir. prat.*, et celui de SPILLMANN, *Dict. encycl.* (Bibliogr. très étendue.)

Définition. — On entend sous le nom de gangrène la mortification limitée d'une partie du corps : la destruction porte parfois sur un membre ou un organe entier, on dit alors qu'il y a *sphacèle*. Ces deux expressions, dans la pratique, sont souvent employées l'une pour l'autre; si les parties molles seules sont atteintes, la partie mortifiée porte le nom d'*escarre;* dans certains cas, le squelette lui-même est intéressé, cette gangrène du tissu osseux est connue sous le nom de *nécrose*, et les parcelles éliminées ou détachées sont appelées *séquestre*.

Tantôt les tissus en voie de destruction paraissent gonflés, œdémateux, gorgés de liquide, la gangrène est dite *humide;* elle est dans ce cas, suivie, presque précédée de tous les phénomènes de la putréfaction ; ou bien le travail nécrosique agit, suivant l'expression de TERRIER, en coagulant les liquides et en crispant les solides : cette momification lente des éléments anatomiques porte le nom de *gangrène sèche*.

Etiologie. — Les causes de la mortification des tissus doivent être rangées en quatre classes bien distinctes :

1° *Agents extérieurs*. — Un traumatisme violent (contusion, plaies contuses) peut subitement, instantanément, broyer ou détruire les éléments anatomiques, les rendant ainsi impropres à la vie. Les mêmes causes, agissant d'une façon beaucoup plus lente mais longtemps prolongée, produiront des résultats analogues ; un certain nombre d'agents physiques ou chimiques : froid, chaleur, électricité, caustiques potentiels, acides minéraux entraînent des effets semblables. D'où une première classe de gangrènes : *gangrènes par lésions extérieures*.

2° Plusieurs états morbides produisent dans telle ou telle région des troubles, et même l'arrêt de la circulation. L'apport des matériaux de nutrition était suspendu, la mortification devient fatale : *gangrène par arrêt de la circulation*, *gangrène par lésions vasculaires*.

3° Tout en ayant son cours normal, le sang peut avoir été vicié par des matières septiques, virulentes ou toxiques. Quelle que soit l'origine de cette infection, le sang ne pourra plus servir à la nutrition des tissus ; la gangrène sera la conséquence de ces troubles : *gangrène par altération du sang*, *gangrène septique*.

4° Enfin, grâce aux travaux de ces dernières années, nous savons que le système nerveux a, sur la nutrition des tissus, une influence importante ; que pour une raison quelconque, cette action du système nerveux soit altérée ou cesse de se produire, des troubles de nutrition ne tarderont pas à se montrer : *gangrène d'origine nerveuse*.

Deux ou plusieurs des causes ci-dessus énoncées se trouvent souvent réunies. Une contusion peut parfaitement atteindre un sujet dont le système circulatoire est en mauvais état, la mortification ne sera que plus rapide, le pronostic plus grave. Nous nous occuperons surtout de ces différentes gangrènes dans les cas de traumatisme.

Anatomie pathologique. — Une affection dont les causes sont si diverses ne saurait se présenter sous un type uniforme ; les parties mortifiées sont loin d'avoir toujours le même aspect, aussi avec Lebret, Virchow, Wagner et Jaccoud, nous étudierons quatre modes anatomiques principaux de la gangrène.

1° *Gangrène blanche de* Quesnay. — Forme insolite, d'ordinaire consécutive à une lésion traumatique du système nerveux ou à un arrêt brusque et complet de la circulation artérielle dans une région.

Cette variété de gangrène signalée par Quesnay, puis par Nélaton, Billroth, Reclus, etc., ne doit pas être confondue avec la gangrène par *cadavérisation*. Ainsi que l'a fait remarquer Jalaguier, on aurait une fort mauvaise idée de l'aspect des tissus en les comparant à celui que présente le cadavre Les plaques de cette variété de gangrène sont d'un blanc laiteux absolument caractéristique.

2° *Gangrène sèche.* — Une lésion quelconque abolit ou diminue dans une région la circulation sanguine, les tissus de la partie malade subissent peu à peu une sorte de dessiccation ; les liquides qu'ils contiennent normalement s'évaporent, les parties molles se racornissent, arrivent à acquérir une consistance ligneuse. Il y a eu momification. Les éléments constitutifs des tissus altérés conservent à peu près leur structure habituelle ; sauf la perte de l'eau, ils peuvent rester ainsi indéfiniment. Les tissus mortifiés présentent une coloration brun rougeâtre qui tranche nettement sur les parties saines. Sous le derme racorni, on rencontre de petits grains rougeâtres de la grosseur d'une tête d'épingle ; ce sont eux qui donnent à ces parties la coloration spéciale que nous venons de mentionner. Maurice Raynaud considère ces petites masses comme des concrétions sanguines.

3° *Gangrène humide sans odeur. Nécrobiose.* — Cette variété de mortification, que nous citons seulement pour mémoire, est spéciale aux viscères, ganglions, centres nerveux ; elle se montre d'ordinaire consécutivement à une altération vasculaire ; les éléments normaux des tissus sont dissociés par segmentation granuleuse et se transforment en produits caséeux. (*Nécrose de coagulation.*)

4° *Gangrène putride.* — C'est de beaucoup la forme la plus fréquente. Un motif quelconque amène un arrêt de circulation en retour dans la région malade, puis de l'œdème avec infiltration de sérosité. Par place, les téguments prennent une teinte verdâtre, les veines se dessinent sous forme de traînées rouges, brunâtres ; bientôt apparaissent les phénomènes propres de la putréfaction, les parties mortifiées se ramollissent, crépitent sous la pression. L'épiderme est soulevé par des vésicules qui se rompent, laissent échapper un liquide ichoreux et putride ; des bulles de gaz se développent en abondance (*gangrène emphysémateuse*). Bientôt l'escarre ne forme plus qu'un magma informe à odeur putride et nauséuse.

Modifications chimiques des tissus. — Les gaz ainsi produits sont ceux de la fermentation putride (acides sulfhydrique, carbonique, butyrique et valérianique, libres ou unis à l'ammoniaque). Il existe également des cristaux de stéarine. Les organismes inférieurs, que Pasteur considère comme les agents directs de la putréfaction, existent aussi en abondance : ceux que l'on rencontre le plus souvent sont : le *monas crepusculum*, le *bacterium termo*, le *bacterium catenula*, mélangés à des spores de cryptogames : *aspergillum*, *oïdium*. Dans tous les détritus gangréneux on trouve encore de grandes quantités de graisse, des pigments variés, des substances cristallisées. Les corpuscules pigmentaires, étudiés par Demme sont des produits de la décomposition du sang, les plus nombreux ont été nommés par Valentin *corpuscule gangréneux*. Van Laire et M. Raynaud les rapportent à l'infiltration des éléments anatomiques déformés. Signalons en outre des pigments rouillés dus sans doute à la présence de l'hématosine et à des granulations de sulfure de fer.

Symptômes locaux. Marche. Terminaison. — En dehors des altérations que nous venons d'exposer, on observe du côté des parties malades un certain nombre de symptômes consistant en troubles de la sensibilité et de la motilité. Les troubles de la motilité varient : ce sont d'abord des contractions fibrillaires et des crampes ; en même temps surviennent des démangeaisons, des fourmillements, une sensation de brûlure pénible; enfin, lorsque la gangrène est établie, l'insensibilité paraît complète; on peut couper, dilacérer les tissus, sans provoquer aucune réaction de la part du malade. Les parties mortifiées sont froides.

Tels sont les phénomènes initiaux; les teintes verdâtres et la désorganisation surviennent ensuite. Suivant son origine et la région atteinte, la gangrène a une marche fort variable. Tantôt elle se limite brusquement (*gangrène circonscrite*); tantôt au contraire elle envahit peu à peu les tissus (*gangrène progressive*) ; dans d'autres cas la mortification se fait avec une rapidité surprenante (*gangrène foudroyante*). La mort est un résultat fréquent de ces deux dernières formes ; elle survient par hémorrhagie, par infection putride ou simplement par l'envahissement rapide du mal.

Le plus ordinairement l'escarre se limite ; vers le troisième ou quatrième jour se forme un cercle rougeâtre dont la teinte va en se fondant graduellement des parties mortifiées vers les régions saines ; un sillon de séparation se creuse, la suppuration s'établit, des bourgeons charnus s'organisent, la membrane qu'ils constituent gagne peu à peu au-dessous de l'escarre ; celle-ci, disséquée par le pus, devient mobile, se détache et tombe. Alors se produisent des hémorrhagies quelquefois inquiétantes ou d'autres accidents non moins sérieux (ouverture d'articulations, dénudations de viscères), etc. A la chute de l'escarre, on trouve une membrane granuleuse, dont la cicatrisation amène souvent des accidents graves (position vicieuse des membres, rétrécissement des cavités naturelles).

Symptômes généraux. — Les troubles généraux sont on ne peut plus variables ; ils dépendent de la constitution du sujet, de la cause qui a donné naissance à la gangrène et aussi de sa forme. Parfois, avant que la gangrène s'établisse, le malade semble inquiet, anxieux; dans d'autres cas, au contraire, après les grands traumatismes, étranger à tout ce qui se passe autour de lui, il est plongé dans un état de torpeur dont rien ne peut le tirer ; souvent les phénomènes généraux ne s'accusent nettement qu'au moment de la période d'état. Ils peuvent être presque nuls si la gangrène se limite ; dans le cas de gangrène putride, au contraire, on les voit acquérir une gravité spéciale.

Diagnostic. — Il est habituellement facile de reconnaître l'existence de la gangrène, mais, alors, il faut se demander quelle va être la marche du mal. La gangrène se limitera-t-elle ? quelle sera la profondeur de l'escarre ? la solution de ces problèmes est difficile, car autant de gangrènes, autant de formes différentes. Aussi croyons-nous nécessaire de présenter d'abord l'étude des différentes formes de gangrènes, afin d'établir sur des bases sérieuses le diagnostic, le pronostic et le traitement.

A. — GANGRÈNES PAR LÉSIONS EXTÉRIEURES

Bibliographie. — LARREY, *Clinique chir.*, t. III, p. 538, 1829. — A. BÉRARD et DENONVILLIERS, *Comp. de chir.*, t. Ier, 1845. — SCHWARTZ, *Contus. de l'abd. gang. du membre inférieur*, etc., *Bull de la Soc. anat.*, 1875. — H.-V. FURNIWAL, *Gangr. traum. du bras droit, Désart. de l'épaule*, *The Lancet*, 1877, t. II, p. 722. — FORREST, *Gangr. de la jambe après fract. compliquée du fémur*, etc., *New-York Med. Journ.*, avril, 1879. — NEPVEU, *Gangr. dans les fractures, Bull. de la Soc. de chir.*, 1874.

Thèses de Paris. — 1850, CHASSAIGNAC (Concours). — 1870, NEPVEU. — 1872, DELACOUR. — 1873, NADAUD.

On doit ranger dans cette catégorie tous les cas de mortification qui résultent de l'altération directe des éléments anatomiques par les agents extérieurs. Le calorique sous toutes ses formes, le froid, les acides minéraux, etc., produisent, ainsi que nous l'avons vu, des escarres sur la description desquelles nous ne reviendrons pas. Nous nous bornerons, dans ce chapitre, à étudier la gangrène consécutive au traumatisme ou gangrène traumatique.

Gangrène traumatique. — Ce qualificatif, employé pour la première fois par LARREY pour désigner les accidents nécrobiotiques qui viennent compliquer le traumatisme est impropre. Comme le fait observer M. RAYNAUD, il n'existe pas sous l'influence du traumatisme une gangrène spéciale, mais il y a souvent des accidents gangréneux comme complication du traumatisme.

Etiologie. — Les causes de la gangrène traumatique peuvent être divisées en deux grandes classes : prédisposantes et efficientes. Parmi les causes prédisposantes, les unes sont inhérentes à l'individu (propathies de VERNEUIL) ; signalons rapidement le mauvais état de l'appareil circulatoire, qu'elle qu'en soit du reste la cause, l'épuisement de la constitution par les années, les maladies, les excès de tout ordre, en particulier la fatigue et le surmenage. Le diabète mérite une mention spéciale : chez les diabétiques, un traumatisme en apparence insignifiant, l'inflammation d'un ongle, une contusion légère, une engelure, peut devenir le point de départ de la gangrène. Certaines circonstances encore inconnues entrent ici en jeu. Nous en dirons autant du paludisme, sur l'influence duquel Verneuil et Petit ont tout particulièrement attiré l'attention. D'autres causes naissent des circonstances mêmes dans lesquelles se trouve le blessé : encombrement, froid humide nourriture malsaine.

Le traumatisme, cause efficiente, provoque la gangrène de plusieurs manières différentes. Son action sur les tissus peut être lente, mais continue (gangrène par compression), ou bien les tissus sont brusquement, brutalement détruits, gangrène directe, gangrène par stupeur.

1° **Gangrène par compression.** — Une pression, même assez faible, exercée sur certaines régions du corps peut, si elle est longtemps prolongée, déterminer la production d'escarres. Pour que cet accident survienne, il faut nécessairement que les tissus soient comprimés contre un plan résistant; en d'autres termes, il faut une puissance et une résistance. Le plan résistant est le plus souvent le squelette lui-même, quant à la puissance elle est fort variable, c'est parfois une chaussure trop étroite, un bandage trop serré, un appareil de prothèse mal fait ou mal appliqué, etc. Le poids du corps seul, dans le décubitus dorsal prolongé, amène le même résultat. La résistance est alors représentée par le lit du malade. Une partie vivante formant lien constricteur est susceptible de devenir cause d'étranglement : le prépuce enflammé étrangle le gland, dans les cas de paraphimosis; le collet du sac étrangle l'intestin hernié, etc. Cet étranglement des tissus par les liens constricteurs est parfois recherché par le chirurgien dans un but thérapeutique : tout un système d'exérèse repose sur ce principe.

Parmi les causes précitées, l'application vicieuse des appareils à fracture paraît une des plus fréquentes ; dans un de ses travaux, Gurlt a relevé 40 cas de ce genre.

Nous avons à peine besoin d'ajouter que certaines lésions préexistantes (troubles circulatoires, affections du système nerveux) rendent ce résultat plus rapide.

Chacun sait que la gangrène, dans le décubitus dorsal, est surtout observée chez les individus atteints de lésions médullaires ou épuisés par une maladie grave. La malpropreté, le contact de matières irritantes (urines, fèces) sont autant de circonstances adjuvantes.

Symptômes et marche. — La gangrène par compression est tantôt circonscrite en un point limité, tantôt au contraire elle s'étend à tout un membre. La compression est-elle uniforme, s'oppose-t-elle à l'apport du sang dans toutes les parties sous-jacentes, la gangrène sera *sèche*. Les parties au contraire sont-elles serrées, de façon que la circulation en retour soit la première compromise, un œdème considérable précède la gangrène qui revêt la forme *humide*. Dans le premier cas, le travail de mortification se fait souvent lentement, d'une manière insidieuse. Les seuls symptômes sont une sensation de fourmillement et d'engourdissement qui se calme bientôt. Dans le deuxième cas, au contraire, les douleurs sont vives, intolérables ; les parties qui tout à l'heure étaient pâles, exsangues, diminuent de volume, sont livides, œdématiées, recouvertes de phlyctènes.

Lorsque la gangrène est le résultat d'un décubitus dorsal prolongé, les escarres se forment naturellement sur les points saillants qui reposent le plus directement sur le lit, au niveau du sacrum; au voisinage du canal sacré, à la chute de l'escarre, celui-ci peut être ouvert, circonstance qui augmente notablement la gravité du pronostic.

Diagnostic, pronostic et traitement. — Quelque limitée qu'elle soit, la gangrène étant toujours un accident grave, il faut, autant que possible, la prévoir et l'éviter. Les appareils à fractures, les divers bandages seront surveillés avec soin; dès que le malade se plaindra, dès que l'on soupçonnera le moindre étranglement des parties, on n'hésitera pas à prendre les mesures nécessaires pour empêcher le développement des accidents. Dans les affections qui nécessitent un décubitus dorsal prolongé, le médecin devra veiller à ce que les soins de propreté soient aussi minutieux que possible, visiter souvent les parties exposées aux compressions : certains appareils (matelas à eau ou à air) rendront de grands services. Si malgré cela la gangrène s'établit, elle sera traitée par les moyens ordinaires.

2° **Gangrène directe par contusion et plaies contuses.** — De toutes les variétés du traumatisme, les contusions et plaies contuses sont celles qui prédisposent le mieux à la gangrène. Deux raisons principales expliquent cette particularité. D'ordinaire ces lésions sont produites par un choc considérable (accidents dus aux moteurs de l'industrie, plaies par projectiles de guerre de gros calibre, etc.); sous cette influence, les éléments anatomiques peuvent être entièrements détruits, d'où mortification; en second lieu, de toutes les plaies chirurgicales, les contusions et plaies contuses, spécialement les plaies par armes à feu, sont celles qui provoquent le plus facilement chez les blessés ce symptôme particulier auquel on a donné le nom de stupeur. Cet état a une influence telle sur l'apparition de la gangrène que quelques chirurgiens ont cru devoir créer une classe à part de la gangrène : les gangrènes par stupeur.

Siège du traumatisme. Organes atteints. — D'une façon générale, plus une blessure est éloignée de l'axe du corps, plus sont grandes, par suite du ralentissement de la circulation, les chances de gangrène. Quant aux organes, les vaisseaux en particulier, les artères sont, comme nous le verrons, ceux dont la lésion est surtout à craindre, puis viennent les nerfs dont la blessure, dans certains cas, a produit le même accident.

La gangrène, qui est le résultat de la destruction immédiate des tissus par contusion, est toute locale. Suivant l'intensité du traumatisme, elle se manifeste immédiatement ou consécutivement. Lorsque la destruction n'a porté que sur les téguments, ils deviennent froids, insensibles, se racornissent, se momifient (gangrène sèche). Bientôt se forme autour des parties mortifiées un sillon de séparation, l'escarre se détache peu à peu, laissant à sa place une plaie couverte de bourgeons charnus. Si la mortification a été plus profonde, dans le cours des premières vingt-quatre heures on voit la région se tuméfier, devenir le siège d'un engorgement œdémateux auquel succède la gangrène humide avec tous ses caractères.

3° **Gangrène par stupeur.** — Dans quelques circonstances, les lésions produites par le traumatisme sont peu sérieuses en apparence, les téguments restent intacts, l'accident semble n'avoir produit qu'une simple contusion. Cependant, après quelques heures, le malade reste pâle, abattu, le membre blessé exsangue, froid. En explorant la sensibilité on constate qu'elle est considérablement diminuée sinon totalement abolie. Si cet ensemble de phénomènes ne s'amende pas rapidement sous l'influence d'un traitement approprié (frictions sèches, massages à l'extérieur, excitants diffusibles à l'intérieur), les complications les plus graves sont à craindre. Le lendemain ou le surlendemain, on voit survenir de l'œdème ; les veines de la région malade se dessinent sous les téguments, les parties sont gonflées et tendues, la douleur excessive, bientôt la crépitation gazeuse peut être perdues, la gangrène est manifeste. Cette variété n'a aucune tendance à se limiter ; elle envahit graduellement les tissus du côté de la racine du membre et entraîne la mort dans un temps très court. Il faut donc se hâter d'intervenir : malheureusement les opérations les plus radicales ne suffisent pas toujours à enrayer la marche du mal.

Indépendamment de l'action du traumatisme, il existe une autre variété de gangrène, due à la dégénérescence athéromateuse des artères ; elle est connue sous le nom de *gangrène athéromateuse*, *gangrène par artérite*, *gangrène sénile*, *gangrène sèche* ou *des extrémités*.

Plus fréquente chez l'homme que chez la femme, rare avant cinquante ans, cette gangrène atteint surtout les extrémités et particulièrement les pieds et les orteils.

Parmi les causes étiologiques, nous retrouvons ici toutes celles que l'on a signalées dans l'étiologie de l'artérite (alcoolisme, syphilis, paludisme, saturnisme, intoxications diverses).

Cette gangrène est toujours annoncée par un certain nombre de phénomènes précurseurs, fourmillements, engourdissement, douleurs avec irradiation, abaissement de la température du côté de l'une ou l'autre des extrémités. Puis apparaissent des plaques de sphacèle très limitées tout d'abord, puis gagnant du côté de la racine du membre. La peau se racornit, les parties deviennent dures, sonores à la percussion, prennent une couleur noirâtre, se momifient et se ratatinent complètement.

Les fomentations chaudes et excitantes employées au début peuvent retarder l'apparition de la gangrène sénile. Dès qu'elle a débuté, il faut calmer les douleurs et attendre qu'il se fasse une délimitation naturelle entre le mort et le vif. On a beau essayer d'amputer pour arrêter la gangrène, on s'expose ainsi à voir les lambeaux se sphacéler et la gangrène continuer son action destructive.

B. — GANGRÈNE PAR LÉSIONS VASCULAIRES

Les obstacles à la circulation artérielle, qu'ils soient dus à la déchirure des tuniques du vaisseau par le traumatisme ou à leur obstruction par un caillot qui en ferme totalement ou partiellement la lumière, peuvent devenir une cause de gangrène. Cependant les observations de gangrène consécutive à un traumatisme qui a intéressé les artères sont exceptionnelles ; s'il y a plaie, la mort survient d'ordinaire par hémorrhagie ; dans le cas de contusion ou de plaie contuse, il est rare que la lumière du vaisseau soit totalement obstruée, et le fait se présenterait-il, que la circulation collatérale, en se développant, assurerait la nutrition.

Plus rare encore est la gangrène par arrêt de la circulation veineuse, grâce aux anastomoses nombreuses que s'envoient entre eux les vaisseaux à sang noir. D'après Cruveilhier, pour que la gangrène se développe à la suite de lésions des veines, il faut que l'oblitération des troncs et des collatérales soit complète. On comprend combien doit être exceptionnel un semblable concours de circonstances. Il nécessite une compression circulaire exacte et assez violente. Le sang lancé avec force par le cœur dans le système artériel franchit l'obstacle, mais le courant veineux dont l'intensité est moindre se trouve brusquement arrêté. De là l'engorgement des tissus, leur augmentation de volume, et enfin la gangrène humide.

L'obstruction artérielle entraîne l'abaissement de la température et la pâleur du membre blessé. Aux extrémités du réseau artériel le pouls est à peine perceptible ou même a complètement disparu, et, suivant les causes de l'obstruction, la gangrène affecte la forme sèche ou humide.

C. — GANGRÈNE D'ORIGINE NERVEUSE

Bibliographie. — Haller et Quesnay, *Traité de la gangrène*, 1749. — Brodie, *Injuries of the spinal cord*, *Med. Chir. Transact.*, 1837. — Gubler, *Soc. de biologie*, 1854. — Ashurst, *Injuries of the spine vith anal. of nearly four hundred cases*, Philadelphie, 1867. — Vitrac, *Revue photograph. des Hôpitaux*, 1871. — V.-A. Sanson, *Lancet*, déc. 1871. — Charcot, *Mal. du syst. nerveux*, 1875. — Duplay et Morat, *Arch. de méd.*, 1875. — Duret, *Gaz. méd.*, janvier 1876. — Joffroy, *Arch. de méd.*, 1876. — Leloir, *Cont. à l'ét. des affect. cutanées d'origine troph.*, *Arch. de phys.*, mars et avril 1881. — Pitres et Vaillard, *Arch. de physiol.*, 1885. — Reynier, *Congrès de chirurgie*, 1892.

Thèses de Paris. — 1857, Zambaco. — 1867, Mougeot. — 1871, Couyba.

Les gangrènes consécutives aux lésions des nerfs ou du système nerveux ont depuis longtemps attiré l'attention des observateurs. Dès 1749, dans leur traité de la suppuration, Haller et Quesnay avaient avancé que la section des nerfs d'un membre suffit pour amener la gangrène. Cette opinion fut démontrée fausse par les recherches expérimentales d'Hébréard et Wolf (1817). Depuis une vingtaine d'années, les travaux de Weir Mittchel, Brown-Séquard, Charcot, ne permettent pas de mettre en doute les ulcérations et destructions de tissus, qui surviennent à la suite de lésions nerveuses.

Les affections des centres nerveux donnent lieu à la production d'escarres qui se développent avec une rapidité parfois considérable (*Decubitus acutus de Samuel*). Le traumatisme a une action presque nulle sur l'apparition de ces lésions. Dans les maladies de l'encéphale, on voit, dans la plupart des cas, le malade reposer sur la fesse saine, et la gangrène souvent unilatérale se développer au niveau de la fesse du côté paralysé.

A la suite des lésions du système nerveux périphérique, la gangrène est d'ordinaire bornée à des plaques limitées, c'est un accident tardif; rarement, elle se montre d'emblée, ou affecte une marche rapide. Cependant MAURICE RAYNAUD rapporte qu'un chirurgien anglais, WYAT, qui fréquentait les ambulances pendant la guerre franco-allemande, considérait le développement de la gangrène foudroyante au membre inférieur comme un indice certain de la section du nerf sciatique par coup de feu. Et l'auteur ajoute : « Dans quatre faits dont j'ai eu connaissance, et dont un s'est passé dans mon service, les choses se sont présentées ainsi. » L'autopsie dans ces quatre circonstances démontra la vérité du fait énoncé; quoi qu'il en soit, ce sont là évidemment des observations qui doivent être rares, la gangrène en effet semble être un accident qui vient surtout compliquer les blessures déjà anciennes. LELOIR et DÉJERINE, ayant pu examiner les filets nerveux autour d'une plaque de gangrène d'origine nerveuse, ont reconnu dans ces nerfs les altérations de la névrite parenchymateuse (dégénérescence vallérienne). L'absence de lésions centrales, dans ce cas, autorise les auteurs à considérer cette lésion comme primitive.

Bien des hypothèses ont été émises pour expliquer l'origine et le mécanisme de cette affection, nous aurons occasion d'y revenir en étudiant les troubles trophiques consécutifs aux lésions des nerfs.

D. — GANGRÈNE GAZEUSE FOUDROYANTE

Bibliographie. — MAISONNEUVE, *De la gangrène foudroyante*, etc., *Acad. des sciences*, 5 sept. 1853, et *Gaz. méd. de Paris*, 1853. — CHASSAIGNAC, *Acad. des sciences*, même vol., p. 463. — VELPEAU, *Union médic.*, 1855, p. 58. — PIROGOFF, *Klinisch. Chirurg.*, Leipzig, 1854. — SALLERON, *Des amput. primit. et consécut.*, *Recueil des mém. de méd. pharm. et chir. milit.*, t. XXI, 1858, p. 300. — MAURICE PERRIN, *Académie de médecine*, 29 octobre 1872. — TERRILLON, *Septicémie aiguë à forme gang.*, *Arch. de méd.*, février 1874, p. 159. — MONDON, *Trois cas de gang. foudroyante*, *Lyon médic.*, 1878. — LE DENTU, *Amput. dans la gang. foudroyante*, *Revue mens. de méd. et chir.*, t. II, 1878. — D. MOLLIÈRE, *Gangrène gaz.*, *Lyon méd.*, et *Gaz. hebd.*, 1881. — PONCET, *Lyon médic.*, 1881. — TRIFAUD, *Revue de chir.*, t. III, 1883. — CHAUVEAU, *Bull. de l'Acad. de méd.*, 1884. — JEANNEL, VERNEUIL, RICARD, *Congrès français de chirurgie*, 1892.

Thèses de Paris. — 1873, FRÉRY. — 1876, JUBIN. — 1884, LALLEMENT. — 1886, FORGUES (Agrég.).

Thèses de Lyon. — 1879, TÉDÉNAT. — 1883, COURBOULÈS.

Thèses de Montpellier. — 1877, MORAND.

Thèses de Bordeaux. — 1887, NEGRETTI.

Définition. — On désigne sous ce nom une complication redoutable des plaies d'*origine spécifique*, déterminée par un *agent unique*, lequel, d'après les recherches de CHAUVEAU, ne serait autre que le *vibrion septique* de PASTEUR. Cette affection se manifeste localement par des accidents gangréneux à forme maligne et putride, et s'accompagne de symptômes généraux infectieux de la plus haute gravité.

Synonymes. — La prédominance des symptômes observés dans les différentes circonstances a fait donner à la maladie des qualificatifs particuliers par les auteurs. C'est ainsi qu'on l'a successivement appelée : Emphysème gangréneux ou empoisonnement traumatique (CHASSAIGNAC) ; Pneumohémie putride (MAISONNEUVE) ; Gangrène foudroyante (MAISONNEUVE, CHASSAIGNAC) ; Emphysème putride (SALLERON) ; Œdème purulent aigu (PIROGOFF) ; Infection putride aiguë (Mce PERRIN) ; Panphlegmon (FISCHER) ; Septicémie aiguë à forme gangréneuse (TERRILLON) ; Gangrène galopante (GOSSELIN) ; Gangrène gazeuse foudroyante (D. MOLLIÈRE, TRIFAUD).

Etiologie. — a. *Blessure.* — Cette terrible affection peut se montrer après tous les traumatismes. Elle complique surtout ceux qui s'accompagnent d'attrition considérable des tissus et de fracas osseux. Les plaies par écrasement dans la pratique civile et les blessures par éclat d'obus en chirurgie d'armée se font remarquer par leur triste prérogative sous ce rapport. Des lésions aussi graves ne sont pas nécessaires, la gangrène foudroyante se développe fréquemment à la suite de simples sétons par petits projectiles et à la suite de plaies nettes, comme les plaies d'amputation.

b. *Blessé.* — On a souvent invoqué, pour expliquer la production de la maladie, le surmenage, les fatigues antérieures, l'état moral du blessé, causes qui nous paraissent assez banales. Beaucoup plus importantes sont les propathies (diabète, alcoolisme, paludisme).

c. *Milieu.* — L'affection a surtout été observée dans les hôpitaux et ambulances encombrés. Elle acquiert dans ces conditions un caractère essentiellement épidémique, la contagion est indéniable, elle devient le fait dominant ; la nature et l'étendue de la blessure, la constitution du blessé, ses antécédents, jouent alors un rôle des moins importants.

d. *Nature.* — Depuis un certain nombre d'années, les auteurs admettaient que la gangrène gazeuse était une affection de nature septique, produite par un microbe spécial, mais il s'agissait d'établir la nature de ce microbe et de montrer qu'il était bien réellement la cause de la maladie. Les recherches d'ARLOING et CHAUVEAU nous semblent avoir établi d'une manière absolue ce point spécial de la science. Dans une note communiquée à l'Académie de médecine (août 1884), CHAUVEAU affirme que la septicémie gangréneuse de l'homme, identique du reste à la septicémie gangréneuse des animaux, est produite par un microbe *anaérobie*, qui probablement n'est autre que le vibrion septique de PASTEUR. « Les germes de ce vibrion septique sont les hôtes habituels de l'homme et des animaux, mais ils ne se développent et ne déterminent les accidents graves que l'on connaît qu'à la suite des traumatismes, que ces traumatismes s'accompagnent de plaies extérieures, ce qui est la règle, ou qu'ils soient exclusivement sous-cutanés. La sérosité des phlyctènes inoculées au cobaye, au lapin, à l'âne, au cheval, leur communique presque infailliblement une septicémie gangréneuse mortelle. Le vibrion septique se rencontre dans cette sérosité, dans le sang, dans les plèvres, dans le péricarde ; en raclant la surface du foie et des autres viscères abdominaux, on se procurera cet agent en abondance. » Ce microbe, étant *anaérobie*, se développe moins facilement à la surface des plaies vives et bourgeonnantes que dans les contusions et plaies contuses; la théorie est ici parfaitement d'accord avec l'observation journalière, car, ainsi que nous l'avons dit, la gangrène septique complique surtout ces écrasements graves que produisent les moteurs de l'industrie et les gros projectiles. Lorsqu'un animal inoculé par ce virus échappe à la mort, il acquiert une immunité absolue. Pour obtenir plus facilement cette immunité le meilleur procédé consiste à faire des injections intra-veineuses de virus.

Le vibrion septique de Pasteur est le seul microbe spécifique de la gangrène, mais nombre d'autres microbes septiques et pyogènes sont susceptibles, dans de certaines conditions, de donner naissance à cette redoutable affection, et ils peuvent produire la gangrène soit dans le point et la région où ils sont inoculés, soit dans une région éloignée, par embolie lorsqu'ils pénètrent un organisme prédisposé.

Plusieurs processus sont alors possibles.

1° Tel microbe septique très virulent inoculé, soit en masse dans un organisme indifférent, soit à petite dose dans un organisme prédisposé, détermine d'abord une septicémie générale, dont la gangrène du membre inoculé devient le symptôme.

2° Tel autre microbe jouissant de propriétés spéciales se cultive au point d'inoculation avec une telle intensité qu'il aboutit à une gangrène locale avant d'envahir l'organisme entier.

3° Tel autre microbe plus ou moins banal inoculé sur le membre d'un organisme intoxiqué d'avance pullule à l'excès et aboutit à gangrener la région où il est inoculé. Ce n'est pas le microbe qui est spécialement virulent, c'est l'organisme qui est débilité et cultivable.

e. *Début.* — La gangrène foudroyante se montre d'habitude peu de temps après le traumatisme, de huit heures à six jours (Terrillon). Elle est annoncée le plus ordinairement par un ensemble de prodromes sur lesquels Morand a particulièrement attiré l'attention. — Puis, le blessé, habituellement dans la nuit (Salleron), est pris d'une terreur subite; il lui semble qu'un poids énorme pèse sur sa poitrine et l'empêche de respirer malgré tous ses efforts, et bien que le jeu de la cage thoracique soit normal, il ne peut parvenir à satisfaire ce besoin d'oxygène. Bientôt apparaissent les symptômes locaux.

Du côté du membre blessé, des douleurs vives, profondes, avec sensation de constriction telle, que le malade, dans le but de trouver un soulagement à ses souffrances, s'empresse de défaire toutes les pièces de son pansement (Salleron).

« La peau est tendue, d'une coloration livide, et présente très souvent une teinte bronzée caractéristique. Des traînées de couleur foncée accompagnent et précèdent cette coloration; elles suivent le trajet des veines sous-cutanées, puis au bout de très peu de temps on voit survenir à la surface de la peau des phlyctènes petites, disposées par groupes et remplies de sérosité noirâtre. La plaie devient grisâtre et se remplit d'un liquide ichoreux et brunâtre mélangé de sang. » (TERRILLON.) Au pourtour de la plaie les tissus infiltrés de gaz crépitent sous les doigts, des bulles de gaz refoulées par la compression viennent crever dans le liquide ichoreux. Cette infiltration gazeuse gagne rapidement les mailles du tissu cellulaire, la peau distendue donne à la percussion un son tympanique. Lorsque le développement de gaz est rapide, dit TERRILLON, l'oreille armée d'un stéthoscope perçoit un bouillonnement qui semble se produire dans la profondeur des tissus. TÉDENAT a constaté le fait plusieursfois. — Au début, la plaie et le membre entier sont le siège d'une élévation de température assez intense, mais de peu de durée ; bientôt, en effet, le refroidissement commence et gagne de proche en proche.

Symptômes généraux. — Dès l'apparition des premiers symptômes locaux, le pouls paraît petit, fréquent, les mouvements du cœur tumultueux. « La figure en se rétrécissant se décompose ; l'œil brillant, hagard, s'enfonce dans l'orbite à mesure que le gonflement remonte vers le tronc ; le champ de la respiration et de la circulation diminueprogressivement, le pouls devient filiforme, concentré, les mouvements du cœur presque insensibles ; la respiration de plus en plus accélérée est courte, anxieuse. Les malades tombent rapidement dans un état complet d'indifférence suivi d'insensibilité et de stupeur profonde ; et, sans plainte, sans agitation, ils s'éteignent dans l'algidité après une agonie souvent fort longue, mais parfois de courte durée. » (SALLERON).

Terminaison. — La mort est en effet la terminaison ordinaire de la maladie, cependant elle n'est pas absolument fatale. MAISONNEUVE, FRÉRY, MAURICE PERRIN, DUPLOUY, TERRILLON ont rapporté des cas de guérison.

Anatomie pathologique. — Ce qui frappe tout d'abord à l'autopsie, c'est la décomposition hâtive du cadavre ; les gaz infiltrent rapidement le tissu cellulaire du membre et gagnent le tronc. La peau tendue, luisante, présente des surfaces marbrées, des stries jaunâtres, des plaques gangréneuses ; elle laisse voir les veines sous-cutanées remplies de sang noirâtre, à sa surface on rencontre des phlyctènes remplies d'une sérosité louche ; à leur niveau l'épiderme se détache avec facilité.

Le tissu musculaire, dit SALLERON, est pâle, décoloré comme de la chair lavée et macérée ; les fibres sont infiltrées par cette sérosité roussâtre et putride que nous avons déjà signalée.

Le sang est noir, fluide, difficilement coagulable. D'après NEPVEU et DAVAINE, il contiendrait : 1° des cristaux aciculaires analogues à ceux que FELTZ a signalés dans les affections septiques ; 2° de la fibrine irrégulièrement striée, infiltrée de nombreuses granulations moléculaires, germes probables des bactéries.

D'après CORNEVIN, il y aurait identité entre le microbe de la gangrène foudroyante et celui du vibrion septique, car les inoculations du virus atténué sont préservatrices pour la gangrène foudroyante et pour la septicémie d'origine tellurique.

Les veines sont gorgées de sang noir, et fréquemment SALLERON les a trouvées distendues par des fluides gazeux. C'est à la présence de ces gaz que PARISE attribue les morts subites qui surviennent dans le cours de la maladie. D'après cet auteur, le mécanisme de la mort est le même que dans les cas d'introduction artificielle d'air dans les veines, les gaz agissent comme gaz, non comme toxiques. Cette terminaison serait particulièrement à craindre dans les gangrènes profondes, humides, à marche rapidement envahissante.

Pronostic. — C'est une affection des plus graves qui pardonne rarement, quelle que soit la rapidité de l'intervention chirurgicale.

Traitement. — Dès le début, on peut avoir recours aux scarifications profondes, aux larges incisions qui seront suivies d'irrigations phéniquées faites avec une solution forte, ou d'irrigations alcooliques, comme le veut MAURICE PERRIN. Ces différents procédés n'ont pas donné les résultats que l'on pouvait attendre ; aussi, lorsque l'état du blessé ne s'y oppose pas, vaut-il mieux dès le début recourir à une intervention plus radicale et amputer. Si l'on veut avoir quelques chances de succès, il faut amputer de bonne heure, et le plus loin possible de la blessure, afin de se mettre en dehors de la zone infiltrée. Dès que l'infiltration a envahi un segment de membre, il est nécessaire de remonter immédiatement dans le segment supérieur. On ne doit pas réunir les plaies de ce genre, mais au contraire les laisser largement ouvertes; la pulvérisation phéniquée en permanence nous semble particulièrement indiquée.

Les différentes formes de gangrènes qui viennent compliquer le traumatisme nous étant ainsi connues, nous devons reprendre et terminer l'étude générale de la gangrène.

Diagnostic de la gangrène en général. — Lorsque la gangrène est établie, il n'est pas difficile d'en reconnaître l'existence, mais après un traumatisme le chirurgien peut être très embarrassé pour dire si l'on doit ou non redouter son développement. Parfois en effet, à la suite d'une contusion, le membre est froid, insensible, les battements artériels à peine perceptibles, tout fait croire à la formation prochaine et rapide d'escarres; cependant par un traitement approprié, ces symptômes peuvent s'amender et les parties revenir à l'état normal. Il faut également se garder de prendre pour une plaque de gangrène les colorations de toute nature que l'on rencontre quelquefois à la surface des téguments, en particulier celles qui résultent d'une ecchymose. Avec un peu d'attention on évitera semblables erreurs. Les symptômes que nous avons exposés suffiront aussi pour différencier entre elles les diverses gangrènes.

Pronostic. — Le pronostic de la gangrène dépend de l'état général du sujet, de l'intensité du traumatisme et surtout de la forme que prend la maladie. Si la peau et le tissu cellulaire sont seuls atteints, si les parties mortifiées n'ont qu'une petite étendue, après élimination de l'escarre il reste une plaie simple et de peu d'importance. Il n'en est plus de même dans les cas où les parties molles sont intéressées sur une étendue considérable; la lésion, bien que superficielle, nécessite alors l'amputation. Lorsque la mortification atteint les parties profondes, on peut voir survenir à la chute des escarres des hémorrhagies graves; une cavité naturelle, une articulation importante peuvent aussi être ouvertes. De plus, il faudra surveiller la guérison, éviter les rétractions cicatricielles et les déformations qu'elles entraînent. Dans les cas de gangrène foudroyante, malgré les soins les plus empressés, l'intervention chirurgicale la plus hardie et la plus large, la mort est presque toujours fatale. Il semble que l'organisme soit alors sous le coup d'une intoxication générale qui légitimerait le nom que Terrillon a donné à la maladie : septicémie aiguë à forme gangreneuse.

Traitement. — 1° *Prophylaxie.* — Certaines précautions doivent être prises pour prévenir le développement de la gangrène : 1° en présence d'un malade qui doit rester alité pendant longtemps, il faut disposer le lit de façon à soulager le plus possible les points de contact ; les matelas d'air et d'eau rendent dans ces circonstances les plus grands services ; 2° toutes les fois qu'il appliquera un appareil, le chirurgien veillera à ce que les différentes parties n'exercent pas de constriction douloureuse et n'amènent aucun arrêt de la circulation ; 3° à la suite des contusions violentes qui entraînent la désorganisation de tout un membre, les précautions que l'on peut prendre sont la plupart du temps inutiles ; mais, lorsque la contusion est moins intense, ou dans les cas de lésions vasculaires, il est nécessaire d'essayer par tous les moyens possibles de favoriser le rétablissement de la circulation collatérale (frictions, emploi de briques chaudes, de la ouate, etc.). Enfin, il faut se rappeler que dans certains traumatismes, au moment de la réaction inflammatoire, il peut survenir de l'étranglement des tissus, d'où la nécessité du débridement. On a essayé encore, pour prévenir le développement de la gangrène, de faire au niveau des parties suspectes des scarifications, des incisions plus ou moins profondes, et de les panser avec des liquides ou des poudres antiseptiques. Ces divers moyens insuffisants sont abandonnés.

2° *Traitement général.* — Le traitement général des gangrènes chirurgicales est absolument subordonné aux symptômes dominants. Il n'existe malheureusement pas de spécifiques contre la gangrène. Les préparations de quinquina et la médication phéniquée, sur lesquelles on avait fondé les plus grandes espérances, n'ont pas donné les résultats que l'on attendait. Souvent, comme nous l'avons vu, la gangrène se développe particulièrement pendant cette période consécutive au choc traumatique dont l'ensemble des accidents constitue la stupeur. On doit alors soutenir les forces du blessé, relever son système nerveux, essayer de rappeler la nutrition et la vie ; les excitants diffusibles, les injections sous-cutanées d'éther seront employés avec avantage.

3° *Traitement local.* — La gangrène existant, il faut, disent les auteurs du *Compendium :* 1° en arrêter les progrès et combattre les symptômes locaux ; 2° favoriser l'élimination des escarres ; 3° celles-ci étant éliminées, surveiller la marche de la plaie.

Arrêter le progrès du mal n'est pas toujours possible. L'emploi du fer rouge conseillé par Follin est certainement un des meilleurs procédés ; avec le couteau du thermo-cautère porté au rouge sombre, on pénètre dans les tissus plus ou moins profondément. On fera ainsi autour des escarres une couronne d'incisions, la réaction qui se produit limitera parfois la marche du mal. Dans les cas de gangrène putride, Maurice Perrin conseille les irrigations phéniquées.

La forme des escarres donne lieu à diverses considérations touchant les pansements. Les escarres sèches n'ont presque aucune odeur, on peut les recouvrir de compresses émollientes pour favoriser leur élimination. Dans la forme humide, il faut lutter contre la mauvaise odeur et contre le développement de gaz putrides ; les poudres antiseptiques (quinquina), absorbantes (charbon), sont fréquemment employées. On doit aussi essayer par l'application de caustiques de transformer l'aspect de ces parties et d'obtenir une escarre sèche. Au moment de l'élimination des tissus mortifiés, nous avons signalé un certain nombre d'accidents contre lesquels il faut être en garde (hémorrhagie, ouverture de cavités, etc.). Nous ne reviendrons pas sur ce sujet ni sur les soins à prendre pour diriger la marche de la cicatrisation.

Lorsque la gangrène n'a pu être limitée, qu'elle menace de gagner le membre en entier et d'envahir le tronc, l'amputation est indiquée. Il est encore nécessaire d'intervenir dans les gangrènes superficielles étendues, dans les cas de gangrène avec fracture comminutive ou plaies articulaires.

Si la gangrène est limitée et occupe une partie considérable d'un membre, que doit faire le chirurgien ? Les avis sont partagés. Les uns veulent amputer. L'amputation, disent-ils, enlève un membre mortifié et putrescible, le moignon que l'on obtient est supérieur à celui qui résulte de l'élimination naturelle des parties. Les partisans de la conservation admettent que l'amputation expose à plus de dangers que l'élimination naturelle. L'élimination est inoffensive, et si le moignon est difforme, disent-ils, mieux vaut vivre avec un moignon difforme que mourir avec des moignons construits suivant toutes les règles de l'art. Nous croyons, malgré ces raisons, qu'aujourd'hui avec le progrès de la méthode antiseptique, il est préférable d'avoir recours à l'amputation. La constatation du sucre dans les urines constitue toujours contre-indication formelle.

CHAPITRE III

MALADIES VIRULENTES FIXES ET CHRONIQUES

1° TUBERCULOSE

Bibliographie. — VILLEMIN, *Acad. méd.*, 1865 et 1868. — GRANCHER, Paris, 1872. — H. MARTIN, Th. Paris, 1879, et *Arch. phys.*, 1880 et 1881. — VOLKMANN, *Sammlung klinisch. Vortræge*, 1879. — KÆNIG, *Deutsche Zeitsch.*, 1879, et *Sammlung klinisch. Vortræge*, 1882, n° 214. — R. KOCH, *Berlin. Klinisch. Woch.*, 10 avril 1882. — LANNELONGUE, *Abcès froids et tuberculose osseuse*, 1880. — KIENER, *Soc. méd. des Hôp.*, 1881. — KIENER et POULET, *Arch. de Physiol.*, 1883. — VERNEUIL, *Assoc. française pour l'avancement des sciences*, Rouen, 1883. — CHARVOT, *Revue de chirurgie*, 1884. — KŒNIG, *Die Tub. der Gelenke u. Knochen*, Berlin, 1884. — MALASSEZ et VIGNAL, *Arch. phys.*, 1884. — KOCH, *Die Ætiol. d. Tub.*, Berlin, 1884. — — CORNIL et BABÈS, 1886. — RECLUS, *Clinique et crit. chir.*, 1888, — *Congrès de la tubercul.*, 1888-1889-1891. — VERNEUIL, *De la généralisation après les opérat.*

sur les tub. locales. Etud. expérim. et clin. sur la tub., t. I, p. 317, 1887; *Du trait. pré- et post-opératoire, in ibid.*, p. 294 et 664. — LANNELONGUE, *Méthode sclérogène, Acad. des Sc.*, 1891. — R. KOCH, *Berlin. klin. Woch.*, 1891. — ARLOING, *Leçons sur la tub.*, Paris, 1892.

Thèses de Paris. — 1836, NÉLATON. — 1880, LEROUX. — 1883, CHANDELUX (Agrég.). — CH. NÉLATON (Agrég.). — 1884, COUDRAY, PETITOT, VERCHÈRE. — 1890, P. THIÉRY.

Historique. — Au siècle dernier, les auteurs décrivaient sous le nom d'affection scrofuleuse un groupe de maladies dont la cause leur échappait, mais dont ils reconnaissaient assez exactement les limites. Ils savaient de plus que, dans le cours de cette scrofule, il n'était pas rare de voir apparaître la phtisie, et qu'on trouvait des tubercules dans les organes de ceux qui succombaient. Le mot tubercule n'avait d'ailleurs à cette époque qu'un sens assez vague.

Au commencement du siècle, LAËNNEC, par ses belles recherches, affirme l'unité du tubercule miliaire et des affections à produits caséeux, démontre que la matière tuberculeuse était tantôt infiltrée, tantôt sous forme de corps circonscrits. L'histoire des tuberculoses chirurgicales ne bénéficia pas immédiatement de cette découverte. LAËNNEC en effet n'étudia que la phtisie pulmonaire ; il connaissait cependant la tuberculose osseuse bien avant NÉLATON, puisqu'il raconte s'être piqué avec du tubercule provenant d'une vertèbre cariée.

De cette époque date réellement la scission qui s'est établie entre la scrofule et la tuberculose, et nous devons encore à LAËNNEC cette idée profondément enracinée, qu'on ne saurait être tuberculeux sans être phtisique. Cependant DELPECH, NICHET, PARISE et surtout NÉLATON étudient et décrivent dans les os des lésions analogues à celles que LAËNNEC avait vues dans les poumons. D'un autre côté, les praticiens les plus autorisés, comme BARTHEZ et RILLIET, rejettent la scission qu'on a voulu établir entre la scrofule et la tuberculose. Ce fut en vain, ces idées étaient trop contraires aux idées admises pour être convenablement appréciées; d'ailleurs l'autorité de REINHARDT, de VIRCHOW, prêta aux adversaires de NÉLATON des arguments qui semblaient très puissants à cette époque. VIRCHOW refuse d'admettre l'identité de la granulation miliaire et des produits caséeux; pour lui, ces derniers ne constituent qu'une inflammation banale, un mode de la suppuration ordinaire. La pneumonie caséeuse, la carie, la tuberculose osseuse de NÉLATON, l'épididymite caséeuse (CRUVEILHIER) ne furent plus considérées comme de nature tuberculeuse. Avec CH. NÉLATON nous donnerions volontiers le nom de période de recul à la phase qui dura de 1845 à 1867. Ce qui caractérise cette époque, c'est qu'on admet la dualité du tubercule et de l'inflammation caséeuse, la dualité de la scrofule et de la tuberculose.

Depuis vingt ans, la question de la tuberculose a fait de grands progrès. VILLEMIN a démontré, par ses expériences (1865), que cette maladie est une, spécifique, virulente, inoculable; il a prouvé la nature parasitaire du tubercule. Les travaux de H. MARTIN (1879) apportèrent la certitude. Cet expérimentateur démontra que les granulations nées d'une inoculation tuberculeuse conservent leur pouvoir infectant et reproduisent des granulations douées de la même puissance et, ainsi de suite, quel que soit le nombre des inoculations successives. Tout autres sont les granulations simplement inflammatoires dues à l'inoculation de substances inertes; ces granulations, inoculées à leur tour, ne se reproduisent pas. Dans le domaine de l'anatomie pathologique, grâce aux travaux de Langhans, Koster, Schuppel, Thaon, Grancher, Kiener, on arrive aux mêmes conclusions relativement à l'unité du tubercule. Enfin Koch a trouvé et cultivé le parasite de la maladie et permis ainsi de reconnaître la présence de l'agent tuberculeux partout où il existe.

Si personne ne soutient plus aujourd'hui la dualité du tubercule et des inflammations caséeuses, il n'en est pas de même de l'unité de la scrofule et de la tuberculose; l'erreur qui se perpétue depuis le commencement de ce siècle est difficile à déraciner. Cependant l'identité de structure des lésions scrofuleuses et tuberculeuses, la production de la tuberculose expérimentale par l'inoculation des produits scrofuleux, enfin les résultats positifs fournis par la recherche des bacilles dans les manifestations dites scrofuleuses sont des raisons absolument démonstratives. Aussi croyons-nous devoir confondre les deux maladies dans une seule en faisant remarquer qu'on a peu à peu rangé dans la tuberculose toutes les affections qui faisaient partie intégrante, il y a cent ans, du vaste domaine de la scrofule. Les noms ont changé, les maladies sont les mêmes.

Nous ne saurions, sans sortir des limites de notre plan, tracer ici une histoire complète de la tuberculose; nous bornerons cet exposé aux notions strictement nécessaires pour l'intelligence des chapitres que nous consacrerons aux lésions tuberculeuses des tissus et des organes qui peuvent donner lieu à une intervention chirurgicale. A vrai dire, il n'y a pas de tuberculoses chirurgicales, mais parmi les manifestations locales de la maladie, il en est un certain nombre qui, par leur siège, sont plus facilement accessibles et sont justiciables d'une thérapeutique active.

Définition. — La tuberculose est une maladie spécifique, parasitaire, inoculable, susceptible de se généraliser et de devenir infectante et caractérisée par la présence, dans un ou plusieurs points de l'économie, de granulations isolées ou confluentes, à tendance caséeuse.

Le tubercule n'est autre chose que la manifestation anatomique de la présence du parasite, la lésion organique qu'il détermine; Grancher l'avait défini, avant que la nature de l'affection ait été bien démontrée, « une néoplasie inflammatoire à tendance fibro-caséeuse ».

Étiologie et porte d'entrée du parasite. — La principale porte d'entrée du parasite tuberculeux est assurément la voie pulmonaire : aussi la tuberculose de cet organe est-elle très fréquente, mais ce n'est pas la seule voie d'introduction et il est bien certain que le parasite arrive également dans le sang par le système lymphatique et par les autres muqueuses (les fosses nasales, le tube digestif, les voies urinaires). Nos connaissances actuelles sur le mode de contagion de la maladie ne nous permettent pas de préciser de quelle manière se fait le contage, de dire exactement si le bacille ou ses spores se trouvent véhiculés par l'air, l'eau, les aliments.

L'inoculation des animaux à l'homme, ou de l'homme à l'homme est exceptionnelle, cependant elle existe. Cette inoculation du parasite tuberculeux a pu être faite par une opération. Eisesberg (*Centr. fur chir.*, 1887) cite le cas d'un enfant qui contracta une tuberculose du prépuce et des ganglions de l'aine à la suite d'une circoncision d'après le rite israélite. Verneuil a rapporté une série de faits où l'inoculation cutanée a été nettement démontrée. Cette tuberculose locale a pu de là coloniser et se généraliser.

La contamination des organes génitaux par le coït a été admise par Verneuil, Verchère et Fernet ; beaucoup d'auteurs combattent cette opinion (Guyon, Reclus).

Quant à l'infection par les voies digestives, la clinique et l'expérimentation l'ont aujourd'hui bien démontrée.

Lehmann (*Deutsch. med. Woch.*, 1886, n° 9-13) a étudié les modes d'inoculation de l'homme par la tuberculose. Dans l'enfance, il met en relief l'influence des lésions cutanées ; la progression ultérieure du bacille se fait par la voie lymphatique. Les premiers dépôts sont ganglionnaires (*micropolyodénite infantile*, Legroux), plus tard osseux et pulmonaires. La scrofule doit être considérée comme la tuberculose lymphatique de l'enfance. Lorsque la tuberculose enfantine tue, c'est presque toujours par suite de méningite basilaire ; avec la puberté commence la fréquence de la tuberculose pulmonaire.

Les conditions étiologiques générales sont mieux déterminées ; si tous les âges sont exposés à la tuberculose, il n'est pas douteux que la maladie ne soit très commune dans l'enfance. La fréquence de la tuberculose décroît peu à peu à mesure que l'homme devient plus âgé pour atteindre son minimum dans la vieillesse ; chez l'adulte la phtisie pulmonaire prédomine. D'ailleurs toutes les grandes modifications physiologiques de l'organisme, la puberté, la grossesse, la ménopause, sont des circonstances favorables à l'éclosion de l'affection.

La tuberculose exerce des ravages plus marqués dans les villes que dans les campagnes et c'est une notion vulgaire que la scrofule est l'apanage d'un grand nombre d'enfants des classes ouvrières de nos cités. La vie en commun, l'encombrement, la misère, l'oubli des règles hygiéniques les plus élémentaires constituent des facteurs étiologiques souvent associés. Autrefois, la maladie était inconnue dans plusieurs contrées aujourd'hui infestées ; cependant elle est beaucoup plus rare dans les pays chauds et dans les altitudes élevées.

En dehors de ces conditions étiologiques d'ordre général, il en est d'autres qui tiennent à l'organisme : le germe tuberculeux ne trouve pas chez tous les sujets un terrain également propice à son développement et à sa multiplication. Plus l'organisme est faible, épuisé par des maladies locales ou viscérales, plus les chances de tuberculisation sont grandes. Aussi les affections pulmonaires, les bronchites, la pneumonie prédisposent-elles à la tuberculose chez les personnes qui sont placées dans un milieu infecté. De plus, lorsque le parasite a pénétré dans l'économie, il localise de préférence son action dans les points faibles de l'organisme. Une entorse, chez un tuberculeux peut se transformer en tumeur blanche (expériences de Max Schuller). C'est là un fait dont la clinique nous offre souvent la preuve.

La tuberculose est-elle héréditaire? La question a été différemment résolue. Landouzy et H. Martin (*Rev. de méd.*, 1885) ont prétendu démontrer que les bacilles pouvaient traverser les vaisseaux du placenta maternel et aller infecter le fœtus. Sanchez-Toledo (*Arch. de méd. expér.*, 1883) soutient, avec nombre d'observateurs, que cette transmissibilité est impossible. Cependant, quelques faits incontestables démontrent la possibilité de cette transmission directe. Il faut avouer toutefois que cette tuberculose congénitale est exceptionnelle, et à l'heure actuelle, on admet que les tuberculeux engendrent des enfants chétifs et débiles, bon terrain prédisposé à une contagion que l'habitation avec des parents contaminés rend malheureusement trop fréquente.

Anatomie pathologique. — Indépendamment de ses formes et de son siège, la tuberculose est constituée par des granulations encore appelées tubercules élémentaires, follicules tuberculeux. Ceux-ci ne sont autre chose que des vaisseaux capillaires altérés par le parasite. L'affection débute par un renflement d'un capillaire bien décrit par Cornil dans la méningite tuberculeuse. Voici quel est le mécanisme de sa formation. Le parasite tuberculeux arrêté en un point du système vasculaire détermine de bonne heure des altérations de la paroi ; les cellules endothéliales se gonflent, deviennent vitreuses, se réunissent entre elles pour former une masse dont la coupe n'est autre chose que la *cellule géante* (*Riesenzelle* des Allemands). Les autres tuniques du vaisseau, musculaire et connective, ne restent pas indifférentes et bientôt on constate leur épaississement notable, l'infiltration de leurs éléments et du tissu périphérique par des leucocytes émigrés par diapédèse.

Weigert (*Deutsch med. Woch.*, 1885, n° 35) a étudié les cellules géantes de Langhans. A côté des pseudo-cellules géantes, il y en a de vraies produites réellement par le bacille de Koch. La cellule géante est alors une nécrose cellulaire partielle produite par les bacilles. Cette mort qui intéresse le protoplasma n'empêche pas les cellules de conserver une tendance à la prolifération avec groupement des bacilles et des noyaux. Pour Weigert, « la cellule de Langhans est une cellule en voie de prolifération avec caséification partielle de la cellule ».

La granulation ne conserve pas indéfiniment cette structure parce qu'un certain nombre de modifications se produisent à son pourtour et dans son intérieur. Le vaisseau altéré n'est plus perméable et la nutrition des tissus est seulement assurée par les vaisseaux de nouvelle formation du voisinage qui subissent à leur tour la dégénération tuberculeuse. Au follicule primitif s'en ajoutent un grand nombre d'autres, qui constituent alors un nodule tuberculeux dont la grosseur peut atteindre la grosseur d'un pois ou d'une noisette ; en même temps les parties constituantes subissent la nécrobiose, la transformation caséeuse ou nécrose de coagulation de Weigert. On a aussi le tubercule congloméré formé par la réunion d'un grand nombre de follicules élémentaires, il a la consistance et la couleur du mastic de vitrier, se délaye mal dans l'eau ; la coupe, quel qu'en soit le sens, donne toujours des figures identiques, composées de cercles juxtaposés, au centre desquels sont des cellules géantes plus ou moins conservées.

Cet aspect se voit nettement dans les tissus simples comme le périoste et dans les tubercules circonscrits primitifs. Les choses sont moins faciles à interpréter dans les tissus plus complexes, les glandes, le testicule, le poumon, par exemple, et, d'autre part, il existe une forme infiltrée du tubercule qui était déjà connue à Laënnec. Soit que le terrain offre des conditions plus favorables au développement des germes, soit que le germe ait acquis une puissance de diffusion plus grande, le processus tuberculeux marche beaucoup plus rapidement et il est moins aisé de suivre les diverses transformations des follicules; en outre, la suppuration vient compliquer cette variété anatomique de la tuberculose. On retrouve encore les follicules, mais le tubercule se diffuse facilement en dehors des vaisseaux, transforme, vitrifie les leucocytes et tous les éléments du tissu ambiant ; il aboutit en un mot à l'infiltration caséeuse et à la suppuration partielle des tissus qui ont été envahis. Il semble que d'autres agents infectieux se soient joints au bacille tuberculeux pour activer la marche du processus destructeur.

Nous ne suivrons pas l'évolution du tubercule dans les différents tissus et nous nous bornerons à dire que les foyers tuberculeux peuvent être uniques ou multiples ; tous les tissus vasculaires sont susceptibles d'être affectés et parmi ceux qui intéressent plus spécialement le chirurgien, nous citerons le tissu cellulaire (abcès froids), les ganglions lymphatiques (adénite scrofuleuse), les os (carie), les articulations (tumeurs blanches), les glandes (testicule, mamelle, prostate), l'œil, l'oreille, etc. Parfois la tuberculose se localise dans un système anatomique ; ainsi il n'est pas rare de rencontrer plusieurs foyers tuberculeux dans divers points du squelette. Mais, quel que soit son siège, la tuberculose a toujours une marche identique. L'affection n'évolue pas autrement dans l'os que dans le tissu cellulaire et les seules modifications tiennent à la structure différente du tissu où se développe le foyer parasitaire. La destruction est un phénomène constant.

Les bacilles tuberculeux sont aujourd'hui facilement décelés par la coloration rouge qu'ils prennent dans les coupes traitées par la fuchsine et le violet de méthyle, alors que les cellules et le tissu apparaissent colorés en violet. Ils se présentent sous la forme de petits bâtonnets longs de 3 à 4 μ, homogènes, sans renflements terminaux, souvent incurvés; contenant un grand nombre de grains dans leur épaisseur.

La vitalité de ces bacilles est remarquable. Tous les microbiologistes ont insisté sur cette propriété du bacille de la tuberculose, qui résiste à l'action du suc gastrique, à la dessiccation et même à la putréfaction.

Le bacille de Koch est-il seul capable de produire la tuberculose? On sait que Malassez et Vignal ont trouvé, dans certains cas de tuberculose avérée, des microcoques isolés, ou accouplés deux à deux, ou en chaînettes, réunis en zooglées; Klebs admet un monas tuberculosum, Toussaint a découvert un microbe particulier, et Cornil et Babès ont signalé l'existence de petites granulations spéciales. On est obligé de se demander si ce ne sont pas là différentes transformations du bacille de la tuberculose en voie d'évolution.

Symptomatologie. — Ch. Nélaton admet deux formes cliniques, l'une aiguë, l'autre plus fréquente, chronique d'emblée.

1° *Forme aiguë.* — On ne la rencontre que dans les tissus doués d'une grande susceptibilité et qui réagissent vivement par le fait de l'irritation parasitaire. Rare dans les os, le tissu cellulaire, cette forme est plus commune au testicule, dans les articulations et même les ganglions. La maladie affecte alors les allures d'un processus franchement inflammatoire, et aucun caractère spécifique ne permet de la reconnaître. Au bout de quelques jours, l'affection présente une marche un peu insolite ; la lésion locale n'arrive pas à la période nettement résolutive de l'inflammation ordinaire ; après l'élimination des produits, le foyer ne se guérit pas franchement, l'abcès devient fistuleux.

2° *Forme chronique.* — Cette seconde forme a un début beaucoup plus insidieux et, à de rares exceptions près, on peut dire que la première période est méconnue du chirurgien et du malade lui-même. En dehors d'une douleur qui fait assez souvent défaut, le parasite ne manifeste sa présence par aucun signe appréciable. Plus tard le tubercule amène du gonflement ; il forme une tumeur de caractères variables, indolente, essentiellement froide, susceptible de provoquer une gêne fonctionnelle notable. Les foyers tuberculeux, après être restés pendant un certain temps stationnaires, se ramollissent à leur centre, tandis qu'ils envahissent insensiblement les parties ambiantes. Quels que soient leur siège et leur origine, ils ont une tendance manifeste à se porter vers l'extérieur, et cela de la manière suivante. Le parasite s'avance insensiblement dans la direction la plus propre à son développement en détruisant par caséification tous les tissus qu'il rencontre. Il respecte généralement les aponévroses, au moins pendant un certain temps et arrive à la peau après avoir envahi le tissu cellulaire. La barrière que la peau oppose au processus tuberculeux dure assez longtemps ; puis peu à peu elle s'acumine, s'amincit, devient bleuâtre, luisante et se rompt. Le pus caséeux, grumeleux, caractéristique, se fait jour au dehors par cette voie. Habituellement la cavité ainsi constituée se transforme en un trajet fistuleux, fongueux, tapissé de bourgeons mollasses, saignants : à la suppuration du début succède un suintement séreux, persistant, l'affection passe à la période fistuleuse, de beaucoup la plus longue ; ces collections présentent accidentellement un très grand volume, de même que certaines fistules mesurent 10, 15, 20, 30 centimètres et plus, comme dans le cas d'abcès ossifluents. Les fistules sont habituellement multiples ; leur orifice présente une aréole bleuâtre, violacée, entourée d'une zone rose. Cet aspect caractéristique se retrouve dans toutes les suppurations tuberculeuses, et il est dû à l'envahissement insensible de la peau par les follicules tuberculeux.

Marche. Terminaisons. Complications. — Les tuberculoses chirurgicales ont une marche lente ; parfois on constate des poussées successives accompagnées de symptômes inflammatoires. Ce phénomène s'observe en particulier pour l'adénite tuberculeuse, qui envahit tour à tour les divers ganglions d'une région.

A toutes les périodes, la manifestation tuberculeuse peut guérir spontanément. Il n'est plus douteux aujourd'hui que certains tubercules primitifs s'arrêtent dans leur évolution, s'enkystent, deviennent fibreux ou crétacés ; il semblerait que le parasite perd ses propriétés destructives. La guérison spontanée sans élimination des produits est plus rare, bien qu'elle ait été constatée, et l'on a vu des arthrites, des adénites tuberculeuses se terminer par résolution. On ne rencontre habituellement cette marche favorable que chez les sujets vigoureux, soustraits au milieu infectant ou convenablement traités.

La guérison survient encore après l'élimination des produits. Les abcès froids guérissent souvent lorsqu'un traitement approprié modifie la poche. Abandonnés à eux-mêmes, les trajets fistuleux perdent quelquefois leurs caractères fongueux ; les granulations tuberculeuses rares ne se reproduisent plus dans la paroi et on a ainsi une guérison définitive. Évidemment la présence d'un séquestre, dans un os tuberculeux, contrarie beaucoup ce processus réparateur.

La terminaison par fistule est la plus commune, et il semble que la lésion qui entretient les trajets reste à l'état stationnaire. Pendant des mois, des années on voit persister des fistules d'origine osseuse, ganglionnaire, testiculaire, etc. Souvent les tissus s'indurent au pourtour de ces cloaques ; de nouvelles sinuosités se forment çà et là dans différents sens et déversent leurs produits par les fistules.

Nous avons dit que les malades atteints de tuberculose locale pouvaient guérir à toutes les périodes ; cependant telle n'est pas la terminaison habituelle lorsque la maladie, abandonnée à elle-même, siège dans un organe important ou difficilement accessible ; une tuberculose vertébrale ne saurait être comparée à cet égard avec un ganglion tuberculeux cervical. La mort est fréquemment le résultat des tuberculoses chirurgicales locales, et celle-ci se produit alors de diverses manières.

a. Après être restée pendant assez longtemps locale, l'affection se généralise ; des colonies secondaires émanées de la manifestation primitive, véhiculées, par le sang veineux viennent former de nouveaux foyers dans les poumons, le foie, les reins ou d'autres parties du corps (*auto-inoculation par formation de foyers secondaires*). Sous l'influence de ces tumeurs multiples, qui gênent notablement l'hématose et les grandes fonctions, l'état général s'altère ; le sujet, jusque-là assez robuste, s'émacie ; la fièvre apparaît ; la diarrhée, les sueurs profuses achèvent de miner les tuberculeux et la mort arrive par une consomption lente comme dans la phtisie pulmonaire.

b. Lorsque la tuberculose a envahi un organe profondément situé, un os, une articulation, l'affection a une durée extrêmement longue, et la guérison est quelquefois impossible. Après un séjour de plusieurs années dans les hôpitaux, les malades succombent accidentellement par le fait de la septicémie aiguë ou chronique, de la phlébite, etc. Souvent l'autopsie ne révèle d'autre lésion qu'une stéatose du foie, une dégénération amyloïde des principaux viscères.

c. Il nous reste à parler d'une terminaison assez commune des tuberculoses localisées : la granulie ou infection générale du sang par le germe tuberculeux (*auto-inoculation par infection générale*) (Verneuil). Sans qu'on puisse exactement dire de quelle façon se produit cette affection, il n'en est pas moins certain que l'organisme tout entier est imprégné par le poison tuberculeux ; on rencontre la granulation miliaire avec ses caractères ordinaires dans la plupart des viscères, des séreuses, dans la moelle des os, etc. L'état de nos connaissances sur la tuberculose ne nous permet pas de comprendre pourquoi cette infection se produit incidemment, alors que les germes existent depuis assez longtemps en un ou plusieurs points de l'économie : il semblerait que le bacille tuberculeux affecte dans l'organisme deux états différents ; dans le premier il n'est point susceptible de se multiplier et se borne à produire des foyers isolés ; dans le second, il se multiplie dans le sang qu'il altère ; cette infection, toujours mortelle, s'accompagne d'une fièvre intense.

Traitement. — *Indications.* — Sans insister sur le traitement prophylactique, du ressort de l'hygiène, nous passerons en revue les principales indications à remplir en présence d'une tuberculose locale, externe, accessible.

Nous avons vu qu'un foyer tuberculeux abandonné à lui-même peut guérir spontanément par les seuls efforts de la nature. Le tubercule s'enkyste, devient indifférent, ou bien les produits caséeux sont éliminés et l'affection locale guérit définitivement. Avec Ch. Nélaton nous admettons également : « 1° que la guérison obtenue par les seuls efforts de la nature est purement locale ; qu'en tous cas la cause originelle du mal persiste et pourra tôt ou tard s'accuser par des poussées nouvelles ; 2° que la coïncidence d'une tuberculose pulmonaire avec une lésion tuberculeuse externe ne met pas obstacle à la cure de cette dernière ». L'accord cesse quand il s'agit de pénétrer un peu plus avant dans le problème, et nous ne saurions accepter les propositions suivantes de Ch. Nélaton. « Le chirurgien, comme la nature, atteindra sans peine la guérison de la lésion externe, mais ne saurait supprimer par son intervention le *vice constitutionnel* qui a engendré le mal. » Aujourd'hui la manière de concevoir la tuberculose est absolument différente et le vice constitutionnel n'existe pas. Il y a un parasite qui n'infecte pas primitivement le sang, mais forme des colonies uniques ou multiples. Ces foyers primitifs n'intéressent que partiellement l'économie ; en les supprimant : 1° on abrège la durée de la guérison naturelle, en admettant qu'elle se fera ; 2° on fait disparaître un danger permanent d'infection ; 3° dans le cas où il existe d'autres manifestations localisées de la tuberculose et même de la phtisie pulmonaire, il y a tout avantage à supprimer un foyer qui contribue à épuiser le malade. Les résultats fournis par cette méthode sont d'ailleurs satisfaisants.

Ces préliminaires posés, on conçoit que nous ne saurions admettre avec Ch. Nélaton que le traitement général doit tenir la première place. Voilà des siècles que l'on y a recours, et l'on sait avec quel insuccès ; il ne faut pas arguer de ce qu'une hygiène convenable, les bains de mer, un régime fortifiant améliorent l'état général pour borner là l'action du chirurgien. Les statistiques montrent assez les ravages que fait la tuberculose pour que l'on soit autorisé à chercher mieux. Le traitement médical guérit uniquement les affections superficielles ou bien localisées, d'ordinaire susceptibles de guérison spontanée. L'intervention chirurgicale atteint plus tôt, plus sûrement et à moins de frais le même but, et la suppression des foyers tuberculeux est indiquée, chaque fois qu'elle est possible.

Si le traitement médical est un adjuvant indispensable, il ne faut pas oublier qu'il doit, toutes les fois que le foyer tuberculeux est accessible, céder le pas au traitement chirurgical ; ce traitement chirurgical ne comporte pas toujours des opérations sanglantes, il comprend :

1° Des moyens résolutifs qui n'ont d'autre but que d'aider le travail de la nature ;

2° Des moyens curatifs qui ont la prétention de supprimer le foyer, de détruire l'agent nuisible ou de transformer une affection parasitaire en une affection simple.

Au premier groupe appartiennent, au début, la compression, les injections interstitielles de Hüeter (acide phénique 3 à 5 p. 100), les appareils inamovibles pour les articulations, etc. Lorsque ces traitements échouent, ce qui arrive trop souvent, le chirurgien peut encore favoriser l'élimination spontanée des produits en provoquant le ramollissement. Les injections interstitielles de chlorure de zinc dans les adénites, la teinture d'iode appliquée sur la peau, le vulgaire cataplasme n'ont pas d'autre effet. Plus tard, les injections détersives diverses réaliseront la même indication.

Lannelongue a fait connaître à l'Académie des sciences (1891) une méthode qu'il appelle *méthode sclérogène*, méthode qui consiste à injecter, non pas au centre, mais à *la périphérie* des lésions tuberculeuses, quelques gouttes d'une solution de chlorure de zinc. — Grâce à la sclérose produite au niveau du point injecté, le tissu tuberculeux se trouve privé de ses vaisseaux nourriciers ; sa vitalité est atteinte, il se sclérose à son tour et devient fibreux. Nous reviendrons, en étudiant les adénites tuberculeuses et les tumeurs blanches, sur les résultats fournis par ce procédé.

Les moyens curatifs chirurgicaux ont pour objet de détruire le parasite tuberculeux partout où il est accessible, de manière à l'empêcher de pulluler sur place, d'envoyer d'autres colonies dans les diverses parties du corps, d'infecter l'économie et d'épuiser les forces du malade. La seule contre-indication à ce traitement est de ne pas faire une opération plus périlleuse pour la vie du malade que l'affection elle-même. En supprimant dans une large mesure les causes de mort et les complications du traumatisme, la méthode antiseptique a beaucoup encouragé les tentatives chirurgicales.

L'amputation d'un organe ou d'un membre à une certaine distance du foyer tuberculeux réalise très bien le but de la nouvelle méthode ; c'est à elle qu'il faudra recourir lorsque les lésions locales seront tellement avancées ou graves que la perte de la fonction deviendra irremédiable, la restitution anatomique même partielle impossible. De tout temps ce précepte a été mis en pratique, malheureusement les chirurgiens opéraient souvent trop tard. Parmi les opérations de ce genre citons la castration dans l'épididymite tuberculeuse, l'amputation des membres dans les tumeurs blanches, les caries étendues, etc.

Le sacrifice d'un membre ou d'un organe, en pareille circonstance, s'explique naturellement; mais, avant de recourir à une mesure aussi radicale, on s'est demandé s'il n'y aurait pas avantage à pratiquer le curage, la destruction, l'extirpation du foyer sans enlever l'organe lui-même. C'est de là que sont nées les méthodes partielles déjà en honneur autrefois, aujourd'hui très répandues; les résections, les évidements des os cariés, l'extirpation des ganglions, la cautérisation des foyers tuberculeux du testicule, etc., ne sont pas récentes. Il faut reconnaître que ces opérations ont été beaucoup mieux réglées et que le grattage avec la curette tranchante permet de poursuivre plus sûrement les fongosités tuberculeuses.

Aujourd'hui l'intervention chirurgicale partielle n'en est plus à sa période d'essai, et les résultats obtenus sont très satisfaisants. L'affection récidive assez souvent sur place, cela tient à ce que l'opération a été trop incomplète ; ce n'est qu'avec une pratique plus longue qu'on pourra arriver à ne pas laisser trace des germes tuberculeux.

Il ne faut pas toutefois oublier que les interventions partielles chez les tuberculeux exposent à différentes inoculations : 1° auto-inoculation sur sur place; 2° inoculation avec formation de foyers secondaires; 3° auto-inoculation avec infection générale (Verneuil, Kœnig). Wartmann (*inaug. diss. Bern.*, 1886), sur 837 résections ayant donné 225 morts, relève 26 fois la tuberculose miliaire aiguë, survenant immédiatement après l'intervention. D'après Lannelongue, cette proportion n'est pas supérieure à celle qu'on observerait spontanément chez les tuberculeux, en dehors de toute intervention.

La voie pulmonaire étant la porte d'entrée la plus commune, la tuberculose périphérique sera très fréquemment secondaire. Encore dans ces conditions l'intervention et, par suite, la guérison du foyer exercent une heureuse influence sur la marche des autres manifestations. Velpeau, Verneuil, Richet, Cadeau, Martin ont suffisamment démontré les heureuses modifications de la phtisie pulmonaire après certaines amputations. Mais il faut pour cela que les lésions pulmonaires ne soient pas trop avancées, car on court le risque d'activer la marche de la maladie chez les sujets épuisés. Trélat a formulé de la façon suivante la règle qui doit guider le chirurgien. « Lorsque, chez un tuberculeux, l'une des localisations aggrave l'état général il faut, si c'est possible, supprimer cette localisation par une opération d'exérèse. Si, au contraire, ce sont les lésions viscérales qui dominent la scène, il faut s'abstenir de toute opération ; la répartition de ces influences est toujours délicate, souvent difficile et parfois trompeuse. » Ch. Nélaton a également exprimé très clairement dans sa thèse (p. 153) les préceptes qui servent de base à l'intervention ; nous nous rallions complètement à sa manière de voir. « Donc, nous opérerons, dit-il, les lésions tuberculeuses externes, à moins de contre-indications spéciales ; dans tous les cas, nous opérerons aussitôt que possible, de façon à ne pas laisser les malades s'affaiblir par une suppuration locale prolongée, de manière à ne pas permettre à la lésion locale de s'étendre et de nécessiter ultérieurement une opération beaucoup plus grave que celle qui est tout d'abord réclamée. Nous les opérerons de bonne heure, enfin, chez les sujets qui ne présentent aucune manifestation pulmonaire pour parer au danger d'une manifestation possible. »

Voici les conclusions de la thèse de Coudray (1884) : « 1° d'une manière générale, les tuberculoses externes n'exigent d'intervention que lorsqu'elles ne présentent pas de tendance spontanée à la guérison; 2° cette tendance est l'exception chez les malades qui fréquentent les services hospitaliers; 3° la formation des foyers secondaires consécutivement aux opérations peut être considérée comme un fait rare, sinon exceptionnel. La doctrine de l'auto-inoculation n'est pas un argument contre l'intervention, c'est l'opinion contraire qui semble devoir être adoptée; 4° la formule qui consiste à dire qu'il faut enlever une lésion tuberculeuse, dès qu'elle est une cause d'épuisement, semble dangereuse; il paraît préférable de dire : avant qu'elle ne soit une cause d'épuisement; 5° les indications sont litigieuses pour les ostéo-arthrites et les ostéites. Nous tenons en défiance les opérations partielles, surtout articulaires. Les contre-indications résident dans la prédominance de la gravité des lésions viscérales sur les lésions externes. »

Les indications et les contre-indications spéciales à chaque région et à chaque tissu seront exposées ailleurs.

Nous n'avons point à parler ici de la *lymphe* de Koch, ni de la *tuberculine*. Cette découverte, qui fit récemment tant de bruit, n'est encore d'aucune utilité thérapeutique.

2° MORVE ET FARCIN

Bibliographie. — Girard, *Remarques et observations sur l'identité de la morve et du farcin*, *Recueil de méd. vétér.*, 1829. — Rayer, *Mém. Acad. de méd.*, t. VI, 1837.— Renault et Bouley, *Contag. de la morve*, *Recueil de méd. vétér.*, 1839. — Sédillot, *Académie des sciences*, 1847. — *Bull. de l'Acad. de méd.*, de 1850 à 1861. — Carpentier, *Med. Times and Gaz.*, 1855, n° 266. — Demarquay et Dufour, *Gaz. hebd.*, 1856. — Bourdon, *Union méd.*, 1857. — Saint-Cyr, *Journ. de méd. vétér. de Lyon*, 1862, 1863 et 1866. — Trasbot et Cornil, *Mém. de la Soc. de biol.*, 1866. — Fredet, *Soc. anatomique*, 1866. — Guyon, *Gaz. hebd.*, 1867. — Christot et Kiener, *Acad. des sciences*, 1868. — Hérard et Cornil, *Gaz. des Hôp.*, 1868. — Carville et Cornil, *Recueil de méd. vétér.*, 1868. — Kelsch, *Arch. de physiologie*, 1873, n° 6. — G. Colin, *Acad. de méd.*, 1873. — Molinier, *Revue méd. de Toulouse*, et *Gaz. hebd.*, 1874. — Renaut, *Acad. des sciences*, et *Union méd.*, 1875. — G. Colin, *Leucocytose morveuse*, et *Bull. de l'Acad. de méd.*, 1876. — Kusely, *Wiener Med. Press*, n° 36, p. 1152. — Galtier, *Bull. Acad. de méd.*, 1881. — Bouchard, Capitan et Charrin, *Culture du microbe de la morve et transmission de celle-ci à l'aide du liquide de cultures*, *Bull. de l'Acad. de méd.*, p. 1469, 1882. — Schultz et Lœffler, *Parasites de la morve*, *Berlin. klin. Wochens*, 1883. — Israel, *eod. loc.*, 1883. — Kitt, *Jahresb. d. Kgl. Central. Thierarzneis. München* 1883-1884. — Weichselbaum, *Wien. Med. Wochens.*, 1885. — Lœffler, *Etiologie de la M. Travaux de l'instit. d'hygiène de Berlin*, 1886. — Cadéac et Mallet, *Acad. des sciences*, 1886, et *Revue de méd.*, 1887.

Consultez en outre le *Compendium*, les articles de Brouardel, *Dict. encycl.*, et de Tardieu, *Nouv. dict. de méd. et chir.* (Bibliogr.).

Thèses de Paris. — 1836, PHILIPPE. — 1839, VIGLA. — 1841, LESUEUR. — 1842, POMMIER. — 1843, TARDIEU. — 1844, STEINER. — 1847, PATTÉ. — 1851, BERTHE. — 1862, FAUVEL. — 1863, PETER (Agrég.). — 1867, TANAROSKI. — 1869, FILET. — 1881, CLÉMENT.
Thèse de Strasbourg. — 1846, BAULMONT.

Définition. — La morve est une maladie virulente contagieuse et inoculable sévissant particulièrement sur les équidés et pouvant se transmettre accidentellement à l'homme et à diverses espèces animales (ROGER).

Historique. — La morve, chez l'homme, n'a été bien étudiée que depuis le commencement du siècle.

En 1803, un vétérinaire, DELABÈRE BLAINE, constate l'identité de la morve et du farcin et la possibilité de la transmission de cette maladie du cheval à l'homme. Le premier fait établissant nettement cette transmission remonte à 1821 ; il est dû à un médecin militaire prussien, SCHILLING. Il s'agissait d'un employé d'une école vétérinaire tombé malade après avoir soigné un cheval morveux ; à l'autopsie de cet homme, on trouva du pus dans les muscles; SCHILLING prétendit qu'il y avait eu inoculation directe. Cette assertion souleva de vives protestations. NAUMANN, directeur de l'école vétérinaire de Berlin, déclara simplement le fait impossible, et deux de ses contemporains, DIETRICH et HOLBACH, proposèrent de s'inoculer la matière de la morve.

Ces discussions eurent au moins pour résultat d'attirer l'attention des auteurs sur la question. Signalons rapidement les travaux de TRAVERS (1826), les observations de BROWN et ELLIOSTON (1833) en Angleterre ; en Italie les mémoires de TAROZZI (1822) et de LAURIN (de Pavie) (1829), et arrivons au remarquable ouvrage de RAYER en 1837. Réunissant toutes les observations éparses dans la science, cet auteur établit par l'expérimentation : 1° que la morve peut se communiquer de l'homme aux solipèdes ; 2° qu'elle ne naît pas spontanément dans l'espèce humaine, mais résulte d'une inoculation. Loin de se rendre aux vues de cet auteur, plusieurs de ses contemporains et parmi eux les professeurs d'Alfort, en particulier RENAULT, repoussèrent entièrement la doctrine de la contagion. De là une lutte passionnée entre les contagionistes et les non-contagionistes ; les débats et discussions sur cette question occupèrent les sociétés savantes (*Académie de médecine*, *Académie des sciences*) jusqu'en 1840, puis parurent nombre de mémoires, parmi lesquels il convient de citer la thèse de TARDIEU (1843) et le travail de MONERET (*Arch. de méd.*, 1847).

Plus tard VIRCHOW, dans son *Traité des tumeurs*, CORNIL, en 1868, et KELSCH, en 1873, étudièrent l'anatomie pathologique de la morve.

Restait à découvrir l'agent pathogène de cette maladie ; entrevu par CHRISTOT et KIENER, il fut isolé et cultivé simultanément par BOUCHARD, CAPITAN et CHARRUCIN (France), LŒFFLER et SCHULTZ en Allemagne (1882).

Étiologie. — Tous les auteurs admettent unanimement aujourd'hui les propositions suivantes : 1° la morve ou le farcin ne peuvent jamais apparaître spontanément chez l'homme ; 2° ces affections résultent toujours d'un contage direct.

La morve peut se communiquer : 1° du cheval à l'homme ; 2° de l'homme à l'homme.

La contagion peut être médiate ou immédiate. Les cas de contagion médiate ont été observés de préférence chez les individus qui habitent dans les écuries où se trouvent des animaux malades ; ces faits deviennent de plus en plus rares à mesure que se perd la funeste habitude, qu'ont certains propriétaires de faire coucher dans les écuries les palefreniers et les garçons de labour.

Le plus souvent les accidents apparaissent après une inoculation directe. Il suffit d'une écorchure légère aux mains pour que, en pansant un animal malade, un vétérinaire ou un palefrenier soient infectés. La chair et les dépouilles des animaux morts, ici comme dans le cas de charbon, conservent pendant longtemps leurs propriétés virulentes. Telle est la raison de plusieurs cas de morve observés chez les équarrisseurs, les bouchers et autres industriels qui, par leur profession, sont appelés à manier les cadavres des animaux.

Jusqu'à ce jour, aucun fait certain n'autorise à affirmer l'infection par le tube intestinal, cependant on comprend le danger qu'il y aurait, malgré les expériences de Decroix, à employer pour l'alimentation la viande d'animaux farcineux ou morveux. Dans ces conditions, à moins qu'une cuisson très prolongée n'ait détruit la matière virulente, l'inoculation aurait de grandes chances de se produire.

D'après Lœffler, il est possible que l'inoculation se fasse par les organes respiratoires, car parfois, quoique rarement, le poumon a été le seul organe trouvé malade.

Enfin, la morve a été contractée par des médecins et des étudiants en médecine en soignant leurs malades ; elle peut donc se communiquer de l'homme à l'homme.

Formes. — La maladie se présente sous quatre modes cliniques différents :

1° *Farcin aigu.* — Il est caractérisé par des lymphangites auxquelles succèdent des abcès multiples, le tout accompagné d'un cortège de symptômes généraux graves.

2° *Farcin chronique.* — Sous cette forme l'affection aura une longue durée, donnant lieu à des poussées successives d'abcès à la suite desquels persistent des fistules, des douleurs musculaires et articulaires.

3° *Morve aiguë.* — Elle succède fréquemment à la variété précédente. La morve aiguë présente des symptômes analogues à ceux du farcin aigu ; elle est caractérisée par des ulcérations des fosses nasales et des voies respiratoires.

4° *Morve chronique.* — On trouve la plupart des symptômes du farcin chronique avec des ulcérations spéciales.

Toutes les variétés de cette redoutable affection sont inoculables, mais chaque forme clinique ne donne pas nécessairement lieu à une manifestation analogue à elle-même : la morve peut très bien engendrer le farcin chronique et réciproquement.

Symptômes. — Farcin aigu. — La maladie débute de deux façons bien différentes. Tantôt, à la suite d'une inoculation directe, on voit apparaître, comme dans les piqûres anatomiques, une lymphangite plus ou moins intense ; ou bien, après un contact médiat surviennent des accidents généraux graves, céphalalgie, nausées, vomissements, douleurs articulaires ou musculaires, sans phénomènes locaux.

Quel que soit le début, au bout de peu de jours se forment des abcès dont le contenu est un liquide sanieux ; çà et là de vastes collections purulentes se développent dans le tissu cellulaire, la fièvre augmente et le malade tombe dans l'adynamie.

Vers la fin de la deuxième semaine ou dans le cours de la troisième, apparaît une éruption abondante de grosses pustules. Elle est suivie de sueurs profuses et de gangrène des joues ou des autres régions. La fièvre augmente et la mort survient rapidement.

Morve aiguë. — Cette manifestation morbide succède souvent à la précédente ou au farcin chronique dont elle ne serait qu'un deuxième stade ; quelquefois aussi elle débute d'emblée. Les phénomènes locaux et généraux sont les mêmes que ceux décrits dans le cas précédent, puis apparaissent du côté de la peau une série de manifestations éruptives : érysipèle, plaques gangréneuses.

L'érysipèle de la morve siège d'ordinaire à la face qui est entièrement tuméfiée. Il naît souvent autour d'une bulle ou d'une ulcération des fosses nasales. « Il est en général mal limité, n'a pas de bourrelet bien net, et est constitué par une rougeur érysipélateuse élevée sur un œdème dur. » (Brouardel.) La tension des tissus se montre parfois considérable dans ce cas. « Les paupières restent closes et laissent suinter une matière puriforme qui caractérise d'une manière frappante la morve aiguë. » (Tardieu.)

Durant le cours de cet érysipèle, des abcès se forment dans le tissu cellulaire, puis vers le cinquième ou le sixième jour en général, se montre l'éruption caractéristique. « Cette éruption est d'abord constituée par une petite tache rouge sur laquelle apparaît bientôt une petite papule acuminée, dure, blanchâtre, qui se transforme rapidement en une pustule non ombiliquée, contenant du pus. Ces trois états successifs de l'éruption accomplissent leur évolution en vingt-quatre heures. » (Tardieu.)

Ces pustules ont des formes diverses qui les ont fait comparer à celles de la variole, de la vaccine et de l'ecthyma.

L'érysipèle de la face se complique fréquemment de plaques gangréneuses. Au moment de l'éruption, le nombre de ces plaques augmente. On les voit apparaître brusquement autour des articulations, souvent même elles ont pour origine une pustule. Pendant que ces phénomènes évoluent, on observe du côté des fosses nasales une série de symptômes absolument caractéristiques, en particulier le jetage. Les malades accusent à la partie postérieure des fosses nasales et dans le pharynx une sensation constante de corps étranger ; la voix est enchifrenée et nasonnée. Bientôt des fosses nasales s'écoule une matière puriforme, parsemée de stries rougeâtres, sanguinolentes. Elle se concrète rapidement sur le bord des lèvres et dans les narines. Cet écoulement peut très bien passer inaperçu, on comprend en effet que, pendant le décubitus, la matière du jetage puisse s'écouler dans le pharynx, on le voit même manquer entièrement; des ulcérations détruisent la muqueuse par places et attaquent parfois le périchondre; dans la bouche, on trouve également la muqueuse ulcérée et parsemée de pustules; l'haleine est fétide. Ces symptômes inflammatoires entraînent rapidement l'engorgement des ganglions parotidiens; des épistaxis surviennent, la température augmente, le malade meurt dans le coma et l'adynamie.

Farcin chronique. — De toutes les manifestations de la maladie, c'est la plus fréquente. Elle peut résulter ou d'une inoculation ou de la contagion. Dans le premier cas, la lymphangite constitue l'accident initial; dans le second, des phénomènes généraux apparaissent tout d'abord, puis soudain, en une partie quelconque du corps, au front, au mollet, un abcès se forme rapidement, suivi d'autres semblables, et il n'est pas rare d'en voir cinq ou six en voie d'évolution. Leur volume varie entre celui d'une noix et d'un œuf de poule. Leur développement se fait avec ou sans symptômes inflammatoires. Dans ce dernier cas, la peau, au moment de s'ulcérer, présente une coloration bleuâtre comme dans les cas d'abcès tuberculeux. Le contenu de la tumeur est une sanie purulente; qu'il ait été évacué, grâce à une incision faite par le chirurgien, ou que l'on ait laissé à la nature le soin de détruire les parois de la poche, l'abcès ne se cicatrise pas constamment; il persiste souvent une fistule, ou mieux un ulcère (ulcère farcineux).

Les abcès se succèdent ainsi pendant plusieurs mois; la peau devient sèche, les fonctions digestives s'altèrent, les forces diminuent, des sueurs profuses affaiblissent encore le malade; il tombe dans un état de cachexie qui finit par amener la terminaison fatale. Parfois on voit apparaître les symptômes de la morve aiguë dont on connaît la gravité.

Comme l'a signalé Tardieu, il peut survenir des rémissions trompeuses. Les abcès guérissent, le patient revient à la santé; mais alors que l'on croit la maladie terminée, de nouveaux abcès paraissent et viennent brusquement détruire toutes les espérances.

Cependant, lorsqu'il ne se complique pas de morve aiguë, le farcin chronique est susceptible de guérir; la durée de la maladie toujours fort longue, varie de quatre mois à deux ans.

Morve chronique. — Cette variété apparaît rarement d'emblée; dans la majorité des cas, elle succède au farcin chronique, jamais à la morve aiguë. Le farcin chronique existe déjà depuis quelques années lorsque, brusquement, apparaissent des accès de toux et un mal de gorge avec douleurs caractéristiques de la trachée. La voix devient enrouée et peut même disparaître entièrement; puis survient un enchifrènement, le malade renifle continuellement, rarement on voit du jetage; les narines sont sèches, couvertes de croûtes; il faut un examen attentif pour découvrir les ulcérations des fosses nasales, moins nombreuses et moins fréquentes que dans la forme aiguë.

Le pronostic est des plus graves, Tardieu n'a pas signalé un seul cas de guérison.

Nature de la maladie. — J. Renaut considère la pyohémie, la morve, la tuberculose, comme formant un groupe naturel. « Toutes, dit-il, paraissent originairement dériver de l'imprégnation de l'économie par un agent virulent plus ou moins saisissable. »

Cornil, Ranvier, Kelsch rapprochent la morve de l'infection purulente; Virchow, des affections tuberculeuses; Trabot, Tardieu et Martinot en font une maladie inflammatoire de nature spécifique.

Dès 1868, Christot et Kiener avaient signalé la présence de microbes dans les produits morveux. Relativement peu nombreux et peu développés dans le sang, les infusoires étaient au contraire très abondants dans les glandes vasculaires sanguines et dans les produits pathologiques. Depuis cette époque, on ne s'était plus occupé de la recherche du microbe. Le 26 décembre 1882, Bouchard annonce à l'Académie de médecine qu'il a cultivé le microbe de la morve dans des solutions neutralisées d'extrait de viande, mises à l'étuve à la température de 37°. A l'aide d'ensemencements successifs, Bouchard aurait obtenu la pullulation du microbe pur de tout mélange jusqu'à la huitième culture, tandis que la multiplication ne s'observait pas dans les vases maintenus au contact de l'air. Lœffler, reprenant ces études, a vu que ce bacille présente une très grande résistance; ainsi après trois mois de desséchement, il peut reprendre sa virulence; il ne semble pas cependant qu'il y ait formation des spores, puisque divers antiseptiques détruisent la virulence du bacille. La maladie morveuse, produite chez les cobayes par l'inoculation des cultures, est absolument semblable, au point de vue clinique et au point de vue anatomique, à la morve déterminée chez le même animal par les produits morbides puisés directement chez le cheval. Les bacilles de la morve se présentent sous l'aspect de petits bâtonnets à bouts arrondis, droits ou légèrement incurvés, assez analogues à ceux de la tuberculose, mais un peu plus épais, ils ont de 2 à 5 μ, de longueur sur $0^{\mu},5$ à $1^{\mu},4$ de large. La chaleur détruit rapidement la vitalité de ce microbe qui succombe quand on le chauffe deux minutes à 100°, le sublimé et l'acide phénique le détruisent aussi très rapidement.

Anatomie pathologique. — a. *Lésions de la peau.* — D'après Cornil, « les pustules petites, superficielles, ne diffèrent pas des pustules de la variole; au début des globules de pus naissent aux dépens des cellules du corps muqueux de Malpighi; il y a là même état vésiculeux des cellules épithéliales, de distance en distance, dans les diverses couches d'épiderme, le même réseau d'apparence fibrillaire dû à la conservation et à l'aplatissement d'un certain nombre de cellules, de telle sorte que quand la pustule est bien formée, les globules du pus sont compris dans les mailles de ce réseau entre les papilles et l'épiderme ».

« Dans tous les points où existaient des tumeurs cutanées plus considérables, tout le réseau papillaire, le derme et le tissu cellulo-adipeux sous-cutané présentaient une prolifération des éléments du tissu conjonctif, ou des corpuscules du pus; il y avait là de véritables phlegmons, où le pus était infiltré dans le tissu conjonctif. Au niveau de ces parties, le corps muqueux de Malpighi était transformé en un tissu alvéolaire à mailles perpendiculaires aux papilles et contenant des globules. Les couches épidermiques conservées présentaient de distance en distance un état vésiculeux des cellules. Dans ces parties de la peau il y avait d'abord des pustules qui, après avoir débuté par une formation de corpuscules de pus dans le corps muqueux, avaient, en s'agglomérant et en s'étendant en profondeur, transformé la peau en un phlegmon. »

Lagrange a étudié histologiquement les ulcérations, dans un cas de farcin chronique. Il a trouvé, au milieu du tissu de l'ulcération, un certain nombre de tubercules morveux dont le développement s'était fait manifestement aux dépens du tissu malade.

« Les recherches les plus récentes ont démontré que la granulation morveuse tient le milieu entre la suppuration et l'inflammation chronique. La lésion, d'après Baumgarten est caractérisée par la formation de cellules épithélioïdes offrant souvent des figures kariokinétiques : au milieu d'elles on ne trouve pas de cellules géantes, mais on voit des leucocytes dont la quantité s'accroît à mesure que progresse l'affection. En augmentant de nombre, ces leucocytes finissent par amener le ramollissement de la granulation et sa transformation en une sorte d'abcès miliaire. Les bacilles, dont la coloration dans les tissus est fort difficile, occupe le centre de la granulation morveuse et vont en diminuant vers la périphérie. La plupart de ces bacilles sont libres : quelques-uns pourtant sont renfermés dans les cellules épithélioïdes. » (J.-H. Roger.)

b. *Abcès.* — Nous avons déjà parlé des abcès, de leur contenu ; ils siègent habituellement dans le tissu cellulaire des membres; on les observe aussi dans les muscles; les plus fréquemment atteints sont, d'après Kuhmer : le biceps, les fléchisseurs de l'avant-bras, le grand pectoral, le droit antérieur de la cuisse.

c. *Fosses nasales.* — A l'ouverture des fosses nasales on trouve la pituitaire épaissie, recouverte de muco-pus teinté en rose par du sang. De place en place existent des pustules et des ulcérations. Celles-ci sont irrégulières, plus larges que profondes ; souvent elles attaquent les os ou les cartilages sous-jacents. L'épithélium est tantôt intact, tantôt détruit; les glandes en grappe sont atteintes par le travail inflammatoire. Lymphatiques et vaisseaux se remplissent de coagulum; il y aurait, d'après Virchow, périphlébite et périlymphite.

d. *Lésions pulmonaires.* — La plupart des auteurs, Kuhmer, Cornil, Kelsch, s'accordent pour admettre que les lésions pulmonaires observées dans la morve sont uniquement des foyers de pneumonie catarrhale lobulaire. Cornil croyait ces altérations différentes de celles qui existent chez le cheval; J. Renaut a démontré que c'était toujours la même forme de pneumonie.

Diagnostic. — L'affection farcino-morveuse, ainsi que nous venons de le voir, a une marche assez nette; chacune des formes de la maladie présente des périodes bien distinctes.

Cependant la pyohémie, l'érysipèle, la phlébite, et surtout certaines lésions syphilitiques peuvent donner le change et rendre le diagnostic très hésitant.

De toutes les maladies, la syphilis est celle qui offre avec la morve le plus de ressemblance, cependant il existe plusieurs caractères distinctifs. Nous avons vu que les douleurs de la morve occupaient surtout les articulations et les muscles; dans la syphilis les douleurs siègent spécialement dans les os; elles se développent lentement, affectionnent certaines régions (tibia, clavicule, voûte crânienne), sont plus vives durant la nuit que pendant le jour, les éruptions cutanées semblent non moins caractéristiques, aussi la confusion ne saurait-elle persister longtemps. Les ulcérations des fosses nasales peuvent parfois donner le change, mais dans les deux cas elles sont précédées par un ensemble de symptômes bien différents. Les ulcérations de la morve sont irrégulières, déchiquetées; celles de la syphilis, arrondies et taillées à pic. Nous ne ferons que rappeler la confusion possible avec les lésions scrofuleuses et les divers abcès.

Les commémoratifs rendent en pareil cas les plus grands services; chaque fois que, dans un cas douteux, le malade aura été en contact avec des animaux suspects, on doit songer à la possibilité de la morve.

De plus, la bactériologie nous a enrichi d'un moyen précieux, « la culture du bacille ». Cette méthode a déjà permis nombre de fois de se prononcer dans des cas fort douteux.

Pronostic. — Le pronostic est ici des plus graves. Le farcin aigu, la morve aiguë et chronique paraissent presque toujours mortels; les cas de guérison rapportés par les auteurs sont rares, et encore, dit Brouardel, devraient-ils être soumis à une sévère critique. Quant au farcin chronique, il existe dans la science plusieurs cas de guérison authentiques de cette maladie; la forme angioleucitique paraît être la plus bénigne. « En somme, en suivant les symptômes dans leur ordre chronologique d'apparition, on peut dire que tant que l'éruption n'a pas paru ou que les lésions morveuses des fosses nasales ne se sont pas manifestées, tout espoir ne doit pas être abandonné; car même, dans les formes les plus localisées de l'affection morvo-farcineuse, dans l'angioleucite farcineuse, par exemple, les craintes les plus graves seront encore légitimes. » (Brouardel.)

Traitement. — Actuellement, nous sommes absolument désarmés en présence de cette terrible affection. Nous n'avons aucun spécifique, aucun vaccin; aussi vétérinaires et médecins doivent-ils faire tous leurs efforts pour exiger l'application stricte des ordonnances de police. Il faut recommander aux individus qui peuvent être en contact avec des animaux ou débris d'animaux, suspects, s'ils se font une blessure, les précautions suivantes : serrer fortement le membre au-dessus de la blessure, et, par des mouvements de pression, des lavages, favoriser l'écoulement sanguin. Le médecin appelé dans un cas de ce genre ne doit pas hésiter; il doit débrider la plaie et la faire saigner, puis cautériser largement et hardiment au fer rouge; il ne faut avoir confiance dans aucun autre caustique. Des considérations d'esthétique, de cicatrice vicieuse, sont ici de médiocre importance, il s'agit de l'existence du malade, les circonstances sont trop sérieuses pour perdre un temps précieux. Si la maladie est confirmée, il est inutile d'essayer d'en arrêter la marche, toutes les médications ont échoué, on doit donc se borner à la médecine des symptômes.

Localement, il est indiqué d'ouvrir les abcès, de les gratter avec la curette tranchante pour faciliter leur cicatrisation, puis tâcher de soutenir les forces du patient. Les préparations alcooliques paraissent particulièrement indiquées.

3° Syphilis.

Bibliographie. — J. HUNTER, *Œuvres*, traduction RICHELOT, Paris, 1839. — RICORD, *Traité des maladies vén.*, 1838, et *Lettres sur la syphilis*, 1856. — DIDAY, *Hist. nat. de la syphilis*, 1863. — ROLLET, *Rech. cliniques et expér. sur la syphilis*, 1861. M. ROBERT, *Nouveau traité des maladies vén.*, 1861. — BELHOMME et MARTIN, *Traité pratique et élémentaire de pathol. syphil.*, 1876. — LANCEREAUX, *Traité historique et prat. de la syphilis*, 1873. — DESPRÈS, *Traité thérap. et prat.*, Paris, 1872. — A. FOURNIER, *Leçons sur la syphilis*, 1873. — *Leçons sur la syphilis tertiaire*, 1875, et *La syphilis chez la femme*. — HALLOPEAU, *Du mercure, action physiologique et thérapeutique*, Th. de Paris, 1878 (Agrég.). — CORNIL, *Leçons sur la syphilis*, 1879. — MAURIAC, *Maladies vénériennes*, 1883. — LUSTGARTEN, *Die Syphilisbacillen*, Wien, 1885. — DOUTRELEPONT, *Ueber Bacil. bei Syph.*, 1885. — ALVAREZ et TAVEL, *Arch. phys.*, 1885. — KLEMPERER, *Deut. med. Woch.*, 1885, n° 47.

Définition. — « La syphilis est une maladie virulente contagieuse, inoculable, à évolution lente, se manifestant d'abord par un chancre induré ou infectant, puis par des éruptions de la peau et des muqueuses, plus tard par des inflammations chroniques du tissu cellulo-vasculaire et des os, et enfin par des productions spéciales en forme de petites tumeurs ou nodules qui ont reçu le nom de gomme » (CORNIL.)

On lui reconnaît généralement quatre périodes :

1° Période d'incubation ;

2° Période des accidents primitifs (chancre, adénopathie) ;

3° Période des accidents secondaires (roséole, plaques muqueuses, papules et pustules) ;

4° Période des accidents tertiaires (gommes, ostéites, etc.).

Historique. — L'histoire de la syphilis ne serait pas très ancienne, car avant 1495 on ne trouve aucune description spéciale et précise de la maladie. Aussi quelques auteurs ont-ils pu émettre l'avis que la syphilis s'était créée de toutes pièces au moyen âge et qu'elle avait été importée en Europe par les marins qui revenaient du nouveau monde. Sans entrer dans la discussion de ces diverses hypothèses, il faut reconnaître que la syphilis ou grosse vérole attira tout particulièrement l'attention à la fin du XVe siècle, et qu'elle se présenta à cette époque avec une gravité insolite dont témoignent suffisamment les sombres récits de FRACASTOR. Longtemps la syphilis a été confondue avec d'autres maladies, en particulier avec la blennorragie et le virus chancreux. J. HUNTER partageait encore cette erreur (1786). En 1832, BASSEREAU, élève de RICORD, sépara nettement le *chancre mou* ou *chancroïde*, réinoculable, du *chancre induré* ou *huntérien*, qui n'est pas réinoculable. Enfin, on a admis plus récemment l'existence d'un chancre mixte, participant des propriétés des deux précédents ; il est encore contesté par nombre d'auteurs.

La syphilis est héréditaire ou acquise, cette dernière se rencontre beaucoup plus fréquemment que l'autre. Cependant, s'il fallait rattacher à la syphilis héréditaire, comme le voulait PARROT, le rachitisme infantile, le cadre de la syphilis transmise des parents aux enfants deviendrait beaucoup plus vaste; nous n'aurons en vue ici que la syphilis acquise.

Nous considérons la syphilis comme une affection spécifique, parasitaire; les recherches récentes auraient déjà permis de trouver, dans les différentes manifestations de la maladie, des microbes particuliers. En 1881, AUFRECHT y signala des coccus unis deux à deux; KLEBS, dès 1878, avait déjà avancé leur présence; les recherches plus récentes de BIRCH-HIRSCHFELD (1882) semblent démontrer qu'il existe des amas de bâtonnets dans les condylomes et même dans les cellules.

En 1884, LUSTGARTEN découvrit un bacille qu'il déclara spécifique; ce bacille aurait son siège dans les cellules migratrices. DOUTRELEPONT, puis SCHULTZ en Allemagne, LELOIR en France, auraient retrouvé le même bacille, en se servant de procédés différents. Ces micro-organismes ont une forme flexueuse ou en virgule, leur dimension serait de 5 μ de longueur sur 2 μ de largeur, ils contiendraient des spores dans leur intérieur. Mais, dans des recherches plus récentes, ALVAREZ et TAVEL ont soutenu que le prétendu microbe de LUSTGARTEN se trouvait constamment et normalement dans le smegma préputial. Toutefois, CORNIL soutient que les réactions des bacilles de LUSTGARTEN et d'ALVAREZ ne sont pas identiques et qu'il s'agit de deux espèces distinctes. KLEMPERER reprend ces recherches et trouve qu'il y a grande ressemblance entre les deux microbes, mais celui de LUSTGARTEN offre une résistance plus grande à l'alcool, mais plus faible à l'action des acides. D'autres méthodes colorantes sont négatives pour le microbe du smegma et positives pour celui de LUSTGARTEN. WEIGERT croit au bacille de LUSTGARTEN. Quoi qu'il en soit, on n'a pu jusqu'ici reproduire et cultiver ce bacille. De nouvelles recherches sont donc nécessaires.

Pendant longtemps, on a cru que la syphilis était une maladie spéciale à l'homme; les tentatives de KLEBS (1877), MARTINEAU (1882) ont pour but de démontrer qu'il n'y avait rien d'absolu à cet égard. En effet, ces auteurs auraient réussi à inoculer la syphilis à des singes, à des porcs. Mais la valeur de leurs expériences est contestée par CORNIL

Différentes périodes de la syphilis. — 1° *Période d'incubation.* — Dans la majorité des cas, la syphilis est contractée à la suite d'un coït avec une personne infectée; or il s'écoule presque toujours un temps variable, de vingt à trente jours, entre le coït et l'apparition de la première manifestation locale ou chancre. Pendant cette période silencieuse, toute l'économie serait infectée par le virus; l'impossibilité de réinoculer le chancre en un autre point de l'économie tendrait à le prouver.

2° *Du chancre.* — Cette impossibilité de réinoculer le chancre, jointe à l'impuissance de guérir la syphilis en enlevant la partie malade, différencie complètement le chancre induré du chancre mou. D'ailleurs, il existe entre eux de notables différences. Le chancre infectant n'est pas taillé à pic, excavé à l'emporte-pièce, comme le chancre mou. C'est au début une simple érosion légèrement ulcérée, arrondie, recouverte d'une pellicule grisâtre qui suinte quelque peu. Mais la présence d'une zone indurée au-dessous de l'ulcère est absolument caractéristique.

A. Fournier en a admis quatre variétés : 1° le chancre *érosif;* 2° le chancre *exulcéreux* qui ne dépasse pas le derme ; 3° le chancre *ulcéreux* qui est irrégulier, anfractueux et creusé dans le derme ; 4° le chancre *papuleux*, qui semble supporté par un plateau induré. Les neuf dixièmes des chancres siègent sur le gland et le prépuce chez l'homme, et aux grandes lèvres chez la femme ; en dehors des organes génitaux, on les observe encore à l'anus, aux lèvres, à la langue, au mamelon, etc.

Le virus chancreux, absorbé par les lymphatiques, détermine assez rarement une lymphangite aiguë ; extrêmement diffusible, il paraît impressionner assez faiblement les ganglions lymphatiques qui, la plupart, sont légèrement indurés et gonflés, formant une pléiade.

2° *Période des accidents secondaires.* — De bonne heure toute l'économie est infectée et la viciation du sang se traduit par des éruptions multiples, la roséole parfois accompagnée d'un léger mouvement fébrile, les plaques muqueuses de la bouche, de l'anus, des organes génitaux, etc. Ces accidents secondaires ont une durée extrêmement variable, une gravité très inégale. En tout cas, les produits de ces plaques et peut-être le sang des syphilitiques sont susceptibles de reproduire la maladie sur une personne saine. Les diverses manifestations de la syphilis sont fort nombreuses ; elles ont été rangées par les auteurs dans des groupes distincts sous les noms de syphilides érythémateuses, papuleuses, vésiculeuses, pustuleuses, tuberculeuses, gommeuses, bulleuses, pigmentaires. Nous renvoyons le lecteur aux traités spéciaux pour leur description.

3° *Période des accidents tertiaires.* — Assez fréquemment, sous l'influence du traitement ou par le fait de l'épuisement du germe syphilitique, la maladie s'arrête et peut même disparaître complètement. Chez d'autres personnes, les accidents tertiaires arrivent à des périodes plus ou moins éloignées, d'autant plus graves, d'ordinaire, qu'ils sont plus précoces. La syphilis semble alors subir une transformation et localise plus spécialement son action sur certains systèmes organiques : tissu osseux, tissu cellulaire, viscères, peau. Le crâne, les tibias, les clavicules, et en général les os superficiels paraissent plus souvent affectés. Hunter attribuait cette prédisposition au refroidissement de ces parties.

La gomme, qui est le produit le plus commun de la syphilis tertiaire, apparaît à peu près indifféremment partout ; elle est due à l'action destructive du virus sur les éléments et présente de grandes analogies avec les foyers tuberculeux. A toutes leurs périodes, les gommes sont susceptibles de se résorber sous l'influence d'un traitement convenable ; habituellement, lorsqu'elles sont abandonnées à elles-mêmes, elles passent successivement par les divers états suivants : la crudité, le ramollissement, l'ulcération, la détersion et enfin la réparation.

Anatomie pathologique. — Malgré les travaux modernes de Virchow, Lancereaux, Cornil, Leloir, l'anatomie pathologique de la syphilis est encore assez mal connue, et il est impossible, étant donnée une préparation histologique, de savoir discerner sûrement l'origine syphilitique des lésions que l'on observe pendant toutes les périodes successives de la maladie. Nous aurons l'occasion d'exposer à propos des gommes du tissu cellulaire et des principales manifestations de la maladie, les notions sur l'anatomie pathologique.

Traitement. — Sans nous arrêter au traitement local qui varie à l'infini, suivant la nature, le siège, la période de la syphilis, nous aurons surtout en vue le traitement général spécifique. Il existe en effet un traitement spécifique, et c'est là une particularité des plus importantes de la vérole comparée aux autres affections virulentes. Deux médicaments, les préparations mercurielles et l'iodure de potassium exercent sur les accidents syphilitiques une action qui est hors de contestation.

L'influence salutaire du mercure sur la syphilis est connue depuis près de quatre siècles; on sait aujourd'hui qu'il a une action merveilleuse sur les manifestations exanthématiques, cutanées ou muqueuses, pendant les premières périodes de la maladie. Non seulement il réussit à faire disparaître les accidents de la vérole, mais en outre on peut prévenir par son emploi l'apparition d'autres lésions du même ordre. Il agit aussi « en favorisant l'élimination des produits morbides et en diminuant par là l'intoxication ». Comme de plus amples détails sur l'action du mercure dans la syphilis seraient déplacés ici, nous renvoyons le lecteur au travail de HALLOPEAU.

On introduit ce médicament dans l'économie par diverses voies : 1° par les voies digestives (pilules, sirops, etc.); 2° par la peau (frictions avec les pommades, bains); 3° en injections hypodermiques (peptones mercuriques, albuminates, etc.); ce dernier moyen a joui d'une assez grande faveur, ces dernières années. Presque tous les composés mercuriels ont été successivement mis à contribution; cependant ceux qui se partagent particulièrement la faveur sont : le proto-iodure de mercure (pilules de 0gr, 03 à 0gr, 05); le biiodure, les frictions sont réservées pour les formes graves. Le traitement mercuriel ne doit jamais être prolongé outre mesure, il est toujours indiqué d'interrompre au bout de trente à cinquante jours et lorsque la salivation mercurielle provoque des accidents du côté des gencives. Si la syphilis est déjà un peu ancienne, on associe l'iodure de potassium au mercure (*Traitement mixte de* FOURNIER).

L'iodure de potassium a été employé contre la syphilis depuis 1822, il trouve son indication dans les cas de syphilides ulcéreuses, de gommes et dans la syphilis des viscères; on le prescrit à la dose de 1 à 6 grammes.

DEUXIÈME PARTIE

MALADIES DES TISSUS

LIVRE PREMIER

AFFECTIONS CHIRURGICALES DE LA PEAU ET DE SES ANNEXES

CHAPITRE PREMIER

LÉSIONS INFLAMMATOIRES

§ 1er. — Furoncle.

Bibliographie. — DUPUYTREN, *Leçons de clinique*, t. IV, p. 468. — HUNTER, *Œuvres compl.*, trad. RICHELOT, t. Ier, 1844. — JARJAVAY, *Traité d'anat. chirurg.*, 1852, t. Ier, p. 413. — THOLOZAN, *Sur l'épidémicité du*, etc., *Gaz. méd. de Paris*, 1853. — GOOLDEN, *Guérison d'un cas de diabète par un furoncle*, *Med. Times*, 1854, t. IX. — BAZIN, *Leçons sur les affections cut. paras.*, 1858. — MALGAIGNE, *Anat. chirurg.*, t. Ier, 1859. — BOINET, *Trait. abortif du F.*, *Soc. de chir.*, 1865, p. 453.— DENUCÉ, Art. FURONCLE *du Dict. de méd. et chir. prat.*, Paris, 1872. — ROTH, *Ein Nachtrag Betreffend den Furunkel und Carbunkel un deren Abortiv. Behandlung Deut. Klinik*, no 34, 1874. — J. PAGET, *Leçons de clinique chir.*, trad. Petit, Paris, 1877. — DELIOUX DE SAVIGNAC, *Le F.*, *ses relations avec l'herpétisme, son trait. par l'arsenic*, *Bull. de thérap.*, 1878, p. 529. — G. RICHELOT, art. FURONCLE *du Dict. encycl. des sciences méd.*, 1880, 4e série, t. VI (Bibliogr. très étendue). — PASTEUR, *Extension de la théorie des germes à l'étiologie de quelques maladies communes*, *Comptes rendus de l'Acad. des sciences*, 1880, p. 1033.—LEWENBERG, *Le furoncle de l'oreille et la furonculose*, *Progrès méd.*, 1880, p. 513. — CORNIL et BABÈS. — GINGEOT, *Bull. de thérap.*, 1885, p. 108. — KIRCHNER, *Berlin. Klin. Wochens.*, 1886. — GINGEOT, *Rev. gén. de clin. et thérap.*, 1888. — LŒWENBERG, *Union méd.*, 1888.

Thèses de Paris. — 1828, LEVILLAIN. — 1854, GAUDAIRE. — 1863, MAUGER, LAVENTE. — 1864, LESOURD, DUSISPLES, NADAUD. — 1886-87, DULOUT.
Thèse de Montpellier. — 1887, CAVALIER.
Consultez en outre les Classiques et la bibliographie de l'*Anthrax*.

Définition. — On désigne sous le nom de furoncle une inflammation circonscrite de la peau et du tissu cellulaire sous-cutané, caractérisée par une petite tumeur conique, dure, douloureuse, qui s'accompagne de rougeur et de tension des téguments et dont l'ouverture, soit naturelle, soit artificielle, est suivie de l'expulsion d'un corps spongieux et grisâtre nommé *bourbillon* (FOLLIN).

Étiologie. — Le furoncle apparaît souvent spontanément pendant la convalescence des fièvres graves et chez les individus surmenés ou placés dans de mauvaises conditions sociales. Toutes les circonstances qui occasionnent une irritation de la peau peuvent devenir alors l'origine d'une poussée furonculeuse. On comprend la fréquence plus grande de l'affection en certaines régions (main, face, cou). Les parties sur lesquelles la peau est dure et épaisse sont un siège d'élection de la maladie (nuque, dos, fesses).

Dans l'armée, le furoncle se montre fréquemment pendant les premiers mois de service; chez les fantassins, il se développe surtout dans la région dorsale où l'irritation produite par le port du sac explique sa présence; chez les cavaliers, c'est aux fesses qu'on le rencontre de préférence (exercices d'équitation). Telles sont les causes les plus ordinaires.

Depuis longtemps les auteurs avaient relaté des épidémies de furoncles (LAYCOCH (1850-51), HAMILTON, KINGLAKE, THOLOZAN, CAZIN). De tout temps aussi on a vu que le furoncle était rarement solitaire; il se développe par poussées successives. Avec la théorie parasitaire que nous allons exposer, ces faits sont d'une interprétation facile.

Théorie parasitaire. — Le furoncle reconnaît pour origine un microbe spécial, aérobie (PASTEUR), provenant des milieux ambiants, dans lesquels il existe entièrement développé à l'état de germes. Ce microbe n'est autre que le *staphylococcus pyogenus aureus.* « Ces microbes aérobies formés de petits cocci sphériques réunis deux par deux, rarement par quatre, fréquemment associés en amas, existent déjà sur la peau proéminente et rouge où le pus doit apparaître. On n'a jamais rencontré ce micro-organisme dans le sang de la circulation générale. » (CORNIL et BABÈS.) Les conditions hygrométriques favoriseraient son développement d'où la fréquence plus grande de la maladie au printemps et à l'automne. Ce microbe arrivant à la surface de la peau pénètre par les orifices des follicules pilo-sébacés des glandes sudoripares et cérumineuses, ce qui explique la préférence du furoncle pour certaines régions. Parvenu dans le derme, le microbe, grâce à la vascularité de ce tissu, trouve tous les éléments nécessaires à son développement. Comment se fait l'infection chez le malade qui a déjà un furoncle? Les expériences de PASTEUR permettent d'affirmer que c'est par le pus, non par le sang; une fois le premier furoncle ouvert, il se fait de l'auto-contagion. Le pus se répand sur la surface cutanée, charriant des microbes spéciaux dont l'introduction dans un autre follicule, ou dans plusieurs, peut donner naissance à un nouveau furoncle, ou à un certain nombre de ces abcès. Le pus de ceux-ci peut transporter à son tour les microbes dans d'autres follicules et cela peut continuer ainsi jusqu'à la mort de l'individu.

Siège anatomique du furoncle. — Quatre opinions principales bien distinctes ont été émises sur cette question.

1° Le furoncle est dû à l'inflammation du tissu cellulo-adipeux contenu dans les aréoles de la face profonde du derme (Dupuytren). Ce tissu cellulo-adipeux s'étrangle contre les parois inextensibles des aréoles dermiques : ainsi se forme le bourbillon, produit gangréneux.

2° Le furoncle siège dans le tissu cellulaire, et le bourbillon n'est pas un produit gangréneux, mais bien pseudo-membraneux sécrété par les cavités de ce tissu que l'on compare à de petites séreuses (Gendrin, Nélaton, Denonvilliers, Gosselin). Examiné au microscope, le bourbillon éliminé contient une grande quantité de fibres-cellules.

3° Le siège du furoncle est dans l'appareil pilo-sébacé. « Depuis longtemps, dit Richet (*Anatomie chirurgicale*, p. 5, 2e éd.), j'ai acquis la conviction que le point de départ du furoncle est dans les follicules pilo-sébacés, la matière qu'ils sécrètent normalement se mélange avec les produits versés par la poche kystique enflammée pour produire ce que l'on a appelé le *bourbillon.* » Un certain nombre d'observations montrent cependant la présence de l'anthrax en des points manifestement dépourvus de follicules pilo-sébacés. Halpryn, dans sa thèse (1872), cite quatre cas très nets de petits anthrax siégeant à la paume de la main et à la plante du pied.

4° Le siège du furoncle ou de l'anthrax est dans les glandes sudoripares (Sappey, Denucé). « Ces glandes, logées dans une trame commune extrêmement riche en capillaires sanguins et lymphatiques, deviennent fréquemment le point de départ d'inflammations qui peuvent rester limitées à quelques-unes ou s'étendre à un plus grand nombre; dans le premier cas, la partie enflammée forme une tumeur acuminée qui a reçu le nom de furoncle; dans le second cas, une tumeur hémisphérique qui prend celui d'anthrax. Que les parties contenues s'enflamment et se tuméfient, elles rencontrent de toutes parts, sur leur périphérie, les parois fibreuses et résistantes de l'aréole; de là pour elles un étranglement circulaire, puis leur mortification rapide, bientôt suivie de celle des parties environnantes qui meurent alors par privation de sucs nutritifs, ainsi se forme une escarre centrale plus ou moins large, dans laquelle j'ai pu reconnaître un vestige de la plupart des parties détruites. Cette escarre constitue le *bourbillon* » (Sappey, t. III, p. 545, 2e édition).

Symptômes. — La région où va se développer un furoncle se montre préalablement le siège d'une rougeur des plus intenses, accompagnée de prurit. Vingt-quatre heures après se développe une petite tumeur, dure, acuminée. Sa base est fortement indurée, son sommet occupé en général par une petite pustule. Pendant les jours suivants, la tumeur augmente de volume, elle offre toujours une grande dureté. Enfin une ulcération se forme à sa partie supérieure (*cratère*); elle laisse couler quelques gouttes de pus crémeux et bien lié, puis après plusieurs jours on voit sortir une petite masse grisâtre, analogue à un morceau de peau de gant macéré (*bourbillon*).

A la première période, alors que la tumeur se développe, la douleur est lancinante, pongitive, on l'a comparée à celle qui résulterait de l'introduction d'une vrille ou d'un clou dans le tissu. Dès que l'ulcération est produite, la souffrance diminue considérablement, pour disparaître entièrement une fois le bourbillon évacué. La sortie de cette petite masse provoque des douleurs très vives, que les malades comparent au passage d'un fer rouge à travers les parties molles.

Le furoncle apparaît rarement seul; d'ordinaire plusieurs se suivent successivement, ou encore procèdent par poussées; le nombre en est parfois tellement considérable que les malades, comme le dit Boyer, ne savent véritablement pas où reposer leur corps.

Formes. Complications. — L'inflammation occasionnée par le furoncle gagne, dans différents cas, le tissu cellulaire périphérique; elle peut alors déterminer la formation d'un phlegmon (*furoncle phlegmoneux*). La masse qui constitue la tumeur se détruit quelquefois en totalité (*furoncle gangréneux*). Cette forme, au dire de Denucé, serait surtout fréquente chez les diabétiques. Il n'est pas rare de voir l'engorgement des ganglions de la région. Tels sont les accidents les plus communs.

Chez certains sujets, le furoncle acquiert brusquement un degré de malignité tel qu'il occasionne la mort. Les furoncles de la face, en particulier ceux des lèvres ou des sourcils, se font spécialement remarquer sous ce rapport. Stanley et Lloyd ont les premiers attiré l'attention des chirurgiens sur ce sujet (1851-52). Wagner et Weber publièrent ensuite quelques observations, et en 1860 parut un important travail de Trude. De nombreux mémoires se succédèrent : citons, d'après Richelot, ceux de Dubreuil, Nadaud, Le Dentu, Guttenberg, Broca, Verneuil, Danielopoulo, Reverdin et Chabert. La plupart des auteurs, depuis les travaux de Trude, Trélat, Reverdin, admettent que la gravité des accidents observés est due à l'infection purulente, consécutive à une phlébite des veines de la face. Voici quelle serait, d'après Denucé, la succession des phénomènes : phlébite initiale des veines de la région, propagation de l'inflammation aux sinus craniens, infection purulente, mort.

Diagnostic. — La forme spéciale du furoncle, sa dureté, plus tard l'existence d'un cratère, l'issue du bourbillon permettront de se mettre à l'abri de l'erreur. Si l'on en croit les auteurs du *Compendium*, le furoncle aurait été confondu parfois avec la pustule maligne; avec Gosselin, nous rappellerons que : 1° la rougeur, phénomène initial du furoncle, n'apparaît, dans le cas de pustule maligne, qu'après avoir été précédée d'un gonflement sous-cutané incolore; 2° l'escarre de pustule maligne n'est pas enveloppée par un gonflement des parties sous-cutanées, comme celle du furoncle; 3° la pustule se présente avec un cercle de vésicules périphériques.

Pronostic. — En général, on s'accorde à considérer le furoncle comme une affection essentiellement bénigne; cependant la facilité avec laquelle il se propage, la durée indéfinie des poussées périodiques fatiguent beaucoup les malades. La possibilité des accidents que nous avons signalés doit rendre le chirurgien circonspect, au moins lorsque la tumeur siège dans les régions de la face.

Traitement. — Une foule de traitements abortifs ont été conseillés pendant la première période de traitement du mal. Rappelons les badigeonnages à la teinture d'iode employés par Boinet et Gingeot ; les cautérisations au nitrate d'argent de Bretonneau, enfin les pulvérisations avec les divers antiseptiques. On a fait aussi des injections interstitielles dans la tumeur elle-même. Ces divers procédés comptent quelques succès, et comme ils sont loin d'être nuisibles, on aurait tort de ne pas y avoir recours. Lorsqu'ils échouent, pour modérer l'inflammation et calmer la douleur, on s'adresse soit aux pulvérisations phéniquées, soit à l'application de compresses antiseptiques humides.

On a beaucoup discuté, pour savoir si l'on devait ou non inciser les furoncles et l'accord est loin d'être complet. Pour éviter les redites, nous renverrons l'exposé de cette question au paragraphe suivant. On a reconnu toutefois que les furoncles incisés ne guérissaient pas plus vite que les autres, mais que l'incision atténuait la douleur.

On ne manquera pas de surveiller l'état général et comme l'état gastrique domine, Bouchard recommande d'assurer l'antisepsie intestinale à l'aide du bismuth et du naphtol.

§ 2. — Anthrax.

Bibliographie. — Boyer, *Traité des mal. chir.*, t. II. — Sanson, *Dict. de méd. et chir. prat.*, art. Anthrax. — Marjolin, *Dict. en 30 vol.* — Marchal (de Calvi), *Rech. sur les accidents diabétiques*, Paris, 1853. — Wagner, *Contrib. à la conn. des rapports entre l'A. et le diabète, Virchow's Arch.*, t. XII, p. 401, 1857. — Fritz (E.), *Du diabète dans ses rapp. avec les affect. nécrosiques de la peau, Arch. gén. de méd.*, 1858. — Feldmann (S.), *Note sur le trait. du diabète et de l'A.*, *Gaz. hebd.*, 1862. — A. Guérin, *Mém. sur le trait. de l'A. par les incisions sous-cut. ; Comptes rendus de l'Acad. de méd.*, 1864. — Art. Anthrax, *Nouveau dict. de méd. et chir. prat.* (Bibliogr.). — Denucé, *Formes malignes du furoncle et de l'anthrax, Cong. de Bordeaux*, 1865. — *Discuss. sur le trait. de l'anthrax, Acad. de méd.*, 1866. — U. Trélat, *Dict. encycl. des sc. méd.*, 1re série, t. V, 1866 (Bibliogr.). — Verneuil, *Gaz. hebd.*, 1868. — Reverdin, *Arch. gén. de méd.*, juin 1870. — Desprès, *Chirurgie journalière*, 1877. — Testut, *Contrib. à l'étude de l'A.*, *Gaz. méd. de Bordeaux*, n° 11, 1877. — Clever, *Trait. de l'A. par les inject. interst. d'acide phénique, Journ. hebd. de méd. de Saint-Pétersbourg*, n° 27, 1877. — W.-S. Greenfield, *Recherc. sur l'A. et les affect. analogues chez l'homme et les animaux, Brit. Med. Journ.*, 1880. — Verneuil, Trélat, Desprès, Le Fort, *Trait. de l'A.*, *Soc. de chir.*, 1882. — Rupprecht, *Traitement du furoncle, du charbon et de l'anthrax, Deut. Med. Woch.*, 1883. — Olavide, *Ann. de derm.*, 1883. — Ashurst, *Philad. med. Times*, 1884. — Verneuil, *Trait. par les pulvéris. phén.*, *Acad. de méd.*, 1888. — Herbert-Page, *Brit. Med. Journ.*, p. 635, 1888. — Sebileau, *Gaz. méd. de Paris*, 1888. — Reclus, *Clinique chirurg. de l'Hôtel-Dieu*, 1888. — Masket, *Lancet*, 1888.

Thèses de Strasbourg. — 1811, Borie. — 1866, Clarence.
Thèses de Paris. — 1812, Vergnier. — 1813, Codet. — 1865, Cougourent. — 1866, Marsoo. — 1868, Danielopoulo.— 1869, Lutier. — 1870, Andrieux. — 1872, Halpryn. — 1873, Sabraïdès. — 1874, Lebattut. — 1875, Pérès-Garcia. —1877, Bourotte, Chabert.— 1878, Lamarque, Darricarrère, Schmutz. — 1878, Gonzagues. — 1880, Vailhe.
Thèse de Bordeaux. — 1882, Audié.

Définition. — « L'anthrax est une tumeur inflammatoire de volume variable, qui débute dans l'appareil glandulaire pilo-sébacé, s'étend au derme périphérique et au tissu cellulaire sous-jacent, détermine la mortification d'une partie de ce tissu et s'accompagne de symptômes généraux souvent graves. » (Trélat.)

Étiologie. — « Nous connaissons peu les causes de l'anthrax, » disait Follin; il faut bien avouer qu'à l'heure actuelle les notions que nous avons ne sont pas beaucoup plus précises, aussi les auteurs ont-ils recours aux causes banales.

1° *Influence saisonnière.* — L'anthrax serait surtout commun en été et en automne (Després).

2° *Sexe.* — Les hommes, dit-on, sont plus sujets à l'anthrax que la femme.

3° *Age.* — L'anthrax se montre surtout chez les enfants et les vieillards (Follin); il est plus fréquent chez l'adulte et les vieillards (Terrier).

Ces différentes observations n'ont pas fait avancer la question. La plupart des auteurs s'accordent pour admettre que l'anthrax paraît particulièrement sérieux chez les individus affaiblis par les excès, le surmenage, ou débilités par les privations de tout genre. Excès et travail forcé s'associent souvent; de là, dans quelques circonstances, une gravité toute spéciale du pronostic.

Cheselden, le premier (1768), a signalé la coïncidence du diabète et de l'anthrax. Depuis (1840), Prout en Angleterre et Marchal (de Calvi), en France, ont insisté sur les rapports qui relient ces deux affections. Nombre d'observations tendent à faire de l'anthrax un accident constant du diabète : cette coïncidence a été fort discutée. Sur 35 cas d'anthrax, Halpryn trouve à peine un quart de diabétiques, et, dans une série de 29 observations, Després ne signale que deux cas de diabète. D'après Jaccoud, l'anthrax, au Brésil, serait un mode de début du diabète. On a enfin signalé sa présence dans le cours de la peste et de la fièvre jaune.

Symptômes. — L'apparition de l'anthrax est d'ordinaire annoncée par des troubles généraux, analogues à ceux qui précèdent les fièvres graves : malaise, inappétence, courbature, mouvement fébrile plus ou moins accusé. Puis, en un point quelconque apparaît une tuméfaction circonscrite, d'un rouge foncé, dure et douloureuse. Les malades y ressentent de très vifs élancements. Loin de s'atténuer, la fièvre augmente au contraire d'intensité. Cette tumeur s'accroît lentement ; il lui faut au moins huit ou dix jours pour arriver à son complet développement. C'est alors une masse du volume d'une noix ou d'un œuf de poule, de consistance ferme, ayant un aspect brun rougeâtre ou violacé. L'induration s'étend jusqu'à la périphérie du gonflement, où elle se limite parfois brusquement (anthrax circonscrit) ; dans d'autres cas, on observe un œdème diffus, avec rougeur intense mal limitée (anthrax diffus). Les douleurs sont très vives, lancinantes ; la plus petite pression, le moindre attouchement les exaspère. Dans certaines circonstances, les souffrances sont presque nulles ; défiez-vous de ces formes larvées, elles sont fréquentes chez les diabétiques et ces cas sont graves. Les phénomènes généraux prennent vite une grande importance, le malade est abattu, la fièvre vive. Rapidement, sur la partie proéminente de la tumeur se forme une escarre dont la chute donne lieu à une solution de continuité ; dans d'autres circonstances, au lieu d'une escarre, on voit apparaître des phlyctènes remplies d'un liquide séro-sanguinolent, ces vésicules s'ulcèrent, leur réunion forme une ouverture analogue à celle produite dans le cas précédent. Par là s'échappe un pus sanieux, puis bientôt apparaissent des portions de tissu cellulaire sphacélé (bourbillon), qui se détachent par fragments et avec lenteur. Dans les furoncles ordinaires, dès que le bourbillon est expulsé, la douleur diminue. Les phénomènes généraux s'amendent ; peu de jours après, des bourgeons charnus se forment au fond du cratère, alors commence la période de réparation. Habituellement, la cicatrice présente des dimensions beaucoup plus petites que n'aurait pu le faire supposer l'aspect de la perte de substance.

Malheureusement, cette marche régulière n'est ni constante, ni fatale ; dans certains cas d'anthrax malin, on voit parfois le pus décoller au loin les téguments et la peau se gangréner. Loin de s'amender, les symptômes généraux augmentent de gravité ; la diarrhée, les sueurs profuses affaiblissent le malade, et la mort vient terminer ce lugubre tableau.

Complications. — Telle est la marche normale de l'anthrax, mais il n'est pas rare de voir des accidents mortels survenir brusquement. Depuis longtemps l'attention des chirurgiens a été attirée sur ces cas ; de là les noms d'*anthrax malin*, *anthrax charbonneux* qu'ils avaient donnés à la maladie. Pour expliquer ces accidents, plusieurs théories ont été émises. Les auteurs anglais du commencement du siècle, HARVEY, LUDLOW, THOMAS SCHMITT, STANLEY et LLOYD, invoquent l'existence *d'un virus de nature essentiellement maligne*, analogue au virus charbonneux ; cette théorie est acceptée plus tard par la Société de médecine de Berlin, en particulier par WIRCHOW, SCHULTZ, WEBER. Puis on fait intervenir la glycosurie ; enfin les travaux de FOLLIN, DUBREUIL, TRÉLAT, VERNEUIL, leurs observations et celles de leurs élèves établissent sur des bases incontestables l'importance des phlébites intercurrentes. Nous avons expliqué dans le paragraphe précédent le mécanisme par lequel se produisent alors les accidents.

Diagnostic. — En général, le diagnostic de l'anthrax ne présente pas de grandes difficultés. Pendant les premiers temps de son développement, il est quelquefois confondu avec un furoncle ou avec un phlegmon. L'erreur, de peu d'importance dans le premier cas, pourrait devenir grave dans le second. Toutefois, certains caractères permettront au chirurgien d'établir le diagnostic.

La région sur laquelle va se développer un phlegmon se montre tout d'abord empâtée, on ne trouve pas dès le début cette dureté spéciale que nous avons signalée pour l'anthrax ; l'induration des parties ne se montre dans le phlegmon qu'après la période d'empâtement. De plus, ainsi que le fait remarquer GOSSELIN, dans l'anthrax les ouvertures par où s'écoulera le pus s'établissent avant que ce dernier soit collecté ; dans le phlegmon, la collection purulente est formée depuis longtemps lorsque les téguments s'ulcèrent.

Pronostic. — L'anthrax occasionne rarement la mort des malades ; toutefois les douleurs fort vives qui l'accompagnent, l'état de prostration dans lequel tombent les patients, les vastes pertes de substances et les cicatrices vicieuses qui en résultent en font une affection chirurgicale des plus sérieuses. La durée moyenne est de six semaines à deux mois.

Traitement. — Deux indications principales se présentent au chirurgien, en pareille circonstance : calmer la douleur et s'opposer au développement de la maladie.

Pour calmer la douleur, on est fréquemment obligé d'avoir recours aux préparations opiacées.

Les diverses méthodes abortives préconisées contre le furoncle ont été employées aussi contre l'anthrax, mais avec de bien minimes succès.

L'emploi des bains ou des pulvérisations antiseptiques sont d'un usage journalier. Suivant les sensations éprouvées par le patient, les séances sont prolongées plus ou moins ; elles diminuent la douleur, hâtent la détersion des foyers purulents, préviennent les auto-inoculations et les phénomènes d'infection générale.

Doit-on inciser les anthrax ou les abandonner à eux-mêmes? L'incision cruciale large, proposée par DUPUYTREN, prônée par VELPEAU, BÉRARD, DENONVILLIERS, pratiquée de nos jours par plusieurs chirurgiens, compte actuellement de nombreux adversaires, comme PAGET en Angleterre, GOSSELIN et DESPRÈS en France. Les partisans de l'incision lui reconnaissent les avantages suivants : 1° arrêter le développement de l'anthrax ; 2° faire cesser la douleur ; 3° hâter la marche de la cicatrisation ; 4° l'opération est absolument inoffensive. Les adversaires de la méthode, PAGET entre autres, se basant sur des faits certains et bien observés, affirment que l'incision n'arrête en rien la marche de l'anthrax et qu'elle ne soulage pas toujours. Les anthrax très douloureux cependant, ceux qui forment ces masses dures et charnues, peuvent être incisés du deuxième au troisième jour; les débrider plus tard est parfaitement inutile. De plus, loin de hâter la cicatrisation, l'intervention chirurgicale la retarderait et exposerait à des accidents graves (érysipèle, phlébite, pyohémie, infection purulente). Enfin, en entraînant une perte de sang, l'incision peut être l'occasion de désordres sérieux, les malades porteurs d'anthrax étant d'ordinaire affaiblis et surmenés.

Dans une question de ce genre, les exagérations sont dangereuses ; au milieu des idées contradictoires, il est bon d'avoir une ligne de conduite. La thérapeutique adoptée par VERNEUIL nous semble des plus rationnelles ; nous nous y rallions pleinement. « Il n'y a pas un anthrax, dit ce professeur, il y a des anthrax ; avant de chercher de quelle manière il convient le mieux d'inciser, cherchons d'abord s'il faut inciser. Il est des cas où l'incision est nécessaire ; d'autres où il vaut mieux s'abstenir. Les anthrax des membres généralement bénins n'ont pas besoin d'être incisés. Il en est de même, quelle que soit la région qu'ils occupent, des petits anthrax nettement circonscrits, mais lorsqu'ils sont d'un volume moyen ; à fortiori, lorsqu'ils sont volumineux ; lorsque, quoique de petit volume, ils sont douloureux ; enfin, lorsqu'il s'agit de ces anthrax qui ont de la tendance à la dissection, à l'extension, il faut inciser. L'anthrax est-il petit, circonscrit, très douloureux, l'incision est le meilleur moyen de faire cesser la douleur. L'anthrax est-il diffus, à tendance envahissante, mais indolent, ce qui a lieu souvent chez les diabétiques et les alcooliques, de larges et profondes incisions sont le seul moyen d'en arrêter la marche envahissante. A plus forte raison, les incisions sont-elles indiquées lorsque ces deux conditions se trouvent réunies. » L'incision étant décidée, doit-on employer le bistouri ou le fer rouge ? On peut d'ordinaire se servir du bistouri ; lorsque l'anthrax a une grande étendue, si l'on redoute l'hémorrhagie ou les complications purulentes du côté des veines, le fer rouge sera préférable. Les chirurgiens de Lyon, Valette et Desgrange en particulier, avaient abandonné l'instrument tranchant pour ne plus employer que le fer rouge. « Nous avons, dit Valette, pour guérir l'anthrax quand il n'est pas lié à une maladie constitutionnelle, un spécifique infaillible, plus infaillible encore que le sulfate de quinine dans les fièvres intermittentes. Ce spécifique c'est le fer rouge. Si vous l'appliquez à temps et d'une manière convenable, vous arrêterez constamment la marche de la maladie. » L'appareil instrumental pouvait autrefois effrayer le malade ; aujourd'hui, avec le thermocautère, rien de plus simple. Voici, pour ce cas, la manière de faire de Verneuil. « Dans les anthrax volumineux de la nuque et du dos, parfois si douloureux, on fait partir les cautérisations du cratère qui marque le sommet de l'anthrax, et on les prolonge au delà de la zone malade dans la zone saine de $0^m,01$ au moins ; puis, près de la zone saine entre les rayons de cautérisation, on plonge le thermo-cautère à une profondeur de $0^m,02$ à $0^m,03$. Dans les anthrax des lèvres, il ne faut pas craindre d'enfoncer très profondément l'instrument ; la cautérisation, ici, doit consister surtout en ponctions profondes et nombreuses. La cautérisation doit être des plus énergiques ; vu la dureté de l'anthrax, elle est parfois des plus pénibles. La cautérisation calme tout à fait les douleurs parfois si vives de l'anthrax, elle dégorge rapidement les tissus, la tumeur diminue en peu de temps comme par enchantement, on ne voit jamais après elle survenir de complication fatale comme après l'incision. » En terminant, nous rappelons que J. Guérin avait conseillé l'incision sous-cutanée, et P. Broca l'extirpation complète de la tumeur, procédé tombé dans l'oubli. En 1881, cependant, Le Fort a proposé à la Société de chirurgie un traitement de l'anthrax par le curage, qui rappelle un peu l'extirpation de Broca. La méthode consiste, une fois les incisions faites, à enlever séance tenante avec une curette tranchante tous les exsudats et tous les bourbillons qui distendent les mailles du tissu cellulo-adipeux. Par ce procédé, que Le Fort a rapporté de Saint-Pétersbourg, sur trois cas il a obtenu trois succès ; le curage devant être poussé aussi loin que possible, le chloroforme est indispensable.

§ 3. — Hydrosadénite.

SYNONYMES. — Abcès tubéreux (VELPEAU). — Abcès sudoripares (VERNEUIL).

Définition. Siège. — Sous cette dernière dénomination, VERNEUIL décrit de petits abcès sous-dermiques, dont il place le siège dans les glandes sudoripares, et auxquels leur forme avait fait donner par VELPEAU le nom d'abcès tubéreux. Cette dénomination nous semble préférable ; elle ne laisse rien préjuger du siège anatomique de la maladie dont la localisation dans les glandes sudoripares ne paraît pas suffisamment démontrée. C'est cependant dans les régions où ces glandes sont le plus abondantes, là où elles acquièrent le développement le plus considérable que ces petites collections purulentes se rencontrent de préférence. Leurs sièges principaux : sont l'aisselle, la marge de l'anus, l'aréole du mamelon, le périnée, le scrotum, le conduit auditif externe ; on les trouve même parfois sur les membres (VERNEUIL). La tumeur, toujours sous-cutanée, progresse de dedans en dehors.

Étiologie. — Toutes les causes qui déterminent une irritation du côtés des téguments, la malpropreté, les frottements, les applications irritantes peuvent être l'origine de l'apparition de l'hydrosadénite ; ces causes agiraient surtout chez les herpétiques (VERNEUIL). Le fait s'explique par le prurit qui accompagne presque constamment les irritations de la peau chez ces sujets ; ce prurit les force à se gratter, ce qui augmente encore l'irritation des tissus et favorise les inoculations septiques. VERNEUIL et CLADO ont démontré, en effet, que ces petites productions ont pour cause le même microbe pathogène que le furoncle, c'est-à-dire le *staphylococcus pyogenes aureus*.

Symptômes. — Il est difficile de tracer un tableau clinique qui réunisse les principaux caractères de ces abcès, car leur aspect varie suivant les régions. En général, ils représentent de petites tumeurs dont le volume oscille entre celui d'un poids et celui d'un œuf de pigeon. L'affection débute par un point induré dans le tissu cellulaire sous-cutané ; peu intenses tout d'abord, les douleurs augmentent vers le troisième ou le quatrième jour. La tumeur est alors adhérente à la peau, qui ne tarde pas à devenir rouge. Les mouvements de la région sont gênés, la fluctuation est difficile à percevoir. Il faut cependant se hâter pour donner issue au pus, sinon la peau s'ulcère, accident après lequel la cicatrisation se fait lentement et avec de grandes difficultés. Parfois même persistent des suintements séreux qui, au niveau de la marge de l'anus, peuvent devenir l'origine de fistules et de fissures.

Diagnostic. — L'hydrosédanite constitue une affection facile à reconnaître d'ordinaire. On ne peut guère la confondre qu'avec le furoncle ; les caractères suivants permettront d'éviter l'erreur. Dans le furoncle, l'induration commence par les téguments pour envahir ensuite les tissus sous-jacents.

Dans l'abcès tubéreux au contraire, l'induration commence toujours par le tissu cellulaire et ne se propage à la peau qu'après un certain temps.

Pronostic. Traitement. — L'hydrosédanite ne présente aucune gravité, et si l'incision est pratiquée de bonne heure, tout rentre rapidement dans l'ordre. Pendant les premiers jours, on appliquera des compresses antiseptiques, puis, dès que la tumeur sera amincie, on la traversera avec la pointe d'un bistouri ou d'une lancette.

CHAPITRE II

TUMEURS HYPERTROPHIQUES DE LA PEAU

Bibliographie. — LETELLIER, *Bull. de l'Acad. de méd.*, 1836. — GIMELLE, *Ibid.*, 1844. — MACPHERSON, *Lond. Med. Gaz.*, 1844. — WARREN, *Surgic. Observ. on Tumours*, Boston, 1848. — FOLLIN, *Végét. des cicatr.*, *Gaz. des Hôp.*, 1849. — BAZIN, *Revue méd.*, 1857. — VERNEUIL, *Gaz. des Hôp.*, 1858.— ORY, *Bull. de la Soc. anat.*, 1875. — TRÉLAT et CARTAZ, *Progrès méd.*, 1876. — NEELSEN, *Arch. f. klin. Chir.*, t. XXIV, p. 845, 1880. — RIGAL, *Ann. de derm.*, 1881, p. 491. — BABESIU, *Ibid.*, 1882, p. 50. — GLUTTON, *Ibid.*, 1883, p. 473. — JACOBSON, *De la chéloïde*, *Arch. klin. chir.*, 1884, t. XXX. — MONOD, RECLUS, BERGER, *Soc. de chir.*, 1885.— BROCQ, *Trait. des chéloïdes*, *Journ. de méd. de Paris*, 1887. — DENERIAZ, *Revue méd. de la Suisse Romande*, 1888.

Thèses de Paris. — 1850, FIRMIN. — 1856, LHONNEUR. — 1877, LIRON. — 1881, DELPECH. — 1886, GUIARD.

Consultez en outre les *Traités des maladies de la peau* et l'article de HARDY, *Dict. de méd. et chir. prat.*, et celui de BAZIN, *Dict. encycl.*

1° TUMEURS HYPERTROPHIQUES DE L'ÉPIDERME

Dans ce groupe, nous étudierons les *durillons*, les *cors* et les *cornes*.

1° *Durillons. Callosités.* — Ce sont de petites productions constituées par un épaississement local du tissu épidermique. La cause principale du développement de cette affection est le frottement répété ; une saillie osseuse faisant plan résistant dans le point où la compression s'exerce constitue une circonstance des plus favorables à l'apparition des callosités. De là leur fréquence au niveau des orteils, à la main, etc. Dans un certain nombre de professions, les ouvriers sont obligés d'appuyer leurs instruments contre tel ou tel point du corps, ainsi se forment des callosités dont la connaissance est des plus utiles en médecine légale.

Le durillon se présente sous l'aspect d'une masse de couleur jaunâtre, d'apparence cornée, de consistance dure ; il est sec, coriace ou cassant (KAPOSI) ; à sa surface on reconnaît facilement les sillons de la peau, bien qu'ils soient moins apparents que dans les parties voisines. Les callosités qui existent constamment dans la main des manœuvres offrent un aspect analogue; à leur niveau, on constate une diminution manifeste de la sensibilité. Fréquemment à leur surface se forment des crevasses, qui facilement deviennent assez douloureuses pour gêner les mouvements des doigts; au-dessous se rencontre d'ordinaire une petite bourse séreuse qui peut facilement s'enflammer (*durillon forcé*). L'inflammation se propage alors rapidement au dos de la main; par suite de la disposition anatomique des plans; à la face palmaire, au contraire, il n'existe ni rougeur, ni tuméfaction. Si l'on abandonne la maladie à elle-même ou si le médecin attend l'apparition de la fluctuation, il se produira des décollements considérables, tandis qu'une simple incision faite de bonne heure, au niveau du durillon, préviendra ces accidents.

2° *Cors.* — Le cor diffère du durillon par la présence d'un prolongement central, qui fait saillie à sa face profonde et s'enfonce dans le derme (clou). Il est, en général, le résultat de la pression produite par des chaussures trop serrées ou mal ajustées, et siège sur la face supérieure des articulations des orteils ou dans les espaces interdigitaux (œil-de-perdrix).

La douleur occasionnée par ces productions est fort variable, suivant les individus. Quelquefois elle est absolument intolérable.

Divers appareils ont été inventés pour éviter les pressions ; ils consistent en anneaux disposés de manière que la tête du cor soit située au centre.

Les topiques les plus divers ont été ici préconisés; la plupart ont l'acide acétique et l'acide salicylique pour base.

Le grattage, après ramollissement de la tumeur par un pédiluve soulage momentanément; l'extirpation donne aussi d'excellents résultats. Il ne faut pas confier au premier venu cette petite opération, car l'absence de précautions antiseptiques peut la rendre dangereuse.

3° *Cornes.* — Les cornes sont des excroissances épidermiques anormales qui peuvent se développer sur différents points de la surface du corps, parfois même sur les muqueuses.

Etiologie. — Les sujets sur lesquels se rencontrent les cornes sont tous d'un âge avancé; les contusions et frottements ont sur leur développement un rôle bien moindre que dans le cas précédent. Quelques auteurs ont prétendu que ces productions se montraient principalement chez la femme, les statistiques ne semblent pas confirmer cette opinion. Sur 50 faits relatés, DEMARQUAY note 31 femmes. VILLENEUVE, qui a réuni 73 cas, trouve 37 hommes et 36 femmes; mais DEMARQUAY compte 36 femmes sur 50 observations.

Siège. Fréquence. — C'est surtout à la tête, en particulier au cuir chevelu, au front, à la tempe, que ces tumeurs ont été observées de préférence, puis encore à la surface interne des membres, surtout aux cuisses, rarement sur le tronc et la face (DEMARQUAY).

Il existe un certain nombre de faits relatifs à des cornes siégeant sur le gland (LIEBOLD, HÉBRA, J. PICK, RICHON, VERCHÈRE). Le plus souvent, ces productions épidermiques sont solitaires; en revanche, chez quelques malades, elles se montrent assez nombreuses pour hérisser totalement la surface de la peau. Le plus curieux exemple est celui des frères Lambert, « hommes porc-épics », dans la famille desquels l'affection a régné sur trois générations. Rien de plus variable que leur forme. Ici, elles sont coniques et arrondies, analogues aux cornes des jeunes animaux; là, elles sont verticales; parfois elles se contournent en spirale, ou s'incurvent en arc. Les cornes peuvent atteindre une longueur de plusieurs pouces, jusqu'à 30 centimètres. Leur coloration varie du jaune grisâtre au brun; leur surface, rarement lisse, présente des sillons transversaux; des cannelures longitudinales suivent les volutes.

Anatomie pathologique. — L'examen histologique fait reconnaître que ces masses sont constituées par des cellules épidermiques agglutinées en une substance compacte. Les anciens observateurs, G. Simon entre autres, avaient cru trouver dans ces tumeurs une substance corticale et une substance médullaire; de plus, Lebert et Virchow avaient décrit des orifices spéciaux qu'ils considéraient comme la coupe des vaisseaux sanguins. La substance centrale médullaire était formée par l'hypertrophie d'un groupe de papilles pénétrant dans la corne. « Il est prouvé aujourd'hui, dit Kaposi, que si un groupe de papilles hypertrophiées à vaisseaux dilatés peut s'élever plus ou moins haut dans l'intérieur de la corne, celle-ci n'est cependant constituée que par des colonnes épidermiques, soudées dans leur longueur et qui s'élèvent autour de ce groupe de papilles. »

Traitement. — Ces tumeurs tombent parfois d'elles-mêmes; dans ce cas, elles reparaissent souvent; le seul traitement qui leur convient est l'extirpation.

2° HYPERTROPHIE DES ÉLÉMENTS FIBREUX DU DERME. — KÉLOÏDE SPONTANÉE

« Le mot kéloïde sert à désigner une forme particulière d'affection caractérisée par des productions irrégulières compactes, dures, lisses, ordinairement plus ou moins saillantes, comprenant toute l'épaisseur du derme, constituées surtout par du tissu fibro-plastique, et ayant une grande tendance à se reproduire sur les points où elles se sont d'abord développées. » (Bazin.)

Siège. — La région sternale est le siège de prédilection de cette affection (Bazin, Hardy); on l'observe aussi sur les parties latérales du thorax, au cou, à la face, au pli de l'aine (Verneuil, Liron).

Etiologie. — C'est encore aux traumatismes, aux frottements répétés que les auteurs se sont adressés pour expliquer l'origine de la kéloïde. Les moindres causes locales peuvent occasionner la kéloïde : l'acné, une piqûre de sangsue, le percement du lobule de l'oreille, etc. Comme seules, les influences locales ne paraissaient pas suffisantes, on a invoqué des prédispositions spéciales. L'influence de l'hérédité est contestée. La kéloïde se développerait chez les enfants nés de parents tuberculeux, herpétiques (Alibert), cancéreux (Wilson) ; rien de certain dans ces opinions. Une cause plus sérieuse est le tempérament du sujet lui-même. Le lymphatisme et la scrofule sont assurément des terrains prédisposés. Bazin croyait tellement à l'influence de la scrofule, qu'il avait voulu faire de la kéloïde une scrofulide maligne. Quant à l'existence d'une diathèse fibro-plastique invoquée par ce même auteur, nous n'en parlerons que pour mémoire. C'est là une maladie de tous les âges; Burnett, Gintrac l'ont observée chez les enfants; Rayer, chez les vieillards. Elle se montre cependant plus ordinairement à l'âge adulte et particulièrement chez la femme.

Anatomie pathologique. — La composition anatomique de la kéloïde a été étudiée par un certain nombre d'auteurs; citons en particulier Waren, Alibert, Follin, Rokitansky, Robin, Lebert, Virchow.

Un simple examen fait à la loupe sur des coupes fines, dit Kaposi, montre la véritable nature de la tumeur. On voit un tissu blanchâtre, formé de fibres épaisses disposées parallèlement à l'axe de cette production. Le microscope permet de reconnaître, au-dessus et au-dessous des couches de chorion restées normales, des papilles et des prolongements du réseau muqueux, intacts. La présence de ces papilles et de ces prolongemeuts montre d'une manière toute spéciale, dit l'auteur, que la chéloïde, contrairement au tissu cicatriciel, se produit dans un chorion antérieurement intact, et n'est pas, par conséquent, destinée à remplacer une perte de substance, ce qui la distingue de la kéloïde cicatricielle.

Dans ses parties jeunes, et au moment de son développement, la chéloïde est formée par du tissu conjonctif embryonnaire accumulé dans les mailles du derme. L'accumulation de ces cellules débute autour des vaisseaux, probablement dans les cellules fusiformes qui les entourent en forme de gaines. Voici comment il faut comprendre, d'après Neumann, le développement de la tumeur.

Le long des vaisseaux, particulièrement des artères, apparaissent des cellules fusiformes qui s'étendent au loin jusque dans le tissu normal; cette altération de la tunique adventive se montre surtout manifeste aux bords de la néoplasie et dans les points où les ramifications artérielles pénètrent les papilles. La maladie poursuit sa marche le long du trajet des vaisseaux. Ceux-ci, aussi bien que les glandes qu'ils enveloppent, sont peu à peu étouffés, en sorte que l'on n'en retrouve plus trace dans la masse adulte.

Symptômes. — A son début, la kéloïde est représentée par une simple tache blanchâtre ou bleuâtre, analogue à un nævus. Complètement développée, elle constitue une masse de forme, de couleur, de volume variables, faisant au-dessous de la peau une saillie de $0^m,001$ à $0^m,01$ (Bazin). La tumeur offre un aspect des plus bizarres, ronde, carrée, rectangulaire, cylindrique, vermiforme; elle est munie de prolongements qui l'ont fait comparer à une écrevisse, à un crabe, d'où son nom. La surface de la tumeur, inégale, rugueuse, chagrinée, paraît tantôt rose, tantôt blanchâtre. La kéloïde rose aurait pour siège les glandes sébacées pileuses (Bazin), d'où la qualification que lui a donnée cet auteur, acné kéloïdique; la teinte serait due à une vascularisation anormale. La kéloïde blanche, plus dure, analogue à du fibrocartilage, beaucoup plus fréquente, ne présente pas trace de vaisseaux. C'est surtout cette variété qu'ont étudiée les anatomo-pathologistes. La kéloïde donne lieu, d'ordinaire, à de vives démangeaisons, à des douleurs que la pression, même le simple contact des vêtements, exagèrent. Elle met habituellement plusieurs années pour arriver à son développement complet, après quoi elle reste stationnaire. Ces tumeurs sont susceptibles de disparaître spontanément. HARDY a observé plusieurs cas de ce genre. VALLERAND a vu une kéloïde se terminer par ulcération ; c'est là un fait si rare, qu'HÉBRA n'hésite pas à le nier, et que HARDY, sans être aussi affirmatif, avoue n'avoir jamais rien noté de semblable.

Diagnostic. — L'aspect de la tumeur, son siège, la bizarrerie de sa forme suffiront, la plupart du temps, à en faire distinguer la nature. Pendant les premiers mois de son développement, on pourrait, dit BAZIN, confondre la kéloïde avec un tubercule, de l'épithéliome ou du cancer. Le développement lent, la persistance indéfinie du mal permettront certainement, à la longue, de reconnaître l'erreur. Plus tard, il importe de ne pas confondre la kéloïde avec la sclérodermie ; mais, comme le fait remarquer HARDY, la forme arrondie des plaques sclérodermiques, leur absence de saillie, leur aspect parcheminé, la diminution de la sensibilité cutanée à leur niveau sont autant de caractères servant à établir le diagnostic.

Pronostic. — La kéloïde est en réalité une affection des plus bénignes, mais il faut bien savoir qu'après les opérations, elle récidive avec la plus grande facilité ; il sera donc prudent de s'abstenir d'une intervention trop active.

Traitement. — Les médications les plus variées ont été proposées contre les douleurs violentes qui accompagnent parfois cette affection. On peut employer les injections de morphine, ou le sulfate de quinine s'il y a des intermittences. HÉBRA et KAPOSI recommandent la préparation suivante : emplâtre de Vigo, emplâtre de Mélilot : ââ. 15 grammes. Etendez sur un linge, saupoudrez avec 12 grammes de poudre d'opium, et appliquez sur la région malade. Pour amener la guérison, tous les emplâtres et onguents résolutifs ont été successivement essayés avec le même insuccès ; seuls, le mercure en frictions ou sous forme d'emplâtre de Vigo et l'iodure de potassium intus et extra ont amené quelques guérisons. La rapidité des récidives a fait rejeter presque entièrement l'intervention chirurgicale ; cependant les scarifications récemment employées semblent avoir donné d'assez bons résultats ; les faits signalés sont encore trop peu nombreux pour que l'on puisse se prononcer sur ce mode de traitement.

CHAPITRE III

AFFECTIONS CHIRURGICALES DES ONGLES

Bibliographie. — FOLLIN, NÉLATON, Art. ONGLES des deux *Dictionnaires*. — *Ongle incarné*. — *Cliniques de* GOSSELIN, t. Ier, p. 111, 2e édit. — MONOD, *Union médicale*, 9 nov. 1880. — PERTUSIO, *Giorn. de l. R. Acad. di Torino*, 1874, n° 8, 1. — C. EM-

MERT, *Central. f. Chir.*, 1884. — HILDEBRAND, *Deut. med. Woch.*, 1884. — QUÉNU, *Bull. et mém. de la Soc. de chir.*, 1887. — A. PONCET, 3e *Congrès franç. de chir.*, 1888. — RECLUS, *Clinique chir. de l'Hôtel-Dieu*, 1888. — TH. ANGER, *Bull. de la Soc. de chir.*, 1889.
Thèses de Paris. — 1856, HOLDER, MARIANI. — 1865, VACQUERIE. — 1861, ESMÉNARD. — 1862, LHERMINIER. — 1868, ANCEL. — 1873, DUPONT, SACRESTE. — 1874, COCHET. — 1877, BARBOUX. — 1878, BOX. — 1881, DAMÉE. — 1888-89, BUSCAT, BENOIT. — 1889-90, AMIARD.
Thèses de Strasbourg. — 1836, DONZEL. — 1863, MONTET. — 1869, DELACROIX.
Thèse de Bordeaux. — 1887, BENON.
Thèse de Lyon. — 1888-89, WAILL.

Nous diviserons cette étude en trois groupes : 1° lésions traumatiques; 2° affections inflammatoires ; 3° hypertrophie.

1° LÉSIONS TRAUMATIQUES. — CONTUSION

Les contusions légères déterminent au-dessous de l'ongle la formation d'un épanchement sanguin très circonscrit. La transparence de l'organe permet facilement d'observer ce qui se passe dans ces circonstances. La partie liquide de cet épanchement se résorbe, puis un petit caillot brunâtre persiste pendant des mois. Chassé peu à peu par la poussée lente mais continue de l'ongle, cette petite masse brunâtre arrive au niveau du sillon qui sépare l'ongle de la pulpe du doigt, là il est facile de l'enlever ; la plupart du temps elle s'élimine naturellement. Au moment de l'accident, ces contusions légères occasionnent une douleur très vive, qui se calme rapidement. Si la contusion est plus violente, l'ongle peut être arraché, décollé sur une étendue variable moins grande. C'est là un traumatisme assez sérieux, car il occasionne des douleurs aiguës. De plus, il peut y avoir inoculation de la plaie, d'où inflammation et suppuration. L'immersion de la partie malade, l'irrigation continue, surtout le bain antiseptique seront employés avec avantage. Lorsque les symptômes sont calmés, il faut remettre l'ongle en place et le maintenir par un pansement occlusif.

2° AFFECTIONS INFLAMMATOIRES. — ONYXIS

Onyxis est un mot générique servant à désigner toutes les maladies inflammatoires aiguës ou chronique de la matrice unguéale.

Nous aurons à étudier : 1° l'onyxis traumatique ; 2° l'ongle incarné; 3° les onyxis dus à des causes générales (onyxis diathésiques).

A. — ONYXIS TRAUMATIQUE AIGU. — DERMITE AIGUË SOUS-UNGUÉALE (LE DENTU)

Les causes les plus ordinaires de cette affection sont : 1° la contusion dont nous venons d'étudier les effets ; 2° la pénétration entre le derme et l'ongle d'un instrument piquant, chargé de matières septiques, d'un corps étranger quelconque (épines, morceaux de bois, de fer, etc.); le séjour dans la plaie de l'agent du traumatisme augmente encore les chances de suppuration. Le doigt atteint devient rapidement le siège de douleurs vives et lancinantes, assez violentes pour troubler le repos; le malade y perçoit des battements isochrones à ceux du pouls. Fréquemment, malgré les efforts du chirurgien, il se fait une collection purulente formant une tache jaune arrondie. Le pus, si la plaie est restée béante, trouve une voie ouverte et s'écoule, plus rarement perfore l'ongle. Le plus souvent, les phénomènes inflammatoires s'amendent, l'abcès se comporte alors comme les collections sanguines précédentes. On peut, dès le début, songer à enrayer l'inflammation par l'emploi des moyens que nous avons indiqués pour prévenir le furoncle; lorsque le pus est formé, il faut lui donner issue. Le procédé le meilleur consiste à gratter l'ongle de façon à y pratiquer un léger orifice, qui persiste très longtemps béant.

B. — ONGLE INCARNÉ

Cette petite infirmité, encore appelée *dermite unguéale ulcéro-fongueuse*, siège le plus ordinairement sur la partie latérale de l'ongle. GOSSELIN la désigne, pour cette raison, sous le nom de *onyxis ulcéreux latéral*. Elle est caractérisée « par une ulcération du sillon unguéal avec saillie fongueuse des téguments qui surmontent l'ulcération, et tendance de l'ongle à s'incarner dans le fond de la gouttière unguéale » (LE DENTU).

Siège. — Presque constamment cette affection siège sur le gros orteil, de préférence sur le côté externe : on l'a rencontrée parfois sur les autres orteils, mais alors, dans la majorité des cas, l'onyxis dépend d'une cause générale.

Causes. — D'après GOSSELIN, trois facteurs principaux influent sur le développement de l'ongle incarné : 1° l'âge; 2° la condition sociale; 3° le sexe.

1° *Age*. — L'ongle incarné se rencontre particulièrement sur les sujets de quinze à trente ans. Cette période, eu égard à la fréquence décroissante de la maladie, peut être divisée en trois stades : 1° de quinze à vingt ans; 2° de vingt à vingt-six, 3° de vingt-six à trente. C'est donc là une véritable maladie de l'adolescence.

2° *Conditions sociales*. — Dans la classe aisée de la société cette affection semble rare; on l'observe au contraire assez fréquemment dans la pratique hospitalière, ce qui tient sans doute au manque de soins, aux marches, aux fatigues exagérées.

3° *Sexe*. — C'est probablement à ces mêmes causes qu'il faut s'adresser pour expliquer la fréquence plus grande de la maladie chez l'homme que chez la femme.

Les adolescents lymphatiques et tuberculeux, chez qui la moindre plaie a de la tendance à devenir fongueuse, sont souvent porteurs d'ongles incarnés. Au dire de VERNEUIL, cité par LE DENTU, il y aurait une relation entre le diabète et l'ongle incarné; enfin cette affection se développe quelquefois pendant la convalescence des fièvres graves. On l'observe encore fréquemment sur les membres longtemps immobilisés à la suite de fractures, d'œdèmes chroniques de coxalgies. C'est dans ce cas un véritable trouble trophique et les fongosités siègent aussi bien sur le bord interne que sur l'externe. Les causes locales occasionnelles paraissent assez obscures ; on a invoqué l'habitude qu'ont certains sujets de se couper les ongles en rond (Boyer), la conformation vicieuse des chaussures (Dupuytren), la transpiration abondante des pieds (Gaujot), la conformation spéciale du pied dit pied plat, etc.

Symptômes. — Avant d'arriver à son complet développement, la maladie passe par plusieurs périodes. Primitivement, après les marches forcées ou une station verticale prolongée, le malade ressent de l'engourdissement, une gêne légère, les tissus sont rouges et tuméfiés. Avec le temps, consécutivement à un abcès ou d'emblée, une ulcération apparaît à la partie antérieure du sillon unguéal. Elle va en augmentant peu à peu, puis les fongosités l'envahissent ; une saillie purulente s'en écoule. La douleur devient très vive ; la partie latérale de l'ongle, généralement terminée en pointe aiguillée, agissant comme un corps étranger, s'enfonce dans les tissus fongueux qu'elle irrite de plus en plus. La marche devient difficile, la moindre pression détermine d'atroces souffrances.

Traitement. — En cherchant dans la science, on arriverait certainement à trouver plus de soixante méthodes de traitement proposées contre cette petite infirmité ; on peut juger par là de la ténacité du mal. Nous diviserons en deux classes les procédés qui nous paraissent les plus rationnels.

1° *Méthodes non sanglantes.* — Dans ce groupe nous comprendrons tous les procédés qui ont pour but, à l'aide d'un pansement approprié, de soulever la partie latérale de l'ongle et de la dégager des fongosités au milieu desquelles elle est enclavée. Gosselin fait remonter l'origine de cette méthode à Fabrice d'Acquapendente. On procède en général somme suit : avec une spatule, un instrument mousse quelconque, le chirurgien fait pénétrer au-dessous de l'ongle, le long du bord malade, quelques brins de charpie, un peu d'amadou, de l'ouate, etc. Le pansement est renouvelé tous les jours ou tous les deux jours, et à chaque fois on a soin d'augmenter la quantité de matière introduite ; peu à peu l'ongle est soulevé. Lorsqu'il commence à sortir des chairs, on continue le pansement jusqu'à ce que les fongosités aient disparu ; avec le temps tout rentre dans l'ordre. Gaujot propose d'imbiber les pièces du pansement de perchlorure de fer, de façon à tanner, pour ainsi dire, la rainure unguéale.

Tous les moyens de ce genre demandent des précautions et des soins assez minutieux, le traitement a toujours une longue durée ; pendant cette période, il est bien difficile au patient de vaquer à ses occupations, si elles nécessitent la station verticale ou des marches un peu longues ; aussi faut-il souvent en venir à une intervention plus radicale.

2° *Opérations diverses.* — a. *Destruction des parties molles seules.* — Ce procédé, peu employé, consiste à détruire les parties molles à l'aide d'un caustique, de façon à ce que l'ongle puisse passer au-dessus.

b. *Déplacement des chairs* (*Procédé de* Guyon). — Aux deux extrémités de la partie ulcérée le chirurgien pratique deux incisions longitudinales (*a b*-*c d*) sur lesquelles tombent perpendiculairement deux incisions transversales (*d b e f*); on délimite de cette façon un rectangle (*dbef*) qui doit avoir une surface égale au déplacement que l'on veut obtenir. Dans toute son étendue, les parties molles sont enlevées profondément, on réunit ensuite le bord sanglant (*ef*) au côté opposé (*db*); de cette manière la partie de l'ulcère qui borde l'ongle est dégagée et séparée de celui-ci.

Pour opérer la réunion, GUYON prend une longue lanière de diachylon dont il enroule une des extrémités en *mettant la matière emplastique en dehors*.

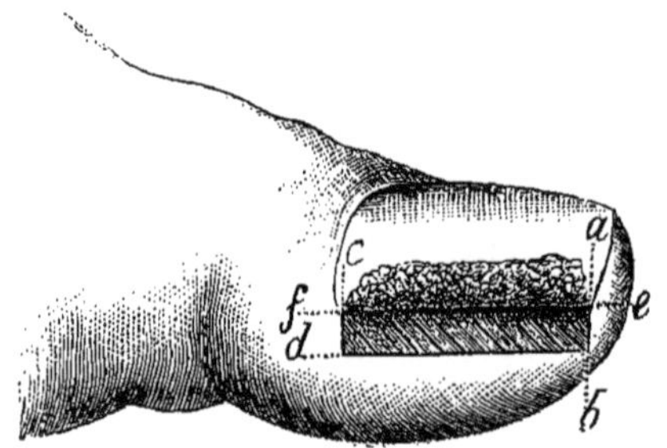

Fig. 25. — Opération de l'ongle incarné. Procédé de Guyon.

Il forme ainsi un petit rouleau qu'il applique près de l'ongle sur la partie ulcérée, le reste de la lanière enroulé autour de l'orteil exerce une compression légère qui assure la juxtaposition des parties cruentées. La réunion de la petite plaie se fait en général par première intention; l'ongle étant désenclavé, la guérison de l'ulcère est ensuite fort rapide. GUYON a pu suivre plusieurs de ses opérés pendant des années et jamais il n'a observé de récidive.

c. *Arrachement de l'ongle*. — Très préconisée par DUPUYTREN, cette petite opération peut se faire en un seul temps ou en deux temps. Dans le premier cas, à l'aide d'une spatule on pénètre hardiment entre la matrice et l'ongle, puis par un mouvement de torsion on fait sauter la lame cornée. DUPUYTREN exécutait l'ablation en deux temps de la façon suivante : il enfonçait une lame de ciseau jusqu'à la matrice de l'ongle en son milieu, retournait l'instrument et d'un seul coup sectionnait l'ongle, chaque fragment était ensuite arraché avec une pince.

Après ablation de l'ongle, la guérison de la plaie et des fongosités survient très rapidement, mais l'ongle repousse et le malade n'est pas toujours à l'abri des récidives.

d. *Destruction combinée de l'ongle et des parties molles*. — C'est là le procédé le plus rationnel, celui qui assure le mieux la guérison.

1° *Méthode de* BAUDENS. *Procédé en copeau*. — Le tranchant d'un bistouri court et fort est appliqué en arrière de la matrice unguéale ; d'un seul coup, on fait sauter un copeau allant presque jusqu'à l'os, et comprenant toutes les parties malades.

Procédé de GOSSELIN. — L'ongle est arraché en deux temps, comme le faisait Dupuytren, puis « on enlève une languette de peau comprenant, en avant, une partie du bourrelet cutané et les fongosités anormales, en arrière, la partie latérale externe de la matrice de l'ongle ».

3° *Procédé de* Th. Anger. — Nous empruntons la description suivante à la thèse d'un des élèves de ce chirurgien, le Dr Dupont. « L'orteil solidement fixé de la main gauche, un bistouri est plongé perpendiculairement en dehors du bourrelet fongueux, à un millimètre en arrière du niveau de la matrice. Cette transfixion peut se faire soit de la face supérieure à la face inférieure, soit inversement. La lame tournée en avant, on taille ainsi un lambeau écarté, pendant que le bistouri est de nouveau porté au fond de l'incision; d'un seul coup on enlève les portions charnues, le bord unguéal incarné et la portion de matrice correspondante. Le lambeau externe appliqué contre la nouvelle surface saignante est maintenu en contact au moyen d'une petite bandelette. Un pansement ouaté complète ce procédé, rapide comme exécution et comme suite. » En dix jours la guérison serait obtenue.

Tour ces moyens sont fort douloureux, cependant anesthésier le malade pour une opération de si courte durée nous paraît téméraire, mais on peut très bien faire de l'anesthésie locale en pulvérisant de l'éther. Certains auteurs conseillent d'insensibiliser la région à l'aide d'un mélange réfrigérant; il faut se défier de ce moyen qui expose à la gangrène. On se servira encore avec avantage d'un procédé employé en 1860 par Martenot (de Cordoue). Ce chirurgien faisait à la base de l'orteil une douzaine de tours à l'aide d'un fil en caoutchouc de 3 à 4 millimètres de diamètre. Il produisait ainsi l'arrêt de la circulation et si l'on a soin d'appliquer cette ligature quelques minutes avant l'opération, le malade n'éprouve aucune douleur.

4° *Procédé de* Quénu. — Pour éviter la récidive après l'opération de l'ongle incarné, Quénu conseille la destruction du derme de la région rétro-lunaire qui seule jouit de la propriété de sécréter le tissu de l'ongle. Après arrachement de l'ongle, on fait une incision transversale tangente à l'arc de cercle formé par la lunule. Cette incision transversale dépasse le bourrelet fongueux et ne s'arrête qu'à la peau saine. Des deux extrémités de cette incision on fait partir deux incisions antéro-postérieures, perpendiculaires à la première et partant parallèles entre elles, ces incisions qui se dirigent en arrière, jusque sur la face dorsale de la phalangette, prolongent pour ainsi dire les côtés de l'ongle. Ces trois incisions circonscrivent un lambeau que l'on dissèque jusqu'à son insertion postérieure. Ainsi disséqué, il comprend tout le derme de la lunule et de la gouttière rétro-unguéale, puis les téguments de la face dorsale et de la phalangette.

Par une section transversale, on résèque la portion antérieure de ce petit lambeau, c'est-à-dire celle qui forme la partie postérieure du lit de l'ongle, puis, par deux points de suture, on fixe le petit lambeau restant au derme unguéal qui forme la partie antérieure de l'incision de manière à obtenir la réunion immédiate de la plaie.

L'extirpation de cette petite portion du derme rétro-lunaire suffit à empêcher la reproduction de l'ongle.

Ceci prouve que l'ongle n'est pas sécrété par toute l'étendue du lit unguéal comme le voulaient avec SAPPEY la plupart des anatomistes français, mais bien par la région lunaire et rétro-lunaire, fait avancé par ARLOING.

3° LÉSIONS SYPHILITIQUES DES ONGLES

Bibliographie. — DOMINIC, *Union méd.*, p. 354, 1858. — HUTCHINSON, *Union méd.*, 1858, p. 328. — V. DE MÉRU, *Brit. Med. Journ.*, p. 45, 1865. — BETZ, *Giorn. Italiano delle Malat. venerie*, 1868, t. II, p. 180. — EM. KOHN, *Wien. Med. Press*, 1870. — *Ann. de derm. et de syphil.*, t. III, 1871. — FOURNIER, p. 12. — B. SMITH, p. 140. — DIDAY, p. 182. — GERMINA, *Giornale Ital. delle Malatie venerie*, p. 349, 1874. — RICORD, *Clinique iconographique des maladies vénér.*, p. 42, fasc. 3. — J. ROLLET, *Traité des maladies vénér.*, 1866. — LANCEREAUX, *Traité de la syphilis*, 2ᵉ édit., Paris, 1874. — FOURNIER, *Leçons sur la syphilis*, Paris, 1873. — JULIEN, *Traité pratique des maladies vénér.*, Paris, 1878.

Les lésions produites sur les ongles par la syphilis, dit FOURNIER, sont de deux ordres : les unes n'intéressent ou ne paraissent intéresser que l'ongle lui-même (onyxis proprement dit), les autres se produisent au voisinage de l'ongle, qui n'est atteint que plus tard (péri-onyxis).

Dans le premier groupe, quatre genres : 1° onyxis craquelé ; 2° décollement partiel de l'ongle ; 3° décollement total et chute de l'organe ; 4° onyxis hypertrophique.

a. *Onyxis craquelé.* — Cette lésion est caractérisée par une friabilité spéciale de l'ongle qui se fendille, s'écaille, se casse dans sa portion libre. Rare aux orteils, cette variété a été observée plus fréquemment chez la femme que chez l'homme.

b. *Décollement partiel.* — L'ongle, comme soulevé à son extrémité libre, se décolle de bas en haut, une coloration différente marque à l'extérieur la limite du mal. Rarement le décollement devient complet, il n'atteint guère que le quart ou la moitié de l'organe; en croissant, du reste, celui-ci reprend peu à peu son adhérence.

c. *Décollement total.* — L'ongle se détache insensiblement des parties sous-jacentes et finit par tomber sans douleur, insensiblement. Pendant que l'ongle malade se détache ainsi, il s'en forme un autre tout aussi régulier que le premier.

d. *Onyxis hypertrophique.* — Variété exceptionnelle. L'épaississement siège surtout vers le bord libre; semblable à une petite massue, l'ongle devient rugueux, cassant, écailleux.

Péri-onyxis. — Trois formes : *sèche*, *inflammatoire*, *ulcéreuse*.

a. *Forme sèche*, deux variétés. — 1° *Péry-onyxis sec* ou *squameux ;* une syphilide papulo-squameuse autour de l'ongle constitue cette affection; 2° *Péri-onyxis corné ;* c'est un épaississement de l'épiderme qui borde les parties latérales de l'ongle.

b. *Forme inflammatoire.* — Un des côtés de l'ongle ou sa racine est occupé par une tuméfaction sub-inflammatoire fort analogue à la tourniole, sans tendance à l'ulcération ou à la suppuration.

c. *Péri-onyxis ulcéreux.* — Beaucoup plus grave, cette variété peut succéder à la précédente, ou s'établir d'emblée, sous forme de syphilides ulcéreuses à la périphérie de l'ongle. Quelle que soit son origine, « elle est constituée par une ulcération qui encadre l'ongle en totalité ou en partie; cette ulcération est généralement supportée par un bourrelet inflammatoire saillant, proéminent au-dessous de l'ongle, et qui offre une teinte rouge sombre, parfois violacée. Elle est toujours assez creuse, de forme irrégulière, à bords découpés et entaillés, à fond sanieux, grisâtre, fongueux et de mauvais aspect; elle sécrète abondamment une matière séro-purulente, mal liée, semée parfois de stries et de détritus sanguinolents » (Fournier). Après avoir persisté longtemps, car la marche de la maladie paraît essentiellement chronique, l'ulcération se comble. Des bourgeons charnus mollasses forment autour de l'ongle un véritable champignon.

Traitement. — L'onyxis syphilitique doit être traité par des moyens généraux. Contre le péri-onyxis ulcéreux, une fois les symptômes imflammatoires disparus, une coque de Vigo bien appliquée, la poudre d'iodoforme ou les badigeonnages avec une solution de nitrate d'argent (Diday) constituent le meilleur pansement.

LIVRE II

MALADIES DU TISSU CELLULAIRE

CHAPITRE PREMIER

DES PHLEGMONS

§ 1er. — Phlegmon simple ou circonscrit.

Bibliographie. — *Phlegmon circonscrit.* — MURAT et BERNARD, Art. PHLEGMON du *Dict. en* 30 *vol.* — SERRES (d'Uzès), *Traitement abortif de l'inflammation du tissu cellulaire*, Montpellier, 1834. — CHASSAIGNAC, *Traité de la suppuration*, 1859. — LE DENTU, Art. PHLEGMON du *Dict. de Jaccoud*, 1879. — I. STRAUS, *Bull. de la Soc. de biologie*, 1883. — V. CORNIL, *Ibid.*, 1883, p. 673.

Thèses de Paris. — 1822. HUMBERT. — 1873, JACOPS, n° 282. — 1876, BAROT.

Consultez les Classiques français et étrangers.

Le phlegmon circonscrit ou simple est l'inflammation limitée du tissu conjonctif sous-cutané et de celui qui forme la gangue des organes profonds.

Etiologie. — Le phlegmon circonscrit peut donc se former à peu près dans tous les points du corps ; il existe des régions qui y sont plus exposées que d'autres, soit parce que dans le tissu cellulaire de ces régions, se trouvent des amas ganglionnaires dans lesquelles les lymphatiques charrient facilement les divers micro-organismes de la suppuration (cou, aine, aisselle), soit parce que, comme cela se passe fréquemment autour du tube digestif, les micro-organismes pénètrent directement dans le tissu cellulaire, où ils donnent naissance à des produits septiques (fosse ischio-rectale, etc.).

Quelle que soit la région atteinte, le phlegmon est toujours le résultat d'une infection; son intensité dépendra de deux facteurs, de l'intensité de l'agent infectieux et de la résistance du sujet.

Anatomie pathologique. — On a rarement l'occasion d'étudier sur le cadavre un phlegmon en voie d'évolution, de sorte qu'il a fallu s'adresser à l'expérimentation pour en décrire les lésions. Sur une coupe pratiquée à travers un phlegmon en voie de formation, les mailles du tissu cellulaire sont infiltrées par une matière jaunâtre, gélatineuse, consistante. Vient-on à presser la coupe, cette substance ne se déplace pas comme dans l'œdème; on y trouve, au microscope, un grand nombre de leucocytes extravasés qui produisent la tuméfaction de la région.

Il existe une congestion active des vaisseaux au niveau du foyer et dans une petite zone périphérique; les veines sont toujours gorgées. CORNIL et RANVIER avancent que les faisceaux du tissu conjonctif restent indifférents, tandis que les grandes cellules plates qui les tapissent se gonflent, prennent une forme sphérique; leurs noyaux deviendraient granulo-graisseux.

A mesure que le phlegmon se développe, le liquide interfasciculaire change de nature, devient plus homogène, jaunit, en un mot se transforme en pus, pendant que les faisceaux disparaissent par résorption. Le pus se trouve ainsi collecté dans une poche bien circonscrite à parois irrégulières, indurées. C'est l'abcès chaud, dont l'anatomie pathologique a déjà été faite, nous n'y reviendrons pas.

Symptômes. — Le phlegmon simple s'accompagne des symptômes ordinaires de l'imflammation: rougeur tumeur, douleur et chaleur. A ces phénomènes il convient d'ajouter la fièvre, dont l'intensité est proportionnelle à l'importance du phlegmon. Lorsque l'inflammation occupe le tissu cellulaire profond qui sépare deux organes ou deux viscères, ces symptômes sont beaucoup plus obscurs; il est bien difficile de percevoir le gonflement, la rougeur n'existe pas, la chaleur est peu marquée et l'affection se traduit uniquement par la douleur, la fièvre et les troubles fonctionnels; ces derniers, on le comprendra aisément, varient à l'infini, avec la région occupée par le foyer inflammatoire.

La rougeur franche, uniforme, plus ou moins marquée suivant la structure de la peau des régions, se perd insensiblement à la périphérie; elle disparaît peu par la pression et augmente d'intensité à mesure que le phlegmon devient plus superficiel, surtout au niveau de la portion centrale acuminée qui semble violette. Il n'est pas rare de voir, dans les petits phlegmons, l'épiderme soulevé par le pus prendre une teinte blanc jaunâtre entourée d'une zone rouge; cette affection est désignée vulgairement sous le nom de *mal blanc*.

La tuméfaction est régulière, circonscrite, légèrement acuminée au centre, surtout dans la dernière période du phlegmon; la tumeur est d'ailleurs dure, irréductible, plus tard fluctuante et fréquemment entourée d'une zone œdémateuse. Au niveau du phlegmon, la peau a une température plus élevée de 1 à 2°, perceptible pour le malade et le chirurgien. La douleur, extrêmement variable, ne fait jamais défaut; elle est d'autant plus aiguë, vive, lancinante, que les parties où le phlegmon s'est développé sont moins extensibles (panaris), que les sujets sont plus irritables et enfin le phlegmon plus étendu.

La fièvre qui existe toujours, mais à des degrés divers, atteint dans quelques cas 40°, s'accompagne d'embarras gastrique, d'anorexie; elle est presque continue, avec des rémissions matinales régulières jusqu'à l'établissement de la suppuration. A ce moment, la fièvre baisse un peu pour cesser habituellement après l'évacuation de la collection.

Marche et terminaisons. — La durée du phlegmon est très variable, suivant sa grosseur et la profondeur à laquelle il se trouve. En règle générale, le pus tend toujours à se porter près de la peau ou d'un viscère creux quand il s'agit des phlegmons des grandes cavités splanchniques.

Le phlegmon circonscrit peut se terminer par *résolution complète*, *incomplète* ou *induration*, et enfin par *suppuration*.

A. — La résolution complète se fait dans les premiers jours seulement par la résorption des exsudats; en ce cas, tous les symptômes diminuent peu à peu et au bout d'un certain temps il ne reste qu'une légère rougeur douloureuse, au-dessous de laquelle la main perçoit de l'empâtement. Cette terminaison est assez rare.

B. — L'induration ou résolution incomplète dans laquelle la rougeur et la tumeur persistent seules, se produit dans des conditions assez mal déterminées.

C. — La suppuration est de beaucoup la terminaison la plus commune. Dans ce cas, le pus collecté donne lieu à des abcès superficiels ou profonds; nous renvoyons pour tout ce qui concerne leur histoire au chapitre des abcès. Au moment où ces derniers se forment, la douleur devient gravative et pulsative en même temps que l'œdème périphérique augmente.

Le phlegmon ouvert peut se compliquer, comme toutes les plaies, d'érysipèle, de lymphangite et même passer à l'état diffus; enfin on a observé parfois la gangrène du tissu cellulaire qui résulte du degré de virulence des micro-organismes, de l'inextensibilité des tissus enflammés ou de la diminution de résistance vitale des éléments produite par un état constitutionnel, une altération du sang (anémie, cachexie).

Diagnostic. — Les signes classiques de l'inflammation ne permettent guère de confondre un phlegmon circonscrit superficiel avec d'autres affections telles que la lymphangite, la phlébite, l'érysipèle, qui ont des caractères propres. Le diagnostic des phlegmons profonds est déjà beaucoup moins simple, car ils n'ont de commun dans toutes les régions que la douleur et la fièvre. Seuls les troubles fonctionnels, l'examen des causes, la recherche des adénopathies, des lésions primordiales peuvent mettre sur la voie en pareil cas. Une semblable étude trouvera mieux sa raison d'être à propos des régions.

Pronostic. — Il est extrêmement variable suivant le siège et le degré de profondeur; plus les phlegmons circonscrits sont superficiels, moins ils sont redoutables. Leur étendue doit également entrer en ligne de compte ainsi que la cause et l'état général du sujet. Dans la pathologie des régions, nous établirons le pronostic suivant le siège.

Traitement. — Les divers modes de traitement répondent à deux indications : 1° obtenir la résolution; 2° traiter le phlegmon quand il suppure. On peut essayer le traitement résolutif mais sans grand espoir de succès; pour obtenir la résolution, on a employé les antiseptiques locaux et généraux : les émollients, les calmants, les narcotiques agissent dans le même sens et à la fois comme palliatifs. Quant à l'onguent mercuriel, devenu classique depuis Serre (d'Uzès), il nous paraît peu utile d'en recommander l'emploi; son effet le plus certain est de masquer le mal, mieux vaut recourir aux bains antiseptiques prolongés. Il est bon d'associer à ces moyens un traitement général diététique et quelques laxatifs. Dès que la suppuration est constatée, il faut traiter le phlegmon comme un abcès (voy. *Abcès*).

Phlegmons circonscrits chroniques. — Les auteurs ont une tendance marquée à admettre des phlegmons circonscrits chroniques. LE DENTU, en particulier, croit qu'il en existe plusieurs variétés, mais un certain nombre des faits qu'il décrit sont des abcès froids ou des abcès infectieux chroniques. Il n'y aurait guère que quelques cas assez rares, consécutifs à des contusions, à des morsures ou à un état général comme le diabète. Aussi, faute d'éléments précis, nous ne ferons que mentionner cette forme du phlegmon.

§ 2. — Phlegmon diffus.

Bibliographie. — HUTCHINSON, *Medico-Chir. Transact.*, London, 1814, t. V. — THOMSON, *Lectures on Inflammation* (trad.), Paris, 1827. — DUNCAN, *Transact. of Med. and Surg. Society of Edinburg*, 1824. — VELPEAU, *Arch. gén. de méd.*, 1826. — LAWRENCE, *Ibid.*, 1828. — GODIN, *Arch. gén. de méd.*, 1837. — CHASSAIGNAC, *Traité de la suppuration*, 1859. — CADIAT, *Journ. de l'anat. et de la phys.*, 1874, p. 410. — CHEVALET, *Arch. gén. de méd.*, 1876. — I. STRAUS, *Soc. de biologie*, 1883. — CORNIL, *Acad. des sc.*, 1883. — KRAUSS, *Berlin. klin. Woch.*, 1884. — PASSET, *Ætiologie*, etc., Berlin, 1885, et *Fortschritte der Med.*, 1885; SOCIN et GARRÉ, *Cong. f. die Chir.*, 1885. — KIRMISSON, Art. PHLEGMON, *Dict. encycl.*, 1887. FELHEISEN, *Arch. de Langenbech*, 1887. — D. MOLLIÈRE, *Clin. chir.*, 1888. — HEYDENREICH, *Revue méd. de l'Est*, 1888.

Thèse de Strasbourg. — 1856, MEDER.

Thèses de Paris. — 1852, HOCQUE. — 1870, ISNARD. — 1873, LORDEREAU. — 1876, POUGET. — 1877, LONGUET, BOUILLY, PRÉVOST, BOURIAU, CHANCEAULME. — 1878, PEYROT, PAULIN, TRUDEAU. — 1879, LABIF. — 1881, DUCROS.

Consultez les Dictionnaires et les classiques.

Historique. — A. PARÉ, FABRICE DE HILDEN et les anciens chirurgiens expliquaient le phlegmon diffus par la blessure des nerfs et des tendons. TRAVERS, ABERNETHY pensèrent à une lésion des lymphatiques ; on peut dire que les véritables notions sur le phlegmon diffus commencent avec le mémoire d'HUTCHINSON, les travaux de COLLES et de DUNEAU, et chez nous les leçons de DUPUYTREN et de BÉCLARD, bien résumées dans la thèse de FOURNIER. Plus près de nous, viennent les remarquables publications de CHASSAIGNAC, puis de DOLBEAU. Notre époque a ajouté aux descriptions cliniques si complètes de nos devanciers, les notions bactériologiques qui leur faisaient défaut. Nous les passerons en revue en étudiant l'Etiologie et l'Anatomie pathologique.

Définition. — Jusqu'à ces dernières années, on définissait le phlegmon diffus : une inflammation aiguë, non circonscrite du tissu cellulaire avec tendance à la mortification. La nécrose du tissu cellulaire qui caractérise cette affection était considérée comme le résultat de l'inflammation très intense et de l'étranglement. Aujourd'hui, grâce aux recherches récentes de Koch, de I. Straus sur les micro-organismes, les termes de la question sont changés. La mortification du tissu cellulaire produite par les agents septiques déterminerait une inflammation réactionnelle et éliminatrice. On peut donc définir le phlegmon diffus : une inflammation de nature septique avec mortification plus ou moins étendue du tissu cellulaire.

Les classifications qui ont été multipliées par les auteurs n'ont pas un intérêt clinique suffisant pour être maintenues ; il y a lieu cependant de faire une exception pour la division de Chassaignac, en phlegmon en nappe purulente, phlegmon panniculaire et phlegmon sous-aponévrotique. Avant d'exposer l'histoire du phlegmon diffus, nous ferons remarquer que le système lymphatique joue un rôle important comme agent de transmission du poison septique et que la lymphangite gangréneuse, décrite par Jalaguier, coïncide souvent avec l'affection que nous étudions.

Étiologie. — 1° *Causes prédisposantes.* — Le sexe masculin, la vieillesse prédisposent au phlegmon diffus ; il en est de même de toutes les causes qui, en débilitant l'organisme, diminuent la résistance vitale des cellules. Aussi le phlegmon est-il fréquent dans la convalescence des grandes pyrexies, des fièvres éruptives. L'influence des fatigues excessives, du surmenage a été depuis longtemps signalée. Il faut également faire une large place aux états constitutionnels, à la goutte, au rhumatisme, à l'alcoolisme, à l'arthritisme et surtout au diabète ; les élèves de Verneuil ont suffisamment démontré ces propositions. Les affections chroniques des grands viscères, la déclivité des parties invoquée par P. Broca, Labit, ajoutent encore leur action indirecte et préparent au principe septique un terrain de culture éminemment favorable.

2° *Causes déterminantes.* — Toutes les causes mécaniques dont l'action détermine une solution de continuité en créant une porte d'entrée au poison septique, toutes celles qui tendent à détruire la vitalité des tissus peuvent être considérées comme des causes déterminantes. Les plaies, celles des doigts en particulier, les corps étrangers, les plaies des synoviales, des bourses séreuses, les fractures comminutives, les irritations cutanées, les brûlures, les contusions, les morsures, la saignée n'agissent pas autrement.

Les phlegmons qui en résultent, tout en conservant le caractère diffus, se développent au niveau du point qui a été lésé. Tantôt l'inoculation du poison est évidente, comme dans le cas de piqûres avec des instruments chargés de liquides putrides. Ailleurs c'est l'irruption de l'urine, de matières stercorales, de pus qui provoque la cellulite septique.

Mais le phlegmon diffus peut encore apparaître à distance comme complication d'un affection des veines, des lymphatiques ; il n'est pas rare de le voir compliquer la phlébite, la lymphangite et l'adénite. En dehors de ces origines, il existe des cas où la prédisposition étant bien établie, on ne saisit pas la cause occasionnelle ; on dit alors que le phlegmon est spontané.

Mais il en est de la spontanéité du phlegmon diffus, comme de celle du tétanos, de l'érysipèle. Dans ces cas dits spontanés, la porte d'entrée a été minime et est passée inaperçue.

Le phlegmon diffus est-il contagieux ? Duncan et les auteurs du *Compen-*

dium ont relaté des observations qui tendent à le prouver. Il n'y aurait là rien d'étonnant, si les personnes contaminées présentaient une porte d'entrée au poison ; mais on comprend moins bien les épidémies de panaris signalées par Ravaton à Landau (1766) et par Eddy en 1814.

Anatomie pathologique. — Les travaux de Koch ont appris qu'au contact du tissu conjonctif les microbes détruisent les cellules, se multiplient dans les détritus, se propagent à une plus ou moins grande distance suivant la résistance qu'ils rencontrent de la part des leucocytes. Ce sont les lésions ainsi produites que nous allons succinctement analyser.

Une incision des téguments faite au début montre un tissu cellulaire sous-cutané blanc jaunâtre ou orangé, assez souvent verdâtre, gonflé, infiltré par une matière plus ou moins épaisse, riche en leucocytes. Ce sont les lésions du phlegmon simple, avec cette différence que le poison septique frappe de mort les faisceaux du tissu conjonctif qui ne disparaissent pas et constituent de véritables corps étrangers dont l'élimination nécessite une longue et abondante suppuration des parties voisines. Il y a constamment une hypérhémie intense de toute la région.

On a dit que le phlegmon diffus avait surtout pour cause le streptocoque, et que le phlegmon circonscrit et *diffusé* était principalement dû au staphylocoque. Le fait est généralement vrai, toutefois dans les deux variétés de phlegmons les deux microbes se trouvent presque toujours associés.

La bactériologie nous explique la ressemblance clinique de deux affections, l'érysipèle et le phlegmon diffus, ressemblance allant presque jusqu'à l'identité symptomatique et ayant fait créer les noms de *phlegmon érysipélateux* et *d'érysipèle phlegmoneux*. Beaucoup d'auteurs, aujourd'hui, avec Verneuil et Clado admettent que le streptocoque de l'érysipèle n'est qu'une des formes du streptocoque de la suppuration.

A la mortification spéciale de la première période, succède la détersion caractérisée par la formation de collections purulentes multiples, en nappe, qui décollent la peau sur une grande étendue. Celle-ci, déjà compromise par la lymphangite superficielle qui existe toujours à des degrés divers, privée de ses moyens de nutrition, se sphacèle fréquemment et les escarres en se détachant créent des puits par où sortent du pus fétide, des gaz qui proviennent de la décomposition des parties, des gouttelettes huileuses et surtout des fragments de tissus gangréneux, pigmentés, qu'on a comparés à de la filasse ou à de la peau de chamois mouillée. Lorsqu'il s'agit d'un phlegmon profond, tous les muscles sont disséqués, les os mis à nu, et quelquefois les articulations ouvertes. Les nerfs et les vaisseaux résistent relativement mieux que les autres parties, mais il n'est pas rare de voir se produire de véritables hémorrhagies au moment de la détersion.

Enfin, à la période de suppuration toujours longue, succède celle de réparation dans laquelle les bourgeons charnus de bonne nature achèvent l'élimination des débris aponévrotiques très résistants, et comblent partiellement les pertes de substance qui sont parfois énormes (creux ischio-rectal). Il en résulte des cicatrices trop souvent vicieuses qui compromettent, par les adhérences qu'elles créent, les fonctions des parties.

Symptômes. — L'affection débute ordinairement par les symptômes locaux quelquefois par les accidents généraux, l'embarras gastrique, la fièvre ; le plus souvent les uns et les autres coïncident.

Le phlegmon diffus, caractérisé par une inflammation destructive, présente trois périodes cliniques qui correspondent aux divisions anatomo-pathologiques : 1° la période d'inflammation et de mortification ; 2° la période de détersion ; 3° la période de réparation.

1° *Période d'inflammation et de mortification.* — Nous y retrouvons plus accentués et avec une tendance à l'envahissement tous les symptômes du phlegmon circonscrit. La partie atteinte se tuméfie toujours, dans une proportion variable, suivant la nature du tissu cellulaire ou adipeux enflammé, suivant la région et l'extensibilité des téguments. Le gonflement devient rénitent, élastique ; il n'est pas rare, lorsque le tissu cellulaire sous-cutané a été primitivement atteint, que la tuméfaction avec la douleur soit le seul signe appréciable, il existe alors une sorte d'œdème dur, superficiel, qui ne tarde pas à disparaître quand la rougeur se montre.

Duncan disait que la sensation perçue par les doigts qui explorent la surface phlegmoneuse, rappelait celle d'une substance ferme recouvrant une partie spongieuse imbibée de liquide. Béclard, dans une phrase restée classique, enseignait que la sensation du phlegmon diffus, au palper, tenait le milieu entre la mollesse de l'œdème, la dureté du phlegmon et l'élasticité de l'emphysème.

La peau prend une teinte rouge, violacée, caractéristique, foncée et livide par places, qui se termine insensiblement dans les parties voisines ; cette teinte indique le degré d'extension et les progrès du phlegmon. En effet, elle descend quelquefois vers les extrémités, mais habituellement elle remonte, gagne la racine des membres et même le tronc.

La chaleur âcre incommode les malades, qui éprouvent un sentiment de brûlure ; elle est d'ailleurs associée à la douleur, phénomène constant et dont l'intensité provoque parfois le délire. A la sensation de brûlure s'ajoute celle d'une tension très forte et pénible.

La fièvre est constante ; elle débute souvent par un frisson ; toutes les fonctions sont plus ou moins troublées ; cet état persiste pendant toute la première période jusqu'à ce que la mortification soit limitée et le phlegmon arrêté dans sa marche progressive. La partie malade ne tarde pas à présenter des modifications ; la teinte violacée s'accentue dans différents points, des phlyctènes remplies d'une sérosité rosée apparaissent à leur niveau, se crèvent et mettent à nu le derme sphacélé. Les foyers de gangrène s'étendent en surface et en profondeur, en formant des puits par où s'écoulera bientôt une sérosité ichoreuse, fétide, et un pus mal lié. Ces phénomènes se passent dans les parties primitivement envahies, alors qu'à la périphérie on peut encore observer les symptômes du début.

2° *Période de détersion.* — Le travail de détersion commence donc, en quelques points, avant que la mortification soit limitée ; habituellement au bout d'un temps variable, entre six et douze jours, toute la surface du phlegmon est en voie de détersion. Le patient peut mourir à cette période avec les symptômes de la septicémie, l'aspect typhique, le délire ou l'adynamie.

Lorsque le malade résiste, ce qui est le cas ordinaire, on note une rémission marquée de tous les phénomènes locaux et généraux, la température baisse un peu, la douleur diminue, change de nature, et il se produit parfois autour du phlegmon un œdème de retour, signalé par VIDAL. Les principales modifications s'opèrent dans le phlegmon; des foyers purulents multiples, mal circonscrits, à peine saillants, peu abondants, se forment en certains points, tandis que dans d'autres la peau se gangrène. Les collections ouvertes naturellement ou artificiellement laissent écouler un pus sanieux, fétide, souvent mélangé de gaz que la pression fait sortir ; au milieu de ce pus flottent des détritus gangréneux. Ainsi par ces ouvertures, comme par les puits sphacélés mentionnés plus haut, le tissu conjonctif modifié est éliminé. Au bout de quelque temps, la suppuration devient plus abondante et la peau, décollée sur une étendue assez considérable, menace de se gangréner.

Tous les symptômes primitifs tendent alors à s'apaiser, la tuméfaction disparaît, la peau s'affaisse. Cette période peut durer des mois entiers, souvent prolongée par des poussées successives; les blessés, épuisés par une énorme suppuration, meurent, surtout quand le phlegmon est total.

3° *Période de réparation.* — Les derniers débris mortifiés sont éliminés, les bourgeons charnus se forment, la suppuration devient louable et la cicatrisation se fait lentement. Le membre amaigri, atrophié, couturé de plaies et de cicatrices, contraste avec l'aspect primitif. Il faut plusieurs mois pour aboutir à la cicatrisation définitive, qui laisse toujours après elle une impotence assez persistante.

Le phlegmon diffus sous-cutané n'est pas le plus redoutable; il cède en gravité au phlegmon sous-aponévrotique et profond, qui ne se traduit primitivement que par l'intensité des phénomènes généraux et de la douleur; la tuméfaction n'est guère marquée superficiellement que par l'œdème, la rougeur fait défaut au début. Souvent le malade succombe à la première période avant que la mortification soit limitée ; lorsqu'il résiste, les désordres sont considérables, le pus en fusant le long des muscles et des gaines prédispose aux graves complications que nous allons énumérer.

Complications. — On comprend aisément, qu'une affection qui intéresse la gangue celluleuse des organes et la détruit doive retentir sur ceux-ci; aussi le phlegmon s'accompagne-t-il fréquemment de lymphangite, d'érysipèle, de phlébite. Cette dernière est même une cause commune de la mort, parce que, dans les périodes relativement éloignées du début du mal, le thrombus septique qui s'est formé détermine une septicémie fatale. C'est surtout dans le cas de phlegmon diffus des cavités splanchniques que ces complications sont redoutables.

Les complications varient d'ailleurs beaucoup suivant les régions ; à la tête, on observe des méningites; au thorax, des pleurésies. Parmi les accidents de la période de détersion, signalons la dénudation des os, l'ouverture des articulations et l'ulcération des artères, moins rare que ne l'a dit MONOD à la Société de chirurgie (1882). L'hémorrhagie peut être rebelle et devenir une indication pressante d'amputation. On a dit que les phlegmons diffus pouvaient amener l'albuminurie, le diabète, mais c'est peu problable, tandis que le phlegmon en est bien plus souvent la conséquence; très fréquemment cette affection laisse à sa suite des troubles fonctionnels sérieux; les uns d'origine mécanique résultent des adhérences cicatricielles superficielles et profondes, les autres, non moins communs, sont liés aux altérations des nerfs intéressés par le tissu cicatriciel, et appartiennent au groupe des troubles trophiques.

Marche et terminaisons. — La résolution du phlegmon diffus est-elle possible ? Les auteurs l'admettent et même toute une catégorie de moyens de traitement sont basés sur cette idée. Cependant la résolution est assez rare et ne se produirait que dans les premiers jours, avant la mortification. Duncan a relaté un cas de résolution complète à la suite d'une crise avec des sueurs profuses noires, extrêmement fétides. Ce fait est resté isolé dans la science.

La mort peut survenir : 1° à la première période par le fait de l'intoxication générale et de la septicémie; 2° pendant la période de détersion par épuisement et fièvre hectique; 3° dans les deux dernières périodes à la suite des complications.

Il faut reconnaître que, de nos jours, le phlegmon diffus à forme hypertoxique est relativement plus rare qu'autrefois. Cela tient-il à l'atténuation des microbes pyogènes dans nos services hospitaliers (Reclus), ou ne faut-il pas y voir un résultat de la thérapeutique moderne plus active et plus rapidement efficace ?

Diagnostic. — Au point de vue du diagnostic, il y a lieu de faire une dis-distinction entre le phlegmon sous-cutané, le phlegmon profond des membres et ceux qui sont un voisinage des cavités splanchniques. Ceux-ci offrent dans leurs symptômes propres une diversité si grande en rapport avec les régions qu'ils occupent que nous renvoyons leur histoire à l'étude des régions.

A. *Phlegmon diffus sous-cutané.* — Ce phlegmon a des symptômes caractéristiques qui permettent de ne pas le confondre avec le phlegmon circonscrit localisé, ce dernier n'est pas rouge violacé, la tuméfaction est moins étendue, moins élastique, et les symptômes généraux sont plus légers. L'érysipèle franc a une rougeur plus vive et un bourrelet saillant périphérique; la confusion ne serait possible qu'autant que l'érysipèle deviendrait phlegmoneux. Ce qui vient d'être dit de l'érysipèle s'applique également à la lymphangite, cette affection diffère absolument du phlegmon quand elle est simple; les traînées rouges le long des lymphatiques, la présence de cordons durs, l'engorgement des ganglions ne permettent aucune confusion. Mais la lymphangite gangréneuse ressemble beaucoup au phlegmon diffus; les deux affections se compliquent alors volontiers. La phlébite superficielle est encore plus facile à distinguer, le cordon plein de la veine enflammée fait défaut dans le phlegmon et la rougeur n'apparaît pas aussitôt, ni avec les mêmes caractères.

B. *Phlegmon profond.* — Le phlegmon sous-aponévrotique de Chassaignac est souvent d'un diagnostic difficile; il a bien peu de signes objectifs; ce sont : la douleur, l'impuissance fonctionnelle, la tuméfaction diffuse et les accidents généraux. Ces phénomènes existent également dans la phlébite profonde, le phlegmon circonscrit profond et la gangrène septique ou typhus des membres. L'intensité moindre des symptômes généraux, l'absence des signes de septicémie, l'étendue des douleurs et l'empâtement profond permettront de séparer le phlegmon diffus des phlegmons circonscrits et de la phlébite.

L'ostéomyélite spontanée ou la périostite aiguë sont très difficiles à distinguer, et ce n'est que par un examen attentif, en tenant compte de l'âge des sujets, des commémoratifs, des états constitutionnels qu'on peut, dans les premiers jours, différencier les affections.

C'est surtout avec les gangrènes septiques qu'il est possible de confondre le phlegmon diffus profond. Cependant la marche de la première maladie est plus rapide; en vingt-quatre heures il se développe dans le tissu cellulaire des gaz qui n'apparaissaient guère dans le phlegmon diffus qu'à la période de détersion. Le Dentu insiste avec raison sur ce caractère distinctif.

Enfin, dans le diagnostic d'un phlegmon diffus superficiel ou profond, il convient encore de rechercher la cause première, et pour cela d'examiner avec grand soin les urines et la constitution des malades. Il y a là une source d'indications précieuses pour la thérapeutique.

Pronostic. — Le phlegmon diffus est toujours grave tant pour l'existence que pour les fonctions de la partie lésée. Cette gravité augmente d'ailleurs beaucoup suivant le siège du phlegmon, sa cause et l'état général du sujet. Le phlegmon diffus profond et le phlegmon interne sont particulièrement dangereux. Tous les poisons putrides n'ont pas la même énergie; il en est qui ne s'arrêtent pas dans leur action destructive tandis que d'autres se bornent à produire une mortification limitée. De même toutes les causes d'affaiblissement de l'organisme, les maladies chroniques, la sénilité aggravent le pronostic du phlegmon diffus; qu'on ajoute à ces raisons l'épuisement des malades par la suppuration, les complications redoutables qui peuvent survenir, et l'on se fera une juste idée de l'importance de cette affection quand elle n'est pas traitée convenablement de bonne heure.

Traitement. — Il est prophylactique, abortif ou curatif et comporte des moyens locaux et généraux.

1° *Traitement prophylactique.* — Nous n'insisterons pas sur l'utilité des mesures préventives contre la pénétration des organes septiques. Un traitement convenable des états constitutionnels contribuera, dans une certaine mesure, à prévenir les phlegmons diffus spontanés.

2° *Traitement abortif.* — Les méthodes de traitement qui ont été employées pour faire avorter le phlegmon diffus ou pour arrêter sa marche envahissante sont assez nombreuses; peu ont une réelle efficacité, et nous comprenons mieux leur impuissance aujourd'hui, étant donné que le phlegmon diffus est de nature infectieuse.

Les émollients, les fomentations, les narcotiques (jusquiame, opium) constituent des moyens purement palliatifs; les ponctions multiples de Dobson avec une lancette (dix à cinquante) sont oubliées; les vésicatoires volants favorisent la gangrène du tégument et ne méritent pas la faveur que leur accordaient Dupuytren et Velpeau, les longues incisions dermiques de Béclard ne sont plus pratiquées; le froid, eau ou glace, compte des succès à son actif; il agit, comme le dit Baudens, en faisant une *saignée de calorique*, mais il est parfois dangereux parce qu'il est difficile de s'arrêter à temps pour ne pas dépasser la mesure. Les émissions sanguines locales (sangsues), appliquées sur le phlegmon ou à sa périphérie, ne comptent plus de partisans.

La position élevée du membre, vantée par Gerdy, a été utilement employée par Broca. — Labit, Chanceaulme citent des cas de succès dus à son emploi; Le Dentu craint qu'elle ne favorise la diffusion. La compression, autrefois recommandée par Velpeau, Follin, Panas, est dangereuse; mais inutile et douloureuse dans la période du début, elle n'est recommandable qu'après la cicatrisation pour faire disparaître l'œdème qui persiste.

A tous ces moyens incertains, on préfère habituellement la méthode de Hutchinson, qui pratique des incisions, longues et multiples à la première période. Lawrence se bornait à faire deux grandes incisions dans toute la longueur du phlegmon. Aujourd'hui on fait des débridements multiples de 5 à 6 centimètres et distants de 3 à 4, qui intéressent toute la peau, le tissu cellulaire, et les aponévroses, s'il est nécessaire. L'écoulement de sang qui suit ces plaies est toujours assez abondant, quelquefois inquiétant, on l'a vu déterminer la mort, aussi est-il recommandé de saisir les vaisseaux béants avec une pince hémostatique laissée à demeure. D'ailleurs il faut ne pas débrider au hasard et se laisser guider par la topographie des régions. Ce moyen de traitement, d'une efficacité incontestable, fait tomber la douleur, la fièvre, le gonflement. Comment agit-il ? Est-ce simplement, comme on le croit généralement, en levant l'étranglement? N'est-il pas permis d'admettre que l'action de l'air sur les microbes anaérobies est pour quelque chose dans son efficacité ? Le bain antiseptique phéniqué de Verneuil donne d'excellents résultats. Ce chirurgien incise le phlegmon dès le début et éteint, de distance en distance plusieurs pointes de thermo-cautère, puis il plonge le membre dans un bain antiseptique prolongé. La température tombe, le phlegmon rétrocède le plus souvent s'il a été pris à temps.

Traitement curatif. — Lorsque le traitement abortif échoue ou qu'il n'a pu être employé, il faut aider la nature dans son travail d'élimination, calmer les douleurs par l'emploi des émollients, des narcotiques, des bains antiseptiques, inciser les points fluctuants et ceux qui menacent de se sphacéler. Quand la suppuration est bien établie, on retire avec des pinces les débris du tissu cellulaire, en ayant la précaution de ne pas les arracher, mais de les couper avec des ciseaux.

Les lavages antiseptiques, le drainage, une compression simple et élastique, seront utilement combinés pour faciliter la détersion. S'il survient quelque hémorrhagie grave, il convient de l'arrêter par la ligature des deux bouts du vaisseau.

Il arrive parfois, après la période de détersion, que les désordres sont tels que la conservation du membre est impossible, par exemple lorsqu'il y a des hémorrhagies multiples, dénudation des os, ouverture des articulations et suppurations intarissables. Le sacrifice du membre s'impose alors comme une opération de nécessité. Enfin il faut surveiller attentivement la période de cicatrisation, faire des pansements simples, entretenir les fonctions des articulations voisines, recourir à la gymnastique suédoise, au massage, aux douches et, au besoin, aux eaux thermales pour favoriser le rétablissement définitif du membre.

Traitement général. — Le traitement général ne saurait guère être que symptomatique. Au début, il est bon d'administrer quelques laxatifs; de combattre le délire par de l'opium, l'adynamie par des excitants diffusibles. Plus tard, à la période de détersion, les toniques, une nourriture fortifiante rendront des services, contribueront à prévenir l'épuisement que les longues suppurations amènent trop souvent.

CHAPITRE II

MALADIES SPÉCIFIQUES DU TISSU CELLULAIRE

§ 1er. — Abcès froids ou tuberculeux.

Bibliographie. — LUGOL, *Emploi des injections iodurées dans les abcès froids*, *Gaz. des Hôp.*, 1846, p. 158. — BOUVIER, *Mém. sur le séton*, Rapport de LARREY, *Mém. de la Soc. de chir.*, t. IV, 1857, p. 83 et 112. — Art. ABCÈS du *Dict. des sciences médicales.* — S. LAUGIER, *Dict. encycl.* — DENONVILLIERS, 1864. — VALETTE, *Clinique chirurgicale* (*Traitement par le séton caustique*), p. 356. — BRISSAUD et JOSIAS, *Des gommes scrofuleuses et de leur nature tuberculeuse*, *Revue mens. de méd. et de chirurgie*, oct.-nov. 1879. — BŒCKEL, *Guérison de certains abcès froids sans ouverture permanente*, *Gaz. méd. de Strasb.*, 1879. — LANNELONGUE, *Abcès froids tuberculeux du tissu cellulaire dans le cours des affections chroniques des os sans qu'il y ait une altération osseuse*, *Soc. de chir.*, *Bulletins*, t. XI, 1880, p. 140, *Discussion*, p. 156 et 162. — TRÉLAT, *eod. loc.*, p. 672, *Abcès froid du cou, incision, rugination de la poche, réunion par première intention.* — LANNELONGUE, *Abcès froids et tuberculose osseuse*, Paris, 1881. — *Abcès froids transformés en kystes.* LE DENTU, NICAISE, TERRILLON, *Bull. de la Soc, de chir.*, t. VII, 1881, passim. — LEPRÉVOST, *Abcès froids, nature et traitement*, *Revue méd.*, 1881. — DESPRÉS, *Gaz. des Hôp.*, 1883. — LETULLE, *Gaz. hebd.*, 1884. — VERNEUIL, *Inject. d'éther iodof.*, *Revue de chirurgie*, 1885. — CAZIN BOUILLY, POZZI, SOCIN, 1er *Congrès français de chir.*, 1885. — BOUILLY, *Gaz. des Hôp.*, 1887. — RECLUS, *Clin. chir. de l'Hôtel-Dieu*, 1888.

Thèses de Paris. — 1827, BAILLEUL. — 1863, BAUGÉ. — 1872, JULIÉ. — 1879, VALADIER. — 1880, BEZY. — 1882, CHAMEROY, CORBEIL. — 1883, LECOISNE. — 1884, MÉNARD, COUDRAY, MATTEI.

Thèse de Bordeaux. — 1886, THOREL.

La véritable nature de ces abcès a été pendant bien longtemps inconnue. Les observations cliniques de BILLROTH, GAUJOT, DUPLAY avaient fait soupçonner depuis plusieurs années l'origine tuberculeuse de ces lésions; les recherches histologiques de KOSTER, FRIEDLANDER, LAVERAN, CHARCOT, BRISSAUD, JOSIAS, KIENER et MALASSEZ confirmèrent cette manière de voir, rendue indiscutable par les travaux de LANNELONGUE et RANVIER (1880-1881). C'est d'après les mémoires de ces auteurs que nous allons décrire cette affection.

Définition. — On nomme abcès froids ou tuberculeux des collections puriformes qui se forment lentement et sans douleur dans le tissu cellulaire. Ils sont limités par une membrane spéciale dont le caractère propre est de contenir, dans son épaisseur, des follicules et des nodules tuberculeux.

Anatomie pathologique. — Il est facile de séparer, par la dissection, la poche de ces abcès des parties environnantes. Ainsi enlevée, cette poche présente à étudier : une face externe, une face interne, une cavité et un contenu.

a. *Face externe.* — Lisse et unie au début de l'affection et lorsque l'abcès peut se développer librement, elle devient plus tard hérissée et villeuse; les villosités sont de véritables végétations formées de tissu embryonnaire. Développées d'abord sur le trajet des vaisseaux, elles pénètrent les organes circonvoisins, passent à travers les mailles des aponévroses et dans les interstices ligamenteux.

b. *Face interne.* — Généralement grisâtre, cette face présente en certains points un piqueté vasculaire, çà et là des stries rosées, des plaques ardoisées. Rarement lisse, souvent inégale et villeuse, elle offre par place des saillies, des dépressions et de véritables boursouflures.

Les parties périphériques, vaisseaux, nerfs, tendons, cordes aponévrotiques, dissociées par la production morbide, forment à l'intérieur de la cavité des anfractuosités et des reliefs qui lui donnent l'aspect de la face interne du cœur.

c. *Cavité.* — Elle est simple ou multiloculaire. Simple, elle se montre arrondie ou ovoïde. Dans le second cas, on y trouve deux ou plusieurs loges séparées par des diaphragmes aponévrotiques ou celluleux, qui communiquent entre elles par des orifices plus ou moins rétrécis.

d. *Contenu de la cavité.* — Le pus des abcès froids est un liquide blanchâtre, plus fluide, plus séreux que celui des abcès phlegmoneux. Il contient en suspension de véritables grumeaux. Parfois on y trouve des globules rouges en quantité considérable, sans caillots. Ils communiquent au liquide une teinte café au lait. Enfin, lorsque l'abcès est fort ancien, fréquemment on ne trouve dans sa cavité qu'une sérosité citrine, en tout analogue au liquide des kystes.

GARRÉ, sur une série de 30 recherches en vue de constater la présence des bacilles tuberculeux dans les abcès froids n'a pu trouver les bacilles dans le pus que dans un très petit nombre de cas. Les cultures les plus variées ne donnent également que des résultats négatifs. Et cependant les expériences faites sur les animaux ne trompent pas et réussissent très bien. GARRÉ pense qu'il faut admettre que les spores tuberculeux trouvent seulement dans l'organisme vivant les conditions nécessaires à leur transformation en bacilles. Il se passe dans l'économie ce qu'on a vu ailleurs pour d'autres bacilles qui épuisent vite leur terrain de culture ; le pus est un produit terminal où le bacille ne trouve plus les conditions de sa nutrition (*Deut. med. Woch.*, 1886).

Étude histologique de la paroi. — Lorsqu'on examine avec un faible grossissement une coupe perpendiculaire de cette paroi, on voit qu'elle est formée par de jeunes cellules embryonnaires disposées sans ordre ou groupées en noyaux autour d'une cellule géante ; de loin en loin, dans ces amas cellulaires, on rencontre des foyers hémorrhagiques, des capillaires embryonnaires et des amas caséeux. La prolifération cellulaire est surtout active du côté de la face externe de la paroi ; là les cellules végètent abondamment, envahissent les tissus voisins, surtout le tissu connectif, c'est là que l'on trouve les bacilles de Koch ; du côté interne, au contraire, ces éléments semblent en voie de dégénérescence et sont prêts à tomber dans l'intérieur de l'abcès. Dans l'épaisseur de la membrane, on remarque des cavités spacieuses, irrégulières, véritables cavernes en voie de formation, et des follicules ouverts dans la poche de l'abcès. D'où proviennent ces cavités ? Nous avons signalé déjà, en certains points de la paroi, des agglomérations d'éléments embryonnaires.

Ces masses se présentent sous deux formes : tantôt existent des cellules géantes ; autour d'elles un groupe de grandes cellules épithélioïdes, puis enfin une quantité variable de cellules embryonnaires. Cette agglomération constitue le *follicule tuberculeux de* Charcot. Ou bien, il n'y a pas de cellule géante centrale, l'agglomération est uniquement formée par des cellules embryonnaires (*nodules tuberculeux*). — Follicules et nodules d'origine vasculaire ont une évolution semblable : les cellules centrales deviennent granuleuses, puis subissent la caséification ; les cellules périphériques persistent seules, la destruction les envahit à leur tour ; la vitalité des cellules étant beaucoup plus grande à la face externe qu'à la face interne de la paroi, cette dernière est détruite, d'où l'ouverture du follicule dans la cavité. Si cette destruction n'a pas eu lieu, la coupe présentera une cavité pleine de matière caséeuse et de grandeur très variable, car on comprend, par le mécanisme de la destruction, que deux ou plusieurs foyers aient pu être réunis.

Symptômes et évolution. — Avant d'arriver à la période d'état, les abcès froids ont déjà passé par deux périodes transitoires.

1re *Période de crudité.* — Tout à fait au début, il existe une ou plusieurs petites masses, dures, résistantes, dont la grosseur varie entre celle d'une tête d'épingle et celle d'une noisette. Fort mobiles, ces petites tumeurs glissent sous la peau avec facilité ; comme elles sont entièrement indolores, un examen attentif permet seul de les reconnaître. En quelques jours, quelques semaines au plus, ces productions augmentent de volume et la peau à leur niveau prend une coloration rougeâtre. Alors commence la deuxième période.

2e *Période. — Gomme.* — L'aspect de la tumeur est ici caractéristique.

Depuis longtemps l'école de Saint-Louis l'a décrite sous le nom de gomme scrofuleuse. Elle se ramollit lentement, du centre à la circonférence; dès que la fluctuation devient manifeste, l'abcès est formé. Il se présente sous forme d'une tumeur molle, indolente, sans changement de couleur à la peau. La fluctuation y est des plus faciles à percevoir, car la collection est en général sous-cutanée. Le diagnostic, dans la plupart des circonstances, n'offre aucune difficulté, cependant nous verrons plus loin que, dans certains cas, on commet très facilement des erreurs.

Marche et terminaison. — La terminaison fréquente des abcès tuberculeux est la guérison. Abandonnés à eux-mêmes, en effet, ils peuvent : 1° se résorber; 2° s'ulcérer; 3° se transformer en kystes; 4° persister et progresser.

1° *Résolution.* — Terminaison rare qui ne se voit que pour les abcès de petit volume. La tumeur diminue progressivement et finit par disparaître entièrement; à sa place, il reste une dépression cupuliforme, au niveau de laquelle la peau conserve pendant longtemps une coloration violacée, des marbrures, des points ecchymotiques, faits importants pour le diagnostic rétrospectif.

Les faits de résorption spontanée ont été réunis par Forget (Th. de Paris, 1884), qui a publié un bon travail sur ce sujet. Mais il s'exagère la fréquence de cette résorption quand il se déclare l'adversaire de l'intervention.

2° *Ulcération.* — La tumeur s'acumine, des adhérences se forment entre la poche et la peau, qui rougit et s'amincit; peu à peu une ulcération se produit, le pus s'écoule au dehors. La suppuration persiste plus ou moins longtemps, puis il s'établit une cicatrice, molle, déprimée, adhérente. Sa teinte, violacée au début, pâlit peu à peu et dénote l'origine spécifique de l'affection.

Dans d'autres cas, surtout si l'abcès est volumineux et le malade affaibli, la suppuration devient interminable. Épuisé par la fièvre hectique, le patient voit ses forces l'abandonner de jour en jour; il meurt dans le marasme. Enfin, l'ouverture de ce foyer purulent à l'extérieur est souvent l'occasion d'accidents infectieux (infection purulente, septicémie), et le malade est emporté avec rapidité.

3° *Transformation kystique.* — Terminaison fort rare. Les éléments embryonnaires qui constituent la poche se transforment en éléments cellulo-fibreux, les globules de pus disparaissent, le contenu de la cavité change de nature; après un temps variable, il reste un liquide plus ou moins louche.

Signalons encore parmi les terminaisons possibles, le développement de l'infection tuberculeuse générale ou granulie.

Pronostic. — Envisagés en tant que lésion locale, ces abcès, lorsqu'ils sont peu étendus, ne doivent pas être considérés comme une affection bien dangereuse, mais ils sont les symptômes avant-coureurs du développement d'une maladie dont on connaît la redoutable gravité. De là leur importance au point de vue du pronostic pour l'état général.

Traitement. A. *Traitement local.* — Il y a peu d'années encore que les accidents infectieux qui suivaient trop souvent l'ouverture des abcès froids rendaient les chirurgiens hésitants, et faisaient différer toute intervention active. La nature de ces abcès étant aujourd'hui mieux connue, la thérapeutique a fait sur ce point des progrès très sérieux.

Les procédés les plus employés sont : 1° L'*aspiration combinée à l'injection phéniquée.* — Bœckel conseille, pour les grands abcès, lorsqu'on peut craindre la suppuration, d'aspirer le liquide et de laver ensuite la cavité avec une solution phéniquée à 5 p. 100. Les lavages doivent être répétés jusqu'à ce que le liquide ressorte clair. Un pansement de Lister immobilisera ensuite la région en la comprimant doucement. Deux ponctions de ce genre, faites à cinq ou six jours d'intervalle, suffiront pour les petits abcès, trois ou quatre pour ceux qui contiennent une vaste collection purulente. Les injections d'éther iodoformé, après évacuation du contenu, constituent une des meilleures méthodes de traitement. Préconisées par Verneuil, elles donnent d'excellents résultats, et doivent toujours être essayées avant d'en venir à un traitement chirurgical plus actif.

2° *Incision de la poche. Lavage, drainage et compression méthodique.*

3° *Rugination de la poche* (Volkmann, Trélat, Bouilly, Pozzi). Cette méthode comprend plusieurs temps : 1° inciser largement, de façon à pouvoir examiner toute la cavité; 2° curetter toute la paroi de la poche, c'est-à-dire détruire cette surface suppurante en la transformant en plaie sanglante; 3° laver la cavité avec une solution phéniquée forte; 4° placer des drains dans toute la hauteur de la poche ; 5° suturer l'incision, sauf dans le point de sortie des drains; 6° appliquer par-dessus un pansement compressif. On obtiendrait ainsi, d'après Trélat, une guérison rapide; les délabrements et cicatrices résultant de l'opération seraient insignifiants; fait important dans les régions découvertes.

Dans ces deux dernières circonstances, la plupart des chirurgiens se servent de bandelettes de gaze iodoformée, dont on remplit toute la cavité de l'abcès.

4° *Ablation de la poche* (Lannelongue, Cazin). Lannelongue recommande : 1° d'inciser largement la tumeur; 2° une fois le pus écoulé, de procéder à la décortication de la paroi avec la spatule ou le doigt, pour faciliter ce temps spécial, Cazin conseille de faire dans la cavité de l'abcès une injection de matière solidifiable, la tumeur est ensuite disséquée comme un lipome. L'hémorrhagie résultant de cette intervention serait d'une minime importance. Il convient alors de chercher la réunion immédiate.

B. *Traitement général.* — Sous l'influence de ces diverses opérations la manifestation locale sera rapidement améliorée ; mais, comme nous l'avons dit, cette lésion n'est qu'une localisation de l'infection tuberculeuse aussi il ne faut pas négliger l'état général. Pendant l'hiver, on insistera sur l'usage de l'huile de foie de morue à aussi haute dose que l'estomac pourra le supporter; la médication balnéaire, pendant le cours de l'été, sera aussi un adjuvant très utile. Les bains de mer, lorsqu'ils pourront être tolérés, dans le cas contraire, une saison de Salins (Jura), Salies-de-Béarn, etc., rendront les plus grands services. Verneuil insiste avec raison sur la nécessité de continuer le traitement général après l'intervention (*traitement post-opératoire*).

§ 2. — Lésions syphilitiques du tissu cellulaire. — Gommes.

Bibliographie. — Cullerier, *Dictionnaire en* 60 *volumes*, — Thévenet, Th. de Paris, 1858. — Van Oordt, *Ibid.*, 1859. — Lancereaux, *Traité de la syphilis*, p. 214. — Cornil, *La Syphilis*, p. 215. — Mauriac, *Annales de dermatologie*, 1881.
Consulter les Classiques et les syphiliographes.

A toutes les périodes de la syphilis le tissu cellulaire peut présenter des lésions spéciales; les plus fréquentes sont des manifestations de la période tertiaire connues sous le nom de *gommes*.

D'après Mauriac les gommes ne seraient pas les premières lésions dont le tissu cellulaire devient le siège, et il a décrit sous le nom d'*érythème noueux syphilitique* des accidents plus précoces (quatrième mois) qui consistent dans la formation d'une tumeur ou de plaques ovoïdes, irrégulières, rouge violacé, variant du volume d'une noisette à celui d'un marron. Ces tumeurs adhèrent à la face profonde du derme, siègent aux jambes, aux bras et peuvent devenir confluentes; elles procèdent par poussées qui s'accompagnent d'un léger mouvement fébrile. Par lui-même l'érythème noueux syphilitique est peu douloureux, mais il est sensible à la pression. A diverses périodes de son évolution, on s'aperçoit que la plaque tend à s'isoler de la peau pour devenir exclusivement cellulaire; dans ce cas l'œdème qui entourait la nodosité disparaît; d'autres plaques au contraire s'avancent insensiblement vers la peau sans toutefois l'endommager sérieusement. Ce qui caractérise cette altération précoce, c'est qu'il n'y a jamais nécrobiose du tissu envahi et que la résolution est la règle. En trente ou quarante jours la poussée érythémateuse évolue complètement.

Mauriac a également décrit dans les premières périodes de la syphilis des nodosités du tissu cellulaire isolées, indolentes non inflammatoires, susceptibles de se ramollir, mais qui ne suppurent jamais.

Les *gommes*, que l'on peut considérer comme une inflammation spécifique du tissu conjonctif, peuvent apparaître exceptionnellement dans le cours de la première année; généralement elles constituent des accidents tardifs; on en a vu se développer trente ans après le début du chancre ; la période moyenne est de trois ou quatre ans. Les gommes se rencontrent de préférence au cuir chevelu, à la face, au cou et sur les membres; celles du tissu cellulaire sous-muqueux sont assez fréquentes (voile du palais, pharynx, langue, etc.). Uniques ou multiples, les productions gommeuses procèdent quelquefois par poussées. Lisfranc en a compté 150 sur le même malade; d'autres auteurs, plus de 50 sur un membre.

On distingue dans l'évolution des gommes quatre périodes : 1° de formation ou de crudité; 2° de ramollissement; 3° d'ulcération; 4° de suppuration.

Le début de l'affection est toujours insidieux; il se développe sous la peau une nodosité dure, indolente. Cette tumeur s'accroît peu à peu sans changer de caractères et acquiert parfois les dimensions d'un œuf de pigeon ou de poule; elle est alors adhérente à la face profonde de la peau qui conserve son aspect normal. La consistance de la gomme diminue sans qu'il se manifeste de changements appréciables dans les autres phénomènes. Ce ramollissement se traduit par une mollesse plus grande de la petite tumeur qui devient pâteuse, diffluente.

A la troisième période, la peau amincie s'enflamme, rougit, devient douloureuse et s'ulcère. Il en résulte un orifice étroit par où sort un liquide puriforme, visqueux, analogue à la gomme qui s'écoule des arbres. La tumeur ouverte ne s'affaisse pas de suite et continue à donner issue, par l'ulcération qui s'agrandit, aux débris nécrosés du tissu conjonctif mêlés à du pus; c'est une sorte de bourbillon analogue à celui des furoncles qui s'élimine lentement; ainsi se forme une caverne ulcéreuse et irrégulière à parois indurées.

Ces parois, après l'élimination des produits nécrosés, se tapissent de bourgeons charnus de bonne nature ; cette période contraste par son évolution rapide avec les précédentes et aboutit à la formation d'une cicatrice adhérente aux organes sous-jacents et aux os, blanche, quelquefois pigmentée.

Anatomie pathologique. — Dans les première périodes de la maladie, la peau est intacte ; à la périphérie de la tumeur les faisceaux conjonctifs sont séparés « par des rangées de cellules rondes » ; au centre, la dissociation du tissu par les mêmes éléments est encore plus marquée et la circulation sanguine compromise par cette accumulation de leucocytes ; les capillaires eux-mêmes altérés contiennent dans leur lumière des cellules rondes, des cellules endothéliales gonflées et des coagulums fibrineux.

A la seconde période, les éléments cellulaires subissent la transformation granulo-graisseuse, se fondent en partie ; les faisceaux se dissocient davantage et la portion centrale de la tumeur devient plus fluide. Les éléments cellulaires mentionnés plus haut infiltrent le derme qui s'enflamme et la perforation en est la conséquence.

Diagnostic. — Les antécédents, la coexistence d'autres manifestations de la vérole, l'indolence, le siège et souvent la multiplication des gommes ne permettent guère de confondre les loupes qui ont une localisation spéciale et une évolution très lente avec les abcès froids : ces derniers en effet présentent de bonne heure tous les symptômes de la fluctuation et une fois ouverts, n'éliminent pas de bourbillons. Toutefois, au début, les gommes syphilitiques et scrofuleuses offrent beaucoup d'analogie. Certains néoplasmes du tissu cellulaire et de la peau sont d'un diagnostic plus difficile et même, pour le sein, l'hésitation est permise. En pareil cas, le traitement approprié à l'évolution de l'affection lèverait les doutes.

Pronostic. — En elle-même la gomme n'est pas une affection très dangereuse, mais elle indique une syphilis grave ; elle peut compromettre les fonctions de certains organes (voile du palais) et les cicatrices qu'elle forme sont indélébiles. Toutefois, les gommes se résorbent sans suppurer sous l'influence d'un traitement convenable, et ne laissent alors aucune trace.

Traitement. — La meilleure médication des gommes consiste à attaquer la maladie générale; on aura recours au traitement mixte, mercure et iodure de potassium. Si les gommes s'abcèdent, il faut les traiter comme les abcès ordinaires.

CHAPITRE III

TUMEURS DU TISSU CELLULAIRE

1° TUBERCULES SOUS-CUTANÉS DOULOUREUX

SYNONYMES. — Fibromes sous-cutanés douloureux. — Névromatie douloureuse (VIRCHOW).

Bibliographie. — WOOD, *Edinburgh Med. and Surg. J.*, t. VIII, 1812. — DUPUYTREN, *Leçons orales*, t. IV, p. 414, 1839. — WILMOT, *Gaz. médicale*, 1839, p. 426. — J. PAGET, *Lectures on Tumours*, p. 120, 1853. — P. BROCA, *Traité des tumeurs*, t. II, p. 473, 1869. — LABBÉ et LEGROS, *J. de l'Anat. de Robin*, 1870-1871, p. 71. — VIRCHOW, *Pathol. des tumeurs* (Trad.), t. III, 1871. — TILLAUX, *Gaz. des Hôp.*, 1870. — FOLLIN, *Traité de Pathol. externe*, t. II, p. 101. — BUSCH, *Berlin, klin. Wochens.*, 1878. — ARNOZAN et VAILLARD, *Annales de dermatologie*, 1880. — CHANDELUX, *Arch. phys.*, 1882. — NICAISE, *Bull. de la Soc. de chir.*, 1883. — BEURNIER, *Archiv. de méd.*, 1884, t. II, p. 402. — COURVOISIER, *Basel*, 1886.

Thèses de Paris. — 1828, JAUMES. — 1859, LECHAT. — 1874, BOUCHAGE, RICHARD. — 1876, BERRUÉ. — 1876, BALTHASAR DE GACHEO. — 1880, MARQUIÉ. — 1881, HAREL.

WOOD, en 1812, désigna, sous ce nom, une petite tumeur dure qui se développe dans le tissu conjonctif sous-cutané et dont le caractère principal est de provoquer de la douleur.

On sait aujourd'hui que cette maladie ne correspond pas à une classe bien définie de tumeurs, et que la structure de ces petits néoplasmes n'est pas constante. Nous rangerons dans quatre groupes les opinions successivement émises sur leur nature.

1° CAMPER, A. PETIT, VIRCHOW, CORNIL et RANVIER, LABBÉ et LEGROS considèrent les tubercules sous-cutanés comme des névromes. VIRCHOW les distingue des névromes vrais, mais les en rapproche sous le nom de *névromatie douloureuse*.

2° L'école de LEBERT, BROCA, FOLLIN, etc., admet que ces tumeurs composées de tissu fibreux n'ont aucun rapport avec les filets nerveux. TILLAUX, RÉMY pensent que l'on est en présence d'adénomes ; BILLROTH, HAREL en ont fait des myomes ; BEURNIER des angiomes.

3° CHESELDEN et plus tard DUPUYTREN les regardaient comme des tumeurs de mauvaise nature et ce dernier, tout en les distinguant des névromes sous le nom de *tumeurs fibro-cellulaires enkystées*, croyait qu'ils pouvaient être le point de départ de cancers.

4° Récemment Bush a encore décrit sous ce nom des petites productions accidentelles exclusivement constituées par du cartilage hyalin pur et qui seraient de véritables petits chondromes péri-articulaires.

Il est fort probable que toutes ces opinions sont exactes, ce qui tend à démontrer le peu de précision de nos connaissances sur la nature de l'affection ; cependant la douleur, caractère commun, imprime à ces diverses tumeurs un cachet assez spécial pour que l'on continue à les décrire à part.

Etiologie. — Les tubercules sous-cutanés douloureux sont plus fréquents dans le sexe féminin ; sur 33 cas, Wood compte 28 femmes. Les adultes de trente-cinq à cinquante ans y sont également plus exposés, et l'on a fait intervenir la ménopause, la grossesse comme circonstances prédisposantes. Il ne faut pas oublier qu'il y a de fréquentes exceptions à ces règles.

Parmi les causes occasionnelles, on a signalé les chutes, les coups ; mais l'origine reste généralement inconnue. Les auteurs du *Compendium* citent un cas consécutif à une rupture musculaire ; ailleurs c'est un cordonnier qui se pique avec son alène ; un des malades de Bush avait reçu antérieurement un coup de pied de cheval sur le genou. Il est assez difficile d'admettre l'influence du rhumatisme invoquée par Béclard.

Souvent les malades atteints de tubercules douloureux sont des névropathes d'une irritabilité nerveuse exagérée, ce qui avait fait dire à P. Broca que ce n'est pas la tumeur qui est irritable, mais le malade.

Anatomie pathologique. Siège. — Les tubercules sous-cutanés siègent de préférence dans le tissu cellulaire sous-cutané des membres inférieurs, ou au pourtour des malléoles et du genou. Fock en aurait vu un dans le périoste du tibia, Bush dans la capsule articulaire du genou ; ils ont encore été observés à la fesse, dans le dos, au scrotum. Dupuytren parle d'un tubercule situé dans la région sous-orbitaire, et qui en comprimant le nerf sous-orbitaire déterminait de vives douleurs. Courvoisier note leur fréquence de vingt à trente ans, chez les femmes surtout. Il signale la prédisposition très marquée des membres et en particulier des membres inférieurs. Sur 158 cas, 140 fois la tumeur était unique et 18 fois il y en avait plusieurs. 128 étaient vraiment sous-cutanés ; 12 fois ils siégeaient dans la mamelle ; 4 fois dans la peau ; 2 fois dans les muscles ; 2 fois dans la capsule articulaire. 45 étaient en relation avec les filets nerveux ; 3 fois seulement sur les 158 cas, il s'agissait de névromes vrais.

Généralement uniques, ils sont exceptionnellement multiples, Wood en a compté jusqu'à trois et Marjolin en a extirpé un plus grand nombre du scrotum. Leur volume est celui d'un gros pois et ne dépasse jamais une fève ; ces tumeurs oblongues, arrondies, régulières, présentent une consistance ferme, élastique comme les fibromes ou les corps fibreux de l'utérus. La coupe blanchâtre, perlée ou nacrée, rappelle celle des fibromes ; parfois ces petits tubercules ont l'aspect du fibro-cartilage, ainsi que l'avait déjà constaté Bennett.

Nous croyons inutile de discuter la structure histologique de ces tumeurs. Si le plus souvent on a signalé des fibromes purs indépendants des nerfs, les résultats obtenus par quelques observateurs sont bien différents ; VIRCHOW, LABBÉ et LEGROS ont trouvé dans ces productions des fibres nerveuses ; NICAISE et RENAUT y ont constaté tous les caractères du sarcome ; TILLAUX, RÉMY les croient semblables à l'adénome. MONOD, TERRILLON ont signalé les angiomes sous-cutanés douloureux. BILLROTH avait déjà rencontré des fibres musculaires lisses, et, plus récemment, HAREL, dans trois cas, et NICAISE, dans un cas, ont retrouvé les mêmes éléments. ARNOZAN et VAILLARD ont eu l'occasion d'observer des myomes cutanés qui présentaient de grandes analogies avec les tubercules sous-cutanés douloureux, l'impression du froid provoquait des accès, pendant lesquels la peau subissait au niveau de la tumeur des changements de coloration manifestes. Enfin BUSH a probablement confondu quelque affection péri-articulaire avec les tubercules sous-cutanés, car les tumeurs qu'il a examinées contenaient du cartilage hyalin pur. Quant à l'opinion émise par AXMANN, d'après laquelle ces tubercules seraient formés aux dépens des corpuscules de Pacchioni, elle est admissible, mais reste à démontrer.

HAREL a noté la calcification du centre de la tumeur. Ces tubercules sont fréquemment enveloppés dans une atmosphère celluleuse, plus ou moins tassée, et il n'est pas rare de voir se développer à leur niveau une petite bourse séreuse qui les sépare de la peau. Ailleurs ils deviennent adhérents à la face profonde du derme et la peau présente elle-même des altérations ; elle est polie, luisante, même violacée.

Symptômes. — Les deux symptômes principaux sont la douleur et la présence d'une petite tumeur dans le tissu cellulaire. Tantôt la douleur précède l'apparition de la tumeur, tantôt elle lui est consécutive ; ordinairement les deux symptômes se montrent simultanément. Parfois c'est à l'occasion d'une pression insolite, d'une chute que la douleur apparaît, c'est elle qui décèle au malade ou au chirurgien l'existence de la tumeur.

Elle procède par accès, survient spontanément ou à l'occasion d'un coup, et son intensité s'accroît insensiblement ; aux élancements du début succède une névralgie paroxystique qui a pu, dans plusieurs cas, être assez intense pour déterminer des accès épileptiformes.

Le plus léger frottement suffit pour provoquer un accès ; cette douleur a son maximum d'intensité au niveau des tubercules, s'irradie dans les régions voisines et le long des troncs nerveux. Chaque accès dure un temps variable entre quelques minutes et une ou deux heures. Au moment des crises la peau subit des modifications dans sa couleur, tantôt elle rougit, tantôt elle devient plus pâle.

La tumeur se présente sous la forme d'une petite masse mobile, douloureuse, mal limitée, entourée d'une gangue celluleuse, lisse, régulière, arrondie, quelquefois adhérente à la peau.

Les tubercules sous-cutanés douloureux, après leur période de croissance qui est toujours lente, restent stationnaires ; seulement les crises deviennent plus fréquentes et plus intenses avec le temps ; ces tumeurs sont hygrométriques, la douleur revient avec les variations de la température. On a dit que ces fibromes pouvaient disparaître spontanément, Béclard appuie cette assertion sur une observation personnelle, ce serait là une exception ; on les a vu s'ulcérer, et Cooper, Wilmot ont cité des cas de récidive après l'extirpation.

Diagnostic. — Le diagnostic des tubercules sous-cutanés douloureux est simple, si l'on tient compte des deux symptômes caractéristiques ; il y a encore trop d'obscurité sur la nature de l'affection pour qu'il soit possible de distinguer les diverses variétés. L'existence d'une tumeur sous-cutanée ne permettra pas de confondre le tubercule avec une névralgie. Le névrome est plus difficile à différencier, mais les névromes sont plus souvent multiples et ont un siège bien déterminé sur le trajet des nerfs.

Pronostic. — Cette affection n'est pas grave en elle-même ; cependant, en raison de l'état d'irritabilité nerveuse que les accès douloureux de plus en plus fréquents déterminent, elle peut altérer la santé.

Traitement. — Les moyens de traitement sont de deux ordres : palliatifs et curatifs. Les narcotiques, les rondelles protectrices appartiennent aux premiers ; à ces procédés insuffisants, il faut préférer l'extirpation simple. Bouchacourt conseille d'enlever une petite portion de peau en même temps que la tumeur.

LIVRE III

AFFECTIONS DES BOURSES SÉREUSES ET DES SYNOVIALES TENDINEUSES

I° MALADIES DES BOURSES SÉREUSES

Les bourses séreuses, disent les auteurs du *Compendium*, résultent d'une modification très simple du tissu cellulaire et semblent n'être qu'une exagération des aréoles de ce tissu. Leur grandeur varie généralement entre 1 et 5 centimètres, on les a divisées en bourses séreuses normales et bourses séreuses accidentelles; elles se rencontrent surtout sur les membres et les parties supérieures du tronc. Les bourses normales se trouvent presque toutes du côté de l'extension des membres, les bourses anormales apparaissent sur les différentes parties du corps; les habitudes sociales, les professions ont sur leur production une influence considérable.

C'est aux travaux de Béclard, Cruveilhier, Velpeau, Maslieurat-Lagémard, etc., que nous devons la connaissance exacte de ces cavités.

CHAPITRE PREMIER

LÉSIONS TRAUMATIQUES DES BOURSES SÉREUSES

§ 1er. — Contusion.

Dans l'exercice de certaines professions, quelques bourses séreuses sont exposées à des froissements, à des contusions légères mais incessantes. Sous l'influence de cette irritation permanente, ces cavités s'enflamment peu à peu (*hygroma chromique*).

Si la contusion est brusque et violente, il se produit un épanchement de sang ou une inflammation aiguë avec épanchement de sérosité, parfois même une rupture sous-cutanée de la bourse séreuse (Chassaignac). L'épanchement sanguin apparaît en général immédiatement après l'accident, d'une façon soudaine. La cavité distendue devient dure, la palpation permet d'y reconnaître la présence d'une collection liquide, indolore. Peu de jours après, ce n'est plus un liquide dont la palpation décèle l'existence, mais bien des masses grumeleuses qui s'écrasent et crépitent sous la pression des doigts. La coloration spéciale aux ecchymoses est déjà visible. L'épanchement sanguin se résorbe peu à peu, laissant bien souvent après lui une masse dure qui se rétracte de plus en plus et finit par acquérir une consistance cartilagineuse.

Bien différente, ainsi que nous le verrons, est la marche des symptômes lorsqu'il s'agit d'un épanchement consécutif à une inflammation aiguë. La collection liquide ne se montre plus brusquement, elle est précédée de phénomènes inflammatoires plus ou moins accentués.

Enfin, comme l'a fait observer Chassaignac, il peut se produire une rupture de la bourse séreuse. Supposons une de ces cavités remplie par un épanchement chronique, et une chute ou un coup violent sur la région; la paroi de la bourse, dans certaines conditions, sera rompue sans plaie des téguments, le liquide s'épanchera dans le tissu cellulaire ; cet accident déterminera parfois la guérison de la lésion, mais pourra être le début de phlegmons graves.

Traitement. — A la suite d'une contusion on immobilisera, autant que possible, la région malade. Une compression méthodique favorisera la résorption de l'épanchement sanguin. Si, dès le début, la quantité de ce liquide était considérable, il ne faudrait pas hésiter à faire une ponction aspiratrice ou même l'incision antiseptique ; à fortiori celle-ci sera-t-elle indiquée si la suppuration se produit ultérieurement.

Contre la forme inflammatoire. Les révulsifs, appliqués au début, donnent d'excellents résultats.

§ 2. — Plaies et plaies contuses.

Les plaies par instrument piquant, n'intéressant absolument qu'une bourse séreuse seule, sont rares, la gravité dépend de l'infection ou de la non-infection de la plaie, la piqûre la plus légère peut devenir une cause de phlegmon si la plaie est infectée ; d'ordinaire ces lésions passent inaperçues, la réunion par première intention étant la règle dans ce cas. La gravité des plaies par instrument tranchant ne paraît pas beaucoup plus grande, on doit néanmoins se mettre dans les meilleures conditions pour obtenir la réunion immédiate et prévenir la suppuration. Il faudra donc se garder avec soin des explorations inutiles, immobiliser l'articulation correspondante, et appliquer un pansement antiseptique.

Plus sérieuses sont les plaies contuses, car l'infection est presque la règle. Aussi lorsqu'il s'agit d'une bourse d'une certaine étendue, on voit fréquemment, le deuxième ou le troisième jour, les bords de la plaie se tuméfier. Les jours suivants, une sécrétion de sérosité commence à se produire, et l'inflammation, se propageant au tissu cellulaire, amène parfois un phlegmon grave. Le chirurgien se montrera donc très circonspect dans ce cas, si la plaie a peu d'étendue, après en avoir régularisé les bords et immobilisé l'articulation voisine, il cherchera comme précédemment la réunion par première intention. Si la surface contuse est plus grande, la plaie dilacérée, nous ne saurions trop recommander l'emploi de bains antiseptiques au membre supérieur, et pour le membre inférieur, la pulvérisation phéniquée ou les pansements humides et antiseptiques enveloppant largement les membres.

CHAPITRE II

INFLAMMATION DES BOURSES SÉREUSES

§ 1er. — Hygroma aigu.

Bibliographie. — DUPUYTREN, *Leçons orales de clinique*, 1839, t. II, p. 148. — OLLIVIER, *Dict. de méd. en 30 vol.*, t. V, 1833. — VELPEAU, *Ann. de la chirurgie franç.*, 1843. — BARTHÉLEMY, *Gaz. méd.*, 1839. — JAMES JOHNSON, *The Lancet*, 1844. — *Compendium de chirurgie*, t. II, 1845. — MALGAIGNE, *Revue médico-chirurgicale*, déc. 1853. — ERICHSEN, *The Lancet*, 1859. — BARWELL, *A Treatise on diseases of Joints*, London, 1861. — METTENHEIMER, *Arch. f. Anat. und Physiologie*, 1865. — VIRCHOW, *Path. des tumeurs*, t. Ier, p. 191, 1867. — C. WEBER, *Encyclopédie chirurgicale de Pitha et Billroth*, t. II, part. 2, sect. 5. — VALETTE, *Clinique chirurg.*, *de l'Hôtel-Dieu de Lyon*, 1875, p. 298. — VOLKMANN, *Handbuch der allg. und spec. chir.* (PITHA et BILLROTH), 1882.

Thèses de Paris. — 1829, PADIEU. — 1854, MASSOT. — 1866. — PINEAU. — 1874, BOILLERAULT. — 1877, RAUGE. — 1885, GOUZER, REVOL. — 1886-1887, FAVARDIN, FLAUD, GOULON.

Étiologie. — Les causes qui entraînent l'inflammation aiguë d'une bourse séreuse peuvent être rangées en deux grandes catégories : causes locales et causes générales.

a. *Causes locales.* — 1° Dans cet ordre d'idées, nous avons signalé déjà l'influence d'un traumatisme violent ; tout le monde connaît l'histoire du bossu de CHASSAIGNAC, chez qui des coups répétés sur sa gibbosité amenèrent la suppuration d'un hygroma accidentel.

2° La présence d'un angioleucite sur un membre peut déterminer l'inflammation et la suppuration d'une bourse séreuse (VERNEUIL), un furoncle situé dans le voisinage d'une de ces cavités agirait de même (hygroma furonculeux de CHASSAIGNAC). Ces traumatismes et ces angioleucites agissent en favorisant l'introduction dans la bourse séreuse d'un agent infectieux.

b. *Causes générales.* — L'hygroma aigu a été noté comme complication de quelques affections générales. Certaines observations prouvent son existence dans le cours de l'infection purulente. PETER, dès 1864, en signalait la présence sur un sujet atteint de rhumatisme articulaire aigu ; BALL, l'année suivante, observait un fait analogue ; enfin, en 1874, BOILLERAULT, élève de PETER, a publié quelques faits de ce genre, dans sa thèse inaugurale.

Symptômes. — L'inflammation aiguë des bourses séreuses se traduit par une vive douleur au niveau de la région malade, les téguments sont le siège d'une rougeur inflammatoire assez intense. Le tissu cellulaire avoisinant participe quelquefois à ces lésions, de là un gonflement variable de la région. Au bout de peu de jours, la palpation fait reconnaître, dans l'intérieur de la bourse, la présence d'une collection liquide. Les phénomènes généraux sont d'ordinaire assez modérés ; sur la fin de la première semaine les phénomènes locaux diminuent, le liquide se résorbe peu à peu et tout rentre dans l'ordre. Dans d'autres cas, au contraire, l'inflammation devient de plus en plus vive, le gonflement de la région augmente, elle est empâtée ; une collection purulente se forme. Si le chirurgien ne se hâte pas de donner issue au pus, la collection s'ouvre d'elle-même, ou bien le pus, perforant les parois de la séreuse, gagne le tissu cellulaire et détermine la formation d'un phlegmon sur la gravité duquel nous n'insisterons pas.

Enfin, l'hygroma aigu peut passer à l'état chronique.

Diagnostic et pronostic. — Le diagnostic n'offre pas de difficultés. Le siège de la maladie, l'état inflammatoire des parties éclaireront suffisamment le chirurgien ; lorsque le pus se forme, l'augmentation d'intensité des phénomènes généraux, l'œdème qui se produit dans la région éveilleront l'attention. Le pronostic de la maladie, bénin jusqu'alors, change subitement ; on doit se hâter, en donnant issue au pus, de prévenir les accidents dont nous avons parlé.

Traitement. — Il faut tout d'abord immobiliser la région, s'opposer à la marche envahissante de l'inflammation ; dès que l'on soupçonne la présence du pus, on doit ouvrir largement la cavité et faire dans son intérieur des injections antiseptiques. Le drainage rend, dans ce cas, les meilleurs services ; les bains locaux, les pansements humides, seront aussi employés avec avantage. Lorsque la suppuration est tarie une compression légère hâtera la cicatrisation et favorisera le rapprochement des parois.

§ 2. — Hygroma chronique.

Bibliographie. — BROUSSONNET, *Bullet. de thérap.*, 1854. — TRUCHETET, *eod. loc.*, 1863. — MOREL-LAVALLÉE, *Gaz. des Hôp.*, 1863. — REGNAULT, Thèse de Paris, 1870, — CARADEC, *France méd.*, 1872. — TRÉLAT, *Gaz. des hôpitaux*, 1884. — HOUZET, *Revue de chirurgie*, 1886.

Définition. — On désigne sous ce nom l'inflammation chronique des bourses séreuses. Cette affection s'accompagne d'ordinaire d'épaississement des parois de la poche et d'épanchement de liquide dans sa cavité.

Étiologie. — Les contusions, pressions, frottements de tout genre, bien que peu intenses, peuvent, lorsqu'ils sont fréquemment répétés au niveau d'une bourse séreuse, déterminer la formation d'un hygroma. On comprend dès lors l'influence de certaines professions sur le développement de la maladie, influence telle, que la présence d'un hyroma acquiert parfois en médecine légale une importance capitale. Les métiers dans lesquels on travaille à genoux amènent une formation d'hygromas prérotuliens. Ces tumeurs sont souvent très considérables chez les ouvriers qui grattent les parquets (fig. 26), chez les asphaltiers, dont les travaux nécessitent la position accroupie ;

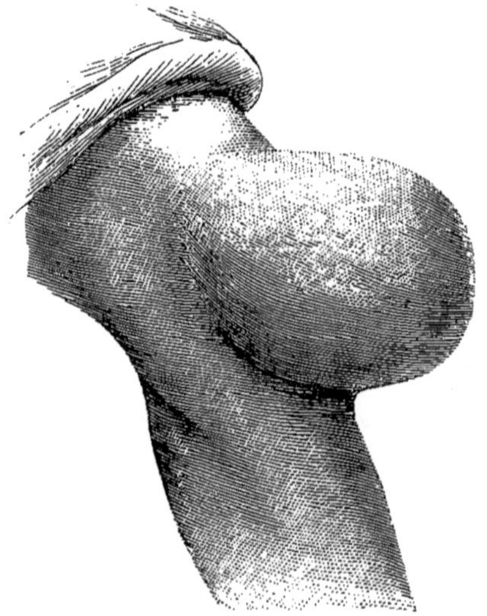

Fig. 26. — Hygroma chronique chez un raboteur de parquet, observé par l'un de nous au conseil de revision de Paris.

on observe des cas analogues chez les divers religieux dont l'occupation principale consiste à passer des heures entières, agenouillés et absorbés dans la vie contemplative. Les tailleurs de meules, obligés de s'appuyer sur les coudes, ont des hyromas volumineux au niveau des olécranes, etc.

Anatomie pathologique. — Dans l'hygroma nous avons à étudier : 1° la cavité ; 2° le contenu.

a. *Cavité.* — La paroi de la poche ne présente au début aucune altération ; peu à peu l'irritation continuant, elle ne tarde pas à s'épaissir, et si la tumeur date de quelques mois, surtout de quelques années, il n'est pas rare de trouver la poche indurée, comme cartilagineuse. Ainsi transformé l'hygroma peut parfois être difficilement reconnu, la fluctuation étant plus difficile à constater, il a été pris pour une tumeur solide. Des dépôts calcaires, souvent assez étendus, augmentent encore dans certains cas la dureté des parois.

A la face interne de la poche, lisse d'ordinaire, existent dans quelques cas des végétations. L'examen histologique a permis de reconnaître que l'épaississement de la poche était dû à une infiltration plastique ; on y rencontre, en effet, des noyaux et des éléments fibro-plastiques, à tous les degrés de développement. Les indurations que nous avons signalées sont formées par des éléments calcaires et des corpuscules graisseux qui apparaissent tardivement. Dans ces parois ainsi hypertrophiées se montrent des artères déjà volumineuses. Le contenu de la cavité varie : habituellement il est constitué par une sérosité, tantôt incolore, tantôt citrine, rarement albumineuse; le liquide est parfois plus épais, trouble, presque mucilagineux, ou bien il est mélangé de sang, se présente avec une couleur chocolat; enfin il peut être franchement purulent, exsudats, certains auteurs ont noté l'existence de cholestérine pure ou mêlée à des substances albumineuses. A la face interne de ces bourses séreuses nous avons signalé la présence de végétations qui, dans certains cas, se pédiculisent, puis le pédicule se rompt; de là la présence dans la cavité de petits corps de volume variable, analogues à des grains de riz, sur l'origine et la structure desquels nous aurons occasion de revenir à propos de la synovite tendineuse.

Symptômes. — L'hygroma se présente, en général, sous forme d'une tumeur plus ou moins volumineuse, fluctuante ou rénitente, indolore, mobile, siégeant en un point où normalement l'anatomie place une bourse séreuse. Si l'on interroge le malade, on apprend que cette masse s'est développée lentement, sans amener aucun trouble dans la santé générale, et presque toujours on ne tarde pas à découvrir, soit dans les habitudes, soit dans la profession même du sujet, la cause de l'existence de la tumeur. Très souvent l'hygroma n'amène aucune gêne dans les mouvements de l'articulation voisine; enfin, les mouvements du membre, sans être gênés, deviennent dans certaines positions douloureux ou impossibles. Rappelons, pour être complets, les cas dans lesquels la poche épaissie donne la sensation d'une tumeur solide.

Diagnostic. — Les caractères précédents, les commémoratifs, le siège de la tumeur permettront dans la majorité des cas d'établir le diagnostic; de plus, comme l'hygroma résulte de pressions habituelles répétées, la peau, à son niveau, se montre épaissie, rugueuse, presque écailleuse, circonstance qui ne saurait manquer d'attirer l'attention du chirurgien. Dans le cas d'épaississement des parois, si les symptômes que nous venons d'énumérer ne suffisent pas, on pourra recourir à la ponction exploratrice. L'hygroma des bourses séreuses profondes est souvent d'un diagnostic difficile, et, pour arriver à établir la nature de la tumeur, on est obligé de procéder par exclusion.

Marche et pronostic. — L'hygroma chronique constitue une infirmité des plus bénignes; abandonné à lui-même il n'a d'ordinaire aucune tendance à la guérison. On a bien signalé des cas de résorption du liquide, mais ce sont là des exceptions. Une autre terminaison, parfois fort heureuse, est celle qui se produit dans le mécanisme signalé par Chassaignac : chute ou contusion violente, rupture de la poche, épanchement de liquide dans le tissu cellulaire, résorption, guérison; cette terminaison est rare; le plus souvent, sous l'influence des chocs répétés, l'hygroma suppure.

Traitement. — Une porte d'entrée est ouverte aux éléments septiques et les révulsifs, combinés au repos et à la suppression de la cause productrice peuvent dans certains cas, seuls ou unis à la compression, produire de bons résultats. Les vésicatoires répétés, les pointes de feu ont été successivement prônés. Dans l'emploi de ces moyens, il faut se laisser guider par la date du développement de la tumeur; si l'épanchement est ancien, les révulsifs sont inutiles, c'est au traitement chirurgical que l'on aura recours.

Pour provoquer l'oblitération de la cavité, on a tour à tour conseillé : 1° l'écrasement; 2° la ponction à ciel ouvert ou sous-cutanée, simple ou avec aspiration et injection iodée; 3° le séton; 4° l'incision.

Écrasement. — Procédé fort brutal, il ne peut être employé que pour des tumeurs récentes. Le mécanisme de la guérison est celui signalé par CHASSAIGNAC.

Ponction. — Simple, à ciel ouvert ou sous-cutanée, la ponction constitue une méthode palliative ordinairement suivie de la reproduction du liquide. ASSELIN, dès 1803, proposa d'injecter du vin chaud dans la cavité, et relata un fait de guérison ainsi obtenu. Plusieurs cas analogues furent rapportés; depuis VELPEAU cependant, l'usage de la solution de teinture d'iode à divers titres a prévalu (on emploie en général la teinture d'iode mélangée de 2/3 de son poids d'eau, une cuillerée de solution d'iodure de potassium à 5/100 permet le mélange des liquides). A la suite de cette manœuvre, le kyste s'enflamme et reprend son volume normal. Dans les kygromas simples, à cavité unique, l'exsudation plastique amenée par l'inflammation, jointe à une compression méthodique, produit l'adhérence des parois.

Séton. — Conseillé par MONRO, le séton agit en provoquant la suppuration de la poche. C'est un procédé long et dangereux qui n'est plus employé.

Incision. — Préconisée par SYME et STANLEY, employée par SÉDILLOT, cette méthode consiste à fendre la tumeur ou à l'ouvrir circulairement, puis à l'aide d'une curette on racle la face interne de la cavité, les lèvres de l'incision sont ensuite réunies, le drainage et un pansement aseptique et compressif complètent le traitement; le membre est immobilisé jusqu'à la guérison.

§ 3. — Syphilis des bourses séreuses et tumeurs.

Les lésions syphilitiques des bourses séreuses ont été étudiées pour la première fois dans ces dernières années par VERNEUIL et FOURNIER (1868 et 1873).

Les accidents observés d'ordinaire sont les gommes. Là comme ailleurs elles sont des manifestations de la période tertiaire. Les bourses séreuses les plus souvent atteintes sont, par ordre de fréquence : les bourses prérotuliennes, olécraniennes, épitrochléennes.

Les débuts de l'affection paraissent lents et insidieux, elle présente tous les caractères des gommes, et trois périodes manifestes : formation, ramollissement, ulcération. Beaucoup plus rare est l'hygroma syphilitique qui se développe surtout pendant le cours des accidents secondaires. VERNEUIL toutefois a signalé, en 1873, deux cas de ce genre survenus à la période tertiaire, sans aucune lésion concomitante du squelette. Le traitement ne saurait différer de celui des accidents syphilitiques de la période à laquelle correspond le développement de la tumeur : frictions mercurielle, à l'extérieur, iodure de potassium seul ou associé, suivant le cas, aux préparations martiales ou mercurielles à l'intérieur.

Les tumeurs des bourses séreuses sont rares. John Simon (1847), Schuh (1854), Denonvilliers, Verneuil (1855) ont rapporté des faits de néoplasmes des bourses séreuses. Ranke (*Arch. f. Klin. Chir.*) a réuni tous les faits épars et présenté une étude d'ensemble sur ce sujet (1886). Depuis lors, Chavasse a communiqué à la Société de chirurgie, en 1887, un cas de myxome kystique de la bourse prérotulienne droite. Estor a relaté l'observation d'un sarcome primitif (*Gaz. hebd.*, Montpellier, 1888). Tous les cas connus réunis forment un groupe de 12 faits bien authentiques, parmi lesquels les sarcomes sont au nombre de 5, puis viennent 3 myxomes, 2 épithéliomes, 1 fibrochondrome. C'est généralement sur la bourse prérotulienne que ces néoplasmes ont été observés; ils doivent être enlevés aussi largement que possible, quand bien même l'articulation devrait être ouverte pour cela.

II° AFFECTIONS DES GAINES SYNOVIALES TENDINEUSES

Les affections des bourses séreuses des tendons, étudiées d'abord par Fourcroy (1785) et Monro (1799), ont été dans ces dernières années l'objet d'un certain nombre de monographies des plus remarquables. Les travaux des auteurs contemporains ont démontré que plusieurs états diathésiques prédisposent particulièrement aux maladies de ces bourses, et que, de plus, quelques affections locales, entre autres la blennorragie, ont la remarquable propriété de réveiller et même de révéler ces prédispositions constitutionnelles.

CHAPITRE PREMIER

INFLAMMATION AIGUE DES GAINES SYNOVIALES

§ 1er. — Inflammation simple des gaines synoviales.

L'inflammation, dans les gaines synoviales, peut se manifester sous deux formes distinctes : ou bien il ne se produit pas d'épanchement liquide dans la gaine (synovite sèche), ou bien il y a exsudation d'un liquide plus ou moins abondant (synovite aiguë franche, avec épanchement).

A. — SYNOVITE SÈCHE. — AÏ. — TÉNOSITE CRÉPITANTE

Bibliographie. — POULAIN, *Mém. sur la crépit. des gaines tendineuses*, *Gaz. méd. de Paris*, 1835, p. 385. — LARGER, *De la production de la synovite crépitante par torsion exagérée de l'avant-bras sur le poignet et de son siège anatomique*, *Bull. de la Soc. de chir.*, 1881 et 1882, et *Revue de chir.*, 1882. — DEBIERRE et ROCHET, *Arch. de phys.*, 1887.

Sous le nom de *Synovite sèche*, de *ténosité crépitante* on désigne l'inflammation aiguë des gaines synoviales sans épanchement. Signalée par DESAULT et BOYER, l'affection a été bien étudiée pour la première fois par VELPEAU, qui a introduit dans le langage classique la syllable « aï » par laquelle ceux qui sont atteints de cette affection traduisent leur souffrance.

Siège. Etiologie. — La synovite aiguë se localise surtout en certaines régions, là où les tendons sont enfermés dans des gaines fibreuses et serrées. Aux membres supérieurs la synovite crépitante se rencontre d'ordinaire sur les gaines des tendons de la région postérieure du poignet, et spécialement sur les tendons des muscles radiaux. Aux membres inférieurs, l'affection, plus rare, siège de préférence sur les muscles de la région antérieure de la jambe. On observe habituellement l'aï sur les sujets qui font exécuter à leurs muscles des mouvements violents ou leur demandent un travail pénible et continu. De là sa fréquence chez les ouvriers de certaines professions (menuisiers, ébénistes, blanchisseuses), et le grand nombre de cas observés chez les adultes, particulièrement sur les sujets du sexe masculin.

LARGER a cherché à localiser exactement la synovite crépitante. D'après cet auteur les muscles radiaux externes seraient munis de deux gaines distinctes : l'une, gaine *carpienne inférieure*, est celle que l'on signale habituellement dans les traités d'anatomie ; l'autre, non décrite, située à l'avant-bras, gaine *antibrachiale* ou *supérieure*, serait le siège exclusif de l'aï. De plus il signalait, à titre inconstant, une bourse séreuse intermédiaire aux radiaux et aux tendons du pouce qui les croisent ; cette bourse, lorsqu'elle existe, est superposée à la gaine antibrachiale. DEBIERRE et ROCHET ont repris ces recherches et sur 40 sujets n'ont pas trouvé la gaine antibrachiale, mais ils ont toujours rencontré la bourse séreuse. L'aï ne siège donc pas dans la gaine *antibrachiale* de LARGER puisqu'elle n'existe pas ; il serait localisé dans la bourse séreuse intertendineuse, ce serait donc un hygroma crépitant et non une synovite sèche, fait du reste sans importance au point de vue clinique.

Anatomie pathologique. — RICHET se croit en droit de conclure de ses expériences sur les animaux que le premier degré de l'inflammation des gaines synoviales est caractérisé par la chute de l'épithélium qui tapisse leur face interne. Ce serait donc aux frottements des feuillets dépolis de la synoviale l'un contre l'autre qu'il faut attribuer le symptôme caractéristique de cette affection. Cette opinion n'est pas admise par tous les auteurs. MICHON et FOLLIN en particulier attribuent ce phénomène à une exsudation plastique qui se formerait dès le début de la maladie.

Symptômes. — La douleur est un des symptômes principaux de l'affection. Presque nulle pendant l'état de repos du membre, à peine augmentée par la pression, elle acquiert une intensité extrême lors de l'accomplissement des mouvements involontaires ou provoqués. Au niveau du point douloureux, la peau conserve d'habitude sa couleur normale. Le phénomène caractéristique de la maladie est une sensation de crépitation particulière, que l'on peut rencontrer dès le deuxième ou troisième jour, successivement comparée au bruit que produit le cuir neuf lorsqu'on le froisse, à l'impression que l'on éprouve en serrant dans la main de la neige au moment du dégel ; ce bruit ne s'oublie pas lorsqu'une fois on s'en est rendu compte. Pour le percevoir, il suffit d'appliquer la main au niveau des gaines douloureuses et de faire exécuter au malade quelques légers mouvements.

Diagnostic. — L'aï est généralement facile à reconnaître. L'existence du frottement spécial suffit pour établir le diagnostic. Signalons cependant quelques causes d'erreur. La crépitation neigeuse que donnent les épanchements sanguins sous-cutanés lorsqu'on les écrase, la crépitation gazeuse de l'emphysème, dans certains cas même, la crépitation des fractures ont pu donner le change (VELPEAU, VALLON, S. DUPLAY).

Terminaison. Pronostic. — Le pronostic de l'affection est bénin; le repos et un traitement approprié en ont assez rapidement raison. Il faut savoir aussi que l'aï récidive avec une grande facilité, d'où la nécessité de ne pas permettre au malade de reprendre trop vite ses travaux.

Traitement. — La première précaution à prendre consiste à immobiliser complètement le membre malade; puis au niveau du point douloureux on fera des applications de teinture d'iode, ou l'on déterminera la vésication soit à l'aide de coton trempé dans de l'alcool pur et recouvert d'une toile imperméable, soit avec un vésicatoire volant.

B. — SYNOVITE AIGUË AVEC ÉPANCHEMENT

Bibliographie. — CH. RAVEL, *Observ. pour servir à l'histoire du rhumatisme blenn.*, *Arch gén. méd.*, nov. et déc. 1857 (Bibliog.). — DECHAMBRE, *Infl. du rhumat. sur la product. de l'hydrop. des gaines synoviales tendineuses*, *Gaz. heb.*, 1868, p. 648. — TALAMON, *Revue mens. de méd. et de chir.*, 1878; *synov. blenn.*, Bibliog., t. II, p. 158, 136, 195, bibl. complète. — ROLLET, *eodem loco*, 1878.

Thèses de Paris. — 1873, ELTCHANINOFF. — 1874, BOILLEREAULT. — 1875, CAGNIAT, MAYMOU.

C'est le deuxième degré de l'inflammation des synoviales ; elle succède à la forme précédente, à une lésion traumatique de la synoviale, ou à une fièvre grave (scarlatine, fièvre typhoïde), mais le plus souvent cette synovite est d'origine rhumatismale ou blennorrhagique.

Vers la fin du siècle dernier (1782), SELLE et SEWEDIAUR signalèrent le développement de certaines manifestations rhumatismales dans le cours de la blennorrhagie. Plus tard RICORD, BRANDES, CULLERIER insistèrent particulièrement sur les accidents observés du côté des bourses séreuses.

Rollet, le premier, en 1858, remarqua semblables lésions du côté des gaines synoviales. Gubler, en 1866, publiait sur ce sujet un article dans l'*Union médicale*. Depuis cette époque, les observations se sont succédé, et grâce aux travaux de Verneuil et de Fournier, l'histoire de la maladie est à peu près complète.

Siège. — Les gaines habituellement atteintes sont, par ordre de fréquence, celles des péroniers latéraux, des muscles de la région postérieure de la jambe, les gaines de la paume de la main, enfin celles des extenseurs des doigts.

Pathogénie. — Etant donné ce que nous venons de dire, les synovites qui ont pour origine les pyrexies graves, le rhumatisme et la blennorrhagie sont évidemment d'origines infectieuses, au même titre que les néphrites et autres complications observées dans ces diverses affections.

Symptômes. — Qu'il s'établisse primitivement ou consécutivement à l'aï, l'épanchement aigu s'accompagne toujours d'un cortège de symptômes généraux : frisson, fièvre, inappétence. Du côté de la région malade on observe d'abord une rougeur vive, puis les gaines augmentent de volume et s'emplissent de liquide. Lorsque pareils phénomènes se produisent dans les gaines superficielles, l'inflammation gagne les tissus voisins; la région entière se montre rouge, tendue. La douleur, fréquemment très intense, est exagérée par les moindres mouvements. D'ordinaire, après avoir persisté quelques jours, une semaine au plus, la résolution commence, l'épanchement se résorbe, mais il reste pendant assez longtemps de la roideur et de la gêne des mouvements. Malheureusement il est des cas où la suppuration est inévitable (phlegmon des gaines).

Les symptômes de la synovite aiguë d'origine blennorrhagique ne diffèrent en rien des précédents; inflammation locale et réaction générale sont des plus vives. Cependant la suppuration dans ce cas n'a jamais été signalée. Facilement cette forme passe à l'état chronique, mais celle-ci peut aussi s'établir d'emblée.

Un épanchement séreux se forme dans les gaines, sans douleur, sans réaction générale; les gaines, comme injectées, se dessinent sous les téguments, les mouvements sont gênés, les muscles s'atrophient. La maladie est essentiellement torpide; après des semaines, des mois, la résolution survient, mais en laissant des produits d'exsudation qui longtemps encore gêneront les mouvements.

Cette synovite se montre à des périodes assez variables de la blennorrhagie, rarement dans le cours du premier ou du deuxième septenaire, le plus ordinairement vers la fin du troisième. Fréquemment aussi, la période aiguë a depuis longtemps disparu, il n'y a plus qu'un suintement du canal lorsque la maladie apparaît.

Diagnostic. Pronostic. — Il est d'ordinaire facile de reconnaître l'inflammation aiguë des synoviales, et bien peu de lésions nous paraissent susceptibles de donner le change.

Cette variété de synovite ne compromet en rien la santé; toutefois, la lenteur de la guérison en fait une affection sérieuse; de plus, il faut prévenir les patients qu'à chaque attaque de rhumatisme, à chaque blennorrhagie, ils seront exposés aux récidives.

Traitement. — Enveloppements ouatés et badigeonnages calmants constitueront la base du traitement local.

La médication générale variera suivant la cause de la maladie.

Une fois l'épanchement disparu, il faudra s'occuper des lésions consécutives, raideur et impotence fonctionnelle. Les douches, bains de vapeur, fumigations, seront employés avec avantage; on retirera aussi d'excellents résultats de l'association des eaux thermales sulfureuses et du massage (pratique d'Aix-les-Bains).

C. — SYNOVITE SUPPURÉE

La suppuration des gaines synoviales, quelle que soit la cause à laquelle on croit devoir la rattacher, a toujours pour origine la pénétration dans la cavité de cette gaine d'un des organismes inférieurs susceptibles de donner naissance à la suppuration.

La cause occasionnelle peut être variable, et à ce point de vue cette forme se divise nettement en trois groupes :

1° *Variété traumatique.* — Les arrachements, les écrasements des doigts les plaies de toute nature qui ouvrent les gaines tendineuses et permettent l'introduction d'un agent septique, en sont la cause ordinaire;

2° La lésion succède à une maladie générale (pyohémie, scarlatine, fièvre typhoïde), elle est alors d'origine infectieuse, les lymphatiques ou le sang servent de véhicule aux produits septiques ;

3° Parfois la synovite suppurée peut compliquer *une inflammation des parties molles ambiantes* (phlegmon panaris); les lymphatiques superficiels ou profonds ont seuls véhiculé les agents de la suppuration.

Anatomie pathologique. — Soit que l'on incise ces collections purulentes, soit qu'elles ulcèrent les téguments, elles laissent échapper des quantités notables de pus ; la paroi interne de la gaine est rougeâtre, recouverte de dépôts fibrineux ou de bourgeons charnus formés de tissu embryonnaire.

Des bourgeons de même nature se voient sur le tendon, ils s'infiltrent entre ses faisceaux; par suite de leur organisation, des adhérences solides se formeront ultérieurement entre le tendon et la gaine, entraînant une gêne plus ou moins grande des mouvements.

Dans les cas les plus graves, la suppuration sépare entièrement le tendon de sa gaine et le tissu tendineux ne recevant plus de vaisseaux sanguins se sphacèle, se détache et s'élimine par lambeaux grisâtres analogues à de l'étoupe.

Il n'est pas rare d'observer simultanément des phlegmons de voisinage, dus soit à l'éruption du pus dans le tissu cellulaire, soit au transport de produits septiques par les lymphatiques. Les articulations elles-mêmes sont parfois envahies et les lésions peuvent devenir assez graves pour nécessiter l'amputation.

Symptômes. — La suppuration des gaines s'annonce par des douleurs vives dans tout le membre et en particulier sur le trajet de la gaine ; en même temps surviennent des frissons et des phénomènes généraux graves. Les tissus qui se trouvent autour du tendon présentent tous les signes de l'inflammation la plus aiguë. Rapidement le pus se fait jour hors de la gaine et vient former dans les tissus périphériques des collections purulentes en communication avec celle-ci. Après l'ouverture et l'évacuation de ces foyers purulents on voit se former sans cesse de nouveaux abcès qui laissent des fistules multiples jusqu'à ce que le tendon soit éliminé ; pendant cette deuxième période, la région malade offre tous les signes de l'œdème chronique et revêt une coloration violacée.

Pronostic. — La synovite suppurée des gaines tendineuses constitue toujours une affection grave. Pendant toute la durée de la maladie, surtout si on ne donne pas largement issue au pus, le malade est exposé à la pyohémie.

L'exfoliation du tendon entraîne presque toujours l'impotence fonctionnelle de la partie auquel il se rendait; enfin la guérison, quoi que l'on fasse, est toujours de longue durée.

Traitement. — Dès que l'on soupçonne l'existence d'un phlegmon des gaines, il faut pratiquer des ouvertures et contre-ouvertures et placer des drains en nombre suffisant pour assurer l'écoulement du pus ; le foyer sera désinfecté aussi complètement que possible, un pansement convenable enveloppera le membre, et dépassera au loin les limites du mal.

Dès que le tendon nécrosé paraît vouloir se détacher, il faut en pratiquer l'ablation et détruire à l'aide de la curette les bourgeons charnus qui encombrent la cavité de la gaine. Cette manière d'agir diminue considérablement la durée de la période de suppuration.

Pendant la cicatrisation, il faut s'efforcer de lutter contre les raideurs et l'ankylose tendineuse ; enfin l'état général du malade doit être, dès le début du mal, l'objet d'une surveillance constante.

CHAPITRE II

SYNOVITES TUBERCULEUSES

1° KYSTES SYNOVIAUX TENDINEUX

HYDROPISIE DES GAINES SYNOVIALES, SIMPLE, OU AVEC GRAINS RIZIFORMES

Bibliographie. — DUPUYTREN, *Leçons de clinique chirurg.*, t. II, p. 148, 1839. — VELPEAU, *Ibid.*, t. III, p. 452. — NICAISE, *Gaz. méd.*, 1872. — NICAISE, *Soc. de chir.*, 1881, p. 871. — FAUCON, p. 104. — POLAILLON, p. 428. — NICAISE, p. 705. — *Bull. de la Soc. de chir.*, 1882. — *Composit. chimique des corpusc.*, *St-Pétersb. Med.*

Wochens., 1884. — DUPLOUY, *Assoc. Franc. pour l'avanc. des sciences.* Congrès de Blois, 1884. — NICAISE, POULET, VAILLARD, *Nature tuberculeuse des hygromas et des synosites tendineuses à grains riziformes. Revue de chir.*, août 1886. — GROSS, *Revue méd. de l'Est*, 1885. — W. WALLICH, *Soc. de biol.*, 1888. — SCHUCHARDT, *Arch. f. path. anat.*, 1888. — REYNIER, *Bull. de la Soc. de chir.*, 1889.

Thèses de Paris. — 1851. MICHON (Th. de conc. de clin. chir.). — 1857, LEGOUEST (Agrég.). — 1866, LANTIER. — 1873, PHILIPPI, PILLENET. — 1887-1888, SEMIAC. — 1888-1889, DABAN.

On désigne sous ce nom des tumeurs de volume variable, formées par la distension d'une gaine synoviale, par un liquide quelquefois gélatiniforme, le plus ordinairement séreux ; dans ce dernier cas, il contient fréquemment en suspension de petits corpuscules analogues à des grains de riz (grains riziformes).

Historique. — DUPUYTREN est le premier qui ait signalé cette variété de tumeur à la face inférieure du poignet, mais comme les synoviales étaient encore peu connues, ce n'est qu'après les travaux de PADIEU, VELPEAU, MASLIEURAT-LAGÉMAR, GOSSELIN, MICHON, que l'on trouve dans la science de bonnes descriptions de la maladie.

Siège. — Les coulisses tendineuses le plus souvent atteintes sont par ordre de fréquence : 1° les synoviales des fléchisseurs à la face palmaire de la main ; 2° celles de la face dorsale du poignet ; 3° les coulisses des péroniers latéraux, des muscles de la région postérieure et profonde de la jambe ; 4° enfin FOUCHER et BIDART ont décrit des kystes synoviaux des tendons du creux poplité.

Examen anatomique du kyste. — Le kyste présente à étudier un contenant et un contenu.

Paroi. — C'est la gaine synoviale plus ou moins distendue et épaissie. La face externe adhère parfois fortement aux tissus périphériques, particulièrement aux tissus fibreux et aux os. La face interne, lisse dans le cas de kyste séreux simple, est rugueuse, chagrinée, dépourvue par place d'épithélium. Dans le cas de kyste hordéiforme elle est hérissée de petites saillies semblables à des verrues, les unes supportées par un pédicule grêle et effilé, les autres sessiles, implantées directement sur la membrane.

Le contenu de la tumeur varie ; d'ordinaire, c'est un liquide jaune citrin, transparent, analogue à de la synovie, se coagulant sous l'influence de la chaleur et des acides. Dans d'autres cas, surtout si la tumeur est ancienne, on trouve à la place du liquide une substance gélatiniforme, translucide, de couleur rose ou jaunâtre, comparable à de la gelée de coing ou de groseille, dont la nature est assez mal connue ; DUPUYTREN l'a comparée à la substance molle qui, chez les enfants, occupe le centre du disque inter-vertébral (opinion reprise par VIRCHOW).

Au milieu du liquide nagent souvent des grains riziformes. Ce sont des concrétions dont le volume oscille entre celui d'un grain de mil et celui d'une lentille, allongés, arrondis, ovoïdes ; ils ont la forme de grains de riz cuits et présentent une coloration grisâtre, un aspect nacré, une surface lisse et onctueuse, une consistance cartilagineuse ; parfois il y a fort peu de liquide et les grains riziformes sont en grand nombre.

1° *Nature de la maladie.* — Avant 1885, deux théories étaient en présence pour expliquer la nature de ces corpuscules.

a. Les partisans de la théorie la plus ancienne, émise par Velpeau, admettaient que, sous l'influence d'une irritation lente, les parois de la poche se recouvraient d'un exsudat fibrineux ou albumino-fibrineux.

b. La plupart des auteurs croyaient avec Virchow que les grains riziformes étaient formés de substance conjonctive et résultaient de la prolifération de la paroi interne.

En 1885, A. Poulet, Nicaise et Vaillard démontrèrent la nature tuberculeuse de la maladie. L'examen de la paroi d'un hygroma et de deux synovites tendineuses leur permit de décrire et de figurer tout un semis de nodules tuberculeux ; de plus, ils trouvèrent le bacille de Koch dans la paroi même et dans les grains, enfin ils réussirent plusieurs inoculations.

Depuis lors, les faits se sont accumulés et nombre de recherches ont contrôlé le bien fondé des assertions des auteurs précités.

Examen micrographique. — a. *Paroi.* — L'épaisseur de cette paroi varie de 2 à 8 millimètres, l'examen histologique permet d'y distinguer trois couches :

1° *Une zone externe*, fibreuse, constituée par un tissu conjonctif plus ou moins dense et à des degrés divers d'organisation. Cette substance est parsemée de nombreuses cellules plates ou fusiformes, des vaisseaux d'assez gros calibre la sillonnent.

2° *Une couche moyenne* ou zone de prolifération. — Elle est formée par un véritable tissu de granulations, dans lequel existent des vaisseaux à parois embryonnaires.

3° *Une zone interne*, constituée par une lame réfringente ou vitreuse, homogène ou granuleuse, due à une transformation spéciale des éléments conjonctifs, résultant, comme le dit Nicaise, d'un mode particulier des rapports de l'inflammation et de la tuberculose.

Les nodules tuberculeux signalés par Poulet et Vaillard siègent dans les couches *externe* et *moyenne*, ils ne se prolongent jamais dans la couche interne. Ce sont des nodules typiques, à cellule géante centrale, pourvue de la double couronne épithélioïde et embryonnaire. On les rencontre surtout autour des petits vaisseaux de la paroi.

Poulet et Vaillard, puis Schuchardt, Aviraguet et Nicole, ont aussi signalé la présence du bacille de Koch, qui se voit surtout dans les cellules géantes.

b. *Grains riziformes.* — Ces grains sont formés d'une substance amorphe et translucide ressemblant à de la fibrine, tantôt disposée en couche concentrique, tantôt sans aucune stratification apparente. Chandelux a décrit une variété présentant une texture cellulaire fort nette.

Plusieurs fois Poulet et Vaillard ont rencontré sur leurs coupes des groupements d'éléments cellulaires, rappelant les follicules tuberculeux. Dans un abcès ossifluent étudié par Reverdin et A. Mayor (*Revue médic. de la Suisse*

Romande, 1877), les grains étaient parsemés de nombreux tubercules miliaires.

Bien que le bacille de Koch, soit rare, sa présence a été néanmoins constatée par NICAISE, POULET et VAILLARD ; de plus, dans ces granulations les inoculations pratiquées avec succès par divers auteurs, TERRILLON et H. MARTIN d'une part, JALAGUIER et RÉGNIER d'autre part, ont établi nettement la nature tuberculeuse du mal.

Début. Symptômes. Marche. Terminaisons. — Pour faciliter la description nous prendrons comme type les tumeurs de la paume de la main. Une sensation de gêne et de raideur, avec difficulté et faiblesse dans les mouvements, constitue d'ordinaire le symptôme initial ; puis la tumeur apparaît, dessinant le trajet des gaines. C'est habituellement par la paume de la main que l'affection débute ; de là elle gagne ensuite le poignet. Parvenu à son développement complet, le kyste présente une masse de forme variable, élastique fluctuante, allongée, dans le sens du tendon et mobilisable avec lui à son niveau, aucune altération appréciable de la peau. Le ligament annulaire antérieur du carpe divise souvent la tumeur en deux parties bien distinctes; chacune de ces masses, à son tour, paraît plus ou moins bosselée. La formation de ces saillies, de ces dépressions, résulte de l'amincissement de la paroi du kyste en certains points, de son épaississement en certains autres, là où il est doublé par des tractus de tissu fibreux. On a signalé dans quelques cas des douleurs assez vives sur le trajet des nerfs ; ces douleurs remonteraient parfois jusqu'à l'épaule, affectant le caractère de névralgies ascendantes.

Sous le ligament annulaire antérieur du carpe existe un passage faisant communiquer la masse carpienne avec celle de la paume de la main, ce dont il est facile de se rendre compte en pressant sur l'une ou l'autre des tumeurs alternativement. On sent ainsi manifestement le liquide refluer d'un côté à l'autre du ligament, si le liquide contient des grains riziformes, on éprouve dans cette dernière manœuvre une sensation spéciale, dite : *bruit de chaînons*. La main n'oublie plus cette impression, lorsqu'une fois on s'en est bien rendu compte ; elle peut être comparée à la sensation que l'on percevrait en faisant rouler les anneaux d'une chaîne de montre enfermée dans un sac de cuir neuf. VIRCHOW, qui s'est livré à des expériences sur ce sujet, prétend que trois circonstances sont nécessaires à la production d'un pareil phénomène :

1° La présence de corpuscules dans le liquide ;

2° L'existence d'une cavité bilobée dont les deux parties communiquent entre elles ;

3° La possibilité pour les corpuscules et les liquides de passer de l'une dans l'autre de ces cavités. Cette dernière condition exige que les corps hordéiformes ne soient pas en grande quantité, qu'ils ne soient pas tassés, que le collet ne soit ni trop large ni trop étroit, et que le liquide ne distende pas la poche outre mesure.

Ces tumeurs présentent un accroissement très lent, quelques-unes persistent pendant dix, quinze, vingt ans, sans subir aucun changement. La guérison spontanée semble rare ; les parois du kyste s'épaississent dans certaines circonstances, deviennent lardacées et fongueuses, parfois même l'épanchement séreux change de nature et se transforme en épanchement purulent ; dès lors la tuberculose se propage aux tissus voisins, aux os, aux articulations ; de là les accidents les plus graves.

Diagnostic. — La forme de la tumeur, son mode particulier de développement, sa marche, son caractère d'indolence, dans quelques cas même la transparence permettront d'ordinaire d'affirmer le diagnostic. Certaines difficultés peuvent cependant surgir. On rencontre des abcès froids dans lesquels, au milieu d'un liquide séreux, nagent des grumeaux durcis. Pareilles collections sont très bien susceptibles de donner le change ; de plus, nous avons déjà dit que la fausse fluctuation était fréquente dans les tumeurs fongueuses ; une ponction exploratrice sera nécessaire quelquefois pour lever les derniers doutes.

Pronostic. — Étant donné ce que nous avons dit de la nature de la maladie, le pronostic de cette variété de synovite est fort grave, contrairement à ce que croyaient les auteurs du *Compendium*. Localement les fonctions du membre peuvent être totalement compromises; de plus, il y a à craindre l'apparition de nouveaux foyers tuberculeux.

Traitement. — L'extirpation, l'incision, l'excision, la ponction simple, le séton et les injections ont été successivement employés contre cette affection. Mais, comme le faisait remarquer Verneuil à la Société de chirurgie, en 1881, les tentatives de traitement opératoire des kystes à grains riziformes avaient donné de si fâcheux résultats avant l'emploi des pansements antiseptiques, qu'on en était arrivé, il y a une dizaine d'années, à refuser toute opération. Lucke, en 1872, pratiqua l'incision d'un kyste à grains riziformes, en s'entourant de précautions convenables et obtint la guérison. Volkmann suivit cet exemple en 1874 et obtint deux succès; depuis lors, tous les chirurgiens qui se sont trouvés en présence de cas de ce genre ont agi de même. Supposons un kyste du poignet : suivant les circonstances, on fait une seule incision dans la paume de la main, ou une incision à ce niveau, une autre à l'avant-bras. Le liquide et les grains libres étant évacués, une curette est introduite dans la poche, dont les parois sont raclées de manière non seulement à détacher les grains adhérents, mais encore à détruire, jusque dans les couches profondes, les nodules tuberculeux. Un lavage abondant avec une solution antiseptique faible, puis avec une autre plus forte, termine l'opération. Le drainage, un pansement convenable et l'immobilisation durant une quinzaine de jours, suffisent pour assurer la guérison.

2° SYNOVITE FONGUEUSE OU TUBERCULEUSE

Bibliographie. — Deville, *Lésions chroniques des bourses séreuses de la paume de la main, Bull. de la Soc. anat.*, 1851. — Marcowitz, *Gaz. des Hôp.*, 1862. — Debove, Lancereaux, *Bull. de la Soc. anat.*, 1873. — Duplay, *Leçons de clinique chirurg.*, 1877. — Le Fort, *Bull. de la Soc. de chir.*, 1879. — Bouilly, *Gaz. méd. de Paris*, 1881. — Croft, *Transact. Path. Soc.*, London. — Nicaise, *Revue méd. franç. et étr.*, 1881, t. II, p. 479, et *Gaz. des Hôp.*, p. 916. — Doyen, *Bull. de la*

Soc. anat., 1882. — MASKE, *Centr. f. Chirurg.*, n° 23. — MOLLIÈRE, *Extirpat. préventive, Bull. de la Soc. de chir.*, p. 491, 1882. — TERRIER et VERCHÈRE, *Revue mens. de méd. et chir.*, 1882. — TRÉLAT et JAMIN, *Progrès médical*, 1882. — MALASSEZ et VIGNAL, *Soc. de biologie*, 1883. — RECLUS, *Gaz. hebd.*, 1883. — MULLER, *Diss. inaug. Wurtzbourg*, 1887.

Thèses de Paris. — 1858, BIDART. — 1866, CAZANOU. — 1872, KYRIAKOU. — 1878, PRIOU. — 1882, ZANNELLIS. — 1883, POUPELLE, CHANDELUX (Agrég.).

Nous désignerons sous ce nom l'inflammation chronique des gaines synoviales, avec production dans l'intérieur de leur cavité d'un tissu particulier dit jusqu'ici tissu fongueux, et qui n'est autre, comme l'ont démontré les recherches modernes, qu'une production tuberculeuse.

Historique. — Le premier mémoire intéressant sur la question est la thèse de BIDART (1858). DEBOVE, en 1873, attire l'attention de la Société anatomique sur un cas de tuberculose articulaire du poignet, avec altération de même nature du côté des synoviales. A LANCEREAUX revient l'honneur d'avoir le premier signalé, d'une façon indiscutable, la tuberculose des synoviales (1873). Plus récemment (1881) BOUILLY a étudié l'affection au point de vue clinique. Notons encore d'autres faits fort curieux relatés par JAMIN, une étude de VERCHÈRE et TERRIER (1882), un mémoire de ce dernier à la Société de chirurgie, et enfin la remarquable thèse d'agrégation de CHANDELUX (1883).

Anatomie pathologique. — La synovite tendineuse tuberculeuse peut être primitive ou consécutive à des lésions tuberculeuses de voisinage (articulations, squelette).

Les fongosités sont petites, villeuses, ou sous forme de masses mammelonnées, muriformes. Suivant leur développement, CHANDELUX les désigne sous le nom de : *villiformes*, *papillaires*, *réticulaires*, *arborescentes*. Ainsi que BOUILLY a pu s'en rendre compte en opérant un sujet sur le membre duquel il avait fait une application exacte de la bande d'ESMARCH, ces productions se formeraient exclusivement sur la portion pariétale de la gaine, seule organisée et vasculaire.

Lorsque ces fongosités se développent rapidement, la gaine, n'étant bientôt plus assez grande pour les contenir, se perfore en plusieurs points, donnant passage à la masse morbide qui envahit le tissu cellulaire ambiant. Les téguments restent sains pendant assez longtemps, la synoviale distendue les soulève et se dessine. Plus tard, surtout si la maladie est abandonnée à elle-même, la peau ulcérée par place laisse échapper les végétations fongueuses. Quant aux tendons, ils restent intacts d'habitude, parfois ils sont très légèrement érodés, dépolis, jaunâtres ; enfin les fongosités s'implantent quelquefois à leur surface, les pénètrent et les transforment entièrement en tissu fongueux (TRÉLAT). Les muscles, comprimés, refoulés, réduits à une inaction forcée, finissent par s'atrophier, on les trouve en général en voie de dégénérescence graisseuse plus ou moins avancée ; les articulations voisines sont aussi envahies à leur tour. Quelle est la nature de l'affection ? LANCEREAUX, dans une communication à la Société anatomique à propos du fait ci-dessus relaté, annonçait avoir trouvé dans le tissu pathologique de petites masses graisseuses rappelant les dépôts caséeux du tubercule infiltré. La tumeur enlevée par Trélat en 1881 était constituée : 1° par un tissu fibreux formant la majeure partie de la production; 2° par des foyers tuberculeux avec nodules et cellules géantes. Enfin, les examens faits au Collège de France sur les pièces de Terrier, par Malassez et Gilson, ont établi manifestement : 1° l'oblitération des vaisseaux ; 2° la présence de cellules géantes entourées de zones de cellules embryonnaires; 3° l'existence de foyers embryonnaires offrant à leur centre une dégénérescence granuleuse ; ce sont là les lésions qui, actuellement au moins, sont regardées comme caractéristiques de la tuberculose. Les recherches de Poulet et les inoculations ont vérifié ces conclusions. Cette synovite est donc de nature tuberculeuse.

Symptômes. — La synovite tuberculeuse, d'après Terrier, offre trois types manifestes, habituellement distincts, mais qui peuvent se succéder.

Le premier type est la synovite fongueuse ordinaire, décrite pour la première fois par Bidart. Les débuts sont lents, insidieux ; généralement la synovite offre déjà un développement notable lorsque le malade ou ceux qui l'entourent commencent à s'en occuper. Empâtement vague sur le trajet d'une gaine, gêne de certains mouvements, tels sont les phénomènes initiaux. Plus tard se forme une tumeur bien délimitée. La surface, au début lisse, régulière, sans bosselure, est ensuite mamelonnée. Cet aspect s'explique très bien par le plus ou moins de résistance qu'opposent les tissus à l'envahissement du mal. La tumeur représente exactement le trajet de la gaine, la direction varie en conséquence suivant les régions. Si la synoviale intéressée est superficielle, il est possible, surtout pendant les premiers temps de la maladie, d'imprimer à la masse des mouvements de latéralité *parallèlement* à son axe ; en faisant contracter les muscles correspondant aux tendons, il est facile de voir que la tumeur accompagne ces derniers dans leur course. La peau conserve pendant un certain temps sa coloration normale, puis elle devient tendue et rougeâtre, plus tard luisante et violacée ; par le toucher on constate l'existence d'une tumeur élastique rénitente. La sensation de fausse fluctuation semble fréquente, car elle a souvent occasionné des erreurs de diagnostic et des incisions intempestives. Lorsque les téguments sont ulcérés, une sanie purulente s'échappe de ces ouvertures, la masse morbide se montre bientôt elle-même, se développant au dehors sous forme de masse framboisée qui saigne avec facilité; elle est remarquable par son indolence, son immobilité et une tendance manifeste à l'ulcération. Les phénomènes généraux sont très peu marqués, il n'existe pas de retentissement ganglionnaire. Les mouvements sont gênés, leur amplitude diminue peu à peu. La maladie marche le plus souvent avec une grande lenteur ; parfois cependant, à la suite d'un coup, d'une chute, sans cause appréciable même, elle passe à l'état aigu. Dans la majorité des cas, avant que le développement de la synoviale soit très avancé, il se produit une atrophie assez sensible du membre. Peau, muscles, os, articulations périphériques peuvent rester pendant longtemps intacts, mais dans certains cas ils sont rapidement envahis par la production tuberculeuse, et les lésions ainsi produites nécessitent parfois une intervention chirurgicale des plus actives.

Un deuxième type assez voisin du précédent a été observé par Terrier dans les gaines du poignet et de la main. La synoviale n'est plus envahie dans toute son étendue, comme précédemment, mais bien par places. Ces diverses tumeurs marchent et se développent isolément; rapidement elles aboutissent à la formation d'ulcères desquels s'écoule une sanie purulente plus ou moins considérable.

Le troisième type clinique, comparable à la synovite aiguë des articulations, étudié par Laveran, offre, d'après Terrier, tous les symptômes d'une synovite aiguë avec épanchement, tuméfaction considérable, rougeur des téguments, chaleur de la région, enfin douleurs vives. Il existe à ce moment un liquide séreux contenant des grains riziformes; puis rapidement se développent les fongosités synoviales. Ces deux dernières affections constitueraient la forme aiguë et subaiguë de la maladie dont la synovite fongueuse ordinaire serait la forme chronique.

Etiologie. Siège. — Les contusions, plaies contuses, mouvements violents et répétés jouent un grand rôle dans la localisation de la maladie; fréquemment aussi on ne sait à quelles causes en rattacher l'apparition. La synovite peut être en effet la première manifestation de la tuberculose et se montrer sur un sujet dont l'état général est assez satisfaisant. Presque toujours les malades atteints présentent les attributs du tempérament lymphatique. C'est à l'âge adulte et sur les enfants de huit à douze ans que pareils accidents se rencontrent habituellement. La gaine des péroniers latéraux, les petites gaines des fléchisseurs, celles de la paume de la main sont les plus fréquemment prises.

Diagnostic. — Il est en général facile d'établir l'existence d'une synovite fongueuse des différentes tumeurs que l'on pourrait confondre avec elle; le lipome seul donne une sensation analogue, mais il ne se développe pas sur le trajet de la gaine, ne tient pas au tendon et ne le suit pas dans ses mouvements.

L'état du malade, les commémoratifs permettront ensuite de reconnaître la véritable nature du mal.

Il est parfois difficile de savoir si la gaine est prise seule, ou si les fongosités ont déjà envahi les os et les articulations périphériques; toutefois, lorsqu'il existe des fistules, il sera possible de voir si par l'exploration au stylet on arrive sur des os dénudés et friables ou dans l'intérieur de l'articulation.

Pronostic. — Cette variété de synovite constitue une affection grave, d'abord à cause des troubles locaux qu'elle occasionne, puis elle expose le porteur à l'infection. La maladie a peu de tendance à rétrocéder et nécessite une intervention chirurgicale rapide, sinon plus tard le chirurgien sera forcé d'en venir à l'amputation.

Traitement. — Pendant les premiers temps de la maladie, il faut essayer, par l'emploi judicieux de la compression, des révulsifs, surtout en exigeant, lorsque faire se pourra, un séjour prolongé du patient au bord de la mer, d'enrayer les progrès du mal. Si malgré ses moyens, après un certain temps, la synovite continue à se développer, une intervention plus active est nécessaire. Les injections interstitielles ont donné de bons résultats; on a utilisé la teinture d'iode (4 à 5 gouttes, portées avec une seringue de PRAVAZ dans le tissu malade lui-même). LE FORT a recommandé la solution de sulfate de zinc au dixième ; enfin MICKULICZ, MOSETIG VON MOORHOF et VERNEUIL se sont servis d'une solution d'éther iodoformée à 5 p. 100.

De cette manière d'agir nous devons rapprocher la méthode des injections périphériques préconisée en 1891 par LANNELONGUE. Cette méthode dite sclérogène a pour but de développer autour du tissu malade une zone de tissu fibreux, qui s'oppose comme une véritable barrière au développement des fongosités.

On emploie aussi avec succès l'igniponcture qui consiste en ponctions profondes faites avec le couteau ou la pointe du thermocautère dans la masse de la tumeur.

Si ces divers moyens échouent ou si la lésion est déjà trop avancée, il faut recourir aux méthodes sanglantes, le *curage* ou l'*extirpation*.

Le curage ou raclage se pratique avec la curette de VOLKMANN ; l'appareil d'Esmarch étant appliqué sur le membre, les trajets seront mis à nu, tous les tissus abrasés, et les points douteux touchés au fer rouge. La plaie sera ensuite saupoudrée d'iodoforme et pansée avec soin. Il faut savoir cependant que, très probablement, le raclage occasionnera une adhérence du tendon aux tissus périphériques, partant l'anéantissement des mouvements auxquels ce tendon présidait.

L'*extirpation*, préconisée par LENOIR et U. TRÉLAT, est difficile et ne saurait s'appliquer à tous les cas ; elle consiste à isoler totalement la gaine des parties périphériques puis à libérer entièrement le tendon qu'elle enveloppe.

3° AFFECTIONS SYPHILITIQUES DES GAINES TENDINEUSES

Bibliographie. — MAURIAC, *Gaz. des Hôp.*, 1875. — FOURNIER, *Ibid.*, 1868, p. 645. — VERNEUIL, *Lésions syphilitiques tertiaires*, etc., *Gaz. hebd.*, 1873. — MAURIAC, *Gaz. hebd.*, 1875, et *Leçons cliniques*, 1883.

Thèses de Paris. — 1872, ROCH. — 1874, CHOUET. — 1875, VOISIN. — 1877, PLATEAU. — 1878, BOUILLY (Agrég.).

Nos connaissances sur cette variété de lésions datent à peine de quelques années (1860). Ce sont les travaux de VERNEUIL et FOURNIER qui ont attiré l'attention sur ce sujet.

Les faits rassemblés dans la thèse de CHOUET semblent prouver que cette manifestation spéciale de la syphilis se montre surtout chez la femme. Les gaines le plus communément atteintes sont par ordre de fréquence : 1° celles des tendons extenseurs des doigts et des orteils ; 2° les synoviales des péroniers latéraux ; 3° celles qui environnent les tendons situés au voisinage du genou (patte d'oie, biceps crural). La maladie se présente sous deux formes.

a. *Forme subaiguë*. — Synovite avec épanchement, caractérisée par la présence d'un liquide jaunâtre, filant, nuageux, qui se prend parfois en gelée. Rougeur légère de la région, douleurs tant spontanées que provoquées assez vives. Durée, sept à huit jours ; les récidives sont fréquentes.

b. *Forme chronique. Synovite plastique. Induration de la synoviale. Gommes.* — Affection presque spéciale aux gaines des tendons extenseurs des doigts et des orteils. Le gonflement de la région constitue fréquemment le seul symptôme appréciable du début, puis la synoviale s'épaissit, un exsudat pseudo-membraneux la tapisse; il forme par place des petits plis épais analogues à de véritables gommes, dont ils ont du reste l'évolution et la marche. La durée de l'affection semble fort longue (sept à dix mois).

Ces lésions appartiennent à la période secondaire de la syphilis, elles ont un début insidieux, une marche lente, leurs symptômes sont intermittents dans leur apparition et leur mode de développement; à leur suite persistent souvent de la raideur et de la gêne dans les mouvements. Le traitement spécifique, les toniques joints aux moyens locaux employés d'ordinaire pour le traitement des synovites auront, à la longue, raison du mal.

CHAPITRE III

TUMEURS DES GAINES SYNOVIALES

§ 1er. — Ganglions. — Kystes synoviaux folliculaires (Follin). Kystes péritendineux.

Bibliographie. — Syme (J.), *Bursal Swelling of the Wrist and Palm. of the Hand, Lond. et Edinb. Month. J. M. Sc.*, 1844, IV, 825. — Gosselin, *Mémoires de l'Académie de médecine*, t. XVI, p. 357, 1851. — Foucher, *Gaz. hebd.*, 1855, p. 271, et *Arch. gén. de méd.*, t. II, p. 313 et 426, 1856. — R. Barwell, *The Lancet*, t. II, p. 371, 1858. — Virchow, *Hygroma, Ganglions, Traité des tumeurs*, t. Ier, p. 191, 1867. — D. Mollière, *Clinique chirurg.*, 1887. — Poirier, *Soc. anat.*, 1889.
Thèses de Paris. — 1837, Leguey. — 1866, Lantier. — 1882, Bogofnesi.

Ces dénominations différentes ont été successivement appliquées à de petites tumeurs de consistance variable, réductibles ou non, que l'on rencontre au niveau de certaines articulations, au dos du poignet en particulier.

Anatomie pathologique. — La nature de ces tumeurs a été pendant longtemps en litige; les opinions diverses émises à ce sujet peuvent être rangées sous cinq chefs :

1° Le *ganglion est une production particulière du tissu cellulaire.* — Admise par Leveillé, Boyer, Richerand, cette théorie expliquait la formation du ganglion par un dépôt d'humeur dans le tissu cellulaire; ce dépôt était dû à un trouble spécial de nutrition ;

2° *Hernie de la synoviale à travers une éraillure aponévrotique.* — Présentée par Bégin, défendue par Velpeau, Vidal (de Cassis), Marchal (de Calvi), cette théorie admet la formation préalable d'une hydarthrose. Distendue par le liquide épanché, la synoviale se laisse déprimer en ses points les moins résistants, et vient faire hernie à travers les orifices que laissent entre eux les ligaments en s'écartant. Malheureusement pour cette théorie, l'hydarthrose préalable sur laquelle on se base existe rarement, les éraillures ligamenteuses sont peu fréquentes, et presque jamais on ne trouve de communication entre le ganglion et la synoviale ;

3° *Rupture d'une gaine tendineuse. Épanchement de sérosité dans le tissu cellulaire.* — D'après Marchal, c'est à Esser (1746) qu'il faudrait attribuer l'idée première de cette opinion. Si le fait était vrai, la rupture des

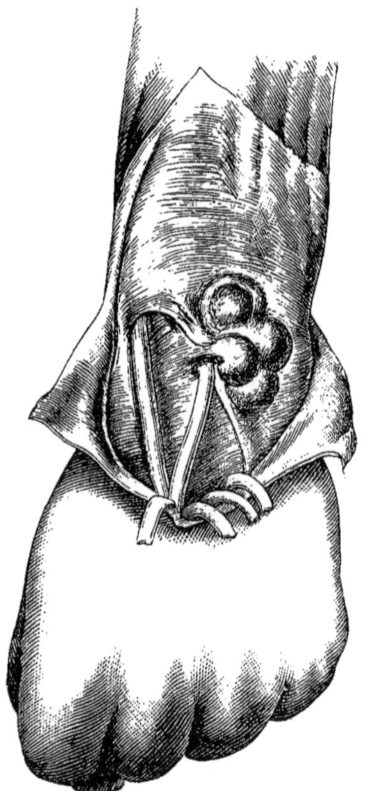

Fig. 27. — Ganglion du poignet. (Extrait des *Archives de* Virchow.)

synoviales serait commune ; de plus, on serait en droit de rechercher la raison de la fréquence plus grande de cet accident chez la femme qui, par ses occupations mêmes, devrait être à l'abri de semblables lésions.

4° *Accumulation de synovie dans les gaines tendineuses.* — Si cette hypothèse était admise, on ne comprendrait pas pourquoi l'accumulation du liquide se limiterait en un point, pendant qu'au-dessus et au-dessous la gaine resterait intacte.

5° *Dilatation des follicules des synoviales articulaires.* — Se basant sur la dissection de nombreuses pièces anatomiques, dès 1857 Gosselin mit en avant cette dernière théorie devenue classique. Il a démontré qu'il existe autour des articulations, de celles du poignet en particulier, nombre de prolongements en cul-de-sac qu'il nomme follicules ou kystes. Le volume de ces follicules varie : c'est celui d'un grain de millet, d'une tête d'épingle, d'un pois. Ils ne communiquent pas avec l'articulation et contiennent un liquide sirupeux, rougeâtre. Supposons un développement anormal de ces follicules, et le ganglion se trouve formé (fig. 27). En s'accroissant, ces petites tumeurs soulèvent les tissus fibreux, les écartent et viennent faire hernie sous la peau. En certains points persistent des tractus de tissu fibreux qui compriment le kyste, de là l'existence de bosselures et de lobes. Au début, un pédicule mince susceptible de persister rattache la masse morbide à l'appareil ligamenteux de l'articulation; parfois aussi, aminci progressivement, il disparaît et la tumeur reste libre au milieu du tissu cellulaire. Telle est l'opinion généralement admise en France. En Allemagne, TEICHMANN considère les ganglions comme un véritable néoplasme, et VIRCHOW les range dans la classe des kystomes.

Symptômes. — Le ganglion se montre au début sous forme d'une tumeur arrondie, dure, parfois légèrement dépressible, irréductible. Les téguments ne présentent à son niveau aucune altération, pas la moindre adhérence, aucune douleur, pas de gêne. Certains mouvements, la flexion de la main par exemple, rendent la petite masse beaucoup plus saillante. Si l'on essaye de presser sur le ganglion, on ne sent généralement aucune fluctuation, la tumeur ne se réduit pas, les doigts glissent facilement sur elle; il ne faut pas oublier qu'il n'est pas rare de rencontrer plusieurs ganglions au niveau de la même articulation.

Diagnostic. Marche. Pronostic. — Le siège de la tumeur, sa forme, l'absence de fluctuation, de crépitation, suffisent à la différencier des autres affections des synoviales; nous ne mentionnerons que pour mémoire, d'après MICHON et LEGOUEST, la confusion possible avec les kystes à grains riziformes et les anévrismes. Arrivé à un certain degré de développement, le ganglion reste stationnaire, il subit souvent des oscillations, diminuant à certains moments, pour augmenter de nouveau ensuite; parfois même il disparaît entièrement, sans qu'il soit possible de pénétrer la cause de cette guérison spontanée. Il peut encore arriver, c'est cependant là une terminaison rare, que la poche s'enflamme et suppure. On doit par tous les moyens habituels s'opposer à ce mode de terminaison, des complications graves pouvant se produire (arthrite purulente et ses conséquences).

Traitement. — Les vésicatoires, les emplâtres iodurés, les applications de teinture d'iode et d'alcool rectifié ont donné quelques succès; mais, en raison de la structure de ces petites tumeurs, il ne faut voir dans ces cas heureux que de simples coïncidences. Les procédés de traitement peuvent être rangés en deux classes.

A. *Procédés non sanglants.* — 1° *Compression.* — Le kyste est comprimé à l'aide d'un plan résistant (pièce de monnaie) et d'un bandage. Les résultats ainsi obtenus sont généralement nuls.

2° *Écrasement.* — Le chirurgien applique les pouces sur la tumeur et appuie sur elle de toute sa force. On peut, pour avoir plus de prise, interposer une pièce de monnaie, un cachet, etc. Si le kyste se rompt, son contenu se répand dans le tissu cellulaire où il se résorbe; une compression légère maintenue pendant quelques jours assure la guérison. Ce procédé de traitement est fort innocent; c'est par lui qu'il faut toujours commencer : la guérison étant souvent définitive.

B. *Procédés sanglants.* — La ponction simple, insuffisante; le séton fort dangereux, sont abandonnés. Aujourd'hui restent deux procédés :

1° *Ponction, incision sous-cutanée, dilacération de la poche.* — Un couteau à lame très étroite, le couteau de de Græfe par exemple, va atteindre obliquement la tumeur, en passant sous les téguments à travers un pli fait à la peau. En retirant l'instrument, on ouvre largement le sac; puis, par pression, on évacue son contenu dans le tissu cellulaire. Un pansement antiseptique légèrement compressif assure la guérison.

2° *Incision de la poche à ciel ouvert.* — A cause du voisinage des articulations et des gaines, ce procédé avait été délaissé à juste titre. Avec les progrès réalisés par la méthode antiseptique, il constitue la méthode de choix.

Le manuel opératoire est des plus simples. Après avoir bien lavé la région, le chirurgien incise les téguments sur la tumeur parallèlement à l'axe du membre, il dissèque rapidement le ganglion, l'enlève; puis, après avoir lavé la plaie avec une solution antiseptique et assuré l'hémostase, il fait les sutures. Un large pansement et une immobilisation de quelques jours suffisent pour la guérison.

§ 2. — Tumeurs solides des gaines tendineuses.

On trouve quelques observations de tumeurs solides des gaines tendineuses éparses dans la science; sous l'inspiration de Verneuil, de Pedzer a essayé de les réunir dans sa thèse (1880).

L'étude de ces cas, dont plusieurs sont malheureusement très imparfaitement rapportés, permet d'établir qu'il existe, outre les productions fongueuses, deux autres variétés de tumeurs des gaines synoviales : 1° des tumeurs fibro-plastiques (sarcomes); 2° des tumeurs fibreuses.

Ces lésions ont été souvent confondues avec des productions fongueuses. Dans la majorité des circonstances elles sont superficielles, présentent un début insidieux, un développement lent, mais incessant. Les tissus voisins sont envahis peu à peu, et les articulations ouvertes. Les ganglions restent d'habitude indemnes et la généralisation n'a été observée qu'une fois.

Le pronostic de semblables lésions est grave, l'intervention chirurgicale absolument nécessaire : il faut enlever la tumeur, réséquer les tendons, et même faire l'ablation du membre.

LIVRE IV

MALADIES DES MUSCLES ET DES TENDONS

1° AFFECTIONS CHIRURGICALES DES MUSCLES

CHAPITRE PREMIER

LÉSIONS SOUS-CUTANÉES

§ 1er. — Contusion.

La contusion des muscles a été l'objet de peu de travaux. On trouve à peine sur ce sujet quelques réflexions dues à Allison, qui divise l'étude de cette lésion en trois classes bien distinctes :

1° Le muscle, étant à l'état de repos, reçoit une contusion légère, il s'ensuit une sorte de stupéfaction ; le muscle, ainsi maltraité, réagit parfois et l'on voit se produire quelques contractions fibrillaires. Si le choc est plus violent, il détermine l'apparition de véritables contractures ;

2° Au moment du choc le muscle est en contraction ; alors, d'après Allison, on constate un simple engourdissement et le muscle se relâche ; le malade veut-il exécuter un mouvement, aussitôt un tremblement violent et douloureux, une contraction spasmodique irrégulière s'emparent du muscle contus ; le membre entier devient le siège de mouvements cloniques comme l'épilepsie spinale. Ces phénomènes résultent uniquement de la commotion nerveuse, et leur existence ne comporte aucune lésion anatomique spéciale.

Tant qu'elle n'a pas amené le broiement, la contusion des muscles est une lésion de médiocre importance. Un massage bien fait et quelques séances d'électricité suffisent d'ordinaire à faire disparaître les accidents que nous venons de signaler ;

3° La lésion est plus violente, le muscle est déchiré sur une certaine partie de son étendue ; suivant les cas, il y a infiltration sanguine entre les fibrilles, ou formation d'un foyer sanguin qui, ultérieurement, donnera lieu à la production d'un hématome ;

4° Enfin il y a écrasement et broiement de la fibre musculaire.

Les lésions observées dans ces dernières circonstances appartiennent à la rupture musculaire et seront étudiés à ce propos.

§ 2. — Ruptures musculaires.

Bibliographie. — J. SÉDILLOT, *De Rupt. muscul.*, in-4°, 1788, et *Mém. de la Soc. de méd.*, 1817. — PORTAL, *Anat. méd.*, t. II, p. 411. — JANSON, *Diss. sur la rupture des tissus*, Paris, 1803. — ROULIN, *Du mécanisme des R. M.*, *J. de phys. expérim.*, 1821, t. Ier, p. 295. — LARREY, *Mém. de chirurgie milit.*, t. III, p. 288. — RICHARDSON, *American Journal*, 1857, *Gaz. méd.*, 1858, et *Gaz. des Hôp.*, 1853. — G.-U.-F. UHDE, *Zur kasuist. subcut. Rupt. der Muskeln u. Sehnen.*, *Arch. f. klin. Chir.*, Bd. XVI, A. 1, Berlin, 1874. — VERNEUIL, *Annales du congrès de Clermont-Ferrand*, 1876, et *Mém. de chir.*, t. Ier. — NICHOLS, *Rupt. spont. du plant. grêle*, *Boston Med. and Surg. Journal*, août 1878. — SILBERSTEIN, *Rupture spontanée des fibres muscul. striées*, *Wiener med. Presse*, t. XIX, 1879. — *Soc. de chir.*, 1881. LARGER, p. 247. H. BOUSQUET, p. 428. — FARABEUF, p. 293, 453. — PHOCAS, *France méd.*, 1884. — CHARVOT et COUILLAULT, *Revue de chir.*, 1887. — RICOCHON, *Poitou méd.*, 1888.

Thèses de Paris. — 1847, BOUQUET. — 1878, DEVEMY. — 1879, MAFFRE. — 1880, RÉGEARD (Bibliogr.). — 1887, SALLEFRANQUE.

Les ruptures musculaires sont fréquentes pendant le cours, et surtout pendant la convalescence de certaines fièvres graves. C'est là un accident qui ne nous arrêtera pas : nous nous bornerons à étudier les ruptures musculaires qui surviennent chez l'homme sain. Elles se produisent avec ou sans lésion des téguments; dans ce dernier cas, l'affection rentre dans la catégorie des plaies contuses ordinaires.

Historique. — Jusqu'à la fin du siècle dernier, cette lésion a été confondue avec la rupture des tendons ou avec les douleurs rhumatismales musculaires consécutives aux efforts, contusions, etc. ROUSSILLE-CHAMSERU, le premier, présenta à la Société royale de médecine un mémoire sur ce sujet (1781). Des observations analogues furent publiées ensuite par FAGUES et DERAMÉ. En 1786, J. SÉDILLOT fit des ruptures musculaires le sujet de sa thèse et reprit de nouveau la question en 1817 ; ce deuxième mémoire, resté classique, a servi de base aux travaux ultérieurs. BICHAT, D. LARREY, S. COOPER, RICHERAND, VELPEAU, NÉLATON ont successivement apporté à ce point de chirurgie le tribut de leurs observations. Plus récemment LEGOUEST, VIRCHOW, VERMAS ont étudié de nouveau ce sujet; enfin, dans ces dernières années (1881), les observations présentées à la Société de chirurgie par LARGER et H. BOUSQUET, puis les rapports de FARABEUF ont montré que la fréquence de ces ruptures était plus grande qu'on ne le croyait et que souvent, jusqu'à ce jour, elles avaient été confondues avec les hernies musculaires.

Étiologie. — Deux causes peuvent occasionner une rupture musculaire : 1° un effort brusque ; 2° un traumatisme violent.

L'effort brusque dans lequel les muscles fournissent un travail hors de proportion avec l'effet produit entraîne fréquemment la rupture musculaire.

Dans les mouvements d'ensemble (saut, course, équitation, action de soulever des fardeaux), dans les efforts physiologiques ou pathologiques (vomissement, défécation, accouchement, tétanos, épilepsie), ces conditions se rencontrent souvent. La rupture se produit brusquement en une seule fois, ou progressivement et par une série de petites déchirures successives. Le muscle, d'ordinaire, était déjà malade.

D'après CHARVOT et COUILLAULT, la pathogénie de l'affection peut se résumer comme suit : 1° un muscle se rompt de préférence à l'occasion d'un mouvement qu'il n'a pas coutume d'exécuter, parce que les différents faisceaux musculaires qui le composent, n'étant pas disciplinés par l'habitude, se contractent isolément ;

2° La rupture survient dans l'exécution d'un mouvement secondaire, le ventre charnu n'étant pas anatomiquement disposé pour avoir, dans ce sens, toute sa puissance de contraction ;

3° Pour un même muscle, la déchirure se produit presque toujours au même point, moins bien soutenu par les enveloppes aponévrotiques ou fibreuses ; elle intéresse les fibres dont le trajet est direct ; ce sont elles, du reste, qui supportent la majeure partie de l'effort.

Le traumatisme peut, lui aussi, déterminer une rupture musculaire. On comprend facilement qu'un corps orbe, mû avec une vitesse ou une force considérable, frôle les téguments sans les déchirer et rompe les muscles sous-jacents ; ce résultat sera atteint avec une facilité d'autant plus grande que la contraction aura été plus intense. Des faits de ce genre ne sont pas rares en chirurgie d'armée.

Anatomie pathologique. — « Les ruptures musculaires proprement dites, occupant le ventre même du muscle, affectent le plus ordinairement les fléchisseurs, dont les fibres sont longues et les tendons très courts... Beaucoup plus rarement les extenseurs sont affectés. » (NÉLATON.) Un épanchement sanguin plus ou moins abondant accompagne cet accident. Il peut se résorber complètement par la suite, ou donner lieu à la formation de tumeurs spéciales (hématomes), dont le diagnostic est parfois difficile et qui ont été confondues avec des carcinomes ou des fibromes (MOORE, VELPEAU. TRÉLAT, DESPRÈS).

Le processus de la cicatrisation musculaire a été bien étudié par VOLKMANN, ROBIN, HAYEM et BOUCHARD.

1° Près de la surface de la rupture les fibres sont rétractées, le sarcolemme plissé et l'extrémité des fibrilles en émerge, elles sont gonflées et vitreuses. Entre les fragments l'épanchement sanguin est plus ou moins abondant ;

2° Plus tard, il se fait, dans le foyer de la rupture et tout autour de lui, une abondante prolifération embryonnaire, origine de la cicatrisation future, qui est toujours fibreuse, et dont l'épaisseur varie lorsqu'il s'agit de muscles à fibres striées.

Vers la troisième semaine on trouverait, dans les deux bouts musculaires, des cellules fusiformes, plus tard striées, analogues aux cellules myoplastiques. Les auteurs n'ont pu se mettre d'accord sur l'origine de ces cellules qui deviennent granuleuses et se résorbent sans servir à la cicatrice.

Symptômes immédiats. — Au moment d'une rupture musculaire, le sujet ressent une douleur vive, aiguë, qu'il compare à un coup de fouet ou à un coup de bâton; en même temps il perçoit et quelquefois même ceux qui l'entourent entendent d'une façon manifeste un bruit de craquement. Les mouvements à l'accomplissement desquels le muscle contribuait ou de l'exécution desquels il était seul chargé, diminuent d'amplitude ou sont totalement impossibles. Instinctivement le malade recherche la position qui favorisera le mieux le relâchement du muscle. La palpation, si l'on examine la région avant que l'épanchement sanguin soit considérable, permet de rencontrer la dépression occasionnée par l'écartement des deux fragments du muscle et le renflement formé par ses extrémités rétractées. Bientôt se montre un gonflement manifeste, suivi dans les vingt-quatre heures ou les premiers jours d'une ecchymose étendue. Dans certains cas, l'épanchement sanguin, très abondant, est loin d'être en rapport avec la rupture des veines intra-musculaires. Au mollet, par exemple, où ce phénomène semble assez fréquent, Verneuil l'attribue à la rupture de veines variqueuses enflammées; ceci expliquerait les accidents graves (phlébite et thrombose) qui se produisent quelquefois, surtout si l'intervention n'est pas sage et prudente.

Ecchymoses et gonflement disparaissent à la longue, puis le membre reprend son volume normal.

Symptômes consécutifs. — Si la réunion n'a pas lieu, fait ordinaire, il persiste un certain nombre de signes de la plus haute importance. Au moment des contractions, le bout supérieur du muscle augmente de volume, devient dur, forme sous les téguments une tumeur plus ou moins considérable. Il subit alors une sorte d'ascension vermiculaire ; on le voit remonter le long de sa gaine, augmenter progressivement de volume pendant qu'une dépression de plus en plus accentuée se creuse sur le trajet de la gaine laissée vide par la rétraction du corps charnu. Dépression et tumeur sont parfaitement appréciables à la vue. La figure 28 en donne une idée des plus nettes; elle a été faite d'après une photographie que Dauvé a mise à notre disposition. Si l'on fait cesser la contraction musculaire, la tumeur se réduit, la gouttière s'efface et l'on voit le méplat qu'elle formait disparaître peu à peu.

Du côté du segment inférieur du muscle, aucun phénomène appréciable; il n'y a ni corde, ni saillie.

Diagnostic. — C'est principalement avec les ruptures des tendons et des hernies musculaires que l'on a confondu l'affection qui nous occupe. Le gonflement et surtout l'épanchement sanguin éloigneront l'idée d'une rupture tendineuse. Quant à la hernie musculaire, les commémoratifs, l'absence de déchirure à l'aponévrose donneront de graves présomptions en faveur d'une rupture, mais ce qui est caractéristique, c'est la différence d'aspect du membre pendant le repos et pendant la contraction musculaire, ce sont le mode de formation de la tumeur, en particulier l'existence de cette longue gouttière sur laquelle nous avons appelé l'attention. « Cet aspect spécial du membre, disait Farabeuf à la Société de chirurgie, a pour moi presque toute la valeur d'une autopsie. »

Pronostic. — Au point de vue général, semblable accident ne présente aucune gravité; toutefois les fonctions du membre sont dans certains cas gravement compromises.

Les ruptures partielles guérissent vite; cependant, il persiste souvent un noyau induré qui ne se résorbe qu'à la longue.

Dans les ruptures totales, la réparation est la plus rare : il faut deux mois au moins pour que les mouvements se rétablissent et encore n'est-il pas rare de les voir compromis à tout jamais. Parfois le tronçon fibreux inférieur s'atrophie et sur un malade qui présentait une rupture non cicatrisée du

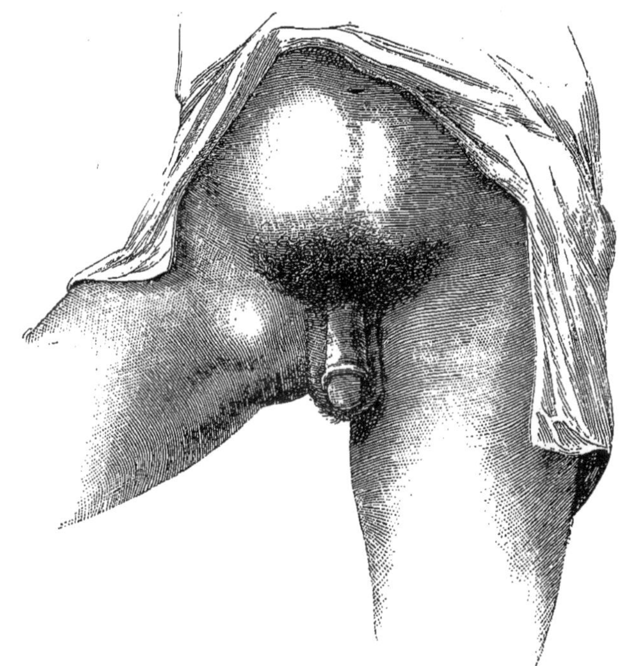

Fig. 28. — Rupture du moyen adducteur.

moyen adducteur, H. Bousquet a constaté que le moignon supérieur était encore rétractile, pendant que l'inférieur fibreux restait inerte dans sa gaine.

Traitement. — Durant les premiers jours qui suivent la rupture, il faut s'efforcer de prévenir l'inflammation et favoriser la résorption de l'épanchement sanguin. Les résolutifs, l'emploi d'un bandage légèrement compressif joints au repos complet du membre suffiront dans la plupart des cas. Le massage peut être indiqué si l'on est sûr qu'il n'y a pas de veines enflammées dans la région. Lorsque les douleurs sont vives, l'épanchement sanguin abondant, les émissions sanguines locales rendent des services. En tous cas il faudra, par la position du membre et un bandage approprié, mettre en contact les extrémités du muscle divisé de façon à en faciliter l'adhérence.

Dès que la réunion sera suffisamment avancée, on fera reprendre au malade l'usage de ses mouvements. Après la guérison, le membre du côté malade comparé à celui du côté sain présente habituellement une diminution de volume considérable ; il s'est produit une atrophie musculaire contre laquelle on pourra employer l'électricité et le massage, mais qui disparaîtra surtout à la longue sous l'influence de l'exercice.

Malgré toutes les précautions, la réunion manque fréquemment, les fonctions du membre sont alors plus ou moins compromises, mais il sera toujours possible, à l'aide d'un bandage bien fait, de remédier dans une certaine mesure à cette infirmité.

§ 3. — Hernies musculaires.

Bibliographie. — PORTAL, *Anat. méd.*, t. II, p. 142, 1803. — DUPUYTREN, *Gaz. des Hôp.*, 4 juillet 1829. — ROUILLOIS, Th. de Paris, 1829. — JOBERT, *Traité des plaies par armes à feu.* — MOURLON, *Essai sur les hernies musc.*, *Mém. de méd. et pharm. milit.*, 1861, 3e série, t. VI, p. 227. — DESPRÉS, Th. d'agrég., 1866. — BAUDIN, *Recueil de mém. de méd. milit.*, 1881. — NIMIER, *Arch. gén. de méd.*, 1882. — BOISSET, *Lyon méd.*, 1884. — BONNET, *Gaz. hebd. de Montpellier*, 1886. — GIES, *Berlin. klin. Wochens.*, 1886. — SPATHES, Th. de Montpellier, 1887. — DUPONT, *Arch. méd. belges*, 1888. — GUINARD, *Gaz. hebd.*, 1888. — BONNET, *Gaz. hebd. Montpellier*, 1889.

Définition. — On désigne sous ce nom la sortie à travers une éraillure ou une déchirure de l'aponévrose d'enveloppe d'une portion plus ou moins considérable d'un muscle intact ou d'un groupe musculaire.

Telle était la lésion à laquelle se rapportaient les observations de PORTAL qui, le premier, signale cette variété au commencement du XIXe siècle. Plus tard, DUPUYTREN, LARREY, BERARD, SÉDILLOT, signalent des faits analogues. Les diverses observations éparses dans la science sont réunies par MOURLON dans un mémoire intéressant (1861).

Vingt ans plus tard, FARABEUF (*Bull. de la Soc. de chir.*, 1881) démontre que la *hernie vraie*, qui a été décrite par les anciens auteurs, est fort rare, et que, dans la majorité des cas décrits sous le nom de Hernie, on s'est trouvé en présence d'une tumeur formée par des muscles rompus partiellement ou totalement, et engagés à travers une ouverture faite à son aponévrose déchirée en même temps que lui.

Cette variété, connue sous le nom de *pseudo-hernie*, est aujourd'hui bien connue, grâce aux faits relatés par LARGER et H. BOUSQUET, et aux recherches de NIMIER et GUINARD.

Anatomie pathologique. — Lorsqu'un muscle se contracte, il change de forme, entraînant dans son déplacement la gaine aponévrotique, qui s'y prête, non par une élasticité spéciale, mais en modifiant à ses dépens les gaines voisines dont les muscles sont au repos. Il résulte de ce mécanisme bien mis en lumière par FARABEUF, que le muscle n'exerce jamais de pression excentrique sur les parois de sa loge, partant la hernie brusque par effort doit être rare. Mais si l'aponévrose ne se rompt pas brusquement, elle peut céder peu à peu, car si les muscles ne pressent pas sur elle dans les mouvements simples, ils la distendent dans les mouvements complexes, où tout un groupe musculaire se contracte à la fois. Ainsi se forment les éraillures des muscles de la cuisse, chez les cavaliers novices ou des muscles de la jambe dans l'exercice du trot dit à l'anglaise. A travers ces éraillures sortent parfois des fibres musculaires; mais, contrairement à ce que l'on avait cru, c'est pendant le repos du muscle que l'on voit se former une tumeur; mollasse lorsqu'au contraire le muscle se contracte, les fibres se raccourcissent, se redressent, et la tumeur diminue tout en durcissant.

Dans la pseudo-hernie, il y a en même temps déchirure de la gaine aponévrotique et des muscles, et tout se passe comme nous l'avons signalé dans le chapitre précédent.

Étiologie. — Toutes les causes qui pourront amener la formation d'une ouverture aponévrotique favoriseront la production de la hernie. De ce nombre sont : les efforts musculaires, les contractions rapides et brusques par lesquels l'aponévrose, malgré sa résistance, est largement ouverte. Au lieu d'être subite, la formation de l'orifice anormal peut être lente et progressive, les fibres qui constituent la trame du manchon fibreux se déchirant successivement, pour ainsi dire à chaque nouvelle contraction. Mourlon explique de cette façon le développement de quelques hernies des muscles du mollet chez les cavaliers qui ont l'habitude de monter par la méthode dite à l'anglaise. Les plaies par instruments divers ne laissent que rarement après elles des hernies musculaires; toutefois, on doit faire une exception en faveur des hernies du jambier antérieur.

Siège. — La hernie musculaire se rencontre surtout aux membres et au tronc, sur les muscles de l'abdomen; certains sujets dont les aponévroses sont minces et peu résistantes présentent une prédisposition spéciale à cette lésion. Inutile d'insister, étant donné ce qui précède, pour prouver que l'affection est particulière au sexe masculin et se voit surtout chez ceux qui se livrent à des exercices violents.

Symptômes. — Les signes de la pseudo-hernie sont absolument les mêmes que ceux de la rupture. Craquement violent au moment de l'accident, douleur vive, écartement des parties déchirées qui, au moment où le muscle entre en contraction, forment deux boules séparées par une gouttière : tels sont les signes les plus appréciables.

La hernie vraie, au contraire, se forme peu à peu, sans douleur. Elle constitue une masse saillante et molle pendant que le muscle est au repos, et, fait caractéristique, cette masse durcit au moment de la contraction, mais en même temps on la sent disparaître sous la main qui la presse; parfois même elle se réduit complètement et le doigt arrive à sentir l'orifice aponévrotique.

RUPTURE MUSCULAIRE ET PSEUDO-HERNIE	HERNIE MUSCULAIRE
1° Bruit de craquement au moment de l'accident. Douleur vive reparaissant ensuite pendant un certain temps lorsque le muscle se contracte. Épanchement sanguin constant, son degré varie suivant les cas.	1° La hernie s'établit lentement sans douleur.

2° Impossibilité complète d'exécuter les mouvements auxquels préside le muscle rompu.	2° Les mouvements confiés au muscle, quoique plus difficiles, sont toujours possibles, même immédiatement après la production de la hernie.
3° Enfoncement plus ou moins facile à constater; écartement des extrémités musculaires, qui devient encore plus manifeste pendant la contraction.	3° Lorsque le muscle est complètement au repos, on sent une masse mollasse, étalée en champignons, qui peut être confondue avec un lipome ou un kyste.
4° La contraction porte exclusivement sur la partie supérieure du muscle. C'est à ses dépens que se fait l'écartement. Le bout inférieur du muscle reste étranger au phénomène et ne se contracte pas.	4° Pendant la contraction du muscle, cette masse durcit en s'amoindrissant et finit par disparaître totalement.

La hernie musculaire peut encore être confondue avec un kyste, un abcès par congestion, etc. Il nous paraît inutile d'insister pour établir un diagnostic différentiel, il suffira que le chirurgien soit prévenu de la possibilité d'une pareille erreur pour l'éviter.

Pronostic. — La hernie musculaire ne constitue pas une affection grave; c'est une simple infirmité plus ou moins gênante, suivant les cas, et suivant la difficulté à la maintenir réduite. Elle ne guérit jamais seule, elle peut parfois augmenter au contraire si le malade n'est pas soigneux, et peut arriver à compromettre les fonctions du membre.

Traitement. — Pour amener une guérison complète, on a proposé de mettre à découvert le muscle hernié, puis de diriger la réunion de la plaie, de façon à déterminer une cicatrice solide oblitérant la perte de substance. Le muscle contracterait ainsi des adhérences anormales, mais le rétablissement des fonctions pourrait ensuite les faire disparaître à la longue.

Ainsi présentée, l'opération avait peu de chances d'être adoptée et on préférait s'en tenir aux bandages; aujourd'hui, il n'y a aucun inconvénient à découvrir le muscle hernié, à faire la suture de l'aponévrose, puis celle des téguments et à chercher ainsi l'obturation de l'orifice herniaire. Ce procédé a donné à GIÈS deux résultats excellents.

CHAPITRE II

PLAIES DES MUSCLES. — MYOSITES

La piqûre des muscles est un accident de peu d'importance. Si l'instrument est d'un petit calibre, les fibres musculaires sont simplement écartées; s'il est plus volumineux, il y a attrition d'un certain nombre de fibres et souvent suppuration consécutive.

Les plaies par instrument tranchant atteignent le muscle perpendiculairement ou parallèlement à ses fibres. La section est-elle parallèle à l'axe du muscle, la plaie se réduit à une boutonnière imperceptible ; si elle est perpendiculaire, les extrémités du muscle coupé se rétractent dans sa gaine, laissant entre elles un écartement très variable. Lorsque plusieurs muscles sont sectionnés, ils se rétractent à des hauteurs différentes en rapport avec la longueur de leurs fibres.

Mécanisme de la réparation. — Les plaies dont nous venons de parler peuvent se réunir par première intention ; en pareille circonstance, le travail cicatriciel se fait aux dépens du tissu cellulaire ambiant, une simple ligne blanchâtre qui ne nuit en rien aux fonctions du muscle persiste après la cicatrisation. Les phénomènes de la réparation sont loin d'être aussi simples lorsqu'il s'agit de plaies contuses ou de plaies avec perte de substance. Dans ce cas, la suppuration est fatale, de là des adhérences à la cicatrice et consécutivement de la gêne dans les mouvements du membre.

§ 1er — Myosite traumatique.

Bibliographie. — Dionis des Carrières, *Etudes sur la myosite*, Th. de Paris, 1851. — Velpeau, *Myosite*, *Gaz. des Hôp.*, 1852. — Schnepf, *Utilité des préparations mercurielles dans la myosite*, *Moniteur des Hôpitaux*, p. 179, 1856. — Fischer. *De la myosite*, Paris, 1859. — Tungel, *Ueber einige perniciose Falle von acuter Periostitis und Myositis*, *Klinik Mittheil. von der med. Abtheil des Allgmen. Krankenhauses im Hamburg*, p. 93, 1862-1863. — G. Hayem, *Note sur les altérations des muscles*, *Gaz. méd.*, 1866, p. 698 et 712. — Foucault et Hayem, *Myosite suppurée suraiguë*, *Soc. anat.*, t. XIV, p. 506, 1869. — Tschauisky, *Ueber die Entzündlichen Veranderüngen der Muskelfasern*, *S. Stricker's Studien*, Heft 1, 1870, — Demarquay, *Régénér. des organes et tissus*, Paris, 1870. — Hayem, *Myosite symptom.*, *Arch. de physiologie*, 1870, t. III. — Hayem, *Cicatrisation des muscles après leur section sous-cutanée*, *Société de biologie*, *C.-R.*, 1870. — Fischer, *Plaies des muscles*, *Pitha und Billroth*, Bd. I, p. 139. — Roy, *Du psoïtis traumatique*, Th. de Paris, 1873. — Rœseler, *Abcès phlegmoneux des muscles*, Th. de Paris, 1875. — Marquet, *Recherches expérimentales sur le processus inflammatoire dans les muscles*, Th. de Nancy, 1879. — Guermonprez, Th. de Lille, 1879. — *Contribution à l'étude de la Myosite chronique*, *Revue des sciences médicales*, 1880.

Dès qu'un muscle a été sectionné, il se fait une stase sanguine dans les capillaires des extrémités, puis en même temps une prolifération abondante de tissu conjonctif, aux dépens du tissu connectif interfasciculaire et de celui qui entre dans la structure de la gaine des vaisseaux sanguins. « Les cellules du tissu embryonnaire se trouvent non seulement à la surface de la plaie, mais encore entre les faisceaux primitifs, à une profondeur qui varie suivant l'intensité de l'inflammation et la période de la maladie. » (Cornil et Ranvier.) Que deviendra par la suite ce tissu conjonctif ainsi anormalement développé? Une foule de facteurs (nature de la blessure, milieu, états diathésiques originels ou acquis de l'individu) entrent alors en jeu, et, suivant le cas, l'inflammation restera stationnaire, déclinera, ou passera à l'état aigu (suppuration).

Lorsque l'inflammation reste stationnaire, les éléments embryo-plastiques deviennent des centres générateurs de fibres inodulaires. Le tissu conjonctif ainsi produit étouffe les fibres musculaires, l'inflammation laisse des traces indélébiles de son passage. Si l'inflammation diminue, les éléments embryo-plastiques comprimés entre les faisceaux musculaires sont frappés de dégénérescence granulo-graisseuse, ils se résorbent facilement, le tissu embryonnaire situé à la surface de la section s'organise, et la guérison a lieu par son intermédiaire.

Quel est, dans ces divers phénomènes, le rôle de la fibre musculaire ? L'accord est loin d'être fait parmi les auteurs qui se sont occupés de la question. Les uns (Gendrin, Ollivier) veulent que le tissu connectif soit seul en cause, d'autres (Waldeyer, Hoffmann, Hayem) font jouer un rôle important aux éléments propres du muscle ; d'autres enfin (Strauss) prétendent que toutes les parties constituantes prennent part au processus.

Myosite suppurée. — C'est de toutes les terminaisons de l'inflammation des muscles la plus fâcheuse ; le muscle se répand sous forme d'infiltration diffuse ou se collecte en foyers limités. D'après Cornil et Ranvier, il se formerait aux dépens du tissu cellulaire interstitiel et non de la fibre musculaire elle-même. La myosite suppurée succède souvent aux contusions, plaies contuses et ruptures sous-cutanées des muscles. Le psoïtis, par exemple, est toujours consécutif à la rupture de quelques fibres du psoas. Fréquemment aussi la maladie survient pendant la convalescence des fièvres graves, elle peut être encore la manifestation d'un empoisonnement général (infection purulente, morve et farcin), d'un état constitutionnel (abcès froid).

§ 2. — Myosite spontanée.

Cette maladie est d'ordinaire une complication des fièvres graves, des affections septiques et infectieuses. Elle se montre aussi après des fatigues exagérées et, d'après Velpeau, elle serait souvent consécutive à une impression brusque de froid, surtout chez les rhumatisants. Dans le cas de surmenage, ce sont naturellement les muscles qui travaillent le plus qui sont atteints de préférence. Il n'est pas rare, après un exercice violent auquel on n'est pas habitué, de ressentir une vive douleur dans les membres. Cette courbature, comme on l'appelle, peut être le point de départ d'une myosite. Au point de vue de l'intensité, la myosite est subaiguë, aiguë, suraiguë ou infectieuse. La première forme semble la plus fréquente, la myosite suraiguë ou infectieuse ne se rencontre guère que dans les intoxications graves ou à la suite de fatigues excessives, lorsque les sujets sont dans des conditions de santé mauvaises.

Symptômes. — La myosite, dans sa forme la plus légère, se manifeste par une sensation de pesanteur, d'engourdissement, par des douleurs vagues qui s'accentuent à la pression. Cette sensation pénible se traduit par des secousses, des contractions fibrillaires. Dans la forme franchement aiguë la douleur plus vive est augmentée par la pression et les mouvements provoqués ou volontaires. Englobés par l'exsudation inflammatoire, les muscles malades deviennent durs, rigides, la région tout entière est tuméfiée. La teinte normale de la peau ne paraît pas altérée d'ordinaire, à peine si dans certains cas une rougeur légère décèle cette inflammation. Instinctivement, le malade prend la position la plus favorable pour obtenir le relâchement musculaire.

Pronostic. — La myosite spontanée se résout souvent d'elle-même, sans aucun traitement, mais il n'est pas rare, même dans les cas les plus heureux, de voir persister dans les muscles qui ont été atteints des noyaux indurés qui en gênent pendant longtemps les fonctions. L'exsudat inflammatoire soude les fibres musculaires les unes aux autres ; comme il rend les tendons immobiles dans leurs gaines, ils ne forment plus qu'une masse homogène qui a perdu toute sa souplesse. Ce produit inflammatoire est susceptible de s'organiser, les fibres charnues étouffées finissent alors par s'atrophier et disparaissent plus ou moins complètement, laissant à leur place une simple corde fibreuse (VELPEAU).

Traitement. — Dès le début, la région malade doit être immobilisée et enveloppée d'ouate jusqu'à la cessation des douleurs ; en cas de suppuration, le chirurgien se conduira comme s'il était en présence d'un abcès ordinaire.

§ 3. — Myosite ossifiante.

Bibliographie. — *Myosite ossifiante.* — PORTAL, *Anatomie médicale*, Paris, 1804. — RODGERS, *Gaz. médicale*, 1834, p. 347. — TESTELIN et DAMBRESSI, *Gaz. méd.*, 1839. — WILKINSON, *London med. Gaz.*, 1846, t. XXXVIII. — DESPRÈS, Th. d'agrég., 1866. — MUNCHMEYER, *Zeitschrif f. ration. Medicin*, t. XXXIV, 1867. — HALTENHOFF, *Arch. gén. de médecine*, 1869, t. II, p. 567. — VOLKMANN, *Hitha und Billroth*, Bd. II, 1872. — PODRASKY, *Œst. Zeitschr. prakt. Heilkunde*, n° 19, 1873. — GERBER, *Inaug. Diss. Wurtzbourg*, 1875. — V. MOSETIG, *Wien. med. Wochens*, 1879. — PINTER, *Inaug. Diss. Wurtzbourg*, 1883. — E. SCHWARTZ, *Deut. med. Wochens* 1884. — KREISS, *Berlin klin. Woch.*, 1886. — FAVIER, *Arch. de méd. et pharm. mil.*, 1888. — SCHMIDT, *Soc. de chir.*, 1890.

1° *Myosite ossifiante circonscrite.* — La myosite ossifiante circonscrite est une affection caractérisée par le développement d'une lamelle osseuse plus ou moins allongée dans l'épaisseur d'un muscle. Cette lamelle parallèle au grand axe du muscle présente en général 10 à 12 centimètres de long, sur 4 à 5 centimètres de large. Les mouvements répétés et exagérés seraient la cause de la maladie. SCHMIDT prétend qu'il y aurait toujours eu un traumatisme antérieur. On trouve des productions de ce genre dans les muscles adducteurs chez les cavaliers, dans le muscle deltoïde gauche, dit-on, chez les fantassins. PITHA et BILLROTH en auraient rencontré dans le brachial antérieur ; ils lui reconnaissent comme origine des exercices gymnastiques trop fréquents.

Ces plaques passent fréquemment inaperçues ; dans d'autres cas, elles occasionnent des douleurs, de l'impotence fonctionnelle; aussi a-t-on été conduit à intervenir et THIRIAR a enlevé avec un plein succès un de ces ostéomes.

2° *Myosite ossifiante multiple ou progressive.* — Ce nom a été donné par MÜNCHMEYER à une affection aussi singulière que rare, dans laquelle plusieurs groupes musculaires sont successivement ossifiés. Des faits de ce genre n'ont été observés que par un nombre d'auteurs fort restreint (ABERNETHY, TESTELIN et DAMBRESSI, WILKINSON, HAWKINS, FLORSCHUTZ). Les causes de la maladie restent absolument inconnues; aussi s'est-on empressé de faire appel à une prédisposition spéciale au traumatisme, etc.

Les muscles de la nuque sont les premiers atteints par l'ossification, puis l'affection s'accroît lentement, gagnant peu à peu les muscles du dos. La région dorsale tout entière se trouve dans certaines circonstances convertie en un plastron osseux, véritable carapace qui immobilise complètement la colonne vertébrale. Parfois les muscles du bassin, des cuisses, les masséters sont envahis à leur tour; immobilisés sur leur lit, les malades finissent par succomber à la suite des troubles que l'affection fait naître dans l'exercice des diverses fonctions.

La thérapeutique ne donne aucun résultat en pareille circonstance; l'iodure de potassium, médicament le plus employé, est resté inutile.

§ 4. — Myodiastasis. — Diastasis musculaire.

Bibliographie. — GUBLER, *Journal de thérapeutique*, 1874, et *Arch. de méd.*, 1875. — BOURGUIGNON, Th. de Paris, 1875. — SIEFFERMAN, *Gaz. de Strasb.*, 1875.

On éprouve de temps à autre pendant la contraction brusque d'un muscle, après un effort, un faux mouvement, des douleurs excessivement vives avec gêne dans l'accomplissement des fonctions du membre. Ces souffrances, très distinctes des douleurs rhumatoïdes ordinaires, ont été rangées, par GUBLER, qui les a le premier étudiées en 1871, dans la classe des douleurs cynésialgiques ou de contraction. Des faits à peu près analogues, survenant brusquement, mais à la suite d'efforts continus, furent observés en 1875 sur des ouvriers terrassiers employés à charger des wagons dans les travaux de déblaiement, et relatés dans la thèse de BOURGUIGNON.

Siège. — Sur 25 cas relatés par GUBLER, 14 fois le mal siégeait sur la masse sacro-lombaire; viennent ensuite, par ordre de fréquence, les muscles du cou et de la partie supérieure du dos; les membres sont plus rarement atteints, souvent alors un segment limité est seul malade.

Causes. Mécanisme. Pathogénie. — Contractions brusques, faux mouvements, efforts mal calculés, travail exagéré, telles sont les causes de la maladie. Dans quelques cas, dit GUBLER, le diastasis musculaire se montre lorsque la coordination volontaire ou automatique n'est pas suffisamment réglée; ainsi on le voit apparaître brusquement après une quinte de toux. Un certain degré de torpeur du système vaso-moteur peut produire le même résultat. C'est à cette cause qu'il faudrait rapporter la fréquence des crampes qui subitement se montrent dans les mollets des malades, au moment où le matin, encore à moitié endormis, ils posent le pied à terre. Les sujets atteints de rhumatisme musculaire chronique seraient particulièrement prédisposés à ces phénomènes. Est-ce là une simple contracture? y a-t-il rupture musculaire ? Dans un mouvement brusque il peut se faire que quelques fibres musculaires soient déchirées, mais lorsque la région dorsale d'un promeneur nonchalant est tout à coup envahie, ainsi que le rapporte GUBLER, il est difficile d'admettre l'existence d'une rupture musculaire.

Symptômes. — Le début de cette affection est instantané. Douleur vive, assez aiguë dans certains cas pour déterminer une syncope, tel est le principal symptôme ; cette douleur est persistante ; de plus, les moindres mouvements en augmentent l'intensité. Une pression même vigoureuse dans la région malade n'amène aucun paroxysme ; il n'y a pas d'ecchymose, parfois cependant un peu de gonflement et d'œdème.

Traitement. — Repos, frictions, révulsifs, applications narcotiques, bains, massage ont été successivement employés. D'après GUBLER, l'électricité seule donnerait de bons résultats et aurait une action immédiate et certaine. Il faut de préférence employer l'extra-courant. On commencera par un courant faible ou moyen dont on augmentera progressivement l'intensité. La durée de la séance doit être de 10 à 15 minutes. Sur 26 cas, GUBLER a obtenu 26 succès. SILBERMAN, à Strasbourg, a aussi enregistré deux résultats satisfaisants.

CHAPITRE III

TUMEURS DES MUSCLES

§ 1er. — Tumeurs solides des muscles.

Bibliographie. — LEBERT, *Bull. de la Soc. anat.*, 1844, et *Anat. path.*, t. II, p. 605. BROCA, *Bull. de la Soc. anat.*, 1850. — VIDAL, *Ibid.*, 1853. — CHASSAIGNAC, *Soc. de chir.*, 1856. — AZAM, *Union médicale*, 1861. — PARMENTIER, *Ibid.* — VIGNES, *Tumeurs cancéreuses des muscles*, Th. de Paris, 1862. — TIEWAN, *On Tumours of Voluntary Muscles*, *British a. Foreign Med. Chir. Review*, t. XXXII, 1863. — DESPRÈS, *Tumeurs des muscles* (Th. d'agr.), Paris, 1866. — TATUM et LOCKHARDT-CLARKE, *Tumour in Muscles*, *Holmes Syst. of. Surgery*, 2e édit., t. III, 1870. — *Pitha and Billroth*, Bd. II, 1872. — SOKOLOW, *Revue des sciences médicales*, 1873. — CHARVOT, *Etude clinique sur les épanchements sanguins du pli du coude*, *Revue de chir.*, t. Ier, 1881, p. 705 et *Congrès français de chirurgie*, 1892.

Les tumeurs des muscles sont des affections assez fréquentes; nous allons présenter ici l'histoire clinique des variétés les plus connues et les plus importantes.

1° **Hématomes.** — Cette forme de tumeurs, signalée par Velpeau, Trélat, Virchow, décrite par Desprès, a été l'objet d'un mémoire intéressant de Charvot, complétée par une communication au Congrès de chirurgie, 1892.

Souvent, ainsi que nous l'avons fait remarquer, les déchirures complètes ou incomplètes des muscles s'accompagnent d'un épanchement sanguin assez considérable. Cet épanchement se résorbe en général facilement; on ne s'en occupe pas. Plus tard, le malade s'aperçoit tout à coup qu'il porte une grosseur dans la région autrefois contuse; à l'examen on se trouve en présence d'une masse dont le volume oscille entre celui d'une noisette et d'une noix; elle est dure, bosselée et présente une consistance caractéristique: on croirait avoir sous les doigts une production cartilagineuse ou osseuse. C'est un accident qu'il n'est pas rare de rencontrer au pli du coude après les luxations. La tumeur est située d'ordinaire dans l'épaisseur du brachial antérieur. Cependant l'un de nous l'a observée dans le triceps brachial. Pendant les premiers mois elle diminue lentement, subissant un retrait insignifiant, puis enfin elle reste stationnaire. Nous connaissons un malade qui porte depuis quinze ans une tumeur de ce genre, et depuis cette époque elle n'a pas changé.

Les commémoratifs mettront sur la voie de la nature de la tumeur, puis l'exploration minutieuse de la région fera reconnaître l'intégrité des diverses apophyses osseuses; par exclusion on pourra acquérir une certitude presque complète. Le chirurgien ne doit intervenir que si l'affection est gênante, et dès lors le seul traitement rationnel est l'ablation.

2° **Angiomes. Tumeurs érectiles.** — Ces sortes de tumeurs ne sont pas très rares; aux neuf cas rapportés par Desprès dans sa thèse, il serait facile d'en joindre quelques autres, épars çà et là dans la science. Elles ont été rencontrées dans divers muscles : 1° Demi-membraneux (Tiewan, Liston, Campbell Morgan); 2° Grand dorsal (Legros, Clarke); 3° Long supinateur (Demarquay); 4° Rond pronateur (Nélaton, Tillaux), triceps (Richet), biceps (Cruveilhier).

La structure de ces tumeurs rappelle celle des corps caverneux de l'urètre. Le diagnostic a été rarement établi avant l'intervention chirurgicale dont le résultat a toujours été bon.

3° **Lipomes.** — Ce sont des tumeurs peu communes; on a signalé un certain nombre de lipomes intermusculaires (Laugier, Rollin, Bouisson). Quant aux lipomes développés véritablement dans les muscles, nous n'en connaissons que deux cas incontestables, l'un dû à Volkmann, l'autre présenté par Farabeuf à la Société de chirurgie en 1875. Dans ces deux circonstances il s'agissait d'un lipome du couturier; il faut faire une exception pour les lipomes de la langue, relativement fréquents.

4° **Tumeurs cancéreuses.** — Le cancer peut se développer primitivement dans le tissu musculaire, ou bien les muscles sont envahis par la néoplasie qui a débuté dans un organe voisin.

Le cancer primitif est tellement rare, que son existence semble presque hypothétique. Nombreuses au contraire sont les observations de dégénérescence secondaire. Comment se propage le mal? Deux opinions sont en présence. D'après Cornil et Ranvier, opinion admise par Rindfleisch, « le développement de la masse morbide se fait toujours aux dépens du tissu embryonnaire formé au préalable dans les espaces interfasciculaires ». Les muscles seraient donc entièrement passifs. WEBER, FORSTIER, WALDEYER sont d'un avis diamétralement opposé et, d'après eux, la cellule musculaire elle-même prendrait part au processus.

5° **Sarcome.** — Le sarcome des muscles est assez commun; d'après CORNIL et RANVIER, il serait toujours consécutif. VOLKMANN admet au contraire qu'il peut être primitif. Dans ce cas, il débuterait à l'union du tendon et de la fibre musculaire. Le fibro-sarcome est la forme qui a été le plus souvent observée. Le fibro-sarcome et l'épithéliome, assez fréquents, sont habituellement consécutifs.

§ 2. — Kystes hydatiques des muscles.

Bibliographie. — BÉRAUD, *Gaz. des Hôp.*, 1857, p. 475. — CAILLEUX, *Ibid.*, 1868, p. 366. — ORILLARD, Th. de Paris, 1869, t. X, n° 282. — CRUVEILHIER, *Gaz. des Hôp.*, 1873, p. 564, et *Bull. de la Soc. de chir.*, 1873. — VERNEUIL, *Société de chirurgie*, 1873. — AUDIAT, Th. de Paris, 1886-1887. — LEBEC, *Gaz. des Hôp.*, 1886. — MARGUET, Th. de Paris, 1888-1889 (Bibl.).

Les kystes hydatiques des muscles ne sont pas très rares, puisque MARGUET a pu en réunir 130 observations qui se répartissent comme suit : tronc, 50; membres inférieurs (psoas et fessiers compris), 51 ; membres supérieurs, 20; tête, 6 ; cou, 3.

Etiologie. — Le développement des kystes hydatiques résulte de l'ingestion des œufs du *ténia échinocoque* et comme ce ténia habite l'intestin du chien, ici comme pour les kystes hydatiques des autres régions, il faut chercher comment ce ténia passe du chien à l'homme. D'après MARGUET, la transmission se ferait surtout par l'eau et les aliments.

Charriés par le sang, les embryons des hexacanthes se portent surtout vers les muscles les plus volumineux et vers ceux qui fonctionnent le plus activement et qui, partant, reçoivent le plus de sang.

Les recherches de TILLAUX, BONCOUR et DANLOS ont montré aussi l'influence manifeste du traumatisme sur le développement de ces tumeurs.

Anatomie pathologique. — Le kyste hydatique des muscles siège en général dans le muscle lui-même, refoulant, amincissant et dissociant les fibres musculaires autour de lui. Il n'est pas rare de trouver une zone périkystique, dans laquelle le tissu musculaire est sclérosé et induré. Quant au kyste lui-même, il présente à étudier :

1° *Une membrane adventice* dont l'épaisseur est de 1 à 2 millimètres, formé de tissu fibreux lamelliforme ;

2° Au-dessous de la précédente, une *membrane mère* ou membrane fertile de Ch. ROBIN, tapissée de vésicules prolifères ou formatrices des échinocoques ;

3° Dans cette membrane est renfermé un liquide clair ou citrin contenant des vésicules secondaires de volume variable.

Symptômes. — Le début de l'affection échappe toujours au malade; dans la majorité des cas, une circonstance fortuite lui en révèle l'existence. La tumeur croît avec beaucoup de lenteur; son volume, variable, peut atteindre celui du poing. Le relief qu'elle forme est plus ou moins appréciable, suivant qu'elle se développe dans un muscle superficiel ou profond. La maladie paraît le plus souvent indolente; lorsqu'on observe des douleurs, elles sont dues à la compression des filets nerveux voisins par la masse morbide. Il existe assez ordinairement de la gêne dans les mouvements. La surface du kyste, d'habitude unie, est dans certains cas bilobée ou même trilobée. La peau ne subit aucune altération à son niveau. Il est rare de percevoir de la fluctuation, la palpation donne plutôt une sensation de rénitence. Le frémissement hydatique perçu deux fois (JOBERT, NÉLATON) est un signe trop inconstant pour qu'on puisse lui accorder quelque valeur.

Diagnostic. — Il faut procéder par exclusion, examiner avec soin l'état général du malade, s'informer de l'origine et des débuts du mal. Les abcès froids, les lipomes, par leur forme et leurs caractères, peuvent souvent induire en erreur; la ponction exploratrice suffira à lever tous les doutes.

Traitement. — L'extirpation totale du kyste, toutes les fois qu'elle est possible, constitue le seul traitement rationnel.

§ 3. — Affections syphilitiques des muscles.

Bibliographie. — BOUISSON, *Gaz. méd. de Paris*, 1846, p. 542, 563, 583 et 594, et *Tribut à la chirurgie*, t. Ier, 1858. — NÉLATON, *Gaz. des Hôp.*, 1858 et 1861. — DUFOUR, *Bull. de la Soc. anat.*, 1855, p. 139. — NOTTA, *Arch. gén. de méd.*, 4e série, t. XXIV, 1850. — SIDNEY (Jones), *Transact. of the Path. Society*, London, t. VII, p, 346. — MURCHISSON, *Ibid.*, t. XII, p. 251. — VIRCHOW, *Path. des tumeurs*, t. II, p. 430. — LANCEREAUX, *Traité de la syphilis*, 1873. — FOURNIER, *Leçons sur la syph. chez la femme.* — MAURIAC, *Ann. de derm.*, 1875-1876, t. VII, p. 876 et t. VIII.

Thèses de Paris. — 1858, ST-ARROMAND, THÉVENET. — 1876, INGOLD. — 1875, ROUSSET. — 1876, TRAISNEL. — 1881, LÉCUYER.

Les muscles peuvent être atteints par la syphilis, aux diverses périodes de la maladie. Les lésions profondes (gommes) ont tout d'abord attiré l'attention. THÉODOSIUS les a signalées dès 1753, puis vinrent les mémoires d'ASTRUC (1777), PETIT-RADEL (1812), LAGNEAU, et les travaux de BOUISSON, VIRCHOW et NOTTA. Les affections plus superficielles, myosalgies, contractures, sont connues depuis peu d'années seulement; elles ont été étudiées et décrites par FOURNIER et MAURIAC, aux leçons desquels nous ferons de nombreux emprunts.

Division. — MAURIAC divise en quatre groupes les altérations morbides produites sur les muscles par la syphilis : 1° myosalgie et affaiblissement; 2° contracture; 3° myosite; 4° gommes. L'existence des lésions du premier et du deuxième groupe n'implique pas nécessairement l'apparition ultérieure d'autres lésions; de même la myosite et la gomme peuvent se montrer chez des sujets qui n'ont jamais eu de manifestations antérieures.

I. *Myosalgie, affaiblissement, amaigrissement, tremblement.* — Le système musculaire est souvent le premier à ressentir l'influence de l'empoisonnement syphilitique ; de là la rapidité d'apparition des phénomènes qui nous occupent. Les muscles les plus fréquemment atteints, dit Fournier, sont, par ordre de fréquence, ceux de la cuisse, des jambes, de l'épaule, de l'avant-bras, du cou et des lombes. Le symptôme principal, d'après Fournier, consiste en une faiblesse musculaire avec sensation de lassitude tellement accusée que le malade n'est plus capable même de l'effort le plus léger. Cette faiblesse s'accompagne quelquefois de douleur dont l'intensité augmente pendant la nuit. Il n'est pas rare de voir survenir très rapidement un amaigrissement notable du système musculaire. A ces phénomènes s'ajoute parfois un tremblement caractéristique bien distinct de celui que l'on observe à la période tertiaire (Fournier) ; ce tremblement procède par accès, survient à la suite d'une émotion, d'un changement d'attitude ou même spontanément ; après avoir persisté pendant quelques jours, il disparaît. La maladie a tantôt une durée très courte, tantôt elle se continue pendant des semaines et des mois.

II. *Contracture.* — Longtemps confondue avec les rétractions musculaires consécutives aux gommes, la contracture a été bien étudiée, dès 1850, par Notta, et dans ces dernières années par Mauriac.

D'après cet auteur, la contracture serait un accident de la période secondaire, c'est en effet vers le dixième mois qu'il a eu l'occasion de l'observer; elle peut se montrer sur un muscle quelconque, cependant elle a un siège spécial, une prédilection particulière pour le biceps brachial.

Etiologie. — Les causes occasionnelles de la contracture nous sont encore inconnues. Le moment d'apparition des contractures n'a aucune relation avec la gravité de la maladie constitutionnelle, non plus qu'avec sa forme. Des observations recueillies, tout ce que l'on peut conclure, c'est que les fléchisseurs sont plus souvent atteints que les extenseurs, le biceps gauche plus fréquemment que le droit.

Caractères et symptômes. — Les débuts de la maladie sont des plus vagues, ils consistent en une simple gène des mouvements dont l'amplitude diminue progressivement jusqu'à l'abolition complète (ankylose musculaire de Mauriac). Les articulations sont intactes ainsi que la bourse séreuse sous-bicipitale, dans laquelle certains auteurs ont voulu localiser cette affection. Le tendon du biceps, siège ordinaire du mal, est dur, rigide, saillant; aucune adhérence à la peau, pas d'empâtement périphérique, le muscle présente une forme globulaire par suite de laquelle on pourrait le croire violemment contracturé ; il n'en est rien, la palpation fait reconnaître que ses fibres sont molles et flasques; la pression, les mouvements communiqués déterminent sur les parties latérales du tendon une douleur des plus violentes, principalement du côté externe. Le muscle reste indolent.

Diagnostic et pronostic. — Le diagnostic de la contracture est habituellement facile ; seule, la syphilis donne lieu à une semblable affection. La localisation exclusive et prédominante au biceps ne peut laisser aucun doute (MAURIAC). La marche de la maladie paraît lente; NOTTA cite un cas dans lequel elle a duré quatre ans. Le pronostic ne présente aucune gravité; malgré sa durée, cette affection n'altère ni la structure du muscle, ni celle du tendon, elle n'annonce pas davantage une syphilis maligne.

Traitement. — Le traitement mixte, en prenant soin de forcer un peu la dose d'iodure, a toujours donné à MAURIAC d'excellents résultats.

III. *Myosite.* — La myosite, accident d'une période plus avancée de la syphilis (période intermédiaire), apparaît après les troubles précédents, rarement avec eux. Elle se caractérise par un état inflammatoire subaigu du muscle accompagné de tuméfaction diffuse, répartie dans toute sa masse, sans aucune tendance à la suppuration. Le muscle lui-même paraît d'ordinaire dur, élastique, tuméfié; à son niveau le tissu cellulaire est généralement infiltré. Il n'y a pas ou presque pas d'élévation de température, la douleur est de peu d'intensité. Sous l'influence du traitement mixte, cette affection marche très rapidement vers la résolution; lorsqu'elle persiste longtemps, elle entraîne des altérations profondes de la fibre musculaire et une infirmité incurable.

IV. *Myopathies gommeuses.* — Normalement, dans le tissu cellulaire comme ailleurs, les gommes sont un accident de la période tertiaire, mais, comme le fait remarquer à juste titre MAURIAC, la syphilis est loin d'obéir servilement aux lois que l'on a essayé d'établir; aussi voit-on de temps à autre des gommes musculaires précoces. D'après VIRCHOW, les gommes se développeraient surtout dans les muscles longs et envahiraient de préférence les extrémités par lesquelles ils s'insèrent aux os; on les rencontre fréquemment dans le sterno-mastoïdien. La gomme des muscles se révèle par des douleurs assez vives, puis bientôt apparaît une dureté diffuse, homogène, profonde, faisant corps avec l'organe. Celle-ci s'accroît insensiblement et finit par constituer une production de volume variable, mais nettement circonscrite. Très dure au début, cette masse abandonnée à elle-même se ramollit peu à peu et devient fluctuante. La peau à son niveau prend une teinte violacée, puis devient rouge, s'ulcère, se détruit en plusieurs points, laissant échapper un ichor filant et gommeux analogue à du pus. Ce noyau, dans quelques cas, devient le centre d'un foyer inflammatoire qui détermine une suppuration plus ou moins abondante. Les choses se passent différemment sous l'influence d'un traitement convenable. On voit alors la gomme disparaître avec rapidité.

Le diagnostic ne présente pas en général de difficultés; il faut se défier cependant des gommes de la langue, elles ont souvent induit en erreur des observateurs très expérimentés. L'iodure de potassium est le seul médicament convenable.

IIe AFFECTIONS CHIRURGICALES DES TENDONS

§ 1er. — Plaies des tendons.

Bibliographie. — *Plaies des tendons.* — BOUVIER, *Cicatris. des T., Bull. de l'Acad. de méd.*, 1837-1838, t. VII, p. 703. — *Mém. sur la sect. du T. d'Achille, Ibid.*, 1838, t. VII, p. 410. — *Des vérit. caract. des plaies sous-cutanées, Arch. gén. de méd.*, 1855, t. II, p. 51. — MONDIÈRE, *Arch. gén. de méd.*, 1837, *Plaie et sut. des T.*, 2e série, t. XIV, p. 55. — W. ADAMS, *On the Reparat. Process. In human. T.*, etc., London, 1860. — LECOMTE et DEMARQUAY, *Réparation des T., Arch. gén. de méd.*, 1862, t. II, p. 653. — J. GUÉRIN, *Bulletins de l'Acad. de méd.*, 1866-1867. — BIZZOZZERO, *Processus de la cicat. des T., Gaz. hebd.*, 1868, p. 462. — FELTZ, Th. de Strasbourg, 3e série, n° 98, 1868. — DEMARQUAY, *Régénération des organes et tissus*, chapitres X et XI, 1874. — S. GAMGEE, *Section accid. du tendon du triceps crur., Lancet*, t. II, 1878, p. 869. — D. MOLLIÈRE, *Clinique chir.*, 1888. — H. BOUSQUET, LUCAS-CHAMPIONNIÈRE, SCHWARTZ, *Soc. de chir.*, 1888. — WOLTER (de Hanovre), *Arch. f. klin. chir.*, 1888. — OTTO BUSSE, *Deut. Zeitsch. f. chir.*, 1891. — *Suture des tendons.* — TERRIER, *Soc. de chir.*, 1876. — ANNANDALE, *The Lancet*, 1877, *Sect. traum. du tend. d'Achille, sut.* — CH. NANCRÈDE, *Philadelphia Med. Times*, août 1876. — KOTTMANN, *Sut. des tendons de la main, Corresp. Blatt. Schweiz. Aerzte*, 1878. — *Revue de chir.*, 1878, p. 400. — ROHMER, *Revue médicale de l'Est*, t. XIV, 1882, p. 300. — SCHWARTZ, Art. TENDONS du *Dict. de méd. et chir. prat.*, 1883. — RICHELOT, *Union méd.*, 1884. — SCHWARTZ, *Soc. de chir.*, 1885. — BARBIER, *Gaz. méd. de Paris*, 1885. — WITZEL, *Cent. für Chir.*, 1886, et *Sammlung klin. Vortrage*, 1887. — MONOD, *Soc. de chir.*, 1887. — WOLTER, *Pron. fonct. de sut. tend., Arch. f. klin. chir.*, t. XXXVII, 1, 1888.

Thèses de Paris. — 1834, ACHER. — 1865, BODIER. — 1873, BARBASTE. — 1875, ROUANET. — 1877, ROCHAS (Bibliogr.). — 1885, THÉMOIN. — 1885-86, CHRISTINE, FARGIN.

Thèse de Lyon. — 1885, THIODET.

Thèse de Montpellier. — 1885, MUGNIER, MORTA.

A. *Plaies par instruments piquants.* — Les plaies des tendons par ce genre d'instruments n'ont aucune gravité. Elles consistent en un simple écartement des fibres du tendon, sans aucun degré d'attrition. La douleur est légère, la lésion guérit d'ordinaire sans complications.

B. *Plaies par instruments tranchants.* — Beaucoup plus fréquentes que les précédentes, les plaies par instruments tranchants intéressent communément les tendons du poignet et de la main. Pareils faits n'étaient pas rares dans l'armée lorsque le duel au sabre était en vigueur. Dans la population civile, sans parler des divers instruments tranchants qui peuvent être employés dans les rixes ou dans un but criminel, ces lésions résultent souvent d'un accident survenu pendant le travail ou d'une chute sur un corps tranchant quelconque (verre, tessons de bouteille).

Symptômes. Direction. — Ces plaies sont parallèles, obliques ou perpendiculaires à l'axe du tendon. Parallèles à l'axe du tendon et sans perte de substance, elles ont peu d'importance; le muscle en se contractant par action réflexe tend à rapprocher les parties divisées.

Les sections obliques et perpendiculaires peuvent être complètes ou incomplètes, avec ou sans perte de substance. Lorsque la section est complète, il se fait immédiatement un écartement des deux bouts du tendon; cet écartement est variable : 1° suivant que le tendon possède une gaine synoviale ou simplement une gaine cellulaire ; 2° avec la longueur des fibres du muscle correspondant. Tantôt, comme dans le cas de section du tendon rotulien, la rétraction est faible; tantôt au contraire, lorsque la lésion siège par exemple sur les tendons du poignet, plusieurs centimètres séparent les extrémités divisées. Lorsque la section est incomplète, l'écartement des fibres beaucoup moins considérable détermine sur le tendon une sorte de perte de substance angulaire. La section complète d'un tendon entraîne l'abolition des mouvements dont il était l'agent de transmission, la section incomplète occasionne une gêne variable. Ecartement des bouts sectionnés, impuissance fonctionnelle, tels sont les deux symptômes principaux de la section des tendons, la douleur est peu considérable, l'épanchement sanguin presque nul.

Il faut savoir que ces sections constituent un accident des plus sérieux et dont la guérison exigera un temps toujours très long. En outre, il persiste fréquemment une gêne considérable dans les mouvements du membre.

Phénomènes de la réparation des tendons. — Plusieurs théories ont été émises pour expliquer ce mécanisme.

1° *Réparation par organisation du sang extravasé.* — L'origine de cette théorie remonte à HUNTER. Cet auteur, ainsi que nous l'avons dit, considérait le sang comme un liquide capable de s'organiser ; c'était lui qui servait aux divers phénomènes de la réparation. AMMON (1837) et THIERFELDER (1852) admettent cette manière de voir ; ce dernier, s'appuyant sur des recherches histologiques, avance : 1° que la partie liquide du sang joue le rôle d'un blastème au sein duquel se développent des cellules embryoplastiques ; 2° que la partie solide s'organise et devient substance intercellulaire. C'est là une tentative faite pour relier entre elles la théorie des blastèmes et celle de HUNTER.

Pour JOBERT (1864), c'est encore le sang qui fournit les matériaux de la régénération tendineuse en passant par quatre états : *a*, état liquide ; *b*, passage à l'état de caillot ; *c*, transformation du caillot en fibrine ; *d*, transformation tendineuse.

2° *Épaississement de la gaine.* — BOUVIER, qui a émis cette opinion en 1837 et l'a défendue à diverses reprises (1856-1867), admet que le tissu cellulaire ambiant et la gaine, d'abord convertis en un canal à parois contiguës, se changent peu à peu en un cordon de substance fibreuse qui, sans être exactement de même nature que le tendon qu'il supplée, est parfaitement apte cependant à en remplir toutes les fonctions.

3° *Régénération par blastèmes.* — Ce mode de régénération rentre dans la théorie générale des blastèmes de ROBIN, que nous avons déjà exposée en parlant de la réunion des plaies. Entre les deux bouts des tendons exsude aux dépens des éléments anatomiques un liquide spécial, *blastème*, dans lequel naissent ensuite par genèse des éléments nouveaux qui s'organisent.

4° *Théorie cellulaire* (Virchow, Remack, Turcker, Kolliker, Cornil et Ranvier). — Prolifération des cellules du tissu conjonctif (voir le mécanisme de la réunion immédiate).

En 1868, Bizzozzero essaye de fondre en une seule ces deux dernières théories. Pour l'auteur italien, les phénomènes de réparation commencent bien par l'exsudation d'un blastème, mais ensuite il ne s'y développe aucun élément anatomique par *genèse;* ce liquide ne sert qu'à recevoir des cellules spéciales, douées de mouvements amiboïdes ; elles ont pour origine la prolifération du tissu conjonctif de la gaine ou de celui qui entoure le tendon lui-même. Les cellules à mouvements amiboïdes, ajoute l'auteur, sont rapidement emprisonnées dans la substance fondamentale qui perd son caractère d'homogénéité et devient fibrillaire. Les fibres nouvelles suivent la direction des cellules, qui est approximativement celle des fibres tendineuses primitives ; le cordon qui en résulte s'unit aux deux bouts du tendon. Quant aux cellules amiboïdes, par transformations successives elles arrivent à l'état de corps fibro-plastiques, puis revêtent les caractères du tissu conjonctif adulte. Ainsi est constitué un nouveau tissu qui ne diffère de l'ancien que par le nombre plus considérable des cellules et la disposition moins régulière des faisceaux de fibres.

Quel est le rôle exact du caillot sanguin qui s'interpose entre les deux bouts du tendon sectionné ? est-il nécessaire, est-il même utile à la réunion prompte, comme Pirogoff, Dembowsky, Volkmann l'avaient cru, et convient-il, suivant le conseil de Wolter, de ne lier que les plus gros vaisseaux dans une plaie qui a intéressé les tendons et où la suture va être faite, et de panser « sur caillot humide », suivant la pratique de Schede ?

Après une coaptation exacte des deux bouts tendineux, le chirurgien est-il autorisé à attendre une réunion primitive, immédiate, dans l'acception complète du terme ?

Pour résoudre ces questions, Otto Busse s'est adressé à l'expérimentation : sur 24 expériences de ténotomie sous-cutanée ou d'incision à ciel ouvert, cet auteur est arrivé aux conclusions suivantes :

Une réunion immédiate complète n'a jamais été obtenue, malgré les sutures, ces dernières diminuaient sans doute l'écartement des deux bouts, mais l'accolement exact ne persistait jamais, et une bandelette intermédiaire de 1 millimètre et demi à 5 millimètres de largeur se retrouvait constamment. Peut-être chez l'homme, les sutures coupant moins grâce à la position et au repos, en serait-il autrement.

Quant à l'épanchement sanguin interfragmentaire, il sert uniquement à retarder la cicatrisation par les lenteurs de la résorption. L'inflammation plastique qu'il devait, disait-on, provoquer, n'existe pas, et la restauration fonctionnelle est tout aussi complète quand la plaie est restée exsangue et que le caillot a fait défaut.

C'est surtout le tissu conjonctif péritendineux et le tissu interfasciculaire du tendon qui, par leurs éléments cellulaires proliférés fournissent *la pièce surajoutée*, le segment de tissu nouveau interposé. Les éléments propres du tendon, réagissent fort peu de prime abord, et les poussées vasculaires qui plongent, de la gaine ambiante, dans l'épaisseur du corps tendineux, provoquent seules leur activité proliférante.

Ainsi constitué, ce tissu nouveau n'est pas encore absolument semblable au bout de trois mois au tissu tendineux normal; il est composé de faisceaux parallèles et de fascicules, entre lesquels sont disséminées des cellules, l'analogie est donc déjà fort avancée, il est probable qu'elle sera complète au bout de quelques mois.

Il n'en reste pas moins établi que la réparation d'emblée, si elle existe, est exceptionnelle, et qu'il faut un laps de temps de plusieurs mois, pour que la réparation secondaire soit définitive.

Pronostic. — Les plaies des tendons sont toujours un accident sérieux. Elles peuvent être suivies de la perte partielle ou totale des mouvements dont le tendon assure l'exécution, ou tout au moins entraînent une gêne assez grande de ces mêmes mouvements. Enfin, dans les cas d'adhérences vicieuses à la cicatrice, les mouvements occasionnent des tiraillements, source de douleurs très pénibles.

Traitement. — 1° *La section est incomplète.* — Dans ce cas, il faut se hâter de mettre le membre dans la position qui favorisera le mieux la résolution du muscle; comme, malgré ces précautions, les soubresauts ou les contractions involontaires pourraient occasionner la rupture des fibres encore adhérentes, il sera bon de faire un bandage ouaté légèrement compressif. La plaie des parties molles aura été au préalable réunie avec soin.

2° *La section est complète.* — Si l'accident est récent, on doit essayer par la position, le massage, l'application d'un bandage compressif, de la bande d'Esmarch en particulier, de ramener la partie du tendon qui s'est dérobée, au contact de l'autre qui est restée fixe.

Ce résultat obtenu, un appareil inamovible spécial assurera la permanence de la juxtaposition. Malgré les faits rapportés en faveur de cette méthode par Rognetta et Mondière, la position et les bandages sont fréquemment insuffisants; reste alors une dernière ressource : *la suture des tendons.*

Cette petite opération est de date très ancienne, malgré l'avis de Galien; Avicenne et les arabistes ne craignirent pas de « coudre les tendons ». Guy de Chauliac a conseillé à son tour cette manière de faire et Ambroise Paré cite une observation fort remarquable en ce genre. Depuis cet auteur, la suture des tendons a successivement été adoptée ou repoussée, suivant l'influence régnante à telle ou telle époque. Mise en honneur au siècle dernier par Garengeot et Petit, elle fut ensuite abandonnée par suite des conseils de Heister, Pibrac, Belloste, Sabatier. Universellement employée de nos jours, elle rend les plus grands services.

Deux cas peuvent se présenter :

1° *La section du tendon est récente.* — Les moyens précédemment énumérés ont été impuissants; la règle est formelle : il faut aller à la recherche des deux bouts, aviver les extrémités tendineuses si elles sont mâchées ou contuses, puis suturer.

Il est parfois difficile d'amener les extrémités sectionnées à être en contact; dans ce cas, on pourra saisir le bout supérieur du tendon à l'aide de pinces fines et allongées introduites dans sa gaine, puis par des tractions répétées tenter de le rapprocher. Si la rétraction est telle que le chirurgien ne parvienne, à l'aide de pinces, à saisir le tendon, il débridera la gaine, quitte à la reconstituer ensuite par la suture. Pour désarmer les muscles souvent contractés, les anesthésiques rendront des services ; des pressions répétées sur leurs masses charnues, la compression faite avec une bande élastique constituent aussi d'excellents moyens. Lorsque les extrémités arrivent en contact, avec une aiguille on traverse d'abord le bout supérieur, puis le bout inférieur du tendon ; ils sont ensuite rapprochés et noués. Les fils doivent être passés à 2 ou 3 millimètres environ de la surface de section. Un seul fil suffit si le tendon est étroit; deux ou plusieurs deviennent nécessaires quand son volume est considérable. L'affrontement étant exact, un appareil approprié maintiendra le membre dans une position convenable jusqu'à la guérison; la plaie réunie est pansée suivant toutes les règles de la méthode antiseptique. Si, au lieu d'une simple section, il existe une perte de substance et si l'affrontement est impossible, il faut tailler aux dépens d'une des extrémités du tendon, de préférence aux dépens de l'extrémité périphérique, un lambeau tendineux qui, étant renversé, ira à la rencontre du bout central sur lequel on le fixera. Si la nécessité l'exige, ce lambeau sera pris sur le bout central. Il est bien difficile de dire quelle longueur maximum on peut donner au lambeau, mais il est vraisemblable qu'elle peut être considérable, car un lambeau muni d'un bon pédicule a plus de chance de servir à la réparation qu'une tresse de catgut ou un fragment de tendon emprunté à un lapin ou à un chien. Cependant Gluck a pu obtenir la réparation des tendons extenseurs de la main sectionnés en réunissant ces tendons par des tresses de catgut. Berger en pareille circonstance s'est servi avec avantage d'un fragment de tendon emprunté au jambier postérieur d'un lapin.

La *suture par anastomose* trouvera son application. Cette opération consiste à greffer le bout périphérique du tendon sur la partie latérale d'un tendon voisin. Pratiquée pour la première fois par Missa (1770) avec un plein succès, cette opération a été répétée depuis par plusieurs auteurs, en particulier par Tillaux et Duplay. Le chirurgien fait subir au tendon sur lequel il veut greffer l'extrémité divisée une petite perte de substance sur sa partie latérale, et fixe en ce point par la suture cette extrémité divisée ; on pourrait aussi faire une boutonnière sur le tendon sain et y enclaver la portion sectionnée dont l'extrémité libre aurait été à l'avance taillée en biseau.

D'après Witzel, il faut être très circonspect dans l'emploi de ce procédé, car peu de muscles ont un rôle assez analogue pour pouvoir être associés.

2° *La lésion est ancienne.* — Ici encore, il faut aller d'abord à la recherche du tendon ; c'est là une opération parfois fort laborieuse, ces organes étant d'ordinaire rétractés dans la gaine et ayant contracté des adhérences avec les parties voisines ; la bande d'Esmarch facilite les recherches. Ce temps préliminaire exécuté, tout se passe comme dans le cas précédent. L'affrontement des extrémités tendineuses est souvent impossible, alors on aura recours à la greffe par approche, mais parfois aussi le chirurgien devra faire appel à son initiative personnelle. Dans un cas de ce genre, CHASSAIGNAC ayant remarqué qu'en tirant avec l'ongle sur une cicatrice située au niveau de la plaie, cause de l'impuissance du membre, on obtenait des mouvements du pouce et de l'index, inséra les bouts supérieurs des tendons sur cette cicatrice, et eut un beau succès. Enfin DANIEL MOLLIÈRE a imaginé un procédé spécial, auquel il donne le nom de *vaginoplastie tendineuse;* il consiste à restaurer la gaine dans laquelle se formerait ensuite un cordon solide qui rétablirait le tendon.

Avantages et inconvénients de la suture. — La suture assure une cicatrisation régulière, évite les adhérences à la gaine et les cicatrices vicieuses, hâte considérablement la guérison ; seule, cette petite opération permet le rétablissement des mouvements quand la lésion est ancienne. La douleur résultant de l'intervention chirurgicale est insignifiante. Les adversaires de cette manière de voir prétendent qu'il peut survenir après cette intervention des complications graves, en particulier des phlegmons. Ces accidents, fréquents avec les anciens pansements, ne doivent pas exister avec les moyens dont on dispose de nos jours. La suture doit donc être employée chaque fois que les bandages et la position du membre seront insuffisants pour donner de bons résultats, et ces cas sont les plus fréquents.

§ 2. — Rupture des tendons.

Bibliographie. — DUPLAY, *Rupt. sous-cut. du tend. du long ext. du pouce*, *Bull. de la Soc. de chir.*, 1876. — GUETERBOCK, *Rupt. du tend. du triceps brachial*, *Arch. f. klin. chir.*, t. XXI, p. 460, 1877. — MAC DONNEL, *Rupt. du tend. du grand fessier*, *Brit. Med. Journ.*, april 1878. — SEGOND, *Arrach. des tendons extens. des doigts de la phal. carpienne*, *Progrès méd.*, 1880. — BECK, *Rupt. du tend. du droit antér. de la cuisse*, *The Lancet*, 1880. — JUDSON, *Rupt. du plantaire grêle*, *New-York Med. Journ.*, 1880. — BUSCH, *Arrach. des tend. extens. des doigts*, *Centralbl. f. Chir.*, 1881. — MAYDL, *Rupt. sous-cutanée musc. et tend.*, *Deut. Zeit. f. Chir.*, t. XVII, p. 306, 1882. — MAC BURNEY, *Rupt. du lig. rotul.*, *Suture New-York.*, *Surg. Soc.*, 1887. — KAUFMANN, BIRCHER, *Correspondenzblatt f. Schweizer Aerzte*, 1888. — CHAPUT, *Soc. de chir.*, 1889. — HERVÉ, Th. de Paris, 1892.

La rupture d'un tendon est un accident relativement rare. C'est d'ordinaire pendant un mouvement violent (saut, danse, escrime) et par suite d'une contraction musculaire brusque, que la solution de continuité se produit. DESPRÈS croit que les rhumatisants ont pour cette rupture une prédisposition spéciale, qui serait due à une altération particulière des tendons sous l'influence de la diathèse rhumatismale. Les faits de ce genre ont été observés principalement aux membres inférieurs (tendon d'Achille, ligament rotulien, jambier antérieur).

Au membre supérieur on a parfois signalé la rupture du tendon du biceps, (longue portion). GRANTHAM a publié un cas de rupture du tendon du long extenseur du pouce.

Symptômes. — Douleur vive au moment de l'accident (*coup de fouet*), craquement spécial fort bien perçu par le malade, impuissance du membre proportionnelle à l'importance du tendon, tels sont les signes immédiats. Si l'on examine la région avant que la tuméfaction ait rendu l'exploration difficile, on sent, si le tendon est superficiel, une dépression formée par l'écartement de ses deux bouts. Comme dans le cas de section complète, cet écartement dépend de la longueur des fibres musculaires et de la nature de la gaine qui enveloppe le tendon. Raccourci et comme pelotonné sur lui-même, le muscle forme une tumeur assez volumineuse au niveau du corps charnu de l'organe. Lorsque les deux bouts peuvent être mis en contact, les phénomènes de la réparation se passent comme nous l'avons exposé précédemment, mais elle ne se produit pas toujours, et il reste pour le malade une infirmité gênante.

Traitement. — Le chirurgien facilitera par la position et un bandage le rapprochement des extrémités tendineuses. Lorsque le rapprochement ainsi obtenu n'est pas suffisant, il est indiqué de procéder à la suture du tendon. Cette manière de faire, mise en usage par plusieurs chirurgiens, a donné d'excellents résultats. C'est aussi à la suture, après avoir avivé les extrémités mises à nu, qu'il faudrait recourir si l'on se trouvait en présence d'un cas de rupture ancienne, dont les deux extrémités se seraient cicatrisées isolément.

§ 3. — Luxation des tendons.

Bibliographie. — POUTEAU, *Mélanges de chir.*, 1760, p. 405, et *Œuvres posthumes*, 1783, t. III, p. 277. — PORTAL, *Anatomie médicale*, t. II, p. 44, 1803. — SEBREGONDI, *Gaz. des Hôp.*, 1856. — DEMARQUAY, *Luxation des péroniers latéraux*, *Bull. de thérap.*, 1861, p. 21. — JARJAVAY, *Luxat. du tend. de la longue port. du biceps huméral et des tend. des péroniers latéraux*, *Gaz. hebd.*, 1867, t. IV, p. 387. — LEGOUEST, *Gaz. des Hôp.*, 1868, p. 191. — CH. MARTINS, *Luxat. du muscle tibial post.*, *Bull. de l'Acad. de méd.*, 1874, p. 7. — CH. BLYNLUET, Th. de Paris, 1875, n° 241. — WERTHEIMER, *Luxat. des tend. des péroniers*, *Bull. méd. du Nord*, 1882. — L.-B. D'HERLINVILLE, Th. de Paris, 1892.

POUTEAU le premier a décrit, en 1760, la luxation des tendons et des muscles, puis étudié leurs relations. La lésion a été surtout observée sur les tendons des péroniers latéraux (MONTEGGIA, ROBERT, DEMARQUAY, BENOIT, LEGOUEST). WILLIAM COOPER (1695) avait déjà signalé la luxation du tendon de la longue portion du biceps. FLEURY en a rapporté un nouveau cas dans ces dernières années, et elle a été constatée anatomiquement à l'autopsie par STANLEY et JOHN SADEN. MARTINS a communiqué à l'Académie de médecine, en 1874, un cas de luxation du tendon du tibial postérieur, qu'il avait observé sur lui-même.

Les luxations des tendons des péroniers latéraux, d'après DEMARQUAY et SEBREGONDI, seraient beaucoup plus fréquentes qu'on ne le suppose, mais, dans la plupart des cas, ces accidents passeraient inaperçus et seraient confondus avec l'entorse; ajoutons enfin que cette luxation complique fréquemment les lésions traumatiques des os et articulations (fractures, entorses, luxations), elle constitue alors un épiphénomène dont l'importance s'efface devant celle de la maladie principale.

Étiologie. — Les tendons les plus longs, ceux qui contournent les articulations, en faisant avec la direction du muscle aux fibres duquel ils donnent insertion un angle plus ou moins considérable, sont particulièrement prédisposés aux déplacements; c'est là ce qui ressort de l'énumération précédente. D'après Jarjavay, il faut encore chercher dans une disposition anatomique spéciale l'explication de la fréquence des luxations des tendons des péroniers latéraux. Sur une partie de leur trajet, ces organes sont, comme on le sait, logés dans des gouttières; or, sur la face externe du calcanéum, la saillie osseuse qui les retient se montre plus ou moins accentuée, suivant les sujets. Lorsque cette saillie est très faible, une contraction musculaire relativement peu intense suffira pour provoquer la luxation. Le traumatisme et la contraction musculaire exagérée sont les deux causes efficientes principales.

Symptômes. — Au moment où se produit l'accident, les malades éprouvent en général une sensation de déchirement, un certain nombre même ressentent un craquement, le tout accompagné d'une douleur des plus vives. Elle a été comparée à la sensation que l'on éprouve en recevant un coup de pied; certains auteurs assimilent la douleur à celle d'un coup de fouet, d'autres la qualifient de douleur fulgurante (Martins); les mouvements sont gênés ou deviennent impossibles. Une ecchymose avec gonflement considérable du membre ne tarde pas à paraître; à la palpation, on sent très souvent les tendons rouler sous les doigts, on les voit même se dessiner sous forme d'une corde rigide. Rien de plus simple que la réduction; la contention, en revanche, paraît être des plus difficiles.

Pronostic. — Les accidents de ce genre demandent au moins un mois de repos, avec immobilisation absolue du membre ; alors seulement le malade pourra essayer de faire quelques pas.

Traitement. — La luxation étant réduite, un massage bien fait, des applitions d'eau froide, le repos favoriseront, pendant les premiers jours, la résorption de l'épanchement et du gonflement. Lorsque le membre aura repris son volume normal, on s'efforcera de maintenir le tendon en place à l'aide d'un appareil convenable.

Pour maintenir en place les péroniers latéraux, Lannelongue (Th. d'Herinville) a eu l'idée de recourir à un procédé d'autoplastie périostique, en créant une saillie osseuse capable de maintenir dans une situation anatomique normale les tendons réduits. L'avenir démontrera ce qu'il faut espérer de ces tentatives.

§ 4. — Tumeurs gommeuses des tendons.

Les gommes des tendons ne sont pas très rares. Elles prennent naissance à leur surface ou à leur centre, se montrent principalement sur les tendons volumineux : biceps, triceps, tendon d'Achille et tendon rotulien. Peu douloureuses lorsque le muscle est au repos, ces tumeurs le deviennent au moment des contractions. Elles forment des masses dures, petites, à contours plus ou moins accusés. Les téguments, mobiles à leur niveau pendant la période de développement, contractent ensuite des adhérences lorsque la gaine se ramollit. La peau s'enflamme et s'ulcère, le contenu de la tumeur est éliminé. Gênée par la mobilité incessante des parties, la guérison se fait toujours lentement.

Le siège de ces gommes peut, pendant les premiers temps de leur développement, faire penser à l'existence d'un ganglion, opinion que leur marche suffira ensuite à éloigner. C'est là une affection plus gênante que grave, que l'on traitera comme les gommes ordinaires en s'efforçant de prévenir la suppuration.

LIVRE V

AFFECTIONS CHIRURGICALES DES ARTÈRES

Bibliographie générale. — J.-L. PETIT, *Mém. de l'Acad. royale des sciences*, 1731, 1732 et 1735. — HOGDSON, *Traité des mal. des artères et des veines*, trad. BRESCHET, 1819. — GUTHRIE, *On the Diseases and Injuries of Arteries*, London, 1846. — CRISP, *On the Diseases of Blood Wessels*, London, 1847. — ROKITANSKY, *Krankheiten der Arterien*, Vienne, 1851. — LIDELL, *Encyclop. intern. de Chir.*, t. III. Consultez les articles ARTÈRES des *Dictionnaires* et les Classiques.

CHAPITRE PREMIER

LÉSIONS TRAUMATIQUES ET ULCÉRATIONS DES ARTÈRES

Les lésions traumatiques des artères se divisent naturellement en deux groupes, suivant qu'elles sont abritées ou exposées ; dans le premier, nous rangerons les ruptures artérielles consécutives à la contusion; les différentes variétés de plaies seront étudiées dans le second.

§ 1er. — Rupture des artères.

Bibliographie. — PELLETAN, *Clin. chir.*, t. II, 1810. — HOGDSON, *Mal. des artères*, trad. BRESCHET, 1819. — CHARCOT, *Mém. de la Soc. de biologie*, 1858. — SIMON, *Gaz. méd. de Paris*, 1858. — CUSCO, *Gaz. des Hôp.*, 1864, p. 339. — POZZI, *Soc. anat.*, 1868. — ROUX, *Quarante années de prat. chir.*, t. II. — GUTHRIE, *Commentaries*, p. 195. — VERNEUIL, *Gaz. hebd.*, 1872, p. 113. — BOUVERET, *Soc. de chir.*, 1875. — BERGER, *Progrès méd.*, 1877. — DURET, *Soc. anat.*, 1878, p. 320. — CHUQUET, *Ibid.* — KIRMISSON, *Soc. anat.*, 1878. — LIDELL, *Plaies des vaisseaux sanguins*, *Encyclop. intern. de chir.*, t. III, 1884. — WAHL, *Deut. Zeits. f. Chir.*, 1884, Bd. XXI, p. 118. — SYMONDS, *Guy's Hosp. Reports*, 1884, XLII, p. 275. — A. BROCA, *Soc. anat.*, 1890. — DELORME, *Chir. de guerre*, 1888. — CHAUVEL et NIMIER, *Traité de chir. d'armée*, 1889.

Thèses de Paris. — 1851, MOREL-LAVALLÉE. — 1872, DELACOUR. — 1874, CIVAL. — 1875, MARCHAND (Agrég.). — 1877, BIMBENET. — 1879, DECAYE, CAULE.

L'intensité de la violence exercée sur une artère produit, selon ses degrés, des lésions très diverses qui aboutissent à la rupture des tuniques artérielles; la tunique externe ou celluleuse résiste beaucoup mieux que les deux autres; quand cette tunique reste intacte, la rupture est dite *incomplète;* elle est au contraire *complète*, lorsque toutes les tuniques sont rompues et le sang extravasé.

1° RUPTURES INCOMPLÈTES

Etiologie. — Les ruptures incomplètes succèdent assez habituellement aux contusions, aux pressions, à la distension, à l'élongation des artères. Ces causes aboutissent aux mêmes effets, elles agissent souvent simultanément; dès lors, nous les examinerons dans le même chapitre.

1° *Contusion.* — Elle serait assez rare, d'après les auteurs classiques; on en trouve cependant de nombreux exemples, et presque toujours il s'agit d'un violent traumatisme, d'une pression très forte. ERICHSEN cite le fait d'une contusion de l'artère axillaire à la suite d'une chute sur des rails, ailleurs il s'agit d'une chute de cheval, d'un membre tamponné entre deux wagons ; le passage d'une roue de voiture est une cause fréquemment signalée. Les balles, en frôlant les artères, déterminent également des ruptures incomplètes. GUTHRIE rapporte qu'un blessé de la bataille de Toulouse eut la cuisse traversée par une balle qui passa entre l'artère et la veine fémorale. Il mourut à quelque temps de là à la suite d'une gangrène du membre ; on trouva une rupture des tuniques internes de l'artère sans lésion de l'adventice. Le vaisseau contracté était oblitéré par un caillot (*Commentaries*, p. 205).

2° *Élongation. Distension.* — La rupture incomplète est assez commune après les luxations : elle se produit tantôt par la pression de la tête articulaire au moment de l'accident (TURNER et HOGDSON), tantôt plus tard, pendant les efforts de réduction. C'est encore de la même façon que les tuniques peuvent céder lorsqu'on cherche à redresser une articulation vicieusement fléchie.

3° L'*effort* seul peut déterminer cet accident. Ainsi TURNER parle d'un homme qui, dans un mouvement brusque pour mettre la main derrière son dos, se rompit l'humérale. Plusieurs fois la poplitée s'est brisée dans un violent effort. Il existe, dans la science, un cas de rupture de la carotide pendant les efforts de vomissements.

4° *Pression.* — Le chirurgien provoque la rupture incomplète et s'en sert comme moyen d'hémostase dans les divers procédés de ligature, de torsion; une pression énergique et localisée à travers les téguments peut arriver au même résultat : DUPUYTREN signale la rupture de la fémorale par l'extrémité d'une planche. AMUSSAT avait, dès 1828, observé la rupture des carotides chez les pendus ; SIMON a démontré par des expériences que cet accident n'était pas constant et ne se produisait qu'avec des liens minces. Nos propres recherches sur ce point ont été infructueuses. Enfin la compression d'une carotide sur le tubercule de Chassaignac a suffi pour amener la rupture des tuniques internes.

Toutes ces causes agissent d'autant mieux que les artères sont malades, athéromateuses, atteintes de dégénérescence graisseuse ou calcaire. De même aussi, l'existence d'un plan osseux sous-jacent est une circonstance favorable aux ruptures incomplètes.

Siège. — Les artères des membres se rompent plus fréquemment que celles du tronc; sur 26 cas réunis par Bimbenet, 2 fois la lésion occupait les artères du tronc, 24 fois celles des membres; elle siégeait 10 fois sur la poplitée, 9 fois sur l'axillaire, 4 fois sur l'humérale, 1 fois sur la fémorale.

Mécanisme et anatomie pathologique. — Les contusions produites par des corps très pesants déterminent parfois des lésions insignifiantes en apparence; Broca, Bourdillat n'ont trouvé que de légères éraillures de la tunique

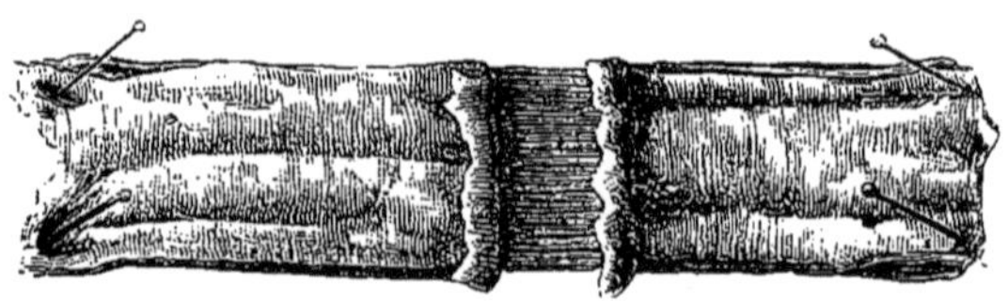

Fig. 29. — Rupture incomplète d'une artère à la suite d'une contusion.

interne. Le plus souvent les tuniques moyenne et interne sont rompues tandis que la tunique externe résiste. Turner et Bimbenet auraient rencontré la rupture isolée de la tunique interne (fig. 29).

La direction de la rupture est presque toujours transversale, rarement oblique, cruciale ou en forme de lambeau; la prédominance des fibres élastiques longitudinales explique cette disposition. Quant à la solution de continuité, elle est limitée à une partie de la circonférence ou totale, suivant le mode d'action de l'agent vulnérant.

Si la rupture résulte d'une élongation ou d'une distension, la tunique celluleuse s'allonge comme un tube de verre effilé à la lampe, mais sans se rompre. Les tuniques internes rompues, détachées sur une hauteur variable, se recroquevillent et même flottent à l'intérieur du conduit. Dans un cas de Guyon, au niveau d'une rupture incomplète de la poplitée, produite par une roue de voiture, l'artère était restée cylindrique au point malade au lieu d'être aplatie.

Symptômes. — Il est difficile de distinguer les symptômes immédiats de la contusion simple de ceux de la rupture incomplète d'une artère, quand ces deux lésions coïncident; lorsque la rupture incomplète se produit par un mécanisme différent, un effort par exemple, le malade éprouve une douleur très vive comparée à un coup de fouet. Les signes de la rupture incomplète sont surtout fonctionnels et résultent des modifications qui se produisent à l'intérieur du vaisseau, principalement de son oblitération. Dans un cas d'Horteloup, l'oblitération de la sous-clavière survint au bout de cinq jours; elle arriva seulement après quarante-huit heures chez le malade d'Erichsen, tandis qu'elle fut immédiate chez celui de Cusco, qui avait eu le bras tamponné. Cette oblitération se traduit par la cessation des battements artériels dans le membre ou un simple ralentissement du cours du sang. Les tuniques internes lisses et flottantes rétrécissent la lumière du vaisseau, et peuvent l'oblitérer; l'effilement de la celluleuse concourt encore au même but; enfin le sang se coagule au contact de la paroi rompue, et le caillot qui se forme à son niveau joue un rôle prépondérant dans l'interruption de la circulation sanguine. Le caillot existe ordinairement dans la portion centrale, rarement dans la partie periphérique, et manque absolument dans quelques cas; il affecte une disposition conique, adhère aux parois ainsi qu'à la tunique celluleuse, et s'insinue même entre celles-ci et les tuniques internes.

Dupuytren attribuait à l'artérite consécutive l'oblitération qui ne survient parfois qu'après plusieurs jours. Desprès s'est rallié à cette interprétation basée sur quelques expériences de Béclard; ce chirurgien aurait constaté, dans ses expériences, l'épaississement des artères contuses. A la vérité, la tunique externe souvent ecchymosée est susceptible de s'enflammer.

Quoi qu'il en soit, le pouls faiblit, puis devient nul; la température du membre plus élevée quelquefois au début, ne tarde pas à s'abaisser progressivement; le malade éprouve une vive douleur, des engourdissements, des fourmillements. La peau pâlit, perd sa sensibilité; il n'est pas rare de voir, suivant l'importance du vaisseau et les chances de rétablissement de la circulation survenir une gangrène sèche du segment de membre lésé. Si la circulation se rétablit, le pouls revient peu à peu, mais c'est une terminaison assez peu commune; dans les cas les plus favorables, il en résulte des atrophies de la gêne fonctionnelle ou des claudications intermittentes, comme dans les cas de Goubaux et de Charcot.

Enfin, Boyer a émis l'idée que la rupture incomplète des artères, en diminuant la résistance de la paroi réduite à la tunique celluleuse seule, prédispose aux anévrysmes mixtes externes. Il faudrait des faits précis pour appuyer cette manière de voir, car l'oblitération définitive est la terminaison ordinaire.

Diagnostic. — La nature du traumatisme, les commémoratifs, les divers symptômes et parmi eux la suppression du pouls, mettront le chirurgien sur la voie. Cependant il est difficile de distinguer une rupture incomplète d'un arrachement ou d'une rupture complète sans hémorrhagie, parce que les symptômes sont les mêmes; le seul signe qui pourra aider à différencier les deux affections consiste dans l'époque de l'arrêt du pouls, toujours moins brusque dans la rupture incomplète.

Pronostic. — Cet accident offre de la gravité, en raison de l'arrêt de la circulation; le pronostic varie suivant les chances de rétablissement du cours du sang, et il dépend du calibre de l'artère lésée. De même la vieillesse, les maladies du cœur, l'athérome, une santé mauvaise sont des conditions fâcheuses. La guérison spontanée, rare dans les cas de contusions violentes, le serait bien moins quand la lésion est très localisée, ainsi que le démontre l'innocuité des ligatures temporaires n'intéressant pas une artère volumineuse.

Traitement. — Le principal soin sera de chercher à rétablir la circulation collatérale pour remédier aux dangers de l'oblitération; le repos doit être absolu, la chaleur du membre entretenue par un bandage ouaté, des sachets de sable chaud, des frictions excitantes, une position convenable du membre.

Dès que la gangrène se déclare, les indications changent suivant qu'elle se limite ou qu'elle tend à envahir la racine d'un membre ; dans le premier cas, il faut attendre la limitation exacte du sphacèle avant d'intervenir, dans le second, l'amputation se présente comme une ressource urgente.

2° RUPTURES COMPLÈTES

Lorsqu'à la suite d'un traumatisme les trois tuniques artérielles sont intéressées, on dit que la rupture est complète.

Étiologie. — Toutes les causes susceptibles de produire la rupture incomplète peuvent déterminer la séparation entière des trois tuniques lorsqu'elles agissent avec une intensité plus grande. Les principales sont l'écrasement et l'arrachement, il convient d'y ajouter le redressement brusque des membres fléchis. La rupture est dite partielle quand la solution de continuité intéresse seulement une portion du calibre de l'artère, elle est au contraire totale lorsqu'il y a solution de continuité sur toute la périphérie.

A. *Ruptures complètes par écrasement.* — Cette variété de rupture produite par une machine ou le passage d'un corps très lourd, n'est pas très rare ; son mécanisme ne diffère d'ailleurs en rien de celui de la rupture incomplète ; seulement la tunique celluleuse cède en totalité ou en partie lorsque les autres tuniques sont rompues. Les bouts ainsi divisés présentent des particularités dignes d'intérêt ; ils s'écartent l'un de l'autre dans des proportions variables. L'intervalle entre les deux bouts d'une fémorale écrasée par une voiture était de deux centimètres et demi dans un cas rapporté par Pozzi, beaucoup plus grand dans un fait rapporté par Kirmisson.

Quant à la disposition des extrémités écrasées, elle est assez variable. On a longtemps admis qu'en pareil cas les tuniques interne et moyenne, en se recroquevillant, oblitéraient le vaisseau, que la tunique externe s'allongeait, s'effilait et contribuait au même résultat. Les choses ne se passent pas ordinairement de cette façon. Pozzi a trouvé le bout supérieur d'une fémorale écrasée renflé en massue, rempli par un caillot fibrineux de 0^{m},03 ; le bout inférieur était effilé aux dépens de la tunique externe et obturé par un caillot fibrineux de 0^{m},045. Duret et Chuquet n'ont pas constaté le recroquevillement de la tunique interne, et la tunique externe, loin d'être effilée, était arrachée sur une petite portion du bout cardiaque.

Le mécanisme de l'hémostase et les lésions observées ont été expliquées de la manière suivante par Verneuil. Dans un cas d'écrasement de l'avant-bras, il a vu l'artère se terminer à son bout supérieur par une extrémité obtuse, surmontée d'un léger renflement olivaire de 0^{m},008, auquel faisait suite une portion cylindrique, contractée, vide en apparence, longue de 0^{m},035 ; plus haut l'artère redevenait normale. Le caillot qui occupait le bout supérieur était renflé à son extrémité et aminci au niveau de la portion contractée du vaisseau. Le bout périphérique ne présentait aucun renflement ; les débris affaissés de la tunique externe, frangés de $0^m,001$ de hauteur, entouraient son orifice ; le vaisseau était rétracté, cylindrique sur une longueur de $0^m,10$ à $0^m,15$; il n'y avait pas de caillot intérieur. Les bouts supérieurs, à leur terminaison, seraient réduits à la tunique externe. Le fait si bien étudié, qui a servi de base à l'opinion de Verneuil, ne nous paraît pas suffisant pour étayer une loi générale. D'autres auteurs ont rencontré un caillot dans le bout inférieur, son absence n'est donc pas la règle absolue, mais nous avons pu constater l'exactitude des autres points avancés par ce savant chirurgien.

Symptômes. — Les ruptures complètes par écrasement déterminent toujours des troubles graves dans les fonctions de la partie à laquelle le sang n'arrive plus directement. Le membre pâlit, se refroidit, perd sa sensibilité ; le pouls est à peine perceptible, ou disparaît absolument. Ces symptômes sont les prodromes de la gangrène, complication fréquente quand le vaisseau lésé est de gros calibre. Les symptômes propres à la lésion artérielle sont alors fréquemment masqués par le shock traumatique ou d'autres accidents.

Localement, les symptômes varient beaucoup ; tantôt il n'y a aucune hémorrhagie, l'hémostase est assurée, au moyen d'un caillot de plusieurs centimètres dans le bout supérieur (cas de Pozzi) ; tantôt au contraire, et c'est un des cas les plus redoutables, il se produit une hémorrhagie interstitielle très abondante, un anévrysme diffus faux primitif dont le diagnostic, est parfois assez difficile en raison de l'obscurité des symptômes. Verneuil pense qu'on doit faire entrer en ligne de compte, dans la production de l'hémostase consécutive, la contractilité des parois artérielles, que Morand appelait la contraction des deux bouts ; n'ayant pas trouvé de caillot dans le bout inférieur d'une artère écrasée, Verneuil admet une *hémostase dynamique*, opposée à l'*hémostase mécanique* par un caillot. Ces faits avaient d'ailleurs été depuis longtemps clairement exposés par Guthrie (*Commentaries*, etc., p. 193).

L'hémostase n'est pas constante, aussi maintes fois des hémorrhagies redoutables se déclarent soit primitivement, soit plus tard quand la contraction dynamique disparaît, ou quand, après la disparition du shock et de la stupeur, les contractions du cœur reprennent toute leur énergie.

Les ruptures artérielles complètes sont un des principaux éléments de la gravité des traumatismes agissant par écrasement ; en dehors de la gangrène, qui est souvent la suite de la gêne circulatoire, les lésions veineuses, nerveuses, les délabrements du squelette et des parties molles compromettent la vitalité du membre blessé et même l'existence.

Aussi a-t-on conseillé de ne pas temporiser, de recourir à l'amputation immédiate. Ce précepte ne convient pas à tous les cas ; avec Giraldès, Houel, nous pensons que si le refroidissement de l'extrémité du membre n'est pas très marqué, ou si au contraire, la prostration, l'affaiblissement sont trop grands, mieux vaut attendre et baser sa conduite sur les circonstances. Il faut alors immobiliser le membre et le placer dans de l'ouate, en l'entourant de sable chaud.

3° RUPTURES COMPLÈTES PAR ARRACHEMENT

La rupture complète des artères se produit encore quand un membre est violemment arraché ; l'emploi des machines dans l'industrie rend cet accident plus fréquent qu'autrefois; de même on peut voir sur le champ de bataille un membre enlevé par un gros projectile ; ailleurs, ce sont des artificiers qui ont eu les bras ou les mains emportés en chargeant un obus; enfin l'arrachement s'est produit un certain nombre de fois par le fait de manœuvres chirurgicales violentes : tentatives de réduction de luxations anciennes, redressement forcé des membres vicieusement fléchis.

Nous nous occuperons seulement ici de ce qui concerne les artères ; l'absence de toute hémorrhagie en semblable circonstance a depuis longtemps

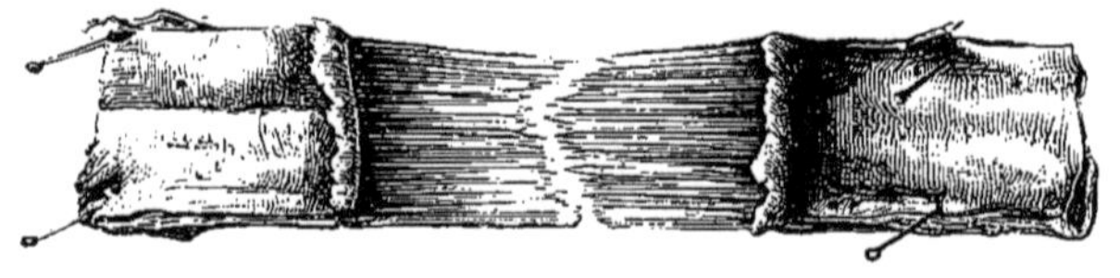

Fig. 30. — Rupture complète d'une artère par arrachement.

frappé les chirurgiens. Dans le cas d'arrachement complet, les vaisseaux pendent au milieu des chairs, leur moignon est projeté en avant à chaque pulsation. Ce phénomène tient au mode de rupture du vaisseau ; en effet les deux tuniques internes se rompent les premières, tandis que la celluleuse résiste avant de céder et s'étire comme un tube de verre chauffé, de manière à oblitérer complètement la lumière des vaisseaux. L'effilement ne se produit pas sur les artères athéromateuses, l'adventice est arrachée sous forme d'un manchon irrégulier, béant, qui n'empêche pas l'issue du sang.

Dans plusieurs cas de membres arrachés, Guthrie a vu l'orifice du canal marqué par un petit point rouge, qui n'était autre qu'un caillot dont l'extraction ne modifiait pas l'hémostase ; en coupant le bout artériel à une très petite distance de l'extrémité, le sang jaillissait comme à l'ordinaire.

C'est grâce à cette circonstance heureuse que des personnes horriblement mutilées ont pu guérir ; mais quand le bout cardiaque de l'artère a une trop grande longueur en dehors des chairs, il est prudent d'assurer l'hémostase définitive par une ligature placée plus haut.

§ 2. — Dénudation des artères.

Lorsque, dans une opération ou à la suite d'un traumatisme, la gaine d'une artère et l'adventice sont seules intéressées, on dit que l'artère est dénudée ; cet accident n'est pas rare pendant l'ablation des néoplasmes ou de ganglions malades et adhérents, le creux parotidien, l'aisselle, l'aine, le cou y sont particulièrement exposés. La dénudation artérielle est un accident assez fréquent dans les plaies de guerre. Un officier, soigné par POULET, se fit, en tombant de cheval, une plaie de la paume de la main qui se fendit par éclatement entre l'éminence hypoténar et le paquet des gaines tendineuses ; l'artère et le nerf cubital se trouvaient à nu sur une longueur de $0^{m},03$ sans rupture ; il se produisit une hémorrhagie secondaire au huitième jour, et l'on dut lier les deux bouts dans la plaie ainsi que la cubitale au-dessus du poignet.

Tous les classiques décrivent des plaies incomplètes des artères, beaucoup plus théoriques que réelles ; on n'en possède qu'un fait emprunté à GUTHRIE, relatif à une plaie de la carotide, qui n'intéressait que la tunique externe ; une hémorrhagie survint au huitième jour. Ce fait isolé peut être rangé avec les dénudations.

La dénudation des artères est dangereuse par les chances plus grandes d'hémorrhagie secondaire et la mortification possible d'une portion de la paroi ; en effet toute dénudation détruit les vasa vasorum qui se rendent de la gaine à l'adventice et compromet la vitalité de la partie dénudée.

Chez les individus sains, le vaisseau englobé dans le tissu de granulation voisin, bourgeonne et se trouve protégé ; mais lorsque la plaie est infectée, lorsqu'elle suppure, circonstance ordinaire des blessures de guerre, lorsque le malade est sous l'influence d'un vice général (diabète, arthritisme, albuminurie, néoplasmes, septicémie), ainsi que VERNEUIL et PAGET l'ont bien démontré, la dénudation entraîne parfois à sa suite des hémorrhagies secondaires redoutables, dues au sphacèle d'une portion de la paroi.

Si la dénudation résulte d'un traumatisme, mieux vaut assurer l'hémostase dès le début par une double ligature que d'exposer le blessé aux risques d'une hémorrhagie secondaire. La réunion primitive, facilitée par la méthode antiseptique, pourra obvier aux inconvénients des dénudations opératoires.

§ 3. — Escarrification et ulcération des artères.

Bibliographie. — MAISONNEUVE, *Soc. de chir.*, 1861, et *Soc. anat.*, 1864. — MICHAUX, *Soc. de chir.*, 1867. — DAUVÉ, *Soc. de chir.*, 1870. — CHASSAIGNAC, *Traité de la suppuration.* — EHRMANN, *Soc. de chir.*, 1878. — POULET, *Traité des corps étrangers*, 1879. — BOEGEHOLD, *Berlin. klin. Woch.*, 1880, n° 33. — GUETERBOCK, *Deut. Zeit.*, Bd. XXIV, p. 415. — MONOD, *Soc. de chir.*, 1882. — CHARVOT, *Soc. de chir.*, 1883. — GILLETTE, *Ibid.*, 1884. — GUETERBOCK, *Deut. Zeitsch. f. Chir.*, t. XXIV, 1886. — MONOD, *Soc. de Chir.*, 1887.

Thèses de Paris. — 1848, COURTIN. — 1870, DELBARRE. — 1869, ANGER (Agrég.). — 1884, FLOUS.

La paroi des artères est susceptible de se sphaceler et d'être perforée dans des conditions assez variées. Le mécanisme est simple quand l'artère a été lésée par un instrument contondant, un projectile ; mais une escarre peut se produire dans des circonstances bien moins graves ; ainsi l'emploi prolongé des compresseurs dans le traitement des anévrysmes aurait pu la déterminer ;

Michaux (de Louvain), Verneuil, ont vu des plaies avec escarres soulevées par des battements artériels.

Les gelures peuvent intéresser les artères ; leur action lente obvie aux accidents; il en est de même des brûlures au troisième degré qui ont été la cause d'escarres artérielles. Ces causes cèdent de beaucoup en importance à l'action destructive des caustiques chimiques ; Maisonneuve a vu cet accident succéder à l'emploi de flèches de potasse caustique ; une hémorrhagie survint au dixième jour ; ailleurs il s'agissait de pâte de Canquoin ou de

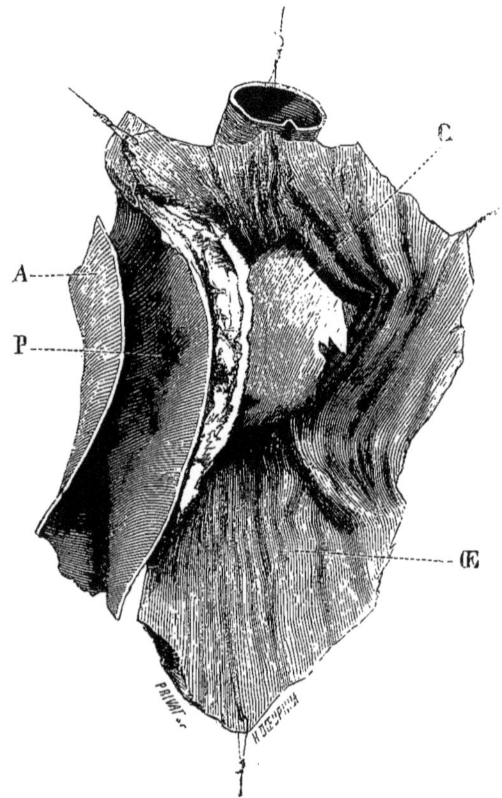

Fig. 31. — Ulcérations de l'aorte par un corps étranger de l'œsophage. Cas de Bousquet. (Musée Dupuytren.)

A, aorte, — ŒE, œsophage, — C, fragment d'os irrégulier, — P, perforation de l'aorte.

caustique Filhos ; Bonnet aurait pu détruire la sous-clavière sans accidents avec le chlorure de zinc.

A côté de ces agents qui amènent le sphacèle de la paroi, il convient de placer les perforations, les unes mécaniques, produites par des corps étrangers; les autres infectieuses succédant à diverses affections, telles que la pourriture d'hôpital, le phlegmon diffus, et même le contact du pus (septicémie.)

Des corps étrangers des voies naturelles ou d'origine traumatique peuvent ulcérer par pression les parois des artères situées dans leur voisinage; de genre d'accidents a été plus de 30 fois constaté à la suite de l'arrêt des corps étrangers dans l'œsophage ; tantôt le corps est régulier et dur comme une pièce de monnaie, tantôt irrégulier comme un os; l'aorte a été le plus souvent intéressée en pareil cas, et la figure 31 offre un beau spécimen de ce genre, recueilli par H. Bousquet sur un soldat mort d'hémorrhagie. Des balles, des tubes à drainage, des fragments de verre, de tuyaux de pipes, amèneront des accidents du même ordre, qui seront mentionnés ailleurs.

La pourriture d'hôpital ne respecte aucun tissu, ulcère les vaisseaux et provoque des hémorrhagies graves par elles-mêmes et par la difficulté de leur cure. Sprengel, Leudet, Dionis, Chassaignac ont surabondamment démontré la possibilité de l'ulcération des artères dans le cours du phlegmon diffus, sans qu'on puisse accuser les débridements ou les tubes à drainage, ainsi que Cusco l'a fait.

Si les artères supportent généralement bien le contact du pus, comme Nélaton et Courtin l'ont prouvé, si leurs parois s'épaississent dans les abcès chauds, la même immunité n'existerait pas pour les suppurations chroniques. Les cas d'ulcérations de la carotide interne par le rocher malade, de la vertébrale par un séquestre, sont des faits irrécusables.

Cette question de la perforation des artères au contact des foyers purulents et inflammatoires a été l'objet d'une communication importante de Monod à la Société de chirurgie (1882); il a réuni 88 cas de perforations. Assez fréquemment cet accident est arrivé à la suite d'abcès de l'amygdale (Caytan, Chassaignac, Méry, Carmichael, Ehrmann). Les suppurations et les adénites consécutives à la fièvre typhoïde et à la scarlatine ont amené la perforation de vaisseaux importants (observations d'Ehrmann, Lovegrove, Gueterbock, Fraser, Fergusson (linguale). Les exemples de perforation de la carotide à la suite d'adénites cervicales ne sont pas rares. Liston, Dauvé, Kraigie, Miller, Savory en ont publié des exemples; tantôt le vaisseau s'ouvre dans un abcès, plus souvent une carotide s'ulcère dans un foyer en communication avec l'air extérieur. Poulet a perdu un malade, quinze jours après l'extirpation d'une masse ganglionnaire, par une hémorrhagie de la carotide primitive. Les bubons de l'aine ont plus d'une fois amené l'ulcération de la fémorale (Rokitanski, Crampton, Abernethy, Kummer, Callender, Verneuil, etc.).

Le plus grand nombre des cas de perforations artérielles sont liés à la tuberculose qui envahit insensiblement les parois des vaisseaux et peut en amener l'ulcération. Dans la statistique de Monod, 31 faits sont rattachés à cette cause. La poplitée a été intéressée un grand nombre de fois et récemment encore (1882) Bouilly en a publié un exemple. Charvot a également signalé une perforation de l'iliaque externe à la suite d'une coxalgie. La concomitence d'une septicémie est une circonstance favorable, ainsi qu'en témoigne un fait de Dauvé qui a noté l'ulcération des carotides primitive et externe à la suite d'une adénite suppurée avec septicémie. Enfin, dans un fait cité par Dixon, un kyste hydatique suppuré avait amené l'ulcération de la sous-clavière et la mort.

Escarres et ulcérations des artères se comportent de la même façon en déterminant des hémorrhagies qui affectent un type spécial. Elles sont en effet, dans la plupart des cas, précédées de petits suintements sanguins prémonitoires qui résultent de la perforation du vaisseau en un point restreint; l'hémorrhagie s'arrête pour reparaître bientôt avec une intensité croissante, et se termine souvent par la mort quand on n'intervient pas à temps. Les ulcérations produites par des corps étrangers s'accompagnent également d'hémorrhagies intermittentes.

La gravité des hémorrhagies consécutives aux escarres et aux perforations doit mettre le chirurgien en garde contre les dangers des caustiques appliqués au voisinage des artères. Quant aux moyens de traitement, ce sont ceux de toutes les hémorrhagies, ils seront l'objet d'une étude spéciale.

§ 4. — Plaies des artères.

Bibliographie. — AMUSSAT, *Rech. expér. sur les blessures des artères et des veines*, 1843, et *J. de chir. de Malgaigne*, 1845, t. Ier. — BAUDENS, *Lésions traumatiques artérielles*. — GUTHRIE, *On diseases and Wounds of Arteries*, et *Commentaries on the Peninsular War*. — MORAND, *Mém. de l'Acad. des sciences*, 1736, p. 321, et *Acad. royale de chir.*, 1753, t. II, p. 220. — BÉCLARD, *Mém. de la Soc. méd. d'émulation*, 1817, t. VIII, p. 569. — LIDELL, *Amer. j. of Med. Sc.*, 1864, et *Encyclop. intern. de chir.*, t. III, 1883. — SOCIN, *Corr. Blatt f. Schweiz. Ærzte*, 1871. — VON WAHL, *Deut. Zeit. f. Chir.*, 1884, Bd. XXI, p. 118, et *Samml. klin., Vortr.*, n° 258. DURING, *Cent. f. Chir.*, 1885, n° 10, p. 16. — BERNHARDT, *Beitrage zur Lehre von den Schussverletzungen der Artérien*, in-8°. Breslau, 1885.

Thèses de Paris. — 1866, CADIER. — 1870, MARTIN. — 1872, BONNEAU. — 1876, FRESCHARD.

Consulter en outre les Classiques, les Dictionnaires et la bibliographie des *Hémorrhagies artérielles*.

Division. — Sous ce titre on comprend les lésions des artères produites par les instruments piquants, tranchants et contondants. Les piqûres sont beaucoup plus rares que les autres variétés; quant aux coupures ou sections, elles se divisent naturellement en sections complètes et incomplètes, suivant qu'elles intéressent tout ou partie seulement de la paroi. Enfin les plaies contuses des artères constituent une importante variété; c'est dans ce groupe qu'il convient, en effet, de ranger les blessures par armes à feu qui offrent, en raison de leur étiologie spéciale, des caractères propres.

Nous nous bornerons à esquisser seulement l'histoire de ces diverses lésions, parce que les hémorrhagies et les anévrysmes diffus, symptômes communs à un grand nombre de traumatismes artériels, seront étudiées isolément.

1° PIQURES DES ARTÈRES

L'introduction d'un instrument piquant dans la paroi d'une artère ne détermine aucune hémorrhagie lorsque la pointe est très effilée; les tissus écartés reviennent simplement sur eux-mêmes; ces cas rares ont servi de base à l'acupuncture thérapeutique. Dès que le corps vulnérant présente un volume plus considérable, il y a déchirure de quelques fibres, avec hémorrhagie interstitielle d'une importance très variable, mais quelquefois susceptible de compromettre la vie (lésions des vaisseaux du cou); le sang s'infiltre aussi entre les parois, dans la gaine et forme un thrombus à deux têtes, peu marqué sur la paroi interne, plus accentué en dehors de l'externe. Ce caillot ne persiste pas longtemps : il est résorbé en partie et transformé en un tissu cicatriciel. D'après FOLLIN, la réunion primitive intéresserait parfois l'adventice seule et la réunion des autres tuniques aurait lieu plus tard par le fait du dépôt de lymphe plastique. Enfin quelques auteurs pensent que ces piqûres, en affaiblissant la paroi, prédisposent à la formation d'anévrysmes (pli du coude).

Toutes ces notions sont plus expérimentales que pratiques, car les choses ne se passent pas toujours aussi simplement. Ainsi, lorsque le corps vulnérant blesse un vaisseau volumineux et y reste implanté, l'hémorrhagie peut déterminer la mort; l'introduction de corps étrangers piquants dans les voies naturelles réalise dans quelques cas ces conditions. WILLIAM COLLES cite le fait d'un homme qui mourut d'hémorrhagie moins de vingt-quatre heures après avoir avalé une esquille d'os pointue qui s'était fichée dans l'aorte; ailleurs c'était une aiguille. La persistance de l'objet vulnérant rend suffisamment compte du mécanisme de l'hémorrhagie.

Les piqûres artérielles peuvent encore engendrer des anévrysmes diffus ou artério-veineux, en raison de l'étroitesse de la plaie. Cette dernière éventualité a été en particulier observée à la suite de la saignée de la veine médiane basilique, et l'on sait que cette opération constituait autrefois une cause étiologique importante des anévrysmes du pli du coude.

La piqûre d'une artère expose également aux hémorrhagies secondaires; on a vu une artère poplitée piquée par une esquille à la suite d'un coup de feu donner naissance à une hémorrhagie secondaire onze jours après la blessure.

2° PLAIES PAR INSTRUMENTS TRANCHANTS

Les coupures des artères affectent des dispositions variées; elles sont complètes ou incomplètes, suivant que toute la circonférence ou une partie est intéressée; eu égard à leur direction, elles sont parallèles, perpendiculaires

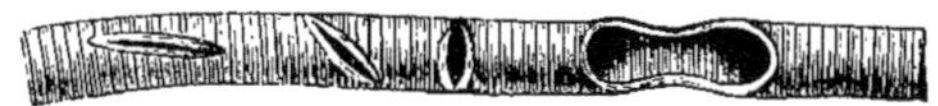

Fig. 32. — Différentes formes des plaies artérielles par instrument tranchant.

ou obliques par rapport à l'axe du vaisseau; enfin elles sont encore quelquefois taillées en bec de flûte; toutes formes représentées sur la figure 32.

En raison de la contractilité artérielle, de l'action des fibres lisses verticales et transversales, ces solutions de continuité affectent des formes très différentes; la prédominance d'action des fibres longitudinales rend compte de l'écartement toujours notable des sections transversales incomplètes; au contraire les plaies longitudinales sont moins bien disposées pour l'écartement de leurs bords. Lorsque la section est complète, l'action des fibres longitudinales détermine la rétraction des deux bouts dans la gaine pendant que les fibres circulaires rétrécissent dans une petite longueur le calibre et la lumière du vaisseau.

Il ne faut pas oublier que les artères périphériques ont une tunique musculeuse beaucoup plus épaisse que celle des artères de moyen calibre; de là aussi une réaction différente.

Symptômes. — La section complète ou incomplète des artères a pour effet immédiat l'issue du sang ou hémorrhagie. Si la plaie est béante, le sang s'écoule au dehors et on a alors une hémorrhagie externe caractérisée par un jet de sang rutilant, saccadé, qui diminue ou s'arrête par la compression entre la blessure et le cœur. Le pouls disparaît sur le vaisseau blessé et dans ses branches périphériques.

La plaie est-elle petite ou sinueuse, le sang sort en bavant et non en jet comme précédemment; quelquefois le défaut de parallélisme des bords de la plaie artérielle et de la plaie cutanée, s'oppose à l'issue du sang; il en résulte une *hémorrhagie interstitielle*, plus connue sous le nom d'*anévrysme traumatique faux primitif*.

L'hémorrhagie produite par la section d'un vaisseau peut encore se faire intérieurement dans quelque cavité viscérale, dans les voies naturelles ou dans une séreuse; l'hémorrhagie est alors dite *interne*, mais il faut distinguer deux cas suivant que le sang est retenu dans une cavité close (plèvre, pie-mère, synoviale) (*hémorrhagies cavitaires*) ou dans un organe en communication avec l'extérieur (vessie, intestin). La communication de l'artère, lésée avec une veine voisine, donne lieu à une variété d'anévrysme par anastomose ou artérioso-veineux. Nous ne saurions insister ici sur les particularités propres à chacune de ces variétés; il en sera plus spécialement question aux chapitres des hémorrhagies et des anévrysmes.

Marche et terminaisons. — Les lésions des gros troncs produisent des hémorrhagies internes ou externes toujours fatales; les hémorrhagies extérieures provenant des artères de moyen calibre ne cessent pas d'elles-mêmes, à moins d'une syncope; la faible plasticité du sang humain rend l'hémostase spontanée, par un caillot, très difficile même pour les petits vaisseaux.

Lorsque l'hémorrhagie est arrêtée, spontanément ou par les secours de l'art, l'hémostase provisoire s'effectue au moyen d'un caillot, puis commence le travail de cicatrisation auquel les parois et la gaine prennent une part active. L'artérite produit l'accolement des parties divisées, au moyen d'un tissu nouveau qui oblitère définitivement la lumière du canal. Si ce travail réparateur est défectueux, si pour des causes générales et locales telles que l'ulcération, la suppuration, l'hémostase se trouve compromise, l'hémorrhagie reparaîtra; elle est dite *consécutive* ou *secondaire* et se fait très souvent par le bout périphérique ou inférieur.

L'interruption du cours du sang dans une artère importante a pour résultat de troubler la nutrition de la partie à laquelle elle se rend; cette gêne peut être assez considérable pour provoquer, à brève échéance, la gangrène d'un membre, complication redoutable des traumatismes artériels. Habituellement les vaisseaux voisins suppléent le vaisseau malade, et la circulation est assurée grâce aux anastomoses collatérales. Plus tard, après la cicatrisation définitive, des vaisseaux capillaires de nouvelle formation, en nombre variable, relient entre eux les bouts divisés et cicatrisés isolément.

Les hémorrhagies internes sont, eu égard aux difficultés de l'intervention, plus graves que les externes, surtout quand elles ont lieu dans une cavité inaccessible, en rapport avec l'extérieur, parce qu'alors rien ne s'oppose à leur continuation; aussi n'est-il pas rare de voir la lésion de vaisseaux assez petits entrainer la mort (intestin). Les épanchements cavitaires des séreuses opposent quelquefois une barrière à l'écoulement sanguin par la compression qu'ils déterminent, ils peuvent également s'arrêter par syncope. Il n'en est pas moins reconnu que de semblables hémorrhagies mettent la vie du blessé en péril, au début par la quantité de sang extravasé et la gêne qu'elles provoquent, plus tard par les complications très graves qui en sont la conséquence.

Nous verrons, en traitant de l'anévrysme diffus, que cette variété de l'hémorrhagie primitive n'est pas exempte de dangers. Elle a une tendance à envahir le tissu cellulaire, à distendre certaines régions comme l'aisselle et compromet bien souvent la nutrition d'un membre. De plus, ces tumeurs sont exposées à la rupture et à la suppuration dont la terminaison est fréquemment fatale.

Diagnostic. — Si l'existence d'une lésion artérielle est facilement reconnaissable à la couleur rutilante du sang, au jet saccadé, à la diminution et à l'arrêt de l'hémorrhagie par la compression entre le cœur et la plaie, il n'en est plus de même lorsqu'il s'agit des plaies profondes si l'on veut déterminer exactement le vaisseau lésé. Les caractères de l'hémorrhagie sont ceux des plaies artérielles; mais dès que ces symptômes deviennent obscurs, l'hésitation commence. Si le sang rouge sort abondamment en bavant d'une plaie profonde, il y a lieu de soupçonner la blessure d'une artère profonde; c'est alors que les notions anatomiques doivent guider le chirurgien dans le diagnostic du vaisseau lésé, sans toutefois oublier la possibilité des anomalies. Quelquefois la lésion des organes voisins fournit de précieux éléments de diagnostic; ainsi une large coupure de la partie supérieure et interne de l'avant-bras ne pourra pas intéresser l'artère cubitale sans avoir préalablement lésé le nerf, et l'absence de la paralysie de certains groupes de muscles à la main permettra d'écarter l'hypothèse d'une lésion de l'artère cubitale. Verneuil insiste avec raison sur ces considérations.

Dans tous les cas où à la suite d'une blessure au voisinage d'un gros tronc artériel, Wahl constate un bruit intermittent isochrone au pouls et le pouls plus faible au-dessous, il pose le diagnostic de section partielle. (Le bruit est exclusivement dû au rétrécissement et non à l'élargissement du conduit et à l'expansion du liquide dans un vaisseau relativement plus large.) Il conseille de faire la ligature au point de la blessure, pour éviter en pareil cas les hémorrhagies secondaires et les anévrysmes.

ZŒGE MANTEUFFEL (*Diss. Dorpat.*, 1886) a repris et confirmé les expériences de V. WAHL. Il a constaté de plus qu'en cas de section complète, il y avait également un bruit de frottement ou de souffle isochrone aux pulsations artérielles, dû à la rétraction et à l'amincissement du bout central; il dure tant que l'hématome se forme (dix minutes), il n'existe pas de pouls périphérique. La pression de l'hématome sur le bout central empêche le courant et par suite la prolongation du souffle.

Quand, au voisinage d'une plaie, on voit apparaître assez vite un gonflement diffus, une tumeur régulière, animée de battements isochrones au pouls, au niveau de laquelle l'oreille peut percevoir un bruit de souffle, l'hésitation ne saurait être de longue durée et l'idée d'un anévrysme diffus faux primitif s'impose. Malheureusement ces signes font si souvent défaut pour les hémorrhagies internes dans les cavités, qu'il faut attendre l'apparition de symptômes généraux graves pour se rendre compte de l'existence et de l'intensité d'une hémorrhagie. La couleur, l'examen du sang rendu, l'auscultation, la percussion, les anamnestiques mettent sur la voie, mais la détermination du vaisseau lésé est assurément l'un des problèmes les plus difficiles, lorsqu'il existe plusieurs gros troncs artériels superposés, au cou par exemple.

Pronostic. — Les plaies artérielles offrent toujours une grande gravité. Si l'on réfléchit à ce fait que les hémorrhagies des gros vaisseaux sont fatales, que les hémorrhagies internes échappent à notre intervention, que, dans le cas où elles se font dans une cavité close, les dangers deviennent très grands, on se fera une idée de leur extrême gravité. Elles compromettent la vitalité d'un membre, et la gangrène en est quelquefois la conséquence.

Le pronostic des lésions artérielles se trouve d'ailleurs sensiblement modifié par l'existence de quelque maladie générale ou locale, qui amène dans la marche de la cicatrisation une perturbation assez forte pour produire des hémorrhagies consécutives. Telles sont la glycosurie, l'alcoolisme, l'albuminurie, l'arthritisme, l'hémophilie, l'athérome, la septico-pyohémie, le paludisme; VERNEUIL, PAGET ont amplement démontré l'exactitude de ces faits. Il n'est pas jusqu'aux complications locales des plaies, comme la pourriture d'hôpital, la diphtérie, la suppuration qui ne puissent ajouter encore leur influence fâcheuse à ces prédispositions.

Nous exposerons le traitement avec celui des hémorrhagies artérielles.

3° PLAIES CONTUSES DES ARTÈRES

Les plaies contuses des artères ne sont pas rares dans les traumatismes ordinaires, et la pratique hospitalière des grandes villes en offre de nombreux exemples; mais les plaies par projectiles de guerre, en raison de leur étiologie et de leurs caractères spéciaux, donnent lieu à des considérations particulièrement intéressantes. Aussi insisterons-nous peu sur les premières pour accorder une plus large place aux secondes.

Les artères contuses s'oblitèrent habituellement par le recroquevillement des tuniques internes; pour cette raison l'hémorrhagie y est peu commune. Plus l'attrition est grande, moins les chances d'hémorrhagie primitive sont accusées. Il faut cependant faire une exception pour les gros vaisseaux dont la lésion est mortelle au bout de peu d'instants. D'ailleurs à la lésion artérielle s'ajoutent d'autres accidents; l'ensemble des symptômes locaux ou généraux qui suivent les grandes plaies contuses, la stupeur locale et générale, le shock, contribuent pour une assez large part à l'absence d'hémorrhagie primitive.

Les hémorrhagies consécutives sont au contraire fréquentes; leurs causes, leur évolution, leur histoire étant les mêmes, quelle que soit leur origine, nous les étudierons dans un seul chapitre.

4° PLAIES ARTÉRIELLES PAR ARMES A FEU

Les auteurs ne sont pas d'accord sur la fréquence relative des hémorrhagies sur le champ de bataille. Tandis que les anciens croyaient l'hémorrhagie rare dans les plaies par armes à feu, d'autres, comme Morand, avançaient que les trois quarts de ceux qui perdent la vie sur les champs de bataille meurent d'hémorrhagie. La vérité semble être entre ces deux opinions, et Legouest considère le chiffre de 18 p. 100 qui a été obtenu pour les blessés de Crimée, comme trop élevé. En réalité cette donnée est très difficile à établir. Le nombre des blessures incompatibles avec la vie est, d'ailleurs, assez considérable; les chirurgiens, dont les instants sont suffisamment absorbés, n'ont guère le loisir de semblables recherches purement nécropsiques.

Si, d'autre part, on jette un coup d'œil sur les relevés des guerres, on s'étonne du petit nombre de plaies artérielles qui ont été traitées; en lisant les mémoires de J.-D. Larrey, on est surpris du peu de ligatures d'artères qu'il a faites sur les champs de bataille. Les chiffres suivants sont encore plus éloquents. Sur 4,434 plaies de l'armée anglaise en Crimée, il y est fait mention de 15 plaies artérielles seulement; et sur 87,822 blessés de la guerre d'Amérique, les plaies artérielles n'entrent que pour 44.

Huntington, dans une statistique plus complète de la même guerre, sur 118 cas de division complète de gros vaisseaux trouve 38 guérisons et 80 morts. Ces chiffres se décomposent de la façon suivante : sur 34 cas où il y eut hémorrhagie primitive, 11 blessés guérirent et 23 moururent; et sur 84 blessures d'artères sans hémorrhagie primitive il y eut 27 guérisons et 57 morts.

Ces chiffres ne concernent que ceux qui ont survécu; il faudrait, pour avoir la proportion exacte, y ajouter : 1° les cas de mort immédiate par hémorrhagie artérielle; 2° les cas d'hémorrhagie consécutive, secondaire ou médiate. Ainsi interprétées les statistiques fourniraient une proportion notablement supérieure.

A quoi faut-il attribuer la rareté des plaies artérielles par coups de feu et le peu de gravité relative des hémorrhagies primitives? Il n'y a rien d'étonnant à ce que des membres emportés par des gros projectiles ne saignent pas; ce sont des plaies par arrachement d'un genre particulier; et de fait, tous les chirurgiens d'armée, GUTHRIE entre autres, ont constaté le recroquevillement des tuniques internes et l'effilement de la celluleuse.

Les artères des membres, celles du cou, sont assez rarement atteintes par les petits projectiles; on admet, en effet, qu'elles sont seulement déplacées latéralement en raison de leur élasticité et de la laxité de l'atmosphère celluleuse qui les entoure. Il serait difficile d'expliquer autrement les cas si nombreux de plaies du cou avec intégrité des vaisseaux. Cette immunité relative varie d'ailleurs à l'infini suivant que le projectile est régulier ou irrégulier, et aussi en proportion de la vitesse qui l'anime. Les balles de pistolet, les grains de plomb et même les balles de fusil traversent parfois d'outre en outre les vaisseaux un peu volumineux. HUNTINGTON en rapporte trois ou quatre exemples (IIIe vol., p. 754). DELORME a trouvé, dans sa relation de l'explosion du Mont-Valérien (1877), une artère axillaire traversée de part en part par un éclat d'obus irrégulier de petite dimension. Plus le projectile est irrégulier, plus les chances d'hémorrhagie primitive sont grandes.

Les plaies artérielles par les projectiles des fusils nouveau modèle peuvent se diviser de la façon suivante :

1° Des *perforations*, ne pouvant exister que sur de très gros vaisseaux et ne présentant qu'un intérêt purement nécroscopique ;

2° Des *abrasions partielles* ou *plaies latérales*, déchirures des parois artérielles, dont les tuniques sectionnées présentent un bord net sans recroquevillement;

3° Des *divisions complètes*. L'un des bouts de l'artère est, en général, sectionné nettement, l'autre est plus déchiqueté, fissuré en quelque sorte (CHAUVEL);

4° Des *plaies par arrachement* exceptionnelles, quand le vaisseau est entraîné par le projectile.

Anatomie pathologique. — Les lésions que l'on constate généralement sur les artères dans les coups de feu sont très diverses. Une balle pourrait passer entre une artère et une veine, sans les diviser immédiatement, en se bornant à faire une contusion de la paroi artérielle. GUTHRIE rapporte qu'un projectile a pu passer dans le triangle de Scarpa entre une artère et une veine sans les couper. LONGMORE parle également d'une balle qui a pénétré dans le creux poplité entre l'artère et la veine sans intéresser leurs parois. Plusieurs cas analogues sont relatés dans l'histoire chirurgicale de la guerre d'Amérique. Semblables faits se présentaient beaucoup plus fréquemment autrefois, alors que les projectiles n'étaient pas animés d'une grande vitesse; avec nos armes modernes, ils deviennent rares. Une artère de moyen calibre peut être divisée complètement; les bords du vaisseau sont alors mâchés, noirâtres, déjetés çà et là; les deux tuniques internes irrégulièrement rompues sont rebroussées vers l'intérieur du vaisseau. Si l'artère a été incomplètement sectionnée, le trou fait par le projectile ne conserve pas une forme arrondie, parce que l'action prédominante des fibres longitudinales amène une rétraction partielle de la paroi; il en résulte toujours un agrandissement de la solution de continuité.

Symptômes et marche. — Lorsqu'une artère, atteinte par un projectile de guerre, a été divisée de telle manière que les bouts sont obturés par le rebroussement des tuniques internes, il n'y a pas d'hémorrhagie primitive. Nous avons déjà insisté sur les conditions qui font varier cette hémostase spontanée provisoire. Bien souvent, la plaie artérielle n'est pas suffisamment oblitérée et le sang s'écoule au dehors non plus en jet comme dans les plaies ordinaires, mais en bouillonnant ou en bavant par l'un ou les deux orifices de la blessure. Cela tient à ce que l'ondée sanguine est brisée contre les parois du trajet.

Il y a évidemment lieu d'établir une distinction entre les plaies des gros vaisseaux, presque toujours immédiatement mortelles, et celles des artères de moyen ou de petit calibre. Les exemples de survie temporaire après la blessure des grosses artères sont réellement très rares, et, dans ce cas, la présence d'un corps étranger dans la plaie a puissamment contribué à la formation d'un caillot protecteur. Il existe au musée de Hunter une pièce provenant d'un marin qui vécut trois jours avec une balle logée dans l'épaisseur de la paroi de l'aorte ascendante; Hutin rapporte qu'un blessé français du siège de Constantine eut la fémorale blessée par un clou provenant d'un coup de tromblon. L'hémorrhagie ne se produisit qu'au moment où l'on fit l'extraction du corps étranger. Lidell, Huntington citent d'autres exemples.

Les petites artères ne saignent pas ou donnent lieu à un écoulement peu abondant; enfin les artères de moyen calibre tiennent le milieu entre ces dernières et les premières.

Dans les plaies par armes à feu, les hémorrhagies secondaires sont particulièrement fréquentes. De nombreuses causes expliquent cette prédisposition, nous ne ferons que les énumérer ici parce que nous devrons étudier plus longuement la plupart d'entre elles en parlant des hémorrhagies secondaires en général. La fréquence de cette complication est due principalement, dans le cas qui nous occupe, à la nature de la plaie, à la fréquence des escarres et aussi aux affections septicémiques que l'on observe habituellement dans les hôpitaux encombrés. L'époque de l'apparition des hémorrhagies secondaires est extrêmement variable; si quelques-unes se produisent peu de jours après le traumatisme, d'autres à une période très éloignée, la plupart surviennent à la fin du premier septenaire, lorsque la fièvre traumatique tombe et que la détersion des escarres commence. Le plus grand nombre des auteurs admettent que les hémorrhagies consécutives sont plus communes au dixième jour.

Si l'hémostase spontanée a été obtenue primitivement, le transport, les mouvements du blessé, le délire nerveux, la réaction qui succède au collapsus du début, suffisent pour déplacer le caillot et ramener l'écoulement sanguin. La disparition de la stupeur locale, l'ablation des corps étrangers, les manœuvres d'exploration ont parfois le même résultat.

Plus tard, vers le dixième jour, lorsque la plaie suppure et que les escarres se détachent, une petite portion de paroi artérielle primitivement contuse se sphacèle et l'ulcération amène une hémorrhagie. Ailleurs, les choses se passent différemment. Le caillot qui a servi à l'hémostase primitive s'altère au lieu de s'organiser; il se ramollit au lieu de se recouvrir de bourgeons charnus; dans ce cas, l'hémorrhagie secondaire apparaît comme conséquence d'un vice de l'hémostase définitive. Très souvent, ces altérations du caillot sont liées à des affections générales et surtout à la septicémie.

Nous renvoyons pour tout ce qui est relatif aux symptômes, au chapitre des hémorrhagies secondaires ; la cause seule diffère, l'accident présente dans tous les cas les mêmes caractères.

Pendant la guerre d'Amérique, on a relevé 3,245 cas d'hémorrhagies artérielles, 2,335 seulement sont suffisamment analysés. Dans ce nombre, il y eut 855 guérisons et 1,380 morts; soit, 61,7 p. 100. Ce dernier chiffre, comparé à celui de 13,6 obtenu pour la totalité des plaies par balles, montre bien la gravité des coups de feu qui intéressent les artères. Si l'on excepte les cas où la mort a été la conséquence de quelque complication grave (pyémie, gangrène, érysipèle), on arrive à trouver une mortalité de 47,3 p. 100 par le fait de l'hémorrhagie.

Traitement. — Nous n'insisterons ici que sur les mesures préventives qui permettent d'assurer l'hémostase provisoire sur les champs de bataille. Dans plusieurs armées, on a distribué aux soldats et aux sous-officiers des liens élastiques ou de véritables garrots qui ont pour but de comprimer un membre au-dessus de la plaie afin d'arrêter l'hémorrhagie. Les tourniquets, les garrots, les liens de Lambert, Mott, Moffit, susceptibles de rendre des services entre des mains exercées, doivent être surveillés avec soin, parce que la compression trop forte et surtout prolongée, dans le cas de transport par exemple, amène la gangrène. Chisolm raconte qu'après en avoir fait usage au commencement de la guerre d'Amérique, les chirurgiens n'ont pas tardé à proscrire les liens constricteurs ; Guthrie ne s'élève pas avec moins de netteté contre ce moyen hémostatique.

Dans le cas d'hémorrhagie primitive ou consécutive, on aura recours aux procédés multiples que nous étudierons plus tard. Le principe qui divise le moins les chirurgiens est le suivant. Il faut lier les artères lésées par les coups de feu et assurer l'hémostase par une double ligature dans la plaie. Guthrie, qui a beaucoup étudié le traitement des hémorrhagies consécutives aux plaies de guerre, a posé les deux grands préceptes suivants :

1° On ne doit faire aucune opération sur une artère blessée à moins qu'elle ne saigne ;

2° Toute opération immédiate devra être faite dans la plaie, à moins qu'une semblable intervention non seulement paraisse, mais soit réellement impraticable.

Ces principes de saine chirurgie sont d'une application souvent plus difficile, quand il s'agit d'une hémorrhagie consécutive. Dupuytren n'admettait pas que la ligature des deux bouts dans une plaie suppurée donnât une hémostase suffisamment certaine et conseillait de lier à une petite distance par la méthode d'Anel. Nélaton, Delpech, Legouest et la plupart des chirurgiens croient préférable de lier les artères au niveau de la plaie, à la suite des hémorrhagies secondaires. Nous pensons qu'il y a lieu d'établir une distinction entre les hémorrhagies, parce qu'on ne saurait assimiler une hémorrhagie secondaire, dans un foyer gangréneux ou chez un septicémique, à celle qui survient accidentellement à la suite d'un mouvement brusque, d'une chute, de l'arrachement prématuré d'une ligature, de l'extraction d'un corps étranger. Pratiquer la ligature, pour le premier cas, dans la plaie elle-même, c'est s'exposer presque infailliblement à des récidives si l'on ne complète pas la ligature par la désinfection du foyer, tandis que la ligature simple suffira pour le second. Aussi dans le cas d'hémorrhagies septiques, lorsque la désinfection du foyer n'est pas assurée, il est plus prudent de lier le vaisseau qui saigne à la fois dans la plaie et à quelque distance de la blessure. La méthode d'Anel, employée seule, prédispose aux hémorrhagies ultérieures par les collatérales qui naissent entre la plaie et la ligature.

Nous ne pensons pas que le premier précepte de GUTHRIE doive être suivi à la lettre, surtout pour les hémorrhagies secondaires. L'hémostase provisoire n'est fréquemment assurée qu'au prix de l'accumulation de caillots au niveau du trajet de la blessure, entre les interstices musculaires; ces caillots ne seront point résorbés et deviennent fréquemment le siège d'une suppuration qu'une antisepsie insuffisante ou trop tardive n'empêchera pas toujours. De là des chances fréquentes d'hémorrhagie secondaire. Dans ces derniers cas, souvent l'écoulement est arrêté au moment où le chirurgien arrive. Cela se voit surtout pour les hémorrhagies du bout périphérique. En pareille circonstance, GUTHRIE, LEGOUEST conseillent d'appliquer un tourniquet que l'on serrera convenablement si l'hémorrhagie se reproduit; le malade lui-même pourra arrêter le sang. Ce moyen ne saurait inspirer qu'une confiance médiocre; il est souvent peu pratique, impossible dans certaines régions, en outre les blessés affaiblis, septicémiques, parfois dans le délire, ne sentent pas le sang qui coule et ne doivent parfois la vie qu'à une syncope. Il nous semble préférable d'aller au-devant du danger imminent, d'enlever les caillots, après avoir tout préparé pour lier l'artère, et de faire renaitre l'hémorrhagie.

En terminant, nous donnerons un aperçu des résultats fournis par la ligature dans le cas de plaies des artères par armes à feu; les renseignements suivants sont empruntés au troisième volume de l'*Histoire chirurgicale de la Guerre d'Amérique*. Sur 2,235 cas d'hémorrhagies, on a pratiqué 1,155 ligatures qui ont donné les résultats suivants : 471 guérisons, 684 morts; soit une mortalité de 59,2 p. 100.

TABLEAU SOMMAIRE

INDIQUANT LE TRAITEMENT DE 2,235 CAS D'HÉMORRHAGIES (GUERRE D'AMÉRIQUE)

		Guérisons	Morts	Mortalité
Amputation	294	122	172	58.5
Arrêt spontané ou compression et styptiques	786	262	524	66.6
Ligature	720	328	392	54.4
Ligature et plus tard amputation	87	34	53	60.9
Hémorrhagie dans les moignons. Ligature.	348	109	239	68.6
	2235	855	1380	61.7

CHAPITRE II

HÉMORRHAGIES ARTÉRIELLES

Nous conserverons pour les hémorrhagies artérielles les définitions et les divisions que nous avons établies en parlant des hémorrhagies en général (Voy. t. I.)

Un premier paragraphe sera consacré aux hémorrhagies primitives externes, de toutes les plus communes. Les hémorrhagies consécutives, secondaires ou médiates, seront l'objet d'un second chapitre. Ensuite, après avoir passé en revue les grandes méthodes de traitement qui conviennent à ces hémorrhagies externes, nous étudierons les hémorrhagies internes dont l'histoire a été un peu trop négligée par les auteurs classiques.

§ 1er. — Hémorrhagies artérielles externes primitives.

Bibliographie.— J.-L. PETIT, *Mém. de l'Acad. royale de chir.*, 1731 à 1735, et *Traité des maladies chir.*— POUTEAU, *Mél. de chir.*, Lyon, 1760. —JONES, Trad. MAUNOIR, *Mél. de chir. étrangère*, 1826, t. III. — MANEC, *Traité de la ligature des artères*, 1832. — AMUSSAT, *Rech. expér. sur les bless. des artères et des veines*, Paris, 1843.. — M. DUVAL, *Traité de l'hémostasie*, 1855-59. — GUTHRIE, *Diseases and Injuries of Arteries*, London, 1830. — O. WEBER, *Handb. de Pitha et Billroth*, Bd. II, 1805. — DURANTE, *Arch. de Physiol.*, t. IV, 1871 et 1872. — KUESTER, *Berlin. klin. Wochens.*, 1883. —LIDELL, *Un. States San. Comm. Mem. Surg.*, vol. I, 1870. — J.-A. LIDELL, *Plaies des vaisseaux sanguins*, *Encyclop. int. de chir.*, t. III, 1884. — SENN, *Transact. of the Amer. Surg. assoc.*, 1885, p. 117. — HAYEM, *Gaz. hebd.*, 1883, p. 856.

Thèses de Paris. — 1826, BÉRARD. — 1830, VILLARDEBO. — 1834, LISFRANC (Concours). — 1836, SANSON (Concours). — 1848, COURTIN. — 1850, NOTTA. — 1858, GAYET. — 1866, MANDRON. — 1867, COCTEAU, PELLONAS. — 1873, CAUCHOIS. — 1875, BELHOMME, GUILLOT. — 1879, STOUF, ZIGLARA. — 1880, KIRMISSON (Agrég., Bibliogr.).

Thèses de Lyon. — 1882, MARVILLET. — 1884, FEUILLADE. — 1885, GIRARD.

Consulter les Traités généraux, les Dictionnaires, articles PLAIES DES ARTÈRES, HÉMORRHAGIE.

Étiologie. — Les circonstances dans lesquelles se produisent les hémorrhagies artérielles primitives sont extrêmement variées. La plupart des lésions traumatiques, étudiées dans le chapitre précédent, s'accompagnent d'hémorrhagie. Les ruptures complètes par arrachement font exception à cette règle, parce qu'alors l'hémostase résulte du traumatisme lui-même.

Évidemment, dans la production de ces hémorrhagies, l'influence prépondérante appartient à la blessure, et le blessé ou le milieu n'ont aucune importance. A cet égard les hémorrhagies primitives diffèrent beaucoup des hémorrhagies consécutives, qui sont très souvent sous la dépendance du milieu et de l'état général du blessé.

Symptômes. — L'hémorrhagie artérielle, dans le cas de plaie béante, est caractérisée par un jet de sang rutilant, vermeil, saccadé dans les artères de moyen calibre, continu pour les petites. Les saccades, isochrones au pouls, lancent le sang sous forme de jet ou de pluie fine suivant le volume du vaisseau.

Vient-on à exercer une compression entre le cœur et la plaie, l'hémorrhagie s'arrête à peu près complètement.

Tels sont les signes pathognomoniques des hémorrhagies artérielles dans les plaies béantes; il existe de nombreuses variétés selon la nature de la blessure. Lorsque la plaie est anfractueuse, irrégulière, le jet sanguin se brise contre les parois et sort abondamment mais en bavant; de plus le mélange du sang rouge et du sang veineux modifie parfois la couleur caractéristique. Cette circonstance se trouve fréquemment réalisée dans les plaies par armes à feu.

Le siège de l'hémorrhagie détermine également des changements dans la nature et les caractères de l'écoulement. Telle que nous venons de la décrire, l'hémorrhagie provient de vaisseaux d'un certain calibre, ou à la surface d'un moignon d'amputé par exemple. Les choses se passent différemment quand on considère une artère périphérique largement anastomosée avec d'autres. En pareil cas, l'hémorrhagie se fait par les deux bouts et elle a un peu perdu de ses caractères classiques en raison de l'atténuation des contractions cardiaques : citons comme exemple les plaies de la paume de la main.

Qu'une artère comme la fémorale soit lésée dans la continuité d'un membre, le bout supérieur ou cardiaque fournit d'abord tout le sang, le membre n'en reçoit plus de cette source et habituellement le pouls ne peut plus être perçu au-dessous de la plaie; mais, si la circulation collatérale est suffisante, il se produit par le bout inférieur et dans une direction inverse de l'état normal une hémorrhagie d'une couleur noire ou rouge foncé, à jet régulier et continu. GUTHRIE est un des auteurs qui ont le plus insisté sur cette particularité. Dans ces cas, la compression exercée entre la plaie et le cœur ne supprime pas tout écoulement de sang, celui qui persiste ne ressemble pas à l'hémorrhagie artérielle vraie.

Si la plaie ou la rupture du vaisseau n'intéresse qu'un portion de la paroi, l'ondée sanguine se divise en deux parties; l'une qui s'échappe au dehors, tandis que l'autre suit le cours normal; aussi le pouls, quoique plus faible, est-il encore perceptible.

Toute hémorrhagie artérielle un peu abondante provoque des symptômes locaux et généraux; d'abord le membre pâlit, se refroidit, puis au bout d'un certain temps, quand la circulation collatérale est rétablie, à cet abaissement de température succède une élévation qui persiste jusqu'au dix-huitième jour environ. En même temps le blessé perd ses forces, son teint devient blanc mat, il respire profondément; ses traits dénotent une anxiété croissante; une sueur froide couvre son corps. Les battements du cœur, d'abord tumultueux, irréguliers, s'affaiblissent graduellement. Bientôt la tête s'alourdit, les oreilles tintent, la vue s'obscurcit' la sensibilité s'émousse, et fréquemment survient une syncope pendant laquelle la vie n'est plus assurée que par de faibles contractions du diaphragme. La perte de sang abondante détermine l'anémie aiguë ; les hémorrhagies de moindre importance, mais répétées, engendrent l'anémie lente. La syncope en faisant cesser l'hémorrhagie sauve souvent l'existence des blessés, car sans elle la mort arrive rapidement, après des symptômes d'excitation nerveuse, et parfois des mouvements désordonnés. La quantité de sang que peut perdre un adulte n'est pas très grande lorsque ce liquide s'échappe par une artère volumineuse ; au contraire, lorsque l'hémorrhagie se produit par un artère de petit calibre, il faut un temps plus long et une quantité de sang plus grande pour amener la mort. Des blessés ont pu perdre jusqu'à quatre ou cinq litres de sang, en plusieurs jours, sans mourir.

Abandonnée à elle-même, l'hémorrhagie se termine par la mort s'il s'agit d'un gros vaisseau ; il faut arriver aux vaisseaux de quatrième ordre pour observer l'hémostase spontanée. GUTHRIE conclut de ses recherches, faites pendant les guerres de Portugal, que les hémorrhagies des artères de moyen calibre, telles que la fémorale au tiers inférieur, l'axillaire, l'humérale., etc., sont susceptibles de s'arrêter spontanément par un mécanisme que nous allons étudier.

Mécanisme de l'hémostase primitive. — Les causes de l'hémostase primitive, encore appelée provisoire, sont les unes adjuvantes, les autres efficientes. L'obturation se fait au moyen d'un caillot qui, par sa présence, s'oppose à l'issue du sang.

Les causes adjuvantes favorisent puissamment la formation du caillot ; quand elles font défaut, l'hémorrhagie continue, comme c'est le cas pour les personnes hémophiles. Le *ralentissement du cours du sang* contribue activement à l'hémostase ; or l'affaiblissement progressif du blessé détermine une diminution dans l'énergie des contractions du cœur et un ralentissement dans leur succession. La syncope n'agit pas autrement, et la stupeur ou le choc traumatique ont pour effet de suspendre les hémorrhagies. Le sang ralenti dans son cours est beaucoup mieux disposé à la coagulation ; le caillot adhère plus facilement aux parois divisées.

D'après HEWSON, le sang lui-même deviendrait plus coagulable à mesure qu'il s'écoule et serait plus riche en fibrine, mais on a fait jouer surtout un rôle important à *la rétraction de l'artère* divisée dans sa gaine et à la *contractilité du vaisseau*. La rétraction, très active pour quelques artères, entraîne le bout divisé et contribue à la coagulation en gênant l'issue du sang ; elle est d'ailleurs toujours associée à la contraction des fibres circulaires qui s'exerce avec force sur une hauteur de quelques centimètres et diminue notablement le calibre du vaisseau. MORAND et GUTHRIE pensent que la contraction suffit pour obturer le vaisseau et opposer une barrière à l'hémorrhagie, au moins pendant un certain temps. Le coagulum n'est pas absolument nécessaire, quoiqu'il serve à maintenir l'hémostase. La rétraction et la contraction donnent à l'extrémité divisée la forme d'un col de bouteille de vin de Bordeaux.

Ces causes adjuvantes exercent une action bien plus sensible sur les petits vaisseaux, et toutes les circonstances qui tendent à accroître leur action facilitent encore l'hémostase provisoire; ainsi le froid, l'air, l'eau, suffisent à arrêter les hémorrhagies capillaires.

La coagulation du sang, cause efficiente de l'hémostase, résulte de l'action de l'air sur ce liquide et de son contact avec les tissus divisés. C'est ainsi que se constitue un caillot qui commence à prendre des adhérences au pourtour de la plaie vasculaire en formant un manchon en communication avec l'artère d'une part, avec l'extérieur de l'autre. D'abord rutilant, ce coagulum devient plus sombre à mesure que l'hémostase s'effectue, puis par le dépôt de nouvelles couches concentriques, la lumière du manchon ainsi formé se rétrécit pour disparaître; pour Jones, Amussat, ce serait un caillot fibrineux appartenant à la variété des caillots actifs, établie depuis par Broca. Après la formation de ce caillot extérieur s'en produit un autre intérieur, conique, terminé souvent en pointe effilée et remontant ordinairement jusqu'à la première collatérale; sa structure diffère du précédent; il est passif ou cruorique. Les nombreuses controverses, auxquelles il a donné lieu, prouvent que le caillot peut : 1° faire défaut; 2° ailleurs dépasser la première collatérale; 3° enfin, se confondre avec un caillot contenu dans la collatérale elle-même.

Il est nécessaire de tenir un grand compte des dimensions, de la direction et des rapports de cette collatérale avec la plaie; il n'y a en effet rien d'étonnant à ce qu'elle soit, comme l'artère principale, oblitérée par un caillot, si, peu après son origine, elle plonge dans un moignon ou si elle a été écrasée, etc., etc.

Souvent le sang s'infiltre entre la tunique adventice et la gaine; de cette façon le bout divisé se trouve enfermé complètement dans le coagulum sanguin. J.-L. Petit a comparé le caillot de l'hémostase provisoire à un *bouchon* de carafe dont le *couvercle* correspondrait à la partie extérieure et dont la *tige* serait représentée par le caillot intérieur. L'extrémité terminale du caillot extérieur est déprimée à son centre, disposition comparée à un *cratère* par Amussat.

Telle est l'histoire du mécanisme de l'hémostase transitoire, vérifiée par les faits et l'expérimentation; cependant, d'après quelques auteurs, Zahn, Pitres, les choses se passeraient différemment. A une époque où la lymphe expliquait tout, Jones avait déjà admis qu'un caillot formé par la lymphe plastique réunissait les parois divisées. « Ce caillot formé à la bouche de l'artère et à l'intérieur de sa gaine, et que j'ai désigné dans mes expériences sous le nom de caillot externe, présente donc la première barrière complète à l'effusion du sang. Ce caillot, vu à l'extérieur, apparaît comme la continuation de l'artère, dont on peut distinguer l'extrémité bouchée par le caillot et enfermée dans la gaine.

« Le bout de l'artère n'étant plus perméable, non plus qu'aucune branche collatérale très voisine, le sang s'arrête en ce point, se coagule et forme en général un mince caillot conique qui ne remplit pas le canal de l'artère ni n'adhère à ses parois sauf par une petite portion de la circonférence de sa base, au voisinage de l'extrémité du vaisseau. Ce caillot est distinct du précédent et je lui ai donné le nom de caillot interne.

« En même temps, l'extrémité sectionnée de l'artère s'enflamme, et les vasa vasorum laissent échapper de la lymphe qui retient le caillot externe. Cette lymphe remplit l'extrémité de l'artère, située entre les caillots interne et externe, se mêle à eux quelquefois ou leur est adhérente et s'unit intimement à la tunique interne de l'artère. L'arrêt définitif de l'hémorrhagie dépend surtout de ce coagulum lymphatique. » PITRES conclut d'expériences faites sur le mésentère de grenouilles, et partant peu assimilables à ce qui se passe chez l'homme, que l'hémostase débute par la formation d'un thrombus blanc composé de globules blancs, assez résistant pour obturer la lumière du vaisseau; pour lui, le caillot interne ne se produit que consécutivement, sa composition différerait de celle d'un simple coagulum à l'air libre; cette interprétation originale n'a pas été vérifiée.

HAYEM a proposé une autre interprétation de l'obturation du vaisseau; suivant lui, ce seraient les hématoblastes du sang qui s'accumuleraient en foule sur les bords de la solution de continuité et qui finiraient par l'occlusion provisoire (*Acad. des sc.*, 1882).

Les phénomènes qui se passent du côté du bout inférieur du vaisseau lésé sont moins connus. Au début, la contraction assurerait à elle seule l'hémostase; un peu plus tard, quand la circulation collatérale est rétablie, les mêmes causes que précédemment interviennent pour former un caillot toujours doué d'une résistance plus faible que celui du bout cardiaque; le caillot interne manque assez souvent, au dire de GUTHRIE, ou bien il est très défectueux dans sa formation; de là, une prédisposition aux hémorrhagies secondaires sur laquelle nous reviendrons.

Mécanisme de l'hémostase définitive. — La manière de voir de JONES a été conservée jusqu'à nos jours, les traités classiques admettent encore que la lymphe plastique s'épanche entre les bouts divisés et dans la gaine, de manière à entourer le caillot; cette soi-disant lymphe s'organiserait, et ultérieurement les extrémités oblitérées seraient séparées par une bande de tissu fibreux.

Il est toutefois bien établi que le caillot interne du début persiste pendant un certain temps en gardant ses premiers caractères; mais de bonne heure il subit des transformations qui n'avaient pas échappé à l'observation de plusieurs chirurgiens, parmi lesquels il convient de citer AMUSSAT, MANEC, NOTTA. Ils savaient que le caillot perd sa couleur, puis est enveloppé de toutes parts par une couche de lymphe coagulable; les uns admettaient le tassement des couches constituantes, d'autres une véritable organisation. C'est MANEC qui, à une époque où l'histologie n'éclairait pas la pathologie, a le mieux entrevu l'ensemble des phénomènes qui constituent l'hémostase définitive. En même temps qu'il se décolore, le caillot devient plus ferme; après plusieurs années, il est résistant, dur, presque calcaire.

Des recherches récentes de WEBER, BUBNOF, SCHULZE, BAUMGARTEN, DURANTE, RAAB, SENFTLEBEN, ont montré que le phénomène de la cicatrisation artérielle était beaucoup plus complexe qu'on ne le croyait. La conception de la lymphe plastique perdit peu à peu de son crédit; on remarqua d'abord que le caillot subissait des transformations diverses; que plus tard on y observait des vaisseaux que Weber réussit à injecter, et l'idée de l'organisation du caillot fut soutenue par nombre d'auteurs. La constatation de couches concentriques de cellules et même de fibres conjonctives, à une période éloignée, servait encore de base à cette interprétation.

L'expérimentation et les recherches histologiques ramenèrent les esprits vers une interprétation différente; au lieu d'être actif comme on le supposait, le caillot était au contraire passif, se laissait pénétrer par les éléments cellulaires et les vaisseaux venus de la paroi. Le caillot primitif se trouvait ainsi segmenté, vascularisé, circonscrit par une couche épaisse d'éléments nouveaux. L'accord cesse quand il s'agit d'expliquer l'origine du tissu. Les uns, avec Bubnof, Senftleben, admettent que des cellules migratrices provenant de l'adventice enflammée traversent les autres parois et pénètrent le caillot sans qu'il y ait participation de l'endothélium. Ces cellules migratrices ou leucocytes peuvent subir diverses transformations en cellules épithélioïdes, en *Riesenzellen* ou cellules géantes, en cellules fusiformes et finalement en tissu conjonctif. Les vaisseaux proviendraient des vasa vasorum qui poussent des bourgeons vers le caillot. En même temps toutes les tuniques participent à l'inflammation; il y aurait là une véritable artérite.

D'autres expérimentateurs, Durante, Raab, font jouer le principal rôle à la prolifération de l'endothélium de la couche interne, en un mot à une endartérite végétante, sans refuser toutefois une certaine participation aux autres tuniques. Durante aurait même vu la prolifération des fibres lisses de la couche musculaire. A mesure qu'on s'éloignerait du point divisé, la lésion se restreindrait à la tunique interne. L'endothélium végétant présente des couches superficielles de cellules à un ou deux noyaux; le caillot se trouve circonscrit et même pénétré par elles; ses éléments tassés deviennent granulo-graisseux, sont résorbés en grande partie, et l'on n'y trouve, quand la guérison est achevée, que des traces de pigment. A mesure que le tissu nouveau s'organise, il est parcouru par des vaisseaux de nouvelle formation parallèles à la paroi. Plus tard ce tissu devient fibreux, les fibres cellules s'entre-croisent dans tous les sens et la cicatrisation est complète; le caillot permanent a remplacé le caillot provisoire.

Senn démontre que le thrombus n'est pas nécessaire; la plaie artérielle peut se réparer par le seul mécanisme de la prolifération endothéliale. Waldeyer, Thiersch histologiquement, Riedel, Raab et Baumgarten expérimentalement, avaient déjà émis cette opinion. Le caillot interne lui-même peut faire défaut; ainsi que Robert l'a observé, sans que la cicatrisation soit empêchée; l'un de nous a pu nettemement constater ce fait sur une artère fémorale vingt-sept jours après un traumatisme; une petite collatérale naissait à un centimètre du point de section de l'artère. Nous pensons donc avec Raab que l'existence d'un caillot intérieur n'est pas absolument constante, pas plus que son organisation, quand il existe.

Il résulte de toutes ces recherches que les phénomènes les plus importants se passent au point divisé, que les parois artérielles concourent pour une large part à l'oblitération du vaisseau soit par prolifération, soit par diapédèse, probablement par les deux mécanismes. Quant aux caillots externes de la gaine, si importants pour l'hémostase provisoire, ils jouent un rôle très effacé pendant la cicatrisation et sont condamnés à la résorption si la plaie se réunit, ou à l'élimination s'il y a suppuration.

Le mécanisme de l'oblitération définitive est le même pour le bout périphérique, mais ordinairement il s'opère avec plus de lenteur.

Sauf dans quelques cas de plaies artérielles latérales, dont la guérison est compatible avec la persistance de la perméabilité du conduit, l'oblitération

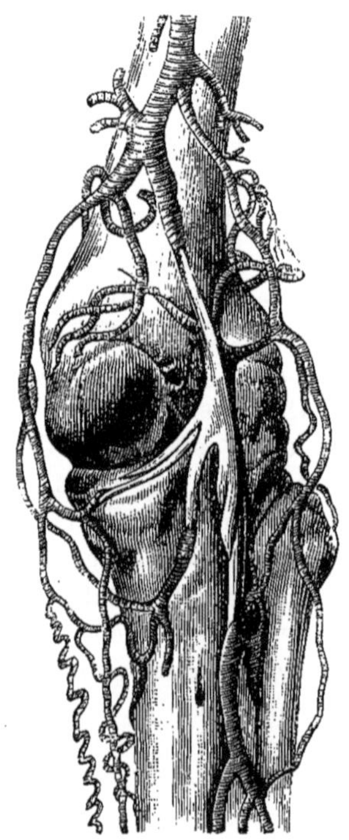

Fig. 33. — Rétablissement de la circulation collatérale après la ligature de l'artère poplitée. Pièce disséquée par Ribes (Cliniques de Larrey).

est la règle dans toutes les hémorrhagies, qu'elles résultent d'une section complète, d'une rupture, d'une ligature. Ce mode de guérison crée au membre des conditions nouvelles de nutrition ; celle-ci est assurée par la circulation collatérale ; les recherches de Spencer, Porta, ont démontré que la circulation se rétablit par deux moyens différents : 1° par l'ectasie des artères et des capillaires du voisinage ; c'est souvent par de grosses anastomoses normales ou par des vaisseaux des muscles que ce phénomène a lieu, on lui a donné le nom de *circulation indirecte* (fig. 33) ; 2° par la néoformation des capillaires qui, partis de l'une des extrémités du vaisseau divisé, se portent sur l'autre ; c'est la circulation collatérale directe qui n'est bien développée que plusieurs mois après la cicatrisation.

Au moment où se fait l'hémostase, la partie irriguée par le vaisseau blessé périclite et sa vitalité peut être mise en question. Elle dépend de la circulation collatérale qui suffit, le plus souvent, pour entretenir la nutrition du membre. Les figures 34 et 35 représentent des types de circulation colla-

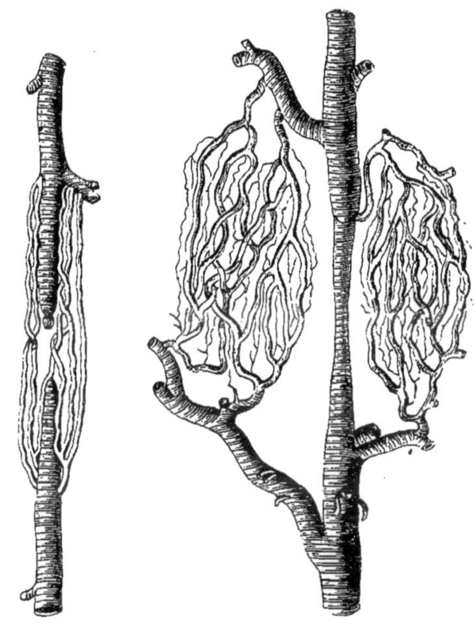

Fig. 34. Fig. 35.
Schéma montrant la circulation collatérale après l'oblitération ou la ligature d'une artère, d'après PORTA.

térale dont les musées offrent de beaux spécimens. Pour GUTHRIE, elle s'établirait plus facilement dans la jeunesse que dans la vieillesse, au membre supérieur qu'au membre inférieur.

§ 2. — Hémorrhagies artérielles consécutives.

Pathogénie. — Les hémorrhagies consécutives ou secondaires sont dues aux perturbations de l'hémostase provisoire ou définitive. Lorsque l'hémorrhagie reparaît avant que le travail de la cicatrisation des bouts blessés soit commencé, on dit que l'hémorrhagie secondaire est *précoce ;* elle peut alors résulter de causes diverses.

a. Certaines artères dont la tunique musculaire est très développée, comme celles de la main, se contractent avec force après le traumatisme, de manière à oblitérer la lumière du vaisseau et arrêter le sang ; un peu plus tard la contraction cesse et l'hémorrhagie se reproduit. On a encore donné le nom d'hémorrhagie intermittente à cette variété. Les recherches de REDARD ont démontré que la lésion ou l'irritation d'un gros nerf du voisinage paralyse la contraction vasculaire, et modifie ainsi une des causes de l'hémostase.

b. Le relâchement de la contractilité serait aussi un facteur important dans la production des hémorrhagies secondaires par le bout inférieur; nous avons vu en effet que la contractilité joue le rôle principal dans l'hémostase provisoire du bout périphérique, d'où le nom d'hémostase dynamique qu'on lui a donné. Quand la contraction cesse, le caillot très faible qui occupe l'intérieur du conduit ne résiste pas et l'hémorrhagie secondaire peut apparaître ; d'après GUTHRIE, elle se produirait du quatrième au cinquième jour.

c. Si le ralentissement du cours du sang et la diminution de la force du cœur sont des circonstances favorables à l'hémostase, les phénomènes inverses tendent à détruire le travail commencé. Ainsi, un ou plusieurs jours après les hémorrhagies, il se fait une vive réaction ; le pouls, petit et lent, devient fort et rapide, l'ondée sanguine dans ces conditions force parfois la barrière que lui oppose le caillot.

d. LEGOUEST fait intervenir le gonflement des parties, qui « semble expulser les caillots déjà formés » et peut de cette façon provoquer l'hémorrhagie. Cette idée mérite confirmation. Par contre, on a vu souvent les caillots obturateurs être mécaniquement détachés à la suite de mouvements intempestifs du blessé, d'efforts, de vomissements, etc.

A ces causes des hémorrhagies secondaires précoces, étudiées par CAUCHOIS, il faut encore ajouter les paralysies vasculaires, l'absence de fibres musculaires dans la paroi, l'hémophilie ; les lésions de nutrition des parois, antérieures à l'accident, telles que l'athérome, la sclérose, les adhérences physiologiques ou pathologiques ; tous ces états pathologiques entraînent des perturbations graves dans l'hémostase provisoire.

Perturbations dans l'hémostase définitive. — Bien autrement variées sont les causes des hémorrhagies secondaires qui résultent de quelque vice dans l'hémostase définitive. Les unes sont générales ou prédisposantes ; les autres déterminantes ou locales.

1° *Causes prédisposantes.* — L'influence très marquée de l'état général sur l'apparition des hémorrhagies consécutives a été bien établie de nos jours, grâce aux travaux de VERNEUIL, BERGER, BOUILLY, etc. Elle n'était pas inconnue des chirurgiens du commencement du siècle, mais ils attribuaient le rôle principal aux conditions de milieu. Un grand nombre de maladies chroniques exercent sur l'hémostase définitive une action fâcheuse, dont le résultat est de déterminer des hémorrhagies secondaires. Tels sont l'alcoolisme, la glycosurie, l'albuminurie, l'athérome, les maladies du rein, du foie, le scorbut, l'impaludisme.

Il convient de faire une place spéciale à la fièvre traumatique, à la pyoémie et à la septicémie, c'est-à-dire aux infections. C'est là, il faut le reconnaître, la cause habituelle et commune des hémorrhagies secondaires, devenues si rares depuis l'antiseptie. Cette vérité est si bien démontrée, qu'aujourd'hui on considère l'hémorrhagie secondaire comme un symptôme de la septicémie. On comprend dès lors toute l'importance de l'état général et combien la conduite du chirurgien, ses appréhensions doivent varier suivant qu'il se trouve en face d'un blessé sain ou malade. D'ailleurs ces maladies agissent également sur les artères dénudées, liées préventivement, c'est-à-dire sans perte de sang préalable pour provoquer des hémorrhagies *consécutives médiates.*

Les causes d'ordre général n'occasionnent des perturbations que par leur retentissement sur l'état local et sur la marche de la réparation ; elles s'ajoutent donc aux causes organo-physiologiques locales que nous allons passer en revue.

2° *Causes locales déterminantes.* — Certaines plaies, par leur nature même, sont particulièrement exposées aux hémorrhagies consécutives : les plaies contuses, les plaies par armes à feu entre autres. En effet, si l'hémorrhagie primitive est moindre ou plus rare, la contusion compromet la vitalité de la paroi qui se mortifie et tombe, et au moment de la chute des escarres, se produit une hémorrhagie. Le même accident survient par un mécanisme analogue, lorsqu'à la suite d'une dénudation artérielle, d'une application caustique, etc., les vasa vasorum sont détruits sur une longueur suffisante ; la vitalité des tuniques une fois compromise, l'hémorrhagie succédera encore à la chute des parties escarrifiées.

L'hémorrhagie consécutive peut être la conséquence d'une ulcération qui se fait de dedans en dehors, beaucoup plus souvent de dehors en dedans, GUTHRIE a vu l'ulcération s'étendre lentement et progressivement de la paroi interne aux couches externes ; dans un fait de RICHET, une plaque calcaire athéromateuse avait déterminé l'ulcération. Habituellement, la suppuration d'une plaie septique altère la paroi de dehors en dedans, l'amincit et l'expose aux hémorrhagies secondaires. Toutes les fois que la plaie artérielle évolue d'une façon anormale, que les bourgeons ont mauvais aspect, que la suppuration est sanieuse, mal liée, il y a lieu de redouter une hémorrhagie consécutive.

La pourriture d'hôpital, cause autrefois commune de ce genre d'accidents, peut servir de type. GILLESPIE, DELPECH, HENNER, etc., ont signalé la fréquence de ces hémorrhagies dans les plaies par armes à feu atteintes de pourriture. — De même, les corps étrangers logés au voisinage des artères sont susceptibles à la longue de les ulcérer et de produire une hémorrhagie secondaire ou médiate. Les fils à ligature qui n'ont pas été suffisamment asepsiés, entretiennent, auprès des bouts artériels, une suppuration avec destruction du tissu, qui s'étend aux parois du vaisseau et ramène l'hémorrhagie.

Plusieurs maladies générales exercent une influence sur les bouts artériels qui s'enflamment et s'ulcèrent en même temps que le caillot se ramollit sans tendance à la transformation fibreuse.

Les hémorrhagies consécutives se font souvent par le bout inférieur dont l'hémostase définitive, ainsi que l'hémostase provisoire laissent à désirer. GUTHRIE a vu ce bout périphérique donner une hémorrhagie secondaire plusieurs semaines après la blessure ; des tractions intempestives sur des fils à ligature, les mouvements brusques du malade, une secousse, un violent effort peuvent être le signal de l'hémorrhagie qui apparaît soudainement.

Mais ce n'est pas ainsi que les choses se passent habituellement, car des prodromes annoncent fréquemment l'hémorrhagie. Le malade éprouve un malaise général, des douleurs très vives qui cessent dès que le sang apparaît. La suppuration change de nature, devient grisâtre, roussâtre, couleur café au lait; la température du membre serait plus élevée. Ces phénomènes sont inconstants et ne sont en réalité que des phénomènes d'infection; souvent l'écoulement se fait silencieusement et peut n'attirer l'attention qu'au moment où le blessé a déjà perdu beaucoup de sang; aussi ces hémorrhagies sont-elles très redoutables. Il est rare qu'elles causent immédiatement la mort, à moins qu'il ne s'agisse de vaisseaux volumineux; fréquemment elles sont arrêtées quand le chirurgien arrive et elles reparaissent à plusieurs reprises, si l'on n'intervient pas dès le début; on doit surtout tenir un grand compte des suintements en apparence insignifiants qui précèdent d'ordinaire de vingt-quatre ou quarante-huit heures une hémorrhagie beaucoup plus sérieuse; on leur a donné le nom d'*hémorrhagies prémonitoires*.

L'hémorrhagie se fait tantôt par le bout terminal par suite de la destruction du travail de cicatrisation, ou bien par ulcération latérale; on aurait même trouvé plusieurs petites ulcérations sur un vaisseau. Après ces pertes de sang, le tissu cellulaire ambiant, la gaine des vaisseaux et l'ensemble des parties molles sont très infiltrés de sang et de sérosité, circonstance qui gêne l'intervention.

A quelle époque les hémorrhagies consécutives apparaissent-elles? D'une façon générale, il n'y a pas d'époque fixe, car on a vu l'hémorrhagie reparaître depuis le troisième jour jusqu'à la cicatrisation; cependant l'époque de la chute des escarres, du huitième au douzième jour, à la fin de la seconde semaine, alors que la suppuration est établie, que la plaie se déterge, que les complications antérieures ou acquises ont eu le temps d'exercer leur influence fâcheuse, paraît de beaucoup la plus dangereuse.

Ces hémorrhagies produisent l'anémie aiguë et surtout l'anémie lente; elles épuisent le blessé, constituent toujours un symptôme inquiétant dont les secours de l'art restent souvent impuissants à conjurer les effets. Lorsqu'elles s'arrêtent spontanément et qu'elles se guérissent, la cicatrisation de la plaie artérielle se fait de la manière suivante : le caillot intervient seul au début et ce sont les bourgeons charnus du voisinage qui, en s'accolant un peu plus tard, ferment la solution de continuité et aident à l'oblitération du vaisseau.

§ 3. — Traitement des hémorrhagies artérielles.

Indications. — Avant d'exposer les diverses méthodes employées pour arrêter les hémorrhagies, il est nécessaire de passer en revue les grandes règles qui doivent guider le chirurgien.

1° **Moyens prophylactiques.** — L'épargne du sang est une indication absolue dans toutes les opérations; c'est pour l'obtenir qu'on a recours à des méthodes d'exérèse non sanglante qui divisent et oblitèrent en même temps les vaisseaux. A ces méthodes appartiennent l'écrasement linéaire, la ligature extemporanée, élastique, la ligature en masse, le fer rouge, l'anse galvanique, le thermo-cautère, les caustiques; ces moyens ont le désavantage d'être trop lents dans leur action; leur emploi n'est pas aussi précis que celui du bistouri, ils s'opposent à la réunion immédiate; ils ont cependant chacun leur indication particulière.

Dans les méthodes d'exérèse sanglante, les chirurgiens ont depuis longtemps cherché à obtenir une hémostase préliminaire, ils se sont tout d'abord adressé à la compression; le garrot de Morel (1674), le tourniquet de J.-L. Petit (1718), la compression digitale, les compresseurs mécaniques de tous genres ont été tour à tour vantés et délaissés. Ils sont beaucoup moins employés depuis la vulgarisation de la bande et du tube d'Esmarch perfectionnés par Nicaise, qui malgré quelques désavantages, entre autres l'hémorrhagie en nappe qui succède à leur enlèvement, donnent au chirurgien une sécurité inconnue jusqu'ici. D'ailleurs, en ayant soin de comprimer la plaie à l'aide d'une forte éponge et de tenir le membre élevé après l'enlèvement du tube élastique, on remédie aux inconvénients de l'hémorrhagie capillaire.

C'est encore dans le même ordre d'idées que les chirurgiens s'adressent aux ligatures préalables et aux ligatures d'attente, en prévision d'hémorrhagies certaines ou possibles pendant une opération ou dans le cours de la guérison. La forcipressure multiple de Verneuil, Péan, Kœberlé, à l'aide des pinces hémostatiques, la ligature de tous les vaisseaux avant leur division, sont des procédés qui trouvent leur indication dans un grand nombre de circonstances, bien déterminées par Reclus.

2° **Moyens curatifs. Indications.**—Les chances d'hémostase spontanée sont si problématiques que le chirurgien doit immédiatement intervenir pour arrêter d'une façon définitive l'écoulement du sang. Les moyens provisoires, tels que la compression, le tamponnement, les astringents, les styptiques ne constituent que des palliatifs momentanés. Seules, les méthodes qui oblitèrent la lumière du vaisseau doivent être employées; telles sont la ligature, la torsion, la cautérisation, la forcipressure. Cependant Mikulicz, Kuester ont préconisé le tamponnement antiseptique avec la gaze iodoformée pour maîtriser d'une façon définitive les hémorrhagies. Kuester a pu de cette façon arrêter une hémorrhagie de l'artère vertébrale, tandis que 40 cas de lésions traumatiques de cette artère traités autrement donnent 37 morts.

A. *Traitement des hémorrhagies primitives.*—La ligature peut être employée de diverses façons: tantôt on lie les deux bouts du vaisseau divisé dans la plaie, tantôt on applique une ligature au-dessus de la plaie, sur le tronc lésé. Tout le monde est d'accord aujourd'hui pour reconnaître la nécessité de lier les deux bouts du vaisseau dans les plaies récentes avec hémorrhagie, ce principe a été tout particulièrement mis en pratique et vulgarisé par Guthrie. Les auteurs commencent à diverger d'opinion quand il s'agit de savoir s'il faut intervenir pour une hémorrhagie spontanément arrêtée. La plupart des chirurgiens français pensent que cette hémostase spontanée provisoire n'offre qu'une sécurité douteuse et que mieux vaut, comme Verneuil le conseille, enlever tous les caillots et provoquer une nouvelle hémorrhagie en tour-

mentant la plaie, et en pratiquant tous les débridements nécessaires pour arriver jusqu'au vaisseau.

B. *Traitement des hémorrhagies consécutives.* — Les indications ne diffèrent pas sensiblement quand il s'agit des hémorrhagies consécutives; l'hémostase artificielle s'impose dans toute sa rigueur; les controverses reparaissent à propos de l'exécution. C'est surtout en pareil cas que GUTHRIE recommande la ligature des deux bouts dans la plaie, mais seulement quand il y a écoulement de sang; vient-il à s'arrêter, il conseille d'abandonner le blessé tout en prenant les mesures de précaution pour éviter ou parer à une récidive; LANNELONGUE partage cette manière de voir.

De l'avis général, il faut pratiquer la ligature alors même que le sang a cessé de couler; pour cela on s'est adressé à trois procédés : 1° la ligature d'un seul vaisseau entre la plaie et le cœur par la méthode d'Anel ; 2° la ligature aux limites de la plaie débridée ; 3° la ligature des deux bouts dans la plaie, même si celle-ci est enflammée et suppurée..

Cette dernière pratique a été recommandée par GUTHRIE avec autorité et conviction; elle n'est pas en faveur depuis bien longtemps, car DUPUYTREN, SANSON préféraient lier un artère saine plutôt que de porter le fil sur un vaisseau malade facilement sécable et recouraient à la méthode d'Anel. Il ne fallut rien moins que l'autorité de GUTHRIE, les recherches de COURTIN, de NÉLATON, pour ramener les esprits vers la ligature des deux bouts dans la plaie. Malgré cela, nombre de chirurgiens, tout en acceptant le principe, reconnaissent qu'il n'est pas d'une application très facile, les discussions de la Société de chirurgie sur ce sujet témoignent de l'incertitude des règles à suivre et des divergences d'opinions. Il n'est, en effet, pas toujours aisé de trouver les bouts divisés dans une plaie granuleuse; et la récidive des hémorrhagies n'est pas rare. Cette idée se retrouve dans les thèses de BOUILLY, RECLUS, et elle est dans l'esprit de la majorité. Nous préférons pour cette raison la ligature aux limites de la plaie qui agit sur des parois moins altérées; peut-être vaudrait-il mieux, comme POULET a eu l'occasion de le faire pour une hémorrhagie palmaire, combiner les deux méthodes extrêmes, c'est-à-dire lier le bout qui saigne dans la plaie et comprimer ou lier un peu plus haut par la méthode d'Anel, conduite qui ne serait plus passible des reproches adressés aux précédentes.

La ligature dans la plaie présente surtout de réels avantages pour obvier aux hémorrhagies secondaires par le bout inférieur, tandis que la méthode d'Anel ne servirait de rien quand existe une circulation collatérale suffisante.

Si la ligature constitue un des meilleurs hémostatiques artificiels, il y en a d'autres qui trouvent leur indication spéciale et qui, combinés ou associés à la ligature, rendent de grands services ; l'emploi judicieux de chacun d'eux ne saurait être indiqué dans un chapitre général, nous nous bornerons donc à donner quelques notions classiques sur les hémostatiques et leur mode d'action.

L'amputation est quelquefois la ressource ultime quand l'hémorrhagie incoercible se reproduit malgré la ligature ; mais on ne doit sacrifier un membre qu'après avoir épuisé toute la série des moyens hémostatiques.

Enfin, il ne faut pas oublier que quelques hémorrhagies secondaires reconnaissent souvent pour cause première une affection générale; paludisme, diabète, albuminurie, etc. Le traitement médical de ces maladies est donc tout indiqué conjointement avec le traitement chirurgical pour éviter toute récidive.

Il est nécessaire de remarquer, d'autre part, que de nos jours, avec les pansements modernes, les hémorrhagies secondaires deviennent de plus en plus rares ; et que bien souvent ces hémorrhagies, nous tenons à le répéter, avaient pour cause la septicémie et l'état d'infection de la plaie. Dans ces cas, le meilleur hémostatique est un nettoyage parfait de la plaie, complété par un bon pansement antiseptique.

Hémostatiques. — 1° *Compression.* — La compression artérielle s'exerce au niveau de la plaie ou à distance ; elle est *directe* quand elle agit sur le vaisseau au point de section et perpendiculairement à lui ; le doigt, la pince placés sur un vaisseau, pendant une opération, réalisent ce mode traitement. La compression *latérale* faite parallèlement au vaisseau est dite *immédiate* quand on la pratique dans la plaie à l'aide d'éponges, de tampons, d'amadou, de compresses graduées, etc. ; *médiate* quand on comprime l'artère entre la plaie et le cœur.

Les procédés et les appareils propres à la compression sont très nombreux, leur étude appartient à la petite chirurgie ; citons la compression digitale, la compression avec les pelotes dures, élastiques, à ressort, la compression circulaire avec le garrot, les tourniquets de J.-L. Petit, Lambert, Mott, etc., les compresseurs divers. Ce sont des auxiliaires précieux dans l'hémostase provisoire.

La compression a encore été utilisée d'une façon un peu différente, dans l'*acupressure* de Syme, Simpson, Rizzoli (1851) ; on passe par transfixion une aiguille au-dessous de l'artère blessée et on la fait sortir de la peau à une certaine distance ; d'autres combinent la suture entortillée à l'acupressure, ce procédé, récemment vanté par Trendelenburg comme opération préalable de la désarticulation coxo-fémorale pour épargner le sang, est une sorte de ligature en masse provisoire.

La *forcipressure*, bien qu'employée par de Græfe en 1831, n'est réellement entrée dans la pratique qu'en 1873, grâce aux perfectionnements de Verneuil, Péan, Kœberlé, Bœckel ; on se sert de pinces à mors analogues aux pinces à pansements, mais plus petites et munies d'un point d'arrêt; elles sont laissées en place ou enlevées après les opérations.

L'eau à diverses températures peut servir d'hémostatique. Il est bon à cet égard de connaître le résultat des recherches de Murray (*Edinburg. méd. J.*, 1886, p. 131). De 43 à 49°, l'eau fait contracter les vaisseaux et arrête les hémorrhagies des petits vaisseaux. De 25 à 38°, elle provoque l'agrandissement des vaisseaux et par suite accélère les hémorrhagies. De 0 à 10°, l'eau arrête les hémorrhagies mais d'une façon transitoire. Quand l'eau de 0 à 10° a perdu son action, on peut employer utilement l'eau chaude.

2° *Ligature.* — La ligature est le meilleur des hémostatiques ; introduite par A. Paré dans la pratique des amputations, elle resta très longtemps sans être appréciée à sa juste valeur, et ce ne fut qu'après des essais multiples qu'on se servit presque exclusivement des ligatures directes, immédiates, permanentes, pratiquées avec des fils, d'origine animale ou végétale, ronds et minces.

Sans entrer dans le détail du manuel opératoire, nous dirons que la ligature a pour but de produire une constriction du vaisseau assez énergique pour que les tuniques interne et moyenne soient rompues ; celles-ci, recroquevillées, diminuent la lumière du vaisseau et leur bord libre devient le point de départ d'un caillot. La constriction par le fil laissé en place, le rebroussement des tuniques et le caillot concourent à l'hémostase provisoire. Le fil à ligature, qui comprime l'adventice, détermine sur les parois artérielles une réaction inflammatoire qui détermine la cicatrisation et l'oblitération artérielle par endartérite proliférante avec ou sans caillot. Autrefois, le fil généralement septique était éliminé par la suppuration et l'artère se divisait sous le lien constricteur. On peut dire qu'une ligature aseptique est toujours tolérée par les tissus, et qu'elle s'enkyste sans sectionner complètement les parois du vaisseau sur lequel elle est placée.

Jusqu'à ces dernières années, les fils de soie ou de chanvre cirés étaient généralement employés. Cependant les Américains avaient déjà essayé les ligatures métalliques ; Levert et Physick s'en servaient en 1829 ; Gross les recommande pour les gros vaisseaux et Warren Stone les appliqua en 1859 à l'iliaque primitive. D'autres auteurs ont tenté de substituer la ligature élastique aux procédés ordinaires, mais la ligature antiseptique a fait oublier ces tentatives.

Depuis longtemps, on avait eu recours aux ligatures animales : Physick employait la peau de daim, Dupuytren, Manec, Dorsey le chevreau ; Hartshone les fils de parchemin, Cooper la catgut (boyau de chat). Ce dernier, préparé à l'huile phéniquée, faisait partie du pansement antiseptique de Lister. Les recherches de Fleming, Gross et Rohmer, ont montré que ces ligatures sont entièrement résorbées et subissent un ramollissement graduel par l'infiltration des leucocytes; la disparition exige de cinq à vingt jours, suivant la grosseur et le mode de préparation des fils.

La ligature du catgut réalisa un perfectionnement parce qu'elle permit la réunion immédiate, supprima la mortification et la suppuration de la tunique externe. Elle agit d'ailleurs comme la ligature ordinaire au point de vue de l'hémostase; on lui a reproché de se relâcher, accident plus théorique que réel. La rapidité variable de la résorption constitue toutefois un inconvénient; aussi voit-on J. Paget préférer au catgut phéniqué le catgut chromique moins facilement résorbable. La soie asepsiée est assez souvent employée dans la pratique; elle ne se résorbe pas, il est vrai, mais elle est tolérée par les tissus et permet la réunion immédiate.

Dans les plaies d'amputation, la ligature est simple; elle doit être double dans les plaies artérielles qui intéressent la continuité des membres; il est bon, suivant le conseil de Sédillot, de pratiquer la section complète de la partie de l'artère intermédiaire aux deux ligatures. L'athérome, avant la période de calcification de l'artère, n'est pas une contre-indication à la ligature.

Le point du vaisseau sur lequel doit porter la ligature n'est pas moins important à déterminer; en règle générale, il faut laisser quelques centimètres entre la ligature et la collatérale voisine pour que le caillot puisse avoir une longueur suffisante; de l'avis d'un grand nombre de chirurgiens, le caillot n'est pas indispensable, et l'on peut lier sans danger auprès des collatérales.

Torsion. — Inventée par Amussat en 1820, la torsion fut tout d'abord assez employée; Thierry, Velpeau s'en déclarèrent partisans. Elle avait l'avantage, important autrefois, de ne pas laisser de corps étranger dans la plaie. Delpech, Manec la condamnèrent. Elle était à peu près tombée dans l'oubli en France, quand elle en fut tirée en 1871 par Tillaux, qui en vante les bons résultats. La torsion a pour effet de rompre les deux tuniques internes qui se recroquevillent en même temps que la celluleuse tordue s'effile en forme de vrille et contribue à l'oblitération du vaisseau. Malgré quelques défenseurs, la torsion n'est guère employée ; et on lui préfère la forcipressure.

Cautérisation. — Le fer rouge était en grand honneur à l'époque où la ligature n'était pas entrée dans la pratique. On avait recours au cautère chauffé à blanc ou au rouge. Il agit en formant une escarre sèche et en coagulant le sang par l'effet de la chaleur. C'est un moyen défectueux auquel on ne s'adresse aujourd'hui que pour des hémorrhagies peu graves, dans des régions difficilement accessibles aux ligatures.

L'anse galvanique est peut-être encore moins pratique; elle n'agit comme hémostatique que chauffée au rouge sombre, parce qu'alors les parois comprimées se trouvent accolées au point où se fait l'escarre. Quant au thermocautère, il est passible des mêmes reproches que le fer rouge, mais il a, sur tous les autres procédés analogues, l'incomparable avantage de sa facile application.

Astringents et styptiques. — Ces moyens de traitement sont trop souvent inefficaces pour ne pas être considérés comme de simples adjuvants, et il faut rejeter, même pour les hémorrhagies capillaires ou cavitaires, les solutions alunées, styptiques, acides, les eaux de Léchelle, de Pagliari, etc. Le perchlorure de fer, qui jouit de la propriété de coaguler le sang, doit être absolument rejeté; il a une action caustique trop énergique, il compromet la vitalité des tissus, accroît la durée de la réparation, expose à la gangrène, aux hémorrhagies secondaires et rend enfin la ligature dans la plaie plus difficile et moins efficace. Le tamponnement antiseptique constitue le meilleur hémostatique pour les plaies cavitaires.

Transfusion du sang. — La transfusion a pour but de réparer *momentanément* les pertes qu'a pu éprouver l'économie sous l'influence d'une cause de débilitation puissante telle qu'une hémorrhagie abondante ou une suppuration prolongée. Cette définition suffit à dire qu'en sa qualité d'aliment le sang transfusé ne saurait prétendre, comme l'ont voulu quelques auteurs (Kolomniew, Roussel, de Genève), modifier un tissu morbide ou arrêter l'évolution d'une diathèse; opération d'une certaine gravité, la transfusion doit être réservée aux cas où la vie est en danger immédiat sous l'effet d'une cause accessible au chirurgien ou transitoire.

On a successivement employé des liquides divers tels que l'eau (choléra), le lait, l'huile, les solutions alcalines (SCHWARZ), le sang d'animaux (NEUDORFER, GESELLIUS) ou le sang humain, et ce dernier complet ou défibriné pour parer à quelques-uns des accidents que nous signalons plus loin. Comme voie d'introduction, certains auteurs ont conseillé le tissu cellulaire sous-cutané, d'autres le péritoine (PONFICK); ceux-ci les artères (HUNTER, KUSTER); ceux-là les veines, et c'est ainsi qu'avec ces derniers, on a vu naître les méthodes artério-artérielles, veinoso-artérielles, artério-veineuses, et veinoso-veineuses. Disons de suite que le lait, l'huile, les solutions alcalines ne méritent pas qu'on s'y arrête longuement, malgré les succès allégués; que le sang d'animaux ne peut vivre dans la circulation humaine, et que ces globules s'empilant dans les capillaires menacent d'infarctus et d'embolies (HAYEM). L'introduction du sang par le tissu cellulaire est sans grand effet utile; par la voie péritonéale, elle est très dangereuse; aussi ne conservons-nous ici que la transfusion de sang humain par les veines ou par les artères. Cependant, quoique HUETER, ALBANÈSE, ULLERSBERGER, etc., aient pu ouvrir et injecter sans danger du sang humain défibriné dans les artères radiale ou tibiale postérieure, la blessure d'une artère chez l'opéré, et surtout chez le donneur de sang, nous semble, même avec les pansements antiseptiques, une opération trop périlleuse pour nous permettre d'adopter les transfusions veinoso-artérielles, et encore moins artério-artérielles, ou artério-veineuses.

Pour faire passer le sang d'un sujet à l'autre, il suffit en théorie d'un simple tube reliant les deux circulations : ceci est vrai pour la transfusion du sang artériel, car la pression sanguine est suffisante (HOSSE, HEYFELDER, A. GUÉRIN). Avec le sang veineux il faut interposer un moteur au milieu du trajet. Dans les appareils de MAISONNEUVE, ORÉ, AVELING, ROUSSEL, c'est un ballon de caoutchouc; dans ceux de SCHLIEP, LEBLOND, COLLIN, MONCOCQ, c'est une pompe; dans celui de MATHIEU, on fait agir des différences de niveau.

Les indications de ces appareils varient suivant que l'on emploie la transfusion directe veinoso-veineuse, c'est-à-dire reliant directement les deux circulations, ou la transfusion indirecte; suivant enfin que l'on se sert de sang complet ou défibriné. Rappelons cependant que les appareils complètement en caoutchouc semblent seuls faire obstacle à la coagulation prématurée du sang, et cela suffira à condamner presque tous les appareils, à l'exception de celui de ROUSSEL (de Genève), qui ne réalise pas encore la perfection.

Le procès entre les partisans du sang défibriné et les partisans du sang complet est toujours pendant. Toutefois, si le premier s'oppose dans une certaine mesure aux thromboses et embolies, si son emploi est possible avec le premier instrument venu, la défibrination par les nombreuses manœuvres qu'elle implique a pour effet d'altérer le sang (CL. BERNARD, BELSIER), si bien que l'on n'injecte plus qu'un liquide alcalin, au milieu duquel peuvent se glisser, quoi qu'on fasse, de minces caillots fibrineux échappés au filtre et parfois des corps étrangers, dont il est inutile de souligner la gravité. Aussi, malgré les dangers auxquels peut exposer l'emploi du sang complet, c'est à ce dernier qu'il faut recourir, en prenant, bien entendu, les précautions que les progrès actuels nous permettent de réaliser.

Ces dangers, il est bon de les connaître. Parmi les plus immédiats, citons : 1° l'entrée de l'air dans les veines, que l'on peut facilement éviter ; 2° les embolies qui ont pour cause principale les défectuosités de certains appareils ; 3° l'arrêt du cœur sous l'influence d'une ondée sanguine abondante (Brown-Séquard) et que l'on préviendra en injectant avec lenteur et à intervalles rythmés ; 4° la phlébite et l'infection purulente dont le souvenir imposera des mesures antiseptiques ; 5° enfin les accidents chez le donneur de sang, que nous signalons pour proscrire d'une façon absolue les appareils qui demandent l'application d'une canule dans la veine de celui qui se prête à l'opération.

Si l'on songe aux conditions dans lesquelles on est appelé à intervenir, si l'on considère la transfusion comme une suprême ressource contre la mort, on se demande s'il y a bien lieu de supputer sa gravité, et de s'arrêter à ses dangers éventuels. Toutefois, comme la crainte d'abréger les jours du malade et surtout de ne pas réussir peuvent empêcher certains chirurgiens d'intervenir, que les statistiques les rassurent. Bélina a réuni 175 cas, dont 87 succès (49 p. 100) ; succès partiels, 5 douteux, et 80 décès (45 p. 100) ; Landois a rassemblé 476 observations : 192 succès (41 p. 100) ; 37 améliorations passagères, 3 résultats nuls, 2 morts par le fait de l'opération et 242 insuccès (50 p. 100). A tout prendre, voilà 41 p. 100 succès indéniables et d'autant plus patents que les opérés étaient condamnés à mort à brève échéance.

Or, dans ces circonstances, on a employé les instruments les plus divers et les méthodes les moins rigoureuses. Aujourd'hui que l'instrumentation est mieux comprise, la méthode mieux réglée, on peut compter sur des résultats supérieurs et considérer la transfusion comme une intervention d'une puissante efficacité dans les hémorrhagies, aléatoire dans les cas de suppuration chronique et sans effets dans les anémies essentielles ou consécutives aux maladies aiguës. Les dangers sont relativement assez faibles pour que l'emploi du sang complet soit seul indiqué, et la méthode veinoso-veineuse est la seule à suivre. Quant à l'appareil, nous croyons, qu'en l'état actuel, celui de Roussel (de Genève) remplit le mieux les conditions, bien que de fortes critiques puissent encore se faire jour.

En raison de sa haute valeur thérapeutique, la transfusion devait être employée en chirurgie d'armée. Si difficile qu'en puisse paraître l'application, elle a cependant été faite, et le travail de de Santi et Dziewonski semble prouver que si elle est impraticable sur le champ de bataille, elle n'en est pas moins appelée à rendre d'immenses services dans les ambulances de deuxième ligne.

Toutefois des travaux récents, en démontrant l'heureuse influence des injections d'eau salée, soit directement dans les veines, soit simplement dans le tissu cellulaire, vont peut-être faire perdre du terrain à la transfusion du sang, qui est plus délicate et plus dangereuse.

L'action de l'eau salée a été l'objet de travaux multiples en Allemagne. Schramm a encore récemment expérimenté les injections salées dans l'anémie aiguë. L'effet salutaire n'est pas douteux, mais malheureusement il ne dure pas assez et il est nécessaire de renouveler plusieurs fois ces injections qui constituent un puissant excitant du cœur (*Centr. f. ch.*, 1886, n° 30, et *Wien. med. Jahrb.*, 1886, H. 4). Quelques chirurgiens (LANDERER, MIKULICZ, CHÉRON, SEGOND), après de graves opérations et pour remédier à des pertes abondantes de sang, emploient avec succès les injections sous-cutanées de solution de sel marin (chlorure de sodium 6, carbonate de soude 1, eau distillée 1000).

§ 4. — Hémorrhagies internes.

Étiologie. — Les hémorrhagies artérielles internes succèdent à des causes diverses; tantôt elles sont la conséquence de la rupture spontanée d'un vaisseau sain ou altéré, pendant un effort; tantôt elles résultent d'un coup sur le crâne, le thorax, l'abdomen; un agent vulnérant agissant profondément, une ulcération pathologique ou mécanique (corps étranger), enfin toutes les distensions articulaires, les luxations, les entorses, sont susceptibles de provoquer ces hémorrhagies.

Les hémorrhagies cellulaires artérielles, lorsqu'elles sont peu abondantes, sont de simples épanchements, des bosses sanguines ou des ecchymoses. Dès que la collection un peu plus considérable communique avec une artère, on donne à cette variété le nom d'anévrysme diffus; nous l'étudierons plus tard.

Certaines hémorrhagies se font dans les voies naturelles, bronches, trachée, tube digestif, vessie, et résultent d'une altération spontanée ou d'un traumatisme. Comme leurs symptômes varient beaucoup avec la région où elles siègent, nous en renvoyons la description à celles des régions.

Hémorrhagies dans les séreuses. — Lorsque le sang issu d'une artère s'épanche dans une cavité séreuse, il la distend et s'y accumule, si elle n'est pas très grande, comme il advient pour les bourses séreuses et les articulations. Mais la mort ou la syncope surviennent bien avant que les cavités pleurales ou péritonéales soient remplies. On donne plus particulièrement les noms d'hémothorax, d'hémopéricarde, d'hémarthrose, aux épanchements sanguins des plèvres, du péricarde, des synoviales articulaires.

Le sang ainsi épanché se coagule très rapidement; TROUSSEAU et LEBLANC l'ont démontré en expérimentant sur la plèvre des chevaux, et VULPIAN a constaté le même fait pour les méninges; il en résulterait un caillot d'où sort une sérosité rouge, assez riche en globules. Lorsque l'épanchement s'arrête, lorsque la lumière du vaisseau est oblitérée, cette sérosité se résorbe pendant que le caillot s'entoure de toutes parts par une membrane ténue. La partie de la séreuse, qui est directement en contact avec le sang coagulé, adhère à lui et envoie dans sa profondeur des prolongements, comparés par VULPIAN à des crampons. Plus récemment NÉLATON et QUÉNU ont suivi et décrit ce processus si curieux sur les caillots de l'hémothorax; ils ont vu des vaisseaux de nouvelle formation se porter à la surface de la néomembrane. Déjà VULPIAN (1872) avait observé le même phénomène dans des expériences sur des chiens. La néomembrane serait formée du tissu conjonctif dont la surface est recouverte d'un épithélium jeune analogue à celui de la plèvre.

Quel rôle joue le sang, que devient-il ? Il est admis aujourd'hui que fibrine et globules ne servent à rien, qu'ils tendent à se détruire ou à disparaître plus ou moins complètement ; ils sont pénétrés par les éléments vivants et les vaisseaux qui se substituent à eux. A peine quelques traces de pigment indiquent, au bout d'un certain temps, l'existence du caillot.

Les choses ne se passent pas toujours ainsi, et cela pour des motifs divers; il y a d'abord un rapport incontestable entre la tolérance d'une séreuse et la quantité de sang qui s'y trouve épanché ; mais ce sont surtout les phénomènes d'infection qui sont les plus graves ; dès qu'ils apparaissent, le travail d'organisation fait place à l'irritation exsudative et suppurative ; le caillot désagrégé, ramolli, se liquéfie en partie dans ces produits inflammatoires ; la fièvre s'allume, la cavité se remplit d'un pus roussâtre, et, au lieu de la terminaison favorable mentionnée plus haut, il en résulte des complications redoutables et souvent fatales.

Ces généralités suffisent pour montrer tout l'intérêt que présentent ces épanchements cavitaires ; il en sera plus spécialement question à propos des régions, et nous nous bornerons à exposer ici les symptômes généraux des hémorrhagies internes.

Symptômes. — Les symptômes de l'hémorrhagie interne varient beaucoup avec le calibre du vaisseau, le siège, les états constitutionnels, etc. Il y a lieu de faire une distinction importante selon que l'hémorrhagie est abondante d'emblée, continue, ou suivant qu'elle se fait lentement et qu'elle est intermittente. Dans le premier cas, on observe les symptômes de l'anémie aiguë; dans le second, ceux de l'anémie chronique. Lorsqu'un gros vaisseau a été ouvert, la mort arrive promptement, l'hémorrhagie est foudroyante, à moins qu'une syncope ne permette l'oblitération de l'orifice.

1° *Anémie aiguë.* — Nous empruntons à Sanson l'exposé des symptômes qui suivent ces hémorrhagies abondantes : « Ce sont la décoloration de la peau et des muqueuses, le refroidissement général, l'apparition d'une sueur froide et visqueuse, surtout au front, sur les régions antérieures de la poitrine, épigastrique, à la peau des mains, à la plante des pieds ; les nausées, les vomissements, l'irrégularité des mouvements respiratoires, qui deviennent alternativement petits et précipités, ou rares et profonds, l'accélération du pouls qui perd peu à peu sa force et sa résistance, tout en augmentant de fréquence à mesure que la perte du sang devient plus considérable, son irrégularité et son intermittence, le tumulte des battements du cœur, les vertiges, les tintements d'oreille, les lypothymies, les syncopes, les mouvements convulsifs, quelquefois le coma ou le délire et enfin la mort. »

Ainsi une hémorrhagie interne grave produit ces divers symptômes et les phénomènes généraux sont seuls perceptibles. La température s'abaisse de plusieurs degrés ; le pouls s'affaiblit et s'accélère à mesure que l'anémie augmente ; les recherches d'Arloing démontrent que cette règle n'est pas complètement exacte et que la fréquence du pouls augmente tant que la diminution de pression ne dépasse pas le tiers de la pression normale. La fréquence revient à l'état normal quand la pression est comprise entre un tiers et un cinquième; enfin au-dessous d'un cinquième le pouls s'accélère. Dans toute hémorrhagie abondante il y a donc une période de ralentissement entre deux périodes d'accélération.

La respiration devient haletante, pour faire place, lorsque l'hémorrhagie se termine par la mort, à un calme apparent.

L'influence produite sur les fibres musculaires est très différente, suivant qu'il s'agit de fibres lisses ou striées. Il y a excitation des premières, d'où les nausées, le vomissement, la défécation, tandis que tous les muscles striés, y compris les sphincters, sont paralysés. Tous ces phénomènes sont évidemment la conséquence de l'anémie cérébrale; c'est encore à elle qu'il faut attribuer l'anesthésie, la dilatation de la pupille et les mouvements convulsifs qui font rarement défaut; dans quelques cas (Potain), ils peuvent être épileptiformes. Souvent, avant la mort, la tête se porte violemment en arrière.

La mort arrive rapidement ou peu d'instants après la suspension de l'hémorrhagie, à moins qu'une syncope ne se produise.

2° *Anémie lente.* — Elle succède à la précédente ou se montre d'emblée dans les cas où l'hémorrhagie est moins abondante. Un malade qui a survécu à une hémorrhagie primitive grave accuse, au moment où il revient à lui, une soif intense; la pâleur de la face et des muqueuses persiste, les extrémités sont froides, la respiration lente, pénible, le pouls est petit, mou, fréquent. Les fonctions sont paresseuses, l'intelligence obnubilée, la sensibilité émoussée, et le moindre mouvement ramène les sueurs froides et les menaces de syncope. Dans quelques cas, au contraire, il se produit une réaction exagérée déjà observée par Marshall Hall, et décrite par Potain sous le nom de *fausse pléthore :* les artères battent avec force, les respirations sont précipitées, les oreilles sifflent, les yeux voient des éclairs, et les moindres émotions déterminent de l'éréthisme, de l'anxiété, de l'agitation.

Lorsque l'hémorrhagie se fait lentement et par poussées, les phénomènes varient. Ils ont été bien décrits par John Bell : « Le patient s'affaiblit progressivement à chaque retour de l'écoulement de sang, le blessé s'évanouit, tombe dans son lit; l'évanouissement lui sauve la vie. Quand il revient à lui, et dans les jours qui suivent, il se remet difficilement, reste pâle, affaibli, avec un pouls irrégulier, à peine perceptible. La respiration est rapide, suspirieuse, et les plus légères influences déterminent des palpitations, des menaces de syncope. La voix est faible, l'œil languissant, décoloré ou d'un blanc de perle, les chairs sont molles et cotonneuses, la peau devient pâle, jaunâtre, d'une transparence pour ainsi dire gélatineuse, comme la cire. Au bout de quelque temps de cet état de faiblesse, le sang perd sa couleur et c'est presque une sérosité sanguinolente qui s'écoule des vaisseaux. L'œdème apparaît et la moindre perte de sang conduit fatalement à la mort. » L'anorexie, qui fait rarement défaut, complique encore la situation et nuit à la réparation des forces. D'après Sanson, les malades pourraient mourir à la suite de cette anémie profonde au bout d'un mois ou six semaines. Cependant la guérison est possible, mais lente, et l'état général reste longtemps affecté; toutes les fonctions sont plus ou moins languissantes pendant bien des mois et même des années.

Les phénomènes que nous venons de passer en revue ne sont pas exclusivement l'apanage des hémorrhagies internes, on les observe aussi bien dans celles qui se font à l'extérieur. Si nous avons cru devoir les décrire ici, c'est qu'ils constituent souvent les seuls symptômes appréciables des hémorrhagies internes et que l'attention des chirurgiens doit être plus particulièrement attirée sur eux.

Diagnostic et pronostic.— Le diagnostic des hémorrhagies internes et cavitaires est généralement difficile. Il faut reconnaître :

1° S'il y a hémorrhagie ; seuls les symptômes généraux, les signes d'un épanchement, la matité, le gonflement rapide d'une région, d'une cavité peuvent mettre sur la voie ;

2° Quelle est la source de l'hémorrhagie ? A-t-on affaire à la lésion d'une artère, d'une veine, ou à une hémorrhagie en nappe ? Lorsque le sang est rutilant et qu'il sort par quelque orifice extérieur, la solution s'impose ; mais il arrive fréquemment qu'il change de couleur (tube digestif) et alors la distinction est bien difficile. Les notions anatomiques, la détermination exacte du trajet d'un projectile, l'existence antérieure d'un anévrysme peuvent quelquefois éclairer le diagnostic ;

3° Où se trouve le vaisseau lésé ? Cette question est peut-être la plus difficile à trancher, et elle a cependant une importance extrême. Prenons par exemple un coup de couteau ou un coup de feu dans la poitrine ; un épanchement rapide dans la plèvre, et les phénomènes généraux indiquent une hémorrhagie. Vient-elle du poumon ou de la paroi ? Il n'y a guère qu'une exploration directe, l'introduction du doigt dans la plaie, qui permette de reconnaître le jet de sang d'une intercostale ; un traitement approprié pourra sauver la vie du blessé ; mais il est bien rare qu'on puisse faire le diagnostic et le chirurgien réduit à la thérapeutique des symptômes reste trop souvent spectateur impuissant. Ce n'est qu'en parlant des régions que nous pourrons développer les considérations spéciales à chaque cas particulier.

Traitement. — L'incertitude du diagnostic et la rapidité de la marche rendent parfois l'intervention directe assez problématique. La plupart des méthodes qui conviennent aux hémorrhagies externes ne sont plus applicables dans le cas présent. Lorsque l'hémorrhagie interne était grave, on conseillait autrefois de recourir aux saignées, ce traitement est absolument désapprouvé aujourd'hui ; la méthode de Valsava ne compte plus de défenseurs. La compression, le tamponnement des cavités naturelles (vagin) peuvent rendre des services dans certains cas ; ailleurs les injections coagulantes, la glace, sont utilement employées, mais il nous est impossible de donner ici des préceptes qui trouveront mieux leur place dans l'histoire des régions. Il en est de même du traitement des épanchements dans les séreuses, qui varient beaucoup de l'une à l'autre. Aussi nous bornerons-nous à parler ici du traitement de l'anémie aiguë et lente.

Dans l'anémie aiguë, il faut placer la tête du sujet dans une position déclive et chercher par tous les moyens à tarir la source de l'hémorrhagie ; ce précepte, si important pour les hémorrhagies externes, est malheureusement difficile à réaliser pour les hémorrhagies cavitaires et souvent impossible pour les hémorrhagies internes. On obvie à la syncope par la respiration artificielle et les excitations cutanées les plus diverses : sinapismes, frictions, flagellation, froid, marteau de Mayor, irritation de la muqueuse nasale, etc. Si ces moyens échouent, on devra de suite recourir à la transfusion qui a déjà, dans maintes circonstances, donné de bons résultats. Il n'y aura lieu de l'employer qu'autant qu'on pourra obturer la plaie du vaisseau qui a donné lieu à l'hémorrhagie, car ce serait trop fréquemment une tentative inutile. Kirmisson recommande de se servir de la compression par la bande d'Esmarch pour ramener au cœur tout le sang des membres ; le résultat de ses expériences lui a démontré l'efficacité de cette sorte d'auto-transfusion. Si le blessé revient à lui, il sera indiqué de recourir aux injections sous-cutanées d'éther, préconisées par Verneuil (thèse d'Ocounkoff) et qui, malgré les recherches de Hayem, rendent service en excitant le cœur. Enfin il sera de la plus grande importance de prescrire avec prudence les toniques, les stimulants diffusibles, en ayant soin de proportionner leur administration aux forces du blessé ; maintes fois le vin de Champagne a rendu des services pour ranimer les forces défaillantes de sujets exsangues.

L'anémie lente réclame également une thérapeutique active ; il faut autant que possible arrêter définitivement les hémorrhagies ; quant au traitement symptomatique, il doit être avant tout réparateur ; pour cela on s'adresse à l'alimentation, aux soins hygiéniques et à tous les fortifiants dont dispose la matière médicale.

CHAPITRE III

ANÉVRYSMES

Bibliographie. — D. Anel, *Suite de la nouv. méthode*, etc. Turin., 1714. — J.-L. Petit, *Mém. de l'Acad. des sciences*, 1732 et 1735. — Joubert, *Mém. de l'Acad. royale de chirurgie*, 1753, t. II, p. 535. — Th. Laut, *Scriptorum latinorum de Anevrysmatibus*, Argentorati, 1785. — Desault, *Œuvres chirurgicales*. — Scarpa, *Réflexions sur les anévr.*, etc., trad. par Delpech, Paris, 1809, et *Arch. gén. de méd.*, t. XVIII, p. 66, et t. XXII, 1830. — Hogdson, *Traité des mal. des artères*, trad. Breschet, Paris, 1819. — Bérard, *Arch. gén. de méd.*, t. XXIII, 1830. — Wardrop, *On Aneurism*, London, 1828. — Breschet, *Mém. sur les differ. esp.*, etc., Paris, 1834. — Cruveilhier, *Anat. path. du corps humain*, Paris, 1838, et *Anat. path. gén.*, Paris, 1852. — Porta, *Delle Alterazioni pathol. delle Arterie*, Milan, 1845. — Crisp, *On Structure, Diseases and Injuries of the Blood Vessels*, London, 1847. — Chassaignac, *Arch. gén. de méd.*, 3e série, t. XXV, 1851. — Verneuil, *Monit. des Hôp.*, 1854, t. II, p. 113. — Broca. *Des anévrysmes et de leur traitement*, Paris, 1856. — O. Weber, *Handbuch. de Pitha et Billroth*, 1865. —

MAUDRON, Th. de Paris, 1866. — PELLONAS, *Ibid.*, 1867. — TILLAUX, *Consid. sur le trait. de l'anévr. diffus*, Paris. 1873. — L.-H. PETIT, Art. GALVANO-PUNCTURE du *Dict. encycl. des sc. méd.* — GERSUNY, *Arch. f. klin. Chir.*, 1877, t. XXI. — HOLMES, *Gaz. des Hôp.*, 1877. — GOULD, *Trait. par la bande d'Esmarch*, London, 1882. — POINSOT, *Considér. sur les trait. nouveaux*, etc., Bordeaux, 1881. — STIMSON, *Amer. J. of Med. Sc.*, avril 1881. — F. FRANK, *Soc. biol.*, 1885, et *Gaz. hebd.*, janvier 1886. — THOMA, *Arch. f. path. Anat.*, 1887. — VERNEUIL, DUJARDIN-BEAUMETZ. — CONSTANTIN PAUL, *Acad. de méd.*, 1888. — STEAVENSON, *The Lancet*, 1888. — DELBET, *Trait. des anévr. externes*, 1889. — 4e Congrès de Chirurgie.

Thèses de Paris. — 1874, LAURENT, MOYE. — 1875, GOUTIÈRE, O'NEILL. — 1876, COTTÉ. — 1877, SIMON. — 1879, GANCEL. — 1880, ARNAUD, DUPRET. — 1884, BERMONT. — 1885-86, LAPLACE. — BRESSOLE. — 1886-87, LINON.

Consulter les Traités classiques et les articles ANÉVRYSMES des *Dictionnaires* par RICHET, LE FORT (Bibliogr.).

Définition. — L'anévrysme est une tumeur sanguine circonscrite ou diffuse située sur le trajet d'une artère et communiquant avec elle.

Autrefois le mot anévrysme, très mal défini, comprenait un grand nombre des maladies des artères, et, encore de nos jours, on se sert de cette expression pour désigner les dilatations artérielles simples qui ne sauraient rentrer dans notre cadre. Ainsi l'ectasie d'une artère dans le diamètre transversal a été appelée *anévrysme cylindroïde* ou *dilatation ampullaire;* l'ectasie combinée à un allongement est généralement dénommée *anévrysme cirsoïde;* enfin les communications anormales entre les artères et les veines sont plus connues sous le nom d'*anévrysmes artérioso-veineux* que sous celui de varices artérielles. Ce ne sont pas là, en réalité, de vrais anévrysmes tels qu'ils sont compris parles auteurs modernes, BROCA, LE FORT, mais, tout en faisant cette remarque, nous croyons devoir conserver les expressions usitées. D'ailleurs il est juste de dire que l'on donne toujours un qualificatif au mot anévrysme, quand on veut désigner une variété.

L'accord n'est pas plus facile lorsqu'il s'agit de classer les anévrysmes; les uns, prenant pour base l'étiologie, ont admis des *anévrysmes spontanés* et *traumatiques;* d'autres, s'appuyant sur l'anatomie pathologique, ont décrit des anévrysmes *vrais* ou *faux mixtes internes* ou *mixtes externes;* ce sont là des divisions insuffisantes et qui ne correspondent pas à des caractères cliniques bien tranchés. Aussi adopterons-nous de préférence la division L. LE FORT en *anévrysmes circonscrits* et en *anévrysmes diffus*, fondée sur la constitution de la poche elle-même.

Dans l'anévrysme circonscrit, il existe une poche véritable, formée aux dépens des tuniques artérielles, régulière, distincte des tissus environnants qui ne contribuent pas à sa formation. Au contraire, l'anévrysme diffus n'a pas de limites précises et n'est pas contenu dans un véritable sac distinct; il n'a pour limite que les organes voisins et pour enveloppe que les cellules plus ou moins tassées du tissu cellulaire. La plupart des anévrysmes dits spontanés appartiennent au premier groupe, tandis qu'un grand nombre d'anévrysmes traumatiques sont diffus.

§ 1er. — Anévrysmes circonscrits.

Étiologie. — Les anévrysmes circonscrits sont spontanés ou traumatiques. L'anévrysme spontané, plus commun chez l'homme en raison de la nature des occupations, ne se montre pas avant l'âge de quinze ans ; rare jusqu'à trente ans, l'affection augmente beaucoup de trente à cinquante, pour décroître ensuite. On a cru remarquer une prédisposition plus grande, pour les anévrysmes spontanés, dans la race anglo-saxonne, sans que ce fait soit bien démontré. Il n'en est pas de même de l'influence professionnelle qui agit à la fois sur la fréquence des anévrysmes et sur leur siège ; les professions qui exigent de violents efforts, la flexion prolongée des membres, surtout des membres inférieurs, exposent plus que d'autres aux anévrysmes (tailleurs, cochers, cordonniers, etc.). Les affections locales des artères, certaines courbures de ces vaisseaux, la situation superficielle de quelques troncs, le voisinage d'une articulation, d'un rebord osseux (*a.* fessière), d'une exostose, d'une boutonnière aponévrotique (arcade du soléaire), prédisposent aux anévrysmes circonscrits. Il en est encore de même de l'athérome, surtout dans ses premières périodes, lorsqu'il y a une diminution de la résistance du vaisseau. L'influence de la syphilis est actuellement démontrée; elle est souvent la cause d'anévrysmes multiples.

Il est plus difficile de dire quels sont exactement les rapports de la goutte, du rhumatisme, de l'alcoolisme avec les anévrysmes. On a fait également intervenir, un peu hypothétiquement, les émotions, les influences morales, et, dans un autre ordre d'idées, les hypertrophies du cœur.

Nombre. — Ordinairement uniques, les anévrysmes peuvent être multiples ; ainsi Pelletan a trouvé 63 anévrysmes sur le même malade ; Manec plus de 30. Ce sont là des cas extraordinaires, mais la coexistence de deux ou trois anévrysmes n'est pas exceptionnelle. Ces faits ont permis de croire à l'existence d'une véritable diathèse anévrysmale.

L'observation et la statistique sont d'accord au sujet de la fréquence des anévrysmes dans les grosses artères ; très rares dans les petites artères des extrémités, il sont communs sur l'aorte thoracique ou abdominale. Après l'aorte, ce sont, par ordre de fréquence, la poplitée, la fémorale, la carotide qui présentent le plus souvent cette lésion.

Les divers traumatismes des artères sont susceptibles de provoquer la formation des anévrysmes ; nous avons vu que c'était une complication des ruptures incomplètes, des plaies par instruments piquants et enfin des plaies par armes à feu. La présence d'un corps étranger ou d'une esquille au voisinage d'une artère, la pression continue d'apophyses ou d'exostoses sont encore des causes prédisposantes; Closmadeuc a vu un anévrysme poplité produit par une exostose.

Anatomie pathologique. — Les anciens distinguaient deux grandes variétés d'anévrysmes circonscrits : 1° les anévrysmes vrais, constitués par la dilatation de toutes les tuniques artérielles ; 2° les anévrysmes faux, constitués par une poche bien limitée, étrangère à l'artère, en un mot de nouvelle formation.

Entre ces deux groupes, il existait des intermédiaires, appelés anévrysmes *mixtes*, formés aux dépens des parois artérielles, mais seulement par les couches internes ou externes à l'exclusion les unes des autres. De là, la division de ces tumeurs en *anévrysmes mixtes internes* lorsque la paroi du sac était composée des deux tuniques internes, en quelque sorte herniées à travers l'externe, et *anévrysmes mixtes externes*, lorsque la poche était fermée par l'adventice seule, les deux tuniques internes étant détruites ou rompues.

Or l'anévrysme vrai, synonyme de dilatation artérielle simple, ne rentre pas dans notre définition. Quant à l'anévrysme mixte interne, il est beaucoup plus théorique que pratique ; les expériences de Haller sur les grenouilles loin d'être concluantes, et les faits de Dupuytren ou d'autres auteurs sont susceptibles d'interprétation diverse. En 1875, Pozzi a publié un cas d'anévrysme mixte interne consécutif à une brûlure.

Enfin, l'anévrysme mixte externe est la variété la mieux démontrée et la plus fréquente ; le soulèvement de l'adventice exige une altération préalable ou une rupture des deux tuniques internes ; l'athérome et l'artérite syphilitique réalisent assez fréquemment ces conditions.

Les anévrysmes se formeraient encore, comme dans quelques cas constatés à l'autopsie par Corvisart, Stenzel, par un mécanisme un peu différent ; des kystes prendraient naissance dans l'interstice des tuniques artérielles, s'ouvriraient dans l'artère, et cette forme kystique serait également l'origine d'anévrysmes mixtes externes. L'anévrysme disséquant de Laënnec, variété du précédent, pourrait avoir la même cause ; après la rupture des tuniques internes, le sang décolle la celluleuse des autres tuniques sur une certain longueur, en comprenant tout ou partie de la circonférence. — Ces deux dernières espèces, qui ne se rencontrent guère que sur les gros troncs, ont un intérêt purement théorique.

Structure des anévrysmes circonscrits. — Dans tout anévrysme, il y a lieu d'étudier : 1° la paroi ou sac ; 2° le contenu.

1° *Sac anévrysmal.* — Le sac ou enveloppe est constitué, comme nous venons de le voir, tantôt par les débris plus ou moins bien conservés des parois artérielles, tantôt par une membrane de nouvelle formation comme dans les anévrysmes traumatiques. Roser a constaté, dès le début de ces derniers, l'existence d'une poche circonscrite, isolable et d'aspect fibrineux ; Klebs, Czerny partagent la même opinion, mais beaucoup d'auteurs pensent que cette couche hyaline du début s'organise plus tard en tissu fibreux.

Quelle que soit son origine, le sac offre souvent des bosselures ou des points faibles. On distingue deux formes de sac : lorsque la poche a la forme d'un fuseau, l'anévrysme est appelée *fusiforme ;* ordinairement elle est comme appendue à la paroi latérale d'une artère à la façon d'un jabot et porte le nom d'anévrysme *sacciforme*. Il existe réellement, à tous égards, une différence marquée entre ces deux espèces. L'anévrysme fusiforme ressemble à une dilatation de l'artère quand il occupe toute la circonférence, ce qui est rare ; il présente alors deux orifices l'un supérieur, l'autre inférieur ; c'est une sorte de ventricule sur le trajet du vaisseau.

L'anévrysme sacciforme, sorte de diverticulum de l'artère, ne communique avec la cavité du vaisseau que par un orifice petit et irrégulier au début, très variable dans sa forme. ses dimensions, sa position. En effet, sous l'influence de l'ondée sanguine, la poche tend à s'accroître dans le sens du courant et au bout d'un temps variable il n'est pas rare de voir l'orifice de communication, qui était primitivement au milieu de la tumeur, se déplacer et occuper la partie supérieure.

Les sacs peuvent présenter des dimensions variant d'une noisette à une tête d'adulte ; fréquemment ils ont le volume du poing.

2° *Contenu des anévrysmes circonscrits.— Caillots.* — Le contenu de l'anévrysme est constitué par du sang liquide en communication avec la circula-

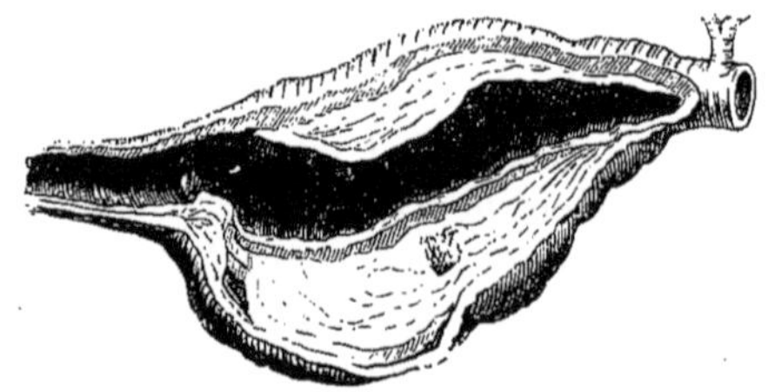

Fig. 36. — Sac anévrysmal ouvert, montrant la stratification des caillots.

tion générale et par des caillots qui remplissent plus ou moins la tumeur. Ces caillots n'ont pas tous le même aspect : les uns, situés à la périphérie, tapissent la paroi interne à laquelle ils adhèrent ; leur couleur blanche, leur consistance ferme, leur disposition stratifiée en couches concentriques, les distinguent des caillots qui occupent le centre, caillots cruoriques, mous, rouge brun. Aux premiers, en quelque sorte feuilletés, lamellaires, et déjà signalés par Hogdson, Broca a donné le nom de *caillots actifs* par opposition aux derniers, désignés sous le nom de *caillots passifs*. Nous reviendrons sur ce point en parlant du mécanisme et de leur formation.

Le caillot passif ne diffère pas des caillots ordinaires et se compose de fibrine coagulée contenant des globules sanguins et du sérum. La délimitation entre eux et les caillots actifs n'est pas nettement tranchée, car on passe des uns aux autres par une transition insensible. Les caillots actifs, d'autant plus minces qu'ils sont plus extérieurs, offrent des adhérences avec la paroi interne, mais elles ne sont pas très fermes et le sang peut les décoller, se créant ainsi une circulation anormale. Vulpian a même vu des lacunes canaliculées entre les strates. On a admis qu'il n'y avait pas simple contact entre les adhérences, qu'il existait entre elles des vaisseaux sans qu'on ait pu distinguer une paroi propre à ces derniers. Hunter, Blandin admettaient l'organisation et la vascularisation des parois ; Blandin faisait intervenir la lymphe coagulable oubliée maintenant. Richet explique par une sorte d'imbibition, analogue au mode de nutrition des cartilages, la vitalité des caillots niée formellement par Robin et les anatomo-pathologistes modernes.

La présence du pigment, de granulations graisseuses, de leucocytes dégénérés dans l'épaisseur des caillots actifs, démontre leur origine ; ce sont des caillots primitivement passifs et transformés. Ce que nous savons aujourd'hui des modifications des caillots dans les artères liées permet d'admettre que cette organisation s'est effectuée par un mécanisme en tous points analogue dans sa marche et ses effets. MALGAIGNE, LE FORT adoptent cette opinion.

Plus récemment, MEYER a soutenu que ces caillots actifs n'étaient autre chose que la substance hyaline canalisée ; il a pu injecter les canalicules au bleu de Prusse. Les caillots ne seraient qu'une modification des thrombus blancs pariétaux qui subissent dans leur partie profonde la transformation hyaline avec une stratification que LANGHANS attribue à une variété de canalisation.

Circulation dans les anévrysmes. Mécanisme de la formation des caillots. — L'ondée sanguine pénètre dans l'anévrysme pendant la diastole ; les modifications de la circulation varient ensuite, suivant que l'anévrysme est fusiforme ou sacciforme. D'après BROCA, la circulation serait peu troublée dans le premier cas, le plus rare. Au mouvement d'expansion qui résulte de la diastole, succède une systole, un mouvement de retrait dû à l'élasticité de la tumeur, qui a pour effet de chasser une grande partie du sang dans le bout inférieur. Celui-ci reçoit donc une première ondée directe pendant la diastole, puis une seconde pendant la systole, ce qui explique la diminution et même l'absence du pouls. De plus, le courant sanguin est plus rapide au centre, tandis que, vers les parois de l'anévrysme, il subit un ralentissement.

Tout autre est le mécanisme de la circulation dans l'anévrysme sacciforme. Ici il n'y a plus qu'un orifice qui conduit le sang dans une sorte de réservoir latéral. Dans un premier temps, l'ondée sanguine pénètre dans le sac au moment de la diastole ; une partie du sang y entre, l'autre partie suit son trajet normal, avec une diminution de tension variable, selon le volume de l'anévrysme, les dimensions de l'ouverture, etc. Dans le second temps, systole artérielle, l'anévrysme, en raison de son élasticité propre et de celle des organes voisins, se vide en partie : le sang régurgité ne peut refluer dans le bout supérieur où la pression est forte, il s'engage dans l'inférieur avec une force variable suivant l'élasticité de la poche anévrysmale. Le sang circule donc dans le bout inférieur, mais il a une pression moindre et le pouls subit des modifications perceptibles au doigt et surtout au sphygmographe.

Ainsi, à chaque diastole artérielle, une certaine quantité de sang entre dans l'anévrysme ; il en sort pendant la systole. La succession rapide de ce phénomène ne permettrait pas, d'après les auteurs, un mélange intime du sang dans toutes les parties du sac ; aussi, pendant que le mouvement serait actif près de l'orifice et dans la portion centrale, il serait presque nul à la périphérie contre les parois. Nous allons bientôt voir l'importance attribuée à ce dernier phénomène dans les théories émises sur la formation des caillots.

Les choses se passent-elles de la même façon quand il existe une collatérale au niveau de l'anévrysme ? Ce point a été longuement débattu ; le sang pourrait se créer une voie à travers les caillots pour arriver à la collatérale ; cependant, de l'avis des auteurs les plus compétents, l'oblitération des collatérales est la règle ordinaire.

Théorie de la coagulation au sang. — Diverses théories ont été émises pour expliquer la formation des caillots ; ce sont : 1° la théorie de WARDROP ou de la lymphe plastique ; 2° la théorie de BELLINGHAM, BROCA ou des caillots actifs et passifs ; 3° la théorie de RICHET ou de la transformation des caillots passifs ; 4° la théorie éclectique de LE FORT.

1° *Théorie de la lymphe plastique.* — WARDROP, en 1828, et plus récemment A. DESPRÉS attribuèrent à la lymphe plastique sécrétée par le sac, puis coagulée, la formation des caillots fibrineux. Cette hypothèse n'est pas soutenable, la soi-disant lymphe étant encore à démontrer et la présence de pigment dans les caillots actifs prouvant surabondamment leur origine sanguine.

2° *Théorie Bellingham-Broca.* — Dès 1843, BELLINGHAM avait avancé que les caillots mous et durs se forment par un mécanisme différent : les derniers sont dus à la coagulation de la fibrine qui se dépose à la périphérie du sac quand la circulation n'y est pas interrompue ; dans le cas contraire, ce sont des caillots mous qui se produisent. Ces idées conduisirent leur auteur au point de vue thérapeutique à la compression partielle et intermittente du bout cardiaque. BROCA a repris et complété la théorie du chirurgien irlandais. Pour lui, « les caillots actifs ou fibrineux sont ceux qui se forment sous une influence vitale ; les caillots passifs se forment lorsque le sang cesse d'obéir aux lois de la vie ». BROCA refuse aux caillots passifs le pouvoir de se transformer en caillots actifs, en tissu vivant, tandis qu'il accorde un certain degré d'organisation aux caillots actifs. Voici comment BROCA comprenait la formation des caillots actifs : à un moment donné de l'évolution du sac, quand la circulation s'est suffisamment ralentie, la fibrine du sang se dépose sur la paroi en formant une couche régulière, puis le dépôt s'arrête et la circulation se fait dans l'anévrysme comme auparavant, alors que le mouvement du sang était assez accéléré pour s'opposer à la coagulation. Pendant ce temps, le caillot fibrineux se condense, mais, par suite des progrès successifs de la tumeur, il arrive un moment où le ralentissement partiel reparaît et une nouvelle couche de fibrine se superpose à la première.

3° *Théorie de Richet ou de la transformation des caillots passifs en actifs.* — RICHET a interprété différemment les faits. Il admet que les caillots sont toujours passifs et fibrino-globulaires au début, ils deviennent plus tard actifs par le fait de transformations qui ne sont pas sans analogie dans l'économie. A la suite des lésions des veines, de phlébites par exemple, on a vu des caillots mous devenir fermes et décolorés. Or, ce que l'inflammation légère, adhésive, fait ailleurs, peut aussi bien se produire dans l'anévrysme ; voilà comment, en dehors des conditions physiologiques, il existerait des conditions pathologiques, telles que l'inflammation, susceptibles de transformer les caillots mous.

4° *Théorie éclectique de Le Fort.* — Pour ce chirurgien, les caillots actifs sont des caillots passifs transformés, en quelque sorte organisés, mais avec Broca, il regarde la circulation intermittente du cours du sang dans la tumeur comme une condition indispensable de cette transformation. Cette dernière circonstance aurait une importance thérapeutique très grande ; car, nous le verrons, c'est la base des reproches adressés à la ligature par la méthode d'Anel.

En résumé, sous l'influence des conditions prédisposantes, telles que le ralentissement du cours du sang, le contact avec une paroi anormale dépourvue de son épithélium protecteur, quelquefois même enflammée légèrement, le sang se coagule. Le caillot formé occupe la périphérie ; sa couleur est noire ; en un mot, c'est un caillot cruorique. Quelle est la part que prennent à la coagulation la fibrine du sang, les hématoblastes de Hayem? C'est ce que de nouvelles recherches apprendront ; les travaux récents de cet auteur nous ont montré qu'il ne fallait pas négliger ces éléments dans les principaux phénomènes artériels. Le caillot cruorique formé subit une transformation qui est identique à celle des caillots de la ligature, à celle de tous les thrombus, de tous les épanchements qui s'organisent. La paroi anévrysmale fournit les éléments nécessaires à cette résorption et à cette organisation rudimentaire. Quant à la stratification des couches, elle s'expliquerait, ainsi que Broca l'a dit, par le dépôt successif de caillots à mesure qu'en se développant, la tumeur se trouve dans les conditions nécessaires à la coagulation. A ces causes d'ordre physiologique, il faut ajouter, avec Richet, un certain degré d'inflammation qui favorise la coagulation dans le sac anévrysmal.

Action de l'anévrysme sur les organes voisins. — Par son développement progressif, tout anévrysme produit un refoulement excentrique des parties voisines. Le tissu cellulaire se tasse et se condense à la périphérie ; les aponévroses finissent par céder un peu. Quant aux organes creux ou pleins qui se trouvent en contact direct avec l'anévrysme, ils subissent de bonne heure les effets de ce fâcheux voisinage.

L'artère, qui porte l'anévrysme, présente des modifications dans son calibre ; le bout central, parfois athéromateux, a subi une dilatation anormale ; les collatérales sont également plus grosses qu'à l'ordinaire. Ce fait tient à l'augmentation de la résistance qui se produit quand la circulation veineuse de retour est gênée. Nous avons déjà dit que les branches qui naissent au niveau de la tumeur conservaient très exceptionnellement leur perméabilité par le fait de dépôts fibrineux. Enfin les artères collatérales du bout périphérique sont aussi plus dilatées ; elles assurent la circulation collatérale et le sang y progresse en sens inverse du cours normal. Les veines satellites des artères ne restent pas indifférentes à la compression ; d'abord refoulées, elles sont quelquefois ulcérées, plus souvent oblitérées. Il en résulte une gêne de la circulation de retour qui engendre les œdèmes périphériques. Verneuil, Goutière (Th. 1873) insistent avec raison sur cette complication. Stokes a noté l'oblitération des troncs veineux brachio-céphaliques, Combalat une oblitération d'une veine fémorale au voisinage d'un anévrysme guéri.

Les autres organes creux, tels que le canal thoracique (Laënnec, Watson), la trachée (WHITING), sont plus ou moins englobés ou ulcérés par les anévrysmes qui triomphent, en raison de leur expansion et de leurs pulsations, de toutes les résistances. Les nerfs n'échappent pas à cette action et sont refoulés ou distendus. Il n'est pas jusqu'aux os et aux articulations qui ne soient susceptibles d'être usés et luxés par les anévrysmes. La perforation du sternum par usure, les luxations de la clavicule à la suite des anévrysmes aortiques ou autres de cette région ne sont pas absolument rares. La résorption lacunaire qu'on observe sur les os, ainsi usés, a fait croire à tort qu'il s'agissait là d'une ostéite. (Voy. t. II, fig. 34.)

Symptômes des anévrysmes circonscrits. — L'anévrysme circonscrit se montre sous la forme d'une tumeur variable, généralement arrondie, parfois bosselée, située sur le trajet d'un artère. Il soulève les téguments intacts quand son siège n'est pas trop profond. Au toucher sa consistance est molle, pâteuse, surtout au début; la mobilité est relative suivant la région. La pression n'y détermine peu ou pas de douleur et permet de la réduire plus ou moins complètement selon la quantité des caillots. La main ou les doigts appliqués sur un anévrysme perçoivent des battements isochrones à ceux du pouls, qui correspondent à la diastole artérielle; outre qu'il est pulsatile, l'anévrysme offre encore un mouvement d'expansion et un frémissement vibratoire ou *thrill* qui n'existe pas toujours et présente des intermittences.

A l'auscultation, on entend dans la tumeur un bruit de souffle intermittent correspondant à l'entrée de l'onde sanguine dans le sac à travers l'orifice. GENDRIN a signalé un second bruit plus doux que celui-ci et qui coïncide avec la systole ou le reflux du sang ; mais ce symptôme inconstant n'appartient qu'aux anévrysmes des gros troncs. Enfin le pouls est moins fort au-dessous de la tumeur que sur le membre du côté opposé. Les pulsations, le souffle, le thrill et la turgescence disparaissent par la compression du tronc artériel entre le cœur et l'anévrysme, tandis qu'ils deviennent plus marqués lorsque l'on comprime au-dessous.

Tels sont les symptômes pathognomoniques des anévrysmes circonscrits, que ceux-ci soient spontanés et développés lentement, ou traumatiques à début brusque. Plusieurs circonstances telles que le siège, le volume de la tumeur, les dimensions de l'orifice du sac, la présence des caillots, rendent quelques-uns de ces signes plus difficiles à percevoir. Dans quelques régions, comme la poitrine, certains d'entre eux font absolument défaut. Enfin, en s'accroissant, la tumeur comprime les nerfs voisins, refoule les organes, détermine des douleurs et des troubles fonctionnels qui varieront naturellement suivant les régions.

Marche et terminaisons. — L'anévrysme circonscrit a une marche habituellement progressive ; les mouvements d'expansion qui l'animent distendent le sac, et malgré des saccades, des intermittences dans l'évolution, l'accroissement de la tumeur est la règle presque générale. Mais cette marche lente et régulière, quand les caillots actifs se déposent uniformément à la face interne, devient au contraire assez brusque lorsque le sang, s'insinuant entre la paroi et les caillots, décolle ceux-ci. A mesure que le sac est distendu, il refoule à la périphérie les organes voisins et le tissu cellulaire, de sorte que de nouvelles couches viennent renforcer les anciennes devenues insuffisantes. De là, en raison de l'inégalité de résistance des divers points du sac, les bosselures qu'on observe sur les anévrysmes volumineux.

Abandonnés à eux-mêmes, les anévrysmes circonscrits subissent l'une des quatre évolutions suivantes : 1° ils peuvent rester stationnaires ; 2° guérir spontanément ; 3° se rompre ; 4° s'enflammer.

1° *Etat stationnaire.* — Tous les anévrysmes n'ont pas la marche fatalement progressive que nous signalons plus haut ; quelques-uns restent pendant des années sans subir des changements bien marqués, surtout sans s'accroître ; cette terminaison est rarement définitive, et il n'est que trop commun de voir ces anévrysmes, après une période d'indifférence plus ou moins longue, reprendre brusquement leur marche envahissante.

2° *Guérison spontanée.* — Les anévrysmes sont susceptibles de guérir sans intervention ; cette terminaison bien connue, grâce aux travaux de Broca, Richet, Le Fort, Verneuil, n'en est pas moins exceptionnelle. La guérison s'effectue toujours par la formation de caillots actifs qui tapissent la cavité du sac, le rétrécissent et finissent par l'oblitérer. Dans ces cas, la tumeur diminue rapidement de volume, puis reste indéfiniment stationnaire. Le sang circule dans le canal normal ; une membrane lisse obstrue l'orifice du sac. Dans les anévrysmes fusiformes toute la paroi est creusée à travers les caillots fibrineux et le sang passe directement d'un bout de l'artère à l'autre.

Les conditions les plus favorables à ce mode de terminaison sont : 1° le repos ; 2° le ralentissement du cours du sang et l'intermittence de son accès dans le sac. Il arrive que l'oblitération par les caillots ne se borne pas au sac, et s'étend également à l'artère. Dès lors, le pouls n'est plus perceptible au-dessous de la tumeur ; la nutrition de la partie pourrait se trouver compromise, si la circulation collatérale depuis longtemps dilatée n'assurait le rétablissement du cours du sang.

Si la guérison spontanée des anévrysmes est incontestable, les opinions des chirurgiens varient beaucoup dans l'interprétation des phénomènes qui la favorisent. On a dit (Everard Home) que le sac plein comprimait l'artère et arrêtait la circulation ; mais la perméabilité est une condition indispensable de la réplétion du sac. Crisp a également émis l'idée que l'inflammation du bout supérieur de l'artère, ordinairement malade, pouvait en amener l'oblitération par le dépôt de lymphe plastique ; cette hypothèse ne repose sur aucun fait certain. D'autres auteurs ont pensé que les caillots fibrineux détachés du sac sont susceptibles de s'arrêter : 1° dans le bout inférieur du vaisseau (Hart), qui est oblitéré comme dans la méthode de Brasdor ; 2° à l'ouverture du sac qui se trouverait ainsi fermé (Richter). Ce sont là autant d'hypothèses.

Enfin la guérison spontanée constitue encore un des modes de terminaison de l'inflammation, de la suppuration et de la gangrène des anévrysmes, comme nous allons le voir. Les guérisons spontanées sont sujettes aux récidives par suite de la pénétration du sang entre les caillots stratifiés.

3° *Terminaison par rupture.* — Les progrès de la tumeur, en distendant outre mesure ses parois, l'exposent à la rupture. Verneuil insiste beaucoup sur l'influence de l'oblitération veineuse comme cause efficiente. La rupture a souvent lieu par le fait du développement trop rapide et inégal du sac anévrysmal, par le décollement des caillots fibrineux, ou à l'occasion d'un traumatisme, d'un effort. C'est là d'ailleurs un accident habituellement ultime des anévrysmes, dont on peut parfois prévoir et prévenir l'éventualité ; mais la rupture succède aussi à l'inflammation du sac, à son usure par des abcès périphériques, enfin à une escarre qui s'étend jusqu'à lui.

Les ruptures sont extérieures quand les téguments qui recouvrent la tumeur ont été détruits. Sont-ils restés intacts, l'hémorrhagie qui succède à la rupture se fait : 1° dans le tissu cellulaire ; là elle engendre quelquefois une variété d'anévrysme appelée *anévrysme circonscrit faux consécutif ;* 2° dans une cavité close voisine, telle qu'une articulation (genou), une cavité séreuse (plèvre, etc.) ; 3° dans une cavité normalement en communication avec l'extérieur, comme la trachée, le tube digestif, l'oreille, etc. ; 4° dans une veine en créant un anévrysme artério-veineux.

Lorsqu'il s'agit de la rupture d'un anévrysme enté sur un gros tronc, la mort peut être foudroyante. Cependant la gravité dépend des dimensions relatives de l'ouverture et de la formation d'un thrombus qui s'oppose momentanément à l'hémorrhagie. La rupture d'un anévrysme n'en est pas moins un accident redoutable qui amène souvent la mort. Avant cette terminaison, on observe d'ordinaire la syncope et les signes de l'hémorrhagie interne.

4° *Inflammation du sac.* — L'irritation déterminée par l'anévrysme est susceptible d'aboutir à une légère inflammation de voisinage ou bien à la formation d'abcès voisins du sac. L'inflammation légère constitue une circonstance assez favorable qui aide à la formation des caillots, et par suite tend à la guérison de l'anévrysme. Tout autre est l'effet de l'inflammation suppurée avec abcès ; ceux-ci amincissent le sac et parfois en amènent la rupture. Tantôt l'anévrysme se rompt dans l'abcès avant qu'il soit vidé au dehors, tantôt la rupture n'a lieu que plus tard par ulcération du sac.

5° *Gangrène.* — La gangrène se produit suivant deux mécanismes : 1° par l'extrême distension du sac qui soulève et comprime les parties périphériques; à un moment donné, la nutrition des téguments est compromise, une escarre se forme ; 2° par le fait d'une violente inflammation du sac et des parties périphériques. La gangrène est toujours grave, elle expose aux ruptures de l'anévrysme, c'est-à-dire à la mort; parfois, cependant, elle a pu amener la guérison de l'anévrysme.

Diagnostic des anévrysmes circonscrits. — L'existence d'une tumeur molle, réductible, sur le trajet d'une artère ; la constatation de battements, du mouvement d'expansion, du thrill ; le souffle perçu à l'auscultation, les modifications du pouls enfin, sont des symptômes si caractéristiques qu'on ne peut méconnaître un anévrysme quand on les constate. Malgré cela, le diagnostic des anévrysmes est quelquefois embarrassant ; des erreurs graves ont été commises par d'habiles opérateurs. Carle a lié l'axillaire pour un anévrysme qui était en réalité un névrome du médian ; l'erreur inverse, qui consiste à traiter un anévrysme pour une autre tumeur, est beaucoup plus fâcheuse ; des maîtres tels que Dupuytren, Boyer, Holmes, ont commis des méprises de ce genre et plongé le bistouri dans des anévrysmes pris pour des abcès. Ph. Boyer a confondu un anévrysme avec une exostose, Desault avec un emphysème de l'aisselle. Semblables exemples doivent rendre les chirurgiens circonspects, d'autant plus que l'anévrysme n'a pas constamment les caractères classiques.

Il existe un certain nombre de tumeurs pulsatiles susceptibles d'induire en erreur ; les anévrysmes artério-veineux et cirsoïdes, dont il sera question plus loin, sont du nombre ; il faut y ajouter les tumeurs pulsatiles des os, les lacunes vasculaires des néoplasmes hématodes ; le seul siège de la tumeur doit mettre en garde contre la confusion avec ces affections, qui se distinguent encore de l'anévrysme par l'irréductibilité pour les tumeurs osseuses, etc.

C'est avec les abcès que le diagnostic différentiel présente parfois de grandes difficultés, et on a pris bien plus souvent un anévrysme pour un abcès qu'un abcès pour un anévrysme ; la première méprise est évidemment la plus sérieuse. Quelques anévrysmes enflammés simulent des abcès phlegmoneux ; les caractères ordinaires, l'expansion, les pulsations, le souffle ne sont pas aussi marqués. En pareil cas, il faut examiner avec beaucoup de soin, comprimer le vaisseau au-dessus et au-dessous, ausculter, constater l'état du pouls et se servir du sphygmographe, qui donne des ondulations bien moins saccadées dans les anévrysmes que dans le cas d'abcès ou de tumeurs soulevées par l'artère. Le Fort recommande la ponction exploratrice que beaucoup de chirurgiens désapprouvent avec raison.

Des tumeurs solides, des ganglions soulevés par les battements artériels ont été confondus avec des anévrysmes ; ailleurs, on a extirpé des sacs anévrysmaux, remplis de caillots actifs, confondus avec des néoplasmes. Même quand on est prévenu, l'attention la plus minutieuse ne suffit pas toujours pour trancher la question. L'intervention ne peut être excusable qu'après avoir employé tous les moyens pour arriver à un diagnostic rationnel sans oublier le tracé sphygmographique, qui a permis de trancher plusieurs fois des diagnostics épineux.

Quant à la détermination exacte du vaisseau qui est le siège de l'anévrysme, c'est un problème très facile pour certaines régions, impossible à résoudre dans d'autres. Ainsi au cou, dans le bassin, à la région fessière, il est bien difficile, quand on n'a pas suivi tous les progrès de l'anévrysme, de dire sur quel vaisseau il a débuté et Le Fort, pour donner une preuve de la triste incertitude de ce point de diagnostic, rappelle que, dans tous les cas connus d'anévrysme de la vertébrale, on a toujours lié par erreur le vaisseau qui ne portait pas la tumeur.

Pronostic. — Tout anévrysme circonscrit est une affection grave, parce qu'il expose le malade à de redoutables complications, en raison de sa marche le plus souvent progressive. Cependant il est juste d'établir une distinction entre les anévrysmes des gros troncs et ceux des membres, bien moins dangereux et plus accessibles à l'intervention chirurgicale. L'âge, la constitution, la profession, etc., sont autant de facteurs qui font varier le pronostic à l'infini, et c'est seulement en approfondissant l'étude des diverses régions qu'on peut apprécier les circonstances qui le rendent plus ou moins fâcheux.

Traitement. — Le traitement de l'anévrysme circonscrit doit, autant que possible, imiter la nature dans la guérison spontanée, et un moyen thérapeutique sera d'autant meilleur qu'il se rapprochera davantage de ce processus. Puisque c'est grâce à la formation de caillots dans le sac que la cure spontanée s'effectue, les divers traitements devront chercher à atteindre ce but.

Avec Le Fort, nous rangerons tous les procédés conseillés sous cinq chefs :

1° Coagulation du sang par des moyens généraux ;

2° Coagulation du sang par action sur l'artère malade ;

3° Coagulation indirecte du sang en agissant sur le sac et à son niveau ;

4° Coagulation directe du sang dans l'anévrysme ;

5° Destruction du sac.

I. **Coagulation du sang par un traitement général.** — Quelques auteurs, Tufnell entre autres, ont eu l'idée d'immobiliser au lit et d'affamer les individus porteurs d'anévrysmes, sans qu'on voie bien les avantages qui découlent de l'inanition. La méthode de Valsalva rentre dans ce mode de traitement; la diète et les saignées fréquemment répétées diminuent la réplétion du système sanguin et auraient en outre pour effet de favoriser la coagulation du sang. Ce procédé a été recommandé, chez les malades robustes, dans le cas d'anévrysmes qui ne sont pas facilement justiciables d'autres moyens, comme les anévrysmes internes.

Des substances médicamenteuses ont également été administrées pour faciliter la guérison des anévrysmes, ainsi il est rationnel de recourir à l'iodure de potassium quand on soupçonne l'origine syphililique et, dans ces cas, on enregistre parfois des guérisons, et souvent des améliorations. Rees a conseillé l'emploi de l'acétate de plomb, que Bryant préconise aussi pour les anévrysmes internes. Enfin la digitale, le seigle ergoté régularisent les contractions cardiaque et peuvent rendre des services.

II. **Moyens qui ont pour but de favoriser la coagulation du sang en agissant sur l'artère malade.** — Les deux principaux traitements sont la ligature et la compression de l'artère.

La ligature entre le cœur et la tumeur interrompt d'abord le cours normal du sang dans l'anévrysme qui s'affaisse, se remplit ensuite de caillots mous passifs ; puis, grâce à la circulation collatérale qui se fait par les vaisseaux laissés intacts entre la ligature et l'anévrysme ou par les anastomoses du bout périphérique et alors dans un sens rétrograde, le sang reparaît dans la tumeur, transforme les caillots passifs en caillots actifs et durs.

Quel est l'effet de la ligature du bout périphérique sur l'anévrysme? Elle apporte une gêne à la circulation périphérique, produit d'abord la turgescence de la tumeur; mais bientôt la circulation s'y ralentit parce que l'anévrysme ne se vide plus et ne peut plus recevoir une nouvelle quantité de sang; de là la possibilité de la coagulation.

Par elles-mêmes les ligatures sont loin d'être inoffensives; elles exposent à de redoutables hémorrhagies secondaires; lorsqu'elles portent sur des troncs volumineux, elles peuvent déterminer la gangrène du membre. Si on ajoute à ces dangers les complications communes à toutes les plaies, l'inflammation du sac, la suppuration, la récidive, les troubles nerveux consécutifs, on se rendra compte de la défaveur croissante de ce moyen de traitement.

Procédés de ligature. — Les procédés de ligature entre l'anévrysme et le cœur sont :

1° Le procédé d'Anel ou ligature près du sac (fig. 37, A);

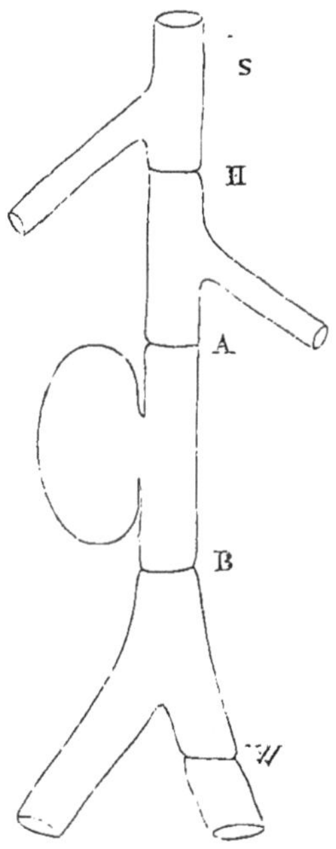

Fig. 37. — Schéma des procédés de ligature pour les anévrysmes.
A, procédé d'Anel. — H, Procédé de Hunter. — S. Procédé de Scarpa. — B. Procédé de Brasdor. W, Procédé de Wardrop.

2° Le procédé de Hunter ou ligature à une certaine distance du sac en laissant une collatérale entre elle et lui (fig. 37. H) :

3° Le procédé de Scarpa ou ligature loin de l'anévrysme (fig. 37, S);

Les procédés de ligature entre le sac et les capillaires sont :

1° Le procédé de Brasdor ou ligature près du sac (fig. 37, B);

2° Le procédé de Wardrop ou ligature à distance au delà de la première collatérale importante (fig. 37, W);

3° Le procédé de Fearn, qui lie les principales branches de l'artère.

Reste enfin la double ligature au-dessus et au-dessous du sac pratiquée par A. Paré, Guillemeau, etc.

Le procédé d'Anel-Desault est le plus souvent appliqué quand il s'agit de gros vaisseaux comme les iliaques, les carotides, etc., mais on n'y a guère recours que par nécessité; c'est en effet une opération incertaine dans ses résultats et dangereuse. La récidive n'est pas rare et la ligature porte assez fréquemment sur un vaisseau malade, ce qui expose aux hémorrhagies.

Hunter avait pour but, dans son procédé, de lier une artère saine; de plus, en supprimant l'accès du sang dans les collatérales les plus voisines du sac, il diminuait les chances du rétablissement rapide de la circulation, et par suite de récidive.

Bien que l'on ait coutume de désigner cette ligature sous le nom de Hunter, c'est Desault qui le premier la pratiqua, et si l'on en croit Stimpson, jamais Hunter n'aurait formulé nettement qu'il fallait laisser des collatérales entre le sac et la ligature.

Scarpa, en liant à une grande distance de l'anévrysme, atteint encore plus sûrement ce but; son procédé expose davantage à la gangrène.

Les divers procédés de Brasdor, Wardrop, Fearn, sont d'un emploi plus restreint que les précédents. On y a recours, faute de mieux, pour les anévrysmes du tronc innominé et de la base du cou; ils comptent plusieurs succès. Le procédé de Wardrop serait le plus défavorable, bien qu'il soit préconisé par Cockle (*Lancet*, 1869).

Après la ligature, il convient d'en combattre les effets souvent fâcheux au point de vue de la nutrition du membre en l'enveloppant d'ouate; Guthrie recommande les frictions, Bryant la position élevée pour faciliter la circulation veineuse. La guérison après la ligature n'est pas toujours complète, et on a vu maintes fois un affaiblissement du membre. Cependant la cure peut être définitive, ainsi qu'en témoigne le fait cité par Bryant, d'un malade opéré par Cooper à deux ans d'intervalle pour des anévrysmes poplités des deux membres et qui, vingt-trois ans plus tard, se portait bien et avait repris son métier de marchand d'oranges. Un opéré de Hunter vécut encore cinquante ans.

Les statistiques anciennes n'ont aujourd'hui que peu de valeur, on faisait intervenir comme facteur important le siège de la ligature plus ou moins loin du sac, et l'on recherchait quel procédé occasionnait le plus fréquemment l'inflammation, la rupture, et la gangrène du sac, celui qui l'accompagnait le plus fréquemment d'hémorrhagies secondaires. Or l'on sait aujourd'hui que presque toutes les complications, dont on accusait tel ou tel procédé de ligature, ne sont autres que des complications septicémiques aujourd'hui évitées par les méthodes modernes de pansement.

Les statistiques récentes relevées avec soin par Delbet ont seules quelque valeur. Ce chirurgien a réuni, dans son travail, 268 cas d'anévrysmes externes traités par la ligature Anel-Hunter.

Cette statistique ne comprend que les anévrysmes axillaires, inguinaux, poplités et fémoraux. Elle donne 47 morts, soit près de 19 p. 100.

L'*inflammation du sac*, si redoutée des anciens, s'observerait 21 fois sur 226 cas (Le Fort).

4	fois sur	25	anévrysmes	axillaires.
9	—	69	—	inguinaux.
6	—	112	—	poplités.
2	—	20	—	fémoraux superficiels.
21	fois sur	226	anévrysmes.	

Soit une proportion un peu inférieure à 10 p. 100 des cas observés.

Delbet note 17 cas de *gangrène* sur 227 ligatures par la méthode d'Anel-Hunter, soit près de 8 p. 100.

La *récidive* serait assez souvent observée ; enfin, dans 4 p. 100 des cas, on enregistrerait un échec complet et immédiat du traitement.

Cependant, d'après les discussions qui ont eu lieu au Congrès de chirurgie de 1889, et en s'appuyant sur des faits nouveaux de plus en plus fréquents avec le perfectionnement des procédés antiseptiques, on peut dire que le bilan de la ligature s'est encore amélioré (Bœckel, Reclus). Toutefois, il est bon de recommander que des faits assez nombreux, tant en France (Peyrot, Berger, Polosson) qu'à l'étranger, tendent à démontrer qu'après la ligature, la guérison n'est pas souvent complète et qu'il persiste fréquemment des douleurs et autres accidents nerveux.

Compression indirecte. — La compression indirecte se pratique sur l'artère qui porte l'anévrysme, le plus fréquemment entre le cœur et le sac, très rarement au delà. Son but est de suspendre partiellement ou totalement, d'une façon continue ou intermittente, le cours du sang dans la tumeur afin d'y favoriser la coagulation, sans supprimer absolument toute circulation dans le membre et dans l'anévrysme. Pour Bellingham et Broca, elle favorise la formation des caillots actifs ; pour Le Fort, elle provoque simplement la coagulation du sang ; les caillots, d'abord mous, deviendront actifs et durs ultérieurement.

Cette méthode de traitement n'est pas l'œuvre d'un seul homme : les recherches de Broca, Le Fort, démontrent en effet qu'elle est le résultat des essais de la plupart des chirurgiens de la fin du siècle dernier et de la première partie du dix-neuvième siècle. Il n'est pas douteux cependant que les Anglais y aient contribué pour une large part, ce qui explique le nom de *méthode de Dublin* que lui donnent nos voisins.

L'étude de la compression indirecte comporte deux points de vue différents : 1° la manière de l'employer ; 2° les procédés d'exécution.

A. *Mode d'emploi.* — La compression est dite partielle lorsqu'elle n'interrompt pas complètement le cours du sang dans le vaisseau ; elle est totale, dans le cas contraire. L'une et l'autre peuvent être continues ou intermittentes, et graduelles quand on comprime progressivement ; la compression en deux temps, de Broca, d'abord partielle, plus tard totale, n'en est qu'une variété. Enfin lorsque le point d'application change, ce qui permet de ménager les tissus, on dit qu'elle est alternative (Belmas et Gama, 1824).

La compression totale a l'avantage de fournir des résultats rapides ; Wilmot a guéri un anévrysme en onze heures, Wood en seize heures ; Weelhouse (*Brit. med. J.*, 1873) a eu un succès en cinq heures pour un anévrysme de l'iliaque externe en comprimant l'aorte à sa bifurcation avec le tourniquet de Lister. Dans un cas analogue, Bryant a constaté une péritonite par compression mécanique de l'intestin. Broca, qui était peu partisan de la compression totale, au moins au début, pensait pour être d'accord avec sa théorie des caillots actifs, que ces guérisons sont peu durables parce qu'il ne se forme dans l'anévrysme que des caillots passifs. Mais l'expérience lui a donné trop souvent tort pour qu'on ne puisse ranger la compression totale parmi les bons moyens de traitement, à la condition qu'elle soit bien exécutée. C'est en effet aux imperfections de l'exécution qu'il faut attribuer la douleur, les œdèmes, les escarres au point d'application, les phlébites, les érysipèles, accidents auxquels la compression veineuse simultanée n'est pas étrangère; la compression intermittente totale compte de nos jours le plus grand nombre de partisans.

B. *Procédés d'exécution.* — 1° *Compression mécanique.* — On n'a plus recours aujourd'hui aux compresses graduées maintenues par des bandages appropriés; c'est un moyen inefficace bien inférieur aux compresseurs mécaniques qui abondent dans l'arsenal chirurgical. Le tourniquet de J.-L. Petit est le plus simple; d'autres ressemblent à des étaux et sont composés de deux pelottes : l'une presse sur l'artère, l'autre fait la contre-pression sur le côté opposé du membre. Une vis ou un ressort servent à rapprocher les deux pelottes. Certains appareils sont construits sur le type des bandages herniaires avec un ressort à pelotte; ils sont bien inférieurs aux compresseurs à ressort (Dupuytren, Marcelin Duval, etc.). Ces appareils, pour être convenables, doivent exercer la compression sous toutes les incidences, en bornant la compression au vaisseau artériel seul. Les pelottes doivent être suffisamment souples et élastiques et la contre-pression exercée sur une large surface. Enfin il est bon qu'on puisse avoir sur le même appareil deux ou plusieurs pelottes qui permettent la compression alternative. Nous renvoyons pour tous ces détails aux traités spéciaux. Les poids ont été depuis longtemps essayés et Verneuil recommande l'emploi d'un sac rempli de grains de plomb pour la compression intermittente. D'autres auteurs préfèrent des bouteilles pleines de plomb de chasse dont le goulot est entouré d'une capsule de caoutchouc.

2° *Compression digitale.* — La compression digitale, avec la pulpe des doigts, appliqués suivant l'axe du vaisseau comprimé sur un plan résistant, est le meilleur procédé d'exécution; son emploi n'est devenu méthodique que depuis quarante ans, et Bryant nous dit que, quand elle échoue, les autres moyens de traitement et surtout la ligature ne réussissent pas mieux. Sur 23 cas où l'on s'est servi de la compression totale, Holmes mentionne 15 succès. La compression par les doigts est plus intelligente, plus douce, plus élastique, plus exacte que celle d'une pelote, et si on lui a reproché quelques cas de phlébite, cet accident est bien moins à craindre qu'avec les compresseurs. Malheureusement, la compression digitale ne peut être faite longtemps par la même personne; elle exige des aides dévoués et intelligents, et ce n'est que dans les grands hôpitaux ou dans les écoles où l'on dispose d'un personnel médical assez nombreux, qu'on a obtenu de beaux succès. On peut alors la continuer jour et nuit; en Angleterre, Macnamara, Bryant font la compression de jour et laissent le malade au repos pendant la nuit.

Quand faut-il cesser la compression? Les auteurs sont d'accord pour la suspendre quand les pulsations de l'anévrysme ne sont plus perceptibles, lorsque la compression est supprimée, il y a cependant avantage à la prolonger encore pendant un certain temps.

Cette méthode de traitement a fourni des résultats supérieurs à ceux des autres procédés de compression; Bryant a guéri un anévrysme poplité en quatre heures et demie; Vanzetti en quatre heures. D'après les relevés de Fischer pour l'artère poplitée, 34 p. 100 sont guéris en vingt-quatre heures, tandis qu'il n'y en a que 10 p. 100 par les compresseurs; 86 p. 100 guérissent dans la première quinzaine et il faut une moyenne de trois jours avec la compression digitale, tandis qu'avec les compresseurs quatorze jours sont habituellement nécessaires.

On a dit que la compression digitale, même quand elle échouait, exerçait une influence favorable sur la ligature pratiquée plus tard, en élargissant la circulation collatérale et en diminuant ainsi les chances de gangrène. Holmes ne partage pas cette manière de voir, qui est cependant d'accord avec les faits, puisque, sur 44 cas où la compression a échoué, il y a eu 31 succès par la ligature.

La compression indirecte, si l'on en croit les statistiques, aurait donné des succès dans la moitié des cas. — Mais il convient de faire remarquer, comme pour tous les procédés d'ailleurs, que les cas heureux ont presque seuls été publiés, et que la compression avait été fréquemment et inutilement essayée sur beaucoup d'anévrysmes traités ultérieurement par d'autres méthodes.

La compression n'est d'ailleurs pas absolument innocente, même lorsqu'elle est bien appliquée. Elle a donné 3 cas de gangrène sur 59 cas d'anévrysmes poplités (Delbet), s'est accompagnée de mortalité dans 10 p. 100 des cas (Fischer), elle a même pu faire naître de nouveaux anévrysmes aux points comprimés. Ces différents accidents diminuent un peu l'enthousiasme auquel s'étaient laissé aller les chirurgiens du milieu de ce siècle.

III. **Coagulation indirecte du sang en agissant sur le sac et à son niveau.** — Divers moyens autrefois conseillés, pour amener la coagulation du sang dans l'anévrysme, tels que les astringents, les moxas, n'ont qu'un intérêt historique; la réfrigération serait tout au plus bonne comme méthode adjuvante, mais, outre qu'elle est le plus souvent inutile, elle peut encore devenir dangereuse en déterminant des escarres profondes.

La compression médiate directe, qui agit sur le sac à travers les téguments, est une méthode très ancienne, déjà mentionnée par Guy de Chauliac; on la combinait jadis avec l'emploi des emplâtres astringents. Son efficacité est démontrée par différents auteurs, bien qu'elle soit contraire à l'opinion de Broca sur le mode de guérison des anévrysmes; elle a réussi surtout pour de petits anévrysmes traumatiques récents. Elle agit probablement en modifiant la circulation de la tumeur et en obturant à la longue l'orifice de communication.

La compression médiate et directe a été souvent combinée à la compression indirecte, et ce procédé conseillé par Grandesso Sylvestri, Esmarch, porte encore le nom de *méthode de Reid* (1875). Ce chirurgien anglais guérit un anévrysme poplité en cinquante minutes avec la bande élastique d'Esmarch. POINSOT, sur 35 cas traités par ce procédé, a compté 25 succès et STIMPSON, sur 52 cas, relève 28 guérisons complètes, 22 insuccès et 2 morts. Depuis 1880, dit POINSOT, un certain nombre de succès obtenus après plusieurs applications ont été publiés, mais leur proportion demeure insuffisante pour infirmer la règle suivante : Tous les cas où la deuxième séance n'a pas suffi ont été des insuccès. « Sur les 72 faits rapportés par PEARCE GOULD, 58 fois la méthode de Reid a été appliquée dans son intégrité; je trouve sur ce nombre 36 succès et 22 insuccès. Or dans 66,6 p. 100 des succès une seule application a suffi; dans 22,2 p. 100 il a fallu recourir à une seconde application; enfin dans 18,2 p. 100 les tentatives furent poussées plus loin encore. On peut voir par ces chiffres que la multiplicité des applications est loin de constituer un élément favorable. »

DELBET a réuni 83 faits, avec 40 succès, 43 insuccès, dont 4 gangrènes et 2 morts.

GUERSUNY a modifié le procédé de Reid, et conseille des applications intermittentes moins prolongées de la bande élastique; il a obtenu un succès par ce moyen. Il est bon de recourir à l'anesthésie pendant l'opération qui ne doit pas être prolongée au delà d'une heure. TERRIER l'a fait suivre de la compression digitale pendant un certain temps. Les deux cas de mort relevés par STIMPSON viennent à l'appui de l'opinion de VERNEUIL, qui ne considère pas l'emploi de la bande d'Esmarch comme inoffensive dans la cure des anévrysmes. DUPLAY se déclare partisan de cette méthode, qui abrège la durée du traitement des anévrysmes des membres; elle agit en produisant sans doute une stagnation absolue du sang dans le sac.

La *flexion forcée* a également des titres à notre attention; bien que récente, puisqu'elle n'a été préconisée qu'en 1857 par MAUNOIR et en 1858 par HART, elle compte cependant de nombreux succès. La flexion forcée suffit sur une personne saine à arrêter les battements artériels périphériques; dans les cas d'anévrysmes le sac lui-même se trouve comprimé de tous côtés, et la tumeur dure qu'il forme contribue encore à interrompre le cours du sang . HOLMES croit que les caillots viennent aussi obturer l'orifice du vaisseau. Malheureusement cette méthode ne convient bien qu'autant que la tumeur siège au niveau d'un pli de flexion. La flexion est continue ou intermittente; VERNEUIL a dû quelques succès à ce moyen de traitement (guérison en cinq jours); il donne la préférence à la flexion intermittente. Il a même conseillé l'extension forcée pour remplacer la flexion, souvent douloureuse et difficile à supporter. Elle réussirait, d'après LIÉGEOIS (1869) dans la moitié des cas d'anévrysmes de la poplitée. Quant aux moyens de contention, ils varient suivant la région et il est bon, dans tous les cas, d'entourer le membre d'un bandage roulé.

Les recherches plus modernes sont loin d'être aussi favorables à la flexion que le voulait GOSSELIER, qui enseignait que le traitement des anévrysmes poplités devait toujours commencer par la flexion. Si BARWELL mentionne 46 p. 100 de succès, DELBET n'en trouve guère que 35 p. 100, et 2 fois sur 45 cas il y a eu rupture du sac.

Malaxation ou manipulation. Procédé de Fergusson. — Ce chirurgien s'est servi de ce procédé pour vider l'anévrysme et ensuite décoller les caillots, pensant qu'ils seront susceptibles d'obturer l'orifice du sac ou le bout périphérique du vaisseau. Le succès couronna sa tentative, mais des échecs nombreux ont fait rejeter ce procédé : d'ailleurs on doit avoir constamment présents à l'esprit les accidents de gangrène quand il s'agit des membres, les accidents cérébraux et l'hémiplégie quand il s'agit du cou, les accidents survenus par embolies pendant des manœuvres semblables. Teale et Esmarch rapportent deux cas où des malades ont été frappés de paralysie pendant l'examen d'anévrysmes carotidiens.

Mentionnons en terminant le procédé de Caselli (*Soc. de chir.*, 1876), qui consiste en une sorte de rotation de l'anévrysme sur son axe et qui agit en gênant la circulation. Ce traitement ainsi que les injections sous-cutanées d'ergotine de Langenbeck n'ont que des indications exceptionnelles.

IV. **Coagulation directe du sang de l'anévrysme.** — Les inconvénients, les dangers de la ligature ont poussé les chirurgiens de ce siècle à chercher des procédés plus sûrs dans la cure des anévrysmes. Puisque le but à atteindre était de coaguler le sang dans la tumeur, on comprend comment Velpeau eut l'idée d'enfoncer des aiguilles dans l'anévrysme. Philips aurait employé ce détestable moyen en 1831. L'acupuncture n'est plus utilisée, et le fait légendaire de Moore (*Brit. Med. J.*, 1864), qui introduisit 23 mètres de fil de fer à travers une aiguille de Pravaz dans un anévrysme de la crosse de l'aorte, restera comme un souvenir de ces tentatives hardies, mais en général peu fructueuses. Elles ont cependant été répétées ; Levis, en 1873, introduit 8 mètres de crin dans un anévrysme de la poplitée. Le premier malade retira quelques bons effets, le second mourut cinq jours après, résultats peu encourageants. Plus récemment Murray et Van der Meulen, Quincke ont essayé le catgut, Schrötter, du crin de Florence, Baccelli, un ressort de montre, Loretta, deux mètres de fil de cuivre argenté. Verneuil, dans un rapport remarquable à l'Académie de médecine, a fait justice de ces procédés.

L'*électropuncture* pratiquée par Philips en 1836, préconisée par Abeille (1849), Pétrequin et surtout par Ciniselli (de Crémone, 1856) n'a plus guère de nos jours qu'un intérêt historique. Bryant dit que c'est un des procédés qui ont fait concevoir le plus d'espérances et qui ont donné le moins de satisfaction. Il consiste à faire passer pendant une demi-heure un courant induit faible entre deux aiguilles très fines enfoncées dans le sac. L'électropuncture est réservée aux cas incurables, tels que les anévrysmes de la base du cou ou du thorax et on lui doit quelques succès dans ces circonstances. Son emploi n'est pas inoffensif, car elle détermine des escarres à la peau et expose aux hémorrhagies ; de plus, elle peut provoquer une vive inflammation et la suppuration du sac. Sur 138 faits, Barwell compte 70 améliorations, 45 morts et 59 insuccès.

Ces remarques s'appliqueraient également à la caloripuncture, qui n'a été mise en pratique qu'une fois par Ev. Home, en 1825, pour un anévrysme de l'iliaque externe.

Injections coagulantes. — L'idée d'introduire des liquides coagulants dans le sac est assez ancienne : Monteggia, Wardrop, Pravaz y avaient pensé ; ce dernier avait même conseillé le perchlorure de fer, qui fut essayé en 1853 par RAOULT-DESLONCHAMPS sur un anévrysme de la sus-orbitaire.

Plusieurs succès consécutifs faisaient bien augurer de cette méthode, lorsque quelques accidents graves, dus à des embolies, ralentirent le zèle des novateurs. Cependant on n'a pas cessé depuis ce temps d'employer le perchlorure pour les petits anévrysmes, et les journaux enregistrent de temps à autre des guérisons à son actif.

Le perchlorure coagule le sang, mais il produit aussi l'irritation et même l'inflammation du sac; de plus, les caillots qu'il détermine sont diffluents, et quelques parcelles entraînées et transportées au loin peuvent être la source de complications mortelles. Les recherches de GIRALDÈS et GOUBEAUX ont démontré que le perchlorure à 30° Baumé était préférable; à 20° il est encore utilisé; on se sert d'une seringue de Pravaz pour en injecter dans la tumeur dix à vingt gouttes, suivant le volume de l'anévrysme. Pour éviter les accidents emboliques, on a depuis longtemps conseillé de comprimer l'artère au-dessus et au-dessous, ou bien de la circonscrire quand c'est possible avec un anneau métallique mousse (anévrysmes de la tête).

VERNEUIL ne croit pas cette précaution indispensable, tandis que DENUCÉ la recommande expressément (1875). Après l'injection, on malaxe légèrement la tumeur pour répandre le liquide et favoriser la coagulation. La guérison définitive est toujours lente par ce procédé. Au perchlorure de fer, beaucoup de chirurgiens ont substitué la liqueur de Piazza.

Le perchlorure de fer, fort peu apprécié à l'étranger, partage cette réprobation avec d'autres substances qui ont été conseillées, telles que l'ergotine (LANGENBECK), les acides acétique, sulfurique, le tannin, l'alcool.

V. **Destruction du sac.** — A une époque où les chirurgiens ne disposaient pas des moyens de traitement exposés plus haut, ils avaient eu l'idée de détruire le sac de l'anévrysme, après l'avoir ouvert, en assurant l'hémostase par la ligature des deux bouts. Ce procédé porte les noms d'ANTYLLUS et de SYME, car ce dernier s'en est servi plus récemment avec une hardiesse qui trouvera peu d'imitateurs.

Le procédé d'Antyllus consistait à lier les deux bouts du vaisseau, à inciser le sac, à le vider de ses caillots, à le faire suppurer pour le détruire. On employait également au moyen âge un bouton de vitriol que l'on plaçait à l'orifice du vaisseau pour coaguler le sang. De nos jours, grâce à la compression du bout supérieur et inférieur, grâce surtout à l'emploi de l'ischémie par la bande d'Esmarch ou de Nicaise, cette opération n'est plus aussi difficile qu'autrefois et l'on assure plus sûrement l'hémostase par la ligature des deux bouts. Mais on ne saurait recommander la conduite de ceux qui, comme MOREL et SYME, ouvrirent à plusieurs reprises des anévrysmes de la carotide, dont on ne pouvait comprimer le bout cardiaque; si SYME réussit par son habileté et son sang-froid, le malade de MOREL mourut d'hémorrhagie pendant l'opération.

L'*extirpation du sac* a trouvé dans DELBET un défenseur fervent. Dès 1699, PURNAM extirpait le sac comme s'il se fût agi d'une tumeur. De nos jours, la difficulté opératoire et les dangers immédiats qui avaient fait rejeter ce mode d'intervention, sont singulièrement diminués, par l'anesthésie, l'hémosthase par la bande d'Esmarch et la forcipressure par l'antisepsie. De toutes les interventions sanglantes, c'est l'extirpation qui donne la plus faible mortalité, 11,32 p. 100 des cas (DELBET). Elle a l'avantage de mettre à l'abri de bien des accidents : inflammation, insuccès, récidive; elle débarrasse le malade des douleurs dues à l'enclavement des nerfs dans les parois du sac; et actuellement elle jouit d'une faveur nouvelle. L'avenir seul permettra de se prononcer définitivement sur sa valeur, les cas d'extirpation étant, encore actuellement, peu nombreux.

Quant aux cautérisations par le fer rouge et les caustiques, ce ne sont pas des procédés généraux, mais plutôt des adjuvants dont on peut se servir en cas de rupture pour combattre l'hémorrhagie. Quelques succès douteux, obtenus au prix de complications graves, ne justifient nullement les essais faits avec la pâte de Canquoin par GIRARD et BONNET.

Traitement des accidents. — Que faire lorsqu'on se trouve en présence d'une rupture ou d'une inflammation du sac anévrysmal, que ces accidents soient survenus spontanément ou aient été provoqués par une intervention malheureuse? S'il y a rupture, l'anévrysme est transformé en un anévrysme diffus avec ou sans hémorrhagie, et nous verrons bientôt la règle à suivre. Les préceptes graves qui s'imposent en cas d'anévrysmes enflammés sont les mêmes, qu'ils soient circonscrits ou diffus, nous les exposerons plus loin.

§ 2. — Anévrysmes diffus.

Bibliographie. — DUPUYTREN, *Mém. sur les anévr. que compliquent les fractures, Repert. d'anat. et de phys. path.*, t. V, p. 217, 1828: — GUTHRIE, *On the Diseases and Injuries of Arteries*, London, 1830. — TRÉLAT, *Bull. de la Soc. de chir.*, 1884. — WYETH, *Encycl. intern. de chir.*, t. III, 1884. — V. WALH, *Deutsche Zeitch. f. Chir.*, 1884, Bd. XXI, p. 118.

Consulter la Bibliographie des *Anévrysmes en général* et les articles des *Dictionnaires*.

Définition. Divisions. — L'absence d'une paroi propre formée aux dépens des tuniques artérielles distingue les anévrysmes diffus des anévrysmes circonscrits. Lorsque le sang sort d'une artère à la suite d'une rupture et ne peut s'écouler à l'extérieur, il s'accumule dans la gaine vasculaire, et le tissu cellulaire environnant lui crée une poche artificielle. Que cette poche se trouve isolée de l'artère par un caillot ou par le déplacement des parties, on aura un simple épanchement sanguin; toutes les fois que la communication entre la collection sanguine et l'artère persiste, on dit qu'il y a anévrysme diffus. Lorsqu'il succède à un traumatisme, à une rupture artérielle complète, par écrasement, distension, l'anévrysme diffus est appelé *primitif*, on réserve le nom d'anévrysme diffus *consécutif* à celui qui succède à la rupture d'un anévrysme circonscrit. La distinction n'est pas toujours très nette entre les anévrysmes traumatiques diffus et circonscrits et la séparation n'est pas mieux tranchée entre eux et l'hémorrhagie cellulaire.

Anatomie pathologique. — Les anévrysmes diffus possèdent un sac dont les parois très irrégulières sont formées par du tissu cellulaire refoulé. Les muscles, les os, les aponévroses servent de limites à la poche artérielle, et très souvent elle prend la forme de la région; c'est ce qui se passe au cou, à l'aisselle, au creux poplité, etc. De là aussi l'origine de prolongements intermusculaires irréguliers et anfractueux. Ces particularités s'appliquent moins bien aux anévrysmes diffus consécutifs, parce qu'il reste toujours des rudiments du sac primitif. La surface interne est lisse dans tous les cas, comme dans les poches où il y a du sang en circulation. L'orifice de communication entre l'artère et le sac varie beaucoup; ordinairement large, il a quelquefois la forme d'une fente.

La circulation dans les anévrysmes diffus est moins active que dans les anévrysmes circonscrits; le sang qui entre pendant la diastole en sort avec peine, car la paroi n'a pas de contractilité propre; cependant au mouvement d'expansion succède constamment un retrait, qui vide partiellement la tumeur. Ces conditions jointes à la stagnation du sang dans les diverticules, à son contact avec une paroi anormale, expliquent pourquoi le sac est plus ou moins rempli de sang coagulé.

L'opposition d'idées entre Broca et Le Fort au sujet de la formation des caillots persiste encore ici; puisqu'il n'y a pas de circulation intérieure, Broca ne saurait admettre autre chose que des caillots passifs dans un anévrysme diffus, et si l'on trouve accidentellement des caillots actifs, il s'agira d'un anévrysme diffus consécutif.

Le Fort croit au contraire que les caillots sont passifs quand ils sont récents ou quand la résorption du sérum ne s'est pas effectuée; si celle-ci se produit, les caillots du début deviennent plus tard actifs, c'est-à-dire fibrineux. Des faits de Tillaux, Terrier viennent à l'appui de cette opinion.

Symptômes. — Les signes de l'anévrysme diffus ressemblent à ceux de l'anévrysme circonscrit; les pulsations, le souffle sont un peu moins intenses, le mouvement d'expansion plus faible, la tumeur moins nettement limitée. Le pouls fait très souvent défaut au-dessous de la tumeur, mais il peut reparaître lorsque la circulation collatérale est rétablie. La compression que la tumeur exerce sur les organes environnants, principalement sur les nerfs et les veines, explique les paralysies ou les névralgies périphériques, les œdèmes du membre, et même les gangrènes partielles ou totales. Cet accident constitue, en effet, l'une des plus redoutables complications des anévrysmes diffus. Ce n'est pas la seule, car le sac parfois s'enflamme et donne lieu à des phlegmons graves dont l'ouverture spontanée ou provoquée expose à des hémorrhagies.

La guérison spontanée, possible cependant, s'effectue par un mécanisme analogue à celui que nous avons exposé à propos des anévrysmes circonscrits.

Diagnostic. — L'obscurité des symptômes rend nécessairement le diagnostic plus incertain et partant les chances d'erreur plus faciles. Lorsque l'anévrysme diffus se développe spontanément et résulte de la rupture d'une artère athéromateuse, on peut le confondre avec un abcès froid, surtout dans les régions de l'aine et de la fesse où celui-ci est commun (*Soc. de chir.*, 1879). Un examen attentif des symptômes, l'emploi du sphygmographe et au besoin la ponction capillaire lèveront les doutes. Dans le cas d'anévrysme diffus enflammé, on a pu croire à un phlegmon diffus, d'autant que les signes propres perdent de leur netteté. Cet accident est encore remédiable si, après l'ouverture, on a le temps et les moyens d'assurer l'hémostase; on se comporte alors comme dans la méthode ancienne. Les recherches de Wahl (1884) sur l'auscultation des artères blessées ont apporté quelques données nouvelles pour le diagnostic des anévrysmes traumatiques : l'existence d'un bruit de souffle ou de frottement indique certainement la lésion d'une artère. Son absence ne présente une réelle valeur que dans les cas où le pouls fait en même temps défaut.

Le pronostic des anévrysmes diffus est grave en raison de leur marche envahissante, de leur faible tendance à la guérison spontanée et des difficultés de leur thérapeutique.

Traitement. — Pelletan aurait réussi à guérir un anévrysme diffus de la sous-clavière par la méthode de Valsalva. Berger a obtenu un succès pour un anévrysme de la fémorale par l'application continue de glace.

Il n'y a pour l'anévrysme diffus que deux grands moyens thérapeutiques : 1° supprimer l'accès du sang et favoriser l'organisation de celui qui est extravasé ; 2° détruire la tumeur, la vider en assurant l'hémostase.

La méthode d'Antyllus est plus difficile que pour les anévrysmes circonscrits, cependant il est des circonstances où elle s'impose lorsque la tumeur enflammée menace de se rompre. Grâce à nos moyens actuels d'hémostase, l'incision du sac tend de plus en plus à être en faveur.

La ligature par le procédé de Hunter n'a pas toujours une efficacité réelle; la guérison est possible, mais quand la masse des caillots offre un trop grand volume, ceux-ci se liquéfient et l'inflammation de la poche est souvent la conséquence. D'ailleurs cette inflammation et l'évacuation de la poche peuvent être salutaires si l'orifice artériel a été suffisamment obturé par des caillots organiques.

La compression indirecte est ici un moyen incertain, qu'on devra tenter avant la ligature et surtout avant d'en venir à l'amputation qui est quelquefois une ressource ultime.

L'anévrysme diffus qui complique les fractures, quand il a pour origine la lésion d'un vaisseau un peu volumineux, nécessite souvent le sacrifice du membre; néanmoins des faits assez nombreux, ceux de Richet entre autres, tendent à prouver que la ligature par le procédé de Hunter permet la conservation.

§ 3. — Anévrysmes artério-veineux.

SYNONYMES. — Phlébartérie. — Anévrysme variqueux ; varice anévrysmale ; anévrysme par transfusion.

Bibliographie. — SENNERT, *Opera omnia*, Lugduni, 1866, t. V. — THURMANN, *Arch. gén. de méd.*, 3e série, t. XI, p. 210, 1841. — BÉRARD, *Ibid.*, t. VII, 1845. — MONNERET, *Mém. de la Soc. de chir.*, 1853, t. III. — MALGAIGNE, *Revue méd.*, 1852, t. XI. — RECLUS, VERNEUIL, *Soc. de chir.*, 1883. — BRAMANN, *Arch. f. klin. chir.*, Bd. XXI, 1886. — DELBET, *Pronostic et trait. des anévr. artério-veineux externes*, 1889. — *Congrès de chir.*, 1889.

Thèses de Paris. — 1847, MORVAN. — 1855, GOUPIL. — 1856, HENRY. — 1873, GEORGESCO. — 1875, HUARD.

Consulter les articles ANÉVRYSMES des *Dictionnaires* et la bibliographie générale.

Historique. — Bien qu'en 1766, SENNERT (de Lyon) ait noté dans un anévrysme le frémissement et le souffle continu, c'est WILLIAM HUNTER, qui publia la première observation et donna quatre ans après (1761) une bonne

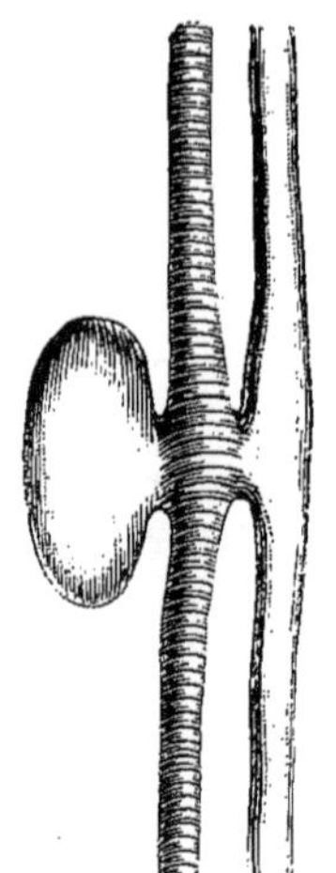

Fig. 38. — Anévrysme artério-veineux (anévrysme artériel enkysté).

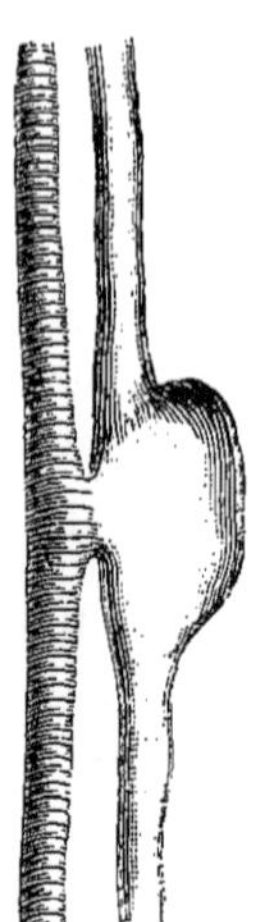

Fig. 39. — Anévrysme artério-veineux (anévrysme variqueux).

description de la maladie. Vers la même époque (1762), GUATTANI, DE LA COMBE, CLEYHORN, firent paraître d'importants travaux qui complétèrent l'œuvre de HUNTER.

Définition. — La communication anormale d'une veine et d'une artère porte le nom d'anévrysme artério-veineux; ce nom ne convient réellement qu'autant qu'il y a un sac, mais l'usage a prévalu et fait réunir la varice anévrysmale, simple communication des deux vaisseaux sans sac, et les anévrysmes artério-veineux enkystés et intermédiaires qui possèdent un sac propre.

Les auteurs reproduisent sans aucun avantage de nombreuses divisions beaucoup plus théoriques que pratiques; un coup d'œil jeté sur les figures les fera mieux comprendre qu'une description. La *varice anévrysmale*, phlébartérie simple de BROCA est le type le plus simple, on ne l'observe que 5 fois sur 60 (anévrysmes variqueux de BARWELL); viennent ensuite les anévrysmes variqueux *par dilatation et enkystés* (BÉRARD) qui sont deux degrés de la même variété, caractérisée par la présence d'un sac sur la veine (fig. 39); il existe aussi une variété exceptionnelle d'anévrysme artério-veineux avec un sac artériel et qu'on a pour cette raison appelée *artériel enkysté* (fig. 38). Enfin lorsqu'il y a une poche intermédiaire aux deux vaisseaux ou une dilatation commune au niveau de la perforation. l'anévrysme a été appelé

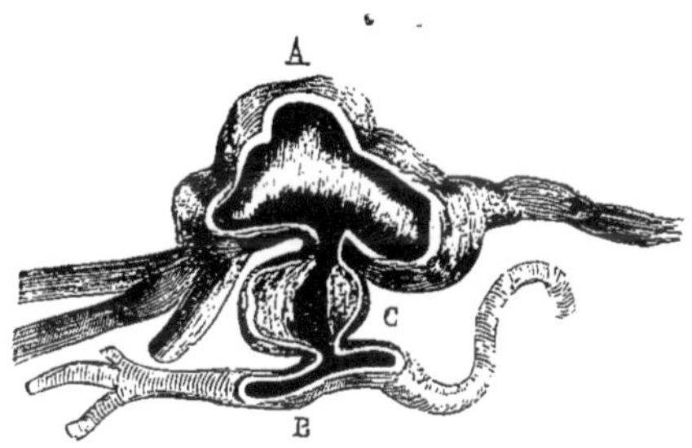

Fig. 40. — Anévrysme artério-veineux avec sac intermédiaire.
A, veine dilatée, — B. artère, — C. sac intermédiaire.

intermédiaire (fig. 40). Quelques-unes de ces variétés se rencontrent rarement et il n'y a pas lieu d'attacher une importance bien grande à cette classification.

Étiologie. — Le plus grand nombre des anévrysmes artério-veineux sont traumatiques et résultent d'une plaie qui intéresse simultanément l'artère et la veine satellite; des coups de fleuret, d'épée, de couteau, déterminent cette maladie: la saignée du pli du bras, autrefois en grand honneur, fournissait à cette affection le plus fort contingent. Cet accident n'est également pas rare à la suite des plaies par armes à feu. L'anévrysme variqueux spontané est presque une curiosité; les uns l'expliquent par la possibilité de la perforation des deux parois au moyen d'une plaque d'athérome; d'autres, par la rupture d'un anévrysme circonscrit dans la cavité d'une veine. On l'a observé sur les gros troncs entre l'aorte et les veines caves.

DELBET, qui a réuni presque tous les faits d'anévrysmes artério-veineux, les range ainsi par ordre de fréquence :

Anévrysmes	artério-veineux	du pli du coude	96
—	—	des vaisseaux fémoraux superficiels	34
—	—	de la racine de la cuisse	26
—	—	du creux poplité	22
—	—	de la carotide primitive	19
—	—	de la face	14
—	—	des vaisseaux sous-claviers	8
—	—	du creux de l'aisselle	8
		A reporter	227

		Report	227
Anévrysmes artério-veineux	de la jambe	6
—	—	du bras	5
—	—	des vaisseaux iliaques externes	3
—	—	de la carotide externe	3
—	—	de la carotide interne	2
—	—	des vaisseaux iliaques primitifs	2
—	—	du cou-de-pied	2
—	—	des vaisseaux ischiatiques	1
			251

Mécanisme de production. — Lorsqu'un instrument vulnérant, comme une lancette, blesse à la fois l'artère et la veine, l'anévrysme artério-veineux se forme de plusieurs manières. L'instrument peut traverser la veine de

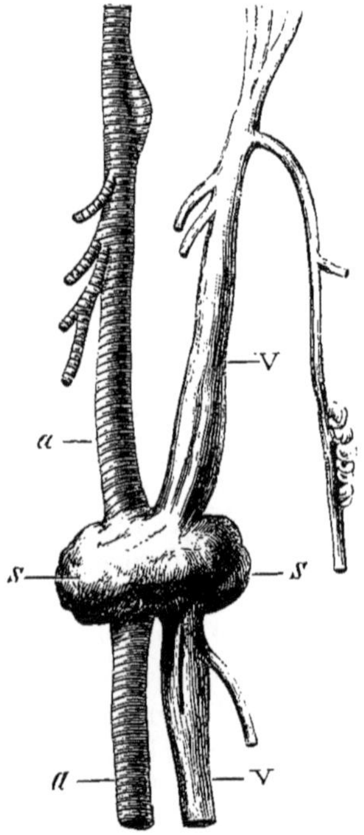

Fig. 41. — Anévrysme artério-veineux de l'artère et de la veine fémorales. (Extrait des *Archives de médecine navale*, 1882.)

a, artère. — V, veine. — S, sac.

part en part et ensuite une des parois artérielles; il y aura donc deux plaies à la veine et une seule à l'artère; si la plaie opposée à la communication anormale, la plus superficielle par conséquent, se cicatrise, il ne se produira qu'une varice anévrysmale; mais si la cicatrisation ne s'effectue pas normalement, il en résultera les variétés de l'anévrysme variqueux par dilatation et enkysté. Enfin tout instrument vulnérant qui intéresserait les deux vaisseaux en même temps en pénétrant dans leur sillon de séparation, déterminerait la variété dite intermédiaire, la plus fréquente.

Anatomie et physiologie pathologiques. — Comment se fait la circulation du sang dans les anévrysmes artério-veineux? C'est la tension beaucoup supérieure du sang artériel qui détermine le sens du courant de l'artère vers la veine. A chaque ondée sanguine une partie du sang passe dans la veine qui se dilate jusqu'à la première valvule, et rentre au cœur mélangé au sang veineux. Cette modification dans la circulation a pour effet de dilater et d'épaissir les parois de la veine et un peu plus tard celles de l'artère. Broca a vu une artère humérale acquérir les dimensions d'une aorte abdominale. Souvent les vaisseaux offrent des flexuosités et la disposition variqueuse se retrouve sur les branches qui deviennent hélicines (fig. 40).

Bryant rapporte, d'après Cock, le fait fort curieux d'un anévrysme artério-veineux poplité traumatique, dans lequel le sang artériel passait dans le bout inférieur de la veine, tandis que le tronc tibio-péronier était très grêle et la partie supérieure de la veine oblitérée. On nota la dilatation considérable de la veine et la formation d'un second anévrysme veineux simple sur son trajet.

Le sac de l'anévrysme variqueux est ordinairement petit, son orifice assez large et les caillots actifs ou passifs s'y rencontrent peu fréquemment; ce n'est guère que dans les variétés dites intermédiaires et dans quelques cas d'enkystement qu'on a pu les observer. D'ailleurs l'absence de caillot se comprend facilement si l'on réfléchit à la circulation rapide qui existe dans l'anévrysme.

L'artère, au-dessus de l'anévrysme, se dilate, devient large et flexueuse, en même temps que ses parois perdent de leur résistance. Du côté des veines, on remarque la même dilatation, mais, à l'inverse des artères, leurs parois s'artérialisent et deviennent épaisses et rigides. Cette hypertrophie qui porte surtout sur l'élément musculaire (Guérin) serait le fait de la vascularisation exagérée des vaso-vasorum gorgés de sang artériel.

Symptômes. — Les symptômes propres de l'anévrysme variqueux offrent des caractères bien tranchés. D'abord l'affection ne se rencontre que dans les régions où les artères et les veines sont accolées. L'anévrysme se présente avec les signes d'une tumeur molle, réductible, pulsatile, animée de mouvements isochrones au pouls; mais la tumeur n'existe pas toujours (*Soc. de chir.*, 1870, p. 313). Vient-on à appliquer la pulpe du doigt sur l'anévrysme, on perçoit de suite un frémissement analogue à un bourdonnement, à un bruit de rouet, désigné, depuis Hunter, sous le nom de *thrill;* il se propage le long des vaisseaux assez loin de la tumeur. Ce bruit continu et inégal est plus fort à chaque diastole artérielle, ce qui démontre le rôle prépondérant que joue, dans sa production, le frottement du sang contre l'orifice. A mesure qu'on s'éloigne de la tumeur, les caractères du souffle continu avec renforcement changent et le souffle intermittent persiste seul. Les malades le perçoivent très bien, il peut même quand l'affection siège au cou, empêcher le sommeil.

Les battements de l'anévrysme diminuent par la compression au-dessus de la tumeur, ils augmentent, en même temps que les frémissements et que le volume de la tumeur, si l'on comprime le membre au-dessous d'elle.

La dilatation des réseaux veineux superficiels au-dessus et au-dessous de la tumeur, la diminution du pouls artériel, l'existence du pouls veineux à une petite distance, sont des symptômes sinon constants, du moins assez fréquents de l'anévrysme variqueux. Il faut y ajouter exceptionnellement des troubles trophiques dans le membre qui devient œdémateux, engourdi ; le système pileux, les ongles se développent davantage (Broca). En dehors de ces troubles de nutrition, il faut signaler des troubles de sensibilité : engourdissements, crampes, douleurs irradiées, anesthésie, des troubles dans la motilité, affaiblissement musculaire, des troubles dans la calorification, sensations de froid, bien qu'il puisse y avoir une augmentation locale de température de près d'un degré.

Marche et terminaisons. — La marche des anévrysmes artério-veineux est généralement progressive pendant un certain temps, puis la tumeur reste stationnaire ou décroît sans engendrer les nombreux accidents des anévrysmes circonscrits. Cette affection est compatible avec un état de santé satisfaisant et des malades ont pu vivre pendant trente ans sans accidents. L'anévrysme artério-veineux et l'anévrysme artériel présentent une double différence : l'anévrysme artério-veineux n'est pas susceptible de guérison spontanée ; mais, par contre, sa marche est essentiellement bénigne. Il ne faudrait cependant pas croire que cette règle fût sans exceptions, car cet anévrysme est susceptible de se rompre ou de devenir diffus, de s'enflammer et de suppurer comme l'anévrysme circonscrit. Delbet signale 8 cas de rupture, 17 faits où la rupture était menaçante. Gripot a publié un cas de gangrène jusqu'ici unique dans la science.

Diagnostic. — L'origine presque toujours traumatique, l'existence du thrill et du souffle continu avec renforcement, la dilatation veineuse, les troubles trophiques, le pouls veineux caractérisent la phlébartérie. Cet anévrysme diffère donc de l'anévrysme circonscrit par le souffle continu et de l'anévrysme cirsoïde par son siège et par son origine traumatique.

Pronostic. — Toutes choses égales, l'anévrysme variqueux est bien moins grave que l'anévrysme artériel. La guérison spontanée est exceptionnelle. Mais d'autre part il n'est pas rare de le voir rester stationnaire. Il pourrait encore à la longue se transformer, ainsi que Morvan, Nélaton l'ont vu, en anévrysme circonscrit, mais les cas où surviennent des accidents sont de beaucoup les plus rares.

Le pronostic est cependant différent suivant la variété de l'anévrysme artério-veineux. La varice anévrysmale a un pronostic bien plus bénin que l'anévrysme variqueux (Reclus, Broca). Or celui-ci est de beaucoup le plus fréquent (55 cas, 60 faits) (Barwell).

Traitement. — Les méthodes de traitement actives sont par elles-mêmes dangereuses ; aussi convient-il d'y recourir seulement dans les cas où l'anévrysme variqueux est progressif. Tant qu'il reste stationnaire, le mieux est de s'abstenir ou de se borner à un traitement palliatif.

La compression directe seule a donné de bons résultats, tandis que la compression indirecte a échoué bien des fois ; c'est l'inverse de ce qu'on observe pour les anévrysmes circonscrits. Vanzetti (de Padoue), en combinant les deux compressions, a obtenu de beaux succès. La flexion pourra également être utilisée.

D'après Delbet, la compression directe et indirecte associées ne donnent des résultats heureux que si l'anévrysme artério-veineux est récent, s'il siège au cou ou sur la fémorale superficielle. En dehors de ces cas, il y a toujours insuccès (26 cas sur 26). D'une façon générale, les méthodes de compression n'ont donné que 31,58 p. 100 de guérisons (24 cas sur 76).

Lorsque la tumeur progresse et gène le malade, l'intervention peut être indiquée. Ici les procédés d'Anel et de Hunter sont absolument proscrits; en effet la ligature est dangereuse : 1° parce qu'elle est faite sur une artère malade et expose aux hémorrhagies secondaires; 2° parce qu'elle prédispose à la gangrène. Elle n'a donné que 10 succès sur 44 cas (Delbet).

C'est à la méthode d'Antyllus qu'il faut recourir de préférence, bien qu'elle ne soit pas sans dangers. Reclus a publié (*Soc. de chir.*, 1882) un cas où, après la ligature de l'artère et de la veine, faite par Verneuil, la tumeur présentait encore du souffle. Le malade faillit mourir d'hémorrhagie. Aussi, si on se décide à opérer, mieux vaut, après avoir appliqué la bande d'Esmarch, lier tous les vaisseaux, ouvrir et réséquer la poche.

Nélaton a ouvert le sac et lié les deux bouts artériels. Malgaigne lia simplement les deux bouts artériels sans inciser le sac et obtint un succès. Trélat résumait ainsi les indications thérapeutiques qui conviennent à l'anévrysme artério-véneux. Au début, dans les cas récents, tenter avec prudence la compression digitale, si elle échoue, et si le sac est petit, recourir à la quadruple ligature. Dans les cas où le sac est volumineux, l'extirpation est la méthode de choix.

§ 4. — **Anévrysmes cirsoïdes.**

Synonymes. — Varice artérielle. — Anévrysme par anastomose. — Angiome rameux. Tumeur érectile pulsatile. — Télangiectasie.

Bibliographie. — Breschet, *Mém. sur les anévrysmes*, *Mém. de l'Acad. de méd.*, Paris, 1833, t. III, p. 101. — Dupuytren, *Leçons orales*, t. III. — Cruveilhier, *Traité d'Anat. path.*, 1852, t. II. — Verneuil, *Gaz. hebd.*, 1858. — Cocteau, *Arch. gén. de méd.*, 1865, t. II, p. 666. — Gosselin, *Arch. gén. de méd.*, 5e série, t. X, 1867. — Heine, *Prag. Vierteljahr. f. Prakt. Heilk.*, Bd. CIII, u. CIV, 1869. — Broca, *Traité des anévrysmes*, 1857, et *Traité des tumeurs*, 1869. — Labbé, *Bull. de la Soc. de chir.*, 1872. — Guimarraes, *Ibid.*, 1877. — R. Barwell, *Encycl. intern. de chir.*, t. III. — Verneuil, *Soc. de chir.*, 1874. — Desprès, *Bull. de la Soc. de chir.*, 1884, p. 298. — Polaillon, *Ibid.*, p. 348. — Mink, *Diss. Inaug.*, Amsterdam, 1883. — Terrier, *Revue chir. fr.*, 1890.

Thèses de Paris. — 1857, Decès. — 1872, Terrier (Agrég., Bibliogr.). — 1872, Onfray. — 1873, Morel.

Thèse de Montpellier. — 1851, F.-M. Verneuil.

Thèse de Nancy. — 1884, Guillemin.

Définition. — Sous ces divers noms, on décrit la dilatation avec allongement d'un réseau artériel et des principaux troncs afférents.

Il ne s'agit pas, à proprement parler, d'un anévrysme d'après la définition que nous en avons donnée, mais l'usage a prévalu et nous adoptons le nom d'anévrysme cirsoïde, tout en faisant observer que la dénomination de varice artérielle conviendrait mieux. Ce sont en réalité des tumeurs vasculaires exclusivement constituées par un réseau artériel dilaté et allongé irrégulièrement, formant des plexus tortueux et des poches de distance en distance.

Étiologie. — L'anévrysme cirsoïde succède très souvent aux nævi et aux tumeurs érectiles; ces petits angiomes, au lieu de rester stationnaires, se propageraient aux vaisseaux ambiants, et l'anévrysme cirsoïde deviendrait ainsi une complication de l'affection primitive. La puberté, la grossesse, les émotions morales seraient les principales causes déterminantes.

En second lieu, le traumatisme peut provoquer le développement de cette affection; on a vu des varices artérielles succéder à des contusions et à des plaies simples ou contuses. Ce traumatisme peut dater de quelques jours (Maisonneuve, Le Fort) ou remonter aux premières années de la vie. Il est assez difficile de dire par quel mécanisme se forme l'anévrysme cirsoïde traumatique; les uns penchent pour une paralysie vaso-motrice, d'autres font intervenir l'artérite. Pour Virchow, Terrier, la lésion débuterait dans le tissu de cicatrice qui deviendrait caverneux. Toutes ces interprétations ne sont pas très satisfaisantes. Pour les anévrysmes spontanés, il est préférable d'admettre un vice de développement du système sanguin régional, car artères et veines participent à la dilatation anormale. Virchow avait rapproché ces sortes de troubles nutritifs de l'éléphantiasis.

L'anévrysme cirsoïde se rencontre à peu près exclusivement dans la jeunesse, pendant la période de croissance. La tête est le siège le plus fréquent, et il y a une prédisposition spéciale pour les régions temporale, auriculaire, frontale où les nævi sont assez communs. Les varices artérielles des membres supérieurs, des pieds ne sont pas très rares; Polaillon a réuni 14 cas d'angiome rameux de la main. Cruveilhier a observé cette affection sur l'iliaque externe.

Depuis longtemps les auteurs ont cherché à expliquer la cause des lieux d'élection de l'anévrysme cirsoïde : les uns ont cru trouver la raison dans le plus grand développement de la tunique musculaire des artères; d'autres invoquent les anastomoses vasculaires qui prennent dans cette maladie une extension prodigieuse.

Virchow attribue l'anévrysme cirsoïde à une hypertrophie des vaisseaux suivie de dégénération graisseuse des parois. Heine a fait intervenir, dans les cas d'angiome, une augmentation de la tension artérielle, qui produit la dégénérescence des fibres musculaires de la paroi et plus tard la dilatation passive. Loin d'y voir une hypertrophie, Broca croit que la dilatation résulte d'une atrophie et d'un amincissement des tuniques. Mais ces diverses explications auraient besoin d'une démonstration.

Broca, Virchow avaient déjà dit que la lésion première résidait dans la facile communication des veines et des artères. Terrier, Quénu sont venus apporter des faits à l'appui de cette doctrine. Cette communication soit par anastomose anormale, soit par les capillaires dilatés, est la lésion principale d'où découlent toutes les autres. Comme dans l'anévrysme artério-veineux, on voit les lésions artérielles et veineuses s'étendre loin du foyer principal; et, comme dans cette affection, on les voit retrocéder lors de l'ablation de la tumeur anévrysmale (TILLAUX).

Anatomie pathologique. — A la coupe, la tumeur cirsoïde montre un tissu aréolaire caverneux, avec des cavités de dimensions variables. D'après QUÉNU, la lésion première est constituée, comme pour l'angiome, par les granulations de PORTA, par des flexuosités et des dilatations capillaires qui, sous l'influence d'un processus inconnu, arrivent à communiquer directement entre elles.

Trois altérations concomitantes, la dilatation, l'amincissement, l'allongement ou flexuosité, caractérisent les lésions des vaisseaux afférents et efférents.

1° *Dilatation.* — Le calibre des artères est très agrandi, souvent décuplé; une artériole, grosse comme un stylet, acquiert les dimensions d'une humérale ou d'une carotide. Tout le département artériel est ainsi transformé. De plus, la dilatation n'est pas régulière; ici elle intéresse toute la circonférence d'un vaisseau sur une longueur variable; là il existe un étranglement, ailleurs des dilatations ampullaires qui donnent aux vaisseaux l'aspect moniliforme (fig. 42).

2° *Allongement et flexuosité.* — En même temps que la dilatation, il y a toujours un allongement du vaisseau qui se replie sur lui-même à la façon des veines variqueuses. La tumeur forme de véritables anévrysmes plexiformes, une sorte de tissu caverneux artériel par suite des inflexions les plus diverses (fig. 41).

3° L'*amincissement* n'est pas aussi bien démontré que les deux autres altérations des artères. Si nombre d'auteurs ont signalé l'atrophie de la couche musculaire, d'autres n'ont pas constaté cette lésion que les auteurs allemands regardent comme consécutive.

Il semble que l'étude histologique de ces altérations devrait nous éclairer sur leurs causes présumées. Malheureusement la diversité des analyses micrographiques est telle, qu'il est impossible de rien dire de précis. ROBIN trouve une hypertrophie de la tunique élastique, HEINE une dégénérescence graisseuse de la tunique moyenne. Ailleurs on a vu la couche moyenne épaissie, en partie altérée et MALASSEZ, d'après TERRIER, aurait observé une couche de tissu muqueux à la face interne de la musculeuse hypertrophiée.

Les veines afférentes, que les auteurs classiques décrivent comme peu altérées, seraient, au contraire, artérialisées et hypertrophiées. L'altération gagne aussi bien en surface qu'en profondeur et peu à peu les tissus envahis font partie inhérente de l'anévrysme. De même les os sur lesquels repose la tumeur peuvent être usés et perforés, ainsi que F.-M. VERNEUIL l'a vu sur le crâne.

Symptômes. — L'affection s'annonce parfois par un changement de couleur à la peau qui devient violacée, surtout autour des angiomes (état nævoide). Les autres symptômes apparaissent ensuite progressivement.

1° *Aspect extérieur.* — La tumeur, irrégulièrement bosselée, soulève les

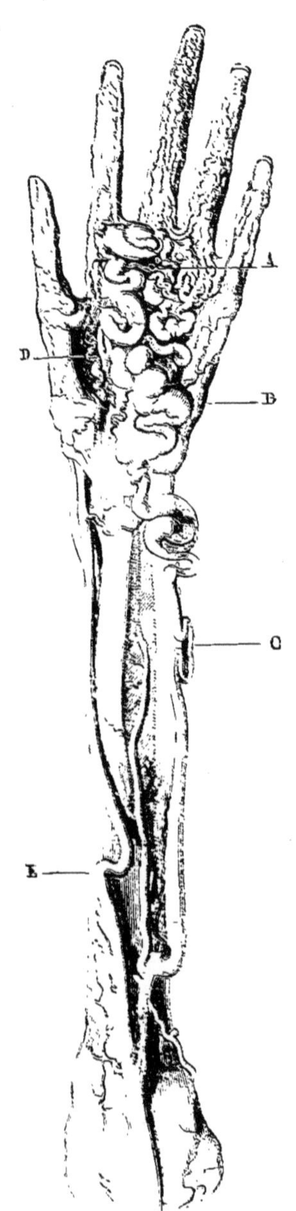

Fig. 42. — Anévrysme cirsoïde du membre supérieur.

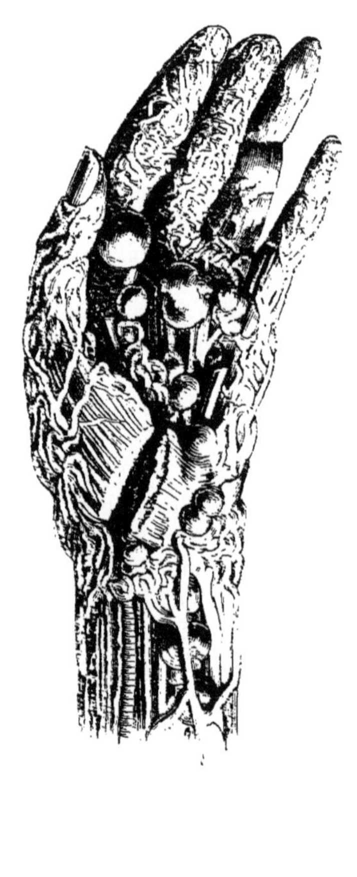

Fig. 43. — Anévrysme cirsoïde de la main, dilatation veineuse très prononcée, gangrène de l'extrémité d'un des doigts. (*Arch. de Langenbeck*, t. II.)

téguments à son centre et se continue sans délimitations marquées dans les régions voisines, où il existe des cordons sinueux qui ne sont autres que des artères dilatées et des veines variqueuses. La peau présente des changements caractéristiques dans son aspect et sa couleur; elle devient en effet rugueuse, éléphantiasique, pigmentée par places et couverte de taches bleuâtres et rougeâtres disséminées; un examen attentif permet fréquemment de constater les battements sur les bosselures les plus superficielles.

2° *Toucher.* — L'anévrysme cirsoïde forme une masse élastique, molle, fluctuante au niveau des ampoules, n'ayant d'autre mobilité que celle du tégument; on a comparé la sensation qu'on éprouve à celle de pelotons de ficelle ou de paquets de vers. La pression permet de réduire au moins partiellement la tumeur, de sentir les battements isochrones au pouls et le plus souvent le frémissement cataire ou thrill. LETENNEUR et COYNE ont signalé une élévation locale de la température.

3° *Auscultation.* — L'oreille à nu ou armée du sthétoscope perçoit un souffle continu avec renforcement; GOSSELIN attribue à la pression de l'instrument l'intermittence qui a été signalée quelquefois. Quoi qu'il en soit, le bruit de souffle est encore perceptible à un grande distance du siège de la lésion.

4° *Troubles fonctionnels.* — Ces tumeurs, suivant leur siège, retentissent plus ou moins sur les fonctions. A la tête, elles provoquent des pesanteurs, des éblouissements; le bruit de souffle incommode les malades, empêche le sommeil. A la main ou aux pieds, les mouvements sont gênés, la sensibilité tactile est émoussée, la pression douloureuse.

L'anévrysme cirsoïde subit par l'effort, la toux, la position, des modifications analogues à celles de la tumeur érectile et devient plus turgescent. De plus, la compression des veines et des artères imprime des modifications caractéristiques : la gêne de la circulation veineuse augmente le volume de l'anévrysme; au contraire il se flétrit par la compression du tronc artériel afférent, s'affaisse, se décolore; le souffle et le thrill disparaissent en partie pour reparaître dès que la compression cesse.

Marche. — Les anévrysmes cirsoïdes, abandonnés à eux-mêmes, sont susceptibles : 1° de guérir spontanément, ce qui est rare et contestable d'après TERRIER; 2° de rester stationnaires; 3° de suivre enfin une marche progressive. Ils amènent la mort quand ils s'étendent en profondeur et compriment un organe important comme le cerveau. Du côté de la peau, les altérations aboutissent à l'ulcération des parties les plus saillantes. C'est là une source d'hémorrhagies successives, toujours graves et quelquefois mortelles (PANAS). LABBÉ a montré l'influence fâcheuse qu'exercent sur ces tumeurs les règles et la grossesse. La gangrène sèche des extrémités a été constatée dans quelques cas; TERRIER pense qu'il s'agit alors de troubles trophiques.

Diagnostic. — Le siège des anévrysmes cirsoïdes, leur début, leur marche, leurs symptômes faciles à reconnaître les distinguent nettement. Aussi nous ne pensons pas qu'il soit utile d'établir les différences qui existent entre eux et les tumeurs érectiles. Le siège seul suffit à écarter l'idée d'un anévrysme circonscrit. Ce n'est réellement qu'avec l'anévrysme artério-veineux qu'on peut confondre cette affection; mais encore faut-il que ce dernier siège sur des vaisseaux très petits. De part et d'autre, il existe une tumeur, avec dilatation variqueuse des vaisseaux voisins, animée de battements isochrones au pouls, présentant un souffle continu avec renforcement et le thrill. Mais l'anévrysme cirsoïde a une forme bosselée caractéristique, et la compression du tronc artériel principal affaisse rapidement la tumeur. Broca remarque que la compression du sac avec le doigt fait disparaître l'anévrysme artério-veineux, sans produire un effet aussi marqué sur l'anévrysme cirsoïde. Cependant l'erreur serait possible et l'on en rencontre plus d'un exemple dans la science. Peut-on confondre cet anévrysme avec des néoplasmes télangiectasiques? Nous ne le pensons pas, car le siège, la marche, le développement, l'irréductibilité, la consistance diffèrent beaucoup.

On a décrit, sous les noms d'*anévrysme cylindroïde*, de *dilatation serpentine* des artères, une affection spéciale des troncs d'un assez fort calibre, qui consiste dans l'allongement, la dilatation et la flexuosité du vaisseaux. Cette maladie de la vieillesse, liée à l'athérome, offre certains signes de l'anévrysme cirsoïde; l'âge, le siège, l'existence de plusieurs vaisseaux malades sur une même personne, distinguent suffisamment les deux affections.

Pronostic. — Le pronostic ne laisse pas d'être grave, parce que la marche progressive de l'anévrysme amène des compressions dangereuses comme au crâne, ou des ulcérations et par suite des hémorrhagies multiples qui mettent en danger la vie des malades. Il est encore sérieux parce que la thérapeutique est souvent impuissante et que l'intervention, quand elle échoue, donne un coup de fouet au mal. Les anévrysmes cirsoïdes de la tête sont plus redoutables que ceux des extrémités.

Traitement. — Les traitements multiples qui ont été successivement employés pour combattre l'anévrysme cirsoïde témoignent de la difficulté qu'on éprouve à atteindre ce but. Parmi les procédés conseillés, les uns sont palliatifs, les autres curatifs. La compression directe a été très préconisée, mais elle est incertaine dans son action; on a eu recours dans ce but à des calottes, des bas et des gants élastiques; d'autres se sont servis de couronnes de plomb pour les anévrysmes cirsoïdes céphaliques. Malgré les insuccès fréquents de ces moyens, la Société de chirurgie (1877) leur accorde une faveur qui contraste avec la proscription de Terrier; celui-ci les accuse de provoquer de la douleur, des ulcérations et des hémorrhagies. Plus récemment Polaillon a montré qu'ils offrent fort peu d'avantages. Guimarraes (*Soc. de chir.*, 1877) aurait obtenu un succès par l'application de l'électricité à la surface de la tumeur.

Traitement curatif. — La plupart des méthodes usitées contre l'anévrysme circonscrit, ont été essayées pour guérir l'anévrysme cirsoïde avec des effets bien moins satisfaisants.

1re *Méthode : Coagulation indirecte et ralentissement du cours du sang.* — La compression indirecte et la ligature font partie de ce groupe; les résultats qu'elles donnent sont médiocres. La ligature à distance a été pratiquée sur le tronc principal, sur plusieurs de ses branches, enfin sur les capillaires dilatés qui pénètrent dans la tumeur. Quelques auteurs se sont adressés à l'acupressure dans le cas d'anévrysmes cirsoïdes du cuir chevelu;

tous ces procédés qui affaissent momentanément la tumeur, et préviennent les hémorrhagies, ne sauraient être absolument efficaces parce qu'il est impossible de lier toutes les anastomoses. Dans les observations assez rares où l'anévrysme cirsoïde a été amélioré ou guéri, la ligature avait été associée à d'autres moyens de traitement. Sur 13 cas de ligature, POLAILLON compte seulement 2 succès qui se sont produits dans ces dernières circonstances.

2° *Méthode : Coagulation directe du sang.* — Parmi les procédés essayés, nous citerons l'électropuncture qui a réussi dans quelques cas, le séton filiforme simple ou caustique, avec ou sans ligature préalable ; l'incision suivie de compression immédiate dans le but d'enflammer la tumeur et d'amener son oblitération par un exsudat. Bien que ce procédé ait réussi cinq ou six fois, il a trop souvent échoué pour être employé d'une façon régulière (BRYANT).

Les injections coagulantes de perchlorure de fer, de la solution de Piazza ont été maintes fois appliquées à la cure de l'anévrysme cirsoïde. DECÈS, VERNEUIL conseillent d'attaquer l'anévrysme en commençant par le nævus quand il existe. On doit injecter dans les vaisseaux quelques gouttes d'une solution marquant 20 à 30° Baumé, et surtout prendre la précaution de circonscrire la tumeur ou la portion sur laquelle on agit avec un anneau compresseur. Préconisées par GOSSELIN, BROCA, POLAILLON et beaucoup de chirurgiens français, les injections de perchlorure sont loin d'avoir une efficacité constante et d'être inoffensives ; on a signalé des phlébites, des embolies et des gangrènes. Sur 7 opérations faites pour des anévrysmes cirsoïdes des membres, POLAILLON relève 3 guérisons, 3 améliorations et 1 insuccès.

3° *Méthode : Destruction de la tumeur et amputation.* — 1° *Caustiques.* — Le fer rouge et le cautère Paquelin sont susceptibles de rendre des services comme moyens d'hémostase ou d'exérèse, et surtout comme adjuvants quand on combine plusieurs méthodes. L'anse galvano-caustique n'a plus guère de partisans, et les caustiques chimiques (chlorure de zinc), malgré quelques guérisons, ne conviennent qu'à de très petites tumeurs.

2° La *ligature en masse* et les *ligatures multiples* sont de beaucoup préférables aux moyens précédents et comptent de nombreux succès.

3° L'*excision* est de tous les moyens de destruction celui qui a le plus souvent réussi ; ce n'est pas chose facile que l'extirpation d'une tumeur essentiellement vasculaire, mal limitée et qui expose à de redoutables hémorrhagies. Pour ces raisons on ne devra y recourir qu'autant que la tumeur n'est pas trop diffuse, et encore il est prudent de lier préalablement les vaisseaux afférents. Les pinces à forcipressure, l'ischémie avec la bande d'Esmarch ou celle de Nicaise, permettent d'éviter le sang. Le nombre des vaisseaux sectionnés est toujours considérable, et BRYANT dut lier vingt gros vaisseaux, bien qu'il eût dépassé les bords de l'anévrysme. DESPRÈS a proposé la résection des principaux troncs afférents, sur une certaine longueur.

4° *Amputation.* — Lorsque les autres méthodes échouent, que l'anévrysme fait des progrès, s'ulcère, compromet la vie par des hémorrhagies successives, après avoir détruit les fonctions d'une partie, il ne reste plus d'autre ressource que le sacrifice du membre. Il est évident que ce moyen ne convient qu'aux anévrysmes cirsoïdes des extrémités ; les uns ont pratiqué l'amputation à une assez grande distance de l'anévrysme, mais quelques faits démontrent que la guérison est possible après l'amputation dans l'anévrysme. TRÉLAT guérit son opéré en désarticulant la main. Les artères dilatées laissées dans le moignon reprirent bientôt leur calibre normal ; en 1889, ce chirurgien formulait ainsi son opinion sur le traitement des anévrysmes cirsoïdes :

1° Pas de ligature ;
2° Excision, si elle est possible ;
3° Dans le cas contraire, amputation.

LIVRE VI

AFFECTIONS DES VEINES

CHAPITRE PREMIER

LÉSIONS TRAUMATIQUES DES VEINES

Bibliographie générale. — A. COOPER and TRAVERS, *On Wounds of the Veins, Surg. Essays*, 1818. — HOGDSON, *Traité des mal. des artères et des veines*, trad. BRESCHET, 1819, t. II. — RACIBORSKI, *Mém. de l'Acad. roy. de méd.*, 1841, t. IX. — AMUSSAT, *Rech. sur les bless. des artères et des veines*, Paris, 1843. — EMMERT, *Beitragen*, 1842. — LANGENBECK, *Arch. f. Chir.*, Bd. I, 1861. — O. WEBER, *Pitha et Billroth*, Bd. II, 1865. — LEGOUEST, *Arch. gén. de méd.*, 1857, p. 515. — GROSS, *Amer. J. of. Med. Sc.*, 1867, 2e série, V. LIII. — BOUCHARD, *Path. des hémorrhagies*, 1869, p. 32. — HAYES, *Amer. J. of Méd. Sc.*, janvier 1873. — AGNEW, *Phil. Med. Times*, 16 août 1873. — PILCHER, *Philadelphia Med. Times*, V. XII, 1882. — ALBERTI, *Deutsch. Zeitschr. f. Chir.*, 1884, p. 464, Bd. XX.

Thèses de Paris. — 1836, SANSON (Conc.). — 1844, DESPRÈS (Agrég.). — 1866, HOFMANN. — 1857, RIGAL, OLLIER (Agrég.). — 1872, NICAISE (Agrég.).

§ 1er. — Contusion.

La contusion, ainsi que nous l'avons déjà dit, ne saurait se produire sans intéresser à un degré quelconque les veines superficielles ou profondes. Dans les contusions légères, les veines s'épaississent, le sang s'y coagule, et, suivant que le thrombus formé est organisé ou résorbé, le vaisseau s'oblitère ou récupère plus tard sa perméabilité. Si la violence qui agit sur les veines a été plus grande et surtout localisée, les tuniques internes de la paroi veineuse cèdent ; il en résulte une rupture incomplète, accident qui favorise encore la coagulation du sang et rend l'oblitération du vaisseau plus certaine. Ce n'est que dans les cas de contusion avec attrition que la rupture de toutes les tuniques devient complète ; mais alors le recroquevillement des tuniques n'est pas assez efficace pour résister au sang qui s'extravase dans le tissu cellulaire ou s'écoule au dehors, s'il y a plaie. La mortification des parois peut être produite d'emblée par un corps vulnérant sans qu'il y ait une hémorrhagie immédiate ; ainsi on a vu une balle passer entre l'artère et la veine fémorale, déterminer une violente contusion de la paroi veineuse qui se traduisit par une ulcération au moment de la chute de l'escarre et par une grave hémorrhagie (Langenbeck). Aussi est-il juste de dire que les trois grandes complications des contusions veineuses sont : 1° les hémorrhagies secondaires ; 2° la phlébite ; 3° la pyohémie.

§ 2. — Ruptures des veines.

Les ruptures des veines sont dites incomplètes ou complètes, suivant que les tuniques sont divisées partiellement ou en totalité. Nous venons de voir que cet accident peut résulter d'une contusion ; Richerand a signalé la déchirure de la veine cave abdominale par une roue de voiture ; on l'observe encore dans d'autres conditions. Un simple effort, la contraction brusque des muscles, les crampes, les contractures du tétanos suffisent pour déterminer la rupture des veines ; on dit alors qu'elle est spontanée. Bien plus, elle pourrait se produire sous la seule pression du sang, dans les cas de congestion brusque, mécanique ou pathologique. Portal mentionne un fait de rupture de la veine cave supérieure dans un bain froid, et Sénac dans la période algide de la fièvre intermittente. On a aussi noté la rupture de la veine iliaque pendant un accouchement.

Parmi les traumatismes qui exposent le plus aux ruptures veineuses, signalons les chutes d'un lieu élevé, les fractures du bassin et du crâne ; Hayes, Froriep, Hailey, Agnew ont vu la veine axillaire rompue pendant la réduction d'une luxation. Toutes choses égales, les veines variqueuses et attérées, sont plus exposées à cet accident.

Les symptômes des ruptures incomplètes sont très obscurs et difficiles à distinguer de ceux d'une contusion ordinaire ; les tuniques internes ne se recroquevillent pas comme dans les artères ; elles s'écartent légèrement et favorisent, par leurs aspérités, la formation du thrombus qui oblitère le vaisseau, sur une longueur variable, quelquefois très loin, en aval et en amont. La perméabilité du vaisseau se trouve assez souvent détruite définitivement.

Dans le cas de rupture complète, le sang issu de la veine produit une hémorrhagie veineuse externe ou interne; accumulé dans le tissu cellulaire, il donne lieu à des tumeurs variables suivant la région, la cavité, la forme de la rupture qui peut n'intéresser qu'une partie ou toute la circonférence du vaisseau. Dans le fait de Hayes, mentionné plus haut, l'aisselle fut remplie de sang au point de soulever le grand pectoral ; un pareil accident s'accompagne de tous les symptômes des hémorrhagies internes et parfois de syncope. Dès que l'ouverture de la veine est obturée par un caillot, la circulation reprend son cours par le vaisseau ou par les collatérales et les symptômes alarmants disparaissent. Ces hémorrhagies, dont l'importance varie depuis une simple bosse sanguine ou une ecchymose jusqu'à de vastes épanchements, sont le plus souvent superficielles. On n'y constate pas l'expansion, les battements et le souffle des anévrysmes diffus, et elles n'exercent aucune influence sur le pouls.

Ces épanchements, désignés à tort sous le nom d'anévrysmes diffus veineux, cessent de s'accroître par le fait de la syncope ou de la simple coagulation du sang au niveau du point rompu. Quant à leur évolution ultérieure, elle diffère beaucoup : le sang peut se résorber ou s'enkyster lorsque l'épanchement est peu important. Ces kystes qui s'isolent du vaisseau sont d'un diagnostic très difficile et la confusion d'une de ces tumeurs avec un anévrysme a entraîné l'amputation inutile d'un membre. Lorsque le sang est trop abondant pour être résorbé, il forme une collection facile à s'infecter, d'où résultent de vastes phlegmons gangréneux qui peuvent se compliquer de phlébite et de pyohémie.

Le pronostic des ruptures varie avec le volume du vaisseau, l'importance et le siège de l'épanchement. Les ruptures des grosses veines sont presque immédiatement fatales et au-dessus des ressources de l'art. Quand il y a épanchement simple, il faut s'attacher à éviter les complications par le repos, une position convenable du membre, des résolutifs, une compression modérée et des réfrigérants appliqués localement. Si l'épanchement persiste, l'ouverture large et le lavage en auront facilement raison. Quant aux hémorrhagies extérieures consécutives aux ruptures, nous les étudierons bientôt.

§ 3. — Arrachement des veines.

L'arrachement des veines n'a pas autant attiré l'attention des chirurgiens que celui des artères ; il se produit aussi une rupture des tuniques à des hauteurs inégales, mais l'effilement de la celluleuse n'est pas aussi marqué et le recroquevillement des tuniques internes fait habituellement défaut. On s'explique aisément le peu de renseignements qui nous ont été laissés par les auteurs, quand on réfléchit à l'innocuité relative de ces lésions ; il se passe ici le même phénomène que dans les amputations, le sang veineux s'écoule rarement par les grosses veines coupées ; il ne pourrait y avoir d'hémorrhagie que par l'effet d'un mouvement rétrograde du sang venu des collatérales, mouvement rendu presque impossible d'ordinaire par la présence des valvules. Cependant les observateurs mentionnent presque toujours un écoulement de sang noir qui sort en bavant des extrémités des vaisseaux ; il est dû sans doute à l'abouchement de petites veines collatérales au-dessous de la valvule.

§ 4. — Dénudation des veines.

Toutes les opérations pratiquées dans les régions riches en veines, comme le cou, les grands plis articulaires, exposent à la dénudation de ces vaisseaux ; il en est de même des ligatures d'artères, des ablations de tumeurs, etc. Les veines peuvent encore être mises à nu dans une plaie, par la suppuration, la gangrène, la pourriture d'hôpital, etc.

La dénudation des grosses veines offre des dangers réels, parce qu'elle expose tout particulièrement à la thrombose et aux hémorrhagies secondaires. La réaction nécessaire pour provoquer le bourgeonnement de la paroi veineuse suffit à elle seule pour produire la coagulation du sang dans le vaisseau, et cette thrombose, d'après Ollier, peut amener la mort en dix-huit ou trente-six heures. W. Gross considère la dénudation de la jugulaire interne comme plus grave que sa ligature; cette assertion un peu exagérée a été rectifiée par Verneuil qui fait intervenir l'état général du malade dans le pronostic de ces lésions. La dénudation, ainsi que l'a démontré Dussutour, guérit bien le plus ordinairement quand le blessé est sain, et qu'il ne se produit pas d'inflammation ambiante (Fischer). La possibilité des accidents ci-dessus mentionnés, thrombose, phlébite, hémorrhagies, doit rendre le chirurgien circonspect lorsqu'il s'agit de régions riches en veines volumineuses ; mais il faut se rappeler que nombre de ces accidents sont évités par une bonne antisepsie, et que les complications, autrefois signalées, étaient presque toujours d'ordre septicémique.

§ 5. — Plaies des veines.

1° PIQURES DES VEINES

La piqûre des veines résulte d'un traumatisme ou d'un accident opératoire. La pénétration d'une aiguille fine dans une veine provoque l'issue de quelques gouttes de sang; dès que le corps vulnérant est plus gros, le sang noir sort en jet d'abord continu, puis intermittent; l'écoulement cesse en bavant. Les fibres écartées ou à peine divisées reviennent sur elles-mêmes ; la plaie guérit ainsi. Lorsque la piqûre a eu lieu à travers les téguments, le sang s'extravase dans la gaine ou le tissu cellulaire, forme une ecchymose, parfois un caillot qui disparaît au bout de quelques jours. Il faut donc considérer les piqûres comme des lésions bénignes.

Si l'instrument vulnérant reste dans la plaie, le pronostic est beaucoup moins favorable, parce que le sang se coagule autour de ce corps étranger, qui devient de cette façon l'origine d'une thrombose. Davat, Nicaise ont observé, dans leurs expériences, qu'un caillot fibrineux entouré d'un caillot cruorique se déposait sur le corps étranger. Une aiguille, arrêtée pendant deux mois dans la veine cave qu'elle avait perforée, devint l'origine d'une *phlegmatia alba dolens* des deux membres inférieurs. Lambron a également vu une arête de poisson venue de l'estomac s'implanter dans la veine mésaraïque supérieure; une autre arête, dans un cas d'Andrew, avait percé la veine coronaire droite.

Dans les fractures des membres, on a signalé maintes fois la piqûre d'une veine importante par les esquilles pointues.

2° COUPURES DES VEINES

La section d'une veine par un instrument tranchant est complète ou incomplète, suivant que la plaie intéresse tout ou partie de la circonférence; les plaies incomplètes sont encore appelées latérales. On comprend d'ailleurs que leur étendue, leur direction, leur forme varient comme pour les artères, que la coupure puisse être longidudinale, transversale, oblique, etc.

Anatomie et physiologie pathologiques. — Les phénomènes physiologiques consécutifs à ces diverses sections sont analogues à ceux que nous avons décrits pour les artères, quoiqu'un peu moins accentués; la prédominance des fibres musculaires longitudinales sur les circulaires rend compte des différences d'écartement des bords de la plaie. Nul ou peu marqué dans les plaies longitudinales, l'écartement atteint son maximum dans les plaies transversales; c'est pour cette raison qu'il est recommandé d'ouvrir la veine transversalement dans la saignée. Boyer conseillait de saigner les grosses veines suivant l'axe, les moyennes obliquement et les petites en travers.

Lorsque la section est complète, les divers groupes de fibres agissent simultanément pour produire la contraction et la rétraction des deux bouts dans la gaine conjonctive.

Symptômes. — L'issue de sang noir constitue le phénomène primordial et constant de toute coupure des veines. Cet écoulement a lieu par le bout périphérique et n'apparaît qu'exceptionnellement par le bout cardiaque, si quelque veine collatérale s'ouvre entre la plaie et la première valvule.

Sans insister autrement ici sur les caractères de l'hémorrhagie veineuse, nous ferons remarquer que les dimensions de la plaie, quand elle est latérale, font varier l'importance du jet sanguin. De plus, lorsqu'il n'existe pas un parallélisme exact entre la plaie cutanée et celle de la veine, le sang extravasé s'accumule dans la gaine du vaisseau, donnant ainsi lieu à des hémorrhagies cellulaires ou interstitielles, qui acquièrent parfois un volume inquiétant. Enfin, comme pour les plaies artérielles, le sang peut s'accumuler dans une cavité séreuse du voisinage ou engendrer des hémorrhagies internes.

Marche et terminaisons. — La section des gros troncs veineux est très grave; l'hémorrhagie qui en résulte amène bientôt la mort, si l'on n'intervient pas promptement.

Pour les veines de moyen et de petit calibre, l'hémostase spontanée provisoire est la règle; elle se produit par la coagulation du sang qui forme un bouchon au niveau de la plaie latérale ou complète. La cicatrisation de la plaie veineuse commence alors et constitue l'hémostase définitive. Ce travail, sur lequel nous reviendrons, se fait toujours par l'organisation d'une cicatrice à travers le caillot interposé qui disparaît par résorption. Les choses se passent-elles ainsi dans tous les cas, faut-il avec Travers, Malgaigne, etc., admettre une réunion immédiate des parois? Malgré l'avis contraire de Trousseau et Rigot, certains faits semblent favorables à cette opinion. Les recherches plus récentes de Watson, Hueter, Baumgarten, tendent à prouver que l'accollement direct des parois sans thrombus existe et peut se rencontrer même dans les plaies par armes à feu.

L'oblitération tout au moins temporaire du vaisseau est la règle pour les deux bouts d'une veine coupée; cependant la guérison d'une plaie latérale n'interrompt pas fatalement le cours du sang dans le vaisseau ; en ce cas, la cicatrice indépendante de la peau est mince, ténue, soulevée en ampoule quand on comprime la veine au-dessus d'elle. On a beaucoup discuté pour savoir si la paroi de la veine était régénérée au niveau de ce tissu nouveau; Porta, Robin admettent la régénération des éléments des tuniques, mais les couches seraient plus minces et n'auraient pas leur régularité normale.

Complications. — Les coupures des veines exposent à un certain nombre de complications graves qui rendent le pronostic moins bénin qu'on pourrait d'abord le penser. Mentionnons seulement les corps étrangers très rares, l'anévrysme artério-veineux déjà étudié. Les plus redoutables complications sont : 1° l'hémorrhagie secondaire; 2° la thrombose et l'embolie; 3° la phlébite et la pyémie; 4° l'introduction de l'air dans les veines. Chacune de ces complications sera l'objet d'un chapitre spécial.

Pronostic et diagnostic. — On comprend dès lors combien il est prudent de réserver le pronostic des plaies veineuses, surtout quand elles intéressent des vaisseaux importants; celles des gros troncs sont presque toujours fatales. Les coupures des veines profondes sont plus difficilement accessibles et très sujettes aux complications.

Le diagnostic des plaies veineuses est surtout basé sur la nature de l'hémorrhagie dont nous exposerons bientôt les caractères; il faut également tenir compte du siège de la plaie, des notions anatomiques. D'ailleurs l'hésitation ne saurait subsister longtemps, même dans le cas où le sang issu de la veine aurait une coloration rouge, car la compression périphérique qui arrête l'écoulement lèverait tous les doutes. Enfin la compression alternative au-dessus et au-dessous du point blessé permettra, dans le cas de lésions simultanées d'une artère et d'une veine, d'apprécier la part de chaque vaisseau dans l'hémorrhagie.

Traitement. — Si les plaies des grosses veines sont au-dessus de nos ressources, il n'en est pas de même de celles des veines de moyen calibre, lorsque le chirurgien arrive en temps opportun. Ainsi, plusieurs fois pendant des opérations sur le cou, on a pu arrêter l'hémorrhagie par compression digitale d'abord et ensuite par diverses ligatures, totale ou latérale. Comme les moyens qui servent au traitement des plaies des veines se confondent avec ceux des hémorrhagies veineuses, nous y renvoyons le lecteur.

3° PLAIES CONTUSES DES VEINES

Les plaies contuses des veines se rencontrent dans les traumatismes les plus divers et en particulier dans les blessures par armes à feu; elles ne sont pas rares comme complication des fractures et surtout de la variété comminutive. Stromeyer cite le cas d'une ulcération de la jugulaire par une esquille du maxillaire, entraînée par une balle.

Eu égard aux désordres de la veine, on rencontre de très nombreuses variétés suivant l'intensité de la contusion. SCHWARTZ et STROMEYER ont observé des fissures de la jugulaire, produites par des balles. La solution de continuité a ordinairement plus d'étendue, tantôt nette, tantôt irrégulière à bords mâchés; la section est complète ou incomplète; dans un cas, une morsure de chien détermina une rupture incomplète de la veine fémorale et une hémorrhagie mortelle. Ailleurs, ce sont les dents d'une couronne de trépan qui intéressent la paroi d'un sinus cranien. Quelquefois enfin la plaie contuse se complique de la présence d'un corps étranger. LANGENBECK a vu la thrombose de la veine médiane basilique produite par une balle, et POCKELS, cité par FISCHER, une balle logée au niveau du golfe de la veine jugulaire. GROSS (*Amer. J. of. Med. Sc.*, janv. 1867) rapporte qu'un grain de plomb « avait perforé la paroi antérieure de la veine jugulaire interne du côté droit et s'était logé à la surface interne de la paroi opposée, où il s'était complètement enkysté. La veine ne paraissait pas enflammée ; l'ouverture de la paroi antérieure était parfaitement close et il n'y avait ni caillot externe, ni interne. Le calibre de la veine cependant était un peu diminué par le kyste ». D'après LANCEREAUX, ces plaies sont fréquemment accompagnées du décollement de la tunique externe qui renferme les vaisseaux nourriciers.

L'hémorrhagie veineuse qui accompagne les plaies contuses est extrêmement variable; elle faisait défaut dans les cas rapportés par SCHWARTZ et STROMEYER. Dans l'observation de ce dernier chirurgien, le corps étranger avait fait momentanément office de bouchon obturateur. L'écoulement qui succède aux lésions des sinus dans les fractures du crâne n'a pas une gravité aussi grande qu'on pourrait le supposer, et s'arrête facilement par le tamponnement. Malgré cela, les plaies contuses des veines sont souvent accompagnées d'hémorrhagies primitives et parfois d'hémorrhagies secondaires au moment de la chute des escarres. Ce n'est d'ailleurs pas la seule complication, car la phlébite, la périphlébite, la thrombose, l'entrée de l'air et la septicémie ne sont pas très rares en pareille circonstance. Aussi les lésions des veines dans les plaies contuses et en particulier dans les plaies de guerre, contribuent-elles largement à la gravité du pronostic.

Le premier soin du chirurgien doit être d'assurer l'hémostase; il faut en second lieu, par les pansements antiseptiques, la régularisation de la plaie, etc., prévenir, dans la mesure du possible, les complications que nous venons d'énumérer et surtout se tenir en garde contre l'hémorrhagie secondaire.

§ 6. — Ulcération des veines.

L'ulcération des veines, quoique assez rare, a été signalée dans les circonstances les plus diverses. Dans les plaies contuses, au moment de la chute des escarres, les veines peuvent se trouver comprises dans le sillon d'élimination et ulcérées. Le même accident se remarque dans le cas de gangrène. Si toutes les plaies y prédisposent, celles qui intéressent les gaines vasculaires y sont plus exposées; telles sont les ligatures d'artères, l'extirpation des tumeurs du cou; l'ulcération succède alors aux progrès de l'inflammation et de la suppuration qui amincit peu à peu la paroi veineuse. Certaines complications des plaies, telles que la pourriture d'hôpital, le phagédénisme chancreux, sont susceptibles d'ulcérer les veines, et Aron a observé en 1882 l'ulcération de la veine fémorale par un bubon phagédénique. Les néoplasmes, comme nous l'avons dit ailleurs, envahissent parfois la paroi des veines. L'inflammation du tissu cellulaire amène également l'ulcération des vaisseaux; tantôt celle-ci apparaît dans le cours d'un plegmon diffus, septique ou non, tantôt à la suite d'un abcès ou d'une suppuration chronique. Un malade de Chever, atteint d'adénite cervicale suppurée, succomba par le fait d'une hémorrhagie de la jugulaire interne. La ligature de la carotide primitive fut inefficace et on pouvait rationnellement le prévoir. W. Gross a vu l'ulcération de la jugulaire à la suite de la cellulite diffuse de la scarlatine. Enfin à toutes ces causes nous ajouterons la carie du rocher qui peut ulcérer la veine jugulaire et les ulcères tuberculeux ou les abcès froids envahissants. Les états constitutionnels, les diathèses, l'albuminurie, l'alcoolisme, etc., y prédisposent beaucoup, ainsi que Verneuil l'a démontré.

Cet accident est suivi d'une hémorrhagie veineuse immédiate lorsque le vaisseau est encore perméable; mais il arrive que la coagulation du sang et la formation d'un thrombus précèdent l'ouverture du vaisseau, et dans ce cas il n'y a pas issue immédiate du sang. Le malade meurt rarement pendant l'hémorrhagie, mais il reste exposé à la pyohémie. On observe parfois ultérieurement des hémorrhagies successives multiples. Tout ce qui concerne l'évolution ultérieure de ces perforations pathologiques sera traité au chapitre des hémorrhagies veineuses; nous nous bornerons à dire ici que c'est un accident sérieux, de mauvais augure, résultant soit d'un vice constitutionnel, soit de l'infection d'une plaie.

CHAPITRE II

HÉMORRHAGIES VEINEUSES ET ENTRÉE DE L'AIR DANS LES VEINES

§ 1er. — Hémorrhagie veineuse.

Bibliographie. — Consulter la bibliographie des *Lésions traumatiques des veines*. — Blasius, Th. de Halle, 1871. — H. Braun, *Arch. de Langenbeck*, t. XXVIII, p. 654. — Pilcher, *Annals of Anatomy and Surgery*, août 1883.

Thèses de Paris. — 1836, Sanson (Conc.). — 1844, Desprès (Agrég.). — 1872, Nicaise (Agrég.). — 1873, Dussutour.

L'histoire des hémorrhagies veineuses a beaucoup attiré l'attention des médecins du commencement de ce siècle, nous sommes redevables des connaissances actuelles aux travaux de Travers, Trousseau et Rigot, Ollier, Robin, Nicaise, Dussutour, etc.

Toutes les solutions de continuité des parois veineuses saines ou malades s'accompagnent de l'issue du sang noir ou hémorrhagie veineuse. Cette hémorrhagie peut être extérieure, interstitielle ou interne. La première nous occupera principalement dans ce chapitre.

Symptômes. — 1° *Hémorrhagie externe.* L'hémorrhagie veineuse externe est caractérisée par un jet de sang noir continu, issu du bout périphérique et s'affaiblissant après un certain temps. L'écoulement sanguin se fait alors en bavant ; c'est ce qui se passe dans la saignée.

Toute pression exercée sur le vaisseau lésé entre la plaie et le cœur augmente l'hémorrhagie, tandis que la compression entre la plaie et les capillaires la diminue. Assez souvent, quand l'hémorrhagie dure depuis quelque temps, la couleur du sang change un peu ; de rouge violet, elle devient vermeille, surtout pour les grosses veines et dans les états fébriles.

Des circonstances diverses font également varier les caractères de l'écoulement ; ainsi il n'est pas rare de voir le sang animé d'un mouvement saccadé dû aux soulèvements de la veine par une artère voisine. Les mouvements respiratoires n'ont pas une moindre influence, principalement pour les vaisseaux rapprochés du cœur. L'hémorrhagie est intermittente dans les plaies des veines du cou avec un maximum au moment de l'expiration, un minimum pendant l'inspiration, d'où le précepte classique de faire largement respirer pour arrêter le sang dans l'opération de la trachéotomie. Il n'est pas jusqu'aux mouvements des organes voisins qui n'aient une action sur la quantité et sur la forme du jet sanguin. La contraction des muscles de l'avant-bras ranime l'écoulement pendant la saignée ; les efforts, la toux, agissent d'une façon analogue.

Bien que l'écoulement par le bout périphérique soit la règle, on voit quelquefois l'hémorrhagie persister malgré la compression périphérique. Il survient alors par le bout cardiaque une hémorrhagie récurrente, due à l'absence de valvules ; la jugulaire interne présente cette particularité que l'on observe encore exceptionnellement après les amputations. La coïncidence d'une hémorrhagie veineuse et artérielle se traduit par une traînée rutilante sur le fond noir du sang veineux, signe qui peut aider au diagnostic.

2° *Hémorrhagie interstitielle.* — Le sang veineux, ne trouvant pas toujours une voie ouverte pour s'écouler au dehors, s'épanche dans la gaine des vaisseaux et les interstices cellulaires. Tantôt il s'infiltre dans le tissu conjonctif en formant de vastes ecchymoses, tantôt il se collecte en foyers. De là, des tumeurs sanguines d'abord fluctuantes, plus tard indurées qui diffèrent des anévrysmes par l'absence de battements et de souffle. Lorsque le vaisseau lésé est volumineux, l'hémorrhagie interstitielle peut être assez grave pour amener la mort. Une hémorrhagie veineuse de la jugulaire interne, produite par une balle et observée par S. Cooper, avait énormément distendu le cou ; elle n'amena la mort qu'une heure après.

3° *Hémorrhagies veineuses cavitaires.* — Les hémorrhagies veineuses se font également dans les cavités séreuses et viscérales, et ce que nous avons dit des hémorrhagies internes artérielles leur est applicable.

Hémostase spontanée provisoire. — Abandonnée à elle-même, l'hémorrhagie veineuse, quand elle n'est pas rapidement mortelle, s'arrête spontanément. C'est toujours par la formation d'un caillot que cette hémostase s'effectue, qu'il s'agisse d'une plaie complète ou latérale. Le caillot, d'après WEBER, commencerait à se former en dehors du vaisseau et cette portion fibrineuse correspondrait, d'après NICAISE, aux caillots *actifs* de BROCA. La plaie elle-même se trouve obturée par ce coagulum qui se continue avec le caillot intra-veineux mou, diffluent, noirâtre, formé consécutivement.

La forme du caillot varie naturellement suivant qu'il s'agit d'une plaie latérale ou d'une plaie complète; dans le premier cas, le caillot interne, plus petit, faisant une légère saillie dans l'intérieur de la veine, est séparé du caillot extérieur par un étranglement analogue à celui d'un bouton double. Dans le second cas, le caillot ressemble beaucoup plus à un clou ou à un bouchon dont la tête serait à l'extérieur et la tige dans le vaisseau. Telle est la disposition du bout périphérique en cas de section complète; les choses diffèrent un peu pour le bout central occupé seulement par un mince caillot noirâtre qui ne se prolonge pas vers le cœur.

Les causes qui favorisent l'hémostase primitive, c'est-à-dire la formation du caillot, sont les mêmes que pour les artères; nous n'y reviendrons pas. Signalons seulement l'influence de l'aplatissement des veines par la contraction musculaire et l'épanchement du sang dans la gaine.

Hémostase définitive. — HUNTER avait admis une phlébite adhésive qui réunissait primitivement les parois des plaies veineuses; cette théorie, si elle est vraie, ce qui n'est pas absolument démontré, ne s'appliquerait qu'à des cas exceptionnels. Comme l'existence d'un caillot au début n'était pas plus douteuse que celle d'une cicatrice à la fin, les premiers auteurs qui ont étudié la question ont dû naturellement faire jouer un rôle au caillot et croire à son organisation. TRAVERS pensait que la cicatrice des plaies incomplètes se faisait par l'intermédiaire d'une expansion de la tunique interne de la veine. TROUSSEAU et RIGOT, sans s'expliquer davantage, acceptèrent l'organisation simple du caillot. Avec OLLIVIER et ROBIN, intervient la lymphe coagulable qui en s'organisant constitue la cicatrice. Déjà RENAULT et BOULEY avaient imaginé une inflammation de voisinage qui jouait un rôle efficace dans la cicatrisation. Ainsi, suivant eux, le caillot n'a plus qu'un rôle provisoire et ne sert à rien pour l'hémostase définitive. NICAISE, DUSSUTOUR ont accepté la théorie de la lymphe plastique; pour eux, le caillot interposé entre les lèvres de la plaie provoquerait une légère inflammation et la sécrétion de la lymphe.

La théorie de la lymphe plastique ne repose sur rien, mais le rôle passif du caillot reste incontestable. Les recherches micrographiques ont démontré qu'il est pénétré par les éléments cellulaires venus des parois voisines, ces éléments s'organisent et se vascularisent insensiblement à mesure que le caillot est résorbé. Quant aux particularités que présente ce travail, elles ne sauraient nous retenir parce qu'elles ont été exposées en parlant de l'hémorrhagie artérielle. La même loi régit les concrétions sanguines artérielles et veineuses ; le sort des caillots ne diffère pas, qu'il s'agisse d'une plaie incomplète ou complète,

Le caillot interne est résorbé, remplacé par un tissu organisé souvent stratifié ; la portion qui se trouve entre les lèvres de la plaie s'organise la première pour former un tissu cicatriciel. Reste enfin le caillot extérieur, résorbé dans les plaies sous-cutanées, détruit dans les plaies exposées, par le tissu de granulation qui l'enserre, l'isole, le pénètre et le fait disparaître.

Hémorrhagies secondaires. — Les choses ne se passent pas toujours aussi simplement ; les anomalies du travail réparateur aboutissent dans certains cas à diverses complications, telles que la phlébite, la thrombose, l'embolie et l'hémorrhagie secondaire. L'hémorrhagie veineuse peut recommencer dans les vingt-quatre heures après la blessure par le fait du déplacement d'un caillot ou dans le cas de veines avalvulaires. D'une façon générale, le sang reparaît du quatrième au quinzième jour, à la suite de la chute des escarres, d'une ligature, surtout d'une ligature latérale ; c'est également une complication grave des plaies par armes à feu. Legouest et nous-même l'avons vue succéder à la pourriture d'hôpital. En général, comme les hémorrhagies artérielles secondaires, elles sont presque toujours sous la dépendance de la septicité de la plaie.

Pronostic et diagnostic. — Les hémorrhagies des grosses veines sont aussi fatales que celles des grosses artères, tandis que celles des veines de moyen calibre sont moins à redouter que celles des artères correspondantes. En effet, une compression locale, même peu énergique, une position convenable suffisent pour l'arrêter ; de plus, il est reconnu aujourd'hui que la section et l'oblitération d'une grosse veine comme la fémorale au triangle de Scarpa, ou l'axillaire, n'entraînent pas la gangrène, et c'est à tort que les anciens la redoutaient. Enfin la saignée, en général si inoffensive par elle-même, est une preuve de l'immunité des plaies veineuses, de leur facile réparation et de la rareté de leurs complications.

Le *diagnostic* de l'hémorrhagie veineuse est facile ; la couleur noire violette du sang, son écoulement sous forme d'un jet plein, continu, faible ou en bavant, le siège de la blessure et surtout l'arrêt de l'hémorrhagie par la compression du membre entre la plaie et les extrémités, sont des signes pathognomoniques sur lesquels nous n'insisterons pas. Il est déjà plus difficile de reconnaître les hémorrhagies interstitielles ; cependant l'absence de battements et de souffle les distingue des anévrysmes.

Traitement. — Les gros troncs veineux sont si peu accessibles, leurs lésions sont si graves, que les hémorrhagies de ces vaisseaux échappent à notre intervention.

Si le chirurgien est appelé en temps opportun, il aura recours à la compression, au tamponnement antiseptique, à l'immobilisation et aux réfrigérants ; mais ce sont là des moyens de traitement d'une efficacité douteuse.

Les plaies des grosses veines comme la jugulaire ou la fémorale sont souvent justiciables de l'intervention chirurgicale. La première indication est d'arrêter l'hémorrhagie, on la remplit efficacement au moyen de la compression ou de la ligature. La compression immédiate dans la plaie est un bon moyen, cependant il n'a qu'une action provisoire et ne saurait donner une sécurité absolue ; on la fait avec le doigt ou avec le tamponnement. Ollier a réussi à arrêter l'hémorrhagie d'une grosse veine en suturant la plaie cutanée, mais cette conduite ne peut être conseillée ; mieux vaut assurément recourir à la compression médiate entre la plaie et les capillaires. L'action incertaine de ces divers procédés leur a fait préférer la ligature.

On pratique plusieurs variétés de ligature des veines : 1° la ligature circulaire simple et analogue à celle des artères ; 2° la ligature latérale, qui ne comprend qu'une portion de la paroi du vaisseau lésé ; de plus, il faut distinguer les ligatures anciennes des ligatures antiseptiques introduites, depuis peu, dans la pratique.

Longtemps les chirurgiens ont été en désaccord au sujet de l'effet produit sur les tuniques veineuses par un lien constricteur. Ollier croyait que la tunique moyenne était rompue, tandis que Malgaigne, Nicaise nient toute rupture des tuniques et n'ont observé qu'un froncement des parois, plissées longitudinalement.

La ligature interrompt le cours du sang et a pour résultat la formation d'un coagulum dans le bout périphérique. L'inflammation légère qui résulte de la présence du caillot et de la ligature marque le début des phénomènes nécessaires à ce qu'on appelait l'organisation du caillot. Celui-ci conserve longtemps sa couleur, se stratifie, puis devient adhérent à la paroi veineuse. Insensiblement il diminue de volume, jaunit ; son sommet libre se termine en cône, sa surface est recouverte par une membrane lisse et polie. Quant au bout cardiaque, on sait qu'il est définitivement oblitéré sur une petite longueur sans que des recherches précises aient éclairé l'obscurité qui règne sur son évolution.

Il suffit souvent de lier le bout périphérique d'une grosse veine pour arrêter l'hémorrhagie, mais il est plus sûr de lier les deux bouts. C'est ce que fit Bardeleben avec succès chez un malade qui avait une ulcération de la veine fémorale au niveau du ligament de Poupart. La circulation latérale se rétablit rapidement. Il faut recourir à la ligature directe, pour les hémorrhagies des grosses veines, et non à la ligature du tronc artériel correspondant, conduite condamnable que nous ne citons que pour mémoire et qui, malgré un succès de Langenbeck, a échoué maintes fois. Cette ligature du tronc artériel n'est pas défavorablement appréciée par tous les chirurgiens. Ainsi, d'après Lidell, dans les cas de solution de continuité de la veine fémorale, l'hémorrhagie ne saurait être arrêtée par la compression si l'on ne fait en même temps la ligature de l'artère fémorale.

La ligature aseptique marqua un réel progrès ; sur 55 cas de ligature de la jugulaire interne, dont 36 de la jugulaire isolément, il y a eu 25 guérisons ; l'hémorrhagie secondaire a été la complication la plus redoutable.

La ligature latérale des veines a été employée un certain nombre de fois, surtout sur la jugulaire pendant des opérations. On l'a accusée de favoriser des hémorrhagies secondaires au moment de la chute du fil et la migration des caillots parcellaires jusqu'à l'intérieur du cerveau. Sur 7 cas réunis par

FISCHER, 5 malades moururent, et malgré l'emploi de substances aseptiques, malgré les succès de LISTER sur la veine axillaire, de MARQUARDT sur la jugulaire interne, ce moyen ne devra être employé qu'exceptionnellement. Au nombre des partisans de la ligature latérale citons BÉRARD, DENONVILLIERS, RICHET, FOLLIN, HUETER; parmi les adversaires beaucoup plus nombreux, il faut mentionner MALGAIGNE, LANGENBECK, PIROGOFF, NICAISE, BILLROTH, TILLAUX, etc.

Sur 100 cas de ligature latérale, BLASIUS trouve 71,5 p. 100 morts et 28,5 p. 100 succès. BRAUN est arrivé à des chiffres moins défavorables; il cite seulement 41 p. 100 de morts contre 58,4 p. 100 de guérisons. L'axillaire et la jugulaire fournissent les meilleurs résultats. BRAUN croit que l'on peut par ce moyen conserver la perméabilité du vaisseau.

Dans un travail plus récent, PILCHER cite 9 nouveaux cas de guérison. Il formule ses conclusions de la façon suivante :

« 1° En cas de plaie incomplète d'une veine, on doit tenter l'occlusion par la ligature latérale en se servant d'un fil non irritant et maintenant la plaie à l'abri de toute infection septique;

« 2° Dans les cas de plaie incomplète d'un tronc veineux de la racine des membres, on doit faire la ligature latérale, alors même qu'on sera forcé de se servir d'un fil ordinaire et qu'on n'a pas sous la main les éléments du pansement antiseptique;

« 3° Pour la veine jugulaire interne, si l'on n'a pas le fil aseptique, il faudra recourir de préférence à une ligature double, au-dessus et au-dessous de la plaie, embrassant le vaisseau qui sera sectionné entre les deux ligatures. »

Les hémorrhagies des petites veines sont faciles à arrêter, car généralement la compression au-dessous de la plaie aidée de la position élevée de la partie amène bientôt la cessation de l'écoulement. Il est exceptionnellement nécessaire de recourir au tamponnement, une légère compression locale suffit le plus souvent. C'est ainsi qu'on fait cesser à volonté l'écoulement de la saignée; le repos, la flexion du membre, les larges inspirations sont des adjuvants utiles qu'il est bon de ne pas oublier.

Depuis longtemps on a eu recours à la cautérisation et surtout au fer rouge pour arrêter les hémorrhagies veineuses dans les plaies; d'autres, avec NICAISE, donnent la préférence au perchlorure de fer ou au chlorure de zinc; mais ces divers moyens ne conviennent réellement que dans certaines plaies cavitaires et ne sont pas d'une efficacité très grande pour prévenir le phlébite, comme le pensait BONNET.

Faut-il lier les veines dans les amputations ? La question se pose rarement, parce que le bout cardiaque d'une veine ne saigne pas ordinairement et que cette circonstance ne se produit qu'autant qu'une collatérale s'abouche entre la plaie et la première valvule; en pareil cas il faut évidemment lier. LARREY, GUERSANT liaient toujours simultanément l'artère et les veines.

§ 2. — Introduction de l'air dans les veines.

Bibliographie. — *Discussion de l'Académie de médecine*, 1838. — *Archives de médecine*, 1838, t. Ier, p. 112. — ORÉ, *Gaz. hebd.*, 1863, p. 33. — GREEN, *American Journal*, 1864. — TARLOCK, *Ibid.*, 1875. — FISCHER, *Sammlung's klinisch. Vorträge*, nº 113. — COURVOISIER, *Revue de Hayem*, t. XXIII, p. 281. — MAUNOURY, *Progrès méd.*, 1882. — TRÈVES, *Brit. méd. J.*, 1883.

Thèses de Paris. — 1839, BUTTURA. — 1850, LAVILLE. — 1866, MÉRIE. — 1872, NICAISE (Agrég.). — 1875, COUTY.

L'introduction de l'air dans les veines a été observée accidentellement pendant des opérations; c'est d'ailleurs une complication de plus en plus rare des plaies veineuses, et qui se produit dans des conditions bien déterminées.

Les veines soumises à l'aspiration thoracique sont exposées à l'entrée de l'air quand elles sont lésées. FISCHER, sur 27 observations d'entrée de l'air dans les grosses veines, trouve 13 fois la jugulaire externe, 10 fois la jugulaire interne, et 1 fois la sous-clavière, l'axillaire, la saphène et la médiane. A cette cause principale s'ajoutent d'autres circonstances moins importantes, telles que la phlébite, l'adhérence des veines à des aponévroses qui maintiennent leurs parois béantes, ou le passage du vaisseau à travers une masse de tissu induré. Ailleurs, comme pour la jugulaire et le muscle omohyoïdien, c'est la tension d'un muscle qui dilate le vaisseau. Toutes les tumeurs du cou, de l'aisselle, la désarticulation de l'épaule et même la dilatation anormale des veines utérines après l'accouchement prédisposent à cet accident. Il est juste de dire que depuis l'emploi de l'anesthésie, qui supprime les cris du malade et ses mouvements désordonnés, les observations d'entrée de l'air dans les veines sont devenues exceptionnelles.

L'entrée de l'air dans une veine est annoncée par un sifflement et un bruit de glouglou particuliers (*gurgling, hissing or bubling sound*). Bientôt le malade, indifférent au début, éprouve une anxiété extrême, des tremblements, pousse un cri, tombe très rapidement en syncope et meurt au bout de quelques minutes après avoir présenté des battements de cœur tumultueux.

La mort arrive avec cette rapidité dans la moitié des cas, au bout de quelques heures ou d'un jour dans l'autre moitié. Cependant elle n'est pas la terminaison fatale de cet accident et plusieurs malades ont guéri. BÉGIN a pu lier la veine avec succès après avoir entendu le sifflement caractéristique et TARLOCK entendit deux fois le glouglou dans un cas de plaie de la jugulaire qui guérit par la ligature. BRYANT aurait observé des bulles d'air dans la plaie et son malade guérit.

Mécanisme de production. — D'après COUTY, à qui nous devons une étude physiologique remarquable de la question, les explications émises peuvent être rangées en quatre groupes.

1° *Théorie cérébrale* (MORGAGNI, BICHAT). — L'air, ayant pénétré dans les veines, arrive au cerveau dont les fonctions sont directement troublées. Arloing et Tripier ont émis une opinion un peu différente, ce serait l'air contenu dans le ventricule droit qui agirait d'une façon réflexe sur les pneumogastriques

2° *Théorie cardiaque.* — Dans cette théorie, la présence de l'air dans le cœur aurait pour effet de le paralyser; mais tandis que pour Nysten, Magendie, Amussat et plus récemment (1875) Muron et Laborde, l'air agirait mécaniquement en distendant outre mesure le cœur et en le forçant, au contraire Marchal, Oré lui attribuent une action spéciale, chimique, sur la fibre musculaire ou sur les nerfs cardiaques.

3° *Théorie pulmonaire.* — D'autres observateurs ont placé dans le poumon la cause des redoutables accidents constatés; Poiseuille, Erichsen attribuent la mort à une simple obstruction des capillaires, tandis que Leroy (d'Étioles), Piedagnel admettent en plus une lésion de la paroi, sa rupture et l'emphysème. Poiseuille avait observé que le sang spumeux circulait plus difficilement dans le vaisseau que le sang pur, et il en fit la base de sa théorie.

4° Couty, reprenant expérimentalement la question, a démontré que ces théories ne reposent point sur des observations suffisamment précises. La théorie cérébrale n'a pas de raison d'être, puisque l'air n'arrive pas au cerveau; la théorie cardiaque n'est guère mieux fondée, car le cœur est paralysé le dernier; enfin l'obstruction des capillaires pulmonaires par le sang spumeux n'est pas assez complète pour expliquer les accidents si rapides, et dans quelques cas l'air n'est pas même parvenu aux vaisseaux du poumon. Pour Couty, la mort succède à une asystolie aiguë due à la distension des cavités droites, avec insuffisance tricuspide telle, que l'ondée pulmonaire peut être d'emblée supprimée.

Dans ses expériences Couty a observé quatre périodes dans l'évolution de l'affection : 1° diminution de l'ondée aortique et accélération cardiaque; 2° chute de la tension plus marquée, accélération respiratoire, syncope avec cri et chute; 3° ondée aortique nulle ou à peu près; contracture des muscles striés et lisses, convulsions et évacuations par anémie cérébrale; 4° tension nulle; mort du cerveau ; arrêt respiratoire et enfin cardiaque.

Marche. Traitement. — L'affection a une marche si rapide que la thérapeutique est souvent impuissante à conjurer le danger menaçant. Cependant des chirurgiens ont eu assez de présence d'esprit pour fermer de suite l'orifice du vaisseau ouvert; le doigt est le meilleur instrument pour remplir cette indication; ensuite il faut ranimer le blessé, pratiquer la respiration artificielle et recourir aux moyens employés communément contre la syncope. Oré a proposé la faradisation des pneumogastriques; Couty recommande les saignées et les inhalations d'oxygène. Lorsque le danger immédiat est écarté, il convient de fermer la plaie après avoir lié la veine. Sur 27 observations, Fischer a trouvé que la guérison était survenue dans près de la moitié des cas; la mort est d'ordinaire immédiate, mais on l'aurait vue au septième et au vingt-huitième jour.

Afin d'éviter semblables accidents, les chirurgiens doivent, quand ils portent leurs instruments dans une zone dangereuse, s'entourer de toutes les précautions et ne pas se départir d'une grande prudence; il est nécessaire de tenir toujours l'index gauche sur la partie centrale de la veine qu'on découvre, d'éviter les dénudations des veines, de les lier au besoin avant de les couper. Nous avons vu une malade, à qui on enlevait une grosse tumeur du sein, succomber en quelques heures après l'introduction de l'air qui suivit immédiatement la section des grosses veines sous-cutanées. TRÈVES recommande de laisser le sang dans la plaie ou même, en cas d'accident, de verser un liquide dans la plaie, puis de comprimer le thorax afin de faciliter l'issue du gaz qui avait déjà pénétré dans les veines. Il relate deux cas où cette conduite lui a très bien réussi.

CHAPITRE III

LÉSIONS INFLAMMATOIRES DES VEINES. — PHLÉBITE ET THROMBOSE

Bibliographie. — HUNTER, *Œuvres complètes*, trad. RICHELOT, Paris, 1847. — HOGDSON, Traduct. par BRESCHET, 1819. — RIBES, *Mémoires*, t. Ier, p. 36, 1841. — CRUVEILHIER, Art. PHLÉBITE du *Dict. de méd. en* 60 *vol.*, 1884. — DANCE, *Arch. gén. de méd.*, 1828 et 1829. — SÉDILLOT, Th. d'Agrég., 1833. — TESSIER, *L'Expérience*, 1839 et 1841. — BOUCHUT, *Gaz. méd.*, 1845. — VIRCHOW, *Thrombose et embolie*, 1856, et *Pathologie cellulaire*, 1861. — WEBER, *Pitha et Billroth*, 1865. — CALLENDER, *Holme's System of Surgery*, 1873. — ZAHN, *Arch. de Virchow*, t. LXII, 1875. — VULPIAN, *L'Ecole de médecine*, 1874. — BUBNOFF, *Arch. de Virchow*, t. XLIV. — DURAND, *Arch. de Physiol.*, 1871-1872. — *Revue de Hayem*, t. III, p. 128.

Thèses de Paris. — 1869, LELONG. — 1873, CHANDOL. — 1874, DURODIÉ. — 1875, LAIR. — 1877, BESSON. — 1878, COSNARD, FESQ. — 1880, TROISIER (Agrég.). — LEVRAT (Agrég.).

Définition. Historique. — L'inflammation des veines a été désignée sous le nom de phlébite par BRESCHET (1818). Bien que HUNTER l'ait étudiée, ce n'est en réalité que depuis les travaux de HOGDSON et de son traducteur BRESCHET que l'histoire de la phlébite a été l'objet d'importantes recherches. De 1818 à 1830, RIBES, CRUVEILHIER, DANCE, GASPARD, PALETTA, CARMICHAEL, BLANDIN publient les résultats de leurs observations et font jouer à la suppuration du caillot de la phlébite un rôle prépondérant dans la pathogénie de la pyohémie. Nous ne suivrons pas ces auteurs dans les discussions savantes qu'ils durent soutenir pour prouver leurs opinions.

En 1847, VIRCHOW modifia sensiblement les idées admises sur la question. Son travail se résume dans les propositions suivantes : 1° la suppuration intra-veineuse n'existe pas; 2° lorsqu'il y a phlébite, il s'agit d'une inflammation intrapariétale qui peut d'ailleurs exister sans caillot; 3° l'inflammation de la veine n'amène pas la coagulation du sang; 4° lorsque le caillot se produit, il est dû aux inégalités et au dépoli du vaisseau; c'est une thrombose au voisinage d'une phlébite; 5° on trouve parfois au centre du caillot une masse puriforme qui n'est pas du vrai pus, mais un produit de la transformation de la fibrine du thrombus.

Ces conclusions battirent sérieusement en brèche la théorie pyohémique de la phlébite, elles ont de plus singulièrement amoindri l'importance de la phlébite, qui fut dès lors différenciée de la thrombose qu'elle provoque et qui peut aussi la provoquer. Virchow a ajouté à ces travaux d'autres notions d'une grande importance; il a montré comment des parcelles de thrombus pouvaient se détacher, être transportées par le sang jusque dans les capillaires du parenchyme pulmonaire; à ces parcelles on donne le nom d'*embolie*. Le thrombus est ou non septique; il existe donc d'une part des embolies simples qui agissent d'une façon mécanique, d'autre part des embolies septiques qui propagent au loin la septicémie.

Les recherches plus récentes de Durante, Cornil, Troisier, Vulpian, la connaissance plus parfaite de l'organisation des thrombus ont encore mieux montré la passivité des caillots dans tous les phénomènes réparateurs ou nuisibles; ils ne jouent aucun rôle dans l'oblitération définitive de la veine, ne suppurent pas, mais sont susceptibles de se ramollir, lorsque le travail d'organisation est entravé, et deviennent alors le point de départ d'embolies qui peuvent se disséminer dans différents points de l'économie.

Nous passerons successivement en revue la phlébite et la thrombose en montrant les relations qui les rapprochent.

§ 1er. — Phlébites.

Définition. — La phlébite est l'inflammation des parois veineuses.

Étiologie. — D'après Virchow, la phlébite succède toujours à la thrombose et les mêmes causes qui produisent celle-ci prédisposent à celle-là; de plus, les qualités du thrombus exercent une influence très sensible sur la nature de l'irritation veineuse; en effet, certains thrombus sont septiques et beaucoup plus aptes à provoquer une inflammation de la paroi que les caillots simples.

En dehors de cette origine, la phlébite est une complication assez commune des plaies des veines, des plaies contuses en particulier; les ligatures d'artères, de veines, les fractures des os, les phlegmons, les abcès, les affections chroniques des os, les opérations sur les veines (varicocèle, varices, hémorroïdes), y prédisposent. Diverses maladies ont même plus de tendance que d'autres à la provoquer; le furoncle anthracoïde de la lèvre supérieure amène quelquefois l'inflammation des veines faciale et ophtalmique; la phlébite des sinus constitue une redoutable complication de la carie du rocher; la chaudepisse cordée n'est autre chose qu'une phlébite du corps spongieux.

En dehors de ces causes locales, presque toutes infectieuses, il faut encore mentionner quelques influences générales, telles que le rhumatisme, l'état puerpéral, l'arthritisme et surtout la goutte; la phlébite goutteuse a été décrite par J. Paget, Gay, Briant (1875); elle est parfois symétrique et sujette à rechutes. Ces phlébites pourraient être appelées *constitutionnelles*.

Siège. — Aucune veine n'est à l'abri de la phlébite, mais elle se montre certainement beaucoup plus commune aux membres inférieurs que partout ailleurs; de même les phlébites superficielles sont plus fréquentes que les profondes. Les veines du bassin s'enflamment assez souvent après les traumatismes, aussi cette inflammation constitue une complication redoutable des opérations qui se pratiquent dans ces régions (phlébite utérine); mentionnons encore la phlébite des sinus, bien connue aujourd'hui.

Anatomie pathologique. — On distingue deux variétés de phlébite : 1° la périphlébite qui intéresse les couches externes de la veine et le tissu cellulaire ambiant; 2° l'endo-phlébite, qui affecte plus spécialement la tunique interne; mais il faut reconnaître que les limites qui les séparent l'une de l'autre ne sont pas toujours faciles à distinguer, et qu'elles coexistent dans certains cas. Une veine se trouve-t-elle dénudée au fond d'une plaie, l'inflammation qui s'en empare quelquefois procède de dehors en dedans; au contraire, un caillot septique vient-il à s'arrêter en un point du réseau veineux, il provoquera une inflammation de dedans en dehors.

1er *Degré. — Phlébite plastique, exsudative ou adhésive.* — C'est celle qui accompagne la réparation des plaies des veines; elle peut être localisée comme dans le cas d'un traumatisme, ou assez étendue, lorsqu'elle se produit le long d'un thrombus un peu long. Cette forme est caractérisée par la diapédèse des leucocytes dans les couches externe et moyenne de la veine, par la prolifération de l'endothélium de la tunique interne. Toutes les tuniques s'épaississent, restent béantes à la coupe, et l'on voit parfois de véritables bourgeons sur la membrane interne. Ce travail aboutit à la formation d'un tissu nouveau composé de cellules lymphatiques, de cellules fusiformes considérées par divers auteurs comme vaso-formatrices (Cornil et Ranvier). Il est certain qu'au bout de quelques jours des réseaux capillaires nouveaux apparaissent dans la membrane interne où ils n'existent pas normalement; ces lacunes sanguines sont bientôt en communication avec les capillaires des couches externes.

Les phénomènes ultérieurs sont différents, suivant qu'il y a ou non un caillot dans la veine. Après les amputations, par exemple, le bout de la veine est vide entre la surface de section et la première valvule, s'il n'y a pas de collatérale; en ce cas, le tissu de nouvelle formation oblitère la paroi en produisant une phlébite adhésive sans qu'il y ait eu de caillot. Lorsqu'il existe un caillot, comme pour une plaie latérale d'une veine, ou sur le bout périphérique d'une section complète, après une ligature ou encore dans le cas de phlébite légère consécutive à un thrombus. le travail inflammatoire de la paroi a pour résultat l'organisation du caillot qui se trouve entouré et même pénétré par le tissu nouveau. Quand le caillot est résorbé, organisé, ce tissu aboutit à la cicatrisation de la veine ou à son oblitération si le caillot occupe toute la lumière du vaisseau ; on a alors une *phlébite oblitérante*.

2e *Degré.* — *Phlébite suppurée.* — Lorsque l'irritation de la paroi veineuse est de nature infectieuse, l'inflammation dépasse le premier degré et provoque la suppuration de la veine. La suppuration peut se produire dans les circonstances les plus diverses et très souvent sous l'influence des produits septiques du voisinage ; tantôt elle a son origine en dehors de la veine, dans une plaie, un abcès, un moignon suppuré, un foyer phlegmoneux, tantôt à l'intérieur de la veine par le fait d'un thrombus septique ou infectieux. Dans le premier cas, la maladie commence par la *périphlébite*, dans le second par l'*endophlébite*.

Quel que soit le processus, la première phase ne diffère pas à son début de celle que nous avons exposée plus haut ; au lieu de tendre à l'organisation, elle a, au contraire, pour effet de provoquer la suppuration. Lorsqu'il

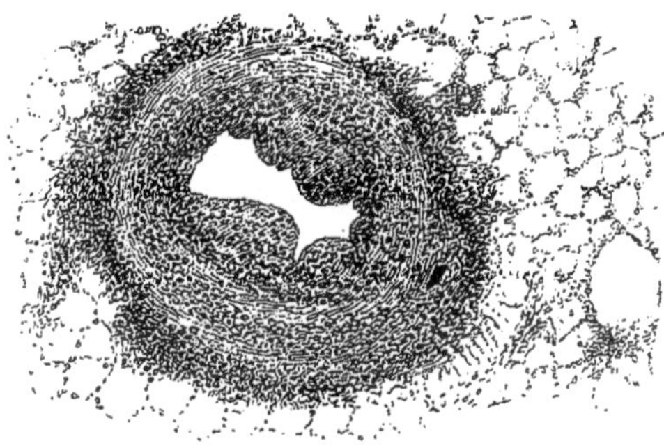

Fig. 44. — Altérations d'une veine atteinte de périphlébite.

n'y a pas de caillot intérieur, lorsque la phlébite ne succède pas à la thrombose, il se produit presque toujours une coagulation du sang au niveau de la partie de la veine enflammée et rouge ; les recherches modernes ont démontré que cette coagulation était la conséquence du ralentissement du cours du sang dans la veine épaissie et surtout de la desquamation de la couche épithéliale. A ces conditions d'ordre mécanique, il faut encore ajouter l'influence directe des agents infectieux sur le sang lui-même. C'est à eux vraisemblablement que nous devons rattacher l'inopexie [1] qui survient plus spécialement dans certaines circonstances que dans d'autres. Au bout de peu de temps, les lésions apparentes sont identiques, qu'il y ait eu thrombose primitive ou consécutive.

Quelquefois la suppuration apparaît accidentellement pendant la période d'organisation de la phlébite adhésive, et alors qu'il existe déjà des adhérences entre le caillot et la membrane interne. Quoi qu'il en soit, dans la phlébite suppurée, la réaction inflammatoire très intense intéresse toutes les tuniques et même le tissu cellulaire ambiant, de telle sorte que le pus peut s'accumuler en dehors de la veine ou dans l'épaisseur des tuniques tuméfiées. D'après O. Weber, la périphlébite suppurée pourrait exister sans

[1] On désigne sous ce nom une tendance particulière du sang à se coaguler.

qu'il y ait coagulation du sang dans la veine, mais ce n'est pas le cas le plus commun (fig. 44).

Le pus accumulé au dehors forme des abcès analogues à ceux de la lymphangite; celui qui occupe l'épaisseur de la paroi se fait jour au dehors ou à l'intérieur de la veine. Dans cette dernière circonstance, le pus se mêle dans la cavité du vaisseau aux détritus du caillot qui ne s'est pas organisé et qui est ramolli. Sans doute VIRCHOW a eu raison de nier la transformation purulente du caillot de la phlébite, mais il a été trop loin en niant les suppurations intra-veineuses. Nombre d'auteurs ont plusieurs fois trouvé dans une veine enflammée, même à quelque distance du foyer primitif, du véritable pus contenu dans le vaisseau, et non pas seulement les détritus granuleux du caillot ramolli.

Quant à la suppuration du caillot permanent, admise par DURANTE, elle est possible; mais fort rare.

Il est facile de comprendre que la formation du pus en dehors, en dedans ou dans l'épaisseur des tuniques veineuses amincisse les parois et les prédispose tout particulièrement à l'ulcération. De là une source de complications nouvelles, une circonstance favorable à l'hémorrhagie ou à la pénétration de principes septiques dans l'économie.

Symptômes. — Les symptômes propres de la phlébite sont assez difficiles à exposer, ce qui tient à ce que la phlébite et la thrombose existent presque toujours simultanément; en outre dans les degrés légers de la phlébite, les signes de la thrombose sont à peu près seuls appréciables.

Dans les phlébites superficielles, la veine se montre sous la forme d'un cordon dur, plein, légèrement mobile, douloureux à la pression, se prolongeant souvent dans les régions voisines; la peau est rouge sur son trajet : il y a d'ordinaire un petit renflement plus saillant au niveau des valvules.

Certaines variétés de phlébite se présentent, en clinique, avec des caractères un peu différents; telle est, en particulier, la phlébite goutteuse qui se localise parfois sur les valvules; l'inflammation passe d'un point à un autre, quitte un membre pour envahir son congénère avec la plus grande facilité. Au niveau des points enflammés, la peau prend d'ordinaire une teinte rouge qui coïncide avec une tension des téguments.

Tantôt circonscrite, tantôt diffuse, la phlébite a une marche indifféremment centripète ou centrifuge; dans ce dernier cas, l'inflammation de la veine est presque constamment consécutive à une thrombose étendue. Ainsi il n'est pas rare d'observer la thrombose et la phlébite des veines fémorales consécutivement à une phlébite utérine.

L'existence de ces thromboses entravant la circulation veineuse produit constamment dans les premiers jours un œdème périphérique qui ne tarde pas à disparaître. Il ne faudrait pas conclure de sa disparition à l'amélioration de la phlébite, car celle-ci évolue indépendamment du rétablissement de la circulation collatérale. Enfin on voit quelquefois des phlyctènes pleines d'une sérosité roussâtre sur le membre affecté.

La forme suppurée, plus spéciale chez les cachectiques et les diathésiques, ou dans l'état puerpéral, s'annonce ordinairement par des symptômes généraux qui font le plus souvent défaut dans la phlébite plastique ; l'état général est mauvais; la fièvre débute par un frisson et persiste pendant plusieurs jours; la douleur augmente sur le trajet de la veine ; des frissons reparaissent à divers intervalles. En même temps, l'œdème devient plus dur autour de la gaine des vaisseaux ; la peau rouge, tuméfiée en un ou plusieurs points, indique la formation de collections purulentes parfois échelonnées le long de la veine. Dès que le pus est formé, il se collecte en foyers habituellement isolés qui évoluent à la façon des phlegmons circonscrits.

Les symptômes de la *phlébite profonde*, encore bien plus obscurs, sont souvent méconnus. Il existe cependant un empâtement douloureux du membre, dont les fonctions sont gênées. La moindre pression provoque la souffrance dans la région des vaisseaux; l'œdème périphérique est assez marqué ; la dilatation des veines superficielles, surtout quand elle est suivie de thrombose, doit alors attirer l'attention. D'ailleurs cette phlébite profonde présente les mêmes phénomènes que la précédente.

Marche. Terminaison. Accidents. — La phlébite peut se terminer de diverses façons.

1° La *résolution* arrive dans les cas légers, alors qu'il n'y a pas eu de coagulation dans la veine ou seulement coagulation incomplète, comme dans certaines plaies latérales.

2° L'*adhésion des parois veineuses* survient quand il n'y a pas de caillot, comme dans le bout central des moignons. Dans ces deux premiers cas tous les symptômes décroissent peu à peu et la circulation se rétablit.

3° L'*oblitération de la veine* résulte de l'organisation et de la vascularisation du caillot ; mais à la longue, ainsi que nous le verrons, la circulation veineuse se rétablit au moyen de canaux nouveaux creusés dans le bouchon cicatriciel ; il se passe là un phénomène analogue à ce que nous avons décrit pour les artères.

4° L'*embolie* peut se montrer dans le cours de la phlébite : elle est plus spécialement le fait de la thrombose.

5° La *suppuration* de la veine, interne ou externe, prédispose à l'ulcération de la paroi et fait parfois communiquer un foyer purulent avec le sang. L'absorption veineuse, s'exerçant par l'intermédiaire de cette solution de continuité, apporte dans le sang des principes irritants septiques ou putrides, source de septicémie ou de pyohémie, terminaisons fréquentes de la phlébite. Enfin, cette ulcération engendre quelquefois de graves hémorrhagies.

Diagnostic. — Le diagnostic de la phlébite légère est assez difficile ; ce sont souvent les commémoratifs, l'état général du blessé, l'existence d'une plaie antérieure qui mettent sur la voie. La phlébite adhésive ou oblitérante consécutive à un thrombus ne se manifeste guère que par un cordon noueux douloureux, avec œdème périphérique. Ce diagnostic devient beaucoup plus incertain lorsqu'il s'agit de veines profondes, et ce n'est que par un examen attentif de l'étiologie que l'on se rendra compte de la succession des phénomènes.

La phlébite suppurée ne saurait être confondue avec la lymphangite suppurée, mais celle-ci s'accompagne toujours d'adénite ; les réseaux lymphatiques y sont bien plus spécialement affectés, rouges ; le cordon induré est moins perceptible que dans la phlébite.

On ne saurait, avec un peu d'attention, prendre un phlegmon circonscrit pour une phlébite, car on n'y trouve pas le cordon induré ; quant au phlegmon diffus, il est parfois difficile à distinguer de la phlébite profonde, d'autant plus qu'il se complique très fréquemment de phlébite.

Pronostic. — La forme adhésive de la phlébite n'offre aucune gravité et guérit facilement lorsqu'on ne contrarie pas, par des mesures intempestives ou par des mouvements, le travail naturel d'organisation. Lorsque ce travail est entravé, le pronostic devient aussi sérieux que dans les formes suppurées. La mort arrive, dans ce dernier cas, par septicémie, pyohémie et quelquefois par embolie. Si on y ajoute l'éventualité des hémorrhagies, on se fera une juste idée des redoutables conséquences que présente une phlébite suppurée. Les formes diffuses sont naturellement plus graves que les autres.

Traitement. — Il est assez facile de prévenir les phlébites à la suite des opérations ; il suffit d'être aseptique. Une fois déclarée, la phlébite peut encore être limitée dans son étendue et atténuée dans son intensité. C'est dans ce but qu'on avait autrefois recommandé les émollients, les saignées, la position élevée du membre immobilisé, pour favoriser la circulation collatérale de retour. L'emploi de l'onguent belladoné, de l'huile de jusquiame, des préparations opiacées permet de calmer les douleurs des malades ; les pansements antiseptiques humides joints à une douce compression, dans un bandage ouaté constituent la meilleure thérapeutique.

S'il y a plaie, l'indication la plus pressante est de rendre le foyer de suppuration aussi aseptique que possible, pour cela il faudra avoir recours aux bains ou aux pansements phéniqués. Bonnet pensait prévenir la phlébite en faisant usage du fer rouge et s'en servait pour cautériser les plaies ; Sédillot faisait de la cautérisation transcurrente le long des veines pour provoquer la phlébite adhésive. Ces moyens ne sont plus en usage de nos jours et nous ne citerons également que pour la combattre la compression de la veine au-dessus et au-dessous, conseillée par Hunter, et la section de la veine à quelque distance, imaginée par Breschet.

Lorsque le pus s'est collecté, il est indiqué de lui donner issue de bonne heure et d'assainir le foyer par des injections antiseptiques.

§ 2. — Thrombose et embolies.

Bibliographie. — Consulter la bibliographie de la *Phlébite* et les articles des *Dictionnaires*. — Azam, *Gaz. hebd.*, 1864. — Volkmann, *Arch. de Langenbeck*, 1864, vol. V, p. 330. — Tillaux, *Bull. de la Soc. de chir.*, 1876, t. Ier, p. 339. — Terrillon, *Arch. gén. de méd.*, 1878, t. Ier, p. 656.

Thèses de Strasbourg. — 1857, Hecht (Agrég.). — 1864, Hermann. — 1869, Jœssel (Agrég.).

Thèses de Montpellier. — 1862, PANISSET.
Thèses de Paris. — 1862, BALL. — 1874, CHABENAT. — 1875, BOYER. — 1878, BESSOU. — 1880, LEVRAT (Agrég.), TROISIER (Agrég.). — 1883, HUTINEL (Agrég.). — 1889, VIDAL.

Nous étudierons sous le nom de *thrombose* l'ensemble des phénomènes qui accompagnent la formation et l'évolution ultérieure des caillots intraveineux.

Le thrombus ou caillot se produit dans les conditions les plus diverses; tous les traumatismes des veines y prédisposent, puisque l'hémostase s'effectue par l'intermédiaire d'un caillot; qu'on y ajoute la contusion, la dénudation des veines, les amputations, les fractures, les maladies infectieuses d'ordre chirurgical, sans parler de celles qui intéressent la pathologie interne, et on se fera une idée de la fréquence relative des cas de thrombose. Les affections chirurgicales peuvent aussi amener la coagulation du sang, mais par une action plus indirecte. Ainsi, outre le traumatisme qui lèse directement la paroi, il existe encore deux autres circonstances favorables à sa production, ce sont : le ralentissement du cours du sang et ses altérations. Le position vicieuse des membres, la compression des veines, l'inopexie (VOGEL) et l'hyperhémie, les suppurations prolongées, les cachexies cancéreuse, tuberculeuse, etc., sont bien souvent la seule cause appréciable de l'apparition du mal. Le thrombus marastique appartient à cette dernière variété.

Telles étaient les opinions classiques lorsque les recherches de HUTINEL, WIDAL, CHANTEMESSE vinrent prouver que, même dans la phlegmatia que l'on considérait comme type de thrombose sans lésions primitives des parois veineuses, il existe des microorganismes infectant la paroi. Le caillot n'est que consécutif ; la thrombose qui, depuis VIRCHOW (1856), était considérée comme la lésion primitive, passe donc au deuxième plan, la phlébite étant la première lésion. D'après WIDAL, il n'y a qu'une différence de degrés de virulence qui sépare la phlegmatia alba dolens des phlébites suppurées les plus graves ; constamment les caillots sont habités par des micro-organismes.

Cette opinion qui fait des thromboses une phlébite infectieuse peu virulente, est probablement exacte. Toutefois beaucoup d'auteurs continuent à décrire, dans un chapitre spécial, ces phlébites atténuées sous leur étiquette classique de thrombose.

Anatomie pathologique. — Une veine thrombosée se présente avec l'aspect d'un cordon dur et donne la sensation d'une veine injectée à la cire; par place, surtout au niveau des valvules, on sent des dilatations ; la veine transparente devient plus tard blanc mat, s'épaissit, et sa coupe est obturée par un caillot ou thrombus.

Le thrombus est constitué par un caillot primitivement cruorique, rouge ou noir, qui subit peu à peu diverses transformations ; il est dit *pariétal* lorsqu'il n'oblitère qu'une partie de la lumière du vaisseau, *oblitérant* lorsqu'il occupe tout son calibre. Un certain temps après sa formation, par un mécanisme encore mal connu, il devient stratifié. Le caillot primitif (*autochtone* de Virchow) provoque bientôt la coagulation du sang aussi bien dans le bout cardiaque (*caillot prolongé*) que dans le bout périphérique. Le caillot prolongé remonte parfois assez loin, jusqu'au niveau d'une grosse collatérale, et là se termine en pointe, en cône, en forme de tête de serpent, de tête de clou. Cette extrémité, battue sans cesse par l'ondée sanguine récurrente, flotte dans la veine au delà du confluent.

Le thrombus subit constamment des modifications ; les unes lui sont propres, les autres tiennent à la réaction du milieu où il se trouve. Aux premières se rattachent la friabilité et la mollesse croissante du centre à la périphérie qui aboutissent à la désintégration et à la liquéfaction. A ce moment le caillot est constitué par une enveloppe fibreuse stratifiée contenant

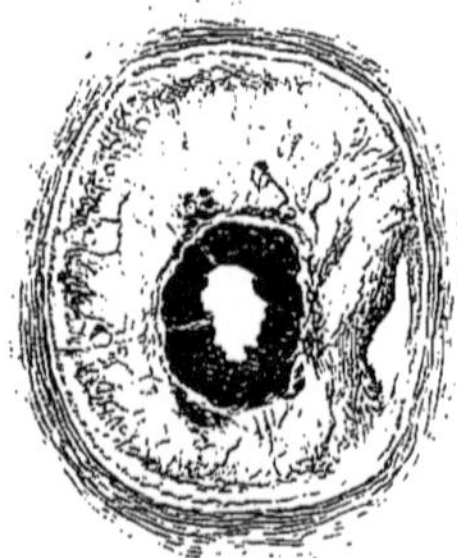

Fig. 45. — Canalisation centrale, organisation et vascularisation du caillot par endophlébite végétante. (D'après Troisier.)

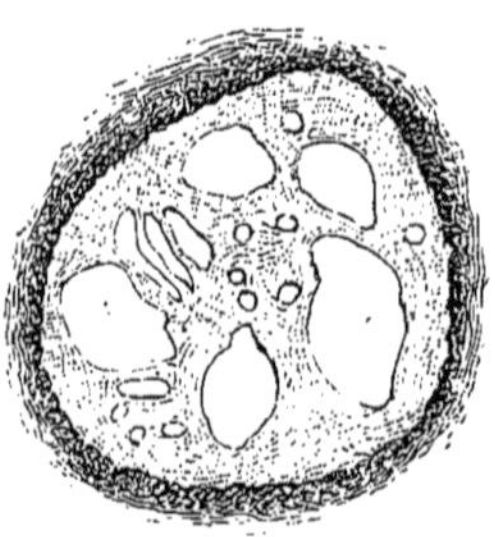

Fig. 46. — Canalisation du thrombus. (D'après Troisier.)

une matière pulpeuse, grise, noirâtre, lie de vin ou roussâtre ; quelquefois ce contenu ressemble à du pus ; d'après cet aspect, Cruveilhier avait admis la suppuration du caillot. Les couches périphériques peuvent aussi subir à leur tour cette désintégration ; des parcelles sont alors entraînées par le courant sanguin. C'est ce qu'on a appelé l'émiettement du caillot, qui serait susceptible d'aboutir à la guérison.

Ces diverses modifications ne sont pas les plus ordinaires, car elles supposent que la paroi veineuse en contact ne réagit pas, ce qui est rare. Les caillots peuvent être dissous, entraînés comme nous venons de le dire, et alors la circulation redevient libre ; mais s'ils persistent, ils présentent deux évolutions différentes. Dans l'une, peu commune, le caillot devenu creux, lamelleux, feutré, subit un retrait et une résorption partielle ; il reste dans cet état et grâce à son retrait, permet le rétablissement de la circulation. Dans l'autre, le caillot s'organise, des adhérences s'établissent entre lui et la paroi ; la membrane interne végète ; des vaisseaux nouveaux s'y développent, ils s'enfoncent ainsi dans le caillot qui peut à la longue se transformer en un véritable tissu caverneux. D'autrefois le caillot résorbé, à mesure que le tissu nouveau l'envahit, est remplacé par du tissu fibreux. Ce processus est le même que pour les caillots artériels (fig. 45 et 46).

Symptômes. — Les symptômes de la thrombose sont : l'œdème, une douleur vague et irradiante dans une région qui a été le siège d'une contusion, d'une fracture, etc. La palpation permet de sentir des cordons durs quand la thrombose est superficielle. La peau a une couleur blanche, pâle, sillonnée par les traînées bleuâtres de la circulation collatérale ; sa température serait ordinairement augmentée. Assez communément, on observe des épanchements articulaires de voisinage, des troubles de la sensibilité, l'impotence du membre. La fièvre n'est pas bien appréciable tant qu'il n'y a pas de complications. Lorsqu'elle suit son cours normal, la thrombose dure toujours de trois à quatre semaines, mais le travail d'organisation définitif n'est achevé qu'après plusieurs mois.

Complications. — Les deux complications les plus redoutables de la thrombose sont la phlébite et l'embolie. Nous n'étudierons que la seconde, la première ayant déjà été décrite. L'*embolie* a été définie « l'oblitération brusque d'un vaisseau par un corps circulant dans le sang ». Ici, le corps migrateur est une parcelle détachée du caillot ou thrombus ; diverses circonstances favorisent sa production, ce sont celles qui s'opposent à l'adhérence du caillot, les affections générales, pyohémie, septicémie, la fièvre, l'alcoolisme, l'infection locale ou générale. D'après Durodié, il existerait un cas d'embolie sur 300 fractures et sur 900 contusions. Le caillot peut être emporté par le sang venu des collatérales ou par celui de la veine elle-même qui force l'obstacle que lui oppose le thrombus et se fraye un passage sur ses parties latérales. Souvent dans les cas chirurgicaux, un gros bloc se trouve entraîné, l'embolie est alors appelée massive par Levrat. Les embolies charriées par le sang vont s'arrêter dans le cœur droit, beaucoup plus souvent dans les branches de l'artère pulmonaire où elles donnent lieu à des infarctus, quand elles ne tuent pas immédiatement par asphyxie. Les infarctus guérissent, mais cette éventualité dépend à la fois de la nature et du volume de l'embolie, du nombre des foyers et de la santé du malade. Lorsque l'embolie s'imprègne de principes septiques ou quand l'état général devient mauvais, l'infarctus ne peut ni s'organiser, ni se résorber, ni s'enkyster. De là des pneumonies suppurées et des abcès du poumon. La guérison sera encore possible si l'économie n'est pas infectée par la septicémie.

Nous renvoyons pour le diagnostic de la thrombose, à ce que nous avons dit des symptômes au chapitre correspondant de la phlébite. Quant au pronostic, on comprend qu'il est toujours sérieux en raison de la possibilité des embolies et de la phlébite.

Traitement. — La première indication à remplir consiste à placer le membre au repos ; il faut éviter les frictions, mettre la partie dans une position convenable, recouvrir la région d'ouate ou d'un bandage léger. Les médicaments internes, beaucoup vantés, ont peu d'efficacité.

CHAPITRE IV

VARICES

Bibliographie. — Briquet, Th. de Paris, et *Arch. gén. de méd.*, 1re série, t. VII. 1825. — Davat, Th. de Paris, 1833. — Bonnet, *Arch. gén. de méd.*, 1839. — Laugier, Th. de Conc., 1843. — Cruveilhier, *Anat. path.*, 1852. — Verneuil, *Gaz. méd.*, 1855, p. 524, *Revue de thérapeutique médico-chirurgicale*, 1854-1855, et *Gaz. hebd.*, 1861, p. 428. — Nivert, *Arch. gén. de méd.*, 1862. — Weber, *Pitha et Billroth*, 1855. — Callender, *Holme's Syst. of Surgery*, 1870. — Cornil, *Arch. de physiol.*, 1872, p. 602. — Rigaud, *Soc. de chir.*, 1875. — Verneuil, *Soc. anat.*, 1873. — Schede, *Berlin. klin. Wochens.*, 1877, n° 7. — Sobouroff. *Arch. de Virchow*, t. LIV, 1871-1872. — English, *Wiener Wochens.*, 1878. — Colley, *Guy's Hosp. Reports*, V. XX, 3e série. — Marshall, *Lancet*, 1875. — Annandale, *Brit. Med. J.*, 1879. — F. Mari, *Rev. clin. di Bologna*, 1881, p. 65. — Lesser, *Arch. Virchow*, Bd. CL, p. 528. — Hughes, *Brit. med. Journ.*, 1887. — Ebstein, *Arch. f. path. Anat. und Phys.*, 1887.

Thèses de Strasbourg. — 1865, Bellet. — 1867, Pardieu. — 1869, Treille.

Thèses de Paris. — 1867, Rouby. — 1869, Delmont, Lesguillon. — 1874, Chabenat. — 1876, Marquet. — Michaud. — 1877, Moreau. — 1879, Chabert. — Fournot, — 1880, Budin (Agrég.). — Fatin. — 1881, Aubry, Legendre, Maydieu. — 1883, Clary. — 1884, Gautier. — 1891, Archambaud.

Définition. — Les varices sont constituées par des dilatations permanentes des veines.

Les recherches de Lesser tendent à démontrer que les causes mécaniques sont bien moins importantes qu'on le croit généralement ; il faut faire intervenir la prolifération des parois vasculaires. En faisant l'oblitération complète des veines à l'aide d'injections plâtrées, Lesser n'a pas pu produire de varices chez les animaux, il a simplement déterminé de l'œdème. Pour lui, les varices sont dues à de véritables lésions des parois veineuses comparables à celles de l'angiome et de l'anévrysme cirsoïde.

Etiologie. — Les causes efficientes des varices sont encore mal connues ; les uns ont incriminé des causes mécaniques qui amenaient la stase du sang ; ainsi la station debout favorise la formation de varices aux jambes, les compressions exercées par les matières fécales occasionnent l'apparition des hémorroïdes, du varicocèle, etc. D'autres ont attribué l'affection à une phlébite hypertrophique, à un degré spécial de l'inflammation. Bordieu avait déjà interprété leur production par une hyperhémie chronique résultant d'un excès d'activité. Une opinion assez plausible placerait les varices sous la dépendance de troubles trophiques. De Rienzi, frappé de la fréquence des varices chez les conscrits de la haute Italie, a été amené à rattacher cette maladie à la pellagre.

Les causes prédisposantes mieux connues sont les unes générales, les autres locales. Certaines personnes présentent une sorte d'atonie du système veineux telle, que la disposition variqueuse apparaît sur divers groupes de veines en même temps. Le varicocèle, les hémorroïdes, les varices des jambes coexistent assez souvent chez le même malade, et les compressions mécaniques invoquées pour les expliquer ne sont que des causes adjuvantes.

Les varices se montrent également fréquentes dans les deux sexes; parfois congénitales, rares dans l'enfance, elles le sont moins chez l'adolescent, et l'on en rencontre à divers degrés dans les conseils de revision. Les professions exercent une action très marquée sur le développement des varices des membres inférieurs; en effet, tous les métiers qui exigent la station debout prolongée (portefaix, blanchisseuses, etc.) y prédisposent; l'action de la pesanteur jouerait le rôle principal. D'aucuns ont cru voir une fréquence plus grande de cette affection chez les arthritiques (Moreau) et les goutteux (Verneuil); la grossesse, également accusée de produire les varices (100 sur 300 femmes) (Budin), n'est qu'une circonstance adjuvante. Enfin l'hérédité, bien établie, ramène à de justes limites les causes occasionnelles multiples mentionnées plus haut.

Nous citerons pour mémoire seulement la constriction des veines par les anneaux aponévrotiques, le repli falciforme d'Allan Burns pour la saphène interne, l'aponévrose poplitée pour la saphène externe. Les idées d'Herapath (de Bristol) sur ce point n'ont pas été sanctionnées par le succès des débridements.

Siège des varices. — De toutes les veines, celles du membre inférieur et principalement les saphènes sont les plus exposées aux varices; mais on les observe également sur les veines profondes du tronc, sur les veines sous-muqueuses; ainsi les varices sous-linguales, œsophagiennes, stomacales ne sont pas rares, bien qu'elles cèdent le pas aux varices rectales et anales ou hémorroïdes.

La dilatation variqueuse des veines du cordon ou varicocèle est également commune, surtout du côté gauche. Quoique rares au cou et à la tête, les varices ont été quelquefois rencontrées au cuir chevelu, nous en avons observé un curieux spécimen chez un jeune soldat sur les parties latérales de la tête. Les varices du membre supérieur sont exceptionnelles. Fournot a réuni quelques exemples seulement; la plupart congénitales, n'ont pas de tendance à rétrograder, et transforment la couche sous-cutanée en une véritable système caverneux.

Anatomie et physiologie pathologiques. — On distingue de nombreuses variétés suivant le siège, la forme, le volume, etc.; ainsi il y a des varices *superficielles* et *profondes;* on les appelle *serpentines*, quand elles sont flexueuses; *ampullaires* lorsqu'elles présentent des dilatations sacciformes; *cirsoïdes* quand les deux variétés précédentes se trouvent réunies et forment des paquets volumineux, encore connus sous le nom de tumeurs variqueuses. Enfin, si la dilatation est uniforme sur un tronc veineux, la varice est dite *cylindroïde*. On réserve plus spécialement le nom de *veinosités* aux varices des capillaires sous-cutanés et dermiques.

Toute varice est constituée, qu'elle soit récente ou ancienne, par une ectasie des parois veineuses, d'abord régulière et plus tard irrégulière. Il y a allongement du vaisseau, ainsi que l'indiquent les flexuosités de la veine ; comme cet allongement n'est pas uniforme, il existe des coudes et des saillies anormales. L'ectasie suivant le diamètre produit l'élargissement des canaux veineux; souvent elle comprend toute la paroi qui s'hypertrophie, mais il est fréquent de constater, en quelques points, des ampoules qui démontrent l'inégalité de résistance des parois, d'où résultent les déformations indescriptibles des varices très développées.

En quoi consiste l'altération de la paroi ? Examinée à l'œil nu, la veine est plus ferme et plus indurée qu'à l'état normal ; elle est grisâtre, béante à la coupe; la membrane interne, parfois rouge et tomenteuse, offre ordinairement des plicatures longitudinales qui font relief à sa surface. Cornil a trouvé au-dessus de cette tunique interne et dans les mailles du tissu élastique de la tunique moyenne de gros faisceaux de tissu conjonctif longitudinaux qui expliqueraient ces replis. Les vaisseaux de la paroi forment en outre de véritables plexus, et le sang extravasé est accumulé en petits épanchements disséminés. Soboroff n'est pas arrivé aux mêmes résultats ; d'après lui les parois interne et externe sont deux fois plus grosses et la paroi moyenne six fois plus qu'à l'état normal ; cet épaississement serait dû à l'hypertrophie des fibres musculaires, que Ebstein n'a d'ailleurs jamais constaté.

Cet auteur n'admet pas l'opinion de Cornil, et il pense que les lésions variqueuses sont surtout et primitivement endophlébitiques plutôt que mésophlébitiques c'est-à-dire siégeant sur la tunique moyenne.

Les valvules d'abord dilatées s'épaississent, deviennent bientôt insuffisantes, réduites à un nodule ou aplaties ; on constate même à leur niveau, dans les premières périodes, des renflements caractéristiques. Il s'en faut d'ailleurs que les lésions soient constantes, car, à côté des points hypertrophiés et épaissis, la paroi en présente d'autres qui sont atrophiés et amincis ; les portions les plus dilatées sont dans ce cas. L'examen histologique y a montré une atrophie des couches interne et externe ; la couche des fibres musculaires longitudinales a disparu, tandis que les fibres circulaires seules persistent.

Les recherches de Cornil ont encore appris que les *tumeurs variqueuses* sont constituées par des vasa-vasorum devenus énormes, au point d'acquérir, dans quelques cas, le calibre d'une saphène ; ils seraient situés en dedans des fibres musculaires, dans la couche interne. Une autre explication de la présence de ces véritables lacs veineux est tirée de la possibilité des anastomoses entre les portions repliées et adossées d'une même veine.

A une période avancée de l'affection, on observe quelquefois une sorte d'athérome veineux et l'existence des dépôts calcaires qui transforment le vaisseau en un cylindre dur et résistant. Cependant ces faits sont rares, et il est plus commun de rencontrer des calcifications isolées connues sous le nom de phlébolithes; elles ont leur lieu d'élection au point d'implantation des valvules et leur dépôt se ferait entre les tuniques interne et moyenne. Les phlébolithes sont composés de phosphates, de sulfate de chaux et de matière protéique.

Les varices contiennent du sang veineux, mais en raison de la circulation défectueuse de ces canaux, surtout au niveau des ampoules, le sang se coagule assez souvent, déposant des caillots fibrineux qui diminuent la lumière du conduit ou l'oblitèrent partiellement. Quant aux tissus ambiants, ils ne tardent pas à être influencés par les varices, par la gêne de la circulation et sont peut-être soumis, eux aussi, à la maladie générale qui produit la lésion des veines. De là des œdèmes durs, persistants, le sclérème du tissu

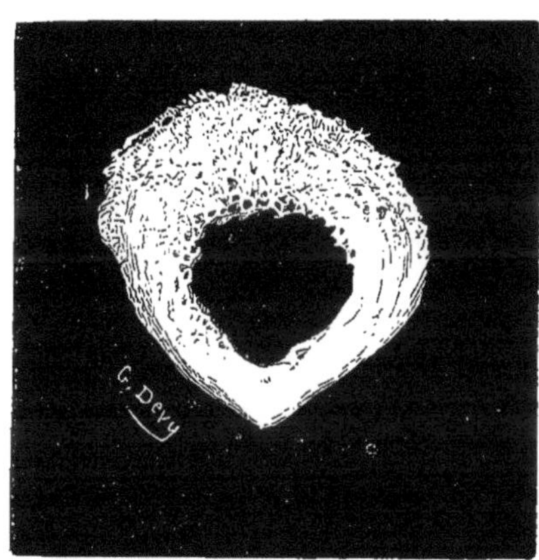

Fig. 47. — Périostite et ostéite du tibia produites au voisinage d'un ulcère variqueux. (D'après une pièce du laboratoire d'histologie au Val-de-Grâce.)

cellulaire et même, dans quelques cas, l'irritation des os voisins qui tantôt a pour effet de creuser les diaphyses, tantôt de provoquer des périostoses (fig. 47).

Le sclérème du tissu cellulaire est parfois étendu à toute l'épaisseur du membre ; la peau et le tissu sous-cutané ne forment plus qu'une gangue adhérente aux aponévroses. La peau est atteinte par places d'eczéma chronique, mais la lésion principale est une dermite atrophique qui précède et prépare l'ulcère variqueux. Les annexes de la peau, glandes sudoripares, appareil pilo-sébacés sont généralement atrophiés et ont même disparu. La couche cornée de l'épiderme est épaissie, les papilles parfois diminuées de hauteur sont en général allongées et sclérosées.

Les muscles sont souvent atteints de sclérose inter-fasciculaire, quelquefois cependant ils sont le siège d'une véritable dégénérescence granulo-graisseuse. Les artères sont le plus souvent atteintes d'artério-sclérose.

Les lésions nerveuses ont été bien étudiées par Quénu, elles consistent en une névrite interstitielle péri-fasciculaire, plus rarement intra-fasciculaire cette névrite débuterait par une phlébite chronique des veines du tronc nerveux.

Jusqu'aux recherches de Verneuil (1855), on ne possédait pas sur la pathogénie des varices de notions précises ; ce chirurgien démontra que les veines musculaires et les veines profondes sont très fréquemment variqueuses ; de plus l'existence des varices superficielles impliquerait nécessairement celle des varices profondes qui les précéderaient, tandis que les varices profondes peuvent exister isolément.

Les lois posées par Verneuil sont généralement vraies ; mais elles souffrent quelques exceptions ; témoins les cas de Valette et de Hughes où des varices superficielles existaient seules, indépendamment de toute varice profonde.

Symptômes. — 1° *Varices profondes.* — Tant que les varices sont légères ou simplement limitées aux veines profondes, les symptômes sont peu nets, ils se bornent à une sensation de lourdeur et d'engourdissement dans le mollet, les sujets se fatiguent plus vite, ils éprouvent une souffrance vague, une sensation de plénitude et souvent de véritables crampes musculaires. Parfois, le soir, il existe un gonflement du pied et un léger œdème. On signale des démangeaisons, une hypersécrétion sudorale, une tendance aux éruptions eczémateuses qui ne fera que s'exagérer dans l'avenir. Ces phénomènes disparaissent ou s'amendent par le décubitus horizontal. Signalons l'existence de varicosites sous-cutanées nettement visibles.

2° *Varices superficielles.* — Les varices des membres inférieurs qui servent de type à notre description se présentent sous la forme de cordons bleuâtres, allongés, saillants et flexueux, serpentins, qui prennent naissance dans les réseaux périphériques et remontent à une plus ou moins grande hauteur le long de la jambe ou de la cuisse. La coloration bleue et les bosselures apparaissent d'autant mieux que les varices sont plus turgescentes par le fait de la station verticale. Au toucher, elles donnent la sensation de tumeurs molles et pâteuses, réductibles, légèrement mobiles et celle de pelotons de ficelle, dans les cas de tumeurs variqueuses.

La compression du membre à sa partie supérieure, la station verticale prolongée et tous les efforts qui entravent à des degrés divers la circulation veineuse augmentent les varices. Au contraire le décubitus, la compression périphérique du membre, la pression superficielle tendent à les rendre moins apparentes. Nous ne citerons que pour mémoire un frémissement particulier observé exceptionnellement par Petit (de Reims).

Les varices des membres sont indolentes dans la première période de leur développement, avant la formation des tumeurs variqueuses ; plus tard la gêne de la circulation a pour conséquence une douleur sourde, obtuse, très pénible, qui apparaît le soir, après la fatigue du jour, et disparaît par le repos ; d'après Quénu, il existerait fréquemment des douleurs spontanées et sourdes sur le trajet de nerf sciatique (31 fois sur 56 malades). Le plus souvent (20 cas) les points douloureux n'existaient qu'à la jambe et dans le creux poplité ; dans 6 cas la pression était douloureuse à la partie moyenne de la cuisse, dans 5 cas la sensibilité morbide remontait jusqu'à l'échancrure sciatique. Cette névralgie sciatique est due à une véritable névrite, par varices des veines du tronc nerveux.

Cette névrite traduit son existence, outre les douleurs, par une série de symptômes. L'hypersécrétion sudorale, a été bien notée par Verneuil. La sensibilité est pervertie, il y a souvent de l'hyperesthésie, ou de l'anesthésie, enfin on constate une différence de température de plus d'un degré entre le membre variqueux et le membre sain. Les troubles trophiques sont caractérisés par l'hypertrophie du système pileux, la difformité des ongles et l'apparition de dermatoses diverses et en particulier de l'eczéma.

Marche et accidents. — Convenablement soignées dès le début, les varices restent stationnaires, c'est ce qui arrive d'ordinaire chez les personnes intelligentes et qui peuvent, par le fait de leur situation sociale, éviter les efforts et la fatigue, cause commune de l'accroissement de l'affection. Mais il est très douteux que les varices puissent disparaître avec l'âge, comme on l'a avancé; cependant la guérison spontanée est possible; elle résulte alors de la coagulation du sang, de l'organisation du caillot et de l'oblitération de la varice sur une étendue plus ou moins grande.

Souvent les nécessités de la vie, la négligence des malades aggravent l'affection; la douleur augmente, l'œdème devient persistant, le membre se déforme, la peau est sèche, luisante, les plaies les plus légères s'éternisent et il en résulte une infirmité réelle qui diminue sensiblement la capacité de travail.

Complications. — Enfin cette affection expose à un certain nombre d'accidents qui sont : l'inflammation, la phlébite, les ruptures, la thrombose et l'embolie, les ulcères.

1° *Inflammation.* — Sous les moindres influences, le tissu cellulaire périphérique suppure et des phlegmons circonscrits ou diffus, parfois gangréneux (Gautier), prennent ainsi naissance; les veines ne restent pas étrangères à ces inflammations voisines et sont elles-mêmes fréquemment le siège de phlébites.

2° *Phlébite variqueuse.* — Cette phlébite fréquente a été l'objet de nombreux travaux dus à Nivert (1862), Marquet, Richard, Budin, Maydieu; ils tendent à démontrer l'influence de l'état général sur la prédisposition à la phlébite variqueuse. En premier lieu, plaçons l'infection puerpérale dont l'action se fait sentir après l'accouchement.

Ensuite viennent divers états pathologiques aigus et chroniques. J. Paget, Bouilly, Maydieu sont portés à admettre une phlébite variqueuse post-fébrile. De même, l'alcoolisme, la goutte y prédisposent; enfin il y aurait une sorte de phlébite marastique, qui se rencontrerait chez les cachectiques. La plupart de ces causes ne font que préparer le terrain à l'infection, qui reste la cause déterminante habituelle. Les caractères de la phlébite nous sont connus: elle aboutit à la coagulation du sang, à l'oblitération du vaisseau ou à la suppuration de la paroi extérieure. C'est donc un accident dont les suites peuvent être fâcheuses; la thrombose et l'embolie qui en sont quelquefois la conséquence ajoutent encore à la gravité de cette complication.

3° *Rupture.* — Les varices ampullaires très amincies deviennent adhérentes à la peau et sont susceptibles de se rompre spontanément; le plus souvent c'est à l'occasion d'un effort, d'un coup que cet accident se produit; les mêmes circonstances sont susceptibles d'amener également la rupture des varices sous-cutanées. De toutes façons il en résulte une hémorrhagie veineuse, extérieure dans le premier cas, interstitielle dans le second. J.-L. PETIT considérait ces hémorrhagies comme peu importantes et saigna même 120 fois, sans inconvénients, une dame obèse sur une ampoule variqueuse; cependant la mort en a été plusieurs fois la conséquence. Ces hémorrhagies se font généralement en bavant, sans aucune douleur, et les malades n'en sont avertis que par la sensation d'un liquide chaud; le sang, d'après BRIQUET, deviendrait bientôt rutilant. Le plus souvent un caillot obture la plaie et met fin à l'hémorrhagie, d'ailleurs sujette à des récidives si on ne prend les précautions convenables.

On désigne sous le nom de « coup de fouet » une douleur profonde et instantanée se produisant au milieu de la masse musculaire du mollet. Il en existe deux formes, l'une bénigne et l'autre grave; toutes deux peuvent, d'après VERNEUIL, être rapportées à une rupture veineuse et non à une rupture tendineuse, musculaire ou aponévrotique. L'opinion de VERNEUIL, appuyée sur des faits cliniques, semble probable, quoiqu'elle n'ait pas été vérifiée à l'autopsie.

Entre l'opinion de J.-L. PETIT qui croyait à l'innocuité absolue de cet accident et celle de VELPEAU qui a réuni dix cas de mort, entre autres celui de Copernic, il y a place pour une plus juste appréciation. Sans être très grave c'est une complication sérieuse et qu'il convient de traiter par le repos, une compression méthodique, etc.

4° *Thrombose et embolie.* — Elles ont été l'objet d'une étude spéciale à laquelle nous renvoyons le lecteur.

5° *Ulcères variqueux.* — La gêne de la nutrition qui existe dans les cas les plus simples, aboutit à des altérations chroniques de la peau et du tissu cellulaire. L'eczéma apparaît d'abord, puis la peau s'ulcère, et cette perte de substance, au début passagère et très superficielle, devient ensuite plus persistante et plus profonde. L'ulcère variqueux, déjà décrit, se trouve ainsi constitué.

Diagnostic et pronostic. — Le diagnostic des varices des membres ne présente pas de difficultés; ce n'est que par un examen attentif qu'on peut découvrir les varices profondes. On comprend, de suite, qu'au point de vue du traitement, il soit nécessaire de distinguer les varices vraies des ectasies passives qui résultent de quelque obstacle accidentel, comme une tumeur, l'altération d'un organe, la grossesse. Les varices de certaines régions sont parfois d'un diagnostic difficile; on aurait pu confondre une hernie crurale avec une varice de l'embouchure de la saphène; la compression exercée au niveau de l'arcade n'a pas d'action sur la hernie, tandis qu'elle amène la turgescence de la varice.

Ce que nous avons dit des varices doit faire considérer cette affection comme une infirmité gênante quand elle est convenablement soignée, dangereuse chez les personnes qui la négligent; elle rétrograde rarement, reste parfois stationnaire, le plus souvent entraîne des accidents, quand elle devient progressive.

Traitement. *Indications et contre-indications.* — Bien qu'elles puissent s'arrêter dans leur évolution, les varices n'en réclament pas moins divers traitements qui ont été rangés en deux classes : 1° moyens palliatifs; 2° moyens curatifs ; ces derniers auraient pour but la cure radicale des varices. On a beaucoup controversé pour savoir s'il convenait de rechercher la cure radicale, et les procédés opératoires comptent des partisans enthousiastes comme des détracteurs acharnés. Les recherches de VERNEUIL sur l'origine profonde des varices, les récidives après les opérations, ont un instant donné raison aux partisans de la non-intervention. Cependant, en présence des succès bien prouvés et du bénéfice qu'en retirent habituellement les malades, le traitement chirurgical doit être conservé dans les cas que nous allons résumer; mais il est exceptionnel qu'il mérite le nom de traitement curatif; le plus souvent ce n'est qu'un bon traitement palliatif.

INDICATIONS DU TRAITEMENT PALLIATIF	INDICATIONS DU TRAITEMENT CHIRURGICAL
Varices peu développées.	Varices très développées menaçant de se rompre.
Professions sédentaires peu pénibles. Condition aisée.	Classe ouvrière ; professions fatigantes.
Sujets âgés.	Sujets adultes.
Varices symptomatiques, alcooliques, goutteuses.	Varices douloureuses peu soulagées par le traitement palliatif.
État puerpéral.	Varices avec ulcères rebelles.
Arthritisme.	

Ces indications sont suffisamment explicites pour nous dispenser d'insister. Quelquefois le traitement palliatif n'est pas supporté, et l'on peut être amené à chercher d'autres remèdes. Ainsi GIROD a vu la compression due à un bas élastique amener une rétention d'urine qui a été attribuée à la réplétion des plexus de Santorini également variqueux. Resterait encore une dernière indication signalée par ROUBY : l'opération des varices chez des jeunes gens désireux de guérir une infirmité qui les rend impropres au service militaire.

Traitement palliatif. — Il comprend deux procédés : 1° la position, 2° la compression.

La position horizontale est utile parce qu'elle favorise la circulation et la déplétion du système veineux, mais elle doit être continuée pendant plusieurs semaines. Le décubitus dorsal ou l'élévation du membre la réalisent.

La compression est une méthode beaucoup préférable et le nombre des malades qui vaquent à leurs occupations avec des bas à varices est si grand, qu'on doit regarder ce traitement comme le plus vulgaire et par suite le meilleur. Ces bas, faits en tissu élastique, compriment uniformément le membre de la base des orteils à la cuisse; le chirurgien devra en surveiller lui-même l'exacte adaptation, sans quoi les malades trop ou trop peu serrés rejettent un moyen dangereux ou inutile. De plus, pour permettre d'entretenir la vitalité des téguments, ces bas sont enlevés pendant la nuit, et il est bon de frictionner de temps à autre la peau avec un topique excitant. Quelques personnes, après avoir durant plusieurs années porté des bas compresseurs, ont vu leurs varices disparaître en partie. Le bas élastique peut être remplacé par un bandage bien fait, régulier, avec des bandes et du coton, des bandelettes de diachylon, des bas en coutil, en peau, etc.

Nous ne ferons que rappeler le débridement des anneaux aponévrotiques d'Héparath, théorique, dangereux et inutile; les ponctions et les injections de J.-L. Petit, également oubliées.

Traitement curatif. — De nombreux procédés ont été tour à tour préconisés pour la cure radicale des varices dans le but de provoquer l'oblitération de la veine malade ou d'en détruire une certaine portion, afin d'interrompre la circulation. C'est une imitation de ce que fait la nature dans la guérison spontanée par oblitération.

1° *Procédés qui ont pour but d'oblitérer la veine. Compression.* — De même que l'incision, la compression directe n'est plus usitée pour les varices des membres; l'accolement des parois qu'on espérait obtenir est imaginaire; la compression a été employée autrement, seule ou combinée afin de provoquer une phlébite localisée. Breschet avait, à cet effet, imaginé des pinces spéciales; Vidal recommandait ses serre-fines; Bryant vante beaucoup l'acupressure avec une aiguille passée au-dessous de la veine et qui sert à faire une suture entortillée simple ou élastique; il conseille d'en placer ainsi cinq ou six à un pouce et demi de distance et de les laisser en place trois ou quatre jours. Lee fait en plus la division sous-cutanée de la veine entre les épingles. Verneuil s'est servi de la suture enchevillée pour guérir le varicocèle.

Davat avait déjà eu l'idée de passer une première aiguille sous la veine, et, perpendiculairement à elle, une seconde aiguille parallèle au vaisseau et le traversant deux fois d'outre en outre, passait en croix en arrière de la première; il suturait ensuite sous les quatre extrémités. Ce procédé est inférieur aux précédents, bien qu'il compte quelques succès.

Injections. — Les uns se servent des injections pour agir sur la paroi dans le but de l'enflammer, les autres sur le sang lui-même pour le coaguler. Les injections d'alcool préconisées par English (1878), Schwalbe, Marc Sée; les injections d'ergotine d'Otto Albertz (1875) réaliseraient la première de ces indications.

Le procédé d'English consiste à pincer la peau avec la veine variqueuse et à enfoncer, derrière elle, l'aiguille de la seringue capillaire; on injecte un centimètre cube d'alcool qui détermine une tuméfaction et une phlébite oblitérante.

Les liquides employés pour coaguler le sang sont le perchlorure de fer et la liqueur de Piazza. Les injections de perchlorure, essayées par Broca, préconisées par l'école de Lyon, ont donné des succès; il faut introduire quatre à cinq gouttes du liquide à 15 ou 20° Baumé. Bryant l'injecte entre deux épingles à acupressure, préalablement passées sous la veine. Socquet et Desgranges ont obtenu des succès avec la liqueur iodo-tannique de Guillermond (iode, 5 grammes; tannin, 45 grammes; eau 1,000 grammes) employée à la dose de sept à huit gouttes, et Legendre en a récemment vanté les bons effets (1881). Bryant dit avoir également réussi avec une solution concentrée de tannin.

Weinlechner (*Soc. de Méd.* de Vienne, mars 1886) relate 41 cas de varices traitées avec succès par les injections de perchlorure; une seule fois il a observé un phlegmon. On diminue aussi la sensation de pesanteur, la gêne de la marche, la transpiration du membre, les hémorrhagies, les ulcérations. Ce chirurgien applique préalablement une bande de caoutchouc et la laisse trois heures autour de la cuisse et pratique jusqu'à 24 injections dans une même séance.

Mentionnons seulement le séton, l'électropuncture, l'ancienne incision longitudinale et le procédé de PIFFARD (1877) qui consiste à approcher de la veine à travers la peau et à maintenir en place quelques instants le cautère de Middeldorpf, que le thermo-cautère remplacerait avantageusement. Ces procédés exceptionnels sont dangereux ou inutiles.

2° *Procédés qui ont pour but d'interrompre la continuité de la veine.*— L'extirpation et la résection qui avaient été appliquées jadis à la cure des varices étaient généralement proscrites jusqu'à ces dernières années. L'emploi des méthodes antiseptiques a rendu les chirurgiens contemporains plus hardis. DAVIES COLLEY (1874), HOUSE, MARSHALL (1875), PORT, RIESEL ont eu recours à ce moyen et ont lié les bouts de la veine avec du catgut. ANNANDALE a réséqué de cette façon 16 pouces de veine variqueuse. BRODIE avait proposé la section sous-cutanée.

Dénudation et isolement. — Procédé de RIGAUD. Dans un premier temps on fait une incision, parallèle à la veine, de la longueur de 4 centimètres. La veine dénudée est ensuite isolée et on passe au-dessous un tube de caoutchouc ou un ruban de fil; le vaisseau, ainsi privé de ses moyens de communication, se flétrit, se dessèche et s'oblitère; la circulation se trouve interrompue. Sur 150 opérés, RIGAUD n'aurait perdu que 3 malades.

Cautérisations. — Le fer rouge n'est plus guère employé depuis A. PARÉ; les caustiques chimiques ont conservé plus longtemps la faveur de quelques chirurgiens. MAYO, BONNET, BRODIE, KEY, BÉRARD, LAUGIER ont employé la potasse seule ou le caustique de Vienne (potasse et chaux); FOLLIN, le chlorure de zinc. Les uns appliquaient le caustique sur la peau, tandis que d'autres faisaient une incision préalable; le but commun est de provoquer une phlébite adhésive oblitérante. L'emploi de cautères multiples, en échelons, ne mérite guère qu'une mention.

Ligature. — La ligature peut être employée seule ou combinée à d'autres moyens. Nous avons déjà vu la ligature immédiate utilisée dans les procédés de DAVAT et LÉE. La ligature simple à ciel ouvert pratiquée par HOME exposait autrefois aux accidents des plaies des veines, accidents que l'on sait éviter aujourd'hui; aussi ce moyen est-il recommandé par LUCAS-CHAMPIONNIÈRE, PUTTI et MARI. La section de la veine entre deux ligatures compte beaucoup de partisans. SCHÈDE qui a expérimenté à ce procédé plus de 80 fois a obtenu la réunion primitive et la guérison en moyenne en cinq jours. DUNCAN (*Edimb. med. J.*, 1886, t. IV) pratique, pour les varices et le varicocèle, la ligature sous-cutanée multiple à l'aide de fils de catgut.

L'excision des veines a été pratiquée dès 1857 par RIMA (de Venise), elle a été reprise en Angleterre par ANNANDALE, FRY, FRANKS KENDAL, en Allemagne par SCHEDE, MADELUNG, RIESEL, TRENDELENBURG, en France par SCHWARTZ,

Montaz, Cerné, Ricard (thèse d'Archambaud, 1891), etc., mais nous croyons avec Quénu, que l'intervention chirurgicale n'est utile que lorsque les varices s'accompagnent d'hémorrhagie persistante et de douleur tenace, car la cure radicale et définitive des varices par la ligature ou l'excision est encore à démontrer.

LIVRE VII

AFFECTIONS DU SYSTÈME LYMPHATIQUE

CHAPITRE PREMIER

LÉSIONS DES VAISSEAUX LYMPHATIQUES

Bibliographie. — BRESCHET, *Le système lymphatique*, Paris, 1836, Th. de concours. — MICHEL, *Lymphorragie après la saignée du bras*, *Rev. méd. et chir. de Paris*, 1853, t. XIV. — DEMARQUAY, *Mém. de la Soc. de chir.*, t. III, p. 139. — GEORGIEVIC, *Arch. de Langenbeck*, t. XII, 1870. — ODÉNIUS, *Deutsche Klinik*, 1874, n° 49. — A. DESPRÈS, *Acad. de médecine*, 14 mars 1876, et *Chirurgie journalière*, 1877. — BŒGEHOLD, *Rev. de chir.*, 1883. — GUSSENBAUER, *Deutsche Chir.*, t. XV, p. 114. — REVERDIN, *Rev. med., de la Suisse Romande*, 20 mars 1889. — HEUSNER, *Deut. Med. Woch.*, 9 mai 1889.

Thèses de Paris. — 1858, BINET. — 1870, JEANNE. — 1871, PEYROMAURE. — 1876, BOULANGER. — 1878, BERLIN.

§ 1er. — Plaies et fistules.

Les lésions traumatiques du canal thoracique et des vaisseaux lymphatiques internes sont encore peu connues; quelques travaux ont cependant été publiés dans les dernières années sur ces plaies. Au douzième congrès des chirurgiens allemands, BŒGEHOLD raconta que WILMS, en enlevant un carcinome de la région sus-claviculaire, blessa le canal thoracique, « il sortit un jet gros comme une paille d'un liquide blanchâtre ». La plaie fut tamponnée et la guérison se fit sans accidents. On a vu le canal thoracique blessé par une balle dans la cavité thoracique. Il semblerait, au premier abord, que la lésion des troncs et des réseaux dût être fréquente, il n'en est rien en réalité, SLAJAN GEORGIEVIC, en 1870, n'a pu réunir, dans une étude très complète, que 23 cas de plaies des vaisseaux lymphatiques, avec persistance d'accidents.

Étiologie. — Ce sont le plus souvent des plaies par instrument tranchant dans une région riche en vaisseaux lymphatiques qui ont attiré l'attention.

Ainsi sur les 23 faits de Georgievic, 6 fois la plaie était consécutive à une saignée du pli du coude ou du pied, deux fois on note une lésion directe d'un ganglion, et dans 9 cas, il s'agissait de blessures diverses. Il est évident que les blessures de ces vaisseaux sont d'autant plus manifestes qu'elles intéressent un segment plus volumineux ou une région abondamment pourvue de lymphatiques. Ceci explique pourquoi il y a, eu égard au petit nombre d'observations, autant de plaies consécutives aux saignées, car les vaisseaux lymphatiques suivent le trajet des veines superficielles et profondes. Au reste, toutes les coupures lèsent plus ou moins le réseau lymphatique et les vaisseaux; si l'attention n'a pas été plus fréquemment appelée sur les plaies des lymphatiques, c'est que l'hémorrhagie en masque les signes et que leurs conséquences sont négligeables pour les petits traumatismes.

Symptômes. Marche. Terminaisons. — Le seul signe des plaies lymphatiques est la lymphorragie ou l'issue de lymphe par le bout inférieur du vaisseau coupé; elle s'écoule immédiatement, toujours mêlée au sang, et passe inaperçue jusqu'à ce que l'hémostase soit complète. Cet écoulement est caractérisé par sa couleur claire, blanchâtre ou rosée, sa diminution ou son arrêt quand on comprime la partie entre les extrémités et la plaie, tandis que la compression supérieure n'a aucune action sur lui. Il en résulte un suintement continu sur lequel nous reviendrons en étudiant la lymphorragie.

Bornons-nous à dire ici que les plaies des vaisseaux se guérissent en général spontanément; qu'après un écoulement de lymphe de durée très variable mais plus persistant que celui du sang, le vaisseau intéressé se ferme et tout rentre dans l'ordre.

Les choses ne se passent pas constamment ainsi et la lymphorragie continue pendant un certain temps, suffisant dans quelques cas pour retarder la cicatrisation et entretenir une fistule. Quoique peu abondante en apparence, la perte de lymphe peut alors atteindre des proportions assez grandes pour retentir sur l'économie et amener tous les signes de l'anémie aiguë, le refroidissement, la pâleur des téguments, l'anxiété précordiale, des éblouissements, etc. Presque toutes les observations mentionnées dans les auteurs appartiennent en réalité à des fistules consécutives à des plaies lymphatiques. Les raisons données pour expliquer cette persistance de la lymphorragie sont encore hypothétiques, mais il n'est pas douteux que la faible coagulabilité de la lymphe, la nature de la lésion du vaisseau qui ne permet pas toujours le rétablissement de la circulation collatérale, rendent compte du phénomène.

Ces faits, rares d'ailleurs, ne méritent pas de nous retenir plus longuement; le diagnostic doit être basé sur l'anatomie, sur l'écoulement plus ou moins persistant de la lymphe, qu'on ne saurait confondre avec la synovie d'une bourse séreuse ou d'une articulation. De plus la simple compression au-dessous de la plaie ou de la fistule suffit pour lever tous les doutes.

Traitement. — Le chirurgien n'est appelé à intervenir qu'autant que la lymphostase ne survient pas spontanément; or, comme la compression périphérique suspend l'écoulement, c'est à elle qu'on s'est depuis longtemps adressé. Muys y eut recours avec succès pour une fistule de la malléole externe : on l'exécute à l'aide d'une pelote, du doigt ou d'un bandage convenable. D'autres chirurgiens ont employé le nitrate d'argent, les caustiques et même le fer rouge. Quant à la ligature conseillée par Bell, elle est plus théorique que pratique, nous lui préférons l'acupressure avec suture entortillée de Follin. Dans un cas, Monod essaya, avec un succès douteux, deux incisions périphériques en croissant.

§ 2. — Lymphorragie.

Définition. — On donne ce nom à l'issue de la lymphe contenue dans le système lymphatique; elle aurait été mentionnée pour la première fois par Ruysch, à la suite de l'incision prématurée d'un ganglion lymphatique.

Etiologie. — Toutes les maladies qui mettent le système lymphatique en communication avec l'air extérieur déterminent une lymphorragie; or ces causes sont nombreuses. Nous avons déjà vu que cet écoulement constituait le symptôme caractéristique des plaïes lymphatiques; on l'observe encore à la suite de toutes les suppurations du système lymphatique; il succède assez fréquemment à la lymphangite suppurée, à l'adéno-phlegmon simple, scrofuleux ou vénérien; il apparaît aussi cómme complication commune de la rupture des dilatations ou varices lymphatiques siégeant sur les réseaux et les troncs. Ces faits ont été bien étudiés depuis une vingtaine d'année, grâce aux travaux de Demarquay, Michel, Desjardins, Binet, Georgievic et Desprès. Ajoutons que certains ulcères, au lieu de la sanie purulente ordinaire, produisent presque exclusivement de la lymphe; à cet égard leur sécrétion ressemble aux suppurations si claires et si ténues des ulcères scrofuleux et des engelures. Odénius cite un cas de pachydermie lymphorragique siégeant à la cuisse gauche d'une fille de sept ans, et ayant pour origine un phlegmon développé en ce point quatre ans auparavant.

Mécanisme. — L'issue de la lymphe, si facile à comprendre dans les cas traumatiques, l'est moins quand il s'agit des lésions inflammatoires suppurées du système lymphatique. Dire qu'il y a rupture d'un vaisseau, c'est constater un fait sans rien expliquer, et l'on ne comprend pas, de prime abord, comment un phlegmon péri-ganglionnaire, sans suppuration du ganglion, engendre une lymphorragie; A. Desprès a donné une explication ingénieuse et plausible de la production de la lymphorragie; pour lui, les vaisseaux lymphatiques afférents ne peuvent plus déverser la lymphe dans le ganglion enflammé et devenu, par ce fait, imperméable; la lymphe s'accumule dans les vaisseaux et les dilate outre mesure, au point de les rompre et de se répandre dans le tissu cellulaire ambiant où ce liquide, plus ou moins altéré, provoque la suppuration. L'ouverture de la collection purulente permet à la lymphe de s'échapper avec le pus et bientôt elle s'écoule seule à mesure que la suppuration se tarit. Ainsi se trouve constituée une lymphorragie d'origine inflammatoire; s'agit-il d'une lymphangite, les choses se passent de la même façon, seulement l'oblitération porte sur un point du système tronculaire, et la circulation lymphatique collatérale ne se rétablit pas. Comme conséquence de cette théorie, plus l'affection gangréneuse ganglionnaire aura été longue à se développer, plus la lymphorragie aura de chances de se produire.

Il n'est pas nécessaire de recourir à de semblables explications pour comprendre comment les tumeurs lymphatiques, lymphangiomes, varices, peuvent, par leur rupture, engendrer la lymphorragie; ce sont des points sur lesquels nous reviendrons en parlant de ces maladies.

Nature du liquide. — L'humeur qui s'écoule ainsi est de la lymphe claire, légèrement ambrée au début, blanchâtre quand elle suinte depuis longtemps; sa saveur est un peu salée. D'après Després, Berlin, elle aurait une très faible tendance à la coagulation. Exposé à l'air, le liquide donne un coagulum mou, gélatineux. Dans tous les cas, avec quelques variantes, l'analyse chimique a permis d'y retrouver de la fibrine, de l'albumine, du chlorure de sodium, des carbonates et des lactates auxquels elle doit son alcalinité (Marchand et Colberg). Examiné au microscope, cette lymphe contient des leucocytes en quantité fort variable, des globules, de la graisse et même un petit nombre de globules rouges.

La quantité de lymphe issue en un jour est extrêmement inconstante, variant, d'un individu à un autre, de quelques grammes à plusieurs livres, comme dans un cas rapporté par Assalini, où l'on voit une plaie de la cuisse donner 5 livres 1/2 de liquide en trois jours. On conçoit d'ailleurs toutes les chances d'erreur d'une semblable appréciation; dans les cas d'adénite, Berlin estime que la quantité de lymphe oscille entre 15 et 150 grammes par jour.

Les adénites fournissent plus de liquide que la lymphangite, et, parmi les adénites, celles qui correspondent à un membre volumineux, riche en lymphatiques, la cuisse par exemple, ont un écoulement plus abondant que celles qui répondent à une région circonscrite comme la verge.

Symptômes. — La lymphorragie est caractérisée par l'issue de lymphe qui exsude goutte à goutte d'une fistule, d'une plaie, ou encore un petit orifice béant et invisible à l'œil nu. La station debout, les efforts, la marche et en général tous les mouvements musculaires l'accélèrent. Le suintement peut cesser momentanément; mais il est quelquefois remplacé par une tumeur qui acquiert parfois le volume du poing et dont la rupture évacue en masse le liquide retenu. Il y en avait environ 150 grammes dans un cas de Després, qui a désigné cette variété sous le nom d'*anévrysme lymphatique faux primitif*.

La lymphorragie, comme l'hémorrhagie veineuse, cesse quand on comprime le membre au-dessous de la lésion; de même la malaxation, la pression centripète le long du trajet des lymphatiques augmente le suintement qui prend, pendant un instant, la forme d'un jet.

Les malades supportent ordinairement la lymphorragie sans paraître incommodés : mais dans les cas où elle est très forte, où la déperdition s'élève en un seul jour à plusieurs litres, on voit tous les symptômes de la débilitation et de l'affaiblissement comme après les hémorrhagies. D'ailleurs cet état n'est que passager, parce qu'il est facile de mettre un terme à ces pertes exagérées. L'anémie serait constante, d'après Desprès, tandis que, pour Gaujot, elle est le plus souvent inappréciable.

Terminaisons. — L'arrêt spontané de la lymphorragie constitue la terminaison la plus commune; il résulte aussi bien du rétablissement de la circulation collatérale que de l'occlusion du vaisseau par la lymphe coagulée. Peut-être le gonflement inflammatoire intervient-il également pour diminuer le calibre des vaisseaux divisés. Quoi qu'il en soit, la terminaison spontanée n'est pas constante; elle se produit plus facilement lorsque la lésion est purement locale et traumatique que dans le cas d'ectasie préalable des vaisseaux; ceux-ci ont alors fort peu de dispositions à l'oblitération spontanée et donnent fréquemment lieu à des fistules. D'après Desprès, si les lymphorragies des adénites ont une tendance à la transformation fistuleuse, il faut l'attribuer à ce que les vaisseaux afférents ont eu le temps de devenir variqueux avant la suppuration.

Dans les cas de lymphorragie rebelle avec fistule, la peau devient érythémateuse à l'entour du pertuis; elle se recouvre d'un enduit ou pellicule blanchâtre dû à de la lymphe coagulée ou desséché; les bords de la fistule sont souvent déprimés en entonnoir, attirés profondément (aine), ou bien déchiquetés, décollés sur une surface de plusieurs centimètres. Le Dentu, Peyromaure citent des cas où on a pu, avec un stylet, pénétrer dans le vaisseau intéressé, et quelquefois même l'orifice est visible. On a encore décrit des indurations qui prennent naissance autour de la fistule et qui ont été, à tort pensons-nous, regardées comme l'origine de tumeurs.

Enfin le pronostic est toujours sérieux pour les lymphorragies qui résultent de la lymphangiectasie, parce que l'intervention fait courir au malade de grands dangers.

L'écoulement de la lymphe se reconnaît facilement, et le diagnostic n'offre aucune difficulté; le pronostic, sans jamais être grave, paraît moins bénin que pour les plaies simples. Cependant, dans les cas de fistules, la lymphorragie rebelle retarde la cicatrisation quelquefois pendant des mois, et expose le blessé à toutes les éventualités des traumatismes.

Traitement. — La compression et l'application des caustiques sont les deux procédés qui se partagent la faveur des chirurgiens; la première réussit bien dans les cas simples, traumatiques, mais elle ne suffit pas dans les lymphorragies avec fistules rebelles; c'est aux caustiques, depuis les plus simples comme le nitrate d'argent, jusqu'à la potasse caustique et la pâte de Canquoin, qu'il vaudra mieux recourir pour détruire le tissu induré de la fistule ainsi que l'extrémité du vaisseau. Ces deux méthodes sont de beaucoup préférables à la ligature et à l'acupressure.

§ 3. — Lymphangiectasies.

SYNONYMES. — Dilatations, varices, anévrysmes lymphatiques. — Adénolymphocèle. — Lymphangiomes. — Lymphadénectasie.

Bibliographie. — BRESCHET, *Mal. du syst. lymph.*, 1836. — HUGUIER, *Bull. de la Soc. de chir.*, 1853, t. II, p. 592. — DESJARDINS, *Mém. de la Soc. de biol.*, 1854, t. Ier, 1re série. — DEMARQUAY, *Mém. de la Soc. de chirurgie*, t. III, p. 139. — BEAU, *Revue méd. chir. de Paris*, 1851, t. IX, p. 22. — GUBLER, *Bull. de la Soc. anat.*, t. III, 1862. — TRÉLAT, *Bull. de la Soc. de chir.*, 1864, p. 402. — VERNEUIL, *Soc. de chir.*, 1864 et 1869. — VLADAN GEORGIEVIC, *Arch. de Langenbeck*, 1870, et *Arch. gén. de méd.*, 1875, t. Ier, p. 232. *The Lancet*, 1875, p. 159, t. Ier. — MAZAÉ-AZÉMA, *Anal. Rev. des Soc. sav.*, 3e série, t. II, 1879. — STENDNER, *Arch. Virchow's*, t. LIX, 1874. — PATRICK MASON, *Méd. Times a. Gaz.*, t. II, 1875, p. 542. — WEGNER, *Arch. de Langenbeck*, t. XX, p. 641. — NIELLY, *Traité de pathol. exotique*, 1881. — H. BOUSQUET, LE DENTU, *Bull. de la Soc. de chir.*, 1884. — NÉLATON, TH. ANGER, *Ibid.*, mars 1887. — CHIPAULT, *Gaz. des Hôp.*, déc. 1888, et *Arch. gén.*, mars et juin 1889.

Thèses de Paris. — 1858, BINET. — 1865, DAVID. — 1866, AUBRY. — 1867, TH. ANGER. — 1875, VIGUIER. — 1876, MASSONIÉ. — 1877, DÉSERT.

Voir les Traités généraux et l'article LYMPHATIQUES des *Dictionnaires*.

Historique. — Le système lymphatique présente quelquefois des altérations de structure, congénitales ou acquises, caractérisées par des dilatations ampullaires ou variqueuses, et même de véritables tumeurs qui intéressent les réseaux, les vaisseaux, les troncs et les ganglions. Une centaine de faits, tout au plus, ont servi de thème à une multitude de travaux, certainement plus nombreux que les observations, à des monographies qui sont loin d'avoir dissipé les obscurités de cette question. Il suffit de lire les différents noms que les auteurs ont imaginés pour se rendre compte de la diversité des opinions et de la confusion incroyable qui règne en France et en Allemagne au sujet des lymphangiectasies. Les divisions récentes ne nous semblent nullement justifiées, et comme tous les auteurs se servent des mêmes cas pour décrire leurs diverses tumeurs, comme ils ne peuvent préciser les limites des divisions innombrables qu'ils cherchent à introduire, nous étudierons, dans un seul chapitre, tout ce groupe d'affections sous le nom de lymphangiectasie qui a du moins l'avantage de ne préjuger en rien la nature de la tumeur.

Un petit nombre de faits insolites, appartenant à la pathologie exotique, inconnus jusqu'à HENDY, ont mis cette question à l'ordre du jour et servi de base à tous ces travaux ; mais, en même temps, ils ont un peu détourné les idées des observations classiques, plus simples dans leurs allures et qui n'en méritent pas moins de fixer notre attention.

Etiologie. — L'étude des faits montre qu'il faut de prime abord, établir une distinction absolue entre les lymphangiectasies d'origine exotique et celles que l'on observe assez rarement dans nos contrées. Il est bien démontré aujourd'hui que les habitants des climats chauds, surtout ceux du Brésil, la

Réunion, l'île Maurice, les Antilles, sont sujets à une affection endémique, mal connue dans son essence, d'origine probablement parasitaire, d'après Léwis, Nielly, Le Dentu, qui a pour résultat une dilatation anormale de certaines parties du système lymphatique, principalement des vaisseaux et ganglions de l'aine.

Ces restrictions admises, les dilatations lymphatiques, quelquefois congénitales, se rencontrent aussi bien à l'état sporadique qu'endémique chez les sujets jeunes, dans la seconde enfance ou l'adolescence, de quinze à vingt-cinq ans; le sexe masculin fournit presque tous les cas.

A quoi faut-il attribuer ces lymphangiectasies? Admettre une suractivité du système lymphatique dans les pays chauds pour expliquer l'endémicité nous semble illusoire, et mieux vaut avouer que la cause nous échappe. En 1874, Léwis a trouvé, dans le liquide, la filaire de Wucherer, qui a été retrouvée par Mauson, Lewis, Azema, Lancereaux, etc. Souvent la varice a sa raison d'être dans une oblitération partielle ou totale des troncs ou des ganglions. Chez un enfant observé par Patterson (*The Lancet*, 1875), et atteint d'une dilatation congénitale d'un membre, on trouvera une bandelette de tissu cellulaire très condensé, tendue le long du ligament de Poupart et comprimant les vaisseaux lymphatiques. Des tumeurs volumineuses, cancéreuses ou autres, des oblitérations veineuses (Warburton, Handfield Jones) (*Edinburgh Med. Journal*, mai 1871), une adénite chronique expliquent suffisamment la lymphangiectasie d'origine mécanique. Les recherches d'Anger ne sont pas favorables à cette interprétation, mais on ne peut demander aux expériences la reproduction de semblables phénomènes qui ne surviennent d'ordinaire qu'avec une grande lenteur.

Le traumatisme est signalé par Monod comme la cause déterminante d'un cas de lymphangiectasie, sur un malade traité pour une entorse; des varices du pénis apparaissent, chez le malade de Dufour, à la suite d'une lymphangite et d'une uréthrite; enfin Huguier a vu les varices du prépuce coïncider avec un varicocèle.

Quelle relation existe-t-il entre la lymphangiectasie et l'éléphantiasis? Pour les uns, l'éléphantiasis serait le résultat d'une affection du système lymphatique lacunaire. Pour d'autres, la lymphangiectasie serait l'effet, et résulterait de l'oblitération des vaisseaux étouffés dans le tissu fibreux diffus.

Siège. — Partout où existent les lymphatiques on peut rencontrer leur dilatation; à cet égard les régions riches en réseaux sont plus prédisposées que d'autres, et il convient de faire une mention spéciale pour les organes génitaux et les lymphatiques de l'aine et du bassin (fig. 48). C'est en ce dernier point qu'apparaissent les tumeurs lymphatiques endémiques. Fetzer a vu la dilatation des lymphatiques superficiels de l'abdomen, Follin du pli du coude, Broca du nez, Billroth du lobule de l'oreille. Fréquemment les varices des réseaux siègent sur le gland, le frein, le prépuce; les grandes lèvres chez la femme n'en sont pas exemptes.

Lorsque cette maladie siège à la lèvre on lui donne le nom de *macrochylie*, et de *macroglossie* pour la langue. Plusieurs fois la dilatation lymphatique siégeait sur la conjonctive ou la région sacrée.

Anatomie pathologique. — Les lymphangiectasies se subdivisent naturellement en trois groupes, suivant qu'elles affectent les réseaux, les vaisseaux superficiels, et enfin les troncs profonds sous-aponévrotiques et les ganglions. — Nous allons donc étudier successivement : 1° les varices superficielles cutanées; 2° les dilatations des vaisseaux sous-cutanés; 3° les varices profondes qui aboutissent, quand elles sont très développées, à de véritables

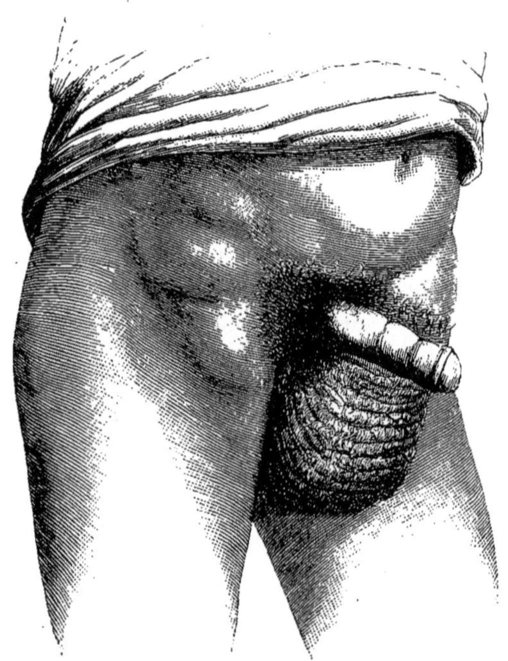

Fig. 48. — Lymphangiectasie du scrotum et de l'aine. (D'après LANCEREAUX, *Traité d'anatomie pathol.*, t. II.)

lymphocèles. Mais hâtons-nous de dire que ces divisions n'ont pas une grande importance clinique, parce que souvent plusieurs variétés coexistent.

1° *Varices des réseaux.* — Elles se présentent sous la forme de petites vésicules, claires ou opalines, conglomérées, pleines de lymphe, siégeant à la surface de la peau à laquelle elles communiquent un aspect chagriné, analogue à celui de l'écorce d'une orange. Lorsque ces élevures sont un peu plus volumineuses, on les a encore comparées à du sagou cuit ; ces vésicules atteignent exceptionnellement le volume d'un pois, peuvent devenir pédiculées; enfin la peau offre toujours un certain degré de pigmentation à leur niveau. Où siègent les varices des réseaux, et comment se forment-elles? RINDFLEISCH ne pense pas que ces vésicules soient dues à un soulèvement de l'épiderme, mais bien à des cavités qui existent dans l'intérieur du derme. La dilatation se ferait aux dépens du réseau sous-papillaire, les vésicules seraient recouvertes par le corps papillaire de l'épiderme ; la dilatation résulterait de l'hyperplasie des fibres musculaires, consécutive à une gêne de la circulation lymphatique du chorion. D'autres auteurs, avec THILESEN, MICHEL, admettent comme cause première un amincissement des parois des lymphatiques ; HANDFIELD JONES place la vésicule immédiatement sous le *stratum granulosum ;* les coupes microscopiques montrent constamment une couche cornée extérieure, couvrant la vésicule tapissée d'endothélium et qui s'enfonce à la partie profonde dans une papille dilatée en entonnoir.

2° *Dilatation des vaisseaux sus-aponévrotiques.* — La varice des vaisseaux coexiste souvent avec la précédente ; les conduits deviennent plus volumineux, durs, moniliformes, cylindroïdes ; ils forment des traînées parallèles anastomosées les unes avec les autres, perceptibles à l'œil dans les régions

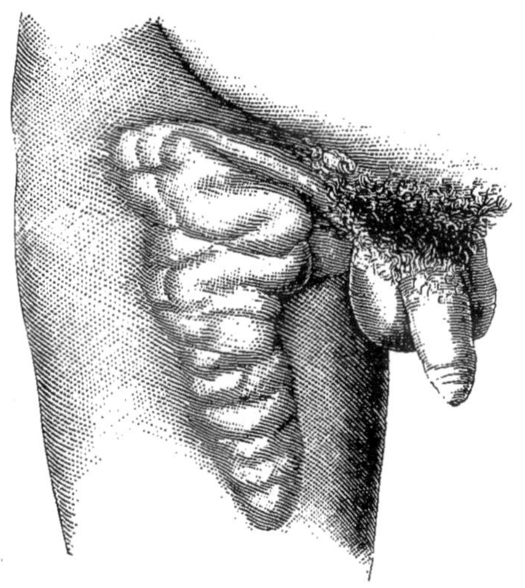

Fig. 49. — Lymphangiectasie de l'aine. (Variété exotique.)

où la peau est fine, comme au scrotum et à la verge. Tantôt la dilatation porte sur tous les points du vaisseau épaissi (*varice cylindroïde*) ; tantôt l'ectasie partielle donne lieu à des bosselures latérales ou à de véritables ampoules (*varice ampullaire*). L'épaississement de la paroi a été bien constaté par THILESEN, et, d'après ANGER, il serait dû à la multiplication des fibres musculaires lisses des tuniques moyenne et externe.

Les valvules de ces vaisseaux ne conserveraient pas leur intégrité, deviendraient insuffisantes, ce qui explique la turgescence des varices dans la station verticale.

3° *Lymphangiectasie sous-aponévrotique et ganglionnaire.* — Cette forme, qui a son siège presque exclusif à l'aine, intéresse les ganglions et les vaisseaux profonds ; les uns et les autres peuvent acquérir un développement excessif. Ils se présentent sous l'aspect de véritables tumeurs dues à la dilatation ampullaire des troncs et des ganglions, pelotonnés et enchevêtrés ensemble et se continuant en haut avec les lymphatiques également dilatés du tronc. Dans un cas classique d'AMUSSAT, les varices remontaient jusqu'au-dessus du diaphragme. H. Bousquet a observé sur un jeune conscrit qui avait habité la Guadeloupe un exemple remarquable de varice lymphatique des troncs (fig. 49). La tumeur présentait des circonvolutions serpentines plus volumineuses que le pouce.

Au milieu de cette masse de vaisseaux variqueux, il est très difficile de distinguer les ganglions si abondants dans la région inguino-crurale ; confondus dans la masse, ils se transforment en quelque sorte en vaisseaux lymphatiques. Leurs canaux subissent une transformation analogue à celle des troncs, s'allongent, s'épaississent et se dilatent, donnant ainsi à l'organe une structure caverneuse ou érectile. Il en résulte de véritables cavités kystiques. Ces ganglions ectasiés acquièrent, quand la lymphe les remplit, le volume d'une petite pomme ; vides, ils s'affaissent notablement et leurs dimensions ne dépassent guère celles d'une noix. Les tumeurs qu'elles contribuent à former sont des masses molles, multiples, lobées, siégeant le plus souvent aux plis inguinaux, passant quelquefois par le canal inguinal ; des masses graisseuses les recouvrent dans quelques cas. D'après Anger, on peut encore distinguer dans les ganglions les deux substances corticale et médullaire, l'altération porte exclusivement sur les canaux de celle-ci.

Ces dilatations renferment un liquide opalin, laiteux, alcalin, coagulable, qui n'est autre que de la lymphe plus ou moins altérée, contenant des leucocytes et de la matière grasse.

Mécanisme de production. — Assez fréquemment la dilatation des réseaux existe seule et constitue une affection nettement circonscrite ; d'autres fois celle-ci s'accompagne de varices des troncs superficiels ; les trois variétés peuvent se rencontrer chez le même malade.

Appliquant au système lymphatique sa théorie des varices, Verneuil pense que la lymphangiectasie débute dans les ganglions ou les troncs profonds pour s'étendre ensuite aux vaisseaux superficiels et aux réseaux. Cette explication s'adapte à un certain nombre de cas, mais reste insuffisante pour rendre compte des varices circonscrites des réseaux.

Symptômes. — Toutes les lymphangiectasies ont plusieurs caractères communs ; elles contiennent de la lymphe qui s'écoule spontanément par la rupture des poches superficielles ou par la ponction ; de plus la station debout, la marche, tendent à augmenter la dilatation depuis la vésicule racémeuse jusqu'aux tumeurs caverneuses ; enfin le repos, le décubitus horizontal, la pression modérée et prolongée produisent un affaissement de la collection qui devient flasque, se flétrit.

Toutes les lymphangiectasies ont en général un développement très lent et mettent plusieurs années avant d'acquérir un volume suffisant pour attirer l'attention des malades, c'est assez dire qu'elles sont indolentes. Chacune des variétés présente les particularités suivantes.

Les petites élevures vésiculeuses des réseaux peuvent rester très longtemps stationnaires, et ne gênent nullement les malades. Elles sont sujettes aux ruptures spontanées, par suite aux lymphorragies inopinées et sans être accompagnées de douleur ; la lymphe suinte par le pertuis très fin de la vésicule crevée, et on active son issue en pressant, comme dans le cas de

Desjardins, sur les dilatations ampullaires du voisinage ; l'écoulement persiste pendant un certain laps de temps, assez long parfois pour amener une déperdition de plusieurs litres ; puis la vésicule se referme, la dilatation reparaît jusqu'à une nouvelle rupture qui se produira sous les influences les plus minimes; la rupture sous-cutanée, admise par quelques auteurs, rendrait compte de l'œdème superficiel qui coïncide toujours avec les vésicules.

Les varices cylindroïdes ou ampullaires sont dépressibles, roulent sous la peau comme une plume de corbeau; elles sont quelquefois visibles, disparaissent, quand on les comprime, pour reparaître aussitôt que la pression cesse. Parfois il existe plusieurs cordons parallèles. La marche des lymphangiectasies profondes est si obscure au début, que les symptômes de la première période de l'affection sont encore inconnus : les malades ne s'aperçoivent de la présence d'une tumeur à l'aine que par hasard, à la suite d'une fatigue ou d'une marche forcée qui déterminent dans la région une certaine douleur.

On constate alors une ou plusieurs tumeurs saillantes à la région inguinale, lobées, molles, plus tendues dans la station debout, affaissées dans le décubitus dorsal, partiellement réductibles à la pression, présentant une fausse fluctuation, des racines profondes, diffuses, pâteuses, comme lipomateuses. Souvent l'affection est symétrique, caractère important et utile pour le diagnostic ; d'autres fois, comme dans le fait d'Anger, il y a des gonflements analogues dans quelque autre région; ainsi le camionneur dont il est question dans cette observation, avait des lymphangiectasies du cou, de l'aine et du scrotum. Le volume du membre atteint de lymphangiectasie est presque toujours augmenté, même dans les cas congénitaux, et ce fait est commun à toutes les variétés. D'ailleurs il est rare que les lymphangiectasies profondes soient isolées et n'arrivent pas à produire l'envahissement des vaisseaux et du réseau périphérique, comme dans le cas de Desjardins et Gubler.

Les malades ne se plaignent de douleur réelle qu'autant que les tumeurs sont volumineuses; elles ont du reste un retentissement assez faible sur la santé générale, sauf quand la dilatation s'est propagée au loin; on a observé alors de l'anorexie, des nausées, des vomissements qui alternent avec un état satisfaisant. Dans quelques cas, il est dit que les malades se fatiguent vite, s'amaigrissent; Anger a noté la diminution des globules blancs du sang, Gubler la chylurie ou urines laiteuses chez la malade de Desjardins; mais cette affection peu connue n'a pas été retrouvée dans d'autres faits.

Que deviennent les malades atteints de lymphangiectasie? Ceux qui présentent les deux premières variétés, isolées, sporadiques, vivent longtemps sans autres inconvénients que les chances de rupture, qu'on peut diminuer par un traitement approprié; aussi, avant le fait d'Amussat, les varices lymphatiques n'étaient pas considérées comme graves. Ce n'est en réalité qu'en 1864, à l'occasion des sinistres opératoires de Nélaton et de Trélat, qu'on a commencé à redouter ce genre d'affection et surtout les lymphangiectasies profondes. Si les vésicules ou les vaisseaux dilatés peuvent impunément présenter des poussées inflammatoires, amener de la tuméfaction et une sorte d'œdème dur, il n'en est plus de même pour les tumeurs profondes qui supportent mal les traumatismes les plus minimes (Amussat, Nélaton, Trélat) immédiats ou médiats. Dans trois cas on a vu de graves accidents succéder à des causes légères ; l'inflammation envahit les lymphatiques, se propage au loin sous une forme septique et la mort arrive en vingt-quatre ou trente-six heures. Nélaton, qui a le premier bien décrit ces faits, les attribuait à une lymphangite phlegmoneuse. La putréfaction envahit très promptement les cadavres.

Diagnostic. — Le diagnostic des premières variétés ne présente aucune difficulté en raison de leur aspect caractéristique, du siège spécial de la lésion, de l'écoulement de lymphe spontané ou provoqué à l'aide d'une aiguille.

Au contraire la lymphangiectasie profonde n'a guère que des caractères négatifs ; on peut la confondre avec un lipome, une hernie épiploïque ou une tumeur érectile veineuse.

Le lipome se développe aussi lentement, est indolent comme la tumeur lymphatique ; absence de coloration à la peau, flaccidité, dépressibilité, élasticité, sensation lobulée, fausse fluctuation, gêne fonctionnelle légère, tels sont les caractères communs aux deux affections ; mais le lipome n'est pas symétrique, partiellement réductible, et ne présente pas les cordons durs des varices du voisinage.

L'épiplocèle est presque impossible à reconnaître ; elle offre la même réductibilité, l'indolence, la matité, l'absence de coloration à la peau, l'indolence, la sensation lobulée, tous signes communs à la lymphangiectasie profonde ; l'erreur a été commise et toute la Société de chirurgie s'est méprise avec Trélat sur un malade qui présentait à côté d'autres tumeurs lymphatiques une lymphangiectasie inguinale.

Enfin ces tumeurs diffèrent des tumeurs érectiles veineuses par l'absence de distension sous l'influence de l'effort ou d'une compression au-dessus du mal.

Pronostic. — Il faut séparer nettement les cas de dilatations superficielles, qui n'ont que peu de gravité, de la dernière variété profonde dont le pronostic est toujours sérieux. Si la vie et même la santé ne sont pas incompatibles avec la présence de ces tumeurs, on n'en doit pas moins se souvenir que, sous les influences les plus légères, les malades sont exposés à des accidents inflammatoires qui se sont constamment terminés par la mort.

Traitement. — Il est palliatif et curatif. Le traitement palliatif convient à toutes les variétés, et c'est le seul auquel on doit recourir quand on se trouve en présence des varices profondes ayant envahi les ganglions. Ce précepte a nettement été formulé par la Société de chirurgie, en 1864, à propos du malade de Trélat. Il faut éviter de faire la moindre opération sur les malades porteurs de semblables tumeurs. Ainsi le malade de Trélat succomba à l'occasion de l'opération d'une petite fistule anale.

La compression sera utile toutes les fois qu'elle sera bien supportée, et Verneuil recommande les caleçons élastiques avec ou sans pelotes qui exercent une compression constante et régulière, Nielly et les auteurs qui ont observé les varices lymphatiques exotiques proscrivent la compression. Plusieurs médicaments ont été préconisés en pareil cas, le calomel et la poudre de Dower, le sulfate de quinine, la teinture d'aconit, la pommade mercurielle.

Que faut-il faire quand les vésicules superficielles se rompent spontanément, accident noté 22 fois sur les 56 faits de GEORGIÉVIC? Le mieux sera de faciliter, par la compression, l'arrêt de l'écoulement qui se produit presque toujours spontanément. S'il persiste, on emploiera les cautérisations légères avec le nitrate d'argent, ou même les caustiques plus énergiques; DEMARQUAY dut un succès au caustique de Vienne. FETZER, dans un cas rebelle, excisa les granulations. BROCA a eu recours pour une dilatation circonscrite du nez à des injections de perchlorure de fer qu'il localisait à l'aide d'un anneau appliqué sur la tumeur. RICORD excise les varices vésiculeuses du prépuce et le procédé nous semble préférable au séton filiforme de BEAU.

CHAPITRE II

INFLAMMATION DES VAISSEAUX LYMPHATIQUES. — LYMPHANGITES

§ 1er. — Lymphangites simples.

SYNONYMES. — Angioleucite. — Lymphite.

Bibliographie. — ALARD, *De l'inflammation des vaisseaux absorbants*, Paris, 1824. — GENDRIN, *Histoire des inflammations*, Paris, 1826. — J. ROUX, *Gaz. méd. de Paris*, 1842. — CHASSAIGNAC, *Traité de la suppuration*. — WEBER, *Pitha et Billroth*, 1865, t. II. — QUINQUAUD. *Acad. des sciences*, 1874. — BLACHEZ, *Gaz. méd.*, 1874. — VERNEUIL, *Acad. de médecine*, 1878. — *Gaz. hôp.*, 1878. — NICAISE, *Rev. de méd. et chir.*, 1878. — VERNEUIL et CLADO. *Identité avec l'érysipèle, Acad. des sciences*, avril 1889.

Thèses de Paris. — 1838, FONTAN. — 1844, TURIEL. — 1852, DELAY. — 1857, DOUCET. — 1866. ESCORNE. — 1870, BELLAMY. — LUCAS-CHAMPIONNIÈRE. — 1875, CHEVALLET. — 1876, FIOUPE. — 1878, BERLIN. — DUBRANDY. — 1879, THERRE. — 1880, JALAGUIER. — 1882, ROLAND. — 1883, LACOSTE. — 1884, FAVREL. — 1887, JOUEL. — 1889, GARS.

Consultez les Traités classique français et étrangers et l'article ANGIOLEUCITE de VELPEAU, *Dict. de Dechambre ;* l'article LYMPHATIQUES de LE DENTU, *Dict. de Jaccoud.*

Définiuition. — Sous ce nom, on comprend généralement l'inflammation des capillaires et des vaisseaux lymphatiques. Son histoire n'est pas bien ancienne; elle était inconnue des chirurgiens avant 1825, et a été complètement étudiée de nos jours, grâce aux travaux de VELPEAU, CHASSAIGNAC, etc.

Malgré cela, la lymphangite aiguë des troncs est seule bien décrite, tandis que les inflammations aiguës des lymphatiques profonds et la lymphangite chronique sont encore trop mal déterminées pour qu'on puisse en donner une bonne description.

Etiologie. — Les causes les plus diverses jouent un rôle dans la production de la lymphangite ; nous les rapporterons à trois chefs : le malade, la blessure, le milieu ; l'un ou l'autre de ces facteurs, quelquefois plusieurs exercent leur influence directement ou indirectement sur les vaisseaux lymphatiques, de manière à en déterminer l'inflammation. L'affection ne saurait apparaître spontanément, comme on le pensait autrefois.

1° *Le malade.* — Les alcooliques sont très prédisposés aux lymphangites, et même chez eux elles affectent de préférence une forme grave, ainsi qu'il résulte des recherches de JALAGUIER. La scrofule, la glycosurie et d'une façon générale toutes les causes qui altèrent la santé et conduisent à la misère physiologique, favorisent le développement de la lymphangite qui se produit alors sous les moindres influences ; il faudrait encore faire entrer en ligne de compte les professions, la malpropreté, le surmenage, etc.

2° *Blessure.* — Tous les traumatismes exposés sont susceptibles de donner naissance à la lymphangite par infection de la plaie ; on devra tenir grand compte de la nature de l'agent vulnérant et de la blessure. Les instruments piquants et tranchants peuvent être souillés par des matières irritantes ou septiques qui, absorbées, vont produire leur effet dans les vaisseaux lymphatiques du voisinage. Certaines professions y prédisposent plus spécialement (anatomistes, bouchers, équarisseurs, marchands de poisson, etc.). La plaie n'est que l'occasion de la lymphangite qui résulte d'une véritable inoculation.

La forme de la plaie, la région où elle siège ne sont pas moins importantes à considérer ; d'abord la prédisposition à la lymphangite n'est pas proportionnelle à la grandeur de la blessure ; au contraire, les piqûres les plus simples, les excoriations légères engendrent très souvent l'inflammation des lymphatiques ; on l'observe, mais plus rarement, à la suite des ulcères de toute nature, cutanés ou muqueux, diathésiques ou non, récents ou chroniques. Les contusions elles-mêmes sont susceptibles de la provoquer. Quant à la région, il est certain que plus les lymphatiques y abondent, plus les chances d'inflammation deviennent grandes ; les doigts et en général les extrémités y paraissent plus exposés.

3° *Milieu.* — Dans des conditions assez mal déterminées, les lymphangites sont plus fréquentes qu'à l'ordinaire ; ainsi elles coïncident parfois avec la septicémie ou la pyohémie ; pendant les sièges, quand les hôpitaux sont encombrés, la lymphangite devient endémique. Dans divers pays, comme le Brésil, d'après BOUREL-RONCIÈRE, les lymphangites seraient très communes, et il les attribue à une origine palustre ou climatérique ; MAGNUS HUSS rapporte que cette maladie a, durant un an, sévi avec une grande intensité sur les habitants de Stockholm ; J. ROUX, à bord du *Montebello*, BELLAMY sur le *Louis XIV* et la *Bretagne* ont également constaté des lymphangites épidémiques.

Il est difficile de croire aujourd'hui à ces endémies ou à ces épidémies de lymphangites. L'encombrement n'agit qu'en multipliant et en favorisant les contacts infectieux et les inoculations, qui autrefois passaient inaperçus.

En résumé, la lymphangite primitive n'existe pas, elle est toujours due à une infection extérieure, dont la porte d'entrée peut parfois être difficile à découvrir, mais n'en est pas moins réelle.

Anatomie pathologique. — L'anatomie pathologique de la lymphangite varie suivant les degrés ou ses formes. Celles-ci peuvent se réduire à trois : *exsudative, suppurative gangreneuse.*

1° *Lymphangite exsudative.* — Un exsudat albumino-fibrineux se dépose à l'intérieur des vaisseaux lymphatiques et des réseaux ; quand l'affection siège dans ces derniers, on voit au niveau de la peau des plaques roses qui indiquent une forte congestion du derme et son épaississement. L'hyperhémie n'intéresse pas seulement les veines mais aussi les artères, et l'on trouve les capillaires bourrés de globules rouges, tandis que les globules blancs occupent tous les intervalles.

2° *Lymphangite suppurée.* — L'inflammation débute encore, dans ce cas, par les lymphatiques ou les réseaux dont les parois s'enflamment pendant que leurs cavités sont remplies par du pus ou de la fibrine enchâssant des leucocytes. Les parois vasculaires épaissies donnent, à travers la peau, la sensation de cordons durs, elles restent béantes sur la coupe qui prend un aspect étoilé ; elles sont rouges et rendues friables par l'infiltration des leucocytes.

Le liquide accumulé stagne dans les vaisseaux, forme de petits amas qui dilatent les parois entre les valvules et leur communiquent un aspect moniliforme, quelquefois tortueux, serpentin. La suppuration se trouve, par le fait, fragmentée, circonscrite, et a peu de tendance à se porter dans le sens du cours de la lymphe, car elle est arrêtée par les caillots ; son irruption dans le canal thoracique, admise par Le Dentu, est bien exceptionnelle et la pyohémie ne se produit guère par ce mécanisme.

Souvent, l'inflammation du vaisseau s'accompagne en certains points, d'une péri-lymphangite, avec abcès du tissu conjonctif ambiant ; telle est l'origine des petits phlegmons circonscrits échelonnés le long des troncs, surtout au niveau des valvules et des éperons de bifurcation, Le vaisseau devient alors l'axe d'une tumeur rouge, indurée à sa périphérie, plus molle vers le centre où le pus se forme. Le phlegmon diffus, beaucoup plus rare, succéderait, d'après Dolbeau, Chevalet, à la propagation de la lymphangite superficielle aux lymphatiques profonds (paume de la main et avant-bras). Ce degré d'intensité de l'inflammation a pour conséquence, des phlébites, des adénites de voisinage qui expliquent la possibilité, peu commune d'ailleurs, d'abcès métastatiques viscéraux.

3° *Lymphangite gangreneuse.* — Depuis longtemps on savait que la lymphangite aboutissait, dans quelques cas, au sphacèle des parties superficielles, cette marche insolite de l'affection a été l'objet d'un important travail de Jalaguier, qui en a fait avec raison une forme particulière.

Cette forme débute par une vive inflammation du derme et des réseaux lymphatiques superficiels; le derme prend une consistance parcheminée; sa coupe rouge contraste avec le tissu cellulaire sous-jacent presque toujours sain. Des phlyctènes apparaissent et recouvrent, en les dépassant, de larges escarres, plutôt sèches qu'humides, rarement à l'état de fonte purulente, et si superficelles qu'elles n'intéressent pas constamment toute l'épaisseur de la peau. Plus tard, le sillon d'élimination se forme, l'escarre repose profondément sur une surface granuleuse, purulente, ou bien recouvre un phlegmon circonscrit ou diffus procédant en nappe ou par foyers isolés du volume d'une noix; le pus y est fluide et blanc.

Les troncs ne restent pas indifférents, de même que les ganglions; ils deviennent le siège d'un engorgement manifeste sans suppuration, car l'affection a peu de tendance à envahir les parties profondes et ne dépasse qu'exceptionnellement les aponévroses (dos du pied). Jalaguier attribue la gangrène à une dermite fibrineuse totale, ayant son maximum d'intensité au-dessous du stratum granulosum, produisant l'oblitération rapide de tous les vaisseaux, les phlyctènes et la mort des éléments au début de leur prolifération.

Lymphangite chronique. — La lymphangite chronique est spontanée ou succède à la forme aiguë, quelquefois même celle-ci présente des poussées intermittentes avec érythème caractéristique, d'où résultent un œdème et plus tard une pachydermie qui altère ensuite les fonctions des vaisseaux dans le produit morbide. Ce serait la cause d'un certain nombre de lésions qui ont avec celles du tissu cellulaire des connexions si intimes, que quelques auteurs ont pensé qu'elles étaient contingentes; tel est entre autres l'éléphantiasis qui débute souvent par des poussées de lymphangite exsudative, sclérèmes ou œdèmes durs étudiés par Renaut. Dans ces cas, la rougeur hypérémique disparaît pour revenir plus tard, tandis que les produits d'exsudation persistent; les cellules fixes proliférées ne subissent pas la régression granulo-graisseuse et donnent du tissu conjonctif fibreux. Cette transformation commence à la surface de la couche sous-papillaire et autour des vaisseaux; telle est l'origine des nodules d'abord isolés qui, par leur accroissement et leur fusion, envahissent non seulement le derme, mais encore le tissu cellulaire pour aboutir à la pachydermie.

Pathogénie. — Rosenbach avait déjà signalé la présence du staphylocoque pyogène dans le pus des abcès lymphatiques, lorsque Cornil et Babès y retrouvèrent les différents microbes de la suppuration. Widal dans sa thèse, reconnaît le premier la présence du streptocoque pyogène (11 fois sur 12 cas d'infection puerpérale). Verneuil et Clado ont plus tard découvert, dans la lymphangite, le streptocoque de l'érysipèle.

En d'autres termes, il n'y a pas une lymphangite, mais des lymphangites qui sont susceptibles de se produire sous l'influence de nombreux agents septiques.

Symptômes. — Il y a lieu de décrire isolément la lymphangite réticulaire et celle des troncs; ces deux formes toutefois coexistent fréquemment et présentent les mêmes terminaisons par résolution, suppuration ou gangrène.

A. **Symptômes de la lymphangite simple réticulaire.** — Lorsqu'elle se développe autour d'une plaie, cas le plus commun, elle se traduit par des symptômes locaux et généraux ; comme ces derniers sont les mêmes que dans la lymphangite tronculaire, nous les décrirons un peu plus loin. Localement, la plaie un peu œdématiée, douloureuse, cuisante, s'entoure d'une zone rouge vif et et d'une tuméfaction régulière des parties superficielles ; en même temps la peau devient le siège d'une chaleur âcre, mordicante, et les malades se plaignent des ganglions correspondants ou éloignés (aine, aisselle). En examinant plus attentivement cette rougeur, on reconnaît qu'elle est formée par des lignes ondulées qui s'entrecroisent et constituent un fin réseau, surtout bien visible à la périphérie où les lignes ne sont pas encore confondues pour former des plaques. Le gonflement superficiel dans les points primitivement envahis détermine la saillie des plaques ; les bords de la rougeur se continuent insensiblement avec la peau saine. La sensation de brûlure du début l'augmente, la pression très douloureuse fait disparaître momentanément la coloration. Pendant quelques jours, la plaque tend à s'accroître en surface ; les vaisseaux lymphatiques qui correspondent au réseau enflammé participent à l'irritation et forment des traînées ascendantes rouges et sensibles.

Dès que l'affection est arrivée à sa période d'état, dans les cas les plus simples, la fièvre tombe, la rougeur pâlit, la souffrance diminue, les plaques s'affaissent, et en peu de jours la lymphangite s'est résolue sans autre complication. C'est là une des terminaisons les plus fréquentes de la lymphangite réticulaire, mais elle est susceptible de durer plusieurs semaines, de procéder par poussées, comme après les piqûres anatomiques, et constitue la variété décrite par Chassaignac sous le nom de lymphangite réticulaire oscillante commune aux dos de la main.

Enfin la lymphangite réticulaire peut se terminer par la formation d'un phlegmon circonscrit ou diffus ou par gangrène, éventualités que nous étudierons bientôt.

B. **Lymphangite tronculaire**. — Symptômes locaux. Nous en distinguerons trois degrés ou trois formes : 1° la lymphangite exsudative ou simple, se terminant par résolution ; 2° suppurative ; 3° gangréneuse, la plus grave de toutes.

1° *Lymphangite exsudative*. — Elle résulte de la propagation d'une lymphangite réticulaire aux troncs correspondants, où naît primitivement et à une certaine distance du traumatisme originel. La blessure devient douloureuse en même temps que les symptômes généraux débutent par un violent frisson ou de la fièvre. Celle-ci, peu intense dans les cas légers, s'accompagne d'embarras gastrique, de céphalée, la température s'élève rapidement à 39° ou 40° ; ces phénomènes augmentent jusqu'à l'apparition complète des accidents locaux, pour décroître ensuite, quand l'affection marche vers la résolution. Localement, les arborisations périphériques des plaques réticulaires s'étendent le long des membres en remontant vers leur racine, plus rarement en descendant, sous la forme d'un ou plusieurs cordons rouge vif ou roses, linéaires, correspondant aux lymphatiques sous-cutanés et se terminant au niveau des premiers ganglions, douloureux et plus gros. Peu à peu les traînées se confondent et la rougeur devient çà et là régulière, sous forme de plaques échelonnées de distance en distance le long des troncs enflammés, et entourées d'une zone œdémateuse. Les lymphatiques peuvent affecter la disposition de cordons qui soulèvent la peau, gênent la flexion. Là se bornent les symptômes lorsque la maladie tend vers la résolution, et dans cette heureuse terminaison, on voit tous les phénomènes disparaître insensiblement ; la fièvre tombe, la rougeur pâlit, la douleur diminue, puis tout rentre dans l'ordre.

2° *Lymphangite suppurative ou phlegmoneuse.* — Si la lymphangite, au lieu de se borner à l'exsudation, marche vers la suppuration, les plaques superficielles prennent une coloration rouge, plus complète parfois violette et deviennent le siège de phlegmons circonscrits ou diffus. La main perçoit à leur niveau des noyaux durs, douloureux, qui font une légère saillie à la surface ; leur nombre est très variable et les foyers sont moins étendus quand ils sont multiples. L'état général, au lieu de s'amender, comme dans le cas où la résolution se fait, reste mauvais ; la fièvre persiste sans caractère défini, procédant par accès irréguliers qui correspondent à l'évolution des phlegmons ; la langue, blanche et sale au début, devient rouge vif. Quant aux noyaux, ils se ramollissent à leur centre ; le pus formé amincit la peau et ne tarde pas à se faire jour au dehors ; sa couleur est roussâtre, sa quantité très inégale. Les foyers phlegmoneux suppurent successivement, les plus anciens d'abord, comme pour les poussées furonculeuses. L'abcès lymphangitique présente une physionomie toute spéciale, il ne s'accentue pas, reste arrondi, ampullaire, contient du pus bien lié et bien collecté. Leur nombre est généralement multiple, ils surviennent par poussées, et repullulent sans fin, se disposant en grains de chapelet sur le trajet des troncs lymphatiques. Chassaignac cite un malade qui eut 21 abcès ; un autre, observé par Roux, dut subir 33 incisions pour une lymphangite suppurée du membre inférieur. L'évolution assez lente de tous ces foyers prolonge la durée de l'affection qui peut, de cette façon, persister pendant plusieurs semaines ; d'ailleurs la durée de la guérison n'est jamais inférieure à quinze jours.

Verneuil a signalé, comme complication de la lymphite suppurée, les arthrites concomitantes et les hydartroses du genou qui résulteraient d'une propagation mal connue de l'inflammation superficielle à la synoviale ; Nicaise a aussi observé l'hygroma du genou ; ces collections, quelquefois séreuses, souvent purulentes, constituent parfois de redoutables accidents.

3° *Lymphangite gangréneuse.* — Cette forme débute d'ordinaire par une lymphangite réticulaire, mais la rougeur s'étend rapidement, irrégulière et frangée à la périphérie ; elle présente exceptionnellement le rebord saillant de l'érysipèle ; les lignes rouges partent de cette zone enflammée et se continuent le long des troncs jusqu'aux ganglions correspondants. Bientôt la rougeur devient uniforme, diffuse et prend une teinte plus foncée, érysipélateuse, même vineuse. Ces caractères diffèrent peu de ceux des formes précédentes, sauf par leur plus grande intensité. L'apparition de phlyctènes, vers le troisième jour, établit une distinction bien tranchée, sur laquelle insiste Jalaguier.

L'épiderme d'abord épaissi est, en quelques heures, soulevé par la sérosité, tantôt en masse, tantôt par petites bulles confluentes; certaines phlyctènes peuvent mesurer 10 à 15 centimètres carrés ; le contenu est roussâtre, sanguinolent ou clair, quelquefois coagulé; lorsque la phlyctène se rompt, on trouve au-dessous une couche pseudo-membraneuse, couenneuse, qui recouvre le derme déjà mortifié ou très enflammé. La gangrène apparaît sous la forme d'une tache grise ou noirâtre, jaune par places, très mince, insensible ; il existe à sa périphérie une zone rouge, qui se détruit à mesure que les phlyctènes se développent. Après s'être accrue pendant un certain temps, la plaque de gangrène s'élimine ; mais le travail gangréneux n'en continue pas moins sa marche sur d'autres points.

Les symptômes généraux sont ceux de la lymphangite suppurée avec une tendance très marquée à l'adynamie ; la langue rougit et devient fuligineuse. On observe de la diarrhée, l'anxiété augmente ; le délire, phénomène commun, apparaît de bonne heure ; d'autres malades sont somnolents et on les tire avec peine de leur torpeur.

Dans les cas les plus favorables, les escarres s'éliminent comme dans toute gangrène, de la périphérie au centre, les symptômes graves s'amendent ; alors commence la détersion, toujours longue. D'autres fois, cette élimination s'accompagne de suppurations circonscrites du tissu cellulaire sous-cutané, principalement au niveau des articulations ; enfin la terminaison la plus grave résulte du développement d'un phlegmon diffus, qui détermine souvent la mort du blessé, soit au début par le fait de l'intensité de l'affection, soit par l'épuisement produit par les vastes suppurations. On a encore signalé la phlébite comme une des complications possibles et c'est à elle, sans doute, qu'il faut attribuer l'infection purulente signalée dans quelques cas. Trois des malades de Jalaguier sont morts de complications pulmonaires ou péricardiques.

C. **Symptômes de la lymphangite profonde**. — Elle est rare et surtout mal connue ; d'après Velpeau, on observerait au début plusieurs douleurs pongitives ou lancinantes, fixes, qui correspondent à une induration des lymphatiques profonds. L'empâtement et l'œdème n'atteignent que secondairement les couches superficielles ; les ganglions profonds s'engorgent, deviennent douloureux ; la gêne fonctionnelle est très marquée, les symptômes généraux présentent une grande intensité. L'affection ne devient susceptible d'être reconnue qu'autant que les lymphatiques superficiels sont pris en même temps ou consécutivement, comme dans la *lymphangite double* de Follin. Cette forme suppure presque toujours et ressemble beaucoup aux phlegmons des gaines vasculaires et aux phlébites suppurées. Lucas-Championnière, Siredey, Martineau font jouer un rôle important à la lymphangite utérine dans la production des phlegmons des ligaments larges.

Diagnostic. — Ordinairement simple, le diagnostic de la lymphangite est quelquefois rendu difficile par la variabilité de ses symptômes, surtout lorsqu'il s'agit des vaisseaux profonds.

La lymphangite tronculaire est si bien caractérisée par les traînées et les plaques rouges dans les régions riches en lymphatiques que le doute ne saurait durer. La phlébite serait à peu près la seule affection que l'on puisse confondre avec elle : si la rougeur n'offre pas, dans tous les cas, des signes distinctifs précis, les cordons pleins formés par les veines sont plus durs, plus volumineux, plus empâtés que ceux des lymphatiques enflammés, et les ganglions ne sont pas intéressés ; il ne faut pas oublier d'ailleurs que les deux affections peuvent coïncider.

Assurément la lymphangite réticulaire a plus d'un point de ressemblance avec l'érythème simple ou noueux ; néanmoins le premier s'en distingue par l'absence d'adénite, la différence d'aspect des plaques qui présentent une rougeur diffuse et non réticulaire ; quant à l'érythème noueux, son siège, sa forme régulière, saillante, ses relations avec le rhumatisme, suffisent à le caractériser. L'érythème de la scarlatine n'occupe pas les mêmes régions que la lymphangite (poitrine, cou) et sa couleur rouge est plus uniforme. Enfin il n'y a pas lieu d'en différencier l'engelure ou érythème pernio qui est peut-être une forme chronique et diathésique de l'affection.

Le diagnostic différentiel avec l'érysipèle est moins facile, car on admet aujourd'hui que cette maladie a son siège dans le système lymphatique radiculaire ; la principale distinction est fondée sur le relief saillant de ses bords bien limités, et sur sa tendance à se propager le long d'un membre vers sa racine, sans suivre fatalement, comme la lymphangite, les veines superficielles. Les ganglions sont engorgés dans les deux affections ; cependant l'érysipèle se termine d'ordinaire par desquamation et évolue plus vite que la lymphangite.

Le phlegmon simple, circonscrit, sous-cutané, présente de la rougeur comme la lymphangite réticulaire, mais elle est uniforme, et fait un relief plus saillant ; de plus, le phlegmon localisé s'accompagne toujours d'un empâtement profond qui n'existe pas dans la lymphangite. Le phlegmon diffus envahit d'emblée une plus vaste surface et siège dans le tissu sous-cutané ; sa teinte sombre ne ressemble pas à celle des réseaux angioleucitiques ; on doit se rappeler que c'est une des complications de la lymphite.

Pronostic. — Le pronostic est plus sérieux pour les deux dernières formes cliniques que pour la première, ce qui tient assurément à l'intensité de l'agent septique ou irritant venu du dehors ou produit dans les plaies et absorbé par les lacunes lymphatiques. Il faut aussi tenir un grand compte de l'état général du malade, de ses antécédents, parce que telle forme qui guérit chez un individu sain entraînera la mort chez un autre, diabétique, arthritique, alcoolique. La résolution simple est la règle chez les personnes qui ne sont pas entachées d'un vice constitutionnel ; la suppuration est toujours d'un pronostic plus grave. La forme gangréneuse abandonnée à elle-même serait de toutes la plus redoutable ; les douze cas recueillis par Jalaguier se sont terminés par la mort.

Traitement. A. *Traitement prophylactique.* — Il comprend toutes les précautions hygiéniques et chirurgicales qui peuvent, à la suite du traumatisme, diminuer les chances d'absorption des agents morbides. D'une façon générale, on doit faire tout l'opposé de ce qu'on cherche pour réussir une inoculation. Ainsi, s'agit-il d'une piqûre anatomique, il est prescrit de faire saigner, de laver, de sucer la plaie, de lier pendant quelques instants la partie au-dessus du mal et au besoin de cautériser légèrement la surface blessée. L'emploi des méthodes antiseptiques dans les pansements a fait presque disparaître cette complication des plaies.

B. *Traitement curatif.* 1° *Lymphangite exsudative.* — Lorsque le diagnostic a été posé, il est nécessaire d'empêcher l'absorption des matières septiques au niveau de la plaie d'inoculation. A cet égard, les pansements isolants, antiseptiques, et surtout le bain antiseptique rendront de grands services. Ensuite il convient de diminuer autant que possible l'intensité du processus inflammatoire, de modérer la réaction; on a conseillé les pointes de feu très superficielles et nombreuses. Les bains locaux conviennent fréquemment; mais ils ne sont pas toujours applicables et doivent être prolongés; d'autres chirurgiens leur préfèrent les fomentations tièdes et antiseptiques.

Les larges vésicatoires volants, les onctions avec l'onguent mercuriel simple ou belladoné, recommandés spécialement par Velpeau, ne peuvent être rappelés que pour être déconseillés.

La compression a été utilisée à la fin de la lymphangite pour faire disparaître l'empâtement.

2° *Lymphangite suppurative.* — Lorsque, malgré les traitements précédents, la lymphangite suppure, on doit donner issue au pus dès qu'il est formé; et traiter la collection comme un véritable abcès chaud.

3° *Lymphangite gangréneuse.* — Au début, dans ces cas simples, les moyens ci-dessus mentionnés suffisent. Mais s'il y a des symptômes adynamiques, menace de gangrène étendue et de mort, on interviendra de suite chirurgicalement. Les grandes incisions sont absolument indiquées quand la lésion se complique de phlegmon diffus. Le meilleur remède dans cette forme gangréneuse est la cautérisation au fer rouge préconisée par Larrey, Baudens, Labbé, et qui a donné de très beaux résultats. On doit l'employer si les accideuts généraux ne cèdent pas après l'apparition de la mortification; si au contraire ils prennent une forme ataxo-adynamique, Larrey recourait à la cautérisation linéaire, Baudens aux cautérisations ponctuées; Labbé fait des cautérisations plus larges et plus profondes, il fend même les escarres et cautérise le fond. Verneuil a obtenu de l'amélioration en enfonçant le thermo-cautère dans l'escarre.

Au traitement local il convient d'adjoindre le traitement général, surtout l'extrait de quinquina et l'alcool pour combattre l'adynamie.

§ 2. — Lymphangites diverses virulentes.

Les maladies constitutionnelles ou virulentes impriment aux lymphangites des caractères particuliers qui modifient les symptômes de l'affection franchement inflammatoire, et aboutissent à des dégénérescences. Les plus connues sont les lymphangites chancrelleuse, syphilitique, tuberculeuse et cancéreuse; la première seule conserve encore les allures inflammatoires, tandis que toutes les autres ont une évolution calquée sur celle des néoplasies mères.

1° *Lymphangite chancrelleuse.* — Elle succède vers le huitième jour au chancre mou et siège presque exclusivement sur le dos de la verge; cette lymphite résulte de l'irritation développée à l'intérieur du vaisseau lymphatique par le liquide irritant, ou le microbe du chancre. Elle évolue avec ou sans adénite. Dans ses premières phases, l'affection ressemble de tout point à la lymphangite suppurative, et aboutit à la formation d'un certain nombre de petits foyers échelonnés qui suppurent. Une fois ouverte, la petite collection, au lieu de marcher régulièrement vers la guérison, se transforme insensiblement en une ulcération chancrelleuse, qui reproduit les caractères de l'ulcère primitif. Ces ulcérations secondaires se trouvent en communication les unes avec les autres par l'intermédiaire du vaisseau lymphatique qui a propagé le virus. La marche et le traitement de cette maladie ne sauraient nous occuper plus longtemps, car ils ne diffèrent en rien de ceux du chancre mou. Verdier (*Thèse de Paris*, 1884) admet deux variétés d'abcès lymphangitiques dans le chancre mou; ceux qui, par inoculation, reproduisent le chancre et ceux qui restent stériles. Il est évident que les premiers seuls correspondent à la lymphangite chancrelleuse, les autres appartiennent à la lymphangite commune.

C'est une complication rare du chancre mou. Ricord ne l'a trouvée que 11 fois sur 271 cas; dans 5 cas seulement, il y avait suppuration.

2° *Lymphangite syphilitique.* — Le virus syphilitique est loin de retentir avec la même intensité que le précédent sur le système lymphatique, bien que ce dernier soit toujours la porte par laquelle le virus infecte l'économie. S'il engendre presque constamment une adénite subaiguë, le chancre induré ne provoque pas sur le trajet des lymphatiques de poussées inflammatoires franches. La lymphangite syphilitique se traduit sous la forme d'un cordon noueux induré et moniliforme. Quelques-uns peuvent acquérir les dimensions d'une plume d'oie, principalement dans la syphilis secondaire. Cette forme de lymphangite est susceptible de suppurer, mais c'est là un fait exceptionnel. Lailler a décrit une lymphangite tertiaire ou gommeuse.

D'après Bassereau, la lymphangite syphilitique existerait dans un quart des cas où il y a adénite; elle passe souvent inaperçue parce qu'elle est indolente, et qu'elle persiste sans autre phénomène qu'un peu d'œdème, longtemps après la disparition des exanthèmes cutanés qui lui ont donné naissance.

3° *Lymphangite tuberculeuse.* — La tuberculose peut intéresser primitivement les vaisseaux lymphatiques, résulter d'une inoculation directe. (Tuffier et Morel-Lavallée (*Annales de la tub.*, 1888). Elle a été bien étudiée dans la thèse de Lefèvre en 1888. Les ganglions sont envahis, et souvent une série d'abcès froids tuberculeux se développent sur le trajet des lymphatiques. Cependant elle est souvent secondaire et résulte de la propagation de l'affection d'un viscère ou d'un organe aux vaisseaux qui en partent. Elle a surtout été étudiée dans le poumon et le mésentère; les vaisseaux malades, décrits par Troisier, ont un aspect moniliforme, sont hypertrophiés et ressemblent à des lymphatiques injectés au mercure; des granulations miliaires ont été signalées au niveau des valvules. Les parois très épaissies, béantes à la coupe, sont bourrées par un magma blanchâtre dans lequel le microscope permet de reconnaître des leucocytes et de fines granulations graisseuses. Sur le poumon, cette lymphangite superficielle bien étudiée par Lépine dans les *Arch. de phys.*, 1870, se termine en circonscrivant les lobules, tandis que leur autre extrémité aboutit aux ganglions également altérés. Pour Rindfleisch, l'origine de cette altération serait dans l'endothélium des vaisseaux, tandis que Lancereaux tend à admettre que l'affection débute dans la tunique externe.

Quoi qu'il en soit, la tuberculose des lymphatiques quand elle est assez étendue, ce qui n'est pas rare dans le mésentère, apporte un trouble sensible dans la nutrition et contribue pour une large part à amener la cachexie.

4° *Lymphangite cancéreuse.* — L'aspect des lymphatiques cancéreux ressemble beaucoup à la variété précédente, on les rencontre aussi sur les mêmes organes ; mêmes traînées blanchâtres, même disposition en chapelet des vaisseaux dilatés. Broca a trouvé dans le contenu des cellules analogues à celles de la tumeur primitive ; mais souvent on n'y observe que des produits dégénérés granulo-graisseux, des leucocytes et une prolifération des cellules endothéliales, fait qui résulte des recherches de Debove et Troisier.

CHAPITRE III

INFLAMMATION DES GANGLIONS LYMPHATIQUES

Les lésions traumatiques des ganglions sont si peu connues, qu'il est impossible d'en faire l'objet d'un paragraphe spécial ; ce n'est pas à dire que les plaies qui intéressent ces organes soient absolument rares, leurs symptômes primitifs sont d'abord masqués par l'hémorrhagie ; plus tard elles ne présentent pas de caractères bien saillants et ne s'opposent pas ordinairement à la cicatrisation. Dans les opérations, le chirurgien se préoccupe peu des ganglions qu'il extirpe sans crainte des accidents et, de fait, on ne connaît guère les troubles fonctionnels consécutifs pour qu'on puisse blâmer cette conduite.

Nous n'aurons donc à étudier que l'inflammation aiguë ou chronique, et les néoplasmes des ganglions ; l'inflammation produite par certains virus irritants méritera également une mention spéciale.

§ 1er. — **Adénite aiguë.**

Synonyme. — Lymphadénite.

Bibliographie. — Chassaignac, *Traité de la suppuration*, t. Ier, p. 351. — Cruveilhier, *Anat. pathol. générale*, t. IV, p. 495, 1862. — Bonnafont, *Acad. des sciences*, 1856. — Legros, *Acad. de médecine*, 1865, t. XXVII. — Bergeron, Th. d'agrég.,

1872. — FOLLIN, *Bull. de l'Acad. de méd.*, 1849, t. XIV. — BERTHERAND, *Traité des adénites idiopathiques*, 1852. — CORNIL et RANVIER, *Histologie pathologique*, t. Ier, 1881. — LANCEREAUX, *Anat. pathologique*, t. II. — STOCQUARD, *Mon. at. prakt. Dermat.*, 1886.

Consultez l'article LYMPHATIQUE de LE DENTU et LONGUET, *Dict. de Jaccoud*, et l'article ADÉNITE de VELPEAU, *Dict. de Dechambre.*

Thèse de Paris. — 1845, BROCA. — 1846, DUPUIS. — 1852, SALNEUVE. — 1869, ROUSTAN. — 1872, LAMBRY. — 1877, HERVOUET, WARNECKE. — 1881, ARÈNE, DANION.

L'adénite constituée par l'inflammation de ganglions lymphatiques est aiguë ou chronique, superficielle ou profonde. L'adénite aiguë est fréquente, mais elle ne parcourt pas toujours toutes ses phases et s'arrête souvent avant la suppuration. De là deux variétés ou deux degrés dans l'inflammation : 1° adénite exsudative ; 2° adénite suppurée.

Etiologie. — Le mécanisme de production ne diffère pas pour ces deux formes, et leurs causes communes ont été depuis longtemps divisées en deux groupes, suivant qu'elles sont directes ou indirectes. Tandis que les premières (traumatisme, froid) jouent un rôle très contestable dans le développement de l'adénite, au contraire les causes indirectes sont de beaucoup les plus importantes. VELPEAU admettait :

1° Des adénites produites par contiguïté qui résulteraient de la propagation par contact d'une inflammation de voisinage ;

2° Des adénites consécutives à une lymphangite ou par continuité ; nous avons vu en effet que cette maladie s'accompagne d'adénite à des degrés divers ;

3° Adénites emboliques provenant du transport de matériaux septiques, irritants, produits dans l'économie ou venus du dehors. L'irritation émanée d'une plaie, d'une piqûre, d'une coupure, d'une légère excoriation, d'un vésicatoire, d'un ulcère, suffit pour amener une adénite, alors que les vaisseaux intermédiaires restent indifférents. Mais on sait bien aujourd'hui que le ganglion est un « organe d'arrêt » qui constitue en cas d'infection, un bon « milieu de culture ». L'anthrax, le furoncle, le vaccin, l'érysipèle, sont encore autant de causes vulgaires de l'adénite aiguë, auxquelles il faudrait ajouter les fièvres éruptives ou infectieuses qui engendrent fréquemment des adénopathies susceptibles de suppurer.

La dysenterie, la fièvre typhoïde déterminent l'adénite des ganglions du mésentère, qui coïncide avec une altération des plaques de Peyer. Au voisinage des organes génitaux se développent, à la suite d'une excoriation externe, d'une urétrite, ou même d'un chancre, des adénites appelées bubons sympathiques dont l'histoire appartient au groupe que nous étudions.

L'adénite peut-elle être idiopathique ? S'il est difficile de nier son existence, on doit du moins reconnaître qu'elle est très rare. On observe des adénites dont la cause reste problématique ; certaines adénites cervicales sont du nombre ; mais on tend aujourd'hui à les rapporter à des manifestations primitives et locales de la tuberculose, sur lesquelles nous reviendrons.

Anatomie pathologique. — Les premiers phénomènes appréciables dans l'adénite sont le gonflement de l'organe et sa congestion vasculaire, les ganglions ont perdu leur perméabilité ou s'injectent très difficilement ; au toucher, ils donnent une sensation dure, élastique. La coupe rouge brun, d'aspect splénique avec des petits foyers hémorrhagiques disséminés, dénote une dilatation excessive des capillaires sanguins ; de même l'arrêt de la circulation lymphatique est dû à la dilatation et à l'obstruction des sinus lymphatiques, au niveau de la surface corticale, par de la fibrine, de la matière granuleuse et des détritus de leucocytes altérés. Les follicules ne restent pas indifférents ; ils sont bourrés par la fibrine et les cellules lymphatiques agglomérées. En même temps, le stroma des ganglions se gonfle et s'infiltre de leucocytes.

En pressant ou en râclant la coupe d'un ganglion ainsi enflammé, on obtient un suc lactescent abondant où le microscope permet de reconnaître des leucocytes et des cellules épithéliales plus ou moins altérées à plusieurs noyaux ; le processus inflammatoire ne dépasse pas ce degré quand l'affection se termine par résolution, ce qui est fréquent, et rarement on voit le ganglion subir un ramollissement partiel. Dans le cas où l'adénite ne suppure pas, le gonflement, la congestion diminuent insensiblement et le ganglion peut s'indurer, s'atrophier ou revenir à l'état normal.

Adénite suppurée. — Si la cause infectante a une intensité suffisante, à la période congestive succède la période de suppuration ; le ganglion primitivement dur se ramollit, son tissu plus friable cède sous la pression du doigt ; sur la coupe, les îlots hémorrhagiques du début sont remplacés par de petits foyers jaunâtres bientôt franchement purulents, qui se réunissent par la disparition des fibres tuméfiées du stroma, et transforment insensiblement tout le ganglion en abcès kystique limité par la coque fibreuse de l'organe. D'après Cornil et Ranvier, le pus se propagerait encore par le tissu cellulaire le long des vaisseaux.

En même temps que ces phénomènes se passent à l'intérieur du ganglion, le tissu cellulaire ambiant participe toujours à des degrés divers à l'inflammation ; il arrive même qu'il réagit plus énergiquement que le tissu de la glande, aussi peut-il suppurer seul sans le ganglion (phlegmon péri-ganglionnaire). D'autres fois, le phlegmon périphérique et le ganglion abcédé ne s'ouvrent pas simultanément ; enfin le ganglion s'ouvre parfois à la peau sans que le tissu cellulaire suppure. Follin et quelques auteurs admettent la rupture du ganglion abcédé dans le tissu cellulaire, fait bien rare, comparé aux cas nombreux où l'adéno-phlegmon existe seul. Pour Després, l'engorgement des vaisseaux afférents, en amont du ganglion imperméable, expliquerait la production du phlegmon.

Symptômes. — 1° *Période congestive.* — L'adénite aiguë débute par de la douleur et du gonflement dans la région où se trouvent les ganglions ; la douleur, d'une intensité très variable, est constante, spontanée, accrue par les mouvements et la pression. Lorsque les ganglions sont superficiels, comme au pli de l'aine, on peut apercevoir un gonflement notable qui soulève la peau, ovoïde, à grand axe variable suivant la direction des lymphatiques correspondants; c'est là un élément de diagnostic précieux. La palpation permet de sentir une ou plusieurs masses arrondies, ordinairement mobiles, dures, élastiques, douloureuses; un empâtement assez marqué du tissu cellulaire, surtout chez les personnes grasses, empêche quelquefois de sentir les ganglions enflammés. Tous ces phénomènes deviennent bien plus obscurs quand l'adénite intéresse un ganglion profond ou situé dans une région peu accessible, comme la cavité thoracique, l'abdomen, l'aisselle et même le cou. Des symptômes généraux, un état gastrique plus ou moins marqué, un frisson, de la fièvre, existent presque toujours au début de l'adénite, persistent durant plusieurs jours et ne cessent, dans les cas les plus favorables, que vers le dixième ou le douzième jour. L'adénite peut en effet ne pas dépasser cette période de crudité, on voit alors tous les phénomènes généraux s'atténuer insensiblement; la douleur décroît, l'empâtement diminue et le ganglion le plus malade reste seul plus volumineux pendant assez longtemps.

2° *Adénite suppurée. Adéno-phlegmon.* — Lorsque l'adénite doit suppurer, les symptômes généraux offrent une grande intensité jusqu'à la formation du pus et sont identiques à ceux du phlegmon circonscrit. Quant aux symptômes locaux, ils varient beaucoup, suivant que le tissu cellulo-adipeux périganglionnaire est ou n'est pas enflammé en même temps. Dans tous les cas, la douleur devient plus aiguë, pongitive ou lancinante; la peau rougit, le tissu cellulaire sous-cutané s'empâte et permet rarement de se rendre compte de l'état du ganglion. Il est indispensable de subdiviser les divers modes de suppuration de l'adénite aiguë, suivant que le tissu cellulaire et le ganglion suppurent isolément ou ensemble.

a. Le ganglion seul suppure. La peau conserve encore ses caractères normaux; elle est seulement soulevée par la tumeur qui donne une sensation de mollesse bien différente de la dureté élastique de la première période. Du sixième au quinzième jour de l'affection, le pus tend à se porter au dehors; d'autres fois, la coque du ganglion amincie se rompt et le pus séreux, filant, qu'il contient s'épanche dans le tissu cellulaire où il détermine un phlegmon. Dans le premier cas la cicatrisation de la poche, qui s'opère comme pour un abcès, donne lieu à des cicatrices beaucoup plus petites que dans le second.

b. Sans qu'il soit possible d'en comprendre la cause, le tissu cellaire ambiant s'enflamme souvent dans l'adénite aiguë et donne lieu à un *phlegmon péri-ganglionnaire* ou *adéno-phlegmon* ou *péri-adénite* qui évolue indépendamment du ganglion et suit toutes les phases du phlegmon ordinaire. Abandonné à lui-même, il envahit toute l'atmosphère celluleuse du ganglion sans détruire ses connexions profondes; le pus tend à se porter vers la peau, qui devient rouge, chaude, sensible, tuméfiée, acuminée en un point où l'on peut bientôt percevoir la fluctuation. A ce moment, deux foyers purulents distincts se trouvent superposés, celui du tissu cellulaire et celui du ganglion. Le pus n'a pas une grande tendance à décoller les téguments, et après son élimination la guérison est possible sans que le ganglion primitivement envahi suppure fatalement. Les choses ne se passent pas toujours ainsi. Le Dentu admet que l'adéno-phlegmon peut avorter; l'adéno-phlegmon affecte très rarement une forme gangreneuse.

c. Souvent on observe la suppuration du ganglion en même temps que celle du tissu cellulaire. Tantôt l'adéno-phlegmon s'ouvre le premier, tantôt c'est le ganglion suppuré qui rompt sa coque et provoque la suppuration du tissu cellulaire empâté. Quoi qu'il en soit, la quantité de pus est toujours abondante, et la durée de l'affection assez longue. Ainsi, on voit parfois, après l'évacuation du pus du phlegmon, la cicatrisation ralentie jusqu'à l'ouverture de l'abcès intra-ganglionnaire qui évolue plus lentement. Enfin, quand plusieurs glandes sont enflammées simultanément, les collections s'ouvrent successivement dans le foyer commun de l'adéno-phlegmon et se vident au dehors; il est possible d'apercevoir, à travers l'incision, la saillie du ganglion dont le chirurgien provoque quelquefois la rupture avec la sonde cannelée.

Terminaisons. — 1° *Cicatrisation.* — L'adénite suppurée, après l'élimination du pus, tend vers la cicatrisation qui se fait peu à peu par bourgeonnement de la cavité, comme dans les abcès chauds ; la durée de la guérison dépend beaucoup de l'étendue du phlegmon et des décollements qui en résultent ; mais elle n'est jamais inférieure à plusieurs semaines. La cicatrisation trop hâtive de l'adénite peut être instable et la collection se rouvre pour livrer passage au pus d'un ganglion abcédé.

2° *Fistule.* — L'adénite aiguë aboutit encore à une ou à plusieurs fistules, d'où s'écoule un pus séreux ou même de la lymphe pure, ainsi qu'il résulte des recherches de DESPRÈS. (Voy. art. LYMPHORRAGIE.) Il n'est pas rare de voir la plaie plus ou moins fongueuse se déprimer en entonnoir dont le fonds est constitué par le tissu du ganglion ou un vaisseau lymphatique, car les ganglions ne sont plus perméables. D'ailleurs on ignore absolument ce qu'ils deviennent après l'adénite suppurée ; on sait seulement que ceux du voisinage restent longtemps indurés et l'adénite passe à l'état chronique.

Diagnostic. — Le diagnostic de l'adénite aiguë superficielle est facile. La présence de tumeurs dures, mobiles, douloureuses, à l'évolution assez rapide, avec empâtement du tissu cellulaire dans une région où il existe des ganglions, caractérise suffisamment cette affection, qui ne ressemble à aucune autre. On peut, en se guidant sur le siège de la tumeur, en chercher la cause dans quelque altération du réseau lymphatique correspondant ; l'adénite inguino-crurale, par exemple, n'a pas le même siège suivant son origine ; celle qui succède à une lésion superficielle du pied occupe ordinairement la partie inférieure du triangle de Scarpa ; un furoncle de la fesse amène une adénite inguinale externe, tandis que les adénites internes de la même région répondent à quelque lésion de l'anus, du périnée ou de la verge.

Lorsque l'adénite suppure, il est assez malaisé de reconnaître, au milieu de l'empâtement général, les ganglions masqués par l'adéno-phlegmon ; mais le siège, l'origine du mal, un examen attentif de la marche de l'affection permettent toujours de rapporter le phlegmon à sa véritable cause.

Le diagnostic des adénites profondes, surtout viscérales, est bien autrement difficile, parfois même impossible. Sans sortir de l'exemple cité plus haut, il est arrivé à des chirurgiens d'ouvrir un adéno-phlegmen du canal crural croyant être en présence d'un étranglement herniaire ; l'erreur inverse a été également commise.

Pronostic. — Le pronostic de l'adénite aiguë n'est pas très grave quand elle suit sa marche normale ; il le devient lorsque l'adénite se complique de phlegmons étendus, au voisinage d'organes importants, de décollements lents à guérir, de fistules lymphatiques rebelles, d'érysipèles, etc. ; enfin l'adénite suppurée profonde est très dangereuse parce qu'elle expose à des fusées purulentes qui s'étendent au loin (cou, médiastin), et que le pus ne peut être facilement évacué.

Traitement. — 1° *Traitement abortif.* — Le premier soin sera de supprimer la cause de l'adénite et pour cela il faut, autant que possible, asepsier les plaies où les racines lymphatiques ont puisé le principe irritant. Cette seule précaution réussit souvent. En outre, on a conseillé d'agir localement pour faire avorter l'adénite et l'empêcher de passer à la suppuration.

Les vésicatoires volants, vantés par VELPEAU, réussissent quelquefois, mais leur action est incertaine, ils sont très douloureux et activent fréquemment la marche de l'affection ; la compression n'est pas plus efficace ; quant aux frictions avec l'onguent mercuriel ou belladoné, elles n'ont aucun avantage bien prouvé. A tous ces moyens il faut préférer le repos, l'immobilité de la région, le relâchement des muscles, une position convenable du membre, les bains, un pansement antiseptique humide.

Si les symptômes ne s'amendent pas, il est inutile de chercher à faire avorter la suppurution et le mieux sera, vers le cinquième ou sixième jour, dès que la fluctuation devient sensible, de donner issue au pus par une incision.

Les ponctions étroites et multiples de VELPEAU, la ponction unique de BROCA avec pression pour vider le ganglion, sont des pratiques qui sont actuellement rejetées. Aujourd'hui, on incise dans toute l'étendue du ganglion abcédé, on nettoie la cavité purulente par la curette, la cautérisation au chlorure de yeux, on draine, et l'on panse avec une substance antiseptique.

§ 2. — Adénite chronique.

L'inflammation subaiguë et lente des ganglions lymphatiques porte le nom d'adénite chronique ; ce terme, assez mal défini sert dans la pratique pour désigner toutes les altérations simples ou spécifiques qui s'accompagnent d'un gonflement ganglionnaire ; il est absolument nécessaire d'en préciser le sens et d'en séparer la tuberculose, la syphilis des ganglions, dont l'histoire n'appartient pas à l'inflammation simple.

Étiologie. — Nous avons vu que l'adénite aiguë peut passer à l'état chronique, c'est là un fait commun ; aussi toutes les causes qui prédisposent à l'adénite aiguë engendrent également la forme chronique. Mais, en dehors de ces cas, l'adénite se produit encore d'emblée sous cette forme et alors elle est idiopathique ou consécutive à une irritation périphérique, faible dans son intensité, mais constante dans son action.

L'adénite chronique idiopathique, indépendante d'une maladie des vaisseaux ou d'une altération de la lymphe transmise aux ganglions, constitue une affection rare, si l'on en retranche, comme nous le faisons, les manifestations diathésiques; elle existe cependant et alors les ganglions sont affectés primitivement, isolément, indépendamment de toute lésion du voisinage. Le froid serait la seule cause connue qui, chez les personnes à tempérament lymphatique, suffirait à la produire. Nous pensons qu'il ne faut pas considérer comme adénite chronique simple les altérations des ganglions cervicaux, si fréquentes dans l'armée; des recherches récentes permettent, en effet, de les regarder presque toutes comme des manifestations tuberculeuses locales. Toutefois, RICARD, CLADO, ont décrit, au cou, des adénites chroniques qui, manifestement, n'étaient pas tuberculeuses (Congrès de chirurgie, 1890).

Le plus grand nombre des adénites chroniques ont pour origine quelque irritation périphérique persistante qui retentit insensiblement sur les ganglions régionaux. C'est ainsi que les ulcères, les affections chroniques de la peau ou des muqueuses, des os, du périoste, des articulations, les inflammations chroniques des viscères, les lésions traumatiques longues à guérir, produisent secondairement et par propagation une irritation lente des ganglions. A ces causes si nombreuses il faut ajouter certains néoplasmes susceptibles peut-être de provoquer une inflammation subaiguë des ganglions du voisinage, évidemment de nature franche, puisque l'extirpation de la tumeur les fait disparaître. Ces cas semblent rares d'ailleurs.

Anatomie pathologique. — Les lésions de l'adénite chronique sont encore assez mal connues, parce que la confusion actuelle entre cette maladie et la tuberculose des ganglions est peu favorable à la lucidité de la question. Cependant deux faits dominent leur histoire : 1° le gonflement du ganglion atteint; 2° la sclérose du stroma qui tend à étouffer les éléments propres et les follicules.

Le volume des ganglions est ordinairement triplé ou quadruplé; ils ont une coloration grisâtre, une consistance plus dure, plus élastique qu'à l'état normal; ils se séparent assez difficilement du tissu cellulaire feutré qui les entoure et qui adhère de toutes parts à la coque du ganglion. Les vaisseaux lymphatiques afférents sont plus gros, épaissis, visibles à l'œil nu sous forme de cordons blanchâtres.

La coupe est dure, résistante, de couleur grise ou rose, analogue à celle de la chair lavée, le tissu friable. Grâce aux données histologiques, on sait qu'il existe une hypertrophie généralisée du tissu conjonctif, que les vaisseaux du système caverneux sont en quelque sorte étouffés par la sclérose des travées réticulaires; enfin les cellules lymphatiques et les follicules corticaux très rares ont subi la dégénérescence granulo-graisseuse.

Lorsque l'adénite chronique aboutit à la suppuration, elle se comporte de la même façon que l'adénite aiguë; le pus se forme lentement dans le ganglion par foyers ou vacuoles remplis de pus, qui se réunissent et détruisent le tissu de l'organe, ou bien à la suite d'une poussée aiguë le tissu ambiant s'enflamme en même temps que le ganglion. Le pus des ganglions abcédés, d'ordinaire séreux, filant, contient beaucoup de leucocytes granuleux.

Symptômes. Marche. Terminaisons. — L'adénite chronique superficielle, la seule qui intéresse le chirurgien, forme une tumeur saillante sous la peau, tantôt unique, tantôt multiple, suivant qu'un ou plusieurs ganglions sont altérés; habituellement isolés et mobiles, ces tumeurs sont parfois conglomérées; elles sont alors plus adhérentes aux organes voisins et profonds. Au début, le ganglion a un petit volume, celui d'une amande, d'une noix; plus tard, il peut atteindre les dimensions d'un œuf de poule ou de dinde; généralement allongé, dur, il ne présente de la mollesse et de la fluctuation qu'autant qu'il s'est abcédé.

L'adénite chronique, longtemps indolente, devient douloureuse lorsque, par son développement, le ganglion comprime les filets nerveux, les organes du voisinage ou qu'il s'enflamme.

Abandonnée à elle-même, l'adénite chronique est caractérisée par son évolution lente; elle reste à l'état d'induration ou de sclérose pendant de longues années, puis disparaît insensiblement avec les progrès de l'âge. Cette terminaison par résolution et atrophie n'est pas rare après la guérison des affections chroniques, lorsque l'irritation cesse d'exercer son influence à distance. Ainsi l'amputation d'un membre, la cicatrisation d'un ulcère, l'ablation d'un séquestre, l'extirpation d'une tumeur sont susceptibles de faire résoudre les adénites chroniques; bien souvent la sclérose persiste et le ganglion ne reprend pas complètement ses fonctions.

Cette variété d'adénite se termine assez fréquemment par suppuration; les causes externes, telles que le froid, le traumatisme, un état général mauvais, peuvent amener dans quelques cas le ramollissement du ganglion induré, mais presque toujours ce processus évolue lentement sans cause appréciable. Le pus a une grande tendance à se porter au dehors; le ganglion adhère à la peau habituellement rouge, chaude, qui proémine et s'amincit, ensuite le pus est évaqué spontanément; ailleurs la coque du ganglion se rompt dans le tissu cellulaire, il se forme un adéno-phlegmon qui suit la même marche que celle de l'adénite aiguë. Après l'évacuation du pus, la cicatrisation est toujours longue, les fistules suppurent longtemps et des cicatrices déprimées, violacées, indélébiles, difformes parfois, font adhérer la peau aux parties sous-jacentes.

Diagnostic. — Les caractères presque tous objectifs de l'adénite chronique, l'existence d'une ou plusieurs tumeurs superficielles, dures, indolentes, mobiles, bosselées, développées lentement dans une région où il y a normalement des ganglions, ne permettent pas de confondre cette maladie avec d'autres tumeurs. Cependant les erreurs ne sont pas exceptionnelles, surtout quand il s'agit d'adénites profondes qui, dans chaque région, donnent le change avec d'autres affections, des kystes, des hernies épiploïques, des fibromes, etc.

Bien autrement difficile est le diagnostic différentiel entre l'adénite chronique simple et la tuberculose, le lymphadémone, le cancer primitif des ganglions; toutes ces affections ont au début les mêmes signes, l'hypertrophie du ganglion, la marche lente, l'indolence; les symptômes caractéristiques n'apparaissent que plus tard. Il faut alors examiner l'état général, l'existence ou l'absence de lésions cutanées, les antécédents morbides, l'âge des malades, le milieu dans lequel ils vivent, toutes conditions qui seront d'un grand secours dans l'appréciation de la nature réelle de l'adénite.

Pronostic. — L'adénite chronique simple n'est pas une affection grave en elle-même ; lorsque la suppuration survient, elle ne fait pas courir au malade de plus grands dangers qu'un simple accès chaud ou froid.

Mais on ne saurait méconnaître que, par son évolution lente, l'adénite peut à la longue déformer les régions exposées (face, cou), atrophier et comprimer des organes importants (parotide, glandes), surtout dans les grandes cavités, gêner les fonctions des membres et des articulations. Toutes ces éventualités devront être présentes à l'esprit du chirurgien appelé à se prononcer sur la gravité de cette affection.

Traitement. — Le premier soin dans le cas d'adénite chronique sera d'en rechercher la cause. Or, comme la classe des adénites idiopathiques se restreint tous les jours, on la trouvera généralement dans quelque affection superficielle de voisinage ; il ne saurait être question ici des adénites viscérales qui sont hors de notre portée. Une fois la cause connue, on s'attachera par tous les moyens à la faire disparaître, avant d'agir sur le ganglion induré. Comme l'adénite, lente à se produire, est encore plus lente à se résoudre, même après la suppression de la cause, à ce traitement indirect doit s'adjoindre un traitement direct, topique. Les médications employées contre ces affections souvent rebelles sont innombrables ; nous ne passerons en revue que les principales.

1° *Résolutifs.* — La compression ou méthode de SERGEANT est assurément l'un des meilleurs traitements, à la condition qu'elle soit bien faite, appliquée régulièrement, méthodiquement, et nombre d'auteurs la préconisent ; elle ne doit pas être douloureuse, sans quoi son application est défectueuse. L'ouate, l'amadou, les compresses graduées, les sachets de sable chaud, les pelotes élastiques pleines ou à air et maintenues par des bandages appropriés rendront de réels services quand ils seront susceptibles d'être employés ; malheureusement, nombre d'adénites échappent à la compression par leur siège ou leur profondeur ; d'ailleurs la compression peut être utilement combinée à d'autres méthodes.

Les fondants, onguent mercuriel belladoné, pommades iodurées ou à l'iodure de plomb, emplâtres mercuriels, sont d'un usage vulgaire ; mais tout le monde est à peu près d'accord pour en reconnaître l'inefficacité ; on ne saurait en dire autant de la teinture d'iode qui agit comme révulsif.

L'électricité a été vantée outre mesure comme résolutif des adénites chroniques ; dans le plus grand nombre des cas, elle n'a pas d'effet, et les quelques succès, qui servent de base à sa réputation, sont largement compensés par les faits où la glande a doublé de volume en peu de jours. Enfin les injections intersticielles d'iode, d'acide acétique, d'alcool, etc., successivement essayées, doivent être rejetées.

2° *Moyens chirurgicaux. Destruction des ganglions.* — Autrefois, les procédés à qui l'on demandait de réaliser ce but étaient : l'écrasement, le broiement et l'extirpation. L'écrasement, mauvaise méthode, exige un plan osseux sous-jacent et se pratiquait avec un cachet, comme pour les kystes synoviaux. — Le broiement sous-cutané à l'aide d'un ténotome avait pour objet de fractionner le ganglion tuméfié; c'est un procédé théorique dont les résultats sont douteux. L'extirpation reste le seul procédé en honneur; une incision avec le bistouri permet de disséquer et d'énucléer la tumeur. Quand toute une chaîne de ganglions se trouve envahie, l'opération est contre-indiquée comme inefficace et dangereuse, à moins qu'elle n'ait pour objectif de remédier à des accidents de compression progressifs.

La conduite la plus sage, quand l'adénite est suppurée, consiste à pratiquer une petite incision déclive, dont on modifie la forme et la direction, de manière à cacher autant que possible la cicatrice inévitable dans quelque pli cutané. Ces précautions sont utiles à la face, au cou, aux aines, etc.; on évite de cette façon les cicatrices difformes, violacées, végétantes, ainsi que les fistules. C'est encore dans le même but d'esthétique que LEVANNIER, BONNAFONT, PERROCHAUD ont préconisé les sétons filiformes, simples ou multiples. La cavité une fois ouverte devra être drainée, souvent curetée, afin d'obtenir la réunion rapide.

CHAPITRE IV

ADÉNOPATHIES VIRULENTES

§ 1er. — Adénite chancrelleuse ou bubon.

SYNONYMES. — Bubon chancreux. — Adénite virulente.

Bibliographie. — JULLIEN, *Traité des maladies vénériennes*. — STRAUS, *Bull. de la Soc. de biol.*, 22 novembre 1883 et 1er août 1885. — CRIVELLI, *Arch. gén.*, 1886.
Thèses de Paris. — 1885, MENU, CRIVELLI.
Thèse de Bordeaux. — 1888, BONAIN.

L'adénite chancrelleuse est une inflammation ganglionnaire produite par le transport du virus chancrelleux dans l'intérieur du ganglion.

Etiologie. — Cette définition suffit, à elle seule, pour expliquer l'origine de cette affection jadis confondue avec les adénopathies vénériennes, et qui n'a été réellement bien connue que depuis les travaux de HUNTER (1782), de WALLACE et de RICORD (1831-1837). HUNTER distingua les adénites aiguës simples par irritation (bubons sympathiques) et la syphilis des ganglions de l'adénite chancrelleuse; le premier, il constata que le pus de certains chancres absorbé par les lymphatiques détermine une adénite suppurée susceptible de reproduire un nouveau chancre dont le pus est inoculable. Ce fait a été vérifié maintes fois par RICORD, qui en a démontré l'importance.

La nécessité d'un chancre primitif est aujourd'hui absolument prouvée, et l'on n'admet plus l'adénite chancrelleuse sans lésion, variété de bubon d'emblée, abandonnée. Tantôt elle succède à une lymphangite chancreuse propagée de proche en proche aux ganglions, tantôt il n'y a pas de lésions intermédiaires entre le chancre et le bubon qui apparaît aux époques les plus diverses, ordinairement après le treizième jour.

Cette complication du chancre simple est loin d'être fatale. Ainsi, d'après FOURNIER, on ne l'observerait qu'une fois sur trois chancres. En additionnant les statistiques publiées, LEJARS trouve une proportion de 42 p. 100. D'ailleurs toutes les adénites qui résultent du chancre simple ne sont pas chancrelleuses, car cette affection, comme toute lésion des réseaux superficiels, peut engendrer une adénite aiguë inflammatoire ; dans ce cas, le pus n'est plus inoculable.

Depuis HUNTER, on avait cru à l'inoculabilité fatale et nécessaire du bubon du chancre mou. Les recherches de RICORD démontrèrent que 50 p. 100 des bubons étaient seuls virulents d'emblée, et ses conclusions confirmées par ROLLET étaient devenues classiques ; lorsque STRAUS prétendit que, sur 42 bubons, des inoculations pratiquées suivant les méthodes nouvelles étaient toutes restées négatives. Les expériences de STRAUS avaient été vérifiées par MAURIAC, A. ROBIN, SPLILMANN, BONAIN, etc. Mais des recherches nouvelles de HORTELOUP (*Soc. de chir.*, 1884), de FOURNIER, de HUMBERT (*Congrès de chir.*, 1885) et enfin de STRAUS lui-même, démontrèrent que la virulence primitive du bubon existait d'emblée dans 1/35 des cas. On en a conclu que la virulence du pus du bubon est donc le plus souvent consécutive à une inoculation involontaire, provenant du voisinage du chancre lui-même.

Malgré les recherches de FERRARI, de Rocco de LUCCA, de DUCREY, on peut dire que le microbe spécifique du bubon chancrelleux et du chancre n'est pas encore connu. Le staphylocoque doré et le streptocoque pyogène sont les parasites presque constamment trouvés.

AUBERT, de Lyon, a démontré que le pus du bubon chancrelleux perdait sa virulence lorsqu'il était soumis pendant une heure à une température de 42° ou pendant seize à dix-huit heures à une température de 37 à 38°.

La femme serait moins exposée que l'homme ; ce bubon chancreux a pour siège presque exclusif la région inguinale et succède au chancre de la verge; on l'a encore observé ailleurs à la suite de chancres inoculés dans d'autres parties. Habituellement unilatéral, quelquefois *croisé* ou double, il occupe plus souvent les ganglions moyens de l'aine. HUNTER avait déjà remarqué que le virus intéresse seulement le premier groupe anatomique et même le premier ganglion ; celui-ci servirait de barrière et s'opposerait au passage du virus dans l'économie.

Symptômes. — Dans les deux premières périodes, fluxion et suppuration, les symptômes sont identiques à ceux de l'adénite aiguë terminée par suppuration ; mais ici ce dernier processus est fatal, se produit de bonne heure, sans que rien ne puisse en arrêter les progrès, sous ses deux formes intra et péri-ganglionnaire. Le pus prend naissance dans le ganglion avant la formation de l'adéno-phlegmon, ainsi que l'a démontré BROCA qui a trouvé dès le début du pus au centre du ganglion. Les deux collections évoluent isolément, se superposent et produisent chacune un pus dont les caractères sont fort différents ; celui de l'adéno-phlegmon est franchement phlegmoneux, non inoculable, tandis que celui du ganglion a un aspect séreux, mal lié ; de plus, il est inoculable et son inoculation reproduit le chancre primitif. Il s'établit prématurément, ou au moment de l'ouverture, un mélange des deux pus qui possède les caractères malins du second et devient roussâtre, de mauvaise nature. Après l'issue du pus, le foyer superficiel s'inocule, s'ulcère et se transforme en un vaste foyer chancreux, ou *chancre ganglionnaire*, qui suit la marche du chancre ordinaire, en prend l'aspect, les bords taillés à pic, durs, de mauvaise nature, pseudo-membraneux, blafards. Son évolution est lente, tantôt progressive, et dans les cas les plus favorables, malgré les traitements variés, la réparation n'est obtenue qu'après un temps assez long. Il faut noter que du jour où elle commence, le pus sécrété perd ses propriétés virulentes, son inoculabilité ; la guérison marche plus rapidement s'il n'y a pas de trop vastes décollements.

Outre les diverses complications communes à toutes les adénites suppurées, érysipèle, phlegmons diffus, fistules, etc., l'adénite chancrelleuse peut devenir phagédénique comme le chancre simple ; elle s'étend alors en surface, plus rarement en profondeur, affectant la forme serpigineuse qui ulcère un bord de la plaie à mesure que l'opposé se cicatrise. Cette forme de l'adénite chancrelleuse a une durée très longue, de plusieurs mois ; dans un cas de Fournier, elle n'était pas moindre de quatorze ans ! De plus, elle est sujette à des recrudescences, à des rechutes et dans les cas les plus favorables aboutit à des cicatrices vicieuses repoussantes. On a vu le chancre serpigineux, parti d'un bubon, se promener dans les régions voisines, aux lombes, aux fesses et descendre même jusqu'au genou.

Diagnostic. — Nous avons dit ailleurs à quels signes on reconnaît une adénite aiguë ; mais il est impossible de savoir primitivement si le bubon qui succède à un chancre simple est ou non chancrelleux, simplement inflammatoire, sympathique ou virulent. Jusqu'à un certain point, l'époque d'apparition établit une distinction ; le bubon simple apparaîtrait avant le troisième jour, l'autre plus tard ; toutefois ce n'est pas un fait absolu et l'on n'a la certitude qu'après l'ouverture de l'adénite, lorsque la plaie devient chancreuse. L'adénite virulente évolue plus rapidement que l'autre.

Le diagnostic le plus difficile est certainement celui qu'il faut faire avec l'adénite tuberculeuse suppurée de l'aine. Dans ce dernier cas, la multiplicité des ganglions envahis, la lenteur de l'évolution, l'absence de porte d'entrée appréciable et surtout l'existence d'adénite iliaque profonde, constituent les meilleurs signes.

Pronostic. — De toutes les adénites, la variété chancrelleuse est la plus redoutable. Cependant elle n'a pas toujours la même gravité, sa guérison quelquefois régulière contraste avec la tendance au phagédénisme, circonstance fâcheuse qui rend le pronostic très réservé.

Traitement. — 1° *Traitement prophylactique.* — Puisque l'adénite chancrelleuse est secondaire, il semblait naturel, pour la prévenir, de détruire le principe virulent à la source ou d'intercepter les communications entre l'affection primitive et le ganglion. Le seul moyen de réaliser la première de ces indications consiste à détruire le chancre par la cautérisation ou l'excision, et encore ces opérations sont-elles souvent insuffisantes ; quant à l'autre procédé, conseillé par Diday, la section des lymphatiques intermédiaires, il est beaucoup plus théorique que pratique.

2° *Traitement abortif.* — Une fois l'adénite chancrelleuse développée, peut-on la faire avorter, l'empêcher de suppurer ? Cette question a été résolue contradictoirement par les auteurs ; beaucoup admettent que l'évolution de l'adénite chancrelleuse aboutit fatalement à l'ulcération, et que toutes les tentatives de résolution sont infructueuses. On conçoit que pour les partisans de cette opinion, les antiphlogistiques (sangsues), les vésicatoires répétés (Velpeau, A. Guérin), pansés au sublimé (Malapert), à la teinture d'iode (Sirus Pirondi), la compression méthodique (Sergeant), etc., etc., soient des moyens inutiles qui ne peuvent pas réussir. Ces opinions seraient infirmées par les assertions de Guérin qui ne voit plus suppurer les bubons, grâce aux vésicatoires ; celles de Sergeant, Gavoy, qui exaltent la compression, etc., mais ces auteurs se sont exagéré les mérites de leurs méthodes ; le plus grand reproche qu'on puisse leur adresser est de n'avoir pas bien séparé les bubons d'après leur nature.

3° *Traitement de l'adénite suppurée.* — Dès que le pus existe dans un bubon chancreux, il faut l'ouvrir de bonne heure, pour éviter des dégâts considérables ; Broca avait conseillé de faire une ponction prématurément dans ce ganglion serré entre les doigts, pour exprimer, le long d'une sonde cannelée, le pus séreux et virulent contenu à son centre. Cette méthode n'est pas entrée dans la pratique, parce qu'elle n'empêche pas les accidents ultérieurs, qu'elle exige la ponction de toutes les adénites à la période du début, simples ou virulentes, impossibles à distinguer, enfin qu'elle doit être répétée et devient très douloureuse.

A l'incision prématurée, on préfère, dès qu'il y a suppuration, l'ouverture hâtive du bubon ou l'extirpation ; elle se pratique de préférence au bistouri ; d'autres chirurgiens se servent des caustiques, sans avantages marqués.

4° *Traitement de l'ulcère chancrelleux consécutif.* — Il convient, après l'incision, de panser la plaie avec soin, d'évacuer la sanie des clapiers à l'aide d'injections diverses ; puis on modifiera la surface du foyer par des topiques liquides ou solides (teinture d'iode, alcool, vin aromatique, nitrate d'argent, iodoforme, chlorure de zinc, etc.). D'ailleurs, il faut appliquer à cet ulcère le traitement du chancre. Malgré les soins les plus intelligents, l'ulcère reste souvent atonique, indifférent, sans tendance à la cicatrisation ; on doit alors, surtout pour les cas de phagédénisme, recourir aux scarifications et aux cautérisations énergiques de toute la surface avec la pâte de Vienne, le chlorure de zinc, le beurre d'antimoine, le fer rouge, etc., ou encore nettoyer avec la curette tranchante, procédé qui réussit le plus souvent.

§ 2. — Lésions syphilitiques des ganglions.

Bibliographie. — SIEGMUND, *Wien. Med. Wochens.*, 1859. — GOSSELIN, *Gaz. des Hôp.*, 1864. — CAHEN, *Union médicale*, 1859-1860. — VIRCHOW, *La syphilis*, 1860. — ROLLET, Art. BUBON, *Dict. Dechambre*, 1869. — FOURNIER, Art. BUBON. *Dict. Jaccoud*, 1866. — VERNEUIL, Art. AINE, *Dict. Dechambre*, 1875. — CORNIL, *Journal de l'anat. et de la phys. de Robin*, 1878. — CORNIL et RANVIER, *Traité d'Histologie*, 1882. — LANCEREAUX, *Anat. pathologique* et *Traité de la syphilis*. — ROBERTO-CAMPANA, *Journ. italien des mal. vénér. et cutanées*, 6e année, t. II.

Thèses de Paris. — 1852, DES RUELLES. — 1852, SALNEUVE. — 1853, SARRHOS. — 1865, DELAUNAY. — 1871, DISSANDES-LAVILLATTE. — 1878, GONNET. — 1880, RAMAGE. — 1884, VERDIER.

Consultez les Traités des *Maladies vénériennes*.

A toutes ses périodes, la syphilis détermine des altérations plus ou moins marquées du système ganglionnaire ; nous passerons successivement en revue les altérations primitives, secondaires ou tertiaires.

1° *Accidents primitifs.* — *Bubon syphilitique.* — Les travaux de RICORD et des syphiliographes modernes ont démontré que le chancre infectant s'accompagne d'altérations des ganglions qui reçoivent les lymphatiques correspondants. L'adénopathie syphilitique est presque constante, et sur 265 chancres durs, FOURNIER n'a observé que 5 faits où cette complication faisait défaut. Cet auteur a remarqué que les cas exceptionnels coïncident avec la variété phagédénique, ou avec le chancre dur récidivé. La relation de cause à effet qui existe entre le chancre et les ganglions devient quelquefois évidente, grâce aux cordons durs de la lymphangite syphilitique.

L'altération ganglionnaire n'a pas de siège spécial ; on la rencontre toujours dans les ganglions les plus voisins du chancre ; si l'aine est son siège de prédilection, cela tient à ce que les chancres sont surtout fréquents à la verge, à la vulve et à l'anus. On a observé également ce bubon à la région sous-maxillaire à la suite du chancre céphalique, à l'aisselle à la suite du chancre mammaire. Un chancre de la trompe d'Eustache, inoculé par le cathétérisme, a pu amener un bubon parotidien.

Le bubon syphilitique apparaît assez exactement au moment où le chancre s'indure, c'est-à-dire du premier au deuxième septénaire ; à l'aine, il est tantôt unilatéral, le plus souvent bilatéral et parfois croisé.

Symptômes. — L'adénopathie ganglionnaire symptomatique du chancre infectant ne constitue pas une inflammation, le nom d'adénite ne lui convient donc pas ; en effet, l'altération du ganglion est essentiellement torpide, froide, indolente, même à la pression ; la tuméfaction, seul symptôme commun, existe constamment, mais elle n'est pas très accentuée et n'intéresse jamais le tissu cellulaire ambiant. La peau n'offre ni rougeur ni chaleur ; on la voit seulement soulevée, chez les personnes amaigries, par une ou plusieurs petites saillies que la palpation permet de sentir et de compter. Leur nombre est en rapport avec la richesse variable des régions; toutes ont à peu près un volume identique, celui d'un gros haricot ou d'une noisette; souvent l'un de ces ganglions est plus gros que les autres; RICORD le dénomme ganglion *anatomique* ou *direct*, et il correspond plus immédiatement au chancre.

Ordinairement, les ganglions superficiels envahis conservent leur indépendance, leur mobilité, leur forme, ils constituent alors la pléiade de RICORD ; il est rare de voir ces ganglions réunis, agglomérés en une masse unique. Après une ou deux semaines, les ganglions ont atteint leur période d'état et restent longtemps dans cette situation, pendant des semaines et même des mois, sans manifester leur présence autrement que par un peu de sensibilité après la marche ou les mouvements; ils tendent à disparaître insensiblement.

La terminaison par suppuration est possible, quoique très rare; dans ce cas, l'affection changerait un peu de nature, deviendrait strumeuse (*scrofulate de vérole* de RICORD). Il s'agit là d'un point encore bien obscur et de nouvelles recherches seraient nécessaires pour déterminer si l'on est réellement en présence d'une poussée tuberculeuse; le pus de ces bubons syphilitiques suppurés ne peut être inoculé.

D'après FOURNIER, ROLLET, le ganglion syphilitique serait susceptible de se ramollir et même de suppurer, mais la résorption de ce pus surviendrait très fréquemment. Il y a aussi une autre variété de bubon (syphilo-chancrelleux) qui résulte du chancre mixte de ROLLET et qui possède les propriétés nocives des deux autres variétés; dans ce cas, la suppuration s'effectue comme pour l'adénite chancrelleuse.

Diagnostic. — L'existence d'un chancre infectant dans une région doit toujours faire chercher l'état des ganglions voisins; de même, quand on trouve sur une personne la pléiade ganglionnaire typique, il y a de grandes chances pour qu'elle résulte d'un chancre infectant. L'ensemble des symptômes de l'affection est si caractéristique qu'on ne saurait longtemps rester en suspens au sujet du diagnostic. Les seules lésions qui peuvent donner le change sont les tubercules des ganglions, les adénites chroniques; mais, dans ces cas, l'état général, les commémoratifs, les maladies concomitantes permettent de rapporter la lésion ganglionnaire à sa véritable cause, de distinguer ce que RICORD appelait les ganglions du malade de la maladie des ganglions.

Il est superflu d'insister sur les différences qui existent entre les bubons syphilitique et chancrelleux. Autant l'un est indolent, torpide, limité à la glande, isolé, peu porté à la suppuration, autant l'autre s'accompagne de douleurs, de symptômes inflammatoires, tend fatalement à suppurer, à envahir le tissu ambiant; de plus, son pus est réinoculable.

Pronostic. — En tant que lésion isolée, l'adénopathie syphilitique primitive est très insignifiante; même quand le bubon syphilitique suppure, fait exceptionnel, ses suites ne sont pas dangereuses. Il emprunte sa gravité à l'affection générale dont l'altération locale n'est qu'une manifestation.

Traitement. — Ces raisons font comprendre combien le traitement spécifique l'emporte sur la thérapeutique locale.

2° *Accidents secondaires des ganglions.* — L'adénopathie coïncide également avec des manifestations secondaires de la syphilis, et il n'est pas douteux que s'il existe très souvent une relation de cause à effet entre les accidents superficiels et la tuméfaction des ganglions, dans d'autres la maladie porte son action directement sur les ganglions. Les régions où cette forme s'observe communément sont la nuque (ganglions occipitaux), le cou (ganglions mastoïdiens), l'aine, l'angle de la mâchoire, l'aisselle. Ces adénites paraissent en tous points analogues à celles de la période primitive, mais les glandes sont disséminées; même indolence, même volume (haricot, noisette), même pléiade de petites tumeurs à évolution lente, sans tendance à l'inflammation.

En quoi consiste cette altération si constante due au virus syphilitique? Deux faits dominent toute l'histoire anatomo-pathologique de ces adénites : 1° la lésion reste complètement limitée aux ganglions, ce qui explique la persistance de leur mobilité; 2° la dilatation considérable des vaisseaux et sinus lymphatiques de la substance caverneuse bourrés de leucocytes. Il y a une disproportion marquée entre le faible développement du réticulum ou du stroma si accentué dans l'adénite chronique et l'obstruction des voies lymphatiques par les leucocytes.

Des tractus conjonctifs minces, rayonnant du hile vers la substance corticale, subdivisent ainsi le ganglion en un certain nombre de lobules formés par les sinus lymphatiques. VADJA attribuait l'accumulation des leucocytes à un arrêt des corpuscules apportés par la lymphe; il est plus probable qu'ils ont pris naissance dans l'organe : ce qui tend à le prouver, c'est qu'on trouve avec les leucocytes des cellules endothéliales dégénérées provenant de la paroi.

3° *Lésions tertiaires des ganglions.* — A mesure que la syphilis parcourt ses diverses phases, elle tend à intéresser les organes profonds et les viscères; il en est de même pour les ganglions, et, à la période tertiaire, l'adénopathie superficielle (aine, cou) est rare, comparée aux lésions ganglionnaires profondes (abdomen, mésentère, médiastin); ces altérations résultent très souvent d'une lésion de voisinage, fidèlement reproduite par les ganglions régionaux. Cependant le traumatisme, ainsi que l'a démontré VERNEUIL, peut les faire naître de toutes pièces, et on a encore observé ces altérations isolément, en dehors des lésions de voisinage.

L'affection se présenterait sous deux formes anatomiques différentes, l'une dans laquelle le ganglion gros comme un œuf est mou, élastique, fluctuant; c'est la gomme des ganglions qui, comme toute gomme, offre quatre périodes : de formation, de ramollissement, d'ulcération et de réparation; l'autre où la glande, conservant le volume d'une amande ou d'une noix, a une couleur rouge brun; sa coupe grisâtre donne par pression un suc séreux. Les lésions histologiques sont analogues à celles de la période secondaire, c'est-à-dire qu'il existe une distension des sinus et des vaisseaux lymphatiques par les leucocytes et les cellules endothéliales tuméfiées. C'est la forme scléreuse.

Tandis que cette seconde forme reste ordinairement torpide et persistante, la forme gommeuse aboutit à la fonte de la glande qui devient adhérente à la peau; celle-ci s'ulcère et livre passage à un liquide filant, citrin; il en résulte une plaie de mauvaise nature, livide, à bords décollés, irréguliers, jaunâtres, cuivrés et parfois fongueux. Sur 10 faits réunis par Ramage, les gommes siégeaient 4 fois dans les ganglions inguinaux, 3 fois dans la région sous-maxillaire et 3 fois au cou.

Virchow faisait jouer un rôle considérable à l'adénopathie tertiaire dans la production de l'anémie dyscrasique.

Les antécédents permettront toujours de distinguer cette adénopathie des adénites chroniques et de la tuberculose; quant à son traitement, il ne présente rien de spécial et sera celui de la syphilis tertiaire.

§ 3. — Tuberculose des ganglions.

SYNONYMES. — Adénites tuberculeuse, scrofuleuse; écrouelle, etc.

Bibliographie. — Hufeland, *Traité de la scrofule*, trad. Bousquet, 1819. — Lebert, *Traité des maladies scrofuleuses*, etc., 1849. — Bazin, *Leçons sur la scrofule*. — Potain, Th. d'agrég., 1860. — O. Weber, *Handb. de Pitha et Billroth*, Bd. II, 1865. — Schuppel, *Unters. über lymphdr. Tuberc.*, Tubingen, 1871. — Thaon, *Bull. de la Soc. anat.*, 1873. — Ducastel, *Ibid.*, 1874. — Waiz, *Arch, de Langenbeck*, 1877, t. XXI. — Garré, *Deutsch. Zeitsch.* Bd. XIX, 1883. — Cazin, *Bull. de la Soc. de chir.*, 1884. — Poulet, *Arch. de méd. mil.*, 1884. — Letulle, *Soc. méd. des hôp.*, 1884. — Cazin, Chauvel, *Soc. de chir.*, 1884. — Gossmann, *Inaug. Dissert.*, Halb., 1886. — Brun, *Wien. Med. Blatt.*, 1887. — Verchère, *Et. sur la tuberc.*, 1887. — Reclus, *Gaz. hebd.*, 1887. — Segond, *Gaz. des Hôp.*, 1889. — Forgue, *Ibid.*, 1889.

Thèse de Lille. — 1881, Colas.

Thèses de Paris. — 1872, Legendre, Bergeron. — 1877, Hervouet. — 1883, Nélaton (Agrég.).

Consultez la bibliographie de l'*Adénite chronique*, les articles Scrofule, Lymphatiques et Ganglions des *Dictionnaires*.

La tuberculose se localise assez fréquemment dans les ganglions lymphatiques; tantôt elle y apparaît primitivement sans qu'il soit possible de la rattacher à quelque lésion de voisinage, tantôt elle résulte du transport dans ces glandes du principe morbide puisé dans un organe tuberculeux. Cette distinction intéresse également les ganglions superficiels et profonds.

Aujourd'hui, scrofule et tuberculose ne sont plus que deux expressions d'une même maladie, et si ce point de doctrine est encore contesté, il faut reconnaître que le nombre des unicistes augmente chaque jour. Il y a plus d'un demi-siècle, Hufeland, Lepelletier incorporaient dans l'histoire des scrofules non seulement les diverses phtisies pulmonaires, mésentériques, mais aussi le lupus. S'ils avaient connu la structure intime des manifestations de cette maladie, la tuberculose n'eût jamais existé et la scrofule eût conservé son vaste domaine pathologique.

L'étude plus attentive de la phtisie pulmonaire contribua à isoler la tuberculose des maladies scrofuleuses; on en a fait une véritable entité morbide, et c'est à son propos qu'on a recherché la structure du tubercule. Dès qu'ils connurent la nature de la granulation et de son processus, les anatomo-pathologistes, ayant soumis à l'étude histologique les affections osseuses ou ganglionnaires à marche lente, à suppuration caséeuse, furent frappés d'y retrouver les mêmes caractères anatomiques. En réalité les pathologistes ont été amenés malgré eux à remonter le courant, à revenir aux idées anciennes et maintenant on appelle tuberculose presque tout ce que HUFELAND rangeait dans la scrofule; le nom seul a changé.

Est-ce assez, dira-t-on, d'un caractère anatomique pour rapprocher des lésions en apparence si disparates, de comparer l'écrouelle au mal de Pott, à la phtisie? Nous répondrons avec SCHUPPEL, THAON, KIENER, par l'affirmative, parce qu'on a, pour juger la question, un critérium sûr, l'inoculation qui reproduit la tuberculose chez les animaux. L'identité des lésions, des caractères étiologiques et cliniques, l'éventualité de l'infection générale (granulie), la recherche des bacilles, enfin l'inoculation sont des témoignages irrévocables qui autorisent à confondre désormais la scrofule et le tubercule, à étudier ensemble l'écrouelle et l'adénite tuberculeuse; ce sera, suivant l'expression de FRIEDLANDER, une tuberculose locale, ou mieux localisée, comme l'a dit KIENER.

Etiologie. — Il ne saurait être question ici des causes banales favorables à l'éclosion de la tuberculose; elles sont du ressort de la pathologie générale; seules les causes qui agissent plus directement sur le système lymphatique nous arrêteront. D'abord, toutes les adénites tuberculeuses appelées similaires par HERVOUET, qui reproduisent fidèlement le type de l'affection d'un organe voisin, ont une origine si facile à comprendre qu'elles ne méritent pas de plus amples détails; d'ailleurs elles sont toutes viscérales, profondes, et intéressent moins le chirurgien. Il n'en est pas de même des adénites tuberculeuses superficielles qui comprennent toutes les altérations dites scrofuleuses.

LOUIS a trouvé les ganglions cervicaux envahis chez un dixième des phtisiques âgés de plus de quinze ans, ce qui indique que l'affection tuberculeuse des ganglions combinée à la phtisie n'est pas rare; la tuberculose isolée des ganglions est beaucoup plus fréquente.

Souvent l'adénite tuberculeuse paraît succéder à une lésion superficielle du voisinage, eczéma, impétigo, conjonctivite; le fait ne peut être mis en doute, mais on ignore la relation de cause à effet qui unit l'affection de la peau au ganglion, pour quelle raison, au lieu d'une adénite simple, on a une adénite tuberculeuse. Il est certain que le lymphatisme expose à ces éruptions, partant à l'adénite concomitante, que les exanthèmes peuvent servir de porte d'entrée aux principes morbides, susceptibles d'engendrer la tuberculose, après avoir germé dans un groupe de ganglions. L'importance considérable du système lymphatique dans le jeune âge rend compte de la prédisposition plus grande de l'enfance aux adénites caséeuses. Or il ne faut pas exagérer outre mesure cette vérité, car l'enfance n'a pas le monopole exclusif de l'adénite tuberculeuse; l'adolescence y est également sujette, et dans l'armée on a signalé depuis des siècles la fréquence de l'adénite cervicale, dont la nature tuberculeuse est aujourd'hui démontrée. Sans doute l'âge joue un rôle important dans l'apparition de la maladie, cependant on peut la faire naître de toutes pièces en réunissant les conditions favorables à son éclosion; c'est pour ce motif qu'avant de connaître la nature réelle de l'adénite cervicale militaire, plusieurs chirurgiens en faisaient une scrofule acquise. Quelles sont ces conditions? Parmi elles citons : l'encombrement, la misère physiologique, l'habitation en commun, l'humidité, l'alimentation insuffisante ou défectueuse, le froid, etc.

La tuberculose est plus spéciale aux climats tempérés; c'est un fait connu que les nègres immigrés dans nos contrées deviennent souvent tuberculeux et sujets aux adénites caséeuses.

Enfin, le pouvoir d'absorption du système lymphatique, même quand les surfaces cutanées ou muqueuses sont saines, est si considérable que l'on comprend aisément l'introduction par cette voie du principe morbide de la tuberculose. Ne trouve-t-on pas dans les ganglions bronchiques les poussières transportées de la muqueuse par les voies lymphatiques, et n'est-il par rationnel d'admettre que le germe tuberculeux est capable d'en faire autant. C'est ainsi qu'on se rend compte de l'adénite tuberculeuse sans lésion, variété qui est commune.

Siège. — L'adénite tuberculeuse profonde existe partout où il y a des ganglions, néanmoins elle est fréquente dans les ganglions bronchiques et mésentériques ; cette dernière porte le nom de carreau chez les enfants. Quant aux ganglions superficiels, les plus exposés à l'adénite tuberculeuse sont assurément ceux du cou. En outre, on connaît l'adénite tuberculeuse de l'aine (bubon strumeux), de l'aisselle, etc.

Anatomie pathologique. — La tuberculose affecte rarement un seul ganglion, elle intéresse plus souvent un groupe tout entier ; les ganglions atteints sont tantôt isolés, tantôt réunis en une masse volumineuse, lobulée, irrégulière. Ces variétés tiennent au degré d'irritation dont le parenchyme est le siège et à la rapidité du développement. Ainsi les ganglions sont ordinairement isolés dans l'adénite viscérale consécutive, tandis que, dans les ganglions superficiels où l'adénite est primitive, la tumeur a plus de tendance à l'agglomération.

Les ganglions tuberculeux sont hypertrophiés ; leur volume varie depuis une noisette, une olive, jusqu'à une noix et même une orange. Lorsque l'affection succède à la lésion d'un viscère, on retrouve parfois le long des lymphantiques qui en partent les traces de l'altération tuberculeuse; ces faits ont été bien démontrés par Troisier pour les lymphangites tuberculeuses pulmonaires et mésentériques. Il n'en est pas de même des adénites superficielles, qui ne correspondent pas toujours à une lésion périphérique visible et qu'on dit encore être primitives.

Quoi qu'il en soit, on peut y distinguer des altérations de deux ordres: 1° ce sont les lésions de l'adénite chronique portant sur la trame et les éléments du ganglion qui s'hypertrophie; 2° les lésions spécifiques de la tuberculose, caractérisées au début par les granulations miliaires, aboutissant plus tard à la caséification du ganglion. La prédominance de l'une ou de l'autre de ces altérations donne à l'histologiste des figures différentes en apparence, mais identiques au fond. Il est évident que l'adénite profonde, qui évolue lentement par propagation de la maladie au lymphatique afférent, ne sera jamais aussi scléreuse que l'adénite superficielle; celle-ci réagit plus vivement, empâte le tissu cellulaire ambiant en même temps que les granulations tuberculeuses évoluent de leur côté.

Au début, la coupe du ganglion devient plus rouge, quelquefois grise, transparente, et ce n'est qu'avec la loupe et de l'habitude qu'on y distingue les granulations tuberculeuses. Elles prennent naissance, aussi bien dans la substance corticale que médullaire, aux dépens des vaisseaux sanguins et lymphatiques qui parcourent le tissu réticulé. Ces granulations ont l'aspect des follicules ordinaires, sont remarquables par leur richesse en petites cellules et par leur tendance rapide à la dégénérescence caséeuse, qui débute par le centre des granulations et aboutit d'abord à la formation des cellules géantes, plus tard à la caséification ou nécrose de coagulation. D'autres granulations, jointes aux premières, constituent les petits îlots tuberculeux jaunâtres que l'on peut voir à l'œil nu sur la plupart des ganglions tuberculeux. La caséification est assurément la conséquence de l'oblitération vasculaire; mais ici, comme dans tous les tissus complexes, les vaisseaux lymphatiques participent à la formation des granulations.

Ces îlots, ramollis à leur centre, sont entourés par une zone fibreuse provenant de la sclérose du stroma du ganglion, qui résiste pendant un certain temps à l'envahissement du processus tuberculeux. Ces travées finissent néanmoins par disparaître et plusieurs îlots confondus forment des masses caséeuses de plus en plus volumineuses, susceptibles de transformer l'organe en une bouillie jaunâtre, ramollie, analogue à du mastic ou au tissu pâteux d'une châtaigne bouillie. Parfois la coupe est plus dure; le tissu résistant ressemble à celui d'un marron d'Inde. Enfin, lorsque le processus est très lent, on voit l'incrustation calcaire envahir le contenu du ganglion tuberculeux.

Symptômes. — La description que nous allons donner appartient aux adénites superficielles qui intéressent seules le chirurgien. On admet généralement trois périodes dans l'évolution de l'adénite caséeuse : 1° période d'induration ou d'indolence; 2° période d'inflammation; 3° période de suppuration.

1° *Période d'indolence.* Il existe au début une tumeur assez bien circonscrite, unique ou multiple; le ganglion le plus apparent triple de volume, forme un relief à la surface de la peau, offre aux doigts une consistance élastique, une mobilité qui diminue insensiblement avec le progrès de la maladie; l'adénite est-elle plus profonde, sous-aponévrotique, on peut encore sentir le chapelet formé par les ganglions qui soulèvent les organes sus-jacents et roulent sous les doigts; il n'y a d'ailleurs aucune trace de réaction, pas de rougeur ni de chaleur à la peau et une indolence complète. Souvent les malades ne s'aperçoivent de l'existence du mal que par la gêne ou la déformation de la région. Les choses restent dans cet état pendant des mois et des années, sans changements apparents ; la résolution est même possible, mais les glandes ne reviennent jamais complètement à l'état normal, elles offrent toujours un volume plus gros et une consistance dure.

2° *Période inflammatoire.* Cette période résulte de l'intensité des altérations du ganglion ; elle a aussi pour cause déterminante un traitement intempestif, une maladie intercurrente, un coup, etc. De toutes façons, la tumeur devient sensible, rouge, douloureuse à la pression ; le malade accuse des élancements ; on peut même avoir tous les symptômes de la périadénite ou phlegmasie du tissu cellulaire ambiant, complication qui s'observe quand il y a plusieurs ganglions simultanément envahis. Si le ganglion est isolé, sa coque adhère à la peau qui s'amincit, rougit et devient violacée. A ce moment, on constatera fréquemment la fluctuation dans la coque du ganglion. S'il existe un adéno-phlegmon, la suppuration se produit, mais reste ordinairement assez localisée.

3° *Période de suppuration.* La suppuration du ganglion, toujours froide, consiste dans un ramollissement bien plus que dans une suppuration ; ce qui explique pourquoi, dans quelques cas, la matière se fait jour au dehors presque sans inflammation, par usure, amincissement et ulcération de la peau. Les écrouelles vulgaires s'ouvrent de cette façon et il en sort une matière grumeleuse, caséeuse avec un liquide séreux blanchâtre, sorte de pus de mauvaise nature, provenant du ganglion ramolli.

Les choses se passent un peu différemment quand il y a eu périadénite ; car celle-ci évolue comme à l'ordinaire, s'ouvre spontanément, donne issue à du pus phlegmoneux pur ou à du pus mélangé au contenu caséeux du ganglion qui s'est rompu et vidé dans la poche superficielle. Lorsque toute une chaîne de ganglions est envahie par l'adénite caséeuse, la suppuration procède par poussées successives résultant de l'évolution indépendante des foyers caséeux. Ce mode de suppuration est fréquent au cou chez l'enfant et dans l'adénite cervicale des soldats.

Quand le pus est évacué, la peau s'affaisse, l'orifice s'ulcère, et dans les cas plus favorables après une période fistuleuse de durée variable, souvent assez longue, il se forme, au niveau de l'adénite, une cicatrice déprimée, adhérente, violacée, indélébile, caractéristique. Mais l'affection peut durer des années à l'état fistuleux, avec des poussées successives, quand il y a eu plusieurs adéno-phlegmons ; les bords des fistules deviennent fongueux, violacées, en cul-de-poule, donnent lieu à une suppuration ténue, séreuse, interminable ; la peau est décollée ; il persiste constamment des cicatrices vicieuses.

Les ganglions tuberculeux superficiels présentent rarement la transformation crétacée, tandis qu'on l'observe quelquefois dans les adénites profondes. Certains ganglions caséeux subissent sans suppurer une sorte d'enkystement et contiennent un liquide séreux.

L'adénite tuberculeuse, affection localisée, est encore susceptible de se terminer par généralisation et par infection. Les produits secondaires engendrent des tuberculoses locales dans les viscères, dans les os ou le tissu cellulaire ; ainsi naissent la phtisie pulmonaire, les ostéites tuberculeuses, les tumeurs blanches, les abcès froids, etc. La plus redoutable des terminaisons est assurément l'infection tuberculeuse générale ou granulie, qui amène la mort à brève échéance et peut apparaître à toutes les périodes de l'adénite caséeuse.

Pronostic. — L'adénite tuberculeuse constitue une affection grave en elle-même surtout par ses conséquences, puisqu'elle devient parfois l'origine de la généralisation et de l'infection ; comme toutes les tuberculoses locales, elle aboutit à la guérison quand les produits caséeux sont éliminés ; cette terminaison plus ou moins lente est fréquente, mais la possibilité de suppurations interminables, l'existence dans un point de l'économie d'un principe aussi dangereux que le tubercule doivent rendre le pronostic circonspect et réservé. A cet égard, les tuberculoses ganglionnaires profondes sont toujours redoutables, parce qu'elles ne peuvent aussi facilement que les superficielles aboutir à l'élimination.

Diagnostic. — A la première période les symptômes de l'adénite tuberculeuse sont identiques à ceux de l'adénite chronique et il est souvent difficile de les différencier. Cependant l'existence d'une lésion périphérique qui n'a rien de spécifique doit faire pencher pour une lésion simple ; de plus, l'adénite tuberculeuse superficielle intéresse ordinairement plusieurs ganglions qui forment une masse lobulée, un véritable paquet de ganglions, tandis que l'adénite simple est mieux limitée. C'est encore ici que les conditions étiologiques interviennent pour aider à poser le diagnostic ; chez les enfants lymphatiques, il faut craindre l'adénite tuberculeuse ; de même dans l'armée, lorsqu'on voit, chez un soldat au service depuis deux ou trois ans, survenir sans cause appréciable une adénite cervicale, il faudra songer à l'adénite caséeuse. Enfin la thérapeutique de l'adénite simple échoue complètement contre cette maladie et jamais l'iodure de potassium, la compression, l'iodure de fer, etc., n'ont arrêté la marche d'une adénite tuberculeuse. Ce sera un élément de diagnostic précieux.

Lorsque les ganglions forment des masses volumineuses, disséminées dans plusieurs régions (cou, aine, aisselle) à marche lente, sans tendance apparente à la suppuration, on peut penser à un lymphadénome ; le diagnostic est bien épineux en pareil cas, car la tuberculose semble généralisée à la plus grande partie du système ganglionnaire ; la marche des deux affections a plus d'un point d'analogie, quelquefois l'infection ou l'apparition de la granulie lève tous les doutes. Demange cite un fait de ce genre terminé par une tuberculose miliaire aiguë. Humbert insiste avec raison sur les difficultés de ce diagnostic aussi bien chez l'enfant que chez l'adulte, et déjà Giraldès a conseillé, pour assurer le diagnostic, de recourir à la ponction avec un explorateur à curette qui permet d'examiner le tissu du ganglion.

Traitement. — Il est général ou local.

1° *Traitement général.* — Le traitement général ne doit jamais être négligé, parce qu'il permet de soutenir les forces du malade, de modifier, dans une certaine mesure, son tempérament et sa constitution. Pour cela, il faut avoir recours à une hygiène appropriée, à une bonne alimentation ; on se trouvera bien de déplacer les malades et de les soustraire aux causes qui ont favorisé l'affection; le séjour à la campagne, les eaux minérales, les bains de mer rendent de réels services. On pourra utilement y adjoindre les toniques, l'iode, le fer, l'huile de foie de morue, etc.

2° *Traitement local.* — Il doit nécessairement varier, suivant que la maladie est à la période de l'indolence ou de ramollissement. Tous les moyens de traitement énumérés pour l'adénite chronique ont été appliqués dans la période d'induration. Tels sont les résolutifs et les fondants, pommades iodurées à l'iodure de plomb, teinture d'iode, compression, vésicatoire, électricité (MORIN, MEYER, DEMARQUAY). Ces moyens n'ont ordinairement aucune action sur la marche de l'affection; aussi a-t-on tenté depuis bien longtemps de détruire les ganglions par les caustiques ou de les extirper.

Le fer rouge et surtout l'ignipuncture comptent encore de nombreux partisans. VERNEUIL préfère le cautère actuel aux autres caustiques qui ne sont pas d'une application facile et dont l'action est plus incertaine. GOLDING BIRD (*The Lancet*, 1877, t. I, p. 564 et 605), aurait réussi à l'aide de l'électrolyse; le pôle négatif en zinc était enfoncé dans la tumeur.

Les injections interstitielles préconisées par LUTON, MESSENGER, BRADLEY, BILLROTH, etc., échouaient ou provoquaient la suppuration. Le nitrate d'argent, la teinture d'iode, le chlorure de zinc ont été successivement essayés. HUMBERT se déclare partisan des injections, avec ce dernier caustique, avant d'en venir à l'extirpation.

VERCHÈRE a exposé la technique suivie par VERNEUIL, pour l'injection de quelques gouttes d'éther iodoformé dans le centre des ganglions atteints. Les cas publiés sont des plus encourageants; REBOUL a, depuis, préconisé l'injection de naphtol camphré.

Autrefois, on pratiquait très souvent l'extirpation des adénites scrofuleuses surtout dans la région cervicale, et c'était aussi le moyen de traitement le plus répandu pour l'adénite cervicale militaire. De nos jours, cette opération est revenue assez en honneur et il serait peut-être avantageux d'y recourir plus fréquemment. On lui a reproché d'entraîner le chirurgien à des opérations considérables dans des régions profondes, dangereuses, sujettes à des complications de tout genre. La plupart des chirurgiens sont d'accord pour enlever les ganglions qui sont rebelles aux autres médications, isolés, mobiles, indépendants des autres ganglions voisins.

L'extirpation peut-elle donner un coup de fouet à la tuberculose? Grosse question qui peut se soutenir pour l'adénite. Tout dépend d'ailleurs de l'idée que l'on se fait de la tuberculose. Si l'adénite est une simple manifestation d'une diathèse, on ne guérira pas la maladie générale en enlevant le ganglion; si au contraire, comme c'est démontré, il s'agit d'un germe extérieur qui se localise dans un groupe de ganglions, qui y lève et s'y développe, on comprend que l'extirpation, à condition qu'elle soit radicale, puisse enrayer les progrès du mal. Telle est l'opinion de HUETER, de VIRCHOW, et de presque tous les chirurgiens modernes.

Depuis quelques années, plusieurs auteurs, principalement à l'étranger, ont conseillé et pratiqué l'extirpation et le raclage des ganglions tuberculeux Parmi eux il faut citer BILLROTH, FISCHER, KOCHER, qui ont obtenu des résultats assez satisfaisants. Leur conduite a été imitée en France par POULET, CAZIN ; ce dernier chirurgien a obtenu à Berck-sur-Mer 83,34 p. 100 guérisons sur les opérés, et 68,77 p. 100 pour ceux qui étaient abandonnés. Ces conclusions portent sur 102 ablations de ganglions. Il est bon cependant, d'ajouter que ces opérations dans la région du cou présentent quelquefois une gravité réelle.

§ 4. — Néoplasmes divers des ganglions.

Bibliographie. — PAGET, *Méd. Chir. Transact.*, t. XXXVIII, 1855. — DAUVÉ, *Bull. de la Soc. de chir.*, 1861, t. II. — HUMBERT, Th. d'Agrég., 1878. — COLRAT et LESPINE, *Revue mensuelle*, mai 1878. — SILVER, *Med. Times and Gaz.*, 1871, t. II. — RENDU, *Arch. gén. de méd.*, 1875, et *Bull. de la Soc. anat.*, 1869. — HAYEM, *Gaz. hebd.*, 1865. — VAILLARD, *Rev. de Hayem*, t. XXII, p. 745. — CHAMBARD, *Rev. mensuelle* et *Progrès méd.*, 1889. — BELIN, Th. doct., 1888.

Nous n'aurons en vue ici que les tumeurs primitives des ganglions, car beaucoup de tumeurs les envahissent secondairement par extension ou propagation, en reproduisant fidèlement le type du néoplasme primitif. Le carcinome secondaire survient très fréquemment, l'épithéliome est loin d'être rare; on ne connaît que quelques cas bien authentiques de chondromes secondaires des ganglions, dus à PAGET et à DAUVÉ ; dans ces deux faits il s'agissait d'une tumeur complexe. Enfin plus récemment VAILLARD aurait observé un exemple de sarcome généralisé des lymphatiques.

Cancer primitif des ganglions. — Sous ce nom, nous rangerons seulement le carcinome et l'épithéliome, car le sarcome est confondu avec le lymphadénome décrit ailleurs. C'est en réalité une affection peu commune et bon nombre des observations publiées sous ce nom ne supportent pas une discussion sérieuse, parce que l'examen histologique n'a pas été fait; plusieurs cancers ainsi dénommés étaient en réalité des sarcomes. BIRCH-HIRSCHFELD ne croit guère à l'existence de ces tumeurs primitives. BELIN, TROISIER ont démontré que bien des cancers ganglionnaires du cou, en apparence primitifs, étaient en réalité sous la dépendance d'une tumeur stomacale méconnue.

Rare dans les ganglions mésentériques, le cancer primitif l'est moins dans le thorax où il a été mentionné par ROKITANSKY, FORSTER, JOHNSON (*The Lancet*, 1878). Mais ces tumeurs, d'un diagnostic très difficile, sont en dehors de l'action chirurgicale et produisent souvent des phénomènes graves de compression. CORNIL a analysé un cas de RENDU où il s'agissait d'un épithélioma primitif qui était venu faire saillie en arrière de la clavicule.

LEBERT, COYNE, NICAISE ont observé des épithéliomes primitifs ou des carcinomes dans les ganglions superficiels du cou ; SILVER en aurait vu un exemple dans les ganglions de l'aine ; enfin on trouve presque tous les ans, dans les annales de la chirurgie française ou étrangère, la mention de quelques observations analogues.

Ces tumeurs sont petites et indolentes au début, mobiles ; elles conservent parfois ces caractères pendant bien des années; puis, à un moment donné, elles évoluent plus rapidement, deviennent douloureuses, grossissent, adhèrent aux tissus voisins, se propagent aux autres ganglions de la région. Enfin, ces tumeurs s'ulcèrent et peuvent infecter l'organisme. Elles ont en un mot, sauf à leur début, une marche identique à celle du carcinome ou de l'épithéliome vulgaires.

Le diagnostic des néoplasmes ganglionnaires est toujours extrêmement difficile ; en admettant même qu'on ait reconnu la nature ganglionnaire de la tumeur, il reste encore à en déterminer la variété. HUMBERT insiste avec raison sur la nécessité de rechercher dans la sphère d'origine des vaisseaux afférents du ganglion malade la cause de la lésion. Ce précepte, surtout important pour les ganglions cervicaux, permet d'éliminer un grand nombre de tumeurs qui sont secondaires ; la tumeur cancéreuse, d'après DUPLAY, serait fréquemment accompagnée de douleurs névralgiques propagées au loin sur le trajet des nerfs.

S'il n'existe pas de lésion périphérique, on sera en droit d'admettre un néoplasme primitif, indépendant, qui peut être syphilitique, cancéreux, tuberculeux ou un lymphadénome.

L'âge des malades, les antécédents, les lésions voisines et même l'essai d'une médication iodurée, serviront à distinguer la nature syphilitique des néoplasmes ganglionnaires. Mais il n'est pas facile de séparer au début le cancer primitif des adénites chroniques et du lymphadénome, et souvent l'évolution ultérieure de l'action fera seule soupçonner la nature du néoplasme.

Une récente discussion à la Société de chirurgie (nov. 1889) montre bien les difficultés parfois insurmontables du diagnostic.

Le traitement sera le même que celui du carcinome ou de l'épithéliome ; il faut enlever la tumeur quand on aura la certitude de l'extirper en totalité avant la propagation aux autres ganglions. Il y a d'ailleurs maintes circonstances, telles que le siège, l'étendue, les accidents de compression, qui militent en faveur de l'intervention ou la contre-indiquent.

LIVRE VIII

AFFECTIONS CHIRURGICALES DES NERFS

CHAPITRE PREMIER

LÉSIONS TRAUMATIQUES DES NERFS

Bibliographie. — FLOURENS, *Expériences sur le système nerveux*, 1825, p. 18, et *Annales des sciences naturelles*, février 1828, t. XIII, p. 113.— SWANN, *Treatise on Diseases and Injuries of Nerves*, London, 1834. — JOHN HAMILTON, *On the effects resulting from wounds of Nerves*, Dublin, 1838. *J. of Med. Sc.* et *Arch. gén. de méd.*, 1838. — SENNA, *Piqûre du nerf médian, Ann. de la chirurgie française et étrangère*, 1845, t. XV, p. 256. — JOBERT, *Paralysies locales non saturnines*, 1846. — BÉRARD, *Note sur les accidents qui suivent la piqûre des nerfs, Journ. des conn. méd. chir.*, 1846. — VERNEUIL, *Altérations locales des nerfs, Arch. gén. de méd.*, 1851. — DEBOUT, *Bull. de la Soc. de chir.*, 1re série, t. II, 1852. — DUCHÈNE, *Paralysie traum. des nerfs*, 1854. — ROMBERG, *Lerbuch der Nervenkrankheiten*, Berlin, 1854. — BASTIEN et PHILIPPEAUX, *Mémoire sur les effets de la compression des nerfs, Comptes rendus de l'Acad. des sc.*, et *Gaz. méd. de Paris*, 1855. — BEAUGRAND, *Lésions traumatiques des nerfs*, Th. de Strasbourg, 1864. — MITCHELL, MOREHOUSE et KEEN, *Gunshot Wunds and others Injuries of Nerves*, 1864. — VULPIAN, *Leçons sur la physiologie du système nerveux*, 1866. — LOCKART-CLARKE, *Diseases and Injuries of Nerves, System of Surgery de Holmes*, London, 1870, t. IV. — CALLENDER, *Injuries to Nerves Complicating joint Fractures, St. Barthomew's Hospital Reports*, 1870, p. 37. — EULENBURG, *Observations de lésions des nerfs du bras par luxation de l'épaule, Berl. klin. Wochens.*, n° 3, p. 26, 1873. — G. RICHELOT, *Anatomie des nerfs des doigts, Arch. de physiol.*, 1875. — DURET, *Plaies contuses du nerf médian, troubles trophiques, Gaz. méd. de Paris*, 1er janvier 1876. — BOUCHUT, *Plaie du nerf cubital, Progrès médical*, 1876. — MARCHANT, *Plaie par arrachement de la face interne du bras gauche, déchirure de l'artère humérale et du nerf médian, Gaz. hebd.*, 1866, n° 5. — TERRILLON, *Contusion des nerfs radial, médian et cubital au niveau dv bras. Arch. de physiol.*, 1877. — EULEMBURG. *Traité des maladies des nerfs*, 2e édition, Berlin, 1878. — PUGEY, *Brit. méd. journ.*, 1885. — BLUM, *Arch. gén. de méd.*, 1888. — BOWLTY, *Bless. et mal. des nerfs*, in-8°, Londres, 1889.

Thèses de Paris. — 1822, Descot. — 1842, Fourré. — 1861, Causard. — 1866, Magnien, Tillaux (Agrég.). — 1868, Lafféron, Ferréol, Reuillet. — 1871, Larue. — 1872, Belleau, Guénot. — 1873, De Parade, Tranchant. — 1878, Avezou. — 1880, Boinet. — 1885, Bégué.

Thèse de Nancy. — 1888, Sturel.

Historique. — L'étude des lésions traumatiques des nerfs est de date relativement récente. Elle ne commence franchement qu'en 1822, avec la thèse de Descot. Les anciens avaient cependant observé les lésions des nerfs; ils savaient qu'à la suite de la section de ces organes, par exemple, il survient une paralysie qui, d'après eux, était incurable, car, dit Galien, « la nature est impuissante à régénérer les nerfs ». Malgré cet arrêt, les arabistes essayèrent de faire la suture des nerfs; citons parmi les promoteurs de cette idée : Lanfranc, Guy de Chauliac, Guillaume de Salicet.

Vers la fin du siècle dernier, un anatomiste anglais, Cruikshank, en appelle de l'arrêt de Galien. La paralysie résultant de la section d'un nerf n'est pas incurable, suivant lui; le nerf, avec le temps, peut se réparer et reprendre ses fonctions. Cette opinion rencontre des partisans et des détracteurs; nous verrons que, même de nos jours, les auteurs sont loin d'être absolument d'accord sur le phénomène intime de cette réparation. Jusqu'alors il n'avait été que fort peu question des accidents consécutifs aux lésions de ces organes; la thèse de Descot, quelques observations de Larrey attirent l'attention sur ce sujet. Bientôt les faits s'ajoutent aux faits, et lorsqu'arrive la guerre d'Amérique, préparés par les travaux de leurs devanciers, Weir-Mitchel, Morehouse et Keen utilisent avec fruit les immenses matériaux accumulés autour d'eux.

L'élan est donné; l'école de Paris ne saurait rester en arrière; Charcot, Verneuil, Broca sont à la recherche d'observations cliniques, et attirent sans cesse l'attention de leurs élèves sur ces faits si importants. D'autre part, les physiologistes, Claude Bernard, Vulpian, Brown-Sequard en tête, dirigent leurs études dans ce sens; plus tard Arloing et Tripier à Lyon suivent cet exemple.

Grâce à ces efforts, paraissent un certain nombre de travaux dont nous avons donné les principales indications. Il serait injuste de ne pas signaler ici les recherches remarquables de Ranvier, Cornil, Renaut au Collège en France; l'histologie est venue souvent en aide à la clinique, lui permettant d'expliquer plusieurs phénomènes obscurs jusqu'alors.

L'étude des lésions nerveuses a fait ainsi des progrès manifestes. Il existe encore certainement bien des lacunes, mais les données du problème sont posées nettement, l'avenir ne saurait manquer de le résoudre.

§ 1er. — Contusions. — Plaies contuses.

Etiologie. — Les corps mousses ou orbes peuvent agir sur les nerfs de bien des manières différentes : 1° Le nerf est fortement appliqué contre une surface osseuse formant un plan résistant (*compression*), ou bien le choc est violent, brusque; suivant son degré, il y a alors *contusion*, *plaie contuse*, *écrasement*.

2° Au lieu de comprimer le nerf, l'agent du traumatisme l'écarte de sa situation normale, ainsi se produisent successivement : *élongation*, *distension;* le faisceau nerveux est parfois déchiré ou complètement arraché. La plaie contuse exceptée, ces différentes lésions peuvent se produire sans qu'il y ait aucune solution de continuité des téguments. Les choses se passent différemment dans les cas de plaies par instruments piquants et tranchants ; ceux-ci traversent tout d'abord les téguments, puis atteignent les cordons nerveux en produisant une série d'accidents qui, depuis la simple piqûre, iront graduellement jusqu'à la section complète.

Restent les projectiles de guerre dont la manière d'agir est des plus variables. Suivant les régions, les diverses circonstances de la blessure, sa forme, son volume, l'intensité des mouvements dont il est animé, le projectile déterminera l'une ou l'autre des lésions ci-dessous désignées.

1° COMPRESSION. — CONTUSION. — ÉCRASEMENT

A. — COMPRESSION

Au point de vue étiologique, la compression est de cause externe ou interne.

1° *Compression de cause externe.* — Tout corps exerçant sur un nerf une pression faible, mais continue, occasionnera l'apparition des phénomènes de compression, aussi doit-on s'attendre à rencontrer les circonstances les plus bizarres dans l'origine de l'affection. Tantôt, pendant le sommeil, la tête reposant sur le membre supérieur comprime un nerf contre le squelette ; ici il faut accuser un appareil mal appliqué, un bandage trop serré ; ailleurs c'est dans la profession même du sujet que l'on doit chercher la cause du mal (compression des nerfs de l'avant-bras, par l'anse du panier chez les blanchisseuses, par la poignée du baquet chez les porteurs d'eau). Dans certains cas, l'usage des béquilles agit sur les nerfs du creux axillaire ; on a signalé encore chez le fœtus la compression des nerfs de la face par le forceps ou les os du bassin.

2° *Compression de cause interne.* — Dans cette variété nous devons citer en première ligne la compression des nerfs par un *cal*. Les faits de ce genre abondent dans la science ; GURLT, WEIR-MITCHEL en rapportent plusieurs exemples ; les observations de VERNEUIL, OLLIER, PAGET, SÉDILLOT et LEGOUEST sont devenues classiques. Les productions morbides de tout genre, exostoses (POULET), kystes, anévrismes, agissent d'une façon analogue ; il en est de même de toutes les tumeurs qui peuvent se développer dans les tissus périphériques, pourvu que dans le voisinage il existe une résistance, plan osseux ou aponévrotique.

Anatomie pathologique. — Les lésions anatomiques sont encore mal connues. Dans les cas récents, on ne trouve qu'une légère congestion des nerfs ;

lorsque la compression a été de longue durée, comme dans un cal par exemple, le nerf est aplati au niveau du tunnel osseux; au-dessus au contraire il se renfle en une sorte de bulbe arrondi et plus ou moins volumineux, au-dessous se trouve une seconde intumescence, moins volumineuse. Les parties ainsi altérées sont rouges, friables, et portent l'empreinte de la névrite.

Au microscope, le névrilemme est intact, on remarque de légères infiltrations sanguines entre les éléments, les tubes nerveux ont subi des altérations analogues à celles que l'on remarque dans les extrémités des nerfs sectionnés, et dans la majorité des cas existent tous les signes de la névrite chronique.

Symptômes. — Depuis les travaux de Bastien et Vulpian (1855), on divise les symptômes produits par la compression des nerfs en deux périodes :

1° *Période de progrès ou d'augment :* quatre stades.

a. 1er Stade. Fourmillement, durée deux à dix minutes, la sensibilité tactile et la motilité sont intactes.

b. 2e Stade, dit intermédiaire. Les phénomènes précédents semblent s'amender. Durée, quelques secondes à un quart d'heure.

c. 3e Stade. Hyperesthésie.

d. 4e Stade. Atténuation, puis abolition de la sensibilité, engourdissement, fatigue et paralysie musculaires. Douleurs sourdes.

2° *Période de déclin.*— La cause qui a occasionné les troubles cesse d'agir, nous allons voir reparaître les phénomènes déjà décrits, mais en sens inverse.

a. Les douleurs profondes s'atténuent, la paralysie de la sensibilité et de la motilité persiste.— Durée une à deux minutes.

b. Hyperesthésie de retour.— La sensibilité revient sous toutes ses formes, sauf cependant la sensibilité thermique, qui reparaît la dernière (Ch. Richet). Le moindre contact produit pendant longtemps une sensation de brûlure. Durée une minute.

c. Stade intermédiaire de retour. — Accentuation de l'amélioration déjà signalée, persistance de l'hyperesthésie thermique.

d. Stade de retour. Phénomènes complexes. Invasion rapide et centrifuge du froid. Sensation de pesanteur dans le membre, contraction, spasmes musculaires, éréthisme nerveux très marqué, malaise général pouvant aller jusqu'à la syncope.

Ces résultats ont été contrôlés en 1862 par Valler, et par Ch. Richet en 1877; leurs conclusions concordent sensiblement avec les données précédentes.

Pronostic. — Suivant l'intensité et la durée de la compression, les phénomènes ci-dessus énoncés sont plus ou moins marqués. Lorsque la compression persiste pendant un certain temps, on voit survenir des névralgies douloureuses, des névrites graves.

Traitement. — La première indication consiste à faire cesser la cause de la compression; une intervention chirurgicale devient parfois nécessaire. Il faut tantôt enlever une tumeur, réséquer un cal vicieux, ou sculpter dans son épaisseur un filet nerveux qui y est englobé; plus tard, l'électricité, le massage, les douches, les frictions stimulantes hâteront le retour des fonctions.

B. — CONTUSION. — ÉCRASEMENT

Quel que soit le tissu vulnéré, les causes de la contusion sont toujours les mêmes. L'agent du traumatisme, dans le cas actuel, est le plus fréquemment un coup, une chute, un corps résistant lancé par une puissance quelconque (débris de gros projectiles, agents mécaniques divers employés par l'industrie), ou bien une extrémité osseuse luxée, un fragment osseux déplacé. Selon le plus ou moins de violence du choc, le nerf est contus ou écrasé.

Anatomie pathologique. — Les altérations anatomiques produites par la contusion sur les nerfs ont été étudiées par Tillaux en 1865, puis par Weir-Mitchel; plus tard Terrillon et Marchand, Arloing et Tripier à Lyon ont fait de nouvelles expériences. Les travaux de ces auteurs permettent d'établir les faits suivants : Dans tous les cas, le névrilemme est intact, mais dans son intérieur se voient des foyers hémorrhagiques d'étendue variable. Le sang fusant entre les fibres arrive souvent au loin. De petits foyers traversent le périnèvre ou les déchirures de ce périnèvre, allant s'insinuer au milieu des tubes nerveux; ces tubes, au niveau du point contus, présentent des altérations diverses. Les uns sont rompus, d'autres amincis, aplatis ou irrégulièrement dilatés; beaucoup sont intacts et ont échappé à l'action du traumatisme ; lorsqu'il y a écrasement, on ne voit plus qu'une substance rougeâtre, mélange informe de sang et de matière nerveuse.

Existe-t-il un simple épanchement sanguin dans la gaine celluleuse, les lésions se réparent avec rapitité. Si au contraire un certain nombre de tubes ont été détruits, ils subissent un travail de dégénération analogue à celui que l'on observe dans les sections complètes (Eulemberg). Dans le cas d'écrasement complet, la dégénération est fatale; la régénération sera d'autant plus lente que la destruction sera plus étendue.

Symptômes. — On a fréquemment l'occasion d'observer les symptômes de la contusion légère des nerfs dans les chocs involontaires du coude. Le nerf cubital étant alors plus ou moins violemment atteint, il se produit une douleur lancinante, se propageant avec la rapidité de l'éclair jusqu'à l'extrémité terminale du nerf où elle devient particulièrement manifeste. A celle-ci succèdent bientôt des fourmillements et de l'engourdissement. La contusion est-elle plus violente, la douleur est aussi plus vive, plus tenace, l'engourdissement surtout persiste plus longtemps. Si l'écrasement du nerf a été complet, la douleur est souvent nulle, mais les troubles de la motilité et de la sensibilité sont très accentués; il existe une sorte de stupeur locale. En ces diverses circonstances, les différentes formes de la sensibilité subissent de remarquables altérations. Tantôt il y a hyperesthésie (rare) ; ces troubles doivent éveiller l'attention sur une névrite commençante. Bien plus fréquemment dominent les phénomènes anesthésiques, et, de même que pour la contusion, ce sont les altérations de la sensibilité thermique qui se montrent tout d'abord et sont les plus durables. En étudiant l'état de la température dans la région située sous la dépendance du nerf lésé, on trouve constamment un abaissement thermique très manifeste (Valler, Weir-Mitchel, Terrillon); c'est le contraire qui a lieu dans le cas de section nerveuse. Nous verrons ultérieurement l'importance des lésions précédentes dans la production des troubles trophiques.

Diagnostic et pronostic. — Les commémoratifs, l'étude attentive des troubles moteurs et sensitifs, permettront, dans la mesure du possible d'établir le diagnostic. Il n'est pas toujours facile, en présence d'un traumatisme, de déterminer exactement le degré de la lésion nerveuse et de se prononcer sur la question de savoir s'il y a contusion violente ou écrasement complet du nerf. Pendant les premiers jours, en effet, la suppléance sensitivo-motrice égare les recherches. Les difficultés sont encore plus grandes au point de vue du pronostic : celui-ci est absolument subordonné à la connaissance exacte des lésions.

Traitement. — Les efforts du chirurgien doivent tout d'abord tendre vers un seul but : prévenir la névrite. Le repos absolu du membre, les réfrigérants, les révulsifs, le sulfate de quinine rempliront cette indication. Plus tard il faudra songer à enrayer l'atrophie musculaire par le massage et l'électricité.

2° ÉLONGATION. — DISTENSION. — DÉCHIRURE. — ARRACHEMENT

L'agent vulnérant peut agir sur les nerfs en exerçant une sorte de traction; alors commence une nouvelle série de phénomènes qui vont graduellement en croissant, depuis l'élongation simple jusqu'à l'arrachement complet.

Étiologie. — Les déplacements des extrémités osseuses dans les luxations, les tractions nécessitées pour la réduction, telles sont les causes les plus fréquentes de ces accidents. On les a souvent observés à la suite des luxations de l'épaule, et l'atrophie si rapide du deltoïde, consécutive à ce genre de traumatisme, est due, suivant toute probabilité, à une distension exagérée du circonflexe.

Résistance des nerfs. Mode de rupture. — L'expérience prouve qu'il faut une force considérable pour occasionner la rupture d'un nerf. Tillaux, Duvaüt, Terrillon, Nussbaum, Weir-Mitchel, Trombetta, Gilette ont multiplié les essais sur le cadavre.

D'après Tillaux, pour amener la rupture du sciatique, un poids de 54 à 58 kilogrammes est nécessaire, 20 à 25 kilogrammes suffisent pour le médian et le cubital. Ces chiffres, à peu de chose près, ont été retrouvés par les autres expérimentateurs. Dans toutes les observations, les tissus périphériques avaient été sectionnés au préalable ; il est donc permis de conclure que, sur un membre sain, les nerfs ne cèdent qu'après des tractions énormes.

La déchirure est précédée d'un allongement de $0^m,15$ à $0^m,20$; le névrilemme resté intact s'effile comme un tube de verre chauffé à la lampe (Tillaux).

Anatomie pathologique. — La gaine du nerf, dans les cas simples (élongation et distension), présente çà et là des ecchymoses plus ou moins étendues. D'après Tarchanoff, outre l'hyperhémie et les hémorrhagies capillaires, on observerait dans les cas de distension des ruptures de la myéline et des cylindres axes, la gaine de Schwann étant intacte; plus tard surviendront des dégénérations partielles. Quant à la déchirure du nerf, elle est partielle ou totale, de là des différences considérables dans les phénomènes primitifs et consécutifs.

Symptômes. — Douleurs atroces, sensation de fourmillement et de brûlure dans le territoire du nerf distendu, tels sont d'ordinaire les phénomènes immédiats produits dans cette série. Les tractions modérées, d'après Harless, Valentin, Conrad, amènent une diminution, même une perte de la sensibilité. Ces accidents sont alors simplement passagers; après les tractions fortes, au contraire, la perte de la sensibilité peut être immédiate; aussi, avant de se prononcer sur la gravité d'une luxation, est-il nécessaire d'explorer la sensibilité. La moelle est presque sûrement influencée dans certains cas. C'est là ce que prouvent les phénomènes à distance, observés après élongation dans le membre opposé.

Diagnostic. Pronostic. Traitement. — Les commémoratifs permettent d'établir facilement le diagnostic. Quant au pronostic, il faut être très réservé, les atrophies musculaires qui surviennent ultérieurement pouvant en effet compromettre complètement ou partiellement l'usage du membre. La cause occasionnelle doit tout d'abord être supprimée, puis le membre sera immobilisé ou placé dans une gouttière, au moins pendant les premiers jours. L'application de quelques révulsifs complètera le traitement.

§ 2. — Plaies des nerfs.

1° PLAIES PAR INSTRUMENT PIQUANT

Les plaies des nerfs par instruments piquants proprement dits (aiguille, épingle, poinçon, etc.) constituent un accident assez rare. Si l'on se rappelle la facilité avec laquelle les nerfs se déplacent, ce fait n'a rien de surprenant. On nomme en général piqûre d'un nerf la section d'une partie de ce nerf produite par certains instruments tranchants à lame étroite (canif, bistouri).

Anatomie pathologique. — C'est aux expériences d'Arloing et Tripier que nous sommes redevables de nos connaissances anatomo-pathologiques sur cette question. Ces expérimentateurs enfoncent dans les nerfs des animaux des instruments divers, ceux dont le volume est petit (aiguilles, épingles) déterminent simplement une légère hémorrhagie interstitielle; mais les tubes nerveux ne sont pas atteints et il n'y a jamais de troubles consécutifs après ces lésions. Les instruments d'un calibre plus considérable (poinçons) occasionnent une hémorrhagie plus grave et en outre dilacèrent nombre de tubes nerveux, lésions qui plus tard seront l'origine de phénomènes de dégénération.

Symptômes. — Au moment de l'accident, le blessé ressent une douleur vive, parfois intolérable, qui du point blessé s'irradie au-dessus et au-dessous, le long du trajet du nerf. A ce symptôme principal et constant, se joignent dans maintes circonstances d'autres phénomènes : ce sont des soubresauts, des mouvements convulsifs, et dans quelques autres cas des contractures violentes dans le groupe musculaire situé sous la dépendance du nerf lésé. Ces troubles moteurs ne surviennent souvent que quelques jours après la blessure; après avoir persisté plus ou moins longtemps, la douleur se calme et les divers accidents finissent par disparaître.

La névrite, des névralgies rebelles, le tétanos même viennent compliquer ces lésions qui au premier abord paraissent parfois des plus bénignes. Panas a rapporté (*Bull. de l'Acad. de méd.*, 1881) l'observation d'un individu qui, dans une rixe, avait eu le nerf sciatique entamé par un coup de couteau. Le nerf devenu névromateux provoquait des douleurs très vives accompagnées d'épilepsie spinale, tous ces accidents disparurent grâce à l'élongation pratiquée quatre ans après la blessure. La connaissance de ces faits doit rendre le chirurgien très réservé dans son pronostic.

Traitement. — Le repos, les antiphlogistiques, les pommades opiacées ou les injections de morphine constitueront la base du traitement pendant les premiers jours. Si le mal résiste à ces moyens simples, surtout s'il survient des complications du genre de celles que nous avons signalées, une intervention chirurgicale, élongation, résection du nerf, pourra devenir nécessaire.

2° PLAIES PAR INSTRUMENT TRANCHANT. — COUPURES DES NERFS

Bibliographie. — a. *Dégénération et régénération.* — O. Steinruck, *De nervorum regeneratione commentatio physiologica*, Berlin, 1838. — Tiedmann, *Zeitschrift für Physiologie*, 1831. — *Journal de médecine et de chirurgie pratiques*, 1832, t. VI, p. 389. — Horteloup, *Journal des connaissances médico-chirurgicales*, 1834, t. II, p. 144. — Vergez, *Coup d'œil historique et expérimental sur les régénérations nerveuses*, Montpellier, 1842. — J. Brusch. *Deutsche Klinik*, 1854. — Vulpian, *Soc. de biologie*, 1859. — Cornil, *Cicatrisation des nerfs*, *Arch. gén. de méd.*, 5e série, 1861, t. XIX, p. 81. — J. Guérin, *Réunion des nerfs divisés*, *Gaz. méd. de Paris*, 9 juillet 1864. — Samuel, *Die trophische Nerven.*, Leipzig, 1866. — Ochl, *Sul processo di regenerazione dei nervi recesi*, 1864. — Eulemburg et Landois, *Berliner klin. Wochenschrift*, 1864. — Laveran, *Recherches expérimentales sur*, etc., Th. de Strasbourg, 1867. — Dubreuil, *Note sur la cicatrisation des os et des nerfs*, *Journ. de l'anat. et de la physiologie*, 1867, t. IV, p. 152. — Ranvier, *Dégénérescence des nerfs après section*, *Comptes rendus de l'Académie des sciences*, 1871, et *Régénér. des nerfs sect.*, *Ibid.*, 1873. — Cossy et Déjérine, *Arch. de physiologie*, 1876. — Calavanti, *Arch. f. Anat. und phys.*, p. 206, 1878. — Ranvier, *Histologie du système nerveux*, Paris, 1878. — Gluck, *Arch. de Langenbeck*, 1880. — Tillmanns, *Suture des nerfs*, *Arch. f. klin. Chir.*, 1881. — Wolberg, *Deutsche Zeitsch. fur Chir.*, 1883. — Krause, 16e Congrès des chir. allem. — Demars, Laborde, Chauveau, Brown-Sequard, *Soc. de biol.*, 1888. — Bolwtry, *Bless. et mal. des nerfs*, in-8°, Londres, 1889.

b. *Suture des nerfs.* — Nélaton, Houel, *Bull. de la Soc. de chir.*, 22 juin 1864; *Gaz. des Hôp.*, p. 307, 1864. — Laugier, *Gaz. méd. de Paris*, 1864. — Blum, *Cas de Verneuil*, *Arch. gén. de méd.*, 1868. — Richet, *Gaz. des Hôp.*, 1868. — Jessop,

British. Méd. Journ., 1871. — LÉTIÉVANT, *loc. cit. passim.* — NOTTA, *Soc. de chir.*, 1876. — RECLUS et FOURESTIÉ. *Cas* de LABBÉ, *Union médicale*, 1876. — SANION, *Deutsche Zeitschrift für prakt Medicin.*, 1876. — LEINKE, *Ueber Nervennath.*, *Inaug. Diss.*, Berlin, 1875. — LANGENBECK, *Congrès des Chirurgiens allemands*, 1876. — KETTLER, *Ueber ein Fall von Nervennath*, *Inaug. Diss.*, Kiel, 1878. — KRONLEIN, *Nervennath*, *Inaug. Diss.*, Giessen, 1879. — RICHELOT, *Union méd.*, 1879. — OGSTON, *Brit. Med. Journ.*, 1881. — FALKENHEIM, Th. de Kænigsberg, 1881. — TILLMANNS, *Ueber Nervenverletzungen und Nervennath*, *Arch. f. klin. Chir.*, 1881 (Bibliogr. très étendue). — FALKENHEIM. *Étude de la suture nerveuse et de la réunion par première intention des nerfs*, *Deutsch. Zeitsch.*, t. XVI. — WOLBERG, *eod. loc.*, 1883. — CHAPUT, *Arch. gén. de méd.*, 1884. — TILLAUX, *Acad. des sciences*, 23 juin 1884. — ASSAKI, Th. Paris, 1886. — MARCIGUEY, Th. doct., 1886. — ORELINE, *Nervennath. Diss.*, Wurtzburg, 1886. — RECLUS, *Bull. méd.*, 1887. — EHRMANN, *Revue de chir.*, 1887, p. 501. — TILLAUX, POLAILLON, EHRMANN, *Soc. de chir.*, 1887. — SCHIFF, *Semaine méd.*, 1887, p. 262. — ALBRECHT, *Contrib. chir. à la chirurgie des nerfs*, *Deuts. Zeits. f. chir.*, 1888. — NANCRÈDE, *New-York med. Journ*, 1888. — BROWN-SEQUARD, CHAUVEAU, LABORDE, *Soc. de biol.*, 1888. — KERAMEUS, *De la réunion des bouts des nerfs*, etc., *Inaug. diss.*, Leipzig, 1889.

Les instruments tranchants produisent sur les nerfs des sections complètes ou incomplètes. Ce dernier genre de lésion aurait, d'après TRIPIER, un haut degré de gravité.

Étiologie. Siège. — Les coupures des nerfs se rencontrent surtout aux membres supérieurs. Dans la pratique civile ces lésions ne sont pas rares, fréquemment l'instrument vulnérant est un éclat de verre; dans une chute ou dans une rixe, le blessé a rencontré une vitre; sous l'influence du choc, celle-ci vole en éclats, le membre supérieur lancé en avant passe à travers l'ouverture, et les débris du carreau qui restent encore en place font à l'extrémité inférieure de l'avant-bras une plaie plus ou moins profonde. Ici un enfant s'est laissé tomber en portant une bouteille, celle-ci s'est brisée, et les morceaux ont produit une lésion dont la gravité varie notablement. La disposition des plans à l'avant-bras permet de prévoir que le médian, situé superficiellement, sera de tous les nerfs de la région le plus fréquemment atteint. Beaucoup moins nombreuses sont les blessures par instrument tranchant proprement dit (couteau, tranchet, etc.), et, en chirurgie d'armée, les plaies par armes blanches deviennent de plus en plus rares.

Enfin, la section d'un nerf est souvent le résultat d'une intervention volontaire du chirurgien (névrotomie) ou elle survient comme complication d'une autre opération; des accidents de ce genre se rencontraient communément alors que la saignée était en honneur.

Anatomie et physiologie pathologiques. Dégénération et régénération. — Après la section d'un nerf, ses deux extrémités s'écartent; entre elles se fait un épanchement sanguin plus ou moins abondant, puis l'inflammation détermine la prolifération du tissu conjonctif avoisinant et des portions terminales du nerf, c'est la réunion par deuxième intention. Dans le tissu conjonctif ainsi interposé, apparaissent plus tard des fibres nerveuses, et la *restitutio ad integrum* est complète. Mais, pour arriver à ce résultat, un certain nombre de phénomènes se sont produits dans des parties sectionnées du nerf, en particulier dans le bout périphérique; leur ensemble a été divisé en deux classes : dégénération et régénération.

Est-il possible de supprimer cette phase intermédiaire, peut-on obtenir la réunion immédiate des nerfs? Bruck et Schiff, puis Nélaton et Laugier, induits en erreur par les apparences, avaient admis le fait comme certain. Eulemburg et Landois (1864), s'adressant à l'expérimentation, démontrèrent que la dégénérescence est constante dans le segment périphérique. La question semblait jugée, lorsqu'en 1876, Bakowieski annonça qu'en employant du catgut pour la suture, il avait obtenu une réunion par première intention. Ranvier reprit ces expériences, et observa des réunions aussi immédiates que possible; malgré cela, la fonction nerveuse n'était pas restaurée, aucune excitation ne passait à travers la cicatrice. D'autre part, Gluck (*Archives de Langenbeck*, 1880) aurait non seulement obtenu la réunion immédiate du nerf sectionné, mais, en transportant des fragments nerveux d'un lapin à un poulet, il aurait vu la réunion se produire sans dégénération.

Albrecht (1888) affirme que la réunion immédiate des nerfs, avec rétablissement rapide de leurs fonctions n'a encore été obtenue dans aucun cas, ni clinique ni expérimental; il est même douteux que ce résultat puisse être atteint à cause de l'altération extrêmement rapide des éléments nerveux après la section. Le seul mode de rétablissement des fonctions d'un nerf coupé est la régénération; les phénomènes intimes qui caractérisent ce processus ayant été particulièrement bien étudiés par Ranvier nous lui empruntons les propositions suivantes, dans lesquelles il a condensé le résultat de ses recherches.

« 1° Au bout d'un temps variable, suivant les animaux, on observe dans le segment périphérique une segmentation transversale de la myéline qui se continue jusqu'à la formation de boules. Les résultats de cette formation progressive persistent jusqu'à la régénération.

« 2° Ces modifications se produisent sous l'influence de l'activité du protoplasma du segment inter-annulaire, c'est-à-dire que ce protoplasma, s'accroissant et prenant une vitalité plus grande, sectionne la myéline d'abord au niveau des noyaux et des incisures, puis en d'autres points du segment inter-annulaire (de Lantermann).

« 3° Pendant cette même phase du processus, toutes les masses protoplasmiques du faisceau nerveux, protoplasma du segment inter-annulaire, cellules lymphatiques, cellules conjonctives, cellules endothéliales des vaisseaux, cellules de la gaine lamelleuse, subissent une infiltration granulo-graisseuse. Cette infiltration est probablement le résultat d'une digestion de la myéline et d'une absorption de la graisse de cette substance à l'état de savon soluble.

« 4° Le cylindre axe est coupé d'abord en différents points par le protoplasma des segments, puis il disparaît finalement d'une manière complète.

« 5° Au moment où la régénération survient, il ne reste plus que les gaines de Schwann, non pas vides comme on l'a dit, mais contenant une masse de protoplasma qui renferme des noyaux et des granulations graisseuses; çà et là se rencontrent dans ces gaines des groupes ovoïdes de boules de myéline, réunies les unes aux autres par une masse protoplasmique; cette masse se confond du reste avec le protoplasma contenu dans les autres portions du tube nerveux.

« 6° Ces modifications s'étendent dans toute la longueur du segment périphérique, depuis le niveau de la section jusqu'aux dernières terminaisons du nerf et de ses rameaux.

« 7° Dans le segment central, le cylindre axe est conservé dans les tubes nerveux jusqu'au niveau de la section, sauf dans quelques-uns d'entre eux où, sous l'influence des cellules lymphatiques, il est détruit dans le voisinage immédiat de la plaie. Il est probable que les parties des cylindres axes qui sont ainsi rongées par les cellules lymphatiques sont celles qui ont été soumises à un certain degré de traumatisme, lors de la section.

« 8° Les modifications qui se produisent dans le segment central pendant les deux ou trois premiers jours, l'hypertrophie, la striation du cylindre axe, doivent être considérées comme le début de la régénération.

« 9° Chaque nouveau cylindre axe, formé par la segmentation longitudinale de l'ancien, est le point de départ d'un nouveau tube nerveux.

« 10° Les nouvelles fibres nerveuses sont d'abord dépourvues de myéline, elles en acquièrent par la suite.

« 11° Le développement des fibres nerveuses nouvelles, aux dépens du segment central, se fait par expansion périphérique. Nées dans le bourgeon central, ces fibres se prolongent à travers le segment cicatriciel jusqu'au segment périphérique, et y pénètrent soit dans les anciennes gaines de Schwann, soit dans les nouvelles. » (*Leçons sur l'histologie du système nerveux*, t. II, p. 69.)

D'après Schiff, le cylindre axe, partie essentielle du nerf, persiste dans le nerf dégénéré et sa réunion avec les centres nutritifs serait rapide ; le nerf dégénéré aurait donc conservé la partie essentielle de la structure, il différerait du nerf normal par l'absence de la gaine myélinique. Le professeur de Genève pense que la régénération est simplement dans son essence la néoformation d'une gaine médullaire consécutive au rétablissement des propriétés physiologiques du cylindre axe qui a persisté.

Cette manière de voir, qui est bien loin d'être adoptée par tous les histologistes, expliquerait ces faits dans lesquels on a signalé une réapparition de la sensibilité, dans le territoire d'un nerf sectionné, peu de temps après la blessure.

Symptômes. — La section simple d'un nerf, sans lésion des organes voisins, est un fait rare; les phénomènes observés, en pareille circonstance, sont ceux des plaies des parties molles. La section nerveuse elle-même présente comme symptômes propres une douleur plus ou moins vive, instantanée, avec irradiations sur le trajet du nerf; cette douleur peut être assez intense pour occasionner parfois des accidents généraux graves (délire nerveux, convulsion, perte de connaissance).

Lorsqu'on examine le malade plus attentivement, le premier phénomène qui attire l'attention de l'observateur est la disparition de la sensibilité, même de la motilité dans le territoire du nerf blessé. Cependant, LARREY, DUPUYTREN, HORTELOUP, LAUGIER, NÉLATON avaient signalé des cas dans lesquels, malgré la section nette, manifeste d'un nerf, sensibilité et motilité étaient intactes; PAULET, réunissant tous les faits de ce genre, pouvait, en 1868, en présenter 28 observations à la Société de chirurgie. Comment interpréter pareilles anomalies? LAUGIER et NÉLATON, après les premiers essais de suture des nerfs, attribuèrent ce phénomène à la prétendue réunion immédiate. Malheureusement pour cette théorie, dans le cas de résection, c'est-à-dire alors que toute réunion immédiate était manifestement impossible, sensibilité et motilité se trouvaient encore parfaitement conservées. HORTELOUP invoqua l'existence de filets anastomotiques qui, partant des nerfs voisins ou du segment supérieur du nerf sectionné, suppléeraient aux fonctions de ce dernier; cette théorie, reprise et complétée par LIÉGEOIS, est défendue aujourd'hui par ARLOING et TRIPIER. Plus tard une nouvelle hypothèse a été émise par LÉTIÉVANT (de Lyon); elle est connue dans la science sous le nom de « *théorie de la suppléance sensitivo-motrice* ». D'après cet auteur, la persistance de la sensibilité et de la motilité après la section d'un nerf est due à l'intermédiaire d'agents étrangers au nerf sectionné : muscles, anastomoses, papilles nerveuses; ces fonctions suppléées sont au début très imparfaites; mais, à mesure qu'on s'éloigne du moment de la section, elles acquièrent par l'usage plus de développement.

BROWN-SÉQUARD, s'appuyant sur cette dernière théorie, a cherché à expliquer les faits si rapides de retour de la sensibilité et de la motilité que l'on observe quelquefois à la suite de la suture des nerfs.

D'après cet auteur (*Soc. de biologie*, 1888), ce n'est pas à la réunion d'un bout mort de nerf à un bout vivant, qu'il faut attribuer le retour des propriétés et fonctions perdues, mais bien à une augmentation de puissance des filets nerveux supplémentaires et complémentaires de ceux qui ont été sectionnés. Ce n'est pas la réunion des bouts coupés qui détermine avant les cas de suture le retour des fonctions perdues. Mais bien l'irritation que cause l'opération, chaque muscle et chaque partie de la main et de l'avant-bras reçoivent des ramifications de plusieurs nerfs, l'irritation due à la suture ou à l'incision provoque la *dynamogénie* des nerfs complémentaires.

Tels sont les symptômes immédiats des lésions des nerfs; plus tard surviennent une série d'accidents (troubles trophiques), sur lesquels nous reviendrons.

Diagnostic. — Deux questions se présentent au chirurgien en présence d'une blessure située dans une région où se trouvent des troncs nerveux importants : 1° Le nerf a-t-il été atteint? 2° La section est-elle complète ou partielle? — L'examen de la plaie, celui de l'instrument tranchant lorsqu'il sera possible, permettront d'établir la profondeur de la blessure. Les commémoratifs, le siège anatomique aideront à reconnaître les organes atteints; l'exploration de la sensibilité et de la motilité dans le département du nerf soupçonné précisera ces données. Cependant, si l'accident remonte déjà à quelques jours, si la région est enflammée, les indications sont très obscures, le problème devient fort difficile. Si la lésion est ancienne, par l'examen des troubles trophiques on pourra assez facilement reconnaître les branches nerveuses qui ont été intéressées.

Pronostic. — Le pronostic varie naturellement avec l'importance et les fonctions du nerf atteint ; en général, la section d'un nerf est une lésion sérieuse. Dans l'espèce humaine, en effet, la réparation du tissu nerveux se fait avec beaucoup de lenteur. Si l'écartement atteint $0^m,01$, il ne faut pas moins d'un an pour la réparation; si la perte de substance atteint $0^m,03$ à $0^m,04$, la réparation deviendra des plus difficiles. Le seul critérium réel de la régénération des nerfs, c'est l'état des muscles, la disparition de l'atrophie et le retour de la contractilité électrique normale; le retour isolé de la sensibilité est soumis à des influences multiples et les causes d'erreur sont trop considérables pour qu'on puisse en tenir compte.

Traitement. — Deux cas peuvent se présenter :

1° *La lésion est récente.* — Après avoir paré aux accidents immédiats, coma, choc, stupeur, le chirurgien nettoiera avec soin la blessure, avivera les extrémités nerveuses sectionnées et les suturera aussi exactement que possible ; puis à l'aide d'un appareil convenable favorisera le contact des lèvres de la plaie.

Est-ce à dire que cette suture dite primitive amènera une réunion immédiate? Nous ne le croyons pas, malgré les assertions contraires de Polaillon, mais il est certain qu'elle favorisera le retour rapide des fonctions du nerf et que nombre d'impotences définitives auraient pu être ainsi évitées.

2° *La lésion est ancienne.* — C'est encore à la suture que l'on doit recourir, mais alors, celle-ci doit être précédée de la recherche des bouts du nerf sectionné et de leur avivement.

Pour rechercher le nerf sectionné, on applique la bande d'Esmarch, puis on incise dans la direction normale du nerf, en se guidant sur la cicatrice. Les extrémités nerveuses étant mises à nu, ce qui n'est pas toujours très facile, avec un bistouri bien tranchant, on avive les bouts en présence : sur le bout central on pratique des coupes successives, jusqu'à ce que la surface de coupe prenne l'aspect caractéristique du nerf, c'est-à-dire que l'on voit à sa surface le relief formé par la série des fascicules nerveux. Il reste alors à faire les sutures.

Technique de la suture nerveuse. — Aiguilles et fils doivent avant tout être parfaitement aseptiques; puis, autant que faire se pourra, les aiguilles seront très fines, et les fils fins et souples; le catgut, la soie de Chine, le crin de Florence, doivent avoir ici la préférence.

La suture est *indirecte*, lorsqu'elle porte sur le névrilemme seul (procédé de Baudens), *directe*, lorsque le fil traverse complètement le nerf dans toute son épaisseur (procédé de Nélaton). Tillmanns a combiné les deux procédés (*suture mixte*).

Une des grandes difficultés, surtout lorsqu'il s'agit de suture secondaire, réside dans l'affrontement exact des deux extrémités nerveuses, qui sont parfois si éloignées que les appareils les mieux compris restent impuissants. Il existe alors une série de moyens accessoires destinés à faciliter l'affrontement ou à combler la brèche; ainsi Max Schuller a proposé l'élongation du bout central. Gluck a interposé entre les deux fragments un morceau de nerf pris sur un animal, mais cela sans aucun succès. Le même auteur, puis Assaky ont expérimenté avec succès des fragments de cuir, de catgut, de peau, etc. Gluck et Bernhardt (*Berlin. Klin.*, *Wochens*, 1888) ont publié un cas de restauration du radial chez l'homme obtenu par ce procédé. Ces diverses méthodes ont eu peu d'imitateurs.

En pareille circonstance, nous donnerions la préférence au dédoublement des extrémités nerveuses tenté sur l'homme par Letiévant (1872), puis par Tillmanns (1885), ou encore à la suture du bout périphérique sur un tronc nerveux préalablement avivé.

§ 3. — Plaies des nerfs par armes à feu.

Les plaies des nerfs par armes à feu sont relativement rares; plusieurs circonstances expliquent ce fait.

Dans la continuité des membres, une atmosphère celluleuse lâche enveloppe les cordons nerveux et leur permet de se déplacer avec facilité; puis, comme le fait remarquer Weir-Mitchel, les nerfs occupant en général la partie postérieure des membres sont perdus dans la profondeur des parties molles, et partant moins exposés à l'action des projectiles. Enfin, fréquemment la plaie nerveuse passe inaperçue; elle n'est qu'une complication, un épiphénomène des blessures graves. Près des extrémités osseuses, au niveau des centres de flexion des membres, les nerfs moins mobiles et plus rapprochés des plans résistants se dérobent moins facilement; aussi leurs blessures en ces points sont-elles plus nombreuses.

Divisions. — D'après Gaujot, les lésions produites sur les nerfs par les projectiles de guerre peuvent être classées dans l'ordre suivant:

1° Commotion nerveuse (ses effets sont locaux ou généraux);

2° Contusion médiate ou immédiate;

3° Compression passagère ou permanente par contact du projectile resté dans la plaie, par action d'un corps étranger entraîné ou d'une esquille;

4° Elongation;

5° Section partielle ou totale, perforation;

6° Résection; ablation d'une partie du nerf.

La forme, le volume de l'agent vulnérant influent naturellement sur l'étendue des lésions, mais la vitesse du projectile joue ici, comme toujours, le rôle prépondérant. Bien que les symptômes observés soient sensiblement les mêmes que ceux dont nous avons présenté l'ensemble dans les pages précédentes, il existe cependant un certain nombre de caractères particuliers aux lésions des nerfs par coup de feu. Nous allons les exposer à grands traits.

Symptômes. — La douleur dans les plaies des nerfs par armes à feu est généralement moins intense que l'on pourrait se l'imaginer. Les malades, comme dans toutes les lésions de ce genre, racontent avoir ressenti une impression analogue à celle que l'on éprouve au moment où l'on reçoit un violent coup de bâton. Dans quelques cas et sans qu'on puisse bien savoir pourquoi, la douleur devient atroce, intolérable, et parmi les observations de WEIR-MITCHEL, il en est dans lesquelles les blessés auraient été pris de folie subite, tant étaient grandes les souffrances endurées. Il arrive alors que la douleur est ressentie loin du point frappé, dans des régions qui n'ont aucune connexion avec le siège de la blessure.

De toutes les lésions par projectiles de guerre, les plaies des nerfs paraissent de beaucoup celles dans lesquelles la stupeur locale et le choc traumatique sont les plus fréquents. C'est probablement à cette stupeur locale qu'il faudrait attribuer ces cas de gangrène totale du membre inférieur survenus à la suite de section du sciatique par coup de feu. Les troubles de la sensibilité et de la motilité se montrent d'ordinaire les premiers ; ils précèdent même l'apparition des douleurs. Ce sont des paralysies passagères, avec anesthésie plus ou moins complète, ou, dans d'autres cas, des crampes, des convulsions, des contractures que rien ne peut vaincre. Témoin le fait raconté par WEIR-MITCHEL, d'un soldat qui, ayant reçu un coup de feu à l'avant-bras, eut une contracture telle des fléchisseurs, qu'il ne put lâcher son fusil ; le blessé arriva à l'ambulance tenant toujours son arme dans ses doigts crispés, et l'on eut beaucoup de peine à la lui enlever.

POULET, *Bull. de la Soc. de chir.*, 1884, a publié l'histoire fort curieuse d'un tirailleur blessé à Son-Tay par un projectile qui avait coupé le médian au pli du coude et intéressé l'artère humérale et le nerf cubital ; l'homme tomba sur le coup, et à partir de ce moment le membre supérieur paralysé devint le siège d'un tremblement épileptoïque très prononcé qui ne fit que s'accentuer pendant les mois qui suivirent. La situation de ce malheureux était telle, huit mois après sa blessure, qu'il était obligé d'emprisonner son bras, appuyé contre le corps, dans une écharpe fortement serrée. L'élongation des trois principaux nerfs du membre (6 à 7 kilogrammes) au-dessous du petit pectoral dans l'aisselle fit disparaître complètement ces singuliers accidents que l'on peut rapporter à des troubles médullaires. WEIR-MITCHEL. MOREHOUSE et KEEN relatent succinctement un fait qui offre quelque analogie avec le précédent.

Diagnostic. — En présence d'une plaie par arme à feu dans laquelle on soupçonne une lésion des nerfs, plusieurs questions se posent au chirurgien. 1° Un nerf important a-t-il été atteint? 2° Quelles sont l'étendue et l'intensité de la lésion ? Lorsqu'un projectile d'un certain volume a produit une plaie nette et franche enlevant largement les parties molles, la lésion est facilement appréciable ; mais, dans le cas de contusion ou de plaie contuse, peut-on savoir si l'effet du choc a été local ou si les éléments nerveux ont été désorganisés sur une plus ou moins grande hauteur ? S'il s'agit d'un coup de feu en séton, le nerf est-il simplement contus ? est-il éraillé, perforé, sectionné, et, dans ce cas, la section est-elle complète ou incomplète ? Autant de questions bien difficiles à résoudre. Immédiatement après l'accident, en effet, la lésion des parties périphériques, la commotion, la stupeur locale empêchent d'établir un diagnostic précis, puis l'exploration de la sensibilité est presque impossible pendant la période de réaction. Ce n'est donc souvent qu'après la disparition des symptômes locaux et généraux que l'on peut faire les explorations nécessaires et se rendre compte, par l'étude de la sensibilité ou de la motilité, des dégâts produits.

Pronostic. — Les lésions nerveuses par coup de feu constituent toujours un accident sérieux, surtout au point de vue des phénomènes qui peuvent apparaître ultérieurement. D'après ce que nous avons dit de la difficulté du diagnostic, une intervention chirurgicale active est rarement possible; de plus, fréquemment le tissu nerveux est désorganisé bien au-dessus du point lésé ; de là l'origine d'accidents graves. Les plaies par armes à feu sont de toutes les plaies des nerfs celles qui prédisposent le plus aux névralgies, à la névrite, au tétanos et aux troubles trophiques.

Traitement. — Si, dans une plaie à découvert, un filet nerveux d'une certaine importance a été sectionné, on pourra, après avoir régularisé les surfaces saignantes, tenter la suture. Les sections nettes étant rares dans les plaies par armes à feu, les extrémités nerveuses sectionnées sont habituellement machées, effilées, dilacérées, et la désorganisation des éléments nerveux s'étend souvent loin du point vulnéré, aussi est-il impossible de songer à la réunion immédiate, dans la plupart des circonstances au moins. La lésion nerveuse dans les plaies simples et contuses ne donne lieu en général qu'à une seule indication immédiate : calmer la douleur. Si dans une plaie en séton il nous était démontré qu'un nerf volumineux a été sectionné, nous n'hésiterions pas à débrider, à régulariser les extrémités nerveuses et à faire la suture ; des cas de ce genre sont exceptionnels. Pour les sections incomplètes, nous repoussons entièrement l'opinion des anciens chirurgiens qui, regardant ces blessures comme plus graves que les sections complètes, conseillaient d'aller à la recherche du nerf et de le couper. Le traitement à employer est donc habituellement l'expectation, la plaie par arme à feu sera pansée à la façon ordinaire ; plus tard, le chirurgien devra s'attacher à prévenir la névrite et à combatre les troubles trophiques.

§ 4. — Corps étrangers des nerfs.

Par le fait même de leur petit volume et de leur forme, les nerfs sont assez peu prédisposés à l'arrêt des corps étrangers ; aussi les quelques exemples curieux disséminés dans la science doivent-ils être considérés comme des exceptions dont la connaissance est utile, car elles peuvent mettre sur la voie de l'origine réelle de complications graves, le tétanos par exemple.

Nous avons déjà fait mention ailleurs du cas de DUPUYTREN, qui trouva dans le nerf cubital d'un tétanique un fragment de mèche de fouet. HUTIN rapporte (*Mémoire sur la nécessité d'extraire*, etc., 1852) que « chez un homme mort du tétanos, on trouva une balle ramée qui, après avoir largement déchiré les parties molles et brisé l'humérus, s'était enclavée dans le fragment inférieur de celui-ci, de telle manière que la double maille de fil, unissant les deux segments métalliques, formait un pont au nerf cubital et le pressait contre l'os ».

DENMARK a vu un fragment de plomb adhérent au nerf radial déterminer des accidents névralgiques graves (*Med. Chir. Trans.*, 1813, t. IV). JOBERT parle de grains de plomb qui s'étaient fixés dans le nerf saphène interne en produisant de vives douleurs. WAREN rapporte qu'à la suite d'un coup de feu qui avait fracturé l'échancrure sciatique, la balle était venue se loger dans le nerf et déterminait des douleurs lancinantes qui disparurent immédiatement après l'extraction (*Surg. Observ.*, Boston, 1876). POLAILLON (*Un. méd.*, 1873) fit cesser, par l'extraction d'une lame de canif implantée dans le nerf tibial postérieur d'une malade, de violentes douleurs paroxystiques et des contractures musculaires. Les accidents ne sont pas toujours précoces ; ainsi HALLER (*Arch. de Virchow*, Bd. LI, p. 357) raconte qu'à la suite d'un coup de feu un fragment de plomb s'étant logé dans le nerf sciatique, le tétanos survint deux ans seulement après la blessure.

Bien autrement fréquents sont les accidents produits par la compression exercée sur les nerfs par des corps étrangers situés à leur voisinage ; presque toujours ils déterminent des troubles de la sensibilité, des névralgies et des altérations de la motilité, des troubles réflexes et même l'épilepsie. MACKENSIE parle de balles logées dans l'orbite qui avaient occasionné des accidents névralgiques. C'est pour remédier à des troubles oculaires produits par la compression, qu'en 1837 BRESCIANI DI BORSA dut appliquer une couronne de trépan sur la paroi externe de l'orbite. A la face, BONNAFONT a vu, après les coups de feu, une névralgie sus-orbitaire causée par la séjour d'une parcelle de plomb dans l'os maxillaire.

SARAZIN rapporte qu'un officier, blessé à Solférino par une balle qui s'était logée sous le nerf médian, eut une contracture et une flexion de l'avant-bras sur le bras durant quarante jours. KIMBALL relate un cas d'épilepsie provoquée par le séjour d'une balle dans le bassin ; l'extraction fit cesser les accidents.

A la question des corps étrangers des nerfs se rattache incidemment celle de la ligature des nerfs, qui a depuis longtemps beaucoup intéressé les chirurgiens. GALIEN avait déjà remarqué les effets fâcheux de la ligature ; toutefois, au siècle dernier, il s'est trouvé nombre d'auteurs, entre autres MOLINELLY, THIERRY, pour soutenir l'innocuité de semblables mésaventures pendant les opérations. C'est peut-être sous l'influence de ces idées que les chirurgiens de la fin du siècle dernier ne considéraient pas la ligature simultanée d'une artère d'un nerf et d'une veine comme nuisible. Cependant, maintes fois la ligature d'une extrémité nerveuse a été la cause du tétanos, et LARREY raconte qu'il obtint une rémission, dans un cas semblable, en enlevant le fil. DESCOT, SWAN, ROUX font les mêmes remarques.

Les ligatures déterminent une interruption partielle du courant nerveux dans un certain nombre de fibres nerveuses, alors que les autres restent intactes. Toutefois, au bout d'un temps assez long, ces fils finissent par être éliminés sans que le nerf ait en aucune façon perdu sa continuité. A la période de dégénération succède la régénération. Mais bien souvent les phénomènes de névrite persistent et la réparation reste alors insuffisante.

CHAPITRE II

ACCIDENTS DIVERS CONSÉCUTIFS AUX LÉSIONS DES NERFS

Bibliographie. — LARREY, *Note sur quelques phénomènes pathologiques observés dans la lésion des nerfs et dans leur cicatrisation*, *Revue médicale*, 1824, t. Ier, p. 406. — CHARCOT, *Note sur quelques cas d'affections de la peau dépendant d'une influence du système nerveux*, 1859, *Journal de l'anatomie de l'homme et des animaux*. — LOTZBECK, *Du retour de la sensibilité après la section des nerfs*, *Deutsche Klinik*, 1859, et *Gaz. heb.*, 1859. — A. PROUST, *Troubles de nature consécutive aux affections des nerfs*, *Arch. gén. de méd.*, 1869. — TRIPIER, *Acad. des sciences*, nov. 1868, *Recherches sur les effets des sections et résections nerveuses, relativement à l'état de la sensibilité dans les téguments et bouts périphériques des nerfs*. — PAULET, *Mémoires de la Soc. de chir. de Paris*, 1868, t. IV. — VULPIAN, *Arch. de physiologie*, 1869, *Modifications que subissent les muscles sous l'influence de la section de leurs nerfs*. — H. FISCHER, *Ueber trophische Storungen nach Nervenverletzungen*, *Centralblatt*, 1871. — VULPIAN, *Arch. de physiol.*, 1872, *Recherches relatives à l'influence des lésions traumatiques des nerfs sur les propriétés physiologiques et la structure des muscles*. — HAYEM, *Arch. de physiol.*, 1873, *Note sur deux cas de lésions cutanées*, etc. — VERNEUIL, *Comptes rendus de la Soc. de biol.*, 1873 (*Herpès traumatique*). — BROWN-SEQUARD, *Remarque sur quelques conséquences des blessures des nerfs*, *Arch. of Scientific and Pract. Medicine*, New-York, 1873. — MORAT, *Section du sciatique poplité interne par un éclat d'obus, mal perforant des deux premiers orteils*, *Lyon médical*, 1876. — DURET, *Plaie contuse du nerf médian, troubles trophiques*, *Gaz. méd. de Paris*, 1876. — CHALOT, *Les traumatismes du nerf cubital, troubles trophiques consécutifs*, *Montpellier médical*, 1876. — OWEN, *Paralysie du nerf radial consécutif à une plaie par arme à feu, massage et gymnastique des muscles paralysés, amélioration rapide*, *The Lancet*, 1876. — RECLUS et FOURESTIÉ, *Section accidentelle de l'art. cubitale des nerfs médian et cubital, sensibilité de la main*, *Union méd.*, 1876. — DURET, *France médicale*, 1876. — SANDER, *Troubles trophiques après lésion du médian*, *Rev. des sciences méd.*, 1878, et *Extr. du Berlin. klin. Wochens.*, 1877. — TALAMON, *Lésions osseuses et articulaires liées aux maladies du système nerveux*, *Revue mensuelle de médecine et de chirurgie*, 1878, — GOSSERS, *Arthrites consécutives à une lésion du nerf cubital, guérison de ces arthrites coïncidant avec le retour du mouvement dans les muscles paralysés*, *British Med. Journal*, 25 mai 1878, p. 753. — BOUCHUT, *Variété rare de trophonévrose, atrophie noueuse, suite de lésion des nerfs de la main*, *Gaz. des Hôp.*, 1878. — 1884, BABINSKI, *Altérat. des muscles après la section des nerfs*, *Acad. des sciences*, 7 janvier 1884.

Thèses de Paris. — 1867, MOUGEOT. — 1871, COUYBA. — 1873, FILHOL. — 1874, LAGRANGE. — 1875, BERTRAND, BLUM (Agrég.). — 1877, VALTAT, PINEAU. — 1878, LEDOUX, ÉTIENNE. — 1879, GERMAIN, AVEZOU. — 1880, BOINET, ARNOZAN (Agrég.).

Thèse de Montpellier. — 1884, GILLIS.

Historique. — L'étude des lésions qui surviennent consécutivement aux blessures des nerfs est de date relativement récente. A la fin du siècle dernier, BOERHAAVE faisait remarquer que l'atrophie des membres accompagne fréquemment les lésions nerveuses ; POUTEAU, LARREY, BERLINGHIERI observaient et décrivaient diverses altérations, mais aucune tentative n'avait été faite dans le but d'expliquer ces faits avant les travaux de CRUVEILHIER, CLAUDE BERNARD, VALLER, etc. CRUVEILHIER et ses élèves avaient demandé à l'anatomie pathologique, l'explication de l'influence trophique de certains points du système nerveux ; dès 1851, CLAUDE BERNARD, VALLER, PHILIPPEAUX, VULPIAN s'adressent à l'expérimentation et entreprennent une série de recherches remarquables. En 1864, WEIR-MITCHEL, MOREHOUSE et KEEN publient, sur les lésions des nerfs par coup de feu, un travail des plus intéressants. Alors commence la période clinique. CHARCOT, VULPIAN, VERNEUIL à Paris, LÉTIÉVANT à Lyon, ne cessent d'attirer l'attention de leurs élèves sur ce sujet ; sous leur influence, paraissent une série de monographies dans lesquelles les faits cliniques sont observés et classés, en même temps diverses théories sont émises.

Les altérations consécutives aux lésions des nerfs se divisent naturellement en troubles de nutrition et troubles sensitifs. Avec les troubles de nutrition, nous décrirons les troubles de la motilité et les troubles thermiques.

§ 1er. — Troubles de nutrition.

1° ALTÉRATIONS DE L'ÉPIDERME ET DES PARTIES CORNÉES

a. *Epiderme.* — Les troubles le plus communément observés du côté de la couche cornée des téguments sont : l'épaississement et l'exfoliation de cette couche. La peau prend un aspect icthyosique et donne au toucher une sensation de râpe ; l'exfoliation, d'ordinaire furfuracée, se fait rarement par plaques comme dans la scarlatine.

Fréquemment existent des altérations du pigment, et la région malade conserve après la chute de l'épiderme une teinte brun noirâtre analogue à celle qui persiste après l'application d'un vésicatoire.

b. *Poils.* — Les altérations du système pileux, signalées d'abord par POUTEAU, LARREY, ont été notées par tous les auteurs. Parfois, dans les cas de *glossy-skin* par exemple, les poils tombent complètement (WEIR MITCHELL, POINSOT), le plus souvent ils deviennent au contraire plus épais et plus rudes.

c. *Ongles.* — Les lésions trophiques des ongles, assez communes, consistent habituellement en stries transversales ; quelquefois l'ongle s'allonge considérablement et se dévie dans le sens latéral ; dans d'autres circonstances il s'incurve et prend la forme d'une griffe. On voit encore ces organes s'épaissir, devenir friables, cassants ; ou bien des ulcérations se forment autour de la matrice, elles entraînent la chute de l'ongle, qui repousse ensuite très irrégulièrement.

2° ALTÉRATIONS DE LA PEAU

a. *Erythème et ulcération.* — Complication fréquente des lésions nerveuses, l'érythème se montre habituellement de quinze jours à un mois après l'accident. Il paraît toujours très exactement limité au territoire du nerf, occupe une surface assez étendue, ou se dispose par plaques isolées analogues à l'érythème noueux. C'est aux extrémités que les chirurgiens ont particulièrement l'occasion de rencontrer l'érythème ; la paume de la main, la face dorsale du pied, semblent être ses principaux lieux d'élection (Weir Mitchell). La peau mince, atrophiée, se tend sur les parties sous-jacentes ; les sillons s'effacent, les poils tombent, la région, rouge, luisante, lisse, comme vernissée, prend un aspect spécial auquel les auteurs américains ont donné le nom de *glossy-skin*. Paget, le premier, a signalé la présence de l'érythème sur les doigts. L'aspect de la lésion, dit cet auteur, est absolument analogue aux troubles produits par les engelures.

Denmarck, Hutchinson, Annandale notent aussi des ulcérations profondes et fort difficiles à guérir. A la plante du pied, à la suite des lésions nerveuses, on remarque dans quelques cas l'apparition du mal perforant, fait sur lequel ne laissent aucun doute les observations de Morat et Duplay.

b. *Affections humides de la peau.* — Parmi les plus fréquentes, citons des éruptions vésiculeuses et bulleuses. Les éruptions vésiculeuses ont été classées pêle-mêle par les auteurs américains sous le qualificatif *Eczéma.*

L'eczéma proprement dit est cependant rare ; c'est l'herpès, quoi qu'en dise Fischer, qui semble la lésion principale ; les vésicules suivent d'ordinaire le trajet du nerf malade, affectant la forme spéciale connue sous le nom de zona. Dans la forme bulleuse le pemphigus et l'ecthyma dominent ; ces troubles accompagnent habituellement l'érythème, leur apparition est tardive ; souvent les poussées sont liées à la névralgie traumatique dont elles marquent les exacerbations. L'apparition de bulles est un fait grave au point de vue du pronostic ; après la rupture de l'épiderme, il persiste des ulcérations à bords nets presque taillés à pic, leur marche vers la guérison est excessivement lente.

Il n'est pas jusqu'aux sécrétions, qui ne soient profondément altérées ; parfois elles sont supprimées ; dans la majorité des cas, elles augmentent de quantité, deviennent âcres et odorantes (Weir Mitchell).

3° LÉSIONS DU TISSU CELLULAIRE SOUS-CUTANÉ

ŒDÈMES, PSEUDO-PHLEGMONS. — PHLEGMONS

Weir Mitchell, Mougeot, surtout Stofella, ont rapporté des exemples indiscutables de ces diverses affections. Les recherches histologiques de Renaut ont montré qu'entre ces lésions et la dermite vraie, il y avait une différence minime. En général, ce sont les pseudo-phlegmons qui se produisent (Hamilton) ; les parties d'abord tuméfiées deviennent rouges, chaudes, douloureuses, en un mot présentent toutes les apparences du phlegmon ; en incisant ces tissus, on ne rencontre aucune trace de pus. Souvent en quelques heures cette pseudo-inflammation tombe, et tout rentre dans l'ordre. D'après Couyba, on aurait observé, dans certaines circonstances, des phlegmons franchement aigus ; ces cas sont rares.

Enfin nous avons signalé l'apparition des gangrènes survenant rapidement à la suite de lésions des nerfs ; des faits de ce genre ont été rapportés par Duret (*France médic.*, 1877), (Pitres et Vaillard, *Archives de physiologie*, 1885).

4° LÉSIONS DES MUSCLES

Les troubles se produisent très rapidement dans les muscles, dont ils déterminent fatalement l'atrophie ; celle-ci se limite sensiblement aux muscles situés sous la dépendance du nerf blessé. La contractilité faradique disparaît la première, l'action galvanique persiste au contraire pendant longtemps (Erb). Les lésions observées consistent en hyperplasie simple ou adipeuse du tissu conjonctif interstitiel, avec prolifération des noyaux du sarcolemme et amincissement des fibres musculaires, qui sont revenues sur elles-mêmes. L'altération du tissu conjonctif manquait dans un cas relaté par Vulpian.

5° LÉSIONS DES OS ET DES ARTICULATIONS

Il n'est pas rare durant les premières semaines ou dans le cours de la première année, après la lésion d'un nerf d'une certaine importance, de voir se produire du côté des articulations des poussées congestives plus ou moins intenses, et parfois même de véritables inflammations franchement aiguës ; Weir Mitchell rapporte dans son ouvrage quelques cas de ce genre. Ces arthropathies ont une marche spéciale qui les fait ressembler au rhumatisme articulaire subaigu (Couyba). Les jointures le plus fréquemment atteintes sont les petites articulations des orteils et des doigts.

La douleur est généralement très vive ; le gonflement, assez marqué au début, est dû à un épanchement de synovie ; il peut être ensuite produit par l'épaississement des tissus péri-articulaires ou par de véritables nodosités, comme dans le rhumatisme noueux. Plus tard encore surviennent des déformations analogues à celles que l'on observe dans certaines affections médullaires. Ces troubles de nutrition entraînent des raideurs articulaires, des subluxations et des ankyloses.

Les lésions osseuses sont fort mal connues. Weir Mitchell ne les mentionne nulle part, on ne les trouve pas non plus signalées par Mougeot et Couyba. Charcot cite des péri-arthrites suivies de nécroses survenues consécutivement à l'irritation des nerfs périphériques. On lit dans Paget l'observation d'un cas de nécrose du bord alvéolaire avec chute de cinq dents, survenue à la suite d'un zona de la face.

L'atrophie semble la plus fréquente des lésions osseuses, Ogle en a publié un cas remarquable consécutif à une névrite traumatique; Lobstein rapporte le fait suivant : autopsie d'un homme de cinquante-quatre ans, lequel, étant enfant, avait reçu à la cuisse une blessure intéressant le sciatique et le crural; le fémur du côté malade pesait la moitié du poids du fémur sain. Les figures 50 et 51 nous montrent des altérations de ce genre absolument caractéristiques; elles représentent des lésions que nous avons observées sur un malade du service du professeur Chauvel, à l'hôpital du Val-de-Grâce. C'était

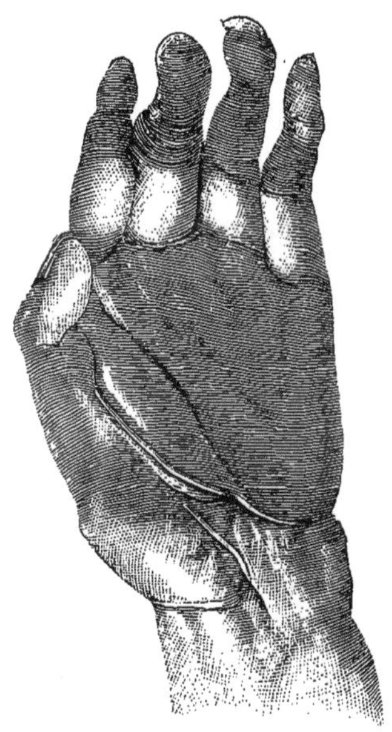

Fig. 50. — Face antérieure.

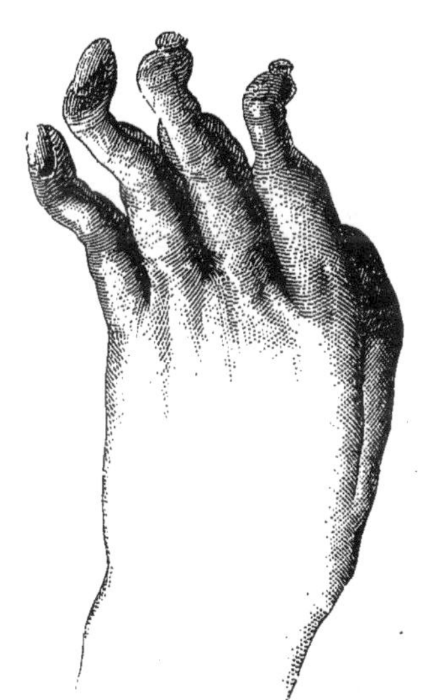

Fig. 51. — Face postérieure.

Troubles trophiques consécutifs à une plaie de la paume de la main avec lésion nerveuse.

un invalide âgé de soixante-huit ans, qui en 1839, attaqué par un Arabe, avait saisi le yatagan de son adversaire pour le désarmer. Dans cette lutte, ce soldat avait eu la paume de la main sectionnée ; la direction de la plaie nous permet de conclure que le médian et une partie des filets du cubital avaient été intéressés. Une autre plaie passait au niveau des deuxième et troisième phalanges, coupant les tendons. Nous voyons le malade en 1882, c'est-à-dire quarante-trois ans après, l'éminence thénar est complètement atrophiée, les deuxièmes phalanges des doigts sont effilées et déformées, les phalangettes presque totalement détruites.

6° PHÉNOMÈNES THERMIQUES

L'étude des troubles thermiques consécutifs aux lésions des nerfs a été relativement très négligée ; Weir Mitchell ne fait que les signaler. En France, quelques recherches ont été faites sur cette question par Hayem, mais surtout par TERRILLON, qui, en 1877, a publié sur ce sujet un mémoire fort remarquable dans les *Archives de physiologie;* nous lui ferons de nombreux emprunts. Pour analyser ces phénomènes d'une façon plus complète, il est nécessaire d'étudier les résultats immédiats et les résultats éloignés ou tardifs.

Si l'on pratique les examens thermométriques quelques heures après un traumatisme des nerfs, on constate, dit TERRILLON, une différence capitale entre les phénomènes thermiques qui succèdent à la section complète du nerf et ceux qui résultent d'une irritation locale due à la compression ou à la contusion. Ainsi, immédiatement après la section complète ou incomplète d'un nerf mixte, il y a une élévation de température dans les parties situées sous la dépendance du nerf affecté; après la contusion ou la compression, au contraire, il existe un abaissement de température qui peut aller jusqu'à un écart de 5° entre le membre affecté et le membre sain (CAUSSARD).

Les phénomènes thermiques secondaires ou tardifs sont toujours identiques. D'après WEIR MITCHELL, quelques semaines ou quelques mois après la section complète d'un nerf, on observe un abaissement de température oscillant entre 1°,3 et 8°,3, si la section nerveuse a été incomplète, l'abaissement serait seulement de cinq à six dixièmes de degré. Au commencement du siècle, HENRI GARL avait signalé l'abaissement de la température qui accompagne, au bout d'un certain temps, la paralysie consécutive à la contusion d'un nerf. DUCHENNE (de Boulogne) et CAUSSARD ont rapporté des faits analogues.

Pour expliquer ces altérations, on a invoqué la présence des filets vaso-moteurs dans les nerfs mixtes, la section de ces filets entraînerait des troubles du côté de la circulation, de là les symptômes relatés. Cependant, comme le fait remarquer HAYEM, les filets vaso-moteurs sont très multipliés dans les membres, et ils peuvent très facilement se suppléer les uns les autres ; de plus, lorsque les troubles thermiques apparaissent seulement quelques années après la blessure, il est impossible d'invoquer l'influence des vaso-moteurs pour les expliquer. Mais on sait aujourd'hui que toute lésion nerveuse retentit à la longue sur les centres nerveux ; on sait aussi, comme l'a démontré VULPIAN, que dans certaines affections médullaires l'élévation de la température périphérique peut être de plusieurs degrés. Dès lors, dans la production des phénomènes que nous venons de signaler, n'y a-t-il pas lieu, dit HAYEM, d'admettre une lésion de la substance grise? Ce sont là des questions qu'il appartient à l'avenir d'élucider.

7° TROUBLES DE LA MOTILITÉ

Ces troubles sont aussi très variables. Nous ne reviendrons pas sur les phénomènes de contracture, qui se produisent dans les plaies des nerfs par armes à feu. D'ordinaire, les désordres de la motilité qui paraissent immédiatement après la blessure consistent en symptômes de paralysie ; spasmes et contractures ne se montrent qu'après un certain temps. Plus tard la paralysie reparaît comme accident consécutif, elle va dès lors en augmentant de jour en jour.

§ 2. — **Troubles de la sensibilité.**

Bibliographie. — *Névrite et névralgie.* — MARTINET, *Mémoire sur l'inflammation des nerfs, Revue médicale*, 1824, et *Traitement des névralgies*, 1834. — VALLEIX, *Traité des névralgies*, Paris, 1841. — DUBREUILH, *De la névrite*, Th. de Montpellier, 1845. — LONDE, *Recherches sur les névralgies consécutives aux lésions des nerfs*, Th. de Paris, 1860. — J. MASON WARREN, *De la névralgie consécutive aux blessures, Gaz. méd. de Paris*, 1865. — MALLET, *Études sur les névralgies traumatiques*, Th. de Paris, 1866. — DUMÉNIL, *Contribution pour servir à l'histoire des paralysies périphériques et spécialement de la névrite, Gaz. des Hôp.*, 1866. — GOUX, *Des causes diverses des douleurs névralgiques*, Th. de Strasbourg, 1866. — MAZE, *Des névralgies au point de vue de leur étiologie et de leur traitement*, Th. de Paris, 1874. — VERNEUIL, *Des névralgies traumatiques secondaires précoces, Arch. gén. de méd.*, nov. et déc. 1874. — CARTAZ, *Des névralgies envisagées au point de vue de la sensibilité récurrente*, Th. de Paris, 1875. — PITHA, *Diagnose und Behandlung der Neuralgien, Allg. Wiener medic. Zeitung*, 1875. — *Névrite traumatique intéressant le plexus brachial, Philadelphia Med. Times*, 1er sept., 1877. — TRÉLAT et CARTAZ, *Névralgies des moignons, Progrès médical*, 1876. — E. BESNIER, *Des injections sous-cutanées de chloroforme et particulièrement de leur emploi dans le traitement de la douleur, Bull. de thérap.*, 1877. — GRASSET, *Physiologie pathologique des névralgies, Montpellier médical*, 1877. — WEIR MITCHELL, *Relations de la douleur avec les variations atmosphériques dans un cas de névralgie traumatique, Amer. Journ. of Med. Sciences*, avril 1877; *Analyse, Revue des sciences médicales*, t. II, 1878. — POUEY, *Diagnostic différentiel avec la névralgie*, Th. de Paris, 1877. — LAVERAN, *Contribution à l'anatomie pathologique du tétanos et de la névrite ascendante, Arch. de physiologie normale et pathologique*, 1877. — MIEDIECK, *De la névrite ascendante et de ses conséquences, Arch. für exp. Path. and Pharm.*, t. VII, p. 204, 1877, et *Analyse, Revue des sciences méd.*, 1878, t. XI. — ROSENBACH, *Recherches expérimentales sur la névrite, Arch. f. exper. Path. und Pharm.*, t. VIII, p. 223, 1877; *Analyse, Revue des sciences méd.*, 1878, t. XI. — EISCHORST. *Neuritis Acuta Progressiva. Arch. f. Path. Anat. und Phys.*, t. LXIX, p. 265; *Analyse, Revue des sciences méd.*, t. XI, p. 527. *Pathogénie des névralgies*, JEWEL, *The Journal of Nervous and Mental Diseases*, avril 1877, *Analyse, Revue des sciences méd.*, t. XIII, 1879. — ETIENNE, *Essai sur les troubles médull. que peuvent entraîner les lésions traumat.*, Th. de Paris, 1877. — CH. LANGE, *Pathologie et traitement des névralgies. Hosp. Tidende*, 2 R., t. VII, 1880. — *Névrites multiples, extension des plexus brachiaux par* HILLER, *Berl. klin. Woch.*, 10 octobre 1880. — C. VANLAIR, *Les névralgies, leur forme et leur traitement*, Bruxelles, 1882, 2e édit. — NEPVEU, *Névrite dans les moignons d'amputation, Revue de chirurgie*, t. Ier, p. 19, 1881. — CHARVOT, *Arch. gén. de méd.*, 1885. — SALVAT, Th. de Bordeaux, 1884. — PITRES et VAILLARD, *Gaz. méd. de Paris*, 1887. — NEPVEU, *Rev. de chir.*, 1887. — HOMEN, *Ziegler's Beitraege z. path. Anat.*, 1891.

L'étude des troubles sensitifs, consécutifs aux lésions des nerfs, constitue certainement un chapitre des plus intéressants de la pathologie chirurgicale de ces organes; habituellement les phénomènes d'anesthésie dominent, sensibilité tactile, perception de la chaleur et du froid paraissent au contraire altérées et diminuées. Quelques auteurs, parmi eux WEIR MITCHELL, prétendent que ces divers modes de la sensibilité peuvent être altérés isolément; avec ARLOING et TRIPIER, nous croyons que pareils faits doivent être rares. Au lieu d'être diminuée, la sensibilité peut être augmentée (hyperesthésie); le moindre contact, un simple frôlement des régions malades, amène une réaction vive. Les manifestations douloureuses n'ont pas besoin d'être provoquées, après les lésions des nerfs elles constituent une des complications graves; la forme franchement intermittente qu'elles affectent d'ordinaire leur a fait donner le nom de *névralgies traumatiques*.

1° NÉVRALGIE TRAUMATIQUE

Étiologie. — Les contusions et plaies contuses des nerfs, en particulier les plaies par armes à feu, sont de toutes les lésions de ces organes celles qui se compliquent le plus fréquemment de névralgie ; les opérations pratiquées par les chirurgiens lui donnent aussi naissance, et chacun sait combien sont douloureuses et rebelles les névralgies des moignons. — La névralgie traumatique se rencontre encore à la suite de fractures ou de luxations; dans ce cas, les nerfs ont été contus ou dilacérés au moment de l'accident. Enfin, si un nerf se trouve inclus dans un cal difforme ou une cicatrice vicieuse, il n'en faudra pas davantage pour amener des douleurs névralgiques.

Dans ces dernières années, VERNEUIL a particulièrement attiré l'attention sur certaines douleurs qui apparaissent quelques heures après les opérations chirurgicales, et auxquelles il a donné le nom de « névralgies secondaires précoces ». Affectant la forme intermittente et justiciables du sulfate de quinine, ces douleurs siègent soit au niveau de la blessure avec irradiations périphériques, soit au loin, avec indolence au siège de la plaie.

Symptômes. — La maladie se montre à des époques très variables, tantôt dans les premières heures qui suivent la blessure (VERNEUIL), le plus souvent alors que la plaie est déjà entièrement cicatrisée. On a même signalé son apparition plusieurs années après l'accident; dans ce cas, il existe une cause prédisposante, d'ordinaire un traumatisme qui permet d'expliquer ce début inattendu.

La douleur est quelquefois sourde et continue ; dans d'autres circonstances, très vive, fulgurante, s'irradiant du point blessé vers les parties phériphériques et plus tard vers les centres. Les malades comparent leurs souffrances à celles que pourraient produire des tiraillements, des arrachements, des piqûres. Il est une forme spéciale de la douleur consistant en sensation de brûlure, à laquelle WEIR MITCHELL a donné le nom de *causalgie*. « Son intensité, dit cet auteur (*Lésions des nerfs*, p. 234), varie depuis une simple cuisson jusqu'à un état de torture à peine croyable. Non seulement la partie affectée souffre de cette sensation de brûlure, mais l'hyperesthésie exalte la susceptibilité nerveuse, et la porte à un degré tel qu'un simple choc, un léger attouchement du doigt provoque une exacerbation douloureuse. » D'après LONDE, le point de départ de la douleur serait la plaie ou la cicatrice ; jamais au début elle ne naîtrait ailleurs qu'au niveau de la blessure; en tout cas, il est certain que la pression est toujours très vivement ressentie au niveau de la cicatrice, elle occasionne souvent, l'explosion de véritables accès et même l'épilepsie spinale (PANAS). Les phénomènes douloureux envahissent ensuite les nerfs voisins, et parfois apparaissent au loin, dans des régions qui n'ont aucune connexion avec le point vulnéré. La privation de repos, la souffrance, la fatigue amènent rapidement un état de nervosisme aigu ; le patient, comme le dit WEIR MITCHELL, devient complètement hystérique.

Marche. Durée. Terminaison. — La marche de la maladie est des plus variables. Les douleurs affectent parfois le type continu avec exacerbation; ces faits sont rares ; le plus souvent, elles disparaissent pendant un intervalle de temps assez long, pour reparaître ensuite spontanément ou sous l'influence de la moindre cause. Rien de fixe dans la durée et le retour des accès. On les a vus cependant prendre le type manifestement intermittent, et céder au sulfate de quinine. Signalons encore des exacerbations nocturnes qui privent le malade de tout repos. Un pareil état ne saurait persister sans entraîner des troubles graves dans l'économie ; l'appétit et le sommeil disparaissent; le malade nerveux, irritable, désespéré de voir échouer toutes les médications employées, réclame instamment une intervention chirurgicale, après laquelle même les récidives ne sont pas impossibles.

Des troubles trophiques divers (anesthésie, hyperesthésie, contractions, spasmes, contractures des plus rebelles) sont le complément obligé de cet état. La causalgie, entre autres, se montre d'ordinaire concurremment avec le *glossy-skin*.

Influence de l'état atmosphérique sur les névralgies. — Tout le monde sait combien les variations de température sont désagréablement ressenties par ceux qui portent des cicatrices d'anciennes lésions. Un des blessés de la guerre d'Amérique, le capitaine Catlin, soigné par WEIR MITCHELL, a fait sur lui-même des observations particulièrement intéressantes que nous allons résumer. Les variations de la hauteur barométrique ont une influence constante ; lorsque la pression diminue, au moment où se fait l'abaissement de la colonne mercurielle et avant qu'il soit complet, il peut se produire une attaque névralgique ; et celle-ci surviendra très probablement si l'abaissement de la pression atmosphérique aboutit à la pluie.

L'humidité de l'atmosphère paraît être en effet la condition la plus favorable pour l'apparition de la névralgie ; ce n'est pas, en effet, l'abaissement de pression qui est la cause directe de l'accès, car dans les contrées situées à des altitudes considérables, les névralgies n'ont pas une fréquence plus grande. Les variations atmosphériques ne suffisent pas pour expliquer toutes les attaques de névralgie ; il faut faire la part de la constitution du sujet, de la gravité de la lésion et de son mode de cicatrisation.

Traitement. — Le traitement de la névralgie traumatique peut être palliatif ou curatif. Sous la rubrique moyens palliatifs, nous comprendrons l'ensemble des agents médicaux employés contre cette affection. Il est rare, dans le cas qui nous occupe, de voir les médicaments, même réputés les plus actifs, entraîner une guérison durable.

Dans le groupe des moyens curatifs, nous classerons les diverses formes de l'intervention chirurgicale, par lesquelles on interrompra plus ou moins radicalement la communication avec le foyer traumatique, ou qui auront pour but de faire disparaître la cause productrice du mal.

Parmi les *moyens palliatifs*, les narcotiques tiennent le premier rang. S'ils ne guérissent pas, ils soulagent au moins le malade pendant un certain temps ; or, en pareille circonstance, soulager est un point capital. On peut les employer de deux façons : par la voie buccale ou par la méthode hypodermique. Les préparations opiacées ne doivent que rarement être administrées par la voie buccale. Leur usage longtemps prolongé entraîne des accidents sérieux, il faut donc les réserver pour certains cas particuliers, nous avons du reste dans le chloral un adjuvant puissant ; ce médicament n'a pas les inconvénients de l'opium, et peut être administré indistinctement par la voie buccale ou par la voie rectale.

La voie hypodermique est beaucoup plus rapide et plus sûre. Ce sont les injections de sulfate neutre de morphine qui réussissent le mieux. « Ces injections, dit Weir Mitchell, mettent le malade en état de passer des mois de torture nécessaires à la régénération du nerf. » Si l'on continue pendant longtemps l'usage de la morphine, le malade s'habitue peu à peu au médicament et il faut en augmenter la dose. Fort heureusement, c'est surtout l'action hypnotique du médicament qui diminue, ses propriétés calmantes n'en persistent pas moins. On s'est servi dans les mêmes occasions des injections d'éther (Cornegys). E. Besnier a employé avec avantage les injections de chloroforme.

On ne doit pas négliger non plus les antinévralgiques ordinaires : sulfate de quinine, bromure et iodure de potassium, aconitine ; dans certaines circonstances, ils ont donné de bons résultats. Contre les douleurs de la causalgie, les affusions d'eau froide et les bains froids ont été très utiles à Weir Mitchell. Lorsque tout a échoué, il faut bien recourir à l'intervention chirurgicale. Nous y reviendrons.

2° NÉVRITE

Étiologie. — L'inflammation des nerfs peut être spontanée ou traumatique. L'impression brusque du froid, signalée par Graves et Jaccoud, nous semble avoir une importance minime, la névrite survient fréquemment dans le cours des maladies infectieuses, typhus (Eisenlohv), variole (Joffroy) ; on a encore noté son apparition spontanée sur des sujets tuberculeux, rhumatisants ou goutteux, enfin les névrites périphériques sont assez communes dans les maladies de la moelle.

Bien plus commune est la névrite traumatique, la compression d'un nerf par une tumeur, un cal vicieux, les divers traumatismes, telles sont ses causes les plus ordinaires. Elle se montre de préférence après les plaies contuses, en particulier après les plaies par armes à feu ; la présence d'un corps étranger, l'irritation d'un nerf par une esquille sont autant de circonstances particulièrement favorables à son apparition. Polaillon a relaté le développement d'une névrite du sciatique à la suite d'une injection interstitielle d'éther. Nombre d'auteurs, en particulier PETER, PITRES, VAILLARD et SALVAT, ont montré qu'il n'était pas nécessaire de faire pénétrer le liquide dans l'épaisseur du nerf, les injections faites au voisinage du tronc nerveux amenant le même résultat. Signalons encore la névrite des moignons, spécialement étudiée par VERNEUIL et NEPVEU.

La marche de la maladie semble généralement fort lente. Etouffée par le développement incessant du tissu conjonctif, la myéline disparaît de bonne heure, la gaine de Schwann au contraire et le cylindre-axe, derniers vestiges de l'élément nerveux, persistent pendant longtemps. Ils disparaissent aussi à leur tour et le nerf se trouve transformé en un cordon fibreux grisâtre, intimement adhérent aux tissus voisins. Cette affection a une tendance spéciale à se propager de la périphérie vers le centre (WEIR MITCHELL), et, comme l'a démontré HAYEM, c'est par le tissu conjonctif que se fait la propagation (*névrite ascendante*).

Anatomie pathologique. — Les lésions essentielles qui correspondent à la névrite sont loin d'être toujours appréciables par la simple inspection à l'œil nu; si, dans certaines circonstances, le nerf malade a été modifié dans son volume, sa coloration ou sa consistance, s'il paraît tantôt plus dur, plus épais que l'état normal, tantôt œdématié, d'autrefois atrophié, vivement hyperhémié ou d'aspect terne et grisâtre, le plus souvent, en réalité, les apparences macroscopiques ne permettent pas de juger l'existence et le degré de l'altération : des nerfs très gravement désorganisés présentent extérieurement tous les caractères propres aux nerfs sains, et les modifications qu'ils ont subies ne peuvent être positivement établies que par l'étude microscopique.

Histologiquement on reconnaît deux formes distinctes de la névrite : la *névrite parenchymateuse* et la *névrite interstitielle*, elles ne restent pas toujours isolées et coexistent fréquemment sur le même tronc ou filet nerveux.

La névrite parenchymateuse porte exclusivement sur les tubes nerveux, elle détermine des lésions exactement semblables à celles qui se produisent dans le segment périphérique d'un nerf sectionné (dégénération wallérienne, fragmentation de la myéline en blocs, en boules, en gouttelettes, proliférations des noyaux segmentaires, disparition du cylindre-axe). Le dernier terme est l'atrophie complète des tubes nerveux réduits alors à une gaine de Schwann et ne contenant plus que des noyaux épars. Cette variété semble appartenir spécialement à la névrite spontanée.

La névrite interstitielle se caractérise surtout par une inflammation aiguë ou chronique du tissu conjonctif constituant du nerf. Aiguë, elle détermine principalement une sorte d'œdème inflammatoire du tissu conjonctif qui apparaît hyperhémié, gonflé et parcouru par de nombreux leucocytes; toutefois ce processus n'aboutit jamais à la suppuration, si ce n'est dans des conditions exceptionnelles réalisées surtout dans les névrites expérimentales. Lorsque l'inflammation est chronique, il se produit une véritable sclérose; les faisceaux composant le tronc nerveux sont alors écartés les uns des autres, comme dissociés par l'interposition d'un tissu conjonctif dur, épais, qui s'insinue également entre les divers tubes et les enserre. Ces derniers présentent d'ailleurs constamment des lésions diverses, varicosités, fragmentation de la myéline, atrophies, etc., en un mot toutes les lésions de la névrite parenchymateuse type. Mais l'altération n'est pas généralisée à toute l'épaisseur du cordon nerveux, et des fibres saines se retrouvent près des faisceaux atrophiés.

Quelle que soit sa forme, la névrite se fait remarquer par sa tendance à se diffuser, elle s'étend sur les troncs nerveux, suit leurs embranchements, et, suivant les cas, a un trajet récurrent (*névrite ascendante*) ou descendant (*névrite descendante*).

La névrite ascendante, signalée par Duménil de Rouen, étudiée par Gall et Remack, puis par Vulpian, Hayem et Homen, procède souvent par bonds, s'étend jusqu'aux racines médullaires, puis envahit la moelle et même les ganglions rachidiens (Homen).

La névrite descendante bien étudiée par Charcot, Bouchard et Vulpian, à la suite des lésions des centres nerveux, se montre aussi après les lésions traumatiques, elle est souvent consécutive aux lésions médullaires occasionnées par la névrite ascendante.

Symptômes. — Au point de vue des symptômes, la névrite est aiguë ou chronique.

a. *Névrite aiguë.* — Dans cette forme de la maladie, la douleur est le symptôme prédominant, c'est aussi celui qui apparaît le premier. Les souffrances ont pour caractère d'être lancinantes et continues ; les intermittences sont fort rares ; le moindre contact, les mouvements les moins étendus deviennent la cause d'exacerbation très manifeste. Les souffrances ne restent pas localisées, elles s'irradient le long du trajet du nerf enflammé, se faisant sentir à la périphérie jusqu'aux extrémités terminales. Peu à peu, non seulement le nerf lésé est envahi, mais encore par la suite le plexus même auquel il appartient. On a vu la douleur retentir sur le mésencéphale et provoquer des convulsions hystériformes avec perte de connaissance (Hasbach). Après un certain temps apparaissent des éruptions diverses, revêtant habituellement la forme vésiculaire. Dans un grand nombre d'observations on trouve signalée la tuméfaction et l'induration du cordon nerveux, qu'une palpation méthodique permet presque toujours de reconnaître ; les phénomènes généraux sont assez caractéristiques, les premières souffrances sont accompagnées de frissons d'ordinaire peu intenses, la température augmente rapidement, cependant elle dépasse rarement 39° ; aussi le délire que l'on observe communément doit-il être attribué plutôt à l'intensité des douleurs. Le malade inquiet et anxieux, fatigué par ces crises continuelles, tombe bientôt dans un état de prostration complète ; dans un cas, la mort est survenue, occasionnée par une attaque de tétanos ; c'est heureusement là une terminaison rare, et dans la majorité des faits les phénomènes s'amendent ou la maladie passe à l'état chronique.

b. *Névrite chronique.* — La névrite chronique peut, elle aussi, s'établir d'emblée, son début en cette occurrence paraît souvent très insidieux. La souffrance, pendant les premiers temps, peu intense, vague, mais toujours continue, s'irradie sur toute l'étendue du nerf malade; il est impossible de palper un point quelconque du trajet de cet organe, sans que le patient accuse immédiatement une vive douleur.

Des troubles divers surviennent (troubles trophiques et sensitifs); les troubles trophiques diffèrent de ceux que nous avons signalés dans la forme précédente, c'est principalement l'empâtement du tissu cellulaire et le glossy-skin que l'on observe. Notons, en terminant, la tendance constante de la maladie à se propager vers les centres et à envahir ensuite de nouveaux cordons nerveux.

Diagnostic. — L'intensité de la douleur, sa continuité, la fièvre, les symptômes locaux et généraux, l'apparition de troubles trophiques permettent habituellement d'établir le diagnostic de la névrite aiguë. La névrite chronique, lors de son apparition surtout, peut être confondue avec la névralgie ou le rhumatisme musculaire; cependant le caractère continu de la souffrance, la sensibilité du nerf à la pression sur toute l'étendue de son trajet, et non seulement en certains points comme dans la névralgie, feront écarter toute hésitation; on se rappellera de plus, que dans le rhumatisme musculaire, la douleur ne suit pas un trajet déterminé mais occupe les masses musculaires.

Pronostic. — Les complications qui peuvent survenir du côté des centres nerveux, du côté des organes sous la dépendance du nerf lésé, la durée de la maladie doivent rendre le chirurgien très circonspect et lui faire garder une grande réserve.

Traitement. — Rappelons d'abord les précautions à prendre pour prévenir l'apparition de la névrite dans les cas de blessure des nerfs. Le chirurgien, étant donné ce que nous avons dit de l'étiologie, mettra toute son attention à extraire les corps étrangers et les esquilles dont le contact pourrait irriter les nerfs. Si la plaie est contuse, si les extrémités nerveuses ont été broyées, il y aura avantage à réséquer les parties ainsi détruites; de plus on ne doit jamais exposer le malade aux variations brusques de température : malgré ces précautions, la névrite peut survenir. Que faire alors? La douleur étant dans la névrite aiguë l'élément prédominant, c'est elle qu'il faut d'abord combattre. Les narcotiques de tout genre, surtout la morphine en injections hypodermiques, tiennent ici le premier rang. Contre la maladie elle-même, émissions sanguines locales, révulsifs divers ont donné, suivant les circonstances, des résultats différents.

Les mêmes moyens réussiront contre les névrites chroniques; plus encore peut-être que dans le cas précédent, il est nécessaire d'insister sur le repos de l'organe s'il s'agit d'un membre ; l'appareil ouaté, qui comprime la région tout en l'immobilisant, rendra les plus grands services. Quelques soins que l'on prenne, il faut bien savoir que l'affection est de sa nature essentiellement rebelle, des plus tenaces et que contre elle échouent toutes les médications; d'où la nécessité d'une intervention chirurgicale plus active (section ou mieux résection du nerf). Dès le début, comme il est impossible de prévoir l'issue de la maladie, on doit songer à s'opposer à l'atrophie musculaire pour qu'il n'existe pas de ce chef une infirmité incurable dans le cas où les nerfs reprendraient leurs fonctions. Dans ce but, aussitôt que l'état de la sensibilité le permettra, on emploiera l'électricité, les frictions sèches et le massage.

3° THÉORIES DIVERSES ÉMISES POUR EXPLIQUER LES TROUBLES TROPHIQUES CONSÉCUTIFS AUX LÉSIONS DES NERFS

Le mécanisme qui préside à la formation des diverses lésions que nous venons d'étudier n'est pas encore bien connu.

Brown-Sequard, qui s'occupa un des premiers de cette étude, a cherché à expliquer les troubles trophiques par le défaut d'action des vaso-moteurs et la paralysie vasculaire qui en résulte. Cette théorie ne peut satisfaire l'esprit : d'une part, en effet, au bout de peu de temps, les vaso-moteurs se suppléent les uns aux autres ; d'autre part, ils reprennent leurs fonctions peu après l'accident. En Allemagne, Samuel a invoqué l'action trophique des centres nerveux, cette action s'exercerait par des nerfs spéciaux, « *nerfs trophiques* » qui, après la lésion, seraient rapidement envahis et détruits par la névrite. Il manque une seule chose à cette théorie, les nerfs trophiques eux-mêmes, dont l'existence est encore à démontrer.

Les idées de Samuel ont été reprises et modifiées par Vulpian. Cet auteur admet l'influence trophique des centres, qui aurait pour conducteur les nerfs mixtes absolument comme la sensibilité et la motilité; l'altération de ces nerfs par la névrite expliquerait alors les troubles nerveux.

Charcot et ses élèves Mougeot, Couyba, localisent l'altération anatomique dans les centres nerveux. « La condition pathogénique indispensable des troubles précédents, dit le dernier de ces auteurs, consiste dans l'inflammation du centre médullaire et de ses prolongements périphériques (myélite, méningo-myélite, névrite). L'inflammation de l'axe gris paraît nécessaire à leur production. » Dans les observations citées par Couyba, la myélite s'étendait toujours aux parties centrales de la moelle ; de plus, l'atrophie musculaire suit en pareille circonstance la même marche que dans les amyotrophies progressives et la paralysie infantile, affections qui présentent des altérations profondes de l'axe médullaire. C'est aussi, comme nous l'avons vu, dans la substance grise de la moelle qu'Hayem localise aujourd'hui les lésions dans les cas de troubles trophiques. Weir Mitchell et Poncet se rangent également à cet avis ; toutefois la lumière est loin d'être faite d'une façon satisfaisante ; de nouveaux travaux sont nécessaires.

§ 3. — Opérations chirurgicales employées dans le but de combattre les accidents consécutifs aux lésions des nerfs.

Ainsi que nous l'avons dit, la médecine est fréquemment impuissante non seulement à guérir, mais même à soulager les douleurs atroces qu'endurent les malheureux qui ont été victimes de lésions des nerfs ; alors se pose la question d'intervention chirurgicale.

Or, dans toute névralgie il existe, ainsi que le fait remarquer Létiévant, trois phénomènes distincts :

1° L'impression produite sur l'extrémité nerveuse ;

2° La transmission de cette impression par le nerf jouant le rôle de conducteur;

3° La perception de cette impression par le sensorium commune, fait qui constitue la sensation.

En faisant disparaître un de ces facteurs, la névralgie sera détruite par là même.

Le chirurgien supprime l'impression produite sur les extrémités nerveuses lorsqu'il enlève des esquilles, un corps étranger, lorsqu'il détache les adhérences du nerf à une cicatrice. Malheureusement il n'existe pas toujours d'indications aussi précises, mais dans ce cas nous pouvons supprimer ou modifier les agents par lesquels se transmet l'impression. Trois genres d'opération sont aujourd'hui employés pour arriver à ce résultat : 1° la *névrotomie* (section des nerfs) ou la *neurectomie* (résection du nerf); 2° l'*élongation ;* 3° enfin, comme ressource ultime, l'*amputation.*

1° NÉVROTOMIE ET NEURECTOMIE

Bibliographie. — Delpech, *Observation sur l'utilité de la section des nerfs dans certains cas, Revue médicale,* Paris, 1832. — Bonnet (de Lyon), *Traité des sections tendineuses et musculaires, suivi d'un mémoire sur la névrotomie sous-cutanée,* Paris, 1841, in-8°. — Duncan, *Résection du nerf tibial postérieur, Edinburg Monthly Journal,* 1841. — Gay, *Résection du nerf tibial postérieur, The Lancet,* 1846, et *Arch. de méd.,* 4° série, t. XIII. — Huguier, *Résection du tibial postérieur, Gaz. des Hôp.,* 1848. — Roux (Jules), *Névralgies faciales, Résection des nerfs sous-orbitaires, Union médicale.* 1852. — Lotzbeck (de Tubingen), *Observations de sections nerveuses, Deutsche Klinik,* 1859, et *Résumé Gaz. hebd.,* p. 919, 1859. — Malgaigne, *Médecine opératoire.* — Mire, *Des procédés de névrotomie générale applicables au traitement de la névralgie sous-orbitaire,* Th. de Strasbourg, 10 mars 1863, t. Ier. — Verneuil, *Communications sur les sections nerveuses. Bull. de la Soc. de chir.,* 1866. — Faucon, *Des résections nerveuses dans les affections des nerfs,* Th. de Strasbourg, 1870. — Nepveu, *Névrotomie. Opinion médicale et scientifique,* 1870. — Létiévant, *Traité des sections nerveuses,* Th. de Paris (Bibliogr. très étendue), et *Névrotomie directe d'un filet du pectoral pour une névralgie d'origine traumatique, Lyon médical,* 1875. — Weir Mitchell, *Névralgie traumatique, section du nerf médian, The Americ. Journ. of Med. Sciences,* t. II, 1874.—Panas, *De la section du nerf buccal par la bouche, Arch. gén. de méd.,* févr. 1874.

Définition. — On désigne, sous ce nom, une méthode chirurgicale qui consiste à interrompre la continuité d'un ou plusieurs nerfs, de manière à faire cesser toute espèce d'irritation du côté des centres, dans certaines affections douloureuses et convulsives dont le point de départ sinon le siège se trouve à la périphérie (Tripier).

Historique. — La névrotomie est une opération essentiellement française. Elle a été pratiquée pour la première fois par Maréchal, chirurgien de Louis XIV. Descot rapporte avec détails un fait de ce genre ; il s'agit d'une section du sciatique poplité externe, faite par Yvan, chirurgien des Invalides, dans le but de remédier à une névralgie d'origine traumatique. A partir de cette époque, l'opération admise en France, malgré Boyer, est fréquemment exécutée par Velpeau, Delpech, Roux, Sédillot, Nélaton; il en est de même en Allemagne, en Italie, en Angleterre.

Manuel opératoire. — Les auteurs anciens ont d'abord fait, et plusieurs contemporains font encore la section simple du nerf. Généralement, après semblable intervention, il y a une accalmie, parfois on a vu cependant les douleurs reparaître au bout de peu de jours. Les auteurs ont attribué ces récidives à la régénération nerveuse; aussi, pour prévenir le retour de ces accidents, se sont-ils adressés à la résection du nerf. On a d'abord réséqué 8 ou 10 millimètres, puis, comme malgré cela il y avait récidive, 2 et 3 centimètres ont été enlevés. Boyer proposa de cautériser le bout inférieur du nerf, Malgaigne de replier les extrémités dans les tissus. Tripier prétend qu'il est en droit de conclure de ses expériences que « les récidives ne doivent pas être mises sur le compte de la cicatrisation hâtive, mais bien sur celui de la persistance d'autres voies de transmission ». Il désirerait qu'à l'avenir on tînt un peu plus compte de ces faits et que l'on fît des sections simples, mais associées de façon à détruire tous les moyens de transmission (*polynévrotomie*). La résection serait conservée pour les cas d'altération nerveuse.

Indications et contre-indications. Valeur de l'opération. — Dans les névralgies spontanées et dont on ne connaît pas la cause, les auteurs sont loin de s'entendre sur la question d'intervention chirurgicale. Il n'en est pas de même lorsqu'il s'agit de névralgies de cause traumatique ; l'avis est unanime, il faut opérer. « Tout, en effet, dit Mallet, favorise alors l'intervention ; une cause locale a donné naissance à l'affection ; le lieu de la blessure, l'existence d'un point d'irradiation douloureuse, indiquent suffisamment le siège de cette cause. » La névralgie traumatique se trouve d'ordinaire circonscrite au département du nerf lésé, fait des plus favorables à l'opération. Lorsque la compression sur le trajet du nerf blessé fait cesser l'accès ou le calme, lorsque surtout il existe une altération matérielle du nerf, on se trouve dans les circonstances les meilleures; l'intervention est rationnelle, on serait blâmable de la différer. La section nerveuse, ainsi que le démontrent les statistiques, calmera la douleur dans la plupart des cas, fréquemment même la guérison sera durable. Sur 23 sections nerveuses pratiquées pour combattre des névralgies traumatiques, Weir Mittchell a obtenu 16 fois un bénéfice durable ; 2 fois seulement l'opération n'a pas amené de guérison immédiate, 4 fois la guérison a été partielle ou lente ; dans toutes les autres circonstances, elle a été complète et immédiate; dans cette dernière série, 5 fois, il est vrai, la douleur a reparu plus rard. Lorsque l'opération ne donne aucune amélioration, ou si les accidents reparaissent peu de jours après, il sera bon de songer aux observations de Tripier; l'opérateur examinera si toute communication nerveuse se trouve bien interrompue et, s'il le juge nécessaire, fera de nouvelles sections.

Le chirurgien, il est à peine besoin de le dire, s'inspirera dans tous les cas de l'étude des antécédents du patient; il n'oubliera pas que parfois le traumatisme *bat le rappel des diathèses*, comme le dit Verneuil, et, si son malade est rhumatisant, syphilitique, surtout s'il a affaire à un ancien paludique, il n'interviendra qu'après avoir usé, même abusé des médicaments en usage en pareille occurrence.

2° ÉLONGATION DES NERFS

Bibliographie. — Nussbaum, *Deutsche Zeitsch. f. Chirurgie*, sept. 1872, t. Ier, p. 450. Gartner, *Deutsche Zeitsch. f. Chir.*, p. 462, 1872. — Patruban, *Centr. f. Med. Wissen.*, 1873, p. 254. — P. Vogt, *Klin. Wochens.*, p. 22, 1874. — Callender, *Cases of Nevralgia Treated by Nerves streching, The Lancet*, 1875. — Tutschek, *Ein Fall. von Reflexepilepsie Gehalt durch Nervendehnung, Diss. Inaug.*, Greisswald, 1876. — Vogt, *Centralblatt f. Chir.*, n° 40, 1876. — Nussbaum, *Klin. Mittheilungen München*, 1876. — Conrad, *Experimentelle Untersuchungen Ueber Nervendehnung, Diss. Inaug.*, Greisswald, 1876. — P. Vogt, *Die Nervendehnung als Operation in der Chirurgischen Praxis.*, Leipzig, 1877. — Richelot, *Traitement du tétanos, Revue des sciences médicales*, t. XI, 1878. — Marchand, *Sur la distension chirurgicale des nerfs, Gaz. hebd. de méd. et de chir.*, p. 209, 1878. — Blum, *Arch. de méd.*, t. Ier, 1878. — Trombetta, *Sullo Stiramento dei nervi Studi Pathologici è Clinici*, Messina, 1880. — Debove et Gillette, *Soc. de chir.*, 1880. — Erlenmeyer, *Centralb. f. Nervenheilkunde*, 1880. — Craith, *Nerve Stretching Operation, British Med. Journ.*, t. II, 1880. — Pooley, *Revue critique, The Med. Record*, 1880, et *Revue des sciences méd.*, t. XVI, 1881. — Gen, *Extension des nerfs, London Med. Record*, 1880, et *Revue des sciences méd.*, t. XVI, 1881. — Chauvel, *Élongation des nerfs, Revue critique, Arch. gén. de méd.*, t. VII, 1880, et t. VIII, 1881. — Artaud et Gilson, *Élongation des nerfs, Revue de chir.*, 2e année, nos 2 et 3, 1882. — Omboni, *Annali universi di Med. è Chir.*, mars 1883. — Eloy, *Union méd.*, 1886. — Lagrange (Félix), *Valeur thérapeutique de l'élongation des nerfs* (mémoire couronné par la Société de chirurgie), Paris, 1886. — Marschal, *Élongation des nerfs*, in-8°, Londres, 1887. — Clarindda Beddy, Th. de Berne, 1888.
Thèses de Paris. — 1876, Davault. — 1881, Schewing.

Historique. — L'élongation des nerfs, de date relativement récente, a été pratiquée pour la première fois par Nussbaum, à Munich, le 15 février 1872; dans le cours de la même année. Gartner (de Stuttgard) répète cette opération. Patruban en 1873, P. Vogt, Callender en 1874 suivent cet exemple. A partir de 1876, la nouvelle méthode entre dans le domaine de la chirurgie; Blum, Verneuil, Panas l'introduisent parmi nous, et dès 1880, Debove et Gillette tentent de calmer ainsi les douleurs si vives des ataxiques, et d'enrayer la marche de cette terrible affection. Les divers travaux précités ont été réunis par Lagrange (1886).

Après les auteurs précédents, parmi ceux qui se sont particulièrement occupés de la question, citons : Braumwell, Byrd, Chiene, en Angleterre, Baum et Czerny en Allemagne, Omboni et Trombetta en Italie, Pooley, Morton et Cox aux Etats-Unis, enfin Tarchannof et Gen en Russie.

Physiologie pathologique. — Les expériences de Terrillon, Blum, Laborde Brown-Séquard, Quinquaud, Marius et Viette, en France, les travaux des auteurs étrangers ci-dessus désignés, permettent d'établir nettement les lésions anatomiques et les troubles physiologiques produits par l'élongation.

Sans insister sur l'anatomie pathologique de la question, nous nous bornerons à en exposer la physiologie sous forme de propositions :

1° L'élongation d'un nerf abolit le courant sensitif et détruit en partie la sensibilité dans le territoire de ce nerf; dans les nerfs mixtes, le courant moteur reste intact;

2° L'élongation détermine, lorsqu'elle est exercée avec force, des troubles trophiques dans le territoire du nerf, avec ou sans anesthésie persistante (Viette, Quinquaud) ;

3° L'élongation agit sur les centres nerveux, surtout lorsqu'on étire le nerf du côté de son origine (phénomènes de transfert). Comme les opérations précédentes, l'élongation ne doit pas être faite à la légère ; ce n'est pas, en effet, un traumatisme absolument bénin; elle peut occasionner des accidents sérieux, même entraîner la mort.

Sur 415 observations en effet, Lagrange a relevé 42 cas, dans lesquels se sont produits des accidents graves ou même mortels (syncope, ramollissement, hémorrhagies de la moelle, etc.).

Quels sont les cas auxquels convient particulièrement l'élongation, quelle en est la valeur, quelles précautions faut-il prendre pour mener à bien cette petite opération ?

C'est principalement contre les névralgies que l'élongation a été mise en usage, le nombre des opérations pratiquées est très considérable. En 1886, Lagrange (de Bordeaux) a pu communiquer, dans son mémoire sur la valeur thérapeutique de l'élongation des nerfs, près de 300 observations. Avec Chauvel et Omboni, il estime que d'une façon générale l'élongation a donné de bons résultats et qu'elle est digne de prendre dans la thérapeutique des névralgies une place importante.

Il convient d'apprécier la valeur de l'élongation : 1° dans les névralgies des nerfs sensitifs; 2° dans les névralgies des nerfs mixtes.

La névralgie faciale relève surtout de cette opération, mais seulement en ce qui concerne le frontal et le nasal externe. Pour les névralgies des nerfs maxillaires supérieurs et inférieurs, la résection est préférable à l'élongation La première opération est mieux réglée, plus précise, moins dangereuse que la seconde et surtout plus efficace. La résection des ganglions annexés au nerf trijumeau a, notamment dans ces derniers temps, été pratiquée avec succès (Annochay, Thomas, Chasse, Segond).

En ce qui concerne les nerfs mixtes, c'est surtout sur le nerf sciatique qu'a porté l'élongation et pour les névralgies de ce nerf la statistique est favorable. Il existe bon nombre de guérisons définitives dans des cas qui avaient résisté à tous les traitements classiques et ces résultats sont d'autant plus appréciables que pour les gros nerfs mixtes l'élongation est la seule opération possible, on ne peut en effet songer à pratiquer la résection du radial, du médian ou du sciatique.

A côté de l'élongation sanglante, il convient de placer l'élongation non sanglante praticable sur le nerf sciatique, à cause de ses rapports anatomiques. Lorsqu'on fléchit la cuisse sur le bassin, le sciatique décrit un arc de cercle autour de l'articulation coxo-fémorale en se coudant sur le col du fémur comme sur une poulie de renvoi. Par la flexion forcée du membre inférieur sur le tronc, le nerf est donc considérablement allongé.

Billroth le premier eut lidée d'utiliser cette donnée anatomique et propose l'élongation non sanglante, depuis bien des fois pratiquée, surtout en Italie. Trombetta lui a consacré un important travail. Daniel Mollière l'a pratiquée 20 fois avec un succès presque constant. Omboni (de Crémone) en est un partisan convaincu et tout dernièrement Charvot l'a chaleureusement défendue devant la société de chirurgie.

Sanglante ou non sanglante, l'élongation est une opération susceptible de rendre de grands services; il nous est impossible d'en établir ici les diverses indications que le lecteur trouvera exposées dans le mémoire de Lagrange (de Bordeanx).

Le manuel opératoire est simple, le patient étant chloroformé, le chirurgien va à la découverte du nerf, ainsi qu'il est prescrit dans les traités de médecine opératoire (1er temps). Le nerf, mis à nu, est isolé (2e temps); enfin (3e temps) élongation. Les uns la font simplement avec les doigts, d'autres avec la sonde; il est préférable d'employer l'instrument particulier (sorte de dynamomètre muni d'un crochet) auquel ses auteurs, Nicaise et Gillette, ont donné le nom d'élongateur. De cette façon on mesure exactement la force à employer et l'on n'est pas exposé à voir des accidents se produire. Verneuil, au lieu de pratiquer l'élongatiou telle que nous venons de la décrire, se contentait de soulever le nerf et de l'écraser sur le bord d'une sonde cannelée, Ce procédé, abandonné aujourd'hui et que nous ne rappelous que pour mémoire, a été nommé *névrotripsie*.

CHAPITRE III

TUMEURS DES NERFS. — NÉVROMES

Bibliographie. — Robert Smith, *Treatise on the Pathologie, Diagnosis and Treatment of Neurom*, 1849. — Bonnet (de Lyon), *Névrome développé dans le poplité interne*, *Gaz. des Hôp.*, 1858, p. 90. — Houel, Lebert, *Mémoire sur le névrome*, *Mém. de la Soc. de chir.*, t. III, 1853. — Verneuil, *Bull. de la Soc. anatomique*, 1854. — Rupferfery, *Beitrage zür Pathol. Anat. d. Geschwulste*, *Verlan. der Nerv.*, *Mainz*, 1854. — Fischer, *Neurombildung und Nervenhypertrophie*, *Arch. f. Physiologie*, 1856. — Depaul, *Névrome plexiforme*, *Bull. de la Soc. anat.*, 1857. — Volkmann, *Handteller Virchow's f. Pathol. Anat.*, 1857. — Weissmann, *Zeitschrift f. rationelle Medizin*, 1859, *Ruh.* III, Bd. VII, p. 209. — Cornil, *Mémoires de la Soc. de biologie*, 1863. — Virchow, *Traité des tumeurs*, trad. franç., 1869. —

Labbé et Legros, *Journal d'anat. et de physiologie*, 1870. — Christot, *Contrib. à l'étude des tumeurs plexiformes, Gaz. hebd.*, 1870. — Spillmann, *Névromes du nerf médian, Mém. de méd. et de chir. militaires*, t. XXX, 1874. — Cartaz, *Étude sur le névrome plexiforme, Arch. de méd.*, 1876, t. XXVIII, p. 170. — A. von Winiwarter, *Arch. f. klin. Chir.*, Bd. XIX, p. 595, et *Arch. de méd.*, 1877, p. 104. — Marchand, *Névrome plexiforme, Arch. f. Path. Anat. and. Phys.*, Bd. XXX, p. 36; *Analyse, Rev. des sciences méd.*, t. XI, p. 632, 1877. *Contribution à l'étude des névromes par* A. Pick, *Arch. f. Psychiatrie und Nervenkrank*, Bd. II, p. 20, 1877. — J.-H. Waldenstrom, *Fibro-sarcome du nerf ischiatique, Upsala Lœkareforen Forhandt.*, t. VII et VIII, 1877. — Richard, Marchand, *Névrome plexiforme, Archiv. de Virchow*, 1877, t. LXX. — Gerhardt, *Du diagnostic des névromes multiples. — Arch. f. klin. med.*, p. 268, 1878. —Marchand, *Sarcome kystique du nerf sciatique, Bull. de la Soc. de chir.*, p. 677, 1879. — Bertheau, *De la nature et du développement des névrogliomes. Inaug. Diss.*, Gottingen, 1879. — Chandelux, *Lyon médical*, août 1879. — *Un cas de névrome multiple par* Rump, *Arch. f. Path. Anat. and Phys.*, Bd. LXXX, p. 177. — *Q. mots sur les névromes sans moelle et leur différence avec les fibromes*, par J.-A. Waldestrom, *Upsala Lakareforneringe Forhand.*, Bd. XIII, p. 169, 1879. — *Deux cas de névrome cirsoïde, Clinique chirurgicale de* Rizzoli, p. 91. — Duplouy, *Soc. de chir.*, 1881, p. 301. *Névrome cicatriciel sur un moignon de désarticulation de l'épaule, extirpation.* — Recklingausen, Berlin, 1882, in-8°, p. 430. *Analyse, Revue de dermatologie. — Contribution à l'étude des fibromes multiples de la peau, leurs rapports avec les névromes multiples.* — Duttring, *Névrome douloureux de la peau, Amer. Journ. of the Amer. Sc.*, oct. 1881, p. 435. — Arnozan, *Journ. de méd. de Bordeaux*, 1885. — Bard, *Arch. de physiologie*, 1885. — Krause, *Samml. klin. Vortrage*, 1887. — Lesage et Legrand, *Arch. de physiologie*, 1888. — Audry et Lacroix, *Lyon méd.*, 1891.

Thèses de Paris. — 1865, Leboucq. — 1867, Margerin. — 1872, Foucault. — 1875, Rumen. — 1876, Cardon.

Thèse de Strasbourg. — 1822, Aronssohn.

Historique. — On rapporte généralement à Cheselden (1688-1752) le récit de la première observation de tumeur située sur le trajet d'un nerf. Longtemps avant lui cependant, A. Paré, Franco, Valsalva avaient cité des faits analogues. Avec Odier (1803), le terme de névrome entre dans la science. Appert (1815) essaye une classification et divise les tumeurs des nerfs en trois catégories : ganglions anormaux, tuméfactions des nerfs, tumeurs de la gaine. Aronssohn (Th. de Strasbourg, 1822) établit une classification plus générale et divise ces affections en deux groupes : 1° tumeurs provenant directement du nerf; 2° tumeurs provenant du névrilemme. Houel (1853) présente à la Société de chirurgie une observation de névrome généralisé; chargé d'un rapport sur ce fait, Lebert expose ses vues personnelles; le névrome est pour lui une tumeur fibreuse, développée aux dépens de l'enveloppe du nerf. En 1857, Verneuil signale l'existence des névromes plexiformes, mais c'est à Fuehrer, Weld et surtout Virchow que nous sommes redevables des travaux les plus remarquables sur la question.

Définition. Division. — Le terme névrome a été employé d'une façon générale pour désigner toutes les tumeurs développées sur le trajet des nerfs. Depuis les travaux de Virchow, ces néoplasmes ont été divisés en névromes vrais et pseudo-névromes. Les névromes vrais sont des productions dérivées du tissu nerveux lui-même, or ce tissu se présente sous deux formes, à l'état de cellules nerveuses, et à l'état de tubes nerveux; à ces deux groupes d'éléments, dit Quénu (*Traité de chir.*, t. Ier, p. 462), on a opposé deux genres de névromes : des névromes ganglionnaires (ou à cellules nerveuses) et des névromes fasciculés (ou à tubes nerveux).

A côté de ces deux genres de productions qui constituent les *névromes vrais*, nous devons dire quelques mots de tumeurs particulières décrites pour la première fois par Verneuil sous le nom de *névromes plexiformes*, et sur la nature desquels on est encore peu fixé, puis enfin viennent les néoplasmes développés sur le trajet d'un nerf, et dans ce groupe nous trouvons en majorité des tumeurs bénignes, ce sont des fibromes, des mixomes, des sarcomes ou des combinaisons de ces espèces anatomiques; quelques rares observations d'épithélioma complètent la série, très rarement cette variété est primitive, le plus souvent elle est secondaire.

1° NÉVROMES VRAIS

a. **Névromes ganglionnaires.** — D'après Bard et Quénu, il existerait deux sortes de névromes ganglionnaires, les gliomes et les névromes médullaires adultes.

Les *gliomes*, tumeurs de consistance molle, se rencontrent au milieu de la substance grise ou blanche du cerveau et de la moelle, sur le trajet du nerf optique, ou sur la rétine.

Le structure de ces tumeurs se rapproche de celle de la névroglie; « or, il y a peu de temps encore, la névroglie était constituée comme une variété de tissu conjonctif, il était donc naturel de ranger les gliomes parmi les tumeurs conjonctives, et d'y voir une simple variété de sarcome, mais aujourd'hui on a sur la névroglie des idées différentes. Il paraît bien prouvé que ce tissu névroglique dont on a fait tour à tour du tissu conjonctif lâche (Virchow, Ranvier), du tissu adénoïde, du tissu muqueux (Golgi) est tout uniment un tissu d'origine épidermique différencié en organe de soutien (à l'exemple des cellules de soutènement, des corpuscules gustatifs ou des fibres de Müller, de la rétine, etc.), au lieu de l'être en cellules nerveuses » (Quénu).

La cellule en araignée de la névroglie a donc la même origine que la cellule nerveuse et les gliomes sont parfaitement des tumeurs d'origine nerveuse.

Il y a loin, comme nous le verrons, de cette manière de concevoir le gliome à celle qui a été admise jusqu'ici et que nous retrouverons exposée à propos des gliomes de la rétine.

Dans le centre ovale et la région fronto-nasale, on a rencontré une autre variété de tumeur constituée par une trame névroglique et des cellules nerveuses bien développées; c'est à cette variété de néoplasme que Bard et Quénu proposent de donner le nom de *névromes médullaires adultes*.

b. **Névromes fasciculés.** — On doit réserver ce nom, d'après Cornil et Ranvier, à des tumeurs composées de fibres nerveuses « *de formation nou-*

velle ». D'après ces auteurs, les névromes d'amputations devraient être pris comme type de ces néoplasmes, mais les renflements qui se forment ainsi sur les extrémités nerveuses des moignons d'amputés, doivent-ils rentrer dans cette classe de tumeurs. Cela est douteux; car, ainsi que le fait remarquer Quénu, il ne suffit pas « d'avoir constaté la présence de filets nerveux dans une tumeur pour affirmer qu'il s'agit de névromes, il faudrait démontrer que ces filets nerveux sont de *nouvelle formation ;* de la plupart des descriptions il ne ressort qu'une chose : c'est que le tissu inter-fasciculaire en prolifération a refoulé à la périphérie ou dissocié en tous sens des tubes nerveux préexistants (fig. 54) ».

« Bien plus, j'avoue que je ne conçois pas très bien comment une tumeur développée le long d'un nerf pourrait être composée de tubes nerveux nouvellement formés. Les cylindres-axes ne sont, en somme, que des prolongements des cellules nerveuses, et, à moins d'admettre un prolongement des fibres se produisant au niveau des segments interannulaires (ce qui n'a jamais été constaté, que je sache, dans les tumeurs dites névromes), la néoformation de tubes nerveux doit ne pouvoir se produire que là où il existe des cellules nerveuses, c'est-à-dire dans les centres nerveux centraux ou dans les centres nerveux périphériques. Je crois pouvoir en déduire qu'il y a des fibromes, des myomes, etc., douloureux, mais l'existence des névromes vrais fasciculés n'a pas encore reçu de démonstration parfaite. » Quénu, *Traité de chirurgie*, t. Ier, p. 454.

2° NÉVROMES PLEXIFORMES

Historique. — Les tumeurs de cette sorte ont été signalées pour la première fois par Valentine Mott (1854). Depaul (février 1857) montre à la Société anatomique une tumeur congénitale dont Verneuil fut chargé de faire l'examen; il la trouva constituée par des nerfs sous-cutanés, prodigieusement développés, enlacés sous forme de plexus inextricable, et enflés en chapelets.

Une tumeur analogue fut présentée en 1859, à la Société de chirurgie par Guersant; Verneuil (1861) donna à ces productions le nom de névromes plexiformes, sous lequel elles sont connues depuis. Signalons une nouvelle observation de Billroth (1869), le mémoire de Christot (1870). Virchow, vers la même époque, note les analogies qui existent entre l'éléphantiasis congénital (pachydermocèle) de Valentine Mott, et les névromes spéciaux décrits par Depaul et Verneuil. Puis les faits se multiplient, publiés par Winiwarter, Cartaz et Duplay, enfin la Société de chirurgie a repris la question en 1882.

Caractères de la tumeur. Siège. Nature. — Ces néoplasmes s'accompagnent d'une hypertrophie manifeste des téguments ainsi que du tissu cellulaire sous-cutané. De volume et d'aspect variables, ils sont souvent disposés sous forme de lobe (fig. 52), de replis ou aplatis en cuirasse. Ils siègent de préférence au cou, à la tête ; viennent ensuite, par ordre de fréquence, le prépuce, l'abdomen, les membres, la région sacrée. On les a surtout observés chez les jeunes enfants, plus fréquemment chez les sujets du sexe masculin. A la tête la maladie est presque toujours congénitale, et constituée par des cordons durs, élastiques, sous-cutanés, indolents. La plupart du temps il existe des déformations des plans osseux sous-jacents. Ces productions, que l'on rencontre surtout à la région juxta-auriculaire, sont constituées par des tubes

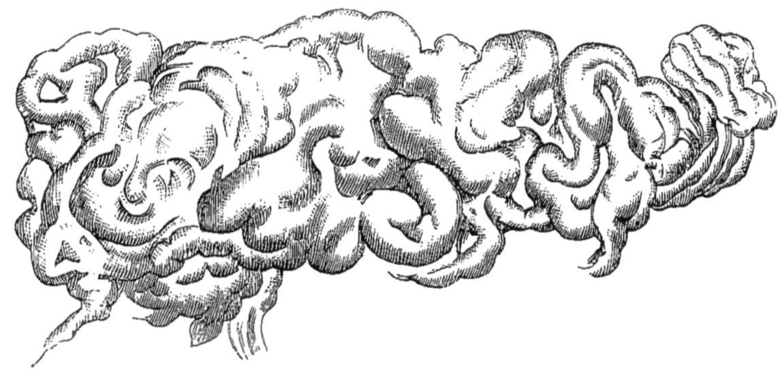

Fig. 52. — Névrome plexiforme de la face enlevé et en partie privé de sa graisse. (*Arch. für klin. Chir.*, t. XI, p. 283; Tafel III, fig. 2.)

nerveux amyéliniques plus ou moins englobés, suivant le stade d'évolution, dans une gangue conjonctive qui s'épaissit et augmente au fur et à mesure. Au cou et au tronc la tumeur revêt l'aspect d'un molluscum.

Les auteurs sont loin de s'entendre sur la structure de ces tumeurs et le groupe dans lequel il faut les ranger. Verneuil et ses élèves Christot, Margerin, voyant dans les tubes nerveux enroulés et hypertrophiés l'élément fondamental de production morbide, classent ces tumeurs dans les névromes.

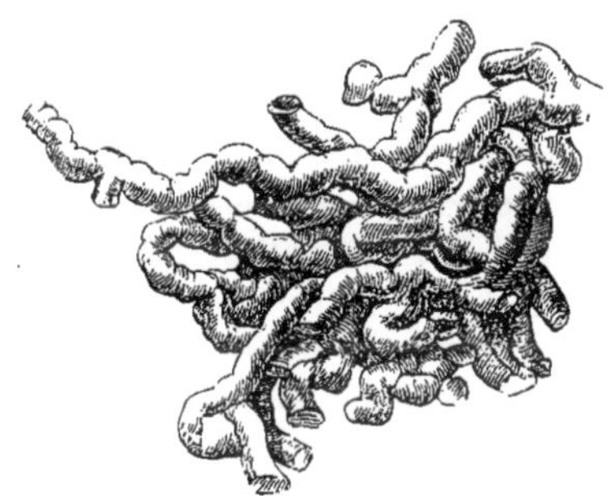

Fig. 53. — Fragment de la tumeur précédente pris au centre de la masse et grossi six fois à la loupe.

Telle n'est pas l'opinion de Cornil et Ranvier, pour lequels l'hyperplasie du tissu cellulaire constitue l'élément dominant; enfin, comme nous l'avons dit, Virchow les considère comme une variété de l'éléphantiasis congénital. Les lésions portent sur les filets nerveux sous-cutanés, dans un réseau d'étendue variable; en certains endroits, les tubes nerveux ont conservé leurs caractères normaux, ailleurs ils sont hypertrophiés (fig. 53). Quelquefois au contraire le tissu cellulaire, les comprimant de toutes parts, détermine leur atrophie et ils peuvent même disparaître entièrement. De là ces formes diverses de la tumeur, suivant le point qui est soumis à l'examen ; de là aussi les divergences d'opinion des auteurs. Quoi qu'il en soit, le névrome plexiforme constitue une affection à marche lente, nullement envahissante ; il n'occasionne pas de troubles fonctionnels et ne récidive pas après ablation. Au point de vue clinique, c'est donc une tumeur bénigne.

3° PSEUDO-NÉVROMES

a. **Fibromes.** — Ces tumeurs sont formées par l'hyperplasie du tissu conjonctif, qui constitue le périnèvre et le névrilème. D'après Virchow, ce dernier seul leur donnerait naissance. Les fibromes, dit Tillaux, sont en général de petites dimensions, ovoïdes, allongés, parallèles à l'axe longitudinal du nerf (fig. 55 et 56). Dans d'autres cas, ils sont déjetés latéralement : on en a vu suspendus au tronc nerveux comme un raisin à la grappe (Vast). Parfois on les trouve adhérents au tissu cellulaire voisin; le plus souvent ils sont libres, une coque fibreuse les enveloppe. Leur structure est celle des fibromes en général (éléments du tissu lamineux condensé, corps fusiformes, cellules arrondies, plaques à noyaux multiples). A la coupe, il n'est pas rare de rencontrer, dans l'épaisseur de la masse, de petites cavités remplies de liquide séreux, séro-sanguinolent, sanguin, quelquefois même purulent. C'est à ces productions que certains auteurs ont donné le nom de fibromes kystiques, ou de kystes des nerfs.

b. **Sarcomes.** — L'existence du sarcome des nerfs a été niée pendant longtemps par Virchow et son école ; ce fait est cependant avéré aujourd'hui, grâce aux observations de Verneuil, Broca, Volmann et Foucault. C'est le sarcome fasciculé, tumeur fibro-plastique de Lebert, qui a été le plus habituellement rencontré. De toutes les tumeurs des nerfs, le sarcome est celle qui atteint les dimensions les plus considérables, et dans une observation de Marchand, la tumeur atteignait 16 centimètres ; sa consistance varie suivant la prédominance dans la tumeur des cellules fusiformes ou de l'élément encéphaloïde.

c. **Myxomes.** — Ces néoplasmes peuvent se développer dans toutes les régions du système nerveux : ils ont été de la part de Virchow l'objet de travaux particulièrement remarquables. Les myxomes constituent des tumeurs gélatiniformes, parfois assez molles pour donner la sensation de fluctuation. Leur enveloppe mince, translucide, laisse apercevoir un contenu opalin et transparent (Foucault). Si l'on fait une coupe, le centre de cette tumeur se présente avec une teinte jaune verdâtre qui le fait ressembler à la gélatine de Warthon : la pression en fait sourdre un liquide mucilagineux, analogue à du blanc d'œuf ou à de la gomme arabique en solution, qui tient en suspension des éléments nucléaires et cellulaires. Quant au tissu même des néoplasmes, il est constitué histologiquement par un réseau à mailles lâches, formé de cellules étoilées anastomosées et soudées entre elles par leurs prolongements; de place en place de véritables faisceaux fibrillaires circonscrivent des espaces dans lesquels se trouve renfermée la substance ci-dessus désignée; l'hypertrophie de ce tissu change la consistance de la tumeur, qui paraît alors fibreuse (*fibro-myxome*).

d. **Kystes.** — Les observations de ces tumeurs (BEAUCHÈNE, BERTRAND) sont en trop petit nombre dans la science pour qu'il soit possible d'en présenter l'histoire.

e. **Carcinome. Épithéliome.** — Affirmer l'existence du cancer primitif des nerfs nous paraît impossible dans l'état actuel de nos connaissances. Il existe

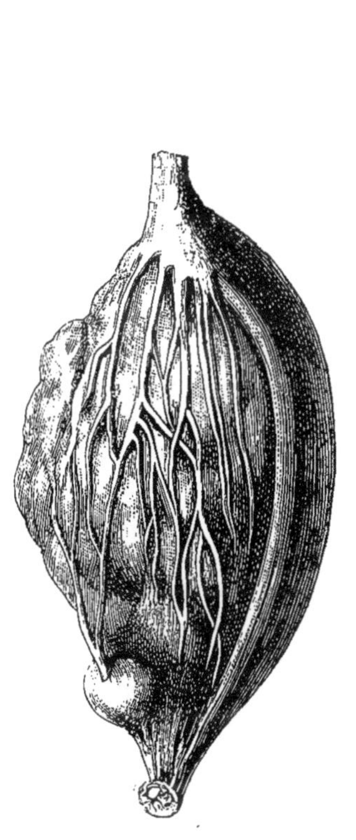

Fig. 54. — Névrome développé sur le trajet du nerf sciatique, d'après une observation de FRÉD. LAUT. (Pièce du musée de la Faculté de médecine de Strasbourg.)

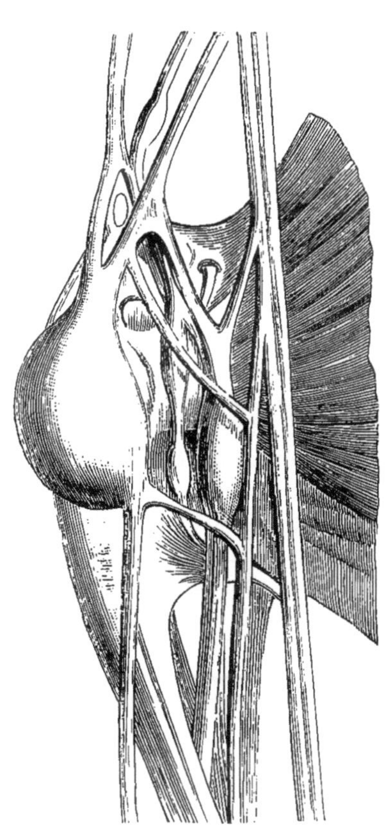

Fig. 55. — Névromes multiples du plexus brachial. (Atlas de LEBERT, t. I, pl. XXII, fig. 2.)

une seule observation du cancer primitif du nerf optique (TILLAUX) et encore, suivant toute probabilité, la tumeur était consécutive à un cancer de la rétine. VELPEAU, paraît-il, aurait enlevé un cancer primitif du nerf cubital; l'observation, si tant est que le fait soit vrai, n'a pas été publiée. Les travaux d'OTTO WEBER, de CORNIL, de SCHRŒDER VAN DER KOLK, ont fait connaître le mécanisme de l'envahissement des nerfs par le cancer. Cet envahissement se fait de deux manières :

1° Les cellules épithéliales, dit WEBER, s'insinuent dans le nerf, serpentent le long des tubes nerveux et forment des masses de volume variable, mais au loin le névrilème a été envahi, et il s'est formé une végétation cancéreuse.

2° Un néoplasme de mauvaise nature existe en un point de l'économie, la généralisation survient, et au loin des productions cancéreuses se développent sur le trajet d'un nerf. Ce fait, observé d'abord par SCHRŒDER VAN DER KOLK (1876), a été confirmé par CORNIL. Dans trois cas de cancer du sein, cet auteur a vu des petites tumeurs de même nature se former sur le trajet des nerfs intercostaux; les néoplasmes semblables s'étaient développés le long des nerfs du plexus brachial.

Étiologie. — Au point de vue étiologique, VIRCHOW a divisé ces névromes en trois groupes : *traumatiques*, *spontanés et congénitaux*. La plupart des auteurs insistent sur l'influence du traumatisme. Dans les cas de névromes d'amputation, cette action ne saurait être niée : comme le dit CHAUVEL, le développement de ces névromes résulte de l'irritation inflammatoire qui succède à l'opération et accompagne la cicatrisation, mais les frottements et les pressions ultérieures ne sont pas sans action sur leur développement. Le rôle de l'hérédité et des diathèses, invoqué par VIRCHOW, nous paraît peu manifeste; il en est de même de l'influence de l'âge et du sexe. Il faut donc avouer que ces tumeurs naissent le plus souvent d'une façon spontanée, en dehors de tout traumatisme sur le trajet des nerfs, constituant des tumeurs de forme et de volume variables (fig. 55), adhérentes à la gaine fibreuse de l'organe. En général, le néoplasme est appendu sur les parties latérales du nerf dans son épaisseur; dans d'autres cas, il lui est fréquemment accolé. Fréquemment aussi, en arrivant au niveau de la production, les fibres nerveuses paraissent se dissocier; elles s'étalent à la surface de la masse morbide (fig. 54) que l'on peut enlever sans toucher au nerf lui-même.

Symptômes. Diagnostic. Pronostic. — Établir un ensemble de caractères communs aux tumeurs des nerfs, les différencier cliniquement les unes des autres, est chose difficile. Nous ne reviendrons pas sur ce que nous avons dit de la forme, du volume, de la consistance, du mode d'implantation de ces productions; il n'y a là du reste rien de caractéristique. La souffrance constitue le seul symptôme véritablement important ; tantôt elle précède l'apparition du névrome, tantôt elle survient spontanément à l'occasion d'une contusion, alors que le néoplasme existe déjà depuis quelque temps ; dans certains cas enfin elle est nulle ; irradiée en haut et en bas, jusqu'aux dernières ramifications du nerf, la douleur consiste en fourmillements, élancements, sensations de froid ; la forme fulgurante ne semble pas rare. Dans le territoire du nerf malade, des troubles divers peuvent être observés (contractions fibrillaires, contractures, altérations de la sensibilité cutanée).

Ces tumeurs sont susceptibles de se généraliser ; on en a compté 800, et jusqu'à 1,400 sur le même individu. Le pronostic n'est grave qu'au point de vue de l'élément douleur ; les pseudo-névromes ne compromettent pas en général la vie du malade, et, sauf le cancer, une fois enlevés, ne récidivent pas.

Traitement. — Le chirurgien se bornera à calmer les douleurs occasionnées par les névromes pendant les premiers temps de leur développement ; si plus tard, par leur volume, ils gênent ou compromettent des fonctions importantes, on devra songer à une intervention radicale. Trois opérations sont conseillées dans ce cas : l'énucléation, l'extirpation et quelquefois peut-être l'amputation du membre.

Tous les néoplasmes des nerfs ne permettent pas l'énucléation ; il est même impossible dans la majorité des circonstances de savoir, avant que l'on ait la production sous les yeux, si ce mode d'intervention sera ou non applicable. Aussi le chirurgien doit-il toujours commencer par mettre à nu la tumeur ; si l'énucléation simple ne lui semble pas possible, il procédera immédiatement à la résection du tronc nerveux. Après semblable opération, il faudra essayer de rapprocher les parties et tenter la suture du nerf.

Enfin, le fait rapporté par Panas à l'Académie de médecine (1881) prouve que l'élongation est susceptible de modifier fort avantageusement les accidents et les douleurs qui se manifestent parfois chez les sujets atteints de névrome ; le cas échéant, cet exemple pourrait être suivi.

LIVRE IX

AFFECTIONS DES OS

CHAPITRE PREMIER

CONSIDÉRATIONS GÉNÉRALES SUR LA PHYSIOLOGIE ET L'ANATOMIE PATHOLOGIQUES DU SYSTÈME OSSEUX

Bibliographie. — DUHAMEL, *Mém. de l'Acad. des sciences*, 1742 et 1743. — TROJA. *De novorum ossium regeneratione*, Pavie, 1775. — HUNTER, *Œuvres complètes, trad.* RICHELOT, 1843. — HEINE, *Gaz. méd. de Paris*, 1837, p. 386. — FLOURENS, *Théorie expérimentale de la formation des os*, Paris, 1847. — ROBIN, *Soc. de biologie*, 1864. — OLLIER, *Soc. de biologie*, 1858, et *Traité de la régénération des os.* — MARMY, *Mém. de l'Acad. de méd.*, t. XXVII, 1866. — DUPLAY, *Arch. gén. de méd.*, 1868. — MAAS, *Arch. de Langenbeck*, Bd. XIV, p. 198, 1872, et Bd. XX, 1877. — NIKOLSKY, *Arch. de Virchow*, 1872, p. 81. — BUSCH, *Arch. de Langenbeck*, t. XXI, 1877, et t. XXII. — LAULANIÉ, *Comptes rendus de l'Acad. des sciences*, 1879, t. LXXXVIII. — VINCENT, *Rev. de chir.*, 1884, p. 865.

Avant d'aborder l'histoire des maladies des os, nous croyons nécessaire, pour la lucidité de l'étude, de rappeler quelques-unes des grandes lois de physiologie pathologique qui régissent le tissu osseux et interviennent à des degrés divers dans ses manifestations morbides.

La plupart des idées émises dans ce chapitre appartiennent à KIENER et POULET, et résultent de leurs recherches sur la physiologie pathologique des os, et ont été professées au Val-de-Grâce par notre savant collègue KIENER dès 1880. Afin de ne pas excéder les limites du plan que nous nous sommes tracé, nous exposerons tout d'abord les résultats de quelques expériences simples, et nous décrirons les lésions élémentaires que l'anatomie pathologique y révèle.

A. — EFFETS DE L'IRRITATION DES DIVERSES PARTIES DE L'OS

1° *Irritation du périoste.* — Lorsqu'on vient à entourer la diaphyse d'un jeune animal avec plusieurs tours de fil en ayant soin de respecter le périoste, on constate au bout d'une ou deux semaines un gonflement notable de l'os à ce niveau. L'examen nécropsique démontre qu'une nouvelle couche d'os s'est déposée à la surface de la diaphyse et qu'elle est elle-même recouverte par un périoste épaissi. Sur la coupe transversale, on aperçoit nettement qu'entre l'os ancien et le périoste il existe un tissu encore un peu mou, élastique, blanchâtre, formant une zone excentrique plus ou moins épaisse.

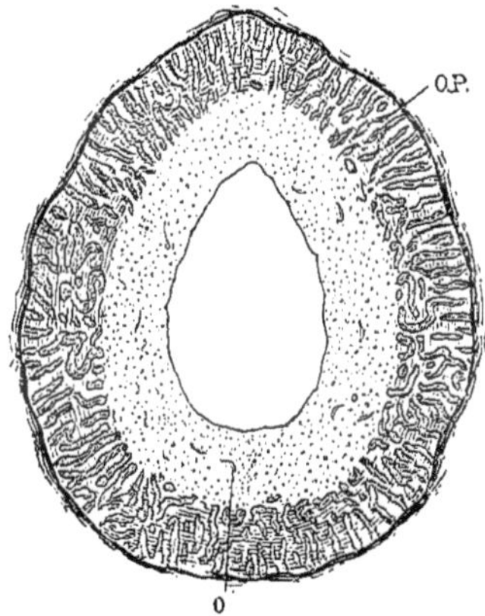

Fig. 56. — Irritation du périoste par un lien circulaire. Productions périostiques. Coupe transversale. — Humérus de lapin.

O, os ancien. — OP, périostique rayonné.

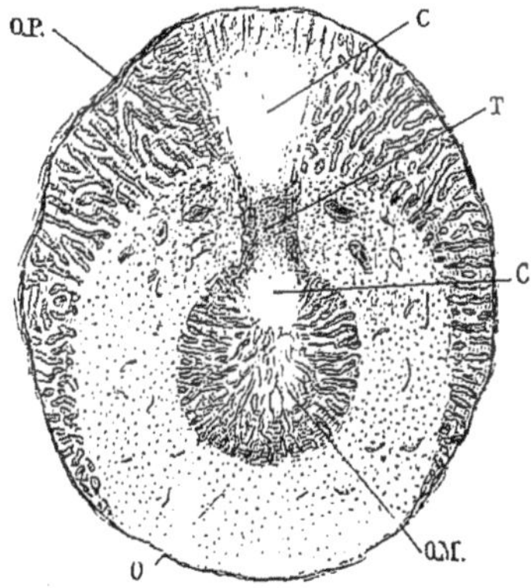

Fig. 57. — Plaie du fémur d'un jeune chat intéressant particulièrement la diaphyse. Coupe transversale au quatorzième jour.

T. tissu embryonnaire au niveau de la solution de continuité. — O, os ancien légèrement raréfié au voisinage de la plaie. — OP, os périostique. — OM, ossification médullaire. — C, cartilage dans la moelle et à l'extérieur de la solution de continuité.

L'ancien os a conservé son aspect normal, la moelle est complètement saine. Une coupe histologique après décalcification montre mieux tous ces détails (fig. 56).

De ce fait nous sommes en droit de conclure que l'irritation légère du périoste a pour résultat de surexciter ses propriétés ostéogéniques et de produire de nouvelles couches osseuses sans exercer aucune action sur l'ancien os.

2° *Irritation du tissu osseux.* — Voyons maintenant quelles sont les lésions produites par une irritation du tissu osseux. A cet effet, on pratique avec un scalpel une encoche verticale intéressant toute l'épaisseur de la diaphyse d'un os long d'un jeune animal; il en résulte une petite perte de substance qui s'étend jusqu'à la moelle, autant que possible ménagée. La figure 57 montre les lésions que l'on constate au quatorzième jour; la plaie extérieure est cicatrisée; il y a un gonflement marqué au niveau du point lésé où le périoste s'est reformé. Sur une coupe transversale on voit distinctement les modifications qui sont survenues autour de l'os et dans l'os ancien; la solution de continuité est représentée par un puits rempli par un tissu embryonnaire et qui se termine en dehors et en dedans par une masse cartilagineuse en voie d'ossification. Une couche d'os rayonné, d'autant plus mince qu'on s'éloigne davantage du foyer traumatique, recouvre la face externe de l'os et se confond avec la masse extérieure du cartilage. Des trabécules grêles, implantées sur la face interne de l'os, traversent la moelle. Quant aux bords de la solution de continuité, ils présentent seulement une médullisation légère, le tissu compact est devenu plus spongieux.

Lorsqu'on abandonne la plaie pendant un temps plus long, la guérison se produit, tout le cartilage se transforme en os, de sorte qu'il existe : 1° une petite masse osseuse qui comble la solution de continuité et qui procède elle aussi du cartilage; 2° une couche externe périostique; 3° une couche interne intra-médullaire plus mince. Peu à peu le nouvel os revient sur lui-même, se résorbe en partie pendant que les bords de l'ancien os, au niveau de la solution de continuité, perdent leur caractère spongieux et redeviennent compacts. A la raréfaction due à l'irritation primitive succède la *condensation* ou l'*apposition*, termes sur lesquels nous reviendrons.

En résumé, une irritation du tissu osseux détermine tout d'abord une raréfaction qui fait place plus tard à un processus inverse, la condensation. De plus, cette irritation retentit : 1° sur le périoste qui produit, comme dans le premier cas, du cartilage et une nouvelle couche osseuse formée à ses dépens; 2° sur la moelle qui s'ossifie directement à sa manière ou en revenant à l'état cartilagineux.

3° *Irritation directe de la moelle.* — Une troisième série d'expériences a pour objet l'irritation directe de la moelle diaphysaire. A cet effet, il est avantageux d'introduire des corps étrangers dans les os de jeunes chiens; ils provoquent une irritation modérée favorable à l'observation des phénomènes. Bush, pour éviter toute lésion du périoste, a réussi à produire l'inflammation de la moelle en injectant du mercure dans l'artère nourricière des mêmes os; les résultats sont identiques dans les deux cas. Dans ces expériences, l'os est irrité dans toutes ses parties. On constate, au bout de quelques semaines, un gonflement total intéressant toute la circonférence de l'os et s'étendant à une bonne partie de la diaphyse. Sur la coupe fraîche on peut déjà observer l'ossification du tissu médullaire, une raréfaction très marquée du tissu osseux de la diaphyse (fig. 59), et enfin des productions périostiques intenses qui doublent quelquefois le diamètre de l'ancien os. Les coupes histologiques, les pièces usées démontrent encore mieux ces altérations. Donc l'irritation modérée de la moelle dans un terrain propre a pour effet de déterminer : 1° l'ossification de la moelle; 2° la raréfaction du tissu osseux de la diaphyse; 3° une excitation énergique des propriétés ostéogéniques du périoste.

Telles sont les trois expériences fondamentales permettant d'expliquer les modifications qui surviennent dans les os malades, et que nous retrouverons réunies ou isolées dans un grand nombre de circonstances, qu'il s'agisse d'affections traumatiques ou spécifiques. Pour bien faire saisir la portée de ces notions, nous les appliquerons au mécanisme de la formation du cal, l'un des plus discutés de la pathologie. La coupe schématique ou réelle

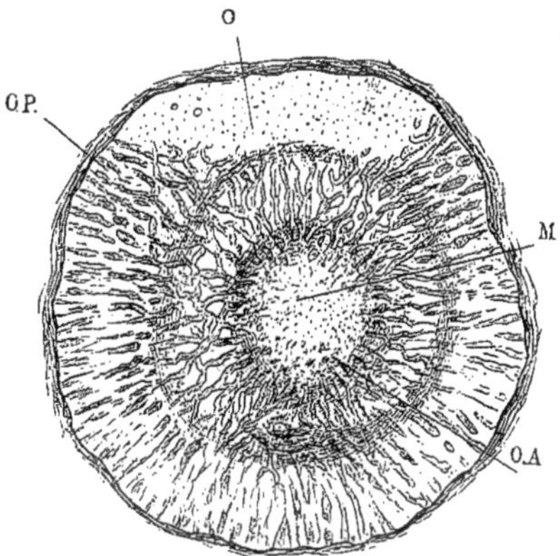

Fig. 58. — Irritation de la moelle par un corps étranger, trente-six jours; humérus d'un chat. Coupe transversale.

M, moelle centrale en partie ossifiée à sa périphérie, — GA, os ancien très raréfié, — O, cartilage périostique, OP, os périostique en voie d'ossification.

d'une plaie latérale d'un os passant par le grand axe nous montre une couche périostique dont le maximum d'épaisseur est au niveau de la plaie et qui procède du cartilage (fig. 60). Les bords de la plaie sont également

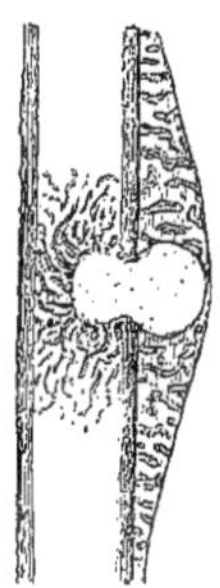

Fig. 59. — Figure schématique. Coupe verticale au niveau de la plaie d'une diaphyse

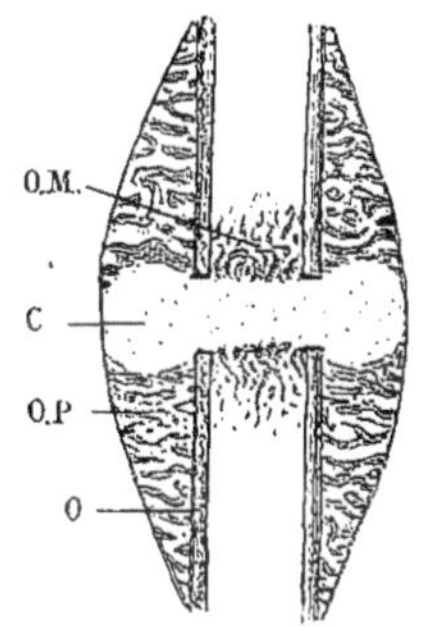

Fig. 60. — Figure schématique, représentant un cal d'une fracture simple. Coupe verticale.

O, os ancien. — OM. ossification de la moelle. — OP. ossification périostique formant la virole externe, — C, cartilage en voie d'ossification.

baignés par le cartilage qui se prolonge jusque dans la moelle. L'ancien os est raréfié au niveau de la plaie et la moelle présente des trabécules ossifiées. Supposons qu'un semblable travail se produise sur le côté opposé de l'os, la coupe sera représentée par la figure 61. Or, ce n'est pas autre chose que la coupe longitudinale d'un cal de fracture en pleine évolution; en effet, la fracture peut être considérée comme une plaie circulaire intéressant toute la périphérie de l'os. Nous verrons qu'il n'y a rien de plus dans la formation du cal; la nature se sert des mêmes procédés pour une petite plaie et pour une plus grande quand les conditions du problème restent identiques.

Des circonstances multiples modifient l'irritabilité des différentes parties du tissu osseux; ce sont l'âge, les états constitutionnels, les maladies, etc. Si l'os de l'enfant se comporte comme les os des animaux qui ont servi aux expériences, il n'en est plus ainsi de ceux de l'adulte et surtout du vieillard: le périoste perd insensiblement ses propriétés ostéogéniques; il ne réagit pas avec la même intensité, car les couches osseuses sont plus pauvres; au contraire, l'irritabilité de la moelle étant plus grande que chez l'enfant, la réaction dépasse souvent le but à atteindre. Ces particularités seront étudiées ultérieurement.

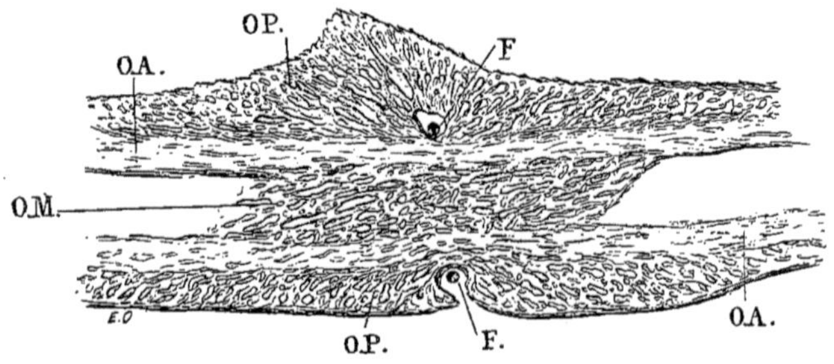

Fig. 61. — Expérience de DUHAMEL. — Fil d'argent autour de la diaphyse d'un jeune chien, soixante-six jours. Coupe longitudinale usée.

OA, os ancien, — F, fil, — OP, os périostique, — OM, ossification de la moelle. (Laboratoire d'histologie du Val-de-Grâce.)

Les notions qui précèdent s'appliquent également à toutes les expériences qui ont été entreprises sur la physiologie pathologique des os. Ainsi KIENER et POULET ont repris l'expérience de DUHAMEL, qui consistait à placer un fil d'argent autour de la diaphyse d'un animal et à le laisser en place pendant longtemps. En pareil cas, l'irritation persistante de l'os amène : 1° la production de l'os périostique périphérique, assez prononcée pour entourer le fil métallique; 2° une raréfaction de l'os ancien; 3° une ossification de la moelle. DUHAMEL n'avait pas insisté sur cette dernière particularité et nous avons tenu à reproduire dans la figure 62 une pièce usée représentant cette expérience classique.

B. — LÉSIONS ÉLÉMENTAIRES

Il est utile de passer en revue les altérations qui ont été ainsi produites dans les expériences précédentes; puisque l'os humain réagit de la même façon que l'os de l'animal, l'étude des lésions sous-périostiques, osseuses et médullaires nous montrera une fois pour toutes comment le nouvel os se forme, comment l'ancien se détruit, se raréfie et se condense, comment enfin la moelle s'ossifie.

1° **Productions périostiques.** — Les productions périostiques passent par plusieurs états qui se succèdent dans un temps toujours assez long, en rapport avec l'importance des dépôts, la nature de l'irritation et la durée de son action. Lorsque, comme dans les tumeurs, l'irritation persiste, les formations périostiques continuent à la périphérie alors qu'elles sont résorbées vers le centre.

a. *Période embryonnaire.* — Le premier effet de la cause irritante sur le périoste est de produire une suractivité de la couche ostéogène, une prolifération des cellules qui la composent, un épaississement des diverses couches constituantes. La couche ostéogène composée de cellules polygonales irrégulières et de cellules géantes prend de suite un développement exagéré. Dans le cas d'irritation un peu forte, comme une fracture, le tissu embryonnaire se mélange au sang et aux exsudats pour constituer une masse gélatineuse, rosée, dont l'épaisseur décroît insensiblement à mesure qu'on s'éloigne du foyer traumatique.

b. *Période cartilagineuse.* — Bientôt, dans ce tissu embryonnaire, se forment les cellules du cartilage avec leurs capsules hyalines fortement réfringentes et leurs noyaux vivement colorés en rouge par le picro-carmin. Dans les amas ainsi constitués, les cellules du cartilage sont fortement serrées, tassées les unes contre les autres.

c. *Période osseuse.* —Dans cette masse cartilagineuse apparaissent des bandes plus sombres, très ténues, perpendiculaires à l'axe de l'os, qui commencent dans les points où la couche cartilagineuse est la plus mince, c'est-à-dire loin du foyer. Quand cette couche offre une certaine épaisseur, comme sur la figure 59, on peut voir les traînées sombres qui ont pris naissance sur l'os ancien d'un côté et sur le périoste de l'autre, aller à la rencontre les unes des autres pour se fusionner. Ces travées très rapprochées sont dues à l'apparition, dans le cartilage, de vaisseaux nouveaux qui viennent du périoste ou de l'os ancien. Partout où passent les vaisseaux ils transforment le cartilage en moelle et produisent tout autour d'eux des étuis osseux qui sont représentés sur les coupes par des bandelettes. Tels sont les premiers indices de l'ossification ; les coupes histologiques très élégantes montrent tous les temps successifs de cette transformation : un grand nombre de rayons se forment ainsi autour de l'os, séparés les uns des autres par des vaisseaux perpendiculaires à son axe. Lorsque l'ossification est complète, l'os périostique se présente à la coupe sous la forme d'une multitude de lamelles implantées perpendiculairement sur l'os ancien, et qui y sont d'autant moins adhérentes que cet os a moins participé à l'irritation. Quand on regarde ces productions sur un os macéré, il est facile de constater qu'elles sont plus blanches, friables et perforées par une infinité de petits pertuis qui livraient passage aux vaisseaux.

d. *Période de régression.* — Si la cause irritante n'existe plus, les produits périostiques subissent une véritable condensation, qui a pour effet de diminuer leur épaisseur et de rendre le tissu osseux plus dense. Ce travail de restitution, assez obscur, dans lequel les myéloplaxes ou *Riesenzellen* jouent un rôle, est bien connu pour le cal. Tout le monde sait du reste qu'au bout d'un certain temps la virole externe disparaît en grande partie.

Comme nous l'avons dit, les productions périostiques varient notablement suivant l'intensité de la cause irritante. Plus celle-ci est vive, plus les trabécules rayonnantes sont longues et grêles et les cavités médullaires intermédiaires larges : on s'en assurera en examinant les néoplasmes osseux à marche rapide. Si la cause irritante est faible, lente dans son action comme un ulcère au voisinage d'un os, les couches de l'os nouveau sont stratifiées, mais les vaisseaux conservent encore leur disposition inverse de celle des systèmes de Havers, la distribution des ostéoblastes est des plus irrégulières. L'os nouveau affecte les aspects les plus divers; il est en général poreux et constitue des couches fusiformes qui diminuent insensiblement à mesure qu'on se rapproche de l'os sain; d'autres fois, il est représenté par de fines aiguilles, des stalactites. Avec le temps il se condense et peut acquérir la dureté de l'os éburné. C'est ce qui arrive par exemple autour des vieux séquestres. On lui a donné le nom d'*hyperostose*, auquel nous préférons celui d'*os périostique* qui indique beaucoup mieux son origine.

Le périoste intervient-il seul dans la formation des hyperostoses ? Question assez difficile à résoudre et qui touche à la pathogénie de plusieurs espèces de tumeurs, Virchow admettait la participation des parties environnantes ; tous ceux qui ont examiné le cal récent de petits animaux comme les cobayes ont pu voir les altérations fréquentes des muscles envahis par les exubérances de la prolifération de la couche ostéogène. Il en résulte une myosite interstitielle avec disparition des fibres striées; le tissu conjonctif vient renforcer le périoste insensiblement refoulé en dehors, qui s'épuise en envoyant dans la masse embryonnaire et plus tard cartilagineuse des faisceaux de fibres conjonctives, analogues aux fibres de Sharpy; cependant les muscles ne s'ossifient pas.

2° **Raréfaction et condensation du tissu osseux.** — Nous avons vu que le premier effet de l'irritation sur le tissu osseux consistait dans sa raréfaction. dans la formation de cavités lacunaires qui ont pour point de départ les canaux de Havers. Plus tard, quand l'irritation cesse, les phénomènes de réparation commencent et les lacunes sont comblées par un mécanisme inverse. On dit dans ce cas qu'il se fait de l'apposition ou de la condensation. Gerdy avait donné au premier processus le nom d'*ostéite raréfiante*, Klose celui d'*ostéoporose*, auxquels étaient opposés ceux d'*ostéite condensante*, d'*ostéosclérose*. A vrai dire, ce ne sont pas des maladies, mais des symptômes de toute irritation osseuse. Étudions maintenant le mécanisme d'après lequel l'os se raréfie ou se condense.

1° *Ostéite raréfiante*. — Le mode de raréfaction le plus commun est connu sous le nom de *corrosion lacunaire* d'Howship. Il consiste dans la destruction du tissu osseux, autour des canaux de Havers, sous forme de dentelures festonnées qui s'avancent insensiblement dans le tissu compact, réunissent deux ou plusieurs systèmes de Havers, en mettant à nu les corpuscules osseux. Il en résulte des lacunes échancrées, irrégulières, remplies par des vaisseaux dilatés par de la moelle et des corpuscules osseux devenus libres. Parmi les médullocelles on observe de grosses cellules plus volumineuses, à noyaux multiples, à protoplasma abondant, désignées sous le nom de *myéloplaxes*, de *cellules géantes* (*Riesenzellen* des Allemands); un certain nombre, logées dans les lacunes d'Howship, sont très adhérentes à l'os. Sous l'influence de ce travail, l'os compact devient spongieux, se médullise. La corrosion lacunaire n'est pas spéciale aux tissus vivants, ainsi que le démontre l'altération des pointes d'ivoire implantées dans les os. BUSH a même constaté qu'elle s'exerce également sur l'os mort dans la nécrose; nous avons aussi observé ce même phénomène en répétant les expériences de TROJA; la face externe des séques-

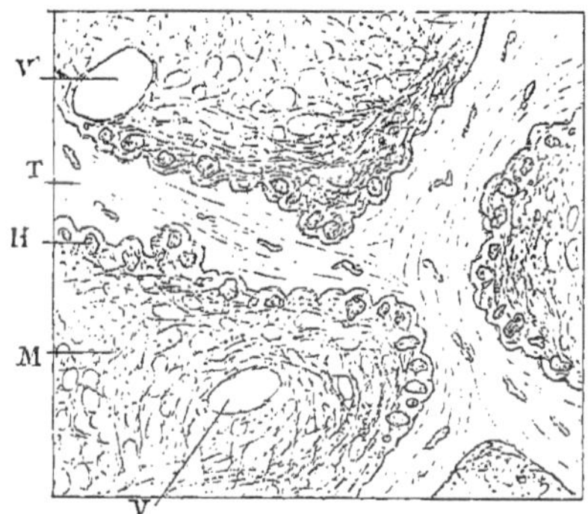

Fig. 62. — Ostéite raréfiante. Corrosion lacunaire d'Howship.
T, trabécule rongée. — H, lacunes d'Howship contenant des myéloplaxes. — V. vaisseaux. — M, moelle.

tres était corrodée par une rangée de gros myéloplaxes. Néanmoins ce travail ne se produit plus dès que le séquestre est mobile.

Tel est succinctement le mécanisme de la raréfaction osseuse admis par tous les auteurs. Les discordances commencent quand il s'agit de déterminer le mode d'action des agents. Plusieurs anatomo-pathologistes, VIRCHOW, RINDFLEISCH, RUTZISKY, LANG, ZIEGLER, attribuent les lacunes à un agrandissement des cellules osseuses qui logent les corpuscules et à la forme des corpuscules et du territoire ambiant. D'après eux, les corpuscules jouent un rôle très actif, et prolifèrent. RINDFLEISCH croit que les cellules géantes proviennent des corpuscules osseux, nous partageons cette manière de voir; POULET pense que le myéloplaxe représente la capsule cartilagineuse primitive.

BILLROTH, se basant sur ce que les chevilles d'ivoire implantées dans les os sont corrodées au bout d'un certain temps par un mécanisme analogue, refuse aux corpuscules osseux une action prépondérante et fait intervenir un suc acide qui jouirait de la propriété de dissoudre le tissu osseux vivant ou mort par le même procédé.

VOLKMANN admet la corrosion lacunaire, mais pour lui la résorption de l'os se fait encore par d'autres mécanismes sur lesquels nous reviendrons bientôt; la corrosion d'Howship est liée aux corpuscules osseux qui en sont les facteurs.

Kölliker, remarquant la constance des cellules géantes ou myéloplaxes partout où l'os est rongé, leur a fait jouer le rôle principal dans la résorption et leur a donné le nom d'*ostéoclastes*. C'est une interprétation sans autres preuves. En 1872, Wegner soutint qu'il se faisait une prolifération des cellules de la paroi qui forment des cellules à noyaux multiples anastomosés par leur prolongement et qui, par pression, se creusent des lacunes dans la paroi osseuse. Pour lui, quand le rôle des myéloplaxes est terminé, ils se transformeraient en vaisseaux, en tissu fibreux ou peut-être en médullocelles. Heitzmann pense que ces grosses cellules peuvent devenir des hématoblastes et plus tard des globules rouges.

Toute différente est l'interprétation de Cornil et Ranvier ; ils regardent ces myéloplaxes qui rongent l'os, comme des bourgeons vasculaires provenant de l'accroissement de la moelle. Bush est étonné de trouver ces cellules géantes dans les os qui subissent l'apposition ; il admet dans l'os enflammé deux espèces de lacunes ; les unes à bords lisses résultent de l'agrandissement des canaux de Havers ; les autres dentelées produites par la corrosion lacunaire d'Howship. Tandis que la première est due à l'action des vaisseaux et au tissu cellulaire qui les entoure, dans la corrosion lacunaire l'os reste passif.

A côté de cette résoption de l'os, liée d'une façon intime à l'existence des myéoplaxes, sans qu'on puisse dire en quoi consiste leur action, il faut mentionner deux autres modes de régression du tissu osseux beaucoup plus rares et que Volkmann a décrits sous le nom d'*ostéite vasculaire* et de *raréfaction halistéritique*.

L'ostéite vasculaire consiste dans la vascularisation anormale des trabécules et du tissu compact, par le fait de bourgeons vasculaires enfoncés dans le tissu osseux dont la substance fondamentale dépouillée de son ciment a pris une structure fibrillaire. Cette vascularisation a pour effet de rendre l'os plus spongieux ou de fragmenter les trabécules ; elle ne s'observe guère que dans les ostéites de nature spécifique (tuberculose, syphilis, etc.). Quoique admise généralement et en particulier par G. Fleurer, elle est encore assez mal connue.

Quant à la raréfaction *halistéritique*, elle paraît en rapport avec des vices de nutrition ou des états constitutionnels qui seront l'objet d'une étude spéciale. Elle consiste dans un ramollissement diffus, étendu à de vastes territoires, même à des os entiers ; la substance osseuse se résorbe uniformément et rend l'os plus spongieux ; au niveau des épiphyses, les trabécules deviennent très grêles, pendant que la moelle subit la dégénérescence graisseuse.

On ne saurait confondre cette raréfaction halistéritique avec la résorption lisse de Busch qui se montre au voisinage des plaies osseuses, peut-être plus fréquemment que la corrosion d'Howship. Ce processus se produit seulement dans un tissu vivant, car il se fait par l'action des vaisseaux ; les lamelles disparaissent concentriquement, régulièrement, sans qu'un point soit plus profondément entamé qu'un autre.

Il est un autre mode de destruction de l'os que Kiener et Poulet ont rencontré à maintes reprises dans leurs recherches, c'est la *corrosion péricorpusculaire*. Au lieu de procéder de la périphérie au centre comme la corrosion lacunaire d'Howship, elle débute autour d'un corpuscule dont la cellule se trouve mise en liberté ; cette première cavité se réunissant aux voisines constitue bientôt une échancrure caractéristique, à bords festonnés. Peu à peu le bord de la trabécule se trouve rongé et il en résulte un golfe profond (fig. 63).

Tandis que l'ostéite vasculaire a paru rare aux auteurs que nous venons de citer, ils ont au contraire fréquemment rencontré la *fonte fibreuse* des

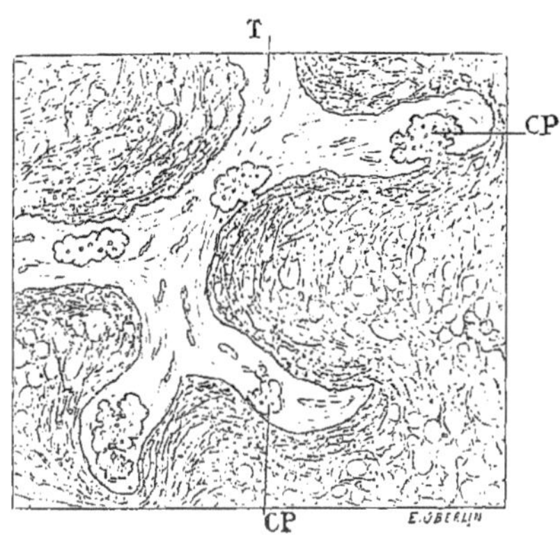

Fig. 63. — Ostéite raréfiante. Corrosion péri-corpusculaire.
CP, corpuscules mis en liberté au centre d'une trabécule, — T, trabécule.

trabécules du tissu spongieux; elle s'opère par le mécanisme suivant. Dans les deux cas le travail commence par la décalcification des trabécules qui, au lieu de présenter une coloration jaune picrique, se colorent en rouge vif par le carmin; en un mot, l'os est réduit à l'état d'osséine. Le second temps

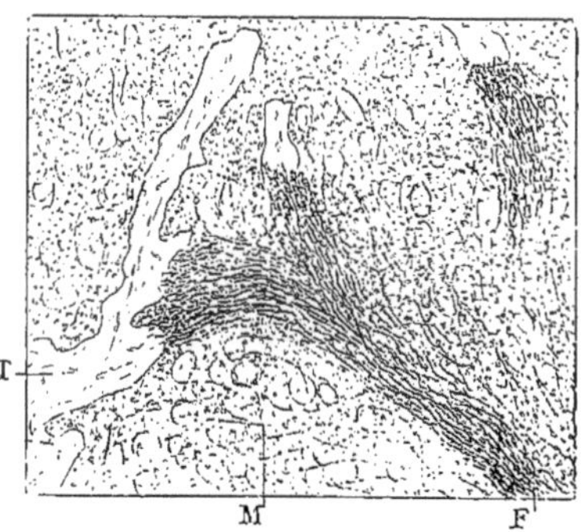

Fig. 64. — Ostéite raréfiante. Fonte fibreuse de l'os.
T, trabécule. — F, tissu fibreux. — M, moelle.

diffère d'une pièce à une autre. Tantôt toute la trabécule se fond insensiblement dans la moelle, subit la régression fibreuse; les cellules osseuses sont mises en liberté et la trame de l'os apparaît sous forme d'un réseau fibreux (fig. 64); tantôt les bords de la trabécule s'effilochent, se détachent, se fondent insensiblement et les fragments disparaissent en se transformant en tissu médullaire. Ce dernier mode de destruction est assez rare. Kiener et Poulet l'ont observé, ainsi que les précédents, dans la tuberculose des os (fig. 65).

3° **Ostéite condensante ou productive. Apposition.** — L'apposition de nouvelles couches osseuses dans les canaux de Havers ou à la surface des trabé-

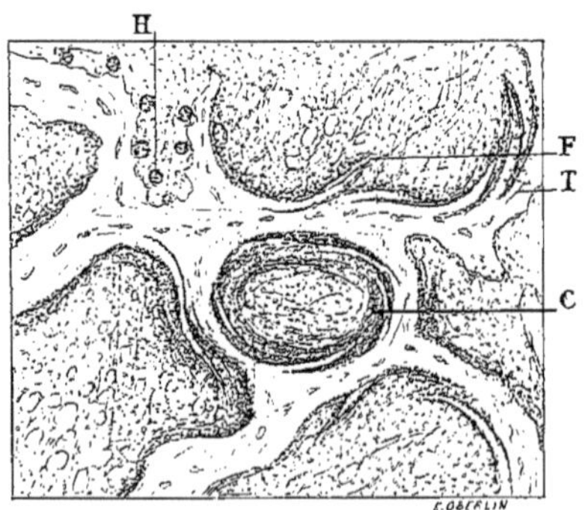

Fig. 65. — Ostéite raréfiante. — Régression à l'osséine et au tissu fibreux. Effilochement des trabécules.

T, trabécule, — F, fibrilles détachées. — C, anneau fibreux détaché dans un espace médullaire. H, corrosion lacunaire (laboratoire d'histologie du Val-de-Grâce).

cules peut être considérée comme un phénomène de réparation après la raréfaction. Il est cependant des circonstances pathologiques sous l'influence desquelles cette condensation de l'os se fait à la surface des trabécules ou à

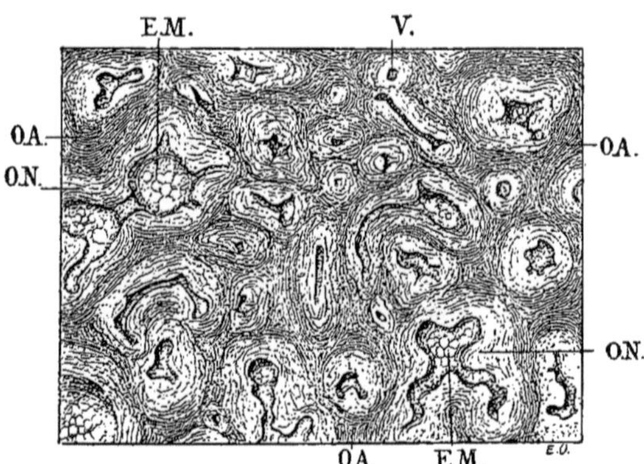

Fig. 66. — Os spongieux atteint d'ostéite condensante. Apposition de nouvelles couches d'os à la surface des anciennes.

OA, os ancien, — ON, os nouveau formé par les couches récentes. — V, vaisseaux. EM, espaces médullaires notablement rétrécis.

la face interne des canaux de Havers, sans qu'il y ait eu une raréfaction antérieure appréciable. Dans le premier cas, l'apposition représente une vraie cicatrice ; dans le second, c'est plutôt une perturbation fonctionnelle inverse de la raréfaction halistéritique et qui se produit dans des conditions encore mal déterminées.

L'apposition consiste dans le dépôt, dans les excavations des lacunes d'Hoswhip et à la surface des trabécules anciennes, de couches successives de ciment qui englobent les ostéoblastes ou corpuscules osseux libres dans la moelle. Grâce à ces dépôts stratifiés, le tissu osseux devient plus compact, au point de reprendre sa densité primitive et même quelquefois de la dépasser. Le nouvel os ainsi formé n'a jamais une structure aussi régulière que l'os sain, les couches concentriques sont plus irrégulières et les corpuscules osseux distribués sans aucun ordre, souvent plus nombreux qu'à l'état normal. La trame de cet os est constituée par le tissu fibreux de la moelle (fig. 66).

3° *Ossification de la moelle osseuse.* — L'ossification directe de la moelle était connue depuis longtemps, FLOURENS l'avait signalée dans ses expériences. Celles d'OLLIER ont fait disparaître les doutes qui pouvaient encore subsister à cet égard. MAAS, refusant tout pouvoir ossifiant à la moelle, avait admis que les ossifications que l'on constatait dans cette partie de l'os venaient de bourgeons périostiques qui s'enfonçaient dans les solutions de continuité des os; il a suffi, pour réfuter cette objection, d'irriter la moelle sans intéresser la diaphyse des os longs ou sans l'ouvrir; les injections mercurielles de BUSH dans le conduit nourricier d'un os ont définitivement tranché la question. KIENER et POULET, en reproduisant l'expérience de DUHAMEL (fil d'argent autour de la diaphyse d'un jeune animal), constatèrent au bout de deux mois une ossification complète de la moelle. VINCENT a encore, dans un travail récent, prouvé cette vérité.

Il ne faut cependant pas s'exagérer l'importance de ce pouvoir ostéogénique, qui ne saurait en aucune façon être comparé à celui du périoste; s'il peut dans quelques cas être assez puissant pour produire un véritable étui intérieur de $0^m,07$ à $0^m,08$ de long (voy. *Nécrose*), d'ordinaire il ne s'agit que de trabécules grêles qui s'implantent à la face interne de l'étui compact et rayonnent en se réunissant aux voisins dans l'épaisseur de la moelle. Cette ossification n'est pas toujours persistante; elle disparaît lorsque la cause irritante cesse, quand le traumatisme est réparé, nous la signalerons en particulier dans tous les cas de fracture et dans les extrémités des moignons.

CHAPITRE II

CONTUSIONS ET PLAIES DES OS

Lorsqu'un corps en mouvement rencontre une pièce du squelette, suivant la forme de cet agent offensif, la vitesse dont il est animé, suivant la résistance du tissu osseux et l'épaisseur de la couche protectrice que forment autour de lui ses parties molles, il y a contusion, plaie contuse, ou fracture osseuse.

§ 1er. — Contusion.

La contusion des os, très fréquente, se rencontre de préférence sur les parties du squelette superficiellement situées (os du crâne, clavicule, tibia). Dans la pratique civile, elle reconnaît pour causes, les coups, les chutes de toute espèce. En chirurgie d'armée, la contusion des os a depuis longtemps attiré l'attention des praticiens, les projectiles lancés par la poudre à canon sont en effet parmi les corps contondants ceux qui déterminent le plus souvent ce genre de lésions. Aussi, pour éviter des répétitions, nous renvoyons son histoire aux lésions des os par armes à feu.

§ 2. — Plaies des os.

Bibliographie. — Guéprate, *Ann. de la chirurgie française et étrangère*, 1845. — Thomas, *Soc. de chir.*, t. IX, 2e série, 1868. — Mora, Th. de Paris, 1870.

Les plaies des os proprement dites sont produites par les instruments piquants et tranchants; elles sont plus fréquentes en chirurgie d'armée que dans la pratique civile.

1° PLAIES PAR INSTRUMENTS PIQUANTS

Différents instruments piquants, ou à la fois piquants et tranchants peuvent atteindre les os et pénétrer dans leur épaisseur. En chirurgie d'armée, ces accidents n'étaient pas très rares autrefois dans les combats à l'arme blanche; le musée du Val-de-Grâce possède un certain nombre de perforations des os du crâne par coup de baïonnette, coup de lance, etc. C'est en effet sur les os plats que se rencontrent d'ordinaire ces sortes de plaies. Tantôt la table externe de l'os est seule intéressée, tantôt il y a une perforation complète. En général, la lésion simple du côté de la table externe de l'os rappelle assez bien la forme de l'instrument vulnérant; la table interne au contraire éclate habituellement et ses fragments déplacés vont irriter les organes sous-jacents.

La diaphyse des os longs, formée de tissu compact et résistant, se laisse très rarement pénétrer par les instruments piquants; cependant Ravaton (*Chirurgie d'armée*, 1768, p. 520) cite l'exemple d'un grenadier qui reçut un coup d'épée à la partie moyenne et externe de la cuisse droite. Un abcès s'étant formé, Ravaton, après l'avoir ouvert, rencontra un corps étranger implanté dans l'os : « Je le branlai avec les doigts, dit-il, et je finis par le retirer avec assez de peine, il se trouva que c'était le bout de l'épée, qui avait plus d'un demi-pouce de longueur. »

Dans la majorité des cas, les instruments piquants, à moins d'être bien acérés et mus avec une force considérable, ne font qu'érailler le périoste, et dévient sans pénétrer dans le tissu compact des diaphyses. Il n'en est plus de même pour les os à tissu spongieux et les os courts, les vertèbres par exemple. Casper rapporte un cas remarquable de perforation du sternum avec blessure du poumon par un coup de couteau. Un de nous a observé dans le service de Broca, à l'hôpital des Cliniques, un coup de couteau à la partie externe de l'épaule, la pointe de l'instrument avait pénétré dans le col de l'humérus.

Symptômes. — Les piqûres des os, lorsqu'elles ne se compliquent pas de la présence d'un corps étranger, restent habituellement méconnues; confondues avec des lésions des parties molles, elles déterminent simplement un peu de périostite qui se résout rapidement; parfois, comme après les contusions, il persiste une induration circonscrite au niveau de laquelle la pression est longtemps douloureuse.

Les choses se passent différemment lorsqu'un fragment du corps étranger reste fiché dans la substance osseuse; les douleurs sont beaucoup plus violentes et des accidents graves peuvent survenir.

Diagnostic et pronostic. — Les piqûres des os dans la majorité des circonstances sont plutôt soupçonnées que véritablement diagnostiquées. Lorsqu'on le pourra, il faudra toujours examiner l'arme qui a occasionné la blessure et voir si sa pointe est entièrement intacte. L'exploration, comme dans toutes les plaies par instrument piquant, est inutile; on ne doit y avoir recours que pour déceler la présence d'un corps étranger.

Les plaies des os acquièrent dans quelques régions (crâne, poitrine, abdomen) une gravité spéciale par suite de la lésion possible des organes sous-jacents.

Traitement. — Le repos, les résolutifs suffisent dans les cas simples. Le traumatisme est plus grave lorsque la pointe de l'instrument est restée implantée dans l'os. On a cité toutefois des observations dans lesquelles des fragments de l'instrument ont pu séjourner dans l'intérieur des os, sans aucun accident. Divers auteurs ont raconté le fait d'un forçat mort à l'hôpital de Rochefort et dans la poitrine duquel on trouva un fragment de fleuret; une des extrémités de ce fragment était fixée à la face inférieure de la première côte par des ostéophytes, tandis que la pointe avait traversé la tête de la quatrième côte ainsi que la base de l'apophyse transverse de la quatrième dorsale et était venue sortir en arrière de cette apophyse. Cette blessure datait de onze ans, et, avant l'autopsie, personne ne soupçonnait la présence de ce corps étranger. Les faits de ce genre sont rares; en général, lorsque le corps étranger n'a pas été extrait, il se forme un abcès comme chez le blessé de Ravaton et la plaie devient fistuleuse. Dès que les phénomènes septiques se manifestent, le devoir du chirurgien est d'ouvrir largement le foyer pour le désinfecter, puis il recherchera le corps étranger que l'on devra extraire en s'aidant au besoin de la gouge et du maillet.

2° PLAIES PAR INSTRUMENTS TRANCHANTS

Les plaies des os par instruments tranchants constituent un accident rare, même en chirurgie d'armée. Dans la pratique civile on les observe quelquefois, à la suite de tentatives d'homidide ou dans les usines et, en particulier, dans les scieries.

Les coupures des os sont partielles ou complètes, les sections complètes ne se rencontrent en général que sur les os minces et spongieux, elles sont fort rares sur les os longs; on trouve cependant un certain nombre de faits de ce genre épars çà et là dans la science, nous nous bornerons à rapporter les deux cas suivants : « A l'affaire d'Arlon, sous le général Delange, un escadron de nos carabiniers fut ramené par les dragons autrichiens de Latour. Le nommé Thiéry reçut de côté sur le bras droit alors levé et prêt à frapper, un si terrible coup de sabre, que ce bras fut coupé dans toute son épaisseur, moins une bande de téguments sous laquelle heureusement l'artère et le nerf étaient conservés. Je ne désespérai pas de sauver le bras et je le rajustai avec tant de soin et de précaution que j'en vins à bout. Cette cure mémorable exigea trois mois de traitement. » (*Histoire de Percy*, par Laurent, p. 300.)

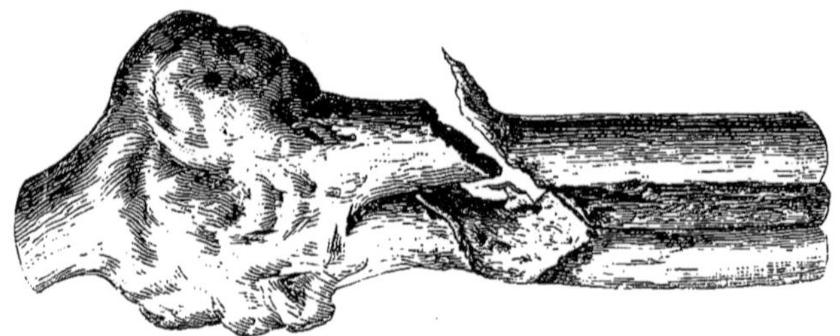

Fig. 67. — Plaie par coup de sabre des os de l'avant-bras. — Le coup de sabre a sectionné le cubitus au tiers supérieur et enlevé un copeau du radius. — Absence complète de réparation osseuse. — Ankylose du coude consécutive à des accidents inflammatoires (Musée du Val-de-Grâce).

Larrey (in *Clin.*, III) rapporte un certain nombre de faits semblables. Ainsi le colonel Neterwood, dans une charge de cavalerie contre les Mamelucks d'Ibrahim-Bey, reçut à la bataille de Salahié un coup de damas. Cette arme coupa avec une grande force le muscle droit, le muscle vaste externe de la cuisse, jusqu'à l'os qui fut entamé à plusieurs lignes de profondeur vers le tiers inférieur, et à environ un pouce du condyle externe. La guérison de cette solution de continuité fut terminée avant le vingt-cinquième jour.

La figure 67 représente une pièce du musée du Val-de-Grâce.

Le cubitus a été sectionné obliquement à son tiers supérieur par un coup de sabre qui a enlevé en même temps un copeau du radius. Il n'y a aucune trace de réparation, cependant cette pièce provient d'un blessé qui a dû subir un traitement assez long, puisqu'il existe une ankylose complète du coude, consécutive, dit la légende, à des accidents inflammatoires.

De temps à autre, on voit une tubérosité osseuse être complètement détachée.

Ravaton rapporte (*loc. cit.*, p. 619) l'observation d'un soldat du régiment de Piémont, chez lequel la crête du tibia fut détachée par un coup de sabre.

De tous les os du squelette, ceux du crâne sont de beaucoup les plus fréquemment atteints par les instruments tranchants.

Les sections incomplètes s'accompagnent presque toujours en même temps de fracture, l'instrument agissant comme levier pour faire éclater le morceau qui a d'abord été sectionné. Tantôt la portion osseuse séparée reste adhérente au périoste, ou bien le périoste a été arraché ou déchiré.

Symptômes et diagnostic. — Ces sortes de plaies sont en général d'un diagnostic facile. Leurs symptômes immédiats se confondent avec la lésion des parties molles qui fatalement accompagne toujours la plaie des os.

Marche et pronostic. — Depuis longtemps déjà l'attention des chirurgiens a été attirée sur l'absence ou tout au moins le retard de consolidation qui suivent les plaies des os par instruments tranchants. Lamotte qui, le premier, a insisté sur ce fait, attribuait ce résultat à la netteté de la section qui fait que les extrémités sectionnées « se dérangent au moindre mouvement et frottent l'une contre l'autre, en sorte que le calus ne se forme que très difficilement par la peine qu'il y a à les tenir en repos, au lieu qu'un os fracturé ne le peut être sans inégalité, et les inégalités étant une fois bien réduites, elles s'enchaînent et s'emboîtent si exactement les unes dans les autres, que la matière du calus s'y conserve plus aisément et a plus de facilité à en faire la réunion que quand il est coupé ».

Pour Boyer, hypothèse reprise par Legouest, l'action de l'instrument tranchant « est inséparable d'une certaine violence, et par conséquent d'un certain degré de contusion dans le tissu de l'os où il passe ».

A cette opinion de Boyer, Thomas (de Tours), dans un mémoire publié dans les bulletins de la Société de chirurgie (1868), objecte que si la contusion des os, « cette contusion résultant de l'action d'un instrument tranchant ne pouvant jamais faire défaut, toutes les divisions complètes des os longs par instrument tranchant devraient rencontrer les mêmes obstacles à leur consolidation ».

Or c'est là ce qui n'existe pas; Thomas appuie son objection sur une observation empruntée à Lafaye (section complète de l'humérus par un coup de hache qui avait uniquement respecté le paquet vasculo-nerveux; guérison en deux mois). Les faits relatés ci-dessus sont aussi contraires à la manière de voir de Boyer.

Thomas se rattache entièrement à l'opinion de Lamotte. Pour lui, « le défaut ou tout au moins le retard de la consolidation est d'autant plus à redouter que les solutions de continuité sont moins obliques et se rapprochent davantage d'une direction perpendiculaire de l'axe de l'os ».

Desprès, rapporteur de ce travail, ajoutait qu'il existe à la surface des os sectionnés une contusion manifeste, et comme les portions contusionnées, mortifiées doivent être éliminées, comme cette élimination dure un certain temps, six semaines ou deux mois, on conçoit que ce travail éliminateur entrave la consolidation. Cette opinion n'est plus soutenable aujourd'hui et nous savons que le retard à la consolidation d'une plaie osseuse résulte simplement du degré variable d'infection de la plaie. Nous n'en voulons d'autre preuve que la facilité avec laquelle guérissent, aussi rapidement que les fractures ordinaires, les nombreuses sections osseuses faites aseptiquement par le chirurgien avec un ciseau ou un ostéotome.

Traitement. — En présence d'une section osseuse, le chirurgien après avoir désinfecté la plaie, doit chercher à obtenir la coaptation et l'immobilisation aussi complète que possible des fragments ; les observations rapportées par La Faye, Percy, Larrey, prouvent la possibilité de la guérison, même dans les cas de section complète d'un os volumineux lorsque le paquet vasculo-nerveux est intact ; Volkmann (in *Pitha und Billroth*, Bd. II, Abth. 2, S. 418) cite, d'après Stephenson, un fait de section de l'humérus, avec division de l'artère humérale, suivi de guérison. La suture osseuse et le drainage seront toujours d'un grand secours en pareille circonstance.

Dans les os plats comme ceux du crâne, doit-on, lorsqu'un fragment n'est plus adhérent qu'aux parties molles, le détacher ou tenter en le réappliquant d'obtenir une consolidation? C'est là une question qui a eu le mérite de partager les chirurgiens depuis A. Paré ; naguère encore il était admis qu'il fallait enlever le fragment et appliquer les parties molles sur le tissu osseux sectionné ; grâce aux résultats obtenus par l'emploi de l'antisepsie, nous pensons, avec Bergmann, qu'il est préférable de conserver le lambeau osseux, de suturer et de drainer. Les résultats fournis par ce mode de traitement sont bien supérieurs à ce que l'on obtenait autrefois, ainsi que l'a démontré Estlander.

§ 3. — Corps étrangers des os.

L'histoire des corps étrangers des os ne manque pas d'intérêt ; cependant il n'en est pas fait mention dans les traités classiques : aussi avons-nous cru de notre devoir, en nous appuyant sur nos recherches personnelles, compléter cette lacune. Comme nous serons obligés de revenir sur cette question à propos des régions, nous bornerons cette étude à un exposé général.

Tous les corps étrangers des os ont une origine traumatique, beaucoup d'entre eux résultent de plaies par armes à feu ; parmi les instruments piquants que l'on trouve dans les os, on a noté des pointes d'épée, de fleuret, des lames de couteau, des aiguilles, etc. Les exemples de fer de lance, de fer de zagaye, de baguette de fusil, de baïonnettes sont plus rares. Cayzergues, cité par D.-J. Larrey, a relaté le cas d'une baguette de fusil qui avait traversé le crâne ; Velpeau celui d'un garde national embroché par le même engin qui s'était recourbé dans un corps vertébral. Les lames tranchantes se brisent fréquemment en atteignant les os après les avoir pénétrés en partie ; les cas de lames de couteau fichées dans le crâne, l'omoplate, les côtes, ne sont pas exceptionnels; les musées nous en présentent de curieux exemples. Tantôt le corps étranger fait saillie à l'extérieur, tantôt il a été cassé au ras de la surface de l'os.

Mais c'est surtout, ainsi que nous le disions, dans les plaies contuses et dans les plaies de guerre que l'enclavement des corps étrangers se rencontre le plus fréquemment. Tous les os longs, courts, plats, durs ou spongieux, peuvent être le siège de ces corps étrangers, et c'est fréquemment au niveau des foyers de fracture qu'ils sont logés. Les balles, les biscaïens, les éclats d'obus, les pierres, les fragments de vêtements ou de pièces de l'équipement s'arrêtent de cette façon.

Anatomie pathologique. — L'enclavement des corps étrangers se fait d'autant plus facilement qu'il s'agit d'un os spongieux; souvent les balles se logent dans les épiphyses, les os courts, les corps vertébraux : les unes s'arrêtent à la surface, d'autres disparaissent complètement; on a vu un projectile obturer l'orifice naturel d'un os, un trou sacré par exemple.

La division des balles dans les os n'est pas un fait rare; on l'a observée partout, ainsi que la déformation des projectiles; ceux-ci s'aplatissent sur l'os, et s'y enclavent; quelquefois le plomb traverse la lame externe d'un os plat comme le crâne et s'aplatit sur l'autre (Percy); les balles subissent de cette façon les déformations les plus bizarres.

L'enclavement simple à la surface d'une diaphyse sans fracture est un accident très exceptionnel dont on ne possédait guère qu'un exemple, qui existe au musée Dupuytren. Bouilly en a présenté un autre cas à la Société anatomique, en 1871. Dans les fractures des diaphyses, il y a souvent une extrême division des balles dont les petits fragments sont disséminés dans le foyer et dans les débris du périoste autour de la plaie; il en est même qui persistent longtemps, et on peut les retrouver sur les pièces des musées à la surface externe du cal dans lequel ils sont cimentés. Nous avons fait représenter (fig. 68) une pièce déposée par Paulet au musée du Val-de-Grâce, dans laquelle un fragment de balle qui a blessé la portion sous-orbitaire du frontal s'est incrustée de sels calcaires; tout autour de lui on voit dix ou douze petits points noirs qui ne sont autres que des parcelles de plomb, également incrustées dans l'os.

Certaines parties du corps, en raison de leur disposition anatomique, sont prédisposées au logement des corps étrangers; telles sont les parties supérieures de la face; en effet, le nombre des cas de balles logées et perdues dans les parois de l'orbite, dans les sinus frontaux, maxillaires, sphénoïdaux, est assez grand; presque tous les chirurgiens d'armée nous en ont transmis des observations, qu'il serait trop long de rappeler ici.

Enfin on a relaté des cas dans lesquels des projectiles s'enclavent entre deux os et s'y fixent solidement; les grillages du métacarpe et du métatarse, les espaces intercostaux, les membres à deux os sont exposés à ce genre d'accidents. Percy en rapporte plusieurs exemples empruntés à Belloste, Bagieu; Ravaton parle d'un éclat d'obus engagé entre le tibia et le péroné et qui ne pesait pas moins de trois livres H. Demme, Legouest ont observé des faits analogues. Tantôt les balles sont peu adhérentes, comme dans une circonstance où RICHET put repousser le projectile avec son doigt introduit dans une contre-ouverture ; tantôt, et c'est le cas le plus fréquent, la fixité était telle, qu'il a fallu de violentes tractions pour arracher le projectile bridé par l'élacticité des os voisins. On ne peut donner une preuve plus évidente de cet enclavement qu'en disant qu'un chirurgien aussi habile que RAVATON ne

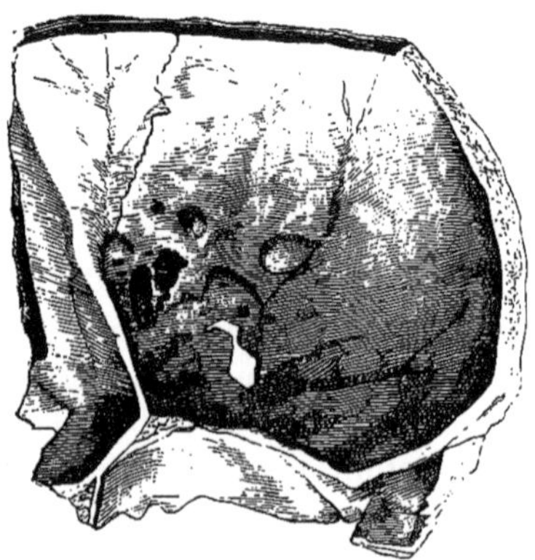

Fig. 68. — Fragments de balle incrustés de matières phosphatiques au niveau d'une plaie du crâne (Musée du Val-de-Grâce).

parvint à extraire le corps étranger mentionné plus haut qu'après une heure d'efforts multipliés.

Influence des corps étrangers sur la marche des plaies osseuses. — En général, la présence d'un corps étranger dans une fracture complique la lésion première, l'aggrave et retarde tout au moins le travail de cicatrisa-

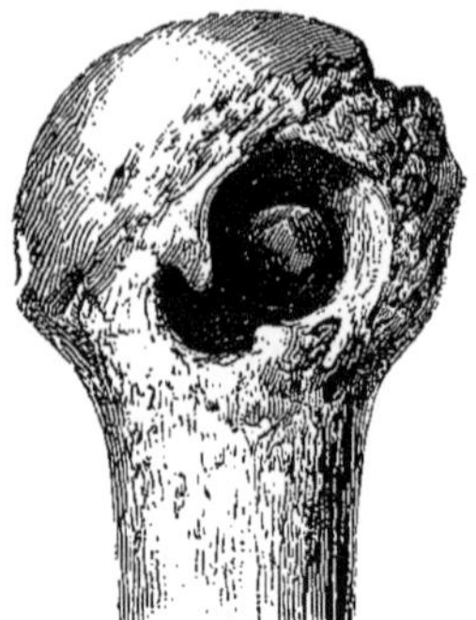

Fig. 69. — Balle enkystée dans la tête de l'humérus. Collection D.-J. LARREY (Musée du Val-de-Grâce).

tion. La suppuration persiste très longtemps, d'autant plus que, pour certains os, les productions périostiques contribuent encore à enclaver davantage le corps étranger. Quelquefois on a vu les balles enchatonnées se déplacer, exécuter une sorte de migration insensible due à l'ostéite raréfiante. C'est ainsi qu'elles peuvent être rejetées au dehors ; d'autres fois, elles descendent peu à peu dans le canal médullaire d'un os long; Velpeau, Clot-Bey et M. Perrin (*Soc. de chir.*, 1864) en ont publié de beaux exemples pour le tibia.

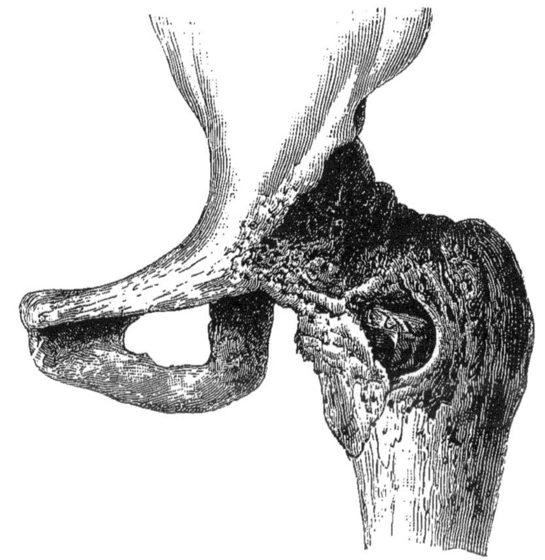

Fig. 70. — Balle enclavée dans le col du fémur. Ankylose coxo-fémorale (Musée du Val-de-Grâce).

Si la suppuration provoquée par le séjour des corps étrangers est la règle, il faut faire une exception pour les fragments métalliques de petit volume

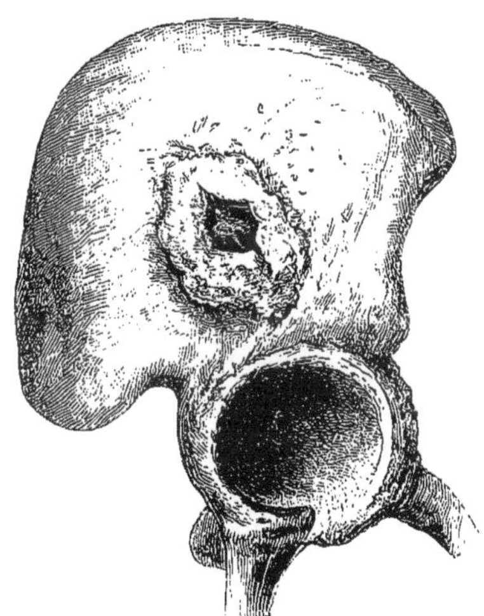

Fig. 71. — Balle enclavée dans l'os iliaque, entourée de productions périostiques (Musée du Val-de-Grâce).

qui ont été maintes fois tolérés. En examinant les anciennes fractures par coups de feu, on remarque qu'elles sont souvent farcies de petits fragments de plomb tantôt disséminés et incrustés à la surface du cal, tantôt englobés dans la partie centrale. BAUDENS dit, d'autre part, qu'on a vu des balles prendre droit de domicile dans les os sans accidents bien notables. « Elles forment, dans ces cas, presque toujours le noyau d'exostoses plus ou moins volumineuses. Ces exostoses remplacent dans les parties dures le kyste cellulo-fibreux isolateur qui entoure les corps étrangers abandonnés au milieu des chairs. » Nos recherches personnelles nous permettent d'affirmer que la tolérance des balles dans les os est obtenue par deux mécanismes différents : 1° l'enkystement; 2° l'incrustation. Au premier type appartient la pièce représentée figure 69; une balle est encastrée à la façon d'un grelot dans la tête de l'humérus; mais il est bien difficile de dire si cette cavité était remplie par du liquide; nous sommes portés à croire qu'il s'agissait

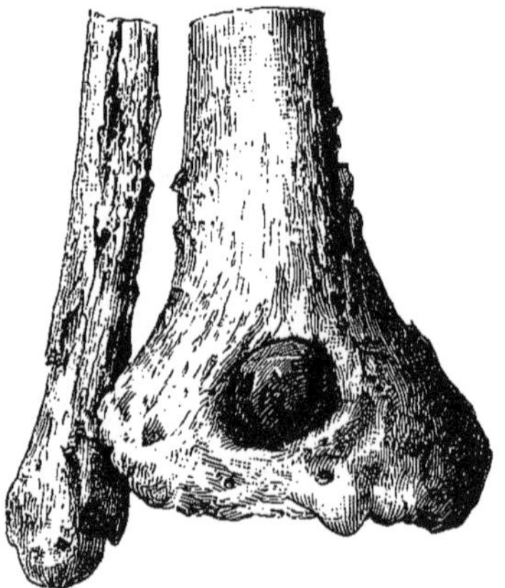

Fig. 72. — Balle enclavée dans le tibia. Productions ostéophitiques à distance (Musée du Val-de-Grâce).

bien plutôt de tissu fibreux. Autour de semblables cavités le tissu spongieux prend la consistance de l'ivoire. FISCHER a signalé cette particularité à propos d'une vieille balle enkystée dans la tête du tibia.

L'incrustation simple du projectile au milieu de jetées périostiques nous paraît plus fréquente que l'enkystement vrai. Nous reproduisons le dessin d'un beau spécimen (fig. 70) offert par SEUTIN à LARREY et provenant d'un blessé de l'expédition d'Egypte; une forte balle déformée s'est incrustée au milieu de la ligne inter-trochantérienne antérieure, le plomb se trouve presque au ras de l'os; à peine existe-t-il un léger bourrelet éburné autour du projectile très solidement enclavé. Quant au périoste, il a fort peu réagi, et la principale altération consécutive consiste dans une ankylose complète coxo-fémorale. On peut voir un exemple du même genre sur la pièce (fig. 73). Les productions ostéophytiques sont assez développées à une certaine distance du foyer traumatique. BUJALSKI, SIMON relatent des faits analogues.

Dans les os plats, l'enkystement est également exceptionnel; nous avons cependant reproduit (fig. 71) une pièce bien curieuse du musée du Val-de-Grâce, représentant une balle enchatonnée au milieu de la fosse iliaque dans des productions périostiques; selon toute vraisemblance, la tolérance avait dû être incomplète. Ailleurs les os plats nous montrent de très beaux types d'incrustation directe ; on en trouve des exemples au musée Dupuytren (bassin) et nous avons fait dessiner quelques pièces du musée du Val-de-Grâce, où cette tolérance pour les balles ou des fragments de plomb est de toute évidence (fig. 73). Baudens, Fischer, Otis citent des cas semblables.

Les faits de tolérance des corps étrangers dans les diaphyses seraient beaucoup plus rares, néanmoins quelques exemples sont classiques. Telle est, entre autres, cette balle encastrée dans le fémur conservée au musée Dupuytren (*Catal. de Houel*, t. I, p. 138). Malgré la présence de ce corps étranger, la consolidation de la fracture s'est effectuée sans complications. Chassaignac

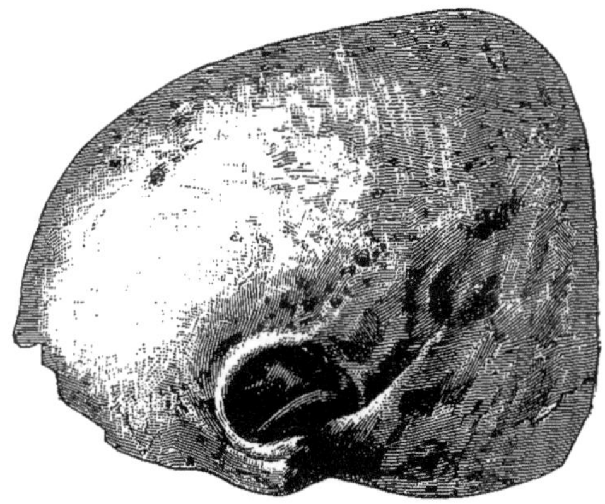

Fig. 73. — Balle enkystée dans le crâne (Musée du Val-de-Grâce).

a observé un autre cas d'enkystement sur un sujet livré aux travaux anatomiques. Il existait une fracture de cuisse avec ankylose du genou et chevauchement des fragments entourés de toutes parts par une masse fibro-cartilagineuse. Entre ces deux fragments, il y avait une profonde excavation dans laquelle étaient encore des fragments de la balle; cette poche était comblée par une masse compacte de tissu fibro-cartilagineux. Gilleray (*The Lancet*, 1885) rapporte l'histoire d'une balle qui resta pendant trente ans dans un condyle du fémur.

Cette tolérance n'est d'ailleurs pas indéfinie et l'on a vu maintes fois des réveils inflammatoires graves à l'occasion d'une chute, d'une maladie. Parfois, sans cause appréciable, ces balles se mobilisent et cheminent dans les tissus voisins ou pénètrent dans une cavité; c'est ainsi que Baudens parle de balles qui sont tombées des vertèbres ou des côtes dans la plèvre. Otis (*Hist. chir. de la guerre d'Amér.*, t. II, p. 99) cite le fait d'une balle de l'os iliaque qui avait ulcéré l'intestin et avait été éliminée par cette voie. Ces cas sont encore moins rares dans les fractures du pubis. Souberbielle retira par la taille latérale, sept ans après la blessure, sur un blessé de Lutzen, un fragment de biscaïen qui avait été enclavé dans le pubis, et toléré. Dikson, Otis relatent des faits analogues. Dans d'autres occasions, il a fallu amputer des membres pour les accidents inflammatoires déterminés par une balle qui avait été très longtemps tolérée (LARREY, *Soc. Anat.*, 8e année, t. IV, p. 62).

Traitement. — Après avoir reconnu l'existence d'un corps étranger dans un os par les moyens exposés ailleurs, il est indiqué d'en pratiquer l'extraction, au début pour en faciliter la réparation, plus tard pour obvier aux accidents inflammatoires, aux suppurations interminables de la période fistuleuse.

L'extraction exige parfois des opérations préliminaires, soit qu'il s'agisse d'un corps incrusté à la surface ou dans l'épaisseur d'un os, soit d'un projectile qui, après avoir perforé une cavité osseuse, reste logé à l'intérieur ou dans la paroi opposée (crâne, bassin). Le trépan, la résection partielle avec la gouge et le maillet permettent, dans certains cas, de mobiliser le corps étranger; suivant les circonstances, on appliquera le trépan avec ou sans pyramide. D'autres fois il suffit d'éroder la balle à son point d'implantation et de la faire basculer ensuite à l'aide d'un élévatoire. GUILLEMEAU se servait déjà d'un perforateur dans ce but.

Dans la plupart des circonstances, les pinces ordinaires, les élévatoires, les tire-fonds suffisent; si des tractions énergiques deviennent nécessaires, le chirurgien emploiera des daviers. Il faut toujours agir avec prudence, ne pas violenter les parties, et il serait du reste préférable d'abandonner le corps étranger si son extraction nécessitait de trop grands délabrements. D'ailleurs l'expectation, dans les cas où l'on échoue, ne proscrit pas une intervention ultérieure, et l'un de nos anciens chirurgiens d'armée, GUILLEMEAU (1610), écrivait déjà, à propos des balles enclavées, « que si on ne peut sitôt l'arracher, il la faut laisser pendant quelques jours, pendant lesquels la chair se pourrira, faisant l'ouverture plus grande, et l'os la lâchera et la tiendra moins serrée; il faut pendant ce temps l'ébranler et la secouer tous les jours, y mettant un tire-fond, afin que petit à petit elle se déracine ».

CHAPITRE III

FRACTURE DES OS EN GÉNÉRAL

§ 1er. — Généralités sur les fractures.

Bibliographie générale. — JOHN AITKEN, *Essays on F. and Luxations*, London, 1790. — A. COOPER, *A Treatise on Dislocations and F. on the Joints*, *London*, 1822. — AD. LEOP, RICHTER, *Theor. prakt. Handb. der Lehre von den Brüchen und Varrenk. der Knochen.*, Berlin, 1828. — *Lerhbuch v. d. Brüchen und Verrenk der Knochen. Zum Gebr. f. Studirende*, Berlin, 1833. — JOHN P. HOLMES, *A. Treatise on Dislocations and F.*, London, 1842.—MEYER, *Die Lehre von den F.*, Berlin, 1833. —

F.-J. BEHREND, *Ikonographische Darstellung der Beinbrüche und Verrenkung*, Leipzig, 1845. — MALGAIGNE, *F. et Lux.*, Paris, 1847. — JOS. MACLISE, *On Dislocations and F.*, London, 1858. — GURLT, *Handbuch der Lehre von den Knochenbrüchen*, 1862. — B. ANGER, *Luxations et F.*, Paris, 1866. — RAVOTH, *Handbuch der F. Luxation und Bandag.*, Berlin, 1870. — P. BRUNS, *F. Deutsche Chirurgie de Billroth et Luecke*, Lief, 27, Stuttgard, 1882. — HAMILTON, *Traité des F.*, trad. POINSOT, 1883, *Encyclop. intern. de chir.*, art. F., trad. POINSOT, 1884. — BRUNS, in-8°, Stuttgard, 1886. — ALBERT HOFFA, *Traité des F. et Lux.*, Wurtzbourg, 1888.
Consultez en outre les classiques et les articles FRACTURES des *Dictionnaires*.

Définition. — « Le mot fracture (dérivé de *frango*, je casse) se traduit dans le langage vulgaire par celui de cassure et présente une idée si nette que toute définition risque de l'obscurcir. S'il fallait cependant en adopter une, je dirais que la fracture est la division brusque et violente des os ou des cartilages. »

Cette définition de MALGAIGNE nous semble devoir être conservée, le vague dans lequel il est resté a le mérite de ne rien préjuger sur l'étiologie, le mécanisme et les diverses variétés de fractures.

Fréquence relative des fractures. — Plusieurs auteurs se sont livrés à des recherches statistiques pour établir la fréquence relative des fractures, suivant les os, l'âge, le sexe, les sujets, les saisons, etc. Parmi eux, nous devons citer MALGAINE en France, LONSDALE à Londres, LENTE à New-York, WALLACE, NORRIS à Philadelphie, GURLT à Berlin, MATIEJOWSKI à Prague, MIDDELDORPF et DROZYNSKI à Breslau, etc. BRUNS, réunissant ces différentes statistiques, a obtenu un total de 40,277 fractures des diverses régions. Nous ferons aux travaux de cet auteur, ainsi qu'à ceux de MALGAIGNE, de larges emprunts.

Fréquence des fractures des différentes pièces du squelette, d'après leur forme, leur situation, leurs fonctions. — Les 40,277 fractures réunies par BRUNS se décomposent ainsi :

Fractures de la tête	1.521	soit	3.86	p. 100
— du tronc	71.27	—	17.66	—
— des extrémités supérieures	21.198	—	52.60	—
— des extrémités inférieures	10.431	—	25.88	—
Total	40.277			

Le simple examen de ces chiffres nous permet d'affirmer que les fractures des membres sont beaucoup plus fréquentes que celles du tronc, celles-ci à leur tour l'emportent notablement sur le nombre des fractures de la tête.

Ces diverses fractures se répartissent comme suit :

Fractures de la tête.	Os du crâne	575	soit	1.42	p. 100
	Os de la face	946	—	2.44	—
Fractures du tronc.	Colonne vertébrale	135	—	0.33	—
	Bassin	128	—	0.31	—
	Côtes	6476	—	16.07	—
	Sternum	40	—	0.09	—
	Omoplate	348	—	0.86	—

Fractures des extrémités supérieures.	Clavicule.............	6122	soit	15.19 p. 100.
	Humérus..	3016	—	7.48 —
	Os de l'avant-bras....	7607	—	18.88 —
	Os de la main........	4453	—	11.05 —
Fractures des extrémités inférieures.	Fémur...............	2576	—	6.39 —
	Rotule...............	524	—	1.30 —
	Os de la jambe.......	6255	—	15.53 —
	Os du pied...........	1075	—	2.66 —

En parcourant ce tableau, on voit que les fractures se rencontrent surtout sur les grands os des membres et les côtes (os longs), qu'elles sont moins nombreuses sur les os plats, et rares sur les courts.

Parmi tous les os longs, nous remarquerons que les fractures de l'avant-bras, des côtes de la clavicule et de la jambe tiennent le premier rang; ceci s'explique par la position superficielle de ces os et par les situations dans lesquelles ils se trouvent souvent. Le radius, par exemple, dans les chutes sur la paume de la main supporte brusquement tout le poids du corps, de là l'écrasement de son extrémité inférieure. De même lorsqu'un homme tombe sur le moignon de l'épaule, c'est sur la clavicule que se concentre le choc; rien d'extraordinaire alors, étant donné la texture de cet os, ses courbures, etc., de le voir se fracturer fréquemment. Malgaigne a dit, et la plupart des auteurs ont répété depuis, que les fractures étaient plus communes sur les os des extrémités inférieures que sur ceux des membres supérieurs. D'après les statistiques générales de Bruns, il faudrait admettre le contraire.

Influence de l'âge. — Les fractures se produisent à tous les âges. Les statistiques démontrent cependant qu'elles sont assez peu nombreuses jusque vers quinze ans. De quinze à vingt ans la proportion des fractures triple brusquement, c'est de vingt et un à soixante qu'elles atteignent leur maximum de fréquence ; de quarante à soixante, toutefois, il y a sensiblement une diminution de 1/3 sur les cas observés de vingt à quarante. Dans la vieillesse, le nombre des fractures diminue beaucoup. Durant le premier stade, chez les enfants, le maximum des fractures se rencontrerait de quatre à six ans, fait absolument contraire aux données de Malgaigne.

A quinze ans commencent les jeux violents, les rixes, etc., c'est aussi le moment où le jeune ouvrier entre en apprentissage, de là l'augmentation brusque signalée dans le chiffre des fractures. De vingt-cinq à quarante, nouvelle augmentation, celle-ci reconnaît deux causes : 1° les sujets de cet âge constituent la majeure partie de la population ; 2° l'homme, arrivé à la plénitude de sa vigueur, exécute pendant cette période de sa vie les travaux les plus pénibles. A partir de quarante-cinq ans, la population diminue sensiblement d'années en années ; de plus l'homme avançant en âge, s'expose moins aux influences extérieures; dans sa vieillesse, il ne se livre plus anx efforts violents, il abandonne les grandes entreprises, le nombre des fractures diminue rapidement. Les quelques cas que l'on observe encore sont favorisés par les infirmités propres à cet âge, les sens ont perdu de leur acuité, le tissu osseux s'est raréfié, le moindre obstacle occasionne une chute, celle-ci une rupture osseuse.

Influence du sexe. — D'une manière générale, les femmes sont beaucoup moins sujettes aux fractures que les hommes; la raison s'en trouve, dit Follin, non dans la différence de texture des os, mais dans les différences de profession, de travaux, et dans le petit nombre de cas où les femmes sont exposées à ces accidents.

Plusieurs auteurs ont essayé d'établir une proportion entre les fractures relevées chez les sujets des deux sexes. Le nombre des fractures observées chez l'homme comparé à celui observé chez la femme serait :

D'après	Malgaigne	comme..........................	2,5 : 1
—	Matiejowski	—	2,2 : 1
—	Moritz	—	3 : 1
—	Weber	—	3,5 : 1
—	Mebes	—	3,4 : 1
—	Gurlt	—	3,5 : 1
—	Middeldorpf	—	3,6 : 1
—	Drozynski	—	4 : 1
—	Lente	—	8 : 1

Gurlt a encore établi la fréquence relative des fractures chez l'homme et chez la femme aux différents âges de la vie. Voici les résultats auxquels il est arrivé.

De	1 à 4 ans	les fractures sont très approximativement	1 fois	1/2	plus fréquentes chez l'homme que chez la femme.
—	5 à 8	—	2 —	1/3	
—	9 à 12	—	3 —	1/2	
—	13 à 14	—	8 —	1/2	
—	15 à 20	—	7 —	1/2	
—	21 à 30	—	10 —		
—	31 à 40	—	11 —	1/2	
—	41 à 50	—	7 —	1/2	
—	51 à 60	—	2 —		
—	61 à 70	—	1 —	1/3	plus fréquentes chez la femme que chez l'homme.
—	71 à 80	—	2 —	1/2	
—	81 à 90	—	7 —		

Malgaigne avait obtenu sensiblement les mêmes chiffres. On peut jusqu'à un certain point, dit cet auteur, expliquer toutes ces variations; dans le premier âge, le moindre développement des sujets du sexe féminin rend leur squelette moins solide, mais les petites filles se livrant à des jeux moins violents que les garçons, il en résulte une proportion relativement faible dans le nombre des fractures du sexe féminin ; plus tard intervient la différence d'éducation, plus tard encore l'influence des professions. A l'époque de la vieillesse, les rapports sont intervertis ; il faut bien admettre, dit Malgaigne, que la sénilité rapide est plus prononcée chez la femme, exerce une influence capitale sur la dégradation du squelette.

Influence des saisons. — L'influence de cette cause sur le nombre de fractures paraît très mal établie. Si d'une part les chutes sont assez fréquentes en hiver, il faut bien reconnaître qu'elles n'entraînent que rarement des lésions sérieuses; en revanche, les travaux pénibles sont suspendus et leur influence sur le chiffre des accidents graves est considérable.

§ 2. — Etiologie.

Bibliographie. — MALGAIGNE, *Étude statist. sur les fract. et lux.*, *Ann. d'hyg. publ.*, 1re partie, 1839. — BANNER, *Statistiques*, *Edimb. Med. and Surg. Journal*, t. LIX, 1843. — LACROIX, *Lois génér. des déplacements des os dans les fract.*, *Ann. de la chir. franç. et étrangère*, mars 1844. — BOUISSON, *Fract. longit. du corps des os longs*, *Union méd.*, 1850, et *Tribut à la chirurgie*. — SERRA, Th. de Paris, 1851.— RŒUFFER, *Statistik der Fract. der Long. Rohrenknochen*, *Inaug. Diss.*, Leipzig, 1867. — KOCH *und* FILEHNE, [*Einiges über Sogenamte Kulformige und spiralis Fractur*, *Arch. f. klin. Chir.*, Bd. XV, p. 698, 1873. — *Ueber Torsions-Fractur*, *Berl. Klin. Wochens.*, nos 12 et 13, 1874. — DELENS, *Fract. spont. de la clav.*, *Arch. gén. de méd.*, 1875. — DURET, *Dispos. archit. du tissu spong.*, *son rôle dans la product. des fract.*, *Gaz. méd. de Paris*, 1876.

Thèses de Paris. — 1874, FORESTIER. — 1875, BOICHOX. — 1876, FEUVRIER. — 1878, KAUFFMANN, PATHEY. — 1879, BOURIAS, BOREL, CHITRAC. — 1880, CHAUVIN. — 1881, ANCELIN.

Les causes des fractures sont classées par les auteurs en deux catégories, causes prédisposantes et causes efficientes.

1° *Causes prédisposantes.* — Prédisposent aux fractures : 1° toutes les affections générales ou locales, qui, par un mécanisme quelconque, diminuent la solidité du squelette. D'après l'importance de leur action, ces causes peuvent être rangées comme suit :

1° Causes générales.	Maladies spéciales du tissu osseux.	Rachitisme. Ostéomalacie. Ostéoporose. Atrophie essentielle du tissu osseux.
	Affections des centres nerveux.	Ataxie. Atrophie musculaire progressive. Paralysie générale. Épilepsie. Manie.
	Affections constitutionnelles.	Cancer. Tuberculose. Syphilis. Hydrargyrisme. Scorbut. Goutte. Rhumatisme. Alcoolisme.
2° Causes locales.......		Hydatides. Anévrysmes juxta et intra-osseux. Ostéite, ostéomyélite et leurs conséquences. Lipome des os. Tumeurs diverses.
3° États physiologiques spéciaux.........		Grossesse. Lactation. Lactation. Atrophie sénile. Convalescence des maladies aiguës.

Toutes ces causes, on le comprend, sont loin d'avoir la même importance; quelques-unes cependant ont une influence incontestable, ce sont : le rachitisme, les maladies des centres nerveux et les affections constitutionnelles.

a. *Rachitisme* — Dans le rachitisme deux circonstances expliquent la fréquence des fractures, le défaut de résistance du tissu osseux et l'exagération des courbures des os. GUERSANT rapporte (*Clinique des hôpitaux d'enfants*, 6e année, p. 28) que sur 80 cas de fractures de la première enfance, un tiers devaient être attribués au rachitisme. D'après MALGAIGNE, ESQUIROL possédait, dans sa collection anatomique, le squelette d'une femme rachitique dont presque tous les os avaient été brisés dans deux, trois ou quatre points de leur étendue; on y comptait ainsi plus de 200 fractures plus ou moins bien consolidées.

b. *Maladies des centres nerveux.* — Parmi les affections du système nerveux, l'ataxie locomotrice est celle dans laquelle se rencontrent le plus fréquemment les altérations osseuses qui prédisposent aux fractures. Les études de CHARCOT et de ses élèves ont prouvé que l'ostéite raréfiante était l'altération dominante dans les cas de lésions nerveuses irritatives (ataxie, paralysie générale). Les affections nerveuses paralytiques agissent d'une manière analogue, en amenant un notable degré de ramollissement des os. Les fractures, chez les ataxiques, ont cela de remarquable qu'elles se consolident avec une grande facilité, il n'en est plus de même dans la paralysie générale progressive.

2° *Affections diathésiques.* — « Ces affections, dit PATHEY (Th. de Paris, 1878), agissent en créant dans l'os une prédisposition locale portant à l'endroit même de la fracture, ou générale portant sur tout le squelette et souvent sur toute l'économie. » Parmi les différentes affections diathésiques signalées, le cancer occupe certainement la première place. « L'os, dit SCHWARTZ (Th. d'agrég. Paris, 1880, p. 75), porte manifestement une tumeur, ou bien il n'en porte pas d'appréciable. Dans le premier cas, la fracture se fait par suite d'une lésion de l'os de dehors en dedans : dans le deuxième cas, elle a lieu par l'envahissement de la lame compacte, de dedans en dehors. »

La fracture peut se montrer sous des aspects variables, suivant qu'elle affecte l'une ou l'autre forme. Tantôt on voit les deux fragments osseux baigner dans une masse néoplasique qui a altéré leur tissu compact, spongieux et médullaire ; il existe comme une sorte de kyste qui renferme les deux bouts de l'os fracturé. Dans un certain nombre de faits on rencontre dans le foyer morbide plusieurs fragments provenant de la destruction du tissu osseux. Tantôt l'os se brise en un point de sa longueur, où se forme ensuite une tumeur qui en impose pour le cal, et cela d'autant mieux qu'elle prend parfois une certaine consistance et simule une consolidation.

La lésion osseuse est primitive (sarcome) ou consécutive. Le cancer vrai des os (carcinome) paraît presque toujours secondaire s'il ne l'est pas constamment (SCHWARTZ). Le cancer du sein semble être celui qui retentit le plus fréquemment sur le tissu osseux. De tous les os du squelette, le fémur compte parmi ceux sur lesquels les fractures cancéreuses ont été le plus souvent observées; sur 38 cas réunis par Gurlt, 27 siégeaient sur le fémur, soit 72 p. 100.

La tuberculose locale doit être invoquée immédiatement après le cancer. La présence d'un tubercule, qui détruit une à une les cellules osseuses, est évidemment une cause favorable à la production des solutions de continuité; quant aux autres diathèses, leur action, si tant est qu'elle existe, n'est rien moins que confirmée. On a beaucoup exagéré l'influence de la syphilis, les statistiques manquent pour prouver la vérité de ces assertions.

Causes efficientes et déterminantes. — Violences extérieures et actions musculaires, telles sont les causes déterminantes des fractures.

Parfois la lésion a lieu au point immédiatement soumis à la percussion; la fracture est dite alors *directe* ou par *cause directe*.

Dans d'autres circonstances, la solution de continuité a lieu dans un point distant de celui qui a été contus, cette contracture est appelée par *contre-coup* ou par *cause indirecte*.

D'une façon générale, on peut dire que les fractures directes sont produites par des chocs brusques : coup de feu, coup de bâton, coup de pierre, action des substances explosibles, chutes.

Les fractures indirectes, au contraire, reconnaissent pour cause la pression, des mouvements exagérés de torsion, de flexion, de traction.

Le mécanisme de ces deux sortes de lésions est bien différent; dans le premier cas, la violence du traumatisme, qu'elle s'exerce à travers les parties molles contuses, ou directement sur l'os, les parties molles étant traversées, dilacérées, sectionnées, est telle que le tissu osseux au point frappé se trouve fracturé, écrasé, broyé ; ainsi se comportent les chocs brusques. Dans le second cas, deux forces opposées agissent pour exagérer les courbures d'un os, il se brise alors comme un arc que l'on veut forcer. Suivant les circonstances, la fracture se fait en telle ou telle partie ; c'est là le mécanisme le plus ordinaire des fractures dans les chutes.

En d'autres occasions, l'os est encore pris entre deux forces opposées, le poids du corps, par exemple, presse sur une de ses extrémités, l'autre se trouve fixée sur le sol, et la portion compacte de la diaphyse du corps de l'os pénètre comme un coin dans les portions spongieuses qu'elle fait éclater (*fractures par éclatement*).

Après les violences extérieures, nous avons signalé parmi les causes déterminantes des fractures la *contraction musculaire*.

La contraction musculaire peut être assez violente pour arracher une extrémité osseuse sur laquelle prend insertion le tendon du muscle. C'est de cette façon que l'on voit se produire des fractures de la rotule, de l'olécrâne, des arrachements d'une tubérosité osseuse. Mais cette contraction est-elle susceptible de rompre des os comme le fémur, le tibia? Bien que quelques auteurs, Richerand entre autres, aient nié la possibilité de semblables lésions, on trouve dans la science un certain nombre d'observations qui démontrent l'existence de ces fractures. Gurlt, dans son traité, a réuni 133 faits de ce genre ; la solution de continuité porte sur la clavicule, les os du bras, de l'avant-bras, de la cuisse, de la jambe, etc.

Pour expliquer les fractures musculaires, les auteurs ont invoqué une des causes générales que nous avons indiquées. Les affections dans lesquelles se produisent des contractions musculaires violentes (convulsions de l'enfance, tétanos, épilepsie, hystérie) prédisposent évidemment à ce genre de lésions.

Les fractures que l'on observe parfois sur le fœtus, en dehors des manœuvres de l'accouchement, doivent-elles être classées dans le même groupe, résultent-elles, ainsi qu'on l'a prétendu, des contractions de l'utérus? C'est là chose peu probable et nous préférons y voir, avec Follin, la conséquence d'une altération particulière du tissu osseux : sorte de *rachitisme fœtal.*

Elasticité et résistance des os. — Il était intéressant de connaître exactement la violence que nécessitent les différentes formes de fractures. Otto Messerer s'est livré à des expériences fort curieuses sur ce sujet, et les a consignées dans un mémoire remarquable (*Ueber Elasticitat und Festigkeit des menschlichen Knochen*, Stuttgard, 1880); Bornhaupt depuis lors a repris ses recherches; nous nous bornerons à reproduire les conclusions de ces auteurs.

1° *Résistance absolue des os à la traction.* — Deux fois seulement Messerer a réussi à rompre des os soumis à la traction, un fémur et un humérus d'une jeune fille de vingt-cinq ans; le fémur se rompit sous une traction de 1550 kilogrammes, l'humérus céda à 800 kilogrammes. Dans les deux cas, les fractures étaient obliques.

2° *Résistance à la pression.* — Des pressions considérables sont nécessaires pour briser les os longs ou pour produire des fissures. Il faut une pression de 800 kilogrammes pour écraser l'humérus d'une femme de vingt-cinq ans, le fémur nécessite un poids de 1550 kilogrammes.

Dans les pressions transversales, sur le milieu des grands os longs, la diaphyse est déprimée comme un roseau qu'on serre entre les doigts, et il se fait des fissures longitudinales étendues; la division complète de l'os exige des pressions colossales.

Dans la plupart des os soumis ainsi à la pression transversale, la fracture ne se produit pas au milieu, point le plus menacé, mais par transmission de la compression à l'une ou l'autre des extrémités articulaires comprimées. En conséquence, les extrémités articulaires doivent être considérées comme des points particulièrement faibles.

Pour amener la fracture des différentes pièces du squelette d'un homme et d'une femme, Messerer dut employer les poids suivants :

	Humérus. kil.	Cubitus. kil.	Radius. kil.	Fémur. kil.	Tibia. kil.	Péroné. kil.
Os d'un homme de 31 ans...	850	556	525	1.300	600	300
Os d'une femme de 24 ans...	600	310	390	1.110	650	310

Bornhaupt est arrivé à des résultats analogues en comprimant les os longs de quatre hommes âgés de vingt et un à vingt-quatre ans, dans un appareil qui servait à Nordlinger (d'Hohenheim) pour apprécier la résistance du bois; il a vu qu'il fallait les poids suivants pour briser l'os ou produire des fissures :

Humérus.	Cubitus.	Radius.	Fémur.	Tibia.	Péroné.
kil.	kil.	kil.	kil.	kil.	kil.
660	540	340	1.236	1.000	340
540	480	322	1.156	800	320
»	440	280	920	740	»
»	»	200	»	»	»

Messerer a aussi expérimenté la résistance des os longs à la pression dans le sens longitudinal ; il a vu les os se courber, diminuer de longueur, pendant que les extrémités diaphysaires pénétraient dans les épiphyses et inversement ; enfin, l'os se brisait en esquilles, tantôt à l'une de ses extrémités, tantôt et plus souvent au milieu.

3° *Résistance à la flexion.* — La limite d'élasticité pour la flexion des grands os longs se trouve voisine de la moitié du poids nécessaire pour produire la fracture.

La résistance à la flexion pour les os de divers individus a oscillé entre 1,040 et 1,980 kilogrammes par centimètre carré. Elle est à son maximum dans l'âge moyen de la vie, 1,800 à 1,980 kilogrammes par centimètre carré chez un homme de trente-deux ans ; cette résistance diminue quand on avance en âge.

La forme de fracture dans ces diverses circonstances fut différente, Messerer observa tantôt une fracture transversale nette et dentelée, tantôt une fracture oblique ; dans quelques cas il remarqua une *fissure longitudinale du côté concave*, plusieurs fois se produisit une forme de fracture non décrite jusqu'à présent ; l'os s'était brisé en trois fragments ; celui du milieu présentant la forme d'un coin dont la base répondait au point d'application de la violence. Messerer accorde une grande importance à cette espèce de fracture, qui serait, suivant lui, le type des fractures par flexion bilatérale. D'après cet auteur, les fractures obliques ne seraient que des fractures en coin incomplètes, elles se produisent pendant la flexion parce que très souvent il ne se fait une division osseuse complète que d'un côté du coin, tandis que l'autre côté demeure à l'état de fissure.

Messerer, après un grand nombre d'expériences, a adopté les chiffres suivants comme moyenne de résistance à la flexion :

	Tibia.					
Fémur.	Crête.	Côté interne.	Humérus.	Cubitus.	Radius.	Péroné.
kil.	kil.	kil.	kil.	kil.	kil.	kil.
326	326	226	220	102	93	38

Bornhaupt, de son côté, a trouvé :

Fémur.	Tibia.	Humérus.	Cubitus.	Radius.	Péroné.
kil.	kil.	kil.	kil.	kil.	kil.
303	182	150	142	62	40
214	148	104	»	60	»

4° *Résistance à la traction.*— Messerer a produit des fractures spiroïdes par la torsion des os longs sur leur axe, en se servant d'un bras de levier de $0^m,16$ de long, cet auteur a fracturé :

	kil.
La clavicule avec un poids moyen de........................	8
L'humérus..	40

	kil.
Le radius	12
Le cubitus	8
Le fémur	89
Le tibia	48
Le péroné	6

Les fractures ainsi produites étant spiroïdes ou obliques, le trait de la spire rappelait toujours la direction du sens de la rotation.

« Dans nos expériences sur la résistance des grands os longs, ajoute l'auteur, nous avons obtenu un grand nombre de fractures incomplètes, tant en agissant par flexion que par pression transversale ou par torsion, cela sur tous les os et à tous les âges.

« En raison de leurs petites dimensions, les os de la femme supportent des pressions moindres que ceux de l'homme, mais la résistance est proportionnellement la même dans les deux sexes.

« Sur le même sujet, les os du côté droit et ceux du côté gauche supportent en général les pressions absolument égales ; dans quelques circonstances, il existe à ce point de vue une différence très faible qui concorde avec les dimensions variables des os. »

§ 3. — Anatomie pathologique des fractures.

Suivant que la solution de continuité intéresse la totalité ou seulement une partie de l'os, la fracture est dite *incomplète* ou *complète*. Intermédiaire entre ces deux variétés se place la *fracture par arrachement*.

Fractures incomplètes. — Dans ce groupe nous rangerons : 1° les solutions de continuité par flexions accidentelles ou traumatiques dites fractures par inflexion, puis les fractures complètes du tissu osseux avec conservation du périoste ;

2° Les fissures, fêlures et fentes ;

3° Les enfoncements, éraflures, écornures ;

4° Les sillons, gouttières, perforations complètes ou incomplètes, etc.

a. *Fractures par inflexion.*—Ces sortes de lésions ont été surtout étudiées chez les enfants. Glaser le premier les avait signalées dès 1673 ; depuis, elles ont été décrites par Thierry, Jurine, Champion, Campaignac, Gulliver, Malgaigne, Heyfelder, de Saint-Germain, Lannelongue, etc.

D'une façon générale, ces fractures peuvent siéger sur tous les os longs ; par ordre de fréquence on les observe sur les os de l'avant-bras, sur la clavicule, le fémur, les os de la jambe, l'humérus.

Voici le mécanisme le plus ordinaire de ce genre de lésions. Supposons une force quelconque ayant pour résultat de faire décrire une courbe à ces os, ou d'augmenter une courbure déjà existante ; l'exagération du mouvement se fera principalement sentir sur les parties les plus externes de la convexité, portant tout d'abord sur le périoste, puis d'une manière à peu près égale sur les couches les plus externes de l'os. Le périoste, membrane élastique, s'allongera sans se briser ; l'os, au contraire, éclatera tout d'abord, puis se brisera complètement, et si la force continue à agir, le périoste à son tour n'étant plus soutenu se déchirera; suivant la résistance du tissu osseux, les fractures ainsi produites sont complètes ou incomplètes. Prenons un enfant bien portant dont les os sont normalement développés et recouverts d'un périoste résistant; si la cause de la fracture ne détermine pas une courbure trop grande, l'os, peu flexible, cassera facilement, le périoste résistera, nous aurons une fracture complète sous-périostée. Au contraire, si un enfant malingre, aux os relativement mous, se trouve dans les mêmes conditions, ses os résisteront bien davantage, il se produira une fracture incomplète : l'os éclate comme un morceau de bois vert que l'on plie sur le genou. Exagération des courbures normales, torsions, telles sont les causes principales de ces fractures; elles se trouvent assez souvent réunies dans les chutes sur la paume de la main; les os de l'avant-bras pris entre le sol et le poids du corps s'incurvent, la face la plus rapprochée du centre de la courbure reste intacte, la plus éloignée cède. La résistance du périoste et l'élasticité relative des os expliquent la fréquence de cet accident chez les enfants. Si l'on s'en tient aux quelques autopsies qui ont pu être faites, les fractures complètes de ce genre seraient circulaires, simples et linéaires. Des lésions analogues ont été décrites dans l'âge adulte ; les faits relatés par CAMPER, BONN, J. CLOQUET, semblent, dit MALGAIGNE, se rapporter à des adultes. Nous admettons la possibilité de semblables solutions de continuité chez l'adulte, mais elles doivent être exceptionnelles.

b. *Fissures. Félures. Fentes.* — Après bien des discussions, il est aujourd'hui démontré que les os du squelette peuvent être le siège de fissures.

Les os plats sont ceux sur lesquels cette sorte de lésion a été tout d'abord observée. C'est en effet sur cette variété d'os que la fissure est le plus fréquente, elle siège de préférence sur les os du crâne; sur les os courts les fissures sont on ne peut plus rares, c'est à peine s'il existe quelques exemples de ce genre dans la science.

Les fissures des os longs ont été niées pendant bien longtemps par les auteurs. Les premières observations authentiques sur ce sujet sont dues à DUVERNEY (1751). Plus tard, LEVEILLÉ, CLOQUET, MALGAIGNE, BOUISSON signalèrent des faits semblables. En chirurgie d'armée elles sont, et surtout elles étaient jadis communes; nous reviendrons sur ce point.

c. Les diverses fractures incomplètes que nous avons signalées ensuite appartiennent plus spécialement à la chirurgie d'armée; aussi renvoyons-nous aux lésions des os par armes à feu.

Fractures par arrachement. — On désigne sous ce nom des solutions de continuité intéressant seulement une tubérosité ou une portion d'un os, sans porter atteinte à sa solidité; c'est à ce genre de lésions que MALGAIGNE donnait le nom de fractures esquilleuses. Les arrachements ne sont pas rares en chirurgie d'armée, les coups de feu par petits projectiles les produisent fréquemment; dans la pratique civile, c'est là un accident qui complique parfois les chutes et les luxations. L'arrachement s'observe de préférence sur l'apophyse coronoïde du cubitus, les tubérosités et condyles de l'humérus; on a vu l'arrachement de l'épine iliaque antérieure et supérieure, de la tubérosité du tibia, etc. La contraction musculaire est presque toujours la cause principale de cette variété de fractures.

Fractures complètes. — Elles ont été classées en un certain nombre de groupes, d'après la direction générale du trait de fracture.

1° *Fractures transversales ou en rave.* — Solution de continuité perpendiculaire au grand axe de l'os, présentant des surfaces fort nettes. Lorsque les surfaces de la cassure, tout en étant transversales, sont hérissées de dentelures, de ciselures, la fracture est dite *hérissée* ou *dentelée*. Les fractures à surface absolument nette sont rares. MALGAIGNE a même nié la possibilité de la fracture en rave. Ce sont du reste là des subtilités de classification peu importantes dans le pratique et, qu'elle soit dentelée ou non, toute fracture sensiblement transversale rentrera dans notre premier groupe.

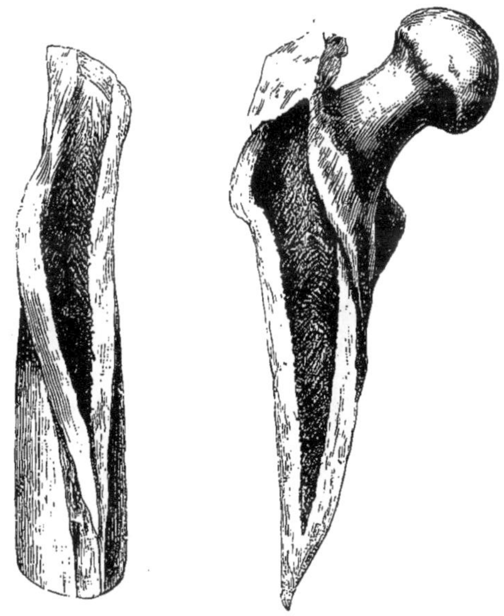

Fig. 74. — Fracture oblique en bec de flûte de la partie supérieure du fémur.

2° *Fractures obliques.* — La direction de la solution de continuité fait avec le grand axe de l'os un angle plus grand ou plus petit que l'angle droit. Lorsque l'obliquité est très prononcée, la fracture est dite en bec de flûte (fig. 74).

3° *Fractures longitudinales.* — Exagération du type précédent. La direction générale de la cassure se rapproche sensiblement du grand axe de l'os, et lui est presque parallèle. On a fort rarement l'occasion d'observer de semblables lésions. La figure 75 représente un type de ce genre, emprunté à la thèse de concours de J. CLOQUET (1831). La pièce a été recueillie sur le cadavre d'un couvreur, qui avait fait une chute du haut d'un toit et mourut à l'hôpital Saint-Louis. Le trait de fracture occupe presque toute l'étendue du fémur, sépare le condyle interne et se prolonge jusqu'au petit trochanter.

Fractures spiroïdes. — La fracture *spiroïde*, variété de cassure, dans laquelle la solution de continuité contourne le corps de l'os en décrivant autour de lui une spirale plus ou moins allongée, a été désignée encore sous le nom de fracture *en coin*, *en* V, *en bec de flûte*. Le qualificatif, fracture

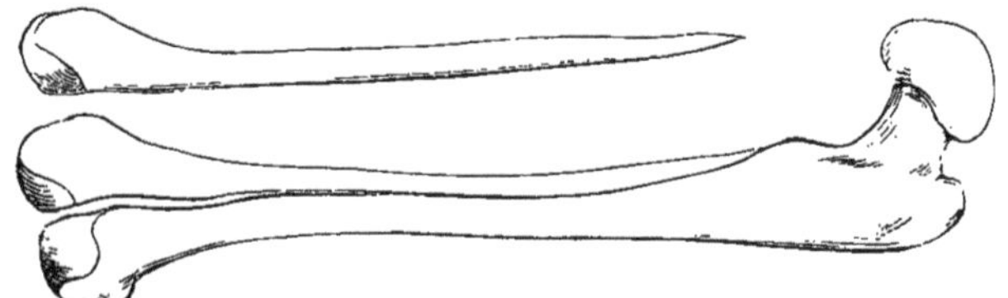

Fig. 75. — Fracture longitudinale du fémur (Thèse de CLOQUET).

en V, est particulièrement réservé, depuis les travaux de GOSSELIN, à une fracture spiroïde spéciale au tibia. La pointe du bec de flûte qui termine le fragment supérieur semble avoir pénétré comme un coin entre les deux branches de l'angle inférieur et les avoir écartées avec force. De là l'existence

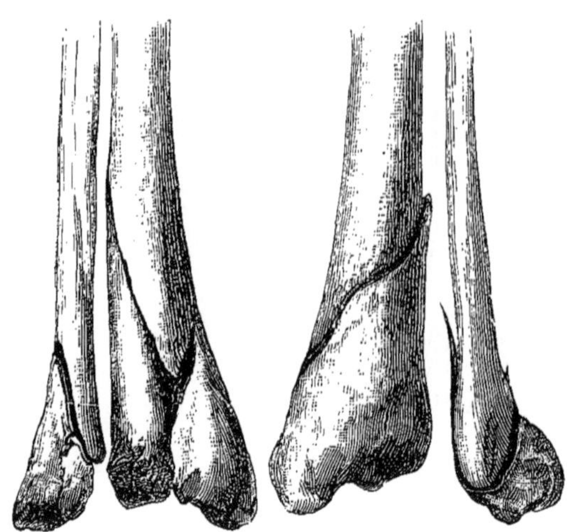

Fig. 76. — Fracture en V du tibia. Fracture spiroïde du péroné produites par un mouvement de torsion, le pied étant retenu entre les rails du chemin de fer (Musée du Val-de-Grâce).

d'une fissure qui, partant du sommet du V, contourne l'os et pénètre jusque dans l'articulation (fig. 76).

Division des fractures complètes d'après le nombre des fragments. — Dans tous les cas qui précèdent, nous avons supposé l'existence de deux fragments seulement et d'un seul trait de fracture; aussi toutes ces fractures sont-elles des *fractures uniques;* mais l'os atteint peut avoir été brisé en plusieurs points, le foyer de la fracture renferme alors des débris en quantité plus ou moins considérable, d'où, relativement au nombre des fragments, une deuxième catégorie : *les fractures multiples*. — Dans ce groupe on distingue :

1° Les fractures à plusieurs fragments dans lesquelles l'os est le siège de deux ou plusieurs solutions de continuité séparant entre elles des portions osseuses, volumineuses (fragments) ;

2° Les fractures comminutives, solutions de continuité dans lesquelles le tissu compact de l'os est divisé en une grande quantité de débris. Détachés de ces parties molles ou encore adhérents, ces débris portent le nom d'*esquilles*. Ces fractures se montrent surtout sur les os longs, elles sont communes en chirurgie d'armée ;

3° Les fractures par écrasement. « Le caractère essentiel de l'écrasement, dit Malgaigne (*loc. cit.*, p. 76), est la réduction de l'os en un certain nombre de fragments pressés les uns sur les autres avec tassement et en quelque sorte disparition du tissu spongieux intermédiaire, de telle sorte qu'au premier abord l'os semble avoir subi une perte de substance sans que l'on trouve ni esquilles, ni débris. » Ces fractures se rencontrent principalement sur les os courts et les extrémités osseuses des os longs ;

4° Enfin, une dernière classe comprend les cas dans lesquels on rencontre des fractures siégeant sur plusieurs os à la fois : *fractures composées*.

Divisions des fractures complètes d'après l'état des parties périphériques. — Relativement à l'état des parties périphériques, les solutions de continuité des os, quel que soit le genre auquel elles appartiennent, sont dites :

1° *Simples*. — Lorsque le traumatisme s'est borné à produire la lésion osseuse et que les parties périphériques sont en bon état ;

2° *Compliquées*. — Lorsque, concurremment à la cassure, il existe une lésion des parties périphériques, quelle que soit cette lésion.

Le terme de *fracture compliquée* est habituellement employé pour désigner spécialement la fracture dont le foyer est en communication directe avec l'air extérieur, nous préférons lui réserver le nom d'*exposée*. Telles sont les différentes divisions et qualifications des fractures.

Décollement épiphysaire. — La diaphyse et les épiphyses des os longs sont unies jusque vers l'âge de vingt ou vingt-cinq ans par un cartilage appelé *cartilage épiphysaire*. Si une violence extérieure rompt ce cartilage, la lésion produite porte les noms de « *décollement épiphysaire* ou *disjonction des épiphyses* ».

Signalée par Hippocrate, puis par Colombo, A. Paré, Séverin, cette lésion a été particulièrement étudiée par Rognetta, Séverin, Pajot, Salmon, Foucher et Colignon.

Les épiphyses des os se soudent à la diaphyse assez tardivement, ainsi les extrémités supérieure du tibia et inférieure du fémur d'une part, les extrémités supérieure de l'humérus et inférieure du radius de l'autre, ne se réunissent à la diaphyse chez l'homme qu'à vingt-trois, vingt-quatre, quelquefois même vingt-cinq ans (Sappey). Nous devons donc nous attendre à voir, de temps à autre, la disjonction d'une épiphyse chez un sujet assez avancé en âge. En général cependant, c'est dans les premières années de la vie, avant douze ou quinze ans, que l'on rencontre la disjonction traumatique des épiphyses. Certaines causes prédisposent à ce décollement, Terrier admet parmi elles des phénomènes d'irritation ou d'inflammation siégeant dans le cartilage de conjugaison, ce n'est alors qu'une variété de fracture pathologique; mais le plus souvent on ne trouve aucun indice inflammatoire de ce travail et le traumatisme seul peut être incriminé.

Les expériences de Wilson, Foucher, Pajot semblent prouver qu'une force considérable est nécessaire pour décoller une épiphyse. Wilson l'évalue à 550 livres, si le périoste est sain, 119 livres s'il est décollé, mais ces auteurs exerçaient des tractions dans le sens même de la diaphyse de l'os, et ces tractions étaient faites sans secousses, tandis que, d'ordinaire, ces lésions sont produites par un triple mécanisme de rotation, de torsion et de flexion. L'action musculaire a été parfois invoquée, mais c'est là un cas fort rare.

100 cas de ce genre réunis par Briens se répartissent comme suit :

Humérus..	Épiphyse supérieure	11	cas.
	— inférieure	4	—
Cubitus...	— supérieure	1	—
	— inférieure	2	—
Radius....	— inférieure	25	—
	Os du bassin	3	—
Fémur....	Épiphyse supérieure	2	—
	— inférieure	28	—
Tibia.....	— supérieure	4	—
	— inférieure	11	—
Péroné....	— supérieure	3	—
	— inférieure	4	—
Métatarse	—	2	—

Les décollements se rencontrent donc de préférence sur l'extrémité inférieure du fémur, puis vient l'extrémité inférieure du radius, enfin l'extrémité supérieure de l'humérus.

Les variétés anatomiques du décollement épiphysaire ont été rangées en trois catégories :

1° Le trait de fracture passe directement au niveau du tissu chondroïde de Broca; dans le cartilage conjugal il n'intéresse que ce dernier, les surfaces divisées sont respectivement convexes et concaves. C'est là le *décollement épiphysaire type;*

2° En se détachant, l'épiphyse a entraîné avec elle les fragments de la diaphyse, le trait de fracture passe au-dessous de la couche spongoïde Broca; on est alors en présence de la *fracture épiphysaire;*

3° Lorsque l'épiphyse est presque soudée à la diaphyse, que les tissus spongoïde et chondroïde ont à peu près disparu, il peut se faire une fracture dans le tissu spongieux de l'épiphyse, au point même où existait autrefois le cartilage de conjugaison dont on retrouve encore des vestiges. Cette nouvelle variété de fracture a été appelée par Foucher (fracture pré-épiphysaire). Ces trois variétés correspondent à des périodes très distinctes de l'existence : la première forme ne se présente guère que dans les premières semaines de la vie, la deuxième se remarque de un à cinq ans, et la troisième passé cet âge.

Rapports des fragments dans les fractures. — Les différentes solutions de continuité que nous venons de passer en revue ne peuvent pas exister sans qu'un des deux fragments et le plus souvent même les deux ne subissent un déplacement. Il se présente cependant des cas dans lesquels ce déplacement est presque nul ou au moins peu appréciable. De ce nombre sont certaines fractures dentelées dans lesquelles les fragments sont engrenés, de telle sorte que le cylindre osseux ne semble pas interrompu ; et chez les enfants les fractures dans lesquelles le périoste est resté intact (*fracture intra-périostale*).

Les déplacements, quels que soient leur sens et leur nature, peuvent être ramenés à cinq types principaux :

1°	Déplacement	en travers	ou suivant	l'épaisseur	du membre.
2°	—	angulaire	—	la direction	—
3°	—	par rotation	—	la circonférence	—
4°	—	par chevauchement	—	la longueur.	—
5°	—	par écartement	—	la longueur.	—

Il est assez fréquent de voir ces divers déplacements se compliquer, on comprend même que le chevauchement ne puisse se produire sans qu'il existe au préalable un déplacement transversal ou par rotation.

Plusieurs circonstances favorisent ce déplacement.

1° *Cause déterminante de la fracture.* — La violence du traumatisme a occasionné la solution de continuité, mais sa puissance, n'étant pas épuisée, agit sur les fragments avec d'autant plus de force qu'ils sont dépourvus de point d'appui.

2° *Influence du poids du corps ou du membre blessé.* — Supposons une fracture de jambe, le malade fait un faux mouvement, le poids du corps presse brusquement sur le fragment supérieur, qui, s'il est taillé en biseau, comme cela arrive souvent, vient faire issue à travers les parties molles séparées. Le poids du membre fracturé détermine aussi la déviation du fragment inférieur.

3° *Fausses manœuvres pendant le transport, mouvements du blessé.*

4° *Contraction musculaire.* —Cette cause a sur la déviation des fragments une influence incontestable, mais on a beaucoup exagéré son action. La contraction musculaire, ordinairement d'origine réflexe, paraît consécutive soit à la douleur, soit à l'irritation produite par les fragments osseux directement implantés dans le tissu musculaire ; dans quelques variétés de fracture, ce facteur détermine un chevauchement dont il est difficile de triompher; nous verrons du reste qu'un certain nombre d'appareils ont été spécialement construits dans ce but.

5° *Mouvement des articulations contiguës.* — Bonnet, dans un travail fort intéressant, a fait remarquer que l'on produisait toujours des déplacements assez notables, en imprimant des mouvements aux articulations directement en contact avec les fragments d'une fracture.

6° *Élasticité de la peau.* — Les auteurs ont rangé, parmi les causes qui peuvent favoriser le déplacement, l'élasticité spéciale de la peau. Sans nier l'influence de ce facteur, nous sommes portés à croire que seul il aurait une importance assez minime, mais toutes ces causes s'agitent entre elles, se prêtant ainsi un mutuel et fâcheux concours.

§ 4. Du cal. — Mécanisme de formation.

Bibliographie. — DUHAMEL, *Mém. de l'Acad. roy. des sciences*, 1741-1743. — DUPUYTREN, *Leçons de clinique chirurgicale*, t. II, p. 47, 1839. — CRUVEILHIER, *Traité d'anatomie pathologique*, t. Ier, p. 88. — HOWSHIP, *Med. Chir. Transact.*, 1819, t. IX, p. 143. — FLOURENS, *Théorie expérimentale de la formation des os*, 1847. — CORNIL et RANVIER, *Traité d'anatomie pathologique*, 1871. — OLLIER, *Traité de la régénération des os*, 1867, t. Ier, p. 200. — HOFMOKL, *Wien. Med. Jahrbuch*, 1874. — J. WOLF, *Arch. de Langenbeck*, t. XIV. — LOSSEN, *Arch. de Virchow*, t. LV, 1872. — H. MAAS, *Arch. de Langenbeck*, t. XX, 1876 (Bibliogr.). — RIGAL et VIGNAL, *Arch. de physiologie*, 1881.

Thèses de Paris. — 1823, BIZET. — 1842, LAMBRON. — 1865, RANVIER.

Définition. — Lorsqu'une fracture se consolide, la réunion des fragments s'opère par l'intermédiaire d'un tissu osseux de nouvelle formation, véritable cicatrice osseuse, auquel on a donné le nom de *cal*.

Historique. — Plusieurs théories ont été successivement émises pour expliquer l'origine et la formation du cal.

1° HIPPOCRATE et ses successeurs, considérant la moelle comme chargée de la nutrition de l'os, lui attribuaient la formation du cal. GALIEN pense que le sang distribue aux différents organes un suc nourricier, doué, suivant les cas, de propriétés spéciales; ce suc nourricier épanché entre les fragments favorise la réunion par sa glutination. Cette théorie fut plus tard remise en honneur par AMBR. PARÉ, SCULTET, HALLER, etc.

2° La deuxième hypothèse est due à DUHAMEL (1739-1757). Pour cet auteur, la formation du cal serait sous la dépendance du périoste, dans la couche interne duquel il localise les fonctions ostéogéniques. Il admettait en outre, dans quelques cas, l'intervention du périoste interne ou *membrane médullaire*. Les assertions de DUHAMEL sont attaquées par HALLER, BORDENAVE, CAMPER; ces auteurs, revenant en partie aux idées anciennes, voient dans la formation du cal les transformations diverses d'un suc organique qui se change en cartilage, puis en os.

3° HUNTER rejette complètement les opinions précédentes. Ce chirurgien reconnaît au sang une propriété vitale spéciale qui en fait, suivant son expression, une véritable *chair coulante;* c'est le sang épanché des vaisseaux rompus qui s'organise, se transforme en cartilage, puis ensuite s'ossifie. Cette théorie est défendue par MACDONALD, JOHN HOWSHIP, ROBIN, etc.

4° BICHAT, au commencement du siècle, réagit contre les idées de l'auteur anglais; essayant d'interpréter les données de la clinique et de réunir, en les conciliant, les opinions de DUHAMEL, HALLER, BORDENAVE, cet auteur pense que le cal est formé par des bourgeons charnus qui, se développant à la surface des fragments divisés, se transforment en cartilage et en tissu osseux. Cette manière de voir est admise par Bonn et Larrey.

5° La chirurgie sur ce point était donc entrée dans une nouvelle voie; c'était à l'observation clinique que l'on demandait l'interprétation des phénomènes. Dupuytren analyse dogmatiquement les diverses périodes du développement du cal et établit que la réunion des fragments s'obtient par la formation de deux cals successifs, dont le premier, *cal provisoire*, a pour but unique de favoriser l'apparition du second, *cal définitif*. Périoste, tissu médullaire, parfois même les parties molles voisines concourent à la formation du cal provisoire qui demande trente ou quarante jours pour son développement. Puis, dans la suite, ce cal est repris peu à peu par absorption; à la longue, par la soudure, la réunion intime des deux surfaces de la fracture s'établit; le cal définitif n'est jamais complètement développé avant dix ou douze mois.

6° Villermé et Breschet, absolument éclectiques, pensent que le cal prend naissance de diverses manières, suivant les circonstances et le genre de

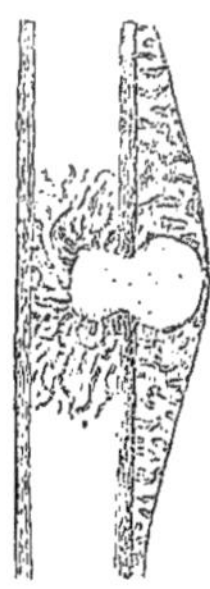

Fig. 77. — Figure schématique. Coupe verticale au niveau de la plaie d'une diaphyse.

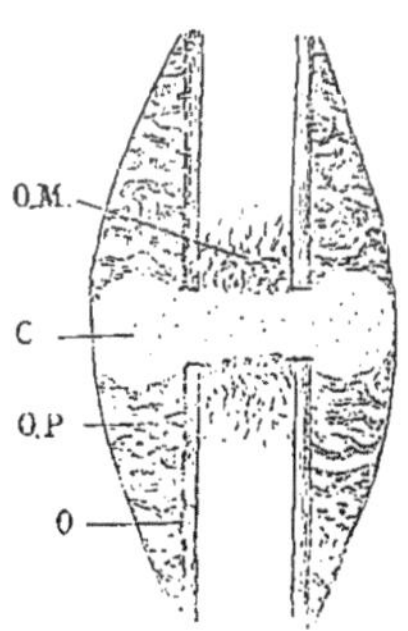

Fig. 78. — Figure schématique, représentant un cal d'une fracture simple. Couple verticale.

O, os ancien. — OM, ossification de la moelle. — OP, ossification périostique formant la virole externe. — C, cartilage en voie d'ossification.

lésions; tantôt il est dû à un épanchement qui n'est plus le suc nourricier, mais la *lymphe plastique* de Hunter, laquelle se vascularise, puis s'organise (fractures simples); tantôt des bourgeons charnus se développent, s'ossifient et s'organisent ensuite (fractures compliquées).

Bientôt on revient à l'expérimentation. Signalons dans ce sens les travaux de Cruveilhier, qui reconnaît au périoste et aux parties molles environnantes une action importante; il n'admet qu'un cal volumineux et spongieux qui se réduit ensuite. Heine tire de ses expériences (1837) des conclusions analogues; l'os, le périoste et les parties molles interviennent dans le processus réparateur. Ranvier (1865) établit une distinction inexacte entre les cals cartilagineux des fractures simples et les cals osseux d'emblée des fractures compliquées.

Enfin, nos connaissances actuelles sont le résultat des belles recherches expérimentales d'Ollier (1867), de Feltz, de Rigal et Vignal en France, des travaux de Busch, Lossen, Maas en Allemagne, et l'on peut dire qu'en dehors de quelques points de détails la question est aujourd'hui connue. Poulet a pu étudier avec Kiener le processus de réparation dont nous allons exposer l'évolution macroscopique et histologique.

Les détails dans lesquels nous sommes entrés à propos des considérations générales nous permettent d'abréger les descriptions. En effet, le mécanisme de la réparation des fractures est identique à celui des plaies osseuses qui intéressent le périoste, l'os et la moelle. Entre la plaie simple et la fracture, il n'y a qu'une question de degré; la fracture intéresse toute la circonférence, tandis que la plaie osseuse n'en intéresse qu'une partie. Sur les figures 77 et 78, les deux lésions sont représentées côte à côte; l'une est la coupe verticale d'une plaie osseuse, l'autre celle d'un cal régulier à la période d'ossification. N'est-il pas évident que la seconde n'est que le double de la première, et que l'on y retrouve les mêmes altérations?

Nous décrirons d'abord le mécanisme du cal dans les fractures simples, dont les fragments sont coaptés, et nous diviserons en quatre périodes les transformations successives du cal.

Première période, hémorrhagique et exsudative. — Dans tout foyer de fracture récent on trouve du sang, en partie fluide, en partie coagulé, dans lequel baignent les extrémités osseuses; il décolle le périoste à une hauteur variable, infiltre tous les tissus ambiants (ecchymoses). A ce sang extravasé provenant de la moelle, de l'os et du périoste par le fait de la rupture des capillaires, s'ajoutent, dès les premiers jours, une exsudation très marquée de liquide (lymphe plastique des auteurs) et une diapédèse active de leucocytes. Aussi le périoste se gonfle-t-il beaucoup; ses fibres feutrées se dissocient, les éléments cellulaires se tuméfient. Cette première phase préparatoire n'offre qu'un intérêt médiocre; sa durée est d'autant plus courte que les sujets sont plus jeunes, les os plus petits.

Deuxième période, embryonnaire et cartilagineuse. — De toutes les parties de l'os, ce sont le périoste et la moelle qui, dans les premières périodes, jouent le rôle prépondérant; ce n'est pas à dire que le tissu compact reste indifférent, mais l'ostéite raréfiante est lente à se produire. Le périoste et la moelle réagissent avec une intensité proportionnelle au degré d'irritation et à leur vitalité propre, plus active dans le jeune âge que chez le vieillard; ils fournissent les matériaux nécessaires à la production du cal. C'est surtout le périoste qui prolifère le plus activement. Les parties molles du voisinage, les muscles eux-mêmes contribuent à produire le gonflement considérable que l'on perçoit au bout de quelques jours et dont la dureté augmente peu à peu. L'étude histologique du cal à cette période montre qu'il est formé presque exclusivement par du tissu embryonnaire, tissu de granulation, et par des masses cartilagineuses parfaitement reconnaissables. Le tissu embryonnaire résultant de la prolifération de la couche ostéogénique du périoste et de celle de la moelle donne naissance à ce tissu cartilagineux. Vers la fin de la première période, les deux extrémités osseuses baignent, en quelque sorte, dans une gangue cartilagineuse; les extravasats sanguins qui existaient à la fin de la période précédente ont à peu près complètement disparu, et il ne reste que des amas de pigment disposés çà et là.

Troisième période. Formation du cal osseux provisoire. — Cette période est caractérisée par la formation d'un tissu osseux nouveau : 1° dans le cartilage sous-périostique; 2° dans le canal médullaire. Le processus d'après lequel se fait l'ossification périostique est le même que dans l'ossification normale, c'est-à-dire que des bourgeons vasculaires venant du périoste et de la surface de l'os pénètrent la masse cartilagineuse perpendiculairement au grand axe de l'os, et que le dépôt osseux se forme autour des cellules cartilagineuses devenues corpuscules osseux. Chaque vaisseau du périoste va à la rencontre du bourgeon vasculaire émané de la surface et ainsi apparaît autour de cet axe un véritable manteau osseux. L'ensemble de ces bourgeons et des travées osseuses qui les séparent constitue l'os rayonné périostique que nous avons décrit. Sa formation est plus avancée sur les parties les plus éloignées du foyer de la fracture. De même, l'ossification s'effectue en dernier lieu, au point où le cal est le plus volumineux; toujours l'ossification est commencée aux confins du foyer alors que le périoste produit encore du cartilage et des fibres de Sharpey à la partie moyenne. Cette période, très variable suivant le volume de l'os, dure du quinzième au quarantième jour en moyenne.

Quatrième période. Cal définitif. Régression du cal provisoire. — La durée de cette dernière période est indéfinie. Le cal provisoire, volumineux, poreux, très vasculaire, fait place à un cal plus petit, plus compact et plus dur qui soude intimement les extrémités osseuses divisées. Nous devons à Volkmann les premières recherches sur le mode de résorption du cal provisoire; il consiste dans une ostéite lente, à la fois raréfiante à la périphérie, condensante vers le centre, qui remanie complètement la formation osseuse périostique et inter-fragmentaire. La présence des cellules à myéloplaxes à la périphérie du cal a été constatée, c'est un des arguments qui ont fait considérer ces éléments comme des agents destructeurs de l'os dans l'ostéite raréfiante. Malgré les recherches de Volkmann, de Lossen, le processus singulier qui transforme le cal provisoire en cal définitif reste encore obscur. Une partie des matériaux apportés primitivement est reprise; la structure du cal se transforme insensiblement. Le fait le plus curieux est assurément la production de systèmes de Havers qui n'ont, il est vrai, jamais la régularité des systèmes normaux, mais qui diffèrent complètement de l'os alvéolaire rayonné, dont nous avons signalé l'existence à la période précédente.

Lossen, dont les recherches faites sur des coupes usées sont contestables, pense qu'il se produit dans le cal provisoire une ostéite raréfiante chronique ayant pour conséquence l'agrandissement des canaux médullaires de première formation, la destruction des trabécules osseuses, et, d'autre part, une néoformation de canaux vasculaires. Simultanément se développe une ostéite ossifiante qui produit incessamment de l'os nouveau aux dépens de la moelle et constitue ainsi à elle seule l'os permanent, le cal définitif.

C'est encore à cette période que l'ossification médullaire disparaît en partie, de telle sorte que la continuité de la moelle est rétablie. Dans l'espace inter-fragmentaire, l'ossification persiste et, au bout d'un certain temps, il est impossible, si la coaptation a été assez exacte, de reconnaître le trait de fracture primitif. Peu à peu les portions saillantes du cal disparaissent à tel point qu'il est parfois difficile d'affirmer l'existence d'une ancienne fracture.

Tel est le mécanisme de la réparation dans une fracture sans déplacement; les choses se passent un peu différemment dans une fracture avec chevauchement. Souvent les fragments parallèles ou croisés en X se soudent par leurs parties latérales à la façon de deux bâtons de cire à cacheter. Le mécanisme de la formation du cal, en pareil cas, devient extrêmement simple, parce que le travail est exclusivement périostique; il se fait au moyen d'un cal en *pont* ou en *sautoir* qui soude les deux bouts divisés (Ollier). Un véritable manchon réunit les deux os accolés; pendant ce temps les extrémités fracturées, éloignées l'une de l'autre, se cicatrisent isolément, s'arrondissent, et la cavité médullaire s'obture. Plus tard, le cal provisoire intermédiaire aux deux os se raréfie, on a de cette façon au même niveau trois cavités médullaires, celles des deux fragments de l'ancien os et celle du cal. Sans doute les parois qui les séparent, atteintes de raréfaction, deviennent plus poreuses, mais jamais la réunion de ces trois cavités n'est complète; cependant le fait est donné comme la règle par beaucoup d'auteurs.

Formation du cal dans les os spongieux et dans les os plats. — Les lois qui président au mécanisme du cal dans les fractures simples des diaphyses régissent également la formation du cal des os spongieux, qu'il s'agisse d'épiphyses ou d'os courts. Le périoste joue encore le rôle principal dans la réparation, mais ses propriétés ostéogéniques sont souvent moins actives, ou bien le cal est plus irrégulier, comme on le voit après la fracture de certains os courts. Quant aux os plats, leur mode de consolidation diffère sensiblement de celui que nous avons exposé, et les propriétés du périoste semblent extrêmement faibles. Ainsi, au crâne la soudure se fait au moyen d'un cal inter-fragmentaire, sorte de ciment dans la production duquel le périoste n'intervient pas; l'omoplate et l'os iliaque ne donnent également pas lieu à des cals bien volumineux. Cette différence entre les os plats et les autres os tient en partie à leur origine première fibreuse, en partie aussi, suivant la remarque de Bergmann, à l'absence du déplacement qui ne vient pas surexciter les propriétés ostéogéniques du périoste.

Consolidation des fractures exposées. — Contrairement aux opinions émises par la plupart des auteurs, le mécanisme de la réparation des fractures avec plaie est le même que celui des fractures simples, si des accidents septiques ne tendent pas à entraver le travail de la consolidation. Il se produit également une prolifération active de tous les éléments constituants de l'os qui sont le siège d'une congestion active très intense. Le travail d'exsudation est beaucoup plus général, plus marqué que dans les fractures simples et les parties molles y participent également. Il en résulte la formation d'un tissu embryonnaire qui, partout où l'irritation n'est pas excessive, subit les mêmes transformations que dans le cal ordinaire. C'est dans les points exposés seulement qu'une partie de ces matériaux se détruit, pendant que l'autre s'organise pour former des bourgeons charnus qui prennent naissance dans la moelle, le tissu osseux, le périoste. S'il n'y a pas d'esquilles ou de corps étrangers à éliminer, si les fragments osseux ne sont pas nécrosés, ces bourgeons charnus aboutissent à la formation d'un tissu de cicatrice, au-dessous duquel le cal évolue comme nous l'avons décrit. Si, au contraire, des esquilles nécrosées, adhérentes ou non, entretiennent la suppuration, le travail réparateur est sensiblement gêné, retardé, irrégulier, mais il ne s'en

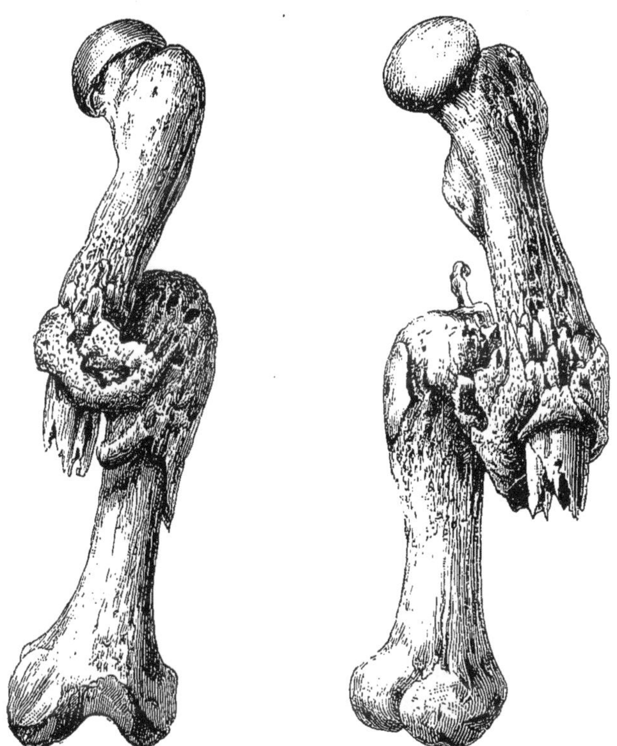

Fig. 79. — Fracture du fémur par coup de feu. — Nécrose de l'un des fragments. — Chevauchement. Consolidation des fragments au moyen de jetées périostiques en sautoir (Musée du Val-de-Grâce).

effectue pas moins et il suffit de jeter un coup d'œil sur les pièces des musées pour s'en convaincre. On y voit que le cal est bien périostique comme dans les fractures simples, quoique exubérant; des fragments périostiques égarés dans les muscles donnent naissance à des productions anormales. Ici encore on peut constater entre les fragments qui chevauchent et dont les extrémités sont nécrosées des sautoirs périostiques; la figure 79 en est un beau spécimen; elle représente le fémur d'un blessé de la guerre de 1870 qui a succombé par suite d'obstruction intestinale deux ans après sa blessure.

En présence de ces faits, nous ne saurions accepter l'opinion de Rigal et

Vignal, qui admettent avec Ranvier que « sur les bords des lacunes creusées par l'ostéite dans les fragments, le nouvel os se forme par une sorte de cristallisation qui, se produisant au sein des bourgeons charnus, en transforme les cellules, les unes en cellules osseuses, d'autres en cellules médullaires ». Nous n'avons rien vu de semblable dans nos expériences et nous pensons avec Maas que le mécanisme du cal est le même dans toutes les expériences.

Bien différente est la marche du processus quand tout le foyer de la fracture suppure, parce qu'alors il s'agit d'une véritable complication du cal, d'où résulte une perturbation du travail; et si la consolidation ne se fait pas, cela tient à ce que les éléments qui concourent à la réparation ont perdu leurs propriétés.

§ 5. — Symptômes et diagnostic des fractures.

Bibliographie. — Roux, *Consid. gén. et prat. sur les fract.*, *Gaz. méd. de Paris*, 1833. — Maslieurat-Lagemard, *Crépit. comme moyen de diagn. dans les mal. chir.*, *Gaz. méd. de Paris*, 1846. — Salmon, Th. de Paris, 1845. — Jarjavay, *Diagnostic des fract. qui pénètrent dans les articul.*, *Journ. des conn. méd.*, août 1851. — Broca, *Remarques sur les fract. spir. et les régén. osseuses*, *Gaz. hebd.*, 1859. — Rizet, *Emploi du massage pour le diagnostic de certaines fractures*, *Gaz. méd. de Paris*, 1865. — St-Germain, *Observ. de fract. compliquées*, *Gaz. des Hôp.*, 1873. — Coskery, *Quelques notes sur quarante-trois cas de fractures*, *New-York Med. Journal*, avril 1878. — Cameron, *Leçons sur les fractures*, *Glasgow Med. Journ.*, 1878. — Vêtu, *Diagnostic et pronostic des fractures compliquées*, Th. de Paris, 1878. — Grossich, *Températ. et urine dans les fractures*, *Semaine méd.*, 1885, p. 174. — Legrix, Th. de Paris, 1885. — D. Mollière, *Œdème dans les F.*, *Clin. chir.*, 1888.

Les symptômes des fractures sont tirés de l'interrogatoire du malade ou des assistants, puis de l'examen du membre blessé.

Le malade ou les personnes qui se trouvaient avec lui au moment du traumatisme peuvent donner au chirurgien des renseignements intéressants sur les circonstances dans lesquelles a eu lieu l'accident. Ils affirment parfois avoir très nettement entendu un bruit de craquement, qui résulterait de la rupture brusque de l'os. — L'ensemble des données que l'on peut ainsi recueillir constituent les *commémoratifs*. Sans mettre aucunement en doute la bonne foi du malade et des témoins, le chirurgien ne doit pas attacher à ces différents signes une importance trop grande; les circonstances mêmes de l'accident, la surprise, la frayeur, les cris du blessé, empêchent souvent les souvenirs d'être très exacts; aussi, sans négliger entièrement des documents susceptibles d'avoir leur utilité, est-il prudent de ne pas trop se hâter pour en tirer des conclusions.

Les signes fournis par l'examen du membre blessé doivent être divisés en deux groupes : signes subjectifs et signes objectifs.

A. *Signes subjectifs*. — Encore appelés signes rationnels, ces symptômes sont : 1° la douleur; 2° l'impuissance du membre; 3° l'état des parties molles.

1° *Douleur.* — Dans les fractures absolument comme dans les plaies, l'intensité de la douleur dépend de la sensibilité du sujet et des circonstances dans lesquelles il se trouve. Au moment de la rupture d'un os, les blessés accusent tous avoir éprouvé une violente douleur qui se calme peu à peu et fait place à des souffrances beaucoup moins vives. On voit, dans certains cas, la douleur persister avec une grande intensité au niveau même du point où l'os est fracturé: il est facile du reste de la faire renaître par l'exploration. Lorsqu'il soupçonne l'existence d'une fracture, le chirurgien promène la pulpe des doigts le long de l'os suspect, en ayant soin de presser légèrement sur ce parcours; presque toujours il se trouve un point au niveau duquel la pression réveille une souffrance des plus vives; en recommençant ces manœuvres, la douleur se produira constamment au même point. Ce symptôme *douleur à la pression* a une haute importance : bien manifeste, il permet à lui seul dans maintes occasions d'affirmer la présence d'une fracture.

En quelques circonstances où la fracture s'accompagne d'une notable contusion, l'état des parties molles rend impossible ce genre d'exploration, et il est peu commode de reconnaître ce qui appartient à la contusion et ce qui est propre à la fracture; toute exploration devient difficile, même dangereuse. Dans ces cas, il est encore possible de réveiller la douleur d'une autre façon et de tirer de ce symptôme des conclusions décisives. Supposons une contusion violente de l'épaule, toute la région est tuméfiée, empâtée, la recherche des symptômes principaux serait pour le malade une source de tourments; si le chirurgien soupçonne l'existence d'une fracture du col chirurgical de l'humérus, par exemple, il place une main à plat sur l'épaule malade, l'autre sous le coude blessé, puis exerce une légère pression; s'il y a une fracture, ces manœuvres occasionneront la pénétration des fragments engrenés l'un dans l'autre, immédiatement le malade accusera une violente douleur; ce signe caractéristique permet d'affirmer la fracture. VERNEUIL ne manque jamais dans les cas du genre de celui dont nous venons de parler d'attirer l'attention de ses élèves sur ce symptôme auquel il attache la plus grande valeur.

2° *Impuissance du membre.* — Théoriquement, un membre dont le squelette se trouve fracturé devrait être impropre à l'accomplissement de ses fonctions physiologiques; parfois cependant, grâce à l'engrènement des fragments, les mouvements normaux continuent à être possibles, aussi l'impuissance du membre ne constitue-t-elle qu'un symptôme accessoire, on la rencontre du reste dans d'autres affections, contusion des os, entorse, etc.

3° *État des parties molles.* — Du côté des parties molles peuvent se produire une série de signes qui ont encore leur importance. La région devient le siège d'un gonflement qui apparaît avec d'autant plus de rapidité que les lésions sont plus graves. C'est à tort que l'on a voulu faire jouer à ce gonflement un rôle dans l'étude des fractures, il ne caractérise en rien la solution de continuité des os; d'ordinaire même il sert à la masquer.

On peut encore trouver réunis plusieurs des signes de la contusion, éraillements, meurtrissures des téguments, ecchymoses. Les altérations des téguments, écorchures, éraillures, décèlent le lieu où la violence a porté son action, et permettent partant de soupçonner le siège de la fracture par cause directe.

L'ecchymose a un rôle plus important, elle est primitive ou secondaire ; *primitive*, l'ecchymose prouve simplement qu'il y a eu un coup porté au point où elle se montre, mais elle n'a aucune valeur relativement à l'existence de la fracture. Il n'en est plus de même de celle qui apparaît à une certaine distance du point lésé et qui se manifeste vingt-quatre ou même quarante-huit heures après l'accident. L'origine de cette ecchymose va nous en indiquer l'importance. Au moment de la fracture il se produit un épanchement sanguin qui prend sa source dans le périoste déchiré à la surface des fragments et dans le canal médullaire. Ce sang, plus ou moins collecté au niveau du foyer de la fracture, s'infiltre peu à peu le long des interstices musculaires, sous les aponévroses et, grâce à des éraillures de celles-ci, il devient sous-cutané et continue souvent d'augmenter pendant les jours qui suivent son apparition.

Eu égard à celle qui résulte du traumatisme initial, cette ecchymose est dite *secondaire*. Elle a une importance si considérable, qu'elle suffit souvent à elle seule pour établir le diagnostic ; nous verrons leur utilité dans le diagnostic des fractures de la base du crâne.

B. *Signes objectifs.* — Bien autrement importants sont les phénomènes que nous allons maintenant examiner : plusieurs sont tellement caractéristiques qu'il suffit de les constater pour être autorisé à affirmer d'une façon formelle l'existence d'une fracture. Aussi plusieurs auteurs les nomment-ils *signes essentiels*, *signes pathognomoniques ;* dans un autre ordre d'idées, on les appelle encore *signes physiques*. Ce sont : 1° la déformation du membre ; 2° la mobilité anormale ; 3° la crépitation.

1° *Déformation du membre.* — Nous avons déjà longuement étudié les rapports des fragments entre eux, nous avons vu qu'ils pouvaient se faire suivant la longueur ou l'épaisseur du membre. Semblables phénomènes ne sauraient se produire sans que la forme du membre soit sensiblement altérée. Le déplacement détermine un changement dans la direction du membre, modifie la situation des saillies naturelles ou se traduit par un raccourcissement. Pareilles déformations sont parfois sensibles à la vue, mais dans presque tous les cas il est nécessaire de recourir à une exploration plus minutieuse. La palpation constitue un des meilleurs procédés d'exploration, la main nous permet d'apprécier exactement les changements qui sont survenus. Il est utile, dans ces diverses recherches, de suivre une méthode rationnelle. Tout d'abord on doit s'informer de l'état du membre avant l'accident, savoir s'il ne présentait pas de déformations physiologiques ou acquises, puis les membres symétriques étant placés dans la même position, la mensuration sera faite à l'aide d'un ruban inextensible ; pour éviter les causes d'erreur, le chirurgien prendra des points de repère fixes. La déformation dans quelques fractures, celles de l'extrémité inférieure du radius, par exemple, se produit toujours semblable à elle-même. Ce symptôme, peu sûr d'ordinaire, devient alors caractéristique.

2° *Mobilité anormale.* — C'est là, sans contredit, le meilleur signe de l'existence d'une fracture; elle peut être spontanée ou communiquée. Pour la constater le chirurgien saisit les deux fragments du membre et leur imprime des mouvements en sens inverse. Le déplacement que subissent les deux fragments est plus ou moins accusé, parfois fort difficile à affirmer. Dans les membres à deux os, la rupture peut n'intéresser qu'une seule pièce du squelette; l'autre faisant attelle ne permettra pas des déplacements très étendus. Si la fracture siège au voisinage d'une articulation, on est exposé à confondre les mouvements anormaux avec ceux qui se passent dans l'articulation même. Enfin, on rencontre des fractures dans lesquelles la mobilité n'existe absolument pas, de ce nombre sont les fractures avec engrènement considérable des fragments. Le cas échéant, nous signalerons quelques procédés spéciaux destinés à faciliter la recherche de ce symptôme.

3° *Crépitation.* — « La crépitation, dit Malgaigne, est le bruit que font les surfaces de la fracture en frottant l'une contre l'autre. » Il est rare d'entendre ce bruit; le plus ordinairement, la crépitation est perçue par les mains du chirurgien, imprimant aux fragments des mouvements qui les font glisser l'un sur l'autre. On comprend, dès lors, que ce symptôme ne se rencontre pas dans toutes les solutions de continuité du squelette. La crépitation ne saurait se produire lorsqu'il y a pénétration des fragments, à l'extrémité inférieure du radius par exemple, et devient difficile si les surfaces osseuses sont fortement écartées, ou si une couche musculaire, un épanchement sanguin se sont interposés entre elles; on ne la perçoit jamais dans les fractures incomplètes. D'autre part, en maintes circonstances, la crépitation peut être pour ainsi dire entendue à distance; certaines fractures comminutives rentrent dans cette catégorie. Il suffit alors de mouvoir légèrement le membre pour obtenir un bruit analogue à celui que l'on entend en remuant un *sac de noix*.

La crépitation franche constitue un symptôme absolument caractéristique de l'existence d'une fracture; malheureusement c'est là souvent un signe faible, fugace, trompeur; on peut la confondre avec la sensation que donnent l'emphysème ou les caillots sanguins que l'on écrase.

Diagnostic. — Une fracture étant soupçonnée, le chirurgien se trouve en face de plusieurs problèmes à résoudre. La fracture existe-t-elle? Quelle est sa nature? Est-elle complète ou incomplète, simple ou compliquée? En un mot, dit Foucher (*loc. cit.*, p. 245), le diagnostic complet d'une fracture doit embrasser toutes les particularités qui caractérisent les variétés de ce genre de lésions, et nous devons indiquer les diverses particularités qui permettent au chirurgien d'acquérir les notions qui lui sont nécessaires.

Seuls les signes subjectifs ne peuvent donner que des probabilités de l'existence d'une fracture, nous en exceptons la douleur, indice précieux dans quelques cas spéciaux; il faut donc autant que possible rechercher et s'efforcer de constater un ou plusieurs symptômes objectifs, qui fourniront une certitude absolue.

Deux affections paraissent surtout susceptibles d'être confondues avec les fractures; ce sont : 1° une contusion violente; 2° une luxation.

L'absence des signes objectifs, l'insensibilité du malade à la douleur, lorsqu'on emploie le procédé d'exploration recommandé par VERNEUIL, permettront d'affirmer l'existence d'une simple contusion.

Au voisinage des articulations les difficultés sont grandes. Déformation, mobilité anormale, raccourcissement peuvent être rapportés à une luxation aussi bien qu'à une fracture; l'épaisseur des parties molles, le gonflement péri-articulaire gênent les manœuvres d'exploration. Il ne faut pas se prononcer à la légère; le symptôme douleur, manifestement accusé lorsqu'on cherche à rapprocher les deux extrémités opposées du membre, rend souvent ici les plus grands services.

La fracture est certaine : il faut encore, ainsi que nous l'avons dit, essayer d'en reconnaître la direction; l'exploration immédiate devient alors absolument nécessaire. Nous n'insistons pas davantage sur ce sujet, nous y reviendrons à propos des complications et surtout de l'étude de chaque fracture en particulier.

§ 6. — Complications et pronostic des fractures.

Les complications des fractures sont nombreuses, nous allons passer en revue les plus importantes.

1° *Contusion.* — La contusion des parties molles est la règle dans toutes les fractures de cause directe; dans les solutions de continuité des os consécutives à un écrasement, les parties molles sont parfois assez sérieusement intéressées pour qu'il ne reste d'autre ressource au chirurgien que le sacrifice du membre. En certaines circonstances, bien que la peau ait résisté, la vitalité des tissus semble gravement compromise ; il faut craindre alors, à la période réactionnelle, de voir les parties sphacélées être éliminées sur une grande étendue. C'est ainsi que les fractures simples se transforment en fractures exposées, que les articulations sont ouvertes, les tissus dénudés au loin.

2° *Traumatisme vasculaire.* — La déchirure d'un vaisseau sanguin donne lieu, si la fracture est simple, à un épanchement sanguin; en cas de fracture ouverte, à une hémorrhagie.

Les épanchements ainsi produits sont tantôt superficiels, tantôt sous-cutanés, tantôt profonds. Leur présence n'assombrit en rien le pronostic de la fracture, à la condition toutefois qu'il ne pénètre dans ce foyer aucun agent infectieux susceptible de le faire suppurer. Aussi en pareille circonstance les plaies superficielles des membres, les érosions doivent être sérieusement désinfectées et pansées, car elles peuvent servir de porte d'entrée aux agents de l'inoculation. Dès que la suppuration envahit l'épanchement sanguin, il se forme une large cavité dans laquelle plongent les extrémités osseuses fracturées; cette circonstance constitue un danger des plus grands, et le chirurgien doit se hâter d'ouvrir largement le foyer de la fracture qui sera ensuite désinfecté avec toutes les précautions convenables, c'est là le seul moyen d'éviter le phlegmon diffus et la septicémie.

Lorsqu'une veine volumineuse a été lésée, l'hémorrhagie peut être dangereuse si le sang trouve à s'écouler facilement au dehors. L'ouverture de la veine fémorale par exemple expose le blessé à une mort rapide, mais en général l'hémorrhagie veineuse est peu importante et elle est d'ordinaire facilement arrêtée par la compression simple du membre si la ligature des deux bouts n'est pas indiquée ou facile.

A la suite de ces lésions veineuses, il faut noter la phlébite très fréquemment observée sur les veines violentées par les fragments. Ces phlébites restent le plus souvent localisées autour du foyer de la fracture, mais parfois toutes les veines du membre sont atteintes par la coagulation se faisant de proche en proche. Quel que soit le degré de ces oblitérations veineuses, il en résultera fréquemment, quand le membre reprendra ses fonctions, un œdème plus ou moins considérable et persistant.

Les blessures des artères présentent une importance bien plus grande : si un vaisseau de cette nature se trouve largement ouvert dans un foyer de fracture exposée, le malade ne tardera pas à succomber, une intervention chirurgicale opportune ou la syncope peuvent seules le soustraire à la mort.

Lorsque les téguments sont intacts et que l'artère a été légèrement effleurée, le sang sort par une petite ouverture, goutte par goutte pour ainsi dire, « il se collecte en une tumeur plus ou moins volumineuse, mais toujours limitée par la résistance qu'offrent les tissus voisins (muscle, tissu cellulaire, os), résistance qui finira par vaincre la force qui tend à chasser le sang hors de l'artère ; ainsi se forme un anévrysme diffus primitif » (LAURENT). Ces anévrysmes constituent des tumeurs irrégulières, mal délimitées, les battements y sont faciles à percevoir, le souffle manque fréquemment.

Le mode de formation de la tumeur, les circonstances dans lesquelles elle se développe, les battements feront reconnaître la véritable nature du mal. Cependant sur 27 cas rapportés dans la thèse de LAURENT, 6 fois l'anévrysme a été méconnu.

Ces anévrysmes constituent une complication grave, dont la mortalité, d'après l'auteur précité, serait de 33 p. 100. Heureusement, cet accident paraît rare dans la pratique civile, les fractures de jambe présentent sous ce rapport une fâcheuse prédisposition ; sur les 27 observations de LAURENT, 17 fois il s'agissait de fractures de jambe.

3° *Esquilles.* — On donne le nom d'esquilles à des fragments osseux détachés directement des parties molles par le traumatisme, ou circonscrits par des fêlures qui se réunissent.

DUPUYTREN a divisé les esquilles en trois classes : esquilles primitives, secondaires et tertiaires.

Les *esquilles primitives* comprennent tous les fragments osseux libres dans le foyer de la fracture, par suite même du traumatisme qui l'a déterminée.

Les *esquilles secondaires* tiennent encore aux parties molles au moment de l'accident, mais la suppuration pourra rompre ces adhérences et, plus tard, rendre libres ces fragments.

Enfin, parmi les débris osseux, quelques-uns concourent à la formation du cal et se trouvent englobés au milieu, ultérieurement ils seront susceptibles de se nécroser et occasionneront des accidents (phlegmons, fistules). La guérison définitive ne sera possible qu'après la sortie spontanée ou provoquée de ces parties mortifiées ; ce sont là les *esquilles tertiaires*.

D'après leur mode de formation, ces esquilles sont encore appelées : *libres*, *adhérentes* et *nécrosiques*.

4° *Corps étrangers*. — Dans la pratique civile, les corps étrangers se rencontrent principalement dans les fractures compliquées consécutives aux contusions, écrasements, éboulements. Leur présence est fréquente dans les fractures par armes à feu, les plus communément extraits consistent en projectiles, pièces du vêtement, du harnachement, substances diverses que le projectile a entraînées sur son passage. Parmi ces corps, les uns sont assez bien tolérés (balles) ; la plupart occasionnent les accidents les plus graves.

5° *Emphysème spontané, primitif. Gangrène*. — La gangrène dans les fractures se présente tantôt comme un phénomène immédiat, tantôt comme une complication ultérieure des fractures. Dans le premier cas, la gangrène résulte de la stupeur locale (gangrène par stupeur), ou bien les tissus s'infiltrent de gaz (emphysème spontané) et l'on voit apparaître d'emblée les accidents redoutables qui caractérisent la gangrène septique. Les expériences de Chauveau nous autorisent à conclure qu'au moment du traumatisme il y a eu introduction de matières septiques dans la plaie.

La gangrène peut encore se montrer ultérieurement, sous l'influence d'une cause purement mécanique. Ainsi agissent les divers facteurs qui interrompent la circulation du sang : lésions vasculaires, appareils mal appliqués. Les observations relatées dans la thèse de Nepveu (Paris, 1870) prouvent que cet accident est loin d'être rare ; nous renvoyons à ce qui a été dit à ce sujet à propos de la gangrène par compression.

6° *Spasmes musculaires*. — Les spasmes musculaires, sur la nature desquels nous avons déjà insisté en étudiant le mode de production des fractures, se montrent de préférence dans les fractures du membre inférieur, en particulier dans les fractures de jambe.

7° *Fractures siégeant au niveau des articulations. Fractures articulaires*. — Toutes les fois qu'une solution de continuité intéresse une pièce du squelette en un point voisin d'une articulation, la gravité de la fracture se trouve par là même notablement augmentée ; à plus forte raison le pronostic est-il assombri si le trait de fracture a pénétré jusque dans l'intérieur de l'article.

Semblables accidents entraînent un épanchement sanguin intra-articulaire, suivi rapidement de phénomènes inflammatoires. Selon que la fracture est simple ou compliquée de plaie, la marche de cette arthrite se montre bien différente. Dans le premier cas, en effet, l'inflammation se limite facilement, tout se borne à une synovite exsudative ; dans le second, la suppuration de l'articulation était naguère encore une règle absolue, et, malgré les pansements modernes, les lésions de cette nature mettent fréquemment en danger l'existence du malade.

L'inflammation articulaire a pour résultat constant d'entraîner un retard notable dans la guérison de la fracture; si l'on ajoute que la contention des fragments est toujours fort difficile dans les fractures articulaires, on ne sera pas surpris de voir que la consolidation se fait rarement d'une façon régulière en pareille circonstance; tantôt il existe un retard ou même une absence complète de consolidation, tantôt les fragments se sont soudés, mais le cal qui en résulte s'oppose aux mouvements de l'articulation.

8° *Embolie veineuse. Thrombose pulmonaire.* — Signalées pour la première fois par Velpeau en 1862, les embolies veineuses consécutives aux fractures ont été l'objet de mémoires remarquables dus à Azam (*Acad. de méd.*, 1864).

Le mode de formation de ces embolies a donné lieu à maintes discussions. Avec Gosselin et Azam, la plupart des auteurs s'accordent aujourd'hui pour attribuer la majorité des thromboses consécutives aux fractures, aux différentes formes de phlébite, en particulier à l'endo-phlébite. « Il est certain, dit Azam, que le passage incessant dans les radicules veineuses des éléments provenant de la désorganisation des tissus enflamme la membrane interne des veines, et que cette phlébite agissant lentement, sourdement, coagule le sang de proche en proche. » Ce travail pathologique se trouve favorisé par la stase sanguine, conséquence forcée de l'immobilisation à laquelle sont soumis les membres fracturés. Un bandage mal fait, un appareil trop serré agiront de la même manière. Ce caillot n'entraînera pas d'accidents graves s'il reste fixé au point où il a pris naissance; mais si, par une cause quelconque (choc du courant sanguin, efforts, secousses, mouvements brusques du blessé, manipulations intempestives), un fragment de caillot vient à être détaché, repris par le torrent circulatoire, il arrivera jusqu'au cœur droit, dans lequel il s'arrêtera quelquefois (S. Boyer); plus ordinairement il sera lancé par le cœur dans l'artère pulmonaire, qu'il parcourra jusqu'à ce qu'il ait pénétré dans un vaisseau dont il obturera entièrement la lumière. La manière dont se passent ces divers phénomènes nous explique pourquoi les accidents emboliques se produisent presque toujours à une époque éloignée de la fracture; dans la majorité des observations, c'est au début de la convalescence, alors que l'on essayait de faire exécuter des mouvements au patient, que l'embolie est survenue..

D'après Durodié, cette redoutable complication ne se montrerait qu'une fois sur 300 fractures; on l'observerait plus fréquemment chez les femmes que chez les hommes, dans les solutions de continuité du membre inférieur que dans celle du supérieur. Les fractures de jambe paraissent y prédisposer tout spécialement.

Ces embolies ne se produisent qu'à une certaine époque après l'accident initial, Velpeau a signalé des embolies le vingt-deuxième jour, Gosselin le trentième, Azam le trente-septième jour; mais le caillot migrateur se détache plus tard encore, comme l'ont constaté Labbé et Bouchard.

9° *Embolie graisseuse.* — L'embolie graisseuse entrevue par Gosselin

(1855), observée pour la première fois par WAGNER et ZENCKER en 1862, étudiée depuis par BERGMANN, BUSCH, et en 1878-1879 par FLOURNOY à Strasbourg et DEJÉRINE à Paris, est caractérisée anatomiquement par l'introduction dans les veines de graisse liquide, laquelle est ensuite portée dans le poumon et même, d'après ces auteurs, dans la moelle épinière dont elle oblitère les capillaires. Les lésions traumatiques des os, en particulier les fractures, comptent parmi les causes qui donnent le plus souvent naissance à l'embolie graisseuse; les cas types les mieux étudiés jusqu'à ce jour se rapportent à tous les sujets morts à la suite de fractures compliquées.

D'après FLOURNOY, la production d'embolie graisseuse après les fractures exige le concours de trois facteurs : 1° larges ouvertures dans les veines; 2° graisse liquide libre; 3° existence d'une force qui pousse cette graisse dans les veines béantes.

Si l'on en croit le même auteur, cette *vis à tergo* serait habituellement fournie par une extravasation sanguine au niveau du foyer de la fracture; cette cause paraît insuffisante à DEJÉRINE, suivant lequel la pénétration de la graisse dans les veines se produirait surtout sous l'influence de l'augmentation de pression dans le canal médullaire, condition qui se trouve réalisée dans l'ostéomyélite.

Il est à peu près certain aujourd'hui que ces embolies n'ont pas seulement une action mécanique. Elles sont surtout dangereuses parce qu'elles servent de véhicules aux micro-organismes qui se trouvent au niveau du foyer de la fracture.

L'embolie graisseuse se traduit cliniquement par des symptômes thoraciques consistant en dyspnée et en troubles cérébraux comateux. Ils sont plus ou moins marqués, selon la quantité de graisse qui a pénétré dans le torrent circulatoire; dans la majorité des cas, ces accidents déterminent la mort en quelques heures. Il est probable même que plusieurs décès attribués au schock traumatique n'avaient d'autre origine que des embolies graisseuses

Pronostic. — Au point de vue de leur gravité, nous avons dit que l'on pouvait diviser les fractures en simples, compliquées et exposées.

Les fractures simples, quelles que soient les circonstances de leur production, marchent d'ordinaire vers la guérison avec une rapidité assez grande. Le pronostic des fractures compliquées varie suivant la nature et l'importance des complications, en particulier de l'infection. Les fractures exposées sont de toutes les plus dangereuses; la gravité est en raison de la grandeur et de l'attrition de la blessure. Les lésions de ce genre étaient souvent mortelles jadis dans les hôpitaux; l'ouverture de la cavité médullaire et des nombreuses veines contenues dans les canaux osseux expose à toutes les affections septiques et inflammatoires. Grâce aux perfectionnements de la méthode antiseptique, la mortalité a de nos jours considérablement diminué.

Quelle que soit la fracture, le chirurgien doit tenir compte de l'âge, de la constitution du sujet, des conditions dans lesquelles il se trouve, du siège de la fracture, de sa direction, etc. Chacun sait que les fractures sont d'autant plus sérieuses que le sujet est plus avancé en âge, que sa constitution se trouve plus altérée.

D'une façon générale, les fractures du membre supérieur, n'exigeant pas un repos absolu, sont moins graves que celles des extrémités inférieures. Relativement au siège, celles qui occupent la partie médiane de la diaphyse des os longs guérissent plus rapidement que les ruptures osseuses voisines des articulations. Enfin, la direction de la solution de continuité a une influence encore plus importante; les fractures transversales sont d'ordinaire faciles à réduire et à maintenir; certaines fractures obliques, au contraire, se déplacent avec la plus grande facilité; de plus, fréquemment, ainsi que nous l'avons dit, ces lésions s'accompagnent de fissures qui vont pénétrer dans les articulations et assombrissent singulièrement le pronostic.

§ 7. — Traitement des fractures.

Bibliographie. — BOINET, *De l'inamovibilité dans les fractures*, Paris, 1844. — GUÉRIN, *Du traitement des fractures qui se consolident d'une manière vicieuse*, *Arch. gén. de méd.*, mai et juin 1845. — CROCQ, *Du traitement des fract. des membres*, *Mém. de l'Acad. de méd. belge*, Bruxelles, 1851. — GOSSELIN, *De l'irréductibilité et des déformations consécutives dans les fractures des os longs*, *Gaz. hebd.*, 1859. — VOLKMANN, *Langenbeck's Arch. f. Chirurgie*, Bd. III, p. 212, 1862. — GOSSELIN, *Remarques sur les fractures en V ou cunéiformes*, *Mém. de la Soc. de chir.*, t. V, 1863. — *Gaz. des Hôp.*, 1866. — BOHM, *Therapie der Knochenbrüchen*, in-8°, Wien, 1869. — DUBREUIL, *Emploi des agents élastiques dans le trait. des fract.*, *Gaz. des Hôp.*, 1869. — CADIAT, *Immobilisation des fractures*, *Gaz. hebd.*, n° 37, 1873. — CECCERELLI, *Moment opportun pour l'applic. de l'app. inamovible*, *Lo Sperimentale*, 1875. — RAOULT DESLONCHAMPS, *Traitement des fractures à l'aide des appareils en zinc*, 1882. — LUCAS-CHAMPIONNIÈRE, *Fract. juxta-articul.*, *Soc. de chir.*, 1866. BERNE, *Traité par le massage*, *Revue gén. de clin. et de thérap.*, 1887.

Thèses de Strasbourg. — 1817, ZÆPFFEL, JOLLANS, VALLET. — 1839, BOQUEY. — 1860, BERGÉ. — 1862, KLÉE. — 1863, MEYNIER, LACRAMPE, VIGENAUD. — 1868, SANDRAL. — 1869, BRETENACKER.

Thèses de Paris. — 1832, H. LARREY. — 1841, AGUILHON. — 1833, BÉRARD (Conc.). — 1841, MALGAIGNE (Conc.). — 1844, TARDIEU. — 1850, CHASSAGNE. — 1857, LEGENDRE (Agrég.). — 1861, BOSIA. — 1867, DEVIGNEVIELLE, SEGOGNE. — 1869, BERTRAND. — 1871, CABANIÉ. — 1872, ISAMBERT, MALINAS, POINSOT, MANGENOT, BARILLIER. — 1873, BLAVE. — 1874, VIDAL, MERCIER. — 1875, FOURMESTRAUX, BOUCHON. — 1876, ROUSSEAU, GOUILLOUX. — 1877, MOUTON. — 1878, MIDRENID, DEBROISE, LEGROUX, ST-LO. — 1879, BRISSAY, SAINT-MARTIN. — 1885, LARGEAU. — 1886-87, MAISON. — 1887-88, LEONARDON, LAPERVENCHE.

Traitement par l'appareil plâtré. — DIEFFENBACH (J.-F.), *Ueber die Behandlung der Knochenbrüche durch Enfachen Verband. und Gypsguss*, *Rust's mag. f. die Gesamm. Heilk.*, Bd. XLI, p. 228, 1834. — DIDOT, *Emploi chir. de l'app. plâtré*, *Acad. de méd. belge*, p. 328, 1854. — MATHYSEN, *Traité du band. plâtré*, 1859. — AUER LUDWIG, *Der Gypsverband Ærztl. Intell. Blatt*, n° 42, 1862. — NEUDORFER, *Appareils plâtrés employés dans la guerre du Schleswig*, *Arch. f. klin. Chir.*, Berlin, 1864. — MOSETIG, *Zur Gypsverband frage*, *Wien. Med. Wochens.*, 1867. — HABER, *Der Gyps. Scheenen-Verband*, *Berl. Klin. Wochens*, n° 34, 1870. — HERGOTT, *Gouttières en linge plât.*, *moulées direct. sur les membres et vernissées*, etc., *Revue méd. de l'Est*, 1874. — BARTSCHER, *Gyps. Wasser Glass. Schienen*, *Deutsch.*

med. Wochens., n° 11, 1876, et *Trib. méd.*, 1878. — LANGENBECK, *Des appareils de tripolithe*, *Berl. klin. Wochens.*, 1880, n° 46, et *Gaz. hebd.*, 1881, n° 4, p. 61.

Thèses de Paris. — 1837, DELACROIX. — 1860, BERNARD. — 1871, LAMBOTIN. — 1872, BUTY. — 1876, GOUILLOUX. — 1878, DUPRAT, BERNARD, ARMAND.— 1879, MÉDIEUX. — 1880, DROULON. — 1882, LASSALE.

Thèses de Strasbourg. — 1864, GALLET. — 1867, MULLER.

Suture des os dans les fractures. — JOHN HEARD, *Report of cases United Fracture*, *New-York Med. and Surg.*, oct. 1839, p. 350. — LALOY, Th. de Paris, 1839. — BÉRENGER-FÉRAUD, *Bull. gén. de thérap.*, Paris, 1866, t. LXXI, p. 20 et 61, *Gaz. méd.*, 1867, p. 629-644. — BIRKETT, *The Lancet*, 1867, p. 483. — DAUVÉ, *Bull. de la Soc. de chir. de Paris*, 1870. — FAUVEL, *Bull. de thérap.*, Paris, 1869, p. 456.— HOWARD, *Med. Chir. Transact.*, London, 1865. — LETENNEUR, *Union méd.*, Paris, 1870.

Traitement des fractures compliquées. — NICAISE, *Semaine méd.*, 1884. — JEANNERET, Thèse inaug., Genève, 1884. — VOLKMANN, *Sammlung klinischer Vortrage*, 1877. — WOLFANG BACH, *Inaug. dissert.* Zurich, 1884. — WOODWARD, *Med. and Surg. Report*, Philad., 1884. — LARGEAU, Th. de Paris, 1885. — LEGUÉVEL, Thèse de Paris, 1885-86. — ROSSI, Thèse de Montpellier, 1886. — DENNIS, *Relation de 500 cas de fract. compliquées*, *New-York County Med. Ass.*, 1886. — ROUXELL, Th. de Paris, 1886-87.

Traitement des fractures par le massage. — TILANUS, *Congrès franç. de chir.*, 1885. — LUCAS-CHAMPIONNIÈRE, LARCHER, DESPRÈS, HORTELOUP, *Soc. de chir.*, 1886. LUCAS-CHAMPIONNIÈRE, *Journ. de méd. et de chir. prat.*, p. 343, 1886.— MAISON, Th. de Paris, 1886-87. — TH. METGE, P.-G. PETIT, Thèses de Bordeaux, 1887.— BERUE, *Revue gén. de clin. et de thérap.*, 1887. — LUCAS-CHAMPIONNIÈRE, *Journ. de méd. et de chir. prat.*, 1889, p. 641. — MEZANYE, Th. de Paris, 1889. — K. CHOUTZ, Th. de Saint-Pétersbourg, 1891.

1° PRINCIPES GÉNÉRAUX. — TRAITEMENT DES FRACTURES SIMPLES

La thérapeutique des fractures comprend l'ensemble des moyens nécessaires pour amener le blessé à une heureuse guérison.

Le rôle du chirurgien commence immédiatement après l'accident. Lorsque faire se peut, c'est lui qui doit donner les premiers soins au blessé, l'aider à se relever, et, en cas de fracture du membre inférieur, le faire relever, puis transporter à son domicile ou à l'hôpital.

Lorsque la lésion siège au membre supérieur, le chirurgien ou une des personnes présentes prendra la partie blessée, pendant qu'une autre personnes aidera le patient à se mettre debout. Le bras sera placé dans la position qui permettra d'obtenir l'immobilisation la meilleure, nous conseillons de mettre l'avant-bras à angle droit, d'appliquer le membre contre la poitrine et de le maintenir à l'aide d'une serviette ou d'un linge quelconque plié en triangle et disposé comme il est enseigné dans le système de déligation de Mayor. Le blessé soutenu par un aide peut parfaitement, en général, regagner ainsi son domicile.

Pour les fractures des extrémités inférieures, il est besoin de beaucoup plus de précautions ; autant que possible, le malade ne doit pas faire un seul mouvement, il faut le relever, le transporter, le déshabiller et le coucher.

Pour relever le patient un aide vigoureux se placera près de sa poitrine du côté opposé à la fracture, il passera un de ses bras sous les épaules, un autre sous la ceinture du blessé; celui-ci enlacera ses bras autour du cou du porteur; un autre aide, placé du même côté que le précédent, soutiendra le membre inférieur sain et le tronc. Leur faisant face, le chirurgien ou en son absence le plus adroit des assistants, se chargera du membre blessé, il glissera ses mains sous ce membre de façon à saisir chacun des fragments, puis, quand toutes les précautions auront été bien prises, après s'être assuré que ses deux aides sont prêts, il commandera : Enlevez. Le blessé sera soulevé doucement, sans violence; celui qui soutient la partie malade prendra les plus grandes précautions pour éviter les secousses, les cahots, en un mot toutes les causes qui pourraient imprimer aux fragments le moindre mouvement. Si la distance à parcourir n'est pas grande, on transportera le patient jusqu'à sa demeure; si le parcours est long, il vaut mieux avoir recours aux brancards. Dans les villes il est en général assez facile de se procurer un brancard; dans les campagnes, on se sert volontiers des chars, charrettes et autres véhicules de ce genre sur lesquels on place le blessé sans se soucier des cahots et secousses qu'il aura à subir. « Or, dit MALGAIGNE (*loc. cit.*, p. 169), je regarde ces cahots dans le transport comme une des causes les plus puissantes des tressaillements spasmodiques des muscles et de l'inflammation étendue qui accompagne si souvent les fractures compliquées. » Il est cependant possible de trouver une civière ou d'improviser un brancard, en clouant sur deux perches suffisamment solides deux planches ou une porte.

Le brancard est déposé à côté du patient, les aides se disposent comme dans le cas précédent, le placent dessus avec toutes les précautions convenables; puis, saisissant les hampes, enlèvent ensemble le brancard, ayant soin de partir en rompant le pas. Le chirurgien, pendant ce temps, surveille le blessé pour qu'il ne lui arrive aucun accident. Parvenu au lieu de destination, le brancard est reposé avec soin, et, comme le malade peut attendre pendant quelques instants dans la position où il est, on doit tout d'abord préparer son lit. C'est là une précaution indispensable, car en général les lits dont on se sert soit à la ville, soit à la campagne, ne sont en rien disposés pour y installer un blessé. Le lit sera placé au milieu d'une chambre, de façon que l'on puisse facilement circuler autour; il ne doit être ni trop large (0m,90 à 1 mètre sont une largeur convenable) ni trop bas, sans cela les pansements deviendraient fatigants pour le chirurgien. Autant que possible, on choisira un lit qui n'ait pas de montants du côté des pieds, dans les campagnes les couchettes dites lits de sangle conviennent assez bien; il faut exclure des substances qui entrent dans la composition de la couche, les lits de plumes qui ont l'inconvénient d'être trop chauds et de se tasser avec trop de facilité; une paillasse bien horizontale, un bon matelas par-dessus, suffisent parfaitement. Suivant les conseils de J. LOUIS, si le plan sur lequel doit reposer la jambe n'est pas bien horizontal, on peut mettre, entre la paillasse et le matelas, une large planche qui remontera jusqu'au niveau de la région fessière du sujet sans la dépasser.

Le lit étant préparé, garni, etc., il faut déshabiller le malade ; cette petite opération demande les plus grandes précautions ; si, pour enlever les vêtements, les chaussures, on craint d'imprimer des mouvements au foyer de la fracture, ces objets seront décousus, au besoin même coupés avec des ciseaux. Les aides se replacent ensuite dans la position que nous avons déjà décrite pour mettre le malade sur le brancard. Avec les mêmes minuties, ils soulèvent le patient à la hauteur du lit, puis, faisant quelques pas de chaque côté, leur blessé toujours soutenu, ils le font ainsi glisser, et avant de le déposer ont soin de s'assurer qu'il sera dans une position convenable et que l'on n'aura plus à le remuer inutilement.

Le chirurgien ne doit pas craindre de s'occuper de ces mille détails ; ils ont tous leur importance.

Le malade est installé, il ne reste plus qu'à réduire la fracture et à appliquer un appareil.

Réduction de la fracture. — « La réduction dans les fractures est une opération qui a pour but de corriger les déplacements des fragments et de rendre à l'os fracturé sa direction, sa forme et sa longueur naturelles. » (Malgaigne.) On a beaucoup discuté jadis pour savoir quel était le moment le plus favorable à cet ensemble de manœuvres. Aujourd'hui les chirurgiens sont unanimes à reconnaître qu'il faut réduire les fractures le plus tôt possible.

Pour les fractures incomplètes par flexion, il suffit en général d'exercer de légères pressions au niveau de l'angle de déformation, pour faire rapidement rentrer les fragments à leur place et voir disparaître la difformité.

Dans la plupart des fractures complètes avec déplacement, la réduction se fait à l'aide des manœuvres suivantes : 1° extension et contre-extension ; 2° coaptation.

a. *Extension et contre-extension.* — Le chirurgien ou deux de ses aides saisissent à pleines mains les segments du membre au-dessus et au-dessous de la fracture et tirent simultanément en sens opposé. Autrefois, alors surtout que l'on ne connaissait pas les anesthésiques, on employait fréquemment les lacs et machines pour ces manœuvres. Les mains d'aides intelligents et dociles sont de beaucoup préférables.

Le degré de traction à exercer varie suivant le déplacement, l'engrènement des fragments, l'état de la contractilité musculaire ; on comprend dès lors que la puissance musculaire du sujet soit aussi un facteur fort appréciable. En toutes circonstances, l'extension, dit Boyer, doit être faite par degrés ; si l'on tirait tout à coup avec violence, on exciterait la contraction spasmodique des muscles et l'on courrait le risque de les déchirer, car leurs fibres n'auraient pas eu le temps de céder à la force qui les allonge. Les tractions seront faites d'abord dans la direction du fragment inférieur pour faciliter la séparation des fragments, puis ensuite dans l'axe du membre, et continuées jusqu'à ce que la coaptation devienne possible. Exercée lentement et d'une façon continue, la traction fatigue les muscles qui, après un certain temps, cèdent parfois brusquement. Quelques sujets, jeunes et vigoureux, réagissent violemment sous l'influence de la douleur et ont des réflexes musculaires tels, qu'il est impossible de réduire la fracture. Dans ces cas il ne faut pas employer la violence, le mieux est d'avoir recours de suite aux anesthésiques. Une potion, contenant 6 grammes d'hydrate de chloral dans 40 grammes d'un sirop quelconque, est donnée au malade par cuillerées à café de quart d'heure en quart d'heure; il ne tarde pas à tomber dans une sorte d'assoupissement très favorable à la réduction. Du reste, si les circonstances le commandent, l'emploi du chloroforme serait parfaitement autorisé.

En général, ces manœuvres se font, le membre étant dans l'extension. Il peut être quelquefois nécessaire, soit pour relâcher les muscles, soit pour ramener les fragments, de placer le membre dans la demi-flexion ou dans la flexion complète.

b. *Coaptation.* — Pendant que les aides se livrent à ces tractions, le chirurgien qui les dirige tente la *coaptation.* Saisissant les fragments au niveau même de la fracture, il les dirige dans tel ou tel sens suivant la variété de déplacement. Ses mouvements doivent être combinés avec ceux de l'aide qui opère l'extension et tendre à ramener les fragments en contact, aussi exactement que possible.

Malgré le chloroforme, malgré les efforts du chirurgien, même le plus habile, il est certaines fractures, celles par exemple qui se compliquent de plaies avec issue des fragments, dans lesquelles la réduction ne peut être obtenue; on est parfois forcé alors pour faire rentrer le fragment à sa place d'en réséquer une partie. Nous reviendrons sur ce sujet.

Les difficultés ont été vaincues, réduction et coaptation sont bonnes, le membre a repris sa forme normale; il faut le maintenir dans cette bonne position, puis assurer la *contention* de la fracture.

c. *Contention.* — Les appareils inventés pour maintenir les fractures en place et en faciliter la guérison sont très nombreux. Avant de nous prononcer sur les avantages et les inconvénients des uns et des autres, il est nécessaire de rappeler quelques principes.

Avant tout, les fractures guérissent avec d'autant plus de facilité qu'elles sont mieux immobilisées. C'est là un principe connu dès la plus haute antiquité, et cependant, en regardant la plupart des appareils, on verra que bien peu réalisent ce désidératum. L'immobilisation est de tous les procédés thérapeutiques le meilleur pour calmer la douleur et faire cesser les spasmes musculaires. Mais, comme le fait observer CADIAT, « ce qu'il faut, c'est l'immobilisation exacte, mathématique et constante de toutes les parties. C'est une raideur absolue de l'appareil; il faut que le membre soit moulé comme dans une enveloppe complètement rigide... Alors le travail de réparation se fera sans troubles ». (*De l'immobilisation des fractures compliquées*, in *Gaz. hebd.*, 1873.)

Les seuls appareils permettant d'obtenir de semblables résultats sont les appareils inamovibles, en particulier l'appareil plâtré. Cependant ils ne sauraient convenir à tous les cas, leur emploi est souvent difficile par le fait même de la lésion, et parfois impossible à cause de la difficulté de se procurer les matériaux indispensables pour leur fabrication.

Dans la majorité des fractures, la réaction inflammatoire qui accompagne le traumatisme ne permet pas d'appliquer d'emblée un appareil inamovible, il faut savoir attendre; la gouttière plâtrée la plus légère exposerait le patient à des phénomènes d'étranglement. On serait alors obligé d'enlever l'appareil et pendant les manœuvres nécessaires, tant pour cette opération que pour l'application d'un nouveau mode de contention, on perdrait tout le bénéfice que l'on avait espéré. Pendant cette première période, qui se prolonge d'autant plus que la fracture est plus grave, les appareils ordinaires à attelles, les divers appareils hyponarthéciques sont ceux auxquels nous donnons la préférence à l'hôpital. Dans les villes, rien de plus facile que d'installer commodément le membre sur une gouttière, au préalable garnie et disposée avec toutes les précautions usitées. A la campagne, les gouttières que nous voyons journellement dans les hôpitaux ne sont pas possibles, mais un praticien ingénieux et expérimenté aura bientôt fait d'en improviser avec une feuille de zinc, des écorces d'arbres, des planches légères, etc. Du reste, le classique appareil de SCULTET, dont les matériaux se rencontrent partout, suffira dans la majorité des cas; suivant les circonstances, le chirurgien modifiera les appareils ainsi qu'il le jugera convenable. Dans un traité de ce genre nous ne saurions insister sur la construction des nombreux appareils dont les élèves trouveront la description dans les traités de petite chirurgie.

Ces différents modes de contention permettent de surveiller très facilement la fracture, de renouveler les pansements sans trop ébranler le membre malade, aussi leur emploi nous semble parfaitement indiqué pendant les premiers jours.

L'inflammation est à sa période terminale, les accidents qu'elle paraît entraîner sont conjurés, on doit alors se hâter de faire une immobilisation plus sérieuse. Les divers appareils inamovibles peuvent être employés dans ce but; mais nous donnons la préférence au bandage plâtré. Seul, il permet d'obtenir cette immobilisation exacte et mathématique dont nous avons suffisamment indiqué l'importance. Deux méthodes sont d'ordinaire en usage pour la construction de l'appareil plâtré : 1° système des attelles ou de MAISONNEUVE; 2° système des patrons ou d'HERGOTT. Le choix à faire entre ces deux manières d'appliquer le bandage est subordonné aux circonstances; quel que soit du reste le procédé auquel on s'arrête, il faut, en construisant l'appareil, avoir soin d'immobiliser les articulations situées immédiatement au-dessus et au-dessous du foyer de la fracture. Nous rejetons complètement ces gouttières dans lesquelles, pour les fractures de jambe par exemple, on laisse le pied absolument libre. La crainte de l'ankylose, qui pousse certains chirurgiens à agir de la sorte, nous semble exagérée. Il faut immobiliser avec soin les articulations et autant que possible les segments de membre situés au-dessus et au-dessous de la fracture, sans cela tous les mouvements qui se passeront dans ces articulations se communiqueront au foyer de la solution de continuité. Pour éviter l'ankylose, affection grave sans doute, mais beaucoup moins commune que le prétendent certains auteurs, on ne doit pas entraver la consolidation ni favoriser la formation d'une *pseudarthrose* sur la gravité de laquelle nous aurons occasion de revenir.

Après l'appareil plâtré, il est encore deux moyens de contention sur lesquels nous désirons insister, l'appareil ouaté de ALPH. GUÉRIN et celui de BURGRÆVE. Malgré toutes les prétentions contraires de ce dernier auteur, ce sont là, ainsi que nous l'avons vu, deux systèmes de contention bien différents.

L'appareil de BURGRÆVE nous paraît applicable aux fractures très simples; il peut encore être employé pendant la dernière période de traitement des fractures, sous forme de bandage silicaté.

L'appareil de A. GUÉRIN, au contraire, convient spécialement aux fractures compliquées, surtout aux fractures avec plaies. Ces plaies se trouvent dans les meilleures conditions possibles pour guérir simplement; tout le monde sait, en effet, que le pansement ouaté constitue un des procédés les plus efficaces de la méthode antiseptique; de plus, la compression douce qu'exercent les tours de bande, par l'intermédiaire de l'ouate, agit très favorablement pour faire cesser la contraction musculaire réflexe; ajoutons enfin que si le malade doit subir le transport, cet appareil, lorsqu'on peut l'employer, nous semble de beaucoup le meilleur. Il faut encore, dans sa construction, prendre les précautions que nous indiquions ci-dessus, le bandage doit immobiliser entièrement les articulations et les segments de membre au-dessous et au-dessus de la fracture; la place aura été désinfectée aussi complètement que possible avant l'application de l'appareil.

Quand procédera-t-on à la levée de l'appareil? En général, nous estimons que le moyen de contention que l'on aura choisi doit rester en place de dix-huit à vingt-cinq jours chez les jeunes sujets, de vingt-cinq à trente chez les adultes, et de cinq à six semaines chez les vieillards. Au bout de ce temps, la consolidation est sinon complète, du moins assez avancée pour que le membre puisse être débarrassé de ses entraves. De cette façon les craintes des ankylophobes n'auront plus leur raison d'être, car, dès ce moment, il sera possible de faire exécuter quelques mouvements aux articulations. Doit-on permettre immédiatement au malade de se lever et l'autoriser à se servir de son membre? Nous croyons que c'est là une excellente chose, après avoir pris soin, toutefois, de remplacer le premier appareil par un autre moins lourd et cependant assez solide pour protéger le cal encore peu résistant, c'est alors qu'un appareil roulé du membre inférieur, construit d'après la méthode de BURGRÆVE et enduit d'une bande silicatée, trouve son application, ces manchons silicatés, ouatés, sont légers et commodes.

Avant de procéder à l'application de ce deuxième appareil, il est bon de laisser pendant deux ou trois jours le membre malade libre dans le lit, ce qui permettra aux fonctions cutanées de se rétablir et à la circulation, longtemps gênée par la présence du premier moyen contentif, de reprendre son cours ordinaire. Quelques séances de massage, des frictions sèches faites sur le membre rendront pendant ce temps de véritables services. Tel est d'une façon générale l'ensemble des moyens locaux applicables au traitement des fractures. Dans certains cas, on est obligé d'avoir recours aux appareils à pression, à extension, etc., pour s'opposer au déplacement des fragments; nous en parlerons à propos des diverses fractures.

Emploi du massage dans les fractures. — L'application du massage au traitement des fractures n'est pas chose absolument nouvelle ; sans parler des empiriques SCHEDE de Hambourg, MEUTZEL de Trieste, METZGER d'Amsterdam s'en servaient depuis plusieurs années. C'est à TILANUS d'Amsterdam que revient l'honneur de nous avoir fait connaître le résultat de sa pratique. Ce mode de traitement, bientôt mis à l'essai par des chirurgiens de la valeur de LUCAS-CHAMPIONNIÈRE et TERRIER, ne tarda pas à entrer dans la pratique courante.

Le but du massage est de prévenir cette série d'accidents consécutifs à l'immobilisation et que nous étudierons ultérieurement, ce sont : l'atrophie musculaire, les raideurs articulaires, l'impotence fonctionnelle. C'est là ce que démontrent d'une manière parfaitement évidente les observations des divers auteurs qui se sont occupés de la question. En outre, le massage abrège la durée du traitement quelquefois de moitié, souvent d'un tiers, et loin d'entraver la consolidation, il semblerait l'activer, car, d'après PETIT, « le cal d'une fracture traitée par le massage est beaucoup plus volumineux que celui d'une fracture semblable traitée par l'immobilisation ».

Le massage a été surtout employé jusqu'à ce jour dans les fractures juxta-épiphysaires, péroné, coude, extrémité inférieure du radius.

Quand faut-il commencer les manœuvres de massage dans les fractures ? C'est là une question controversée. Il nous semble cependant facile de trancher la question. D'après les expériences et les théories, le massage prévient l'épanchement sanguin, le gonflement, en même temps il diminue la douleur. Il y a donc tout avantage à exercer des manipulations aussi précoces que possible, lorsque bien entendu les conditions même de la fracture ne s'y opposent pas.

Les séances de massage seront répétées tous les jours ; leur durée, d'après les auteurs, varierait de dix minutes à une heure. Nous préférons, au lieu d'un laps de temps fixe, nous soumettre aux indications suivantes empruntées à la thèse de PETIT. « On doit cesser le massage lorsque le gonflement de la région tuméfiée est diminué de moitié, ou si on se base sur le symptôme douleur, lorsque celle-ci à pressions égales est amoindrie et bien moins ressentie qu'au début de la séance. » Outre les manœuvres ordinaires du massage (effleurage, pétrissage, frictions, tapotement), il ne faut pas perdre de vue, dans les fractures juxta-articulaires, que le but principal du traitement est la conservation du jeu normal de ou des articulations voisines et surtout des tendons. Aussi faut-il faire exécuter de bonne heure des mouvements. Ainsi pour les fractures du radius, BERNE recommande d'imprimer aux doigts et au poignet des mouvements passifs pendant la première période du traitement et actifs à partir du huitième jour.

Entre chacune des séances, le membre sera immobilisé convenablement.

Traitement général. — Nous abandonnons complètement à l'histoire l'emploi de telles ou telles plantes, réputées jadis indispensables dans le traitement des fractures, et faisons volontiers aussi table rase de la plupart des préparations pharmaceutiques vantées ou employées pour hâter la réparation et la formation du cal. Nous avons dit la plupart des préparations pharmaceutiques; car il faut bien reconnaître que chez certains sujets syphilitiques, le mercure ou l'iodure de potassium, prescrits à propos, rendront d'incontestables services, mais il s'agit là de faits absolument particuliers. — Les préparations calcaires, dont plusieurs auteurs ont exagéré la valeur, ne nous semblent pas mériter leur réputation; on peut les employer, sans trop compter pourtant sur leurs effets.

Le traitement général doit donc se borner à une hygiène bien entendue, à un régime approprié à l'état du sujet. Lorsque cela sera nécessaire, on prescrira des toniques, sous forme de vin généreux, de quinquina, d'alcool; lorsque les fragments seront immobilisés convenablement, il faudra, si la saison le permet, faire transporter le malade au soleil et au grand air.

2° TRAITEMENT DES FRACTURES EXPOSÉES

Les fractures avec plaies constituaient naguère encore un des accidents les plus graves parmi ceux que le chirurgien était appelé à soigner. Les complications redoutables qui se produisaient fréquemment en pareille occurrence entraînaient parfois la perte du membre ou mettaient la vie des malades en danger. La mortalité de ces blessés se chiffrait dans les hôpitaux par des moyennes de 40, 50 p. 100, quelquefois plus.

L'emploi de la méthode antiseptique a modifié ce fâcheux pronostic et réduit le chiffre de la mortalité.

Une fracture avec plaie convenablement traitée ne présente pas plus de dangers qu'une fracture ordinaire. Ce n'est pas en effet l'existence d'une solution de continuité plus ou moins étendue des téguments qui peut primer la lésion osseuse; mais toute plaie est une porte d'entrée ouverte aux agents septiques, et si le foyer est infecté, la suppuration surviendra avec toutes ses conséquences. On ne doit donc pas s'occuper de la plaie, mais de l'infection, et le traitement est entièrement contenu dans l'aphorisme suivant : « Rendre le foyer de la fracture aseptique. » Si en effet le foyer a été convenablement désinfecté, la lésion se conduira comme les solutions de continuité les plus simples; si au contraire la désinfection est insuffisante, les complications ne tarderont pas à se montrer.

Plus qu'en toute autre circonstance, il faut donc être circonspect et se rappeler que les plaies de ce genre sont toujours très anfractueuses. La conduite à tenir est du reste différente, surtout que la place est petite ou que le foyer est largement ouvert.

a. *La plaie est petite.* — Plusieurs chirurgiens font alors une occlusion immédiate avec de la baudruche et du collodion, ou avec des flocons d'ouate imbibés du même liquide. Ce procédé, qui a fourni de nombreux succès, serait excellent si l'on était sûr de l'asepsie de la plaie; mais comme on a de grandes chances pour que les éléments septiques aient déjà pénétré dans le foyer de la blessure, on s'expose, en agissant ainsi, à voir survenir l'inflammation avec toutes ses conséquences; pour ces motifs, il nous semble préférable de débrider largement, de faire pénétrer dans toutes les parties de la plaie une substance antiseptique, puis de procéder à la réduction et d'appliquer un pansement convenable.

b. *La plaie est largement ouverte.* — On a sous les yeux le foyer de la fracture rempli de sang coagulé, d'esquilles de corps étrangers.

En ce cas le procédé le plus simple pour rendre la plaie aseptique consisterait, après avoir bien nettoyé le foyer, à mettre le membre blessé pendant plusieurs heures de suite dans un *bain antiseptique* avant de faire le pansement, malheureusement la méthode n'est applicable qu'aux fractures de l'avant-bras.

Dans les autres régions, après avoir installé convenablement le malade, le chirurgien commencera à nettoyer le membre blessé avec de l'eau tiède, une brosse et du savon, de façon à le débarrasser de toutes les malpropretés qui pourraient s'être déposées à sa surface; à l'étranger, en Allemagne par exemple, cette première opération est suivie d'une ablution avec de l'éther. Ceci fait, on lave encore toute la surface du membre avec une solution antiseptique forte (acide phénique 5 p. 100). Ces premières précautions prises, il faut désinfecter la plaie; la solution forte d'acide phénique suffit parfaitement; quelques auteurs, n'ayant pas confiance en son efficacité, lui substituent une solution de chlorure de zinc à 12 p. 100 ou la liqueur de van Swieten. Après un premier lavage, le chirurgien examinera le foyer de la fracture, retirera les corps étrangers, les esquilles libres, débridera s'il y a des décollements, de façon à permettre à la solution de pénétrer dans toutes les anfractuosités de la plaie, et procèdera à la réduction; une résection des extrémités osseuses est quelquefois nécessaire. Reste à assurer le drainage, qui doit être fait ici avec d'autant plus de soin que la plaie paraît plus irrégulière; il sera aidé par une compression douce avec de la gaze iodoformée. Le membre étant alors immobilisé dans un appareil qui assure convenablement la juxtaposition des fragments, on recouvre la plaie d'un pansement antiseptique. Quelle que soit la substance à laquelle le chirurgien donne la préférence, il doit prendre la précaution de recouvrir le membre jusqu'à une distance assez grande des limites de la plaie.

Si l'accident remonte déjà à quelques jours, si le foyer de la plaie se trouve en pleine suppuration, il ne faut pas hésiter à débrider largement et à nettoyer tous les clapiers de la blessure; LUCAS-CHAMPIONNIÈRE conseille même d'aviver le foyer en raclant les bourgeons avec une curette.

Les résultats obtenus par cette méthode sont des plus remarquables : sur 254 observations de fractures avec plaies rapportées par VOLKMANN, BARDELEBEN, SOCIN, WILMS, SCHEDE, nous trouvons une mortalité totale de 9 p. 100 seulement. Ces 254 faits se décomposent comme suit : 84 fractures du membre supérieur, savoir : 45 des diaphyses, 30 articulaires, 9 fractures compliquées. Puis viennent 170 fractures du membre inférieur, savoir : 132 fractures des diaphyses, 35 fractures articulaires et 3 fractures esquisseuses.

Les tableaux dans lesquels plusieurs chirurgiens ont mis en parallèle les résultats qu'ils obtenaient avant l'emploi des pansements antiseptiques et leurs succès récents, démontrent encore mieux la supériorité de cette manière de faire; ainsi 102 cas de fractures traités par Rose à la clinique de Zurich, de 1867 à 1871, ont fourni une mortalité de 25 p. 100, tandis que 224 fractures traitées depuis, suivant les préceptes de la méthode antiseptique avec la conservation du membre, ont donné une mortalité de 1,3 p. 100 seulement. Billroth, sur 148 fractures traitées par les méthodes anciennes, accuse une mortalité de 41 p. 100, tandis que pour 224 fractures traitées par la méthode antiseptique la mortalité n'a atteint que 9 p. 100.

3° TRAITEMENT DES COMPLICATIONS

1° *Contusion.* — Les contusions légères ne donnent lieu à aucune indication spéciale; si, au contraire, du fait de la contusion, il existe une tuméfaction appréciable, il faut pendant les premiers jours avoir soin de ne pas trop serrer les appareils, placer le membre dans une position déclive, de manière à favoriser la circulation en retour, et appliquer des compresses résolutives.

2° *Traumatismes vasculaires.* — Les épanchements sanguins dans les fractures simples ne réclament aucun traitement particulier, ils retardent l'application de l'appareil définitif et se résolvent à la longue. Dans les fractures compliquées de plaie, il est de règle, en nettoyant le foyer de la solution de continuité, d'enlever les caillots sanguins et de faire l'hémostase.

L'hémorrhagie consécutive aux plaies artérielles nécessite parfois l'intervention du chirurgien. S'il existe une large plaie extérieure, il est souvent facile de pincer et de lier les vaisseaux qui donnent du sang, mais si la plaie est étroite et ne permet pas l'exploration, c'est à la compression du membre aseptiquement faite qu'il faudra s'adresser pour tarir la source de l'épanchement. Si, malgré tous les soins, l'écoulement ne s'arrête pas et devient menaçant par son abondance et sa continuité, le chirurgien, dans ces cas exceptionnels, est autorisé à ouvrir la plaie et à rechercher les deux bouts du vaisseau divisé, mais il ne faut pas se dissimuler les difficultés considérables que va rencontrer l'opérateur, exposé malgré de grands dégâts à ne pas trouver nettement, au milieu de ces tissus mâchés et contus, la véritable source de l'hémorrhagie.

Avant d'en venir à une opération aussi laborieuse et souvent grave, il est indispensable d'avoir tenté pendant quelques jours, en l'associant à la compression directe, la compression indirecte ou à distance telle que Verneuil l'a pratiquée dans la cure des anévrysmes diffus compliquant les fractures de jambe.

L'existence d'un anévrysme diffus faux primitif constitue une complication des plus graves; les chirurgiens du siècle dernier, en présence de cas semblables, recommandaient et employaient l'amputation, seul moyen, disaient-ils, qui pût sauver les malades.

Dupuytren le premier, dans un mémoire fréquemment cité, donne le conseil de substituer à cette méthode par trop radicale la ligature de l'artère principale du membre par le procédé de Hunter. La plupart de ses successeurs ont adopté cette conduite. La compression exercée au niveau de la tumeur ou sur l'artère principale du membre au-dessus de l'anévrysme a fourni aussi un certain nombre de succès. C'est par elle, croyons-nous, qu'il faudra toujours commencer avant d'en venir à une intervention sanglante.

3° *Esquilles. Corps étrangers.* — Les esquilles, dans les fractures simples, doivent être respectées; dans les fractures compliquées, les auteurs sont d'avis d'enlever les esquilles libres et celles dont les adhérences aux parties molles paraissent peu considérables. Cette manière d'agir diminue manifestement la durée de la suppuration. Les esquilles volumineuses, dont les adhérences aux parties molles sont totalement conservées, doivent être mises en place.

En ce qui concerne les corps étrangers, la règle est formelle : autant que possible, ils doivent être enlevés. Si cependant leur extraction nécessitait des délabrements trop considérables, mieux vaudrait les abandonner et attendre qu'ils soient mobilisés par la suppuration.

4° *Gangrène.* — La gangrène septique ou foudroyante que l'on rencontre surtout dans les fractures par écrasement et les fractures par armes à feu nécessite l'amputation immédiate du membre; mais, ainsi que nous l'avons dit, si l'on veut avoir quelques chances de succès, il faut remonter bien au-dessus des limites de la zone malade et, autant que possible, amputer dans le segmeut supérieur ou tout au moins dans l'article situé au-dessus du foyer du traumatisme.

5° *Fractures articulaires.* — La mortalité de cette variété de fractures, autrefois très considérable, a notamment diminué depuis l'emploi de la méthode antiseptique, mais la moindre faute peut être fatale; aussi se conformera-t-on strictement aux règles que nous établirons à propos des plaies articulaires.

6° *Spasmes musculaires.* — Les spasmes musculaires se calment en général dès que le membre est placé dans un appareil convenable. Quelques malades se sont bien trouvés de l'extension continue; si, malgré ces moyens, le spasme persistait, on pourrait, suivant le conseil de VALETTE, faire prendre au patient une potion de chloral.

7° *Thrombose et embolie.* — Nous sommes absolument désarmés contre cette redoutable complication; cependant, si l'on soupçonnait la formation d'un caillot, il faudrait laisser pendant longtemps le malade au repos et s'abstenir soigneusement de toute manœuvre de massage.

4° DE L'AMPUTATION DANS LES FRACTURES, DU MOMENT OU IL FAUT LA PRATIQUER

Bibliographie. — J. DUCHÊNE, *Traité des arquebusades*, Paris, 1625. — BELLOSTE, *Le chirurgien d'hôpital*, Paris, 1734. — LEDRAN, *Obs. de chirurgie*, 1731. — BOUCHER, *Mém. de l'Acad. de chir.*, t. II, 1755. — FAURE, *Prix de l'Académie*, etc., Paris, 1759, t. III. — D.-J. LARREY, Th. de Paris, an XI. — BAUDENS, *Clinique des plaies d'armes à feu*, 1836. — DUPUYTREN, *Blessures par armes de guerre*, 1838. — SALLERON, *Recueil des mém. de méd. et pharm. milit.*, t. XXI et XXII, 2e série. — MALGAIGNE, ROUX, BLANDIN, VELPEAU, *Mém. de l'Acad. de méd.*, t. XIII, 2e partie,

p. 1352. — LEGOUEST, *Arch. gén. de méd.*, t. III, p. 350, 3e série, et art. AMPUTATION du *Dict. encycl. des sciences méd.* — FELTZ, Th. de Strasbourg (Agrég.), 1863. — POINSOT, Th. de Paris, 1872.

Lorsque dans une fracture les dégâts sont tellement considérables que toute chance de conservation du membre paraît impossible, il faut se décider à supprimer les parties détruites. Mais l'amputation étant jugée indispensable, à quelle époque doit-elle être pratiquée? Le chirurgien opérera-t-il avant l'apparition, pendant le cours, ou après la cessation de la fièvre traumatique; en un mot, fera-t-il une amputation *anté-pyrétique*, *intra-pyrétique* ou *post-pyrétique?* Cette question a été l'objet de maintes discussions, de nombreuses controverses. JOSEPH DUCHÊNE (1625) paraît être le premier écrivain qui recommande de pratiquer l'amputation de suite dans les blessures graves des extrémités; WISEMAN, son contemporain, était du même avis. LEDRAN (1784), s'adressant plus spécialement aux chirurgiens d'armée, émet son opinion sous forme d'aphorisme. « Lorsqu'à l'occasion d'une plaie par arme à feu le chirurgien prévoit la nécessité indispensable de faire l'amputation d'un membre, il ne doit pas retarder à le faire. »

Cette manière de voir était loin d'être générale au milieu du siècle dernier, aussi l'ancienne Académie de chirurgie, comprenant toute l'importance de ce sujet, mit la question au concours (1775). FAURE, chirurgien du régiment de Royal-Vaisseau, et LE CONTE, chirurgien à Arcueil, présentèrent chacun un mémoire. Le premier de ces auteurs, dont le travail fut couronné, rejetant complètement l'amputation anté-pyrétique ou immédiate, se déclarait partisan de l'expectation et voulait opérer seulement après la cessation complète des accidents. BOUCHER, chargé de faire un rapport sur ces mémoires, réfuta les arguments de FAURE, déclarant que, s'il se trouvait forcé d'intervenir à la suite d'une fracture, il agirait avant l'apparition des phénomènes fébriles.

RAVATON est absolument de l'avis de BOUCHER. Au siècle dernier, nous voyons donc la plupart des chirurgiens se rallier aux principes formulés par LEDRAN.

Le moment des amputations parut chose si importante à D.-J. LARREY, qu'après en avoir fait le sujet de la thèse qu'il soutint en 1803 à la faculté de médecine de Paris, il y revient à plusieurs reprises dans ses divers ouvrages, et résume les résultats de sa vaste expérience dans un remarquable mémoire inséré à la fin du tome II de ses *Campagnes*.

« Lorsqu'un membre blessé par un coup de feu ne peut être conservé, dit cet illustre auteur, il faut l'amputer sur-le-champ. Les premières vingt-quatre heures sont les seules heures de calme que conserve la nature et dont il faut se hâter de profiter, comme dans toutes les maladies dangereuses, pour administrer le remède nécessaire. »

En 1848, un débat des plus intéressant s'engage à l'Académie de médecine. La plupart des auteurs, MALGAIGNE, BÉGIN, ROUX, tout en réagissant contre la tendance de quelques chirurgiens qui, de propos délibéré, sacrifiaient la majorité des membres atteints de fractures exposées, déclarent que, se trouvant forcés de faire une opération, ils préféreraient l'amputation anté-pyrétique. Du reste, les chiffres étaient là pour encourager à persévérer dans cette voie. Sans parler des statistiques de PERCY, LARREY, BAUDENS, toutes favorables à l'amputation anté-pyrétique, FENWICK, professeur d'anatomie pathologique à l'école de chirurgie de Newcastle, publie, en 1848, une statistique de plus de six mille amputations traumatiques pratiquées dans les deux mondes ; de cette agglomération de faits il résulte que les amputations immédiates, c'est-à-dire anté-pérytiques, donnent une mortalité de 1 p. 8,3, les amputations secondaires fournissent au contraire un décès sur deux opérés. Les statistiques des différentes guerres (Crimée, sécession, franco-allemande) plaident encore en faveur de l'amputation anté-pyrétique, aussi la plupart des chirurgiens sont-ils encore aujourd'hui de l'avis de LEDRAN. Les amputations à la suite des fractures deviennent du reste de plus en plus rares, nous allons établir les cas pour lesquels opérer nous paraît chose indispensable.

a. *Indications de l'amputation immédiate.* — Nécessitent l'amputation immédiate :

1° Les fractures dans lesquelles il existe une destruction ou une ablation considérable des parties molles;

2° Les fractures avec lésions simultanées des troncs vasculaires et nerveux du membre ;

3° Les broiements osseux, avec ou sans lésions des téguments, lorsque les altérations osseuses ne permettent pas d'espérer la guérison;

4° L'emphysème spontané et la gangrène traumatique.

Les progrès accomplis par la chirurgie conservatrice, la supériorité des méthodes de pansement dont nous disposons aujourd'hui ont permis de restreindre notablement le cadre des amputations immédiates. Malheureusement toutes les fractures ne guérissent pas sans accidents, trop souvent encore, dans le cours du traitement de ces lésions, surviennent des complications telles que le chirurgien, forcé par les circonstances, se voit contraint d'en venir à une intervention radicale.

b. *Indications des amputations tardives.* — GAUJOT range comme suit les causes qui peuvent nécessiter une amputation méta ou post-pyrétique :

1° Gangrène septique se développant quelques jours après la blessure;

2° Hémorrhagies retardées ;

3° Gangrène à forme sèche, résultant de la lésion isolée d'une artère;

4° Péri-ostéomyélite diffuse ;

5° Suppuration exagérée ; infection purulente;

6° Anévrysme faux consécutif résistant à toutes les méthodes de traitement;

7° Désordres irréparables des parties molles, survenus par suite de complications (phlegmons, gangrènes, limitées, etc.).

CHAPITRE VI

LÉSIONS DES OS PAR ARMES A FEU

Bibliographie. — LIDELL, *On Contusions and Contused wounds of bones, Americ. Journal*, 1865. — H. GIBBONS, *Contused wounds of bones. Pacif. Med. and Surg. Journ.*, 1866, t. III. — ALEZAIS, *Recueil de mém. de méd. et chir. mil.*, août, sept., oct. 1868. — BILLROTH, *Ueber die Seltenheit der Projectil, Wiener Med. Wochens.*, nº 49, 1870. — CHARON, *Presse méd. belge*, 1871. — BŒCKEL, *Gaz. méd. de Strasbourg*, 1872, nºs 21 et 23. — CHIPAULT, *Fract. par armes à feu*, Paris, 1872.—CHANPENOIS, *Recueil de mém.*, etc., 1872. — CUIGNET, *eod. loc.*, 1872 et 1874. — GOSSELIN, *Gaz. des Hôp.*, 1872, p. 134. — HERWIG, *Zur Pathologische Anatomie der Knochenschussverletzungen, Diss. Inaug.*, Gottingen, 1872. — BAZIN, *Gaz. des Hôp.*, 1873. — A. RAUBERT, *Centralbl. der Med. Wissenschaften*, 1874, nºs 56 et 60. — LONGMORE, *Med. Chir. Transact.*, t. XLVIII, 1875. — HÉNSOLD, *Ueber Schussfrakturen*, 1876, Berlin. — GIESS, *Erfahrungen ueber Schussfrakturen der Extremitatem im Russisch Türkischen Kriege, Diss. Inaug.*, Dorpat, 1879. — BORNHAUPT, *Ueber den Mechanismus der Schussfrakturen der langen Rohrenknochen, Langenbeck Arch.*, Bd. XXV, 1880. — DELORME, *Revue milit. de méd. et chir.*, 1880, p. 90. — FISCHER, *Kriegschirurgie*, 1882. — H. BOUSQUET, *Soc. de chir.*, 1885. - G. DE RENZI, *Rivista clinica e therap.*, mai 1885. — DELORME, *Arch. de méd. et ph. mil.*, 1888. — CHAUVEL, NIMIER, BRETON, PESME, *Arch. gén. de méd.*, 1888. — CHAUVEL et NIMIER, *Traité prat. de chir. d'armée*, 1890. — P. BRUNS, *Effets du projectile du fusil de petit calibre*, 1890 (trad. E. HARTOG).

Consultez en outre les divers *Traités de blessures de guerre*, et la bibliographie des *Plaies par armes à feu*.

Fréquence. — Les projectiles lancés par les armes à feu intéressent fréquemment les parties constituantes du squelette. En réunissant différentes statistiques, FISCHER est arrivé à établir que, dans une grande guerre, les lésions osseuses par coup de feu représentaient environ 21 p. 100 du chiffre total des fractures, soit sensiblement 1 p. 5.

Variétés. — Quelles que soient la nature, la forme du projectile, les altérations qu'il produira dépendront principalement de la vitesse avec laquelle il abordera les tissus. Si le corps vulnérant arrive à la fin de sa course, ou si sa vitesse est peu considérable, l'os atteint directement ou à travers les parties molles résistera (*contusion*); dans le cas contraire, il se laissera entamer plus ou moins ou sera absolument brisé (*fracture*).

§ 1er. — Contusion des os par les projectiles de guerre.

Étiologie. Mécanisme. — Pour qu'un projectile se borne à produire la contusion d'un os, il faut que la quantité de mouvement dont il est animé soit insuffisante pour triompher de la résistance du squelette. Plus cette résistance sera grande, plus les faits de contusion seront nombreux. Les pièces du squelette sur lesquelles des lésions de ce genre ont été observées de préférence sont, par ordre de fréquence, les os du crâne, le maxillaire inférieur, le fémur et l'humérus. Certains os, comme l'omoplate, quelques petits os de la face ne sont presque jamais le siège de contusions; leur résistance est si faible que le moindre choc les brise.

La contusion des os peut exister avec ou sans solution de continuité des parties molles; tantôt, le projectile, traversant toute l'épaisseur des plans charnus, atteint directement l'os lui-même et s'aplatit à sa surface en produisant une empreinte, *contusion immédiate;* tantôt la peau est déchirée, puis le projectile, refoulant devant lui les tissus sous-jacents, les tasse et s'arrête au fond de ce canal borgne, *contusion médiate;* dans quelques circonstances, au lieu de rester ainsi sur place, le corps vulnérant se trouve dévié et va se perdre au loin dans les tissus.

Anatomie pathologique. — D'après ce que nous venons d'établir, les parties molles, au niveau du point frappé, peuvent être intactes ou avoir été déchirées, dilacérées, broyées, même complètement emportées, nous ne reviendrons pas sur ces diverses lésions. Les effets de la contusion doivent être étudiés sur le périoste, sur l'os et sur la moelle.

a. *Périoste.* — Les altérations périostiques varient suivant que l'os a été frappé directement ou indirectement. Dans le premier cas, cette membrane est déchirée au point contus, de plus à une distance variable de ce foyer dans la direction du grand axe de l'os, se remarquent des hémorrhagies punctiformes.

Lorsqu'une couche de parties molles a amorti le choc, la membrane ne présente pas de déchirure, mais on voit au-dessous d'elle des extravasations sanguines; parfois ce sont des hémorrhagies punctiformes, formant de petits foyers sanguins disséminés et limités; ailleurs, au contraire, la collection est plus considérable, il y a un véritable *hématome sous-périostique.* Souvent enfin, sans lésions apparentes, il existe une diminution notable des connexions du périoste avec le tissu sous-jacent, dont la rugine le sépare plus facilement. Ce serait même la lésion de beaucoup la plus commune (MURON).

b. *Os.* — Il est fréquent, surtout lorsque la blessure intéresse un os dur à tissu compact, de n'apercevoir aucun changement au niveau du point contus. Dans d'autres circonstances, l'os a été enfoncé, déprimé, on sent manifestement cette dépression, cet enfoncement. Quelle que soit la lésion, il y a toujours tassement des cellules osseuses et destruction assez considérable du tissu spongieux, avec infiltrations sanguines variables.

Lorsque l'agent de la contusion est un projectile aplati sur la surface de l'os, on trouve parfois, au point contus, une empreinte noirâtre, et il n'est pas rare de constater la présence de parcelles de plomb inscrustées dans la substance osseuse.

3° *Altérations médullaires.* — Les altérations médullaires constantes, quel que soit le mécanisme de la contusion, ont été bien étudiées par MURON et SCHILLER. Elles sont spécialement apparentes sur les grands os des membres. Si avec un ciseau on fend dans sa longueur un os qui a été contusionné, on voit au niveau du point frappé par le projectile, la moelle osseuse réduite en une bouillie noirâtre, vermeille ; de plus, sur toute son étendue se remarquent de petites collections rougeâtres, formées par du sang infiltré, intimement mélangé avec les éléments médullaires. Lorsque le projectile a touché un point voisin des épiphyses, le tissu spongieux lui-même est infiltré de sang. Cette complication se reconnaît d'autant mieux, qu'elle ne porte que sur certains points où sa présence se traduit par des lignes et des bandelettes rouges. MURON explique ces lésions de la manière suivante : « Les fibres de l'os étant toutes solidaires les unes des autres, les moindres chocs sont transportés dans toute son étendue, les vibrations se propagent partout, et étant trop intenses, elles détruisent les parties douées de peu de cohésion, d'où hémorrhagie par rupture vasculaire. » Suivant FISCHER, ces phénomènes d'ébranlement se rencontrent surtout sur les os du membre supérieur, où le cylindre médullaire très développé occupe presque le tiers de l'os.

Symptômes. Diagnostic. — Dans les cas légers, la contusion des os passe facilement inaperçue, confondue avec la blessure des parties molles ; cependant le malade accuse d'ordinaire des douleurs fort vives, qui ne suffisent pas à expliquer les lésions précédentes. Les contusions graves sont caractérisées par une sensation spéciale de pesanteur, accompagnée d'engourdissement, de fourmillements ; quelquefois les patients peuvent à peine soulever le membre blessé, ils se plaignent de douleurs excruciantes et térébrantes absolument comme dans l'ostéomyélite aiguë. Suivant FISCHER, lorsqu'il existe une plaie en séton ou en cul-de-sac, la contusion osseuse doit être soupçonnée quand le trajet du canal passe près des os ; elle est certaine si le projectile brusquement arrêté a été dévié de sa direction première en produisant cette variété de lésion à laquelle les Allemands donnent le nom de *coup de feu de contour*. L'examen du projectile, s'il s'agit de balles de plomb ou d'alliages restées dans les tissus, fournira d'utiles renseignements. Une balle ne saurait produire les désordres que nous avons énumérés, sans être altérée d'une manière sérieuse ; celle de ces faces qui a été en contact avec l'os présente un aplatissement net, absolument comme si le projectile avait été coupé à l'emporte-pièce (fig. 80). Avec les balles cuirassées, difficilement

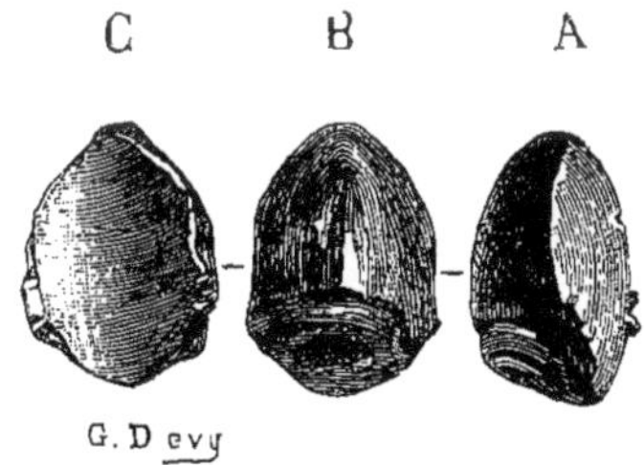

Fig. 80. — Balle aplatie sur le tiers supérieur du fémur. Déchirure du périoste, aucune lésion osseuse. Déformation latérale. A,B,C, les différentes faces de la balle.

déformables, douées d'une vitesse considérable et d'une grande force de pénétration, ces contusions deviendront exceptionnelles. On ne pourra les rencontrer que dans les tirs à 1,800 ou 2,000 mètres, alors que la vitesse du projectile est inférieure à 150 mètres par seconde.

Marche et pronostic. — La contusion superficielle des os guérit d'ordinaire avec la plus grande facilité, l'hémorrhagie sous-périostale se résorbe rapidement, le périoste reprend ses adhérences, la nutrition de l'os n'est pas compromise. Il reste toujours au niveau du point qui a été contus, une induration sur laquelle la pression réveille pendant longtemps la douleur.

Dans les cas plus sérieux, au traumatisme succède une périostite ossifiante circonscrite ou diffuse; ainsi apparaissent des exostoses de forme, d'étendue, de volume variables.

Enfin, il n'est pas rare de voir un abcès sous-périostique prendre naissance, la suppuration s'établit, les bourgeons charnus se développent et la cicatrisation s'effectue après élimination de quelques parcelles osseuses. En pareille circonstance la cicatrice est toujours adhérente à l'os, au moins durant les premiers temps. Bien autrement sérieuses sont les contusions profondes s'accompagnant d'hémorrhagie médullaire. Parfois, avec des soins convenables, les dégâts peuvent se réparer; assez fréquemment il se forme à l'intérieur du canal médullaire une véritable ostéite scléreuse; les dépôts osseux de nouvelle formation rétrécissent de plus en plus le canal médullaire qui, dans certaines circonstances, arrive même à être complètement oblitéré par la substance éburnée. En chirurgie d'armée, à la suite des contusions violentes produites par les gros projectiles, survient une ostéo-myélite purulente. Esmarch a observé quatre fois ces redoutables accidents à la suite de contusions de la partie supérieure du fémur, Arnold et Bœckel à la suite d'une contusion de l'humérus. L'abcès des os (suppuration circonscrite) se rencontre plus fréquemment que l'ostéo-myélite.

Après les diverses complications que nous venons de signaler, il se montre assez souvent des nécroses limitées (nécrose par contusion de Blasius). La nécrose totale a été signalée; nous trouvons un cas de ce genre dans la circulaire n° 6 (nécrose complète de l'humérus), mais c'est là un fait exceptionnel de la guerre d'Amérique.

Traitement. — En présence d'une contusion des os, soupçonnée ou confirmée, la première indication est de mettre le membre blessé au repos le plus absolu. La meilleure manière pour arriver à un résultat, consiste à appliquer sur le membre un appareil contentif; toutes les fois que l'on aura sous la main les matériaux nécessaires à leur construction, on donnera la préférence aux appareils ouatés ou plâtrés. Si pendant les jours suivants, les symptômes généraux dénotent l'inflammation du périoste, le chirurgien enlèvera l'appareil et incisera largement toutes les parties molles, jusques et y compris le périoste. Drainage, bains et lavages antiseptiques préviendront ensuite la stagnation des liquides, la pyohémie et la septicémie si fréquentes jadis en semblable circonstance.

§ 2. — Fractures par armes à feu.

Les fractures consécutives à l'action des projectiles lancés par les armes à feu ont été, dans ces dernières années, l'objet de recherches nombreuses et précises. Nous devons particulièrement signaler les travaux entrepris simultanément par Bornhaupt, chirurgien militaire de l'armée russe, et par notre ancien collègue Delorme. Les résultats obtenus par ces deux chirurgiens sont absolument semblables et leurs conclusions présentent un intérêt d'autant plus grand que leurs recherches se contrôlent réciproquement Bornhaupt appuie sa manière de voir sur l'examen de fractures par coups de feu des os longs, rapportés par lui et par C. Reyher de la guerre russo-turque (1877-1878), Delorme, au contraire, a établi ses théories d'après l'examen de plus de mille fractures expérimentales faites à l'école du Val-de-Grâce (1879-1881).

Fréquence. — Sur le champ de bataille, avons-nous dit, les plaies des os par coups de feu représentent 21 p. 100 du chiffre total des blessés. Les cas de contusion devant être évalués très sensiblement à 4 p. 100, le nombre réel des fractures serait donc de 17 p. 100. Les fractures des os longs des membres occupent de beaucoup le premier rang; Fischer, dépouillant les différentes statistiques des guerres de Crimée, d'Italie et des campagnes faites par les armées prussiennes dans la deuxième partie du siècle, arrive à établir que l'on peut estimer à 13,8 p. 100 le nombre des fractures des os longs des membres, comparée au chiffre total des blessés, cette proportion fournit une moyenne de 4 p. 100.

Nos descriptions viseront surtout les lésions résultant de l'action des projectiles des fusils de guerre. Seules, en effet. les blessures par coup de balles prêtent à une étude d'ensemble ; on ne saurait établir de règle relativement à l'action des fragments de gros projectiles dont les dimensions, la forme et la vitesse varient à l'infini. Du reste, ainsi que nous l'avons exposé, les lésions produites par les balles sont les plus communes, et leur fréquence augmentera encore avec l'adoption prochaine des armes à magasin.

Variétés. — Les balles produisent sur les différentes pièces du squelette, des effets variés que l'on peut ramener à quatre types :

1° Écornures, sillons, gouttières;

2° Enfoncements, plaies en cul-de-sac, perforations;

3° Fêlures, fissures ;

4° Fractures simples ou comminutives.

a, *Écornures. Sillons. Gouttières.* — Lorsqu'un projectile frôle une pièce du squelette en emportant un fragment du tissu osseux, il y a écornure. Si la balle s'est creusé un trajet à la surface de l'os, il existe un sillon, une gouttière (fig. 81 et 82). Ces lésions, assez communes avec les projectiles en plomb pur comprimé, pourront aussi être observées avec les projectiles à chemises, on pourra les rencontrer dans les tirs à longue distance surtout si un ricochet a détruit l'enveloppe métallique.

La variété de la lésion dépend surtout de l'incidence suivant laquelle le projectile aborde les différentes pièces du squelette, et de la vitesse qu'il possède au moment du choc ; la densité du métal qui entre dans la composition du projectile et la résistance de la partie osseuse atteinte, doivent aussi être prises en considération.

On constate toujours au niveau du point frappé et sur les parties environnantes une déchirure du périoste. La perte de substance de l'os se réduit tantôt à une simple dépression, à une fracture de peu d'importance, mais

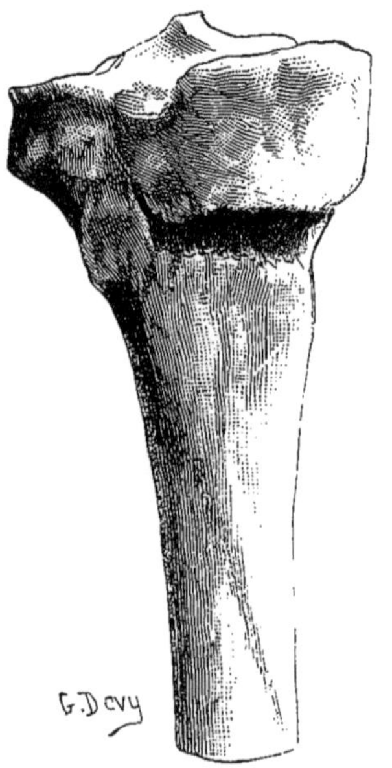

Fig. 81. — Écornure de la face postérieure du tibia.

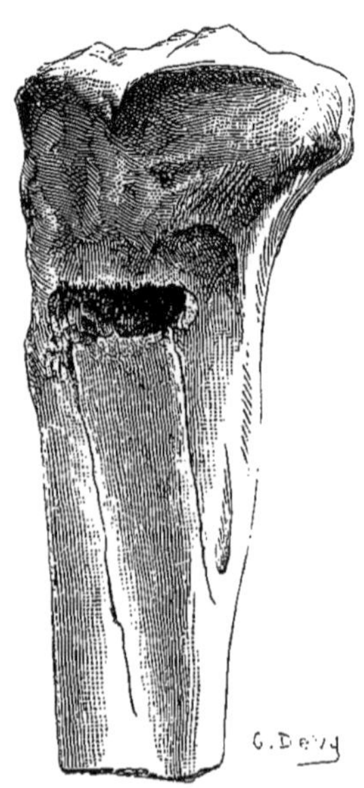

Fig. 82. — Écornure sur la face interne du tibia ; deux fêlures.

(Pièces expérimentales.)

souvent aussi elle constitue un demi-canal sur les bords duquel le tissu compact est dentelé en scie et d'où partent parfois des fêlures assez profondes (fig. 82). Le tissu spongieux frappé par le projectile forme une bouillie grisâtre sur le trajet du canal et l'os sectionné laisse voir dans son épaisseur une infiltration sanguine. Le trajet se trouve maintes fois tapissé de petites parcelles de plomb fines et brillantes. Les lésions de ce genre se rencontrent principalement dans les points du squelette où le tissu spongieux est recouvert par une lame mince du tissu compact (os du bassin, épiphyse des os longs) ; elles sont exceptionnelles sur les diaphyses où le tissu compact est solide, résistant.

Le diagnostic de semblables traumatismes se fait par la palpation de l'os à travers les parties molles, mais surtout par l'examen avec le doigt introduit dans la plaie ; fréquemment les écornures passent inaperçues et leur existence n'est démontrée ultérieurement que par la persistance de la suppuration.

Si l'on retire des parties molles un projectile de plomb ayant produit un sillon ou une gouttière, il offrira quelques caractères assez nets. Les lèvres de la lame de tissu compact que bordent les gouttières étant toujours dentelées, ces dentelures mordent dans le projectile qui frotte contre elles, et produisent aux deux extrémités de l'axe transversal des rainures parallèles à

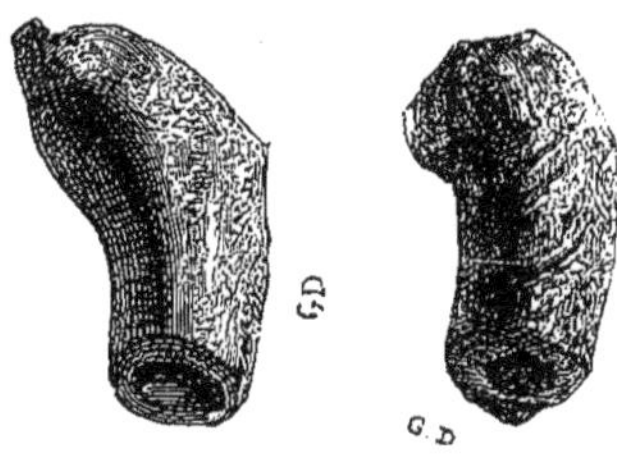

Fig. 83. — Deux balles de fusil déviées sur leur axe. L'un de ces projectiles avait atteint la partie supérieure du tibia, l'autre le col de l'humérus en creusant des gouttières sur ces os. (Déformation latérale, deuxième degré.)

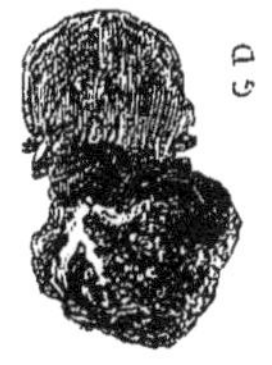

Fig. 84. — Balle de revolver arrêtée dans l'os iliaque. (Déformation en ailette.)

l'axe longitudinal. La balle se trouve ainsi nettement divisée en deux demi-cylindres ; celui qui était en contact avec les parties molles présente une face lisse, intacte ; l'autre, au contraire se montre hérissé de petites saillies légères qui ont été produites par les différentes lamelles du tissu spongieux de la gouttière. Quelquefois le projectile subit une déviation latérale et se déjette

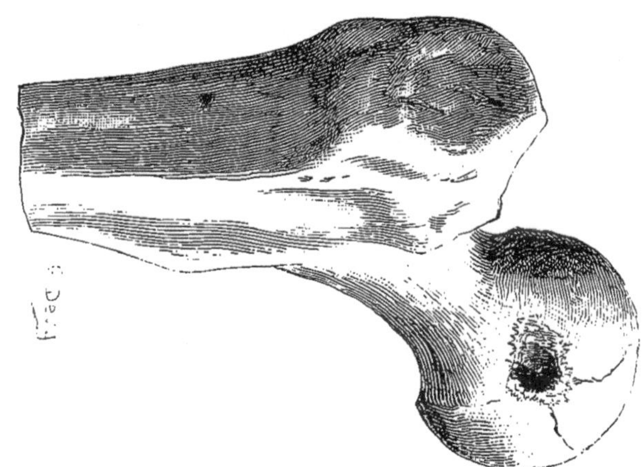

Fig. 85. — Plaie en cul-de-sac de la tête du fémur. (Pièce expérimentale.)

sur lui-même (fig. 83). Il est assez commun, dans les coups de feu des os plats, de rencontrer le type représenté figure 84. Lorsque le projectile en plomb s'enfonce dans le tissu osseux, il n'a pas une force suffisante pour tracer complètement sa voie, il s'arrête dans la tranchée qu'il a ainsi ouverte, et sa pointe battant contre ce plan résistant tend à se déformer; or les faces latérales de la balle appuyant d'une part contre l'os, de l'autre contre les parties molles, la déviation se produira naturellement du côté de celle-ci ; la surface en contact avec le tissu spongieux sera couverte de fines aspérités, le côté sain coiffé d'une ailette (fig. 84).

Les écornures, sillons, gouttières sont curables dans la majorité des circonstances; toutefois la période de suppuration a, dans certains cas, une durée fort longue. Après la guérison, il persiste une cicatrice déprimée, adhérente, douloureuse, qui a une tendance manifeste à se rouvrir. Les poussées de périostite sont communes.

b. *Enfoncements. Plaies en cul-de-sac. Perforations.* — Ces altérations forment une nouvelle série graduellement ascendante, et se rencontrent sur les mêmes points du squelette que les lésions précédentes.

L'enfoncement qui succède immédiatement à la contusion et la plaie en cul-de-sac (fig. 85) ne peuvent se produire que si la balle atteint le squelette

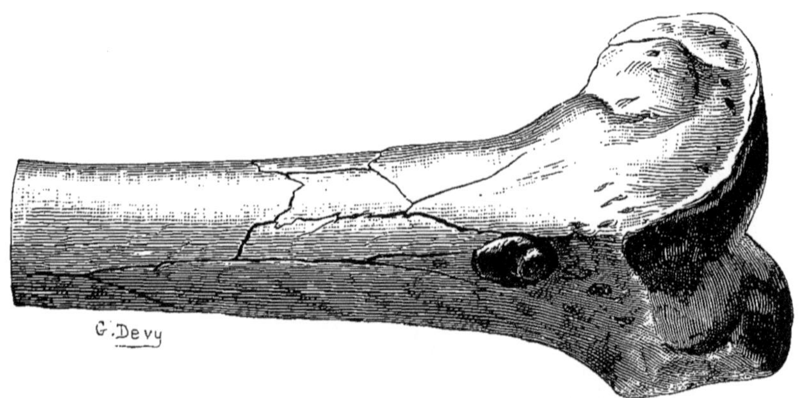

Fig. 86. — Balle de revolver enclavée dans le fémur, fêlures nombreuses partant de son sommet. (Pièce expérimentale.)

avec une vitesse peu considérable ; ces lésions sont fréquentes dans les plaies faites par le revolver d'ordonnance, elles étaient rares avec le projectile en plomb pur de onze millimètres et le deviendront encore plus avec les balles à chemise des fusils de petit calibre. Quelquefois la balle ne se borne pas à pénétrer simplement dans le tissu spongieux; en raison de sa forme cylindro-conique, elle agit comme un coin, et de sa pointe partent une ou plusieurs fissures qui s'étendent au loin (fig. 86).

Les plaies en cul-de-sac sont rares sur les diaphyses. Autrefois, avec les balles rondes, cet accident était un peu plus fréquent. Au niveau des parties spongieuses, le projectile adhère très faiblement aux parois de la cavité dans laquelle il est contenu. L'extraction, en pareille circonstance, ne présente pas de grandes difficultés ; mais le diagnostic, en revanche, reste souvent fort incertain ; nous n'en voulons d'autres preuves que les erreurs qui furent commises par des chirurgiens de la valeur de Pirogoff et Zanetti, à propos de la blessure de Garibaldi.

Parmi les pièces du squelette sur lesquelles on rencontre de préférence des projectiles enclavés, nous devons une mention à part pour les grands os plats, comme ceux du crâne et du bassin. La plaie en cul-de-sac est ici beaucoup moins simple qu'au niveau des extrémités spongieuses; on pourrait croire, en effet, que la lésion se borne à la destruction des parties avec lesquelles la balle se trouve en contact, il n'en est rien; sur toutes les pièces de ce genre que nous avons produites, de même que sur toutes celles que nous avons examinées dans les musées, il existait sur la face de l'os opposée à celle qu'avait atteinte le projectile, des fractures plus ou moins compli-

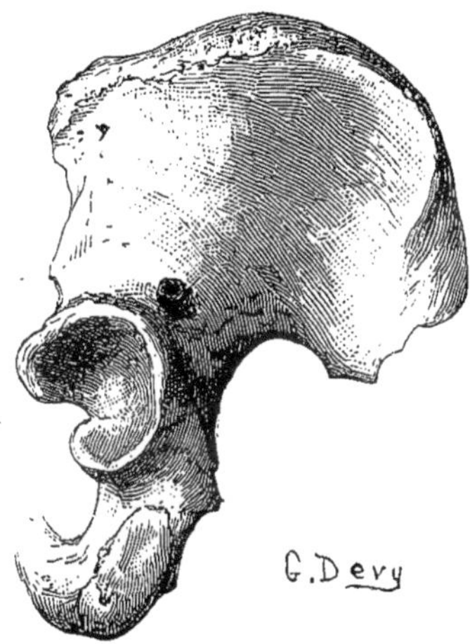

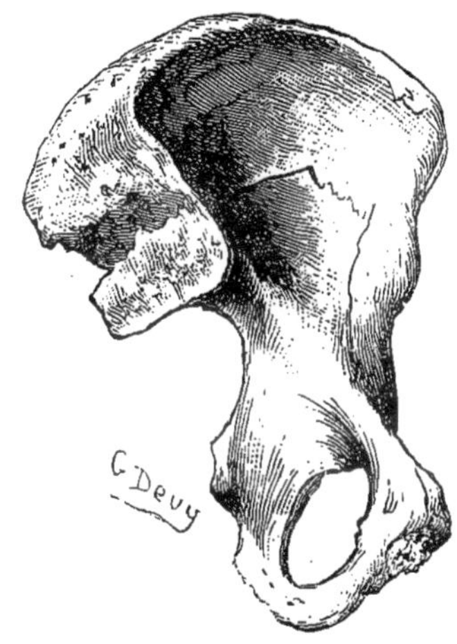

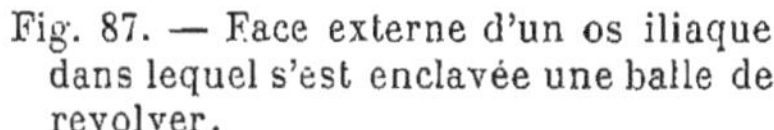
Fig. 87. — Face externe d'un os iliaque dans lequel s'est enclavée une balle de revolver.

Fig. 88. — Face interne du même os. Fêlure symétrique de la lame superficielle.

quées (voy. t. II, fig. 11 et 12), ou tout au moins de simples fêlures (fig. 87 et 88).

L'extraction de la balle nécessite ici une véritable opération : rarement le tire-balle ou les pinces suffisent pour cela; on est obligé d'aller avec la gouge dégager le projectile solidement maintenu par les déformations qui se sont produites à sa surface.

Les traumatismes de cette nature constituent des lésions graves, le corps étranger détermine toujours autour de lui des accidents inflammatoires, et s'il arrive à être toléré, ce n'est qu'après un temps assez long, durant lequel le malade reste exposé aux complications de la suppuration des os.

Les *perforations* osseuses produites par les balles sont simples ou compliquées de fissures, de fêlures, de pertes de substances, fait de beaucoup le plus fréquent. La perforation, au niveau des épiphyses, est d'autant plus nette que la vitesse du projectile est plus considérable.

Les perforations simples ne se rencontrent guère que sur les os du crâne ou du bassin. Bornhaupt même affirme n'avoir jamais vu d'épiphyse ni de paroi de diaphyse perforées sans fissures. Bouilly a montré à la Société anatomique (1871) le fémur d'un enfant de treize ans, mort des suites d'une plaie de la cuisse faite par une balle. Le projectile pénétrant la face antérieure de

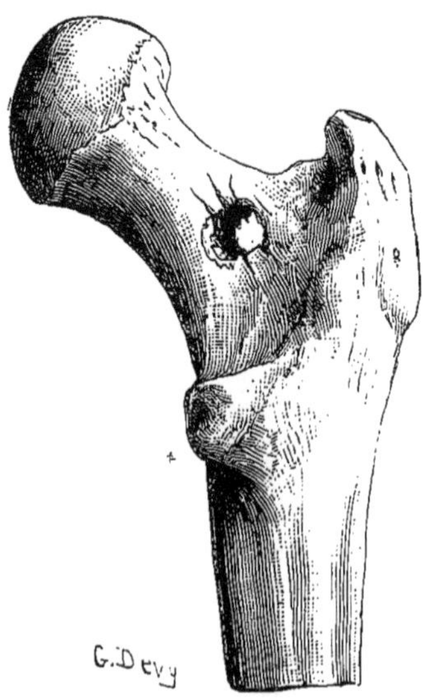

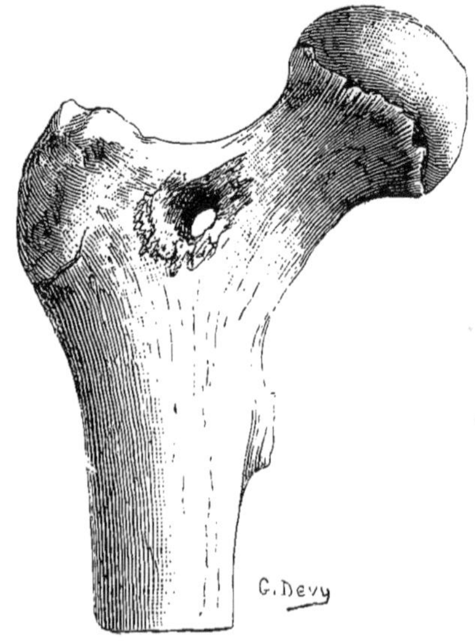

Fig. 89. — Perforation du col du fémur par une balle de revolver tirée à dix mètres. (Pièce expérimentale.) Orifice d'entrée. Sur la face postérieure de l'os; il existe quelques légères fissures.

Fig. 90. — Orifice de sortie sur la face antérieure; on voit autour de l'orifice une perte de substance du tissu compact.

la diaphyse était venu s'enchâsser dans le canal médullaire, la perforation ne présentait aucune trace de fêlure, la pièce se trouve déposée au musée

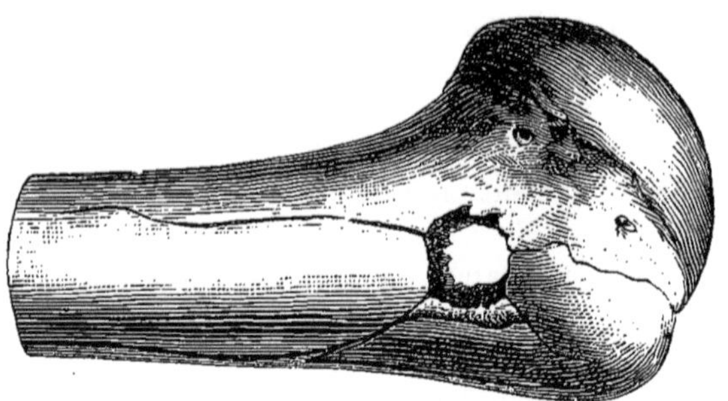

Fig. 91. — Perforation de la partie supérieure de l'humérus par une balle de revolver d'ordonnance tirée à la distance de cinq mètres. Orifice d'entrée, fêlures multiples, la supérieure contourne la grosse tubérosité de l'humérus et va rejoindre le trou de sortie. (Pièce expérimentale.)

Dupuytren. Malgré la résistance et le faible diamètre des balles à chemise de 8 millimètres, les lésions de ce genre seront rares dans les guerres à venir.

Au niveau des épiphyses, l'orifice par lequel a pénétré le projectile présente d'habitude une forme régulièrement circulaire et semble fait comme à l'emporte-pièce ; dans certains cas, ses bords offrent à peine quelques traces de fêlures ou fissures (fig. 89). A l'orifice de sortie, on trouve toujours une perte de substance du tissu compact (fig. 90). Au lieu d'être arrondi, cet orifice affecte fréquemment la forme d'un rectangle, des extrémités duquel partent des fissures, parfois très profondes et très étendues. Fischer rapporte avoir soigné, pendant la guerre de Bohême, un Hongrois qui avait une perforation au point de jonction de la diaphyse et de l'épiphyse du tibia. Le blessé étant mort de pyohémie, on trouva, partant du trou de la fracture, une fêlure étendue à toute la longueur du tibia, en sorte que celui-ci était comme fendu en son milieu. La figure 91 nous montre un bel exemple de perforation avec fissures multiples à l'orifice d'entrée, plusieurs se voyaient aussi à l'orifice de sortie.

Il existe un seul moyen pour diagnostiquer la perforation, l'introduction du doigt ou d'un stylet à travers la solution de continuité. L'orifice étant reconnu, il faut essayer de déterminer s'il y a des fêlures ou des esquilles.

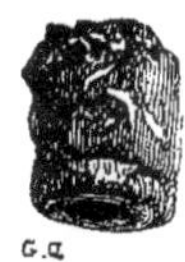

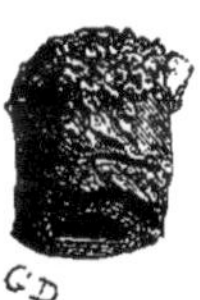

Fig. 92. — Deux balles de revolver d'ordonnance, qui ont perforé, l'une le fémur représenté figure 90, l'autre une malléole externe.

Les plaies de ce genre sont toujours longues à guérir comme elles sont difficiles à rendre aseptiques, il faut craindre de voir la suppuration survenir et gagner le canal médullaire.

Les déformations que présentent les projectiles en plomb sont peu profondes, mais intéressantes. Lorsque la balle a traversé un os de part en part, nous retrouvons les fines altérations déjà décrites dans les cas de gouttière ; mais, au lieu d'être limitées à un côté du projectile, elles occupent toute sa surface (fig. 92). La pointe qui a été obligée de triompher de la résistance des deux lames du tissu compact, est parfois légèrement aplatie.

Fêlures. Fissures. — Les fêlures et fissures se rencontrent rarement seules, elles compliquent d'ordinaire les différentes formes de fractures. Toutefois il existe une forme de fissure primitive, unique ou multiple, qui se produit au point diamétralement opposé à celui qui a été frappé par la balle, et à laquelle Delorme a donné le nom de *fissure symétrique*. Cette variété de fracture, que nous avons reproduite assez fréquemment dans nos expériences et dont la figure 94 représente un bel exemple, ne se rencontre que sur des os très résistants (fémur, humérus). Sa présence éclaire un peu le mécanisme qui préside aux fractures compliquées, car elle nous indique le point par où commence la solution de continuité. Cette variété remarquable se produit en effet dans des conditions bien déterminées. Une balle arrive perpendiculairement sur la diaphyse d'un os solide, comme le fémur; n'ayant pas une force suffisante pour triompher de cet obstacle, elle s'aplatit contre l'os et reste dans les parties molles. En ce cas, on trouve, au niveau de l'endroit où le squelette a été touché, une déchirure du périoste et sur l'os lui-même une empreinte noirâtre (fig. 93) formée par des fragments de plomb incrustés dans le tissu compact; juste au point opposé à l'extrémité du diamètre transversal se voit la fêlure symétrique. Ainsi que l'a fort judicieusement établi Delorme, la fêlure peut, dans certaines circonstances, ne pas se trouver en un point

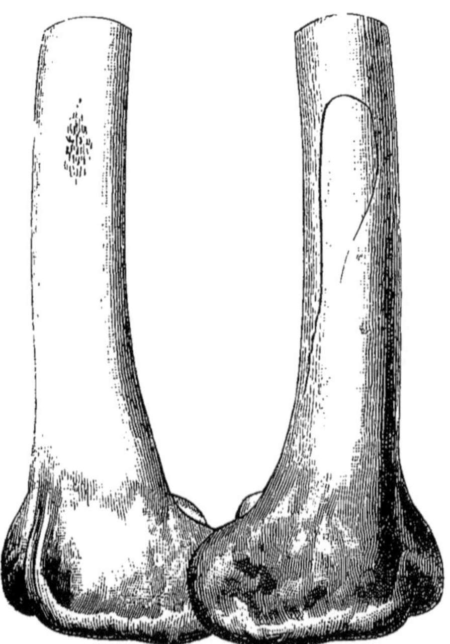

Fig. 93. — Les deux faces d'un fémur atteint par une balle de revolver à dix mètres de distance. Sur l'une des faces de l'os, on voit l'empreinte laissée par le projectile, sur l'autre la *fissure symétrique*. (Pièce expérimentale.)

absolument symétrique. Si, par exemple, ce point symétrique est occupé par une crête osseuse, dure et résistante comme la ligne âpre, la fissure se dévie légèrement sur un des côtés de la crête. Au lieu d'une fissure unique, il en existe quelquefois plusieurs se dirigeant en différents sens, l'os ne tient plus alors que par quelques fibres et par son périoste; le moindre choc, la moindre violence suffisent pour compléter la fracture. Ces fêlures représentent un degré plus avancé du traumatisme et nous montrent le sens suivant lequel se produisent les solutions de continuité; la fêlure symétrique type se rencontre particulièrement dans les expériences faites avec le revolver d'ordonnance; elle est rare avec le fusil Gras; la vitesse du projectile étant trop considérable, cette arme produit même à la distance de 1,200 mètres des fractures comminutives des diaphyses lorsqu'elle les aborde de plein fouet; il est peu probable que cette fêlure se retrouve dans les guerres de l'avenir étant données la vitesse du projectile et sa résistance si grande.

La déformation que présente le projectile en pareille circonstance (fig. 94) est tellement caractéristique, que dans toutes nos expériences, lorsque nous avons trouvé cet aplatissement spécial de la balle et *constaté l'absence de fracture*, nous avons annoncé l'existence d'une fêlure symétrique : l'examen des pièces a bien rarement démenti notre assertion.

Le diagnostic de ces fissures est toujours essentiellement difficile, les symptômes auxquels elles donnent lieu n'étant autres que ceux de la contusion violente des os; il importe donc de tenir compte des moindres détails, c'est là le motif qui nous a fait insister sur la déformation des projectiles.

Les fissures et fêlures sont susceptibles de guérir simplement, un léger cal réunit alors les lèvres de la solution de continuité. Malheureusement ce mode

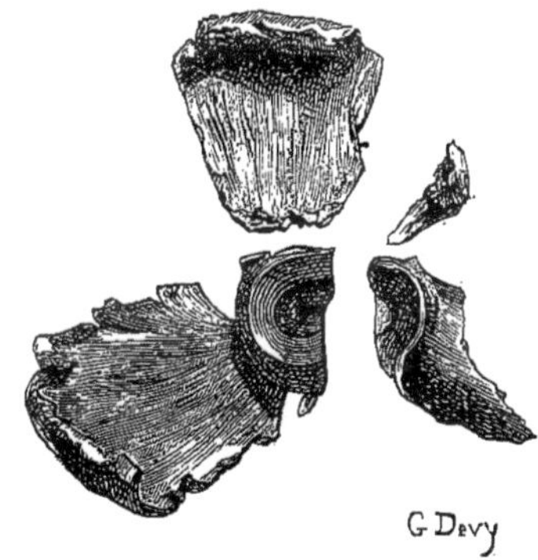

Fig. 94. — Balle de fusil aplatie sur la partie moyenne du fémur. (Déformation de pointe au maximum.)

de terminaison n'est pas constant; dans quelques cas surviennent de l'ostéite et de l'ostéo-myélite.

Il resterait à exposer le mécanisme par lequel se produit la fissure symétrique. Delorme, désireux de trouver l'explication de ce phénomène, a eu recours aux lumières d'hommes spéciaux, très versés dans les sciences physiques, qui lui ont avoué ne pas saisir les lois qui présidaient à sa formation. D'après Bornhaupt, « pour expliquer la fissure opposée on ne peut invoquer que l'ébranlement : du point de contact les vibrations se répandent également sur toute la paroi. Les premiers points nodaux doivent se fixer vis-à-vis du point de contact ou de l'orifice d'entrée lorsque la balle pénètre la diaphyse (voy plus loin, *Fract. en X*) et la paroi se fend dans le sens de ses fibres. »

4° *Fractures complètes*. — D'après Delorme, les fractures épiphysaires sont régies par les lois suivantes :

a. Les fractures sont d'une façon générale d'autant plus *limitées* que la vitesse du projectile est plus grande; mais, en même temps, elles sont d'autant plus *complètes*, plus comminutives, et les esquilles absolument *libres*, sont chassées dans les tissus voisins; *b*. les fractures les plus *étendues* résultent du *contact* des balles, c'est-à-dire sont produites avec des projectiles animés de faible vitesse ; *c*. l'ébranlement croît avec la vitesse du projectile. Les fractures complètes, dues à l'action des projectiles, peuvent être ramenées à trois types bien distincts.

A. *Fracture transversale.* — La majorité des auteurs, entre autres Bornhaupt, Kocher, considèrent ces fractures comme étant excessivement rares. Bornhaupt n'en a trouvé que deux dans sa collection, et nous-mêmes, sur une série d'expériences assez considérable, n'avons rencontré qu'une seule frac-

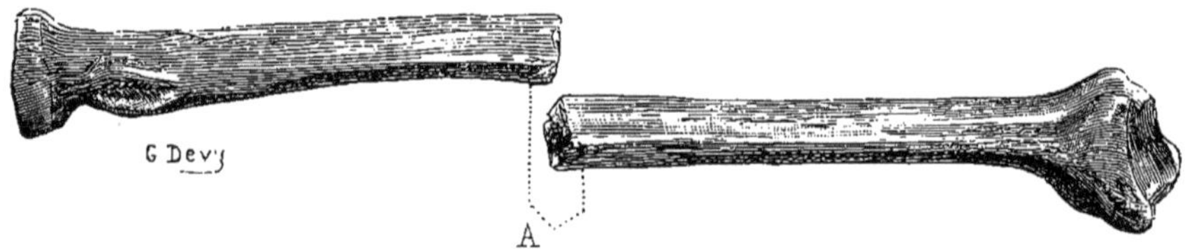

Fig. 95. — Fracture transversale du radius. (Pièce expérimentale, fusil Gras, 1200 mètres.)
En A, on voyait sur la crête de l'os de légères empreintes de plomb.

ture absolument transversale (fig. 95). Elle avait été produite par une balle de fusil Gras dont la cartouche contenait une charge de poudre destinée à donner à la balle une vitesse analogue à celle qu'elle possède lorsqu'elle arrive à 1,200 mètres dans les conditions ordinaires. La balle frappant perpendiculairement sur le bord interne du radius, s'était divisée sur cette arête vive comme sur un instrument tranchant; de ses deux parties, l'une, traver-

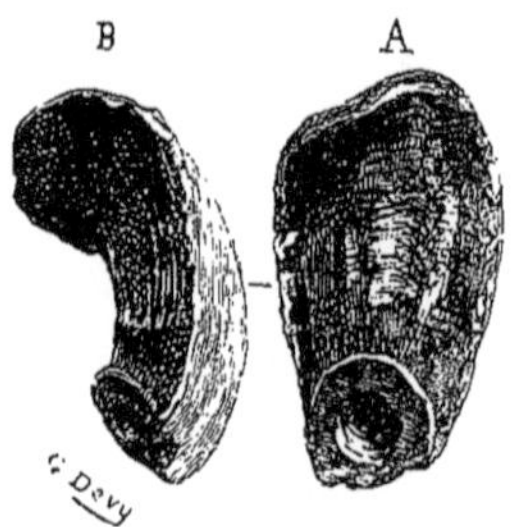

Fig. 96. — Portion de la balle qui, après avoir produit la fracture précédente, était restée sous les téguments.
A, face externe du fragment tordu sur lui-même. — B, sa face interne lisse.

sant les tissus, était allée se perdre au dehors, l'autre, restée sous les téguments, avait été tordue sur elle-même et présentait l'aspect d'un pétale de fleur (fig. 96), son poids était de 15 grammes au lieu de 25, poids normal du projectile du fusil Gras.

Delorme explique comme suit le mécanisme de ces fractures : « La balle en frappant un os long tend à le courber, celui-ci cède autant que lui permet sa faible élasticité, puis il casse net comme un bâton bien sec. » Suivant ce dernier auteur, ces fractures se rencontrent de préférence sur le fémur (à l'union des deux tiers inférieurs avec le tiers supérieur), sur l'humérus, le radius, le péroné, la clavicule. La figure 98 nous représente une fracture du fémur qui se rapproche sensiblement du type transversal.

Les solutions de continuité de cette nature se produisent habituellement dans les tirs à longue distance. Elles résultent de l'action des projectiles qui, arrivés vers la fin de leur course, s'aplatissent en frappant sur l'os, ou des balles qui atteignent les os suivant un angle obtus... il faut que la force

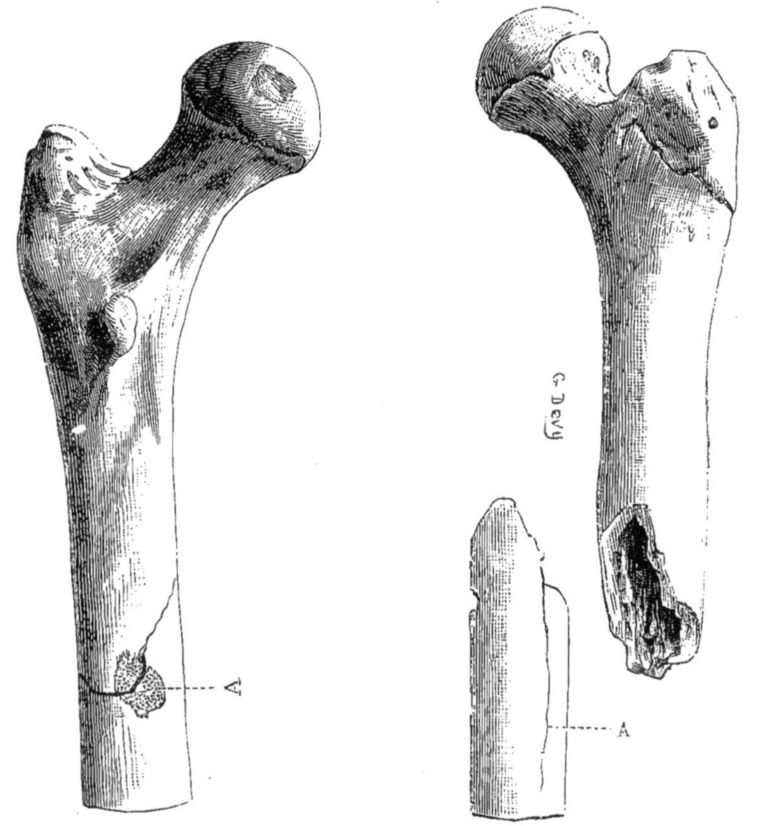

Fig. 97. — Fracture transversale du fémur par contact. Sur la face postérieure de l'os, empreinte laissée par la balle; sur la face antérieure, fêlure symétrique. (Pièce expérimentale.)

de la balle ne dépasse pas de beaucoup la dureté de l'os frappé et qu'elle puisse agir comme tout autre corps contondant (Bornhaupt).

Delorme a observé deux fois des fractures de ce genre dans ses expériences avec le Lebel, il les attribue au choc tangentiel de la balle. Chauvel et Nimier ne les ont jamais rencontrées, il est fort probable que ce genre de lésion deviendra de plus en plus rare.

Fractures spiroïdes à deux grandes esquilles latérales. Fractures en X de Delorme. — Une balle arrive perpendiculairement sur la diaphyse d'un fémur, par exemple, la perfore et la fait éclater en produisant deux tronçons (A, B) et deux esquilles latérales (C, D) (fig. 99); les deux esquilles latérales dans la fracture complète ont leur sommet au point O où la balle a frappé et leur base sur une ligne A D située du côté opposé au point O (*Fissure symétrique* de Delorme, fig. 98).

L'étendue des esquilles latérales atteint le quart, quelquefois le tiers ou la moitié de la longueur de l'os. Comme le précédent, ce type se produit dans

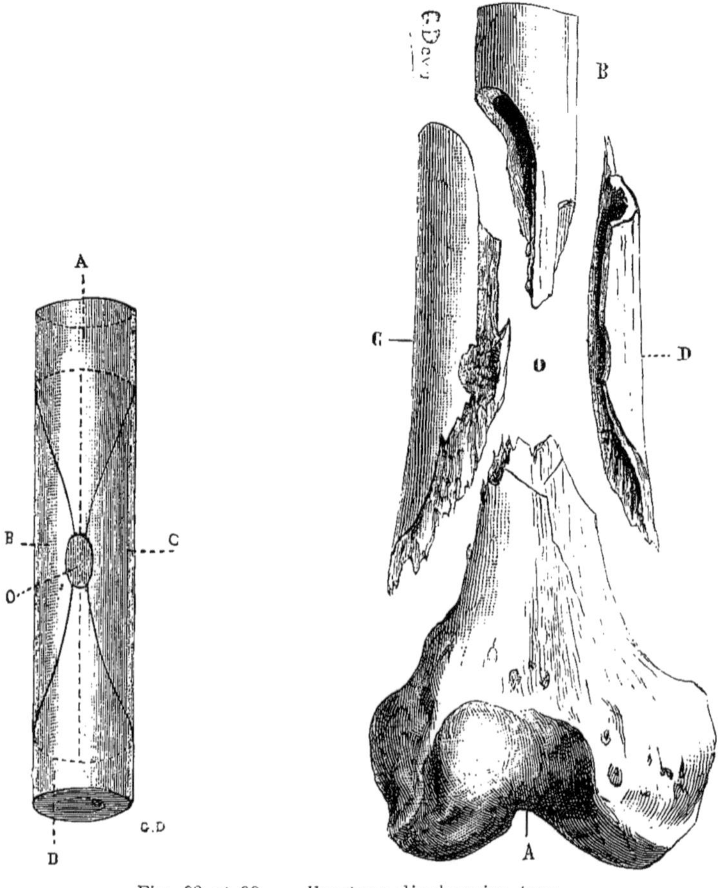

Fig. 98 et 99. — Fracture diaphysaire type.

Schéma.

O, orifice d'entrée du projectile. — B, C, esquilles latérales. — A, D, fêlure symétrique.

Pièce expérimentale. (Fusil Gras 1200 mètres.)

O, orifice d'entrée. — C, D, esquilles latérales. — A, B, fragments du fémur taillés en cône.

les tirs à longue distance, « avec une balle animée d'une vitesse semblable à celle qu'elles possèdent dans les conditions normales, à 1,500 mètres, ce type serait habituel » (Delorme). Plusieurs variétés dérivent de la précédente; il peut n'exister qu'une esquille, l'autre étant incomplètement dessinée (fig. 101), ou bien les deux esquilles sont à leur tour séparées par des fissures transversales ou obliques, etc.

Les lésions de ce genre ne sont pas rares avec les projectiles à chemise; elles ont été rencontrées par tous les expérimentateurs et l'ouvrage de Bruns en montre de remarquables exemples.

c. *Fractures esquilleuses.* — Ce sont de toutes les solutions de continuité des os les plus connues en chirurgie d'armée, quels que soient la nature et le calibre des balles mises en usage. Lorsque des projectiles animés d'une vitesse considérable (de 0 à 600 mètres de distance) atteignent la diaphyse d'un os long, elles la fracturent sur une étendue de $0^m,05$ à $0^m,06$ en la broyant en un nombre considérable d'esquilles (20 à 40), variables par leur forme et leur volume. Le foyer de ces fractures est absolument caractéris-

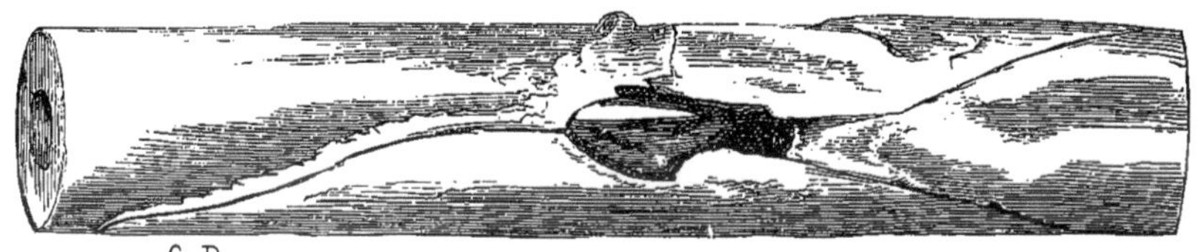

Fig. 100. — Fracture diaphysaire type, d'après Bornhaupt.

tique, on trouve, au milieu des muscles déchirés, une cavité qui atteint en maintes circonstances le volume du poing; elle est remplie par les esquilles maintenues par le périoste ou complètement détachées, quelques-unes ont pénétré au loin dans les tissus. Avec ces esquilles, on voit habituellement dans le foyer de la fracture du sang coagulé, des corps étrangers, des débris de projectiles, ou même un projectile tout entier totalement aplati (fig. 104). L'ébranlement, dans ces fractures, est toujours considérable; des caillots sanguins infiltrent au loin la moelle, quelquefois le cylindre médullaire est totalement détaché sur une grande étendue. Les vaisseaux et nerfs échappent parfois à l'action du traumatisme; dans d'autres cas ils sont dilacérés. Les vaisseaux peuvent être sectionnés par le projectile ou intéressés par des esquilles, de là des hémorrhagies graves, souvent mortelles.

Symptômes généraux des fractures par armes à feu. — Nous retrouvons, dans l'étude des fractures par armes à feu, tous les signes déjà énumérés dans la symptomatologie des solutions de continuité des os en général: impuissance du membre, crépitation, mobilité anormale, présence d'esquilles nombreuses dans le foyer de la fracture. Ainsi que nous l'avons vu, ces esquilles sont de grandeur, de forme, de volume, excessivement variables. Depuis la poussière, le gravier osseux, jusqu'aux fragments atteignant 12 à 15 centimètres de longueur, ces esquilles libres ou adhérentes présentent toutes les tailles. Le périoste est lacéré, déchiré, détruit ou décollé dans une étendue plus ou moins considérable par des épanchements sanguins. La moelle, réduite en bouillie, noirâtre, mélangée aux esquilles les plus fines, est aussi décollée au loin. L'orifice d'entrée, du côté des parties molles, est toujours extrêmement petit, ce fait a paru constant à Chauvel et Nimier expérimentant avec des projectiles de 8 millimètres à chemises d'acier ou de cuivre. Delorme a voulu établir une relation entre les dimensions de l'orifice de sortie et l'état plus ou moins comminutif de la fracture. Il affirme, par exemple, qu'un orifice de sortie, du diamètre du petit doigt ou de l'index, indique une fracture comminutive avec esquilles libres.

CHAUVEL et NIMIER s'élèvent contre cette manière de voir. « Si l'ouverture de sortie présente quelquefois de grandes dimensions quand les téguments sont directement appliqués sur l'os fracassé, absolument rien de pareil ne se produit lorsque la diaphyse est recouverte par une légère épaisseur de chairs; les trous de sortie dans les fractures les plus esquilleuses ont souvent une plus grande étroitesse que le diamètre de la balle et même que les ouvertures d'entrée. »

La présence des ouvertures d'entrée et de sortie, mettant en communication le foyer de la blessure avec l'air ambiant et permettant l'infection, donne à ce genre de fractures la plus grande analogie avec les fractures compliquées de plaies observées dans la pratique civile, mais eu égard aux conditions dans lesquelles se produisent ces lésions, et à la difficulté que l'on a de les rendre aseptiques par suite du grand nombre des blessés et de l'installation souvent défectueuse des ambulances, l'infection est ici particulièrement à redouter.

Diagnostic. — Le diagnostic des solutions de continuité des os par armes à feu ne présente aucune difficulté lorsqu'il s'agit de fractures complètes; la direction des orifices d'entrée et de sortie de la balle, la palpation, l'impuissance du membre, la stupeur locale, le schock constituent autant de symp-

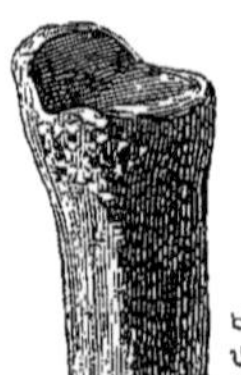

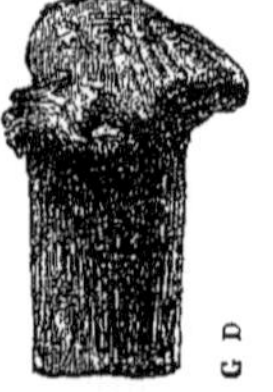

Fig. 101. — Déformation de pointe, premier degré.

Cette balle s'est coupée sur la partie supérieure du cubitus. (Fusil Gras, distance 1,500 mètres.)

Cette balle a atteint la partie médiane d'un tibia et produit une fracture diaphysaire type. (Fusil Gras, distance 1,200 m.)

tômes nets et caractéristiques. Nous avons vu qu'il était loin d'en être ainsi dans les fractures incomplètes (gouttières, perforations, fêlures, fissures); il faut alors redoubler de précautions, recueillir les moindres indices, chaque fois que faire se pourra, examiner attentivement les déformations qu'a subies le projectile. Du reste, dès qu'il soupçonnera une fracture incomplète, le chirurgien se comportera absolument comme s'il était sûr de son existence; la règle est formelle. On doit se garder d'imprimer des mouvements au membre blessé, sous prétexte de renseignements à acquérir; semblables manœuvres ne sont bonnes qu'à transformer des fractures incomplètes en fractures complètes.

Nous avons insisté à différentes reprises sur les déformations présentées par les balles de plomb, elles peuvent toutes être ramenées à deux types distincts, selon que le projectile est déformé perpendiculairement à son grand axe (*déformation de pointe*), ou, au contraire, parallèlement à cet axe (*déformation latérale*).

Lorsque le projectile arrive sur le squelette de plein fouet, la déformation varie suivant qu'il frappe une partie formée de tissu spongieux ou de tissu

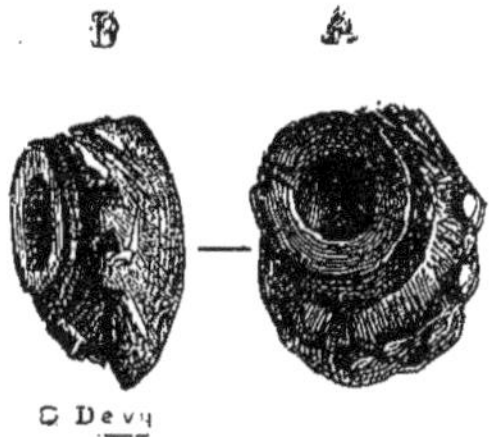

Fig. 102. — Déformation de pointe, deuxième degré. Balle de revolver aplatie sur la rotule. La balle présente la forme d'un béret basque.

A, Face inférieure. — B, Face supérieure lisse.

compact. Si la balle rencontre du tissu spongieux (tête humérale, condyles fémoraux, os du tarse), sa pointe se trouve légèrement aplatie et sa surface grattée, raboteuse, offre de fines aspérités (fig. 92); si, au contraire, elle rencontre du tissu compact, la pointe du projectile tend à se rapprocher de sa base; en s'aplatissant la balle se déjette sur ses parties latérales, formant

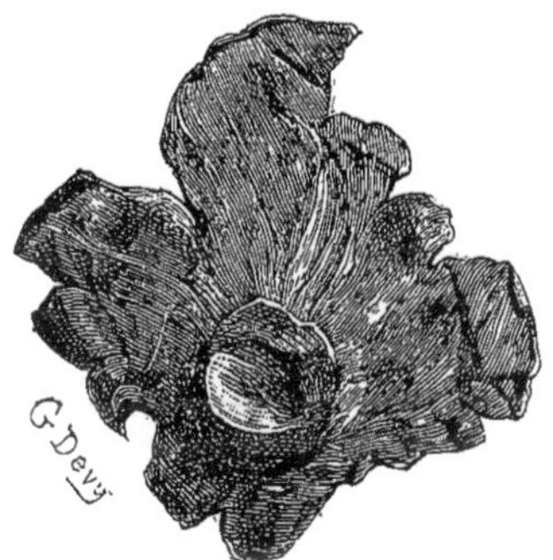

Face postérieure de la balle.

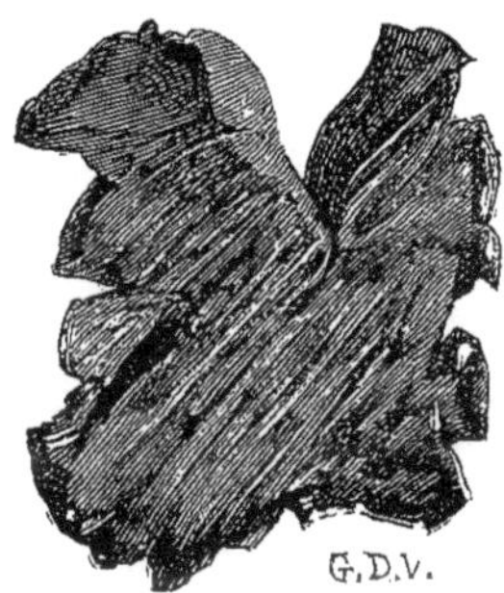

Face antérieure.
Rayures produites par le contact des esquilles.

Fig. 103. — Déformation de pointe, troisième degré, aplatissement total. (Fusil Gras, distance de 800 mètres.) La balle a atteint la diaphyse fémorale à la partie moyenne et produit une fracture esquilleuse (22 esquilles dans le foyer de la fracture).

deux ailettes, en sorte que le projectile prend la forme d'un T (fig. 101), ou bien l'aplatissement est absolument périphérique et son culot étant conservé, la balle ressemble à un béret basque (fig. 102); parfois enfin la déformation peut être totale, la balle offre alors l'aspect d'une marguerite (94), ou paraît avoir été aplatie par un marteau très lourd (fig. 103).

Dans quelques circonstances, lorsque le choc a été violent, à la surface du projectile déformé sont implantées de fines aiguilles osseuses.

En cas de choc latéral, les déformations varient encore. Supposons une balle abordant une diaphyse tangentiellement, suivant la vitesse dont elle est animée, celle de ses faces qui se sera trouvée en contact avec l'os paraîtra simplement entamée (fig. 105); dans d'autres circonstances, elle sera comme sectionnée (fig. 104). Si au contraire le projectile frappe une partie spongieuse, nous retrouverons les déformations déjà signalées.

Ces diverses déformations ne peuvent être retrouvées sur les projectiles de petit calibre que si, pour une cause quelconque, l'enveloppe métallique du projectile a été détruite; ces faits seront certainement assez rares. Bruns

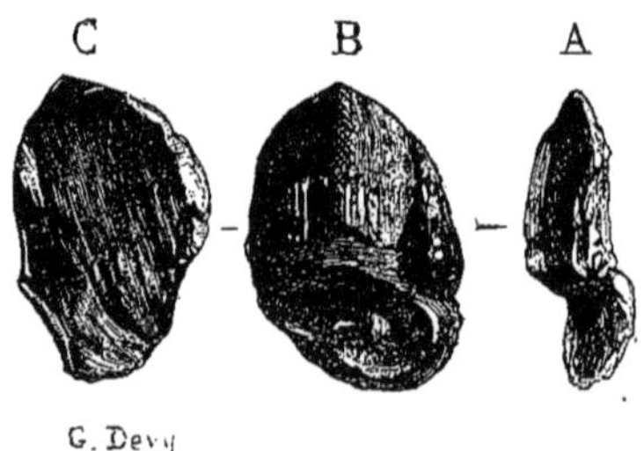

Fig. 104. — Déformation latérale, deuxième degré. (Revolver d'ordonnance, distance 6 mètres.) Comme la précédente, cette balle avait atteint un fémur sans le fracturer.

A, la balle déformée, une de ses moitiés est C, déjetée en bas, — B, sa face externe, — sa face interne qui a été en contact avec l'os.

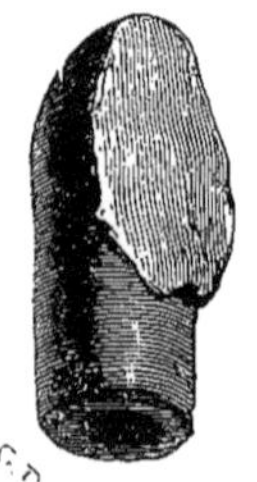

Fig. 105. — Déformation latérale, premier degré. (Balle de fusil Gras, distance 1,500 mètres.) Le projectile avait laissé une simple empreinte sur une diaphyse fémorale.

cependant donne dans son travail la photographie d'un certain nombre de balles, présentant exactement les déformations que nous avons décrites en 1885.

L'examen des vêtements du blessé fournira encore quelques renseignements utiles; Delorme a montré que l'orifice d'entrée, fait comme à l'emporte-pièce, « présente toujours des dimensions semblables à celles de la balle, c'est-à-dire le calibre du petit doigt qui s'y trouve exactement serré ». Il n'en est plus de même de l'orifice de sortie. Lorsque la balle a simplement traversé les parties molles, cet orifice irrégulier, déjeté en dehors, offre des dimensions un peu plus considérables, mais encore en rapport avec celles de l'orifice d'entrée; si, au contraire, une diaphyse a été fracturée, l'orifice de sortie sur les vêtements possède une étendue très grande : « Ses bords sont formés de larges lambeaux triangulaires ou quadrangulaires, en volets déjetés en dehors, parfois entourés de petits trous caractéristiques, faits par les fragments de la balle, ou par de petites esquilles chassées du membre. Il suffit d'avoir vu un de ces orifices ainsi agrandi pour porter sur-le-champ et avec sûreté le diagnostic de fracture diaphysaire. » (Delorme.)

Pronostic. — Les fractures des os par armes à feu constituent toujours un accident grave. Quelques blessés succombent sur le champ de bataille, par hémorragie due à la lésion des gros vaisseaux; d'autres, comme sidérés par le schock, ne peuvent reprendre connaissance ou sont emportés par la gangrène septique, qui complique si souvent cet état; nous connaissons la série d'accidents auxquels restent exposés ceux qui échappent à ces premières causes générales de léthalité. Il n'y a donc rien de surprenant à voir, dans les statistiques des différentes guerres, les coups de feu des os fournir un chiffre de mortalité assez élevé. Cet état particulier, que nous avons décrit sous le nom de schock, est tellement commun en semblable occurrence, que l'on doit le considérer comme un symptôme, non comme une complication des fractures par armes à feu.

Suivant les circonstances, il existe sur les parties molles, tantôt un seul, tantôt deux ou plusieurs orifices. Nous rappelons que l'existence d'un seul orifice n'est pas toujours la preuve de la présence d'un projectile dans l'intérieur de la blessure, il peut être tombé au dehors; de même, de ce qu'on trouvera deux ou plusieurs orifices de sortie, il ne faudrait pas se hâter de conclure qu'il n'y a aucun projectile dans la plaie. Nous savons que les balles sont susceptibles de se fragmenter; de plus, dans certaines circonstances (guerres civiles, guerres algériennes ou coloniales), les fusils sont parfois chargés de plusieurs projectiles.

En parlant des plaies par armes à feu, nous avons décrit les principaux caractères des orifices d'entrée et de sortie (p. 173); nous ne reviendrons pas sur le mécanisme qui préside à leur formation.

Marche. Complications. — Comme le fait remarquer judicieusement FISCHER, la marche des fractures des os par armes à feu diffère notablement de celles que l'on observe dans la vie ordinaire; en effet, dans la pratique civile, les lésions des parties molles aggravent singulièrement le traumatisme osseux et souvent même ont une importance bien plus grande; en chirurgie d'armée, au contraire, la lésion osseuse est capitale, les altérations des parties molles n'ont qu'une importance relative. Les fractures simples sont susceptibles de guérir sans complication, à condition toutefois qu'elles ne soient pas infectées ou que la désinfection ait pu être rigoureuse. Quelle que soit du reste la fracture, si les dégâts sont compatibles avec la conservation du membre, les phénomènes que l'on observera par la suite dépendront de l'état aseptique ou septique du foyer. Le foyer est-il aseptique, la guérison sera rapide, sans nécrose. Presque inconnu jadis, ce mode de guérison deviendra de plus en plus commun dans les guerres à venir, et les résultats obtenus par REYER et BERGMANN pendant la guerre russo-turque nous en sont un sûr garant. Si au contraire le foyer de fracture infecté n'a pu être convenablement aseptisé, on ne tardera pas à voir survenir la suppuration avec toutes ses conséquences : ostéite, ostéomyélite. Si l'on parvient à limiter l'infection, le blessé peut guérir, après élimination de nombreuses esquilles. Pour que le foyer traumatique se ferme, il faut que toutes les parties osseuses mortifiées soient éliminées; de longs mois sont souvent nécessaires. Parfois, les trajets fistuleux sont obturés depuis de longues années, lorsque survient brusquement une nouvelle poussée inflammatoire. Après une période de suppuration dont la durée est variable, une esquille est éliminée spontanément ou extraite par le chirurgien.

Traitement. Principes généraux. — Sur le champ de bataille, à moins d'indication urgente, absolue, le chirurgien doit se borner à reconnaître l'existence de la fracture par des manœuvres extérieures, à obturer l'orifice ou les orifices de la plaie à l'aide de tampons antiseptiques, puis à mettre le blessé dans les meilleures conditions possibles pour que les brancardiers puissent le transporter jusqu'à l'ambulance de première ligne.

La construction des appareils, en semblable circonstance, exige de la part du chirurgien une grande initiative personnelle, et de la part des aides une instruction technique qui, malheureusement, leur fait trop souvent défaut.

Le blessé arrive à l'ambulance. Faut-il se hâter de défaire l'appareil provisoire afin de procéder de suite à l'exploration de la plaie, à l'extraction des corps étrangers et des esquilles? Tel n'est pas notre avis. Parmi les blessés atteints de fractures, il en est plusieurs qui, munis d'un bon appareil, arriveraient à supporter les fatigues d'une évacuation; pour d'autres, semblable conduite serait téméraire; les chirurgiens de l'ambulance procéderont méthodiquement à ce triage.

Exploration de la plaie, extraction des esquilles et corps étrangers. — Si l'exploration a été jugée nécessaire, il faut la pratiquer sans retard, et cela en se conformant sévèrement aux préceptes de la méthode antiseptique; donc après avoir nettoyé le membre, ainsi qu'il a été dit à propos des fractures compliquées de plaies, le chirurgien désinfectera le foyer de la blessure. De tous les instruments d'exploration, le meilleur est assurément l'index; si la plaie se trouve trop étroite pour permettre son introduction, les débridements sont parfaitement autorisés. L'extraction des corps étrangers, l'ablation des esquilles doivent être faites séance tenante, puis, après avoir à nouveau désinfecté le foyer et placé des drains, on procédera à l'immobilisation. Après de nombreuses discussions sur la conduite à tenir relativement aux esquilles dans les plaies par armes à feu, les chirurgiens, d'un accord unanime, conseillent l'extraction des esquilles libres et des esquilles secondaires dont les adhérences ne sont pas considérables; en effet, si on les respectait, elles seraient englobées au milieu du cal, ou formeraient ultérieurement des séquestres. Les esquilles circonscrites par des fêlures, qui n'ont subi aucun déplacement, dont les adhérences au périoste sont absolument conservées, doivent être respectées.

L'immobilisation dans les fractures par armes à feu, comme du reste dans toutes les fractures en général, constitue la partie véritablement importante du traitement, celle à laquelle le chirurgien veillera avec la plus grande sollicitude. Différents appareils (gouttières plâtrées, gouttières métalliques de Sarrazin, appareils en zinc de Champenois, Raoult-Deslongchamps), seront employés suivant les circonstances. Relativement aux indications des amputations, nous renvoyons à ce qui a déjà été dit.

CHAPITRE V

MALADIES DU CAL

§ 1er. — Cal douloureux.

Bibliographie. — Thiéden, *Progrès ultérieurs de la chir.*, trad. franç., Paris, 1777. — Guyot, *Accid. consécut. aux fract.*, *Arch. gén. de méd.*, février 1836. — Coulon, *Traité des fract. chez les enfants*, 1861. — Richet, *Progrès méd.*, 1874. — Gosselin, *Clin. de la Charité.*

Thèses de Paris. — 1841, Laugier (Conc.). — 1875, Pasturaud.

Définition. — Dans quelques circonstances, à la suite d'une consolidation régulière ou vicieuse, plus souvent, il faut bien le dire, dans ces derniers cas, on voit survenir des douleurs dont aucune lésion appréciable ne peut de prime abord expliquer la production, c'est le *cal douloureux.* Cette affection a été principalement étudiée par Malgaigne, Gosselin, Pasturaud.

D'après ce dernier auteur, les fractures qui donnent lieu à des cals douloureux sont fréquemment, aussitôt après le traumatisme, accompagnées de souffrances violentes qui se font sentir pendant toute la durée du traitement.

Symptômes. — Absolument semblables aux crises névralgiques, les douleurs qui siègent dans le cal, tantôt continues, tantôt intermittentes, surviennent à propos du moindre choc, d'un mouvement insignifiant, parfois même spontanément. Dans quelques observations citées par Gosselin, les douleurs très vives, presque continuelles, s'exaspéraient encore pendant la nuit; dans les antécédents des blessés, cependant, on ne put découvrir aucune trace de syphilis. De même que pour les cicatrices, les influences atmosphériques, les oscillations barométriques ont une action considérable sur l'apparition et l'exacerbation des souffrances.

Ces accidents s'accompagnent d'autres complications non moins importantes. On observe des troubles de la sensibilité (anesthésie, hyperesthésie), des troubles de la motilité (spasmes, contractures, paralysies) ou des troubles de nutrition (atrophie, altérations de la peau).

Pathogénie. — Ces douleurs, ces troubles divers sont absolument analogues à ceux que nous avons étudiés parmi les accidents consécutifs des lésions des nerfs; aussi n'est-on pas surpris de voir des altérations nerveuses signalées dans presque toutes les observations (inflammation ou dégénérescence) consécutives à la blessure d'un nerf, soit par l'agent du traumatisme, soit par une esquille osseuse au moment de la fracture (dans le cas de Swann, cité par Hamilton (*Archiv. gén. de méd.*, t. II, p. 174, 1837); au point où le nerf avait été lésé s'était développé un névrome; on a vu encore un filet nerveux plus ou moins volumineux englobé dans un cal ou distendu et repoussé par lui.

Telles sont les principales lésions nerveuses que l'on rencontre pour expliquer les douleurs du cal, mais il est dans la science un certain nombre d'observations dans lesquelles aucune lésion nerveuse n'a pu être invoquée. C'est alors qu'après Théden quelques auteurs ont cru à la persistance de phénomènes inflammatoires. Gosselin invoqua une ostéite spéciale dont le caractère serait la persistance et la continuité de la douleur, l'*ostéite à forme névralgique;* lorsque plusieurs années se sont écoulées, comme on ne peut plus incriminer la persistance de l'inflammation, le même auteur qualifie cet état du nom d'*ostéo-névralgie*, ajoutant du reste qu'il lui est impossible de donner du phénomène une explication satisfaisante. Guyot fait intervenir l'état général et voit dans ces douleurs une manifestation rhumatismale, goutteuse ou syphilitique.

Pronostic. — Le cal douloureux constitue une affection grave, la persistance et la violence des douleurs étant susceptibles d'altérer la santé du sujet; de plus, lorsqu'il existe une lésion nerveuse manifeste, des accidents sérieux peuvent survenir du côté de la nutrition, des mouvements, etc. La guérison, d'après Gosselin, serait la règle dans les cas simples (ostéo-névralgie); mais parfois il faut l'attendre pendant de longues années.

Traitement. — La thérapeutique doit être basée sur la nature même de la maladie. Lorsqu'il n'existe aucune lésion appréciable, on aura recours aux révulsifs, aux frictions ou aux injections hypodermiques; dès que ces procédés restent insuffisants, on doit songer à une intervention plus active. Si la douleur est entretenue par une altération nerveuse, on trouve des complications du côté de la motilité, de la sensibilité et de la nutrition; il faut alors rechercher à quoi est due l'altération nerveuse. Cette cause étant connue, suivant les circonstances (inclusion d'un nerf dans un cal vicieux, irritation d'un nerf par une saillie osseuse, présence d'un névrome, etc.), telle ou telle opération chirurgicale sera indiquée. Les succès obtenus par Denucé, Trélat, Ollier, ont été assez satisfaisants pour que l'on ne craigne pas d'agir. L'extension du nerf nous semble, dans la plupart des cas de ce genre, être appelée à donner de bons résultats.

§ 2. — Du cal difforme.

Bibliographie. — Clémot, *Mém. sur la résect. du fémur*, *Acad. de méd.*, 1836. — Thierry, *Redressement des os fracturés*, *l'Expérience*, 1841. — Gurlt, *Traité des fract.*, 1862. — Richet, *Union méd.*, 1875. — Nepveu, *Arch. de méd.*, 1876. — Henocque, art. Ostéotomie, *Dict. encycl.*, 1883. — Robin, *Cong. de Copenhague*, 1884. — Robin, Demons, *Cong. de chir.*, Paris, 1885.

Thèses de Paris. — 1822, Jacquemin. — 1827, Bérard (Agrég.). — 1841, S. Laugier (Concours). — 1880, Pradignac. — 1883, Campenon (Agrég.). — 1885, Morin. — 1886, Pousson (Agrég. Bibliog.).

Thèse de Lyon. — 1882, Gangolphe.

Lorsque le déplacement primitif d'une fracture n'a pas été corrigé, le cal reste difforme. La figure 107 représente une fracture du fémur dans laquelle le chevauchement a produit un raccourcissement notable. Sur les membres à deux os, il n'est pas rare de voir les quatre fragments englobés dans une masse osseuse (fig. 106), ou bien les extrémités osseuses se sont réunies deux à deux; mais les fragments, au lieu de se souder avec leur congénère, se sont soudés à l'os voisin. Dans ces diverses circonstances, on dit qu'il y a

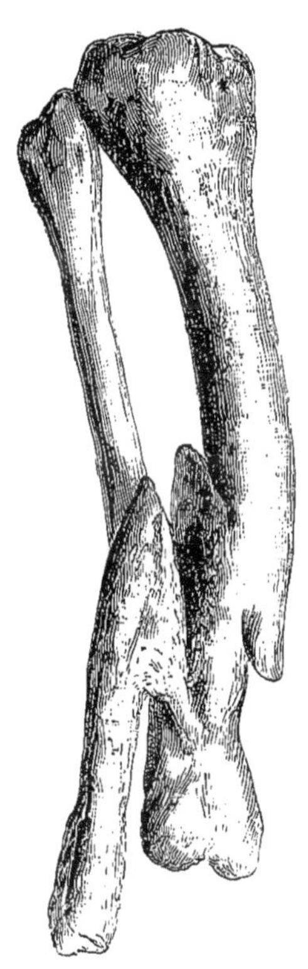

Fig. 106. — Fracture des deux os de la jambe. Consolidation vicieuse. Les fragments sont englobés dans un cal unique. (Musée du Val-de-Grâce.)

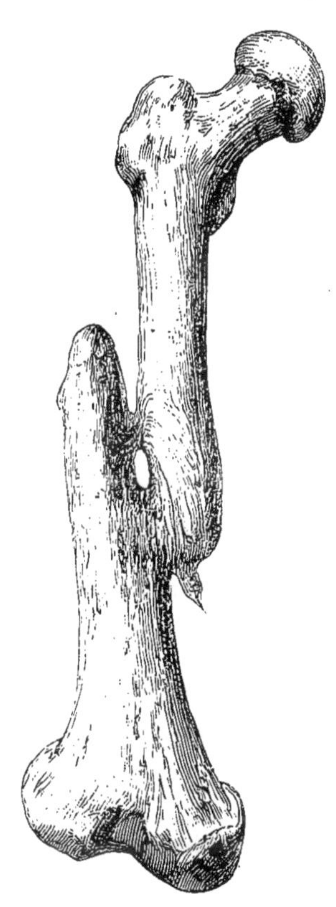

Fig. 107. — Fracture oblique du fémur avec chevauchement. Consolidation vicieuse. (Musée du Val-de-Grâce.)

un *cal difforme*. Le cal peut s'être formé aussi dans des conditions à peu près ordinaires, mais une fois la consolidation terminée par suite de la persistance du travail inflammatoire qui a amené la guérison, ou pour tout autre motif, le volume de ce tissu de nouvelle formation a augmenté, de là encore l'existence de nouvelles difformités.

Ces consolidations vicieuses déterminent un certain nombre de lésions que Janin a réunies dans l'exposé suivant :

1° Les cals angulaires ou sigmoïdes entraînent la déviation du membre ou l'altération de ses fonctions;

2° Le raccourcissement ou l'allongement du membre produit la claudication;

3° Lorsque le cal comble l'espace interosseux, il détruit à l'avant-bras les mouvements de pronation et de supination;

4° Les prolongements accidentels autour des articulations, les changements dans la direction des surfaces articulaires, les déviations des apophyses anormales gênent les mouvements articulaires;

5° Lorsque les os qui entourent les grandes cavités splanchniques sont vicieusement consolidés, on remarque des troubles fonctionnels des organes contenus dans ces mêmes cavités;

6° Enfin la douleur, l'ulcération et la suppuration des parties molles, soulevées par des pointes osseuses, peuvent, dans quelques cas, condamner le malade à une infirmité parfois incurable.

Il n'est pas étonnant de voir les malheureux dans ces conditions venir implorer le chirurgien, le supplier de remédier à leur infirmité et de les remettre dans une position qui leur permette de pourvoir à leur subsistance.

Traitement. — Les principaux moyens que nous pouvons opposer aux cals difformes sont : 1° le redressement du cal; 2° la rupture du cal; 3° la section; 4° la résection.

1° *Redressement du cal.* — Ce procédé ne peut être employé que pendant le cours de la consolidation ou pendant les premières semaines qui la suivent; en moyenne, on peut essayer le redressement du vingt-cinquième au soixantième jour. On a recours, dans ce but, à l'extension et à la compression. Un moyen que nous conseillons est celui mis en usage par VERNEUIL pour le redressement du genu valgum. Après avoir installé l'extension et la contre-extension, s'il s'agit de corriger un déplacement angulaire : le chirurgien place, à quelques centimètres au-dessus ou au-dessous du sommet de l'angle, deux colliers d'ouate assez épais maintenus par de légers tours de bande, puis applique une attelle solide qui représentera la base du triangle. A l'aide d'une bande en caoutchouc enroulée sur le membre et sur l'attelle, il exerce une compression sur le cal et le ramène peu à peu. Si ce moyen inoffensif ne suffisait pas, on pourrait, à l'exemple de DESGRANGE (de Lyon), faire construire un appareil qui permettrait d'agir d'une façon plus rigoureuse à l'aide d'une vis et d'une pelote.

2° *Rupture du cal.* — On désigne sous le nom de rupture du cal ou d'ostéoclasie la division artificielle des os sans lésion de la peau; elle se fait par deux procédés : ostéoclasie manuelle et ostéoclasie mécanique. L'ostéoclasie manuelle est naturellement d'un usage assez limité; tantôt le chirurgien fracture l'os en augmentant ou diminuant l'angle formé par le cal, ou bien procède comme pour rompre un bâton en s'aidant du genou; ou bien encore, l'os portant à faux sur le bord d'une table, il se sert du membre comme bras de levier.

L'ostéoclasie mécanique, moyen beaucoup plus puissant, a été employée pour la première fois au siècle dernier par BOSCH, en 1783; plus tard par ŒSTERLEN, dont l'appareil fut ensuite modifié par BLASIUS et MAISONNEUVE (1844). RIZZOLI (1845), MENRIQUE (de Madrid), BUCHTER imaginèrent des appareils nouveaux. COLIN, à son tour, a proposé un ostéoclaste qui nous semble très commode; dans ces dernières années, il l'a encore modifié. Un élève d'OLLIER, ROBIN, a aussi fait construire à Lyon une machine très puissante, spécialement destinée au genu valgum. Tous ces instruments, depuis la machine que BOSCH avait employée et à laquelle il avait donné le nom peu harmonieux de *dysmorph-ostéo-palinklaste*, partent d'un même principe : placer le membre de façon qu'il repose sur des coussins situés à quelque distance au-dessus et au-dessous du cal, de façon que celui-ci ne soit pas soutenu, puis, à l'aide d'une vis de pression jouant dans un écrou, fracturer le tissu de nouvelle formation. Cette opération est plus facile sur l'enfant que sur l'adulte. BOSCH prétendait que l'on pouvait y avoir recours sans inconvénient six et même sept mois après l'accident. SKEY (*Med. Chirurg. Trans.*, t. XLII, p. 23) a rompu un cal vicieux de la jambe, treize mois après l'accident; le sujet, enfant de quinze ans, guérit avec raccourcissement. BILLROTH appliqua l'ostéoclaste de RIZZOLI quatre ans après la fracture sur une jeune femme de vingt-huit ans. Les douleurs consécutives à la rupture furent vives, mais la patiente guérit néanmoins, et quoique la consolidation ait été un peu lente, il n'y eut pas de raccourcissement. CAMPENON, dans sa thèse d'agrégation, a donné une statistique de 123 cas d'ostéoclasie, il n'y eut aucun décès. Les résultats se divisent en 64 parfaits, 28 incomplets dont 2 seulement très médiocres, 29 résultats inconnus.

3° *Section du cal.* — L'ostéotomie peut se faire à ciel ouvert ou par la méthode sous-cutanée (LANGENBECK). Dans le premier cas, on sectionne les parties molles jusqu'au cal, puis, après avoir pris des précautions pour ne pas léser les organes importants qui pourraient se trouver dans le voisinage, on scie le cal perpendiculairement.

Le procédé de LANGENBECK, dit BILLROTH (*Path. chir. gén.*, p. 259) consiste « en une petite incision allant jusqu'à l'os, pratiquée sur la partie correspondant à la déviation; par cette ouverture, vous faites passer un trépan de moyenne dimension, et vous perforez l'os, sans toutefois traverser les parties molles situées du côté opposé, vous retirez le trépan et vous introduisez dans l'ouverture une petite scie très mince et très fine, vous divisez dans une direction transversale, d'abord un des côtés, puis l'autre, jusqu'à ce que vous puissiez briser le reste à la main; on donne ensuite une bonne direction à l'os et on traite le tout comme une fracture compliquée ».

Ce procédé nous paraît d'une exécution difficile; avec la méthode antiseptique, il est préférable d'attaquer le cal directement et à ciel ouvert.

Les sections de ce genre se font aujourd'hui avec le ciseau qui, comme le dit BILLROTH, est le véritable bistouri des os. On ne doit couper avec le ciseau qu'une portion de substance nécessaire pour permettre de relever ensuite l'os de la main, et de briser ainsi la partie épargnée par l'instrument.

4° *Résection.* — Pratiquée d'abord par LEMERCIER et RIECKE, cette opération consiste à enlever une portion plus ou moins considérable du cal dans toute son épaisseur.

En 1834, CLÉMOT (de Rochefort) modifia entièrement ce procédé à l'aide de deux traits de scie, il enleva une portion du cal en forme de coin pris aux dépens de l'angle saillant. Ceci fait, il put facilement fracturer le restant du cal et replacer le membre dans une position convenable; cette méthode a donné de bons résultats; on fait encore des résections partielles lorsque le cal se trouve hérissé de saillies qui viennent irriter les parties molles.

Tels sont les quatre principaux moyens employés pour remédier à ces sortes de difformités. Nous abandonnons à l'histoire l'emploi du séton passé à travers la substance même du cal pour en déterminer le ramollissement (REINHOLD).

Dans le choix du procédé, le chirurgien se laissera guider par le temps écoulé depuis la consolidation. Si le cal est récent, l'extension jointe à la compression constituent les seuls moyens qui doivent être mis en usage; si le laps de temps est déjà manifestement trop long, on songera à la résection ou à la rupture du cal.

Parallèle de l'ostéotomie et de l'ostéoclasie dans le traitement des cals vicieux. — En 1880, à la suite d'une discussion qui eut lieu à la Société de chirurgie à propos d'un cas rapporté par LE DENTU, la cause de l'*ostéoclasie* semblait gagnée dans l'esprit de la majorité des chirurgiens français. Depuis cette époque, les résultats fournis par l'*ostéotomie antiseptique* étant des plus satisfaisants, les idées se sont un peu modifiées. Les documents relatifs à la valeur comparative des deux opérations ont été recueillis par CAMPENON, auquel ils ont fourni l'objet d'une étude critique remarquable.

L'auteur, accumulant les statistiques de GURLT, BILLROTH, VOLKMANN, NEPVEU, GANGOLPHE, obtient, en y ajoutant 18 faits, 123 observations dans lesquelles l'ostéoclasie a été employée dans le traitement des cals vicieux. Ces 123 observations se décomposent ainsi :

Résultats parfaits	64
Améliorations	28
Résultats très imparfaits	2
Résultats inconnus	29

D'autre part, 34 cas d'ostéotomie antiseptique pratiquée pour remédier à des cals vicieux ont donné :

Succès complets	21
Raccourcissements notables	3
Nécessité d'un appareil	2
Résultats inconnus	8

Dans les deux statistiques, aucun décès, et relativement aux résultats définitifs, la supériorité semble acquise à l'ostéotomie.

Cette dernière opération paraît, du reste, absolument inoffensive. WILLIAM MACEWEN, de Glascow, a pratiqué, en s'entourant de toutes les précautions voulues, 835 ostéotomies pour des lésions de toute nature sur 557 membres, et n'a pas perdu un seul malade des suites de l'opération. Trois succombèrent, emportés l'un par une pneumonie, l'autre par une méningite tuberculeuse et le troisième par la diphtérie. Ces décès ne sauraient légitimement être attribués à l'opération; cependant ces différentes ostéotomies ont été faites pour des cas de genu valgum et d'ankyloses vicieuses de la hanche et du genou, le voisinage des articulations rendait donc l'intervention particulièrement dangereuse.

Devant ces résultats on peut conclure avec l'auteur que l'ostéotomie antiseptique est une des opérations les plus sûres de la chirurgie; de plus, on substitue ainsi à une intervention brutale et mécanique, l'ostéoclasie, une opération réglée et intelligente. Dans quelques circonstances ces moyens ne suffisent pas, on est obligé de recourir à de véritables résections. En 1879, nous avons pu voir à la Pitié un malade qui, à la suite d'une fracture de l'extrémité inférieure de la jambe, avait le pied consolidé à angle droit sur le membre inférieur, Verneuil fit une véritable résection et remit le membre dans une position convenable. Les opérations nécessitées pour les cas de ce genre ont été étudiées et décrites avec soin par Bide dans sa thèse sur les résections anaplastiques (Paris, 1879).

§ 3. — Pseudarthroses.

Bibliographie. — Fleury, *Considér. sur les causes qui peuvent retarder ou empêcher, etc.*, *Arch. gén. de méd.*, 2e série, t. XIV, 1837. — Jobert (de Lamballe), *Bull. de l'Acad. de méd.*, 1840. — Lepiez, *Influence de la grossesse, Journ. de chir.*, t. III, 1845. — Brouard, *Mém. sur les fract. non réunies*, Paris, 1854. — Jose Josan, *Trait. des pseud. par l'autopl. périost.*, Paris, 1860. — Denucé, *Mém. de la Soc. de chir.*, 1863. — Bérenger-Féraud, *Traité des fract. non consolidées ou pseudarthroses*, Paris, 1871. — Mozziotti, *Il Morgagni*, 1872, t. XIV, p. 586. — Dlanhy, *Wien. Med. Press.*, 1872. — Trendelenburg, *Septième congrès des chirurgiens allemands*, 1877. — Von Heine, *Arch. f. klin. Chir.*, 1878. — Harrisson, *Brit. Med. Jour.*, 1878. — Weir's, *Report to Pathol. Soc. Med. Record*, mars 1879. — Oré, *Mém.* et *Bull. de la Soc. de méd. et chir. de Bordeaux*, 1880. — Le Fort, *Bull. de la Soc. de chir.*, 1882. — Mathieu, *Arch. gén. de méd.*, déc. 1883. — Turner, *The Lancet*, 1884. — Ollier, *Traité des résections*, 1885. — Lackmann, *Zur operativem Behandlung der Pseudarthrosen der Oberschenkels Greifswald*, in-8°. — Bonome, *Pathogénie, Arch. per le scienze med.*, t. III, 1886. — Berger, *Revue de chir.*, 1887. — Helferich, *Artifice pour favoriser la formation du cal, Berl. Klin. Woch.*, 1887. — E. Rochard, art. Pseudarth., *Dict.*, *encyclop.*, 1889.

Thèses de Paris. — 1833, Bérard (Conc.). — 1848, Bleu. — 1867, Puel. — 1869, Vételay. — 1870, Durand. — 1872, D'Hubert. — 1873, Roy de Clotte, Muret. — 1876, Boutry. — 1877, Watier. — 1881, Fouilloux, Ludot.

Définition. — Dans quelques circonstances, malgré toutes les précautions qu'a pu prendre le chirurgien, on constate, après de longs mois de traitement, que les fragments osseux ne se sont nullement soudés l'un à l'autre; la mobilité anormale est aussi grande qu'aux premiers jours. Chez d'autres malades, la mobilité est moindre qu'après l'accident, mais le squelette, loin d'être rigide comme après une consolidation régulière, présente au foyer de la solution de continuité un centre de mouvements plus ou moins étendus. On dit alors qu'il existe une articulation contre nature ou anormale, une fausse articulation, une *pseudarthrose*.

Classification. — Il faut se garder de confondre la pseudarthrose avec le simple retard de consolidation. On voit des fractures dans lesquelles le travail de formation du cal est très lent; au lieu d'être réunis après six semaines, deux mois, comme c'est l'habitude, les fragments, dans les cas qui nous occupent, ne le sont qu'après six, huit, dix mois; mais laissez le malade au repos et la guérison s'effectuera sûrement. Doit-on ranger ces retards de consolidation parmi les pseudarthroses? Non, certes, et c'est pour n'avoir pas fait cette distinction que plusieurs auteurs ont publié des faits dans lesquels la guérison de prétendues pseudarthroses avait été facile et rapide.

Cette première distinction établie, nous diviserons les pseudarthroses en deux classes : pseudarthroses simples; pseudarthroses compliquées.

A. *Pseudarthroses simples.* — Dans la première catégorie nous rangerons :

1° Les pseudarthroses avec complète indépendance des extrémités osseuses ou pseudarthroses flottantes;

2° Les pseudarthroses dans lesquelles les fragments osseux sont réunis par des tractus fibreux plus ou moins longs, pseudarthroses fibreuses de GERDY, pseudo-synarthroses (DENUCÉ);

3° Les pseudarthroses dans lesquelles, entre les deux fragments, s'est formée une véritable articulation avec cartilages, membranes synoviales, etc., pseudarthroses synovio-cartilagineuses (GERDY), pseudo-diarthroses (DENUCÉ), pseudarthroses fibro-synoviales (BÉRENGER-FÉRAUD).

B. *Pseudarthroses compliquées.* — Avec ROY DE CLOTTE, nous classerons dans ce groupe les cals dans lesquels les extrémités osseuses sont le siège de lésions diverses qui ont arrêté la consolidation (pseudarthroses ostéophytiques de BÉRENGER-FÉRAUD).

Nous allons examiner rapidement ces variétés.

1° *Pseudarthrose flottante.* — Les extrémités osseuses séparées se sont cicatrisées isolément, elles sont libres et flottantes au milieu des parties molles. Deux variétés peuvent être observées : les fragments s'effilent en cône, comme dans certains moignons (fig. 108), ou bien l'un d'eux se renfle en massue; on y voit des végétations osseuses plus ou moins développées, la nature semble avoir fait là une première tentative de réunion.

2° *Pseudarthrose fibreuse.* — Les fragments osseux sont réunis par une masse fibreuse, véritable cal fibreux, située entre leurs extrémités, ou par des tractus de même ordre placés périphériquement et qui forment autour des fragments un manchon ligamenteux. Deux variétés :

a. Pseudarthrose fibreuse avec déplacement. — Les fragments sont simplement chevauchés l'un sur l'autre ou forment entre eux un angle plus ou moins aigu.

b. Pseudarthrose fibreuse sans déplacement avec ou sans écartement des fragments. — La pseudarthrose sans déplacement ni écartement des extrémités osseuses est de toutes la plus bénigne. Si le travail réparateur survient, les pièces du squelette se trouvant dans une bonne position, le malade se rétablira sans difformité.

3° *Pseudarthrose fibro-synoviale.* — Les extrémités osseuses sont unies par une sorte de capsule périphérique, leur surface libre est dans certains cas recouverte de véritables cartilages entre lesquels s'est développée une synoviale complète. Il y a donc eu formation d'une nouvelle articulation ; ajoutons que parfois un des fragments se dispose en cavité, l'autre en massue, et qu'ainsi se forme une sorte d'enarthrose. L'existence des parties constituantes de ces nouvelles articulations de la capsule, par exemple, a été niée par divers auteurs, entre autres par Boyer et Anesbury. Aujourd'hui des faits nombreux rapportés par Sylvestre, Home, Kunholtz, Cruveilhier, J. Cloquet,

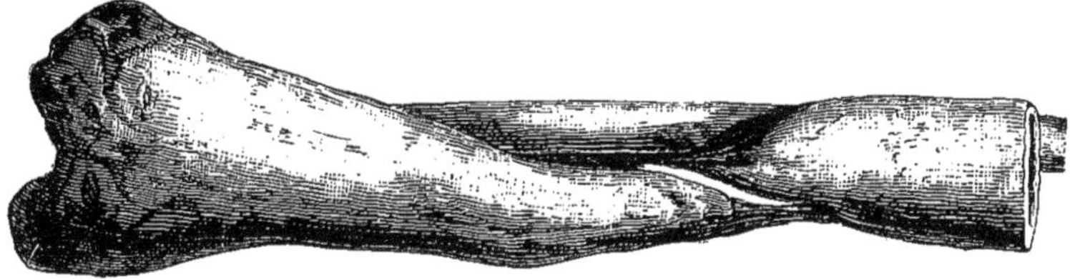

Fig. 108. — Pseudarthrose du tibia. (Musée du Val-de-Grâce.)

Chassaignac, Malgaigne, ne permettent pas le moindre doute à ce sujet. Ces fausses articulations présenteraient absolument la structure des articulations normales ; l'analogie irait même plus loin, elles pourraient être le siège d'arthrites, d'ankyloses, etc.

4° *Pseudarthrose compliquée.* — Dans ce groupe nous rangerons tous les cas dans lesquels le défaut de consolidation résulte d'une altération morbide du squelette occasionnée : 1° par la lésion elle-même (ostéite, ostéopériostite, ostéo-myélite) ; 2° par le développement d'une affection antérieure intercurrente (cancer, tubercules, hydatides). Les pseudarthroses avec production de stalactites osseuses ne sont pas rares ; celles de la dernière classe, au contraire, se forment uniquement dans des cas particuliers.

Étiologie. — Les causes de la pseudarthrose ont été divisées par les auteurs en causes générales et causes locales. Parmi les causes générales on a fait rentrer toutes les affections qui de près ou de loin pouvaient influer sur la consolidation de la fracture. Bérenger-Féraud propose de les classer comme suit :

A. Causes générales.	I. Influences extérieures.	Pays. Saison.		
	II. Influences personnelles.	1° Physiologiques.	Age. Sexe. Relation des pseudarthroses aux fractures. Prédisposition de certains os. Régime. Grossesse. Lactation. Onanisme. Influences morales.	
		2° Morbides.	Maladies aiguës telles que	Variole. Typhus. Fièvre typhoïde. Érysipèle. Scorbut.
			Maladies chroniques telles que	Scrofule. Goutte. Syphilis. Cancer. Rachitisme.
		3° Influences toxiques.	Métaux altérants. Plantes. Eaux minérales.	

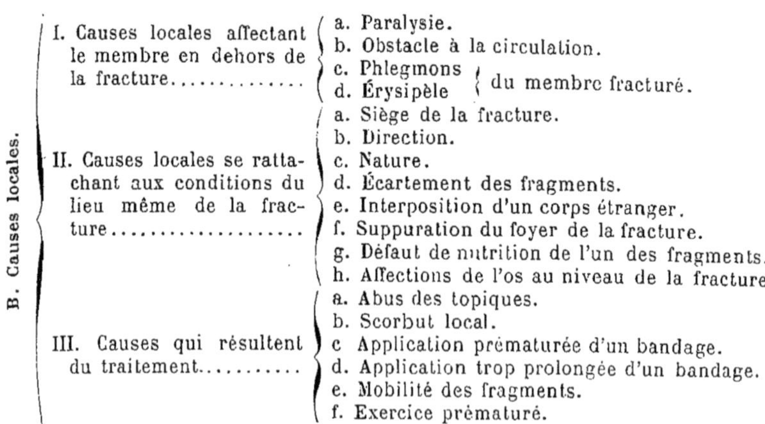

B. Causes locales.		
	I. Causes locales affectant le membre en dehors de la fracture.............	a. Paralysie. b. Obstacle à la circulation. c. Phlegmons } du membre fracturé. d. Érysipèle } du membre fracturé.
	II. Causes locales se rattachant aux conditions du lieu même de la fracture....................	a. Siège de la fracture. b. Direction. c. Nature. d. Écartement des fragments. e. Interposition d'un corps étranger. f. Suppuration du foyer de la fracture. g. Défaut de nutrition de l'un des fragments. h. Affections de l'os au niveau de la fracture.
	III. Causes qui résultent du traitement...........	a. Abus des topiques. b. Scorbut local. c Application prématurée d'un bandage. d. Application trop prolongée d'un bandage. e. Mobilité des fragments. f. Exercice prématuré.

A. **Causes générales.** — I. *Influences extérieures.* — L'influence du climat, des saisons, des contrées, est des plus banales; pour l'établir, des statistiques rigoureuses et générales seraient nécessaires, or elles sont à faire.

II. *Influences personnelles.* — 1° *Influence physiologique.* — Des statistiques de MALGAIGNE, GURLT et BÉRENGER-FÉRAUD on peut conclure que :

1° Les pseudarthroses sont surtout fréquentes de vingt à trente ans. Ceci n'a rien qui doive nous surprendre, si l'on veut bien se rappeler que c'est aussi la période durant laquelle les fractures sont le plus nombreuses;

2° Les pseudarthroses sont huit fois plus communes chez l'homme que chez la femme (BÉRANGER-FÉRAUD);

3° Les pseudarthroses se rencontrent surtout sur les segments de membre dont le squelette est constitué par un seul os, cuisse, bras; elles sont relativement plus rares à l'avant-bras et à la jambe.

D'une façon générale, on les observe plus souvent au membre inférieur qu'au membre supérieur, le rapport serait dans la proportion de 1,29 à 1. La proportion contraire existe pour les fractures.

2° *Influences morbides.* — Toutes les causes débilitantes (mauvais régime, lactation, onanisme, nostalgie, etc.), entraînant une altération de la nutrition, peuvent influer sur la formation du cal et retarder la consolidation. C'est également par les perturbations qu'elles déterminent dans la nutrition qu'agissent les différentes maladies aiguës, ainsi que le scorbut ou la syphilis. Lorsqu'une fracture se produit chez un cancéreux dont les os sont sains, la réparation s'effectuera; mais si le traumatisme réveille la diathèse, ou si la solution de continuité a porté sur un os déjà envahi par le néoplasme, il y a de grandes chances pour que la guérison n'ait pas lieu, ainsi que nous l'avons dit.

B. **Causes locales.** — 1° *Causes affectant le membre en dehors de la fracture.* — Dans ce groupe rentrent la paralysie, les obstacles à la circulation, les phlegmasies. La paralysie peut être préexistante à la fracture; un certain nombre de faits cités par TRAVERS, CLOSE, semblent prouver la tendance à la non-consolidation; en revanche, dans maintes observations, la guérison a eu lieu sans accident. La paralysie, au contraire, se produit au moment du traumatisme, par suite d'une lésion nerveuse concomitante; si elle est passagère, la formation du cal ne sera que retardée; mais si elle persiste, des troubles trophiques ne tardent pas à se montrer, la réparation du tissu osseux est dès lors gravement compromise.

L'influence des obstacles à la circulation paraît encore mal établie; dans plusieurs fractures, le chirurgien s'est vu obligé de lier l'artère principale du membre et la consolidation a seulement été ralentie.

Les inflammations accidentelles sont aussi susceptibles de retarder la guérison, mais elles ne l'entravent pas complètement.

2° *Causes qui se rattachent aux conditions du lieu même de la fracture.*

a. *Siège et direction de la fracture.* — Ces deux facteurs agissent de la même façon, par la difficulté qu'a le chirurgien à maintenir les fragments en contact (fractures du col chirurgical de l'humérus, fractures obliques).

b. *Nature de la fracture.* — La nature de la fracture a sur la marche de la guérison une influence incontestable. Nous avons montré que les plaies des os par instrument tranchant avaient une faible tendance à la réunion.

Parmi les lésions qui exposent ensuite le plus aux pseudarthroses, viennent les plaies par armes à feu. Sur 233 pseudarthroses réunies par Gurlt, on trouve 67 fractures compliquées ordinaires et 166 par coups de feu. Nous avons déjà insisté sur les caractères spéciaux des fractures par armes à feu, et comme, toutes choses égales d'ailleurs, les solutions de continuité des os ont d'autant moins de tendance à se réunir qu'elles sont plus compliquées, il n'est pas étonnant que les lésions des os par projectiles de guerre occupent ici un rang élevé.

c. *Ecartement des fragments. Mobilité incessante. Interposition d'un corps étranger.* — Denucé réunit ces trois facteurs sous le nom général de : Causes physiologiques.

Nous avons dit à propos du traitement des fractures : la réparation se fera d'autant plus rapidement que la coaptation et l'affrontement des fragments seront plus exacts, leur immobilité mieux assurée. Toute circonstance qui s'opposera à la coaptation et à l'immobilisation des parties fracturées retardera et empêchera la guérison; les causes ci-dessus énoncées, entravant les conditions essentielles de la consolidation, favorisent fatalement la production des pseudarthroses.

Plus l'écartement des fragments sera considérable, plus la fausse articulation aura de chance de se former; nous verrons que plusieurs systèmes de traitement ont pour but de remédier à l'influence néfaste de ce facteur.

« De toutes les causes relatives aux conditions dans lesquelles se trouvent les fragments, aucune n'a autant d'influence que le défaut d'immobilité; c'est là la raison unique de la formation des articulations anormales, et lorsque cette affection paraît dépendre d'autres causes, celle-ci s'y joint presque toujours comme un auxiliaire puissant. » (Sanson, art. Anorm., in *Dict. de méd. et de chir. prat.*, t. III, p. 493.)

Tous les auteurs ont insisté depuis sur la nécessité d'une immobilisation absolue.

Un corps étranger se trouve-t-il interposé entre les fragments, on comprend que sa présence constitue une condition des moins favorables à la formation du cal. Ces substances étrangères peuvent venir du dehors (projectiles divers, débris de vêtements, du harnachement, etc.), ou provenir du foyer même de la fracture (esquilles libres, masses musculaires, épanchement de sang, de pus, de sérosité).

L'interposition musculaire est rangée par Ollier (*Traité des résections*, t. Ier, p. 532) parmi les causes les plus fréquentes de la pseudarthrose. Il suffit souvent d'un tout petit fragment de tissu musculaire pour imprimer aux fragments une série de petits mouvements incessants. « L'interposition peut être *fixe ou permanente* ou, au contraire, mobile ou temporaire. La première est caractérisée par la fixation entre les fragments d'un faisceau musculaire qui ne peut se dégager dans les mouvements ; la seconde présente, au contraire, un ou plusieurs faisceaux musculaires qui, à peine interposés, à l'état de repos, tendent à s'enfoncer davantage à chaque mouvement, et à éloigner de plus en plus les fragments l'un de l'autre. Quoiqu'il n'ait qu'une mobilité limitée, le faisceau musculaire interposé suffit pour empêcher la réunion et pour servir de barrière aux processus ossifiants qui auraient de la tendance à se rejoindre. » (Ollier.)

Les débris de projectiles en plomb sont de tous les corps étrangers que nous venons de signaler ceux dont la présence est la mieux supportée ; on a vu des cals dans lesquels une balle était englobée (fig. 71).

C. **Causes qui résultent du traitement.** — Parmi les causes signalées dans la classification de Bérenger-Féraud, il en est une sur laquelle nous désirons particulièrement attirer l'attention : l'application trop prolongée du bandage. Tous les chirurgiens savent qu'il suffit, dans certains cas, de sortir un membre fracturé de son appareil pour que la consolidation, jusque-là très lente, marche avec rapidité. Cependant l'appareil était bien appliqué, l'immobilité absolue ; pourquoi, dès lors, ce retard dans la guérison? L'appareil, dit-on, s'oppose au fonctionnement de la peau, l'hématose cutanée se fait mal, il y a une sorte d'anémie locale ; le membre ainsi enfermé, rendu à la lumière, au grand air, reprendra sa vie et ses fonctions.

Symptômes et diagnostic. — Il n'existe en réalité qu'un seul signe véritablement caractéristique des pseudarthroses, la mobilité anormale des fragments dans un foyer de fracture qui devrait être consolidé.

Les mouvements que l'on communique aux fragments sont plus ou moins étendus, suivant le genre de pseudarthroses. On comprend très bien, en effet, que la mobilité soit considérable lorsqu'il y a absence complète de travail de réparation, et qu'au contraire elle soit parfois très douteuse dans les cas où un cal fibreux serré réunit les deux parties de l'os séparé.

La palpation attentive du membre peut nous donner d'utiles renseignements sur la situation des fragments l'un par rapport à l'autre, sur l'état dans lequel ils se trouvent et sur les altérations qu'ils sont susceptibles de présenter.

A ces signes physiques viennent se joindre les symptômes indirects et particulièrement l'impuissance fonctionnelle du membre.

C'est à l'aide de ces seuls symptômes, souvent très vagues, que le chirurgien est appelé à se prononcer. Or, il faut qu'il établisse l'existence de la pseudarthrose, qu'il la différencie d'avec le simple retard de consolidation, qu'il cherche enfin à déterminer la variété qui est soumise à son examen.

Après avoir, par une exploration des plus minutieuses, essayé de reconnaître l'existence de la mobilité, après s'être rendu compte de l'état des fragments, de leur situation relative, le chirurgien devra s'enquérir des circonstances dans lesquelles s'est produite la fracture, des modes de traitement qui ont été employés, des conditions matérielles et morales du blessé depuis l'accident. Il tiendra compte de la constitution du sujet, de son âge, etc.

En s'entourant de toutes ces précautions, un praticien sagace devra, malgré les difficultés, établir son diagnostic sur des bases solides, et être ainsi à même de diriger son traitement en toute connaissance de cause.

Marche et pronostic. — « La terminaison d'une fracture par fausse articulation, dit Bérenger-Féraud dans l'introduction de son Traité, est un des écueils les plus sérieux du traitement des fractures, car, privant le membre de la solidité dont il a besoin pour l'accomplissement de ses fonctions, elle le laisse perpétuellement dans un état valétudinaire, condamnant ainsi le sujet qui la porte à une considérable infirmité. »

Tel est, en peu de mots, le pronostic des pseudarthroses; il varie du reste beaucoup suivant l'état général du sujet et la nature de la lésion, qui influent d'une façon toute spéciale sur la marche de la maladie.

De toutes les variétés que nous avons examinées, la pseudarthrose fibreuse est la moins grave. Lorsqu'elle est serrée, elle permet, dans une certaine mesure, l'accomplissement des fonctions du membre, et peut même dans quelques circonstances se terminer par une consolidation véritable.

Beaucoup plus graves sont les pseudarthroses flottantes et fibro-synoviales. Dans le premier cas, le membre est frappé d'impuissance fonctionnelle presque absolue; loin d'avoir la moindre tendance à se consolider, les fragments osseux, au contraire, s'atrophient. Dans le second, c'est une véritable articulation qui s'est formée, la guérison spontanée est impossible.

Restent enfin les pseudarthroses ostéophytiques, dont la marche et le pronostic sont des plus variables et dépendent absolument de la nature de la lésion osseuse concomitante.

Traitement. — Dans l'étiologie des pseudarthroses, nous avons admis deux sortes de facteurs : causes générales et causes locales. Normalement, nous devons donc opposer aux premières un traitement qui agisse sur l'état général du sujet, aux secondes une série de moyens destinés à assurer la juxtaposition et l'immobilisation des fragments. De là deux méthodes générales : *A*. traitement médical, *B*. traitement chirurgical. Enfin, si médicaments et procédés opératoires sont en vain mis en usage, il nous restera comme dernière ressource l'emploi d'un appareil de prothèse qui permettra au blessé de se servir encore de son membre malade ; c'est le traitement palliatif.

1° *Traitement médical.* — Nous nous sommes déjà expliqués à ce sujet à propos de la thérapeutique des fractures, il est inutile de répéter ce que nous avons dit; hygiène et nourriture appropriée sont supérieures ici à toutes les préparations officinales et magistrales.

2° *Traitement chirurgical.* — Nous arrivons à la partie véritablement sérieuse de la thérapeutique des pseudarthroses. Les indications auxquelles donne lieu l'état local ont été exposées comme suit par DENUCÉ (*Soc. de chir.*, 1860) :

1° Tant que le travail de consolidation n'est pas arrêté, maintenir le membre dans l'immobilité;

2° Entretenir ce travail d'ossification par des manœuvres ou des applications extérieures, quand il paraît sur le point de s'éteindre;

3° Quand il est éteint, le faire renaître en attaquant directement toutes les parties molles de la fausse articulation (cal fibreux, faux ligaments, masses interposées), soit les parties dures, les extrémités osseuses elles-mêmes.

Pour remplir ces diverses indications, une foule de procédés ont été proposés; avec BÉRENGER-FÉRAUD, nous les classerons comme suit :

- 1° Immobilité prolongée
  - Simple.
  - Avec compression des fragments.
  - Avec extension.
- 2° Irritants extérieurs
  - Rubéfaction de la peau.
  - Vésication.
  - Cautérisation.
  - Électricité.
- 3° Le frottement.
- 4° Irritants intérieurs
  - Aiguilles.
  - Cautérisation.
  - Perforation sous-cutanée.
  - Séton.
  - Écrasement linéaire du cal.
  - Implantation de corps étrangers.
- 5° Résection.
  - Simple.
    - Proprement dite.
      - D'un seul fragment.
      - Des deux fragments.
    - Grattage des fragments.
    - Cautérisation des fragments.
  - Avec auxiliaire
    - Suture du périoste.
    - Suture des os.
    - Ligature des os.

1° **Immobilité prolongée.** — Qu'elle soit employée seule ou avec la compression et l'extension, l'immobilité prolongée est de tous les procédés de traitement le plus simple, le plus inoffensif; s'il n'y a qu'un retard de consolidation, un appareil inamovible bien appliqué, conservant le membre dans une bonne position, permettra d'attendre la guérison. La compression est jointe à l'immobilisation dans certaines pseudarthroses, avec écartement des fragments et cal fibreux; on l'exerce d'ordinaire avec des appareils spéciaux, pointes de MALGAIGNE, d'OLLIER, etc., ou avec la gouttière à compression de B. ANGER.

L'immobilité et l'extension continue sont surtout indiquées contre les pseudarthroses avec chevauchement.

Ces différents moyens ont donné d'assez bons résultats. Sur une série de 79 pseudarthroses, traitées par l'immobilisation et la compression, Bérenger-Féraud accuse 53 succès et 26 insuccès; sur une autre série de 55 fausses articulations traitées par l'immobilisation avec extension, il trouve 34 guérisons, 21 insuccès. Ces chiffres parlent suffisamment en faveur de ces procédés simples, auxquels le chirurgien devra toujours avoir recours de prime abord.

2° **Irritants extérieurs.** — Vésicatoires, teinture d'iode, électricité, pointes de feu, ne semblent avoir eu jusqu'ici d'autre utilité que de donner au malade une satisfaction morale. On emploiera ces moyens concurremment avec les précédents; ils semblent avoir pour résultat d'accélérer la circulation cutanée, et cette irritation gagnant, dit-on, de proche en proche, d'amener des changements favorables du côté du foyer de la fracture. Ce sont là de simples hypothèses. Helferich (1887) a conseillé d'entourer le membre malade, au-dessus de la fracture, avec un gros tube en caoutchouc qu'il serre légèrement; il ne le laisse d'abord que quelques heures en place, ensuite plus longtemps, et finalement il le laisse à demeure. Ce procédé, qui a donné à son auteur d'excellents résultats, agit manifestement en amenant une hypérémie des tissus qui améliore les conditions de nutrition. Jamais Helferich n'a vu d'inconvénients à ce procédé; il ne provoque en particulier ni œdème, ni varices.

3° **Frottement.** — Le frottement a été mis en usage dans le traitement des pseudarthroses dès la plus haute antiquité; Celse, le premier, préconise ce moyen, employé depuis par nombre de chirurgiens; Velpeau et Malgaigne, en particulier, lui ont dû quelques succès.

Le frottement est produit accidentellement, automatiquement ou par la main du chirurgien.

a. *Accidentellement.* — Le malade reçoit un coup, fait une chute, et la guérison qui, jusque-là, avait été lente, marche avec rapidité.

b. *Automatiquement.* — On met le membre malade dans un appareil qui en assure la rigidité, en permettant un certain jeu des fragments, puis le malade est autorisé à se lever.

c. *Frottement chirurgical.* — Le chirurgien saisit avec chaque main les parties du membre correspondant aux fragments et les frotte fortement l'un contre l'autre. Comment agit le frottement? Au point de vue anatomique simple, une pareille méthode déchire, dilacère les tissus fibreux qui peuvent s'être formés et irrite violemment les extrémités osseuses; les phénomènes intimes qui se passent ensuite dans les tissus ainsi irrités ont été étudiés par Victorin Ollier (Th. de Montpellier, 1864). En irritant le cal par des frottements répétés de jour en jour, cet auteur a vu que la période cartilagineuse était prolongée et la consolidation de la fracture notablement retardée; des masses médullaires se formaient directement dans l'intérieur du cartilage. Il y avait transformation directe du contenu des cavités cartilagineuses en moelle, sans calcification de la substance fondamentale; c'était une médullisation immédiate du tissu du cal.

Cette méthode de traitement convient surtout aux pseudarthroses fibreuses simples ou aux pseudarthroses fibro-synoviales; elle est absolument inutile dans le cas de pseudarthrose flottante, et dangereuse s'il s'agit d'une pseudarthrose ostéophytique.

Sur 99 cas où ce traitement avait été employé, Gurlt trouve 40 guérisons, 59 insuccès. Sur 88, Bérenger-Féraud signale 22 succès seulement et 66 insuccès.

De toutes les méthodes destinées à irriter directement le foyer de la fracture, le frottement est certainement la plus simple, mais il doit être employé avec discernement, et dans un certain nombre de circonstances déterminées.

1° **Irritants intérieurs.** — a. *Acupuncture.* — Malgaigne a eu le premier l'idée d'introduire des aiguilles dans le foyer d'une pseudarthrose pour l'irriter et activer la formation du cal. Sa première tentative (néarthrose du fémur) fut infructueuse, il ne put pénétrer dans l'espace interfragmentaire. Ce procédé a réussi depuis entre les mains de plusieurs chirurgiens. Bérenger-Féraud a réuni 26 observations dans lesquelles ce traitement a été utilisé avec 14 insuccès, 12 succès. Pour augmenter l'action irritative des aiguilles, quelques auteurs ont fait de l'électropuncture. Roy de Clotte, dans sa thèse, rapporte une guérison obtenue par Azam avec cette méthode.

Ce traitement convient aux retards de consolidation, aux pseudarthroses fibreuses et fibro-synoviales. Il est formellement contre-indiqué dans les maladies des extrémités osseuses, et surtout lorsqu'on peut craindre l'existence d'une diathèse.

b. *Cautérisation.* — La cautérisation a été employée sous ses deux formes : cautérisation actuelle et potentielle. Mayor (de Lausanne), 1828, après avoir fait pénétrer un trocart entre les fragments, conduisit à différentes reprises, par la canule dudit trocart qu'il laissa huit jours en place, un mandrin métallique porté à 100° par son immersion dans l'eau bouillante. Deux malades ainsi traités guérirent, mais après des complications phlegmoneuses graves. Nélaton a essayé la cautérisation électrique, sans aucun succès. Verneuil, en 1873, se servit d'un cautère long et effilé qui fut plongé dans la pseudarthrose et dans l'épaisseur même des fragments ; ce procédé ne donna aucun résultat.

La cautérisation potentielle se fait d'ordinaire avec un caustique liquide (iode, alcool, perchlorure de fer) que l'on porte à l'aide d'une seringue de Pravaz jusque dans le foyer de la fracture. Sur cinq cas traités ainsi, Bérenger-Féraud trouve deux succès, trois insuccès.

D'une façon générale la cautérisation constitue un procédé dangereux ; nous ne parlons pas de la cautérisation actuelle qui, malgré les deux succès obtenus par Mayor, doit être abandonnée complètement ; mais la cautérisation potentielle elle-même peut entraîner des accidents très graves, que ne compense pas suffisamment son efficacité thérapeutique, fort douteuse jusqu'ici.

La pseudarthrose fibro-synoviale semble être de toutes celle qui se prêterait le mieux à ce mode de traitement.

c. *Perforation sous-cutanée.* — Ce moyen dont la première idée devrait, d'après Malgaigne, être attribuée à Ch. Bell, a été employé pour la première fois par Blandin, qui se servit d'un ténotome. Vers 1854, un chirurgien de

Chicago, Brainard, régularisa l'opération. Un perforateur était plongé à travers les parties molles jusqu'au milieu de la pseudarthrose, puis sa pointe était dirigée de différents côtés de façon à produire plusieurs perforations sur ou entre les fragments. Le perforateur enlevé, on fermait avec du collodion l'orifice cutané et un appareil convenable immobilisait le membre.

Ce procédé compte parmi ses partisans Ollier, qui déclare n'avoir jamais eu ainsi aucun accident, quatre fois le chirurgien de Lyon a vu des pseudarthroses consolidées un mois après l'intervention.

D'après Bérenger-Féraud, la méthode de Brainard, dans 47 cas, a donné 26 guérisons et 21 insuccès. Malgré ces résultats et les précautions prescrites par Brainard, Bérenger-Féraud repousse cette opération comme dangereuse et susceptible d'occasionner des lésions graves du côté des vaisseaux ou du système nerveux.

Le procédé conviendrait surtout aux pseudarthroses fibro-synoviales.

d. *Séton.* — Utilisé pour la première fois par Winslow en 1787, le séton donna à Percy un brillant succès en 1799, dans un cas de pseudarthrose de l'humérus. Depuis il a été très souvent employé, car Bérenger-Féraud a pu réunir 159 cas de pseudarthroses traitées de la sorte. Ces 159 faits fournissent : 72 succès, 80 insuccès, deux cas dont le résultat est inconnu et cinq morts.

L'opération consiste à passer un fil entre les deux fragments, soit à l'aide d'une aiguille, soit à l'aide d'un trocart. On procède par simple ponction (Physick) ou la ponction est précédée de l'incision préalable des téguments (Saaurer).

Le séton n'est pas exempt de danger, fréquemment sa présence a occasionné des inflammations sérieuses, suivies de suppuration et de fusées purulentes; nous voyons même que cette méthode a fourni cinq décès. Ajoutons à cela la possibilité de lésions vasculaires comme dans la perforation sous-cutanée et nous pourrons conclure que le chirurgien ne devra recourir à ce moyen qu'avec beaucoup de précautions. Le séton convient surtout contre les pseudarthroses fibreuses et fibro-synoviales.

e. *Procédé de Diffenbach.* — Vers 1848, Diffenbach, s'inspirant des travaux de Troja, Duhamel et Flourens, imagina de perforer les fragments osseux à quelque distance de leur surface libre, puis d'introduire dans le trou ainsi fait une tige d'ivoire. De cette façon, avec une inflammation insignifiante des parties molles, on obtient du côté du tissu osseux une réaction assez vive. Les chevilles sont laissées en place aussi longtemps qu'on le juge convenable. Quelques chirurgiens ont remplacé les chevilles d'ivoire par des tiges de plomb, ou par des tiges munies d'un pas de vis qui servaient ensuite à faciliter la suture des os.

Sur 40 opérations de ce genre, Bérenger-Féraud constate 21 succès, 19 insuccès.

En somme, les irritants intérieurs agissent tous de la même façon. Ils produisent dans le foyer de la fracture une réaction inflammatoire sous l'influence de laquelle le travail de consolidation, un instant arrêté, reprend sa marche naturelle.

Ces opérations paraissent spécialement applicables aux pseudarthroses fibreuses, simples et fibro-synoviales. Ainsi que nous l'avons dit, elles sont susceptibles d'entraîner les accidents les plus graves; voilà pourquoi on ne doit pas les employer à la légère, pourquoi aussi nous les proscrivons complètement dans les simples retards de consolidation, qui guérissent très bien, d'ordinaire, à l'aide de moyens beaucoup plus simples.

En consultant les statistiques, ces divers procédés peuvent être classés dans l'ordre suivant, d'après les résultats obtenus :

1° Méthode de Brainard	55 p. 100	de succès.
2° Procédé de Diffenbach	52	—
3° Acupuncture	46	—
4° Séton	35	—

Malheureusement les faits sur lesquels reposent ces statistiques, étant peu nombreux, perdent une grande partie de leur valeur.

4° **Résection.** — Lorsque les moyens simples ont échoué (immobilite prolongée, traitement général, irritants superficiels...) le chirurgien se décide très rapidement aujourd'hui à recourir à l'opération de choix qui consiste dans l'*avivement* et la *suture* des deux bouts fracturés.

Cette opération a été introduite pour la première fois dans la science, en 1760, par un auteur anglais du nom de White.

D'une manière générale, l'acte opératoire consiste : 1° à découvrir par une incision des parties molles le foyer de la pseudarthrose; 2° à détruire les parties qui peuvent être interposées entre les fragments; 3° à couper avec la scie leurs extrémités soit perpendiculairement, soit obliquement à la surface de l'os, de façon à obtenir ensuite une coaptation exacte. Pour les membres à un os, comme le fémur, Berger conseille de donner à la surface d'avivement sur les fragments supérieur et inférieur la forme d'un V à sommet inférieur, de cette manière la forme du fragment supérieur s'engage dans l'angle du fragment inférieur et la coaptation est plus facile. Rarement le chirurgien ne parvient à atteindre qu'un seul fragment, ou s'arrête, ainsi que cela est arrivé à Dupuytren, devant les désordres que rendrait nécessaire la découverte de l'avivement du deuxième; et cependant, favorisée par cette opération partielle, la réparation reprend sa marche normale. White, dans un cas de ce genre, eut l'idée de ruginer la surface du fragment inférieur laissé intact, puis ensuite de la cautériser avec du beurre d'antimoine. Ce système de cautérisation a été depuis fréquemment employé par Earle, Norris, Barton Lehman, de Torgam, etc.

Cependant la résection, ne donnait pas les résultats qu'on était en droit d'espérer de cette méthode, la cause principale des insuccès résidait dans la difficulté qu'éprouvaient les chirurgiens à maintenir leurs fragments en contact après l'opération. C'est pour remédier à cet inconvénient qu'en 1826, un médecin américain, Kearny Rodgers, imagina la suture des os, à laquelle on adjoignit plus tard la ligature des os, puis la suture du périoste (Jordan, de Manchester, 1860). A côté de ce mode d'intervention il y a lieu de citer l'implantation dans les fragments de tiges d'ivoire, laissées peu de temps en place (Dieffenbach), de tiges d'ivoire ou d'acier laissées à demeure (Langenbeck), de crampons métalliques (Haine).

Bérenger-Féraud a réuni 230 cas de suture osseuse dont l'analyse lui a donné les résultats suivants :

	Total.	Guérisons.	Insuccès.	Indéterminés.	Morts.
Humérus..........	101	43	50	5	3
Avant-bras.........	30	23	6	»	1
Cuisse.............	52	32	9	»	11
Jambe............	47	33	14	»	»
	230	131	79	5	15

Nous voyons que la résection a donné en réalité 6 p. 100 de mortalité ; à la cuisse cette opération s'est montrée particulièrement meurtrière 21, 1 p. 100; la mort est survenue le plus souvent par suppuration, infection putride et purulente.

Les faits réunis par Bérenger-Féraud remontent à une époque antérieure à 1871. Depuis lors, les précautions antiseptiques dont on s'entoure ont notablement abaissé le chiffre de la mortalité. Lister, au rapport de Mac-Cormac, sur huit résections pour fausse articulation du fémur, n'a enregistré aucun décès; à cette série de cas favorables on peut joindre plus de 20 cas analogues, publiés çà et là depuis 1872.

Le chiffre de la mortalité a donc subi une diminution des plus sensibles, néanmoins les insuccès sont encore nombreux, mais il faut se rappeler que la résection est généralement employée en désespoir de cause, alors que tous les autres procédés de traitement ont échoué. Semblable intervention constitue toujours une opération difficile, laborieuse, après laquelle de longs mois sont nécessaires pour la consolidation.

§ 4. — État des membres après la consolidation des fractures. Troubles trophiques.

Bibliographie. — Malgaigne, *Traité des fractures*, t. Ier. — Gosselin, *Gaz. hebd.*, 1859, et *Clinique chir.*, t. Ier. — Ollier, *Gaz. méd. de Lyon*, 1864, et *Traité de la régénération des os*, 1867. — Debove, *Progrès méd.*, 1880. — Duplay et Clado, *Progrès méd.*, 1885.

Thèses de Paris. — 1859, Lejeune. — 1864, Beziel. — 1869, Olivier (Agrég.).—1878, Sabatié. — 1880, Lataste.

Thèse de Lyon. — 1882, Mondan.

Thèse de Bordeaux. — 1887, Metge.

Lorsqu'une fracture est consolidée et que l'on a retiré le membre lésé de l'appareil dans lequel il était enfermé, le rôle du chirurgien est loin d'être terminé. Du côté des articulations, il persiste une raideur, une gêne des mouvements plus ou moins considérable, parfois consécutive à des altérations du revêtement cartilagineux et à un commencement d'ankylose. Du côté des parties molles, on observe un ensemble de troubles trophiques, conséquence de l'inaction forcée du membre, et caractérisé par de l'œdème ou amaigrissement plus ou moins accentué. Les raideurs articulaires dépendent du siège et de la nature de la blessure, du tempérament du sujet, du mode de traitement employé et des lésions nerveuses au voisinage du cal, etc. Ce n'est pas ici le lieu de nous en occuper, nous reviendrons sur cette question en faisant l'histoire des maladies articulaires. Nous nous bornerons, dans ce chapitre, à l'étude des lésions observées du côté des parties molles.

a. *Aspect extérieur du membre.* — En général, au sortir d'un appareil, le membre présente un aspect pâle et blanchâtre. La peau est recouverte de lamelles épidermiques mortifiées qui, les jours suivants, donneront lieu à une desquamation abondante. Si le traitement a été un peu long, à la suite de fractures compliquées par exemple, la mortification a atteint non seulement les lamelles épidermiques, mais encore les poils, et ces organes tombent sans qu'il y ait eu à la surface de la peau application d'un enduit adhésif quelconque qui ait produit l'épilation. Pendant les premiers instants de sa mise en liberté, la partie est le siège de démangeaisons assez vives. On voit encore dans certaines circonstances, surtout chez les sujets débilités, de petites hémorrhagies sous-cutanées. Tous ces phénomènes n'ont aucune gravité, il suffit pour les faire disparaître de nettoyer la région malade, d'enlever les lamelles épidermiques mortifiées et de supprimer tout appareil pendant quelques jours. Les frictions avec un gant de crin, de légères séances de massage activeront le retour des fonctions à l'état normal.

b. *Œdème. Troubles circulatoires.* — Les membres atteints de fracture et récemment consolidés sont fréquemment, avons-nous dit, le siège d'œdème. Parfois, aux extrémités inférieures en particulier, le gonflement ne se montre qu'avec la reprise des fonctions, et tous les chirurgiens savent que, pendant les premières semaines qui suivent la consolidation de semblables fractures, les malades ont chaque soir le membre enflé. Cet œdème disparaît dès qu'on force le malade à garder la position horizontale; les patients ne manquent pas de faire remarquer que le matin, au réveil, il n'existe plus aucune trace de ce gonflement. Ces troubles sont bien différents de ceux qu'on observe chez les albuminuriques ou les cardiaques; les parties tuméfiées, loin d'être pâles et blanchâtres comme chez ces derniers, sont au contraire rougeâtres, il existe une stase sanguine dans les vaisseaux capillaires. Ces phénomènes persistent plus longtemps que ceux que nous avons étudiés dans le paragraphe précédent.

Ces troubles peuvent être dus à une paralysie vaso-motrice, conséquence de l'immobilité prolongée, de la compression exercée par l'appareil, mais surtout à une véritable gêne mécanique due à des oblitérations veineuses. Les recherches anatomo-pathologiques ont en effet permis de constater, surtout au membre inférieur, que les vaisseaux veineux qui avoisinaient la fracture étaient trombosés sur une étendue variable. Les veines principales du membre ne sont pas épargnées, les veines tibiale postérieure et péronière dans les fractures de jambes, la grosse veine fémorale dans les fractures de cuisse sont souvent partiellement oblitérées par des caillots.

Ces lésions veineuses reconnaissent pour cause soit le traumatisme initial, qui a contus et altéré les parois fragiles des veines, soit une compression consécutive au déplacement des fragments. Pour Gosselin, ces thromboses ne seraient pas toujours d'origine mécanique, mais seraient dues à la propagation de proche en proche de caillots partant des veines osseuses ou médullaires oblitérées par l'inflammation consécutive aux phénomènes septiques si fréquents dans les fractures compliquées. Avec le temps la circulation collatérale se développe, devient suffisante et ces accidents disparaissent peu à peu; après quelques semaines, c'est à peine si les malades atteints de fractures de jambe ont encore sur le soir un peu de gonflement.

Les frictions sèches, le massage, les douches réussissent d'ordinaire fort bien; il faut avoir soin aussi, pendant les premières semaines, de rouler autour de la partie blessée une bande de flanelle modérément serrée. Si l'œdème persistait, on pourrait faire porter au malade un bas élastique.

Troubles trophiques. — Lorsqu'il n'existe pas d'œdème, ce qui frappe tout d'abord, c'est la diminution de volume du membre au moment où il sort de l'appareil. Gosselin le premier a étudié ces atrophies en 1856.

Il est facile de se rendre compte de la diminution de volume du membre en mesurant comparativement celui du côté lésé et celui du côté sain; de plus, par la palpation, on constate que les muscles sont plus flasques et se contractent moins vigoureusement que ceux du côté opposé.

L'atrophie consécutive aux fractures porte également sur toutes les masses musculaires voisines, ce qui la différencie nettement d'après les atrophies que l'on observe après les lésions des articulations, lesquelles, ainsi que nous le verrons, se localisent spécialement sur certains groupes musculaires (extenseurs). La conséquence toute naturelle de cette atrophie consiste en un certain degré d'impuissance du côté lésé; le malade, comme le dit Malgaigne, a l'instinct de sa faiblesse et pendant longtemps se sert de son membre sans s'y fier. Ces atrophies sont dues très probablement à des troubles réflexes, sur l'origine desquels nous nous expliquerons ultérieurement.

Chez les enfants et les adolescents, ces lésions guérissent généralement avec rapidité; d'ordinaire, le membre ne reprend pas entièrement son volume normal, mais les muscles récupèrent une tonicité suffisante pour que les fonctions ne soient pas gênées. Chez les adultes, surtout chez les vieillards, la réparation demande plusieurs mois.

On a beaucoup vanté contre ces atrophies l'emploi de l'électricité, en particulier sous forme de courants continus; la valeur de cette méthode de traitement a été fort exagérée. Le massage et surtout l'exercice physiologique des muscles constituent les seuls moyens convenables pour hâter le rétablissement.

CHAPITRE VI

AFFECTIONS INFLAMMATOIRES DES OS

§ 1er. — Périostite.

Bibliographie. — CRAMPTON, *Dublin Hosp. Reports*, t. VI, p. 331, 1818. — PARSONS, *J. des progrès des sc. et instit. médicales*, t. XV, 1820. — GRAVES, *Gaz. médicale*, 1833, p. 604. — MAISONNEUVE, *Clinique chirurg.*, 1863, t. Ier, p. 45. — GERDY, *Arch. gén. de méd.*, 5e série, t. II, et *Mal. des organes du mouvement*, 1855, p. 136. — RECLUS, *Progrès médical*, 1879. — PONCET, *Bull. Acad. de méd.*, 2e série, t. IX. — VULPIAN, *Gaz. des Hôp.*, 1876, p. 410. — LE DENTU, *Revue mensuelle*, t. III. — MERCIER, *Revue mensuelle*, 1879. — DREYFUS-BRISAC, *Gaz. hebd.*, 1882, p. 270. — TERRILLON, *Progrès méd.*, 1884, p. 285. — REYNIER et LE GENDRE, *Arch. gén. de méd.*, 1885, t. XVI.

Thèses de Paris. — 1839, MAISONNEUVE (Agrég.). — 1868, DROIN. — 1878, LEVESQUE. — 1880, RONDU.

Consulter les Classiques et les *Dictionnaires*.

Les considérations générales sur les os nous ont fait voir que le périoste réagit de deux manières différentes, utiles à différencier pour l'étude des maladies de cette membrane : 1° toute irritation périostique externe a pour effet la production de nouvelles couches osseuses entre le périoste et l'ancien os ; 2° toute irritation médullaire retentit rapidement sur le périoste et produit à un degré beaucoup plus marqué les mêmes altérations. Si l'irritation est d'origine septique, au lieu d'os il se forme du pus. Nous décrirons successivement la *périostite simple* et la *périostite suppurée*. Les périostites spécifiques feront l'objet d'une étude spéciale.

1° PÉRIOSTITE SIMPLE, OSSIFIANTE

Étiologie. — Un grand nombre de causes, les unes locales, les autres générales, sont susceptibles de déterminer l'irritation du périoste. Les premières peuvent elles-mêmes être extérieures ou intérieures. Parmi les causes extérieures citons tous les traumatismes, les contusions, les plaies, le voisinage des tumeurs ou d'organes malades. PONCET a décrit chez les scieurs de long une périostite du crâne siégeant au niveau de la suture sagittale et qui résulte de la pression répétée de lourdes pièces de bois. Déjà J.-L. PETIT signalait la fréquence des périostites au voisinage des « vieux loups », des ulcères chroniques, et RECLUS a publié sur ce sujet des recherches intéressantes (fig. 109). La proximité de foyers purulents aigus et chroniques suffit souvent à produire la périostite simple. D'un autre côté, toutes les affections profondes des os, principalement celles qui ont une marche chronique, retentissent sur le périoste et déterminent la périostite ossifiante. Enfin, parmi les causes générales très nombreuses de cette affection, signalons le rhumatisme, la tuberculose et surtout la syphilis.

Besnier, Fournier ont décrit la périostite blennorrhagique. Ce dernier l'a rencontrée 12 fois sur 52 cas de rhumatisme blennorrhagique. Elle siège au cubitus, aux tubérosités du tibia.

Il n'est pas toujours facile de trouver l'origine primitive de la maladie, liée quelquefois à un vice constitutionnel encore inconnu. Les musées possèdent des pièces remarquables sur lesquelles on observe des périostites simples

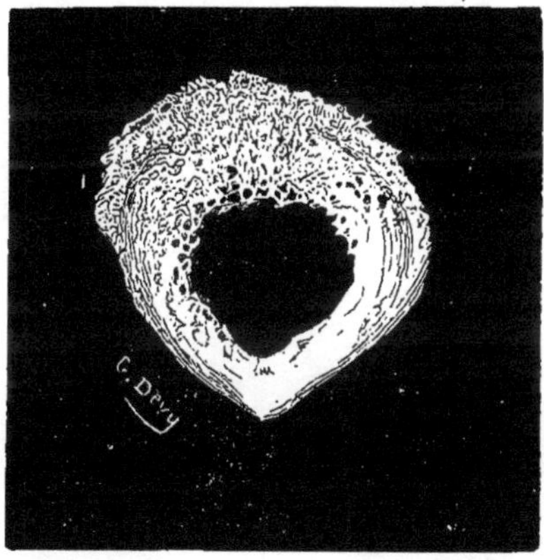

Fig. 109.— Périostite et ostéite du tibia produites au voisinage d'un ulcère variqueux. (D'après une pièce du laboratoire d'histologie au Val-de-Grâce.)

généralisées à un grand nombre d'os du squelette. Saucerotte et, plus récemment Vulpian, en ont publié des cas.

La périostite simple intéresse tous les os, aussi bien les os longs que les os courts et plats ; les os de la face sont spécialement le siège de périostites ossifiantes dont la science possède un assez bon nombre d'exemples; Le Dentu en a publié une belle observation sous le nom de *périostite diffuse des os de la face*. (Voy. t. II.)

Anatomie pathologique. — Toutes les causes ci-dessus énumérées, variables suivant l'intensité, la durée, l'étendue de leur action, agissent d'une manière identique en excitant les propriétés ostéogéniques du périoste. Il en résulte la prolifération plus ou moins active de la couche profonde. Les éléments ainsi produits s'organisent, subissent ensuite la transformation cartilagineuse et aboutissent à la formation de l'os; mais il s'en faut de beaucoup qu'on puisse, dans tous les cas, suivre facilement les transformations successives de cet exsudat telles que nous les avons exposées dans nos considérations générales; car ce n'est guère qu'expérimentalement, sur des os jeunes et partant doués de propriétés très actives, que l'on suit toutes les phases de ce travail. Néanmoins, l'observation démontre que la périostite simple procède d'après les mêmes règles. Des bourgeons vasculaires, partis du périoste et de l'os, vont à la rencontre les uns des autres perpendiculairement à l'axe de l'os et deviennent le point de départ de l'ossification périostique qui se fait tout autour d'eux (lignes rouge vif au picro-carmin). Aussi ces productions sont-elles très vasculaires, contrairement à ce qu'a avancé LANNELONGUE ; et ce n'est que beaucoup plus tard qu'elles se condensent et s'ischémient.

Les productions osseuses périostiques se surajoutent à l'os ancien et affectent les dispositions les plus variées ; lorsque la périostite simple est

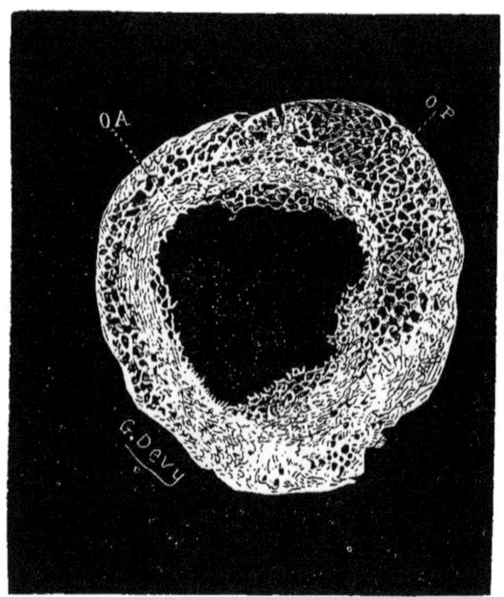

Fig. 110. — Périostose du fémur.

OA, os ancien. — OP, os périostique. — Coupe usée. (Laboratoire d'histologie du Val-de-Grâce.)

limitée, on donne le nom de *périostose* à l'os nouveau. L'ossification s'étend-elle à une grande partie de l'os, on dit qu'il y a *hyperostose ;* enfin, sous le nom d'*ostéophytes*, on comprend les productions osseuses qui affectent des formes irrégulières (stalactites, crêtes, gouttes de cire, aiguilles pointues, éperons).

La périostose n'a pas constamment le même aspect ; quand il est de date récente, l'os nouveau, plus blanc que l'ancien, se continue insensiblement avec lui à la périphérie ; le périoste y adhère peu, bien qu'on observe en le décollant la rupture d'une multitude de petits filaments qui le pénètrent et qui ne sont autres que des vaisseaux. Macéré, l'os périostique ressemble souvent à une éponge fine percée d'une infinité de petits orifices ronds ; on l'a encore comparé à certains madrépores. L'adhérence de l'os nouveau à l'os ancien est primitivement assez faible, mais plus tard on éprouve de grandes difficultés à les séparer, car les deux os font corps ensemble.

C'est surtout dans les cas d'hyperostose que la périostite ossifiante essentiellement chronique acquiert sa plus grande épaisseur ; témoins les os énormes que renferment nos musées et qui ne sont pas dus, comme le croyait SCARPA, à une sorte de boursouflement de l'os ancien, mais bien à la périostite ossifiante consécutive, le plus souvent à une myélite centrale. On peut voir sur les coupes d'os usées la preuve de ce que nous avançons. L'une (fig. 109) appartient à un ancien ulcère de jambe, l'autre à une affection spécifique du fémur (fig. 110); les os doublent ou triplent de volume. Si dans les premières périodes et lorsque la cause irritante a été intense, on se rend compte assez facilement de la disposition rayonnée de l'os nouveau, il n'en est plus de même sur les os qui ont été formés très lentement, ou sur ceux qui sont très anciens. Cela tient à ce que dans un cas l'ossification a été pauvre et que dans l'autre il s'est fait un travail de condensation et de résorption, d'où résultent un remaniement de l'os et un changement d'aspect; des systèmes de Havers s'y organisent, le tissu paraît plus éburné. L'examen histologique le fait toujours reconnaître ; sa vascularisation est plus riche, plus irrégulière que dans l'os normal, et les corpuscules sont distribués sans ordre. Cet os contient des fibres de Sharpey qui lui ont été fournies par le périoste, pendant la période de formation. Il résulte de ce que nous venons de dire que la régression commence quand la cause irritante cesse d'agir, mais que jamais les traces de la périostite ne disparaissent complètement.

Symptômes. — Souvent la périostite simple ne s'accompagne d'aucun symptôme, ou plutôt ses signes particuliers confondus avec ceux de l'affection qui lui donne naissance sont masqués par elle. Cependant la douleur existe toujours à des degrés divers, tantôt sourde et passagère, tantôt plus aiguë et continue. A la suite d'un coup, d'un épanchement sanguin sous-périostique, elle ne fait jamais défaut, et constitue dans la syphilis l'un des principaux symptômes ; la souffrance est alors plus forte pendant la nuit. La station debout, la marche, la fatigue, la pression l'augmentent ou la réveillent. Très fréquemment, les anciennes périostoses sont indolentes et leur indifférence ne cesse qu'à l'occasion d'un refroidissement, d'un changement de temps, d'une contusion. Le gonflement, symptôme le plus constant, est facilement appréciable pour les os superficiels. Il peut être assez marqué pour qu'il en résulte des déformations sensibles des membres, des subluxations, des déviations pathologiques, des ankyloses. La compression des organes voisins par les hyperostoses amène à la longue des atrophies et des troubles trophiques plus ou moins accusés.

Traitement. — La seule indication à remplir consiste à supprimer la cause : quant au traitement de la périostite confirmée, on devra employer tous les moyens hygiéniques, les remèdes locaux et généraux qui auront quelque efficacité pour l'empêcher de suppurer. Les résolutifs, le repos, la compression, une position convenable, les appareils inamovibles peuvent rendre d'utiles services. D'un autre côté, les causes de la périostite sont si multiples, que nous ne saurions passer en revue dans ce court aperçu les traitements qui conviennent à ces périostites bénignes et auxquelles il faut bien se garder de toucher, à moins qu'elles ne donnent lieu, par l'exagération de leur volume, à des indications chirurgicales spéciales.

2° PÉRIOSTITE SUPPURÉE

Dans la deuxième forme de la périostite, l'inflammation dépasse les limites de l'irritation fonctionnelle ; au lieu de s'organiser, les éléments qui proviennent de la couche ostéogène et du périoste ont tendance à se détruire ; l'appel des leucocytes se trouve exagéré, le pus se forme au-dessous de la membrane. Il y aurait lieu de décrire plusieurs variétés de périostites suppurées ; dans certains cas, la suppuration, comme la cause qui la provoque, reste limitée à une zone peu étendue qu'elle n'a pas tendance à franchir ; on dit alors qu'elle est *circonscrite;* d'autres fois, surtout quand il s'agit d'agents infectieux très diffusibles, la périostite envahit une grande partie de la surface de l'os, d'où le nom de *diffuse* qui lui a été donné ; si la première correspond au phlegmon circonscrit, la seconde nous représente le phlegmon diffus. Or, cette forme phlegmoneuse diffuse de la périostite, bien qu'elle puisse exister seule et d'emblée, n'est en réalité qu'une forme de l'ostéomyélite. Nous croyons pour cette raison devoir les confondre dans un chapitre commun.

Nous n'aurons donc à étudier que la périostite suppurée circonscrite, qui peut elle-même être aiguë ou chronique ; mais comme cette dernière variété survient rarement en dehors de la tuberculose à laquelle elle est liée, nous exposerons son histoire en même temps que celle des lésions tuberculeuses des os.

A. — PÉRIOSTITE SUPPURÉE CIRCONSCRITE

Etiologie. — La périostite suppurée est due à l'action d'un germe infectieux qui localise son action sous le périoste. Les fractures partielles, les plaies des os peuvent engendrer la périostite aiguë, les maladies profondes des os produisent également la suppuration périostique localisée. Elle n'est pas exceptionnelle à la suite des fièvres graves. Depuis quelques années, l'attention a été attirée par les travaux de MERCIER, KEEN, LÉVESQUE, RENDU, BOUCHARD, SIREDEY sur les périostites qui apparaissent pendant la convalescence de la fièvre typhoïde. La fièvre typhoïde pourrait également, d'après BOUCHARD, LANNELONGUE, engendrer l'ostéomyélite ; dans la plupart des cas, il y a simple périostite circonscrite. Quand la périostite et l'ostéite coexistent, ce qui est la règle, on dit qu'il y a *ostéo-périostite.*

Anatomie pathologique. — Au niveau du point malade, le périoste est tout d'abord gonflé, épaissi, vascularisé, décollé ; ses couches profondes prolifèrent comme dans la périostite simple, mais, au lieu d'aboutir à une organisation, le produit de cette prolifération se transforme en pus, qui se collecte entre le périoste et l'os. L'exsudation et la diapédèse interviennent dans la formation de la collection dont les éléments ne sont pas exclusivement fournis par le périoste. En effet, l'os et les tissus ambiants participent constamment dans une certaine mesure, suivant les cas et l'intensité de la cause, à l'inflammation du périoste; il y a raréfaction des couches superficielles et médullisation.

Autour de la collection purulente, on constate souvent l'existence d'un bourrelet induré, donnant la sensation de l'os et qui est effectivement constitué par la périostite simple ossifiante. D'après quelques auteurs, le périoste décollé serait encore susceptible de produire de l'os et d'enclaver l'abcès qui s'enkysterait en quelque sorte entre l'os ancien et la coque de nouvelle formation (Lagrange). Lannelongue a cité un cas de ce genre. Le pus de la périostite, habituellement louable, phlegmoneux, contient rarement des globules huileux et des parcelles osseuses détachées de la surface de l'os (ostéo-périostite).

Symptômes. — La périostite aiguë s'accompagne de douleur, de chaleur, de gonflement. La rougeur n'existe guère qu'autant qu'il s'agit d'un os superficiel ou d'une collection assez étendue. Ordinairement fixe, la douleur peut s'irradier (Maisonneuve) à la façon d'une névralgie; la pression l'exaspère, la tuméfaction devient difficile à découvrir au début de la maladie dans les os profonds; elle est pâteuse, rénitente et fait corps avec l'os sous-jacent. Quelquefois, en pressant perpendiculairement la tumeur avec le doigt, on le sent légèrement repoussé; ce signe indique manifestement la suppuration du foyer; la fluctuation, parfois difficile à percevoir, n'apparaît qu'au bout de cinq ou six jours. La périostite aiguë détermine constamment des symptômes généraux qui présentent accidentellement une grande acuité. Il y a de la fièvre, de l'embarras gastrique, des sueurs abondantes, des frissons qui ne cessent qu'après l'ouverture de la collection purulente. La périostite de la convalescence de la fièvre typhoïde détermine une réaction moins marquée.

La guérison de la périostite est toujours assez lente, surtout quand l'os sous-jacent a pris part à l'inflammation et qu'il existe une nécrose superficielle; dans ce dernier cas, il existe une période fistuleuse d'une durée variable, se terminant, après l'élimination de séquestres, par la formation de cicatrices adhérentes et de périostoses.

Diagnostic. — C'est surtout avec le phlegmon que l'on peut confondre la périostite; mais l'acuité de la douleur, sa localisation, la profondeur du gonflement, son adhérence au squelette sont des caractères plus spéciaux à la périostite. L'état général très altéré dans la périostite diffuse, l'âge du sujet, la cause, permettront de distinguer cette affection de la forme circonscrite. Il est souvent très difficile de séparer la périostite de l'ostéite; cependant celle-ci évolue plus lentement. La marche de la maladie suffit pour écarter l'abcès froid.

Traitement. — Sans être grave, la périostite suppurée exige un traitement actif parce que, d'une part, la périostite peut devenir diffuse, d'autre part le pus qui séjourne au contact de l'os a de la tendance à en déterminer la nécrose. A la première période, il est bon d'essayer d'obtenir la résolution de l'inflammation, et, pour cela, de recourir à l'enveloppement large du membre dans des compresses antiseptiques. L'incision hâtive a l'avantage de faire tomber tous les symptômes généraux ou locaux et d'empêcher le décollement du périoste. Si la fluctuation est reconnue, cette conduite s'impose; il faudra ouvrir assez largement, désinfecter et panser à la manière habituelle.

B. — PÉRIOSTITE ALBUMINEUSE

SYNONYME : Périostite exsudative (VERNEUIL).

Bibliographie. — PONCET, *Gaz. hebd.*, 1874, p. 133 et 179. — TERRIER, *Bull. de la Soc. de chir.*, 1878. — GOSSELIN, *Clin. de la Charité*, t. III, p. 286. — E. VINCENT, *Contrib. à l'ét. de la périostite album.*, Alger, 1883.
Thèses de Paris. — 1878, TAKVORIAN. — 1883, CATUFFE.

En 1874, PONCET (de Lyon), s'inspirant des idées d'OLLIER, a décrit une variété de périostite épiphysaire qu'il désigne sous le nom de périostite albumineuse, en raison de la nature du liquide qui est contenu dans les collections. En ouvrant un abcès périostique, supposé purulent, il s'écoule un liquide séreux et clair; la présence de l'albumine n'ajoute pas grand intérêt à la nature de la maladie, puisque, comme le dit VINCENT, c'est un caractère commun à la plupart des liquides de l'économie. De là à créer une entité morbide spéciale, il y a loin, et nous ne saurions partager la tendance de quelques observateurs, parmi lesquels GOSSELIN, TERRIER, CATUFFE, VINCENT, etc., qui pensent qu'il s'agit là d'une affection à part. GOSSELIN, se basant sur l'âge relativement jeune des sujets, rattache cette variété à l'ostéite juxta-épiphysaire des adolescents. DUPLAY l'appelle *périostite externe rhumatismale.*

Tous les faits qui ont été publiés se divisent en deux groupes : 1° les cas traumatiques; 2° les faits pathologiques. Bon nombre des premiers sont sujets à contestation, malgré les assertions de E. VINCENT, et peuvent, en partie du moins, être attribués à des épanchements de sérosité; quant aux observations pathologiques, réunies presque toutes dans les thèses de TAKVORIAN et de CATUFFE, elles nous paraissent se rapporter la plupart à la périostite tuberculeuse; jusqu'à ce que de nouvelles recherches histologiques aient montré la nature de ces poches, nous pensons qu'en raison de son siège, de son évolution, de sa terminaison et de ses caractères, il n'y a pas lieu d'en séparer la périostite albumineuse. Le même liquide filant, visqueux, a été rencontré dans la périostite externe des côtes. D'ailleurs la présence du liquide séreux est la seule particularité de cette affection, qui peut suppurer ou se terminer par résolution. Tout ce que nous savons des allures de la tuberculose porte à croire que ces épanchements séreux appartiennent à cette maladie, et avant d'être purulentes, beaucoup de collections tuberculeuses des séreuses sont primitivement claires, limpides, albumineuses.

La ponction seule permet de reconnaître la nature de la lésion; après avoir vidé la poche, il est conseillé d'exercer à son niveau une compression prolongée; dans plusieurs observations, il y eut des fistules persistantes et une ostéite chronique consécutive.

§ 2. — Ostéite.

Bibliographie. — HOWSHIP, *Med. Chir. Transact.*, 1816, t. III, p. 57, et t. X, p. 176. — MALGAIGNE, *Arch. gén. de médecine*, 1832, t. XXX, p. 52 et 177. — GERDY, *Arch. gén. de méd.*, 1836, 2e série, t. X, p. 129. — MIESCHER, Berlin, 1836. — VIRCHOW, *Arch. de Virchow.*, t. IV, 1852. — BILLROTH, *Arch. de Langenbeck*, t. II, 1861, et *Traité de pathologie*, 1876. — GERDY, *Mal. des organes du mouvement*, 1855, p. 80. — VOLKMANN, *Arch. de Langenbeck*, t. IV, 1873. — RANVIER, *Arch. de phys.*, t. Ier, 1868. — KŒNIG, *Deutsche Zeitschr. f. Chir.*, 1873. — FEHR, *Arch. de Langenbeck*, t. XVII, 1874. — OLLIER et PONCET, *Revue de Hayem*, t. III, p. 779. — GUSSENBAUER, *Arch. de Langenbeck*, 1875. — GOSSELIN, *Bull. de l'Acad. des sciences*, 1875. — BUSCH, *Berl. klin. Wochens.*, 1876, et *Arch. de Langenbeck*, 1877. — CADIAT, *Société anatomique*, 1877. — ARCHAMBAULT, *Soc. méd. des Hôp.*, 1878, et *France médic.*, 1878. — LANNELONGUE, *Soc. de chir.*, 1878, p. 162.

Thèses de Paris. — 1865, RANVIER. — 1870, DEZANTIÈRE. — 1874, NONY. — 1878, JEGUN.

Consulter les Classiques et les articles OS et OSTÉITE des *Dictionnaires*.

C'est à GERDY que revient l'honneur d'avoir décrit avec exactitude les lésions de l'ostéite. S'il n'a pas, du premier coup, saisi toutes les variétés de l'affection et ses rapports avec les altérations du périoste et de la moelle, il a du moins eu le mérite de bien observer les deux phases principales de la maladie, l'ostéite raréfiante et condensante.

Depuis quelques années, le cadre de l'ostéite semble s'être beaucoup élargi ; en faisant jouer dans la pathologie osseuse le rôle prépondérant à la moelle qui baigne l'os tout entier, les auteurs modernes ont été conduits à substituer le mot ostéomyélite à celui d'ostéite. Assurément la distinction est difficile à établir pour les épiphyses et les os courts dans lesquels le tissu osseux et la moelle sont intimement mélangés. Malheureusement CHASSAIGNAC avait déjà donné le nom d'ostéomyélite à l'inflammation de la moelle diaphysaire, différente de l'ostéite; il en est resulté une confusion qui persistera encore longtemps, en France et à l'étranger. Nous conserverons la dénomination d'ostéite pour désigner l'inflammation du tissu osseux simple ou suppurée circonscrite; l'inflammation diffuse, la panostéite correspond plus exactement à ce que nous appelons l'ostéomyélite. Nous décrirons deux variétés d'ostéite : 1° l'ostéite simple, plastique; 2° l'ostéite suppurée circonscrite.

1° OSTÉITE SIMPLE, PLASTIQUE

Étiologie. — Tous les traumatismes, contusions, plaies, fractures, déterminent l'ostéite simple ; les traumatismes abrités provoquent plus ordinairement cette variété. A ces causes d'ordre local, il faut en ajouter une infinité d'autres d'ordre général ; les unes agissent en modifiant la circulation (thromboses) ; d'autres sont des affections spécifiques qui se traduisent par des manifestations locales du côté du système osseux. Nous ne saurions accepter la division proposée par Gosselin, en ostéites traumatiques et spontanées, parce que ce dernier groupe ne répond plus aux besoins de la science actuelle, bien qu'il soit conservé par Ollier.

L'âge exerce une influence très marquée; c'est surtout dans l'enfance et l'adolescence que les ostéites surviennent le plus fréquemment. Il y a même certaines ostéites qui sont en rapport avec la croissance du tissu osseux (*ostéites épiphysaires* et *apophysaires*). Les professions ne seraient également pas indifférentes; ainsi Lannelongue a signalé la fréquence des ostéites apophysaires chez les enfants qui exécutent dans leur métier des mouvements répétés et fatigants. English, Gussenbauer (1875) ont aussi décrit une ostéite spéciale aux tourneurs en nacre, qu'ils attribuent à la production de thromboses et d'infarctus produits par la conchyoline.

Adams avait noté la coïncidence de l'ostéite et du rhumatisme; Cadiat, Féréol (1877) ont récemment insisté sur cette variété, et attiré l'attention sur la simultanéité de l'ostéite avec l'arthrite. Gosselin aurait observé la même ostéite sur les os longs sans arthrite. Les os plats n'en seraient pas exempts et Cadiat en a étudié un cas sur le maxillaire inférieur.

Nous ne dirons rien ici des *ostéites à forme névralgique* décrites par Gosselin, Naud, etc. Rien n'autorise à en faire une maladie particulière, et dans plusieurs des faits cités par Gosselin, il s'agissait de foyers tuberculeux méconnus (voy. Abcès des os).

Anatomie pathologique. — *Première période.* — A la première période, tout os atteint d'ostéite, qu'il s'agisse d'un os long, court ou plat, présente une congestion marquée, une prolifération des éléments médullaires, la disparition de la graisse, une raréfaction progressive ou résorption du ciment. L'aspect varie naturellement, suivant qu'il s'agit d'une diaphyse ou d'un os spongieux, mais le tissu compact a une véritable tendance à devenir spongieux. A cet effet, les systèmes de Havers sont raréfiés par la corrosion lacunaire d'Howship si l'irritation est vive, par la raréfaction lisse, uniforme, halistéritique ou la fonte fibreuse si l'ostéite est plus légère et plus lente. Les ostéoblastes libérés vont grossir la couche de moelle des canaux, elle-même proliférée.

La diaphyse ainsi raréfiée a perdu ses caractères ordinaires; fraîche, elle montre sous le périoste épaissi et facile à décoller, des petits points rouges, saignants, des cannelures parallèles à l'axe de l'os qui a une coloration rosée, bleuâtre. Son tissu paraît plus poreux, plus riche en suc; on peut l'entamer avec un couteau un peu fort, et, en le brisant avec un marteau, on fait sourdre du sang des surfaces de fracture; la moelle centrale est toujours hyperhémiée. Après macération, l'os semble vermoulu.

L'aspect d'un os spongieux enflammé est également très caractéristique; richesse vasculaire du périoste, orifices des vaisseaux élargis à la surface de l'os, épiphyse plus facile à sectionner, telles sont les altérations qui frappent tout d'abord; la coupe montre une coloration rouge plus ou moins foncée, habituellement circonscrite. Il n'y a plus de graisse, les trabécules semblent plus grêles, les cavités, irrégulières d'ordinaire, agrandies.

Nous ne reviendrons pas sur les considérations générales relatives au mécanisme de la condensation et de la raréfaction qui ont été exposées (p. 643). Disons seulement que le travail de raréfaction semble proportionnel à l'intensité et à la persistance de la cause, et qu'il est très difficile de reconnaître la physionomie de l'ancien os.

Deuxième période. — Si la cause cesse d'agir ou si son action s'épuise, si les désordres locaux causés par le traumatisme sont réparés, la période de restitution commence; c'est ce que Gerdy a désigné sous le nom d'*ostéite condensante*, Klose d'*ostéo-sclérose*, expression moins bonne que la première. En France, on l'appelle encore *ostéite productive* ou *restitutive*. Seulement, certains auteurs ont pensé que sous l'influence d'une irritation faible, l'ostéite pouvait être condensante d'emblée sans avoir été précédée par la forme raréfiante. La chose est possible, mais alors il s'agit bien plutôt d'un vice de nutrition que d'une maladie locale.

L'ossification se fait par l'apposition de couches concentriques dans les canaux de Havers et à la surface des trabécules usées ou corrodées par un mécanisme que nous avons déjà exposé. A la raréfaction succède insensiblement la condensation qui donne constamment un os plus irrégulier, n'offrant plus dans les systèmes de Havers cette admirable disposition de couches de fibres et d'ostéoblastes, ces lignes de ciment (*Kittlines*) étudiées par Ebner. Le tissu spongieux qui, primitivement, était mou et friable, devient ferme, résistant, plus dense et difficile à couper au couteau.

Quelques auteurs, et parmi eux nous citerons Gosselin, Lannelongue, Cornil et Ranvier, admettent que l'ostéite condensante peut être poussée à un degré tel que les vaisseaux des systèmes de Havers soient oblitérés; l'ischémie progressive amènerait la nécrose. Nous croyons que l'ostéite simple et franche ne présente jamais cette terminaison, qui n'existe pas plus ici que dans le cas d'ostéites spécifiques.

Enfin, l'irritation ne reste pas confinée à une zone étroite du tissu osseux; elle retentit toujours sur le périoste voisin; il en résulte une périostite ossifiante qui explique le gonflement et la déformation des os. Avec le temps, ces productions périphériques temporaires disparaissent ou s'affaissent notablement. Les cas cités par Duplay à la Société de chirurgie, en 1878, sous le nom d'ostéopériostite à forme subaiguë avec résolution, appartiennent à cette variété.

Symptômes. — Comme pour toutes les maladies des os, la douleur et le gonflement sont les indices de l'ostéite simple; ils ne s'accompagnent pas de fièvre. La douleur paraît plus sourde que dans les affections suppurées; l'évolution de l'ostéite est essentiellement chronique; la marche, la fatigue, la pression exaspèrent la souffrance. Les parties molles ne participent généralement pas à l'inflammation plastique de l'os, aussi n'y a-t-il aucun symptôme appréciable de ce côté. Les troubles fonctionnels sont quelquefois très marqués; il y a des raideurs articulaires, de l'atrophie musculaire, des déformations.

L'ostéite simple se termine le plus souvent par résolution, après une longue période pendant laquelle on constate les traces de l'ostéite condensante et des appositions périostiques.

Diagnostic. — S'il y a eu un traumatisme antérieur, l'existence d'une douleur fixe, d'un gonflement localisé, fait aisément reconnaître une altération circonscrite de l'os. Dans les cas où la cause est spécifique, d'ordre interne, le diagnostic devient parfois fort malaisé, et ce n'est guère que par exclusion que l'on arrive à admettre une ostéite simple. D'ailleurs il n'y a pas une seule maladie des os qui ne présente à l'une ou l'autre période les lésions de l'ostéite simple, plastique. Dans quelques-unes, la résorption va jusqu'à l'ulcération, comme dans le tubercule; dans d'autres, la condensation va jusqu'à l'éburnation. Ailleurs, la nature de l'affection est très difficile à déterminer; ainsi les ostéites centrales des os courts et des épiphyses ne se manifestent d'ordinaire que par un symptôme, la douleur, et ce signe n'est pas suffisant pour porter un diagnostic. Cependant, quand il n'y a pas de cause traumatique appréciable, il faut songer à l'un des trois états pathologiques suivants : le tubercule, la syphilis et le rhumatisme.

Le siège spécial de certaines ostéites apophysaires, chez les adolescents, fera toujours reconnaître la véritable nature de ces hyperostoses qui ont, d'après Lannelongue, des analogies avec l'exostose de croissance. Une attention suffisante permettra d'éviter les erreurs, et on n'enlèvera pas, comme on l'a fait, tout un maxillaire inférieur atteint d'ostéite simple, prise pour un néoplasme.

Traitement. — Tout le soin du chirurgien doit se borner à diminuer l'irritation et à provoquer la résolution de l'inflammation, à éviter la suppuration, beaucoup plus grave. A cet effet, le repos, l'immobilité, les révulsifs locaux, la compression élastique, les bandages ouatés, silicatés, rendent de grands services; s'il s'agit d'une maladie spécifique, ces moyens ne suffisent plus, il faut y joindre un traitement général. Dans les cas où la douleur est vive, Ollier et Poncet ont proposé de larges débridements même dans les ostéo-périostites non suppurées.

2° OSTÉITE SUPPURÉE

Etiologie. — Elle peut résulter de l'ostéite simple ou être produite d'emblée par l'action locale d'une cause infectante. Nous n'aurons en vue ici que l'ostéite suppurée circonscrite qui accompagne les traumatismes du tissu osseux, se produit à la suite des opérations, des résections, des évidements, etc. A côté de cette variété dans laquelle il s'agit d'une ostéite traumatique et exposée, il convient de placer les ostéites appelées *spontanées* par Gosselin, Ollier, qui en réalité relèvent toujours d'une infection étroitement liée aux maladies générales (pyrexies, maladies infectieuses, maladies à microbes et à virus). La meilleure preuve est que la production expérimentale de l'ostéite suppurée circonscrite paraît impossible à la suite d'un traumatisme simple. On obtient bien le travail irritatif qui aboutit à la résorption et à la condensation, on peut déterminer la nécrose, mais personne n'a réussi à obtenir la suppuration du tissu lui-même.

1° *Ostéite traumatique.* — La suppuration établie dans les os se guérit par l'organisation d'une membrane granuleuse formée de la façon suivante aux dépens du tissu osseux. La moelle s'enflamme, prolifère; les premières rangées de trabécules sont en partie résorbées par l'ostéite raréfiante, et les cellules embryonnaires s'organisent en membrane granuleuse; celle-ci reçoit des anses vasculaires de la moelle. La suppuration apparaît ainsi à la surface de la plaie qui se rétrécit peu à peu, à mesure que la cicatrisation s'effectue. Celle-ci amène toujours l'adhérence de la cicatrice à l'os et la production partielle de l'os par le périoste.

2° *Ostéite suppurée non traumatique.* — Il n'y a qu'une manière de comprendre la suppuration du tissu osseux. Les ostéites suppurées sont toutes le résultat d'une infection, que l'agent infectieux soit le streptocoque, le staphylocoque ou d'autres parasites à localisation osseuse plus rare, comme le bacile d'Eberth, le pneumocoque, etc. On sait aujourd'hui et les recherches dernières de Lannelongue et Achard ont contribué à élucider singulièrement la question, qu'un grand nombre de parasites peuvent localiser sur l'os leur action infectieuse. On devrait donc réunir toutes les ostéites suppurées dans un seul chapitre, intitulé des Ostéites infectieuses, avec des paragraphes différents pour les différentes variétés d'infection : ostéites à streptocoques, à staphylocoques, ostéites typhiques, à pneumocoques, etc. Malheureusement, si l'examen du pus permet de faire le diagnostic bactériologique de ces ostéites suppurées, les symptômes cliniques ne sont pas encore suffisamment groupés pour que l'on puisse créer des variétés pathologiques bien définies, et pour le moment encore, dans un traité classique, nous devons suivre les classifications anciennes.

L'ostéite suppurée est due à l'action directe d'un agent phlogogène, virus ou microbe, provoquant dans une zone variable une diapédèse abondante, la prolifération de la moelle, la destruction de ces éléments, en un mot la suppuration. Ces idées, encore récentes, ont été émises en partie par Hueter, et les recherches de Korteweg sur les nécroses aseptiques semblent venir à l'appui. La nécrose ne détermine pas la suppuration, si le foyer nécrotique se trouve dans des conditions aseptiques.

Dans ces divers processus, la moelle seule fait la suppuration, le tissu osseux n'y est pour rien. Cependant, suivant la marche de l'irritation, la trame osseuse présente les modifications les plus variées ; tantôt c'est une résorption, qui peut même, dans quelques cas, être complète comme dans certains abcès rares du tissu osseux. Très souvent l'os a subi une raréfaction lacunaire intense, enfin, dans bien des circonstances, l'os privé de ses moyens de nutrition s'est nécrosé ; les séquestres ainsi produits peuvent être raréfiés ou condensés, quelquefois normaux.

De ce qui précède, il est logique de conclure qu'il n'y a pas d'ostéites suppurées en dehors des ostéites spécifiques produites par un agent évoluant dans l'os, comme partout ailleurs, en provoquant la destruction du tissu et la suppuration. On comprendra dès lors, pourquoi nous n'insisterons pas longuement sur l'anatomie pathologique d'une affection dont l'aspect change avec la nature de la cause. Une ostéite suppurée dans la convalescence d'une fièvre éruptive, d'une fièvre typhoïde, ne ressemble nullement à celle que produit si fréquemment le tubercule.

Le pus, contenu dans ces abcès, varie également beaucoup suivant la nature de la cause ; dans le cas de suppuration autour d'un séquestre, le pus est franc, bien lié, à odeur fade ; s'agit-il d'un agent septique dont l'action reste localisée, le pus est fétide, mal lié, parfois séreux ; enfin, tout le monde sait que le pus tuberculeux ne ressemble à aucun autre ; souvent, dans l'os, il est constitué par de la matière caséeuse et des grumeaux. Ces conditions si variées nous expliquent les incertitudes qui règnent encore dans la science sur la question de l'ostéite suppurée.

Les tissus voisins participent toujours à l'inflammation suppurative de l'os. Lorsque l'ostéite est superficielle, le pus s'accumule sous le périoste ; il existe en réalité une ostéo-périostite susceptible de s'ouvrir au dehors. Si l'ostéite est interstitielle, le pus se fraye un passage vers le périoste, circonstance heureuse, quelquefois aussi vers une articulation, le canal médullaire, circonstance grave parfois suivie de redoutables complications.

L'ostéite suppurée est intimement liée à la nécrose ; on ne peut même pas comprendre la suppuration du tissu osseux sans nécrose, à moins d'admettre, fait quelquefois vrai, que la suppuration ait été précédée d'une période assez longue pendant laquelle s'est faite la régression totale du tissu osseux. Il faut accepter ce mécanisme pour comprendre la production de ces abcès enkystés, sur lesquels nous reviendrons bientôt.

Les séquestres résultant de l'ostéite suppurée sont généralement peu volumineux, à moins qu'il ne s'agisse d'une ostéite des adolescents. Souvent parcellaires, semblables à des aiguilles allongées, quand il s'agit d'ostéite des diaphyses, ils affectent ordinairement une forme irrégulièrement sphérique dans les épiphyses et les os courts ; leur volume varie alors depuis un grain de chènevis jusqu'à une noix.

Symptômes. — L'ostéite suppurée ne se manifeste pas par des symptômes pathognomoniques. Si dans certaines circonstances, il y a de la fièvre, un état général mauvais, coïncidant avec des douleurs locales intenses, un retentissement sur les articulations voisines, une tuméfaction diffuse du périoste, de l'impotence fonctionnelle, dans d'autres cas la suppuration se produit dans l'os sans éveiller l'attention du malade ! Cependant les exemples d'indolence complète sont très rares et ne se rencontrent guère que dans les ostéites tuberculeuses.

La douleur est encore ici un phénomène commun ; tantôt sourde, profonde, contusive, tantôt à forme névralgique, elle constitue parfois le seul signe appréciable, et Gosselin, en raison de sa persistance jointe à la gravité des troubles fonctionnels, a cru devoir décrire une variété d'*ostéite à forme névralgique* (Naud).

En dehors de la douleur et des phénomènes généraux, tous les autres symptômes n'appartiennent pas en propre à l'ostéite suppurée ; ce sont des complications inévitables, la réaction du périoste qui suppure, l'œdème du membre, le gonflement, etc. Follin, dans le cas d'ostéite superficielle, a noté une élévation de température locale. L'ostéite suppurée a toujours une évolution assez lente et, dans les circonstances les plus simples, il s'écoule plusieurs mois avant la guérison ; celle-ci survient lorsque le pus s'est fait jour au dehors, et que les séquestres, s'il y en a, ont été éliminés. Si le séquestre a un plus grand volume, la durée est encore plus longue. Les suppurations des os sont susceptibles de s'enkyster ; nous verrons bientôt ce qu'il faut en penser.

Diagnostic. — Il ne saurait être question que des suppurations qui débutent insidieusement, car, dans les cas traumatiques, l'exagération des symptômes locaux et généraux, la fluctuation sous-périostique mettront facilement sur la voie. La diagnostic de la suppuration des épiphyses et des os courts est un des problèmes les plus ardus de la pathologie ; bien souvent on n'a que des présomptions. Une douleur intense accompagnée de fièvre, d'un gonflement dur, persistant, dans un point limité de l'os, feront soupçonner la formation du pus; il est quelquefois possible, au niveau des épiphyses, de sentir le périoste soulevé par le pus ; mais lorsqu'il n'y a que de la douleur et du gonflement, le chirurgien ne peut que présumer l'existence d'un abcès. Aussi a-t-on, depuis quelques années, non seulement conseillé l'incision préventive mais encore la trépanation exploratrice ; l'emploi d'un perforateur rendra également des services. Il y a dans la science nombre de faits bien observés dans lesquels on a donné de cette façon issue à des collections, que l'on ne pouvait que soupçonner.

Pronostic. — L'ostéite suppurée est toujours une affection grave : 1° parce que la cause, en général spécifique, retentit sur toute l'économie ; 2° la suppuration peut devenir diffuse et amener des complications redoutables ; 3° l'affection a une évolution essentiellement longue et la terminaison par nécrose, l'une des plus favorables, est elle-même dangereuse ; 4° le traitement, rendu incertain par les indécisions du diagnostic, est souvent difficile.

Traitement. — Laugier avait essayé de produire la décongestion de l'os au moyen d'une canule qu'il enfonçait dans le tissu spongieux enflammé ; il espérait ainsi faire avorter l'ostéite suppurée. Ses essais n'ont pas été fructueux et sa pratique est peu recommandable. Les sangsues, les révulsifs locaux, les vésicatoires constituaient le traitement des anciens; le repos, l'immobilité sont en réalité le seul traitement d'expectation.

Dès qu'on perçoit la fluctuation d'une collection sous-périostique, il faut ouvrir largement ; l'incision sera suivie de trépanation dans les cas où l'on a lieu de soupçonner l'existence d'un foyer inflammatoire intra-osseux. Après avoir vidé les abcès, il sera bon de faire des lavages antiseptiques, d'explorer la surface de l'os pour chercher s'il n'y a pas quelques petits séquestres ou un pertuis conduisant dans une cavité voisine. Dans ces circonstances, l'indication est d'agrandir la plaie et d'enlever les séquestres, s'ils sont mobiles ; la cavité sera drainée et les fistules maintenues béantes.

Les cas réellement difficiles concernent les ostéites suppurées profondes; les dangers de l'expectation sont si grands, les complications si redoutables, qu'il faut, même avec les signes d'une simple présomption, perforer l'os et, s'il y a lieu, appliquer une ou plusieurs couronnes de trépan.

§ 3. — Abcès des os.

Bibliographie. — DAVID, *Mém. sur les abcès des os, Prix de l'Acad. de chirurgie*, 1764, t. IV, p. 186. — BRODIE, *Med. Chir. Transact.*, t. XVII, 1832, et *Lecture illustrative in Pathology and Surgery*, 1846. — BENDZ, *Journ. des connaissances médico-chir.*, t. Ier, p. 24, 1848. — STANBY, *Half Jearly Abstracts of the Med. Science*, t. XI, 1850. — LEE, *London Journal of Medecine*, t. IV, p. 7, 1852. — ERICHSEN, *The Lancet*, t. II, 1856. — BROCA, *Cyclopedia of Pratical Surgery, by Costello*, t. III, p. 411. — C. BLACKMANN, *American Journal of the Med. Sciences*, t. LXVIII, 1869. — SAVORY, *The Lancet*, 1874, t. Ier, p. 791. — DUPLAY, *Tribune médicale*, 1875, et *Progrès médical*, 1878, p. 2. — GOSSELIN, *Bull. Acad. de médecine*, 1875. — LANNELONGUE et COMBY, *Arch. gén. de méd*, 1879. — CHASSAIGNAC, *Bull. de la Soc. de chir.*, 1879. — DURET, *Progrès médical*, 1879, p. 361. — *The Lancet*, 1878, t. II, p. 121, et 1882, p. 815.— TRÉLAT, HEURTEAUX, *Bull. de la Soc. de chir.*, 1881. — *Revue de Hayem*, t. XIX, p. 229.

Thèses de Paris. — 1865, E. CRUVEILHIER. — 1868, NAUD. — 1876, PERRET. — 1879, GOLAY (Bibliogr.). — 1880, GOUREAU, LAGRANGE.

Consulter les articles OS, MOELLE, JAMBE des *Dictionnaires* et les Classiques.

Historique. — DAVID avait, au siècle dernier, signalé l'existence de foyers purulents localisés dans les os et pour lesquels il avait proposé la trépanation. En 1836, BRODIE attira de nouveau l'attention sur cette question et décrivit quelques cas d'abcès des os. De nos jours, des travaux multiples ont été écrits sur ce sujet. E. CRUVEILHIER, dans sa thèse sur les abcès douloureux des épiphyses (1865), a rassemblé tous les faits connus. GOSSELIN, sous le nom d'ostéite à forme névralgique, décrit une affection qui simule l'abcès des os et s'y rattache par quelques caractères. Sous l'impulsion de ces travaux, les observations se multiplièrent et GOLAY, dans sa thèse (1879), put réunir plus de 150 cas d'abcès des os qu'il désigne sous le nom d'*abcès douloureux des os*.

Les découvertes récentes sur les ostéites spécifiques, les recherches de VOLKMANN, LANNELONGUE, KIENER et POULET, KŒNIG, etc., ont permis de mieux comprendre le mode de formation, l'étiologie et la véritable nature de ces collections circonscrites du tissu osseux, qui méritent bien réellement une description spéciale. Les travaux de CHASSAIGNAC sur les abcès médullaires, de LANNELONGUE et COMBY, LAGRANGE, sur les abcès de l'ostéomyélite prolongée, ont encore jeté un peu de lumière sur cette question assez obscure de la pathologie des os.

Nous exposerons l'histoire des abcès des os, telle qu'elle est écrite par les observateurs les plus compétents, en nous réservant de montrer, chemin faisant, comment on peut expliquer bon nombre de ces collections.

Étiologie. — GOLAY, l'auteur du travail le plus complet sur le sujet, range dans deux groupes les causes des abcès des os : 1° prédisposantes ; 2° occasionnelles.

1° *Causes prédisposantes. Age.* — L'enfance et l'adolescence sont plus exposées aux abcès des os, mais cette affection n'est pas absolument rare dans l'âge adulte. L'activité physiologique des os, à cette période de la vie, semble une circonstance suffisante pour rendre compte de la prédisposition du sexe masculin ; les professions fatigantes, le surmenage seraient également favorables au développement des abcès des os. L'influence de la constitution est niée par beaucoup de chirurgiens qui ont vu survenir la maladie sur des sujets robustes. GOLAY conclut « que la diathèse scrofuleuse (lisez tuberculeuse) ne doit pas entrer dans l'étiologie des abcès douloureux des os ».

LANNELONGUE, dans son mémoire sur la tuberculose des os, s'est montré assez disposé à rapporter à la tuberculose une partie des abcès des os décrits par E. CRUVEILHIER, GOLAY ; et nous allons plus loin en déclarant que plus de la moitié des abcès des os sont des tubercules primitifs, chroniques, appartenant à la variété enkystée de NÉLATON. Quelques cas peuvent être rattachés à la syphilis ; quant à l'arthritisme (GOSSELIN, NAUD) ou au rhumatisme, on n'admet plus aujourd'hui leur pouvoir pyogène.

En 1875, GOSSELIN a signalé les liens de ces abcès des os avec l'ostéite aiguë. Cette idée a été reprise plus récemment, et LANNELONGUE, LAGRANGE après, ont essayé de déterminer une variété d'abcès aigus liés à l'ostéomyélite des adolescents. D'autres ont avec l'ostéomyélite chronique de LANNELONGUE des relations étiologiques qu'on ne saurait méconnaître.

2° *Causes occasionnelles*. — Il y a bien peu de cas où les traumatismes n'aient pas été invoqués pour expliquer l'apparition des abcès des os. Les contusions, les chutes, les entorses sont mentionnées dans nombre d'observations ; mais il n'est pas toujours possible d'attacher une grande valeur aux lésions traumatiques qui constituent seulement des points de moindre résistance, favorables au développement des manifestations spécifiques locales.

Anatomie pathologique. — Avec CHASSAIGNAC, nous diviserons les abcès des os en trois groupes, suivant qu'ils siègent dans le tissu spongieux, dans la partie compacte de la diaphyse, dans le canal médullaire. C'est cette dernière variété que CHASSAIGNAC a eue plus particulièrement en vue dans son travail posthume. La majorité des cas appartiennent au tissu spongieux.

1° *Abcès épiphysaires et bulbaires*. — Ces abcès siègent dans le bulbe ou l'épiphyse, à une petite distance du cartilage conjugal ; ceux de l'épiphyse sont relativement rares. Tous les os peuvent présenter des abcès osseux ; cependant le tibia est en quelque sorte un lieu d'élection, car, sur 150 cas réunis par GOLAY, le tibia figure 91 fois. Les os longs et surtout ceux du membre inférieur y sont plus prédisposés. Certains abcès, ceux de la tête du fémur, restent souvent méconnus ; à la hanche, par exemple, ils ont été confondus avec la coxalgie (STANLEY). Ordinairement uniques, ces abcès peuvent être situés près de la surface ou au centre de l'os ; d'ailleurs la périostose, qui existe presque constamment à la surface, fait varier cette profondeur. Le volume de ces collections n'est jamais bien considérable, et la plupart affectent la forme et les dimensions d'une amande ; s'il en est de plus petites, d'autres acquièrent exceptionnellement les dimensions d'une grosse noisette ; un abcès, observé par NÉLATON à la partie inférieure du tibia, mesurait 32 millimètres de diamètre.

Le contenu des abcès est tantôt du pus renfermé dans une membrane pyogénique, tantôt de la sérosité plus ou moins claire, et souvent ces liquides sont collectés dans une cavité fongueuse. La quantité de pus, d'après Gosselin, dépasse rarement quelques grammes; c'est exceptionnellement qu'on en a trouvé une cuillerée à soupe. Dans maintes observations, la présence de petits séquestres ou de parcelles osseuses est mentionnée. Les cavités sont généralement ovoïdes, assez régulières, piriformes, parfois munies d'un prolongement qui a été attribué à la première période de formation d'une fistule. Dans un cas de Richet, dont la suture tuberculeuse paraît très probable, la paroi était hérissée de trabécules saillantes; quant à la membrane qui tapisse la caverne, elle est lisse, fibreuse, quelquefois villeuse, veloutée, fongueuse, toujours douée d'une extrême sensibilité ; elle est assez peu adhérente au tissu osseux. Enfin nous devons dire que, dans certains cas, les chirurgiens n'ont trouvé que des fongosités dans la cavité (Nélaton, Broca, Gosselin, Ollier).

Un des traits curieux de l'histoire de ces abcès est qu'ils communiquent fréquemment avec le périoste par un pertuis fongueux étroit; il s'agit là probablement de trajets fistuleux en voie de formation. Duplay a observé un fait où ce pertuis fongueux était si étroit qu'il ne pouvait livrer passage à un stylet. Chassaignac a donné à ce mode de formation des fistules le nom de *trépanation spontanée;* et il a attribué au périoste le rôle principal qu'il est selon nous plus exact d'accorder à l'abcès lui-même. Si ces fistulettes vont se terminer d'ordinaire sous le périoste, il en est qui se dirigent directement vers l'articulation. Richet a vu ces fistules articulaires en voie de formation ; les tubercules épiphysaires comme nous le verrons plus tard, évoluent de la même façon, et c'est encore une raison qui nous porte à considérer les abcès osseux comme une variété de tubercules.

Lésions des autres parties de l'os.— L'irritation émanée du foyer de l'abcès retentit toujours sur le périoste, d'où résulte la formation de couches osseuses périphériques auxquelles doit être attribué le gonflement de l'os. Golay semble admettre que le gonflement peut être dû à l'hypertrophie du tissu osseux. Or cette intumescence de l'os est imaginaire et Méding a depuis longtemps démontré, contrairement à Scarpa, le peu de fondement de cette assertion.

Le tissu osseux ambiant, le plus souvent condensé, éburné, est quelquefois raréfié. Gouraud, sous le nom d'*ostéite cavitaire*, a décrit « une inflammation idiopathique douloureuse et suppurée des extrémités spongieuses des os longs, caractérisée anatomiquement par une cavité centrale, à contenu variable, située au niveau d'une sphère d'ostéite raréfiante ». Il ne s'agit encore ici que d'une variété de tubercules osseux.

Abcès médullaires. — Broca, Chassaignac ont observé une variété d'abcès médullaires dus à une ostéite purulente partielle et cloisonnés par des diaphragmes osseux. Un certain nombre de faits empruntés à Pétrequin et Socquet, à Cruveilhier et à sa propre pratique, ont démontré à Chassaignac l'existence de cette variété. Le pus ne resterait pas indéfiniment enkysté, car il peut se produire une trépanation spontanée qu'il attribue au périoste. Ces abcès s'accompagnent toujours de périostites plus ou moins épaisses, par suite desquelles la cavité médullaire se trouve agrandie. Les cloisons osseuses signalées par Chassaignac ne se rencontrent pas constamment et l'abcès n'est pas, en général, aussi bien limité. Chavet (1860), R. Petit (1868), Cartaz (1872), ont présenté à la Société anatomique de petits foyers purulents isolés dans la moelle. Berger a montré à la Société de chirurgie (1879) deux abcès du canal médullaire dont l'origine remontait à dix ans ; ils étaient séparés par une portion du canal médullaire contenant encore de la graisse jaune.

Symptômes. — L'affection débute d'une façon insidieuse et ordinairement la douleur, accompagnée ou précédée du gonflement sous-périostique, constitue le premier symptôme ; la fièvre est beaucoup plus rare. Quelques malades ont eu antérieurement une affection osseuse, une ostéomyélite, une ostéite simple ou des abcès des parties molles.

Les symptômes de l'abcès des os, la douleur, le gonflement n'ont rien de pathognomonique ; c'est seulement par leur persistance, leur localisation qu'on peut, au bout d'un temps toujours long, soupçonner l'existence d'une collection dans l'os. La douleur, habituellement localisée, apparaît subitement et présente d'emblée toute son intensité. D'autres fois sourde, supportable et intermittente au début, elle acquiert peu à peu de l'acuité, devient continue et cause dans les fonctions un trouble notable. Elle est accrue par la pression, particulièrement en un point assez facile à déterminer. Les malades comparent leur souffrance à celle que produirait un étau qui serrerait un membre, une vrille qui le perforerait. Les crises sont surtout fréquentes pendant la nuit, et, dans divers cas, produisent des insomnies rebelles. Au bout de quelques jours ou de quelques semaines, il n'est pas rare de voir les douleurs disparaître durant des mois et des années. Mais en général avec le temps elles s'accroissent et deviennent plus rapprochées ; aussi certains malades réclament-ils l'amputation.

A quoi est due cette douleur spéciale ? Admettre avec Brodie, Broca, Savory, une distension excessive du tissu osseux par le liquide est rationnel pour les cas où il y a un liquide, mais dans ceux que Gosselin décrit sous le nom d'ostéite à forme névralgique, cette explication paraît insuffisante. Aussi Gosselin fait-il intervenir une névrite que l'incision du périoste, la trépanation feraient cesser par la section des filets nerveux. Erichsen attribue la douleur au gonflement périostique ; Perret suppose gratuitement que les cellules médullaires proliférées s'étranglent contre les lamelles osseuses. D'autres enfin, avec Duplay, incriminent la réplétion des sinus veineux autour de la cavité dans la station debout, explication qui ne rend pas compte des douleurs nocturnes.

Ordinairement la tuméfaction est exclusivement osseuse, assez localisée, et comme elle n'a rien de particulier, elle indique seulement qu'il y a, au centre de l'os, un foyer d'irritation. Le gonflement périostique est proportionnel à cette irritation, mais l'âge du sujet constitue un facteur dont on ne doit pas oublier l'influence. L'os devient comme soufflé, ce qui donne à l'extrémité atteinte un aspect fusiforme.

L'allongement du membre malade est la règle, comme dans beaucoup d'affections chroniques des os ; la tuméfaction épiphysaire peut amener à sa suite des déviations, des subluxations; la température locale a, dans quelques cas, été trouvée supérieure à celle du côté opposée. Signalons encore, en terminant, des abcès circonvoisins dans les parties molles, des taches rouges localisées, une sueur circonscrite indiquée par GERDY.

Marche. Terminaison. — Cette affection a une marche chronique; mais à la période des douleurs succèdent parfois des accidents redoutables quand on n'est pas intervenu à temps. On voit des malades rester indéfiniment à la période douloureuse; dans un fait de HODGE, la maladie a été supportée pendant quarante ans, et, dans bien des cas, le début des accidents remontait à plus de vingt ans! Parmi les complications signalées, nous citerons les abcès superficiels et les lésions articulaires. Les abcès périphériques constituent toujours un symptôme sérieux qui devra attirer l'attention. Quant aux lésions articulaires, les auteurs ne sont pas d'accord à leur sujet. E. CRUVEILHIER, PERRET les croient rares, tandis que FERGUSSON, HOLMES les redoutent avec raison. D'ailleurs les complications articulaires existaient à des degrés divers dans les cas de RICHET, KIRBY, SAVORY, DUPLAY. Quelquefois, comme VOLKMANN l'a observé pour la tuberculose, il n'y a qu'une synovite subaiguë avec épanchement léger.

Les abcès des os peuvent : 1° persister indéfiniment; 2° communiquer avec les articulations; 3° s'ouvrir sous le périoste par un trajet fistuleux qui sert à l'évacuation du contenu; 4° devenir tuberculeux.

Diagnostic. — L'existence d'une douleur paroxystique et d'une tumeur circonscrite au niveau du bulbe d'un os chez un sujet jeune ou adulte, la persistance de ces signes doivent faire présumer un abcès osseux. Toutes les affections pyrétiques s'en distingueront aisément. Malgré cela, cette maladie a été facilement confondue avec d'autres, parce que beaucoup d'ostéites ont pour symptômes la douleur et le gonflement. Il n'y a pas une ostéite du tissu spongieux qui ne puisse, à un moment donné, présenter ces phénomènes. La syphilis, le tubercule circonscrit, la névralgie des os, l'ostéite à forme névralgique de GOSSELIN, le rhumatisme sont dans ce cas. C'est dans la persistance de l'affection, la nature des douleurs, l'indépendance de l'état général, l'inefficacité des traitements spécifiques, que le chirurgien trouvera les éléments d'un diagnostic différentiel.

GOLAY cherche à séparer l'abcès des os de la nécrose centrale, distinction qui nous semble d'autant plus subtile qu'il s'agit le plus communément d'un même état morbide, avec cette différence que, dans l'une, le séquestre n'a pas été résorbé. Néanmoins quand il y a séquestre, la réaction est plus vive et la suppuration a moins de tendance à l'enkystement; ce sont là des circonstances que le chirurgien ne peut diagnostiquer.

Les abcès des os ont été plusieurs fois confondus avec des ostéosarcomes à leur début; on a pris un abcès pour un sarcome, et inversement. DUPLAY, TILLAUX ont observé des cas où l'erreur a été commise; la ponction avec un trocart à curette, l'évolution différente des tumeurs, le siège même serviront d'éléments de diagnostic.

GOSSELIN a conseillé la trépanation exploratrice qui rendra des services et pourra, s'il n'y a pas de collection purulente, diminuer les douleurs.

Pronostic. — La chronicité des abcès osseux, la lenteur de leur évolution, la rareté des complications qu'ils déterminent, sont des conditions relativement favorables ; l'existence n'est pas souvent mise en danger, et les abcès abandonnés à eux-mêmes sont parfois longtemps inoffensifs. Cependant, dans quelques cas, la persistance des douleurs, leur acuité, leur accroissement progressif entraînent des troubles fonctionnels graves, l'insomnie, l'amaigrissement. Un traitement convenable modifie sensiblement la gravité du pronostic, puisque, sur 128 abcès, 73 fois GOLAY a noté la guérison complète.

Traitement. — Il est palliatif ou curatif.

1° *Traitement palliatif.* — Le repos et l'immobilité, l'emploi d'appareils inamovibles, le changement de profession ont pu diminuer les douleurs. La compression, les révulsifs, la cautérisation ignée superficielle ou profonde sont des moyens qui procurent une amélioration passagère, rarement persistante. Les narcotiques, les injections de morphine appliquées localement sont d'un grand secours pour calmer les douleurs nocturnes.

L'incision simple du périoste a paru plusieurs fois diminuer la souffrance; BRODIE, STANLEY, OLLIER y ont eu recours et s'en louent; mais ce n'est là qu'un moyen palliatif, de même que la saignée des os de LAUGIER, aujourd'hui délaissée.

2° *Traitement curatif.* — L'indication formelle consiste à ouvrir la collection au moyen de la trépanation. Pratiquée par DAVID au siècle dernier, tirée de l'oubli par BRODIE, cette opération est devenue classique. GOSSELIN l'a préconisée, et les résultats obtenus sont assez satisfaisants pour qu'on puisse la considérer comme le seul traitement à suivre en pareille occurrence. Peu dangereuse, elle est utile, même quand on ne trouve pas de pus, car elle diminue les douleurs. Après avoir appliqué la bande d'Esmarch, on fait un trou à l'os à l'aide d'un perforateur ou d'une couronne de trépan plus ou moins large, suivant les circonstances.

La couronne doit être appliquée au point le plus douloureux; quelquefois les rapports anatomiques forcent à s'en écarter pour ménager des organes importants; le point le plus saillant de la tuméfaction servira également de guide. Dans nombre d'observations, les chirurgiens ont rencontré, à une petite distance de la surface, une couche éburnée signalée plus haut. Le polytriteur de Mathieu rendra de réels services en pareils cas. PERRET conseille, d'après la pratique d'OLLIER, de compléter le trajet de manière à traverser l'os de part en part et de passer par ce canal un tube à drainage.

La trépanation peut être jointe à l'évidement, tel que le pratiquait SÉDILLOT; on y aura recours lorsque la couronne du trépan ne tombe pas exactement sur le centre du foyer. Les suites de l'opération sont généralement simples, mais la récidive et la persistance des douleurs ne paraissent pas absolument rares; aussi la guérison complète est-elle assez longue à obtenir. GOLAY note 3 cas de mort à la suite de la trépanation, mais ses observations remontent à la période pré-antiseptique.

L'amputation ne doit être faite qu'autant que l'abcès s'est ouvert dans une articulation importante en y déterminant une arthrite purulente, qui, se compliquant de larges décollements, peut compromettre la vie du malade par l'infection du membre.

Nature de la maladie. — E. Cruveilhier, interprète des idées de Nélaton, se basant sur la nature quelquefois séreuse du contenu de ces abcès, émit l'idée qu'ils avaient pour origine un kyste séreux qui se serait enflammé plus tard.

Une autre opinion admet qu'il existe au début une nécrose centrale ; le séquestre serait résorbé et l'abcès se trouverait ainsi formé ; ce mécanisme est inadmissible, parce que les séquestres ne se résorbent guère (Malespine). Després a attribué la collection à un épanchement sanguin qui se ferait dans un canal de Havers de tissu osseux modifié par l'ostéite, hypothèse fort peu plausible. Pour Golay, il s'agirait d'une inflammation primitive du tissu spongieux du bulbe, condensante à la périphérie, raréfiante et suppurante au centre dans un point circonscrit.

Pour nous, l'ostéite raréfiante circonscrite, à évolution lente, produite par un agent extrêmement peu irritant, se bornant à provoquer des désordres partiels, amène la résorption de l'os dans un territoire déterminé, la caséification et la transformation purulente de la moelle. Ce travail local aboutit ordinairement à la formation d'une membrane pyogénique kystique ; quant à l'ostéite condensante voisine, elle indique la faible irritation que détermine le contenu de l'abcès ainsi formé. L'agent infectant, dans le plus grand nombre des cas, n'est autre que le bacille tuberculeux et l'abcès osseux ne serait qu'un tubercule circonscrit et chronique appartenant à la variété enkystée de Nélaton. Chose curieuse, ce chirurgien a nettement indiqué l'identité des lésions, et c'est pour une question de symptômes éventuels, la douleur et l'absence d'autres signes de tuberculose, qu'il a admis une différence. Or la douleur, commune dans certains tubercules, n'existe pas dans d'autres ; il en est ainsi pour les vertèbres comme pour le tibia ; quant à la coïncidence du tubercule dans un autre organe, on comprend qu'elle n'est pas indispensable, puisque le tubercule primitif, la première manifestation de la tuberculose, reste parfois indéfiniment localisé.

La nature essentiellement lente et chronique du processus, le peu de retentissement de l'affection sur les parties voisines, l'irritation réduite à son minimum autour du foyer, la présence de fongosités, dans certains cas, de parcelles osseuses nécrosées libres ou adhérentes dans d'autres, l'âge des sujets, etc., nous font croire que beaucoup d'abcès osseux sont d'origine tuberculeuse.

§ 4. — Ostéomyélite.

Syn. : Périostite phlegmoneuse diffuse. — Médullite. — Panostéite. — Périostéomyélite.

Bibliographie. — Reynaud, *Arch. gén. de méd.*, t. XXVI, p. 161, 1831. — Chassaignac, *Gaz. méd. de Paris*, 1853, p. 505. — Gerdy, *Arch. gén. de méd.*, 5e série, t. III. — Schutzenberger, *Gaz. méd. de Strasbourg*, 1856. — Bœckel, *Ibid.*, 1858. — Gosselin, *Arch. gén. de méd.*, 1858. — Klose, *Ibid.* — Th. Valette, *Gaz. des Hôp.*, 1853, et *Rec. de mém. de méd. militaire*, t. XVI, p. 230. — J. Roux, *Mém. de l'Acad.*

de méd., 1860. — GIRALDÈS, *Maladies chirurg. des enfants*, 1869, p. 558. — SPILLMANN, *Arch. gén. de méd.*, 6e série, t. XXI, 1873. — BOUCHUT, *Gaz. des Hôp.*, 1874. — LUCKE, *Deutsche Zeitschr. f. Chir.*, 1874, t. IV. — EBERTH, *Arch. de Virchow*, 1875, t. XLV, p. 352. — LANNELONGUE, *Ostéomyélite de croissance*, Paris, 1878. — LANNELONGUE et COMBY, *Arch. gén. de méd.*, 1879. — LAVERGNE, *Progrès médical*, 1882. — BOUILLY, *Revue mensuelle*, 1879. — OLLIER, *Revue de chir.*, 1881, p. 785. — M. SCHULLER, *Centralbl. f. Chirurgie*, 1881, n° 42. — BERGER, *Revue de Hayem*, t. XIX, 1882. — LANNELONGUE, PANAS, GOSSELIN, *Bull. de l'Acad. de méd.*, 1878, et *Bull. de la Soc. de chir.*, 1879. BERGER, VERNEUIL, TRÉLAT, LARGER, *Bull. de la Soc. de chir.*, 1884. — ROSENBACH, RODET, *Rev. de Chir.*, 1885, p. 273. — *Centralbl. f. chir.*, n° 5, 1884. — KRAUSE, *Fortschritte der Med.*, 1884, Bd. II, p. 223, — JABOULAY, Th. Lyon, 1885. — COLZI, *Lo Sperimentale*, 1889. — G. MARCHANT, *Soc. anat.*, 1889, p. 139 à 176. — LANNELONGUE et ACHARD, *Acad. des Sciences*. mars 1890, et *Soc. de Biol.*, mai 1890. — LANNELONGUE, *Congrès de chir.*, 1891.

Thèses de Paris. — 1862, AUGÉ, GAMET. — 1867, LOUVET. MASSE. — 1868, DROIN. — 1869, MARTIN. — 1870, SEZARY. — 1871, SALES, CULOT. — 1872, MOUSSAUD, POULET. — 1873, PACCOUD. — 1879, REBOUD. — 1880, PÉCAUD, ABÉLANET, PION, RONDU, TABOUET. — 1882, CHARVY. — 1883, MOURET, THELLIER.

Thèses de Strasbourg. — 1853, KRUG-BASSE. — 1855, WORMSER. — 1858, HÉDOIN. — 1868, AUBRY.

Articles OS et MOELLE des *Dictionnaires*.

Fièvre de croissance. — REGNIER, Th. Paris, 1860. — BOUILLY, *Rev. de méd. et de chir.*, 1881, p. 707. — AUBOYER, Th. Lyon, 1881. — LOWRY, Th. Paris, 1884. — OLLIER, *Encycl. internat.*, t. IV, p. 275. — RECLUS, *Clinique de l'Hôtel-Dieu*, 1888.

Définition. — L'ostéomyélite a été considérée jusqu'à ces dernières années comme l'inflammation de la moelle des os; dès qu'il a été reconnu que l'os est baigné de toutes parts par la moelle, le sens de ce mot est devenu moins précis, et aujourd'hui beaucoup de chirurgiens y font rentrer la plupart des inflammations aiguës ou chroniques du tissu osseux; l'ostéomyélite est devenue synonyme d'ostéite.

Tout en reconnaissant que les affections de la moelle retentissent avec une rapidité extrême sur les différentes parties de l'organe, nous pensons qu'il faut tenir un plus grand compte, dans les distinctions à établir, de la nature de l'inflammation que du tissu primitivement envahi et nous disons : L'ostéomyélite est une inflammation grave et diffuse du tissu osseux, de nature virulente, parasitaire, avec une tendance rapide à la suppuration et à la nécrose. Elle est, dans l'os, l'analogue du phlegmon diffus des parties molles. On pourrait encore la définir l'ostéite produite par le *staphylococcus aureus;* car cet agent pathogène est celui que l'on rencontre le plus fréquemment dans les collections purulentes de l'ostéomyélite aiguë franche.

Historique et divisions. — Dès 1831, REYNAUD avait observé, après les amputations, une complication grave qui a été depuis cette époque désignée sous le nom d'ostéomyélite traumatique. Grâce aux travaux de NÉLATON, CHASSAIGNAC, TH. VALETTE, J. ROUX (de Toulon), cette redoutable complication est aujourd'hui bien connue dans ses deux formes, aiguë et chronique.

D'un autre côté, vers 1854, à la suite des recherches de CHASSAIGNAC, l'attention fut attirée sur une variété d'abcès sous-périostiques, s'accompagnant de désordres graves du côté de l'os, des cartilages de conjugaison et des articulations. Nous allons exposer succinctement les idées émises sur la nature de l'affection, que CHASSAIGNAC avait désignée sous le nom d'*abcès sous-périostiques aigus* et de *typhus des membres*. La difficulté d'expliquer le siège primitif du mal ne lui a pas échappé, et c'est pour ne rien préjuger qu'il a admis deux affections distinctes, l'abcès périostique et l'ostéomyélite.

1° En 1856, SCHUTZENBERGER décrivit sous le nom de périostite aiguë une maladie grave, plus fréquente dans l'adolescence, et qui se propage rapidement à l'os et à la moelle. L'école de Strasbourg adopta les idées de son chef; elles furent développées par BŒCKEL (1861), qui maintient le nom de périostite phlegmoneuse. GIRALDÈS, HOLMES attribuent également le rôle principal au périoste, et considèrent la maladie comme un phlegmon diffus périostique, d'où le nom de *périostite phlegmoneuse diffuse*. Pour eux le décollement des épiphyses, les arthrites purulentes sont des complications. MARTIN (1869) entrevoit la nature véritable de la maladie, son siège dans toutes les parties de l'os et surtout son retentissement sur l'état général par le fait de la résorption des liquides toxiques.

2° En 1858, parurent en France et en Allemagne les travaux de GOSSELIN et de KLOSE (de Breslau), qui localisèrent le point de départ de la maladie dans le cartilage de conjugaison. Pour KLOSE, le décollement épiphysaire devint la maladie principale que GOSSELIN désigne sous le nom d'*ostéite épiphysaire aiguë* des adolescents. Il préfère cette dénomination à celle d'ostéomyélite pour indiquer quelle est l'origine du mal. En 1862, GAMET se sert du nom d'*ostéo-périostite juxta-épiphysaire;* c'est une sorte d'éclectisme entre ceux qui admettent l'origine exclusivement périostique et ceux qui font jouer le rôle principal à la moelle.

3° Avec les travaux de SÉZARY, CULOT (1870-1871), nous nous trouvons en présence d'une opinion nouvelle. Cette fois, on admet que la moelle, répandue un peu partout dans l'os, est le siège de l'inflammation primitive ; la *médullite* domine dans l'affection qui peut être généralisée ou seulement localisée en un point, sous le périoste, près du cartilage de conjugaison, dans la moelle. De là à accepter franchement le nom d'ostéomyélite qui existait déjà dans la science pour désigner une grave complication des traumatismes osseux, il n'y avait qu'un pas. LANNELONGUE l'a franchi (1878) en désignant la maladie sous le nom d'*ostéomyélite aiguë de l'adolescence*. Pour lui ni le périoste, ni les cartilages de conjugaison ne sont primitivement malades; l'inflammation débute dans la portion bulbaire de la diaphyse, près du cartilage de conjugaison. Lors de la discussion qui eut lieu au sein de l'Académie de médecine à l'occasion du travail de LANNELONGUE, PANAS crut devoir faire ses réserves et n'admit pas que le périoste fut aussi indifférent que l'a avancé LANNELONGUE dans la production de la maladie. Quant à GOSSELIN, il a attaqué fortement la manière de voir de cet auteur, et sans méconnaître l'ostéomyélite qui serait une complication, il maintient, comme en 1858, que l'affection débute par le cartilage et pour cette raison mérite le nom d'ostéite épiphysaire aiguë. En 1879, la question portée devant la Société de chirurgie donna lieu à un débat intéressant, trop long pour être analysé ici, mais qui montra que beaucoup de chirurgiens français sont. réfractaires à l'unification absolue adoptée et soutenue par Lannelongue.

Tout en reconnaissant que le bulbe de l'os et même le cartilage de conjugaison, chez l'enfant et l'adolescent, peuvent être le siège initial de l'affection, nous pensons qu'il est juste de dire que l'ostéomyélite aiguë débute dans toutes les parties constituantes de l'os, et qu'à la façon du phlegmon diffus elle a une tendance très marquée à se propager à tout l'os et même aux parties voisines. Si, dans certains cas, la maladie mérite plutôt le nom de périostite phlegmoneuse diffuse, d'autres correspondent plus exactement à ce qu'on appelle l'ostéomyélite ; ces réserves faites, il nous semble qu'on doit décrire dans un seul chapitre des affections qui sont dues à un même agent septique et qui présentent, dans leur étiologie, leurs symptômes, leurs complications, leur terminaison et leur traitement une analogie complète ; une fois engagés dans cette voie, nous croyons qu'il n'y a pas lieu d'étudier isolément l'ostéomyélite aiguë de croissance, car cette maladie existe également dans l'âge adulte, bien qu'elle soit plus rare. Enfin, en comparant l'évolution de l'ostéomyélite aiguë dite spontanée avec celle de l'ostéomyélite traumatique, nous sommes amenés à confondre ces deux variétés de la même affection; malgré la différence apparente de leurs causes, elles ont de telles ressemblances dans leurs principaux traits et dans leur évolution, qu'il nous paraît inutile de les séparer à l'exemple de nos devanciers. Qu'il s'agisse, en effet, d'un phlegmon diffus dans un os primitivement sain ou lésé par un traumatisme, la même cause produit constamment les mêmes effets, ainsi que nous aurons souvent l'occasion de le démontrer dans les descriptions qui suivront.

De même que dans le tissu cellulaire, il ne saurait être question d'un phlegmon diffus aigu et d'un phlegmon diffus chronique, les formes aiguë et chronique établies par J. Roux pour l'ostéomyélite traumatique et par Lannelongue pour l'ostéomyélite de croissance ne nous semblent pas être suffisamment exactes. La maladie présente à considérer une période aiguë, pendant laquelle l'ostéomyélite tue le malade ou exerce des ravages dans l'os, et une seconde période toujours longue qui mérite bien le nom de chronique; elle a pour objet la séparation entre l'os mort et les parties restées vivantes, la mobilisation du séquestre, parfois son expulsion; alors peuvent apparaître des complications diverses, étrangères à la nature même de la maladie. C'est en comprenant ainsi les deux phases de la même affection que, pour nous conformer à l'usage, nous décrivons successivement l'ostéomyélite aiguë et chronique.

Trélat a fait décrire, dans la thèse de son élève Demoulin, une variété d'ostéomyélite insidieuse dans ses débuts et lente dans sa marche, il appelait cette variété : *ostéomyélite chronique d'emblée*. La description de Trélat aurait besoin de nouveaux faits pour ne pas prêter à la discussion.

1° OSTÉOMYÉLITE AIGUE

Étiologie. — Les causes de l'ostéomyélite sont déterminantes et prédisposantes; les premières se résument dans l'action d'un principe septique encore mal connu. Tous les auteurs qui ont observé la maladie ont été conduits à admettre, surtout dans les cas spontanés, l'action spéciale d'un principe infectieux. CHASSAIGNAC ne donnait-il pas, dès 1853, le nom de typhus des membres à la maladie? GOSSELIN invoque « une viciation particulière du sang par une croissance trop rapide », BŒCKEL une cause générale dyscrasique, KLOSE une altération chimique particulière de la graisse médullaire; RICHET, BOUILLY pensent que la médullite est intimement liée à la fièvre de croissance. BENOIT (1876), dans une très bonne thèse, nous montre que, dans cette affection, « la septicémie existe dès le début, et si à un moment donné les phénomènes généraux prennent le pas sur les phénomènes locaux, c'est qu'alors la complication domine la scène et a pris la première place ».

PANAS a émis, dès 1878, au sujet de la nature et de l'origine de cet état pathologique une opinion aussi formelle; selon lui l'ostéomyélite spontanée serait une affection septique dont la tendance gangréneuse et inflammatoire rend compte des accidents locaux et généraux. D'un autre côté, KLEBS, SCHULLER, PASTEUR, etc., ont trouvé des microbes dans le pus, d'autre part les lésions viscérales sont celles de la septicémie; il est donc rationnel d'admettre que la maladie est due à un agent septique qui détermine l'affection locale.

PASTEUR, à la suite de patientes recherches sur le vibrion de l'ostéomyélite, est arrivé à soupçonner l'existence d'un parasite doué des mêmes propriétés que celui des furoncles; c'est ce qui lui a fait dire à l'Académie que l'ostéomyélite est le « furoncle de la moelle ». Des expérimentateurs allemands ont également signalé le micrococcus de l'ostéomyélite; les uns en font un staphylococcus, les autres un streptococcus. Citons parmi eux BECKER, FEDOR KRAUSE (*Centralbl. f. Chir.*, 1884, p. 424); ce dernier, par ses injections intra-veineuses, a reproduit les abcès ostéomyélitiques; il a pu cultiver, par la méthode de Koch, le microbe en question qui appartiendrait aux variétés du *staphylococcus aureus*. Il a de plus vérifié l'analogie du parasite avec celui du furoncle. Ces recherches ont été plus récemment confirmées par RODET (de Lyon) qui, en se servant d'animaux jeunes, a réussi à reproduire expérimentalement, avec les liquides de culture, des ostéomyélites épiphysaires.

Pour cet auteur, les staphylocoques blancs et dorés qui sont les microbes habituels de l'ostéomyélite, ne sont que des variétés morphologiques sans importance, d'une même espèce microbienne. Pour LANNELONGUE et ACHARD au contraire il s'agirait de deux espèces différentes au point de vue bactériologique; le staphylococcus albus, tout en produisant les mêmes désordres osseux, est en général d'une virulence plus atténuée.

Aujourd'hui, on reconnaît que le staphylocoque pyogène n'est plus le seul agent capable de produire l'ostéomyélite. Le *streptocoque* se combine souvent avec lui, et même existe seul et suffit à provoquer l'infection osseuse. LANNELONGUE a publié les deux premiers faits, puis vinrent de nouveaux faits de CHIPAULT et de LANNELONGUE.

Enfin, LANNELONGUE a pu observer deux cas où l'ostéomyélite était due au pneumocoque.

Il résulte donc de ces faits que l'*ostéomyélite n'est qu'une localisation osseuse d'une infection générale produite par des agents divers.*

Voyons maintenant quels sont les facteurs qui interviennent pour faciliter l'action du principe infectieux; nous établirons successivement la part d'influence qui revient à l'os, au malade et au milieu.

1° *Os.* — Tous les traumatismes des os, légers ou graves, sont susceptibles de produire l'ostéomyélite; ceux dans lesquels la vitalité de l'os est compromise (contusions), ceux qui exposent l'os et surtout la moelle aux contacts extérieurs (plaies, fractures compliquées, plaies par armes à feu, amputations et résections) sont bien plus souvent suivis d'ostéomyélite. L'action attribuée autrefois à la scie dans les amputations est une cause douteuse, étant donné la nature infectieuse de la maladie. Le traumatisme est encore une circonstance prédisposante pour l'ostéomyélite spontanée et il est invoqué presque dans un tiers des cas.

Ces considérations s'appliquent à tous les âges, mais il existe aussi une prédisposition très marquée des os longs avant la soudure des épiphyses. Il semble que ces organes sont des points de moindre résistance, plus facilement affectés pendant la période de croissance. Grâce à l'exagération du travail nutritif qui s'effectue au niveau du cartilage de conjugaison, les os deviennent des lieux d'élection pour certains agents septiques. Ce qui paraît le démontrer, c'est que le même poison affecte quelquefois plusieurs points du squelette en même temps ou successivement. Enfin les os longs, à moelle abondante, sont le plus fréquemment atteints, bien que l'ostéomyélite ait été observée sur les os courts ou plats (clavicule, crâne, maxillaires, vertèbres, etc.).

2° *Le malade.* — Les premiers auteurs qui ont étudié l'ostéomyélite spontanée ont été frappés des conditions dans lesquelles se développe la maladie. Le plus fréquemment il s'agissait d'enfants des villes, d'apprentis malingres, surmenés, fatigués par un travail excessif. Giraldès a beaucoup insisté sur cette circonstance étiologique. Si le tubercule et la syphilis paraissent étrangers à l'affection, il n'en est pas de même du rhumatisme d'après Schutzenberger, Chassaignac, Giraldès. C'est également comme cause débilitante que la rougeole, la variole, la scarlatine deviendraient, pour quelques auteurs, une prédisposition (Kraske). Quant à la fièvre typhoïde, nous avons dit, en parlant de l'ostéite suppurée, qu'elle tend plutôt à produire des lésions circonscrite. En résumé, la misère physiologique jointe au traumatisme augmente les chances de réceptivité; elle exerce son action avec une puissance aussi grande sur les blessés adultes, particulièrement aux armées, sur les blessés soumis à des fatigues continuelles et à des privations sans nombre (Crimée). D'après Lemoyne (*Th.* 1885), l'ostéomyélite spontanée de l'adulte serait moins rare qu'on ne le croit.

3° *Milieu.* — L'ostéomyélite est plus fréquente à la ville qu'à la campagne, et même, à la campagne, l'affection semble moins souvent compliquée d'accidents généraux. La question du milieu exerce en réalité une influence marquée; le froid humide, l'habitation dans des réduits insalubres, en un mot toutes les conditions d'une mauvaise hygiène interviennent comme causes prédisposantes. Macnamara cite le cas d'un jeune garçon qui fut atteint d'ostéomyélite à la suite d'une chute dans de l'eau glacée. C'est surtout dans les cas d'ostéomyélite traumatique que l'influence du milieu s'exerce avec toute sa puissance. Reynaud rapporte que, pendant deux ans, tous les amputés de cuisse de l'hôpital de la Charité sont morts d'ostéomyélite, Les ambulances militaires, où les blessés en temps de guerre se trouvent entassés, constituent également des foyers dans lesquels l'affection devient épidémique.

Anatomie pathologique. — Avant d'exposer les lésions que l'on rencontre dans l'ostéomyélite aiguë, il est nécessaire de donner quelques explications au sujet des contestations qui se sont élevées entre les chirurgiens sur le siège primitif de la maladie. Chassaignac décrit d'une part les abcès sous-périostiques et de l'autre l'ostéomyélite spontanée. S'il n'a pas identifié l'ostéomyélite traumatique avec la variété spontanée, cela tient à ce qu'il en a cherché les altérations sur un os amputé qui ne les présentait pas. De son côté, Lannelongue a fait la plus large part à l'ostéomyélite et n'a rien laissé au périoste. Où est la vérité? La question est-elle aussi insoluble que l'ont avancé Panas, Gosselin? Tel n'est pas notre avis. Il existe des observations probantes dans lesquelles l'incision simple du périoste a donné issue à une collection de pus, et le malade a guéri sans nécrose. Tous les chirurgiens ont observé ces faits, et Trélat en rappelait quelques-uns à la Société de chirurgie (1884). Dans d'autres cas, on n'a pas trouvé de pus sous le périoste et le pus ne s'est fait jour qu'après la trépanation. Ces faits nous semblent démonstratifs, et nous devons reconnaître que tantôt le pus se forme sous le périoste, tantôt dans l'os; en outre la section d'un os atteint d'ostéomyélite montre souvent que tout l'os est infiltré de pus, aussi bien à sa surface que dans sa profondeur. Il y a donc des circonstances où le pus est superficiel, d'autres où il est profond; on a décrit aussi une *panostéite suppurée.*

Malgré cela, nous sommes portés à croire que l'ostéomyélite débute très souvent par la moelle, et aux raisons, alléguées par Lannelongue, nous ajouterons que la formation de l'étui périostique indique dans quelle mesure le périoste a pris part à la suppuration. Il ne donne pas d'os là où il a été détruit, tandis qu'en dehors de ces lacunes il faut bien admettre qu'il a été peu altéré puisqu'il a conservé à un haut degré ses propriétés ostéogéniques. L'hésitation entre la périostite et l'ostéomyélite n'a jamais existé pour les cas traumatiques; en effet l'ostéomyélite traumatique n'apparaît pas immédiatement et seulement au bout d'un septénaire. Le périoste gonflé, enflammé a eu le temps de s'isoler et il conserve son indépendance, excepté dans les points les plus rapprochés de la plaie; de plus les autopsies montrent presque exclusivement des lésions médullaires.

Nous passerons successivement en revue les altérations que l'on trouve dans la moelle, l'os et le périoste.

1° *Moelle.* — Les lésions médullaires les plus importantes sont identiques dans les cas spontanés et traumatiques, sauf que, dans ces derniers, la moelle fait quelquefois hernie à l'extérieur par la solution de continuité. Au début, la moelle est hyperhémiée, rouge brun, elle a un aspect graisseux, et souvent, dans les plaies osseuses, elle exsude un liquide louche, chargé de globules de graisse qui surnagent et constituent un symptôme caractéristique de la période initiale de l'ostéomyélite, dans les fractures compliquées par exemple. Bientôt le pus apparaît, tantôt infiltré dans toute la moelle, tantôt comme Th. Valette l'a observé, disposé en foyers superposés, gangréneux, séparés par des portions encore vivantes. Dès le troisième jour on peut reconnaître ces lésions.

Dans les amputations, la moelle ainsi altérée fait hernie en dehors du canal médullaire sous forme d'un champignon noirâtre du volume d'une noix, saignant au moindre contact, laissant suinter un ichor sanieux et fétide; le pus formé dans la diaphyse ne devient fluide que plus tard et les malades meurent très souvent avant que la moelle mortifiée ait été éliminée. Même dans les ostéomyélites traumatiques, malgré l'ouverture artificielle créée par le traumatisme, l'altération de la moelle remonte fréquemment jusqu'au niveau de l'épiphyse supérieure. Reynaud, J. Roux ont signalé, en même temps que la transformation gangréneuse de la moelle, d'énormes foyers en dehors du périoste, ainsi que des abcès périostiques.

Les lésions de la moelle dans l'ostéomyélite spontanée sont beaucoup moins bien observées; presque toujours la gangrène et la suppuration marchent avec plus de rapidité que dans les cas traumatiques, cela tient à ce que la diaphyse inextensible ne permet aucun gonflement de la moelle. Aussi le pus, mêlé à la moelle, gris jaunâtre, formant une bouillie sanieuse, fuse de bonne heure vers les extrémités de l'os, vers le périoste à travers l'os et même jusque dans les articulations voisines. Les foyers d'ostéomyélite des os courts prennent, d'après Lannelongue, une teinte noire; nous avons maintes fois retrouvé le même aspect dans les foyers métastatiques épiphysaires.

2° *Os*. — Lorsqu'on fait une coupe horizontale à travers un os atteint d'ostéomyélite, on trouve des altérations très variables. Dans quelques cas, l'os baigne en réalité dans le pus ou la sanie purulente fétide; la partie spongieuse de la diaphyse se montre infiltrée de pus. Quand la mort est survenue dans les premiers jours ou si l'on a dû pratiquer l'amputation à la première période, les lésions du tissu osseux sont encore difficilement perceptibles, à moins qu'il ne s'agisse d'un cas traumatique ou d'un os raréfié antérieurement. Cependant au bout de peu de temps, on reconnaît que le tissu compact est infiltré de pus ; les systèmes de Havers sont déjà rongés, agrandis par une corrosion lacunaire intense. Nous avons pu étudier cette altération sur un tibia qui nous a été remis par Bouilly. Mais il est extrêmement difficile de dire, dans les premières périodes, où commence et où s'arrête le séquestre, voire même s'il en existe un. Il faut, pour avoir des notions à cet égard, qu'il y ait déjà des traces du sillon d'élimination. Cette raison fait comprendre pourquoi les résections précoces sont très incertaines.

L'os tout entier présente les signes d'une ostéite raréfiante simple, cette altération se voit sur la plupart des pièces sèches des musées. L'ostéite raréfiante prédomine toujours, ce n'est que beaucoup plus tard que l'ostéite condensante intervient. Aussi l'opinion de GOSSELIN, acceptée par LANNELONGUE, qui admet que la condensation du tissu compact contribue à la nécrose de l'os, ne nous semble pas appuyée sur une observation exacte; ou bien la mort arrive rapidement par le fait de la gangrène septique, ou bien elle se fait plus lentement, progressivement; dans le premier cas, l'os a sa structure normale, ainsi que l'on peut s'en assurer par des coupes histologiques; dans le second, il est le siège d'une légère raréfaction.

3° *Périoste.* — Le périoste est d'abord épaissi, vascularisé, séparé de l'os par une substance gélatiniforme, semi-fluide qui contient les éléments de la moelle sous-périostale proliférée et embryonnaire. Cette altération s'étend ordinairement à une assez grande surface, mais elle n'a par elle-même aucun caractère suppuratif ou gangréneux. Dans les cas suraigus et surtout spontanés, en vingt-huit ou quarante-huit heures, habituellement après quelques jours, cette couche est transformée en pus qui soulève le périoste, le décolle de l'os parfois sur une grande hauteur. Chez l'enfant, le pus remonte ou descend facilement jusqu'au niveau du cartilage de conjugaison. Pour plusieurs auteurs, GOSSELIN entre autres, le pus pourrait se former en dehors du périoste; REYNAUD, VALETTE ont observé semblables collections après les amputations. Ce dernier chirurgien a justement remarqué que, dans l'ostéomyélite des amputés, les lésions du périoste remontent généralement moins haut que celles du canal médullaire.

Le pus contenu dans les abcès sous-périostiques perfore la membrane insensiblement; et si la collection est abandonnée, il s'ouvre dans le tissu cellulaire ambiant, en provoquant un phlegmon diffus. C'est tantôt un liquide crémeux, dans lequel on a signalé la présence de globules huileux qui proviendraient de la moelle de l'os, tantôt une sérosité roussâtre, sanieuse et fétide, contenant des débris de tissu cellulaire. Le doigt introduit au fond de ces ouvertures sent l'os à nu, sans qu'il soit possible de dire s'il est définitivement mort ou s'il reste vivant.

4° *Cartilages de conjugaison.* — Suivant LANNELONGUE, l'affection débuterait par le bulbe ou la diaphyse, à peu de distance du cartilage de conjugaison; on conçoit que ce dernier soit fréquemment intéressé par l'ostéomyélite. Pour KLOSE, GOSSELIN, la lésion initiale apparaîtrait dans le cartilage de conjugaison chez les enfants et les adolescents, d'où les noms d'ostéite épiphysaire et juxta-épiphysaire donnés à la maladie. Il est difficile d'admettre l'opinion de GOSSELIN pour expliquer tous les cas; d'abord LANNELONGUE a trouvé que l'altération des cartilages sériés faisait défaut dans 20 p. 100 des faits et il n'est pas toujours décollé, comme KLOSE l'a observé, mais souvent simplement perforé; de plus, en admettant qu'il y ait parfois une *épiphysitis*, ainsi que l'appelle MACNAMARA, elle se complique si fréquemment d'ostéomyélite qu'il nous semble plus rationnel de considérer la maladie du cartilage comme une complication éventuelle en rapport avec l'âge du sujet.

Lorsque le décollement existe, le cartilage est détruit complètement par le pus, ou bien il est simplement détaché et reste encore adhérent par une de ses faces à la portion épiphysaire. Il y a là, au point de vue du développement ultérieur de l'os, des considérations importantes. La séparation ne se ferait pas constamment, d'après Lannelongue, au niveau de ce cartilage, mais un peu au-dessous dans l'épaisseur même de la portion diaphysaire. Une autre distinction également importante est relative aux décollements intra et extra-articulaires, suivant la position des cartilages de conjugaison en dedans ou en dehors de la capsule.

5° *Arthrite.* — Les premiers auteurs qui ont observé l'ostéomyélite spontanée, ont été frappés de voir se produire, dans le cours de l'affection, de graves lésions articulaires. Klose, Chassaignac, Gosselin ont signalé l'existence de cette variété de complications. Lannelongue admet deux sortes d'altérations articulaires; les unes, bénignes, ne dépassent pas la synovite plastique. Tout autre est la gravité de l'arthrite qui est consécutive à la pénétration du pus de l'ostéomyélite dans la jointure. Le pus peut y parvenir à travers le cartilage diarthrodial après avoir perforé l'épiphyse. Il envahit encore l'articulation par d'autres mécanismes; ainsi, on a vu un abcès sous-périostique s'ouvrir dans l'article ou dans un cul-de-sac synovial. L'épanchement de ce pus phlegmoneux détermine une inflammation très aiguë; la quantité du liquide n'est pas souvent considérable, mais il a une grande tendance à fuser au delà dans le segment supérieur. Le liquide est séro-purulent, albumineux; la synoviale est rouge, injectée; les cartilages érodés présentent des perforations en forme de godet, quelquefois multiples, bien décrites par Lannelongue.

6° *Lésions viscérales.* — Qu'il s'agisse de l'ostéomyélite traumatique ou spontanée, les lésions viscérales que l'on trouve aux autopsies sont les mêmes. Ce sont le plus ordinairement celles de la septicémie ou de l'infection purulente. Benoit a démontré, dans sa thèse, que ces altérations existent constamment à des degrés divers. Mouret (*Th. de Paris*, 1883) a étudié la néphrite infectieuse consécutive à l'ostéomyélite, il a trouvé les caractères anatomo-pathologiques de la néphrite parenchymateuse, de l'albumine, des bactéries et des cylindres dans l'urine. D'autres fois, on a noté la phlébite des veines du membre malade. Enfin Giraldès, qui admettait l'origine rhumatismale de l'ostéomyélite des adolescents, a signalé l'endocardite et la péricardite qui ne sont pas rares dans toutes les maladies infectieuses. Blandin avait également observé, du côté de l'os, la phlébite médullaire suppurée.

Fièvre de croissance. — On a désigné sous ce nom une affection fébrile de l'enfance et de l'adolescence qui n'est, le plus souvent, qu'une forme très atténuée de l'ostéomyélite. Une première variété pourrait être appelée maladie de croissance sans fièvre, car elle consiste seulement en douleurs juxta-épiphysaires sans symptômes fébriles; ces douleurs siègent sur plusieurs os, et en général au niveau de l'extrémité qui s'accroît le plus. Ces accidents surviennent souvent à la suite de fatigues, de surmenage.

La deuxième variété s'accompagne de phénomènes fébriles assez intenses, revêtant parfois une allure assez inquiétante, Bouilly et Reclus en admettent trois types : une *forme aiguë rapide*, ressemblant au début d'une scarlatine ou d'une pneumonie, une *forme aiguë prolongée*, ayant toutes les allures d'une fièvre continue, enfin, une *forme traînante*, variété la plus fréquente, caractérisée par quelques accès fébriles peu intenses, de la lassitude, de l'amaigrissement, coïncidant avec des douleurs à certains points d'accroissement du squelette.

Symptômes. — L'ostéomyélite spontanée présente des symptômes généraux et des symptômes locaux, sur l'ordre d'apparition desquels les auteurs ne sont pas d'accord. Les uns, avec Gosselin, nous disent que les symptômes généraux apparaissent d'abord, tandis que pour Chassaignac, Lannelongue, la douleur avec ses caractères particuliers marque le début du mal. Nous examinerons successivement les symptômes locaux et généraux en faisant remarquer que, dans nombre de cas, ils coïncident dès leur début.

Phénomènes locaux. — Les trois principaux symptômes locaux sont : la douleur, le gonflement, la fluctuation, indiquant la formation d'une collection sous-périostique ou extérieure à l'os. La douleur *excruciante* a le plus souvent son siège au niveau du bulbe de l'os ; elle s'accroît progressivement, devient continue, avec des exacerbations pendant la nuit. Le moindre mouvement de la partie, un déplacement dans le lit, une légère pression, l'examen le plus prudent provoquent des cris perçants. Ces malades ont constamment la sensation de fracture sans fracture. « Vous me brisez les os, » disent-ils, quand on les touche (Chassaignac).

Au bout de vingt-quatre ou de trente-six heure, le gonflement survient ; il s'agit d'un empâtement dur, profond, diffus, mal circonscrit, comme pour toute inflammation profonde d'un membre. Si l'os est sous-cutané, la tuméfaction semble mieux limitée. Dans l'espace de quelques jours, l'œdème augmente ; tantôt la peau présente des marbrures, des plaques violacées ; tantôt au contraire, elle conserve l'aspect blanc mat, œdémateux. Dans le premier cas, le pus est superficiel, sus ou sous-aponévrotique ; dans le second, le siège précis se trouve plus probablement dans le canal médullaire.

Peu à peu l'œdème augmente, le gonflement devient moins dur et la fluctuation peut être perçue ; si dans les cas très aigus le pus se forme en quarante-huit heures, ordinairement la collection n'est facile à reconnaître qu'au bout de la première semaine. Il est assez simple, si l'os est superficiel comme le tibia, de diagnostiquer du pus sous le périoste ; cette constatation devient beaucoup plus difficile pour les os profonds. Gosselin recommande, pour percevoir la fluctuation dans ces cas, d'exercer « une pression longtemps continuée et prolongée avec une main pendant que l'autre reste immobile, en appuyant un peu fortement sur un point opposé et plus ou moins éloigné suivant l'étendue du foyer ». Le diagnostic sera plus aisé quand le pus de l'abcès sous-périostique aura fusé dans le tissu cellulaire ambiant. Dans quelques cas, les symptômes semblent s'amender au moment où la suppuration apparaît, et un bourrelet dur limite la collection ; ce calme est malheureusement passager. La collection s'ouvre spontanément ou est ouverte par le chirurgien ; elle donne issue à un liquide très variable, tantôt blanc crémeux, liquide, contenant des gouttelettes huileuses, tantôt moins bien lié, sanieux, fétide, rousseâtre, Le doigt ou le stylet permet de constater que l'os est à nu au fond de l'abcès.

Phénomènes généraux. — D'après Giraldès, l'ostéomyélite débuterait par des douleurs vagues erratiques, accompagnées de malaise; ces symptômes lui ont fait penser qu'il s'agissait d'une affection de nature rhumatismale. Dans la majorité des cas, les premiers symptômes généraux, qu'ils aient précédé ou suivi la douleur, consistent dans un frisson violent, une céphalée intense, des contractures, une perturbation dans toutes les grandes fonctions; le thermomètre monte à 39°, 40° et au delà; le pouls à 130; le sommeil disparaît, la physionomie reflète une anxiété extrême; la soif est vive, l'anorexie complète. Ces symptômes n'ont rien de particulier à l'ostéomyélite, ils appartiennent à toutes les grandes maladies infectieuses. Souvent même, l'ostéomyélite prend un type typhoïde ou septicémique encore plus accentué; la langue devient sèche et fuligineuse; il y a des vomissements, le ventre se ballonne, la diarrhée apparaît. La peau est sèche, brûlante, ictérique; le délire n'est pas rare, LANNELONGUE a vu un enfant se lever, marcher sur le membre malade et courir de nuit dans les cours de l'hôpital. Ordinairement, l'adynamie fait place à l'excitation et le malade meurt dans le coma.

Les symptômes de l'ostéomyélite traumatique diffèrent peu de ceux que nous venons d'exposer; ils sont seulement modifiés par suite de l'ouverture du canal médullaire. D'après TH. VALETTE, l'ostéomyélite aiguë débute par un frisson et la fièvre persiste après les sueurs; à partir de ce moment, les phénomènes généraux sont ceux que nous avons décrits. La douleur aiguë fait fréquemment défaut, sans doute par le fait de l'ouverture du canal médullaire qui permet aux liquides exsudés de trouver issue et à la moelle de faire saillie au dehors. En effet, l'exsudation de la plaie est huileuse; l'on voit sortir du canal médullaire, dans les fractures exposées particulièrement et chez les amputés, un champignon rouge brun, bientôt gris sale, gangréneux. Le périoste, décollé sur une certaine étendue, est attiré en haut par les muscles, de telle sorte que le moignon devient conique. Ce champignon médullaire tombe, s'affaisse et le canal médullaire se vide. Toute la plaie exhale une odeur gangréneuse repoussante; aussi GOSSELIN donne-t-il le nom d'ostéomyélite putride à cette variété que VALETTE appelle suraiguë; la mort en est la terminaison la plus fréquente.

Marche de la maladie. — Après l'ouverture de l'abcès périostique, les symptômes généraux s'amendent quelquefois, la guérison devient alors possible. Le plus souvent, après un répit de plusieurs jours pendant lesquels la douleur est soulagée, les accidents continuent et l'on peut voir se produire des arthrites purulentes de voisinage, le décollement des épiphyses, des fractures diaphysaires.

GOSSELIN a décrit cinq variétés d'ostéomyélite spontanée, suivant: 1° qu'il ne se forme pas d'abcès et qu'il y a seulement hyperostose consécutive; 2° abcès sus-périostique; 3° collection sous-périostique au niveau du cartilage conjugal; 4° ostéite avec arthrite; 5° ostéite avec destruction du cartilage. Plusieurs de ces variétés ne sont que des complications accidentelles; il n'y a pas lieu d'en faire une classe particulière. Nous n'insisterons ici que sur les deux accidents les plus graves : la propagation du pus aux articulations voisines à travers le cartilage diarthrodial, et le décollement des épiphyses.

L'arthrite purulente résulte de l'ouverture d'une collection dans l'articulation voisine à travers le cartilage ; l'aspect des perforations dont le nombre est parfois assez élevé a été bien décrit par LANNELONGUE ; l'arthrite peut aussi provenir de l'ouverture de l'abcès périostique dans un cul-de-sac synovial, mais ce mode de propagation est plus rare. L'irruption du pus dans l'articulation voisine détermine une recrudescence dans les symptômes généraux et aggrave beaucoup le pronostic.

Le décollement du cartilage épiphysaire se voit assez souvent chez les adolescents ; ailleurs ce cartilage est simplement perforé, le plus souvent il résiste et sert de barrière au pus. Dans le cas de décollement complet, on note quelquefois une luxation de la diaphyse sur l'épiphyse. D'après GOSSELIN, cette saillie de la diaphyse ne se produirait que du quinzième au trentième jour. L'os peut même sortir à travers la plaie et dans tous les cas, on le découvre facilement par la palpation. Cet accident, étudié par KLOSE, est aussi grave que l'arthrite purulente, les malades y succombent presque toujours. Le décollement des cartilages de conjugaison intra-articulaires, comme à la hanche, produit en même temps l'arthrite purulente.

Enfin, LANNELONGUE a rencontré la fracture de la diaphyse à une petite distance du cartilage, par le fait de la résorption active du tissu osseux.

Terminaisons. — L'ostéomyélite aiguë se termine : 1° par résolution ; 2° par guérison après évacuation de l'abcès ; 3° par nécrose et passage à l'état chronique ; 4° par la mort.

1° *Résolution.* — GOSSELIN avait observé quatre cas de ce mode de terminaison moins rare qu'il ne le pense : l'ostéomyélite débuterait avec tout le cortège des symptômes généraux mentionnés plus haut, mais ne se terminerait ni par abcès, ni par nécrose ; au bout de quinze à trente jours, les symptômes s'apaisent et il ne reste qu'une hyperostose. Il s'agit d'une forme atténuée de l'ostéomyélite aiguë et analogue dans ses reliquats, à ce que nous décrirons à propos des lésions syphilitiques. C'est une des variétés de fièvre de croissance.

2° *Guérison après simple ouverture de l'abcès.* — Quand il existe un abcès périostique et que celui-ci a été vidé, on voit quelquefois la guérison se faire assez rapidement, dans un laps de temps qui ne diffère pas de celui que réclame un phlegmon ordinaire ; d'autres fois il y a élimination de parcelles osseuses, d'aiguilles déliées dont l'élimination retarde la guérison.

3° *Nécrose et passage à l'état chronique.* — Si les malades résistent aux nombreuses causes de mort, surtout lorsque l'ostéomyélite a débuté par le centre, l'os se nécrose et il faut toujours un temps très long pour que la séquestration s'effectue. Lors même que l'isolement du séquestre est complet, il se trouve souvent invaginé dans d'épaisses productions périostiques.

Tous les musées pathologiques possèdent des pièces curieuses qui ont été recueillies sur des sujets atteints d'ostéomyélite et de nécrose (fig. 111). Nous reviendrons bientôt sur l'histoire de l'ostéomyélite chronique et sur ses complications. Disons seulement ici que ce mode de terminaison est identique dans l'ostéomyélite traumatique et spontanée.

4° *Mort.* — L'ostéomyélite menace les jours de ceux qui en sont atteints et la mortalité était de 60 p. 100 avant les progrès de la thérapeutique. Les blessés peuvent mourir à toutes les périodes; on a vu la mort survenir au bout de quelques jours, avant même l'établissement de la suppuration; Boeckel a eu des malades emportés en quatre jours. Habituellement, la terminaison fatale arrive un peu plus tard, lorsque la suppuration s'est établie, après une légère défervescence de la fièvre et une atténuation des symptômes généraux et locaux. Dans ces cas toutefois, l'état général reste mauvais, l'amaigrissement fait des progrès, la diarrhée persiste, et le malade présentant tous les symptômes de l'infection purulente, succombe alors du vingtième au trentième jour. Enfin, le patient succombe encore épuisé par les longues suppurations, ou victime de quelque complication, érysipèle, gangrène, néphrite. La mort, dans

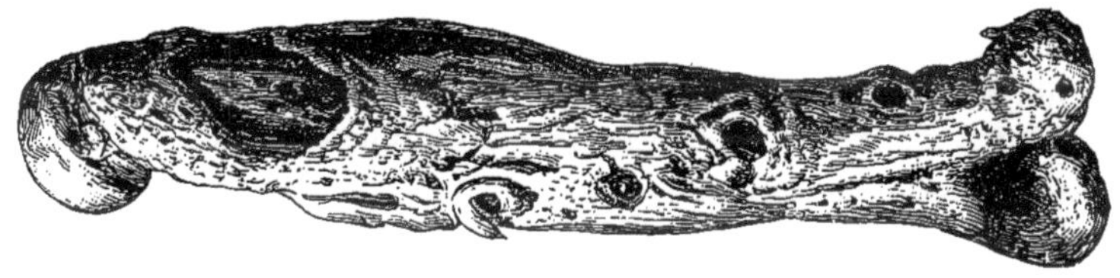

Fig. 111. — Ostéomyélite ancienne de l'humérus comprenant toute la diaphyse. Mécrose invaginée. (Musée du Val-de-Grâce.)

l'ostéomyélite traumatique, survient habituellement peu de jours après le début du mal ou au troisième septénaire, avec les symptômes de pyohémie.

Diagnostic. — Au début, l'affection est assez facile à confondre avec la méningite ou la fièvre typhoïde; fréquemment on a pu croire à un rhumatisme articulaire aigu. C'est seulement par une analyse attentive des phénomènes locaux et généraux accusés par les malades, que l'on arrivera à soupçonner l'existence de l'ostéomyélite; la présence au niveau d'une épiphyse d'un gonflement avec une douleur très vive, accrue par la pression, doit éveiller l'attention du chirurgien. En tout cas, l'hésitation ne saurait être de longue durée, parce que, dès les jours suivants, les phénomènes locaux acquièrent une intensité plus grande et des caractères particuliers.

Il est souvent difficile de déterminer quel est le siège précis de l'affection; le phlegmon diffus profond des membres s'accompagne assez fréquemment des mêmes symptômes que l'ostéomyélite ; et, sauf l'intensité, les périostites suppurées circonscrites ont, dans une certaine mesure, les mêmes phénomènes généraux et locaux. Cependant Chassaignac, Gosselin ont essayé de différencier les périostites phlegmoneuses de l'ostéomyélite centrale. Aux premières appartiendrait la fluctuation rapide, localisée; au contraire, la douleur excruciante, l'empâtement diffus, la coloration mate des téguments, la propagation aux articulations voisines caractériseraient l'ostéomyélite. Lannelongue n'admet pas ces distinctions.

Le diagnostic différentiel avec l'arthrite n'est pas toujours aussi simple, et Macnamara cite un cas où l'on crut à une arthrite purulente primitive, alors qu'il s'agissait en réalité d'une ostéomyélite, avec décollement du cartilage conjugal. Cependant, le gonflement des culs-de-sac, la fluctuation du genou, le siège précis de la douleur permettent de séparer les deux affections.

L'écoulement d'une sérosité sanieuse et huileuse, l'existence d'un champignon médullaire, l'absence des phénomènes réparateurs ordinaires, le gonflement considérable du membre joint aux symptômes généraux décrits plus haut, feront reconnaître assez facilement l'ostéomyélite traumatique.

Est-il possible de diagnostiquer cliniquement les différentes variétés microbiennes de l'ostéomyélite? Lannelongue donne quelques signes que nous reproduisons, mais en faisant remarquer qu'ils n'ont encore qu'une valeur relative.

Le début de l'ostéomyélite à streptocoques peut être aussi grave que dans l'ostéomyélite à staphylocoques. Mais, à moins de généralisation de l'infection, il se produit une détente avec chute de la fièvre. Les douleurs spontanées semblent moins intenses, la suppuration est plus prompte, plus diffuse et plus abondante, la fluctuation est plus nette. La peau est très rouge, d'aspect angioleucitique et érysipélateux. On y voit rarement le réseau veineux si remarquable de l'ostéomyélite à staphylocoques; par contre, il existe souvent de la lymphangite et de l'adénite. L'infection du streptocoque semble donc suivre la voie lymphatique.

Le pronostic serait un peu plus favorable que dans l'ostéomyélite à staphylocoques.

Il est difficile d'assigner à l'ostéomyélite par pneumocoques une symptomatologie particulière, à cause du très petit nombre de cas observés. On peut dire, toutefois, que l'évolution de l'affection est courte et relativement bénigne.

Les ostéites de la convalescence de la fièvre typhoïde sont en général très localisées, superficielles, souvent non suppurées, et dans le cas contraire, guérissent facilement par l'incision et le grattage.

Pronostic. — Cette affection, ainsi qu'on l'a vu, compromet souvent la vie et même, dans les cas où les malades échappent aux accidents de la période inflammatoire, ils sont encore exposés à des complications multiples. La panostéite est évidemment plus grave que la périostite suppurée; elle se complique d'ordinaire d'infection générale; c'est à cette dernière qu'il faut attribuer la plus grande part de gravité. En effet, les désordres locaux ne sont pas incompatibles avec la conservation de la vie, car l'on voit des sujets porteurs de nécroses anciennes depuis trente, quarante et cinquante ans. Le décollement épiphysaire, les fractures diaphysaires, l'arthrite purulente surtout aggravent beaucoup le pronostic. Enfin l'intervention chirurgicale, suivant qu'elle est plus ou moins hâtive, plus ou moins hardie, modifie sensiblement les chances de vie.

L'ostéomyélite traumatique a une grande gravité, car elle se développe fréquemment dans des conditions où elle est en quelque sorte épidémique, et prend par suite un caractère de malignité sur lequel ont justement insisté Reynaud, Th. Valette, Gosselin, etc. Néanmoins, la guérison avec nécrose est encore possible. Ajoutons que, de nos jours, l'ostéomyélite traumatique est devenue exceptionnelle.

Traitement. — 1° *Prophylactique.* — Il n'a sa raison d'être que dans les cas traumatiques; l'emploi des méthodes antiseptiques dans la thérapeutique des plaies et surtout des plaies d'armes à feu, a déjà diminué le nombre des cas d'ostéomyélite. Th. Valette conseillait, après la guerre de Crimée, de renoncer aux résections et aux amputations dans la continuité, et de leur préférer la désarticulation, afin d'éviter l'ouverture des grands os. J. Roux a repris la même idée, et les résultats ainsi obtenus ont été encourageants.

2° *Traitement curatif.* — Il est local et général; hâtons-nous de dire que le traitement général n'a de valeur que comme un auxiliaire utile du premier dont l'importance est ici prédominante. Les moyens abortifs ou résolutifs n'ont aucune action efficace et ne peuvent que faire perdre un temps précieux; les narcotiques, les antispasmodiques, l'opium, le chloral, rendent des services pour calmer un peu les souffrances des malades. Les divers traitements réellement actifs contre un mal aussi redoutable, sont : 1° l'incision des abcès périostiques; 2° la trépanation; 3° les résections; 4° les amputations et les désarticulations. Ces divers modes d'intervention ont été l'objet de discussions importantes à l'Académie de médecine (1878) et à la Société de chirurgie (1879).

1° *Incision.* — Gosselin conseille, après avoir administré l'opium, le chloral et un purgatif, d'immobiliser le membre et d'ouvrir les collections profondes, *sans retard* et *largement*, pour débrider le périoste, empêcher son décollement et la propagation de la suppuration aux épiphyses, aux articulations voisines; des incisions de 9 à 10 centimètres, multiples s'il est nécessaire, lui semblent répondre à ces indications; la cavité de l'abcès explorée et drainée, on y fait des injections détersives et antiseptiques. Cette conduite, classique jusqu'à ces dernières années, a donné des succès à Chassaignac, Gosselin, Bœckel, Guyon. Lannelongue, convaincu que la périostite n'est qu'un symptôme dans la maladie qui débute toujours par l'ostéomyélite centrale et bulbaire, pense que l'incision simple est insuffisante et qu'elle ne saurait, à elle seule, enrayer les progrès du mal; il n'y a pas toujours de pus sous le périoste. Gosselin croit l'opinion de Lannelongue trop radicale; tel est aussi l'avis de Guyon (Th. de Charvy, 1882).

2° *Trépanation.* — A l'incision simple, Lannelongue préfère la trépanation de l'os, qui avait déjà été mise en pratique par Morren Smith, Bœckel, mais dont il a mieux réglé l'emploi. Puisque la périostite n'est pas le foyer primitif de l'affection, puisque tous les accidents sont dus à la présence du pus dans le canal médullaire, ce n'est pas seulement le périoste, mais l'os qu'il convient de débrider. Et comme Lannelongue a localisé l'origine du mal au niveau du bulbe des diaphyses, c'est en ce point qu'il faut d'emblée, sans attendre la fluctuation sous-périostique, appliquer le trépan. Gosselin faisant une petite concession, accorde qu'on pourrait tâter le terrain avec un perforateur. Une seule couronne étant ordinairement insuffisante, il est bon d'en appliquer une seconde sur la diaphyse. La pratique de Lannelongue, à laquelle se sont ralliés beaucoup de chirurgiens, a déjà porté ses fruits; les succès publiés par Lavergne sont plus qu'encourageants.

3° La *résection* et l'évidement ne sauraient être considérés comme des opérations primitives parce que leur action est incertaine; malgré quelques succès de GIRALDÈS, DUPLAY, G. MARCHANT, nous pensons qu'il vaut mieux réserver ces interventions pour traiter les accidents éloignés de l'ostéomyélite et pour les os courts. D'ailleurs les résultats de ces opérations faites d'une façon hâtive sont presque toujours défectueux. Dans le cas d'arthrite suppurée, LANNELONGUE conseille d'ouvrir largement la jointure, même au besoin de réséquer les surfaces.

4° L'amputation et la désarticulation devront être réservées comme des ressources ultimes qui réussissent mieux tardivement que primitivement. Cependant si les phénomènes inflammatoires devenaient très étendus, il ne faudrait pas trop reculer, surtout en l'absence de signes susceptibles de faire présumer une infection générale.

Traitement général. — S'il ne faut pas compter sur la seule efficacité des traitements internes pour obtenir la cure de la maladie, on ne saurait négliger leur emploi à toutes les périodes ; au début le sulfate de quinine, les purgatifs, les sudorifiques diminuent l'intensité des phénomènes généraux ; plus tard, à la période de suppuration, une alimentation fortifiante, le vin, les excitants diffusibles permettent à l'économie de lutter avec fruit contre l'épuisement progressif.

2° OSTÉOMYÉLITE CHRONIQUE

Les auteurs n'ont pas tous donné à ce mot une signification identique. TH. VALETTE en faisait une variété de l'ostéomyélite aiguë apparaissant à la même époque, mais « caractérisée par la lenteur des manifestations locales qui sont identiques à celles de la forme aiguë ». La seule différence réside dans l'absence de la hernie de la moelle; en somme pour lui toute ostéomyélite qui n'enlève pas les blessés en quelques jours est chronique.

J. ROUX ne comprend plus l'ostéomyélite chronique de la même façon. « Après les amputations dans la continuité, dit-il, l'inflammation, plus longue à se développer dans les os, est aussi plus lente à les abandonner. Il en résulte que lorsque le moignon est cicatrisé ou qu'il est bien près de l'être, l'inflammation veille encore dans l'intérieur de l'os, que l'ostéomyélite consécutive, alors à la période de ramollissement, peut agir dans quelques circonstances à la manière d'une épine profonde et provoquer des suppurations sus et sous-périostiques qui viennent compromettre le résultat en affaiblissant les forces générales, en rappelant dans le moignon les inflammations phlegmoneuses. »

Le chirurgien de Toulon, ayant observé les résultats déjà éloignés des amputations faites en Italie, s'est mépris sur la nature véritable de l'affection. Ainsi les rapports de l'ostéomyélite et de la nécrose sont à peine indiqués dans son travail, la nature de l'os périostique lui échappe et il a simplement vu une complication tardive, inflammatoire, qu'il a traitée avec succès, mais trop radicalement, par la désarticulation du membre. Contrairement à ce que J. ROUX avance, l'ostéomyélite n'est pas inévitable et la cause de son erreur tient à ce qu'il confond l'ostéomyélite avec l'ostéite, un degré de la maladie avec un autre, l'inflammation simple avec la suppuration. L'ostéomyélite constitue d'emblée une complication grave qui, le plus souvent, tue les malades. Est-elle moins étendue et surtout moins infectieuse, elle laisse après elle comme traces de son passage, la mortification d'une certaine quantité du tissu osseux, dont l'élimination constitue l'ostéomyélite chronique. C'est une phase ultérieure de la maladie aiguë dont elle n'est que la conséquence inévitable. L'un de nous avait, en 1872, fait ressortir dans sa thèse cette phase ultime de l'ostéomyélite qu'il avait été à même d'étudier sur les vieux blessés et les amputés de la guerre franco-allemande.

En 1879, Lannelongue et Comby ont décrit une forme chronique ou prolongée de l'ostéomyélite spontanée ; pour eux cette affection comprend « une série d'altérations (hyperostoses, nécroses, abcès et cavités, fistules osseuses, etc., etc.) qui sont le résultat de l'ostéomyélite aiguë ou d'un travail inflammatoire persistant longtemps après elle ». Rien de plus juste que de considérer ces lésions et ces accidents comme constituant la phase ultime de l'ostéomyélite. Il s'agit là d'un processus intéressant sans doute, mais commun à toutes les nécroses, quelle que soit leur origine. L'ostéomyélite, spontanée ou traumatique, occupe une large place dans l'étiologie de la nécrose; pour cette raison il nous paraît préférable de décrire avec la nécrose tout ce qui est relatif à l'ostéomyélite chronique. D'ailleurs la maladie primitive n'est pour rien dans l'évolution ultérieure; le nom d'ostéomyélite n'a plus alors sa raison d'être, car le séquestre seul détermine l'irritation périphérique, la médullisation de ce qui reste de l'ancien os et la formation de l'os périostique; c'est lui aussi qui fait ossifier la moelle irritée, entretient les suppurations si longues de la nécrose invaginée. Néanmoins on constate parfois des complications sur lesquelles nous insisterons. Tout au plus pourrait-on conserver le nom d'ostéomyélite pour les foyers de suppuration osseuse chronique sans séquestre. Il s'agit alors d'ostéomyélites spécifiques, une cause étrangère étant absolument nécessaire pour entretenir l'irritation.

L'os nouveau présente les particularités ordinaires des formations périostiques que nous connaissons; il peut acquérir un grand volume, manquer par places, présenter des lacunes, des cloaques; grâce à lui le séquestre est souvent invaginé. Avec le temps, cet os se condense et acquiert la dureté de l'ivoire. Sur les membres à deux os, il n'est pas rare de voir les hyperostoses de l'un se souder avec celles de l'autre, car le voisinage d'un foyer inflammatoire suffit pour produire un os périostique sur l'os voisin.

L'existence, dans un membre, de ces masses primitivement volumineuses amène toujours des troubles fonctionnels très marqués, des raideurs articulaires et même l'ankylose des articulations voisines. Il détermine chez les jeunes sujets un allongement du membre bien supérieur à celui du côté opposé, ce qui tient au retentissement de la lésion sur les cartilages de conjugaison, ainsi qu'Ollier l'a démontré. D'autres fois, sous l'influence du poids du corps, l'os nouveau subit des inflexions anormales; le redressement des courbures naturelles est plus rare; enfin la fracture a été constatée.

Cet os périostique est-il le siège de maladies ultérieures intercurrentes? Le fait ne nous semble pas douteux. Lannelongue et Comby ont décrit une sorte de carie des os hypertrophiés dans l'ostéomyélite; mais les deux observations qu'ils citent comme exemples nous paraissent bien plutôt des types de tubercules des os que des ostéomyélites spontanées; la présence de fongosités autour de séquestres spongieux, l'ensemble de l'histoire des malades militent en faveur de cette interprétation. Peut-être ces cavités qui primitivement n'étaient pas tuberculeuses, se sont-elles ensemencées dans la suite; ce que nous voyons tous les jours, dans la pratique, viendrait à l'appui de cette opinion.

Des abcès osseux peuvent, d'après Lannelongue et Comby, Lagrange, apparaître dans l'os à toutes les périodes de l'ostéomyélite; certains se forment à la période aiguë et deviennent chroniques, tantôt ils siègent au niveau des cartilages de conjugaison, tantôt dans l'épiphyse, la diaphyse ou dans le périoste qui, en sécrétant une nouvelle couche osseuse, les enkysterait de toutes parts. Ces abcès seraient encore plus fréquents dans l'ostéomyélite prolongée. Mais ce que Lannelongue et Comby ont bien démontré, c'est le retour possible, après de longues années de guérison, d'accidents locaux et généraux, aigus et graves, sur des os anciennement atteints dans l'enfance, c'est cette nouvelle atteinte, en tout semblable à la première, quoiqu'en général moins grave, qu'ils ont désignée sous le nom d'ostéomyélite prolongée.

L'os périostique peut-il se nécroser? La chose semble possible; Lannelongue et Comby, tout en l'affirmant, n'en citent pas d'exemples. Nos recherches personnelles sont contraires à cette manière de voir, car c'est uniquement dans les affections spécifiques que nous constatons des altérations de l'os nouveau. Cependant Bryant parle d'un cas de *séquestre sans séquestre* dans lequel l'os nouveau, qui entourait l'ancien os, était lui-même nécrosé; il croit d'ailleurs son fait unique.

L'atrophie du membre, les troubles trophiques, les poussées inflammatoires successives à plus ou moins longue échéance, le raccourcissement des membres dans les cas où il y a eu lésion des cartilages conjugaux, les déformations, les déviations sont des accidents éloignés, fréquents de l'ostéomyélite. Ollier a noté, dans un cas, l'allongement du tibia et le raccourcissement du fémur. Dans quelques circonstances, on a observé l'allongement réel d'un os, bien que l'âge du malade eût exclu l'irritation des cartilages soudés depuis longtemps. Il faudrait alors admettre avec Lannelongue un allongement interstitiel contraire à tout ce que l'on sait sur le développement de l'os; Volkmann, Ollier ont publié des observations analogues bien difficiles à interpréter, et nous pensons, avec Busch, que de nouvelles recherches sont nécessaires pour trancher la question.

Le traitement de l'ostéomyélite prolongée étant le même que celui de la nécrose ou des foyers de carie, nous n'en parlerons pas ici.

§ 5. — De la nécrose des os.

Bibliographie. — TÉNON, *Mém. de l'Acad. des sciences de Paris*, 1758. — TROJA, *D Novorum Ossium Regeneratione*, Paris, 1755. — DAVID, *Observations sur une maladie connue sous le nom de nécrose*, Paris, 1782. — WEIDMANN, *De necrosi ossium*, trad. JOURDAN, Paris, 1808. — LÉVEILLÉ, *Eléments de physiol. et de chir. pratique*, et *Nouvelle doct. chir.*, 1812. — MALGAIGNE, *Arch. gén. de méd.*, 1832. — JOBERT, *Journ. hebd.*, 1836, t. III, p. 363. — GERDY, *Mal. des organes du mouvement*, 1855, p. 216. — MAYOR, *Revue méd. chir.*, t. XVII, Paris, 1855. — WAGNER, *Arch. gén. de méd.*, 1853. — KLOSE, *Gaz. hebd.*, 1857, p. 133. — SENFTLEBEN, *Arch. de Virchow*, Bd. XXI, 1861, p. 289. — SÉDILLOT, *De l'évidement sous-périosté des os*, Paris, 1867. — OLLIER, *Traité expérimental et pratique de la régénération des os*, Paris, 1867. — *Bull. de la Soc. de chir.*, 1873. — HEINECKE, *Volkmann's Sammlung klinischer Vortrage*, n° 63, 1873. — LUDEGANK, *Presse méd. belge*, 1873. — GOSSELIN, *Clin. de la Charité*, t. Ier, 1873, p. 435. — NICOLADONI, *Arch. de Langenbeck*, Bd. XXVI, 1881, p. 9. — MAAS. *Arch. fur. Klin. chir.*, t. XX. — KOCHER. *Arch. f. Klin. chir.*, t. XX, p. 101-105.

Thèses de Paris. — 1813, BÉCLARD. — 1832, MICHON (Agrég.). — 1833, SANSON (Conc.). — 1873, JAGU. — 1874, PERIDE. — 1875, POISSON. — 1891, MIROVITCH.

Thèse de Montpellier. — 1803, JACQUIN. — Thèse de Nancy, 1884, KRAUS.

Consultez les Traités classiques et les articles OS et NÉCROSE des *Dictionnaires*.

Définition. — La gangrène du tissu osseux porte le nom de nécrose et on se sert de celui de séquestre pour désigner la portion d'os mortifiée. La nécrose ne constitue pas à vrai dire une maladie spéciale, car elle résulte de causes multiples et complique un grand nombre des affections des os. Comme les mêmes lois générales régissent toutes les phases de la formation, de la mobilisation et de l'expulsion des séquestres, il y a un avantage réel à étudier dans un seul chapitre tout ce qui concerne la nécrose.

Historique. — Signalée par DUHAMEL (1743), séparée de la carie par LOUIS (1774), la nécrose a été l'objet de plusieurs travaux remarquables à la fin du siècle dernier. CHOPART se sert le premier du mot nécrose (1776) et WEIDMANN, dans un ouvrage important, décrit avec précision les principaux caractères cliniques de cette complication regardée comme une maladie propre. Il faut également mentionner les belles recherches de TROJA, dont les expériences sur la régénération des os resteront un modèle d'observation et d'analyse. SCARPA, MEDING (1824), MIESCHER (1837), sans mieux comprendre que leurs devanciers les rapports de la nécrose avec les maladies inflammatoires de l'os, étudient avec plus de soin les phénomènes consécutifs de la nécrose et la formation de l'os périostique, CHASSAIGNAC, en 1854, montra un des premiers, les rapports de l'ostéomyélite avec la nécrose, idées qui ont été encore mieux exposées par KLOSE (1858). Citons les travaux de GOSSELIN, BŒCKEL, FRANCK, FISCHER, DEMME, etc., qui s'attachent plus particulièrement à déterminer les relations de ce processus destructeur avec l'ostéomyélite. A cet égard, les chirurgiens se sont partagés en deux camps; les uns avec BŒCKEL, VOLKMANN (1865) font jouer un rôle plus important à la périostite:

d'autres comme ROSER, LANNELONGUE, etc., acceptent l'influence prédominante de l'ostéomyélite. De nos jours, on admet que chaque partie de l'os peut, quand elle est malade, produire des nécroses partielles, mais que les grands séquestres sont le plus souvent la conséquence de lésions combinées du périoste et de la moelle. Les beaux travaux d'OLLIER, de BUSCH ont beaucoup contribué à jeter la lumière sur plusieurs points encore obscurs de la physiologie pathologique de la nécrose.

Etiologie. — Les nécroses reconnaissent trois ordres de causes : 1° l'inflammation ou les maladies infectieuses ; 2° les causes qui agissent en détruisant directement la vitalité des parties ; 3° les causes qui suppriment l'accès du sang dans un territoire osseux, et produisent des troubles de la circulation.

1° *Inflammation et maladies infectieuses.* — Toutes les irritations du tissu osseux, lorsqu'elles dépassent la limite compatible avec l'ostéite simple, c'est-à-dire avec une suractivité des propriétés physiologiques, tendent à amener la mortification du tissu osseux. Il y a donc une question de degrés dans l'intensité de la cause irritante et d'étendue dans son application. Dès que cette action est diffuse, surtout lorsqu'elle se manifeste avec rapidité, la vitalité d'une portion plus ou moins grande de l'os est compromise. Beaucoup d'inflammations osseuses sont sous la dépendance de maladies infectieuses ; aussi voit-on des nécroses chez des convalescents de fièvre typhoïde, de rougeole, de variole, etc. VOLKMANN a signalé la nécrose du tissu spongieux du tibia consécutive à une endocardite ulcéreuse, et PONFICK a décrit des foyers de nécrose des épiphyses dans la fièvre récurrente. On a peine à concevoir la suppuration du tissu osseux sans nécrose, parce que la nutrition de l'os est si modifiée que la vie est impossible. D'ailleurs on sait aujourd'hui que certains microbes septiques produisent la gangrène directement à mesure qu'ils se répandent et envahissent les tissus ; il se passe quelque chose d'analogue à ce que nous avons décrit pour le phlegmon diffus. C'est là, selon nous, la meilleure explication de ces graves ostéomyélites à marche rapide, qui tuent si souvent et qui laissent, dans le cas de survie, des ruines si étendues. Parmi les agents spécifiques, il faut faire une large place au tubercule et à la syphilis dont les lésions osseuses aboutissent fréquemment à la mortification de territoires osseux.

2° *Causes qui détruisent directement la vitalité des tissus.* — Les unes agissent exclusivement sur l'os, tandis que les autres produisent sa mortification en même temps que celle des parties molles. Parmi ces dernières, nous citerons les modifications de la température, les brûlures et les gelures assez intenses pour amener la mort de l'os. Les autres nous intéressent plus spécialement. A côté des agents chimiques, acides, caustiques, susceptibles d'engendrer une destruction immédiate et directe, il convient de placer les causes mécaniques si diverses qui produisent la contusion grave de l'os et sa mortification immédiate, par le fait de troubles moléculaires fort mal connus et si fréquents après les écrasements ou les plaies par armes à feu. Qu'il s'agisse de coups, de fractures simples ou comminutives, d'opérations sur les os, ces causes excercent souvent leur influence.

3° *Troubles de la circulation.* — Suivant Jobert « toutes les causes qui déterminent la nécrose peuvent se réduire à une seule : l'arrêt de la circulation ou l'absence du liquide vivifiant et nourricier ». Les développements qui précèdent infirment cette proposition, vraie cependant dans un certain nombre de cas. Or, l'arrêt de la circulation survient dans un os entier, quand un membre se sphacèle pour des causes multiples sur lesquelles nous n'insisterons pas. La compression prolongée à la racine d'un membre, les altérations des parois vaculaires, la thrombose, l'embolie, la ligature sont quelquefois suivies de nécroses partielles ou totales. De mêmes les modifications de la circulation de l'os ne sont pas indifférentes à la production des nécroses. Le bacille tuberculeux amène la mortification par une ischémie progressive d'un territoire osseux; le phosphore engendrerait dans le maxillaire inférieur une ostéite condensante assez intense pour comprimer les vaisseaux dans les systèmes de Havers et arrêter toute circulation. Gosselin qui refuse aux lésions des troncs nourriciers de l'os une influence quelconque croit que l'ostéite condensante de Gerdy est une cause commune de la nécrose.

Certaines maladies spécifiques ont la curieuse propriété de produire la nécrobiose d'une portion du tissu osseux sans autre retentissement sur l'os qu'une irritation plastique qui aboutit à des productions périostiques; c'est ce que Korteweg a appelé la nécrose aseptique. Quant aux lésions des artères nourricières, invoquées par Hartmann, comme susceptibles de produire la nécrose, elles n'auraient qu'une influence très minime, d'après les expériences d'Ollier, de Koch. L'un de nous a essayé d'expliquer la nécrose des os des moignons par le fait d'une ostéomyélite liée aux troubles de la circulation du bout de l'os, surtout pour les os dont le conduit nourricier est rétrograde (fémur, radius et cubitus). Mais les recherches plus récentes sur l'ostéomyélite accordent, en pareille circonstance, une place si large aux microbes et surtout au streptocoque, que les troubles circulatoires réels ne doivent être considérés que comme une cause prédisposante. Ajoutons d'ailleurs que Norris et Curling avaient déjà émis la même idée pour rendre compte de la nécrose des os fracturés.

Anatomie et physiologie pathologiques. — Il y a lieu de décrire deux sortes de nécroses : aseptique et septique.

1° *Nécrose aseptique.* — En se basant sur les expériences de Kocher et de Rosenbach, sur la corrosion des chevilles d'ivoire implantées dans les os, Korteweg admet que, dans les plaies osseuses aseptiques, « l'os nécrosé a été résorbé par le corps humain; aussi bien que dans les parties molles, la nécrose aseptique ne donne point de séquestres ». J. Paget a signalé le cas d'un séquestre qui n'avait pas déterminé de suppuration, et Macnamara a rencontré souvent, dans la syphilis héréditaire, la nécrose des os sans traces de pus. Volkmann parle, également dans les tumeurs blanches, de foyers caséeux osseux qui y séjournaient depuis quinze à dix-sept ans à l'état indifférent et sans suppuration. Ce sont là des nécroses aseptiques pour Korteweg. Il serait tenté de rapprocher de cette variété les ostéites douloureuses qui suivent les contusions osseuses, le cal douloureux, et il arrive à conclure « que les nécroses aseptiques sont résorbées ou enkystées; l'infection septique est seule la cause de la formation des séquestres ». Tout en reconnaissant que de nouvelles recherches sont nécessaires, nous sommes disposés à admettre en principe l'exactitude de ces faits. Cependant la nécrose aseptique est rare; nous reproduisons (fig. 112) un curieux spécimen représentant un séquestre invaginé dans le centre d'un tibia ; l'os extérieur est lisse, condensé et sans aucun cloaque ; le séquestre éburné était toléré au centre de l'os. Gauderon a présenté à la Société anatomique (1875) un séquestre invaginé du radius sans suppuration. Dans ces cas, l'ostéite simple et plastique existe seule ; l'ostéite suppurée survient par le fait de causes accidentelles qui sont toutes d'ordre infectieux. Ces réserves faites, nous décrions

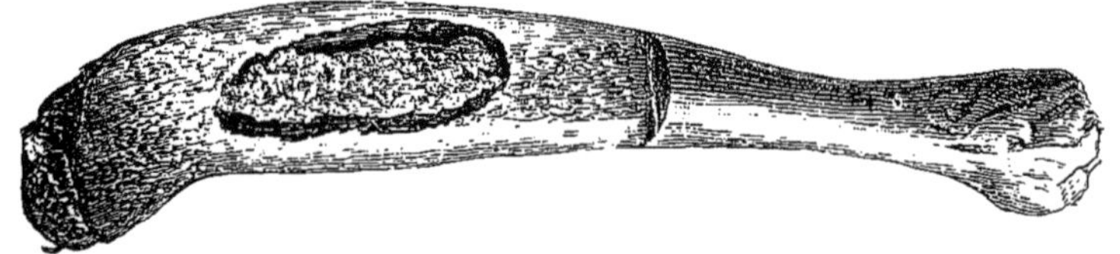

Fig. 112. — Nécrose aseptique du tibia, séquestre isolé, contenu dans une cavité close. (Musée du Val-de-Grâce.)

la nécrose septique telle qu'elle a été comprise et admise par tous nos devanciers.

2° *Nécrose septique*. — Il est utile de se rendre compte de l'état du tissu osseux au moment où la mort vient le surprendre, parce qu'il y a là une source d'indications précieuses. Lorsque la cause agit rapidement sur un os sain, la portion mortifiée ne présente aucune altération appréciable. S'il s'agit d'une diaphyse, on retrouve l'aspect d'un os normal macéré ; si, au contraire, l'os a été mortifié alors qu'il était déjà modifié par l'irritation et l'inflammation, la portion nécrosée portera les traces de ce travail antérieur qui se traduit par une porosité ou une condensation anormales. Certaines esquilles dans les fractures comminutives exposées, tous les séquestres des caries tuberculeuse et syphilitique offrent ce caractère. Enfin Ollier a décrit sous le nom de séquestres vivants, des portions mobiles, séparées du reste de l'os, mais qui y sont encore rattachées par des vaisseaux. Cette variété n'a aucune importance pratique et se conçoit assez difficilement.

Lorsque la nécrose intéresse la surface d'un os, on dit qu'elle est *superficielle ;* si les parties les plus profondes sont seules atteintes, qu'il s'agisse d'une épiphyse ou d'une diaphyse, la nécrose est *centrale*. On l'appelle *partielle* quand toute l'épaisseur de l'os n'a pas été comprise dans le séquestre, *totale* quand le séquestre intéresse sur une étendue variable toute la circonférence et toute l'épaisseur de l'os. Dans le cas de fragments très petits, surtout dans les fractures, le séquestre prend le nom d'*esquille*.

Nous étudierons successivement : 1° la séparation de l'os mort ou formation du séquestre ; 2° les phénomènes d'irritation qui surviennent dans les diverses parties du tissu osseux ; 3° les conditions d'élimination et d'expulsion du séquestre ; 4° la cicatrisation après l'expulsion.

1° **Séparation de l'os mort de l'os vivant. Formation du séquestre.** — Dès que la nécrose est confirmée, la partie osseuse frappée de mort devient passive et tous les phénomènes ultérieurs se passent dans l'os vivant. Sans rien préjuger sur la forme, le siège, le nombre et la disposition des séquestres, la séparation entre le mort et le vif se fait dans des conditions identiques; l'os vivant se retire de l'os mort et cela par le mécanisme suivant. A la limite du tissu nécrosé, le tissu osseux compact ou spongieux est détruit par une corrosion lacunaire d'une intensité extraordinaire; les recherches expérimentales de Kiener et Poulet leur ont permis d'observer la rapidité avec laquelle ce phénomène se produit. Le fossé de séparation est plus facile à suivre dans les os spongieux où les coupes sont praticables. Dès le début la moelle devient embryonnaire et l'épaisseur de la couche médullaire s'accroît à mesure que le ciment calcaire est résorbé. La vascularisation de l'os au niveau de ce sillon augmente, et l'on constate la présence d'un grand nombre de myéloplaxes qui corrodent l'os vivant et l'os mort de manière à agrandir la loge du séquestre. Busch pense que la corrosion du séquestre continue jusqu'à sa mobilisation parce les myéloplaxes trouvent une surface résistante, tandis que plus tard la portion nécrosée conserve indéfiniment ses caractères.

Tels sont les phénomènes qui se produisent dans le premier stade où se forme le sillon d'élimination; pendant le second le tissu embryonnaire s'organise pour former une membrane granuleuse suppurante dont les sécrétions sont éliminées au dehors de diverses manières que nous allons bientôt passer en revue. Nous rapporterons à trois types les variétés de nécrose rencontrées dans la pratique. Dans le premier le séquestre, ordinairement sphérique, est contenu dans une caverne osseuse; c'est ce que nous appelerons la *nécrose en grelot*. Au second type correspondent tous les séquestres superficiels et partiels; enfin les séquestres cylindriques complets ou incomplets méritent une place à part.

1° *Nécrose centrale. Séquestres en grelot.* — Dans son schéma le plus simple, ce type de nécrose peut être considéré comme une caverne osseuse, tapissée d'une membrane granuleuse et contenant un séquestre libre; les premières périodes du travail se sont effectuées de la façon que nous avons expliquée plus haut. Une semblable cavité, enfermée généralement dans une épiphyse, se remplit de pus; celui-ci pour se faire jour au dehors, doit se créer une voie à travers la couche osseuse ambiante. C'est par le fait d'une destruction du tissu osseux sous l'influence du pus, sorte de trépanation spontanée déjà admise par Chassaignac, que se créent les pertuis ou puits osseux appelés *grandia foramina* par Troja et *cloaques* ou *égouts* par Weidmann; ils conduisent le pus à la surface de l'os et à l'extérieur par des trajets fistuleux. Comme l'os vivant s'est résorbé, comme la membrane granuleuse s'est formée aux dépens des premières couches d'os les plus internes, on comprend que la cavité soit toujours sensiblement plus grande que le séquestre. Malgré cela souvent le séquestre ne peut être expulsé par la fistule osseuse, et on le dit alors invaginé. Il l'est d'autant plus que, comme nous le verrons bientôt, le périoste irrité produit surtout au niveau des diaphyses des couches osseuses qui augmentent encore la profondeur du puits. Les fistules osseuses sont assez fréquemment multiples. Beaucoup de séquestres tuberculeux appartiennent à ce type.

2° *Nécrose superficielle et partielle*. — La nécrose de la table externe d'un os plat comme le crâne, la mortification superficielle ou en forme de coin d'un os long ou court représentent des variétés de ce second type de séquestres. Les phénomènes de la séparation se succèdent comme précédemment; le sillon s'établit entre l'os mort et l'os vivant, travail qui s'achève lentement après des mois et même des années. Le séquestre repose sur une couche granuleuse et le pus se fait jour par le sillon périphérique ou par quelque lacune plus ou moins centrale du séquestre. La surface de l'os mérite d'attirer l'attention; l'observation démontre, en effet, qu'elle a conservé les caractères de l'os normal, s'il n'y a pas eu d'inflammation avant la mortification. Tandis que la surface de séparation est rugueuse, celle-ci paraît lisse, régulière, blanc mat comme un os macéré. Le périoste est en partie détruit; les végétations osseuses périostiques exubérantes recouvrent çà et là la périphérie du séquestre. L'invagination fait défaut ou existe à un degré beaucoup moindre que dans les nécroses centrales.

Qu'arrive-t-il lorsque la nécrose ne comprend qu'une lame extrêmement mince de la surface, cas assez fréquent? Les anciens avaient remarqué que la lamelle ainsi mortifiée était à peu près traversée par les bourgeons charnus, et qu'insensiblement l'os nécrosé disparaissait. C'est ce phénomène qu'ils désignaient sous le nom d'*exfoliation insensible ;* n'est-il pas évident que si la mortification est très superficielle, le sillon d'élimination qui intéresse aussi bien l'os mort que l'os vivant détruira la lamelle par résorption? De même les petites particules très minces seront entraînées avec le pus; un séquestre superficiel, comprenant toute la circonférence de l'os, aboutira à la formation d'une virole nécrosée entourant le cylindre osseux interne. Cette circonstance, très rare en pratique, s'obtient dans les expériences sur les animaux. En ce cas, l'invagination double se trouve formée, en dedans par l'os ancien, à la périphérie par l'os périostique.

3° *Nécrose cylindrique*. — L'histoire de la nécrose cylindrique des diaphyses, aujourd'hui bien connue est intimement liée à l'ostéite et à la périostite de voisinage, mais pour ne pas anticiper sur l'exposition que nous ferons bientôt de ces dernières, nous nous bornerons à décrire maintenant le mode de formation de ces séquestres. Il faut en distinguer trois variétés.

a. La nécrose centrale n'intéresse que la partie interne de l'étui osseux; la portion la plus extérieure de l'écorce reste saine; dans ce cas, le séquestre est fatalement invaginé. La séparation entre l'os mort et l'os vivant se fait par les mêmes procédés que précédemment, le séquestre paraît rugueux à sa face externe, lisse à sa face interne. La figure 113 provenant d'un moignon atteint d'ostéomyélite, montre ce genre de nécrose; on peut voir sur la portion terminale du séquestre des irrégularités comparables aux fines dentelures d'une flèche gothique. Gosselin prétend que les faits de ce genre, qui rappellent les expériences de Troja, ne se rencontrent pas dans la pratique; cependant les musées en offrent de beaux exemples.

b. La seconde variété n'est pas moins curieuse, l'os a été frappé de mort dans la totalité de son épaisseur ; peu importe la longueur, la nécrose est totale dès que toute la circonférence est comprise dans le séquestre. Il en résulte des cylindres osseux qui sont lisses à leur surface interne et extérieure, et seulement déchiquetés à leurs extrémités. Quelquefois, surtout chez les adolescents, le séquestre se prolonge en haut ou en bas, jusqu'au niveau du cartilage de conjugaison. Le sillon d'élimination, en pareille circonstance, diffère de celui que nous avons décrit, car l'élimination se fait

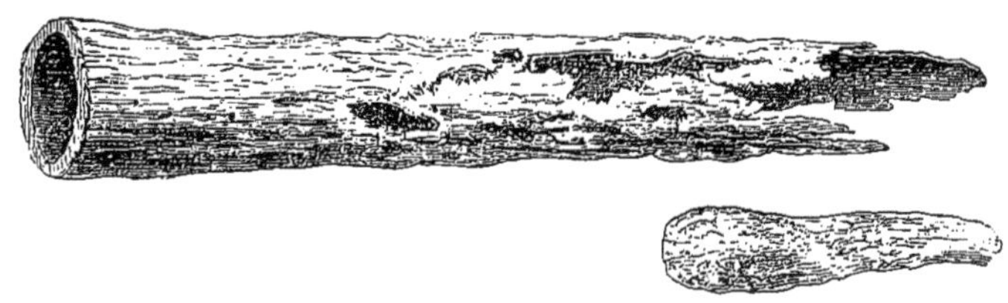

Fig. 113. — Séquestre de 22 centimètres provenant d'un amputé de cuisse de la guerre franco-allemande. — Nécrose consécutive à une ostéomyélite. L'ossification de la moelle est représentée au-dessous. (Musée du Val-de-Grâce.) (Obs. in Poulet, Thèse de Paris, 1872, p. 47.)

en haut et en bas. L'invagination n'existe qu'autant que le périoste conservé a produit un manchon osseux de nouvelle formation.

c. La troisième variété, très rare, correspond à la nécrose cylindrique et superficielle d'une diaphyse. L'os mort forme comme une bague autour de la portion centrale dont la moelle s'est ossifiée.

Altérations des séquestres.— Les séquestres sont, comme nous l'avons dit, très irréguliers, et, suivant la cause qui les a produits, ils affectent des dispositions si variées que l'on ne peut en donner une description générale. Nous exposerons, à propos de la carie, les modifications curieuses que subissent les séquestres tuberculeux ; il ne sera question ici que des séquestres diaphysaires, qui ont d'ordinaire une coloration blanc mat, légèrement jaunâtre, quelquefois noire ; leur odeur est fade et nauséeuse ; toutes les surfaces qui ont été l'objet d'un travail d'élimination sont rugueuses, déchiquetées.

Gosselin, qui fait jouer à l'ostéite condensante un rôle très important dans la production des séquestres, pense que « la densité est moins considérable lorsque la mortification s'est faite rapidement, qu'elle l'est plus lorsqu'elle s'est faite lentement et après que l'ostéite a eu le temps de se condenser ». Cette interprétation ne nous paraît pas exacte, et c'est toujours l'inverse que nous avons constaté. Les séquestres ne pèsent pas plus, à proportion égale, que les os macérés. L'examen histologique sur des coupes usées, ou après décalcification y montre, suivant les cas, le squelette bien conservé et normal, le plus souvent les traces d'une corrosion lacunaire très prononcée.

2° **Phénomènes d'irritation dans les autres parties de l'os au voisinage des séquestres.** — On vient de voir comment la nature sépare l'os mort et le rend mobile ; pendant que ce travail de régression se produit dans une zone de peu d'épaisseur, des phénomènes irritatifs, parfois très intenses, amènent dans les parties voisines des modifications importantes, que le lecteur comprendra facilement s'il a présentes à l'esprit nos considérations préliminaires. Voyons d'abord comment les auteurs ont expliqué la formation de l'étui osseux périphérique. TROJA avait déjà constaté la formation et l'organisation d'un étui osseux extérieur à l'os nécrosé (fig. 114). SCARPA admettait pour expliquer le gonflement de l'os qu'une portion seulement de la diaphyse, la partie la plus interne se nécrosait; quant à la portion extérieure restée

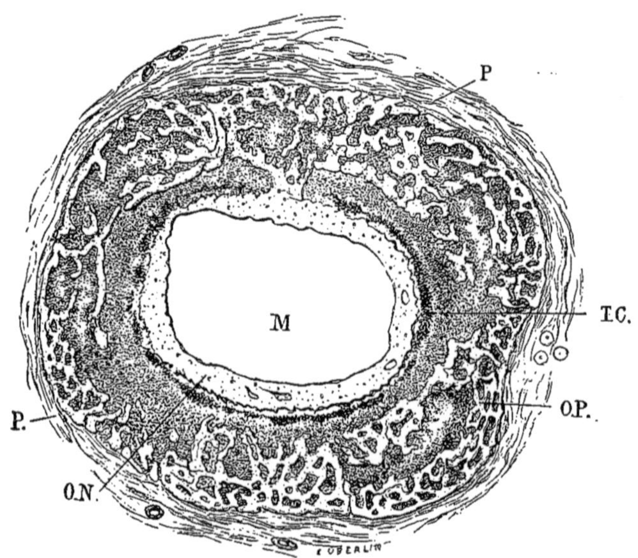

Fig. 114. — Expérience de Troja au 23e jour. — Amputation du tibia d'un pigeon. — Destruction de la moelle. — Nécrose. — Production d'un étui périostique, séparé du séquestre, par un tissu de granulations. — Coupe histologique. Laboratoire du Val-de-Grâce. (KIENER et POULET.)

P, périoste. — OP, os périostique. — TG, tissu de granulation. — ON, diaphyse nécrosée. — M, canal médullaire.

vivante, elle se tuméfiait et telle était l'origine de l'étui. MÉDING a réfuté la théorie de SCARPA, et MIESCHER a bien étudié les conditions de la formation des cloaques. De nos jours les travaux plus récents de FLOURENS, d'OLLIER, ceux de VOLKMANN, BILLROTH, BUSCH ont prouvé jusqu'à l'évidence l'origine périostique des productions osseuses; aussi peut-on actuellement décrire avec précision les modifications qui surviennent dans les diverses parties du tissu osseux.

Dans le premier des types de nécrose centrale avec séquestre invaginé dans une caverne, les modifications de l'os sont en rapport avec l'âge et le degré d'irritation. Chez les enfants, il en résulte des productions périostiques très épaisses, ce qui produit un agrandissement de l'épiphyse dans tous les diamètres. Souvent, chez l'adulte, l'irritation est moindre car le périoste a perdu ses propriétés ostéogéniques; aussi les productions périostiques manquent-elles çà et là et prennent-elles la forme de stalactites ou d'exostoses.

Le tissu osseux subit également des modifications diverses qui consistent dans une raréfaction lisse, suivie plus tard d'une apposition très évidente qui forme une zone éburnée autour de la caverne suppurante.

S'agit-il d'une nécrose appartenant au second type (nécrose partielle et

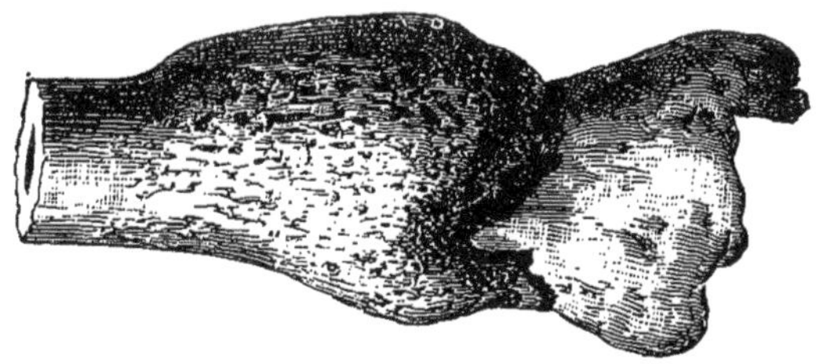

Fig. 115. — Nécrose par congélation de l'extrémité inférieure du tibia. Le séquestre comprenant toute l'épiphyse n'est pas encore mobile. Manchon périostique volumineux. (Musée du Val-de-Grâce.)

superficielle), les phénomènes sont extrêmement variés quoique du même ordre. Si les propriétés ostéogéniques du périoste ont été conservées, condition liée à la nature de l'affection qui a engendré la mort de l'os, l'ossification périostique sera susceptible de se produire et elle invaginera l'os,

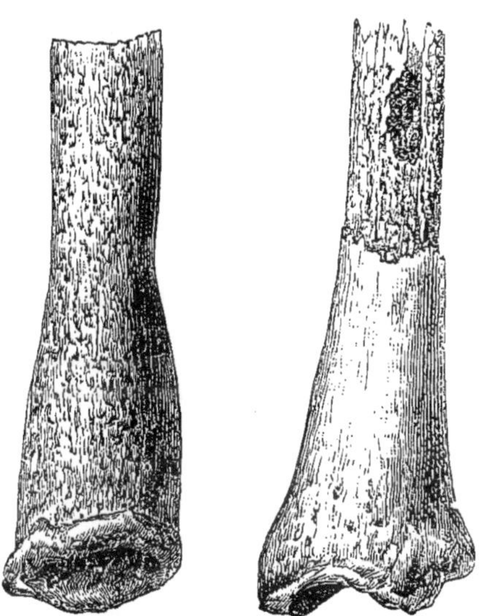

Fig. 116. — Nécrose de l'extrémité inférieure du tibia.
Étui formé par l'os périostique et nécrose centrale incomplète de la diaphyse.
(Musée du Val-de-Grâce.)

mais il existe toujours un cloaque pour le passage du pus. Plus ordinairement le périoste a perdu ses propriétés et le séquestre n'est guère recouvert qu'à sa périphérie par les végétations voisines qui l'enserrent, circonstance nuisible à l'expulsion spontanée. Quant à l'os voisin, il est habituellement raréfié tant que le séquestre n'a pas été éliminé; enfin si l'irritation produite par la présence du séquestre est suffisante, ce qui arrive quand la nécrose intéresse une notable portion de l'épaisseur de l'os, la moelle s'ossifie. C'est là un fait absolu bien que peu signalé.

Les nécroses cylindriques déterminent des modifications très intéressantes; elles concernent le périoste et la moelle. Dans la première variété, nécrose centrale incomplète, la portion la plus externe de l'os compact contribue à former la gaine suppurante; le reste se raréfie jusqu'à la surface, et la médullisation est telle qu'il devient assez difficile de distinguer à un moment donné l'os ancien de l'os périostique. Le périoste, en effet, fortement irrité en pareil cas, donne naissance à un étui fusiforme de longueur variable parfois très épais; enfin la moelle est presque toujours détruite, remplacée par des bourgeons charnus qui suppurent et s'ossifient quelquefois (fig. 113). Pour permettre au pus de s'écouler au dehors, il est nécessaire qu'il s'établisse des ouvertures à travers la portion restée vivante de l'écorce, à travers l'os périostique et le périoste. Si le pus ne peut se faire jour facilement, on le voit alors, surtout chez les jeunes sujets, perforer ou décoller les cartilages de conjugaison et même faire irruption dans une cavité articulaire voisine.

Quant aux trous artificiels ou cloaques de Weidmann, ils siègent de préférence à la partie inférieure de l'os, traversant toutes les couches osseuses; ces entonnoirs, en nombre variable de un à six, ont été attribués par Miescher à la pression du pus contre l'os. Il est certain que c'est sous l'influence de ce liquide accumulé que l'os se résorbe sur un point pour donner naissance à des trajets fistuleux osseux et périostiques. La pesanteur intervient peu dans la détermination du siège de cloaques profonds, et nous avons vu de vieux moignons de cuisse, affectés de nécrose, présenter à la partie supérieure plusieurs fistules en communication avec le séquestre invaginé, l'écoulement du pus était cependant assuré par la plaie inférieure.

La seconde variété nous montre encore des phénomènes plus complexes; il s'agit cette fois de la nécrose complète et totale de la diaphyse. La moelle est ordinairement détruite, remplacée par des bourgeons charnus, rarement ossifiés. En haut et en bas, les surfaces d'élimination sécrètent du pus et recouvrent les extrémités des os raréfiés par des productions périostiques. C'est du côté du périoste que se passent les phénomènes les plus intéressants. Tantôt il existe un étui périostique continu, interrompu seulement en quelques points par des puits qui livrent passage au pus; tantôt les productions osseuses sont perforées par de grandes lacunes; quelquefois même la capsule périphérique est purement fibreuse, ne présentant çà et là que des ossifications peu épaisses. Ces variétés sont en rapport avec l'état du périoste au moment où la mortification a eu lieu avec la nature de la maladie première. Partout où la couche ostéogène a été détruite par le pus, l'étui périostique fait défaut; mais aussi le séquestre est beaucoup plus lisse à ce niveau, car il y a une corrélation entre l'état de la surface du séquestre et l'os périostique; quand on rencontre une nécrose invaginée avec un étui continu, il faut s'attendre à trouver un séquestre rugueux sur la plus grande partie de sa surface.

Il arrive même que la loge contient plusieurs séquestres amincis, percés de trous irréguliers qui indiquent que l'os n'a pas été mortifié uniformément, c'est-à-dire que la cause a respecté certains territoires. La belle pièce pathologique représentée sur la figure 112 appartient à cette dernière variété ; il s'agit ici d'une nécrose produite par une ostéomyélite aiguë qui a intéressé très inégalement la partie interne de la diaphyse. Les séquestres, au nombre de cinq ou six, sont superposés et séparés par des ossifications médullaires qui cloisonnent çà et là la moelle.

Tous les phénomènes périostiques ont été décrits par les auteurs sous le nom de régénération osseuse et plusieurs l'appellent hyperostose ; en réalité, il s'agit bien moins ici d'un phénomène réparateur qu'irritatif souvent plus nuisible qu'utile, puisqu'il met obstacle à l'élimination du séquestre.

Quelques os présentent la particularité curieuse de ne pas donner lieu à des couches périostiques quand ils se nécrosent. Tel est entre autres le périoste du crâne qui produit très difficilement des végétations osseuses.

3° **Expulsion des séquestres.** — Ce qui précède va nous permettre de comprendre dans quelles conditions le séquestre aura des chances d'être expulsé. Les petits séquestres s'engagent dans les fistules et viennent se montrer à leur orifice, circonstance assez fréquente. Au contraire les séquestres un peu volumineux ne peuvent être aisément mobilisés ; leur expulsion spontanée est plus rare. Ces raisons sont encore beaucoup plus évidentes pour les séquestres invaginés des os longs ou des os courts ; la nécrose du calcanéum, représentée à propos de l'ostéite tuberculeuse, peut servir d'exemple. Malgré ces dispositions fâcheuses, on voit quelquefois l'expulsion des séquestres invaginés ; elle est facile à comprendre pour les moignons d'amputés atteints d'ostéomyélite, parce qu'il existe une issue naturelle. Cependant, même dans ce cas, l'extraction, malgré la mobilisation, reste toujours difficile. Exceptionnellement l'extrémité inférieure d'un séquestre invaginé s'engage dans un cloaque, l'use insensiblement et sort de l'étui périostique. Nélaton aurait vu cet étui s'infléchir pour livrer plus aisément passage à un séquestre enchatonné. Follin cite le cas d'un séquestre diaphysaire du fémur qui a fini par perforer l'articulation voisine ; cette curieuse pièce est déposée au musée Dupuytren. Le plus souvent les séquestres invaginés entretiennent des suppurations interminables ; des malades ont pu conserver ainsi des fistules pendant plus de cinquante ans. Nicoladoni aurait observé le développement d'un épithéliome dans un foyer de nécrose.

4° **Cicatrisation après l'élimination. — Accidents tardifs.** — Lorsque l'expulsion a eu lieu, toutes les parties osseuses reprennent successivement leurs caractères ; la suppuration se tarit, l'os périostique se résorbe en partie et se condense ; l'apposition succède à la raréfaction lisse des parties conservées de l'os ancien et peu à peu la guérison survient. Mais les suites ne sont pas aussi simples, car les fistules peuvent persister, entretenues par de petits séquestres et par le fait du travail de régression, qui s'affectue d'autant plus lentement que les malades sont épuisés par des suppurations prolongées. Après l'expulsion ou l'extraction, si l'os périostique présente une trop grande minceur ou des lacunes trop considérables, il peut en résulter une fracture et une pseudarthrose ultérieure, ou un raccourcissement notable du membre.

Depuis quelques années, l'attention a été attirée sur les accidents éloignés qui surviennent dans les anciens foyers d'ostéite et de nécrose : déjà Gosselin avait signalé les récidives tardives ; plus récemment, Verneuil a beaucoup insisté sur le réveil de ces ostéites mal éteintes, à l'occasion d'un coup, d'une chute et principalement chez les sujets en puissance d'un état constitutionnel. Comme la *restitutio ad integrum* existe encore moins pour les os que pour tout autre tissu, il est rationnel d'admettre que les vieilles ostéites constituent des points faibles spécialement prédisposés aux poussées inflammatoires.

Symptômes. — La nécrose étant la conséquence de maladies diverses et surtout de l'ostéomyélite, les symptômes de la première période ne sauraient être décrits ici. Lorsqu'il y a mortification d'un territoire plus ou moins considérable de l'os, on voit survenir dans la marche de l'affection des modifications qui sont plus particulièrement liées à la nécrose. Malgré l'apaisement des phénomènes généraux, l'état local ne fait pas de progrès ; la suppuration s'établit et devient continue avec des exacerbations qui correspondent souvent à la formation d'un cloaque. Dans ce cas, il se produit une tuméfaction inflammatoire en un point du membre ; la fluctuation y devient évidente et l'abcès une fois ouvert se transforme en fistule. La douleur existe à des degrés variables, accrue par la pression, les mouvements.

Un membre siège de nécrose est toujours atteint d'atrophie musculaire, de raideurs articulaires, présente de l'œdème produit par la gène circulatoire, des troubles trophiques intimement liés aux névrites. En effet, l'os périostique acquiert dans quelques circonstances des dimensions assez considérables pour comprimer excentriquement les vaisseaux et les nerfs du membre ; il n'est pas très rare de le voir large de 5 à 6 centimètres dans le cas de séquestres cylindriques invaginés, dans l'ostéomyélite des moignons par exemple. La suppuration abondante exhale une odeur fade, gangréneuse, bien que le pus jaune crémeux paraisse de bonne nature. Enfin un stylet, introduit par l'une des fistules, conduit directement sur l'os nécrosé à travers les cloaques quand il y a, invagination ; le stylet ou la sonde rencontrent dans ces diverses conditions un corps résistant, quelquefois mobile, qui donne à la percussion un son clair perceptible à distance.

La longue durée de l'affection amène peu à peu des modifications assez fâcheuses dans l'état général ; les forces s'épuisent, le séjour prolongé au lit et dans les hôpitaux expose les malades à des complications multiples, à des poussées inflammatoires qui peuvent compromettre la vie, à la dégénérescence amyloïde des viscères.

Diagnostic. — A l'époque où la nécrose était considérée comme une maladie du tissu osseux, on s'attachait à la distinguer de l'ostéite, de la carie, des tubercules des os. Or, nous savons aujourd'hui que la nécrose complique toutes ces affections et il n'y a pas lieu de les différencier. Le but du chirurgien doit être de reconnaître la nécrose dans les diverses maladies des os, de déterminer à quel type il a affaire, enfin de se rendre compte du degré de mobilité du séquestre.

La persistance de la suppuration consécutive à une affection aiguë ou chronique de l'os, la présence de fistules multiples et suppurantes sont des signes qui peuvent faire présumer l'existence d'un séquestre ; l'exploration avec le stylet, une sonde cannelée, une sonde de femme ou la sonde flexible de Sarazin, permet de sentir un os dénudé, dur, résistant, quelquefois mobile, l'on a ainsi la certitude de la nécrose. Le gonflement de l'os en forme de fuseau ou de massue doit éveiller l'idée de nécrose invaginée. On a encore conseillé d'explorer les fistules multiples avec deux stylets ; si en pressant sur l'un, l'autre est mobilisé, la présence d'un séquestre mobile devient certaine.

Pronostic. — L'existence d'un séquestre est toujours une complication dont la gravité varie beaucoup d'un cas à un autre. Quelques exemples vont en donner la preuve. Lorsqu'on est certain qu'il y a un séquestre dans un os tuberculeux (épiphyse, os court), cette circonstance est relativement favorable parce que l'extraction peut amener la guérison. Au contraire, certains séquestres invaginés nécessitent de graves opérations pour être extraits et partant exposent la vie du malade. Les longues suppurations, les poussées inflammatoires, l'amaigrissement progressif diminuent la force de résistance de l'état général, tandis que la lésion locale compromet plus au moins et pour toujours les fonctions de la partie malade. Le jeune âge, l'origine traumatique ou franchement inflammatoire de la nécrose sont des conditions moins fâcheuses.

Traitement. — On ne peut rien dire sur le traitement préventif de la nécrose parce qu'il faudrait revenir sur toutes les causes qui favorisent son évolution. L'action du chirurgien, sauf dans un petit nombre de cas, est bien insuffisante et il ne dépend pas de lui d'en arrêter les progrès. Il ne sera donc question ici que du traitement de la nécrose confirmée ; on peut intervenir utilement à toutes les périodes, qu'il s'agisse de faciliter et d'activer l'élimination de la portion mortifiée, de prévenir les complications multiples, ou encore de venir en aide à la nature pour l'expulsion du séquestre en lui créant une issue artificielle.

Dès qu'on soupçonne l'existence d'un os nécrosé, il est absolument nécessaire d'attendre pour intervenir que la mobilisation soit achevée. En effet toute intervention hâtive ne peut être qu'aveugle, parce que l'opérateur ne sait pas distinguer les parties vivantes de celles qui sont nécrosées, et il court les plus grandes chances de faire une opération incomplète. Comme le dit avec raison Servier : « En voulant précipiter la terminaison que l'on recherche, on ne gagnerait rien, car les délabrements chirurgicaux prendraient souvent plus de temps pour se réparer qu'il n'en aurait fallu à l'économie pour accomplir son travail, et de plus on soumettrait le malade à la douleur et aux chances d'une opération » (*Dict. encycl. des sc. méd.*, art. Nécrose).

Le premier devoir sera de temporiser et de confier aux efforts de la nature, convenablement aidée, le soin de la mobilisation. Faciliter l'écoulement du pus par une position convenable, l'ouverture et le drainage des abcès, la compression, pratiquer des injections antiseptiques, éviter de faire saigner les membranes granuleuses, soutenir l'économie par un régime reconstituant, telles sont les indications les plus urgentes que le praticien doit tout d'abord remplir.

La mobilité du séquestre est constatée, quelle sera la conduite du chirurgien ? Dans quelques cas, le séquestre superficiel et petit, de forme allongée, s'engage dans une fistule et arrive par cette voie à l'orifice d'où il est facile de l'extraire. Si le séquestre superficiel est volumineux, à plus forte raison si ses bords sont recouverts par les végétations périostiques, il ne faut plus compter sur les seuls efforts de la nature. Des incisions, variant suivant la forme, la longueur et la disposition des parties, permettront d'arriver sur le séquestre; il sera souvent nécessaire de dégager l'un des bords ou toute sa périphérie des végétations périostiques avec la gouge et le maillet, un élévatoire, des pinces appropriées. Ces opérations sont toujours assez mal réglées, parce que les irrégularités des séquestres, difficiles à prévoir, créent inopinément des indications qui obligent le chirurgien à modifier son plan primitif. Parfois on a dû pratiquer la section du séquestre pour retirer l'os nécrosé en fragments. La description de toutes ces particularités ne saurait trouver place ici.

2° *Nécrose profonde centrale et invaginée.* — Qu'il s'agisse de séquestres logés au centre d'une caverne osseuse, d'une nécrose cylindrique partielle ou totale, l'invagination crée à l'expulsion des difficultés insurmontables et, dans la majorité des cas, exige impérieusement une intervention. FOLLIN, BILLROTH soutiennent que l'intervention trop précoce nuit à la restauration continue par la gaine périostique. Ce n'est guère qu'après un an qu'il y a avantage à opérer dans ces nécroses invaginées; mais, comme le fait remarquer BUSCH, il est également dangereux de trop attendre, parce que les capsules faibles peuvent être détruites par la suppuration prolongée. L'état général doit aussi être pris en sérieuse considération.

Les opérations applicables en pareille circonstance sont : la trépanation, la résection qui porte le nom d'évidement que lui a donné SÉDILLOT ou de séquestrotomie. La trépanation convient lorsqu'il s'agit d'os spongieux et courts, ou d'épiphyses; elle est plus rarement indiquée pour les séquestres diaphysaires, cylindriques; dans le cas de nécroses partielles, n'intéressant qu'une partie de la circonférence, elle rendra d'utiles services. Le but du trépan est d'agrandir les cloaques, de créer une voie artificielle.

Dès qu'il s'agit de grands séquestres, c'est à l'évidement qu'on devra donner la préférence ; dans un premier temps, on met à nu l'os périostique ; dans un second, avec la gouge et le maillet, on ouvre l'étui dont on résèque une longueur et une largeur convenables pour extraire le séquestre.

Les délabrements que nécessitent les évidements pour des nécroses considérables d'un membre à un seul os, les risques de voir le nouvel os incapable de suppléer l'ancien, ont conduit nombre de chirurgiens à amputer plus haut et même dans l'article supérieur; on ne saurait donner de règles précises à cet égard; il est, en effet, des circonstances où le sacrifice du membre s'impose; tel est le cas de séquestres cylindriques s'étendant à une extrémité articulaire, le cas de nécrose de tout un membre alors que le sillon d'élimination des parties molles est plus élevé que celui de l'os.

C'est à cette thérapeutique hardie (désarticulation) que J. ROUX (de Toulon) a dû des succès remarquables dans le traitement de l'ostéomyélite chronique. Sans admettre avec cet auteur que les lésions ultimes de l'ostéomyélite aiguë indiquent la désarticulation, on ne peut s'empêcher de reconnaître que cette opération constitue parfois une ressource ultime. Elle permet de soustraire les blessés aux dangers d'une suppuration interminable et du séjour prolongé dans les hôpitaux.

Le traitement des séquestres dans les moignons d'amputés diffère un peu de celui que nous venons d'exposer; l'os se montre de lui-même au chirurgien qui peut facilement l'extraire.

Nous ne mentionnerons que pour mémoire, en terminant, les essais de dissolution des séquestres tentés par Delpech, au moyen des acides dilués. Les acides chlorhydrique ou picrique ont été les plus vantés, ces moyens théoriques sont si dangereux et si inefficaces qu'on ne conçoit pas comment on a pu recommander leur emploi.

CHAPITRE VII

AFFECTIONS TUBERCULEUSES ET SYPHILITIQUES DES OS

§ 1er. — Affections tuberculeuses des os.

Bibliographie. — Delpech, *Traité des mal. réputées chirurgicales*, t. III, 1816. — Nichet, *Gaz. médicale*, 1835. — Ried, *Ann. de la chir. franç. et étrangère*, 1843.— Parise, *Arch. gén. de méd.*, 1843. — Tavignot, *L'Expérience*, 1844. — Duplay, *Soc. de chir.*, 1875. — Volkmann, *Sammlung klinischer Vorträge*, 1879. — Lannelongue, *Abcès froid et tuberculose osseuse*, 1881, et *Bull. de la Soc. de chir.*, 1879. — Kiener et Poulet, *Arch. de physiol.*, 1883. — Ollier, *Lyon médical*, 1883. — Kœnig, *Die Tuberculose der Knochen u. Gelenke*, Berlin, 1884. — E. Vincent, *Encyclop. de chir.*, t. IV, 1884. — Charvot, *Gaz. hebd.*, 1879, et *Rev. de chir.*, 1884. — W. Muller, *Centr. f. Chir.*, 1884, n° 3.

Consultez les articles Os, Ostéite et Carie des *Dictionnaires* et des *Traités de pathologie*.

Thèses de Paris. — 1836, Nélaton. — 1880, Leroux. — 1865, Ranvier. — 1881, Midon. — 1882, Rodié, Talbère. — 1883. Dubar (Agrég.), Ch. Nélaton (Agrég.).

Historique. — L'histoire du tubercule des os appartient à peu près complètement à notre siècle. Nous décrirons successivement trois périodes principales.

Première période. — Quelques chirurgiens attribuaient déjà, au siècle dernier, la carie de la colonne vertébrale à la présence des tubercules; mais le mot tubercule avait pour eux une signification si vague qu'il semble difficile de tenir compte de leurs idées. D'ailleurs, toutes les maladies des os étaient alors à peu près confondues, et quand Louis sépara la nécrose de la carie il apporta une classification provisoire bien insuffisante aujourd'hui.

C'est aux travaux de Laënnec sur le tubercule du poumon qu'il faut faire remonter l'origine des études sur le tubercule des os. Delpech, Nichet,

Parise et bientôt Nélaton (1836) recherchèrent et découvrirent dans les os malades la présence du même produit morbide. Nélaton surtout, dans une thèse restée classique, démontra péremptoirement l'existence du tubercule des os et poussa l'analogie entre le tissu osseux et le poumon au point de décrire, comme Laënnec, deux formes dans ce dernier organe, l'une enkystée, l'autre infiltrée. C'était tout un groupe de faits qu'il fallait séparer de la carie, considérée comme une inflammation suppurative et destructive du tissu osseux. Ried reprit, quelques années plus tard, l'étude de cette question et attaqua dans ce qu'elles avaient de trop absolu les conclusions de Nélaton qu'il accuse d'avoir forcé l'analogie entre le tubercule de l'os et du poumon; il pense de plus que l'existence de cavités kystiques autour du tubercule est un phénomène rare. A propos des rapports de la carie avec le tubercule des os, Ried avoue que « lorsqu'une caverne tuberculeuse s'est ouverte au dehors et complètement vidée, il n'y a plus moyen de la distinguer d'un foyer de carie parce que l'influence de l'air convertit la caverne primitivement tuberculeuse en une vraie cavité caséeuse ».

Ainsi, dans cette première période, des travaux multiples établissent la dualité entre la carie et le tubercule des os. Il faut avouer que ces idées ne furent pas admises par la majorité.

Deuxième période. — Virchow modifia la conception de Laënnec sur la tuberculose, et ne consentit à admettre comme réellement tuberculeuses, que les affections qui présentaient la granulation grise. Pour lui les inflammations caséeuses ne sont nullement tuberculeuses. Les idées de Virchow, assez généralement acceptées pendant vingt-cinq ans, n'ont pas peu contribué à faire regarder comme inflammatoires les suppurations caséeuses des os, et on ne reconnut plus comme tubercules des os, que les granulations grises telles qu'on les trouve dans la granulie. Lorsqu'un peu plus tard, en 1868, Ranvier décrit le tubercule des os, il prend pour type les granulations grises des os spongieux des phtisiques; du tubercule de Nélaton il n'est même plus question.

A cette époque, Billroth (1863-1865), Volkmann considérèrent, d'après leurs recherches histologiques, la carie comme une inflammation chronique, une ostéite caséeuse, caractérisée par la destruction moléculaire des tissus par sa tendance ulcéreuse. C'est alors qu'on définissait la carie, la gangrène moléculaire de l'os.

Ranvier émit sur la nature de la carie une théorie séduisante et plus précise; pour lui le fait capital de la carie consiste dans une nécrose partielle du réseau trabéculaire, produite par une dégénérescence graisseuse primitive des corpuscules osseux. L'inflammation, la suppuration, les fongosités résultent de la présence de ces parcelles nécrosées et n'ont d'autre but que leur élimination.

Pendant toute cette période, l'influence fâcheuse de la conception de Virchow tend de plus en plus à écarter les anatomo-pathologistes de la vérité. D'une part, on restreint à tort le domaine de la tuberculose osseuse en rangeant la carie parmi les inflammations caséeuses; d'autre part, on donne à la carie des lésions spécifiques sans aucune valeur.

Si maintenant, quittant le domaine de la théorie, nous passons à la clinique, on s'aperçoit bien vite de l'embarras qu'éprouvent les auteurs dans leurs descriptions de la carie. Ollier se montre très réservé dans l'interprétation des faits, et tout en acceptant les idées de Virchow sur la nécessité des granulations tuberculeuses grises pour caractériser l'ostéite tuberculeuse, celle de Ranvier sur la dégénérescence graisseuse des corpuscules qu'il croit secondaire, il avoue qu'il ne sait pas différencier cliniquement la tubercule des os de la carie. « Il est certain, dit-il, qu'en attachant cette importance aux granulations, on risque de rejeter en dehors de l'affection tuberculeuse des cas qui sont cliniquement tuberculeux... Pour le moment, nous dirons seulement que les lésions osseuses qui accompagnent l'évolution de la granulation tuberculeuse sont tellement analogues à celles de la carie qu'il est impossible de les différencier si l'on ne constate pas la granulation. »

En 1878, Gosselin décrit, avec une exactitude plus grande, l'ostéite tuberculeuse, sous le nom d'ostéite spontanée ou carie. Ce chirurgien reconnaît l'identité des lésions décrites par Nélaton avec celles de la carie, et c'est parce qu'il lui manque un moyen certain de déterminer leur nature qu'il continue, malgré ses doutes, à regarder l'affection comme une variété d'ostéite spontanée des scrofuleux.

Troisième période. — Depuis plusieurs années, la science a fait de tels progrès sur la tuberculose, que la question doit être considérée actuellement comme définitivement tranchée. Les recherches de Villemin, qui a le premier prouvé la spécificité de la tuberculose, les travaux de Koster qui a reconnu la nature tuberculeuse des affections fongueuses, ont puissamment contribué à jeter la lumière sur le sujet qui nous occupe. La dualité des affections tuberculeuses et caséeuses ne peut plus être soutenue aujourd'hui; l'unité de la scrofule et de la tuberculose est une vérité qui s'impose malgré les résistances malheureuses de quelques vétérans; ces données, qui seront l'honneur de notre époque, sont grosses de conséquences au sujet de la carie. En effet, Ried, Ollier, Gosselin avaient raison, il n'y a pas plus de différence de structure que de différence clinique entre la carie scrofuleuse et l'ostéite tuberculeuse. Un examen plus attentif a permis de reconnaître dans cette maladie les lésions histologiques du tubercule. Volkmann, Kœnig, Feurer en Allemagne, Lannelongue, Kiener et Poulet en France, étudièrent presque simultanément la tuberculose osseuse, et ces derniers ont pu récemment conclure à l'identité absolue, sans réserves, de la carie et de l'ostéite tuberculeuse (1882). Ils ont de même démontré la nature tuberculeuse d'une affection étudiée cliniquement par Gaujot au Val-de-Grâce, sous le nom de périostite externe chronique, et qui n'est autre chose qu'une périostite tuberculeuse. En même temps que ces progrès dans l'anatomie pathologique, la thérapeutique, puissamment modifiée par l'emploi des méthodes antiseptiques, reçut une vive impulsion.

Maintenant nous pouvons mieux apprécier l'œuvre de Nélaton qui a vu une bonne partie de la vérité; s'il avait eu à sa disposition les moyens de distinguer histologiquement le tubercule, depuis quarante-cinq ans le mot carie eût été, comme aujourd'hui, synonyme de l'ostéite tuberculeuse.

Définition. — D'accord avec les idées actuelles, nous disons : la carie est une altération du tissu spongieux des os, déterminée par la pénétration dans ce tissu du microbe tuberculeux, et qui consiste dans une série de phénomènes destructeurs et inflammatoires.

Etiologie. — Qu'il s'agisse de l'os ou du périoste, les lésions tuberculeuses se produisent dans les mêmes conditions; nous ne connaissons pas encore assez les allures du bacille tuberculeux pour expliquer par quelle voie et quel mécanisme il pénètre dans l'organisme. Cependant les considérations étiologiques qui étaient invoquées jadis, ont conservé leur valeur, non plus comme causes déterminantes, mais comme causes prédisposantes.

L'ostéite tuberculeuse est plus fréquente dans la jeunesse qu'aux autres âges de la vie; autrefois on admettait que les enfants scrofuleux devenaient plus tard tuberculeux, et tout récemment encore Ollivier écrivait : « La scrofule sera le premier anneau d'une chaîne pathologique qui conduira à la tuberculose pulmonaire; » on a été jusqu'à dire, avec un peu d'effort, d'imagination, que le tubercule était l'accident quaternaire de la scrofule. Ce n'est pas ainsi qu'il faut envisager l'influence de l'âge dans la production des lésions tuberculeuses. Chez l'enfant, le pouvoir d'absorption des germes est très considérable, et le bacille de la tuberculose ne fait pas exception. Les éruptions multiples des enfants lymphatiques et le rôle exagéré, chez eux, du système des vaisseaux blancs expliquent suffisamment la fréquence des manifestations tuberculeuses. Il faut se hâter d'ajouter que, de toutes les périodes de la vie, c'est celle pour laquelle les efforts de la nature sont le plus efficaces pour annihiler les effets du poison et l'éliminer. Aujourd'hui que l'on ne considère plus la tuberculose comme une affection qui a son centre dans les organes thoraciques auxquels elle est intimement liée comme premier ou dernier terme, ces questions étiologiques sont beaucoup mieux comprises et plus facilement acceptées.

La tuberculose comme la scrofule, dont nous ne la distinguons pas, est éminemment contagieuse et infectieuse; les expériences de Villemin, contredites, puis universellement admises, ne laissent plus aucun doute sur ces deux points. Il y a des conditions de réceptivité spéciales qui favorisent la pénétration et l'évolution du microbe tuberculeux. Comme ces conditions sont les mêmes que celles de la phtisie et de toutes les manifestations de la tuberculose, nous nous bornerons à les énumérer succinctement ici. Toutes les causes qui débilitent l'organisme augmentent les chances d'infection et favorisent le développement des foyers tuberculeux. La misère physiologique toujours liée au paupérisme, l'habitation dans les grandes villes, dans les locaux insalubres, dans les lieux bas et humides où l'air et la lumière ne pénètrent pas, une nourriture malsaine et insuffisante, le froid humide, les maladies antérieures prédisposent aux lésions tuberculeuses du squelette. Faut-il admettre l'hérédité? question bien difficile à trancher; elle a été résolue affirmativement pour la phtisie pulmonaire, mais il est certain qu'on hérite surtout d'une faiblesse organique qui expose davantage à la contagion; l'hérédité vraie est exceptionnelle. C'est par contage que les maladies constitutionnelles des parents, qu'on appelle les diathèses, agissent sur la santé de leurs enfants, atteints plus fréquemment que d'autres de lésions tuberculeuses des os.

Un fait qui tend à démontrer la part qui revient à la contagion dans la production de ces maladies et à prouver leur nature microbique, est l'immunité relative de certains pays. Ainsi MACNAMARA, FEURER nous disent qu'au Bengale les affections tuberculeuses des os sont extrêmement rares, et les praticiens les plus répandus comptent les cas qu'ils y ont rencontrés. Cette notion se trouve encore vérifiée par la fréquence de la tuberculose chez les nègres qui viennent habiter nos contrées.

On a dit que la caserne constituait un milieu favorable au développement de la tuberculose en général et des lésions osseuses ou périostiques en particulier. Effectivement, les lésions tuberculeuses des os ou des jointures forment au moins un tiers des contingents des salles de chirurgie des hôpitaux militaires; c'est dans un semblable milieu que GAUJOT, CHONÉ, BOUSQUET, CHARVOT, KIENER et POULET ont observé et décrit les lésions pathologiques de la périostite et de l'ostéite tuberculeuse. La vie en commun, l'encombrement, les fatigues des exercices, l'habitation dans les villes et les casernes, une nourriture uniforme et parfois défectueuse, sont autant de raisons qui expliquent comment des soldats jeunes et vigoureux contractent le germe tuberculeux.

De tout temps, le traumatisme a été invoqué comme cause première des lésions osseuses tuberculeuses. Souvent cette origine est réelle, et les expériences sur les animaux démontrent même qu'en faisant une contusion à une articulation chez un animal inoculé avec du tubercule, on peut provoquer le développement d'une tumeur blanche (SCHULLER, KŒNIG). Vous n'entrerez pas dans une famille où il existe un enfant tuberculeux, atteint de coxalgie, de carie de la colonne vertébrale, du tibia, etc., sans qu'on s'empresse de vous avertir que le mal est la conséquence d'une chute, d'un coup, d'une entorse, d'un effort, etc. La même chose se produit dans la vie militaire, d'autant plus que la nécessité d'un certificat d'origine pour obtenir une gratification ou une pension rend les soldats très soucieux de rattacher leur mal à quelque circonstance du service. Cependant on a trop exagéré l'importance du traumatisme, c'est l'avis de ceux qui ont beaucoup pratiqué. GYBNEY, en Amérique, a réuni près de 800 cas de lésions tuberculeuses des os ou des jointures, et l'analyse minutieuse des faits lui a démontré que la plupart des malades appartenaient à des familles de phtisiques. GROSS (de Philadelphie) partage également cette manière de voir. D'ailleurs, l'influence du traumatisme qui pouvait satisfaire les esprits à une époque où la nature de la carie était encore ténébreuse, s'allie mal avec la théorie microbique et n'intervient probablement que comme cause adjuvante. Et puis, comme le dit MACNAMARA, les enfants se heurtent et tombent constamment; cependant les contusions sont rarement le point de départ du tubercule.

Division. — Pour faciliter la description, nous étudierons successivement la périostite et l'ostéite tuberculeuses, d'autant plus que ces deux affections ne sont pas nécessairement liées l'une à l'autre.

1° PÉRIOSTITE TUBERCULEUSE

Les lésions tuberculeuses du périoste sont de deux sortes : les unes primitives constituant une manifestation isolée de la tuberculose ; les autres résultent de la propagation de l'ostéite tuberculeuse au périoste. Nous aurons surtout en vue les premières, car l'histoire de ces dernières se rattache étroitement à celle de la carie.

La périostite tuberculeuse, désignée jusqu'à ces dernière années sous le nom de périostite externe chronique, était mal connue des anciens. Bonnet l'avait entrevue, elle fut depuis signalée par Leplat à la paroi thoracique, mais c'est certainement Billroth qui a le premier bien observé le siège, la disposition et l'évolution de cette affection. Enfin Gaujot, dès 1871, enseignait dans ses cliniques l'évolution, la nature spéciale et le traitement de ces périostites externes dont il a fait une étude complète. Ses idées sont reproduites dans les travaux de ses élèves, Choné, Bousquet, Charvot, Midon. Aucun de ces auteurs n'avait entrevu la nature véritable de cette maladie, et ce n'est qu'incidemment, dans une note publiée dans le travail de Charvot (1879), qu'on trouve mention de la nature tuberculeuse de l'affection étudiée par Kiener et Poulet. Duplay l'a décrite sous le nom d'abcès sus-périostique.

Anatomie pathologique. — Gaujot pensait que l'affection débutait dans les couches les plus externes du périoste; l'analyse microscopique démontre au contraire que les couches profondes s'altèrent les premières; elles sont les plus favorables au développement du tubercule. Tantôt le tubercule, dans les premières périodes, se présente sous la forme de masses caséeuses aplaties, tantôt de masses plus sphériques, quand ce sont les pelotons adipeux qui sont envahis. On ne constate, au début, qu'un tissu inflammatoire et un réseau vasculaire très riche; si l'on incise à ce moment la tumeur, elle offre un aspect lardacé, gélatineux; il n'y a pas encore de pus. Bientôt apparaissent des follicules, des cellules géantes et, d'une façon générale, toute la série des transformations vasculaires qui caractérisent le tubercule. La simplicité de structure du périoste rend l'étude des lésions tuberculeuses extrêmement facile, et le calibre assez fort des capillaires permet de suivre les altérations de leur paroi depuis la simple endartérite jusqu'à l'oblitération complète. Dans ce dernier cas, les cellules endothéliales centrales se fusionnent pour former les cellules géantes. Les follicules réunis constituent des nodules plus volumineux qui subissent insensiblement la transformation caséeuse, puis finissent par former des abcès. Billroth avait déjà remarqué leur indépendance de l'os, au moins dans les périodes initiales de la maladie; Gaujot insiste beaucoup sur cette particularité qui montre bien le siège spécial de ces collections; leur paroi est tapissée par un tissu fongueux, turgescent, analogue aux gommes décrites par Brissaud, Josias et aux abcès froids étudiés par Lannelongue.

La présence d'un semblable travail retentit à la longue sur les couches les plus profondes du périoste et détermine une irritation de la couche ostéogénique; il en résulte la formation de productions osseuses sous-périostiques; ailleurs, si l'irritation est plus vive, si les couches profondes du périoste ont perdu leur vitalité, l'os est légèrement atteint d'ostéite raréfiante. Aussi n'est-ce que tard et encore pas dans tous les cas, que le stylet introduit dans les trajets fistuleux arrive sur l'os.

Gaujot décrit quatre périodes. Pendant la première se produisent le gonflement, l'épaississement et la vascularisation du périoste. Dans la seconde on trouve le périoste lardacé; la tumeur s'abcède dans le cours de la troisième, et les fongosités se développent dans la dernière.

Siège des périostites. — Toutes les parties du squelette peuvent être atteintes de périostite tuberculeuse, mais c'est surtout au niveau des épiphyses des os longs qu'on la rencontre plus fréquemment. Le membre inférieur semble, d'après les relevés de Midon (Th. de Paris, 1881), plus prédisposé à la périostite tuberculeuse que le membre supérieur. Ainsi sur 54 cas réunis dans ce travail, l'affection siégeait 20 fois sur le fémur, 12 fois au tibia et 7 fois seulement sur l'humérus. On l'observe également sur les parois thoraciques, au niveau des côtes : 1° à la partie antéro-supérieure du tronc au voisinage des articulations chondro-sternales; 2° à la partie postérieure du tronc au niveau de l'angle de la côte; 3° sur les parties latérales. Enfin la périostite n'est pas rare au niveau du métatarse et du métacarpe. Ces périostites peuvent être multiples et même symétriques.

Symptômes. — Nous passerons successivement en revue les symptômes de chaque période.

Première période. — La douleur et le gonflement, survenant ordinairement assez longtemps après elle, sont les seuls symptômes de la première période. Rien n'est plus insidieux que le début de la périostite tuberculeuse; le malade se plaint d'une douleur localisée, fixe, ne se calmant pas par le repos et que la pression, les fatigues l'exagèrent; quant au gonflement, il ne devient souvent apparent que plusieurs mois plus tard, mais il peut aussi se montrer plus tôt. Lorsque l'os est superficiel, on observe alors une tumeur régulière, elliptique, à grand axe parallèle à celui de l'os, rénitente, dure, nettement circonscrite; cette tumeur n'a aucune mobilité et la peau qui a conservé ses caractères normaux, glisse aisément sur elle; elle adhère à l'os. Si l'os siège profondément, tous les signes objectifs plus obscurs ne sont perceptibles qu'autant que le gonflement est bien marqué. Durant cette phase, la périostite continue à se développer insensiblement.

Deuxième période. — La suppuration de la poche caractérise la seconde période. Au bout d'un temps variable entre six mois et un an, la douleur diminue; peu à peu la tumeur se ramollit à son centre, tandis que ses bords restent indurés et forment un bourrelet qui offre la dureté de l'os. A cet état la périostite peut rester stationnaire et on a même, dans certains cas, constaté sa résolution. Si la collection doit suppurer, fait le plus commun, la peau, progressivement envahie par le produit morbide, s'amincit, prend une teinte rouge violacée, devient un peu plus chaude; à ce degré, la fluctuation est facile à constater. Abandonnée à elle-même, la collection s'ouvre à l'extérieur et à travers la peau ulcérée et vide son contenu, constitué par du pus grumeleux, caséeux, identique à celui des abcès froids. La tumeur, ainsi vidée, ne s'affaisse pas complètement; elle se déprime à son centre, tandis que ses bords conservent leur induration. Pendant quelques jours la suppuration continue avec les mêmes caractères; puis à mesure que les parties caséeuses de la paroi sont éliminées, il se forme dans la poche des fongosités qui sécrètent alors un liquide clair, filant. Le stylet, introduit par les ouvertures fistuleuses, conduit sur une membrane tomenteuse, lardacée facilement saignante, mais l'os n'est pas dénudé.

C'est à cette période qu'on observe souvent sur d'autres parties de l'os des poussées successives à évolution plus rapide que celle de la première période. Mentionnons encore, comme une éventualité assez commune à ce moment, l'envahissement des gaines tendineuses et des articulations. Enfin l'état général qui jusque-là avait semblé indifférent, se modifie quelque peu; les malades sont lymphatiques, pâles, anémiés, bouffis, et les grandes fonctions languissent un peu.

Troisième période. — Dans la troisième période, la cavité tuberculeuse remplie de fongosités s'ouvre à l'extérieur par une fistule dont l'orifice se termine fréquemment en cul de poule par des bourgeons charnus fongueux et tuberculeux. Toute la peau de la région, qui a une grande tendance à l'ulcération, prend un aspect violacé ; l'induration des parties molles au voisinage de l'abcès persiste et même augmente lorsque le périoste forme des ostéophytes qui recouvrent la surface externe de l'os. Le processus ulcéreux continue son action et fournit tantôt du pus caséeux, tantôt un liquide muqueux provenant de la fonte des fongosités. Cette période a une durée indéterminée, et il n'est pas rare d'observer des poussées successives, des adénopathies éloignées, la dénudation de l'os, des complications de voisinage et surtout une aggravation de l'état général.

Quatrième période.— Si le malade n'est pas emporté par quelque complication liée à l'affection, si l'état général reste satisfaisant, la période de suppuration peut aboutir à la réparation. Dans ce cas, à mesure que les produits caséeux et fongueux sont éliminés, les bourgeons charnus changent de nature et perdent leurs caractères tuberculeux. Peu à peu la poche se rétrécit, la fistule se tarit, la cicatrisation se fait. En raison de la perte de substance, du siège de la maladie, les cicatrices rouges sont déprimées et adhérentes à l'os.

Complications. Terminaisons. — Les synovites tendineuses et les synovites fongueuses articulaires s'observent assez fréquemment dans le cours de la périostite tuberculeuse ; il n'y a pas lieu de les décrire ici. Dans d'autres circonstances, les articulations voisines sont le siège d'épanchements légers, de roideurs parfois rebelles, de contractures. L'atrophie des masses musculaires du membre est souvent le résultat de l'immobilité et de la longue durée de la maladie qui peut exiger plusieurs années pour accomplir son évolution. Nous avons dit que, jusqu'à la troisième période, la résolution spontanée était possible; la guérison après suppuration du foyer tuberculeux constitue la terminaison la plus ordinaire. Quelques malades succombent soit à des affections intercurrentes, soit surtout à la phtisie pulmonaire, et même à l'infection générale ou à la granulie.

Diagnostic. — Au début, les douleurs persistantes doivent éveiller l'attention du médecin ; leur siège bien localisé, leur exacerbation par la fatigue, la pression, sont également des symptômes qui permettent de les distinguer des névralgies simples ; celles-ci ont des points fixes classiques. En tout cas l'apparition du gonflement lève les doutes à cet égard. Les douleurs ostéoscopes de la syphilis sont principalement nocturnes ; d'ailleurs les commémoratifs, l'existence d'autres accidents et la thérapeutique permettent de différencier les deux affections.

Les épanchements, sanguins consécutifs à un traumatisme, simulent la périostite tuberculeuse, mais en dehors des antécédents beaucoup plus nets,

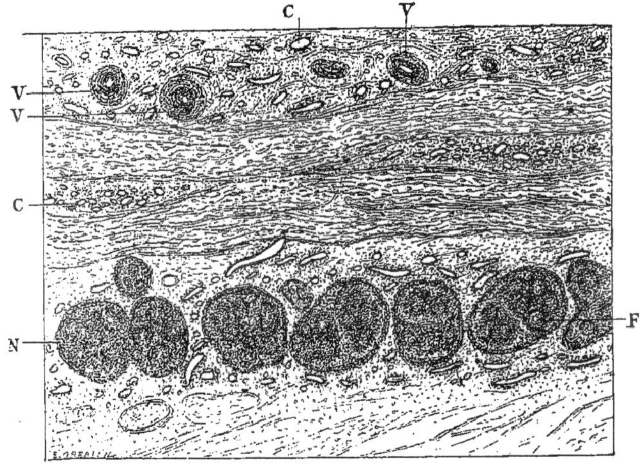

Fig. 117. — Périostite tuberculeuse.

N, nodules tuberculeux formés par l'agglomération des follicules F. — V, transformation des vaisseaux en follicules. — C, production de nouveaux vaisseaux dans le tissu fibreux formant un angiome plexiforme.

l'épanchement se résout ou durcit, tandis que la périostite tuberculeuse a une marche progressive et une tendance au ramollissement.

Il est quelquefois difficile de différencier les périostites épiphysaires des tumeurs blanches, surtout lorsqu'il existe des trajets fistuleux et un peu d'épanchement intra-articulaire. Cependant les mouvements sont encore possibles dans la périostite et s'exécutent sans provoquer de vives douleurs. La périostite albumineuse ne serait autre, suivant nous, qu'une variété encore mal connue de la périostite tuberculeuse.

Pronostic. — C'est une manifestation relativement peu redoutable de la tuberculose, néanmoins les conditions de l'empoisonnement général sont si imminentes qu'il faut réserver le pronostic de ces périostites, surtout quand elles sont multiples.

Traitement. — Les traitements abortifs fournissent bien peu de succès; on pourra cependant essayer des applications répétées de pointes de feu bien préférables aux vésicatoires et à la teinture d'iode. Dès que la présence du pus est soupçonnée, il faut ouvrir largement la collection, racler et cautériser le foyer, qui sera ensuite tamponné avec de la gaze. La périostite externe entraîne rarement le sacrifice du membre et cette éventualité ne se présente qu'autant que l'ostéite ou les arthrites tuberculeuses sont venues compliquer l'affection primitive.

Le traitement général a une importance très grande ; il faut soustraire les malades au milieu qu'ils habitent, leur prescrire le séjour à la campagne, les bains de mer, les fortifiants, l'huile de foie de morue, les toniques et une nourriture substantielle.

2° OSTÉITE TUBERCULEUSE OU CARIE DES OS

A. — ANATOMIE ET PHYSIOLOGIE PATHOLOGIQUES

L'anatomie pathologique de la carie tuberculeuse, presque inconnue il y a quelques années, est devenue beaucoup plus intelligible grâce aux recherches de Volkmann, Lannelongue, Kœnig, Kiener et Poulet. Nous empruntons aux travaux de ces auteurs et surtout des derniers, les matériaux qui serviront aux descriptions suivantes.

L'agent infectieux, le bacille tuberculeux de Koch, provoque dans les os une série d'altérations remarquables par leur évolution lente, par leur caractère subinflammatoire et leur tendance destructive. Bien qu'il soit incompatible avec l'intégrité des tissus, le tubercule détermine une réaction si faible qu'il peut être longtemps toléré; dès que la colonie greffée en quelque point d'un os s'étend, dès que l'économie en ressent le contre-coup ou s'épuise pour d'autres causes, l'agent infectieux fait des progrès plus rapides et manifeste sa présence par une irritation plus intense. Peut-être aussi d'autres agents morbigènes viennent-ils ajouter leur action à celle du bacille.

Il ne faut pas s'attendre à trouver dans la carie tuberculeuse d'autres lésions osseuses que celles de l'ostéite simple avec ses processus condensant, raréfiant et nécrosique. L'irritation, de quelque nature qu'elle soit, provoque des phénomènes identiques, modifiés toutefois dans leur production par le mode d'action de la cause. Ici l'agent spécifique arrive par les vaisseaux sanguins, s'arrête dans les capillaires, forme une ou plusieurs colonies dont le développement amène l'irritation lente de l'os et plus tard compromet la vitalité d'un certain territoire de la moelle et du tissu trabéculaire. Le tubercule amène donc la mort du tissu osseux et la pseudo-suppuration qui est si fréquente, mais non pas fatale, n'a d'autre but que d'éliminer les produits qui se sont mortifiés sur place. Si le sujet n'est pas trop épuisé, si la poussée tuberculeuse n'a pas trop d'intensité, la guérison spontanée sera possible après l'élimination ; malheureusement, le tubercule a une tendance trop souvent envahissante et continue ses ravages à mesure que les tissus détruits sont éliminés.

On a recherché les bacilles dans les affections tuberculeuses des os et des articulations. Les principales données que nous possédons sur ce point sont dues aux recherches de Koch, de Marchand, de Schnehardt et Krause, de Muller (*Centr. f. chir.*, 1884, n° 3). Tous s'accordent à constater l'existence à peu près constante des bacilles, mais en même temps leur très petit nombre.

Ces notions préliminaires étaient nécessaires pour faire comprendre les descriptions qui suivent. Il existe dans la carie tuberculeuse deux ordres de lésions : 1° des lésions en foyers, inoculables, où l'agent infectieux exerce directement son action destructive ; 2° des lésions diffuses, non inoculables, qui intéressent le squelette en général et surviennent à une époque tardive.

1° **Lésions locales. Tubercule osseux.** — Avant de décrire les formes du tubercule osseux et les variétés qu'il présente, nous passerons en revue les lésions élémentaires, en prenant, pour schéma, une variété assez commune qui permet d'observer sur une même pièce pathologique les trois stades de l'évolution du tubercule, représentés par trois zones concentriques : l'une extérieure *hyperhémique*, la seconde *folliculaire* et la plus grande *caséeuse*, avec formation éventuelle de fongosités et de séquestres. Tout tubercule osseux à marche envahissante présente ces trois zones. Dans chacune d'elles, il y a lieu d'étudier les lésions de la moelle ou médullite tuberculeuse et les altérations des trabécules osseuses.

a. *Médullite.*— Les premières altérations apparentes dans la moelle consistent dans sa transformation fibreuse ou muqueuse, son retour à l'état embryonnaire, sa vascularisation et la production d'exsudats. La moelle, d'apparence muqueuse, formée par un réticulum fibrillaire délicat, contient des cellules rameuses, anastomosées, et des médullocelles (fig. 118) ; les cellules adipeuses disparaissent peu à peu par résorption et prolifération de leurs noyaux. Les capillaires très nombreux sont déjà entourés de leucocytes émigrés par diapédèse et leurs cellules endothéliales se tuméfient. Dans d'autres cas, la moelle devient fibreuse, les médullocelles sont plus rares ; les capillaires moins altérés ont leur paroi renforcée par le tissu fibreux. Telles sont les altérations primordiales de la moelle, celles de la zone hyperhémique, la plus externe du tubercule.

L'aspect change insensiblement à mesure que l'on se rapproche de la zone moyenne ; les cellules géantes et les follicules apparaissent. Cette zone, pâle, est relativement anémique par suite de l'oblitération d'une partie des vaisseaux dont la coupe donne des figures désignées sous le nom de follicules et de cellules géantes. Ces altérations se présentent ici avec les caractères qui sont connus et sur lesquels nous croyons inutile d'insister. La seule particularité digne de remarque résulte de la structure plus délicate des vaisseaux médullaires qui ont une paroi propre très ténue. C'est la raison pour laquelle il n'existe pas de démarcation nette entre les cellules endothéliales fondues dans une masse commune ou cellule géante et les cellules périthéliales provenant de la diapédèse. Le follicule semble, au contraire, beaucoup mieux délimité dans la forme fibreuse.

La zone centrale, caractérisée par la caséification de la moelle, nous montre les altérations du troisième stade ; comme elle a été la première envahie par le tubercule, il n'y a plus que des ruines à ce niveau. A mesure qu'on s'en rapproche, les follicules deviennent confluents, les vaisseaux perméables plus rares; peu à peu l'ischémie est complète et la moelle subit la fluidification vitreuse, la nécrose de coagulation, de sorte que tous les éléments sont confondus dans une même masse commune granulo-graisseuse, analogue à du mastic de vitrier. D'autres fois, quand la caséification est plus hâtive, les follicules s'agrandissent rapidement, se réunissent en formant un ulcère envahissant festonné qui laisse à nu le réseau trabéculaire nécrosé.

Souvent les parties qui ne sont pas encore mortifiées, réagissent et suppurent en formant des abcès; le pus, quelle que soit la théorie que l'on invoque pour expliquer sa formation, se fraye un passage en ulcérant et, détruisant la paroi osseuse sur un point, arrive au périoste où il devient

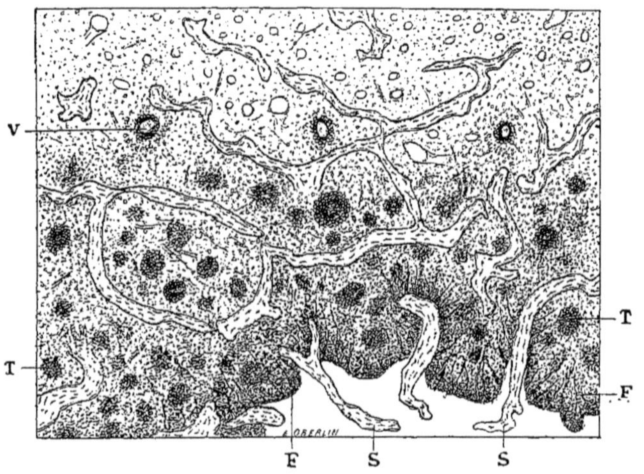

Fig. 118. — Foyer de carie tuberculeuse ouvert à l'extérieur.

F, bourgeons charnus fongueux, tuberculeux qui remplissent les espaces compris entre les trabécules nécrosées, S. T, follicules tuberculeux dans la zone folliculaire. — V, vaisseaux de la zone hyperhémique.

l'origine des abcès ossifluents sur lesquels nous reviendrons. La membrane suppurante est recouverte de bourgeons charnus fongueux qui emplissent les vides laissés entre les trabécules nécrosées par la destruction et l'élimination de la moelle. A ce degré, l'affection est complète; on est en présence d'un foyer de carie ou d'ostéite tuberculeuse qui ronge l'os en s'étendant, qui s'enfonce de plus en plus quand l'affection commence près de la surface d'une épiphyse; dans un cas, sa marche est excentrique; dans ce dernier elle est centripète.

b. *Ostéite.* — En suivant le même plan que pour la médullite, nous examinerons successivement les lésions de l'os dans la zone périphérique hyperhémique, dans la zone folliculaire, et enfin dans la partie caséeuse. Pour la plupart des auteurs, l'ostéite débute par la raréfaction du tissu osseux; quelques-uns reconnaissent cependant que l'ostéite productive peut apparaître primitivement.

Ranvier a affirmé que la carie commence par la dégénérescence graisseuse des corpuscules, dont la mort entraîne celle des territoires osseux correspondants. L'ostéite suppurée qui survient ensuite n'a d'autre but que d'éliminer ces parcelles nécrosées devenues corps étrangers. Cette idée n'a pas été admise sans conteste. Déjà OLLIER faisait observer que cette altération peut aussi bien être l'effet que la cause de cette maladie et GOSSELIN se montre peu disposé à accepter les vues de RANVIER. « Je continue à croire, dit-il, que l'intégrité des corpuscules dépend de l'état de la circulation et que c'est parce que celle-ci est troublée, que les ostéoplastes, comme les autres parties du tissu spongieux, entrent en souffrance. » Les auteurs allemands n'attachent pas grande importance à cette altération ou même la passent sous silence; KIENER et POULET l'ont en vain cherchée dans toutes les parties de l'os carié, et, lorsqu'elle existe, il est difficile de lui accorder une importance aussi grande que l'a fait RANVIER; ce n'est pas l'os qui retentit sur la moelle, mais bien les modifications de celle-ci qui compromettent la vitalité du tissu osseux.

Pour KIENER et POULET, dès le début de l'apparition des follicules, les trabécules osseuses ont une épaisseur plus considérable que celle du réseau extérieur sain. Ce fait, constaté par d'autres, avait été interprété comme une preuve de la délimitation naturelle du foyer tuberculeux; il n'en est rien, car en se rapprochant de la zone centrale, l'épaississement augmente. En même temps les trabécules deviennent irrégulières et la structure des cavités spongieuses paraît sensiblement modifiée. Certaines cloisons sont échancrées ou résorbées, d'autres épaissies au point de faire disparaître les cavités spongieuses. De cette façon, si les cavités paraissent plus grandes, leurs parois sont plus épaisses. Au centre, dans la moelle caséifiée ou au niveau des fongosités, tantôt il ne reste plus que quelques aiguilles dentelées, tantôt un séquestre irrégulier à mailles inégales, plus ou moins raréfiées ou condensées.

Les modifications du squelette résultent donc de deux processus simultanés agissant en des points différents, l'un productif, l'autre destructeur, et qui peuvent, suivant les cas, prédominer l'un sur l'autre. Quant au mécanisme de l'apposition et de la raréfaction, il ne diffère pas de celui que nous avons décrit à propos de l'ostéite; l'apposition se fait par le dépôt de nouvelles couches osseuses autour de rangées d'ostéoblastes, et, sur certaines trabécules, elles acquièrent une grande épaisseur. La raréfaction s'effectue de diverses façons, principalement par le procédé connu sous le nom de corrosion lacunaire d'Howship; l'ostéite vasculaire de Volkmann interviendrait également d'après FEURER; mais ce n'est pas bien prouvé, et cette ostéite serait en tout cas bien rare, comparée à un autre mode de fonte de l'os décrit pour la première fois dans l'ostéite tuberculeuse par KIENER et POULET. Il s'agit de la régression fibreuse de l'ancien os et surtout de l'os de nouvelle formation, caractérisée par la fonte du ciment calcaire avec retour de la substance osseuse à l'état fibreux. Le tissu commence par prendre un aspect réfringent et vitreux spécial, puis se colore vivement en rouge orangé par le picro-carmin. L'os perd ainsi ses caractères ordinaires; dans cette substance apparaissent des lacunes qui résultent de l'agrandissement des cavités corpusculaires qui se fusionnent avec d'autres, s'allongent, perforent la cloison ou déterminent des fissures parallèles au bord de la trabécule. Les lamelles fendillées se détachent de la trabécule et l'on peut voir, dans certaines cavités médullaires arrondies, une bande annulaire concentrique complètement libre. La trabécule fragmentée se subdivise en un grand nombre de petits débris qui se transforment insensiblement en tissu fibreux.

Comme on le verra bientôt à propos des formes du tubercule, la destruction de l'os laisse souvent après elle des séquestres adhérents ou isolés qui offrent constamment le même aspect; leur couleur est blanc mat, analogue à celle des productions ostéophytiques (fig. 119 et 120); les cloisons irrégulières, épaisses, circonscrivent des cavités anfractueuses, agrandies, dont les parois présentent des crêtes, des aiguilles dentelées et déchiquetées. Les coupes histologiques pratiquées sur ces séquestres témoignent du processus de condensation et de raréfaction dont ils ont été l'objet avant la mort des

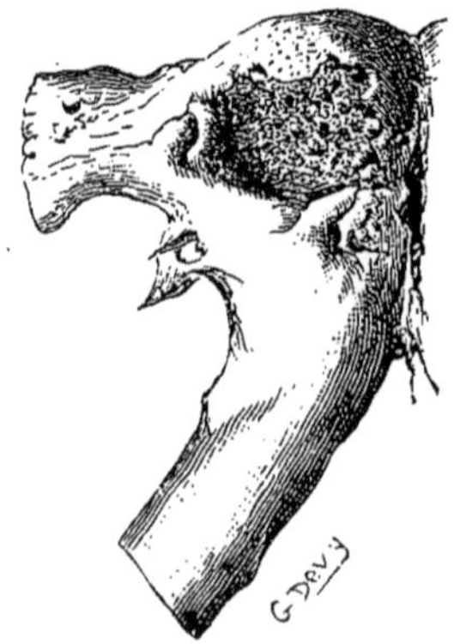

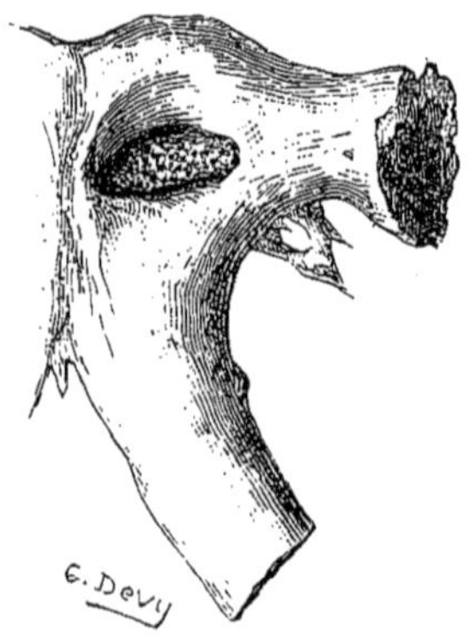

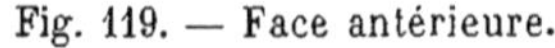

Fig. 119. — Face antérieure. Fig. 120. — Face postérieure.

Fig. 119. — Tubercule circonscrit primitif et chronique du pubis avec séquestre. Aspect de l'os nécrosé en partie invaginé. (Musée du Val-de-Grâce.)

trabécules. Lorsque le tubercule a envahi un petit os, comme une phalange, il peut en déterminer la nécrose totale, et le séquestre ainsi formé se trouve invaginé dans une coque formée par l'os nouveau (spina ventosa).

Les séquestres isolés se présentent comme des masses du volume d'une noisette, quelquefois même d'une noix, d'aspect blanc jaunâtre, remplies de matière caséeuse difficile à détacher par le lavage; leur forme est arrondie et leur surface régulière; ils deviennent noirs quand les foyers tuberculeux sont exposés à l'air.

2° **Lésions diffuses.** — Outre les lésions locales, on rencontre encore dans les os cariés des altérations intéressant tout le squelette, désignées sous le nom de ramollissement graisseux, gélatineux, infiltration lie de vin; les auteurs y ont attaché une extrême importance, et la plupart les ont considérées comme la phase initiale de l'affection. Gosselin pense qu'il s'agit là d'une sorte d'ostéoporose généralisée; si la raréfaction est la règle, dans les cas de ramollissement graisseux, il y a cependant des circonstances où le tissu est sclérosé.

Dans le ramollissement graisseux, le tissu des épiphyses cède sous le doigt, se laisse couper au couteau, il en suinte un liquide huileux très abondant. Les cavités médullaires considérablement agrandies sont pleines d'une moelle adipeuse rarement hyperhémiée. Les trabécules amincies, à bords nets, ont subi une altération spéciale qui a été décrite par Volfmann sous le nom de *fonte halistéritique*. Il ne s'agit évidemment pas là d'un processus inflammatoire.

Au lieu d'être graisseuse, la moelle offre quelquefois un aspect muqueux ou gélatiniforme; les cellules adipeuses sont alors rares, tandis que l'exsudat et le réticulum fibrillaire sont plus développés.

L'infiltration lie de vin, connue depuis longtemps et à laquelle Tavignot attribuait une importance exagérée, présente une série de nuances variables du rouge groseille à la couleur brun foncé de la boue splénique. Le plus souvent le réseau trabéculaire se raréfie et la moelle subit la transformation embryonnaire; la substance fondamentale demi-fluide se charge de granules pigmentaires de couleur ocre. Les vaisseaux très abondants sont entourés d'un manchon de cellules migratrices; cette altération est susceptible de se terminer par la formation d'abcès miliaires. Enfin nous avons vu plusieurs fois cette infiltration lie de vin liée à une granulie aiguë et à la pyrexie des dernières périodes dans les cas graves.

Il est important de noter que ces lésions diffuses ne constituent pas le premier degré de l'ostéite tuberculeuse, mais qu'elles surviennent tardivement et préparent un terrain plus favorable à l'évolution du tubercule. Leur développement est assurément sous la dépendance de l'altération de l'état général et de l'épuisement consécutif à l'empoisonnement tuberculeux. Remarquons que sur la plupart des membres amputés, sinon sur tous, on observe le ramollissement graisseux, tandis que dans les autopsies l'infiltration lie de vin paraît beaucoup plus commune. Pour Poulet, ces lésions, sont liées à des troubles trophiques qui résultent de la névrite interstitielle très fréquente au voisinage des foyers tuberculeux.

Les lésions diffuses n'intéressent pas seulement le tissu spongieux; elles se traduisent encore par des modifications des diaphyses. Parfois il existe une éburnation très marquée; des recherches faites dans ce sens par l'un de nous, depuis plusieurs années, lui ont montré, dans un cas de mal de Pott, une éburnation très forte du fémur. Cependant la raréfaction des diaphyses est une circonstance beaucoup plus ordinaire, surtout pour les os dont les épiphyses sont tuberculeuses. Sur une pièce que nous avons observée, la friabilité était telle, que la diaphyse humérale, réduite à une simple coque, se brisa dans un mouvement du bras. Le canal médullaire agrandi était rempli par une moelle gélatineuse.

B. — FORMES DU TUBERCULE OSSEUX

Jusqu'à ces dernières annés, la division de Nélaton en *tubercule enkysté et infiltration puriforme*, calquée sur celle de Laënnec pour le poumon, était restée classique. Le tubercule enkysté, petite masse d'un blanc jaunâtre analogue à du mastic de vitrier, fut longtemps regardé comme typique; quant à l'infiltration puriforme qui succédait à l'infiltration grise demi-transparente, elle consiste, d'après Nélaton, dans l'altération tuberculeuse de l'os sans démarcation nette; elle fut moins bien comprise parce qu'elle était moins bien définie.

Récemment Lannelongue (1882) a proposé la division en tubercule circonscrit et tubercule confluent ou diffus; le tubercule circonscrit comprend lui-même deux variétés, avec ou sans séquestre.

A ces divisions, basées seulement sur un caractère de structure et sur le mode d'extension du tubercule, Kiener et Poulet en ont substitué une autre fondée sur la marche, l'évolution du tubercule osseux, et qui répond mieux aux besoins de la clinique. Elle repose sur les considérations suivantes :

« *A*. Lorsque le tubercule se développe dans un os sain et chez un sujet vigoureux, il est le plus souvent solitaire et parcourt ses divers stades avec lenteur et régularité, ne provoquant dans les tissus voisins aucune réaction inflammatoire ou seulement une réaction modérée et éliminatrice. D'où une première forme : *tubercule primitif et chronique.* »

« *B*. Lorsque, au contraire, l'organisme est épuisé par une tuberculose chronique de l'os ou d'un autre organe, lorsque le tubercule vient à se développer dans un os déjà altéré et atteint de lésions diffuses, ces poussées tuberculeuses tardives et ordinairement multiples ont une marche rapide et provoquent des réactions inflammatoires considérables dans les tissus voisins. D'où une deuxième forme : *tubercule tardif à évolution rapide.* »

« *C*. Enfin, dans certains cas plus rares, la tuberculose de l'os, d'emblée rapide, envahissante, rappelle, par l'étendue et le caractère inflammatoire de ses lésions, la tuberculose galopante du poumon. D'où une troisième forme : *ostéite tuberculeuse aiguë.* »

Chacune de ces formes comporte des variétés anatomiques en rapport avec la structure et le mode d'extension de la lésion locale.

A. **Tubercule primitif et chronique.** — Il est tantôt envahissant, tantôt circonscrit, et, dans ce dernier cas, peut aboutir à un séquestre ou à une masse caséeuse; il y a donc lieu d'en décrire trois variétés.

1° *Tubercule envahissant à développement centrifuge.* — Dans cette variété, qui a une grande analogie avec celle qui nous a servi de schéma dans la description des lésions, le tubercule s'accroît par un développement centrifuge, ayant parcouru dans sa partie centrale toutes les phases de son évolution, tandis qu'il est en voie d'extension à la périphérie. Le tubercule s'enfonce dans l'os quand il commence à sa surface, se porte à l'extérieur quand il a une origine centrale, et de cette façon atteint les cartilages articulaires qui subissent diverses altérations dont il sera question à propos de l'arthrite tuberculeuse. Les parties centrales ramollies, caséifiées sont éliminées au dehors par des pertuis qui communiquent, à travers les ostéophytes de la surface, avec les abcès ossifluents. Ce qu'il y a de remarquable dans cette variété du tubercule osseux, c'est son peu de retentissement sur le reste de l'os; l'affection est torpide et la réaction des parties voisines insignifiante; la suppuration et les fongosités font défaut; il n'y a aucune trace de sillon d'élimination entre les parties saines et mortifiées. La moelle est pâle, jaune, anémique, caséeuse au centre; quant au tissu osseux, il est uniformément condensé (hypertrophie interstitielle de Nélaton), et les cavités médullaires sont plus larges, anfractueuses seulement vers le centre par le fait de l'ostéite raréfiante; les follicules tuberculeux, rares à la périphérie, ne deviennent confluents qu'au centre où la moelle, complètement caséifiée, prend l'aspect de mastic ou de vieux fromage. L'évolution de ce tubercule, essentiellement lente, peut aboutir plus tard à la formation d'abcès ossifluents, lorsque le foyer est mis en communication avec l'extérieur.

2° *Tubercule circonscrit avec séquestre.* — Cette variété très commune a attiré depuis longtemps l'attention des observateurs, Nélaton la rangeait dans l'infiltration puriforme avec séquestre.

Au début, elle se présente à la coupe sous la forme d'une couche jaune ou blanche, tranchant nettement sur le reste de l'os, et qui correspond à la section d'une nodosité variant entre le volume d'un pois et celui d'une grosse châtaigne. A son niveau, le réseau trabéculaire est manifestement condensé. Ce tubercule est constitué par une colonie peu abondante de l'agent infectieux qui se dissémine dans ce petit territoire, y détermine des troubles nutritifs liés à ceux de la circulation; aussi les follicules, assez discrets au début, ne deviennent confluents qu'après une certaine durée, par le fait de poussées successives d'où résulte la caséification. Comme dans la variété précédente, le tissu osseux ambiant en continuité directe reste parfaitement indifférent à ce qui se passe dans le territoire infecté. Plus tard, après un temps assez long, avant même que la mortification de la masse du tubercule soit achevée, il se produit une séparation entre le séquestre et les parties vivantes; pour cela, l'os sain se sépare de l'os mort, phénomène qui exige une hyperhémie périphérique légère et la résorption des trabécules intermédiaires aux deux parties. L'ostéite raréfiante exécute cette résorption qui détermine la formation d'un sillon de un ou deux millimètres, où il n'y a plus d'os, mais où l'on constate un tissu médullaire rose, fibroïde, riche en leucocytes. Dès ce moment, le séquestre est légèrement mobile. A une période plus avancée, le sillon s'élargit et le tissu dont nous venons de parler s'organise en membrane pyogénique fongueuse. Le séquestre et la caverne osseuse se trouvent ainsi constitués (fig. 121); le pus caséeux et les détritus accumulés se frayent un ou plusieurs passages pour aboutir au dehors; ce travail s'exécute par la résorption de l'os sur tout le trajet parfois assez étendu. Pendant que ce travail a lieu intérieurement, les troubles fonctionnels sont plus marqués,

La délimitation du foyer tuberculeux n'est pas toujours aussi nette et l'infection tuberculeuse peut continuer à se propager aux parties voisines qui deviennent le siège de nouveaux foyers susceptibles de suivre la même évolution. Sur une pièce provenant d'un homme amputé par Bouilly, Kiener et Poulet ont observé trois séquestres éburnés de l'extrémité inférieure du fémur, allant jusqu'à l'articulation où ils se terminaient par une surface lisse.

Que deviennent les séquestres des cavernes tuberculeuses? Lorsque les foyers sont superficiels, sous-périostiques, lorsque l'os lui-même est peu éloigné de la peau, l'expulsion est possible; si la nécrose est centrale, invaginée, l'expulsion du séquestre devient presque impossible. La figure 123 représente un séquestre tuberculeux invaginé de la tête de l'humérus, renfermé dans une caverne osseuse en communication avec l'extérieur par deux pertuis d'inégales dimensions; les appositions périostiques augmentent encore la profondeur de la cavité et concourent à rendre la sortie du séquestre plus difficile; sur les figures 124 et 125, un tubercule central du calcanéum a abouti à la formation d'un séquestre invaginé; le pertuis est beaucoup plus

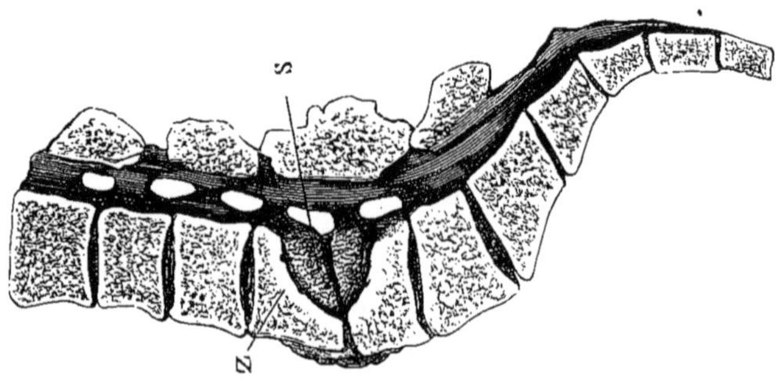

Fig. 121. — Tubercule primitif et chronique avec séquestres des vertèbres lombaires.
S, séquestres. — Z, zone d'ostéite condensante autour des séquestres invaginés.

petit que dans la pièce précédente. On peut également voir sur cette figure une particularité intéressante, assez fréquente mais non constante, et qui consiste dans l'éburnation des parois de la caverne. Au lieu de déterminer une vive réaction, le séquestre est en quelque sorte toléré et l'irritation légère provoquée par sa présence aboutit à la condensation du tissu osseux périphérique. La membrane fongueuse qui tapisse la paroi, subit elle-même

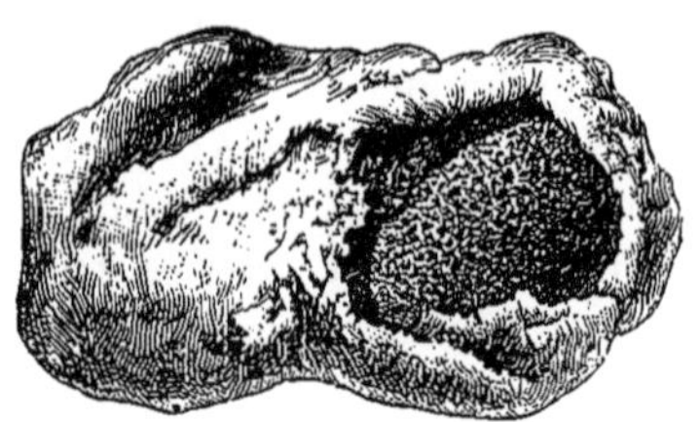

Fig. 122. — Tubercule primitif et chronique du calcanéum, qui a débuté par la surface; séquestre encore adhérent. L'altération tend à envahir les parties voisines.

des modifications curieuses; elle devient fibreuse, perd son caractère tuberculeux; l'affection pourrait être considérée comme guérie si le séquestre n'entretenait la suppuration, si on ne se trouvait en présence de désordres extérieurs (abcès ossifluents, fistules) et de l'infection tuberculeuse secondaire.

3° *Tubercule enkysté de Nélaton.* — A la forme précédente se rattache directement la variété décrite par Nélaton sous le nom de tubercule enkysté. Sa première période ressemble beaucoup à celle du tubercule que nous venons d'étudier; la réaction du tissu environnant est également très faible dans les deux cas; mais ici la trame osseuse disparaît pour ne laisser à sa place qu'une masse caséeuse jaune, comparée par Nélaton à du mastic de vitrier. Lannelongue a bien fait ressortir la manière de comprendre cette altération : « Le tubercule enkysté, dit-il, n'est en définitive qu'une caverne tuberculeuse, caverne qui peut être réduite aux proportions d'une simple ulcération si le siège en est à la surface de l'os et même d'un trajet en cul-de-sac dans d'autres circonstances. » Pour ce chirurgien, le contenu de ces tubercules n'est pas toujours aussi concret et semble parfois plus fluide; leur siège de prédilection se trouve dans les épiphyses, les os courts et jusque dans le tissu compact des os longs; mais Lannelongue pense que l'enkystement fait souvent défaut et qu'alors la caverne continue à s'accroître insensiblement par le fait de l'envahissement excentrique du tubercule. Certains abcès chroniques des os n'auraient pas d'autre origine.

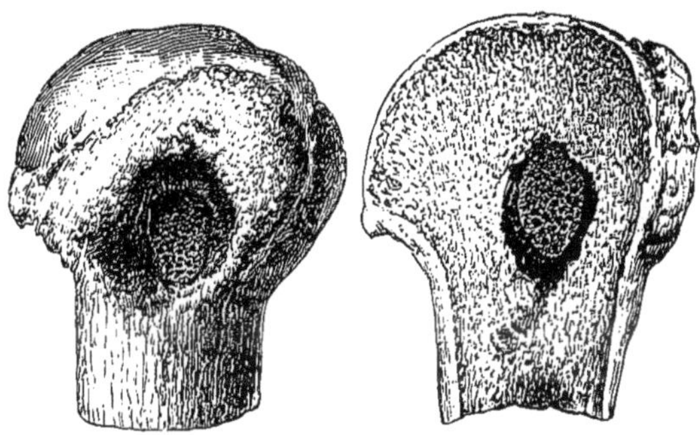

Fig. 123. — Tubercule primitif et chronique avec séquestre mobile de la tête de l'humérus.

Comment expliquer la disparition complète du réseau trabéculaire dans un cas, alors qu'il persiste dans d'autres? Il faut de toute nécessité admettre que l'os a disparu par l'ostéite raréfiante. Lannelongue croit que ces conditions sont réalisées lorsque ces tubercules résultent de granulations isolées; Kiener et Poulet l'expliquent, au contraire, en admettant une formation folliculaire à la fois circonscrite et confluente de marche lente.

Ces tubercules, assez rares d'ailleurs suivant nous, peuvent rester très longtemps éloignés de la périphérie, d'autant plus que l'apposition augmente encore l'épaisseur de l'os. D'autres fois leur contenu arrive à la surface et forme les abcès ossifluents chroniques. La guérison est possible après l'élimination du contenu; elle se fait alors par du tissu fibreux aux dépens des bourgeons charnus de la paroi.

B. **Tubercule tardif à évolution rapide.** — Les conditions d'évolution de ce tubercule sont bien différentes de celles que nous venons de passer en revue : l'économie est moins résistante et déjà épuisée par l'irritation et les suppurations auxquelles a donné lieu le tubercule primitif, osseux, pulmonaire, etc. Les lésions que nous allons étudier sont plus diffuses et même intéressent tout le squelette; le tubercule développé sur ce terrain ainsi modifié a une marche plus rapide; il est moins bien supporté et provoque

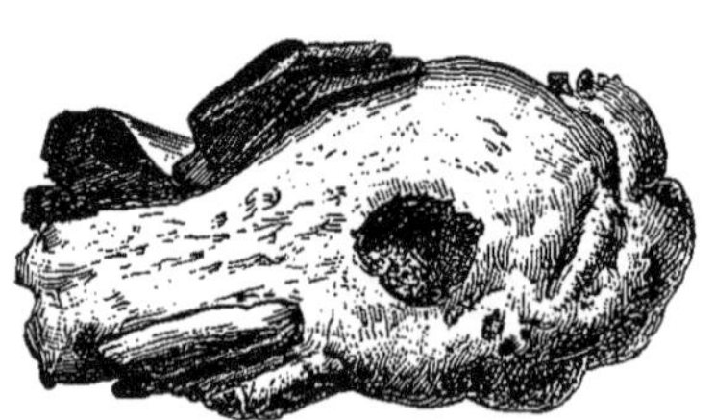

Fig. 124. — Ostéite tuberculeuse. — Nécrose centrale du calcanéum d'origine tuberculeuse. Orifice de la fistule.

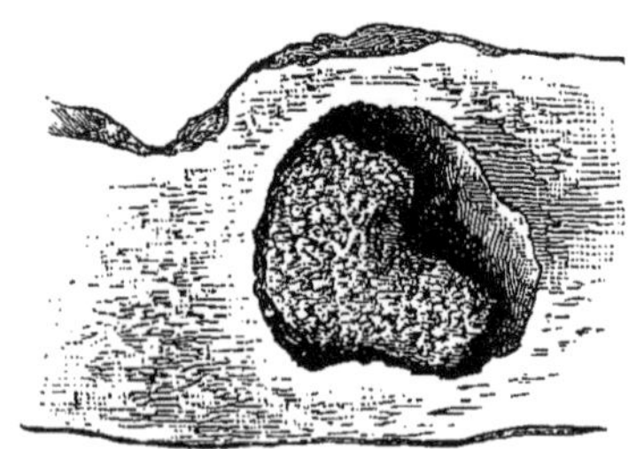

Fig. 125. — Coupe antéro-postérieure de la figure précédente, séquestre invaginé contenu dans une cavité éburnée.

dans les parties qui ne sont pas détruites une vive réaction, de la suppuration et la formation des fongosités. KIENER et POULET en distinguent deux variétés.

1° *Le tubercule envahissant à séquestre adhérent. Carie tuberculeuse.* — Ce tubercule se présente sous la forme d'une surface ulcéreuse ou d'une

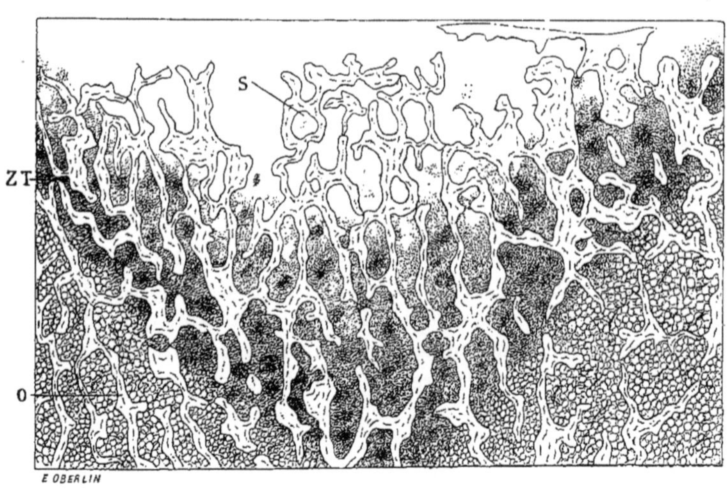

Fig. 126. — Foyer de carie. Tubercule tardif à évolution rapide. L'altération tuberculeuse s'enfonce dans l'épiphyse à la façon d'un coin; les trabécules vides de moelle ont été envahies les premières. (Laboratoire d'histologie du Val-de-Grâce.)

ST, trabécules nécrosées. — ZT, zone tuberculeuse dont les trabécules sont nécrosées. — O, os sain.

cavité anfractueuse en communication avec l'extérieur par un trajet fistuleux. Une section médiane permet d'y reconnaître trois zones nettement tranchées, comme dans le schéma qui nous a servi pour décrire les lésions élémentaires. La zone extérieure rouge vif accuse une hyperhémie intense; la zone moyenne jaune pâle est occupée par des follicules qui sont de plus

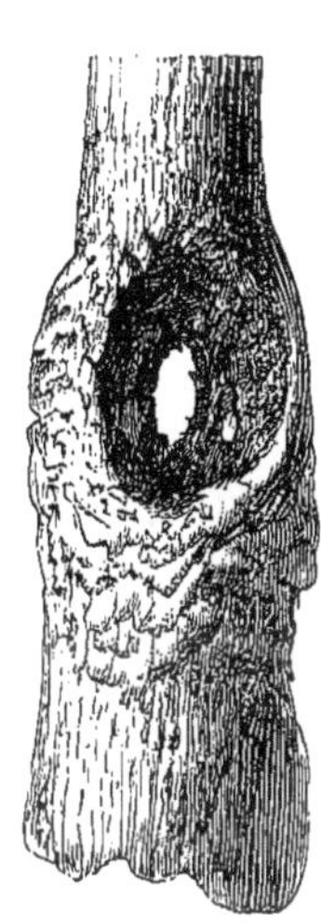

Fig. 127. — Foyer d'ostéite tuberculeuse ou de carie. Végétations périostiques. (Musée du Val-de-Grâce.)

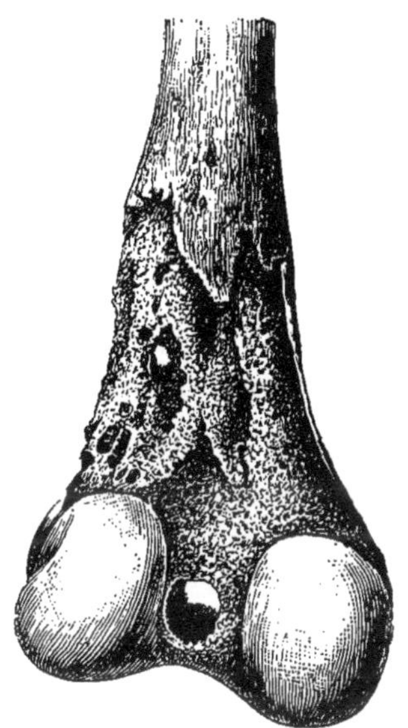

Fig. 128. — Ostéite tuberculeuse ou carie de l'extrémité inférieure du fémur; un gros foyer tuberculeux circonscrit a été le point de départ d'une ostéite diffuse envahissante. (D'après Richet.)

en plus confluents à mesure qu'on se rapproche du centre. Aux bords de la zone centrale, les follicules agrandis et réunis forment un ulcère à bords festonnés et suppurants; enfin le séquestre constitué par des trabécules

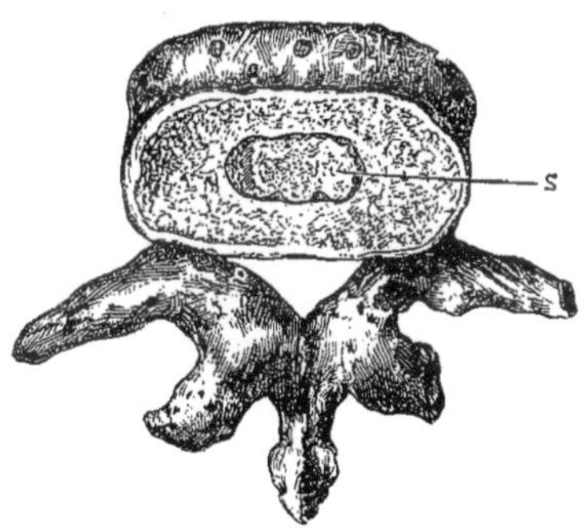

Fig. 129.

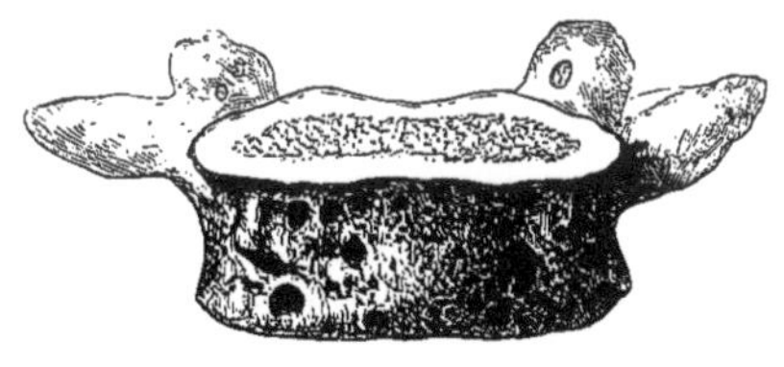

Fig. 130.

S, tubercule circonscrit avec séquestres entourés de fongosités suppurantes sur la vertèbre voisine.

grêles, rongées sur leurs bords quoique plus épaisses que les trabécules du tissu osseux environnant, occupe la zone centrale (fig. 118 et 126). Presque toujours l'ulcère tuberculeux est interrompu, sur une étendue plus ou moins grande, par une masse fongueuse partant de la zone hyperhémique, bourgeonnant dans les mailles vides du séquestre et farcie elle-même de tubercules. Cette affection correspond à ce que les chirurgiens ont coutume de désigner sous le nom de carie fongueuse; en effet, les fongosités saignent au moindre contact du stylet et la pression de l'instrument détermine la brisure des lamelles nécrosées.

2° *Tubercule circonscrit avec petits séquestres entourés de fongosités suppurantes.* — Les os raréfiés atteints de carie présentent parfois des cavités multiples, anfractueuses, festonnées sur leurs bords et remplies par

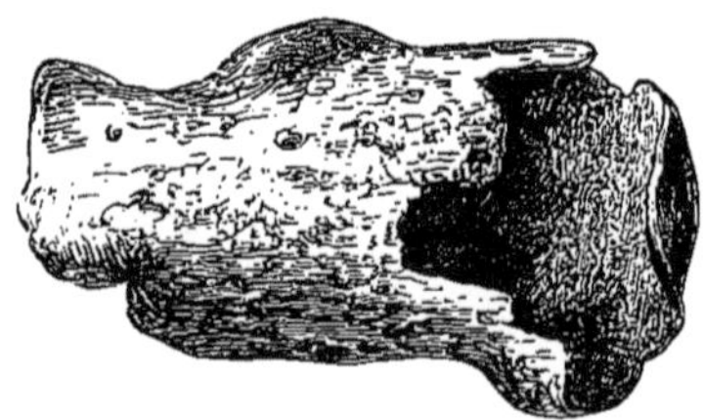

Fig. 131. — Carie du calcanéum, foyer ulcéreux.

un tissu gélatineux. Au milieu de ces fongosités, on trouve quelques petits séquestres condensés, adhérents ou libres et presque constamment entourés de pus; à côté de ces séquestres, il existe souvent de petits nodules tuberculeux crus ou ramollis du volume d'une graine de chènevis ou d'un gros plomb de chasse. La coupe de cette variété de tubercule est assez difficile à interpréter quand on ne connaît pas les raisons qui modifient la manière d'évoluer du tubercule. Les lésions inflammatoires et nécrobiotiques sont si intimement associées, qu'il faut une analyse minutieuse pour suivre le processus. L'aspect microscopique de cette variété a été bien décrit par Ollier, dans les lignes suivantes, faciles à comprendre après tout ce qui précède. « Les caractères qui ont le plus frappé les observateurs sont les suivants : augmentation de vascularité de l'os, dont la surface dénudée est recouverte de fongosités plus ou moins végétantes; raréfaction de son tissu; friabilité des trabécules osseuses plus ou moins infiltrées de pus; coloration variable du contenu des espaces médullaires remplies en un point d'un tissu rougeâtre ou lie de vin, en un autre d'un tissu gélatiniforme grisâtre parsemé de points purulents; ailleurs enfin, remplis d'un tissu adipeux et pâle, mais encore reconnaissable, et d'autant plus altéré qu'on se rapproche du foyer principal de la maladie. A la coupe, l'os présente un aspect marbré; des traînées onduleuses d'un rouge plus ou moins foncé entourent des îlots jaunes contenant de la moelle saine ou des îlots jaunes verdâtres contenant du pus infiltré. » Cette description est parfaitement exacte; elle nous montre une tuberculisation désordonnée qui provoque une réaction active sur une moelle déjà malade. L'évolution tuberculeuse reste comme ébauchée; certains territoires sont nécrosés, d'autres résorbés par l'ostéite; quant à la moelle, ici elle est détruite, caséifiée, là elle fournit des fongosités qui suppurent et se tuberculisent. Les figures 129 et 130 représentent une vertèbre atteinte de cette tuberculose tardive et envahissante compliquant des gros tubercules circonscrits et primitifs des vertèbres voisines.

3° **Ostéite tuberculeuse aiguë.** — Il existerait une dernière forme d'ostéite tuberculeuse, très rare, qui envahit rapidement une grande partie d'une épiphyse et offre à un haut degré le caractère inflammatoire. Elle a été décrite depuis par Kœnig sous le nom d'*ostéomyélitis tuberculosa purulenta*. Dans le cas que Kiener et Poulet ont observé, la moitié de la tête de l'humérus était atteinte par une infiltration tuberculeuse jaune aboutissant à la surface articulaire. Il y avait dans le reste de l'épiphyse, qui présentait l'infiltration lie de vin, des masses tuberculeuses plus petites, ainsi qu'un

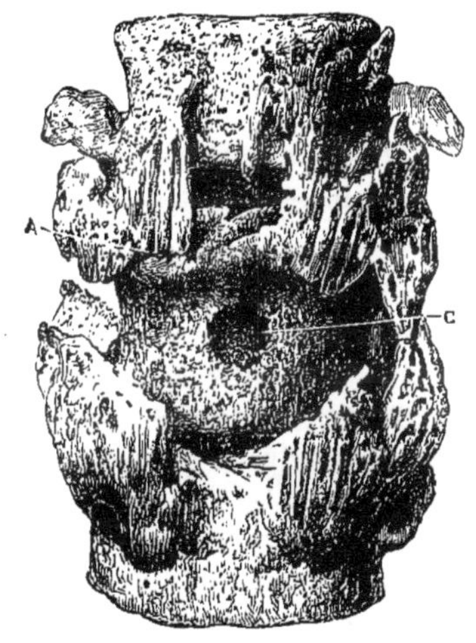

Fig. 132. — Vertèbres lombaires cariées. Productions périostiques.

A, jetées périostiques. — C, tubercule qui a été le point de départ de la carie.

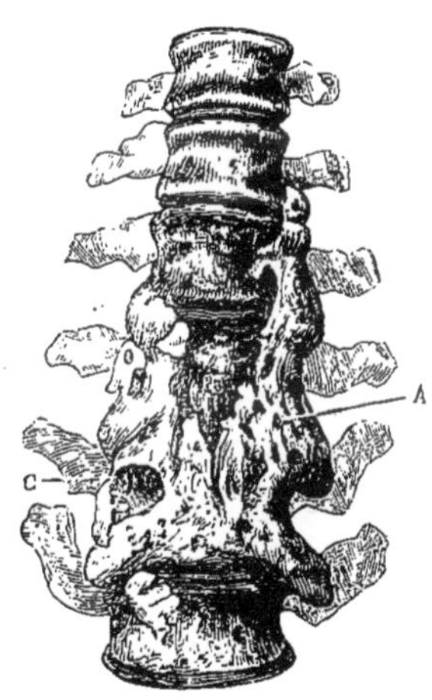

Fig. 133.

A, jetées osseuses intervertébrales autour d'un foyer tuberculeux. — C, cloaque livrant passage au pus.

abcès du volume d'une amande qui occupait l'extrémité supérieure du canal de la diaphyse. Dans ce cas les cavités médullaires étaient agrandies et en même temps condensées, comme nous l'avons dit maintes fois, par l'action combinée de la raréfaction et de l'apposition. On trouvait dans le territoire tuberculeux des follicules à peine ébauchés, enfouis dans un champ de cellules migratrices ; la caséification n'a pas le temps de se produire parce qu'une fonte purulente détruit les tissus. Dans quelques points se voyaient des fongosités autour de petits séquestres trabéculaires. Il s'agit là d'un processus envahissant et diffus qui eût été pris, il y a quelques années, pour une ostéite suppurée ; une analyse histologique minutieuse permit d'y découvrir les caractères du tubercule.

Lésions de voisinage. — 1° *Abcès ossifluents.* — On a vu, dans l'exposé précédent, la suppuration compliquer fréquemment la tuberculose osseuse. Qu'elle soit considérée comme une réaction curative ayant pour objet d'éliminer les produits caséeux et les portions d'os nécrosés, ou comme un résultat de l'infection secondaire, elle n'en constitue pas moins l'un des accidents les plus fréquents et affectant dans sa marche des caractères propres. Elle aboutit, en effet, à la formation d'abcès dits *ossifluents*, les uns *sessiles* quand ils se développent sur place, les autres *migrateurs* (Gerdy) ou par *congestion* qui cheminent à des distances plus ou moins grandes avant d'arriver à la peau.

Voyons d'abord dans quelles conditions se forment ces abcès. Le terme ossifluent semble indiquer l'origine osseuse exclusive du pus; la vérité est que le tubercule osseux, en se rapprochant de la surface, y apporte la matière caséeuse infectante qui jouera un rôle important dans l'évolution ultérieure de l'affection. Dans certains cas où le tubercule siège à la surface, il est très facile de comprendre que l'amas de matière tuberculeuse se fait immédiatement sous le périoste. Si le foyer est intérieur, central, le tubercule creuse insensiblement une galerie à travers la paroi, et la matière tuberculeuse arrive peu à peu à l'extérieur (*trépanation spontanée de Chassaignac*). Quelquefois, au lieu d'un seul conduit il en existe plusieurs, dont les orifices sont renforcés par un bourrelet périostique.

La marche ultérieure du processus a été bien décrite par Lannelongue. Pendant un certain temps, les produits venus du foyer primitif s'accumulent sous le périoste; lorsqu'ils rencontrent, comme à la colonne vertébrale, un point plus faible (trous de conjugaison) ils sortent par cette voie et se créent un passage dans les parties molles. Le périoste est toujours une première barrière que les abcès franchissent difficilement. On trouve souvent dans les autopsies des collections sous-périostiques, en communication avec un foyer osseux tuberculeux, et même, dans divers cas, ils forment des poches multiples, variant depuis le volume d'une noisette jusqu'à celui d'une poire, encore sessiles et appendues comme de grosses sangsues à la face antéro-latérale des corps vertébraux. Au contact de la matière tuberculeuse, le périoste se détruit et se tuberculise en un point, pendant qu'ailleurs il donne naissance à des végétations périostiques, ainsi que les tissus ambiants; de la sorte la poche s'agrandit : 1° par l'envahissement des tissus périphériques et surtout du tissu cellulaire; 2° par l'accumulation des produits qui résultent de la destruction des tissus; 3° par l'apport des produits du foyer osseux lui-même.

Cette collection procède comme l'abcès froid tuberculeux, par l'envahissement des tissus ambiants qui se tuberculisent et se caséifient de la profondeur à la superficie. L'analogie ne s'arrête pas là, car au point de vue histologique comme au point de vue macroscopique, on trouve les mêmes lésions, la même structure des parois. Lorsque l'os est superficiel comme le tibia, une côte, les métacarpiens, le crâne, l'abcès ossifluent arrive insensiblement à la peau, qui, au bout d'un temps plus ou moins long, est envahie, prend une teinte violacée et s'ulcère, pour donner lieu ensuite, après l'évacuation du foyer, à une fistule fongueuse. Les choses se passent différemment quand l'os est profondément situé (vertèbres, bassin, fémur). L'abcès ossifluent, primitivement sessile, devient migrateur; il se porte tantôt en bas, tantôt en haut, envahissant les tissus et les détruisant, d'après la disposition anatomique des parties. Rencontre-t-il quelque barrière aponévrotique, il s'arrête durant un certain temps, la contourne ou reprend sa marche quand l'obstacle a été détruit, et le pus se fraye un passage jusqu'à ce qu'il devienne sous-cutané. Plusieurs poches peuvent ainsi prendre naissance et évoluer isolément à des époques différentes.

Lannelongue a prouvé que le foyer osseux, origine de tous ces accidents, ne contribue pas pour la plus large part à la production du pus; ce qui le démontre, c'est que quelquefois les désordres locaux les plus graves comme les déformations du mal de Pott, existent depuis bien des années avant l'apparition des abcès ossifluents. Nous ne saurions insister ici sur ces particularités; elles trouveront leur place à propos des maladies des régions. Bornons-nous à ajouter que les fistules qui résultent de ces abcès sont tapissées de bourgeons fongueux, tuberculeux, recouverts au bout d'un certain temps par un épithélium : elles donnent issue à un liquide muqueux. Souvent les tissus qui entourent la fistule sont envahis par le tubercule, et Poulet l'a observé avec Kiener dans les muscles eux-mêmes; les synovites fongueuses n'ont pas d'autre cause.

2° *Lésions articulaires.* — On sait depuis longtemps que la tumeur blanche a, dans la majorité des cas, une origine osseuse. Le tubercule est de toutes les maladies des os, celle qui présente la plus grande tendance à provoquer des arthropathies de voisinage. Volkmann a décrit les lésions articulaires qui résultent de la seule proximité d'un tubercule osseux, sans aucune communication directe; l'articulation est le siège de douleurs et de troubles fonctionnels; l'empâtement, les épanchements de synovie, les contractures musculaires se rencontrent communément.

L'arthrite se produit beaucoup plus fréquemment par l'extension du tubercule jusqu'à la surface articulaire ou par l'irruption de produits caséeux dans la cavité. On comprend aisément qu'un tubercule primitif ou tardif, en se développant, arrive jusqu'à la surface articulaire; il y a plus, on voit souvent l'épiphyse opposée également infectée par le seul fait du contact et de l'immobilité. Dans d'autres cas, un foyer tuberculeux circonscrit, avec ou sans séquestre, s'ouvre dans l'articulation et y déverse la matière infectieuse et le pus qu'il contient. Tous les auteurs citent de semblables exemples. Volkmann pense qu'un foyer tuberculeux d'origine osseuse peut, en décollant le périoste et la capsule, produire une arthrite fongueuse.

Ces complications seront étudiées à propos de l'arthrite tuberculeuse. Nous avons tenu seulement à bien montrer l'importance de ces lésions de voisinage fréquentes après le tubercule osseux. Enfin, les névrites de voisinage qui paraissent très communes expliquent les altérations trophiques périphériques et entre autres le ramollissement gras des os et des cartilages.

C. — SYMPTÔMES ET DIAGNOSTIC

Symptômes. — Les symptômes de l'ostéite tuberculeuse sont aujourd'hui bien connus, parce que l'anatomie pathologique et la nature de la maladie sont maintenant élucidées. Nélaton dit qu'ils ressemblent beaucoup à ceux de l'ostéite simple. Cependant l'affection présente des caractères propres : son évolution lente, sa marche torpide, insidieuse, sa localisation en foyers, et une tendance générale à la formation d'abcès et de fistules. Nous distinguerons trois périodes.

Première période. Douleur et gonflement. — Les symptômes du début de l'ostéite tuberculeuse sont souvent à peine marqués et les malades ne viennent quelquefois consulter le médecin qu'au moment où les abcès existent. Dans la majorité des cas, le tubercule signale sa présence par une douleur fixe, modérée, que le repos fait disparaître et qui s'accroît par la pression, les efforts, la marche ou un exercice prolongé. Quand cette douleur apparaît au niveau d'un os court ou dans une épiphyse, elle acquiert une valeur séméiotique plus grande, mais elle ne peut servir à reconnaître la maladie qu'autant que l'état général, le milieu, le jeune âge du sujet permettent de soupçonner le début d'une ostéite tuberculeuse. Au bout d'un temps variable avec la profondeur du foyer et celle de l'os malade, survient une tuméfaction qui est le premier symptôme objectif. Il ne faut pas oublier que le gonflement, signe précurseur de l'abcès, peut faire défaut alors que les désordres locaux sont déjà très marqués, et on a vu des déformations se produire sans qu'aucune collection soit venue se montrer à l'extérieur (Gonzalès Echeverria, *Th. de Paris*, 1860).

Ailleurs, on n'observe que les symptômes d'une synovite fongueuse ou même d'une arthrite tuberculeuse à début rapide quand le foyer tuberculeux est mis en communication avec une gaine synoviale ou avec une articulation voisine. Les symptômes varient donc beaucoup suivant le mode d'évolution du foyer tuberculeux. Dans le cas le plus simple, quand l'os est superficiel, le gonflement bien circonscrit, dur, irréductible, augmente insensiblement à mesure que les troubles fonctionnels deviennent plus accusés. Arrivée à ce degré, l'ostéite tuberculeuse est encore susceptible de rétrocéder sans laisser de traces.

Deuxième période. Suppuration. — Qu'il ait été précédé de douleur ou se soit développé insidieusement, l'abcès ossifluent qui succède au gonflement est essentiellement froid et chronique ; il évolue, comme nous l'avons dit, de la profondeur à la superficie en se créant un passage dans le tissu cellulaire et à travers les aponévroses. Ces abcès présentent, selon les régions, de si grandes variétés qu'il nous semble impossible d'en donner ici une description qui réponde à tous les cas ; nous nous bornerons donc à rappeler que les uns sont *migrateurs*, les autres *sessiles*. Tout d'abord pâteux, difficiles à reconnaître, ils deviennent insensiblement fluctuants et sont assez bien tolérés par les malades ; il y a néanmoins quelquefois des poussées inflammatoires aiguës et subaiguës et il est commun de voir apparaître plusieurs foyers en des points opposés de la région. Tant que la peau n'est pas proéminente, tendue, elle cède devant les abcès, fait une saillie uniforme en conservant sa mobilité et ses caractères. Peu à peu cependant elle rougit, devient chaude, adhérente en un point, s'acumine, prend ensuite une teinte violacée et s'ulcère avec une grande lenteur en donnant issue au contenu de la tumeur.

Le pus des abcès ossifluents a été dans la première partie de ce siècle (Darcet) l'objet de recherches attentives qui n'offrent plus aucun intérêt actuellement. C'est un liquide grisâtre, jaune, verdâtre, analogue à celui des abcès froids, contenant des grumeaux, des globules de pus et une masse d'éléments granulo-graisseux. Les bacilles y semblent assez rares; on les trouve en plus grande abondance dans l'épaisseur de la paroi qui, comme on le sait, est la partie active de l'abcès froid. Ces abcès ossifluents renferment une quantité de pus qui peut varier depuis quelques centimètres cubes pour les petits os jusqu'à plusieurs litres, comme dans les gros abcès par congestion. Après l'ouverture, la suppuration continue pendant les premiers jours avec assez d'abondance; on accusait l'introduction de l'air dans le foyer d'amener une réaction fébrile intense et des phénomènes de résorption septique; en réalité, l'infection vient des contacts septiques qui ont eu lieu au niveau de l'orifice extérieur de l'abcès. La température, dans beaucoup de tuberculoses osseuses, n'est pas modifiée; dans d'autres, surtout lorsque le foyer suppure, il y a une exacerbation vespérale régulière.

Troisième période. Fistules, expulsion de séquestres. — Au bout de peu de temps la suppuration diminue, l'orifice de l'abcès continue à s'ulcérer, se recouvre de fongosités et prend l'aspect d'un gros bourgeon entouré d'une peau violacée, déprimée. Il s'en écoule chaque jour une quantité de pus très variable, tantôt phlegmoneux, tantôt caséeux ou séreux, très souvent fétide. Parfois on constate dans les pansements de petites parcelles dures comme des grains de sable, et qui ne sont autre chose que des trabécules nécrosées, entraînées par la suppuration; dans ces cas une gouttelette de pus entre les doigts donne une sensation de gravier.

Vient-on à introduire un stylet par l'ouverture fistuleuse, il arrive profondément sur une surface osseuse dénudée. « Le plus souvent, dit Gosselin, non seulement on constate la dénudation, les aspérités et les inégalités, mais encore l'instrument entre facilement dans l'épaisseur de l'os et permet de sentir une crépitation fine toute particulière; celle-ci est due à la déchirure des lamelles osseuses par le stylet qui les atteint ou sous la pression duquel leur fragilité leur permet de céder. » On a encore comparé cette sensation à celle que donnerait le stylet enfoncé dans un morceau de sucre mouillé. En même temps les fongosités qui entourent l'os saignent avec la plus grande facilité. Ces caractères classiques sont exacts pour la carie fongueuse, variété du tubercule tardif et à marche rapide; ils sont inexacts pour le tubercule primitif et chronique avec séquestre; dans ce cas, le stylet bute contre l'os nécrosé qui donne un bruit sec, une résistance plus ferme et même fait quelquefois percevoir la mobilité du séquestre.

Lorsque l'ostéite tuberculeuse existe à la surface d'un os situé à peu de distance de la peau, les fragments nécrosés, surtout s'ils sont petits, s'engagent dans la fistule et sont ainsi éliminés au dehors. Cette circonstance, favorable dans les formes circonscrites du tubercule, aboutit à l'élimination complète des produits nécrosés et à la guérison.

Arrivée à la troisième période, dont la durée est parfois indéfinie, l'ostéite tuberculeuse a accompli toutes ses phases; il ne nous reste donc plus à étudier que la marche ultérieure de l'affection et ses modes de terminaison. Mais auparavant, nous croyons utile de dire quelques mots des symptômes propres à chacune des formes que nous avons précédemment décrites.

Le tubercule primitif et chronique a une évolution extrêmement lente et produit sur l'organisme une réaction si faible qu'il passe quelquefois inaperçu pendant des mois et des années. Bouvier, Gonzalès Écheverria ont signalé de semblables périodes silencieuses pour la colonne vertébrale. Si la suppuration survient, elle peut entraîner les produits caséeux et la cicatrisation succède à leur élimination. Si quelque séquestre s'oppose à la cicatrisation, l'affection reste du moins localisée, le pus perd ses caractères infectieux et les tissus qui entourent la fistule ne se tuberculisent pas. Nous avons observé, au calcanéum, de semblables tubercules avec séquestre qui entretenaient la suppuration de plusieurs fistules; malgré cela, les tissus voisins étaient parfaitement sains et ne présentaient d'autres lésions que celles résultant de l'immobilité prolongée avec tendance à l'ankylose ou de troubles nerveux encore peu connus. L'état général reste bon pendant très longtemps.

Le tableau de la maladie diffère notablement quand il s'agit d'un tubercule tardif; on ne le voit guère apparaître que sur des sujets malingres, présentant d'autres manifestations tuberculeuses, des adénites, des tubercules pulmonaires ou se développer au voisinage d'un ancien tubercule primitif. L'affection a une marche envahissante, car l'agent parasitaire pullule, ronge l'os à mesure qu'il le détruit et le pus infectieux tend à envahir de plus en plus les tissus mous autour des fistules. Aussi l'intégrité des parties molles disparaît, les tissus autour des épiphyses sont lardacés, infiltrés de tubercules à une plus ou moins grande distance; les gaines synoviales, les articulations elles-mêmes ne sont pas respectées; au point de vue du pronostic et de la thérapeutique, cette forme est beaucoup plus grave que la précédente.

Terminaisons. — Les différents modes de terminaison sont :

1° *Résolution.* — Elle se fait avant que l'abcès ossifluent soit devenu fluctuant; dans ce cas, sous l'influence d'un traitement convenable, les douleurs cessent, le gonflement disparaît laissant à sa place des périostoses ou des déformations. Les spinas ventosas des phalanges guérissent quelquefois de cette manière. Probablement l'agent infectieux meurt et les produits de la destruction sont repris peu à peu. Quelques auteurs, parmi eux Ollier, admettent que la résorption est encore possible après la formation d'une collection purulente, mais cette terminaison est peu commune.

2° *Guérison.* — Lorsque le tubercule osseux isolé, circonscrit, a expulsé à l'extérieur la matière caséeuse et les séquestres, la caverne osseuse se remplit de bourgeons charnus qui font les frais de la réparation, comblent la perte de substance; la suppuration se tarit, les fistules se ferment, l'os se cicatrise par un tissu fibreux. Ce mode de terminaison n'est pas très rare; le malade peut être définitivement hors de danger s'il n'y a pas d'autres foyers tuberculeux. On voit ainsi le spina ventosa, les tubercules des métacarpiens et des métatarsiens et même ceux des épiphyses volumineuses guérir de cette façon. Naturellement les chances de guérison sont d'autant plus grandes que le tubercule est primitif, chronique, circonscrit, et qu'il n'existe pas de séquestres enchatonnés.

3° *Persistance des fistules.* — Malgré ce que nous venons de dire, on doit considérer le tubercule osseux comme difficilement curable et souvent les malades s'éternisent dans les salles de chirurgie retenus par des fistules persistantes, soit que le tubercule ait une marche envahissante et lente, soit qu'il s'agisse d'un tubercule circonscrit central avec un séquestre invaginé qui entretient la suppuration. La première circonstance est naturellement plus défavorable que la seconde ; en effet, dans ce cas l'agent tuberculeux

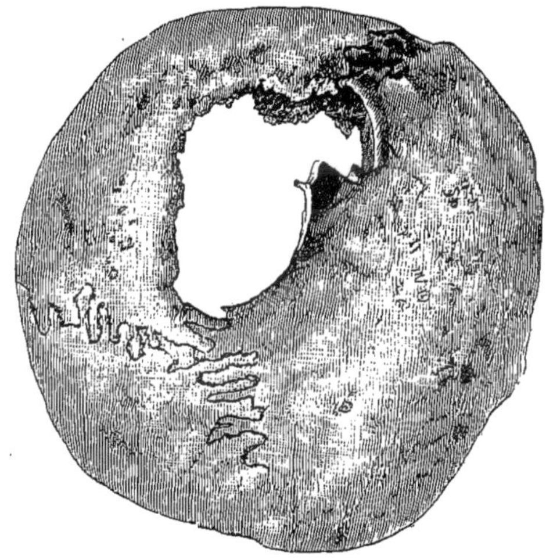

Fig. 134. — Ostéite tuberculeuse du crâne.

toujours présent, conservant son pouvoir infectieux, constitue un danger imminent et constant pour l'économie. Lorsqu'au contraire le séquestre seul met obstacle à la guérison, lorsque les parois de la caverne et des abcès ont perdu leurs caractères tuberculeux, ce danger fait défaut et l'affection est dans une certaine mesure compatible avec la santé. L'un de nous a donné ses soins à un jeune homme portant aux aines, depuis vingt-cinq ans, deux fistules entretenues par un tubercule de la première vertèbre lombaire ayant débuté à l'âge de cinq ans. Malgré cette infirmité, le développement physique s'était effectué normalement.

4° *Mort.* — Les sujets atteints d'ostéite tuberculeuse sont susceptibles de mourir de plusieurs manières. Tantôt le tubercule s'est ouvert dans une grande articulation et a amené une tumeur blanche consécutive, dont la gravité compromet à plus ou moins brève échéance la vie du malade. D'autres fois, la proximité d'organes importants comme la moelle, les méninges, rend compte des complications fatales. Ajoutons à ces considérations que la longue durée des suppurations, l'existence des foyers cavitaires exposent les blessés à toutes les complications graves des plaies, érysipèle, septicémie, pyohémie, phlébite, dégénérescence amyloïde des viscères. Dans quelques cas aussi, les progrès de l'infection tuberculeuse dans l'os ou les tissus amènent l'ulcération de gros vaisseaux et des hémorrhagies souvent mortelles (carie des vertèbres cervicales, du rocher, de l'os iliaque, etc.).

En dehors de ces causes de mort accidentelles ou éventuelles, il en est d'autres qui sont intimement liées à la nature de l'affection. Nous voulons parler de l'infection tuberculeuse ; or elle n'est pas rare à la suite de la carie qui perd alors son caractère local, relativement inoffensif. La forme tardive à marche rapide y prédispose plus qu'aucune autre, et le foyer local devient le point de départ de colonies nouvelles qui épuisent l'économie. Il y a à cet égard certaines particularités dignes de remarque ; il arrive, ainsi que Ried, de Santi, Charvot, A. Broca (*Soc. anat.*, 1884) en ont rapporté des exemples, que la tuberculose se généralise dans presque tout le squelette sous forme de foyers circonscrits. L'un des soldats du service de Gaujot, dont l'un de nous a fait l'autopsie, présentait plus de trente foyers tuberculeux dans le squelette et la plupart étaient *térébrants*. Ils avaient perforé le crâne, les côtes, le pubis, les vertèbres, etc. ; il s'agissait d'une sorte de généralisation dans tout un système anatomique (fig. 134).

Le plus souvent les malades succombent par le fait de la phtisie pulmonaire qui, jointe à la suppuration, épuise les forces et amène de bonne heure la cachexie. Enfin la granulie constitue une terminaison qui s'observe quelquefois et apparaît avec son cortège de symptômes généraux. La cause de la mort est, dans un petit nombre de cas, beaucoup plus difficile à découvrir ; on trouve bien une lésion locale, des abcès ossifluents plus ou moins anciens, mais pas de tubercules dans les poumons, ni dans d'autres organes ; la seule lésion appréciable est une stéatose du foie ou une dégénération amyloïde de cet organe et des reins.

Diagnostic. — Les débuts de l'ostéite tuberculeuse sont si insidieux, qu'il est bien difficile de poser un diagnostic si l'on n'est pas aidé par un ensemble de circonstances telles que l'âge du malade (l'enfance étant plus spécialement sujette à la carie), la coïncidence d'autres manifestations tuberculeuses du squelette ou du poumon, des ganglions. Quand un enfant de la ville, lymphatique, placé dans de mauvaises conditions hygiéniques, accuse une douleur sourde persistante au niveau d'une épiphyse ou d'un os court, il est permis, s'il n'y a pas de fièvre, de soupçonner un foyer tuberculeux.

Si l'affection siège sur les phalanges, elle prend des caractères si nets que l'hésitation ne saurait être de longue durée, mais pour les os profonds, la colonne vertébrale par exemple, ce symptôme subjectif est bien insuffisant. Chez l'adulte, qui est bien plus fréquemment atteint de tuberculose osseuse qu'on ne le croit généralement, le symptôme douleur fait souvent défaut. Dans l'armée, la tuberculose osseuse constitue à elle seule plus des deux tiers des affections du squelette, et malgré les exercices et les fatigues, ce n'est parfois qu'au moment où il existe un abcès ossifluent, que le malade quitte son service. Un artilleur s'est présenté à l'un de nous avec un gros abcès par congestion de l'aine, d'origine vertébrale, dont il avait seulement remarqué la présence à l'occasion d'un effort pour soulever un obus. Cet exemple montre combien il faut peu compter sur les symptômes subjectifs.

L'origine traumatique, accusée très fréquemment par les familles, contribue beaucoup à écarter le médecin de la bonne voie. Il devra donc, tout en tenant compte des assertions des parents, qui aiment peu à invoquer d'autres origines, se mettre en garde contre de semblables erreurs.

Dès que le gonflement apparaît, l'hésitation cesse dans la plupart des cas. Cependant, suivant les régions, on peut être en présence d'un abcès froid ou d'une tumeur. Le siège, l'évolution lente, le ramollissement central de l'abcès ossifluent ne tarderont pas à le faire reconnaître ; une ponction aspiratrice lèvera les doutes, car des lipomes, des hernies musculaires simulent parfois un abcès par congestion. Le siège précis et la nature osseuse ne sont déterminés dans quelques circonstances avec précision, qu'autant que le stylet introduit par la fistule permet d'arriver sur l'os. Ces explorations doivent être très prudentes afin d'éviter les auto-inoculations signalées par VERNEUIL.

Il est très utile pour le chirurgien de diagnostiquer la forme du tubercule osseux. Pour cela il devra tenir un grand compte de l'état général du sujet et de la coïncidence d'autres foyers tuberculeux. La lenteur de l'évolution, l'intégrité de la santé, l'absence de fièvre, la localisation bien circonscrite des foyers et surtout l'absence de troubles trophiques feront pencher pour la forme primitive et chronique. Au contraire le mauvais état général, l'existence d'autres foyers tuberculeux dans les os, les ganglions ou le poumon, l'abondance de la suppuration, l'état lardacé des tissus mous autour du foyer indiqueront plutôt une ostéite tuberculeuse tardive à marche rapide. L'exploration des foyers avec le stylet fera reconnaître la carie fongueuse de la carie avec séquestre.

Lorsque, après le début ordinaire d'un tubercule osseux, on constatera le développement brusque et rapide d'une arthrite fongueuse, il y aura lieu de soupçonner la propagation ou l'ouverture d'un foyer tuberculeux dans l'articulation.

D. — PRONOSTIC ET TRAITEMENT

Pronostic. — L'ostéite tuberculeuse n'est pas une affection bénigne ; si la guérison s'effectue dans nombre de cas, l'évolution lente de la maladie, l'existence de suppurations très longues constituent déjà un danger pour l'économie. Lorsque le foyer tuberculeux siège profondément, le chirurgien assiste aux progrès du mal qu'il est impuissant à combattre directement. La thérapeutique des foyers accessibles semble encore bien incertaine dans ses résultats, et il faut trop souvent recourir à des opérations qui amènent une gêne fonctionnelle grave ou des mutilations. Enfin les nombreuses causes de mort énumérées plus haut doivent toujours faire réserver le pronostic.

En dehors de ces considérations qui varient d'ailleurs à l'infini suivant les cas particuliers, il est juste de remarquer que l'ostéite tuberculeuse a plus de gravité dans la classe pauvre, surtout dans les hôpitaux, que dans la pratique privée, ce qui tient d'une part aux conditions du milieu et aussi à l'efficacité des moyens thérapeutiques généraux. Toutes choses égales, plus un os est profondément situé, plus les dangers sont grands ; de même la forme primitive et chronique expose moins la vie que la forme diffuse tardive à évolution rapide.

Traitement. — A l'époque où l'on considérait la carie comme une inflammation destructive, le traitement avait pour objet de modifier la nature du mal et de lui substituer une réaction franche, curative. « L'indication générale, dit Ollier (1876), consiste à changer la nature du processus de manière à remplacer les processus nécrobiotiques par des processus actifs, c'est-à-dire féconds au point de vue de la cicatrisation et de la reformation du tissu osseux. » Aujourd'hui que nous connaissons la nature de la maladie, nous dirons que l'on doit détruire l'agent infectieux, enrayer ses progrès, faciliter l'élimination de ses produits pour provoquer ensuite une réaction curative. L'ancienne thérapeutique avait pour base la méthode substitutive, maintenant on cherche par tous les moyens à détruire l'agent spécifique. Nous n'aurons en vue ici que le traitement de l'ostéite tuberculeuse proprement dite ; ses complications, l'arthrite fongueuse entre autres, seront étudiées ailleurs.

Les moyens de traitement sont de deux ordres, généraux et locaux ; les premiers ont pour but de fortifier l'économie et d'augmenter la résistance de l'organisme contre l'envahissement de l'agent infectieux ; les seconds s'adressent au foyer tuberculeux pour faciliter sa résorption, l'élimination des parties mortifiées ou pour enlever le foyer ou même extirper la partie.

1° **Traitement général.** — Si le lecteur a présent à l'esprit la distinction importante que nous avons établie entre les formes du tubercule, d'après l'intégrité relative de l'état général, il comprendra facilement l'utilité du traitement interne et hygiénique. Les chirurgiens ont tous constaté que l'évolution de la carie diffère sensiblement dans les hôpitaux et dans la pratique journalière. Il ne faut point chercher la cause de cette différence ailleurs que dans les conditions de bien-être qui font absolument défaut aux uns et qui créent pour les autres des chances réelles de guérison.

La première indication sera de soustraire le malade au milieu dans lequel il a été infecté ; elle concerne aussi bien les enfants que les adultes, et en enlevant à temps les militaires à la vie de la caserne pour les renvoyer dans leurs foyers, on peut enrayer les progrès de cette redoutable affection. A toutes les périodes de la maladie, l'air, la lumière, la campagne, les saisons aux bains de mer, aux stations de Salins, d'Uriage, rendent de si grands services que nous ne craignons pas de les considérer comme la base de tout traitement rationnel de l'ostéite tuberculeuse ; ces moyens ne sont pas toujours réalisables, mais l'assistance publique a déjà supprimé bien des obstacles par la création d'établissements hospitaliers suburbains ou maritimes. A ces préceptes, ajoutons une alimentation reconstituante, variée, abondante, l'usage du vin, des toniques et des excitants diffusibles. On a coutume de prescrire, en outre, l'iodoforme, l'huile de foie de morue, l'iodure de fer, le lacto-phosphate de chaux qui, sans avoir des vertus spécifiques, rendent de réels services.

Le traitement général suffit souvent pour faire résoudre un foyer tuberculeux en voie de développement et même le gonflement qui indique l'apparition d'un abcès ossifluent. Lorsque la suppuration est établie, l'élimination aura lieu d'autant plus facilement que l'économie sera dans de meilleures conditions pour fournir des réactions curatives, et, en tout cas, les tissus voisins moins altérés résisteront mieux à l'envahissement du processus infectieux. Les mêmes raisons doivent recommander le traitement général dans la période fistuleuse, afin de subvenir aux frais d'une suppuration abondante qui menace d'épuiser les sujets; il est nécessaire que l'organisme fasse des recettes suffisantes pour compenser ces pertes, et chez l'enfant, pour achever le développement. De cette façon, si cet équilibre est maintenu, on peut avoir l'espoir d'enrayer l'envahissement du microbe et d'obtenir que la forme primitive et chronique de l'ostéite ne devienne pas tardivement rapide et envahissante.

Tous les chirurgiens recommandent le séjour à la campagne et l'activité physique.

2° **Traitement local.** — Il comprend : 1° les moyens résolutifs; 2° le traitement du foyer tuberculeux.

A. *Résolutifs.* — On a de tout temps cherché par des révulsifs à faire résoudre le gonflement qui marque le début des abcès ossifluents; la teinture d'iode, les vésicatoires, les cautérisations ont été employés, sans grand succès, il faut le reconnaître; l'emplâtre de Vigo jouit de quelque faveur à cet égard; ces moyens n'ont pas une grande valeur et sont assurément inférieurs à la compression avec l'ouate, simple ou collodionnée, l'amadou, etc., qui peuvent rendre quelques services au début comme adjuvants du traitement interne; dès que la suppuration est manifeste, il ne faut plus compter sur leur efficacité.

B. *Traitement des abcès.* — C'était jadis une règle en chirurgie de ne pas ouvrir les abcès ossifluents. Tous les auteurs étaient d'accord sur ce point par crainte des accidents généraux qui faisaient rarement défaut à une époque où la pyohémie et la septicémie étaient des complications communes. Bérard n'a-t-il pas pris pour type de l'infection putride ces vastes collections tuberculeuses transformées en plaies cavitaires? De telles craintes n'ont plus aujourd'hui de raison d'être, et on ne redoute plus l'ouverture de ces abcès. On revient insensiblement à la méthode de Flaubert (de Rouen) qui faisait de grandes entailles dans ces foyers purulents. Telle est la conduite que nous recommandons pour tous les abcès ossifluents des membres. Elle ne saurait convenir aux abcès par congestion pelviens qui viennent proéminer aux aines et que l'on doit respecter dans une certaine mesure; lorsque la poche menace de se rompre, il est bon de la ponctionner avec un trocart aspirateur; on gagne ainsi du temps, mais au bout de quelques semaines l'ouverture se produit malgré tout. Les injections détersives, antiseptiques, iodoformées, le pansement de Lister sont applicables à ces sortes d'abcès.

C. *Traitement des foyers tuberculeux.* — Certains foyers sont presque inaccessibles au chirurgien; car nous ne saurions encore recommander la pratique suivie par Bœckel, Israel qui ont été assez hardis et assez habiles pour porter des instruments sur le corps d'une vertèbre lombaire; il ne sera donc question ici que des foyers tuberculeux des os superficiels et surtout de ceux des membres. Tous les moyens de traitement locaux ont pour objet de produire la destruction de l'os malade, de l'enlever ou de faciliter la séparation des parties nécrosées; ce sont : 1° les injections modificatrices; 2° les caustiques et les cautérisations au fer rouge; 3° l'abrasion, l'évidement, la trépanation; 4° l'extirpation du foyer tout entier et des parties ambiantes par la résection ou l'amputation.

1° *Injections modificatrices.* — Les unes n'ont d'autre effet que de provoquer une réaction légère des parois de la caverne tuberculeuse et de faciliter ainsi l'élimination des produits. Telles sont la teinture d'iode, le vin aromatique et tous les liquides alcooliques ; d'autres joignent à cette propriété une action spéciale plus énergique sur le tissu osseux vivant qu'elles détruisent; à la nécrose spécifique, elles substituent une nécrose chimique et salutaire. Citons la liqueur de Villatte, généralement recommandée quoique bien incertaine dans ses résultats et parfois dangereuse (cas de mort cités par Heine, Hergott, Legouest), les injections d'éther ou de glycérine iodoformée ; les injections selon la méthode sclérogène de Lannelongue, etc.

2° *Caustiques.* — Ce moyen de traitement exige préalablement l'incision des fistules et la mise à nu des foyers tuberculeux; les caustiques servent surtout pour arrêter la marche envahissante d'un foyer superficiel de carie ; ils deviennent inutiles ou difficilement applicables lorsqu'il s'agit d'un foyer tuberculeux central, ou d'un tubercule primitif avec séquestre. Utilisés pour les caries fongueuses superficielles, les caustiques sont de bons moyens auxquels on ne peut reprocher que leur action trop superficielle et trop insuffisante pour poursuivre les prolongements du foyer infectieux. Le fer rouge, le thermo-cautère sont utilement employés dans ce but; l'ignipuncture avec le cautère à boule rend également des services, quant aux anciens trochisques, aux caustiques potentiels, au chlorure de zinc, ils peuvent remplacer le fer rouge et sont plus facilement acceptés par les malades pusillanimes, quoiqu'ils soient plus douloureux que le cautère actuel; leur action est aussi trop superficielle.

3° *Abrasion et nettoyage des foyers.* — En 1876, Ollier qui ne connaissait pas encore l'origine tuberculeuse de la carie disait : « S'il était démontré que dans certains cas le tubercule existe dans les os avant tout autre organe, et que les autres organes ne s'infectent que par la résorption des produits spécifiques de la lésion osseuse, il faudrait intervenir plus tôt qu'on ne le fait généralement, et moins insister sur les moyens de conservation du membre dans les cas de suppuration articulaire. » Déjà au moment où Ollier écrivait ces lignes, la question des tuberculoses locales était à l'ordre du jour en Allemagne, et la cure radicale des foyers tuberculeux entrait dans la pratique. A vrai dire elle n'est pas nouvelle, car de tout temps les chirurgiens ont nettoyé les foyers de carie; la trépanation pour les cas de nécrose centrale des os courts a été assez souvent pratiquée et Sédillot a tout particulièrement insisté sur les résultats heureux qu'on obtient par l'évidement. Or l'abrasion, le grattage, le curage avec la cuiller tranchante ne sont autre chose que des procédés particuliers de l'évidement. Seulement, grâce aux méthodes antiseptiques, les chirurgiens allemands ont en quelque sorte généralisé l'évidement et les opérations partielles dans les ostéites tuberculeuses. Telle a été, entre autres, la pratique de VOLKMANN, KŒNIG, et maintenant des chirurgiens anglais, américains. Aux premiers élans d'un enthousiasme exagéré, a succédé une appréciation plus réfléchie des résultats obtenus; la part des succès paraît considérable, la mortalité opératoire faible, mais la guérison définitive est assez rare. Il convient toujours d'étudier les formes du tubercule osseux et juger, d'après l'anatomie pathologique et la clinique, de l'opportunité des opérations, avant d'arriver à la thérapeutique. Il est des cas auquels l'évidement convient, il en est d'autres qu'il ne peut guérir; cherchons à préciser les uns et les autres.

POULET, dans une note lue à la Société de chirurgie (1882), établit qu'il n'y a lieu de faire les opérations partielles, le curage du foyer, qu'autant qu'il s'agit d'un tubercule primitif et chronique localisé, circonscrit, avec ou sans séquestre. Dans ce dernier cas (foyer de carie), l'intervention a pour but d'enlever les parois du foyer carié jusqu'à l'os sain et partout saignant; dans le premier, on doit aider la nature qui ne parvient pas toujours à expulser les séquestres libres ou encore adhérents. De là les trépanations du calcanéum, le curage, le grattage des épiphyses et même des diaphyses. Quelle peut être l'utilité de semblables traitements dans le tubercule envahissant? Sans doute on réussit à enlever de grandes portions du foyer ou tout le foyer, mais il faudra aussi détruire les parties molles infectées, lardacées et qui reproduiront la maladie; d'ailleurs il est extrêmement difficile de juger des limites de l'altération tuberculeuse pendant les opérations; et dans un os ramolli, graisseux, on ne sait où s'arrêter, de telle sorte qu'on peut enlever trop dans un point et trop peu dans un autre. Pour ces raisons, les opérations partielles nous semblent peu recommandables dans le tubercule tardif à marche rapide.

4° *Extirpation des foyers. Résection. Amputation.* — SÉDILLOT conseillait l'évidement; OLLIER, de son côté, a chaudement prôné la résection sous-périostée, même dans la continuité, pour détruire les foyers de carie. Au premier abord, la résection paraît réaliser une indication qui se présente assez fréquemment, l'extirpation d'un foyer impossible à guérir autrement. Elle est bien supérieure à toute autre méthode, puisqu'elle conserve un membre et quelquefois les fonctions de ce membre. Sans nous attacher à discuter la justesse de cette dernière assertion, la résection de la diaphyse ou des épiphyses ne nous semble pas aussi souvent indiquée que l'a dit OLLIER et en voici les raisons. S'il s'agit d'un tubercule primitif et chronique, comme dans la figure 123 représentant un séquestre invaginé dans l'humérus, la résection pourra tenir tout ce qu'on lui fait promettre; mais à quoi bon réséquer une tête entière alors que l'articulation voisine n'est pas altérée et qu'une couronne de trépan eut rempli toutes les indications. Ailleurs, au coude par exemple, le tubercule primitif et chronique siège fréquemment dans le cubitus, et l'on se trouve entraîné à scier la trochlée saine avant le cubitus; il faut même une connaissance exacte de la forme de ces tubercules pour scier les os à une hauteur convenable et sous le prétexte de conserver, comme il est recommandé, les attaches du brachial antérieur; nous avons vu scier dans un gros tubercule encore adhérent dont la moitié restait sur le cubitus. Enfin une analyse attentive nous a presque toujours montré l'altération tuberculeuse du périoste qui a déjà fourni des ostéophytes en partie altérés; de plus les parties molles peuvent également être tuberculeuses ou atteintes de troubles trophiques dus à la névrite. Toutes ces considérations ont pour objet de mettre en garde contre un optimisme qui n'est pas justifié; les chances d'insuccès sont nombreuses et la cure radicale est plus rare qu'on ne le dit. Macnamara se déclare, lui aussi, partisan des résections, cependant il avoue que l'on a dû amputer plus tard ses opérés. Néanmoins, il faut reconnaître qu'une intervention plus hâtive, faite avant la période de suppuration et de fistulisation, permet d'obtenir un grand nombre de succès thérapeutiques.

Dans quel cas convient-il d'amputer les membres? cette ressource ultime est souvent employée; les chirurgiens n'opèrent toutefois qu'autant que les désordres locaux sont incompatibles avec la conservation de la partie, ou encore lorsque l'infirmité devient une source d'empoisonnement et d'infection pour l'économie tout entière. Tel chirurgien attend la fièvre hectique, tel autre se décide plus tôt, tel autre encore n'opère plus quand il y a des symptômes de tuberculose pulmonaire. Les indications des opérations se tirent de l'état local et de l'état général et varient complètement suivant qu'il s'agit de l'une ou l'autre forme du tubercule. L'amputation n'est pas indiquée pour un tubercule primitif et chronique, avec intégrité des parties voisines et surtout des articulations. Le chirurgien devra tenir un grand compte de l'état des tissus périphériques, des troubles trophiques, du ramollissement des os, des arthropathies; l'existence de la névrite fera pencher la balance en faveur de l'opération radicale. Nous avons vu couper une jambe pour un petit séquestre de la face supérieure du calcanéum qui eût pu être retiré sans grands dégâts. Au contraire, le sacrifice du membre nous semble rationnel dans les cas de tubercule tardif à évolution rapide, à la condition qu'on n'attendra pas la fièvre hectique et la tuberculose pulmonaire; intervenir dans ces cas, c'est imposer à un moribond une opération inutile et qui n'est pas indifférente à l'accélération trop fréquente de la marche de l'infection tuberculeuse. Nous donnons, dans cette dernière forme, la préférence à l'amputation sur la résection, comme opération plus simple et plus sûre contre la récidive.

§ 2. — Lésions syphilitiques des os.

Bibliographie. — Lancereaux, *Traité de la syphilis*, p. 180. — Fournier, *La syphilis chez la femme*. — Cornil, *La syphilis*, Paris, 1879. — Wegner, *Arch. de Virchow*, t. L, s. 305. — Waldeyer, *Ibid.*, Bd. LV, s. 367. — Parrot, *Arch. de physiologie*, 1876, p. 133. — Haab, *Arch. de Virchow*, Bd. LXV, s. 366. — Veraguth, *Ibid.*, Bd. LXXXIV, s. 325. — Stilling, *Ibid.*, Bd. LXXXVIII, s. 509. — Taylor, *Syphilis in Children*, New-York, 1876. — Macnamara, *Diseases of the Bones*, 1877. — Lannelongue, *Soc. de chir.*, 1881 et 1883. — Cornil, *La syphilis*, Paris, 1879. — Kassowitz, *Med. Jahr. d. Kais. Art. Gessel.*, Wien, 1879 et 1881, p. 209. — Pellizari et Tafani, *Malattie della Ossa da Syfilide ereditaria*, Florence, 1881.

— NEUMANN, *Wien. Med. Blatt.*, 1882, n° 51. — CHIARI, *Vierteljahr. für Dermat. u. Syphilis*, 1882, Bd. IX, p. 389. — TERRIER et LUC, *Rev. de chir.*, 1882. — POULET, *Bull. de la Soc. de chir.*, 1884. — GANGOLPHE, 1888.
Thèses de Paris. — 1873, POPESCU. — 1881, LE BACHELIER. — 1883, DUBAR (Agrég.), t. XXIII.
Thèses de Lyon. — 1885, PERRET.
Thèse de Lille. — 1886, PREVOST.

1° SYPHILIS ACQUISE

La syphilis, affection virulente, inoculable, très vraisemblablement parasitaire, intéresse fréquemment le système osseux. Jadis les lésions des os étaient considérées comme des manifestations très graves et tardives de la vérole; aujourd'hui on sait que le virus syphilitique, extrêmement diffusible, peut affecter de bonne heure diverses parties du squelette. Il n'y a donc pas de lésions secondaires ou tertiaires puisque celles-ci se manifestent à toutes les périodes, quinze jours après le chancre infectant aussi bien que vingt ans après. La syphilis présente ici les mêmes caractères que dans les autres tissus; elle y détermine une irritation lente, le plus souvent localisée, modérée, qui peut amener la destruction moléculaire du tissu sans produire une inflammation suppurative. Ce n'est que plus tard, sur les sujets affaiblis, qu'elle provoque une réaction plus vive, des modifications plus profondes; la tolérance peut alors disparaître et il en résulte des nécroses, parcellaires ou plus étendues, des suppurations qui constituent ce qu'on décrivait autrefois sous le nom de carie syphilitique, expression supprimée depuis quelques années sans raison appréciable.

CORNIL décrit trois sortes de lésions syphilitiques des os : 1° l'ostéo-périostite simple; 2° l'ostéite raréfiante; 3° l'ostéomyélite raréfiante intense ou ostéo-périostite gommeuse. Nous ne conserverons pas cette division qui nous paraît inexacte parce que l'ostéite raréfiante n'est qu'une lésion transitoire, commune à beaucoup d'affections; l'éburnation est bien plus fréquente que la raréfaction même dans l'ostéomyélite; en effet, à côté de la vermoulure des os cariés, il y a dans la majorité des cas une éburnation très intense de toute la portion d'os qui persiste.

Nous diviserons les lésions osseuses de la syphilis en trois groupes :

1° La périostite simple qui se termine par résolution ou par la formation de périostoses persistantes;

2° L'ostéomyélite syphilitique subaiguë;

3° L'ostéomyélite gommeuse ou carie syphilitique.

Il est nécessaire d'ajouter que ces altérations sont encore assez mal connues et que de nouvelles recherches sont nécessaires pour élucider le processus de la néoplasie syphilitique. On trouve en réalité des variétés très grandes; avec CORNIL et RANVIER, nous admettons que les douleurs ostéocopes correspondent toujours à des modifications du tissu osseux encore indéterminées. Si maintenant nous jetons un coup d'œil sur ces énormes tibias ou fémurs qui existent dans les musées, ou sur ces crânes vermoulus comme dans les figures 135 et 136, nous nous rendrons compte de la difficulté qu'on éprouve à rapprocher des lésions si dissemblables.

D'ailleurs la syphilis des os semble présenter des différences considérables suivant les pays; la syphilis des Arabes est beaucoup plus redoutable à cet égard que celle d'Europe; de même en Amérique, au Mexique, en Chine, la vérole a conservé une intensité d'action qui justifie les descriptions sinistres que nous en ont laissé les auteurs anciens. La proportion des cas de syphilis osseuse varie également suivant les contrées; ainsi Suchanek, à Prague, a

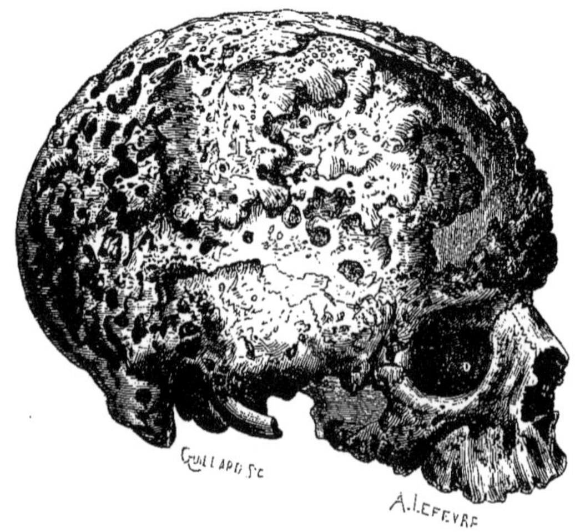

Fig. 135. — Ostéite syphilitique gommeuse du crâne. Perforation du frontal.

compté 7 p. 100 de lésions syphilitiques des os pendant la première période et 93 p. 100 après la guérison des accidents primitifs.

Il semble inutile au premier abord de chercher les conditions étiologiques qui rendent compte de la localisation de la syphilis dans l'os et plus spécialement dans quelques parties du squelette. Cependant on a fait jouer aux traumatismes et aux influences professionnelles un rôle réel dans un certain nombre de cas. Les contusions, les frottements répétés au niveau des os superficiels n'expliquent-ils pas la fréquence des périostites en certains points; le frontal, la clavicule, le sternum, la face interne du tibia sont en effet des lieux d'élection de la syphilis. Virchow, Cornil ont plus particulièrement montré l'influence professionnelle; ce dernier a vu, chez les commissionnaires, les courroies produire des périostoses aux points où elles portaient sur les os. Il ne faudrait pas trop exagérer l'importance de ces causes souvent mises en défaut.

A. — PÉRIOSTITE SYPHILITIQUE ET PÉRIOSTOSES

Les manifestations osseuses de la syphilis peuvent apparaître, ainsi que Mauriac l'a bien démontré, peu de temps après les accidents primitifs; ce sont surtout des périostites qui siègent de préférence sur le crâne au niveau du frontal, sur les cartilages costaux, du sternum, le tibia, etc. Il n'est pas très rare de voir ces accidents survenir promptement après le chancre infectant et avant les autres manifestations secondaires; l'un de nous a observé un soldat qui, moins d'un mois après le chancre pénien, présentait plusieurs foyers de périostite syphilitique développés successivement sur le frontal.

Dans ces cas hâtifs, la lésion limitée au périoste ne paraît pas s'étendre à l'os sous-jacent; le caractère dominant de ces périostites est leur acuité et en même temps la soudaineté de leur apparition; en vingt-quatre ou quarante-huit heures, après des douleurs très intenses, principalement pendant la nuit, la région devient le siège d'un gonflement circonscrit large comme une pièce de deux francs, très sensible à la pression; le doigt y perçoit une vague fluctuation, un empâtement inflammatoire. Au bout de quelques semaines, parfois plus tôt, surtout sous l'influence d'un traitement convenable, les symptômes décroissent, il ne reste bientôt plus qu'une légère périostose; d'autres foyers se forment souvent au voisinage, déterminant des douleurs névralgiques irradiantes, et suivent une marche identique. Ces périostites hâtives sont moins aiguës quand elles siègent sur les os des membres, particulièrement sur le tibia.

La périostite se montre à toutes les périodes de la syphilis, avec des caractères encore plus subaigus, provoquant seulement des ossifications localisées, quelquefois assez volumineuses et assez saillantes pour mériter le nom d'exostoses. Le mécanisme de leur formation est si simple que nous ne croyons pas utile d'insister sur leur structure et leur évolution. L'irritation produit, en un point localisé, une suractivité fonctionnelle du périoste; la couche ostéogène proliférée à des degrés divers s'ossifie ensuite. Ce processus nullement inflammatoire évolue en général avec une grande lenteur. Ces périostites, dont les sièges d'élection sont les mêmes que ceux de la périostite hâtive, se présentent sous la forme de saillies douloureuses, dures, tantôt aplaties comme un verre de montre, s'élevant de quelques millimètres au-dessus de l'os, exceptionnellement acuminées; il n'est pas rare de les voir symétriques sur les deux clavicules ou les tibias. La douleur souvent spontanée s'accroît par le mouvement, la pression, la chaleur. D'ailleurs les souffrances disparaissent au bout de 25 à 30 jours, et l'exostose seule persiste sans changements appréciables.

Fournier a décrit, sous le nom d'*ostéalgie*, les douleurs ostéocopes si fréquentes dans le cours de la syphilis et qui ne s'accompagnent d'aucun autre symptôme; elles correspondent probablement à des modifications intimes de la structure osseuse produites par le virus syphilitique.

B. — Ostéomyélite syphilitique non suppurée

La syphilis, lorsqu'elle localise son action dans la moelle des os, détermine des altérations circonscrites ou diffuses, identiques à celles que produit l'irritation de la moelle chez un animal. Dans une première période, la moelle devient embryonnaire et prolifère; le tissu osseux se raréfie et prend l'aspect spongieux; de son côté, le périoste ne reste pas indifférent et, comme dans tous les cas d'ostéomyélite, quelle qu'en soit la nature, traduit l'irritation dont il est l'objet par une prolifération active de sa couche profonde. Tout ce travail s'exécute sans suppuration et d'une façon lente; aussi cette évolution met-elle des années pour aboutir. Lorsque, pour des raisons mal connues, la cause irritante perd son intensité, soit qu'elle s'épuise d'elle-même, soit qu'elle cède à l'action d'un traitement convenable, l'ostéomyélite syphilitique passe à la seconde période de condensation ou d'éburnation, l'apposition fait place à la raréfaction et il en résulte : 1° une ossification de la moelle qui peut disparaître ou être réduite à un pertuis très mince ; 2° une condensation de l'os périostique qui prend une consistance, une régularité et une densité de plus en plus grandes. Telle est l'origine de ces gros os, tibia, fémur, qui ne sont pas rares dans nos musées et qui ont été décrits comme atteints d'hyperostoses. En réalité, il s'agit là d'ostéomyélites subaiguës chroniques, terminées par éburnation. Plus tard, après des années, le travail de résorption qui existe normalement reparaît et le canal médullaire peut de nouveau s'agrandir tout en conservant son réseau trabéculaire qui indique l'ancienne inflammation syphilitique.

Les symptômes de ces ostéomyélites sont assez obscurs; ici encore la douleur est le signe le plus constant ; par ses caractères, elle permet de présumer la nature de l'affection; le gonflement diffus de l'os, la gêne fonctionnelle, l'existence d'autres accidents syphilitiques, l'altération de la constitution mettent sur la voie de la véritable nature de la maladie, qui évolue lentement, en plusieurs mois et même plusieurs années. Les os hyperostosés par cette ostéomyélite sont toujours sujets à des douleurs erratiques, indices des modifications incessantes survenues dans leurs tissus; ces douleurs, souvent prises pour des rhumatismes, deviennent plus aiguës par le froid humide.

Le traitement mercuriel et surtout le traitement mixte peut bien enrayer dans une certaine mesure cette ostéomyélite ; mais, dès que les productions périostiques existent, il ne faut pas compter sur une résolution absolue ; la guérison par éburnation, ossification de la moelle, exostose devient fatale.

C. — OSTÉOMYÉLITE GOMMEUSE OU CARIE SYPHILITIQUE

Les auteurs qui ont décrit l'ostéomyélite gommeuse ont eu particulièrement en vue la gomme sous-périostique ; pour quelques-uns l'ostéite gommeuse est circonscrite ou diffuse. La gomme des os, d'après Cornil, « n'est autre chose qu'une ostéite raréfiante dans laquelle le tissu embryonnaire sous-périostique ou le tissu médullaire très abondant revêtent la disposition qu'on observe dans les gommes ; ces tissus se présentent en effet sous la forme d'une tumeur de volume variable ayant de la tendance à devenir caséeuse en bloc à un moment donné de son évolution ».

Vient-on à décoller le péricrâne de l'os, on voit que de sa face profonde se détachent des bourgeons gros comme un pois ou un haricot qui pénètrent dans des anfractuosités de l'os sous-jacent ; ce tissu mou, rose ou grisâtre, parcouru par des vaisseaux et des fibres conjonctives, se brise et suit le périoste. Plus tard ces bourgeons subissent la caséification qui débute par leur centre ; le nodule ainsi décrit constituerait la gomme. Plusieurs bourgeons partis du même point peuvent sillonner la surface de l'os et même le diploë du crâne ; fréquemment ils se rejoignent à d'autres adhérents à la dure-mère,

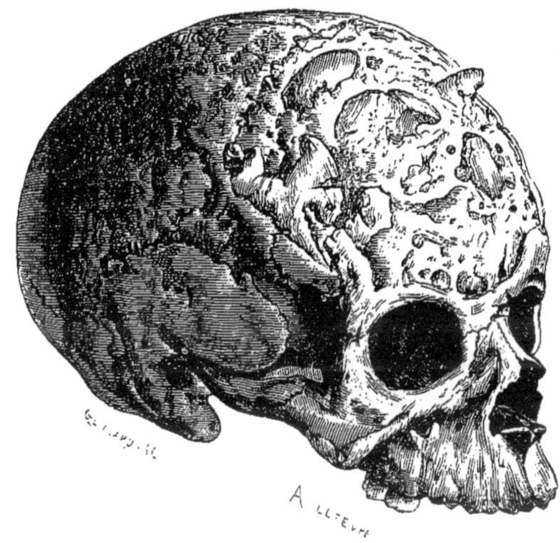

Fig. 136. — Ostéite gommeuse syphilitique du crâne. (Musée du Val-de-Grâce).

il en résulte des perforations, car partout où le bourgeon gommeux pénètre, il y a une raréfaction et une destruction intense des trabécules osseuses.

A l'autopsie de sujets qui ont succombé à ces ostéomyélites gommeuses, souvent multiples, on trouve « le crâne percé comme une écumoire par des végétations très nombreuses venues du périoste et surtout de la dure-mère ».

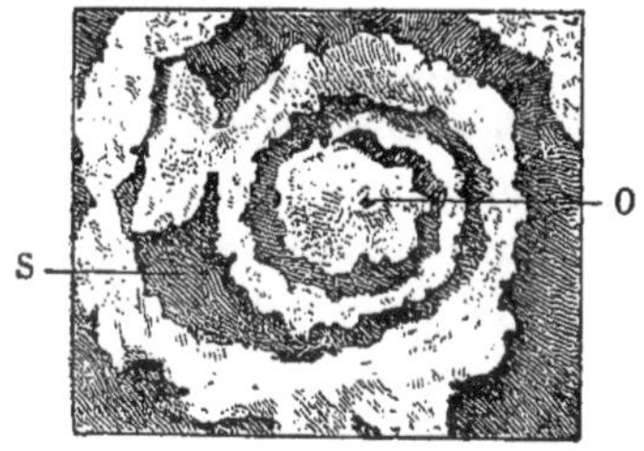

Fig. 137. — Spire décrite par un bourgeon gommeux isolé à la surface du crâne. O, orifice de pénétration. — S, sillon creusé dans l'os éburné. Figure prise sur la pièce précédente.

Cornil a eu l'occasion d'étudier ces bourgeons gommeux et y a trouvé « des fibrilles très fines entre lesquelles existent des cellules rondes possédant un noyau entouré de protoplasma ».

Les os macérés présentent des lésions qui méritent de nous arrêter parce qu'elles complètent les descriptions précédentes. Si nous prenons un crâne atteint de carie syphilitique, comme celui représenté dans la figure 136, on remarque tout d'abord que les os sont très épaissis dans les parties voisines de la lésion ; les pariétaux, le frontal atteignent souvent $0^m,01$, à $0^m,015$ et on n'y distingue plus le diploë devenu éburné. Dans les points très malades, l'os est vermoulu comme s'il avait été travaillé par quelque termite qui aurait creusé des galeries hélicoïdales à sa surface et dans son épaisseur. Cornil, dans un cas qu'il a observé, compare justement l'os macéré à une dentelle ayant, à la place de fils, des travées osseuses. Ailleurs, on voit partir d'un petit orifice central qui traverse la table externe une galerie en spirale qui s'agrandit de plus en plus, représentant grossièrement la rampe d'un limaçon un ressort de montre. Cette structure semble être générale dans le processus de destruction de l'os et les limites des ulcérations sont toujours curvilignes (fig. 138) ; cette disposition n'avait pas échappé aux auteurs qui ont décrit ces lésions syphilitiques et ils retrouvaient là les traits caractéristiques communs à beaucoup de syphilides (Follin). L'os est creusé comme à l'emporte-pièce par ces galeries spiroïdes et il n'est pas rare de retrouver le pivot central autour duquel tourne la volute ; il persiste et reste comme un îlot éburné, corrodé à sa base au-dessus de la face profonde de l'os qui a été en grande partie détruit par la néoplasie.

Par suite des progrès et du développement des bourgeons perforants, des parties assez considérables du tissu osseux peuvent être séparées de leurs connexions avec les tissus vivants, elles constituent ainsi des séquestres extrêmement éburnés, très irréguliers ; il est possible de suivre sur quelques points toute la série de transformations depuis la formation de la galerie jusqu'au détachement du séquestre. La surface des os du crâne altérés par les gommes syphilitiques, curieusement travaillée par ces divers processus, montre à la loupe des arborisations très spéciales qui donnent à cette affection un caractère facile à reconnaître.

Les gommes circonscrites sont susceptibles de guérison sans suppuration ; le tissu gommeux se résorbe, il existe ultérieurement une cicatrice déprimée, étoilée, à bords nets ; les gommes diffuses disparaissent déjà moins facilement; elles aboutissent à des hyperostoses et souvent à des séquestres. Lorsqu'il y a eu perforation complète, la réparation de la perte de substance ne peut plus se faire que par un tissu fibreux nouveau.

Il est nécessaire d'insister un peu sur le mécanisme de la nécrose dans le cas d'ostéomyélite gommeuse, parce qu'il a été interprété de diverses façons. Appliquant à la syphilis un processus qu'ils ont décrit pour toutes les nécroses en général, Cornil et Ranvier admettent que la mort de l'os est la conséquence de l'éburnation extrême du tissu osseux sous l'influence de l'inflammation subaiguë ; les canaux de Havers, les cavités médullaires par le fait de l'apposition tendent à s'oblitérer, et le territoire qu'ils irriguent se nécrose. Or l'examen des séquestres syphilitiques ne vérifie pas cette interprétation ; la condensation y existe bien comme dans les séquestres tuberculeux, mais les canaux vasculaires ne sont pas oblitérés, et nous pensons qu'il est plus juste d'attribuer au processus syphilitique lui-même la production de la nécrose. Chiari, affirme que les gommes centrales, dans la moelle des os longs, sont plus fréquentes qu'on ne le pense. Il en a rencontré 7 fois sur 27 cas de syphilis invétérée; leur grosseur varie entre le volume d'un pois et celui d'une noix; le fémur et le tibia semblent être leur siège de prédilection. Ces gommes restent ordinairement silencieuses, se résorbent ou amènent un épaississement de l'os. Les pièces assez nombreuses que nous avons examinées, nous ont permis de retrouver, sur un certain nombre d'entre elles, l'hyperostose signalée par Chiari et des galeries irrégulières, comme au crâne, mais elles présentent alors la forme de vrilles.

Symptômes. — Les gommes des os, lorsqu'elles débutent superficiellement, affectent la forme de tumeurs aplaties qui font une saillie sphérique à la surface du crâne, du tibia, du sternum et sont le siège de douleurs

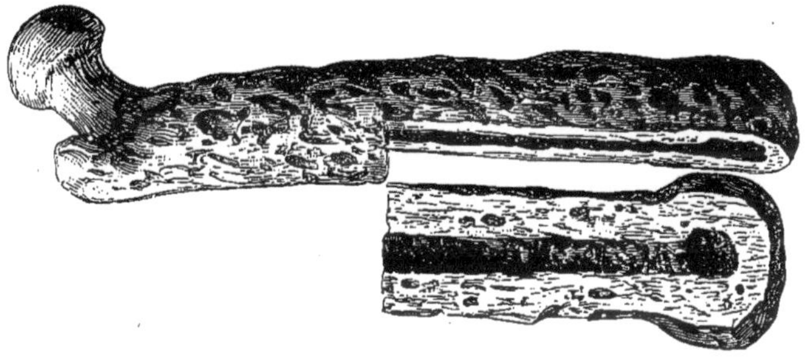

Fig. 138.— Ostéomyélite gommeuse du fémur. Carie syphilitique. (Musée du Val-de-Grâce.

ostéocopes ; leur pourtour est dur, constitué par un rebord osseux qui contraste avec la sensation de mollesse de la partie centrale. Le centre s'enflamme légèrement quand la résolution ne se fait pas et il se forme un abcès qui donne issue au contenu de la gomme ramollie ; l'abcès devient ensuite fistuleux, la suppuration étant entretenue par les séquestres plus ou moins volumineux qui existent toujours. Arrivée à ce degré, l'ostéomyélite gommeuse mérite bien le nom de carie que lui avaient donné les anciens; elle est caractérisée par l'ulcération des os et leur destruction par nécrose.

On comprendra aisément que, suivant les régions, les gommes des os peuvent être l'origine de troubles fonctionnels très graves ; celles de la tête exposent souvent aux complications méningitiques et encéphaliques ; celles de la face et des os de la bouche créent des perforations, des difformités sérieuses ; siègent-elles dans les os longs, elles diminuent notablement la solidité des diaphyses qui sont éburnées sur une partie de leur longueur et nécrosées sur l'autre; aussi les fractures consécutives aux gommes des os ne sont-elles pas absolument rares ; nous avons déposé, au musée du Val-de-Grâce, une pièce curieuse où cet accident s'est produit. Neumann a également observé le mécanisme de ces fractures spontanées, et démontré qu'elles ne sont pas liées à une altération générale du squelette, mais à une affection gommeuse locale.

Diagnostic. — Lorsque les gommes sont superficielles, comme au crâne, au sternum, leur diagnostic n'offre pas de difficultés ; il n'en est plus de même quand il s'agit de gommes profondes, celles des os des membres ou celles qui prennent naissance à la surface de la dure-mère et intéressent la table interne du crâne. A la céphalalgie, plus profonde que dans les périostites gommeuses superficielles, il faut ajouter les symptômes cérébraux dépressifs, la diminution de la mémoire et de la plupart des facultés intellectuelles ; de plus, il y a des signes de compression localisée dont l'étude servira au diagnostic.

En outre, le caractère des douleurs nocturnes, la coïncidence d'autres affections syphilitiques, les antécédents du malade, le siège de la lésion ordinairement au niveau des os superficiels fourniront de précieuses indications.

Traitement. — On a conseillé localement les frictions avec l'onguent mercuriel, les emplâtres mercuriels ; le traitement mixte et surtout l'emploi de l'iodure de potassium à doses croissantes sont beaucoup plus efficaces et permettent souvent d'obtenir la résolution des gommes avant leur ramollissement. Ce traitement doit encore être prescrit si les gommes s'enflamment ; il faudra en outre ouvrir les abcès, faire dans les foyers cariés des injections détersives, enlever les séquestres s'il est nécessaire.

2° LÉSIONS OSSEUSES DE LA SYPHILIS HÉRÉDITAIRE

Valleix, Ranvier (1865) Guéniot (1869), etc., avaient déjà signalé des altérations graves des cartilages épiphysaires chez les nouveau-nés ; la question a été étudiée avec beaucoup de soin, en Allemagne, par Wegner (1870), en France, par Parrot (1871). Depuis quelques années, grâce aux recherches de Waldeyer et Kobner, de Haab, Kassowitz, Cornil et Ranvier, Shilling, Pellizari et Tafani, l'histoire des lésions primitives de la syphilis héréditaire est bien connue. Les altérations de la syphilis héréditaire tardive ont également été l'objet de mémoires importants de Wegner, Roussel, Taylor et Lannelongue (1881) (Thèse de son élève, Berne, 1884).

A. — SYPHILIS HÉRÉDITAIRE PRIMITIVE

Wegner avait admis chez les nouveau-nés, trois degrés dans l'altération syphilitique des os qu'il désigne sous le nom d'*ostéo-chondrite*. Au premier degré, ces os présentent une couche spongio-calcaire anormale de deux millimètres d'épaisseur, intermédiaire entre l'os et le cartilage, constituée par une zone de calcification du tissu cartilagineux, plus épaissie que normalement. Cette couche fragile serait due à une prolifération très active du cartilage, à une incrustation calcaire trop grande et à un arrêt de l'ossification.

Au deuxième degré, la zone spongio-calcaire, double du premier degré, mesure quatre millimètres ; elle envoie de plus des travées calcaires jusque dans l'épaisseur du cartilage hyalin ; la prolifération cartilagineuse excessive aboutit à la formation d'amas de cellules dans lesquelles pénètrent les vaisseaux. On y trouve du tissu ostéoïde. Aussi, dans ce second degré, la perburbation de l'ossification est-elle encore plus marquée, il y a de l'os dans les points où il ne doit pas y en avoir normalement.

L'épaississement du périoste et du périchondre au niveau des épiphyses osseuses caractérise le troisième degré. Entre l'épiphyse et la diaphyse il existe une couche molle, gris rougeâtre, parfois jaunâtre, qui ressemble à du pus ; la moelle diaphysaire elle-même est plus grise. L'interposition de cette couche molle entre les deux parties de l'os diminue leur adhérence ; elles peuvent se disjoindre, glisser l'une sur l'autre, et ne sont retenues que par le périoste. Suivant les degrés, cette couche molle renferme du tissu de granulation ou des globules de pus.

Wegner avait déjà été frappé des traits de ressemblance entre cette ostéochondrite syphilitique et le rachitisme : mais, comme nous le verrons bientôt, il différenciait les deux maladies.

Parrot admet quatre degrés dans les lésions syphilitiques des os des nouveau-nés ; les plus souvent altérés sont les os des membres, le crâne, les côtes, les clavicules. Au premier degré, les os plus lourds se recouvrent d'une couche jaune paille, circonscrite ou diffuse, d'ostéophytes qui parfois doublent l'épaisseur de l'os. Le canal médullaire est plus petit par le fait d'une formation osseuse centrale ; les os iliaques, l'omoplate sont épaissis. Au second degré, les mêmes caractères paraissent atténués, les couches nouvelles moins denses, plus régulières et plus poreuses. Les lieux d'élection de l'affection siègent au niveau de la partie inférieure de la diaphyse humérale et de la partie supérieure de celle du cubitus. On en trouve aussi à la face antérieure du fémur et à la face interne du tibia.

Le tissu spongieux, au voisinage des extrémités, présente un ensemble de lésions décrites par Parrot sous le nom d'*atrophie gélatiniforme* caractérisée par la présence des taches jaune serin, maïs ou rouges, ramollies. Ce tissu altéré s'étend au tissu compact de la diaphyse, au cartilage chondro-calcaire et plus tard au cartilage épiphysaire qui prend une coloration rouge brun.

Telle est l'origine de ce que Parrot appelle la *pseudo-paralysie syphilitique des nouveau-nés*. Sous l'influence de mouvements spontanés ou communiqués, l'os se brise au voisinage du cartilage, et les os glissent ou se courbent sur les extrémités décollées, d'où une grande impotence. Si ces foyers s'enflamment, suppurent, le pus se fait jour au dehors ou dans une articulation voisine.

Le troisième degré est caractérisé par la médullisation ; elle ne se montre que sur des sujets plus âgés ; on retrouve encore quelques ostéophytes et l'altération gélatiniforme, mais en plus il y a une production exagérée de moelle qui se substitue aux ostéophytes sous-périostiques. Cette altération se voit surtout à l'extrémité inférieure de l'humérus. Ainsi on trouve une couche médullaire très abondante sous le périoste et une autre plus forte qui s'étend jusque dans le cartilage épiphysaire hyalin.

Avec le quatrième degré apparaît le tissu spongoïde à la place de la couche chondro-calcaire. Cette modification, par le progrès de l'âge, tend à se rapprocher du rachitisme.

Y a-t-il identité entre ces lésions syphilitiques et celles du rachitisme ? telle est la question qui s'est posée naturellement après les travaux des divers auteurs. Si Parrot, Lannelongue croient pouvoir accepter sans réserves cette interprétation, Wegner, et d'une façon générale la plupart des auteurs allemands n'admettent pas cette identité. En France, Cornil et Ranvier ne considèrent pas jusqu'à nouvel ordre les lésions des deux affections comme identiques. Il est fort possible que deux maladies différentes soient susceptibles de provoquer dans le processus d'ossification des perturbations de même ordre au moins en apparence.

Un autre point a été également très discuté, dans ces dernières années : il s'agit du décollement épiphysaire Tandis que Wegner regarde le décollement épiphysaire comme résultant d'un travail inflammatoire qui s'établit au niveau de la ligne d'ossification, Haab, Veraguth, Cornil et Ranvier croient qu'il est dû à une fracture produite par une cause extérieure favorisée, par le retard de la formation osseuse. Shilling, dans un travail plus récent acceptant cette dernière opinion, admet que le décollement se produit par une fracture accidentelle que favorise le retard de la formation osseuse et la diffusion de l'infiltration calcaire.

Aujourd'hui nombre d'auteurs pensent que ce décollement peut guérir ; Parrot, Taylor, Bassowitz en ont cité des exemples et, pour ce dernier, le périoste produirait très fréquemment autour du décollement un cal cartilagineux.

Symptômes.— On comprend combien il est difficile de décrire les symptômes d'une maladie encore assez mal déterminée et sujette à contestation : les os longs présenteraient des nodosités, des gonflements circonscrits ou diffus, souvent bien difficiles à percevoir ; les fractures complètes ne sont pas rares ; enfin le décollement produit la pseudo-paralysie décrite par Parrot, Troisier.

Sous le nom assez impropre d'exostoses craniennes, le même auteur a décrit des périostoses circonscrites, arrondies, formant un léger relief, siégeant de préférence sur les deux frontaux et les deux pariétaux au voisinage du bregma ; les crânes sur lesquels on observe ces mamelons ont été désignés sous le nom de *natiformes* par Parrot. Les perforations craniennes, dans cette maladie, sont faciles à reconnaître.

B. — LÉSIONS TARDIVES DE LA SYPHILIS HÉRÉDITAIRE

Bouchard paraît être l'un des premiers auteurs qui aient attiré l'attention sur cette variété de manifestations osseuses de la syphilis (1873). Entrevue par Gosselin, Taylor, Roussel, cettte affection a été l'objet d'un travail intéressant de Lannelongue et de Fournier. En général au delà de l'âge de quatre ans, apparaissent des gonflements osseux multiples. Les manifestations tardives se développent lentement, deviennent l'origine d'hyperostoses noueuses à surface grenue et irrégulière. La suppuration et la nécrose de ces productions sont exceptionnelles. Il n'en serait pas de même des douleurs qui persistent souvent et longtemps, mais qu'un traitement convenable diminue toujours. Ces lésions peuvent être isolées, ou bien coïncider avec d'autres syphilides et un état plus ou moins cachectique du sujet.

Il en résulte à la longue des déformations permanentes, fréquentes sur le tibia, le cubitus, le radius, le fémur et l'humérus ; le traitement n'ayant d'action qu'au début, reste inefficace contre les périostoses. Le diagnostic exact de semblables altérations est très délicat; les divergences d'opinions qui se sont manifestées au sein de la Société de chirurgie sur cette question, témoignent assez des dificultés que présente la détermination exacte de la nature de ces productions.

CHAPITRE VIII

LÉSIONS DE NUTRITION DES OS

§ 1er. — Rachitisme.

SYNONYME. — Rickets. — Morbus anglorum.

Bibliographie. — J.-L. PETIT, *Traité des mal. des os*, 1735. — LEVACHER, *Traité du rachitis*, Paris, 1775. — POUTEAU, *Œuvres posthumes*, 1783, t. Ier. — RUFZ, *Gaz. méd.*, 1834. — J. GUÉRIN, *Ibid.*, 1839. — GURLT, *De Ossium Rachitide*, etc., Berlin, 1848. — TROUSSEAU et LASÈGUE, *Arch. gén. de méd.*, 1849, t. Ier, p. 257. — BROCA, *Bull. de la Soc. anat.*, 1852, p. 141. — VIRCHOW, *Arch. de Virchow*, Bd. V, 1853. — BOUVIER, *Mal. chroniques de l'appareil locomoteur*, 1858, p. 205. — RITTER VON RITTERSHAIN, *Die Path. u. Ther. der Rachitis*, Berlin, 1863. — R. VOLKMANN, *Handbuch de Pitha et Billroth*, Bd. II, 1865. — J. BŒCKEL, *Bull. de la Soc. de chir.*, 1876, p. 167. — LEWIS SMITH, *Encyclop. int. de chir.*, t. Ier. — PARROT, *Bull. de la Soc. de chir.*, 1883, p. 173. — LANNELONGUE, *Ibid.*, p. 140. — KASSOWITZ, *Semaine méd.*, 1884, p. 375, 396, 511, et *Centr. f. Chir.*, 1886, nº 8, p. 128. — COMBY, *Rev. des maladies de l'enfance*, 1885 et *Arch. gén. de méd.*, 1885. — H.-C HAVEN, *Étiologie. — Boston med. and. surg. journal et revue de chir.*, 1886. — CAZIN et ISCOVESCO, *Arch. gén. de méd.*, 1888.
Thèses de Paris. — 1847, CASTAGNÉ. — 1852, BEYLARD. — 1867, GUESNON DES MESNARD. — 1871, DUCOUDRAY. — 1862, THERYC. — 1873, HUGUENARD.
Thèse de Lyon. — 1886, ASSADA.

Le rachitisme est une lésion de nutrition du squelette qui entrave son développement et produit des déformations passagères ou durables.

Etiologie. — *Age.* — Le rachitisme peut déjà exister chez le fœtus, c'est un fait aujourd'hui au-dessus de toute contestation ; mais, comme nous le verrons bientôt, il différerait un peu dans ces conditions du rachitisme ordinaire. Sur 903 cas de rachitisme de la première enfance, 259 appartiennent à la seconde moitié de la première année, 342 apparurent dans le cours de la deuxième année, 134 dans la troisième. Le rachitisme vrai n'existe plus après la période d'ossification et les cas de ramollissement des os prennent alors le nom d'ostéomalacie.

Conditions sociales. — Si les enfants pauvres sont fréquemment atteints de rachitisme, on l'observe également dans les classes aisées ; il est certain que l'encombrement des populations urbaines, l'humidité, le froid, l'aération insuffisante (VOGEL) contribuent beaucoup au développement de cette altération.

Les sexes sont à peu près également frappés : les filles auraient peut-être une prédisposition spéciale.

Hérédité. — On a dit que le rachitisme était héréditaire, et le fait est suffisamment démontré dans différents cas. Néanmoins des parents sains ou bien constitués, au moins en apparence, ont donné le jour à toute une génération d'enfants rachitiques. Assez souvent les premiers enfants issus d'un mariage sont indemnes, tandis que les derniers deviennent rachitiques ; à partir du premier enfant rachitique tous les autres le sont infailliblement.

Alimentation. — Dans les pays où le rachitisme est commun, en Angleterre par exemple, on fait jouer un rôle considérable aux défectuosités de l'alimentation pendant la première enfance. Les uns ont pensé qu'on sevrait les enfants trop tôt ; d'autres ont incriminé le biberon, l'allaitement artificiel, l'irritation chronique produite sur le tube digestif par une nourriture disproportionnée avec la puissance digestive des sécrétions stomacales et intestinales ; la diarrhée deviendrait ainsi une cause de rachitisme. MACNAMARA fait observer à ce sujet que la diarrhée est très commune aux Indes et que cependant le rachitisme y est exceptionnel. Les expériences sur les animaux donnent quelque crédit à l'opinion de ceux qui admettent dans le rachitisme un excès d'acide lactique et une pénurie de sels de chaux. L'usage exagéré des farineux et surtout de la pomme de terre, l'insuffisance d'acide chlorhydrique dans l'estomac ont été également invoqués. BOUCHARD et COMBY pensent que les causes du rachitisme se résument toutes dans l'alimentation.

Les rapports de la tuberculose avec le rachitisme sont mal prouvés ; il en est de même de ceux de la syphilis, qui, d'après PARROT, serait la cause originelle du rachitisme que cet auteur considérait comme une altération osseuse tertiaire de la syphilis héréditaire ; LANNELONGUE a publié des faits qui confirment cette opinion ; H.-C. HAVEN nie complètement cette influence ; LEES, en Angleterre, sans méconnaître les liens étroits qui unissent les deux maladies, croit que la syphilis constitue plutôt une prédisposition. C'est l'opinion généralement admise.

E. VINCENT admet encore un rachitisme tardif chez les adolescents pendant toute la durée de la période de croissance. La principale cause serait la misère physiologique, surtout dans la convalescence des maladies graves ; la scoliose des adolescents résulterait pour VINCENT d'un rachitisme vertébral tardif.

Nature du rachitisme. — *Rachitisme expérimental.* — Après des expériences contradictoires tentées en France depuis MAGENDIE, on est parvenu aujourd'hui à produire le rachitisme de diverses façons chez les animaux ; WEGNER a réussi par l'administration continue de petites doses de phosphore. En faisant ingérer à des bêtes de l'acide lactique et en diminuant la quantité de sels de chaux, HEITZMANN, LEWIS SMITH, ROLOFF (1879), ont également obtenu le rachitisme expérimentalement ou tout au moins une altération analogue. D'ailleurs cette altération survient spontanément chez eux quand ils sont placés dans de mauvaises conditions hygiéniques. Ces recherches maintenant incontestées ont conduit les pathologistes à accuser l'insuffisance des sels de chaux et l'excès d'acide lactique. SEEMANN pense qu'on ne peut pas sortir du dilemme suivant : ou bien il y a un rapport insuffisant des matériaux nécessaires à l'ossification, ou bien une déperdition exagérée. Les Anglais et les Américains, considérant d'une part qu'en supprimant la chaux aux jeunes animaux et en donnant l'acide lactique en excès, on produit le rachitisme, d'autre part que, dans les asiles d'enfants, il suffit d'une nourriture plus abondante, mieux appropriée et plus riche pour atténuer le rachitisme, admettent que cette maladie est due à un apport insuffisant. Quant à la seconde hypothèse, elle serait plausible si les sécrétions contenaient plus de chaux; or les analyses de SEEMANN lui ont montré que la quantité de chaux était, dans les urines, plus faible qu'à l'état normal; d'où il est logique de conclure que la première opinion est plus vraisemblable. Il faudrait encore faire intervenir les cellules cartilagineuses elles-mêmes qui ne sont pas indifférentes dans la question.

Les auteurs ont émis sur la nature de l'affection des idées très variées; pour NIEMEYER, le rachitisme serait une lésion de l'os et du périoste; VOGEL ne fait intervenir qu'un vice de nutrition, par le fait d'une aération défectueuse; pour HILTON FAGGE, le rachitisme est une maladie générale qui ne se borne pas à un seul système, mais affecte également les viscères; l'amélioration que produit une alimentation plus hygiénique ne lui permet pas de considérer la maladie comme une diathèse. KASSOWITZ en fait une ostéite inflammatoire hyperhémique.

Enfin l'opinion de PARROT, la plus accentuée de toutes, rattache directement le rachitisme à la syphilis héréditaire dont il ne serait qu'une manifestation. Comme nous le disions plus haut, son opinion ne paraît pas avoir été confirmée.

Anatomie pathologique. — Le rachitisme fœtal, d'après MULLER, EBERTH, diffère du rachitisme ordinaire. Chez le fœtus, on trouve bien des épiphyses cartilagineuses gonflées, en massue, mais il y a en même temps ossification exagérée des diaphyses, avec disparition de la cavité médullaire, inflexion des os au lieu de fracture. Seul le cartilage sérié est malade; quant à l'ossification par le périoste, non seulement elle existe, mais elle est même exagérée.

On distingue trois périodes dans le rachitisme ordinaire; la première est caractérisée par la perturbation de l'ossification; les déformations surviennent dans la seconde; enfin la réparation commence lorsque l'ossification se rétablit.

Les altérations histologiques du rachitisme ne nous sont pas encore intimement connues, surtout à la période de réparation. Cependant nous devons à BROCA, VIRCHOW, RANVIER, J. RENAUT des études intéressantes sur la question. On sait que l'ossification se fait par deux procédés : 1° l'ossification et la médullisation du cartilage sérié primitif; 2° l'ossification périphérique par le périoste. A l'âge où apparaît le rachitisme, l'ossification du cartilage primitif au niveau de la diaphyse est en partie achevée, et il ne reste plus que les disques de conjugaison aux deux extrémités de l'os entre la diaphyse et l'épiphyse. Le cartilage conjugal conserve l'aspect sérié; les cellules cartilagineuses sont empilées les unes sur les autres en séries verticales accolées. Ce phénomène porte le nom de rivulation. Du côté du centre du cartilage les capsules cartilagineuses sont à peine proliférées; à mesure qu'on s'en éloigne, les cellules prolifèrent et donnent naissance à huit ou dix capsules secondaires. C'est à ce moment que se produit la différenciation; elle est déterminée par les vaisseaux qui pénètrent entre les colonnettes et apportent les matériaux nécessaires à l'ossification et à la médullisation. Une partie des cellules proliférées est englobée dans l'os, l'autre va constituer la moelle qui remplit les espaces intertrabéculaires. De son côté, le périoste fabrique de nouvelles couches aux dépens de sa couche profonde et augmente de cette façon l'épaisseur de l'os; le cartilage de conjugaison l'accroît en longueur.

Dans le rachitisme fœtal, l'ossification par le cartilage sérié serait seule troublée tandis que la moelle périostique continuerait ses fonctions; les recherches de MULLER, EBERTH ont démontré la présence d'un gonflement exagéré des têtes osseuses et en même temps une ossification active des diaphyses. Le canal médullaire ne s'agrandirait pas, de telle sorte que l'os deviendrait plus compact pendant que les extrémités s'infléchissent.

Dans le rachitisme vrai, les deux systèmes d'ossification sont altérés. Il faut d'abord se rappeler qu'au moment où l'affection apparaît, une bonne partie de la diaphyse se trouve ossifiée et qu'il existe déjà un canal médullaire rempli de moelle fœtale. Le rachitisme est caractérisé : 1° par une prolifération excessive, tumultueuse, désordonnée des cellules du cartilage sérié; 2° par une perturbation dans la différenciation; 3° par une absence d'ossification périostique. L'ossification n'est pas supprimée complètement, mais elle ne se fait plus que par places et d'une façon irrégulière, tandis que la médullisation est exagérée. La prolifération des cellules cartilagineuses est excessive, elle se traduit par un gonflement caractéristique de l'os à son collet, qui correspond aux couches *chondroïde* et *spongoïde* des auteurs. L'analyse histologique montre bien cette altération et, sur une même coupe, on peut voir du cartilage ancien non proliféré, des capsules qui ont donné naissance à de la moelle, par suite de la pénétration anormale des vaisseaux dans cette couche, et des travées osseuses, le plus souvent irrégulières.

Du côté du périoste, la couche ostéogénique normalement réduite à une lame fine offre dans le rachitisme des proportions exagérées, parce que, d'une part, le tissu se développe plus vite et que, d'autre part, le ciment ne s'y dépose pas; ce tissu prend alors l'aspect rouge brun de la pulpe splénique, ressemblant à un épanchement sanguin. L'ossification, sans être absolument supprimée, se fait d'une façon irrégulière et aboutit à la formation des ostéophytes. Pendant que ces phénomènes se passent à la périphérie de l'os, la raréfaction centrale continue comme à l'état normal, de telle sorte que la diaphyse se creuse intérieurement sans se renforcer en dehors; elle s'affaiblit et devient plus cassante.

Telles sont les altérations fonctionnelles du rachitisme à la première période; à mesure que ces lésions deviennent plus accentuées, l'os se ramollit jusqu'à plier comme une branche de saule; il ne contient presque plus de sels calcaires, aussi sa structure est-elle bien différente. Enfin le mécanisme d'après lequel l'ossification reparaît dans la troisième période, dite de réparation, paraît encore très mal connu.

Des analyses chimiques des os rachitiques ont démontré, ce qui était évident à priori, la prédominence de la matière organique sur les sels terreux.

Lésions macroscopiques. — 1° *Période de prolifération.* — Les os rachitiques blanc bleuâtre, très vasculaires, présentent des renflements au niveau des cartilages de conjugaison. Il existe, sous le périoste, une couche de tissu spongoïde rouge foncé analogue à de la gelée de groseilles.

2° *Période de déformation.* — Les lésions précédentes persistent et atteignent même leur maximum d'intensité ; de plus, l'os flexible ne résiste pas au poids du corps et à l'action des muscles antagonistes qui agissent pour pro-

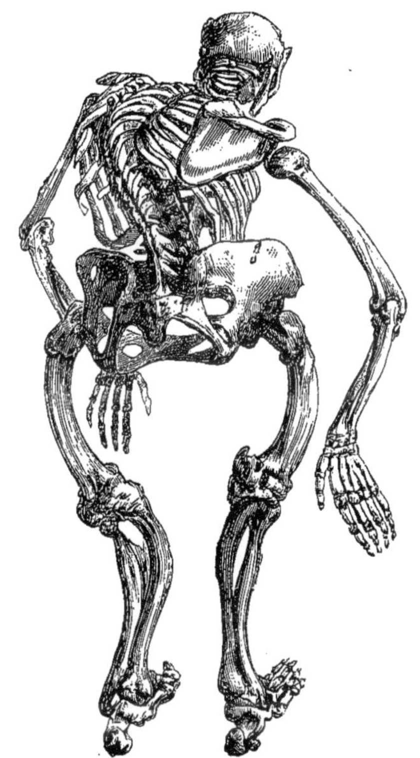

Fig. 139. — Squelette de rachitique. Collection BOUVIER. (Musée du Val-de-Grâce.)

duire des déformations multiples que nous allons rapidement passer en revue dans les différentes parties du squelette. Un des premiers symptômes appréciables est l'élargissement des têtes des côtes au niveau des cartilages costaux ; il en résulte des nouures superposées qui forment comme un chapelet. Le thorax subit, par suite de cette maladie, des déformations caractéristiques ; les côtes sont convexes en dedans et forment ainsi deux gouttières obliques de chaque côté des articulations chondro-sternales. Le sternum souvent très irrégulier proémine en avant (thorax en carène, en bréchet de pigeon) ; outre le double sillon, il en existerait un autre, horizontal, au niveau des septièmes, huitièmes et neuvièmes côtes, produit par la pression excentirque des viscères sous-jacents.

Du côté de l'occiput, les altérations sont également très précoces; elles ont été signalées par Elsasser, qui le premier a décrit le *craniotabes*, caractérisé par l'existence de plaques molles sur l'occipital, indépendantes des sutures et des fontanelles. Le doigt sent des dépressions rondes multiples, où il n'y a pas d'ossification; parfois on en a compté jusqu'à dix. Pour Macnamara, elles constituent des points où l'ossification ne s'est pas faite, tandis que, pour quelques auteurs, ce sont des surfaces de résorption.

Les autres os de la tête sont également intéressés dans le rachitisme, mais à un moindre degré; les fontanelles se soudent plus tard; la tête plus volumineuse se déforme et devient irrégulièrement carrée, son volume paraît d'autant plus grand que la face est plus petite, et les mensurations faites en Angleterre ont montré que les petits rachitiques ont la circonférence céphalique supérieure de deux pouces et demi à celle des enfants ordinaires.

Par suite de l'affaissement des vertèbres, la colonne se déforme et prend des courbures anormales. Il y a généralement des saillies antéro-postérieures, une saillie cervicale en avant, une incurvation dorsale en arrière. Le promontoire est poussé en avant et ce bec, joint aux déformations du bassin, modifie les proportions relatives des détroits (*bassins rachitiques*).

Les épiphyses inférieures du radius et du cubitus se gonflent de bonne heure; tous les os des membres subissent des inflexions qui exagèrent les courbures normales et changent la forme de l'os. A la période du ramollissement, les parties les plus saillantes proéminent sous le périoste qu'elles repoussent sans le perforer. En ces points, la couche de moelle groseille est moins épaisse, et les os s'aplatissent (tibia, péroné). Les os des membres, indépendamment de leur courbure, sont en général plus courts. La dentition est plus tardive chez les enfants rachitiques et les dents, cassantes, sont recouvertes d'une faible couche d'émail.

Pendant la période de déformation, signalons quelques lésions viscérales; la rate est augmentée de volume (Ritter von Rittershain). W. Jenner mentionne la dégénérescence amyloïde du foie, niée par Lewis Smith, Parry, Dickinson. Ce dernier a vu les ganglions mésentériques gonflés. L'abdomen est proéminent, probablement par suite de la lordose lombaire.

3° *Période de réparation.* — L'ossification reparaît d'ordinaire vers l'âge de trois ans, souvent plus tard, et s'accentue de plus en plus jusqu'à l'adolescence. On ne sait rien sur le procédé d'après lequel se fait ce processus, et l'examen des os rachitiques adultes ne permet pas de s'en rendre compte, car les coupes usées ne laissent reconnaître aucune lésion apparente. Ce travail d'ossification tend d'ailleurs à adoucir les courbures anormales et à consolider les os en renforçant les concavités où le tissu spongoïde s'est plus particulièrement accumulé. Les rachitiques conservent néanmoins de graves difformités, très variables suivant l'intensité de la maladie; ils sont toujours de petite taille.

Symptômes. — Dans la première période, les enfants rachitiques présentent des symptômes sérieux : ils sont désagréables, difficiles, dorment mal; les fonctions languissent, la diarrhée est fréquente. Les malades ont souvent à cette période des sueurs profuses de la tête et du cou; ils s'agitent dans leur berceau, repoussent les couvertures; leur corps a une sensibilité exceptionnelle; il suffit de les lever pour provoquer de la douleur; aussi préfèrent-ils rester au lit. Notons encore une bouffissure de la face avec turgescence des veines de la tête et du cou; il n'y a pas de fièvre.

Toutes les déformations, les nouures que nous avons énumérées plus haut se produisent successivement et donnent au rachitique une physionomie qu'on ne saurait méconnaître avec un peu d'attention. Le craniotabes, attribué à la pression des oreillers sur l'occipital, ne s'observerait que du côté où l'enfant a l'habitude de se coucher. Les enfants rachitiques sont dans une certaine mesure hydrocéphales; c'est encore à ces déformations du crâne que serait dû le *laryngisme striduleux* fréquent dans cette maladie. En général, les attaques surviennent de nuit, quand l'enfant est au repos; ce que l'on a expliqué par la compression du cerveau à travers les lacunes de l'occipital; le petit malade présente de véritables accès de suffocation qui durent plusieurs secondes, comme dans le spasme de la glotte. La respiration est sensiblement gênée par la compression du poumon et la déformation de la cage thoracique; telle paraît être l'origine d'accidents cardiaques quelquefois mentionnés. Le ventre est proéminent.

Les déformations des membres gênent beaucoup la marche, et c'est la cause de difformités graves, souvent irrémédiables, si elles ne sont pas corrigées avant la période d'ossification. Habituellement, les fémurs sont arqués en dehors et les membres pelviens présentent la même disposition; aussi le détroit inférieur du bassin est-il très large, tandis qu'au contraire le détroit supérieur toujours rétréci constitue, plus tard, une des causes fréquentes et graves de la dystocie.

Les os des membres, pendant les deux premières périodes, sont très fragiles et se brisent avec la plus grande facilité; il se forme un cal rempli de moelle qui ne s'ossifie pas.

Terminaisons. — Chez certains rachitiques, la période d'ossification manquerait et les enfants meurent dans le marasme; cette période de réparation se caractérise par le rétablissement des fonctions digestives, la cessation des douleurs, le retour de la gaieté, la reprise du travail de dentition, la diminution des phosphates dans les urines, etc.; lorsqu'elle est commencée, elle se continue régulièrement jusqu'à la soudure définitive des épiphyses; les os des rachitiques deviennent même plus compacts que les os normaux. Si les déformations du thorax ont été très grandes, les mouvements du cœur sont gênés, l'ampliation des poumons se fait mal dans certaines parties; de là la dyspnée, les bronchites catarrhales graves, l'emphysème, complications qui, jointes aux accidents cérébraux, compromettent la vie des petits malades. Le rachitisme fœtal aurait, d'après quelques auteurs, des rapports avec le crétinisme.

Diagnostic. — Il est assez difficile de reconnaître l'affection dans sa première période, d'autant plus que les enfants ont souvent les apparences d'une assez bonne santé. Cependant les troubles digestifs vers le sixième mois après la naissance, les sueurs profuses, la face vultueuse, la conformation de la tête, le retard prolongé de la dentition et de la soudure des fontanelles, l'existence d'autres cas dans la même famille peuvent quelquefois éveiller l'attention du médecin. Un peu plus tard, le craniotabes, les nouures en chapelet des côtes, les déformations si caractéristiques des épiphyses et des os longs lèvent absolument tous les doutes. Il sera facile de distinguer le rachitisme de la paralysie infantile, bien que les deux états pathologiques aient quelques symptômes communs; la paralysie n'intéresse guère que les membres inférieurs et la sensibilité reste normale dans le rachitisme.

Pronostic. — Le rachitisme est toujours une affection grave susceptible de conduire à la mort, non par elle-même, mais par le fait des complications multiples dont elle peut être la cause. Le pronostic paraît d'autant plus sérieux que la maladie a commencé plus tôt. Enfin, les déformations constituent une infirmité qui rend impropre à beaucoup d'emplois et entrave le jeu régulier des fonctions; les rétrécissements des bassins rachitiques compliquent les accouchements.

Traitement. — Il est médical et chirurgical :

1° *Traitement médical.* — Tous les moyens hygiéniques propres à atténuer les causes du rachitisme sont d'une utilité incontestable; un air pur et sec, l'habitation dans un local bien éclairé et spacieux, le séjour à la campagne, les bains de mer contribueront à arrêter les progrès du mal. Une alimentation rationnelle a également une influence puissante sur la marche du rachitisme. Pour les très jeunes enfants, il est avantageux de substituer le sein au biberon; pour ceux de huit à dix mois, un bon lait sera préférable aux aliments qu'on trouve dans l'industrie; le bouillon concentré en petite quantité, rend aussi des services.

On a depuis longtemps administré l'huile de foie de morue, le lacto-phosphate de chaux, les vins toniques, et on y aura recours sans dangers. Kassowitz, Hagenbach ont récemment vanté les effets du phosphore ($0^{gr},006$ de phosphore incorporé dans de l'huile). Pendant les deux premières périodes du rachitisme, il y a de graves inconvénients à faire marcher les enfants, parce qu'on court le risque d'accentuer les déformations, mais plus tard il faut recommander une gymnastique progressive.

2° *Traitement chirurgical.* — Ce traitement est palliatif ou curatif. Le premier consiste à remédier aux déformations par des appareils qui redressent les courbures vicieuses. On peut ainsi, chez les tous jeunes enfants, ramener les membres dans la rectitude en se servant d'appareils à attelles laissés en place pendant un certain temps, et réappliqués s'il est besoin. Les appareils orthopédiques varient naturellement suivant les indications.

La rupture des os, possible avant que l'ossification soit complète, porte le nom d'*ostéoclasie*. On la pratique avec les mains seules ou avec des leviers puissants dits *ostéoclastes* qui produisent des *infractions;* elle a été tentée, il y a déjà longtemps, par J. Guérin, mais elle est devenue bien réglée depuis quinze ans. Après la période de réparation, il faut recourir à l'*ostéotomie* qui, d'abord essayée timidement par Billroth, Nusbaum, Bœckel, est aujourd'hui couramment employée contre les déformations rachitiques, grâce à la méthode antiseptique. Sur 68 cas d'ostéotomie antiseptique chez les rachitiques, relevés par Reuss, il n'y a pas eu une seule mort. L'opération consiste à mettre à nu la saillie osseuse, à briser l'os à l'aide d'un fort ciseau de Macewen et d'un marteau de bois, et à appliquer ensuite un appareil inamovible en plaçant le membre dans une position convenable. Pour le tibia le chirurgien devra, dans les courbures antérieures très prononcées, enlever un coin de l'os (ostéotomie cunéiforme). Les thèses de Campenon et de Pousson donnent sur l'ostéotomie et l'ostéoclasie des renseignements statistiques importants, résultats encore améliorés par les perfectionnements incessants de la chirurgie moderne.

§ 2. — Ostéomalacie.

Bibliographie. — Morand, *Mém. de l'Acad. des sciences*, 1743, p. 541, et *Opus. de chir.*, 2e partie, p. 224, 1772. — Franck, *Opus. Med. Argum.*, Leipzig, 1790. — Lobstein, *Traité d'anat. path.*, t. II, p. 188, 1833. — Prasch, *Arch. gén. de méd.*, 1835, 2e série, t. IX, p. 471. — Casati, Milan, 1863-1867. — F. Roloff, *Arch. de Virchow*, 1869, t. XLVI. — G.-O. Weber, *Diss.*, Bonn, 1851. — Langendorf et Mommsen, *Arch. de Virchow*, Bd. LXIX, 1876. — H. Ribbert, *Arch. de Virchow*, 1880, Bd. LXXX. — Durham, *Guy's Hosp. Reports*, 1864. — Volkmann, *Pitha u. Billroth Handb.*, 1865. — Rindfleisch, *Traité d'anat. path.* — Cornil et Ranvier, *Ibid.* — Macnamara, *Traité des maladies des os*, London, 1878. — Rehm, *Jahrbuch f. Kinderheilkunde*, t. XII, 1877. — Busch, *Niederch. Gesellsch. f. Nat. u. Heilk. z.* Bonn, 1881. — E. Vincent, *Encyclop. int. de chir.*, t. IV, 1884. — Kehrer, *Deut. Med. Wochen*, 1889.

Thèses de Paris. — 1839, Stanski. — 1862, Buisson. — 1852, Beylard. — 1859, Collineau. — 1874, P. Bouley (Bibliogr. complète).

Thèse de Strasbourg. — 1861, Drouineau.

Consulter les *Traités d'accouchements.*

Définition. — L'ostéomalacie est une altération du tissu osseux, mal connue dans sa nature et qu'on observe à des degrés divers dans des conditions assez variées. Probablement le ramollissement des os constitue seulement un symptôme de maladies encore indéterminées. En effet, à mesure que l'étude des affections des os devient plus complète, on s'est aperçu que la maladie était un accident très fréquent; ainsi Billroth l'avait signalée dans la carie; Kiener et Poulet l'y ont également constatée; pour Mommsen, elle existerait dans toutes les ostéites.

Cette singulière altération est caractérisée essentiellement par le ramollissement des os, leur décalcification qui s'étend à une plus ou moins grande partie du squelette. Duncan s'est le premier servi du mot ostéomalacie pour distinguer du rachitisme une affection qui a pour résultat de ramollir le squelette après l'ossification.

On admet généralement trois sortesd'ostéomalacies : 1° l'ostéomalacie puerpérale ; 2° l'ostéomalacie sénile qu'il ne faut pas confondre avec l'ostéoporose sénile en quelque sorte physiologique ; 3° l'ostéomalacie apparaissant accidentellement à tous les âges et dans les deux sexes. Kuhn, Macnamara, rangent encore dans cette maladie certains ramollissements partiels qui s'observent dans la cachexie cancéreuse ou sarcomateuse, dans le lymphadénome, la tuberculose et la syphilis.

Rehm et Recklinghausem pensent qu'il existe une variété d'ostéomalacie associée au rachitisme et à la syphilis héréditaire; mais ces recherches méritent encore confirmation.

Étiologie. — Très rare en France, l'ostéomalacie serait plus fréquente en Allemagne, en Italie. Contrairement à ce que dit Bouley, Cosati l'aurait observée à l'état endémique dans plusieurs contrées. L'ostéomalacie est surtout une maladie de l'âge adulte; cependant on en connaît des exemples authentiques aux extrêmes de la vie; les vieillards sont exposés, dans certains pays surtout, à ce ramollissement des os (Hugo Ribert, 1880). La prédisposition des femmes, surtout des femmes mères, est beaucoup supérieure à celle de l'homme, dans la proportion de 3 à 1 d'après Beylard, de 10 à 1 suivant d'autres. La grossesse constitue une cause occasionnelle très puissante, on a noté que les déformations pelviennes augmentent à chaque grossesse.

Il est difficile de dire quelle part revient aux conditions hygiéniques dans la production de l'ostéomalacie; elle n'apparaît pas seulement dans les villes; l'alimentation, quoique souvent incriminée, n'intervient plus ici comme dans le rachitisme, et c'est par analogie avec l'observation expérimentale sur les animaux, qu'on a accusé la quantité et la qualité des ingesta. Enfin, malgré les assertions de Litzmann, Kuhn, qui rattachent l'ostéomalacie aux grandes diathèses, on ne peut affirmer que ces maladies aient des rapports avec elle.

Admettre un acide libre dans le sang, susceptible de dissoudre le ciment, est une simple hypothèse qui n'a pas été mieux démontrée pour l'ostéomalacie que pour le rachitisme; sa nature inflammatoire est également loin d'être évidente; jusqu'à nouvel ordre nous rangerons, faute de mieux, l'ostéomalacie parmi les vices de nutrition.

La fréquence de la maladie serait assez grande dans quelques pays, puisque Cosati à Milan a soigné, en dix-huit ans, 62 cas d'ostéomalacie, et Durham en a réuni 145 cas dont 33 chez des femmes grosses.

Anatomie pathologique. — Il y a lieu de décrire deux périodes dans l'ostéomalacie, ou plutôt deux degrés; dans le premier, l'os raréfié, en partie décalcifié, devient plus friable et plus fragile; dans le second, le tissu osseux se ramollit et subit une sorte de fonte. L'altération débute dans les os longs par la diaphyse et s'étend progressivement aux épiphyses; dans les os courts ou plats, l'altération progresse du diploë vers les couches externes. La raréfaction et la décalcification dans la première période n'altèrent pas sensiblement la forme de l'os, réduit à une couche corticale mince comme dans la vieillesse. Telle est la cause de l'extrême fragilité mentionnée par tous les auteurs; la moelle est alors rouge, congestionnée, et présente même par places des extravasats sanguins. Les coupes, décalcifiées par l'acide picrique, montrent de curieuses lésions de l'os et de la moelle. Virchow faisait jouer le rôle principal à cette dernière, tandis que les altérations de la trame osseuses ne sont pas moins importantes. Après la coloration des coupes par le picro-carmin, on observe autour des trabécules osseuses raréfiées et grêles, une zone d'un rouge vif qui tranche nettement sur l'os sain et dont la structure est nettement fibrillaire (*zone ostéoïde* et *zone décalcifiée*).

Il faut se garder de confondre, comme l'ont fait quelques auteurs, cette décalcification naturelle produite pendant la vie, avec celle qui résulte de l'acide picrique; la différence de coloration montre suffisamment la dissemblance entre les deux tissus. La couche ostéoïde est ordinairement plus large au niveau des courbures; dans les cavités médullaires étroites, on voit parfois un anneau concentrique se détacher de la trabécule ancienne. Le bord de l'anneau est net, d'après Ribbert, Mommsen, contrairement à l'opinion de Rindfleisch, qui l'a vu échancré par les lacunes; le bord adhérent à la trabécule est plus irrégulier. Cette zone rouge contient des corpuscules déformés, fusiformes, logés entre les fines lignes du tissu fibreux. D'après Langendorf et Mommsen, dans les systèmes de Havers, il y a une partie seulement des lignes de ciment (*Kittlienen d'Ebner*) attaquées sur une portion de la circonférence.

Les auteurs ne sont pas d'accord sur la signification de cette zone rouge; si la plupart admettent qu'elle est due à une résorption à une décalcification qui ne laisserait que la trame de l'os, il en est, comme Conheim, qui affirment qu'il s'agit là d'une couche d'apposition. Comment se fait la décalcification? Il n'y a que des hypothèses pour rendre compte du phénomène; les uns ont pensé qu'il y avait un excès d'acide lactique, les autres d'acide carbonique dans le sang (Rindfleisch). Les analyses chimiques, naturellement très variables, ont démontré que la proportion de la matière organique était plus grande que celle des sels terreux, conclusion évidente à priori.

Le tissu osseux malacique macéré présente une structure spongieuse et souvent se laisse déprimer par le doigt, comme du pain.

Moelle. — La moelle des os, étudiée par Senator, offre, suivant le degré de la maladie et aussi suivant le point que l'on considère, trois aspects différents : rouge, jaune et kystique qui correspondraient, en partie du moins, à la moelle fœtale, adulte et vieille. Tantôt tout un os est envahi par la moelle rouge, tantôt il y a seulement des îlots rouges, séparés par des taches jaunes, ce qui donne à l'os un aspect bizarre; la moelle diaphysaire est généralement jaune. Il n'est pas rare de rencontrer dans les dernières périodes les trois altérations réunies sur un même os.

Pour Rindfleisch, la moelle rouge ne ressemblerait qu'en apparence à la moelle fœtale, car il n'y a trouvé que des extravasats sanguins et des vaisseaux congestionnés. Ribbert a vu les cellules adipeuses persister et les médullocelles plus abondants, ainsi que des globules rouges extravasés et du pigment; Mommsen y signale en outre la présence de myéloplaxes. La moelle jaune adipeuse renferme beaucoup plus de graisse; elle est un peu fibreuse et parcourue par des vaisseaux plus abondants que dans la moelle grasse ordinaire.

Les kystes, dans les cas de généralisation de l'ostéomalacie, existent dans tous les os; leur volume varie depuis un pois jusqu'à une amande et même une prune. Ceux que Ribbert a observés dans l'ostéomalacie sénile étaient remplis de moelle, et renfermaient souvent des trabécules devenues ostéoïdes et fibrillaires. D'après MOMMSEN, les plus gros kystes ont une paroi fibreuse et contiennent un liquide clair, alcalin suivant les uns, acide suivant les autres; les petits kystes ont un contenu brunâtre granuleux, on y trouve des fragments de tissu ostéoïde et même des cristaux d'hématoïdine. A leur pourtour existent des myéloplaxes qui rongent les travées voisines; MOMMSEN attribue ces kystes à des extravasats sanguins résultant de chocs, interprétation différente de celle de RINDFLEISCH, pour qui les kystes constitueraient un stade d'arrêt de l'affection.

C'est pendant cette première période que se produisent les fractures qui se succèdent bientôt très rapidement; souvent cet accident attire l'attention sur

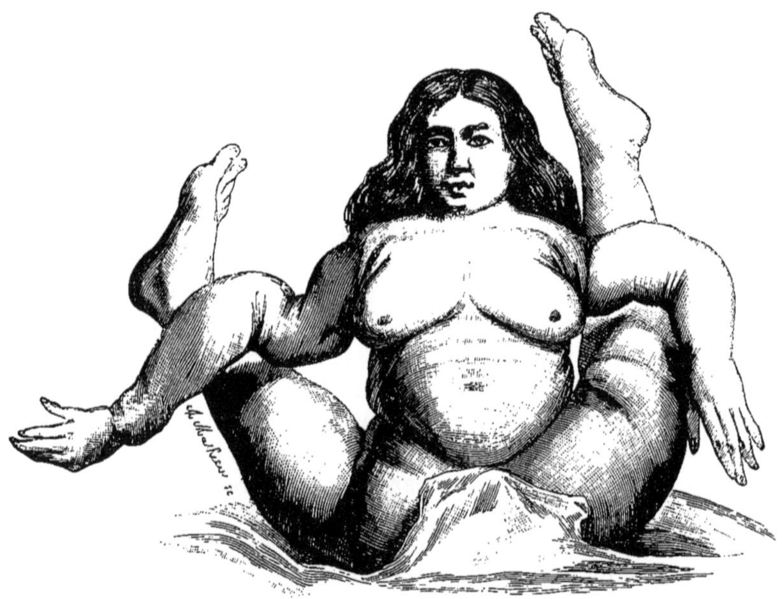

Fig. 140. — La femme Supiot observée par MORAND. — Ostéomalacie.

la maladie. Il s'agit ici de fractures sous-périostiques qui se consolident plus ou moins bien pendant la première période de l'affection; plus tard, le travail de réparation à peine ébauché se détruit. On a vu jusqu'à 90 fractures sur un même sujet (RENARD).

Période de déformation. — Sous l'influence du poids du corps, des contractures musculaires, les os décalcifiés et ramollis, réduits à un simple moule fibreux assez souple pour qu'on puisse, dans certains cas, faire un nœud avec un fémur (MACNAMARA), prennent des incurvations multiples. D'un autre côté, les fractures plus ou moins vicieusement consolidées contribuent beaucoup aux déformations; c'est ce qui arriva chez la femme Supiot dont l'histoire est rapportée par MORAND; ses cuisses étaient fléchies sous un angle si aigu que son pied pouvait servir de coussin à sa tête (fig. 140). ANEL a pu enlever une calotte cranienne avec une spatule à l'autopsie d'une ostéomalacique; un couteau suffit généralement. En dehors de ce cas exceptionnel, il y a toujours une grande raréfaction du crâne; les vertèbres se tassent et les malades se voûtent par le fait des courbures anormales de la colonne; le sternum est projeté en avant; les côtes sont exposées à des fractures multiples auxquelles Rindfleisch attribue la gouttière axillaire qu'elles présentent. Il y aurait trois séries de fractures : la première, à saillie externe, siège près de la tête des côtes; la seconde, située au niveau de la ligne axillaire, est tournée en dedans; enfin la troisième, parasternale, regarde en dehors. Au bassin, il existe un rétrécissement du détroit supérieur qui prend la forme d'un trèfle. Les déformations des os des membres offrent une extrême variété.

Lésions viscérales. — Elles sont d'ordinaire peu accentuées et la plus constante paraît être l'altération des reins; les bassinets élargis contiennent fréquemment des concrétions phosphatiques.

Symptômes. — Les débuts de l'ostéomalacie sont assez insidieux; il n'y a à cette période que des douleurs vagues dans les reins, les membres inférieurs, souvent confondues avec du rhumatisme, la marche, la station debout les augmentent toujours. Chez les femmes, c'est assez communément à l'occasion d'une grossesse que les douleurs apparaissent. La marche devient difficile; les malades se voûtent peu à peu; la pression sur les membres provoque de la souffrance qui existe surtout à la première période avant le ramollissement complet et au niveau des os les plus spécialement affectés. Lasègue et Trousseau ont particulièrement insisté sur une susceptibilité nerveuse exagérée telle que le moindre contact détermine des névralgies et même des picotements. On a signalé également des contractures très douloureuses. L'intelligence assez longtemps conservée s'affaiblit dans les dernières périodes. Bouley, Langendorf et Mommsen font mention d'accidents cérébraux qui peuvent aller jusqu'au délire.

Les fractures s'observent dans toute la durée de la maladie et se produisent sous les influences les plus minimes; ici c'est une femme qui se casse le fémur en descendant de son lit; là un tailleur qui se brise l'humérus en soulevant son fer à repasser. Ces fractures sont susceptibles de se consolider pendant la première période; plus tard le cal ne se fait pas et les ostéomalaciques sont condamnés au décubitus par le fait de la douleur et de l'impotence. Au bout de quatre ou cinq ans en moyenne, ils tombent dans le marasme, tandis que les principales fonctions sont conservées, y compris les fonctions génitales, puisque des femmes atteintes d'ostéomalacie ont pu mettre au monde des enfants parfaitement sains, le ramollissement des os fait des progrès et donne lieu aux curieuses déformations que nous avons indiquées.

Gschuzius, médecin arabe, le premier qui ait mentionné l'ostéomalacie, parle d'un « homme qui se faisait porter sur une natte de palmier parce qu'il n'avait d'os qu'à la tête, à la nuque et aux mains; les autres parties, de la clavicule aux pieds, se laissaient plier comme un vêtement ». Quand il était à terre, il ne pouvait se défendre contre les chiens et les chats.

Les urines des ostéomalaciques sont souvent troubles, sédimenteuses, fait déjà mentionné par MORAND chez la femme Supiot; les ostéomalaciques rendent quelquefois des calculs. La durée moyenne de la maladie varie entre deux et dix ans; la terminaison par la mort est une règle générale qui ne comporte qu'un petit nombre d'exceptions. Chez les femmes, les accouchements deviennent de plus en plus difficiles et bon nombre ont succombé aux suites des opérations nécessitées pour leur délivrance. Dans les dernières périodes de la vie, il y a toujours de la fièvre; l'amaigrissement survient, la respiration s'embarrasse; les hémoptysies ne sont pas rares. Les ostéomalaciques meurent asphyxiés ou par le fait de quelque complication.

Diagnostic. — Ainsi que nous l'avons dit, il est très difficile de reconnaître l'ostéomalacie à ses débuts et de la différencier du rhumatisme. Cependant dans le sexe féminin, l'existence de douleurs lombaires et thoraciques persistantes après l'accouchement, les modifications des diamètres pelviens et des ailes de l'os iliaque pourraient éveiller l'attention. Ce n'est qu'à l'époque des fractures multiples, qui se produisent si facilement, que l'hésitation cesse, d'autant plus que ces fonctions se guérissent mal et déterminent des douleurs très accusées.

Traitement. — L'immobilisation, le repos, joints à un régime reconstituant et tonique, constituent le traitement palliatif; on a eu recours à des médications diverses sans obtenir des résultats satisfaisants et sans enrayer la marche fatale de la maladie. Les bains sulfureux, les bains de mer, les phosphates (BUSCH), l'huile de foie de morue, l'acide arsénieux, etc., ont été tour à tour prescrits. Il est bon également, dès que l'ostéomalacie est présumée après une grossesse, de prévenir les femmes des dangers auxquels un nouvel accouchement peut les exposer.

FEHLING (*Sam. Klin. Vortr.*, juin 1884) recommande, chez la femme, l'opération de PORRO comme traitement de l'ostéomalacie. Sur quatre cas personnels, il obtint trois améliorations. SAPPEL (*Arch. für Gyn.*, 1887) rapporte. au contraire, un cas d'ostéomalacie qui fut aggravé par l'opération de PORRO. D'autres auteurs préconisent la castration ovarienne: enfin ZWEIFEL (*Central. f. Gyñec.*, 1890) recommande la ligature des trompes.

Ces tentatives chirurgicales n'ont pas encore reçu la consécration définitive des faits.

§ 3. — Fragilité des os.

Bibliographie. — R. WOLKMANN, *Arch. de Virchow*, t. XXIV, 1862, p. 512. — MOSENGEIL, *Arch. de Langenbeck*, t. XVI, p. 689. — KUHN, *Revue méd. franç. et étrang.*, 1865. — CHARCOT, *Arch. de phys.*, 1874. — BLANCHARD, *Chicago Med. J.*, 1876. — TALAMON, *Revue mensuelle de méd. et de chir.*, t. II, p. 532.

La fragilité des os, symptôme commun à un assez grand nombre de maladies, est due habituellement à une raréfaction du squelette sous l'influence d'affections générales les plus diverses. En dehors de la vieillesse qui contribue par l'effet de la résorption excentrique des os à diminuer leur solidité, on a incriminé la plupart des maladies chroniques. Ainsi on a dit et répété que les os des aliénés sont plus fragiles et se brisent très facilement; MACNAMARA, qui a fait des recherches à ce sujet, avoue ne pas avoir constaté cette prédisposition. Les maladies qui intéressent toute l'économie exercent sur le squelette une influence mieux démontrée ; tels sont le lymphadénome, le sarcome, le cancer. M. PERRIN a vu, dans un cas de lymphadénome généralisé, plus de dix fractures se produire dans les derniers temps de la vie. Mais, dans ces cas, il convient de se demander s'il ne s'agissait pas de noyaux osseux secondaires, localisés à différents points du squelette.

L'ataxie locomotrice est, parmi les affections nerveuses, l'une de celles qui retentissent le plus souvent sur le squelette; la fragilité des os des ataxiques, connue depuis longtemps, a été étudiée par CHARCOT (1874); il en résulte des fractures par action musculaire multiples qui se guérissent par la formation d'un cal rapide, exubérant, difforme. Les lésions nerveuses circonscrites ne sont également pas indifférentes pour le squelette et entraînent quelquefois son atrophie ou sa fragilité. OGLE a vu la section du médian au poignet amener une atrophie des os de la main. LOBSTEIN avait déjà observé une atrophie du fémur à la suite d'une lésion du sciatique; FRÉMY a signalé l'atrophie des maxillaires dans les cas de tropho-névrose de la face (1871).

Diverses observations, éparses dans la science, démontrent donc que la fragilité des os est le résultat d'un vice de nutrition lié à des causes multiples qui nous échappent encore. Si quelques-unes peuvent être rapportées à des maladies bien déterminées : néoplasmes, affections nerveuses, il en est d'autres dont l'origine reste obscure. Le fait suivant, rapporté par BLANCHARD, rentrerait dans cette catégorie. Une jeune fille de douze ans avait, eu depuis l'âge de deux mois, 41 fractures dont 14 au tibia droit et 11 au tibia gauche; la consolidation de ces fractures se faisait en plusieurs mois et régulièrement.

Les maladies spécifiques, la tuberculose entre autres, produisent à la période de cachexie une dégénération graisseuse des os de presque tout le squelette; sans doute l'immobilité peut jouer un rôle dans cette transformation, mais les effets de l'épuisement ne sauraient être méconnus; toujours est-il que les os voisins des tumeurs blanches sont souvent réduits à une simple coque osseuse qui cède sous la plus légère pression.

§ 4. — Déformation des os.

Bibliographie. — Th. de ROGIER, Paris, 1884-1885. — MILLAT, *Gaz. des Hôpitaux*, 1892. BAUMGASTEN, Thèse de Paris, 1892.

1° HYPERTROPHIE DES OS

L'hypertrophie des os mérite une place spéciale dans l'histoire des maladies de ces organes, et nous pensons qu'il vaut mieux la rapprocher des troubles de nutrition que des tumeurs. La plupart des auteurs désignent l'affection sous le nom d'hyperostose, qui concerne bien plus spécialement le gonflement d'un os par des productions périostiques; l'hypertrophie n'est pas une affection de nature inflammatoire.

Cette altération est partielle ou générale; le crâne et la face y sont plus sujets que d'autres parties, et on a vu le crâne acquérir près de 4 centimètres d'épaisseur. Ailleurs les lames papyracées des os de la face sont épaisses comme un os du crâne ordinaire, particularité frappante pour l'orbite. L'éburnation des os du crâne, ainsi que le fait remarquer HEYDENREICH, n'apporte pas une gêne sensible dans les fonctions du cerveau et dans sa capacité parce que le développement se fait extérieurement. Cette hypertrophie curieuse de la tête donne lieu à une sorte d'éléphantiasis que VIRCHOW désignait sous le nom de *leontiasis ossea*.

Souvent l'hypertrophie se borne à un os ou aux os d'un même segment. Dans quelques cas, assez rares d'ailleurs, signalés par SAUCEROTTE, FRIEDREICH, cette altération était généralisée à tout le squelette; RATHERY et LELOIR en ont publié récemment un autre exemple. Dans l'observation de FRIEDREICH, deux frères étaient affectés de cette curieuse maladie dont l'étiologie nous est complètement inconnue; les symptômes sont peu marqués, on a noté un sentiment de lassitude extrême, quelquefois des troubles du cerveau dus à la compression. L'hypertrophie des os échappe à notre action thérapeutique.

2° OSTÉITE DÉFORMANTE DE PAGET

SYNONYME : Mollities ossium.

PAGET a décrit (1876) une curieuse altération des os, mal connue dans son essence, dont le résultat est d'amener insensiblement une déformation du squelette. Les os longs des membres présentent un épaississement en même temps que des courbures anormales sous l'influence du poids du corps. Il y a une diminution notable de la taille du sujet. Au crâne, il y aurait seulement un épaississement considérable.

On n'a jamais constaté la tendance aux fractures, mais plusieurs des malades de PAGET ont été affectés plus tard de tumeurs malignes des os. De nouvelles recherches sont nécessaires pour établir la nature de cet état pathologique.

CHAPITRE IX

TUMEURS DES OS EN GÉNÉRAL

Bibliographie. — J. PAGET, *Lectures on Tumours*, London, 1851. — CRUVEILHIER, *Anat. pathol. du corps humain*, t. II, 1828, et *Anat. path. gén.*, 1856, t. III. — LEBERT, *Traité d'anatomie pathologique*, 1855. — J.-L. PETIT, *Traité des maladies* *des os*, 1735. — DUVERNEY, *Traité des maladies des os*, 1751. — J. MULLER, *Ueber den feineren Bau der krankhaften Geschwulste*, Berlin, 1838. — BROCA, *Traité des tumeurs*. — *Traité de pathologie de Pitha et Billroth*. — PONCET, *Encycl. intern. de chir.*, vol. IV, p. 369. — Consultez les *Traités d'anatomie pathologique* et les art. Os des *Dictionnaires*.

§ 1er. — Des exostoses.

Bibliographie. — HOUSTET, *Mém. de l'Acad. de chir.*, 1757, t. III, p. 130. — DUPUYTREN, *Leçons orales*, t. III, p. 412. — ROGNETTA, *Gaz. méd.*, 1835, p. 263. — LISFRANC, *Clin. chirurg.*, 1841, t. Ier, p. 666. — LEBERT, *Physiol. pathol.*, 1845, t. II, p. 225. — ROUX, *Revue méd. chir.*, 1847, p. 79. — POLLOCK, *The Lancet*, 1856. — CHASSAIGNAC, *Gaz. des Hôp.*, 1857, n° 42. — HUGUIER, *Ibid.*, n° 49. — BOLING, *Arch. gén. de méd.*, 1858, 5e série. t. II, p. 427. — COOTE, *Union méd.*, 1861, t. XII, p. 188. — EBERTH, *Deustche Klin.*, 1869, n° 9. — BROCA, *Gaz. des Hôp.*, 1875. — VOLKMAN, *Pitha u. Billroth*, 1865. — E. BŒCKEL, *Gaz. méd. de Strasbourg*, 1868, n° 15. — BIRKET, *Guy's Hosp. Reports*, 1869. — MAUDNER, *Med. Times a. Gaz.*, 1874, t. II, p. 146. — GIBNEY, *Americ. J. of Med. Sc.*, 1876, p. 173. — CODY, *The Lancet*, 1878, t. II, p. 875. — GOSSELIN, *Clin. chirurg.*, 1879, t. Ier, p. 135. — LE DENTU, *Soc. de chir.*, 1879, p. 408. — HENKING, *Arch. de Virchow*, 1879, Bd. LXXVII, s. 364. — BOITEUX, *Progrès méd.*, 1880, p. 995, et *Revue de méd.*, 1881, p. 738. — DAUGE et BRICON, *Progrès méd.*, 1883, p. 607, et 1884, p. 210 (Bibliogr.). — PONCET, *Encycl. de chir.*, t. IV, p. 370. — TERRILLON, *Bull. de la Soc. de chir.*, 1887.
Thèses de Paris. — 1823, RIBELL. — 1864, SOULIER. — 1871, LABURTHE. — 1883, LAPASSET — 1888-89, PELTIER.

Les exostoses sont des excroissances osseuses implantées sur le squelette, ordinairement saillantes à l'extérieur, plus rarement dans le canal médullaire ou les cavités osseuses.

La délimitation des exostoses n'est pas rigoureuse; certains auteurs y font rentrer les ostéomes ou tumeurs osseuses isolées du squelette; pour d'autres, les productions périostiques consécutives à l'ostéite et à l'ostéomyélite sont également des exostoses. On ne saurait considérer les ostéomes et les odontomes des maxillaires comme des exostoses vraies ; d'autre part, les simples productions ostéophytiques ont été étudiées ailleurs.

Étiologie. — Eu égard à leur origine, les exostoses peuvent être rangées dans trois groupes : 1° les unes, les plus communes, sont liées à un vice de développement du squelette; on les appelle pour cette raison *ostéogéniques;* 2° d'autres sont la conséquence d'un traumatisme; 3° enfin certaines exostoses résultent d'un travail inflammatoire subaigu ou d'une altération spécifique.

1° Les exostoses ostéogéniques apparaissent avant le développement complet du squelette; quelques-unes sont congénitales, mais la plupart se montrent pendant la période de la plus grande activité du squelette, de seize à vingt ans. Au delà de vingt-cinq ans, elles ne se développent plus. D'après les statistiques, les garçons y semblent plus sujets que les filles. Une des particularités curieuses de ces exostoses consiste dans la possibilité de leur transmission par hérédité; il n'est pas rare d'observer des oxostoses multiples sur les personnes de la même famille; Boyer, Paget, Cruveilhier, etc., avaient déjà fait cette remarque. Plus récemment, Gibney a cité un cas bien probant d'hérédité; il s'agissait d'un homme de trente-quatre ans porteur de 17 exostoses; son père et son frère étaient atteints de la même affection, et sur ses trois enfants, la fille aînée, âgée de douze ans, présentait 18 exostoses, le fils, âgé de neuf ans, 28, et la plus jeune fille, âgée de quatre ans, avait des exostoses aux clavicules et aux omoplates. Heymann trouva des exostoses multiples chez un phtisique; la mère, les quatre frères, les enfants avaient aussi la même affection.

Arnolt enleva une exostose de l'extrémité inférieure du fémur à une fille de dix-huit ans, qui mourut d'érysipèle (*Trans. Path. Soc.*, London, 1872, p. 207). « On trouva à l'autopsie des tumeurs symétriques sur le bassin, sur chaque côte, sur les côtés des corps vertébraux et sur les apophyses transverses. La

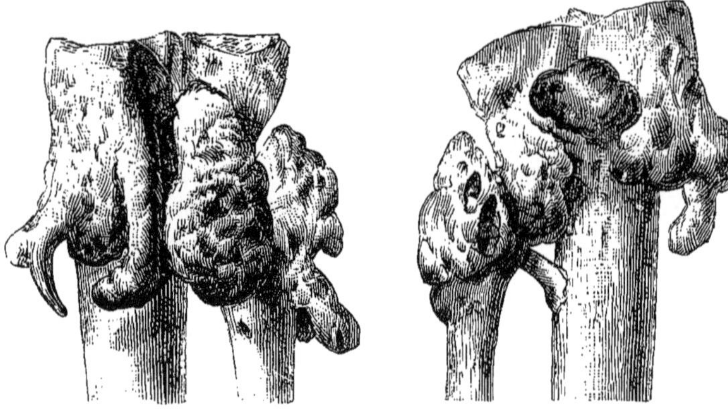

Fig. 141. Fig. 142.

Fig. 141. — Exostoses multiples des tibias et des péronés. — Dans la figure 142 le péroné a été luxé en dehors par une exostose appuyée sur le tibia. (Musée du Val-de-Grâce.)

première exostose avait été le point de départ d'un rhumatisme articulaire aigu à l'âge de huit ans. » Il est difficile de dire d'une façon précise sous quelle influence se produisent ces excroissances du cartilage de conjugaison, étudiées par Lapasset, Dauge et Bricon.

2° Les exostoses traumatiques ne méritent pas à proprement parler ce nom, car elles résultent d'une inflammation localisée et non infectieuse du périoste; l'origine, le mode de formation et la structure de ces dernières diffèrent beaucoup des précédentes.

3° Le troisième groupe, le plus mal déterminé, reconnaît comme causes les maladies les plus diverses. La syphilis ne produit pas de véritables exostoses dans les os longs, mais plutôt des périostoses qui peuvent être circonscrites. Quant à l'influence de la tuberculose, de la goutte, elle est assez mal démontrée. Il n'en est pas de même du rhumatisme, la cause probable des stalactites multiples, irrégulières, dont on peut voir d'assez curieux types dans les figures 141 et 142.

L'influence de la grossesse sur la production de cette maladie a été bien démontrée; ici encore il s'agit plutôt de périostoses ou d'ostéophytes, ainsi que Ducrest, Moreau en ont cité des exemples. Les antécédents rachitiques existaient dans plusieurs cas d'exostoses multiples (Eberth). Enfin Lévesque a observé l'apparition d'exostoses pendant la convalescence de la fièvre typhoïde.

Nous devons avouer que certaines exostoses, appelées autogéniques par Soulier, ont une origine encore obscure.

Anatomie pathologique. — Depuis longtemps, chirurgiens et anatomistes se sont efforcés de classer les exostoses d'après leurs caractères; il en est résulté une extrême confusion, parce que ces divisions n'ont en vue que des particularités insuffisantes pour servir de base à une classification. Comme ces dénominations sont usuelles, nous énumérerons les principales.

D'après la consistance, on a décrit des exostoses *éburnées*, *compactes*, *spongieuses;* relativement à la connexion de la tumeur avec l'os ancien, on reconnaît des exostoses *épiphysaires*, *parenchymateuses* et des *énostoses*. Sur les os longs, tantôt elles siègent sur la diaphyse, tantôt à la jonction du bulbe de l'os avec l'épiphyse.

1° *Exostoses d'origine périostique.* — Certaines exostoses auraient une origine purement périostique, comme Boerhaave l'avait déjà indiqué; elles sont alors la conséquence de la production anormale du périoste en un point déterminé sous l'influence de l'une des causes mentionnées plus haut. Suivant la rapidité de leur formation et l'époque à laquelle on les observe, ces productions offrent une structure très variée; elles s'accroissent insensiblement par le fait de l'organisation de nouvelles couches excentriques formées par le périoste.

Comme caractères propres à cette variété, nous signalerons leur base plus large que leur corps; de plus, elles n'ont pas avec l'os ancien des connexions aussi étroites que les exostoses cartilagineuses ou parenchymateuses qui sont implantées profondément dans l'os. Plus tard, par le fait de la condensation du tissu qui était primitivement spongieux, l'adhérence devient intime entre les deux tissus.

Après leur développement complet, ces exostoses d'origine périostique se présentent sous la forme d'épines recouvertes de tissu compact et dont le centre est constitué par du tissu spongieux; leur texture rappelle toujours leur origine, parce que leurs vaisseaux sont perpendiculaires à ceux de l'ancien os; elles ne sont presque jamais éburnées.

2° *Exostoses ostéogéniques ou cartilagineuses.* — Les exostoses *ostéogéniques* ou *cartilagineuses* ont un mode de développement différent; elles peuvent être considérées comme des végétations du cartilage de conjugaison. Broca, Virchow ont bien exposé le mécanisme de formation de ces exostoses dont A. Cooper avait signalé la nature cartilagineuse. Une végétation anormale issue du cartilage conjugal forme une excroissance, une sorte d'ecchondrose qui se développe peu à peu et dont le pédicule s'allonge à mesure que l'os s'accroît. Cette masse cartilagineuse prolifère et subit plus ou moins vite toutes les transformations de l'os ordinaire; l'évolution s'effectue en effet suivant le mode régulier de l'ostéogénèse normale. A la périphérie, existe une membrane fibreuse qui sert d'enveloppe à la tumeur dont la coque est cartilagineuse; au-dessous de ce revêtement apparaît une couche osseuse dense, tandis que vers le centre la structure devient de plus en plus spongieuse. Cette disposition montre que l'os, formé sous l'influence des vaisseaux venus

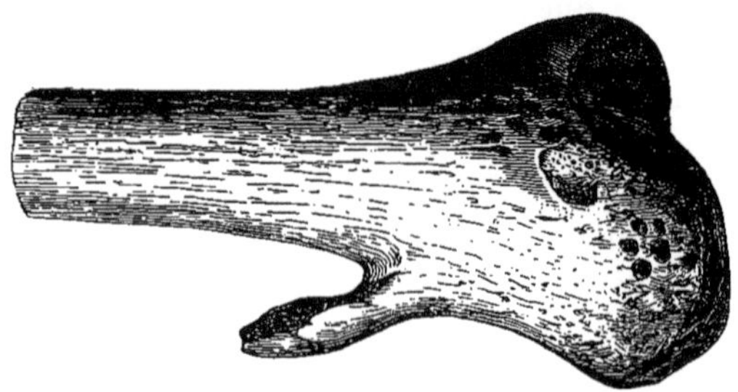

Fig. 143. — Exostose pédiculée ostéogénique de l'extrémité inférieure du fémur.

de l'os ancien et du périoste, se résorbe ensuite peu à peu. La cavité médullaire de l'exostose se met souvent en communication avec celle de l'os ancien par un orifice de largeur variable, selon que la tumeur est plus ou moins pédiculée. Le développement de ces exostoses n'est pas indéfini; le travail qui s'effectue dans leur épaisseur s'arrête lorsque l'ossification est complète, et après l'âge de vingt-cinq ans ces tumeurs ont achevé leur évolution.

Chez l'adulte, ces exostoses ne sont pas toujours voisines des épiphyses. Elles paraissent avoir subi un mouvement d'ascension et on les observe en

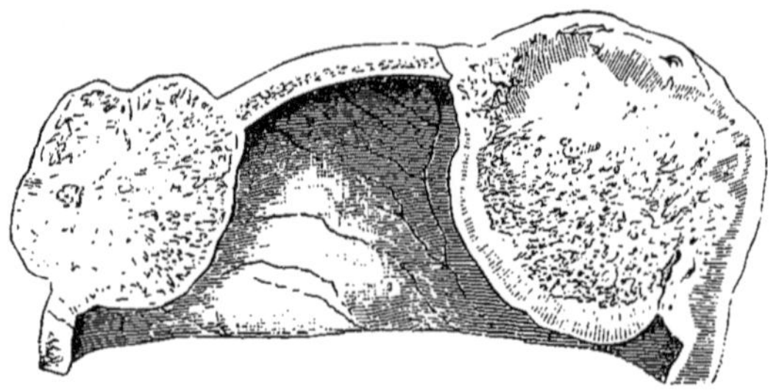

Fig. 144. — Exostoses parenchymateuses du crâne. (Musée Dupuytren.)

pleine diaphyse; cela tient à ce que l'épiphyse a continué à se développer au-dessous du point primitif d'implantation de l'exostose.

On a dit que ces exostoses apparaissent de préférence sur les épiphyses des os longs qui se soudaient les dernières; pour les deux épiphyses qui constituent le genou, cette loi se trouve vérifiée, il n'en est pas tout à fait de même pour le membre supérieur. Les exostoses ostéogéniques sont souvent symétriques.

3° *Exostoses parenchymateuses.* — Cornil et Ranvier décrivent sous le nom d'exostoses parenchymateuses des excroissances qui prennent naissance dans l'épaisseur même de l'os; pour eux la production osseuse est toujours précédée par une ostéite raréfiante ayant pour effet d'agrandir les cavités trabéculaires remplies de moelle enflammée, proliférée; cette dernière en s'ossifiant donnerait lieu à l'exostose. Ce mécanisme est possible, mais on ne comprend pas bien comment l'apposition qui suit la résorption peut produire un développement excentrique, une tuméfaction de l'os. Nous avons vu, dans les os longs syphilitiques, des noyaux osseux éburnés qui formaient de véritables taches sur les coupes usées; s'agit-il là d'exostoses parenchymateuses? nous ne saurions l'affirmer; il n'y avait pas de développement excentrique. Quoi qu'il en soit, il n'est pas douteux qu'on trouve sur les os plats, en particulier au crâne et à l'omoplate, des exostoses centrales recouvertes par des couches lamellaires saillantes à la fois à l'intérieur et à l'extérieur de l'os (fig. 144).

4° Les *énostoses* ont été comprises de diverses manières par les auteurs; Virchow confond avec elles les exostoses parenchymateuses, d'autres ont

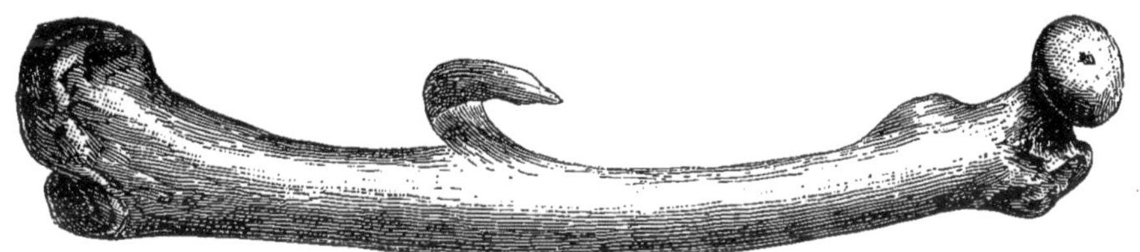

Fig. 145. — Exostose en forme de crochet implantée sur la ligne âpre du fémur. (Musée du Val-de-Grâce.)

fait rentrer dans ce groupe les ossifications diffuses de la moelle diaphysaire, ou certains ostéomes parostaux observés dans les cavités naturelles de la face. Le mot énostose n'a donc pas une signification bien précise. Des ossifications diffuses de la moelle résultant de toutes les ostéomyélites subaiguës, il est dès lors difficile de dire ce qui appartient en propre aux énostoses dont l'existence nous paraît problématique.

5° *Exostoses apophysaires.* — Si certaines exostoses apophysaires d'origine traumatique sont dues à l'arrachement d'une apophyse qui devient le point de départ d'une ossification nouvelle, beaucoup d'autres se produisent spontanément au niveau de l'insertion osseuse des tendons ou des aponévroses musculaires. Ces végétations ne sont souvent que l'exagération de crêtes normales; elles ont été étudiées par Virchow qui y voit une simple ossification du tissu conjonctif tendineux, comme on en trouve de nombreux exemples dans la série animale, surtout chez les oiseaux. Ces exostoses ont la forme d'épines, de crochets, de lames et siègent habituellement sur la diaphyse de l'os; quelques-unes, longues de 10 ou 15 centimètres ont une couche corticale compacte et renferment un tissu spongieux (fig. 145). Nous avons plus haut signalé des cas d'exostoses multiples. On en trouve parfois à toutes les attaches musculaires.

Telles sont, suivant leur origine, les cinq grandes variétés d'exostoses; toutes présentent des caractères communs que nous passerons rapidement en revue. Elles sont pédiculées ou sessiles, en forme d'aiguilles, de fer de lance, de crochets. Les exostoses ostéogéniques affectent ordinairement la forme d'une poire ou d'une massue. La surface de ces excroissances est tantôt lisse, tantôt recouverte de mamelons, hérissée de tubérosités. Dans les cas où il y a des exostoses multiples sur la même épiphyse, elles donnent aux têtes osseuses un aspect tout particulier dont on peut se rendre compte en jetant les yeux sur les figures 141 et 142; sur l'une de ces pièces, le péroné a été luxé par le développement progressif d'une exostose qui, en s'aplatissant sur le tibia, a repoussé son point d'implantation en dehors. Les exostoses ont généralement une direction parallèle aux diaphyses, et leur sommet siège toujours à une certaine distance de l'épiphyse correspondante, par suite de l'accroissement de l'os en longueur; ainsi celles des épiphyses supérieures se dirigent en bas, tandis que celles des épiphyses inférieures ont une direction verticale en haut.

Les dimensions des exostoses sont extrêmement variables; quelques-unes ont un petit volume et ressemblent à de simples épines; celle qui siège à la partie antérieure, inférieure et interne de l'humérus, à $0^{m},08$ au-dessus de la trochlée, sur le trajet des vaisseaux, ressemble souvent à une grosse épine d'acacia. (Poulet, *Soc. de chir.*, 1883.) Elles sont souvent plus volumineuses; celles du maxillaire inférieur ou du crâne acquièrent parfois des dimensions insolites; on en a vu qui avaient la grosseur d'une tête de fœtus; il existe, au musée de Montpellier, une énorme exostose éburnée du maxillaire inférieur. Tous les musées possèdent des spécimens de grosses exostoses stalactiformes, mais l'origine de beaucoup d'entre elles semble douteuse et il est permis de croire à un néoplasme ossifié.

Nous avons déjà, à propos de l'étiologie, cité des cas d'exostoses multiples; ces faits ne sont pas isolés dans la science, car Vix, Recklinghausen, O. Weber, Dupuytren, Morel-Lavallée, Eberth, Desgranges ont observé cette particularité. Henking a présenté une curieuse observation d'exostoses multiples du squelette (Voy. *Thèse de* Lapasset, 1883.) D'après Nélaton, les exostoses respectent les vaisseaux et on trouverait à leur surface les sillons qui correspondent à ces organes.

On a aussi décrit une variété d'exostose encapsulée (*bursata*). Bergmann (1884) en a opéré une à la face externe du genou grosse comme une tête d'enfant, elle était fluctuante et contenait un liquide jaunâtre avec 500 corps étrangers. Pour Bergmann, ces exostoses encapsulées viendraient, comme pour Rindfleisch, non pas du cartilage de conjugaison, mais du cartilage articulaire. Wolkmann les considère comme des tératomes de l'articulation du genou. Le mécanisme de leur production reste encore indécis. (*Arch. de Langenbeck*, XXXIII, p. 152.)

Au niveau des exostoses très développées, se forment ordinairement des bourses séreuses, signalées par Hawkins : tantôt cette bourse coiffe l'exostose tout entière, tantôt elle se forme seulement au niveau de sa partie la plus saillante. Ces cavités ne seraient pas toujours accidentelles, déterminées par le frottement, car il en est qui communiquent avec les synoviales articulaires voisines et qu'on est en droit de considérer comme des diverticules. Ce qui tend à démontrer l'exactitude de cette manière de voir, c'est que pendant l'extraction d'exostoses situées au voisinage du genou, on a noté des communications avec l'articulation. De plus, BILLROTH et RINDFLEISCH ont trouvé dans une bourse séreuse de ce genre 38 corps étrangers.

Symptômes. — Les exostoses se présentent sous la forme de tumeurs dures, non dépressibles, n'ayant d'autre mobilité que celle de l'os sur lequel elles sont implantées. Siègent-elles sous la peau, il est possible de sentir leurs contours et dans une certaine mesure de les suivre jusqu'à leur point d'attache; au contraire les exostoses profondes, et surtout celles qui proéminent dans les grandes cavités viscérales, sont difficiles à percevoir. Leur volume varie beaucoup, ainsi que nous l'avons dit, et peut, dans quelques cas, acquérir la grosseur d'une tête de fœtus. Les exostoses paraissent généralement indolentes; seules les exostoses syphilitiques sont douloureuses, mais alors il s'agit plutôt d'une périostite syphilitique en voie d'évolution. LE DENTU a signalé des exemples d'exostoses douloureuses qui déterminaient des contractures; en outre certaines exostoses cartilagineuses pendant la période d'accroissement, s'accompagnent de douleurs; elles peuvent avoir quelquefois pour origine la bourse séreuse qui les recouvre.

Les symptômes de voisinage, dus à la compression que les exostoses exercent sur les parties environnantes, varient d'une région à l'autre. Au crâne, les accidents de compression cérébrale ne sont pas rares; maintes fois, dans d'autres régions, on a constaté des compressions nerveuses qui ont déterminé des douleurs et des paralysies. COOTE a enlevé une exostose de l'apophyse transverse de la septième vertèbre cervicale du volume d'une noix, qui refoulait l'artère sous-clavière et les nerfs du plexus brachial; POULET a présenté en 1881, à la Société de chirurgie de Paris, un exemple de compression du nerf médian avec paralysie partielle de l'avant-bras et de la main par une exostose de l'extrémité inférieure de l'humérus; une autre pièce montrait la même altération. STANLEY relate un cas où une exostose avait divisé le nerf cubital. Les vaisseaux n'échappent pas à cette compression, on a même publié des faits dans lesquels de gros vaisseaux auraient été transpercés par une exostose. BOLING signale ce fait pour une fémorale chez un garçon de seize ans; POULET a constaté l'oblitération de l'humérale dans l'un des deux cas mentionnés plus haut, et ROUX a vu un anévrisme de l'axillaire déterminé par une exostose de l'humérus. A. COOPER parle d'une exostose de la sixième et de la septième vertèbre cervicale qui comprimait l'artère sous-clavière. VERNEUIL a enlevé une exostose de la première côte comprimant le plexus brachial. ANDRAL (*Anatomie pathologique*) relate l'observation d'une tumeur osseuse vertébrale qui comprimait l'œsophage. N'est-il pas évident que les exostoses du bassin doivent entraîner une gêne fonctionnelle notable et en particulier s'opposer à l'accouchement; CODY (1879) dut pratiquer l'opération césarienne dans un cas de ce genre. Enfin, dans le même ordre d'idées, CLOQUET a observé la perforation de la vessie.

Par suite de leur développement, les exostoses gênent de plus en plus et peuvent être l'origine de complications diverses : ulcération de la peau au niveau de la tumeur, suppuration périphérique et même nécrose. On a signalé a fracture du pédicule par un traumatisme, circonstance qui peut être fâcheuse ainsi qu'en témoigne un cas de GOSSELIN; il s'agissait de la fracture comminutive d'une exostose de la partie inférieure du fémur, produite par une roue de voiture; la suppuration du foyer, des complications graves, nécessitèrent l'amputation qui ne réussit pas à sauver la vie.

Malgré cela, le plus grand nombre des exostoses restent stationnaires et, quand elles ne siègent pas dans une région dangereuse, gênent relativement peu les fonctions.

Diagnostic. — Les caractères propres des exostoses, leur indolence, leur siège, leur fixité, leur évolution lente, ne permettent pas de les confondre avec des tumeurs des parties molles; mais il est beaucoup plus difficile de distinguer l'exostose des autres tumeurs des os, surtout de celles qui sont ossifiantes, telles que les chondromes, le sarcome ou les kystes. L'évolution de la tumeur, son siège, l'âge du malade, ses antécédents, serviront à différencier ces affections qui sont ordinairement moins nettement circonscrites. Les exostoses profondes, surtout celles des grandes cavités splanchniques, sont d'un diagnostic très difficile. CLOQUET a cité des cas d'exostoses du pubis qui, ayant pénétré la vessie, auraient pu être prises pour un calcul.

Enfin il est utile de reconnaître la nature de la tumeur et son origine pour savoir à quelle variété on a affaire.

Pronostic. — Par elles-mêmes, les exostoses appartiennent au groupe des tumeurs bénignes; la plupart en raison de leur indolence et de leur indifférence sont indéfiniment tolérées; c'est uniquement par le fait de complications ou d'accidents de voisinage que ces tumeurs peuvent devenir dangereuses.

Traitement. — Le traitement médical n'a d'efficacité que pour les exostoses syphilitiques.

On peut respecter les exostoses quand elles ne gênent pas sensiblement les fonctions. Autrefois les interventions ont coûté la vie à des malades, victimes de l'ostéomyélite consécutive à l'opération. POLLOCK, ROUX, HOFMOKL, nous ont transmis de semblables résultats, qu'on n'observe plus aujourd'hui.

Les procédés chirurgicaux consistent à exciser l'exostose, en pratiquant la section du pédicule de la tumeur. On comprend que, suivant les cas, le chirurgien devra varier les procédés; ces opérations présentent souvent des difficultés. BOYER a conseillé de fragmenter les grosses exostoses par des traits de scie multiples et d'enlever ensuite la base avec la gouge.

Quelquefois il est nécessaire de recourir à la résection de l'os pour enlever l'exostose et son point d'implantation. LEGOUEST dut faire la résection temporaire du maxillaire inférieur pour extirper une grosse exostose éburnée des fosses nasales. L'amputation n'est indiquée pour les exostoses des os longs qu'autant qu'il existe des complications redoutables; l'opération est alors faite pour ces dernières et non pour la tumeur.

Divers autres moyens, d'un emploi plus restreint, ont été proposés pour diminuer les douleurs ou enlever la masse. LE DENTU a pratiqué la myotomie sous-cutanée pour remédier à la contracture douloureuse. FOLLIN avait préconisé l'ablation de la tumeur en deux temps, quand l'exostose est nettement pédiculée; dans le premier, on brise le pédicule et on le mobilise pendant un certain nombre de semaines, de manière à en empêcher la soudure; l'extirpation de l'os mobile, faite plus tard, constitue le second temps. MAUNDER a mis ce procédé à exécution pour une exostose du genou, mais il n'a pu empêcher la soudure de l'exostose. Mentionnons en terminant la simple dénudation, et la rugination de la tumeur; toutes ces interventions insuffisantes, abandonnées aujourd'hui, étaient légitimées autrefois par la terreur qu'inspiraient les grandes opérations.

§ 2. — Fibromes, myxomes et lipomes des os.

1° FIBROMES DES OS

Les fibromes prennent tantôt naissance dans le périoste, tantôt dans l'os lui-même; les premiers sont appelés périostiques, les seconds centraux; à la première variété appartiennent presque exclusivement les polypes fibreux naso-pharyngiens, ordinairement implantés sur l'apophyse basiliaire. C'est encore dans la même région que se développent la plupart des fibromes centraux qui ont habituellement pour point de départ l'un ou l'autre maxillaire.

Ces tumeurs, sur lesquelles nous n'insisterons pas ici, sont primitivement dures, mais à mesure qu'elles se développent, elles subissent des changements notables; on les a vues se calcifier, se ramollir, dégénérer, subir la dégénérescence kystique à leur centre; la vascularisation, très pauvre au début, peut devenir plus tard assez riche pour exposer à de graves hémorrhagies. Signalons également les fibromes de l'os iliaque.

Notons la curieuse propriété signalée par LEGOUEST, GOSSELIN, qu'ont ces fibromes des os de subir une phase régressive à partir d'un certain âge; il est démontré qu'au delà de vingt-cinq ans, ils tendent à disparaître. On a dit que ces tumeurs pouvaient récidiver, se transformer en sarcomes, etc. La récidive succède parfois à des opérations incomplètes; quant à la transformation en un néoplasme malin, opinion d'O. WEBER, elle n'est pas appuyée sur des preuves suffisantes. Quoi qu'il en soit, ces fibromes ne se propagent pas aux ganglions et ne se généralisent pas.

2° MYXOMES ET LIPOMES DES OS

Bibliographie. — VIARD, *Bull. de la Soc. anat.*, 1850. — TRIQUET, *Comptes rendus de la Soc. de biologie*, 1851, 1re série, t. III, p. 433.

Les *myxomes purs des os* ont été observés sur les mâchoires; ce sont des tumeurs très rares sur la nature et l'évolution desquelles on n'est pas bien fixé; aussi tandis que pour CORNIL et RANVIER, ils auraient une origine périostique et sous-périostique, pour VOLKMANN, ils sont primitivement centraux et se développent dans le tissu médullaire. VIRCHOW adopte également cette dernière opinion. A mesure qu'ils s'accroissent, les myxomes des os s'entourent d'une coque osseuse; leur contenu gélatiniforme, gris clair, se laisse facilement écraser et ressemble à la chair des huîtres. Ces tumeurs pourraient récidiver, mais ne se généraliseraient pas.

Le *lipome des os*, nié par VIRCHOW, a été rencontré trois ou quatre fois seulement, dont deux fois au maxillaire supérieur (VIARD, TRIQUET). CORNIL et RANVIER en auraient observé un cas dans le corps du fémur. Ces lipomes étaient cloisonnés par des lamelles osseuses.

§ 3. — Chondrome des os.

Bibliographie. — J. MULLER, *Ueber den feineren Bau und die Formen der krankhaften Geschwülste*, Berlin, 1838. — BURNETT, *Arch. gén. de méd.*, 1852, 4e série, t. XXX, p. 79. — NÉLATON, *Gaz. des hôp.*, 1855, p. 37. — VOLKMANN, *Deutsche Klinik.*, 1855, n° 51. — RICHET, *Gaz. des Hôp.*, 1855, n° 95. — WEBER, *Die Exostosen und Enchondrome*, Bonn, 1856. — NÉLATON, *Gaz. des Hôp.*, 1857, nos 39 et 42. — DUJARDIN, *Ibid.*, n° 59. — DOLBEAU, *Arch. gén. de méd.*, 1858, 5e série, t. XII, p. 448. 669, et *Le Progrès*, 1859, 1860, — TURNER, *St-Barthol. Hosp. Rep.*, 1870, t. VI. — VIRCHOW, *Monatsbl. der Berlin. Acad.*, 1870, p. 750. — SURMAY, *Bull. de l'Acad. de méd.*, 1882. — MICHALOFF, Th. de Genève, 1882. — VALLAS, *Gaz. hebd.*, 1888. — RECKLINGHAUSEN, *Virchow's Arch.*, t. CXVIII, fas. 1. — ROUX, *Congr. franç. de chir.*, 1889.

Thèses de Paris. — 1856, FAYAU. — 1857, FAVENC. — 1867, ROQUES. — 1876, SALESSES. — 1878, WALSDORFF. — 1882, AUBERT. — 1884-85, MERCIÉ.

Thèses de Lyon. — 1882, AUBERT, BONNET.

Voyez les articles CHONDROME et TUMEURS DES OS, des *Dictionnaires*.

Les chondromes des os ne sont pas très rares, puisque WEBER, HEURTEAUX ont fait des relevés qui portent sur des centaines de cas. Signalées par CRUVEILHIER dès 1828, étudiées par J. MULLER (1838), ces tumeurs, malgré de nombreux travaux, sont encore incomplètement connues. Cela tient à ce que, comme nous l'avons déjà dit, à côté des chondromes purs, il y a des chondromes mixtes.

Les chondromes des os apparaissent surtout dans la jeunesse; si le plus souvent ils se développent sans cause connue, il y a un certain nombre de cas que l'on a pu légitimement rapporter à un traumatisme ou à l'hérédité, ainsi que J. PAGET en a relaté un exemple.

Anatomie pathologique. — Nous serons brefs sur les caractères histologiques de ces tumeurs, décrits ailleurs. Les relevés statistiques de WEBER, MULLER, HEURTEAUX, montrent que le chondrome du squelette est trois fois plus fréquent que celui des parties molles, et parmi les chondromes osseux ceux des doigts et des métacarpiens figurent pour plus de la moitié. Cependant presque tous les os du squelette peuvent être le siège de semblables tumeurs; on en a noté assez fréquemment au maxillaire inférieur, au sternum, au bassin et sur la plupart des grands os longs. La face, le crâne et les vertèbres présentent une sorte d'immunité à cet égard.

Les chondromes sont souvent multiples: sur 103 cas de WEBER, 77 fois il existait plusieurs tumeurs; ceux des doigts et surtout du médius (DOLBEAU) avec la déformation tubéreuse qu'ils produisent sont classiques. Il est au contraire très exceptionnel de voir, comme dans un fait de Schuh, une généralisation du chondrome à tout le squelette; le crâne et les vertèbres de sa petite malade âgée de douze ans étaient seuls respectés.

On distingue, depuis Muller, deux variétés de chondromes osseux : 1° ceux qui ont pris naissance dans le centre de l'os, moelle ou tissu spongieux, méritant plus spécialement le nom d'enchondromes; 2° ceux qui ont une origine périphérique, dans la couche ostéogène ou dans le périoste et qu'on appelle les périchondromes. Les enchondromes naîtraient, d'après Virchow, d'îlots cartilagineux préexistants, tandis que pour Cornil et Ranvier, l'origine de ces tumeurs ne serait pas aussi simple. Quoi qu'il en soit, en l'absence de données certaines, la théorie de Cohnheim rend compte de ces néoplasmes. Les tumeurs centrales s'accroissent peu à peu en refoulant les couches osseuses ambiantes, qui disparaissent par résorption, pendant que le périoste fournit une coque par le même mécanisme que dans le spina ventosa; à un moment donné, cette coque très amincie devient discontinue, présente la crépitation parcheminée et les bourgeons de la tumeur peuvent faire hernie par les lacunes qu'elle présente. Les chondromes des mains et des pieds appartiennent ordinairement à cette variété.

Au contraire les *périchondromes* déforment moins les os autour desquels ils s'accroissent, et n'y adhèrent pas intimement. Les chondromes des os longs et du bassin se développent habituellement de cette façon. Ils forment alors des masses lobulées, dures, analogues à des choux-fleurs et qui ne sont pas contenues dans une coque.

Tous les chondromes des os sont des tumeurs dures, circonscrites, ne présentant pas d'infiltration; Dolbeau a cependant signalé dans leur voisinage de petits îlots satellites qui n'ont pas été constatés par d'autres; il est moins rare de voir les chondromes se propager à une certaine distance dans le canal médullaire. Abandonnés à eux-mêmes, ces néoplasmes ne rétrogradent jamais et s'accroissent constamment, mais lentement. A mesure que leur volume augmente, leur forme change; ils deviennent plus irrégulièrement sphériques, bosselés, et se moulent sur les parties environnantes. On comprend dès lors que ces tumeurs puissent acquérir des dimensions insolites; signalons le cas de l'homme-ballon publié par Nélaton et celui de Crampton (2^{m},15 de circonférence). Une tumeur enlevée par Turner pesait douze livres; Dujardin, Verehaghe ont également signalé des exemples de chondromes monstrueux. Il faut signaler l'intégrité de la peau qui reste constamment distincte de la masse et qui ne s'ulcère que très tard par le fait de sa distension. D'autre part, la tumeur ne subit pas, comme certains néoplasmes, des dégénérations rapides, elle devient généralement kystique et est parfois traversée par des cloisons osseuses. Le contenu des kystes varie beaucoup; tantôt c'est du sang pur, tantôt une sérosité trouble ou liquide. On a vu ces kystes acquérir de grandes dimensions et Nélaton, dans le fait cité plus haut, retira par ponction trente litres de sérosité.

Par le fait de leurs progrès, ces chondromes amènent l'usure des os voisins, la distension des nerfs et des vaisseaux, l'atrophie des muscles, la gène de la circulation du membre. L'ulcération de la tumeur est alors possible, tandis que son inflammation franche est peu commune. Les vaisseaux ne sont pas seulement déplacés, car le tissu morbide, d'après les observations faites par Richet, Virchow, envahit quelquefois la paroi des vaisseaux et fait saillie dans leur intérieur. L'infection ganglionnaire est très rare à la suite des chondromes osseux, et, pour quelques auteurs dont nous adoptons l'opinion, elle ne se produirait que dans le chondrome mixte. Quant à l'infection générale, dont on possède de nombreux exemples, elle se fait plus spécialement dans le poumon; elle est assez difficile à comprendre pour le chondrome pur, à moins d'admettre le transport direct de quelques parcelles d'un thrombus néoplasique qui serait allé se greffer ailleurs. Muller a observé le chondrome secondaire de la rate.

Symptômes. — Les chondromes se présentent sous la forme de masses sphériques, indolentes, d'autant plus dures qu'elles sont plus petites, et

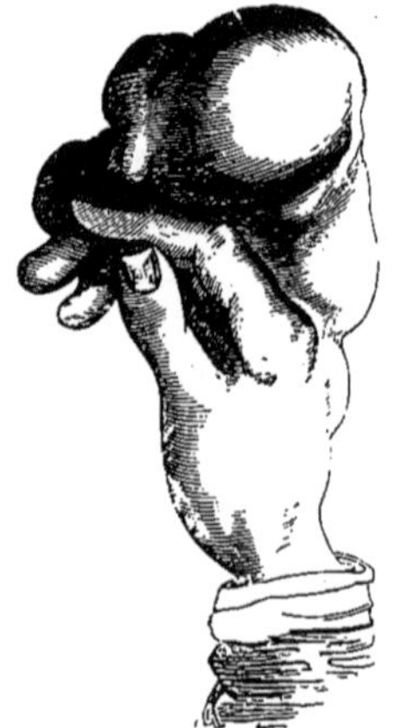

Fig. 146. — Enchondromes des doigts.

offrant des bosselures élastiques, séparées par des sillons. Les doigts prennent un aspect caractéristique que l'on a comparé aux bulbes du dahlia (fig. 146). Quand il existe une coque osseuse, il est possible de sentir la crépitation parcheminée. Les petits chondromes sont légèrement transparents, et comme ils présentent souvent de la fausse fluctuation, on pourrait croire à un contenu liquide. Volkmann a rencontré un cas exceptionnel où la vascularisation habituellement pauvre de la tumeur était assez prononcée pour donner lieu à un bruit de souffle et à des pulsations.

A mesure qu'ils s'accroissent, les chondromes des os déterminent des symptômes de compression qui leur sont communs avec toutes les tumeurs dures; ils deviennent douloureux, causent de l'œdème, des paralysies partielles. L'ulcération arrive tardivement et la plaie qui en résulte donne issue à un ichor sanguinolent; Chassaignac a observé la suppuration d'une de ces tumeurs ainsi ulcérée. La marche de ces néoplasmes est ordinairement très lente et on les voit rester quinze ou vingt ans avant de déterminer des accidents graves; il en est, cependant, qui évoluent plus vite; un traumatisme même léger donne un véritable coup de fouet à l'affection. L'état général résiste longtemps, puis ne s'altère guère qu'après l'ulcération de la peau; la cachexie survient progressivement et les malades meurent dans le marasme.

Diagnostic. — Les chondromes des os sont à peu près fixes; mais il y en a quelques-uns qui jouissent d'une certaine mobilité, parce qu'ils sont rattachés à l'os par un pédicule permettant un léger déplacement; tel est le cas pour quelques chondromes du bassin.

En raison de leur physionomie spéciale, les chondromes des phalanges ne peuvent guère être confondus qu'avec le spina ventosa qui s'accompagne d'autres accidents et suppure assez souvent.

Hors de ce siège, tous les enchondromes sont d'un diagnostic malaisé; cependant les bosselures élastiques, l'indolence, la lenteur de l'évolution, l'absence de ganglions, permettent d'écarter bon nombre de néoplasmes infectants. Les exostoses sont assez difficiles à distinguer du chondrome, plusieurs pièces des musées le prouvent; cependant les tumeurs exclusivement osseuses sont plus dures, plus petites, localisées dans un point déterminé, et s'accroissent peu. La ponction exploratrice avec un trocart simple ou à curette rendra des services. — Il serait très important de pouvoir distinguer le chondrome pur et bénin du chondrome mixte et malin, mais ce n'est guère que par l'examen du siège, de la résistance, et par les caractères du tissu enlevé pendant l'opération qu'on acquiert quelques notions sur ce point.

Pronostic. — Nous avons divisé les chondromes en deux groupes : les vrais ou bénins, les mixtes ou malins. Les premiers, peu graves, marchent lentement, ne s'infiltrent jamais, et ne récidivent pas après l'opération. Ceux qui siègent aux mains et aux pieds appartiennent à cette variété; cependant, on en a vu récidiver dans un moignon au bout de quinze ans; Gluge, Paget, Salmon ont noté la réapparition sur d'autres points du squelette assez longtemps après l'opération.

Traitement. — L'intervention chirurgicale peut seule guérir les chondromes; Gosselin a essayé autrefois la section du pédicule pour obtenir l'atrophie de la tumeur, mais il a échoué. Voillemier s'était servi avantageusement des caustiques pour les chondromes des doigts et Legrand a réussi avec le fer rouge. Dieffenbach a proposé l'excision partielle, en laissant une portion de la tumeur à nu; la cicatrisation se fait bien, la tumeur s'ossifierait et diminuerait sans récidive.

Mais, ce sont là des traitements que légitimait la crainte des complications septiques, si fréquemment observées autrefois, de même que la *décortication* qui convient pour certains périchondromes des doigts; l'*évidement* de Sédillot, auquel on a dû plusieurs succès; la *résection*. C'est à elle que Nélaton eut recours pour enlever un chondrome de l'extrémité supérieure de l'humérus; il faut alors être bien sûr d'extirper tout le mal; sans cette précaution, la récidive est presque certaine. L'amputation du membre devra être pratiquée dans tous les cas de chondromes volumineux, gênants, ulcérés, impossibles à décortiquer ou à réséquer, et ces cas sont les plus nombreux.

§ 4. — Ostéo-sarcome.

SYNONYMES. — Tumeurs fibro-plastiques ; tumeurs myéloïdes.

Bibliographie. — AUGUSTIN, *De spina ventosa*, Berlin, 1797. — BRESCHET, *Répert. d'anat. et de phys.*, 1826, t. II, p. 142. — DUPUYTREN, *Leçons orales*, t. I et III, 1839. — LEBERT, *Traité des maladies cancéreuses*, 1851, p. 711. — H. GRAY, *Arch. gén. de méd.*, 1875, 5e série, t. IX, p. 137. — LEBERT, *Traité d'anat. path. spéc. et gén.*, t. Ier, p. 177, 1857. — VOLKMANN, *Bemerkungen über einige vom Krebs zutrennende Geschwülste*, Halle, 1858. — BROCA, *Bull. de la Soc. de chir.*, 1859, t. X, p. 390. — SENFTLEBEN, *Arch. de Langenbeck*, 1861. — E. NÉLATON, *Gaz. des Hôp.*, 1868, n° 13. — KOCHER, *Arch. de Virchow*, 1868, t. LXIV, p. 311. — BILLROTH, *Arch. de Langenbeck*, 1869, p. 230. — TERRILLON et BEZ, *Bull. de la Soc. anat.*, 1872. — KOLACZEK, *Arch. de Langenbeck*, 1875, t. XVIII, p. 351. — GILLETTE. *Bull. de la Soc. de chir.*, 1876, p. 127. — CHAUVEL, *Gaz. hebd.*, 1876, p. 823. — POINSOT, *Bull. de la Soc. de chir.*, 1877, p. 288. — ESTLANDER, *Nord. Med. Archiv.*, 1877, t. IV, n° 4. — S.-W. GROSS, *Amer. J. of Med. Science*, 1879. — ROUSSEAU, *Arch. gén. de méd.*, 1880, p. 330. — PONCET, *Encyc. inter. de chir.*, 1885. — HOFMOKL, *Soc. des méd. de Vienne*, 1886. — ZAHN, *Revue de la Suisse romande*, 1886. — BARD, *Arch. phys.*, 1887. — DESIR DE FORTUNET, *Rev. de chir.*, 1887. — BLANC, *Gaz. méd.*, 1888; *Cong. des chir. allemands*, 1889. — AUDRY, *Lyon méd.*, 1889.

Thèses de Paris. — 1839, STANSKY. — 1860, E. NÉLATON. — 1865, CARRERA. — 1875, BOICHOX. — 1878, BOUVERET. — 1879, LABORDE. — 1880, SCHWARTZ (Agr.). — 1882, HAVAGE.

Thèse de Strasbourg. — 1867, RICHARD.

Thèses de Montpellier. — 1856, OLLIER. — 1870, PUJO.

Thèse de Lyon. — 1888, LAULONIÉ.

Voir aussi le chapitre des TUMEURS DES OS dans les *Dictionnaires*.

De toutes les tumeurs des os, les sarcomes sont assurément les plus communes; longtemps confondus avec les cancers et avec les autres néoplasmes des os, les ostéosarcomes n'ont été assez bien connus que depuis les recherches micrographiques de l'école française (LEBERT, BROCA, ROBIN) et de l'école allemande (VIRCHOW, etc.). Malheureusement les incertitudes et les contradictions des anatomo-pathologistes ne permettent pas encore de délimiter nettement le groupe des sarcomes des os. Sans entrer dans les détails histologiques déjà étudiés, nous exposerons l'état de la science sur la question, en prenant pour base les travaux les plus récents de GROSS (de Philadelphie), de SCHWARTZ qui ont décrit les sarcomes des os longs, les plus fréquents avec ceux des maxillaires.

Divisions. — Les trois principales variétés de sarcomes des os, admises par CORNIL et RANVIER, sont : 1° le *sarcome encéphaloïde* ou *globo-cellulaire de Virchow;* 2° le *sarcome fasciculé, tumeur fibro-plastique de Lebert* ou *sarcome à cellules fusiformes;* 3° le *sarcome myéloïde, giganto-cellulaire* ou *tumeur à myéloplaxes.*

Nous ferons de suite remarquer que, malgré les efforts tentés dans ces dernières années pour assimiler la tumeur à myéloplaxes aux autres sarcomes, cette tumeur paraît former un groupe nettement tranché, qui ressemble par un certain nombre de caractères aux deux autres variétés, mais qui en diffère cliniquement et histologiquement, comme E. Nélaton l'a bien établi (1868). La distinction entre les sarcomes globo-cellulaires et fuso-cellulaires n'a également pas une aussi grande importance qu'on a pu le croire, car, sur une pièce, les deux variétés coïncident fréquemment, selon les points considérés; même ce n'est qu'une modalité dans le processus néoplasique qui produit ici des cellules fusiformes, là des cellules rondes.

En partant d'un point de vue un peu différent, on a également divisé les ostéosarcomes en deux grands groupes, suivant qu'ils sont *centraux*, c'est-à-dire qu'ils ont leur point de départ dans l'intérieur de l'os, ou *périostiques*. Les termes de *cancéro-moellie*, *cancéro-périostie*, créés par Gerdy (1855), avaient déjà indiqué cette classification qu'on retrouve ébauchée dans plusieurs auteurs et qui a été adoptée par Gross (1879). Certainement cette division correspond à une distinction réelle, clinique, entre les sarcomes des os, mais les subdivisions admises par Gross sont loin d'être irréprochables. Pour cet auteur, en effet, chacun de ces groupes se subdivise en trois variétés secondaires; il reconnaît : 1° des sarcomes centraux ou myélogènes, à cellules rondes, à cellules fusiformes, à cellules géantes ou myéloplaxes de Robin; 2° des sarcomes périostiques à cellules rondes, à cellules fusiformes et des sarcomes ostéoïdes.

Anatomie pathologique. — Nous laisserons de côté ici les détails de structure histologique qui caractérisent chacun de ces groupes (Voyez, t. Ier, p. 64, *Sarcome*) ; il est cependant indispensable de nous expliquer sur le groupe des *sarcomes ostéoïdes*, admis depuis longtemps sans qu'on sache exactement la raison qui les fait maintenir dans le cadre pathologique. Quand un néoplasme se développe dans le périoste, il surexcite ses propriétés ostéogéniques ; il en résulte la production, dans la tumeur, d'os nouveau qui varie beaucoup d'aspect suivant la rapidité avec laquelle le travail s'est effectué. En examinant les trabécules de certaines tumeurs sarcomateuses, on y trouve du tissu ostéoïde, c'est-à-dire du tissu osseux en voie de formation, caractère commun à beaucoup de néoplasmes osseux.

Virchow avait interprété de cette façon la présence de l'os dans ces tumeurs. Cornil et Ranvier ont cru devoir nier l'existence du tissu ostéoïde dans le processus de l'ossification physiologique et regardent les tumeurs ostéoïdes comme une entité morbide. Une théorie basée sur une connaissance insuffisante de l'évolution des os a servi de base à cette hypothèse; et c'est de cette façon que l'on a admis une variété de sarcomes ostéoïdes.

En réalité, un grand nombre de sarcomes périostiques font de l'os qui se forme plus ou moins vite, persiste ou se détruit ; tantôt complet, tantôt inachevé, il se présente avec des aspects divers ; l'os tubuliforme que laissent, après macération, certains sarcomes ne diffèrent pas de ces cloisons parcheminées qui constituent le squelette de quelques autres et qui donnent à la pièce une certaine ressemblance avec la coloquinte (fig. 147) ; il ressemble au processus de l'ossification de la virole externe du cal. Ce n'est pas le tissu osseux ou sa structure qui doivent servir à caractériser un néoplasme de l'os;

car l'os et le périoste sont passifs dans tous ces processus et réagissent diversement en raison de l'irritation qu'ils éprouvent. Pour ces raisons, nous ne croyons pas devoir conserver le groupe des tumeurs ostéoïdes qui se confond avec les deux autres, déjà difficiles à distinguer au point de vue clinique.

H. Muller, Cornil et Ranvier, qui se sont élevés contre la manière de voir de Virchow, admettent que les sarcomes périostiques subissent quelquefois l'infiltration calcaire, sorte de dégénérescence spéciale ou d'imprégnation qu'il faut se garder de confondre avec l'ossification. De même que ces auteurs nient, sans preuve suffisante, que le tissu ostéoïde soit une phase de la transformation du cartilage en os sous l'influence des vaisseaux, de même ils nient l'ossification directe du cartilage, ce qu'on appelle la métaplasie ;

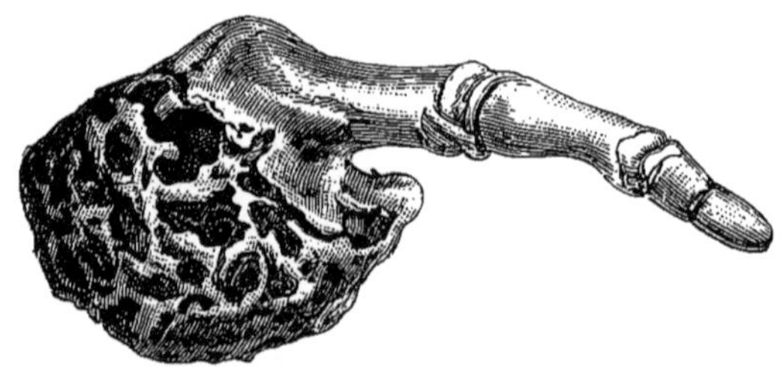

Fig. 147. — Sarcome central de l'extrémité d'une phalange. (Musée du Val-de-Grâce.)

elle existe à un assez faible degré, il est vrai, à l'état physiologique, mais l'examen des cartilages malades montre si souvent cette métaplasie directe que nous n'hésitons pas à lui attribuer en partie l'ossification des sarcomes.

La science n'est pas plus avancée aujourd'hui sur toutes les questions des néoplasmes des os qu'elle ne l'était il y a trente ans, quand Lebert cherchait, dans les produits caséeux, le corpuscule tuberculeux. Certes les premiers histologistes, avec des moyens insuffisants, grossiers, ont rendu de grands services ; mais pressés de tirer des conclusions, obéissant aux tendances synthétiques avant une analyse suffisante, ils ont cherché la raison des maladies dans des cellules spécifiques qui, tantôt imaginaires, tantôt réelles, ne présentent avec le principe morbide que des relations d'effet à cause. Cellule géante ou myéloplaxe, cellule fusiforme ou ronde ne sont pas plus spécifiques que le tissu de granulation qui entoure un follicule tuberculeux. On ne saurait les considérer comme des agents morbides puisqu'on les retrouve à l'état normal ; elles ne sont que les produits de causes plus spéciales qui nous échappent et qu'on ne trouvera pas, croyons-nous, dans la contemplation des cellules.

Nous passerons successivement en revue les caractères propres aux sarcomes périostiques et centraux ; voyons auparavant quelques considérations communes à tous les sarcomes des os.

Fréquence. — Schwartz a trouvé que sur 208 ostéosarcomes, 17 étaient développés sur les os courts et 189 sur les os longs ; le membre inférieur est beaucoup plus souvent affecté que le membre supérieur. Sur 200 faits, le fémur est représenté par le chiffre 81 ; la tumeur siégeait 48 fois sur le tibia et 25 fois seulement sur l'humérus, l'os le plus fréquemment atteint de ceux du membre supérieur. Le siège de prédilection de tous ces néoplasmes est la portion épiphysaire de la diaphyse, ce qu'on est convenu d'appeler le bulbe de l'os. Dans le chiffre cité plus haut, les têtes articulaires qui constituent le genou figurent pour plus de la moitié des cas.

Il n'est pas moins intéressant de poursuivre ces recherches au point de vue de l'origine centrale ou périostique des sarcomes. Schwartz a trouvé que sur 205 faits, 128 avaient une origine centrale et 77 s'étaient développés primitivement dans le périoste. Les tumeurs à myéloplaxes sont les plus nombreuses parmi celles qui sont myélogènes, mais il en existe d'autres.

Le sexe masculin semble être plus prédisposé aux ostéosarcomes puisqu'on compte 122 hommes pour 74 femmes : de plus, ce néoplasme, presque inconnu aux âges extrêmes de la vie, a son maximum de fréquence entre vingt et trente ans. On trouve encore des cas assez nombreux de dix à vingt et de trente à quarante ans, mais la proportion est bien inférieure. Il est difficile d'expliquer cette particularité, d'autant plus que les causes de la maladie sont absolument ignorées. Tout ce que l'on sait relativement à son étiologie, c'est que l'affection ne paraît pas être héréditaire, que la grossesse est une cause occasionnelle qui favorise son apparition, et accélère la marche rapide du néoplasme, s'il existe déjà. Enfin, ici comme pour toutes les tumeurs, il faut faire intervenir le traumatisme qui paraît effectivement avoir une action réelle sur la localisation du mal.

1° SARCOMES PÉRIOSTIQUES

Quelles que soient leur texture et leur structure, encéphaloïde ou fasciculée, les sarcomes périostiques présentent un certain nombre de caractères propres ; ils siègent souvent sur les diaphyses des os longs, plus rarement sur les épiphyses. En se développant, ces tumeurs respectent l'os sous-jacent quand il est compact, et le pénètrent au contraire s'il est moins résistant. Ils ne sont pas entourés d'une coque osseuse comme les sarcomes centraux et contiennent ordinairement, dans leur intérieur, des travées osseuses irrégulières, des masses ossifiées, ou des ostéophytes tubuliformes qui rayonnent autour de l'axe principal de l'os à la façon de toutes les productions périostiques. On y a constaté accidentellement des îlots cartilagineux. La coque fibreuse qui limite ces productions résiste assez bien pendant un certain temps, mais il arrive qu'elle cède, de sorte que le néoplasme pousse des bourgeons dans les tissus voisins. Quand la tumeur est bien développée, elle prend un aspect fusiforme ou piriforme lorsqu'elle siège à l'extrémité d'un os ; c'est ce qui donne parfois à un segment de membre l'aspect d'un gigot. Insensiblement par le fait des progrès du mal, l'os sous-jacent perd sa résistance et se brise sous les moindres efforts ; ces fractures spontanées sont plus rares que pour les ostéosarcomes centraux. Enfin l'histologie permet de constater l'existence dans ces sarcomes de cellules rondes, de cellules fusiformes ou de myéloplaxes.

Les sarcomes périostiques sont souvent décelés par une vive douleur qui s'accroît insensiblement puis ne tarde pas à gêner les fonctions et à condamner le malade au repos ; en même temps, quelquefois dès le début, on perçoit un gonflement diffus, profond, fixe, étendu, qui augmente rapidement. Ainsi, qu'Estlander, Verneuil l'ont bien observé, la température locale est supérieure à celle des autres parties ; de plus, on constate parfois un état fébrile qu'on a désigné sous le nom de *fièvre des néoplasmes*. La tumeur ne tarde pas à soulever la peau, qui conserve longtemps ses caractères normaux ; elle reste mobile non adhérente ; la masse morbide dure, fixe, élastique, ne présente ni points ramollis, ni pulsations.

Cependant, lorsqu'au bout de quelques semaines, plus souvent de quelques mois, l'ostéosarcome a atteint un assez grand développement susceptible d'excéder les dimensions d'une tête d'adulte, la peau perd sa mobilité, devient violacée, marbrée par un lacis veineux très apparent ; il existe dans quelques cas des ulcérations au niveau de la tumeur. Les muscles sont atrophiés, les douleurs intolérables, les grandes fonctions s'altèrent, l'état général périclite. On assiste alors au commencement de la cachexie dont la marche est rapide quand la tumeur a acquis ces dimensions énormes, et qui présentent deux phénomènes dignes d'attirer l'attention : 1° la généralisation dans les viscères ; 2° la propagation aux ganglions. Il est inutile de dire ici en quoi consistent ces terminaisons : la propagation ganglionnaire par la voie lymphatique survient assez rarement, tandis que la généralisation dans le poumon, le foie, la rate, le cœur, est fréquente. Quelquefois la généralisation semble s'effectuer dans le squelette, mais il paraît bien difficile d'affirmer qu'il en est ainsi, parce que les tumeurs dont on constate la présence sur d'autres os éloignés, ont pu être contemporaines de la première et s'être développées plus lentement. On admet que la généralisation dans les viscères se fait par embolie.

Gross mentionne le cas d'une femme qui mourut d'hémorrhagie à la suite d'un sarcome périostique globo-cellulaire ulcéré. Ces cas semblent rares ; ceux d'inflammation et de suppuration de la tumeur propagées à l'articulation voisine, signalés par Volkmann, seraient tout aussi exceptionnels. En résumé, ces tumeurs offrent une grande malignité ; nous verrons bientôt que l'intervention radicale et hâtive ne permet pas toujours d'enrayer leur marche.

2° SARCOMES CENTRAUX

Ils comprennent trois variétés : 1° les tumeurs à myéloplaxes ; 2° les sarcomes centraux globo-cellulaires et les sarcomes fuso-cellulaires.

Nous ne ferons qu'une seule description pour ces derniers.

A. — TUMEURS A MYÉLOPLAXES

SYNONYME. — Sarcome giganto-cellulaire.

Anatomie pathologique. — Le tissu de ces tumeurs, les plus bénignes parmi les sarcomes des os, présente une couleur rouge foncée tirant sur le marron : ce tissu, grisâtre en quelques points, a la densité du suif; il est contenu dans une cavité assez régulière, rarement traversée par des cloisons osseuses. Ordinairement il existe, au début, une coque solide formée aux dépens du périoste par la superposition de couches périostiques de plus en plus minces; cette coque ne résiste pas à l'action des myéloplaxes qui ont déjà détruit tout le tissu spongieux sous-jacent, et l'enveloppe, d'abord ostéo-

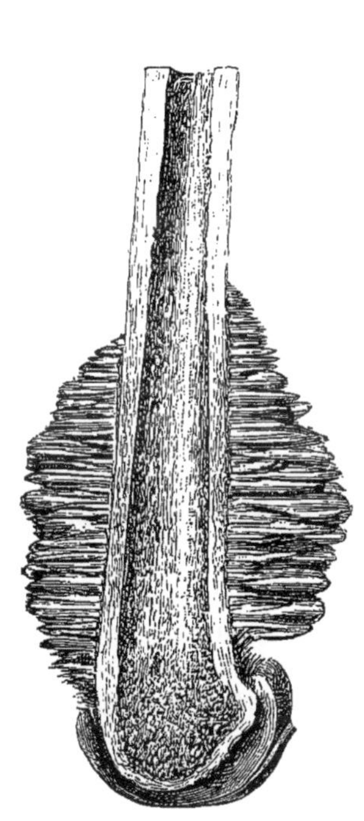

Fig. 148. — Sarcome périostique de l'extrémité inférieure du fémur. — Végétations tubuliformes. (Musée du Val-de-Grâce.)

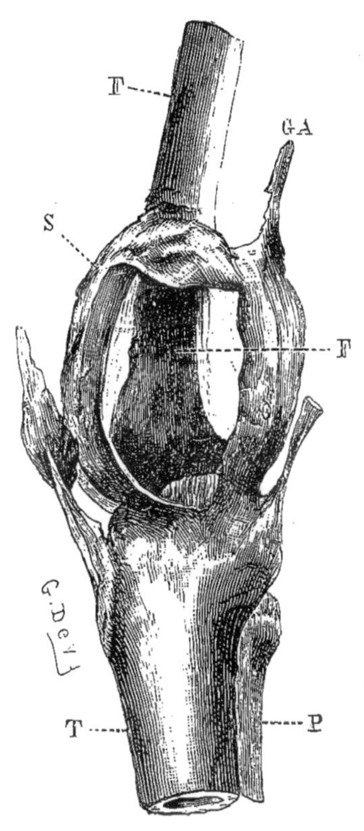

Fig. 149. — Sarcome à cellules géantes ou tumeur à myéloplaxes de l'extrémité inférieure du fémur. (Musée du Val-de-Grâce.)

FF', fémur. — T. tibia. — P, péroné. — S, sac fibreux formé par l'enveloppe du sarcome.

fibreuse, finit par devenir fibreuse; mais on peut toujours distinguer les vestiges de l'os.

La structure de ces tumeurs est des plus simples, caractérisée par la présence d'un grand nombre de myéloplaxes ou ostéoclastes de Rokitansky ; on y trouve des vaisseaux, un tissu conjonctif embryonnaire et délicat; souvent des portions de la tumeur ont subi la dégénérescence graisseuse. Une des particularités curieuses des tumeurs à myéloplaxes est leur disparition au voisinage des cartilages articulaires ; l'os est résorbé jusqu'au cartilage; celui-ci, presque complètement respecté, oppose une barrière à l'envahissement de l'articulation voisine. Macnamara a constaté un commencement d'altération des cellules cartilagineuses au pourtour de la tumeur; fréquemment on rencontre aussi des lésions sub-inflammatoires dans la jointure voisine, mais le fait de leur intégrité, assez général, donne à la tumeur un cachet spécial.

La coque ostéo-fibreuse des tumeurs à myéloplaxes ne persiste pas indéfiniment; à un moment donné les bourgeons herniés envahissent les parties voisines, les gaines synoviales et le tissu cellulaire. E. Nélaton, qui le premier a bien décrit cette variété de tumeurs, insistait beaucoup sur l'absence presque absolue de propagation ganglionnaire. Depuis son travail, on aurait observé des cas d'infection lymphatique, ce qui tendrait à rapprocher davantage cette tumeur des autres sarcomes. Gross dit qu'on rencontre la propagation ganglionnaire dans 16 p. 100 des cas, proportion qui nous semble un peu exagérée.

Symptômes. — Les sarcomes à cellules géantes se montrent presque exclusivement dans les épiphyses; le tibia, le péroné, le fémur, les parties qui constituent le genou, les maxillaires, sont leur siège de prédilection; nous en avons vu un cas au niveau du poignet sur l'épiphyse du radius. Au début, il n'existe qu'un gonflement douloureux assez régulier, nettement limité du côté de la diaphyse et du côté de l'articulation. Cette tête articulaire, tout en conservant sa forme régulièrement gonflée avec intégrité des fonctions, présente les caractères typiques de la maladie; la tumeur, dure au début, devient plus élastique à mesure qu'elle s'accroît, et lorsque la coque s'est amincie, on perçoit la crépitation parcheminée due à la pression des lamelles osseuses discontinues. Plus tard encore, cette crépitation disparaît, et l'on ne sent plus que des bourgeons mous, presque fluctuants.

Pendant le développement de ces sarcomes, les souffrances sont vives; le malade éprouve des battements douloureux; il arrive, lorsque ces masses sont volumineuses (quelques-unes pouvant atteindre les dimensions d'une tête d'adulte), que les vaisseaux intérieurs subissent des modifications importantes; la tumeur devient pulsatile; suivant Gross, cette particularité existerait une fois sur cinq.

Abandonnées à elles-mêmes, les tumeurs à myéloplaxes ont une marche très lente, et ce n'est qu'au bout d'un temps assez long qu'elles acquièrent un volume assez considérable pour ulcérer les téguments. La peau conserve son aspect normal, le réseau veineux ne se montre pas comme dans les autres ostéosarcomes. L'état général reste intact et, pour cette raison, ces tumeurs sont considérées comme la variété la plus bénigne des sarcomes. Nous avons vu en effet que la propagation ganglionnaire survient rarement, que la marche est lente; ajoutons que la généralisation dans les viscères, beaucoup plus fréquente dans le poumon que dans tout autre organe, paraît peu commune. Gross compte 23 p. 100 métastases viscérales. De ce chiffre, il faudrait peut-être distraire un certain nombre de cas où il ne s'agissait pas de sarcomes giganto-cellulaires purs. Ainsi Terrillon et Bez (1872) ont vu des fractures du tibia et de l'humérus à la suite d'un sarcome à myéloplaxes du maxillaire. A l'autopsie, on trouva des altérations dans divers points du squelette et le tissu des tumeurs contenait des cellules rondes aussi bien que des myéloplaxes.

L'inflammation et la suppuration des tumeurs à myéloplaxes sont très rares. Gross pense que, dans les cas où l'on constate la transformation calcaire ou osseuse, les récidives sont plus à craindre après les opérations.

B. — OSTÉOSARCOMES CENTRAUX GLOBO ET FUSO-CELLULAIRES

SYNONYME. — Ostéo-sarcome encéphaloïde.

Qu'ils soient globo-cellulaires ou fuso-cellulaires, ces sarcomes doivent être étudiés ensemble, parce qu'il n'est pas possible de les distinguer pendant la vie et pas beaucoup mieux après la mort; de plus, l'on retrouve en divers points de la tumeur les deux aspects des cellules embryonnaires. Ces néoplasmes, qui siègent de préférence au niveau des épiphyses comme les tumeurs à myéloplaxes, se développent de dedans en dehors, amènent la résorption de l'os et la production d'os nouveau périostique sous la forme de coques quelquefois dures, d'autres fois irrégulières, contenant des cloisons parcheminées qui, par la disposition des lamelles, ressemblent à la coloquinte (*cancer aréolaire*). La coque ne résiste pas indéfiniment et les bourgeons sarcomateux la rompent pour s'infiltrer dans les parties voisines; ces prolongements peuvent également se porter vers la cavité médullaire.

Le tissu des ostéosarcomes centraux est gris rosé; ces tumeurs subissent fréquemment, en raison de la structure délicate de leur tissu, la transformation kystique et télangiectasique, de telle sorte qu'elles deviennent pulsatiles. Le sarcome à cellules rondes dont Gross reconnaît deux variétés, le *glyosarcome de* Virchow ou *sarcome lymphadénoïde* et le *sarcome alvéolaire de* Billroth, sont des néoplasmes très vasculaires, présentant, dans certains cas, cette transformation anévrismale qui constitue l'*ostéosarcome hématode.*

La douleur est encore le premier symptôme; elle n'accompagne pas constamment le gonflement et le précède souvent; la pression, la chaleur, l'exercice l'augmentent toujours. Peu à peu le gonflement devenant plus marqué, la tumeur prend une forme assez régulièrement globuleuse; au début, la consistance est ferme, parfois on constate la crépitation parcheminée, et plus ces masses sont dures, moins leur évolution est rapide; la gravité de la tumeur semble également en rapport avec son volume; les tumeurs encéphaloïdes, qui contiennent un tissu mou, analogue à la pulpe cérébrale sont les plus volumineuses et celles dont l'évolution est le plus rapide, d'autant mieux que des extravasations sanguines s'y forment souvent. Les os altérés par le néoplasme se brisent facilement et parfois même en plusieurs endroits (Le Fort); les ébauches de consolidation, signalées dans quelques circonstances, sont bientôt détruites, c'est toujours un mauvais symptôme, qui marque le début de la cachexie.

En effet, ces néoplasmes sont essentiellement malins. S'ils se propagent assez rarement aux ganglions, ils récidivent, repullulent et se généralisent dans les principaux viscères. La métastase dans les viscères existerait dans un tiers des cas au moins. Ces tumeurs aboutissent à la cachexie en deux ou trois ans, mais il existe, à cet égard, de grandes différences, et nous en avons vu qui parcouraient en six ou huit mois toutes les phases de leur développement.

Diagnostic des sarcomes des os. — Il y a lieu d'établir une distinction : 1° entre les ostéo-sarcomes et d'autres altérations inflammatoires ou spécifiques; 2° entre les mêmes tumeurs et les autres néoplasmes des os; 3° entre les diverses variétés de sarcomes.

1° *Diagnostic avec les affections inflammatoires et spécifiques.* — Virchow a rapporté un fait où un ostéosarcome a été pris pour un phlegmon diffus; l'absence de symptômes aigus et l'examen attentif du siège du mal permettront toujours d'éviter cette confusion. La distinction est déjà plus dificile quand il s'agit des maladies inflammatoires des os qui s'accompagnent de périostoses; alors la marche plus ou moins rapide de l'affection, l'existence d'états morbides antérieurs, la nature des douleurs, et enfin l'efficacité des traitements spécifiques serviront de base à un diagnostic différentiel; l'hésitation est souvent permise à la première période.

Gillette, Poinsot, Kœnig ont beaucoup insisté sur la difficulté qu'on éprouve à séparer certains ostéosarcomes, qui se développent sur les épiphyses, des arthrites chroniques, des hydarthroses et surtout des tumeurs blanches. Il est certain, qu'au début, les deux affections ont des symptômes communs; ainsi le gonflement d'une tête articulaire atteinte de tuberculose, l'intégrité momentanée de la jointure voisine, l'envahissement progressif de la synoviale par les fongosités, sont autant de symptômes trompeurs; l'hérédité des néoplasmes, la présence d'une tumeur analogue en un autre point du corps, la persistance de la douleur malgré le repos, la nature lancinante des souffrances, la tendance de l'arthrite fongueuse à la suppuration, le résultat fourni par la ponction de la tumeur qui, dans le cas d'ostéosarcome, ne donne que du sang et au contraire du pus ou un liquide louche dans la tumeur blanche, constituent des signes précieux pouvant aider à distinguer les deux maladies. Il faut ajouter que les mouvements sont assez longtemps conservés dans les sarcomes, et qu'on n'observe pas une position vicieuse du membre comme dans les tumeurs blanches.

Les gommes syphilitiques sont aplaties et présentent un bourrelet périphérique saillant qui fait défaut dans les sarcomes.

2° *Diagnostic des ostéosarcomes avec les autres néoplasmes des os.* — Virchow a décrit des sarcomes parostaux, développés au voisinage des os et qui, en s'accroissant, intéressent l'os; il est évident que le diagnostic devient alors impossible, tandis qu'au début la mobilité pouvait permettre de ne pas les confondre. Les exostoses, les fibromes ont des sièges spéciaux et sont plus durs que les sarcomes; c'est surtout avec le chondrome que la distinction doit être faite. Le chondrome central, plus rare que le sarcome central, est moins douloureux, se développe plus lentement; sa consistance semble plus ferme, on sent à sa surface des bosselures caractéristiques quand il a rompu sa coque périphérique; il n'est pas pulsatile, n'envahit pas les articulations; sa tendance à la généralisation est beaucoup moins marquée;

cependant les chondromes peuvent subir la transformation kystique, ils acquièrent alors des dimensions considérables, sans ulcérer la peau. Jamais un ostéosarcome ne présentera cette bénignité relative. Enfin les chondromes, qu'ils soient périostiques ou centraux, occupent certains points de prédilection. Une ponction donne du sang dans le cas de sarcome et rien dans le chondrome des os, s'il n'est pas kystique.

Pour les auteurs qui n'admettent pas l'existence du carcinome primitif des os, il n'y a pas lieu de chercher des caractères distinctifs; ceux qui admettent cette variété avouent que le diagnostic, déjà très incertain sur la table d'amphithéâtre ou dans le laboratoire d'histologie, devient presque impossible au lit du malade. La marche serait plus rapide, l'envahissement ganglionnaire plus fréquent, et les sujets plus âgés que lorsqu'il s'agit de l'ostéosarcome.

Les tumeurs pulsatiles sont plus souvent des sarcomes ; pour Gross, lorsque la tumeur siège sur la diaphyse, il y a beaucoup de chances pour qu'il s'agisse d'un sarcome globo-cellulaire ; tandis que les tumeurs pulsatiles épiphysaires appartiendraient généralement au sarcome à myéloplaxes.

3° *Diagnostic entre les variétés de sarcomes des os.* — Lorsque le néoplasme est entouré d'une coque osseuse continue ou non, qui donne à la pression la sensation de crépitation parcheminée, le diagnostic d'ostéosarcome central n'est pas douteux. En dehors de ce cas, il est bien difficile de différencier les sarcomes périostiques de ceux qui sont centraux; cependant les fractures spontanées sont fréquentes dans ces derniers, et la tumeur est d'ordinaire pulsatile. Au contraire, les ostéosarcomes périostiques siègent de préférence sur les diaphyses et se généralisent plus vite.

Il y a grand intérêt à diagnostiquer la nature des sarcomes centraux et à savoir si l'on est en présence d'une tumeur à myéloplaxes, parce que le pronostic en est un peu différent. Les sarcomes giganto-cellulaires affectent presque exclusivement les extrémités articulaires, se développent lentement; ils sont assez communément pulsatiles, moins douloureux que les autres sarcomes; s'ils se propagent plus facilement aux ganglions que les variétés globo et fuso-cellulaires, ils se généralisent moins, récidivent peu et leur malignité est plus faible; d'après Gross, « lorsqu'un sarcome central situé sur une diaphyse est pulsatile, il y a trois chances contre une que ce soit un sarcome à cellules rondes; mais, dans ce cas, on n'a pas observé de sarcome myéloïde. D'autre part, lorsqu'une épiphyse est le siège d'une tumeur pulsatile, il y a dix chances contre une qu'elle soit de la variété à cellules géantes ».

Avant de quitter ce qui est relatif au diagnostic, nous devons dire que la ponction rend quelquefois des services; dans le cas de sarcomes, il ne sort rien ou seulement du sang; en se servant d'un trocart à curette on peut enlever une petite parcelle de la tumeur et l'examiner. Quant à la percussion de l'os dont parle Enninger (1880), elle nous paraît assez mauvaise comme signe diagnostic; l'os rendrait un son moins net que celui du côté opposé.

Pronostic. — Les ostéosarcomes sont toujours graves; en effet : 1° même quand ils sont d'une variété relativement bénigne, ils intéressent une grande portion d'un os, d'une épiphyse et compromettent ainsi la fonction de la partie, en nécessitant de larges opérations; 2° ils envahissent fréquemment les parties molles et s'infiltrent dans les tissus voisins; 3° un certain nombre d'entre eux se progagent aux ganglions; 4° ils se généralisent dans les viscères ou dans d'autres points du squelette; 5° ils récidivent sur place ou à distance après les opérations. Les variétés qui présenteront à un moindre degré ces complications seront évidemment moins redoutables que les autres. Or les tableaux de Gross montrent que la généralisation et la récidive locale, c'est-à-dire la malignité, sont toujours proportionnelles; les sarcomes périostiques les plus malins, se généralisant et récidivant très souvent, le sarcome à myéloplaxes est de tous le moins redoutable.

Virchow pense qu'un sarcome circonscrit dans une coque osseuse est moins dangereux qu'un autre; Cornil et Ranvier regardent les sarcomes dont les cellules sont les plus embryonnaires comme très graves; l'ostéosarcome globo-cellulaire ou encéphaloïde est donc en tête de la liste de ces néoplasmes. Pour ces auteurs également, les sarcomes ossifiés ont moins de gravité que ceux qui sont seulement calcifiés, opinion à chaque instant contredite par l'observation clinique. Les sarcomes à os tubulé, ceux que Bouveret appelle *tumeurs à ostéoblastes*, offrent des exemples de la marche rapide de ces néoplasmes.

Habituellement la généralisation ou la récidive apparaissent entre six mois et deux ans après l'intervention. Dans quelques cas, cependant, l'intervalle entre la mort et l'opération a été beaucoup plus long; d'autres fois la tumeur récidivée reste stationnaire pendant un certain temps : dans un fait de Huenicken, le bénéfice de l'extirpation persista durant huit ans.

Les tumeurs se reproduisent fréquemment dans les parties molles, quelquefois dans les os, et leur marche est alors plus rapide; elles s'ulcèrent de bonne heure, donnant lieu à des hémorrhagies multiples et graves; les malades deviennent promptement cachectiques. La mort est la terminaison habituelle des ostéosarcomes.

Traitement. — Le principe qui doit servir de guide dans le choix d'une méthode de traitement se formule de la façon suivante : Toute opération incomplète est mauvaise; outre la certitude de la récidive, la maladie reçoit un véritable coup de fouet. Or, il y a des sarcomes qui ne sont pas complètement opérables; tels sont la plupart de ceux qui siègent dans le bassin, l'abdomen, le thorax. On n'est autorisé, en pareille circonstance, à intervenir que dans les cas d'absolue nécessité, lorsque la tumeur menace d'asphyxier le malade ou comprime un organe important; il s'agit alors d'une opération palliative et non curative.

L'existence de ganglions infectés, volumineux, est une circonstance fâcheuse qui doit faire hésiter; l'ablation ne sera tentée que si l'on peut enlever également les tumeurs secondaires ganglionnaires. En présence d'un état cachectique, d'une généralisation viscérale, quelquefois difficile à localiser, l'indication de l'intervention disparaît.

Il faut enlever les tumeurs le plus tôt et le plus largement possible. L'extirpation des maxillaires convient dans beaucoup de cas de sarcomes de ces os; mais en général la résection ou l'amputation sont insuffisantes et c'est à la désarticulation dans l'article supérieur qu'il faudrait recourir. Chauvel, Poinsot, Gross, donnent aussi la préférence à l'amputation dans la contiguïté; nous adoptons complètement leur opinion, car à la crainte de voir des prolongements de la tumeur dans le canal médullaire, s'ajoute celle de laisser, dans le moignon, des parties molles infiltrées et déjà malades. Il y aurait peut-être lieu de faire une exception à cette règle pour les tumeurs à myéloplaxes, lorsqu'elles siègent sur l'épiphyse inférieure.

Que doit-on penser de la ligature de l'artère principale du membre pour traiter une tumeur pulsatile, du genre ostéosarcome? Dupuytren parle d'une tumeur de l'extrémité supérieure du tibia qui resta stationnaire pendant sept ans après cette opération et nécessita ensuite l'amputation de la cuisse. Il est peu probable que la ligature suffise à enrayer la marche d'un sarcome, mais elle pourra rendre des services quand il s'agira de tumeurs pulsatiles qu'on ne peut enlever ou que les malades refusent de laisser opérer.

Lymphadénome des os, — Cette tumeur, décrite pour la première fois par Ranvier en 1866, a fait l'objet de la thèse de Périer (Paris, 1884). Kelsh et Vaillard en ont fait une bonne étude dans les *Annales de l'institut Pasteur*. Cette affection peut consister, soit en un amas de cellules lymphoïdes siégeant sur le squelette de malades leucocythémiques, ou bien ce sont de véritables néoplasmes, présentant une couleur grisâtre, une consistance dure uniforme et constituées par un stroma réticulé et des leucocytes. Presque toujours, il s'agit de jeunes enfants, devenant rapidement cachectiques et atteints de leucocytose.

L'intervention chirurgicale est absolument impuissante.

§ 5. — Épithéliome des os.

Bibliographie. — Virchow, *Arch. de Virchow*, 1855, t. VIII, p. 103. — Lenbuscher, *Ibid.*, 1859, t. XVI, p. 407. — Reclus, *Progrès médical*, 1876.— Nicoladoni, *Epitheliumbildung in Sequesterladen; Arch. de Langenbeck*, 1881, t. XXVI, p. 9. Consultez les Classiques et les Dictionnaires.

Les tumeurs épithéliales prennent rarement naissance dans les os, et, quand on les rencontre, elles résultent ordinairement de la propagation d'un épithélioma superficiel aux os sous-jacents. Cette altération s'observe fréquemment à la face où les os sont sous-cutanés; les cancroïdes des lèvres, de la langue, envahissent souvent les maxillaires. L'épithéliome est exceptionnel sur les os longs et se forme par ce même mécanisme; Nicoladoni a publié un travail sur la production de l'épithélioma dans les cavités osseuses renfermant des séquestres et dans les cloaques; mais ces recherches demandent confirmation, car contrairement aux allures habituelles de ce néoplasme, l'affection resterait limitée à l'os et n'envahirait pas les parties molles périphériques. Esmarch, cependant, avait déjà noté cette particularité.

La marche de l'épithéliome dans le tissu osseux a été étudiée ailleurs (V. *Epithéliome*, t. I, p. 85) ; nous dirons seulement que l'envahissement des cavités médullaires s'effectue en même temps que l'os se résorbe et que ce travail est généralement peu rapide. Cependant l'évolution de la maladie n'est pas habituellement aussi lente ; Verneuil et Reclus ont signalé l'existence d'épithéliomes térébrants, qui, après avoir perforé l'os, s'infiltrent dans les cavités médullaires et marchent rapidement, en s'agrandissant de tous côtés aux dépens de l'os.

Toutes les variétés histologiques se rencontrent dans les os, et l'affection récidive avec une ténacité très grande ; les ganglions sont fréquemment envahis et il n'y a qu'une résection étendue qui puisse arrêter la marche du néoplasme.

§ 6. — Du carcinome des os.

Considérations générales et variétés. — Autrefois, toutes les tumeurs malignes des os étaient désignées sous le nom de cancers ; peu à peu on en a séparé les ostéochondromes, les ostéosarcomes, etc., si bien qu'aujourd'hui il reste fort peu de chose pour le carcinome, tel que nous l'avons défini au chapitre des tumeurs. On admet le carcinome secondaire, mais beaucoup d'histologistes n'acceptent plus le carcinome primitif et pensent que Cornil et Ranvier l'ont confondu avec le sarcome alvéolaire.

Les recherches de Valdeyer et d'autres observateurs ne permettent plus de soutenir l'origine conjonctive des carcinomes et la théorie du développement de ces tumeurs dans l'os, telle qu'elle a été primitivement admise par Cornil et Ranvier, est inadmissible. Ces réserves faites, nous exposerons les idées des auteurs qui décrivent encore un carcinome primitif des os (Volkmann, Ranvier), assurément plus rare que la variété secondaire.

De tous les carcinomes, la forme *encéphaloïde* ou *médullaire* serait la plus fréquente, bien que les autres variétés (*carcinome fibreux* ou *squirre*, *carcinome mélanique*, *carcinome colloïde*) aient été observés. Le siège le plus commun de ces tumeurs serait le crâne, le maxillaire supérieur, les os de la face, le bassin, les vertèbres et les épiphyses des os longs. Lorsqu'il est circonscrit, le carcinome s'accroît aux dépens du tissu osseux qu'il envahit et détruit de dedans en dehors ; insensiblement le néoplasme franchit la barrière que lui oppose la coque de l'ancien os, rarement renforcée par des couches périostiques nouvelles. Les articulations résistent beaucoup mieux à l'envahissement, grâce aux cartilages articulaires ; elles sont cependant quelquefois intéressées. Volkmann admet une variété *ostéoïde* caractérisée par la présence d'ossifications dans la tumeur, et les foyers métastatiques présenteraient également quelques points d'ossification. Cornil et Ranvier considèrent ces ossifications comme de l'infiltration calcaire.

L'*infiltration carcinomateuse diffuse* est exceptionnelle ; c'est une sorte d'ostéomalacie cancéreuse qui amène au bout d'un certain temps l'atrophie et la disparition des trabécules, à tel point que l'os ramolli se laisse aisément déprimer et sectionner. Le siège habituel de cette variété serait, d'après Forster, la colonne vertébrale et la maladie se propagerait aux autres os; l'existence de bosses aplaties et arrondies au niveau des os superficiels permet de se rendre compte des progrès de l'infiltration.

Le *carcinome métastatique*, qui succède souvent aux cancers de l'œil, du sein, de l'utérus, du testicule, est mieux connu; il consiste en foyers irréguliers, centraux, disséminés dans les os et qui détruisent le tissu osseux sans former de tumeurs appréciables extérieurement; il en résulte des pertes de substance multiples faciles à voir sur l'os macéré. Pendant la vie, on a vu les disques vertébraux s'affaisser et donner lieu à des gibbosités. Enfin les fractures spontanées des os longs sont communes, mais la formation du cal reste imparfaite ou fait défaut.

C'est dans le carcinome du sein que les métastases sont de beaucoup les plus communes (Lenzinger, *Inaug. Diss. Zurich*, 1886). On les trouve dans 14 p. 100 des cas. Le carcinome viscéral donne ces métastases dans 2,3 p. 100 des cas, à une période avancée et jamais sur des os éloignés. Le carcinome du corps thyroïde donnerait la proportion de 25 p. 100. La métastase serait rare dans les cancers de l'estomac, de la peau. Parmi les lieux d'élection, il faut signaler le crâne, puis les vertèbres, le bassin, l'humérus, le fémur, le sternum, la clavicule, les côtes.

Les fractures des os et leur fragilité ne tiennent pas à la cachexie cancéreuse, mais à la présence de métastases cancéreuses.

De toutes les fractures spontanées dont Lenzinger a réuni 73 cas à la suite de cancers, il y en a 75 p. 100 au fémur, et la plupart au tiers supérieur. (Humérus, 20 p. 100. Vertèbres, 6 p. 100.) La consolidation s'est faite dans 20 cas, après de longs mois, il est vrai (16,3 p. 100 à la cuisse, 3 à l'humérus, 20 p, 100, 1 fois à la clavicale).

Symptômes. — Le carcinome primitif, qui n'apparaît qu'à un âge assez avancé, manifeste sa présence par des symptômes très analogues à ceux des ostéosarcomes, ce qui nous dispensera d'une description détaillée. La tumeur s'accroît assez rapidement, offre une consistance inégale, des points durs, d'autres ramollis et même fluctuants. Il n'est pas rare d'y constater du souffle et des battements; arrivé à ce degré, le néoplasme intéresse plus ou moins la peau qui change de couleur, devient violacée, livide, parcourue par des veines dilatées; son ulcération est fréquente, la plaie sécrète un ichor fétide et donne souvent naissance à des hémorrhagies.

Les fractures spontanées sont communes; les ganglions les plus proches deviennent le siège de tumeurs secondaires et la généralisation dans les viscères est rapide; en un an et demi, parfois moins, le carcinome achève son évolution, aboutit à la cachexie et à la mort.

Le carcinome secondaire ne s'annonce pas toujours par une tumeur; dans divers cas, une ou plusieurs fractures spontanées décèlent le point où la métastase s'est faite; il faut donc faire la plus grande attention à cet accident même en l'absence de carcinome primitif apparent.

Pronostic. — L'âge avancé des malades, l'adénopathie rapide, l'adhérence du néoplasme à la peau et son ulcération, la persistance des douleurs permettent de différencier le carcinome des os de l'ostéosarcome. Cependant la distinction paraît souvent impossible. L'infiltration carcinomateuse diffuse peut être confondue avec l'ostéomalacie, mais dans celle-ci la lésion du squelette est plus généralisée; en outre on ne retrouve pas la teinte jaune paille des cancéreux.

Diagnostic. — Le carcinome des os est une tumeur extrêmement maligne, toujours mortelle; l'ablation du néoplasme est maintes fois suivie de récidive et même donne un coup de fouet à l'affection qui semble se généraliser plus vite.

Traitement. — S'il était bien prouvé, comme on l'a dit, que le carcinome des os récidive constamment et qu'il amène rapidement la mort, s'il était certain enfin que l'intervention accélère sa marche, mieux vaudrait renoncer à toute tentative opératoire plutôt que de faire courir au malade les chances d'une opération déjà grave par elle-même. Malheureusement nous ne savons rien de précis à ce sujet et comme le chirurgien peut se croire en présence d'un ostéosarcome, l'extirpation hâtive du membre est la règle. L'opération supprime un foyer d'infection, soulage le malade qui reprend courage, conserve quelque espoir et jouit d'une trêve momentanée à ses douleurs.

§ 7. — Tumeurs pulsatiles des os.

SYNONYMES. — Anévrismes des os. — Tumeurs fongueuses sanguines. — Hématome des os, etc.

Bibliographie. — ELSE, *Med. Obs. and Inquiries*, 1769, t. III, p. 169. — SCARPA, *Réflexions et observations sur l'anévrisme*, Obs. X, 1809. — HODGSON, *Traité des maladies des artères et des veines*, trad. BRESCHET, t. II, p. 310, 1819.— LALLEMAND, *Répert. gén. de l'Anat.*, 1826, t. II, p. 137. — BRESCHET, *Ibid.*, p. 142. — ROUX, *Bull. de l'Acad. de méd.*, 1845, t. X, p. 380, et *Quarante années de pratique*, t. II, p. 436. — FR. MULLER, *Ueber den erectilen Knochentumor*, 1855. — LAGOUT, *Bull. de la Soc. de chir.*, 1858 et 1859, t. IX, p. 258. — RICHET, *Arch. gén. de méd.*, 1864, t. II, et 1865, t. Ier. — VOLKMANN, *Billroth et Pitha*. — BICKERSTETT, *Pathol. Soc.*, t. XIX. — MAPOTHER, *Dublin Med. Trans.*, 1863. — PONCET, *Encyclop. int. de chir.*, 1884, t. IV.

Thèses de Paris. — 1857, BOUISSON. — 1862, MORESTIN. — 1863, GENTILHOMME. — 1867, DEMONGEOT. — 1884, PILLOT.

Consultez les articles OS et TUMEURS DES OS des *Dictionnaires*.

Depuis P. POTT, on sait qu'un certain nombre de tumeurs des os sont animées de battements. La malignité de ces productions, leur récidive, leur généralisation ont montré que, le plus souvent, ce caractère anévrismal n'était qu'un accident d'un sarcome ou d'un carcinome. Tel était l'avis de LEBERT, ROKITANSKY, E. NÉLATON, GENTILHOMME, qui n'admettaient pas l'existence d'une maladie distincte. Au contraire RICHET (1865) crut pouvoir établir qu'un petit nombre de faits méritent bien le nom d'anévrismes osseux, et sont indépendants des néoplasmes. Tout au plus 9 exemples de ce genre ont été recueillis et encore quelques-uns sont contestables; cependant il est difficile d'admettre que la seule ligature de l'artère principale d'un membre puisse guérir un néoplasme, ainsi qu'on l'a vu, et il y a réellement lieu de faire un groupe distinct de ces tumeurs. Bickerstett, Mapother auraient observé de véritables anévrismes des os. Mais il n'est pas moins vrai que la plupart des tumeurs pulsatiles sont des dégénérations vasculaires des ostéosarcomes et surtout des tumeurs à myéloplaxes. Ces tumeurs apparaissent de vingt-quatre à quarante-cinq ans.

S. Gross décrit un angiome des os, sorte d'anévrisme par anastomose, que Stanby a observé sur le crâne des jeunes enfants. Cette affection dont l'étiologie reste obscure, consiste dans un gonflement douloureux avec dilatation des veines superficielles et une légère décoloration de la peau; la main

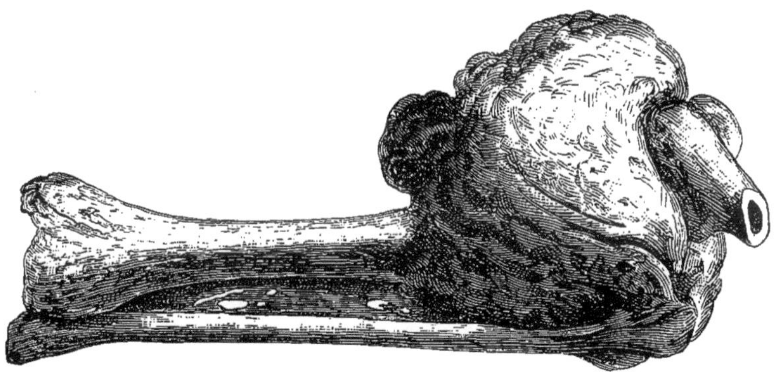

Fig. 150. — Tumeur pulsatile du tibia. (Musée du Val-de-Grâce.)

perçoit à ce niveau des pulsations profondes synchrones au pouls; plus tard la tumeur présente une sorte de mouvement d'ondulation qu'on peut interrompre par la compression de la carotide. On a encore signalé ces tumeurs à l'omoplate, au maxillaire inférieur et sur la clavicule.

Anatomie pathologique. — Les tumeurs pulsatiles se développent partout où existent des tumeurs à myéloplaxes, et comme la tête du tibia est un des lieux d'élection de ces dernières, il ne faut pas s'étonner si six fois sur sept Richet a rencontré la tumeur pulsatile en ce point. La figure (150) représente également une tumeur de ce genre, dont la nature pulsatile a été notée et qui siège sur la tête du tibia. Cependant on les rencontre encore en d'autres points, au condyle interne du fémur (Nélaton, Carnochan), à la partie moyenne du radius (Demongeot), à la tête de l'humérus (Richet). La tumeur est ordinairement enveloppée dans une coque osseuse quelquefois très volumineuse, qui indique son origine centrale; elle est épaisse de plus d'un centimètre sur la pièce ci-dessus, mais présente des lacunes assez larges en différents points. Ailleurs on a trouvé des coques ostéo-fibreuses et même fibreuses. Dans cette masse existe une large cavité qui peut contenir plusieurs litres; elle est limitée par une membrane d'enveloppe ou sac. Il n'y a généralement qu'une seule loge en partie subdivisée par des éperons ; la loge est toujours nettement fermée au niveau du canal médullaire ossifié. Ces loges contiennent du sang liquide ou en partie coagulé ; la dilatation des vaisseaux voisins de la tumeur est signalée, mais cette altération ne se continue pas sur les troncs. D'après les recherches de Scarpa, de Richet, qui ont pu faire des injections à la cire, les vaisseaux de la paroi s'inosculent dans la tumeur commune.

Si le lecteur se rappelle que ces anévrismes sont vraisemblablement des sarcomes à cellules géantes, il ne sera pas surpris de l'intégrité des articulations voisines et des cartilages ; toutefois le genou se fléchit habituellement ; le péroné, déplacé par l'accroissement de la tumeur, se luxe en dehors ou subit une véritable inflexion.

Nature. — Breschet assimilait ces tumeurs au tissu caverneux des angiomes ; mais il n'y a là qu'une analogie fort lointaine. Ces néoplasmes n'ont, au point de vue de leur développement, aucune ressemblance avec les anévrismes circonscrits ou diffus ; ils ne sont pas formés aux dépens de vaisseaux sains, mais de vaisseaux nouveaux devenus lacunaires dans un néoplasme. Ces cavités hémorrhagiques se constituent un sac à mesure qu'elles augmentent de volume et refoulent les tissus ambiants. D'après Richet, Volkmann, il n'y a pas de gros troncs artériels aboutissant à la tumeur. D'ailleurs de nouvelles recherches sont nécessaires pour élucider le mode de formation et la nature de cette affection. Il ne faut pas oublier que ces productions ont quelquefois récidivé dans le moignon après l'amputation, comme dans un cas de Dupuytren, et en conservant cette tendance télangiectasique.

Symptômes. — Les phénomènes primitifs sont ceux des néoplasmes des os, la douleur, le gonflement ; Richet a noté le développement de la tumeur après une contusion, une entorse ; les relations du néoplasme avec le traumatisme ne sont pas souvent aussi évidentes. A mesure que la tumeur s'accroît, elle refoule la peau qui devient violacée et le membre prend la forme d'un gigot. A la palpation, on sent une tumeur de consistance ferme, formée par une coque osseuse ou en partie fibreuse ; il existe d'ordinaire des points plus mous, fluctuants, dépressibles ; dans certains cas, on pouvait réduire la partie ramollie et, en enfonçant le doigt dans l'ouverture de la tumeur, on sentait les bords osseux de l'orifice.

Le symptôme caractéristique auquel ces tumeurs doivent leur nom est l'existence des pulsations ou des battements isochrones au pouls s'accompagnant d'un mouvement d'expansion de la tumeur. Carnochan, Richet ont même perçu un bruit de souffle très doux ; Demongeot a signalé, dans la tumeur qu'il a observée, un bruissement mal défini. Dès qu'on vient à exercer une compression sur le tronc de l'artère principale du membre, ces mouvements d'expansion et les battements cessent, la tumeur s'affaisse un peu pour reprendre ses dimensions et ses caractères quand on lève la compression ; les battements ne reparaissent qu'après quelques pulsations.

La plupart de ces néoplasmes se développent rapidement et acquièrent un volume qui peut dépasser celui d'une tête d'adulte. Dans les cas de Richet,

Demongeot, Parisot, la tumeur en quelques mois était déjà très grosse; son accroissement était plus lent dans d'autres observations. De semblables masses, en raison de leur volume, des douleurs qu'elles causent apportent une gêne considérable aux fonctions du membre; l'œdème des extrémités survient assez fréquemment, les veines sous-cutanées sont dilatées et les mouvements de l'articulation voisine deviennent très gênés, bien que celle-ci soit saine. La position demi-fléchie est la règle pour le genou.

Diagnostic. — Pearson et Scarpa ont confondu l'anévrisme de la tête du tibia avec un anévrisme de l'artère tibiale antérieure, erreur que l'on évitera si l'on se rappelle que les tumeurs pulsatiles font corps avec l'os, qu'elles sont recouvertes le plus souvent par une coque dure, parcheminée ou fibreuse dont on peut aisément sentir les contours par la palpation. Le souffle n'y est jamais aussi marqué que dans les anévrismes artériels. On comprend combien il est difficile de distinguer ces productions morbides des ostéosarcomes, puisqu'il est probable qu'il ne s'agit ici que d'une variété de ces tumeurs devenues télangiectasiques; l'existence des pulsations et du souffle fera aisément reconnaître la nature vasculaire de la tumeur.

Dans les cas où la coque osseuse est dure, où les pulsations ne sont pas perçues extérieurement, la ponction avec un trocart, qui ramène du sang rutilant, pourra donner une idée exacte de la nature de l'affection.

Pronostic. — Les tumeurs pulsatiles sont graves en tant que néoplasmes vasculaires, graves parce qu'elles ont une origine néoplasique et peuvent récidiver; aussi le pronostic doit-il être très réservé. En outre, elles déterminent toujours des troubles fonctionnels sérieux.

Traitement. — Les moyens de traitement qui s'adressent à l'anévrisme seul réussissent quelquefois; la compression tentée par Lagout et Carnochan n'a pas réussi. Volkmann a conseillé des injections coagulantes qui semblent devoir donner de bons résultats, si on les emploie prudemment.

La ligature du tronc artériel compte plusieurs guérisons à son actif (Lallemand, Lagout, Roux, Demongeot). Lallemand fit la ligature de la fémorale et le gonflement diminua peu à peu; huit mois après, la guérison était complète. La même opération fournit également un succès à Roux et la masse devint dure; vingt ans plus tard, la guérison s'était maintenue. Lagout obtint la cessation des battements et le genou s'ankylosa; au bout de dix ans, la tumeur indolente, fluctuante, persistait, mais elle n'était plus pulsatile. A côté de ces terminaisons heureuses, il est juste d'enregistrer l'échec de Carnochan, qui dut recourir à l'amputation. Mapother a réussi en se servant de l'ignipuncture.

C'est à l'amputation qu'il faudra s'adresser presque toujours, car les moyens précédents échouent en général; on la pratiquera dans la continuité ou dans la contiguïté lorsque les circonstances l'exigeront. Elle a été employée plusieurs fois; les résultats assez mauvais qu'elles a donnés autrefois ne sont imputables qu'à des complications hospitalières moins à redouter aujourd'hui.

§ 8. — Kystes des os.

Bibliographie. — *Kystes en général.* — BORDENAVE, *Mém. sur quelques exostoses de la mâchoire*, *Mém. de l'Acad. roy. de chir.*, 1774, t. V. p. 338. — MOURLON, *Bull. de la Soc. de chir.*, 1873. — BUSCH, *Berlin. klinisch. Wochens.*, 1875, p. 338. — CARLE, *Lyon médic.*, 1878, n° 27.

Kystes hydatiques. — KEATE, *Med. Chir. Transact.*, t. II et t. X. — CULLERIER, *J. de méd. et de chir. de Corvisart*, t. XII, p. 125. — FRICKE, *Hamburg Zeitschrifte f. die Gesammte Med.*, 1838, Bd. XII, p. 383, et DEZEIMERIS, *Expérience*, 1838, t. Ier, p. 529. — DUPUYTREN, *Leçons orales*, 1839, t. Ier, p. 52. — CRAMPTON, *London Med. Gaz.*, 1850, t. XI, p. 830. — ROUSSIN, *Bull. de la Soc. anat.*, 1851, t. XXVI, p. 315. — COULSON, *Med. Times and Gaz.*, 1858. — DEMARQUAY, *Gaz. des Hôp.*, 1869, p. 74. — KUSTER, *Berlin. klinisch. Wochens.*, 1870, n° 12. — VIERTEL, *Arch. de Langenbeck*, 1875, t. XVIII, p. 476. — RECZEY, *Deutsche Zeitschr. f. Chir.*, 1876, t. VII. — FRUSCI, *Annali clinic. dell'Ospedale degli incurabili*, 1876. — LIOUVILLE et STRAUS, *Bull. de la Soc. anat.*, 1875. — HAHN, *Berl. klin. Wochens.*, 1884, n° 6.

Thèses de Paris. — 1877, VIDAL. — 1882, GODEFROY. — 1876, BELLENCONTRE. — 1884, ODILE.

Thèse de Montpellier. — 1838, ESCARRAGUEL.

Consultez les *Dictionnaires* et les *Traités généraux.*

1° KYSTES EN GÉNÉRAL

Autrefois toutes les tumeurs à coque osseuse étaient considérées comme des kystes et la dilatation qui en résultait portait le nom de *spina ventosa*. Une étude plus attentive a permis de restreindre l'acception de ce mot, et on réserve aujourd'hui le nom de kystes à des collections liquides généralement séreuses qui se forment dans les os. Dans ce groupe rentrent les kystes hydatiques que nous étudierons séparément.

Les limites des kystes simples ne sont pas très précises, parce que plusieurs tumeurs des os peuvent subir la dégénérescence kystique; nous avons en effet signalé l'existence des chondromes, des sarcomes kystiques, etc. De même en étudiant l'ostéomalacie sénile, on a pu voir qu'il existe, à une certaine période de la maladie, des kystes à contenu hématique; c'est à cette affection qu'il faut rapporter la curieuse observation d'ENGEL dans laquelle il est question d'une vieille femme dont le squelette était très fragile et dont les os présentaient à l'autopsie un grand nombre de cavités kystiques. Nous en citerons plusieurs exemples à propos de l'arthrite sèche.

VOLKMANN ne croit pas à l'existence des kystes osseux idiopathiques et pense qu'il s'agit toujours de tumeurs dégénérées. Cependant plusieurs faits nous semblent démonstratifs, ainsi la nature des kystes des mâchoires n'est pas douteuse. Beaucoup d'entre eux ont une origine dentaire (kystes du périoste, kystes dentifères, kystes folliculaires); d'autres naissent dans les glandules de la paroi des sinus et constituent les kystes muqueux du sinus maxillaire qui, par le fait de leur développement, amènent de graves déformations. En dehors de ces kystes assez bien étudiés, quelques auteurs, Gosselin, Bryant, Heath, admettent des kystes uniloculaires indépendants des dents et remplis de sérosité. Il s'agirait là de kystes néogènes, de la variété autogène de Broca. Coote a observé un cas de kyste osseux congénital.

Les kystes des os peuvent être uni ou multi-loculaires; ces derniers sont assez communs au maxillaire inférieur (maladie kystique des Anglais). La tumeur est en effet cloisonnée et formée par la réunion d'un grand nombre de petites cavités isolées ou communicantes, dont le contenu est séreux ou muqueux, clair ou trouble; la membrane qui tapisse ces loges est rosée. On a vu ces kystes acquérir le volume d'une tête d'enfant (Forget). (Voyez fig. 150, t. II, 588.)

Quant aux kystes des autres os, ils sont beaucoup plus rares; Nélaton a observé un exemple remarquable de kyste multiloculaire du fémur qui existe au musée Dupuytren : la tumeur volumineuse occupant toute la hauteur de l'os contenait un liquide séro-sanguin. A. Cooper a rapporté un cas de kyste du tibia et Carle en signale un au cubitus; la même affection a encore été rencontrée sur la clavicule (Travers), sur l'humérus (A. Cooper, Monod); enfin Busch a relaté un exemple de kyste colloïde des os du nez.

Ces tumeurs se développent toujours très lentement, sans provoquer de grandes douleurs; celles-ci n'apparaissent qu'autant que le kyste devient très volumineux et détermine des accidents de compression. Ces néoplasmes assez gros et durs présentent la crépitation parcheminée comme les spinas ventosas; mais ce n'est pas un fait constant. Elles sont susceptibles de se rompre et de s'enflammer spontanément; leur histoire trouvera mieux sa place dans l'étude des régions.

Le diagnostic de ces collections, lorsque la tumeur siège aux mâchoires, n'est pas très difficile, il n'en est pas de même sur les autres os. Quand la fluctuation et la crépitation font défaut, on ne saurait avoir que des présomptions. Cependant la marche de la tumeur la fera distinguer d'un néoplasme malin; il est possible de confondre un kyste simple avec un fibrome et surtout avec un kyste hydatique.

Les exemples de récidive ont été signalés; n'est-on pas en droit de croire qu'il s'agissait alors d'un néoplasme kystique; Paget a observé un fait de ce genre au maxillaire inférieur.

Traitement. — L'intervention chirurgicale peut seule guérir ces productions; c'est à l'ouverture du kyste que l'on incise largement qu'il faut donner la préférence; l'excision de la paroi, l'introduction d'un tube à drainage, les injections de teinture d'iode rendront également des services. Enfin si ces moyens échouent, s'il s'agit de kystes multiloculaires, l'ablation devra être pratiquée, en respectant dans la mesure du possible la continuité de l'os. Nélaton a eu recours, dans le cas mentionné plus haut, à la désarticulation de la cuisse.

Il ne faut pas oublier que les kystes existant dans le sein de néoplasmes des os, doivent être traités comme ces néoplasmes eux-mêmes, dont la transformation kystique ne modifie ni le pronostic ni le traitement.

2° KYSTES HYDATIQUES DES OS

Bibliographie. — Escarraguel, Th. de Montpellier, 1838. — Bérard, *Dict. en.* 30 vol. — Virchow, *Soc. méd. de Berlin*, 1883. — Gangolphe, Th. agrég., 1886.

Les hydatides se logent quelquefois dans les os et donnent alors naissance à des kystes ; les germes véhiculés par le sang vont se déposer indifféremment dans les divers os du squelette et y deviennent le point de départ de tumeurs hydatiques. Il s'en faut d'ailleurs qu'on soit éclairé sur le mécanisme d'après lequel se fait le passage de ces germes à travers nos tissus. Sans parler des conditions générales qui prédisposent aux hydatides, il est un certain nombre de circonstances étiologiques spéciales à cette affection ; ainsi elle est plus fréquente à l'âge adulte, et le traumatisme paraît jouer un rôle dans la localisation des hydatides. Cullerier, Wickham, Langenbeck, Demarquay ont remarqué des relations étroites entre le traumatisme et ces kystes parasitaires. Tantôt il s'agissait d'une chute sur le bassin, d'un choc au front, tantôt d'une plaie par arme à feu. Les idées de Verneuil sur les *loci minoris resistentiæ* et sur l'auto-infection traumatique trouvent là des arguments satisfaisants.

L'hydatide, enkystée dans un os, se développe insensiblement en amenant la résorption des trabécules périphériques. Au bout de quelque temps, l'os paraît se boursoufler; mais ici, comme ailleurs, ce sont seulement des couches périostiques nouvelles qui forment une coque autour de la tumeur. Les propriétés ostéogéniques du périoste ne sont pas indéfinies et la coque devient partiellement fibreuse.

On a noté la présence de kystes hydatiques sur la plupart des os du squelette et jusque sur les phalanges (Charcot). Sur 33 cas, Reczey en compte 8 au tibia, 7 à l'humérus, 5 au bassin, 4 au fémur, les autres au crâne, aux vertèbres, aux phalanges : ils siègent dans le tissu spongieux ou dans le canal médullaire ; le kyste proémine vers l'extérieur d'après le mécanisme que nous venons d'indiquer, ou bien remplit le canal médullaire ; on a signalé l'envahissement de l'articulation voisine, du canal rachidien. Escarraguel a publié un cas où tout le canal médullaire du fémur était rempli ainsi que le genou. Les hydatides du bassin amènent également des lésions graves de l'articulation de la hanche, la figure 151 nous montre l'os iliaque transformé en une véritable éponge à grandes cavités. Les altérations produites par les kystes hydatiques des os sont parfois considérables et plus d'une fois des fractures, des luxations ont contribué à aggraver le pronostic de cette maladie. Les fractures n'ont aucune tendance à la consolidation et aboutissent à des pseudarthroses ou à la suppuration du foyer.

Les kystes hydatiques des os sont toujours primitifs, ils siègent dans le tissu spongieux (vertèbres, épiphyses, os plats), ils se présentent sous deux formes : la forme uniloculaire, dont on ne connaît que 5 observations dont deux douteuses, et la forme multiloculaire, de beaucoup la plus commune (Gangolphe).

La lésion se présente sous la forme d'un stroma aréolaire fibreux dont les mailles sont remplies de vésicules hydatiques. Après la période du début, qui est une période d'infiltration diffuse, vient la période d'état, ou période de nécrose, avec distension et mortification du tissu osseux. Certaines vésicules peuvent contenir jusqu'à deux litres de liquide ; mais le fait est rare.

Quelques auteurs ont décrit une évolution un peu différente de la précédente, par suite de la mort des acéphalocystes ; les vésicules s'affaissent, la paroi s'infiltre de sels calcaires et il ne reste plus définitivement qu'une masse caséeuse contenant des crochets. LIOUVILLE et I. STRAUS ont trouvé

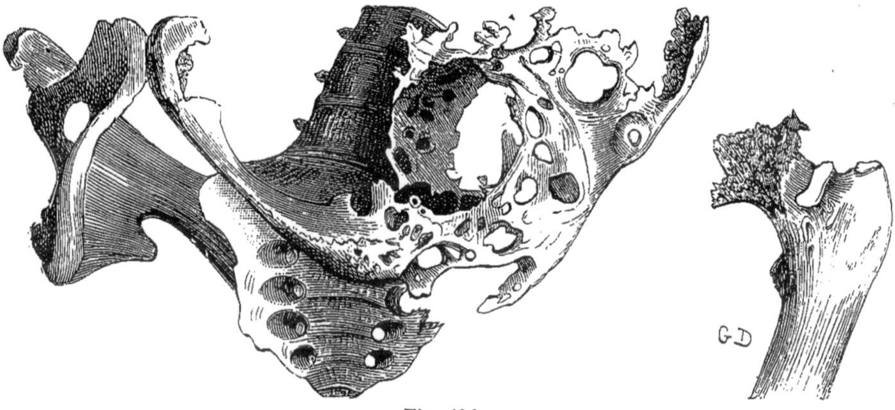

Fig. 151.
Kyste hydatique du bassin. D'après VIERTEL. (*Archives de* LANGENBECK, Bd. XVII, 1875.)

cette altération dans une vertèbre. Si les kystes hydatiques peuvent être isolés, on rencontre assez rarement d'autres tumeurs dans les viscères.

Symptômes. — Le gonflement constitue le premier symptôme appréciable, car l'affection est indolente au début, et les parasites ne provoquent dans l'os que des phénomènes plastiques, nullement inflammatoires. Néanmoins, pendant l'accroissement du kyste, il n'est pas absolument rare d'observer des douleurs sourdes. S'il existe une coque osseuse, la crépitation parcheminée sera perçue ; est-elle fibreuse, la fluctuation devient plus franche, et on sent toujours un cercle osseux à sa base ; quelques kystes paraissent réductibles. Le frémissement hydatique, perçu par VIERTEL, semble rare.

Les troubles de voisinage, toujours sérieux, varient beaucoup suivant les régions ; au crâne, ces kystes déterminent des accidents cérébraux, à la face l'exorbitisme ; dans toutes les circonstances, des compressions gênantes. Ajoutons à cela que les os peuvent se briser et que la consolidation est difficile. Quelquefois, c'est en faisant des opérations pour remédier aux pseudarthroses, comme dans les faits de DUPUYTREN, CRAMPTON, KÜSTER, que la véritable nature de l'affection a été reconnue. La marche de ces kystes est lente, sans retentissement immédiat sur la santé générale ; cependant on a vu la tumeur s'enflammer ou se rompre au dehors ou dans une articulation en produisant une arthrite aiguë. L'inflammation de la poche constitue une complication sérieuse parce que la suppuration dure indéfiniment et expose les malades à toutes les causes d'infection.

Diagnostic. — Au début, le diagnostic des kystes hydatiques des os est extrêmement difficile sinon impossible ; on peut les confondre avec toutes les tumeurs. Plus tard, la crépitation parcheminée, la marche de l'affection, l'intégrité de la santé, l'indolence absolue de la tumeur, la fluctuation feront présumer un kyste hydatique. Les fractures spontanées, sans cause appréciable, doivent également éveiller l'attention, surtout si la consolidation ne se fait pas et s'il existe une tumeur ; la ponction exploratrice permettant l'examen du liquide rendra de grands services.

Le diagnostic des kystes hydatiques des os est donc très épineux et l'on ne doit pas s'étonner si l'expérience en pareille matière résulte souvent du souvenir des erreurs commises ; KEATE crut à une exostose sur les os du crâne, FRICKE à une coxalgie suppurée du bassin. RECZEY, FRUSCI prirent des kystes pour des abcès froids ; dans une observation de FRUSCI, l'ouverture du prétendu abcès froid donna issue à des échinocoques qui avaient pénétré dans le canal rachidien, et la mort arriva à brève échéance.

Pronostic. — Le siège de l'affection a une extrême importance sur sa gravité. De même, les kystes les plus volumineux sont évidemment les plus redoutables et le chirurgien ne saurait agir avec trop de circonspection dans l'appréciation du pronostic de cette maladie.

Traitement. — Ouvrir et faire suppurer le foyer, telle était l'indication anciennement adoptée. La ponction insuffisante seule fait courir autant de danger que l'ouverture. On aura recours au bistouri, au trépan ou à la gouge pour pratiquer cette opération ; il faut ensuite prendre grand soin d'évacuer toutes les vésicules. Même avec ces précautions, il n'est que trop fréquent de voir la tumeur se reproduire si le chirurgien n'a pas détruit les propriétés de la poche. Aussi a-t-on conseillé d'avoir recours au fer rouge, aux caustiques dilués, au nitrate acide de mercure, nitrate d'argent, chlorure de zinc. Quand la guérison a lieu, elle se fait au moyen de bourgeons charnus qui comblent peu à peu la cavité.

Sur 36 faits, réunis par HAHN, on compte 20 opérés, 14 ont guéri, 2 par l'incision seule, 12 après amputation des articulations ou résection. Sur les os des membres, la résection est quelquefois préférable ; on ne l'a guère employée que dans les fractures spontanées non consolidées. Enfin, il est des cas fréquents où l'on peut être amené à faire l'amputation et même la désarticulation, lorsqu'il s'agit de kystes volumineux des os des membres qui ont causé des désordres trop étendus et difficilement curables par la seule ouverture du sac.

LIVRE X

AFFECTIONS DES ARTICULATIONS

CHAPITRE PREMIER

LÉSIONS TRAUMATIQUES DES ARTICULATIONS

§ 1er. — Contusion des articulations.

Suivant les circonstances, la contusion des articulations est directe ou indirecte. Dans le premier cas, le traumatisme agit au niveau même de l'articulation ; ainsi se comportent les projectiles divers, les coups, les chutes, etc. Dans le second, la violence se produit à distance et se communique à l'articulation médiatement, par contre-coup, grâce à l'intermédiaire d'une ou plusieurs pièces du squelette. De faits de ce genre ne sont pas rares dans les sauts, les chutes faites d'un lieu élevé, le poids du corps portant sur les pieds, les mains ou toute autre partie.

La contusion par cause directe se rencontre sur les articulations superficiellement placées (articulations gynglimoïdales), coude, poignet, pied, genou.

La contusion par contre-coup peut atteindre toutes les jointures en général; cependant celles qui se trouvent profondément situées, et que protège contre les lésions directes une couche considérable de parties molles, sont particulièrement exposées aux chocs transmis. A ce point de vue l'articulation coxo-fémorale occupe le premier rang; dans l'acte de tomber sur la plante du pied, le poids du tronc applique brusquement les cavités cotyloïdes sur la tête fémorale, comprime violemment synoviales, ligament rond, cartilages, et détermine parfois des fractures plus ou moins grandes de la cavité cotyloïde elle-même, de ses bords, de la tête ou du col du fémur.

Au membre supérieur, l'articulation de l'épaule, par suite de la disposition de sa cavité de réception, se luxe facilement, et en maintes circonstances échappe ainsi à la contusion par contre-coup. Les chutes sur la paume de la main occasionnent des contusions par cause indirecte des articulations du poignet et du coude, les chutes sur l'épaule retentissent principalement sur l'articulation sterno-claviculaire, etc.

Anatomie pathologique. — Les lésions observées à la suite des contusions peuvent intéresser les différentes parties qui entrent dans la composition des articulations ou les entourent.

1° Habituellement la peau porte la marque des traumatismes (ecchymoses, éraillures déchirures, etc.);

2° Les tissus fibreux (tendons, ligaments) sont, dans les cas de contusion par cause indirecte en particulier, contus, distendus, tiraillés, arrachés partiellement ou en totalité (entorse);

3° Suivant son degré, la contusion détermine du côté de la synoviale une réaction plus ou moins violente qui se traduit tantôt par une hydarthrose, tantôt par une arthrite aiguë ou chronique. Outre l'hydarthrose que nous venons de signaler, on peut constater l'existence d'un épanchement sanguin; nous en étudierons ultérieurement la provenance. La synoviale est parfois atteinte dans les points où elle déborde l'interligne articulaire et se réfléchit sur les os, ainsi se produisent des déchirures sous-cutanées qui sont une des causes de l'hémo-hydarthrose.

Les contusions par contre-coup retentissent surtout sur les parties intra-articulaires (cartilages, ligaments, extrémités osseuses articulaires). Elles occasionnent dans quelques cas la fracture de fragments de cartilages ou de débris d'extrémités osseuses doublées de cartilage; ces corps devenant libres dans l'intérieur de l'articulation constituent une variété spéciale d'arthrophytes (arthrophytes traumatiques).

Signalons aussi la production d'une sorte de tassement du tissu spongieux des épiphyses osseuses, sans fracture proprement dite, et un genre particulier de lésions décrit par BONNET, qui consiste dans la pénétration de la lame externe compacte dans le tissu spongieux de l'os.

Symptômes. — Dès qu'elle est un peu intense, la contusion articulaire se manifeste par une douleur vive, qui s'accompagne assez souvent d'une impuissance absolue du membre. Les mouvements soit volontaires, soit communiqués, occasionnent des souffrances violentes; pour les prévenir, les muscles fortement contractés immobilisent la jointure. Sur les téguments on trouve parfois la trace du traumatisme (déchirures de la peau, ecchymoses, etc.). La tuméfaction survient très rarement d'emblée, à moins qu'elle ne soit produite par un épanchement sanguin extra-articulaire consécutif à une rupture de la synoviale ou des parties vasculaires périphériques.

Dans beaucoup de cas, les symptômes se bornent à la douleur et à un peu d'empâtement de la région, mais si le traumatisme a été plus violent, apparaissent le deuxième ou le troisième jour tous les signes d'une arthrite plus où moins aiguë. Lorsque la contusion se produit par contre-coup, nous avons dit qu'un morceau de cartilage ou d'os pouvait être rompu et tomber dans l'article; il est fort rare que l'on s'aperçoive de suite de cette complication; habituellement cet arthrophyte ne révèle sa présence que beaucoup plus tard.

Diagnostic. — Il n'est pas difficile en thèse générale de conclure à l'existence d'une contusion articulaire ; les commémoratifs, l'examen du membre, la douleur, l'ecchymose, la présence d'un épanchement intra-articulaire, même d'un simple gonflement péri-articulaire, mettront sur la voie du diagnostic. Mais tout n'est pas terminé lorsqu'on a dit : contusion articulaire ; il reste encore à déterminer le degré de cette contusion, puis à se demander s'il n'existe pas de déchirure des ligaments, de lésions des cartilages ou des os, questions d'ordinaire fort difficiles.

Pronostic. — D'après ce que nous venons de dire, le pronostic des contusions articulaires doit être très réservé. Des lésions en apparence insignifiantes, à cause de la difficulté que l'on éprouve à se renseigner, conduisent directement le malade à la perte d'un membre, voire même à la mort. On doit, avant de se prononcer, s'enquérir avec soin de l'état de l'articulation avant le traumatisme et surtout de l'état général du sujet ; chez les rhumatisants, la contusion d'une articulation entraînera sûrement la production d'une arthrite qui, eu égard à la constitution du blessé, aura une grande tendance à devenir chronique. Chez un tuberculeux, cette même lésion aura beaucoup de chances pour favoriser la production d'une tumeur blanche.

Traitement. — Immobiliser aussi exactement que possible l'articulation malade et la comprimer doucement, telles sont les premières indications à remplir. L'immobilité absolue et la compression suffiront seules, la plupart du temps, à conjurer les accidents inflammatoires. On y joindra, suivant les cas, résolutifs, réfrigérants, révulsifs. Pendant les premiers jours, il faut proscrire absolument le massage et autres manœuvres analogues. Si, malgré tous ces soins, les complications ci-dessus mentionnées se produisent, elles seront traitées ainsi qu'il sera dit à propos de chacune d'elles. (Voy. *Arthrite*, *Hydarthrose*, *Epanchements sanguins*, *Raideurs articulaires*, etc.)

§ 2. — Entorse.

Bibliographie. — LISFRANC, *Clinique chirurgicale*, 1841, t. Ier, p. 190 — RIBES, *Mém. sur les entorses*, *Mém. et obs. d'anat. et de physiologie*, Paris, 1841, t. II, p. 492. — HUNTER, *Œuvres complètes*, Paris, 1843, t. Ier, p. 575. — BONNET, *Mal. des articulations*, t. Ier, p. 201, 1845. — BAUDENS, *Entorse du pied*, *Mém. de l'Acad. des sciences*, et *Gaz. méd. de Paris*, 1852, p. 384 et 403. — PANAS, *Entorse*, *Nouv. dict. de méd. et de chir. prat.*, 1865, t. III (Bibliogr.). — DESPRÈS, *Chirurgie journalière*. — VALETTE, *Clinique chirurgicale*, 1875. — TERRILLON, *Arch. de médecine*, février 1876, *Entorse médio-tarsienne* et *Cliniques faites à la Pitié*, 1881. — CALLENDER, *Entorse compliquée de fracture*, *Philadelphia Med. Times*, 12 oct. 1878. — CUNIER, *Lésions anat. de l'ent.*, TH. de Berne, 1878. — OLLIER, *Entorse juxta-épiphysaire*, *Revue de chirurgie*, 1881, t. Ier. — GOSSELIN, *Gaz. des hôp.*, 1880. — MARC SÉE, *Rev. de Chir.*, 1884.

Traitement. — LISFRANC, *Bull. de thérap.*, 1844, t. XXVII, p. 389. — BURGRÆVE, *Bandage inam. ouaté*, *Bull. de la Soc. de chir.*, 1851 et 1852, p. 245. — MALGAIGNE, *Leçons sur l'orthopédie*, *recueillies par* GUYON et PANAS, 1862. — GAMGÉE, *The Lancet*, vol. I, p. 629, 1876. — BRAME, *Tribune médic.*, 1877. — BIENTON, *Philad. Med. Reports*, 1879. — SIEBERMANN, *Corr. Blatt. f. Schweizer Aertze*, 1881.

Traitement par le massage. — MAIGNIEN. *Gaz. méd.*, 1836, p. 788. et *Bull. de thérap.*, 1837, t. XII, p. 349. — MELLET, *Manuel d'orthopédie*, 1844. — LEBATARD, *Gaz. des Hôp.*, 1856. — DALLY, Th. de Paris, 1857. — GIRARD, *Bull. de thérap.*, t. LV, p. 463, 1858. — ELLEAUME, *Gaz. des Hôp.*, 1859, p. 603. — BAZIN, Th. de Paris, 1860. — QUESNOY, SERVIER, *Recueil de mém. de méd. et de chir. milit.*, 3e série, t. VII, 1862. — ESTRADÈRE, Th. de Paris, 1867. — LAISUE, Th. de Paris, 1868. — PHÉLIPPAUX, *Abeille médicale*, 1870. — H.-F. WITT, *Arch. f. Klin. Chir.*, Bd. XVIII, p. 275, 1875, et *Revue des sciences méd.*, t. VI, p. 697. — VAQUIÉ, Th. de Lyon, 1884. — BERTRAND, Th. de Paris, 1887-88. — RECLUS, *Bull. méd.*, 1890. — DUHAMEL, *Gaz. méd. de Strasbourg*, 1890.

« Les mouvements forcés des articulations peuvent être la cause de différentes lésions anatomiques telles que distension et rupture des ligaments, arrachement des parcelles osseuses et déplacements temporaires des os, épanchements sanguins articulaires ou sous-cutanés, lésions qui s'accompagnent d'ordinaire de vives douleurs, et qui, dans certains cas, seront suivies d'une inflammation plus ou moins vive. C'est à cet ensemble de lésions qu'on a donné le nom d'entorse. » (PANAS.)

Étiologie. — De la définition que nous venons de reproduire nous pouvons conclure : Toutes les causes susceptibles par un mécanisme quelconque d'occasionner l'exagération violente des mouvements normaux d'une articulation détermineront la production de l'entorse. Parmi ces causes, les chutes, les faux pas tiennent le premier rang, puis viennent les contusions et chocs qui brusquement forcent une articulation à dépasser la limite du mouvement normal; enfin, on a signalé l'action musculaire. Nous ne voudrions pas nier l'influence de ce facteur, mais nous croyons que l'action musculaire agit rarement seule, ordinairement son action se combine avec celle des causes précédentes.

Parmi les causes *prédisposantes* nous signalerons tout d'abord l'existence d'une entorse antérieure, puis les vices de conformation ou les déviations des membres (pied-bot, genu valgum, ankylose), le rattachement articulaire, enfin les atrophies musculaires.

Il nous semble superflu d'ajouter que l'entorse est surtout commune chez les adultes, et qu'elle se rencontre plus souvent sur l'homme que sur la femme.

Siège et fréquence. — Les jointures serrées sont celles sur lesquelles l'entorse se remarque habituellement. L'articulation tibio-tarsienne, parmi toutes, tient le premier rang; immédiatement après elle, lui disputant la première place, vient l'interligne médio-tarsien. L'entorse tibio-tarsienne est plus fréquente chez l'adulte, l'entorse médio-tarsienne est plus fréquente chez les adolescents (TERRILLON). Puis viennent les articulations du genou, du poignet, du coude et de la colonne vertébrale. Les articulations à mouvements étendus, les énarthroses, par exemple, ne subissent que des distensions de peu d'importance, même dans les mouvements les plus violents.

Dans les régions comme le pied, le poignet, où existent plusieurs articulations contiguës, l'entorse se trouve rarement limitée à tel ou tel interligne, généralement les interlignes voisins ont aussi plus ou moins souffert.

Comme pour les luxations, l'existence d'une première entorse sur une articulation constitue une prédisposition à la production de nouvelles lésions du même ordre.

Anatomie pathologique.—Il est exceptionnel que l'on puisse observer sur le cadavre les altérations anatomiques de l'entorse, c'est là en effet une affection qui ne compromet jamais la vie des malades; aussi, pour se renseigner, a-t-il fallu recourir à l'expérimentation sur les animaux ou sur le cadavre. BONNET (de Lyon), le premier, a entrepris des études en ce sens; elles sont rapportées dans son remarquable *Traité des maladies articulaires*.

Les lésions de l'entorse sont toujours multiples, elles portent soit sur les parties périphériques (tissu cellulaire, muscles, tendons, gaines synoviales, vaisseaux, etc.), *entorse péri-articulaire*, soit sur les parties constituantes de l'articulation (ligaments, synoviale, cartilage, tissu osseux), *entorse intra-articulaire*.

La première variété peut parfaitement exister seule; c'est à elle, très souvent, que se bornent les dégâts, elle constitue pour ainsi dire le degré initial de la maladie; et si le traumatisme continue son action, aux altérations périphériques se joignent des lésions intra-articulaires, l'entorse est alors complète ou vraie; nous allons étudier rapidement les manifestations de cette variété du traumatisme dans les différents tissus.

a. *Peau.* — On voit sur la peau immédiatement après l'accident des éraillures, écorchures, déchirures, ce sont là plutôt des complications que des phénomènes particuliers à l'entorse; le lendemain ou le surlendemain apparaît une ecchymose sur laquelle nous reviendrons.

b. *Tissu cellulaire sous-cutané.* — Ce tissu, ainsi que celui que l'on trouve entre les muscles, est plus ou moins largement déchiré; de là, la rupture de vaisseaux capillaires et de fibres nerveuses, qui explique la formation d'épanchements sanguins et l'existence de douleurs plus ou moins vives.

c. *Muscles, tendons, gaines tendineuses.* — Les muscles peuvent être tiraillés et déchirés par les violents efforts de la contraction, comprimés, contus contre les surfaces osseuses ou entre ces surfaces; les déchirures musculaires siègent d'ordinaire à l'insertion tendineuse des fibres charnues. Les fibres tendineuses sont, elles aussi, plus ou moins tiraillées à leur point d'insertion, rarement elles sont déchirées; dans certaines circonstances cependant la violence du traumatisme a été suffisante pour arracher quelques parcelles osseuses. Muscles et tendons résistent en certaines circonstances, mais alors les gaines tendineuses brusquement obligées de supporter une partie de l'effort sont allongées, rompues et le tendon vient faire une véritable hernie à travers cette ouverture : parfois même il est luxé (péroniers latéraux, long fléchisseur des orteils). Ailleurs la gaine se remplit de sang, de là un gonflement remontant le long des tendons et des muscles voisins. D'après TERRILLON, ces lésions dans l'entorse seraient beaucoup plus fréquentes qu'on ne le pense.

d. *Ligaments.* — Les ligaments dans les entorses légères se trouvent simplement tiraillés; lorsque la violence est plus forte, les ligaments les plus faibles sont déchirés. DESPRÈS a pu faire l'autopsie d'une entorse tibio-tarsienne, le malade étant mort subitement d'un anévrysme de la crosse de l'aorte : il y avait eu élongation des ligaments qui ressemblaient à un écheveau de fil étiré dont quelques brins se seraient cassés.

Lorsqu'ils sont très résistants, les ligaments ne cèdent pas, ils sont arrachés de leur point d'implantation, ce qui est bien différent, dit VALETTE, car il ne s'agit plus là de la lésion d'un ligament, mais bien d'une véritable fracture par arrachement qui ouvre les aréoles du tissu spongieux.

e. *Synoviale.*—La synoviale peut être contuse ou pincée entre les surfaces articulaires, les connexions avec les ligaments expliquent pourquoi elle est dans certaines circonstances distendue et arrachée. On a vu la synoviale faire hernie entre les ligaments déchirés, formant ainsi une tumeur molle et réductible. Dans quelques cas, il se produit dans son intérieur un épanchement sanguin plus ou moins abondant, dû soit à la déchirure même de cette membrane, soit surtout aux arrachements osseux. (Voyez *Hémarthrose.*)

f. *Surfaces articulaires.* — Les cartilages articulaires ou intra-articulaires sont contus, tassés ou même brisés pendant le traumatisme; semblables lésions existent du côté des surfaces osseuses. Nous avons signalé des arrachements osseux par les ligaments ou les tendons, le choc peut être suffisant pour déterminer aussi directement une fracture des apophyses osseuses voisines (fracture des malléoles, des apophyses styloïdes); notons une lésion osseuse à distance, observée de temps à autre dans l'entorse tibio-tarsienne, la rupture du péroné à sa partie supérieure, occasionnée par la torsion du pied.

Chez les jeunes enfants, surtout avant l'âge de trois ans, OLLIER a démontré que les mouvements forcés ne déterminent pas de désordres appréciables du côté des articulations, mais qu'ils produisent souvent des lésions dans le tissu osseux des régions juxta-épiphysaires. « Ces désordres consistent tantôt dans le premier degré de la disjonction diaphysaire, tantôt dans une fracture incomplète de la région juxta-épiphysaire. Ils se produisent d'autant plus facilement que la consistance de l'os a été plus altérée, soit par le rachitisme, soit par toute autre affection aiguë ou chronique ayant troublé la nutrition du système osseux.

« Comme ces dégâts existent dans la profondeur de l'os sous le périoste, ils passent souvent inaperçus non seulement aux yeux des cliniciens que la recherche des lésions articulaires a uniquement préoccupés, mais encore aux yeux des expérimentateurs qui ne s'y sont pas arrêtés, bien qu'ils les aient nécessairement produites dans toutes leurs recherches; ces désordres consistent dans les lésions suivantes : écrasement, tassement, fractures trabéculaires du tissu spongieux, inflexions, torsion, infraction de la mince couche compacte périphérique et, comme conséquence de ces ruptures, expression du suc médullaire, épanchements sanguins dans le tissu spongieux et sous le périoste plus ou moins décollé.

« Si l'effort continue : dépression permanente de la couche compacte périphérique du côté de la flexion (encoche juxta-épiphysaire, fracture par arrachement, tension et déchirure du périoste du côté de l'extension). C'est à ce moment que se préparent et que bientôt s'effectuent le fracture ou le décollement de la diaphyse et sa luxation hors de la gaine périostique.

« L'entorse juxta-épiphysaire (nom par lequel Ollier désigne cet ensemble de lésions) semble généralement sans gravité et se réduit à une torpeur douloureuse qui disparaît bientôt d'elle-même ; mais si l'enfant n'est pas soigné, s'il est scrofuleux ou héréditairement prédisposé aux tubercules (ce qui est identique), l'entorse juxta-épiphysaire sera l'origine fréquente d'ostéomyélites hâtives ou tardives, qu'expliquent le tassement et les fractures trabéculaires du tissu spongieux. » (Ollier, *Entorses juxta-épiphysaires*, *Revue de chir.*, t. Ier, p. 808.) Cette variété d'entorse est une des causes les plus fréquentes du développement de l'ostéite tuberculeuse, un des modes de début de la tuberculose articulaire.

Symptomatologie. — Avec Terrillon nous diviserons les symptômes de l'entorse en primitifs et consécutifs.

a. *Symptômes primitifs.* — 1° *Douleur.* — Au moment même de l'accident, le malade éprouve une douleur extrêmement vive qu'expliquent bien les tiraillements, les extensions forcées, les déchirures ligamenteuses ainsi que celles des divers tissus périphériques. La souffrance acquiert dans certaines circonstances une intensité assez grande pour occasionner des syncopes. Les points douloureux parfaitement localisés à la pression sont localisés : 1° au niveau de l'interligne articulaire ; 2° sur les insertions des ligaments arrachés.

2° *Gonflement.* — D'après Valette, le gonflement immédiat peut être dû à deux causes, ou à un épanchement sanguin ou à la hernie de la synoviale à travers la capsule éraillée. La hernie de la synoviale, assez développée pour déterminer un gonflement manifeste, semble un fait rare. L'épanchement sanguin donnant lieu immédiatement à une augmentation de volume notable de la jointure est toujours facilement appréciable dans les articulations superficielles comme celle du genou.

3° *Impuissance du membre.* — Plus ou moins accentuée, l'impuissance du membre se montre parfois absolument complète en quelques minutes.

4° Le blessé immobilise sa jointure malade dans une position fixe pour éviter la souffrance. Si l'on imprime le moindre mouvement au membre, la douleur provoquée sera très vive (Terrillon).

Tel est l'ensemble des symptômes par lesquels se traduit l'entorse pendant les premiers moments qui suivent l'accident. Quelques heures après, le gonflement articulaire, beaucoup plus considérable, masque complètement les désordres. Dans le courant du deuxième jour, une violente réaction inflammatoire se produit, la douleur augmente d'intensité ; enfin, vers la fin de ce deuxième jour ou au commencement du troisième, dans les entorses graves apparaît au niveau de l'articulation lésée, et parfois à des distances assez grandes, un dernier signe, l'*ecchymose*. Cette ecchymose tardive est le signe certain de ruptures musculaires. Le Fort affirme même qu'il y a toujours arrachement osseux, lorsqu'on constate une ecchymose semblable.

Diagnostic. — Le diagnostic de l'entorse n'est pas aussi simple que l'on pourrait le croire. On doit d'abord établir l'existence de l'entorse, puis rechercher les lésions dominantes, enfin savoir si l'entorse est péri- on intra-articulaire. L'entorse peut être confondue avec une contusion, une luxation ou une fracture.

Il est souvent peu commode de dire s'il y a entorse ou contusion. Les signes sont les mêmes et les commémoratifs seuls peuvent aider les recherches. Fort heureusement la confusion n'a aucun inconvénient, le traitement devant être semblable dans les deux cas.

En présence d'une luxation, le chirurgien ne saurait hésiter longtemps. Signalons cependant la difficulté que présentent quelques luxations incomplètes de l'épaule.

Les fractures compliquent fréquemment les entorses, et dans maintes circonstances on ne saurait dire s'il existe un arrachement ou une fracture des extrémités osseuses. La douleur à la pression constitue presque l'unique symptôme dans ces cas ; or, les lésions seules de l'entorse sont suffisantes pour occasionner de semblables douleurs, d'où la nécessité d'un examen sérieux.

L'entorse existe : est-elle simple, c'est-à-dire péri-articulaire ; grave, ou intra-articulaire ; enfin est-elle compliquée de lésions osseuses ? Prenons une entorse du pied : deux moyens d'exploration nous sont offerts, dit TERRILLON, l'exploration par le palper et l'analyse des mouvements. Dans l'entorse *intra-articulaire* le moindre mouvement détermine une souffrance des plus vives, qui s'exagère encore par la pression au niveau de l'interligne articulaire. Dans l'entorse *péri-articulaire*, les mouvements légers sont à peine douloureux ; dès que les mouvements augmentent, les souffrances reparaissent, la douleur n'est pas localisée comme précédemment ; la pression au niveau de l'interligne ne la réveille pas, elle se montre particulièrement intense le long du trajet des gaines.

Marche. Pronostic. — Les conséquences de l'entorse sont très variables, suivant la variété en présence de laquelle on se trouve.

Une entorse légère péri-articulaire guérit en quelques jours. Il y a simplement péri-arthrite, ces cas simples font le triomphe des rebouteurs. Il est loin d'en être de même de l'entorse grave, surtout de l'entorse compliquée. La durée du traitement sera beaucoup plus longue ; le malade guérira généralement bien, mais après un laps de temps qui peut varier de vingt à trente jours, et même plus encore. On doit tenir compte ici de l'âge et du tempérament du sujet.

Ce que nous venons de dire nous montre l'importance d'un diagnostic bien établi.

Traitement. — Le traitement de l'entorse diffère absolument suivant la variété à laquelle on a affaire. Pour combattre la douleur et empêcher la formation d'un épanchement sanguin, il existe un certain nombre de méthodes en usage dans le vulgaire, bains et compresses froides, etc. ; tous ces moyens sont bons. Dès son arrivée, le chirurgien doit, par un examen attentif, chercher à se rendre compte de l'état des parties.

1° *L'entorse est péri-articulaire.* — Le massage convient absolument dans ces cas : les manipulations n'excéderont pas vingt minutes et seront séparées par des intervalles de trente-six à quarante-huit heures. Après chaque séance le membre ayant été nettoyé à l'eau de savon, pour enlever toute trace de corps gras, une bande de flanelle bien roulée autour de l'articulation assurera une contention suffisante. En général, dès la troisième séance, le malade peut commencer à marcher.

On a proposé d'associer avec le massage tantôt les bains chauds, tantôt la compression par les bandes. Reclus même a réuni ces divers moyens et préconisé une méthode mixte consistant en un bain prolongé à 48° ou 50° ; ce bain est suivi d'une séance de massage d'un quart d'heure, puis une bande élastique enveloppe le membre.

2° *L'entorse est grave ou compliquée.* — Ici, le traitement rationnel consiste dans l'immobilisation absolue du membre, jointe à une compression bien faite. L'appareil auquel nous donnons la préférence est une bottine ouatée, recouverte d'une bande silicatée. L'immobilisation est le meilleur topique que vous puissiez proposer pour calmer la douleur et la compression, dit Velpeau ; c'est le résolutif par excellence dans les contusions avec infiltration et gonflement.

« L'appareil inamovible doit rester en place six semaines pleines, vous laisserez les malades se tenir debout et marcher à partir de la quatrième semaine. L'appareil cassera à ce moment au niveau du cou-de-pied, et il y aura de petits mouvements dans l'articulation, la compression restant d'ailleurs toujours la même sur les chevilles, les points qu'il est le plus nécessaire de comprimer, vous n'aurez pas à craindre l'ankylose. » (Desprès.)

A cette méthode de traitement, qui a donné d'excellents résultats, mais a l'inconvénient d'exiger un temps assez long pour la guérison, la plupart des chirurgiens substituent, de nos jours, le traitement que nous avons préconisé dans les fractures juxta-épiphysaires : une séance de massage matin et soir, suivies de l'immobilisation du membre pendant le reste du temps. De cette manière le temps nécessaire à la guérison se trouve notablement diminué et vers la fin de la première semaine ou vers le douzième jour au plus tard, les patients commencent à marcher.

§ 3. — Luxations en général.

1° LUXATIONS RÉCENTES

Bibliographie. — Sédillot, *Applic. du dynamom. et des moufles au trait. des lux.*, *Gaz. méd. de Paris*, 1834. — Malgaigne, *Ann. de la chir.*, t. III, 1841. — Marchal, *Mém. sur la réduct. des lux. au moyen de moufles. Ann. de la chir.*, t. II, 1841. — Stout, *Descr. de l'app. de Jarvis*, *Arch. gén. de méd.*, 1846. — Gustave Ross, *Chirurgische Anatomie der Extremitaten*, Leipzig, 1847. — Gerdy, *Malad. des organes du mouvement*, 1855. — E. Gurlt, *Mon.-Blatt. f. medic. Statistik u. S. W.*, n° 1, 1857. — Rigaud, *Réduct. des lux.*, *Clinique chir. de Strasb.*, 1858. — Bryant, *Diseases and Injuries of the Joints*, London, 1859. — Paul, *Chirurgische Krankheiten des Bewegungsapparates*, 1861. — Busch, *Beit. zur Lehre v. d. Luxationen*, *Arch. f. klin. Chir.*, 1863. — John E. Ericksen, *Praktisches Handbuch der Chirurgie*, Berlin, 1864. — V. Thaden, *Arch. f. klin. Chir.*, 1864. — Guérin, *Gaz. hebd.*, 1864. — Dauvergne, *Des glossocomes*, Paris, 1860. — Numeley, *British Med. Journ.*, 1866. — Gaujot et Spillmann, *Arsenal*, etc., Paris, 1867. — Th.

ANGER et CH. LEGROS, *Arch. gén. de méd.*, 1868. — SÉDILLOT, *Contrib. à la chir.*, 1868. — DUBREUIL, *Des lacs élast.*, etc., *Gaz. des Hôp.*, 1869. — SÉDILLOT et GROSS, art. LUXATION du *Dict. encycl.*, 1870 (Bibliog.). — GOSSELIN, *Clinique de la Charité,* t. Ier, 1873. — TILLMANNS, *Arch. d. Heilkunde*, 1874. — VALETTE, art. LUXATION, *Dict. de méd. et de chir. prat.*, 1875. — NICAISE, *Bull. de la Soc. de chir.*, 1876. — RANKE, *Berl. klin. Wochens.*, 1877. — P. BRUNS, *Centralbl. f. Chirurgie*, 1879. — M. PRAHL, *zur Statistik der L. der Gelenke*, Inaug. Dissert., Breslau, 1880. — KRONLEIN, art. L., *Deutsche Chir.* de Billroth et Lücke, Lief. 26, 1882. — PACI, *Trait. expér. des L. traumat.*, in-8°, Pise, 1888. — STETTER, *Compend. des Lux. traum. récentes*, 2e édit. Berlin, 1889.

Thèses de Paris. — 1851, MOREL-LAVALLÉE (Concours). — 1873, DUMAREST. — 1875, MARCHAND, TERRILLON (Agrég.).

Consulter en outre les Classiques et les Traités généraux des *Fractures et Luxations.*

Définition. — Avec SÉDILLOT, nous définirons la luxation : le déplacement, partiel ou complet, mais permanent, des surfaces articulaires, quels que soient du reste leurs moyens d'union.

Les termes de *diastasis* et *diduction* par lesquels les auteurs désignent d'ordinaire les déplacements des synarthroses doivent être abandonnés.

Dénominations diverses. — Aucune règle fixe ne préside au choix des termes employés pour qualifier les luxations. Habituellement le déplacement reçoit le nom de l'articulation sur laquelle il porte ; ainsi on dit : luxation de l'articulation de l'épaule, ou même luxation de l'épaule. Ces termes ne laissant rien présumer de la nature du déplacement, il a été convenu, pour les membres au moins, que l'on devait considérer comme déplacés le ou les os constituant le squelette du segment du membre le plus éloigné du tronc. Dans la luxation de l'épaule, c'est l'humérus qui est luxé ; dans la luxation du genou, c'est le tibia. Ce principe ne saurait être applicable aux os du tronc ; aussi, pour désigner chaque luxation, nous nous servirons du terme usuel ou de celui qui nous paraîtra le plus convenable.

Le sens du déplacement est indiqué par les termes vagues de : luxation en haut, en bas, en dehors, en dedans, etc., ou par les rapports nouveaux qu'affecte l'os déplacé (luxation intra-coracoïdienne, sous-épineuse, etc.).

Division. — D'après la cause qui leur a donné naissance, on divise les luxations en trois grandes classes :

1° *Luxations accidentelles* ou *traumatiques.*

2° *Luxations spontanées pathologiques* ou *graduelles.* — Ce sont des déplacements préparés par un état morbide de l'articulation ; leur étude rentre dans l'histoire des diverses arthrites.

2° *Luxations congénitales* ou *congéniales.* — Déplacement des surfaces articulaires qui se produisent chez le fœtus pendant la vie intra-utérine ; nous leur consacrerons quelques lignes en étudient les vices de conformation.

Historique. — Les luxations ont été, de la part d'HIPPOCRATE, l'objet d'études fort remarquables. Nous avons peu ajouté à la description des symptômes, faite d'une façon magistrale par le père de la médecine. Pour obtenir la réduction, HIPPOCRATE avait d'abord recours aux procédés de douceur; lorsqu'ils étaient insuffisants, il avait à sa disposition un certain nombre d'appareils fort ingénieux (*échelle*, *ambi*, *pilon*, *banc*). Ses successeurs, NYMPHODORE et GALIEN en particulier, imaginèrent de nouveaux appareils dont on trouvera la description dans le *Traité des machines* d'ORIBASE. Rien de remarquable, au moyen âge, sur le sujet qui nous occupe. Quelques chirurgiens cependant présentent des machines nouvelles : *cabestan* de GUILLAUME DE SALICET, *vis* ou *Marsoufou* de GERSDORF; PARÉ, le premier, propose d'employer la moufle. Les auteurs s'occupent donc exclusivement des moyens de réduction ; relativement aux symptômes, on se borne à copier HIPPOCRATE. Avec J.-L. PETIT, la question entre dans une phase nouvelle ; il étudie d'abord l'anatomie normale des articulations, puis les différents rapports qu'affectent les surfaces osseuses déplacées, et classe les luxations d'une façon méthodique et rationnelle. Ce chirurgien montre l'influence et l'action des muscles contractés, ensuite les difficultés que présente parfois la réduction.

DESAULT continue ce travail, puis BOYER, DELPECH, LARREY, DUPUYTREN apportent à l'œuvre commencée le résultat de leur expérience ; MALGAIGNE, enfin, réunit toutes ces données dans son traité (*luxations et fractures*). Depuis lors, divers auteurs (B. ANGER, GURLT, HAMILTON, Ch. NÉLATON) ont publié des traités complets sur ce sujet.

Fréquence des luxations. — D'une manière générale, les luxations constituent un accident assez rare. NORRIS et MALGAIGNE concluent de leurs recherches qu'elles sont dix fois moins fréquentes que les fractures. C'est au membre supérieur que ces lésions se rencontrent de préférence et l'articulation de l'épaule fournit à elle seule un bilan plus considérable que toutes les autres ensemble. Sur 1,105 cas de ce genre réunis par MALGAIGNE, NORRIS, GURLT et O. WEBER, on trouve 891 luxations du membre supérieur, 178 du membre inférieur, 36 du tronc ; sur les 891 luxations du membre supérieur, 605 appartiennent à l'épaule, soit 54,7 p. 100 des luxations totales et 67,8 p. 100 des luxations du membre supérieur. Puis viennent les luxations du fémur qui représentent environ 13 p. 100. Comme les fractures, les luxations sont plus communes chez les hommes que chez les femmes, dans une proportion que GURLT évalue 3 1/2. L'âge exerce son influence.

Le maximum des luxations se remarquerait de vingt et un à quarante ans (O. WEBER), de trente à cinquante ans (MALGAIGNE). Ce dernier auteur fait observer encore que les luxations sont loin d'être rares chez les vieillards; d'après lui, elles seraient aussi fréquentes que chez l'adulte, fait qu'expliquerait l'atrophie de l'appareil ligamenteux et des parties molles. Le rôle des saisons est des plus discutés.

Etiologie. — On divise d'ordinaire les causes des luxations traumatiques en prédisposantes et efficientes.

Causes prédisposantes. — SÉDILLOT les range comme suit :

1° *Individuelles.* — On a invoqué le relâchement des tissus chez certains sujets, le développement très prononcé de saillies osseuses (VOLKMANN).

2° *Anatomiques.* — Dans ce groupe nous trouvons : l'étendue des mouvements articulaires, le défaut de concordance entre les cavités de réception et les têtes osseuses, la faiblesse des ligaments, la puissance des groupes musculaires périphériques.

3° *Pathologiques.* — Les causes pathologiques comprennent toutes les affections congénitales ou acquises qui ont pour résultat d'entraîner le relâchement des ligaments et capsules. Les hydarthroses et luxations antérieures ont ici une importance spéciale.

Causes déterminantes. — Elles se réduisent à deux facteurs : traumatisme et action musculaire.

1° *Traumatisme.* — Comme pour les fractures, la violence extérieure agit au point frappé (*cause directe*) ou à distance (*cause indirecte*). Dans le mécanisme des luxations par cause directe, MALGAIGNE distingue trois variétés : impulsion directe, impulsion à angle, impulsion par rotation.

« Tantôt c'est un coup porté sur l'un des os seulement au voisinage de la jointure qui le chasse dans un sens, tandis que l'autre os trouve un point d'appui qui le retient en place ou même est poussé en sens inverse par un choc opposé ; nous en verrons des exemples pour les luxations de l'humérus de la rotule et du genou. D'autres fois, la violence extérieure agissant pour ainsi dire sur l'interligne articulaire pousse dans le même sens les deux os à la fois, de manière à leur faire former un angle et déchire les ligaments qui s'y opposent ; les luxations du genou nous en fournissent surtout de frappants exemples. Enfin, un choc violent peut frapper obliquement une extrémité articulaire et lui imprimer un mouvement de rotation subit sur l'autre resté immobile ; c'est la cause la plus fréquente peut-être et la moins soupçonnée des luxations en arrière du cubitus. » (MALGAIGNE, *loc. cit.*, t. II, p. 11.)

Le traumatisme, dans le cas de luxation par cause indirecte, n'agit plus immédiatement sur la tête osseuse qui va être luxée. Sa violence porte en un point plus ou moins éloigné du membre. Une chute sur le coude, par exemple, peut déterminer une luxation de l'épaule ; une chute sur la main aura les mêmes influences. Selon MALGAIGNE, la violence extérieure agit en ce cas encore de trois manières différentes : par impulsion directe, par impulsion à angle, par impulsion avec rotation.

L'impulsion directe a lieu en ligne droite, elle est favorisée par la coupe oblique des surfaces articulaires ; la clavicule se luxe sur l'acromion par un mécanisme semblable. L'impulsion angulaire se rencontre surtout dans les chutes ; les parties constituantes de l'articulation forment un angle anormal et les rapports nouveaux créés par le traumatisme mettent les surfaces articulaires dans les meilleures conditions possibles pour que la luxation se produise. Dans une chute sur la paume de la main par exemple, la tête humérale prenant point d'appui soit sur le rebord de la cavité articulaire, soit sur une saillie osseuse voisine, se comporte absolument comme un levier. La puissance sera représentée par toute la longueur du membre supérieur formant le bras de levier, la résistance seulement par la distance qui sépare la tête humérale de la cavité glénoïde, aussi dans ces conditions la moindre violence suffira-t-elle à entraîner les déplacements. Enfin la torsion d'un membre détermine la sortie de la tête articulaire hors de la cavité de réception; c'est ainsi, du reste, que l'on produit la luxation lorsqu'on veut réséquer la tête fémorale. Dans ce cas, un des os vient presser sur la capsule articulaire, préalablement tendue, et la fait éclater. Ce genre de mécanisme intervient souvent dans l'étiologie des luxations du genou, de l'avant-bras, du cou-de-pied, etc.

Les petits os courts du tarse et du poignet se déplacent d'une façon absolument spéciale. — « Lorsque le pied, par exemple, est fortement pressé entre deux faces latérales, les os qui le composent tendent à s'écarter les uns des autres; à leur face dorsale les ligaments se rompent et l'un des os peut être expulsé à la manière d'un noyau de cerise que l'on presse entre les doigts. » (Duplay, *Path. ext.*, t. III, p. 193.)

Action musculaire. —Les luxations, reconnaissant pour cause unique l'action musculaire, se rencontrent particulièrement sur les articulations dont les capsules articulaires et les moyens d'union sont très lâches (épaule, articulation temporo-maxillaire), et sur des jointures qui ont déjà été le siège de déplacements ou dont les ligaments sont relâchés par une affection antérieure. La plupart des auteurs, Boyer, Malgaigne, Vidal (de Cassis), invoquent en pareille circonstance une prédisposition normale ou acquise. Il existe cependant dans la science un certain nombre d'observations qui permettent d'affirmer la possibilité de luxations semblables sur des articulations nullement prédisposées : luxation des vertèbres cervicales dans un mouvement brusque (Houel, Rotter, Desault, Berthold), luxation de l'épaule, du péroné (Dubreuil).

Ces sortes de déplacements se produisent d'ordinaire par suite d'une contraction brusque, intempestive ou de l'exagération d'un mouvement physiologique (bâillement, vomissement, rire).

Nous devons faire entrer dans ce groupe nombre de luxations et subluxations que certains sujets font naître à volonté. Tout le monde connaît le déplacement volontaire dit: luxation des écoliers. Le pouce ne jouit pas seul de ce privilège; Maurice Perrin a pu réunir 15 cas de luxation volontaire du fémur. Putégnat a rapporté des observations de luxations volontaires des clavicules. Dans toutes ces circonstances, il existe des prédispositions congénitales qui ont été augmentées par l'exercice.

Anatomie pathologique. — On divise les luxations, relativement aux rapports qu'affectent entre elles les surfaces articulaires, en *complètes* et *incomplètes*. Dans les luxations complètes, les surfaces articulaires ont perdu tout contact; dans les luxations incomplètes les surfaces, quoique déplacées, se touchent encore sur une partie de leur étendue.

Personne ne met en doute les luxations incomplètes des articulations à surface plane, il n'en est pas ainsi lorsqu'il s'agit des énarthroses. Hippocrate avait formellement déclaré que, dans ce genre d'articulation, la luxation incomplète était impossible. Boyer, Maisonneuve et plusieurs autres ont aussi nié la possibilité de semblables déplacements. Malgaigne cependant a parfaitement démontré pièces en main, à la Société de chirurgie, l'existence des luxations incomplètes : il a fait voir que les têtes humérales et fémorales pouvaient parfaitement rester sur le bord de la cavité glénoïde et du sourcil cotyloïdien. Les auteurs du *Compendium* ont proposé de donner à ce genre de lésion le nom de luxation *imparfaite*. Cette opinion n'a pas prévalu, et nous conserverons le qualificatif usité communément. De nos jours, la majorité des chirurgiens admettent les luxations incomplètes dont l'existence est du reste établie sur des faits indiscutables. Quand le déplacement est peu marqué, on dit qu'il y a *subluxation*.

Une luxation ne saurait se produire sans désordres graves du côté des parties périphériques. Contrairement à l'opinion de Desault, la capsule articulaire se trouve d'ordinaire largement déchirée ; quelquefois la déchirure est linéaire, la tête sort alors avec peine de cet orifice dont les lèvres se rétractent immédiatement, opposant un obstacle insurmontable aux tentatives de réduction. Dans certaines circonstances exceptionnelles, la capsule articulaire est absolument intacte; semblables faits se rencontrent uniquement sur des jointures dont les moyens d'union sont lâches (articulation temporo-maxillaire, épaule).

Presque toujours brisés ou arrachés, les ligaments subissent dans quelques cas une simple torsion; ils s'enroulent autour des surfaces articulaires qu'ils contribuent à maintenir dans leur position anormale.

Les muscles fréquemment déchirés, au moins partiellement, peuvent être allongés ou relâchés ; leurs tendons sortis des gaines, parfois détachés de leurs insertions tournent autour des extrémités osseuses (obturateur externe dans la luxation de la hanche).

Les organes périphériques, nerfs, artères, veines, souffrent plus ou moins de la violence du traumatisme. Le tissu cellulaire ambiant est toujours le siège d'infiltrations sanguines, dont l'importance varie avec celle des vaisseaux déchirés. Notons encore la possibilité de fractures intra-articulaires.

Dès que les faces articulaires ont repris leur position normale, le repos et l'immobilité aidant, l'infiltration sanguine se résorbe, les déchirures se cicatrisent, la guérison ne tarde pas à être complète. Nous connaissons peu les détails de ce processus réparateur grâce auquel les mouvements se rétablissent avec une rapidité qui parfois est vraiment surprenante.

Si, pour un motif quelconque, la luxation n'est pas réduite, il se produit une série de phénomènes que nous étudierons plus loin.

Symptômes. — Nous diviserons les symptômes des luxations en trois groupes : commémoratifs, signes physiologiques et signes anatomiques.

1° *Commémoratifs.* — L'interrogatoire du malade, le récit fait par ceux qui étaient présents au moment du traumatisme peuvent, dans certaines circonstances, être très utiles. Ils permettent de savoir si la luxation résulte d'un coup, d'une chute, etc. Ici encore nous ne ferons que mentionner le craquement perçu par le patient, c'est un symptôme des plus fugaces.

2° *Signes physiologiques.* — a. *Douleur.* — Au moment où se produit la luxation, le blessé éprouve une douleur très vive, elle résulte du traumatisme lui-même, des distensions et déchirures des divers tissus, enfin de la compression exercée par l'os dans la situation nouvelle qu'il occupe. Cette douleur, quelquefois assez violente pour déterminer une syncope, se calme rapidement; le repos, une position convenable donnée au membre ont une grande influence sur la diminution de la souffrance, le moindre mouvement au contraire l'exaspère et le réveille.

b. *Diminution ou augmentation des mouvements. Impuissance du membre.* — En général, après une luxation les mouvements du membre sont diminués; c'est là un des symptômes qui frappent le plus le malade. Cette impuissance, qui peut être absolue, occasionne, s'il s'agit du membre inférieur, une chute rapide et inévitable.

Dans un petit nombre d'observations, les mouvements avaient conservé leur amplitude : ainsi on a vu des malades reprendre leurs occupations avec une luxation de l'épaule; d'autres, porteurs d'une luxation de la rotule ou de la cuisse, ont pu continuer à marcher (SÉDILLOT, MACLARENS).

Quoi qu'il en soit de ces exceptions, les mouvements volontaires se trouvent habituellement supprimés. Les mouvements communiqués sont eux aussi notablement amoindris, fait qui, d'après MAISONNEUVE, constituerait un signe précieux pour distinguer les luxations des fractures. Par contre, de même que les mouvements volontaires sont parfois conservés, on rencontre aussi des cas où les mouvements communiqués ont une amplitude considérable. Ce sont, en général, ceux qui augmentent l'attitude vicieuse. Les faits de ce genre indiquent toujours une déchirure complète des ligaments.

Enfin, on a noté, très rarement il est vrai, l'immobilisation absolue du membre dans sa nouvelle position, il est d'ordinaire enclavé alors entre les os voisins.

3° *Signes anatomiques.* — a. *Positions vicieuses.* — Symptôme de la plus haute importance dans certaines luxations des membres; suivant la position des os déplacés, le membre se trouve soit dans l'abduction, la rotation, l'extension, la flexion, etc. Cette situation anormale ne saurait exister sans altérer l'attitude générale du corps et occasionner des douleurs; pour remédier à la souffrance les malades prennent instinctivement certaines positions tellement marquées, qu'un simple coup d'œil suffit au praticien exercé pour affirmer à distance l'existence et même la nature de maintes luxations.

b. *Déformation de l'articulation.* — La région malade est ordinairement le siège de déformations caractéristiques ; ici, c'est une saillie, là un méplat; ces signes sont fréquemment altérés et masqués par le gonflement inflammatoire.

c. *Anomalies dans la disposition des parties osseuses.* — Les saillies osseuses que l'on rencontre sur les os qui entrent dans la composition des diverses articulations ont, à l'état normal, une disposition bien définie. Par le seul fait du déplacement qui caractérise la luxation, cette symétrie se trouve modifiée. L'os déplacé constitue dans le point où il est allé se loger une saillie irrégulière, que l'on reconnaît souvent par une simple inspection et dont il est toujours possible de se rendre un compte exact par la palpation. Le gonflement qu'a subi le membre, l'œdème inflammatoire qui accompagne ce gonflement gênent parfois notablement les recherches, et l'exploration la plus minutieuse ne donne alors que des renseignements relatifs. Pour acquérir une certitude absolue, les auteurs recommandent d'imprimer une série de mouvements au membre malade pendant qu'on laisse une main appuyée sur la saillie osseuse objet du litige. Pendant que ces mouvements sont exécutés, la main qui presse la saillie anormale sent l'os déplacé se mouvoir.

En abandonnant leur situation normale, les têtes osseuses laissent inhabitées les cavités de réception qui les contenaient, la palpation permet encore de reconnaître l'existence de semblables vides.

d. *Raccourcissement ou allongement du membre.* — La mensuration nous fournit une série d'indications qu'il ne faut jamais négliger. Le plus ordinairement le membre se trouve raccourci ; dans quelques cas très rares, il est allongé. La mensuration se fait en tendant un ruban entre deux points fixes. Pour cette appréciation de la longueur des membres, on est obligé de comparer le côté blessé avec le côté sain, et l'on conçoit que pour tirer de cette comparaison une conclusion rigoureuse, il faut : 1° que les deux membres soient exactement dans la même position ; 2° que les deux extrémités du lien soient appliquées précisément sur les points semblables des deux membres ; 3° que ce lien suive le même chemin pour mesurer l'espace compris entre les deux points fixes (NÉLATON, *Path. chirurg. générale*, t. III, 2e édition, p. 14). Or, plusieurs circonstances se trouvent réunies pour gêner ces diverses manœuvres. Aussi les recherches doivent-elles être faites avec beaucoup de soin et de patience, et bien souvent, étant donné les causes multiples d'erreurs, elles fournissent bien peu de renseignements utiles.

Diagnostic. — En présence d'un malade que l'on soupçonne atteint de luxation, le chirurgien doit tout d'abord établir l'existence de la luxation, c'est-à-dire la différencier des autres affections qui pourraient être confondues avec elle ; la luxation étant admise, il faut en rechercher la variété. Trois sortes de lésions sont principalement susceptibles d'être prises pour une luxation, ce sont : la contusion des articulations, l'entorse et les fractures intra ou péri-articulaires.

La contusion et l'entorse s'accompagnent communément de déformations et de gonflement, mais les saillies osseuses sont en place. Pour assurer le diagnostic dans les cas douteux, MALGAIGNE conseillait d'enfoncer des aiguilles dans les tissus ; c'est là une pratique justement abandonnée aujourd'hui. Nous croyons préférable de rechercher avec le plus grand soin les saillies osseuses, comme nous l'avons indiqué précédemment, puis d'en marquer la position sur les téguments avec de l'encre ou à l'aide du crayon dermographique ; de cette façon, on rend manifestement apparente la lésion, et l'on peut, du même coup, en déterminer la variété. Enfin, dans les entorses comme dans les contusions, les mouvements normaux de l'articulation sont toujours en partie conservés.

Il est parfois très difficile, ainsi que nous l'avons dit (Voyez *Fractures*), de distinguer les fractures des luxations. La crépitation manque souvent dans les fractures péri et intra-articulaires. La déformation et la douleur se rencontrent également dans les deux genres de lésions. La déformation caractéristique de la fracture ne siège pas exactement au niveau de l'article, car ce symptôme ne peut être constaté que dans les fractures péri-articulaires ; la douleur commune aux deux affections présente aussi certaines particularités dans ses manifestations. Nous avons dit qu'en pressant brusquement aux deux extrémités du membre, perpendiculairement à son axe, on réveillait des souffrances fort vives dans le cas de fracture, et que la même manœuvre n'amenait que peu de réaction de la part du blessé dans les cas de luxation. Enfin, dans les fractures, il est parfois possible de constater la mobilité anormale, et les mouvements physiologiques, quoique douloureux, sont toujours conservés ; rien de semblable dans les luxations.

Pour être complets, rappelons les méprises auxquelles ont donné lieu maintes tumeurs blanches, quelques exostoses, les déformations congénitales.

Complications des luxations. — Sous ce nom, nous décrirons, avec SÉDILLOT, les lésions produites en même temps que la luxation, par la même cause, à peu de distance de l'article lésé, et présentant des indications curatives spéciales.

Ces complications portent sur les parties molles, le squelette, les vaisseaux et les nerfs.

a. *Parties molles.* — Du côté des parties molles, il existe d'habitude une série de lésions qui varient depuis la contusion la plus simple jusqu'à la division et la déchirure complète de ces parties.

Lorsque la contusion est légère, le repos, quelques compresses résolutives préviendront facilement le développement d'accidents ultérieurs. Si la violence a été plus considérable, il peut survenir des phénomènes inflammatoires, point de départ des raideurs articulaires que l'on a ensuite à combattre.

Les plaies contuses, déchirures, divisions des tissus accompagnant les luxations sont superficielles ou profondes, sous-cutanées ou ouvertes. Tant qu'elles ne communiquent pas avec l'article, ces lésions ne donnent lieu à aucune considération spéciale, elles sont traitées comme les plaies contuses ordinaires. Au contraire, les solutions de continuité qui mettent directement la cavité articulaire en communication avec l'air extérieur constituent une des complications les plus graves que l'on puisse observer. Elles reconnaissent pour cause : tantôt la violence qui a occasionné la luxation (cause directe), tantôt l'action de l'os lui-même qui en se déplaçant a déchiré les parties molles et les téguments (cause indirecte). Les accidents de ce genre se voient surtout dans les luxations des os du pied et de la main. BROCA, sur 158 luxations de l'astragale, a trouvé que la peau avait été déchirée 80 fois; semblables lésions sont rares dans les luxations du coude, de l'épaule et de la hanche.

Le pronostic de ces complications est très grave ; il faut, dans un cas semblable, faire les débridements nécessaires et remettre en place l'os luxé après avoir lavé l'articulation avec une solution antiseptique forte. Fréquemment la réduction ne peut être faite malgré les débridements; nous exposerons pour chaque articulation les indications que le chirurgien devra remplir (résection partielle ou totale, extraction d'un ou plusieurs os, amputation).

b. *Squelette.* — Du côté du squelette, on observe des arrachements des tubérosités osseuses, des fractures intra ou péri-articulaires, des solutions de continuité plus ou moins éloignées, mais intéressant toujours un des os luxés. Les arrachements des tubérosités osseuses périphériques ne gênent pas en général la réduction, toutefois ils exposent, dans le cas de consolidation vicieuse, à la diminution, même à l'abolition complète des mouvements exécutés par les muscles qui viennent s'insérer à leur surface.

Les fractures intra ou péri-articulaires portent ou sur la cavité de réception, ou sur la tête de l'os luxé. Lorsque la cavité osseuse de réception est le siège d'une fracture, cet accident, loin de gêner la réduction, la rend souvent plus facile; en revanche, la contention devient impossible, la luxation se reproduisant sans cesse malgré les appareils. Après la consolidation de ces fractures, il persiste, en maintes circonstances, de la gêne des mouvements, des positions anormales dues aux déformations produites par le cal, ou des ankyloses plus ou moins complètes, résultant de consolidations vicieuses ou de l'arthrite qui a été la conséquence de semblables lésions.

Les solutions de continuité, portant sur la tête de l'os luxé, peuvent être voisines de l'articulation (fractures du col de l'humérus, du fémur, etc.). Ces dégâts rendent le pronostic des plus sérieux, on comprend en effet combien il est difficile de remettre en place l'extrémité osseuse luxée sur laquelle le chirurgien n'a aucune prise. La plupart des auteurs conseillent alors d'anesthésier le malade, et par des pressions directes de tenter la réduction. Si elle ne peut être obtenue, il faut traiter la fracture, attendre la consolidation, puis se livrer de nouveau aux tentatives de réduction.

c. *Lésions des vaisseaux et des nerfs.* — La lésion des vaisseaux sanguins ne constitue une complication qu'autant qu'il s'agit de vaisseaux d'un calibre important, artères ou veines; ce sont là des accidents assez rares, particulièrement pour les veines. On a observé quelques cas de rupture complète des artères, mais bien plus souvent des ruptures incomplètes. Ces déchirures résultent en majeure partie du déplacement brusque et violent des os.

La conduite du chirurgien devra être conforme aux règles générales des hémorrhagies. Existe-t-il une plaie des téguments avec la plaie artérielle, il recherchera les deux bouts du vaisseau qui seront liés suivant le procédé ordinaire. Si les téguments sont restés intacts et qu'il y ait un anévrisme faux primitif, Sédillot conseille de lier le vaisseau par la méthode d'Anel.

Beaucoup plus fréquentes sont les lésions des nerfs, qui varient depuis la contusion la plus légère jusqu'à l'arrachement complet; Flaubert (de Rouen) rapporte une observation d'arrachement total du plexus brachial. Nous nous bornerons à rappeler que les lésions nerveuses constituent toujours une complication redoutable à laquelle il faut attribuer les paralysies parfois très rebelles qui suivent certaines luxations.

Pronostic. — Le pronostic diffère considérablement suivant que la luxation a été ou non réduite, suivant la nature de la luxation et la gravité des complications.

La réduction opérée, il suffit habituellement de quelques jours de repos pour que la réparation soit complète. Le malade, après un temps relativement court, peut reprendre ses occupations; il faut bien savoir cependant qu'il persiste durant quelques jours une gêne plus ou moins considérable dans les mouvements et des raideurs; si les moyens d'union ont été largement déchirés, au lieu de cette gêne, on constate au contraire une mobilité anormale, cause de récidives fréquentes. Nous reviendrons sur ce sujet à propos de chaque luxation en particulier.

Traitement. — Une luxation étant donnée, on doit d'abord remettre en place l'os luxé (*Réduction*). L'os ayant repris sa position normale, tout n'est pas terminé ; il faut immobiliser le membre pendant la période nécessaire au travail de réparation, plus tard traiter les raideurs articulaires.

1° **Réduction.** — Cette opération, souvent des plus simples, présente dans maintes circonstances des difficultés presque insurmontables. Le principal obstacle à la réduction consiste dans l'exiguïté du point d'appui que permettent de prendre certaines parties luxées (déplacements de l'astragale, luxations compliquées de fractures), puis interviennent successivement le squelette, les tissus fibreux ou les muscles.

a. *Squelette.* — Nous avons déjà signalé l'enclavement d'un os luxé entre les os voisins (pénétration de la tête humérale dans un espace intercostal); parfois une saillie osseuse de l'os luxé s'enfonce dans le tissu des os voisins, constituant ainsi un véritable engrenage.

b. *Capsules, ligaments.* — Les difficultés créées à la réduction par les tissus fibreux ont d'abord été signalées par J.-L. Petit et Desault et mises ensuite en lumière par les travaux de Roser, Weber, Gellé, Streubel, Tillaux. D'après Sédillot, la capsule et les ligaments peuvent opposer la plus grande résistance à la réduction dans trois conditions distinctes :

1° « La partie intacte de la capsule oppose une résistance insurmontable aux tractions maladroitement exercées sur elle et empêche la réduction (fémur, humérus). »

2° « L'étroitesse relative de la déchirure capsulaire par laquelle l'os s'est échappé est une cause d'étranglement d'autant plus grande que les tractions sont plus fortes. »

« L'étroitesse absolue s'explique par la supposition que la tête, pressant contre la capsule, l'a allongée avant de la rompre, et qu'après la luxation, la déchirure, revenue sur elle-même par l'élasticité des parties, se trouve trop étroite pour laisser rentrer la tête luxée (disposition qui doit être très rare). »

3° « La capsule s'oppose encore à la réduction par interposition d'un de ses lambeaux ou de sa totalité. Si la tête n'est pas vis-à-vis de la déchirure, il peut arriver que le chirurgien refoule une partie de la capsule, ce qui rend la réduction incomplète. »

D'après Michel (de Nancy), l'interposition des ligaments ou des lambeaux de capsule entre les surfaces osseuses est souvent due à la pression atmosphérique.

c. *Muscles.* — Parmi les différentes causes susceptibles d'entraver la réduction des luxations, le rôle des muscles a surtout attiré l'attention des chirurgiens; les muscles agissent :

1° Par leur contractilité (cause physiologique);

2° Par leur simple interposition entre les surfaces déplacées (causes mécaniques);

3° Par ces deux causes combinées.

Immédiatement après l'accident, les muscles sur lesquels a porté le traumatisme sont comme sidérés; ils ne réagissent en aucune façon, ce qui explique la facilité avec laquelle la réduction est alors obtenue. A mesure que l'on s'éloigne de l'accident, la contractilité musculaire se réveille; sous l'influence de la douleur surviennent des spasmes, de véritables contractures. Bientôt à la contractilité musculaire s'ajoute la réaction inflammatoire; les causes physiologiques ont à ce moment leur puissance maxima.

2° *Causes mécaniques.* — Les muscles de même que les tissus fibreux agissent par simple action mécanique; tantôt ils s'interposent entre les os déplacés, tantôt la tête luxée passe entre deux muscles ou au travers d'un muscle déchiré et se trouve étranglée entre deux sangles contractiles. Comme le fait remarquer TERRILLON (*loc. cit.*), la contractilité intervient presque toujours en pareille occurrence; la moindre traction, augmentant l'irritation, provoque des contractions plus violentes de la part des muscles et les os acquièrent une fixité de plus en plus grande.

Telles sont les principales causes qui s'opposent habituellement à la réduction des luxations; comme dans la majorité des circonstances il est très difficile de savoir exactement quel genre d'obstacle on doit vaincre, il faut procéder méthodiquement. Avec MALGAIGNE et la plupart des classiques, nous diviserons les diverses méthodes de réduction en deux grandes catégories : méthodes de douceur et méthodes de force.

Méthodes de douceur. — Elles conviennent principalement aux luxations simples et récentes. MALGAIGNE les distingue en trois groupes, suivant que, pour faire rentrer l'os dans sa position normale, on agit par simple pression, de manière à le faire glisser ou à le dégager par de légers mouvements imprimés au membre. Ces moyens varient pour les différentes articulations, nous les indiquerons en temps et lieu.

2° **Méthodes de force.** — Elles comprennent un certain nombre de procédés dans lesquels un des segments du membre est immobilisé pendant que l'on exerce sur l'autre des tractions et des pressions destinées à ramener l'os luxé à sa position normale. Ces diverses manœuvres constituent : l'extension, la contre-extension, la coaptation.

a. *Contre-extension.* — La contre-extension se pratique en général sur le fragment du membre le plus rapproché du tronc ou sur le tronc lui-même. Lorsque la force des aides est insuffisante, on place autour de la région un système de lacs qui doivent agir sur la plus grande surface possible, et toujours être disposés de façon à pouvoir résister aux efforts d'extension.

b. *Extension.* — L'extension est faite par le chirurgien, par ses aides ou par des machines disposées à cet effet. Quel que soit le procédé employé, dès que l'on a besoin d'une force un peu considérable, il devient nécessaire de disposer des lacs ou des appareils spéciaux. On les applique habituellement sur l'os le plus éloigné du tronc, en prenant la précaution de matelasser convenablement les parties, pour qu'elles n'aient pas à souffrir et pour que l'on puisse serrer les tours de bande proportionnellement à la traction qui sera faite.

Les auteurs ont beaucoup discuté sur la question de la direction à imprimer aux mouvements de traction. Avec Desault nous croyons que l'on doit tirer d'abord dans le sens de la nouvelle direction du membre, puis le ramener par degrés à sa direction normale.

La traction, avons-nous dit, sera faite par le chirurgien ou par les aides. Le chirurgien seul ne triomphera que de résistances minimes; dans les luxations qui datent de quelques jours ou dont la réduction offre de véritables difficultés, il faut avoir recours à la traction par les aides ou les machines.

Ainsi que le fait remarquer Sédillot, l'emploi des aides n'est pas sans inconvénients; malgré leur docilité, les aides ne peuvent exercer une traction lente et continue, ils tirent par à-coups, par secousses, leurs forces s'épuisent rapidement, et par leur nombre ils gênent les manœuvres de coaptation. Aussi Malgaigne et Sédillot ont-ils rendu un grand service à la chirurgie contemporaine en remettant en honneur les machines.

L'usage des machines dans la réduction des luxations remonte à la plus haute antiquité. Au siècle dernier, sous l'influence de l'ancienne Académie de chirurgie, elles avaient été abandonnées comme dangereuses. De nos jours, les machines habituellement employées sont la moufle et l'appareil de Jarvis, modifié par Mathieu.

Tout le monde connaît le principe de la moufle, qui consiste dans l'assemblage de deux, trois ou quatre poulies. Avec trois poulies assez faibles, on arrive à produire des tractions de 700 à 800 kilogrammes. Comme il était difficile de calculer la traction exercée par cet appareil, Sédillot a eu l'heureuse idée d'intercaler, entre le membre et la moufle, un dynamomètre qui permet de connaître à tout instant la traction exercée. Enfin il pouvait être nécessaire d'interrompre brusquement la traction; on a imaginé à cet effet différents instruments, le meilleur est sans contredit la pince à échappement de Nélaton.

La figure 152 nous montre les différentes pièces qui constituent l'appareil à moufle disposées pour la réduction d'une luxation de l'épaule. L'appareil constitue une machine des plus maniables et fournit une traction lente, progressive, facile à graduer.

Nous nous occuperons ultérieurement de la machine de Jarvis, mais avant d'en finir avec les moyens de traction, nous devons dire quelques mots des procédés employés spécialement dans le but de désarmer la contraction musculaire. L'idée d'obtenir une paralysie musculaire temporaire dont on profiterait pour tenter la réduction remonte bien loin. Hippocrate conseillait de fatiguer les muscles par des mouvements violents ou de faire amaigrir le sujet. Albucasis, Guillaume de Salicet, A. Paré vantaient les émollients; Percy, Boyer, Laroche ont eu recours à l'anesthésie produite par l'ivresse.

DUPUYTREN, BOYER essayaient de détourner l'attention du malade, ou profitaient d'un instant de stupéfaction provoquée par une apostrophe injurieuse, parfois même par une paire de claques vigoureusement appliquées. L'anesthésie locale, enfin, a été mise en usage sans grands succès. Tous ces moyens sont tombés dans l'oubli, et dès que la résistance devient un peu sérieuse, il faut anesthésier le patient.

Tractions continues. — La physiologie nous apprend qu'un muscle ne peut rester indéfiniment contracté, la contraction permanente amène rapidement la fatigue et une impuissance absolue; sur ces données sont basées les tractions continues. Ce moyen avait déjà été conseillé par POUTEAU et

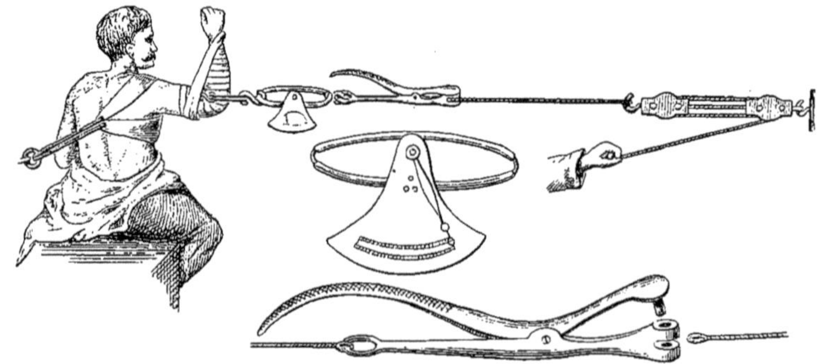

Fig. 152. — Appareil à moufles appliqué à la réduction d'une luxation de l'épaule. Dynamomètre et pince à échappement de NÉLATON.

BICHAT, mais les différentes méthodes proposées étaient très imparfaites. En 1866, Th. ANGER et CH. LEGROS eurent l'idée de se servir de la traction élastique pour fatiguer les muscles. La contre-extension établie à la façon habituelle, on fixe au membre un système de lacs formant anse; dans cette embrasse passent des tubes en caoutchouc (on pourrait tout aussi bien se servir de bandes élastiques). Ceux-ci sont distendus jusqu'à doubler leur longueur, puis accrochés à un point fixe; au bout de vingt à trente minutes de ces manœuvres, les muscles sont absolument relâchés et épuisés. L'épuisement, disent les auteurs (*Arch. de médec.*, 1868), est tel, que le médecin est aussi maître du membre luxé que si le patient avait été chloroformé.

Le degré de traction nécessaire varie suivant les sujets. En général, 250 kilogrammes sont une limite que l'on ne doit guère dépasser; il ne saurait, du reste, exister de règle fixe sur ce sujet qui doit être laissé à l'appréciation du chirurgien.

Coaptation. — Dans les luxations récentes, les tractions exercées ainsi que nous venons de le dire suffisent fréquemment pour amener la réduction, mais si l'accident date de quelques jours, il devient nécessaire que le chirurgien ait recours à certaines manœuvres pour favoriser le retour de l'os dans sa position naturelle; ces manœuvres constituent la *coaptation*. La pression, différents mouvements de bascule, de flexion ou de circumduction, employés seuls ou combinés, constituent les moyens auxquels on a le plus ordinairement recours. La pression est souvent mise en usage; le chirurgien repousse d'habitude avec ses mains la tête osseuse et la conduit directement dans sa cavité; dans d'autres cas, il se sert du genou, du coude, du talon, d'instruments divers. Pendant qu'il appuie avec le talon, par exemple, sur l'os déplacé, il imprime au membre des mouvements divers, le fait basculer, tourner, jusqu'à ce qu'il soit arrivé au résultat cherché. Pour chaque cas particulier, il existe quelques procédés spéciaux que nous indiquerons plus tard.

La réduction se fait d'ordinaire d'une façon brusque. Elle est annoncée par le retour au même niveau des surfaces articulaires, et par un certain tremblement musculaire (Gerdy). Soudain on entend un bruit analogue à celui que produit le piston d'une machine arrivant à la fin de sa course; le membre reprend sa forme, la douleur cesse. Un chirurgien exercé ne se méprend guère sur ces divers symptômes, le bruit produit par l'os rentrant dans sa cavité est caractéristique; à ce moment, le malade se rend parfaitement compte de son rétablissement. Les mouvements deviennent immédiatement possibles; il n'y a plus qu'à immobiliser le membre et attendre la guérison.

Accidents qui peuvent compliquer la réduction. — Malgré toutes les précautions que l'on peut prendre dans le but de rendre la réduction simple et facile, cette petite opération s'accompagne parfois de lésions assez graves intéressant : 1° les téguments; 2° le tissu cellulaire; 3° les muscles et tendons; 4° les vaisseaux; 5° les nerfs; 6° les os; 7° signalons enfin l'arrachement possible de tout un segment de membre.

a. Les lésions de la peau, le plus souvent peu graves, consistent en excoriations, éraillures, contusions, occasionnées par les lacs mal placés ou par les pressions exercées directement par le chirurgien. Lorsque la traction est forte, la peau se tend, devient dure, résistante, puis se déchire brusquement. On a vu dans certaines circonstances les téguments entraînés par la traction se décoller sur une étendue plus ou moins grande; ce sont là fort heureusement des accidents rares et sur la gravité desquels il n'est pas besoin d'insister.

b. Dans le tissu cellulaire on a, paraît-il, observé parfois de l'emphysème (Bichat, Desault) et quelques épanchements sanguins.

c. Les muscles peuvent aussi être déchirés, rompus, arrachés de leurs insertions. Ces lésions se confondent le plus souvent avec celles qui accompagnent le traumatisme initial ou passent inaperçues.

d. Beaucoup plus graves et plus communes qu'on ne serait tenté de le croire sont les altérations des vaisseaux. Pour la seule luxation de l'épaule, Marchand (*Thèse d'agrég.*, 1875) a pu rassembler 16 cas de lésions de l'axillaire. Les faits de ce genre s'observent surtout dans les tentatives de réduction faites sur des luxations anciennes; de plus, il existe d'ordinaire comme cause prédisposante, soit une altération des parois vasculaires, soit une adhérence des vaisseaux avec les tissus voisins.

e. Les lésions des nerfs ne doivent pas être exceptionnelles, si l'on en juge par le nombre et la fréquence des paralysies consécutives aux luxations.

Enfin, signalons des fractures assez nombreuses se produisant surtout dans les mouvements brusques de flexion, rotation et circumduction.

L'arrachement des membres est un accident heureusement peu commun, sur la gravité duquel on nous dispensera d'insister.

2° LUXATIONS ANCIENNES

Bibliographie. — DESAULT, *Œuvres chirurgicales*. — ASTLEY COOPER, *On Dislocations and Fractures* (*Œuvres complètes*). — DOUGLAS, *London and Edimburg Monthly Journ.*, 1843. — JARVIS, *Arch. gén. de méd.*, 1846. — MOREL-LAVALLÉE, Th. de Concours, 1851. — LAFAURIE, Th. de Paris, 1869 (Bibliogr.). — LE DENTU, *Soc. de chir.*, 1872. — DESPRÈS, *Soc. de Chir.*, 1879, p. 142 et 776. — MOLLIÈRE, *Applic. de l'ostéoclaste de Robin*, etc., *Lyon méd.*, 1886. — CH. NÉLATON, *Arch. gén. de méd.*, 1888. — GARMANY, *New-York med. Journ.*, 1888. — PERDRIAT, Th. de Paris, 1892.

Quand une luxation n'a pas été réduite, il se produit un ensemble de phénomènes dont nous allons essayer de présenter une étude d'ensemble.

Historique. — Il n'y a pas bien longtemps que les chirurgiens se sont occupés de savoir ce que devenaient les luxations non réduites. La première observation de ce genre relative à une luxation ovalaire du fémur très ancienne, présentée par MORAND à l'Académie de chirurgie, se trouve relatée dans le deuxième volume des *Mémoires*. Peu d'années après, HUNTER décrivait les lésions principales que l'on observe dans les articulations accidentelles. DESAULT, BOYER, puis les divers chirurgiens français du commencement du siècle, ainsi que THOMSON et ASTLEY COOPER, en Angleterre, apportent à l'œuvre commencée des données nouvelles; enfin MALGAIGNE, mettant la dernière main à ce travail, analyse les faits et établit sur des bases certaines les principales phases de cette intéressante question. Depuis on a essayé de pénétrer la nature intime des phénomènes, de préciser la part qui revenait à chacun des tissus dans la production des nouvelles surfaces articulaires, mais on a bien peu ajouté à ces savantes descriptions.

Anatomie pathologique. — Lorsqu'une luxation n'est pas réduite, les parties molles déchirées se réparent tout aussi rapidement qu'après la réduction la plus parfaite, les surfaces osseuses déplacées restent dans leur position vicieuse. Pendant un temps variable, il persiste une gêne considérable des mouvements, mais cette impotence fonctionnelle n'est que temporaire, car dans toute luxation non réduite, il se produit peu à peu une articulation anormale pendant que l'ancienne disparaît.

L'examen d'une luxation ancienne montre l'os luxé reposant dans une cavité récente plus ou moins régulièrement conformée, sur laquelle il se moule complètement; pour arriver à se modeler ainsi dans sa nouvelle cavité, l'os luxé a subi lui-même maintes altérations, il se montre aplati en certains points dans lesquels le cartilage a disparu.

Comment s'est formée cette cavité? BOYER, MALGAIGNE, avec eux la plupart des auteurs, admettent que, par suite des pressions excercées par les muscles et des tentatives incessantes de mouvements faites par le malade, il se produit aux points sur lesquels repose la tête osseuse luxée une atrophie locale du tissu osseux qui favorise la formation d'une excavation.

L'extrémité luxée se creuse une cavité aux dépens de l'os correspondant; de plus, sur toute la périphérie de la dépression ainsi constituée, là où le contact entre les os n'est pas immédiat, il se développe de véritables végétations osseuses qui augmentent la capacité de la cavité. L'existence de ces dépôts osseux est absolument indiscutable; aussi Langenbeck, rejetant la théorie de Malgaigne et Boyer, admet-il que la cavité nouvelle de réception est constituée uniquement aux dépens du périoste épaissi et ossifié. Suivant toute probabilité, les deux causes invoquées par ces auteurs interviennent simultanément.

Cette néarthrose possède le plus souvent pour tout moyen d'union une capsule articulaire, sorte de manchon fibreux dans lequel il est difficile de distinguer des ligaments séparés; cette capsule est formée par les débris de l'ancienne et par le tissu cellulaire périphérique épaissi. Elle se confond fréquemment avec les muscles voisins ou leurs tendons. Il semble même que les muscles deviennent fibreux à leur face profonde pour contribuer à sa formation. « Elle est ainsi fortement renforcée, et, de plus, elle reçoit des saillies les plus voisines des prolongements fibreux et excessivement forts qui résistent aux tentatives de réduction, et dans quelques cas s'opposent aux mouvements que pourrait exécuter la nouvelle articulation. » (Lafaurie.)

La face interne des néarthroses présente un aspect variable. Les surfaces articulaires, bien qu'irrégulières, rappellent assez bien la disposition normale; on les trouve communément tapissées par un revêtement fibreux, dense, très serré, très adhérent, formé, comme Muller l'a constaté, non par du cartilage, mais par un fibro-cartilage.

Parfois, en ouvrant cette cavité, il s'en écoule un liquide filant, mais jamais on n'y a observé de véritable synoviale. L'ancienne cavité articulaire se comble peu à peu, les cartilages qui la tapissaient disparaissent et subissent la transformation granulo-graisseuse. La disparition de cette cavité est due à deux causes, la pression de l'extrémité luxée et la traction exercée sur ses bords par les muscles et les divers tissus fibreux voisins.

Les muscles, immédiatement après la production de la luxation, se sont cicatrisés; quelques-uns conservent leur puissance et servent à imprimer à l'articulation nouvelle ses mouvements ; quelques-uns subissent une transformation fibreuse et s'accolent à la nouvelle capsule dont ils finissent par faire partie intégrante, d'autres s'atrophie manifestement; de là des déformations parfois considérables, portant soit sur le nombre entier, soit sur un de ses segments.

Modifications qui surviennent ultérieurement dans le membre malade. — « Un membre luxé éprouve une série de modifications qui, lorsqu'on ne les corrige pas, changent complètement son aspect et retentissent à la longue sur tout l'individu, ce membre devient inactif et souffre dans sa nutrition. Si on le laisse dans l'immobilité, les muscles s'atrophient, et chez les jeunes sujets le squelette subit un arrêt de développement. Les os inférieurs de la lésion restent plus courts, et le raccourcissement porte surtout sur ceux qui s'en approchent le plus. Dans un âge plus avancé, ils perdent leur élasticité et s'infiltrent de graisse. Le tissu spongieux se raréfie, le tissu compact s'amincit ; il en résulte une fragilité beaucoup plus grande. Les os situés immédiatement au-dessus subissent des altérations analogues (*Thèse* de Lafaurie, p. 41). »

Lorsqu'il s'agit d'une luxation du membre inférieur, par exemple, dès que le malade essaye de marcher, son membre étant trop court, il se produit une déviation du bassin qui entraîne du côté de la colonne vertébrale une courbure de compensation ; puis, toujours pour remédier au raccourcissement, le pied se tend, se place dans la rotation en dedans ou en dehors ; le genou à son tour, pour favoriser cette situation, éprouve de légers mouvements de rotation. Le malade s'habitue peu à peu à cette situation, les muscles se rétractent et les déviations deviennent permanentes.

Les luxations non réduites, en dehors du déplacement qui les caractérise, entraînent donc encore à leur suite toute une série de complications, d'où la nécessité de tenter la réduction par tous les moyens possibles.

Traitement. — Faire la réduction, telle est dans les luxations récentes la première indication qui se présente au chirurgien. Lorsque l'accident remonte à quelques semaines ou à quelques mois, l'indication est-elle aussi formelle ? Le chirurgien ne s'expose-t-il pas à causer des accidents terribles ? En un mot, jusqu'à quelle époque est-on autorisé à soumettre un malade à des tentatives de réduction ? La question a été soulevée en 1865 à la Société de chirurgie. Velpeau et Richet étaient d'avis que, quand l'accident remontait à plus de quatre ou cinq mois, toute intervention était illusoire ou impossible. Comme le fit remarquer Chassaignac, il n'y a pas de règle absolue à ce sujet, car on a réduit des luxations après six, huit et dix mois, un an. Carmish a même réduit une luxation de la hanche qui datait de cinq ans.

En présence de ces faits, avec Sédillot nous adoptons entièrement les conclusions de Chassaignac : « Ce qui avant tout doit être pris en considération, dit cet auteur (*Soc. de chir.*, t. VI, 1865, p. 515), c'est l'examen attentif de l'état anatomique actuel de l'articulation. Il est clair que l'examen anatomique de l'articulation ne peut être l'objet d'un examen direct, car ce serait l'autopsie ; mais grâce à l'atrophie des muscles, on peut, chez certains sujets, apprécier à travers la peau l'état des parties osseuses articulaires. Quand cette exploration fait reconnaître soit la tuméfaction notable d'une tête osseuse, soit la déformation ou l'oblitération partielle d'une cavité articulaire, l'indication de s'abstenir est décisive, sans tenir compte de l'époque de la luxation, il y a *impossibilité anatomique*. Il n'en est pas de même des brides fibreuses dont on ne peut prévoir le degré de flexibilité et d'épaisseur, et le chirurgien peut en outre en opérer la rupture ou les diviser par le ténotome sans de graves inconvénients.

« Je crois, en définitive, que hors le cas constaté de déformation du squelette articulaire, il est toujours permis de chercher à vaincre des résistances fibreuses, quitte à s'arrêter quand on voit qu'il y a imminence d'un danger. »

Tout dépend du reste de l'articulation luxée et de la variété de luxation que l'on a sous les yeux; il est impossible d'établir aucune règle générale sur ce point ; nous y reviendrons plus tard.

Dans des cas semblables, les méthodes de douceur étant absolument impuissantes, il faut d'emblée avoir recours aux procédés de force. Sans parler de la moufle qui rend les plus grands services, une foule de machines ont été employées; citons les glossocomes de Purmann, de Platner, de Malher, le réducteur de J.-L. Petit, l'ajusteur de Jarvis modifié par Mathieu. C'est généralement ce dernier instrument que l'on emploie (fig. 153) ; il se compose : 1° d'une large courroie destinée à embrasser le membre au moment de l'opération; cette courroie peut s'allonger et se raccourcir à volonté à l'aide d'une vis D dans le genre du tourniquet de J.-L. Petit ; 2° une tige à cré-

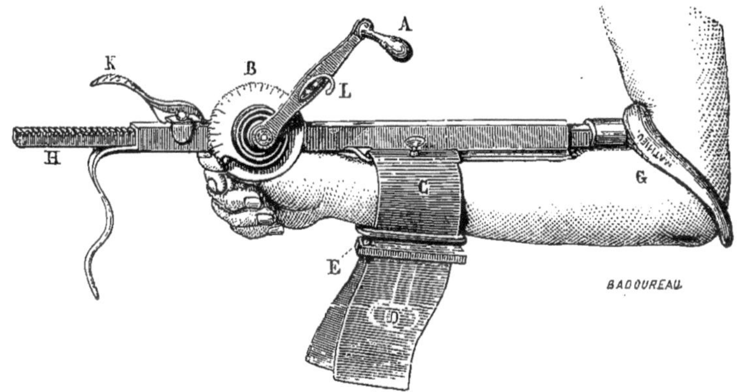

Fig. 153. — Appareil de Mathieu appliqué à la réduction d'une luxation du coude.

maillère H glissant dans une gaine qui forme le corps de l'instrument et qui est unie au mécanisme de la courroie ; 3° une pièce d'acier en forme de croissant rembourré G, s'emboîte dans la tige à crémaillère et sert à produire le point d'appui de la contre-extension. L'instrument mis en mouvement à l'aide d'une manivelle A peut être fixé à l'aide d'un cliquet à échappement arc-boutant la crémaillère. Enfin un dynamomètre B fonctionnant à l'aide d'un ressort à boudin est adapté à l'appareil. Un petit verrou à ressort L tombant dans les crans pratiqués sur la périphérie du dynamomètre indique à tous les temps la force de la traction exprimée par kilogramme (*Académie de médecine. Bulletins*, 1865). Le cliquet ou arc-boutant K maintient l'extension obtenue au moyen de la manivelle, en sorte qu'à un moment donné la manivelle est enlevée et en appuyant avec force sur le cliquet K l'extension cesse brusquement ; dès lors, l'opérateur peut faire agir le membre en tous sens. Cet instrument, malgré son volume et sa puissance, est assez facile à manier, il a rendu de grands services à plusieurs chirurgiens ; il faut néanmoins surveiller avec soin le dynamomètre et ne pas dépasser les limites de traction que nous avons indiquées.

Fréquemment, ainsi que nous l'avons dit, méthode de douceur et méthode de force n'amènent aucun résultat, il reste alors une dernière ressource qui consiste à attaquer par l'instrument tranchant les obstacles à la réduction. Dans ce but, on a fait successivement : 1° des sections tendineuses et musculaires; 2° la résection ; 3° l'arthrotomie.

La section des tendons, ligaments et muscles, a été conseillée et mise en exécution par divers chirurgiens, entre autres par B. BELL, GERDY, BLANDIN, MAISONNEUVE, J. GUÉRIN, G. SIMON, etc. Cette petite opération qui a pu rendre des services avant l'ère antiseptique doit être abandonnée aujourd'hui.

La résection a été tentée et a donné de bons résultats entre les mains de TEXTOR, EMMERT, LANGENBECK.

Dans ces dernières années, plusieurs chirurgiens, en Allemagne et en Amérique, rendus presque téméraires par la sécurité que donne la méthode antiseptique, n'ont pas craint d'aller directement à la recherche de l'os luxé par une incision à ciel ouvert. Dans une thèse soutenue en 1892, PERDRIAT a démontré, en s'appuyant sur plusieurs observations qui lui avaient été fournies par A. RICARD, l'innocuité absolue des larges arthrotomies, ainsi que les bons résultats que l'on est en droit d'attendre de ce mode d'intervention.

Si malgré l'arthrotomie la luxation n'a pu être réduite, faut-il abandonner complètement le malade à lui-même et déclarer son impuissance? Pareille conduite serait absolument inexcusable. Nous avons vu que la nature agissait de son mieux pour réparer la lésion, qu'une nouvelle articulation tendait à se produire; il faut profiter de ces heureuses circonstances et aider l'articulation nouvelle à acquérir des mouvements assez étendus pour qu'elle puisse, à la longue, remplacer l'articulation normale. On obtiendra semblables résultats en faisant exécuter au malade une série de mouvements progressifs et méthodiques. Enfin on serait parfaitement autorisé à faire la résection des surfaces articulaires si ce membre luxé était impuissant ou douloureux.

§ 4. — Plaies des articulations.

Bibliographie. — DUPUYTREN, *Leçons de clinique chir.*, 1839. — J. GUÉRIN, *Plaies sous-cutanées*, *Gaz. méd. de Paris*, 1840. — BRYANT, *On Diseases and Injuries of the Joints*, London, 1859. — SÉDILLOT, *Bull. de thérap.*, 1860. — PANAS, *Plaies des art.*, *Nouveau dict. de méd. et de chir. prat.*, 1865, t. III (Bibliogr.). — VERNEUIL, LEGOUEST, RICHET, *Discussion sur les plaies articulaires*, *Bull. de la Soc. de chir.*, 1865. — OLLIER, *Lésions traum. des articul.*, *Dict. des sciences méd.*, t. VI, 1867. — F. TRENDELENBURG, *U. d. Heilung v. Knoch. u. Gelenkverletzungen*, *Arch. f. klin. Chir.*, Bd. XV, Berlin, 1873. — BARTH, *Inaug. Diss.*, Bâle, 1877. — WEST, *The Lancet*, t. II, 1878. — J.-W. GAY, *Boston Med. and Surg. Journ.*, 1878. — RANKE, *Revue des sciences méd.*, 1878, t. XI, p. 714. — VERNEUIL, *Soc. de chir.*, 1878. — BARBER, *Plaie contuse de l'art. du genou*, *The Lancet*, 1880. — GODLEE, *Med. Times*, t. II, 1882, — ARNOLD ROTHPLETZ, Th. de Zurich, 1886. — H. BOUSQUET, *Revue gén. de chir. et de thérap.*, 1888.

Thèses de Paris. — 1823, FOURNIER, — 1828, HÉRICÉ. — 1836, FLEURY. — 1868, MARCHESI. — 1873, NOLLE. — 1874, BLANCHET. — 1875, POUSSIN. — 1877, SAINT-MARTIN. — 1879, DURAND.

Thèse de Lyon. — 1888, DEVILLEBICHOT.

Thèse de Nancy. — 1888, M. DURAND.

Les articulations superficiellement placées sont fréquemment atteintes par les agents du traumatisme; tantôt la lésion n'intéresse que les parties périphériques; tantôt, au contraire, elle ouvre la synoviale, de là deux groupes bien tranchés : plaies non pénétrantes ou péri-articulaires et plaies pénétrantes.

a. *Plaies non pénétrantes. Plaies péri-articulaires.* — Ces sortes de lésions présentent l'ensemble des symptômes déjà décrits à propos des plaies en général; cependant la présence autour des articulations de certains organes, bourses séreuses et gaines synoviales, leur donne parfois une physionomie spéciale. Le voisinage de la synoviale à laquelle l'inflammation peut se communiquer fait toujours de ces plaies un accident assez sérieux ; aussi, autant que possible, doit-on chercher à obtenir leur guérison dans le plus bref délai. L'articulation sera immobilisée dans la position la plus favorable au rapprochement des lèvres de la solution de continuité; toutes les précautions antiseptiques seront prises absolument comme s'il existait une plaie pénétrante articulaire. Dans maintes circonstances, à la suite des brûlures, par exemple, les tissus ont été détruits sur une grande étendue ; il est nécessaire alors de se rappeler que des rétractions fort gênantes peuvent se produire et de diriger la marche de la cicatrisation en conséquence.

b. *Plaies pénétrantes.* — Reprenant la division générale des traumatismes, nous étudierons : les plaies par instruments piquants, tranchants et contondants.

Le caractère commun à ces différentes blessures, celui auquel elles empruntent leur marche, leurs symptômes et leur gravité, est l'ouverture de la synoviale.

Symptômes. — Nous rencontrons encore les symptômes habituels de toutes les plaies : douleur, épanchement sanguin, écartement des lèvres de la plaie, puis, comme caractère pathognomonique, l'écoulement de synovie.

a. *Douleur.* — Quelques auteurs ont prétendu que la douleur présentait dans ces plaies une acuité particulière, les souffrances violentes qu'éprouvent les malades sont la conséquence du début de l'arthrite, mais la douleur qui accompagne immédiatement le traumatisme articulaire lui-même est de peu d'intensité. Pour se convaincre de cette exagération nous ferons remarquer, avec Ollier, que l'absence de douleurs au début est la cause des accidents graves qui surviennent dans certaines blessures et qu'un traitement des plus simples aurait suffi à prévenir. On voit par exemple des ouvriers se faire une plaie pénétrante articulaire avec un instrument piquant, et continuer leurs occupations absolument comme par le passé jusqu'au développement de l'arthrite.

b. *Epanchement sanguin.* — Il peut se produire à l'extérieur comme dans les cas ordinaires ou dans l'intérieur de la synoviale, ou partie à l'extérieur, partie dans l'articulation : nous donnerons plus loin les caractères spéciaux des épanchements sanguins intra-articulaires. (Voyez *Hémarthrose.*)

c. *Ecartement des lèvres de la plaie.* — Dans les plaies articulaires ou péri-articulaires la position du membre a sur l'écartement des lèvres de la solution de continuité une influence considérable, de là la nécessité de donner telle ou telle position au membre blessé pour rapprocher les parties.

d. *Écoulement de synovie.* — La synovie se présente sous la forme d'un liquide filant, semblable à du blanc d'œuf, généralement transparent; fréquemment, par suite même du traumatisme, elle est mélangée à du sang. Cet écoulement constitue le symptôme véritablement pathognomonique de la plaie pénétrante, malheureusement il ne se produit pas toujours ; on comprend en effet qu'un instrument puisse pénétrer dans une cavité articulaire en suivant un trajet sinueux et oblique dont la direction empêchera l'écoulement du liquide à l'extérieur; l'épaisseur des parties molles qui recouvrent l'articulation est ici un facteur important. Suivant la forme de l'ouverture, l'écoulement est constant ou intermittent.

Autour des articulations existent normalement des bourses séreuses, des gaines synoviales qui contiennent un liquide fort analogne à la synovie. Ce liquide, s'il existe une plaie non pénétrante, peut tromper le chirurgien et faire croire à une plaie articulaire. C'est là en réalité une erreur de minime importance, étant donné que le traitement doit être le même dans les deux circonstances.

Marche. Terminaisons. — Les plaies articulaires sont susceptibles de se terminer très simplement sans que l'inflammation se communique à la synoviale ; les phénomènes de réparation ne diffèrent pas alors de ce que nous avons exposé à propos des plaies en général, la jointure ne tarde pas à reprendre les mouvements normaux. Cette heureuse terminaison des plaies pénétrantes articulaires, si rare jadis, tend de nos jours à devenir la règle, grâce aux soins apportés dans les pansements. Lorsque la plaie a été infectée ou incomplètement désinfectée, la région se montre chaude, douloureuse ; bientôt apparaissent tous les phénomènes de l'arthrite traumatique. Avec une thérapeutique active, on peut encore sauver la situation, mais si l'on n'intervient pas, si toutes les précautions ne sont pas minutieusement prises, la suppuration est fatale. Trop heureux alors devront s'estimer et le malade et le chirurgien si, après les accidents les plus graves, la guérison peut être obtenue même avec une ankylose complète, la mort étant, comme nous le verrons ultérieurement, une terminaison fréquente de cette redoutable complication.

Diagnostic. — Le simple examen de la blessure permet parfois de reconnaître si une plaie articulaire est pénétrante ou non ; rien de plus aisé par exemple lorsque l'articulation se trouve largement ouverte ; par contre, si la plaie étroite intéresse une articulation profondément située au milieu des parties molles, le problème à résoudre devient des plus difficiles. Pour arriver à la certitude, faut-il explorer la plaie, et favoriser l'issue de la synovie en imprimant des mouvements à l'articulation ? Pareille conduite serait absolument irrationnelle. L'exploration, en effet, peut transformer une plaie simple en plaie pénétrante ; en outre, elle expose sûrement à l'arthrite ; quant aux mouvements imprimés à l'articulation, ils rendront parfois manifeste l'écoulement de synovie, mais en revanche ils occasionneront l'entrée l'air dans l'article. Dans les cas douteux, il est donc indiqué de s'abstenir de de toutes recherches et de se conduire comme si la pénétration était certaine.

Si l'on soupçonne l'existence d'un corps étranger, il faut encore se tenir sur la même réserve ; sa présence étant démontrée on n'hésitera pas, en s'entourant de précautions convenables, à ouvrir largement l'articulation pour l'enlever.

Pronostic. — Abandonnées à elles-mêmes, les plaies articulaires sont une des lésions les plus graves de la chirurgie. Le danger est d'autant plus grand que l'articulation est plus vaste, la solution de continuité plus étendue. Avec les anciens pansements, ces plaies avaient en général une terminaison fatale, aussi les chirurgiens préféraient-ils amputer d'emblée plutôt que d'exposer les malades aux complications sans nombre qui accompagnaient habituellement ce genre de traumatisme.

Voici en effet ce qui se passait d'ordinaire : arthrite aiguë, suppuration de l'articulation, infection purulente, mort ou suppuration interminable intra et péri-articulaire, mort à une date rapide. « Depuis l'introduction de la méthode antiseptique, dit Bœckel, le pronostic des plaies articulaires s'est sensiblement amélioré. Les accidents qui, il y a peu d'années encore, étaient tant à redouter, tendent à devenir d'une rareté excessive. Les suites éloignées elles-mêmes ne sont plus à craindre, et l'on peut dire que les résultats définitifs ont acquis de nos jours une perfection dont nos devanciers pourraient à bon droit être jaloux. Non seulement les blessés ont la vie sauve, mais ils conservent leurs membres qui récupèrent souvent avec une rapiitdé étonnante, l'usage de ses fonctions. » Les différentes statistiques publiées affirment hautement la supériorité des résultats obtenus par la chirurgie contemporaine. Sur 26 cas de plaies articulaires traitées à sa clinique de 1874 à 1877, Volkmann n'a pas perdu un seul blessé. Tous les sujets entrés en traitement avant le début de la réaction inflammatoire ont conservé la mobilité de leur jointure, 14 ont été dans ce cas ; parmi eux, un certain nombre avaient une lésion simultanée des os ; trois patients, admis en pleine suppuration, ont guéri avec une ankylose. Ce sont là d'ailleurs les résultats obtenus par tous les chirurgiens actuellement.

Traitement. — En mars 1868, Verneuil posait à la Société de chirurgie la question suivante : En présence des accidents graves qui accompagnent souvent les plaies pénétrantes des articulations, qu'elle est la meilleure conduite à tenir pour le chirurgien ?

Les avis étaient très différents, les uns recommandaient l'expectation, d'autres le drainage, ceux-là la résection. Il n'y avait dans toutes ces assertions rien de précis ; on ne pouvait ériger un précepte applicable à tous les cas, il fallait tenir compte du degré du traumatisme, de l'articulation lésée et de la constitution du malade. Aujourd'hui, après les résultats que nous venons de signaler, il est facile de répondre à la question de Verneuil. Une plaie articulaire étant donnée, on doit appliquer les principes de la méthode antiseptique avec la plus grande rigueur. Nous ne parlerons donc plus des occlusions plus ou moins complètes que l'on tentait avec le diachylon ou le taffetas anglais, l'ouate ou le collodion. Une seule chose nous reste des anciennes méthodes thérapeutiques, l'immobilisation, qui devra toujours être aussi absolue que possible.

Différents cas peuvent se présenter :

1° La plaie est étroite, sinueuse ; on n'est pas très sûr de l'existence de la plaie articulaire. Après avoir lavé la région avec soin, d'abord avec de l'eau chaude, du savon et une brosse, on achèvera la désinfection avec une solution phéniquée forte, à 1/20e par exemple, puis on appliquera un pansement antiseptique quelconque légèrement compressif. Immobilisation absolue.

2° La plaie est vaste, l'articulation largement ouverte; avant l'arrivée du chirurgien, la région blessée a eu le temps de s'infecter. La première précaution consiste à désinfecter la blessure, les environs de la plaie seront lavés à la brosse et au savon, ensuite avec la solution de sublimé au 1/1 000e ou la solution phéniquée, si le traumatisme a introduit dans la solution de continuité des substances étrangères (terre, poussières diverses), il faudra pousser les lavages aussi *loin que possible* et irriguer largement les culs-de-sac; le bain antiseptique, la pulvérisation phéniquée rendent alors de grands services. Si l'on suppose que des matières étrangères ont pénétré dans l'article, on ne doit pas hésiter à ouvrir la jointure pour en assurer l'asepsie. *A fortiori*, cette mesure sera-t-elle nécessaire s'il existe dans l'articulation un corps étranger. Ces premières indications remplies, un drain sera introduit dans l'articulation et coupé au ras de la peau; il faudra ensuite suturer avec soin la synoviale, puis la plaie cutanée; une grande quantité de gaze sera disposée de façon à exercer une compression élastique; par-dessus, on appliquera un bandage immobilisant le membre. Le pansement doit être renouvelé dès qu'apparaît au dehors une trace de sécrétion, *a fortiori* sera-t-il enlevé s'il survient de la douleur, ou si la température s'élève.

§ 5. — Plaies par armes à feu des articulations.

Bibliographie. — PETERS, *Americ. Medic. Times*, 1863, t. VII, p. 156. — MOSES, *eod. loc.*, n° 47, 1864, p. 324. — V. LANGENBECK, *Berlin. klin. Wochenschr.*, 1865, n° 4. — HORNER, *Schusswunden der Fussgelenks*, Diss. Inaug., Leipzig, 1865. — CHISOLM, *Med. Times*, déc. 1866. — V. LANGENBECK, *Ueber die Schussfr. der Gelenke und ihre Behandlung Rede*, Berlin, 1868. — LORINSER, *Wien. Med. Wochenschr.*, 1868, p. 23 et 27. — PODRATZKI, *eod loc.*, p. 39 et 40. — HANNOVER, *Die Danischen Invaliden aus dein Kriege*, 1864, Berlin, 1870. — BODINET, *Gaz. des Hôp.*, 1871. — G. SIMON, *Deutsche klinik.*, 1871. — CUIGNET, *Recueils de mém.*, etc., 1874, p. 588. — COUSIN, *Union méd.*, 1872. — FIEÇER, *Feldartzt.*, 1872, p. 6, 7, 8, 9 et 10. — FEHR, *Berlin. klin. Wochenschr.*, 1872. — RITZMANN, *eod loc.*, n° 276. — KUSTER, *eod loc.*, 1873, n° 16. — NUSSBAUM, *Intell. Blatt.*, 1873, n° 3. — BERGMANN, *Die Resultate der Gelenk. ein Kriege*, Giessen, 1874. — EWERS, *Deutsche milit. Zeitschr.*, 1874, p. 371, — DECHAUX, *Plaies des articulations par armes à feu*, Paris, 1875.— LANGENBECK, *Arch. de Lengenbeck*, 1874. — SPILLMANN, *Recueil de mém. de méd. et de chir. milit.*, 1875. — MENSEL, *Berl. klin. Wochens.*, 1875. — W. ROSER, *Ueber Schlottergelenke*, 1876. — BERGMANN, *Die Behandlung. der Schussw. des Kniegelenks*, Stuttgard, 1878. — GURLT, *Die Gelenkeresectionen nach Schusswerlet. Ihre*

Geschichte Statistik und Endresultate, Berlin, 1879, Bd. II. — Fischer, *Handbuch der Kriegschirurgie,* 1882. — Voyez aussi les divers traités de *Chirurgie de guerre*.
Thèses de Paris. — 1871, Antoine, Galtier. — 1872, Menani. — 1876, Grellier.
Thèse de Strasbourg. — 1857, Liebermann.

Les plaies des articulations par projectiles de guerre, par le nombre et l'importance des accidents qu'elles entraînent, les opérations graves qu'elles nécessitent, ont été considérées de tout temps comme des blessures redoutables, souvent au-dessus des ressources de l'art.

Historique. — Les anciens chirurgiens, avant A. Paré, craignant l'hémorrhagie dont ils ne pouvaient se rendre maîtres, faisaient, faute de mieux, de la conservation quand même; après la découverte de la ligature des vaisseaux, A. Paré le premier pratique l'amputation du membre blessé.

J.-L. Petit réagit contre ces idées, et expose en termes précis un traitement fort rationnel des plaies articulaires, insistant particulièrement sur l'utilité du débridement.

La plupart des chirurgiens d'armée suivirent alors ces préceptes; signalons cependant une idée bizarre de l'un des plus remarquables, Ravaton, qui propose de mobiliser les articulations en pleine suppuration.

En Allemagne, Bilguer (1760), Reyer (1762) se déclarent aussi partisans résolus de la conservation; ces chirurgiens enlèvent corps étrangers, esquilles, régularisent les extrémités osseuses et font ainsi de véritables résections. Pendant les guerres de la République, le traitement des plaies articulaires, en chirurgie d'armée, marche franchement vers la conservation. Sous l'influence de Percy, en effet, les résections articulaires déjà conseillées par Faure, Bilguer, Boucher, et exécutées dans la pratique civile par Moreau le père, font leur apparition dans la chirurgie des camps. Dès 1795, Percy pouvait montrer à Sabatier neuf militaires qui avaient dû la conservation de leurs membres à la résection.

Plusieurs de ses élèves, en particulier D. Larrey, Willaume, Bottin, suivent résolument le maître dans cette voie. Plus tard Larrey va plus loin encore, il conseille de débrider la plaie, d'extraire les esquilles, d'évacuer de l'article les liquides épanchés, puis d'immobiliser exactement les parties à l'aide d'un appareil inamovible.

A partir de cette époque, la résection disparaît de la scène, les chirurgiens font d'après les conseils de Larrey de la conservation simple, réservant l'amputation, ainsi que le voulait Dupuytren, pour les fractures esquilleuses. Baudens, pendant les campagnes d'Algérie, revient à la pratique de Percy et de Larrey. Il limite la résection aux seules articulations de l'épaule et du coude. « Toutes les parties du squelette du membre thoracique sont accessibles à la résection, aucune ne s'y prête mieux que la tête de l'humérus, aucune ne donne de plus beaux résultats. Quatorze fois nous avons suppléé par la résection à l'amputation scapulo-humérale bien qu'elle parût rigoureusement indiquée; treize guérisons, un seul décès nous autorisent à renverser les termes d'une proposition et à dire : La résection, quand une balle a brisé la tête de l'humérus, doit être la règle, l'amputation l'exception. (*Gaz. méd. de Paris*, 1855, p. 162.) »

Les résections reparaissent dès lors; TEXTOR (1847), KNORRE (1849), en généralisent l'emploi. Bientôt sous l'influence de STROMEYER, PIROGOFF, LANGENBECK, ESMARCH, PETRUSCHKY, la résection se trouve élevée à la hauteur d'un principe. Les succès que donne à OLLIER la méthode sous-périostée ne contribuent pas peu à augmenter l'engouement; la résection est préférée à tous les autres procédés de l'intervention chirurgicale. Pour résumer leurs idées, nos confrères d'outre-Rhin émettent cet axiome bizarre. « Le danger des plaies articulaires est l'arthrite; supprimons l'articulation pour supprimer l'arthrite. » Aussi, conséquents avec eux-mêmes, font-ils :

62	résections pendant la	première guerre contre le Danemark. . . .	1848-1851
102	»	deuxième »	1864
245	»	guerre austro-allemande	1866

Les chirurgiens américains, enhardis par ces conseils, ont pratiqué pendant la guerre de sécession un nombre de résections véritablement incroyable. Pour le seul membre supérieur, on trouve 1,676 cas de résection.

Enfin, rien que du côté des Allemands, GURLT a pu relever 1,193 cas de résection durant la guerre franco-allemande.

En France, nos maîtres se sont laissé beaucoup moins entraîner par l'influence de l'exemple. Depuis longtemps H. LARREY, LEGOUEST, SPILLMANN, GAUJOT avaient prévenu les chirurgiens d'armée, et montré les tristes résultats que l'on obtenait fréquemment par la résection; aussi dès 1866, même en Allemagne, une réaction violente se produit contre ce mode opératoire. En 1871, CHAMPENOIS montre à la Société de chirurgie ce que peut dans les plaies articulaires la conservation bien entendue. Plus tard, les remarquables résultats obtenus avec la méthode antiseptique pendant la guerre russo-turque, surtout par BERGMANN et REYHER, établissent complètement le triomphe de la conservation. Après avoir été ainsi prônée, la résection doit-elle disparaître? Nous ne le croyons pas, mais, au lieu de devenir une méthode générale applicable à tous les cas indistinctement, elle restera une méthode spéciale appelée à rendre encore de grands services.

Nombre. Fréquence. Siège. — Nous empruntons à FISCHER les statistiques suivantes relatives à la fréquence des plaies articulaires, comparées aux blessures en général et entre elles.

FRÉQUENCE DES PLAIES ARTICULAIRES COMPARÉES AUX BLESSURES EN GÉNÉRAL

GUERRES	NOMBRE des BLESSÉS	PLAIES DES ARTICULATIONS					
		ÉPAULE	COUDE	MAIN	HANCHE	GENOU	PIED
Crimée (CHENU); Italie (DEMME, CHENU); 1866, LÖFFLER, BREFEL, STROMEYER..............	61.41	2.2	0.9	0.8	0.3	1.5	0.7
Schleswig-Holstein (LÖFFLER)...........	1.968 Prussiens	0.9	1.5	0.3	»	»	»
	1.203 Danois	2.1	2.4	0.1	»	»	»
Tauberbischofscheim (BECK).............	238	1.68	2.94	»	»	3.78	3.36
Guerre de 1870 : du côté des Allemands (SCHEVEN)...........	12.442	1.3	1.4	0.9	0.3	2.4	1.1
du côté des Français (CHENU)............	71.443	3.4	2.4	1.01	0.7	2.7	1.6

FRÉQUENCE DES PLAIES ARTICULAIRES EN PARTICULIER COMPARÉES AUX BLESSURES ARTICULAIRES EN GÉNÉRAL

GUERRES	NOMBRE DES BLESSÉS (Plaies articulaires)	ÉPAULE	COUDE	MAIN	HANCHE	GENOU	PIED
Guerres ci-dessus mentionnées antérieures à 1870.....	4.209	32.8	13.8	12.4	4.6	25.5	10.7
Guerres de 1870 (du côté des Allemands).	1.024	15.9	17.4	10.8	3.8	28.7	23.2
EVERS.............	Sur 124 invalides par blessures articulaires à la suite de coups de feu..............	10.5	35.5	13.6	0.8	16.0	23.3
BERTHOD...........	Sur 148 invalides par blessures articulaires à la suite de coups de feu..............	11.6	31.5	14.1	3.3	20.2	19.5

L'examen de ces chiffres, dit Fischer, nous montre :

1° Que la proportion des blessures articulaires varie suivant les guerres : En Crimée, par exemple, la moyenne des plaies articulaires du côté des Français est de 1 p. 100, de 2,8 p. 100 du côté des Anglais. Pendant la guerre franco-allemande, Engel donne comme moyenne 6,5 p. 100, Steinberg 6,01 p. 100.

2° Les blessures des articulations des membres l'emportent de beaucoup sur celles des autres articles. Les jointures du membre supérieur sont plus communément atteintes que celles du membre inférieur.

3° Parmi les régions les plus fréquemment intéressées, l'épaule et le genou tiennent le premier rang, le coude les suit de très près. Ceci s'explique par ce fait, que les articulations sont plus exposées au traumatisme que les autres et moins protégées par les parties molles. Le pied et la main se font encore remarquer par une proportion assez considérable de blessures. De toutes les jointures des membres, la plus rarement atteinte est l'articulation de la hanche ; Larrey, dans sa grande pratique chirurgicale, ne se rappelait pas avoir vu un seul cas de blessure de ce genre par coup de feu. Les statistiques des dernières guerres prouvent l'augmentation du nombre de ces lésions.

4° Berthold a avancé que le coude droit était plus souvent touché que le gauche, point confirmé par Langenbeck et Scheven ; l'épaule gauche au contraire serait plus souvent blessée que la droite. Ces faits s'expliquent facilement par la position que prend le soldat pendant le tir : l'épaule gauche et le coude droit sont à découvert. Les statistiques de Gurlt ne vérifient pas ces données.

5° Ici comme dans les autres régions, la majorité des blessures est due aux projectiles de petit calibre lancés par les armes à feu portatives. D'après Gurlt, les blessures produites par l'artillerie pendant les quatre guerres allemandes donnent les chiffres suivants : Guerre de 1848-1851, 1 p. 100. — Guerre de 1864, 3 p. 100. — Guerre de 1866, 10,83 p. 100. Prussiens, 25,35 p. 100. Autrichiens, 4,34 p. 100. Guerre de 1870, 5,43 p. 100.

D'après Dominique, les blessures du coude par le fusil sont au nombre de 88,9 p. 100 ; par l'artillerie 10, 2 p. 100 ; par mitrailleuse 0,3 p. 100 ; par armes blanches 0,3 p. 100.

Anatomie pathologique et divisions. — Pour faciliter la description des symptômes et éviter les redites, nous reprendrons la classification adoptée dans le chapitre précédent et nous diviserons les lésions des articulations par coup de feu en plaies péri-articulaires non pénétrantes et plaies articulaires pénétrantes. Nous ne ferons que signaler les contusions, nous étant déjà expliqués sur cette variété du traumatisme.

a. *Plaies péri-articulaires.* — Au point de vue de leur aspect et de leur forme, ces blessures n'offrent rien de spécial ; ce sont, suivant les cas, des plaies contuses, des éraillures, des déchirures, des sétons avec enlèvement et attrition des parties molles, lésions des vaisseaux et des nerfs. Ces plaies peuvent être simples ou compliquées du séjour d'un corps étranger, accident plus fréquent qu'on ne serait porté à le croire, le projectile restant souvent enclavé dans les tissus fibreux. Les solutions de continuité de ce genre tirent leur caractère spécial du voisinage de la synoviale. Dès le début il faut prévoir le retentissement du côté de l'articulation, prévenir le développement de l'arthrite. Dans ce but l'on devra immobiliser le membre et chercher la réunion immédiate. Il arrive, dans certains cas de contusion ou plaie contuse, que les tissus sont atteints très profondément; à la chute des escarres, l'articulation peut alors se trouver ouverte. Les éclats des gros projectiles détruisent parfois les parties molles sur une grande étendue et nécessitent une amputation immédiate. Dans toutes les blessures de ce genre, au moment où la cicatrisation commencera à se faire, le chirurgien, par tous les moyens possibles, s'efforcera de prévenir la rétraction des tissus et la formation des brides fibreuses cicatricielles.

b. *Plaies pénétrantes*. — Deux variétés : 1° l'articulation est simplement ouverte; la plaie n'a qu'un seul orifice, fréquemment alors le projectile est resté dans l'articulation; 2° le projectile a traversé l'articulation, créant deux ou plusieurs orifices. Quelle que soit la lésion, les parties molles articulaires ont été seules atteintes, ou le squelette est intéressé.

a. Il est rare qu'un projectile traverse une articulation sans déterminer de dégâts du côté des os; cependant GUTHRIE, SCHWARTZ, LIDELL, PIROGOFF, LEGOUEST affirment que la chose était possible au genou. Dans la dernière guerre, SIMON et FISCHER ont observé chacun quinze cas semblables, de son côté SOCIN en a vu douze. SIMON a prouvé que ces faits n'avaient rien d'extraordinaire.

Pour qu'une balle puisse traverser l'articulation du genou sans léser le squelette, il suffit que la jambe fasse avec la cuisse un angle de 178° pour la balle du Chassepot et de 150° pour la balle prussienne. Or ce sont là les conditions que présentent les segments de l'extrémité inférieure chez le cavalier en selle et chez le fantassin dans l'attitude de la marche. Avec les armes de petit calibre, ces faits pourront se rencontrer plus souvent.

b. *Lésions osseuses* — Les os peuvent avoir subi toutes les altérations depuis la simple fêlure jusqu'au broiement complet. Tantôt, dit GAUJOT, une seule des pièces constituant l'articulation a été atteinte, tantôt elles sont lésées toutes les deux. Ici la fracture est partielle (un seul condyle par exemple est blessé), ailleurs toute la surface osseuse est broyée. La fracture peut encore être bornée aux surfaces articulaires sans retentir sur la dyaphyse, ou bien au contraire, des fêlures plus ou moins étendues serpentent à la surface de l'os. Dans d'autres cas, la fracture siège sur la diaphyse et l'articulation n'est ouverte que par des fissures. Autant de points à déterminer, autant de difficultés pour le diagnostic.

Complications. — Comme dans toutes les autres régions, les corps étrangers les plus divers ont été rencontrés dans les plaies ; ordinairement, on trouve des débris du projectile ou le projectile entier, puis des morceaux du vêtement, de l'équipement qu'il a chassés devant lui dans sa course.

Rarement le projectile est libre dans l'articulation, nous ne connaissons guère que trois cas de ce genre : 1° fait de FRAMBOISIER rapporté par PERCY ; 2° fait de VELPEAU relaté par MOREL-LAVALLÉE in *Thèse de concours*, 1853 ;

3° fait de Ehrmann (de Mulhouse) (*Société de chirurgie*, 1878). Dans ces circonstances, il s'agit de balles qui ont séjourné pendant un temps plus ou moins long dans l'articulation du genou. Habituellement la balle est enclavée dans un des os qu'elle a fait éclater, et de son sommet partent une ou plusieurs fissures. La lésion des troncs vasculaires et nerveux importants que l'on rencontre autour de l'articulation est toujours une complication redoutable. Nous reviendrons sur ce sujet.

Symptômes. — Ils se divisent en symptômes immédiats et symptômes consécutifs.

a. *Symptômes immédiats.*— 1° Douleur spéciale; 2° écoulement de sérosité; 3° épanchement de sang dans l'article; 4° impuissance fonctionnelle du membre, tels sont les symptômes immédiats. Nous avons déjà insisté sur la douleur spéciale aux coups de feu, nous avons étudié aussi, dans le chapitre précédent, l'écoulement de sérosité; fréquemment, dans les plaies par armes à feu, cet écoulement passe inaperçu ou bien il se trouve masqué par une petite hémorrhagie, enfin la forme de la plaie le rend parfois impossible. L'épanchement sanguin paraît généralement dû à une lésion osseuse, rarement dans les blessures des vaisseaux péri-articulaires le sang pénètre dans l'intérieur de l'article. L'impuissance du membre ne constitue pas un symptôme constant, on a vu des blessés continuer à marcher avec une fracture articulaire. A ces divers symptômes se joignent souvent les signes de la lésion osseuse qui ne sont autres que ceux des fractures.

b. *Symptômes consécutifs.* — *Marche.* — Abandonnées à elles-mêmes, les plaies articulaires par coups de feu entraînent presque fatalement l'apparition d'une arthrite. Rarement cette arthrite est simple; le plus souvent l'articulation infectée se remplit de pus; trop heureux alors le malade s'il échappe à la mort, même au prix de la perte du membre. Le chirurgien doit faire tous ses efforts pour prévenir cette dangereuse complication; nous verrons que sous ce rapport des progrès sérieux ont été accomplis dans ces dernières années.

Diagnostic.— L'articulation est-elle ouverte? Les os sont-ils atteints? Y a-t-il dans la plaie un corps étranger? Telles sont les questions qui se présentent tout d'abord en présence d'une plaie articulaire; lorsque l'articulation se trouve largement ouverte, rien n'est plus simple que de les résoudre. La solution du problème offre des difficultés plus grandes quand la plaie est étroite. L'écoulement de synovie, l'épanchement sanguin sont des symptômes de grande valeur mais qui manquent bien souvent, la position respective des orifices donne de sérieuses présomptions.

Reconnaître une lésion osseuse est aussi chose facile lorsque les os sont divisés en plusieurs fragments et que l'on constate la crépitation en sac de noix. Mais dans les cas où le projectile reste enclavé, où il n'a produit que des fissures et des fêlures, comment constater l'existence d'une balle dont aucun signe extérieur ne trahit la présence. Tous les chirurgiens conseillent alors de recourir à l'exploration. Celle-ci, dans aucun cas, ne doit être faite sur le champ de bataille, de plus, lorsqu'on y procède, il ne faut pas hésiter, en s'entourant des précautions convenables, à débrider largement, comme le faisaient Desport et Ravaton. Ces grandes incisions permettront de se rendre compte de l'étendue des lésions articulaires et faciliteront l'extraction du projectile.

Pronostic. — D'une façon générale les plaies des articulations par armes à feu sont un accident des plus graves. Le tableau ci-après, emprunté à Fischer, démontre la vérité de cette assertion :

MORTALITÉ DES BLESSURES PAR COUPS DE FEU DANS LES ARTICULATIONS

	ÉPAULE			COUDE			MAIN			HANCHE			GENOU			PIED		
	Nombre total.	Morts.	Pour 100.	Nombre total.	Morts.	Pour 100.	Nombre total.	Morts.	Pour 100.	Nombre total.	Morts.	Pour 100.	Nombre total.	Morts.	Pour 100.	Nombre total.	Morts.	Pour 100.
1866. (Loffen. Biefel.) Guerre d'Italie . . . (Demme, Chenu). Guerre de Crimée. . (Chenu). Langensalza	1.382	239	17,2	580	15	26,8	525	56	10,6	195	89	45,6	1.074	222	20,6	453	48	10,5
1870. (Stromeyer.) Hôpitaux allemands.	163	58	35,5	170	38	21,2	111	14	12,6	39	28	71,8	294	144	18,9	238	57	24,0
Amérique du Nord .	2.369	738	31,1	2.643[1]	513	19,4	1.494[1]	193	12,9	498[2]	425	85,3	»	»	»	»	»	»

1. On a tenu compte seulement des fractures par armes à feu.
2. D'après Otis.

D'après ces chiffres, nous voyons que les coups de feu de la hanche sont de beaucoup les plus redoutables, 80 p. 100 de mortalité; puis viennent les coups de feu de l'articulation du genou, 50 p. 100, cette proportion a été dépassée très souvent, car, d'après d'autres statistiques, la mortalité a atteint 73 p. 100. Les blessures de l'épaule ne figurent aussi que pour 33 p. 100, tandis que dans une autre statistique d'Otis, basée sur près de 1,600 cas, la mortalité est de 50 p. 100. Billroth arrive à 43 p. 100.

C'est à l'arthrite, surtout à l'arthrite suppurée et à tout le cortège d'accidents qu'elle entraîne qu'il faut demander la cause de cette effroyable mortalité.

Fort heureusement, depuis que la méthode antiseptique nous a appris à rendre les plaies aseptiques et à prévenir les tristes accidents produits par la rétention des liquides pathologiques, ces chiffres se sont sensiblement modifiés, ainsi qu'il résulte des données suivantes empruntées au chirurgien russe Reyher. 186 cas de blessures de l'épaule, du coude, du poignet, de l'articulation de la hanche, du genou et du tarse traités avec ou sans le secours de la méthode antiseptique, ont donné des résultats qui prouvent hautement en faveur des nouvelles méthodes.

	NOMBRE DES CAS	MORTS	MORTALITÉ P. 100
Cas traités antiseptiquement dès le début par l'occlusion avec drainage antiseptique ou résection primitive.	46	6	13,0
Cas traités d'abord sans méthode antiseptique, puis avec antisepsie secondaire.	78	48[1]	61,5
Cas traités sans précaution antiseptique conservation	62	48	77,4

1. 39 morts par septicémie et pyohémie.

La démonstration la plus éclatante a été fournie par une série de 81 blessures de l'articulation du genou, dans lesquelles la conservation du membre a été tentée avec ou sans le secours de la méthode antiseptique.

18 cas traités dès le commencement par la méthode antiseptique ont donné 3 morts. Les 15 survivants ont non seulement conservé leurs membres, mais encore les mouvements, ce qui nous donne une mortalité de 16,6 p. 100.

40 cas ont été au début traités sans aucune des précautions antiseptiques, aucun lavage, aucun pansement antiseptique, aussi la différence des résultats est-elle considérable : 34 morts, soit 85 p. 100; le membre a été conservé une seule fois.

Enfin 23 cas ont été soignés sans aucune précaution antiseptique, ni au commencement ni à la fin du traitement; aussi 1 seul a-t-il survécu, soit 95 p. 100 de mortalité.

De semblables statistiques se passent de commentaires.

Traitement. — Nous reprendrons ici les indications générales déjà posées à propos des plaies et fractures par armes à feu. Sur le champ de bataille, à moins d'indication *absolue*, il faut se garder de toute intervention immédiate. Quelques tampons antiseptiques seront appliqués sur les orifices de la plaie, puis, utilisant en l'absence d'appareils spéciaux tout ce que peut lui fournir à cet effet l'équipement du soldat, le chirurgien immobilisera le membre atteint aussi rigoureusement que possible.

A l'ambulance ou mieux à l'hôpital, les blessés seront examinés avec toutes les précautions convenables; la région sera d'abord nettoyée avec soin, puis on fera les débridements nécessaires pour l'extraction des corps étrangers, esquilles, etc., la plaie et toutes ses anfractuosités seront lavées avec une solution phéniquée forte ou avec une solution au chlorure de zinc au 1/10e et mieux avec de la liqueur de VAN SWIETEN; on assurera ensuite l'écoulement des liquides. Le drainage dans ce but sera fait avec les plus grands soins, chacune des anfractuosités sera drainée à part. Le membre devra être immobilisé de la façon la plus rigoureuse; pour ces cas spéciaux, nous conseillerons l'usage des appareils plâtrés ou des gouttières de zinc.

Dans les pansements ultérieurs, le chirurgien s'efforcera de remplir les diverses indications.

D'une façon générale, c'est donc à la conservation que nous donnons la préférence, mais devra-t-on toujours agir ainsi? N'y a-t-il pas des blessures qui demandent une intervention plus active? Nous l'avons déjà dit, il ne saurait y avoir en chirurgie de règles absolues; la conservation, en tant que méthode de traitement, comporte de nombreuses exceptions; d'après BEESEL, on doit exclure de la méthode expectative :

1° Le broiement complet des articulations avec éclatement total;

2° Le broiement étendu des parties molles avec même lésion des os;

3° L'hémorrhagie de la veine et de l'artère avec lésion articulaire.

Ces divers cas peuvent nécessiter l'amputation ; quant à la résection primitive, elle a donné des résultats si déplorables que nous n'hésitons pas à la proscrire d'une façon formelle, mieux vaut tenter la conservation et faire plus tard des résections qui rentreront dans la classe des résections pathologiques.

La vérité de cette assertion est suffisamment démontrée par les chiffres suivants que nous empruntons au remarquable ouvrage de GURLT (*Die Gelenk. Resectionen, nachschussverletzungen, Berlin*, 1879).

Cet auteur a réuni 3,667 observations qu'il divise ainsi : « Résections primitives, pratiquées le jour même ou le lendemain; résections intermédiaires, pratiquées du troisième au septième jour, résections secondaires, pratiquées de la deuxième à la vingtième semaine, résections tardives, après la vingtième semaine. »

Or ces différentes opérations fournissent les résultats ci-dessous.

	Mortalité générale.
Résections primitives	38,77 p. 100
— intermédiaires.	45,28 —
— secondaires	40,04 —
— tardives	11,53 —

« On voit donc que, pour les résections comme pour les amputations, la mortalité est plus élevée quand l'opération est pratiquée pendant la fièvre traumatique et que les résections tardives sont de beaucoup moins graves; ce dernier résultat est facile à comprendre. Un blessé qui a déjà résisté pendant cinq mois aux causes de mort qu'entraîne la blessure a prouvé qu'il est capable de résister à un nouveau traumatisme opératoire. » (L. LE FORT, *Compte rendu de l'ouvrage de* GURLT, *Bull. de thérap.*, mars 1880, p. 198.)

§ 6. — Lésions des cartilages.

Bibliographie. — REDFERN, *Monthly J. of Med. Sc.*, 1850 et 1851. — GURLT, *Handbuch der Lehre von den Knochenbrüchen*, Berlin, 1862. — KREMIANSKY, *Wien. Med. Wochens*, 1868. — LEGROS, *Gaz. méd. de Paris*, 1868. — PEYRAUD, *Étude expér. sur les tissus cartilagineux et osseux*, Paris, 1869. — POPP, *Ueber Entzundung in*

Knorpelgewebe, Kœnigsberg, 1869. — GUSSENBAUER, *Langenbeck's Archiv*, 1870, Bd. XII. — GUDDEN, *Archives de Virchow*, 1870, Bd. LI. — HEITZMANN, *Wiener med. Jahrbucher*, 1872 et 1873. — TIZZONI, *Arch. p. le scienz. med.*, 1877. — GIES, *Deutsch. Zeitschr. f. Chir.*, 1882, Bd. XVIII, p. 8 (Bibliogr.).

Bien que les lésions traumatiques des cartilages n'aient pas une grande importance au point de vue chirurgical, nous croyons devoir donner une idée du processus de réparation des blessures de ce tissu. REDFERN et plusieurs auteurs après lui admirent que le cartilage ne se régénérait pas et que les portions séparées se réunissaient seulement par l'intermédiaire d'une cicatrice fibreuse. P. BROCA, GURLT ont cité nombre de faits à l'appui de cette manière de voir. Ce dernier a observé dans les fractures articulaires l'absence de réunion des cartilages, bien que les os fussent soudés.

Cependant des recherches plus complètes sur la nutrition des cartilages, sur les modifications histologiques qu'ils présentent, ont permis de suivre avec plus de précision le processus réparateur, aussi bien dans les plaies simples que dans les pertes de substance. Un fait qui a tout d'abord attiré l'attention, c'est la différence considérable d'action suivant qu'il s'agit de traumatismes septiques ou aseptiques. GIES, dans ses expériences (1882), s'est attaché à rendre ses opérations expérimentales aussi aseptiques que possible.

Une plaie simple sans perte de substance, intéressant seulement le revêtement cartilagineux, se comporte de la façon suivante : Au bout d'un quart d'heure ou d'une demi-heure, il se fait au niveau de la solution de continuité un dépôt de fibrine ; après vingt-quatre heures, existe un voile qui recouvre la plaie. Bientôt surviennent des modifications intéressantes dans la substance fondamentale et dans les capsules cartilagineuses qui bordent la plaie. La rangée des cellules la plus rapprochée de la fente laisse voir des altérations régressives, analogues à celles qui se produisent dans la nécrose de coagulation de Weigert. Les cellules ont probablement perdu leur vitalité au moment du traumatisme et constituent de vrais corps morts enclavés dans la substance fondamentale. L'absence de coloration par le picro-carmin ou l'hématoxyline indique bien la mort des noyaux. Pendant très longtemps on ne trouve dans cette zone atrophique que des cellules vides.

En dehors de cette couche limitante atrophique, les capsules cartilagineuses montrent des lésions absolument inverses, c'est-à-dire une prolifération active ; certaines capsules très gonflées donnent naissance à huit ou dix cellules, et celles-ci viennent peu à peu remplir la solution de continuité ; elles comblent le fossé qui résulte de la fente. Fait curieux, avec le temps les choses ne se modifient pas. GIES a constaté en effet qu'au cent cinquantième jour, le travail de réparation n'est pas plus avancé qu'au vingtième. En un mot, la *restitutio ad integrum*, par guérison primitive, semble ne pas exister dans les traumatismes aseptiques des cartilages.

S'agit-il d'une perte de substance, le processus est sensiblement le même, la couche de fibrine du début devient plus épaisse ; on retrouve encore la zone atrophique et la zone de prolifération, quoique moins distinctes que dans les plaies simples. Plus tard la perte de substance se trouve comblée par la prolifération des cellules extérieures à la couche atrophique. Insensiblement, ces cellules cartilagineuses donnent naissance à un tissu fibreux délicat qui forme en quelque sorte la cicatrice.

Lorsque la plaie avec perte de substance intéresse en même temps la couche sous-chondrale et par suite les zones les plus superficielles de la moelle sur une petite étendue, la guérison se fait encore et il y a réparation de la brèche au moyen d'un fibro-cartilage à la production duquel la moelle et l'os ne restent pas étrangers. Poulet et Vaillard ont eu l'occasion d'observer les modifications qui surviennent en pareille circonstance, dans leurs expériences sur les corps étrangers traumatiques. En prenant toutes les précautions antiseptiques, ils ouvraient le coude d'un chien et enlevaient avec un ciseau un copeau à la fois osseux et cartilagineux de la tête du radius. Au bout d'un certain temps, la réparation s'était effectuée et on ne pouvait nier sur les coupes microscopiques la reproduction d'un tissu fibro-cartilagineux au niveau de la plaie osseuse. Il faut donc admettre que, dans certaines conditions, la surface osseuse refait du cartilage; ces auteurs ayant rencontré cette prolifération cartilagineuse sur la surface osseuse de quelques corps étrangers traumatiques libres, nous pensons que les choses se passent de la même façon au niveau des plaies intra-articulaires.

Avant de terminer ce qui est relatif aux plaies aseptiques des cartilages, nous rappellerons qu'on sait encore fort peu de choses sur le mode d'inflammation de ce tissu; il a été comparé à celui de la cornée, mais ici du moins il est impossible d'invoquer la migration des leucocytes par diapédèse ou infiltration; l'imbibition seule entre en jeu. Un fait fort curieux, que Poulet et Vaillard ont observé sur un corps étranger traumatique libre et par suite dépourvu de vaisseaux, montre bien que le processus réparateur des plaies cartilagineuses peut s'effectuer sans l'intervention d'aucun vaisseau. La figure 161 représente ce corps étranger; on voit deux solutions de continuité, sortes d'éraillures produites au moment de la fracture du cartilage; elles sont comblées par un tissu cartilagineux de nouvelle formation, reconnaissable à l'irrégularité des cellules proliférées qui remplissent la brèche. Or ce travail n'a pu se faire que par imbibition, puisque les vaisseaux n'existaient pas dans le corps étranger. L'imbibition suffit donc seule pour amener la prolifération et la transformation fibro-cartilagineuse des cellules du cartilage.

Gies, cherchant à produire par comparaison des plaies septiques, injecta dans l'articulation, siège du traumatisme, de l'eau de macération de pièces anatomiques. Cette fois l'irritation a été plus vive, la synoviale, indifférente dans les autres cas, a réagi en donnant naissance à une synovite panneuse. Quant à la plaie cartilagineuse, elle a subi la même évolution que dans les traumatismes aseptiques, mais le pannus, s'insinuant dans la plaie, amène des matériaux et fait disparaître la zone atrophique, de telle sorte que la réparation fut plus complète que pour les blessures simples aseptiques. Aussi Gies arrive-t-il à cette conclusion, en apparence singulière et que nous donnons textuellement :

1° Les plaies cartilagineuses aseptiques ne guérissent jamais, mais restent telles qu'elles ont été faites, comme l'a dit Rokitanski ;

2° Dans les plaies septiques, les cartilages guérissent d'une façon idéale, si bien qu'il est difficile de reconnaître les traces du traumatisme.

Ces notions rendent compte maintenant de l'absence de réunion des cartilages dans les fractures articulaires et à la suite des opérations d'Ogston ou de Schede pour le genu valgum.

D'ailleurs ces recherches en appellent d'autres, parce que ce tissu, d'une vitalité si rudimentaire, se prête à merveille aux études sur la biologie cellulaire ; il n'est pas douteux, qu'en substituant les irritants chimiques aux microbes, on pourrait plus facilement limiter l'action destructrice, observer les réactions de ce tissu. Mais nous ne saurions appliquer sans réserves à l'homme les notions qui nous sont fournies par l'expérimentation.

CHAPITRE II

DES ARTHRITES

On donne le nom d'arthrite à l'inflammation d'une articulation ; la plus simple de toutes, l'arthrite traumatique, nous servira de type dans la description de cette maladie. Nous verrons d'ailleurs qu'elle présente des degrés depuis la congestion simple jusqu'à la suppuration. En dehors de l'arthrite traumatique, ou de cause externe comme l'appelait Bonnet, il existe des affections articulaires inflammatoires plus ou moins aiguës, ressemblant à l'arthrite simple par quelques-uns de leurs caractères, mais qui, en raison de la cause productrice, offrent une évolution spéciale; ce sont les *arthrites spécifiques* ou de cause interne, dues à la localisation d'une maladie générale, d'un virus, d'un parasite dans une jointure. Quelques-unes présentent tous les degrés de l'arthrite simple; d'autres sont d'emblée suppuratives, d'autres ne le sont jamais. Il nous semble donc rationnel de décrire des arthropathies tuberculeuse, syphilitique, rhumatismale, blennorrhagique, pyohémique, etc.

Les auteurs classiques admettent sous la dénomination d'arthrites chroniques plusieurs maladies qui n'ont entre elles que le seul rapport de la durée, à savoir l'hydarthrose, la tumeur blanche, l'arthrite sèche. La question de durée est absolument subordonnée à la cause de la maladie et à sa persistance; d'ailleurs ces trois affections n'ont d'ailleurs aucune ressemblance ; la tumeur blanche est aujourd'hui l'arthrite tuberculeuse; l'hydarthrose n'est qu'un symptôme ; enfin, sous le nom d'arthrite sèche, on a coutume de désigner un groupe d'affections, mal connues, absolument distinctes, les unes d'origine médullaire, les autres d'origine rhumatismale. Faute d'une étude suffisante, nous les exposerons à part comme des vices de nutrition des articulations, en faisant remarquer dès le principe que ce sujet appelle de nouvelles recherches.

L'usage, que nous respectons, a fait ranger les arthrites rhumatismales dans la pathologie interne; il est probable que plusieurs des affections que nous décrirons sont assez étroitement rattachées à cette cause première encore assez obscure.

Il ne rentre pas davantage dans notre plan d'étudier les arthrites métastatiques qui surviennent si fréquemment dans le cours d'un grand nombre de maladies infectieuses. Nous nous bornerons à signaler : les arthrites dans la scarlatine, la rougeole, l'érysipèle, la diphtérie, la fièvre puerpérale, les diverses septicémies. Les travaux de Bourcy (*Thèse de Paris*, 1883), Schuller (*Arch. de Lengenbeck*, 1884) tendent à prouver que, dans tous les cas, il s'agit de la localisation d'agents infectieux ou microbes, et ce dernier auteur les a retrouvés dans les liquides ou dans les parties constituantes de l'articulation.

§ 1er. — Arthrite simple. — Arthrite traumatique.

Bibliographie. — J. Cooper, *A Treatise on Diseases of the Joints*, London, 1807. — Rust, *Arthrokakologie*, Vienne, 1817. — Mayo, *Med. Chir. Transact.*, 1820, V. XI, p. 104. — Cruveilhier, *Arch. gén. de méd.*, t. IV, 1824. — Bonnet, *Traité des mal. articulaires*, Paris, 1845 et *Traité de thérapeutique des maladies articulaires*, 1853. — Hueter, *Klinik der Gelenkkrankheiten*, Leipzig, 1877. — M. Schuller, *Arch. de Langenbeck*, Bd. XXXI, 1884, p. 279.

Thèses de Paris. — 1810, Moffait. — 1812, Sauveur de la Villeraye. — 1819, Roche. — 1827, Parmentier. — 1867, Kleczowski. — 1872, Collette. — 1875, Tétu. — Blum (Agrég.). — 1876, Blanc. — 1877, Valtat. — 1878, Bouilly (Agrég.). — 1879, Marchandé, Durand, Bouju. — 1880, Descosse, Piéchaud, Provenaz. — 1881, Bolot. — 1882, Clément, Février. — 1883, Bourcy. — 1886, de Lapersone (Agrég.).

Thèse de Montpellier. — 1869, Cauvy (Agrég.).

Étiologie. — L'arthrite traumatique résulte d'une multitude de causes qui toutes agissent en lésant plus ou moins les éléments constituants de la jointure. Les entorses, les chutes, les contusions, les plaies articulaires, les luxations, les fractures compliquées, etc., sont susceptibles de produire l'inflammation d'une articulation; l'épanchement de sang qui accompagne fréquemment ces différents traumatismes ne paraît également pas indifférent dans la production de l'arthrite traumatique. Il en est de même du séjour des corps étrangers, des brûlures, des congélations, etc.

Anatomie pathologique. — Avec Bonnet, il y a lieu de distinguer quatre degrés dans l'arthrite traumatique. Le premier est caractérisé par la congestion et la vascularisation anormales de la synoviale : *arthrite congestive*.

Au deuxième degré, à la congestion s'ajoutent l'exsudation et la diapédèse, d'où résultent un gonflement de la paroi de l'article et un épanchement de synovie plus abondant : *arthrite exsudative*.

Le troisième degré, décrit par la plupart des auteurs sous le nom de *syno-*

vite plastique, *arthrite ankylosante*, présente à considérer un certain travail d'organisation des tissus inflammatoires qui aboutit très souvent à l'ankylose partielle ou totale, généralement fibreuse.

Enfin, lorsque l'irritation est plus forte, les produits inflammatoires ne peuvent plus s'organiser ; les leucocytes sont détruits par les microbes (HUETER) et la suppuration survient (*arthrite suppurée*).

HUETER, auquel on doit une étude complète des lésions articulaires, a cru devoir diviser l'arthrite et exposer isolément la *synovitis*, la *chondritis*, l'*ostéitis*. Chacune de ces inflammations est alors *serosa*, *fibrinosa*, *suppurativa*, *hyperplastica*, celle-ci pouvant être *pannosa*, *granulosa*, *tuberosa*. Nous n'insisterons pas sur cette division, elle a en effet l'inconvénient de ne pas assez relier entre elles les altérations toujours complexes de l'arthrite.

1° *Arthrite congestive*. — Le chirurgien a rarement l'occasion d'observer chez l'homme les lésions primordiales de l'arthrite congestive ; les notions que possède la science sur cette question, sont purement expérimentales. D'ailleurs, en dehors de la susceptibilité bien différente des articulations, les résultats sont comparables. Seule la synoviale présente des altérations appréciables qui consistent dans une injection anormale des vaisseaux des franges synoviales, surtout au voisinage des cartilages. En outre, le microscope permet de constater une légère diapédèse des leucocytes dans le tissu sous-synovial, et un peu d'œdème ; on n'a pas noté, à ce degré, les altérations du cartilage.

2° *Arthrite exsudative*. — Aux lésions précédentes s'ajoutent des troubles fonctionnels, un épanchement dans la cavité articulaire. D'après CORNIL et RANVIER, le liquide qui s'accumule ainsi n'est autre chose que de la synovie plus ou moins mêlée à du sang suivant la nature et l'intensité du traumatisme. Le liquide, qui se coagule par l'action de l'acide acétique, renferme de grandes cellules à noyaux vésiculeux, à protoplasma finement granuleux, et des globules blancs. Ces éléments figurés proviennent sans aucun doute du revêtement épithélial de la paroi qui s'exfolie et subit des transformations multiples. Ce degré correspond à la *synovitis serosa* de HUETER, susceptible d'être catarrhale et de passer rapidement dans ce dernier cas à la suppuration.

3° *Arthrite plastique ankylosante*. — Jusqu'ici nous n'avons vu que des troubles fonctionnels compatibles avec le retour à l'état normal ; avec le troisième degré, nous rencontrons des lésions plus profondes et un travail d'organisation. Il y a lieu de décrire isolément les lésions de la synoviale et des cartilages, puis les caractères des produits qui occupent la cavité articulaire. L'épithélium de la synoviale subit des transformations successives assez curieuses et fait place à des bourgeons charnus. Au début, les cellules de la surface deviennent volumineuses et sont le siège d'une prolifération très active ; les noyaux gonflés contiennent des nucléoles brillants ; dans l'arthrite expérimentale, on observe « des blocs homogènes et granuleux qui tapissent le bord libre des coupes de la synoviale ». Aussi le bord de la coupe a-t-il un aspect ondulé avec de petites saillies sur la ligne générale. Le tissu conjonctif sous-jacent participe presque toujours dans une certaine mesure à l'inflammation articulaire et on y trouve les diverses lésions du tissu conjonctif enflammé, accumulation de leucocytes, exsudats fibrineux, prolifération du tissu conjonctif, développement des vaisseaux.

Les modifications du cartilage diarthrodial accompagnent tous les degrés de l'arthrite traumatique, mais tandis qu'elles sont très légères dans les premiers degrés, bornées à une simple prolifération des cellules de la couche superficielle, elles deviennent beaucoup plus intenses dans l'arthrite plastique. Les capsules superficielles se gonflent, les noyaux acquièrent un plus grand volume et l'on peut distinguer, dans la vésicule, qu'ils forment un nucléole. Cornil et Ranvier pensent que la division du noyau entraîne la segmentation du protoplasma. Poulet a étudié avec Kiener les modifications du cartilage dans les diverses arthrites et il résulte de ces recherches que la surface de la substance fondamentale présente des stries plus claires, moins colorables par le picro-carmin; elles se segmentent en fibres conjonctives indépendantes et la surface du cartilage est transformée en tissu conjonctif riche en cellules. Ailleurs, la substance fondamentale se fluidifie autour des groupes cellulaires et constitue des cavités arrondies remplies de cellules proliférées qui se transforment en tissu conjonctif délicat; dans ce cas, la surface est dentelée.

Plus tard, chaque noyau devient le centre d'une capsule secondaire. Dans l'arthrite plastique, l'altération gagne les couches les plus profondes à mesure que les plus superficielles deviennent fibreuses ou s'exfolient. Des modifications non moins importantes se passent dans les couches profondes et même elles sont parfois plus accentuées que les lésions superficielles. La prolifération y est active; des vaisseaux nouveaux provenant de l'os envoient des prolongements dans le cartilage et l'on peut apercevoir sur les coupes des traînées verticales perpendiculaires à la surface libre du cartilage, qui indiquent que le tissu sera bientôt transformé en un tissu de granulation. Ainsi, pendant que le cartilage s'use par la surface libre, il est rongé et transformé en tissu de granulation par la couche profonde sur une grande étendue. Il n'est pas très rare d'observer des soulèvements du cartilage dans les points malades. A un degré plus avancé, il existe une perforation et un véritable bourgeon charnu émerge à la surface. Qu'on suppose, fait exact, que plusieurs de ces points se réunissent et l'on comprendra comment une surface cartilagineuse peut se transformer en une surface granuleuse. Des îlots persistants sont quelquefois entourés de tous côtés par les bourgeons charnus. Les altérations sont plus avancées là où les surfaces articulaires pressent l'une sur l'autre ; de plus, les lésions centrales se font de la profondeur à la superficie (*chondrite panneuse profonde*), tandis que les lésions périphériques superficielles se produisent sous l'influence des capillaires venus de la synoviale (*chondrite panneuse superficielle*).

La cavité articulaire contient, dans la synovite plastique, un liquide ordinairement un peu trouble dans lequel nagent des flocons muqueux, de véritables fausses membranes riches en éléments cellulaires et susceptibles de s'organiser.

De ce qui précède, il est permis de conclure qu'à un certain degré de l'arthrite traumatique, les éléments constituants de l'articulation, synoviale, cartilage, entrent en prolifération et aboutissent à la formation de granulations et de fausses membranes intra-articulaires. La *restitutio ad integrum* de l'article est rarement possible, mais la lésion n'intéresse assez souvent qu'une partie de la jointure et peut rester ainsi localisée. Elle est susceptible d'aboutir, lorsqu'elle occupe une grande étendue, à l'ankylose. Quand on ouvre une articulation atteinte d'arthrite plastique, on s'aperçoit que la capsule est tapissée par une couche rosée de bourgeons charnus qui remplissent les culs-de-sac, s'étendent même à une certaine distance sur le cartilage. Celui-ci a perdu son poli; au lieu d'être blanc nacré, il est bleuâtre; dans quelques points, on aperçoit des soulèvements ou des îlots de bourgeons charnus qui le traversent de la profondeur à la superficie. Il est facile, lorsque les bourgeons sont assez étendus, de soulever les bords des perforations et de constater au-dessous une couche de granulations peu adhérente au cartilage qui les recouvre.

4° *Arthrite suppurée.* — Lorsque l'arthrite est devenue septique, elle peut aboutir à la suppuration de l'articulation tout entière, et on a alors l'arthrite traumatique suppurée, dont les lésions macroscopiques ont été décrites par Dupuytren, Bonnet, Richet, etc.

L'articulation est très tuméfiée, il existe d'ordinaire des collections purulentes péri-articulaires (*abcès circonvoisins*). Tous les tissus sont le siège d'un œdème intense; la capsule distendue, gonflée, est épaissie. En ouvrant la jointure, il s'en écoule un pus mal lié, roussâtre, à odeur fétide, contenant des grumeaux, des flocons, des fausses membranes noirâtres. La synoviale n'a plus l'aspect rosé de l'arthrite plastique; elle est rouge foncé, tapissée çà et là par des débris de fausses membranes ou par des caillots sanguins dégénérés; les ligaments inter-articulaires, rouges, gonflés, sont ramollis. Du côté des têtes osseuses, les désordres ne sont pas moins graves, car l'arthrite purulente survient d'ordinaire alors que le travail de prolifération du cartilage et des cavités médullaires existait déjà. Aussi les cartilages sont-ils en partie détruits, souvent décollés, flottants, et quelquefois des fragments nagent dans le pus. Le tissu osseux, mis à nu, présente un aspect noirâtre, gangréneux. Il est inutile de décrire longuement les altérations histologiques que présentent les diverses parties de la jointure, puisqu'il ne se fait pas de travail d'organisation, mais seulement formation de pus aux dépens des surfaces granuleuses.

Lorsqu'il n'y a pas de solution de continuité pour favoriser l'évacuation du pus, la synoviale distendue par l'accumulation de ce liquide peut se rompre dans le tissu cellulaire périphérique. Trop fréquemment de graves complications enlèvent les malades, lorsque le chirurgien ne prend rapidement les mesures nécessaires; si les patients résistent, si les produits de l'articulation sont convenablement évacués, des bourgeons charnus susceptibles d'organisation recouvrent les surfaces articulaires. Peu à peu, ils remplissent la cavité, soudent les parties les unes aux autres à mesure qu'ils s'organisent, et laissent très souvent une ankylose consécutive; les mouvements de l'articulation persistent encore partiellement, néanmoins les cartilages ne se reforment pas, et les surfaces en contact ne sont autres que des surfaces osseuses éburnées, recouvertes d'un mince revêtement fibreux.

Symptômes. — *Premier et deuxième degrés.* — Le premier degré de l'arthrite s'accompagne constamment d'une légère douleur et d'une gêne dans les mouvements de la jointure; il y a généralement une fièvre modérée, et l'affection passe presque inaperçue, à côté de la lésion traumatique dont elle est la conséquence, entorse, fracture, contusion, etc. A la palpation, on sent un peu de tuméfaction et d'empâtement.

Les mêmes symptômes existent au second degré, mais déjà plus aigus; il y a de la fièvre, un gonflement plus marqué de la région, des troubles fonctionnels prononcés; les culs-de-sac synoviaux sont légèrement distendus par l'accumulation de la sérosité dans la cavité et l'on sent la fluctuation. L'impuissance fonctionnelle est presque complète et l'articulation prend spontanément, ainsi que Bonnet l'a démontré, une position intermédiaire, le plus souvent, entre la flexion et l'extension. Par suite du gonflement, les saillies osseuses disparaissent. L'accumulation du liquide n'est jamais très considérable; les tissus ambiants participent dans une certaine mesure à l'inflammation et à l'exsudation; la peau devient rouge, tendue.

Arthrite plastique. — Les symptômes de l'arthrite traumatique plastique sont assez peu caractéristiques; aussi n'est-il pas toujours possible de se rendre un compte exact des altérations qui se produisent dans la jointure. Au début, la fièvre s'allume et nous retrouvons tous les symptômes des degrés précédents; la jointure gonfle, devient rouge, douloureuse spontanément et à la pression surtout quand on essaie de la mobiliser. Au bout d'un temps qui varie entre quelques jours et une semaine après le début du traumatisme, la fièvre tombe insensiblement, le gonflement change de nature, paraît plus dur, tout en restant aussi douloureux. Le malade immobilise son articulation autant que possible si le chirurgien n'a pas pris ce soin. Dans tous les mouvements imprimés à la jointure, on perçoit un bruit tout particulier qui se passe entre les surfaces articulaires et qu'on a attribué au frottement des surfaces ou à la rupture des brides ou des adhérences. S'il existe une plaie, elle se recouvre de bourgeons charnus ne donnant issue qu'à une quantité de pus très faible, de bonne nature.

Autour des articulations enflammées, les muscles sont plus ou moins contracturés et plus tard ils s'atrophient. Les recherches modernes d'Ollivier, Le Fort, Valtat, Charcot, Dally ont montré qu'au début, il pouvait bien y avoir une contracture par appréhension ou par excès de vigilance musculaire; plus tard, il se produirait une paralysie avec atrophie, principalement des groupes extenseurs, avec modifications profondes quantitatives et non qualitatives de la contractilité électrique. On a admis que l'inflammation se propageait directement aux muscles; mais on sait qu'il y a atrophie simple sans myosite; le repos ne suffit pas à expliquer l'altération limitée aux extenseurs. Charcot admet une altération spinale deutéropathique; « l'affection articulaire par la voie des nerfs irrités retentit sur le centre spinal et là modifie les centres dont émanent les nerfs moteurs et les nerfs qui président à la nutrition des muscles ».

Symptômes de l'arthrite suppurée (*Panarthritis des Allemands*). — Cette forme était fréquente avant qu'une méthode de traitement plus rationnelle vînt marquer une ère nouvelle pour la chirurgie. L'arthrite suppurée est commune à la suite des plaies contuses et des blessures de guerre. La suppuration peut se produire dans deux cas différents, suivant qu'il y a une solution de continuité en communication avec l'air extérieur ou suivant que le traumatisme articulaire est abrité. Dans le premier cas, il s'écoule par la plaie un liquide séreux, mal lié, rousseâtre, contenant des caillots ramollis et des flocons purulents; les bords de la solution de continuité tuméfiés se recourbent en dehors et tendent à se désunir s'il existe déjà un commencement de réparation. Le membre devient considérablement gonflé et la région blessée chaude, tendue, œdématiée, rouge, quelquefois pâle; tout indique une inflammation phlegmoneuse ; il n'est pas rare, en effet, de constater la formation de collections ou de fusées purulentes dans les tissus ambiants, et, de cette façon, les muscles peuvent être disséqués, décollés à une plus ou moins grande hauteur. Si l'on palpe l'article, on en fait sortir par pression un liquide séro-purulent mélangé à des gaz habituellement fétides; les ligaments relâchés ne contiennent plus suffisamment la jointure qui présente alors une mobilité anormale; les moindres mouvements provoquent des craquements dus aux frottements des surfaces osseuses, dépouillées de leur cartilage, ulcérées çà et là et nécrosées.

Les symptômes subjectifs et généraux ne sont pas moins importants; le malade souffre beaucoup à la moindre pression sur la jointure; le plus léger mouvement volontaire ou communiqué lui fait pousser des cris. La fièvre intense s'élève à 40 degrés ; l'insomnie, l'agitation, le délire joints aux troubles des fonctions digestives, l'inappétence, la diarrhée, produisent assez rapidement l'adynamie, l'amaigrissement.

Si l'articulation n'est pas ouverte, les symptômes présentent une acuité plus grande encore ; en même temps que le pus s'accumule dans la jointure, les phénomènes généraux prennent un caractère de gravité insolite. Souvent des abcès se forment autour de l'article et la fluctuation est nettement perçue ; mais il n'est pas rare de voir le pus rompre la synoviale distendue et fuser dans les parties voisines en décollant les muscles ou en provoquant, circonstance assez heureuse, des phlegmons superficiels. Après l'ouverture de l'arthrite suppurée il y a ordinairement atténuation des accidents généraux; trop fréquemment apparaissent des complications graves sur lesquelles nous appellerons bientôt l'attention. Tous ces symptômes sont d'ailleurs proportionnels à l'importance de la jointure, car on ne saurait à cet égard comparer un genou et une articulation phalangienne.

Terminaisons. Complications. — Les deux premiers degrés de l'arthrite traumatique, relativement bénins, peuvent guérir sans laisser aucune trace bien manifeste. Si l'exsudation a été assez intense, elle met un temps plus ou moins long à se dissiper et il faut plusieurs semaines avant qu'un traitement régulier amène la disparition complète de l'épanchement. De plus, les ligaments légèrement gonflés, un peu ramollis, ayant été distendus n'ont pas la même résistance, de telle sorte que l'articulation est moins solide et un peu douloureuse; c'est ce qui arrive si communément après les entorses, les contusions, etc.

L'arthrite plastique marche déjà beaucoup plus lentement, car le travail d'organisation n'est achevé qu'après des mois; il en résulte d'ordinaire une limitation des mouvements, des raideurs articulaires qui peuvent aller jusqu'à l'ankylose fibreuse. Sans doute une thérapeutique appropriée pourra remédier dans une certaine mesure à ces inconvénients; néanmoins il reste souvent une infirmité.

De toutes les variétés de l'arthrite, la plus redoutable est assurément l'arthrite suppurée, car elle compromet la vie, dans bien des cas, quand il s'agit de grandes articulations. C'est plutôt, à proprement parler, une complication qu'un degré de l'affection, car aujourd'hui on ne saurait admettre de suppuration sans infection. L'arthrite suppurée traumatique ne se borne pas à détruire les parties constituantes de l'article; elle est souvent l'origine de la pyohémie et de la septicémie ; elle résulte elle-même d'ailleurs de la perturbation du travail inflammatoire plastique sous l'influence des agents microbiques.

Enfin la gangrène complique quelquefois l'arthrite suppurée; même dans les cas où ces graves accidents ne surviennent pas, la persistance de la suppuration épuise les malades qui tombent dans le marasme.

Si l'arthrite suppurée doit se terminer favorablement, tous les symptômes s'amendent, la suppuration diminue peu à peu, l'articulation se remplit de bourgeons charnus et la guérison a lieu après une période fistuleuse très longue, d'ordinaire par ankylose osseuse. Dans les cas les plus favorables les mouvements partiels ne reviennent qu'à la longue, grâce à un traitement et à une gymnastique appropriés.

Les arthrites traumatiques, particulièrement quand elles surviennent chez des individus débilités ou en puissance d'un état constitutionnel ou porteurs de germes infectieux (tuberculose pulmonaire), passeraient à l'état chronique ou deviendraient le point de départ de tumeurs blanches. Ce fait admis par tous les auteurs est facile à expliquer. On peut, avec Verneuil, admettre qu'il s'agit, dans bien des cas, d'une auto-inoculation traumatique. Gosselin pense que l'arthrite traumatique est encore susceptible de se terminer par l'arthrite sèche chez les individus rhumatisants.

Diagnostic. — Le plus souvent il n'y a aucune difficulté à reconnaître qu'une articulation est plus ou moins enflammée à la suite d'un traumatisme; exceptons le cas où l'article est, comme la hanche, profondément situé. Cependant la vive douleur provoquée par les mouvements, le gonflement de la région, la rougeur, l'élévation de la température locale (Redard), permettent toujours de reconnaître l'arthrite. La position du membre n'est également pas indifférente et servira d'élément de diagnostic, car, presque toujours, pour une articulation donnée, elle répond à un même type. En outre l'arthrite traumatique même bénigne s'accompagne presque constamment au début, d'un léger mouvement fébrile.

Il n'est pas moins important de savoir apprécier les degrés de l'inflammation, et ordinairement l'observation des phénomènes locaux et généraux permet d'y arriver, les douleurs étant en quelque sorte proportionnelles au degré de l'inflammation; peu aiguës dans la forme congestive et exsudative, elles sont déjà plus vives dans la forme plastique et deviennent excruciantes dans l'arthrite suppurée. De même, l'intensité des phénomènes généraux, la part variable que prend l'économie tout entière à la lésion locale servent de mesure pour apprécier la nature du travail qui se passe dans la jointure.

Pronostic. — Sans doute la lésion d'une articulation est une affection grave qui mérite toute la sollicitude du chirurgien; mais il y a à cet égard des différences si grandes qu'on ne peut rien avancer de précis concernant à la fois une articulation comme la hanche, ou une articulation des doigts, une entorse simple ou une plaie par arme à feu. C'est assez dire que la cause vulnérante, le siège de l'arthrite, la coexistence de lésions osseuses, le terrain même où elle apparaît font varier le pronostic. Cependant il ne faut pas oublier qu'une arthrite traumatique, si légère qu'elle soit, est toujours suivie de raideurs lentes à guérir et qui compromettent pour longtemps les fonctions du membre. Enfin la gravité croît naturellement à mesure que l'on passe d'un degré à un autre.

Traitement. — *Indications.* — Le plus grand soin du chirurgien, à la suite d'un traumatisme intéressant une articulation, doit être de limiter dans la mesure du possible le degré de l'irritation et de chercher : 1° à désinfecter la plaie pour prévenir la suppuration; 2° à traiter l'arthrite suppurée s'il est nécessaire.

1° Moyens préventifs. Le plus sûr moyen de prévenir l'inflammation consiste à immobiliser la jointure dans une position convenable, c'est la base de toute la thérapeutique des maladies articulaires. L'emploi des gouttières, des appareils amovo-inamovibles, etc., réalise cette indication. On peut en outre recourir, quand le siège du mal le permet, aux applications résolutives (compresses imbibées d'eau blanche et d'eau-de-vie camphrée). Mais le seul traitement préventif de l'arthrite suppurée, lorsqu'il existe une plaie, est la désinfection soignée de cette plaie à l'aide de toutes les ressources de la chirurgie moderne.

2° Lorsque l'arthrite suppurée n'a pu être évitée à la suite des traumatismes qui intéressent les articulations, il est de la plus haute importance de chercher à limiter l'intensité du processus suppuratif, le large drainage de la plaie, les pansements antiseptiques humides, l'immobilité, constituent la meilleure méthode thérapeutique.

3° *Traitement de l'arthrite suppurée.* — Lorsque le chirurgien n'a pas été appelé en temps opportun pour instituer dès le début le traitement propre à limiter l'intensité de l'inflammation; lorsque, malgré ses efforts, ou en raison de la nature du traumatisme, la suppuration est établie, quelle devra être la règle à suivre? Ici encore, et on ne saurait trop le répéter, la conduite la plus sage est d'immobiliser la partie dans une position convenable; or trop souvent les membres abandonnés à eux-mêmes prennent des attitudes vicieuses dans la flexion ou la demi-flexion, et il faut commencer par les redresser avant de les immobiliser. Ce redressement qui a une grande importance dans la thérapeutique articulaire s'exécute de plusieurs manières. Tantôt, comme le conseillait Bonnet, on pratique le redressement brusque, d'autres fois on a recours au redressement lent et progressif. Dans les cas d'arthrite traumatique, les deux méthodes rendront également des services. Il est rarement nécessaire d'employer des machines pour faire le redressement brusque; quant au redressement lent, en faveur depuis quelques années, on l'obtient par la *distraction's methode*, c'est-à-dire par l'extension continue au moyen de poids. Depuis dix ans, ce traitement a été très préconisé à l'étranger par Howard Marsch, R. Volkmann, et en France par Bœckel, Lannelongue, Monod, etc. Il agit en séparant les surfaces et surtout en luttant contre la contracture musculaire. Dans tous les cas, ainsi que l'a montré Monod, la douleur si aiguë qu'éprouvent les malades se calme et la seule interruption de la traction la fait reparaître. Il faut supprimer l'extension, quand l'acuité des symptômes a diminué et qu'il y a lieu de juger que le processus inflammatoire est en voie de résolution. Cette méthode est exclusivement applicable au membre inférieur.

Les gouttières, les appareils silicatés ou plâtrés, partiels, laissant la partie malade à nu, sont d'un emploi plus général; ils permettent de surveiller l'article, au besoin d'appliquer des topiques, des pansements et de pratiquer, s'il est besoin, quelques-unes des opérations dont nous allons parler.

Qu'il existe une plaie en communication avec l'articulation, ou que l'arthrite suppurée soit abritée, il est indispensable d'intervenir rapidement plutôt que d'abandonner le malade aux efforts trop souvent impuissants de la nature. Lorsque la plaie est récente, il faut la désinfecter par tous les moyens habituels, et ne pas ménager les débridements, de manière qu'aucun des points atteints par l'instrument vulnérant puisse rester sans être modifié; *a fortiori* doit-on ouvrir largement l'article lorsque la suppuration est manifeste.

Quelle sera la conduite à suivre lorsque l'arthrite suppurée n'est pas en communication avec l'air extérieur? Autrefois, dans la crainte très exagérée de mettre une synoviale articulaire en contact avec l'air, on pratiquait des ponctions pour évacuer le liquide. Dupuytren, Pelletan, Boyer ont eu recours à des ponctions sous-cutanées; mais le peu de succès de cette opération l'a fait abandonner et plus tard les mêmes auteurs préféraient les larges incisions. Les ponctions aspiratrices de A. Guérin, l'ouverture sous l'eau, vantée par Bonnet, Mayor, ne sont pas restées dans la pratique et on y a substitué aujourd'hui l'arthrotomie avec le drainage antiseptique. La méthode consiste à faire une ou plusieurs larges incisions dans les points convenables, à laver fortement la cavité articulaire avec un liquide antiseptique afin d'évacuer le pus, et modifier les surfaces. De gros tubes à drainage sont placés dans la cavité articulaire; un pansement antiseptique couvre le tout, et le membre est immobilisé dans la position la plus convenable. Les abcès péri-articulaires sont également vidés et drainés.

L'arthrite suppurée traumatique est favorisée par une fracture esquilleuse de l'épiphyse, le séjour de corps étrangers, l'accumulation de sang. Dans ces cas, il faut, après avoir donné issue au pus, nettoyer la jointure, enlever toutes les esquilles et les corps étrangers. Ainsi traitée, l'arthrite suppurée peut guérir, par ankylose, dans la majorité des cas.

L'emploi des nouveaux pansements a sensiblement modifié la conduite du chirurgien à l'égard des arthrites suppurées traumatiques, car nous ne sommes pas bien éloignés d'une époque où la résection et surtout l'amputation étaient considérées comme le traitement rationnel de cette affection. Legouest dit que « lorsque la suppuration a envahi l'articulation de l'épaule, celle de la hanche ou celle du genou et souvent même l'articulation tibio-tarsienne, il n'hésite pas à conseiller la résection ou l'amputation ». La résection secondaire a été également préconisée par Langenbeck dans les fractures par armes à feu de l'épaule, du coude et de l'articulation tibio-tarsienne; en pareille circonstance on opère bien plus pour la lésion locale que pour l'arthrite suppurée et la résection est assez rarement indiquée pour cette dernière affection. L'amputation devient indispensable lorsqu'il s'agit d'une grande articulation, que les fusées purulentes étendues, la gangrène ont compromis la vitalité des parties; elle s'impose encore quand l'état général du blessé paraît peu satisfaisant et lorsqu'il devient douteux qu'il puisse subvenir aux frais de la réparation toujours longue.

En dehors de ces cas, c'est à la conservation qu'il faut donner la préférence, mais à la condition d'user largement et rigoureusement de la méthode antiseptique, et en se souvenant, qu'en somme, l'arthrite suppurée, n'étant qu'un abcès articulaire, doit être dès le début traitée comme tel, c'est-à-dire par l'incision large et la désinfection du foyer.

§ 2. — Arthrite blennorrhagique.

SYNONYME. — Rhumatisme blennorrhagique.

Bibliographie. — Ricord, *J. des conn. méd. chir.*, 1832, t. Ier, p. 97, et *Gaz. des Hôp.*, 1848, p. 396. — Foucard, *Gaz. des Hôp.*, 1846, p. 223. — Brandes, *Arch. gén. de méd.*, 1854, t. II, p. 257. — Hervieux, *Gaz. méd. de Paris*, 1858, p. 354. — Rollet, *Nouv. rech. sur le rhum. blenn.*, 1856, *Traité des mal. vénér.*, 1865. — *Mém. de la Soc. méd. des Hôp.*, 2e série, t. III et IV, 1866-67. — Fourestié, *Gaz. méd. de Paris*, 1875, passim. — Laboulbène. — *Acad. de méd.*, 1872. — Huchard, *Union méd.*, 1875. — Gosselin, *Clinique*, 1876, et *Gaz. des Hôp.*, 1883. — Quinquaud, *Gaz. des Hôp.*, 1875. — Talamon, *Revue mensuelle*, 1878. — Duplay et Brun, *Arch. gén. de méd.*, 1881. — Landouzy, *Semaine médicale*, 1882. — Petrone, *Rev. clin. de Bolivie*, fév. 1883. — Kammerer, *Centr. f. chir.*, 1884, n° 4, p. 49. — H. Bousquet, *Soc. de chir.*, 1885. — De la personne, Th. Agrég., 1886. — Bochart, *Monat. f. prakt., dermat.*, n° 19, 1887. — Guyon et Janet, *Annal. des mal. génito-urin.*, 1889.

Thèses de Paris. — 1859, Sordet. — 1866, Tixier. — 1868, Suquet, Vœlker, Robert, Vachée, Ferron. — 1871, Dupont. — 1873, Eliçagaray, Diday, Thierry. — 1875, Dupouy, Chevalier, Gries, Vidart. — 1878, Urdy, Granet. — 1881, Duboc, Brun. — 1883, Bourcy. — 1884, Chotier. — 1889, Patris de Boé.

Historique. — L'artropathie blennorrhagique est une affection articulaire sur la nature de laquelle les auteurs sont encore loin d'être d'accord; les uns comme THIRY (de Bruxelles), ont cru qu'il y avait une simple coïncidence entre le rhumatisme et la blennorrhagie; d'autres ont vu là une métastase (SWEDIAUR, CULLERIER), une sympathie ou une action réflexe. Admettre avec LORAIN, FÉRÉOL, HERVIEUX (*Société de médecine des hôpitaux*, 1867) une diathèse blennorrhagique, n'avance pas beaucoup la question. En effet, la clinique ne suffit plus à elle seule pour permettre de classer une maladie et malheureusement l'anatomie pathologique de l'arthropathie blennorrhagique nous est inconnue. On ne peut donc raisonner de la nature de la maladie que d'après des données incomplètes et des analogies. DIDAY, DE CASTELNAU avaient émis l'opinion qu'il existe un poison ou principe virulent, et CHARCOT croit à la spécificité de l'arthrite blennorrhagique. Mentionnons une autre interprétation défendue par LASÈGUE et jouissant de quelque crédit en Angleterre; cette arthrite ne serait autre chose qu'une arthrite pyohémique atténuée.

L'opinion, qui a cours aujourd'hui, fait rentrer l'arthrite blennorrhagique dans le cadre des arthrites infectieuses. NEISSER en décrivant les microbes, qu'il crut spécifiques de la blennorrhagie, les *gonocoques*, apporta un certain appoint à la question. PETRONE, KAMMERER, BOUSQUET, retrouvèrent dans le liquide articulaire le gonocoque de NEISSER. PONCET cite l'observation d'un Arabe qui deux fois inoculé aux conjonctives pour un pannus rebelle, avec du pus blennorrhagique, vit deux fois se développer des arthrites dans chacun des genoux. Malheureusement, d'autres observateurs, VOGT, KRASKE, AUBERT (de Lyon), GUYON et JANET n'ont pas retrouvé dans le liquide articulaire le gonocoque incriminé. D'autre part, on a contesté la nature spécifique du microbe de NEISSER, et PATRIS DE BOË, reprenant dans sa thèse les opinions récentes de BOCKART, de GERHEIM, de LEGRAM voit, dans l'arthrite blennorrhagique, une arthrite infectieuse pouvant être sous la dépendance des différents micro-organismes qui colonisent dans l'urèthre.

Division. — On peut diviser les arthropathies blennorrhagiques en quatre groupes : 1° l'arthralgie; 2° l'hydarthrose; 3° l'arthrite plastique ankylosante; 4° l'arthrite suppurée. Cette division diffère un peu de celle des auteurs classiques qui ont surtout en vue l'hydarthrose et l'arthrite subaiguë. Il est certain que ces formes sont les plus fréquentes; cependant les recherches de GRANET (1878) et de BRUN (1881), démontrent l'existence d'une arthrite blennorrhagique ankylosante et d'une forme aiguë plus fréquente qu'on ne le croyait autrefois.

Etiologie. — La blennorrhagie est considérée comme la cause essentielle de la maladie articulaire; les arthropathies constituent une complication relativement rare (2 p. 100 d'après BESNIER) et on a cherché à expliquer leur production par des causes adjuvantes. Pour quelques auteurs, comme PÉTER, l'affection urétrale provoque seulement les manifestations de la diathèse rhumatismale, opinion rejetée par FOURNIER, QUINQUAUD, BESNIER. Tout en reconnaissant qu'on ne retrouve pas, dans les conditions d'évolution de l'arthropathie blennorrhagique, les causes banales du rhumatisme telles que le froid, il admet néanmoins que l'anémie spéciale des blennorrhéiques est propice au développement de la maladie. Le traumatisme a été également invoqué pour expliquer la localisation. Les malades eux-mêmes ne savent pas toujours rattacher l'une à l'autre l'affection vénérienne et l'arthrite, et l'on trouve fréquemment dans les services de chirurgie, comme le fait remarquer Duplay, des arthrites blennorrhagiques attribuées tout d'abord à une étiologie tout autre.

Cette affection serait plus commune chez les jeunes sujets par le fait même qu'ils s'exposent davantage à la contamination; mais elle n'épargne pas les personnes plus âgées. Des recherches récentes, il résulte, contrairement à une opinion accréditée, que les femmes y sont au moins aussi sujettes que les hommes. La suppression de l'écoulement, sur laquelle Swediaur au siècle dernier avait basé sa théorie de la métastase, n'est pas admissible et a été démontrée fausse; quant à la proportionnalité admise par Fourestié entre l'acuité de la blennorrhagie et celle de l'arthrite, si elle est incontestable dans un petit nombre de cas, elle fait trop souvent défaut pour qu'on puisse l'accepter comme une règle.

A quelle période de la chaudepisse l'arthrite survient-elle? Le plus ordinairement elle apparaît du huitième au quinzième jour, parfois beaucoup plus tard.

Anatomie pathologique. — Nous avons déjà dit que les notions certaines font défaut sur les lésions de l'arthrite blennorrhagique. Tout porte à croire que suivant les degrés se produisent toutes les lésions décrites à propos de l'arthrite traumatique. Sans doute il y a de simples exsudats susceptibles de se résorber, de s'organiser, de suppurer. On ne sait rien de précis sur les lésions des cartilages et des extrémités osseuses si ce n'est qu'elles sont fort rares, exceptionnelles même; ainsi qu'en témoigne la rareté de la terminaison par ankylose osseuse. Le siège de l'arthropathie est des plus variables; cependant les genoux constituent un véritable lieu d'élection; Brun a constaté que l'arthrite aiguë était plus fréquente au coude et au poignet. L'existence de ces arthropathies a également été signalée dans les jointures des extrémités et jusque dans le larynx.

Symptômes. — 1° L'*arthralgie* est due sans doute à une synovite subaiguë; elle existe dans toutes les variétés, mais l'affection peut ne pas dépasser ce degré qui serait simplement congestif.

2° L'*arthrite exsudative* habituellement subaiguë aboutit à l'hydarthrose. Les analyses de Laboulbène et de Méhu montrent qu'en dehors de la quantité de fibrine la composition du liquide est la même que celle de l'épanchement dans le rhumatisme articulaire aigu; inoculé à la conjonctive des lapins, il ne produit aucune inflammation. L'hydarthrose se développe d'une façon soudaine sans être précédée ou accompagnée de symptômes généraux sérieux. Il est exceptionnel qu'il n'y ait pas un léger mouvement fébrile avec empâtement des parties molles au moment où survient le travail inflammatoire. Les phénomènes locaux ont d'ailleurs la plus grande analogie avec ceux du rhumatisme articulaire subaigu et avec l'hydarthrose. Pour Besnier, cette forme serait plus rare qu'on ne le croit.

2° *Arthrite blennorrhagique aiguë* (plastique, ankylosante). — D'après

Duplay et Brun, qui ont donné une bonne description de l'affection, il y aurait toujours une période prodromique pendant laquelle on ne constate que de l'arthralgie; il s'agit de douleurs vagues, erratiques qui se promènent dans toutes les parties du corps. Bientôt apparaissent brusquement les symptômes de l'arthrite; le malade éprouve soudainement, durant la nuit quelquefois, une douleur excruciante, suivie de gonflement. La fièvre se déclare et au bout de peu d'heures les moindres mouvements sont devenus impossibles. Contrairement à celle de l'hydarthrose, la souffrance de l'arthrite persiste sans perdre de son acuité. Nous avons vu, à l'hôpital de la Charité, un malade qui remplissait la salle de ses cris perçants dès que le moindre mouvement était communiqué à son lit; aussi l'insomnie est-elle très fréquente dans cette maladie. Les muscles voisins de l'articulation sont de bonne heure en état d'appréhension et insensiblement ils se contracturent davantage. Peu après la douleur, survient le gonflement qui débute au niveau de l'interligne articulaire et se propage activement aux parties voisines sur une assez grande étendue; il est surtout marqué dans les points où les articulations sont superficielles, en avant des genoux, en arrière des coudes, au dos du poignet. Ce gonflement est dû en partie à l'œdème, en partie à la tuméfaction du périoste épiphysaire et des gaines synoviales tendineuses voisines. Quoi qu'il en soit, la peau prend généralement une coloration rosée, la température locale, ainsi que Redard l'a montré, est plus élevée que du côté sain. En explorant l'articulation, les doigts du chirurgien perçoivent la sensation de tension articulaire et même, dans quelques cas, une fausse fluctuation superficielle. Vient-on à faire exécuter des mouvements légers à la jointure, on constate des frottements; Gosselin a signalé des mouvements de latéralité anormaux, dus selon lui à l'altération des ligaments latéraux et à la destruction des ménisques.

Contrairement à ce que l'on observe dans le rhumatisme articulaire aigu, l'affection est tenace. Dans le cas où la résolution survient de bonne heure, chose assez rare, l'amélioration ne devient notable qu'au bout de quatre à cinq semaines. Tous les symptômes diminuent peu à peu et il ne reste que des raideurs articulaires justiciables d'un traitement méthodique. Cette arthrite plastique est le type commun de l'arthrite blennorrhagique.

La terminaison de l'arthrite plastique par ankylose est la plus fréquente; Brandes, Gosselin, Granet, Duplay et Brun insistent avec raison sur cette éventualité. A mesure que les symptômes aigus décroissent, la mobilité de l'articulation diminue.

4° *Arthrite blennorrhagique suppurée.* — Les symptômes du début sont les mêmes que dans la forme précédente, mais au lieu de s'amender à un moment donné, ils persistent; de plus, on perçoit des craquements articulaires, et il y a des mouvements anormaux. L'arthrite passe alors à la suppuration. Nous ne sommes pas encore bien éloignés d'une époque où la suppuration de l'arthrite blennorrhagique était absolument niée; Rollet, Wœlker ne l'ont jamais rencontrée, Fournier la croit exceptionnelle. Il est certain que les exemples en sont peu nombreux; elle a cependant été signalée par Fournier et Prichard; Duplay et Brun admettent également son existence. Elle est aujourd'hui nettement constaté, grâce aux observations bactériologiques de Haslund (*Arch. de Virchow*, 1886, p. 547), de Landouzy, etc.

Le gonflement de l'arthrite blennorrhagique est surtout dû à l'infiltration des tissus périarticulaires et périosseux. C'est la transformation osseuse de ces exsudats qui détermine les raideurs si grandes et si rebelles qu'on est habitué d'observer à la suite des arthrites blennorrhagiques.

C'est à cette variété qu'il faudrait rapporter l'arthrite génitale admise par quelques chirurgiens, Tillaux entre autres; forme remarquable, qui altère avec une grande rapidité toutes les parties périphériques d'une jointure.

Diagnostic. — Le seul moyen que nous possédons pour reconnaître la nature réelle de l'affection est de constater la coïncidence de la blennorrhagie. Les commémoratifs, l'examen des organes génitaux, l'âge des sujets, l'intensité, la fixité et surtout la soudaineté des manifestations articulaires permettent généralement de porter un diagnostic précis.

Pronostic. — Avec chacune de ces formes la gravité de l'affection s'accroît; les deux premières ne laissent pas ou laissent peu de traces. L'arthrite ankylosante est beaucoup plus dangereuse, moins pour la vie que pour les fonctions du membre. Outre l'ankylose difficile à combattre, il y a encore des atrophies musculaires rebelles qui contribuent à l'impuissance de la partie malade. Les auteurs signalent en outre la transformation de l'arthrite blennorrhagique en arthrite fongueuse. C'est un point qui ne nous semble pas absolument démontré.

Traitement. — Pour diminuer la douleur, le premier soin, ici comme dans toutes les arthropathies, consiste à immobiliser la jointure dans une position convenable ; on se sert à cet effet des gouttières, des appareils. Le mieux est de laisser libre la partie la plus superficielle de l'articulation pour permettre l'application de topiques antiphlogistiques, révulsifs, etc. L'extension à l'aide des poids rendra de grands services contre la douleur. Les sangsues, les vésicatoires volants, la cautérisation ponctuée, les liniments calmants trouvent leur indication et on en varie l'application suivant l'intensité des phénomènes. Gosselin conseillait déjà de faire une ponction aspiratrice lorsque l'épanchement devient très abondant. Hueter recommande les lavages phéniqués ; un avenir prochain rendra plus fréquente, dans les cas graves, la pratique de l'arthrotomie qui a déjà donné d'excellents résultats.

Le traitement de la blennorrhagie n'a pas une efficacité réelle sur la marche de l'arthropathie ; on a vanté la teinture de colchique, le sulfate de quinine, l'iodure de potassium.

On ne devra enlever le membre malade de l'appareil qu'autant qu'il ne restera plus de douleurs ; il faudra alors recourir au massage, à l'électricité, aux douches pour ramener les mouvements naturels. Si malgré ce traitement l'ankylose était produite, d'autres indications se présenteraient ; comme cette terminaison n'est pas absolument rare, le chirurgien apportera le plus grand soin à placer le membre dans une position convenable.

§ 3. — Arthrite tuberculeuse.

SYNONYMES. — Tumeur blanche. — Arthrite fongueuse. — Arthrite granuleuse.

Bibliographie. — WISEMANN, *Several. Chir. Treatise*, London, 1676. — B. BELL, *Dissert. on white Swellings of the Joints*, 1788. — RUST, *Arthrokakologie*, Wien, 1817. — LISFRANC, *Arch. gén. de méd.*, 1826, t. II, p. 5. — VOISIN et LUGOL, *Gaz. méd. de Paris*, 1831. — VELPEAU, *Arch. gén. de méd.*, 1837, 2e série, t, XV, p. 5. — GERDY, *Arch. gén. de méd.*, 3e série, 1840, t. IX, p. 5. — MALGAIGNE, *J. de chirurgie*, 1843, t. Ier, p. 51. — RICHET, *Ann. de la chir. française et étrangère*, 1844, t. XI, p. 5, et *Mém. de l'Acad. de médecine*, 1853, t. XVII. — BALLU, *Des tumeurs blanches et de leur traitement*, Paris, 1853. — CROCQ, *Traité des tumeurs blanches*, Bruxelles, 1853. — NOTTA, *Arch. gén. de méd.*, 1857, t. II, p. 641. — BOUVIER, *Leçons cliniques sur les maladies chroniques de l'appareil locomoteur*, 1858. — REYBARD, *Moniteur des Hôp.*, 1858, t. V, p. 211. — VOLKMANN, *Pitha et Billroth*, Bd. II, p. 520, 1865. — RANVIER, *Bull. de la Soc. anat.*, 1865, p. 701. — KOSTER, *Arch. de Virchow*, t. XLVIII, 1869, p. 95. — CORNIL, *Arch. de physiol.*, 1870, p. 365. — VOLKMANN, *Sammlung klin. Vortrage*, n° 51, 1873. — KOCHER, *Ibid.*, n° 102, 1876. — REYHER, *Deutsche Zeitsch. f. Chir.*, 1873, t. IV, p. 26. — COHN, *Berl. klin. Woch.*, 1877. — FRANZOLINI, *Giornale Veneto*, avril 1875. — BŒCKEL, *Gaz. méd. de Strasbourg*, 1878. — LETIÉVANT, *Lyon médical*, 1878 et 1879. — VOLKMANN, *Sammlung klin. Vortrage*, nos 168 et 169, 1879. — MONOD, *Arch. gén. de méd.*, 1878, t. Ier, p. 702. — HUETER, *Deutsch. Zeitschrift f. Chir.*, t. IX, p. 344, 1879. — KŒNIG, *Deutsch. Zeitsch. f. chir.*, t. II, 1879. — SCHULLER, *Centralbl. f. Chirurgie*, n° 43, 1878. — LAVERAN, *Progrès méd.*, 1876, p. 727 et *Union médicale*, 1877. — LANNELONGUE, *Bull. de la Soc. de chir. de Paris*, 1878, 1880 et 1882. — BRISSAUD, *Revue mensuelle*, 1879, p. 457. — KŒNIG, *Arch. de Langenbeck*, t. XXV. H. 3, et *Sammlung klin. Vortrage*, n° 214. — OLLIER, *Revue mensuelle de chir.*, 1883. — POLLOSSON, *Gaz. hebd.*, 1883. — KIENER et POULET, *Arch. de phys.*, 1883. — KŒNIG, *Die Tuberculose der Knochen u. Gelenke*, Berlin, 1884. — CHAVASSE, *The Lancet*, t. II, 1883. — POULET, *De l'hydarthrose tuberculeuse, Soc. de chir.*, 1884. — CH. NÉLATON, *Revue d. sc. méd.*, 1885. — NICAISE, POULET, VAILLARD, *Revue de chir.*, 1885. — OLLIER, *Ibid.*, 1885. — POULET, *Congrès chir.*, 1885. — SOCIN, *Correspond. f. Schw. Aerzte*, avril 1886. — WENDELSLODT, *Central. f. Chir.*, 1889. — FEDOR-KRAUSE, *Berlin. klin. Wochens.*, 1889.

Thèses de Paris. — 1836, NÉLATON. — 1867, PAQUET. — 1868, PILATE. — 1870, LATIF. — 1873, TRAPENARD. — 1874, POWELL. — 1875, CARIER, ROUX. — 1876, BARÉORIN. — 1877, TOUTAIN. — 1878, PRIOU, ARMAND. — 1879, BOUJU. — 1880, PROVENAZ, DE PRADE. — 1881, RICARD. — 1882, POIRIER. — 1883, ZANNELLIS, CAZAUBON, NÉLATON (Agrég.), CHANDELUX (Agrég.). — 1884, OUDAILLE.

Consultez les articles ARTICULATIONS des *Dictionnaires*, les Classiques et les Traités généraux.

A. — HISTORIQUE. — DÉFINITION. — ÉTIOLOGIE

Historique. — WISEMANN (1676) a créé le mot de tumeur blanche pour désigner une affection articulaire qui produit un gonflement marqué de la jointure sans changement de couleur de la peau. Pendant longtemps on crut qu'il existait deux sortes d'inflammations, les unes chaudes, les autres froides, les premières sanguines et les secondes d'origine lymphatique. Toute la pathologie du XVIIIe siècle est remplie de ces distinctions, et l'on doit rapporter à cette époque florissante des doctrines humorales les dénominations de *tumeurs froides*, *tumeurs lymphatiques* qui ont été données à l'arthrite tuberculeuse. La lymphe stagnante, épaissie, croupie, produisait l'affection surtout chez les scrofuleux.

Cependant, au commencement de ce siècle, les chirurgiens avaient remarqué que toutes les tumeurs blanches ne présentaient ni la même marche, ni les mêmes lésions ; Rust en 1817, affirmait dans tous les cas le début de la maladie par l'os, d'où le nom d'*arthrocace*, qu'il lui donna. Les immortelles recherches de Laënnec sur la tuberculose pulmonaire n'eurent pas tout d'abord, pour les maladies articulaires, autant d'influence que pour celles des os. Nélaton, dès 1836, avaient bien dit que certaines tumeurs blanches étaient d'origine tuberculeuse ; mais de même qu'il n'avait pas vu que la carie se confondait avec le tubercule des os, il ne sut pas reconnaître que toutes les tumeurs blanches étaient tuberculeuses. En 1845, Bonnet qu'il faut toujours citer quand il s'agit des affections articulaires, surenchérissant sur les idées de Nélaton, divisa les tumeurs blanches en trois groupes : l'arthrite fongueuse, l'abcès froid des articulations et l'arthrithe tuberculeuse. Rokitansky est le premier qui ait entrevu la véritable nature de toutes les tumeurs blanches. Richet, à la même époque, en étudiant l'arthrite traumatique chez les animaux, observa la formation des fongosités dans les plaies articulaires et crut à l'identité de ces lésions avec celles du début de la tumeur blanche. D'ailleurs, la nature tuberculeuse de la maladie lui échappe absolument.

A ce moment, la doctrine du tubercule telle qu'elle avait été enfantée par Laënnec perdait de son crédit et sous l'influence des travaux de Virchow, on ne reconnut plus le caractère réellement tuberculeux qu'au tubercule miliaire, à la granulation elle-même. La tumeur blanche, comme la carie dont elle a partagé le sort à tous égards, devint de 1850 à 1870 une inflammation chronique, aboutissant à la caséification. Sans se rendre compte de la nature des deux affections, Ranvier émit l'idée que les lésions élémentaires primordiales de la carie et de la tumeur blanche étaient les mêmes et que celle-ci était la carie des articules.

En 1867, Villemin démontre la spécificité de la tuberculose, Langhans (1868) étudie mieux la granulation et la cellule géante centrale. C'est alors que Koster (1869) découvrit dans les fongosités des tumeurs blanches les figures que Langhans considérait comme caractéristiques du tubercule. Cornil, en 1870, observa la tuberculose des synoviales sans entrevoir la portée de ce fait. On s'aperçut bientôt en Allemagne que toutes les tumeurs blanches étaient tuberculeuses, et qu'il fallait considérer cette affection comme l'une des tuberculoses locales décrites par Friedlander. Depuis 1874, les travaux se sont multipliés sur cette importante question ; Volkmann, Kœnig en Allemagne, J. Roux, Laveran, Brissaud, Lannelongue, Kiener en France ont repris complètement l'histoire de la tumeur blanche devenue une arthite fongueuse tuberculeuse. Les uns ont plus spécialement en vue son évolution et ne tardent pas à reconnaître la prédominance des tumeurs blanche osseuses; d'autres vérifient par l'inoculation la nature spécifique de la maladie ; enfin Kiener démontre l'identité de la scrofule et de la tuberculose et les rapports exacts du tubercule et de l'inflammation. Poulet a étudié avec Kiener les lésions macroscopiques et histologiques de la tuberculose articulaire et l'on peut décrire aujourd'hui avec quelque précision les diverses formes de cette arthrite tuberculeuse.

Définition. — L'arthrite tuberculeuse (tumeur blanche des auteurs) est une inflammation de nature spécifique produite par le bacille tuberculeux de Koch.

Au lieu d'un traumatisme, l'agent irritant est ici le microbe du tubercule ; quel que soit le point de la jointure où il s'arrête, synoviale, os, tissu cellulaire périphérique, il provoque dans l'article une inflammation extrêmement variable dans son intensité, le plus souvent médiocre, et ne dépassant que tardivement le degré de l'arthrite plastique. La marche lente, sans réaction marquée, l'absence de chaleur et de rougeur, l'ébauche d'un travail d'organisation dont le dernier terme est la caséification et la destruction caractérisent le processus tuberculeux. Enfin la présence d'un semblable foyer local est une menace permanente pour l'économie qui peut s'infecter (phtisie, granulie).

Etiologie. — Avant que la nature des tumeurs blanches fût connue, on rapportait son étiologie à une multitude de causes, ordinairement banales; les excès de tout genre, et entre autres la masturbation, sont invoqués uniformément par les auteurs pour rendre compte de cette affection. Ces différentes hypothèses doivent disparaître; les données actuelles de la science permettent d'affirmer que l'arthrite tuberculeuse reconnaît pour cause la pénétration du germe spécifique dans l'organisme. Il y a donc lieu de distinguer: 1° des causes générales qui prédisposent à la contamination de l'organisme ; 2° des causes déterminantes qui rendent compte de la localisation de la maladie dans une ou plusieurs articulations.

Or les causes générales, très nombreuses, n'ont rien de spécial à la tuberculose articulaire ; ce sont toutes les influences de milieu qui favorisent la pénétration des germes (habitation dans les villes, conditions hygiéniques défectueuses, familles tuberculeuses). L'enfance est particulièrement prédisposée, parce que le microbe tuberculeux, comme les autres germes, pénètre plus facilement dans l'économie des sujets peu âgés. D'ailleurs les tumeurs blanches, bien qu'elles soient moins fréquentes dans l'âge adulte et l'âge mûr, y sont assez souvent observées.

Jadis les scrofuleux étaient considérés comme très prédisposés aux tumeurs blanches ; cette manière de voir n'a plus de sens maintenant, puisque les deux termes scrofule et tubercule sont devenus synonymes, comme Rillet et Barthez l'avaient déjà soutenu.

Les causes déterminantes sont plus intéressantes à étudier. La plus importante de toutes, celle dont l'action paraît la moins contestable, est le traumatisme. Depuis longtemps, en effet, on avait remarqué que les tumeurs blanches se développaient de préférence sur les jointures qui avaient été, à une époque plus ou moins rapprochée, le siège d'entorses, de contusions. Ne s'agit-il là de cette auto-inoculation traumatique sur laquelle Verneuil a attiré l'attention (1883) ? Malgré les recherches de Gibney, qui n'attache pas une grande valeur aux antécédents traumatiques accusés par les malades, nous admettons le fait comme suffisamment établi pour bon nombre de cas. D'ailleurs Klebs, Max Schuller ont pu produire expérimentalement des tumeurs blanches en contondant une articulation chez un lapin à qui ils avaient préalablement inoculé la tuberculose; leurs expériences sont assez démonstratives à cet égard. Une autre raison dont la valeur ne saurait être contestée est la suivante; le microbe se localise dans les tissus qui présentent la plus grande activité fonctionnelle et c'est pour cela qu'on le rencontre au niveau des têtes articulaires et des jointures; c'est pour cela également que la tuberculose articulaire est si fréquente dans l'enfance dont les épiphyses osseuses sont en pleine activité de développement.

Toutes les articulations du corps sont susceptibles d'être affectées par la tuberculose; celles du membre inférieur y semblent très prédisposées; mais il n'est pas rare d'en observer aux doigts, au poignet, au coude et à l'épaule. Enfin les manifestations articulaires de la tuberculose peuvent être multiples chez le même sujet, alors elles évoluent concurremment ou successivement.

B. — ANATOMIE PATHOLOGIQUE

Les deux principales formes de la tuberculose articulaire sont : 1° la forme qui débute par la synoviale ou les tissus péri-articulaires ; 2° la forme osseuse (arthrocace de Rust). La première est moins fréquente que la dernière. Dans la majorité des cas ainsi que Volkmann, Lannelongue, Kiener et Poulet, Kœnig l'ont démontré, le tubercule, développé primitivement dans l'os, envahit secondairement la jointure et nous verrons que cet envahissement se fait dans des conditions différentes,

I. **Variétés de la tuberculose articulaire primitive.** — 1° *Arthrites tuberculeuses d'origine capsulaire ou synoviale.* — Depuis quelques années de nombreux travaux ont été publiés sur cette forme de l'arthrite tuberculeuse et il en existerait plusieurs variétés. Comme les classifications varient avec chaque auteur, Lannelongue, Pollosson, Kœnig, etc., nous en ferons une simple énumération, nous réservant de traiter d'une façon générale des lésions anatomiques auxquelles toutes aboutissent.

Il existe une variété d'arthrite tuberculeuse miliaire aiguë, encore appelée granulie de la synoviale, caractérisée par l'existence d'un semis de granulations confluentes à la surface de la synoviale. Laveran, Lannelongue, etc., en ont rapporté des exemples; ordinairement cette poussée s'accompagne de fièvre et coïncide avec quelque autre manifestation viscérale infectieuse de la tuberculose. Cette variété n'intéresse pas le chirurgien.

2° Sous le nom d'*hydrops tuberculosus*, Kœnig a décrit une hydarthrose qui correspond à des lésions tuberculeuses de la synoviale, tantôt nodulaires et circonscrites, tantôt diffuses, parfois même végétantes. Poulet a eu l'occasion d'observer une hydarthrose sans autre lésion qu'une tuberculose miliaire, apyrétique, discrète. L'hydarthrose constitue seulement un symptôme et il n'y a pas lieu d'en faire une variété anatomique, puisque l'épanchement se retrouve dans diverses espèces. D'ailleurs la forme polypeuse, analogue aux lipomes arborescents des jointures, ne paraît pas appartenir à la tuberculose, comme le pense Kœnig.

3° Des nodules tuberculeux circonscrits, d'origine capsulaire, périostique, ou provenant des gaines synoviales tendineuses voisines, en s'accroissant, affleurent au niveau de l'articulation et déterminent peu à peu l'arthrite tuberculeuse. Primitivement localisée, l'inflammation se répand ensuite dans toute la synoviale.

4° Dans d'autres circonstances, la formation tuberculeuse, après avoir pris naissance dans le tissu sous-synovial, s'infiltre sur une grande étendue et déverse ses produits dans l'articulation.

Lésions de la tuberculose articulaire primitive. Synovite tuberculeuse. — Nous décrirons successivement les altérations de la synoviale, du cartilage, des os, des parties molles périphériques, aux diverses périodes de l'affection.

1° *Synoviale.* — L'arthrite d'abord congestive, quelquefois exsudative, se développe très lentement : les lésions occupent de préférence les culs-de-sac articulaires. Dans tous les cas, l'inflammation de la jointure dépasse ce degré et devient plastique, c'est-à-dire qu'il y a diapédèse, exsudation intra-articulaire, et dans le tissu sous-synovial, prolifération des éléments eux-mêmes de cette membrane ; les vaisseaux deviennent plus abondants et de véritables bourgeons charnus, des fongosités se forment à la face interne de cette synoviale. Les auteurs qui ont, avant les recherches récentes, étudié les lésions et l'évolution de la tumeur blanche, ne voyaient pas autre chose et ils croyaient qu'en produisant l'arthrite expérimenlale, ils réalisaient la tumeur blanche. Ils n'avaient saisi qu'un côté de la question. Aujourd'hui tout le monde reconnaît que les fongosités articulaires sont de véritables bourgeons charnus qui peuvent apparaître dans beaucoup de circonstances; mais dans l'arthrite tuberculeuse une partie de ces bourgeons sont malades, plus ou moins farcis de tubercules (fig. 154). C'est la présence du produit caractéristique du tubercule, la granulation élémentaire, le follicule et la cellule géante, qui établissent nettement la distinction entre l'arthrite plastique simple, traumatique, et l'arthrite tuberculeuse. L'une aboutit à l'organisation d'un tissu, l'autre se termine par la caséification, ou nécrose de coagulation produite par l'agent spécifique. Quand la circulation est totalement entravée dans les bourgeons charnus, la nécrobiose arrive et les produits tombent dans l'article. Or ceux-ci se sèment et lèvent dans différents points de la jointure ; de cette façon une articulation, peu altérée primitivement, se trouve complètement envahie au bout d'un temps plus ou moins long. En examinant cette membrane, on voit qu'elle est très épaissie, mesurant souvent plus d'un centimètre ; elle est tapissée par des bourgeons fongueux, grisâtres s'ils ont suppuré, tantôt roses, tantôt pâles, œdématiés, quelquefois hémorrhagiques. A l'œil nu et surtout à la loupe, on y constate de petites granulations jaunes ou opalines qui ne sont autres que des tubercules élémentaires. Très fréquemment dans le tissu sous-synovial, et même en dehors de la capsule, existent quelques grosses masses tuberculeuses en partie caséeuses. Avant de quitter cette question, ajoutons que c'est seulement dans les cas extrêmes qu'on rencontre une altération totale de toute une articulation ; cette généralisation se fait peu à peu par les progrès de l'infection. Les détritus de la synoviale, le pus sécrété grumeleux, caractéristique

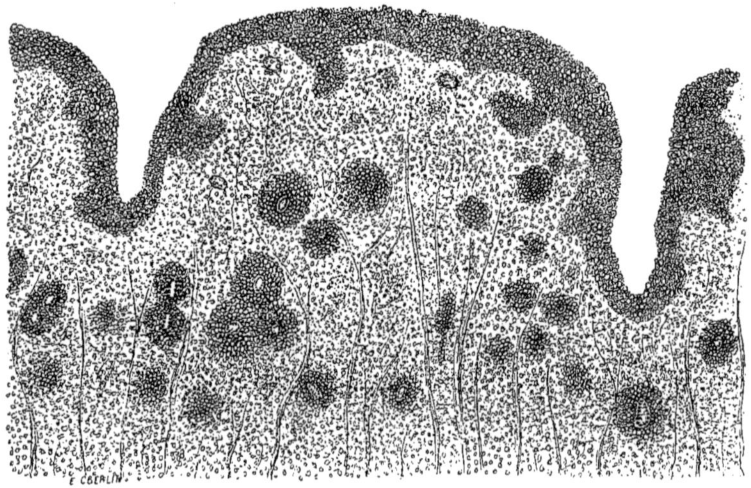

Fig. 154. — Fongosités synoviales dans une tumeur blanche suppurée. — Follicules tuberculeux avec cellules géantes. — Couche de nécrose de coagulation à la surface.

des inflammations tuberculeuses, s'accumulent et se font jour au dehors par l'intermédiaire des abcès périarticulaires ou s'épanchent dans le tissu cellulaire après la rupture de la capsule. Les abcès périarticulaires, encore appelés circonvoisins, peuvent d'ailleurs avoir une existence indépendante et se former dans les tissus ambiants où ils évoluent à la manière des abcès ossifluents auxquels ils ressemblent en tous points.

Il est généralement admis que le travail de destruction produit par le tubercule est susceptible de s'arrêter soit avant la suppuration, soit après l'élimination des produits ; dans ce cas, les fongosités subissent la transformation fibreuse, se cicatrisent, et la jointure peut récupérer une partie fort variable de ses fonctions.

2° *Lésions des cartilages.* — Les altérations des cartilages dans les tumeurs blanches sont assez mal décrites dans les classiques où elles sont confondues avec les lésions de l'arthrite sèche. L'étude de ces altérations faite par Kiener et Poulet permet d'affirmer la non-spécificité de la chondrite tuberculeuse ; le processus d'après lequel le cartilage se détruit diffère peu de celui que nous avons exposé à propos de l'arthrite traumatique. On y trouve également la chondrite panneuse périphérique et la chondrite panneuse profonde. Les données suivantes sont le résultat de ces recherches, qui confirment en partie celles de VOLKMANN et LANNELONGUE. Généralement les portions centrales du cartilage paraissent toujours plus altérées que les parties périphériques, parce que la pression des têtes, augmentée par les contractures musculaires, est plus forte à ce niveau.

Toutes les lésions cartilagineuses sont de deux ordres ; les unes superficielles, les autres profondes. Par suite de la prolifération des capsules cartilagineuses, une couche épaisse de fongosités prend naissance à la surface du tissu osseux et ronge peu à peu le cartilage de la profondeur à la superficie. A mesure qu'on se rapproche des parties centrales, l'épaisseur de ce tissu de

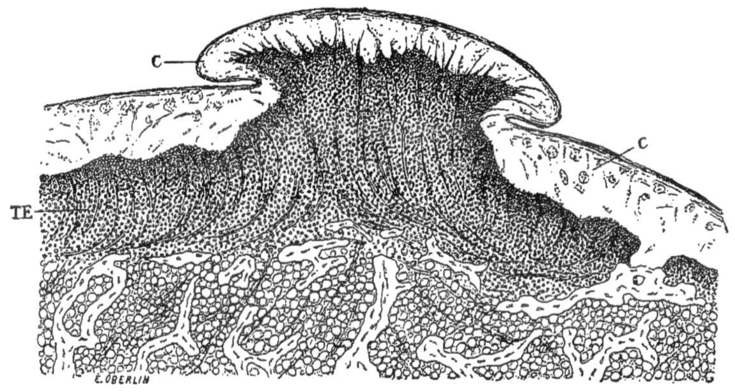

Fig. 155. — Altérations du cartilage diathrodial dans la tumeur blanche. — Chondrite panneuse profonde. — Soulèvement et usure du cartilage par des fongosités qui ne sont pas encore tuberculeuses. — Mécanisme de la perforation. (Laboratoire d'histologie du Val-de-Grâce.)

C. cartilage diarthrodial altéré et soulevé. — TE, tissu embryonnaire parcouru par des capillaires nouveaux.

granulation augmente et le cartilage n'est plus relié à l'os que par quelques piliers osseux. Il n'y a donc rien d'étonnant s'il se décortique facilement en ces points, comme on l'a maintes fois constaté. Les surfaces les plus malades, pressées par l'os, sont entourées par un véritable bourrelet périphérique saillant ; certaines parties du cartilage ramolli se renversent même en dehors. Au centre, les fongosités ont complètement ou à peu près rongé le cartilage et se sont fait jour dans l'articulation. Elles contiennent encore à leur intérieur des îlots de cartilage, peu à peu transformés eux-mêmes en tissu de granulation. Avant d'être perforé, le cartilage est soulevé et forme les champignons, les bourrelets dont nous parlions plus haut (fig. 155).

Pendant que ces phénomènes se passent à la face profonde du cartilage, les cellules superficielles aplaties prolifèrent et forment des traînées ininterrompues. RANVIER y a signalé une altération graisseuse des cellules qu'on peut voir nettement avec l'acide osmique. A un degré plus avancé, la substance fondamentale striée se segmente en fibres conjonctives indépendantes; ailleurs existent des cavités arrondies dans lesquelles les cellules prolifèrent et se transforment en un tissu conjonctif délicat. Bientôt le bord du cartilage perd sa netteté ; il est effiloché, déchiqueté et présente, dans une certaine mesure, ce que Redfern a appelé l'altération velvétique. Profondément, le bord inférieur du cartilage offre également un contour festonné ; les fibres conjonctives de la substance hyaline se continuent avec celles de la fongosité et les capsules cartilagineuses proliférées se fondent dans la fongosité à mesure que celle-ci s'en rapproche.

Il n'est pas rare de rencontrer dans une tumeur blanche des lambeaux de cartilages flottants ; il s'agit là de portions soulevées par les fongosités qui se sont trouvées privées de leurs moyens de nutrition. Volkmann a surtout en vue, dans ses descriptions, l'altération périphérique du cartilage diathrodial et n'a pas suffisamment insisté sur les lésions que nous venons de décrire. En effet, les vaisseaux de la synoviale fongueuse transforment les parties du cartilage les plus voisines. Volkmann compare cette altération à l'inflammation de la cornée et à la vascularisation qui part du cercle périkératique et il lui a donné le nom de chondrite panneuse. Elle nous paraît accessoire dans le processus d'ulcération de l'arthrite tuberculeuse.

Un fait important sur lequel Volkmann a judicieusement insisté, c'est que le cartilage constitue une véritable barrière au processus tuberculeux. Il empêche l'envahissement de l'os quand la tuberculose est primitivement articulaire et garantit l'articulation tant qu'il n'est pas perforé. Comme preuve de cette action préservatrice, ajoutons que les bourgeons fongueux de la face profonde du cartilage ne sont pas tuberculeux et ne le deviennent qu'après la perforation et s'ils ont été contaminés par les germes articulaires.

3° *Lésions des os et des parties molles.* — Les os, dans la tuberculose articulaire primitive, sont enflammés sur une étendue très limitée et souvent on constate seulement une altération graisseuse avec amincissement des trabécules. Dans le cas où l'affection est très ancienne, l'altération tuberculeuse s'enfonce dans quelques points du tissu osseux sous la forme d'un coin dont la base est à la surface. Cette forme nous a paru caractéristique et les trabécules grêles de la surface sont vides de moelle et nécrosées. Ce sont là des lésions ultimes ne ressemblant pas à ce que nous décrirons bientôt dans les formes osseuses de la tumeur blanche.

A la surface de l'os, le périoste irrité, quelquefois altéré par places, donne naissance à des ostéophytes ou à une couche assez régulière d'os nouveau. Les ligaments intra-articulaires, la capsule et les ligaments extérieurs sont transformés par l'inflammation chronique, les progrès du tubercule et la suppuration de la jointure. Aussi, dans les périodes un peu avancées de la maladie, est-il assez fréquent d'observer une mobilité anormale et des déplacements, des subluxations. Les parties molles périphériques présentent des lésions presque constantes ; elles sont le siège d'un œdème chronique et les tissus sont farcis de granulations tuberculeuses qui ne respectent ni les muscles ni la peau. A la coupe, les parties molles offrent un aspect lardacé caractéristique et il s'en écoule une sérosité citrine ou claire ; bien souvent il s'est formé autour de l'articulation des abcès dont l'origine diffère, mais dont la nature est identique. Ou bien le contenu de l'article s'est fait jour au dehors, ou bien les abcès se sont formés dans leur tissu cellulaire, de la même manière que les abcès froids. Quel que soit au reste le mécanisme de leur production, l'évolution est la même que celle de ces derniers, ils s'accroissent en détruisant les tissus et se rapprochent de la peau qui se rompt par ulcération de sa couche profonde. Après l'évacuation du contenu, l'abcès se guérit rarement et tend à produire des décollements ou une fistule à orifice fongueux. Il n'est pas exceptionnel de trouver cinq ou six fistules disséminées autour d'une articulation, à des distances variables. Ces abcès et ces fistules sèment le tubercule dans les tissus voisins ; les gaines synoviales tendineuses sont fréquemment envahies, circonstance qui ajoute toujours une gravité assez grande au pronostic de l'affection.

II. Tuberculose articulaire osseuse, ostéo-arthrite, arthrocace. — On a vu à propos de l'ostéite tuberculeuse que les épiphyses étaient un siège très

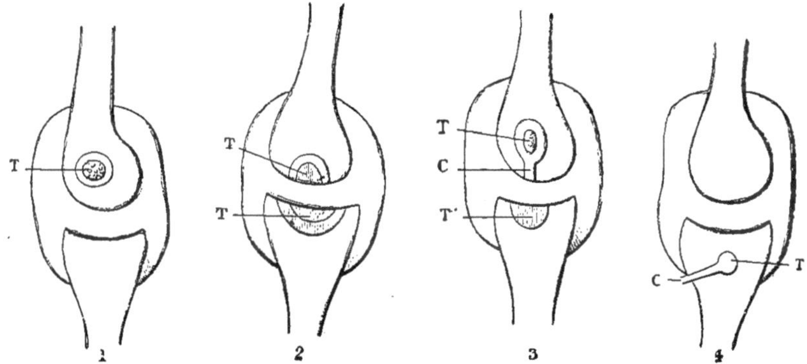

Fig. 156. — Figures schématiques montrant la disposition des tubercules dans la tumeur blanche d'origine osseuse.

1. — T, tubercule circonscrit avec séquestre.

2. — T, tubercule affleurant au niveau de la surface articulaire. Propagation directe de la tuberculose à l'épiphyse opposée, T'.

3. — T, tubercule circonscrit avec séquestre qui s'est ouvert dans l'articulation par un petit canal C. — T', envahissement de l'autre épiphyse et de toute la synoviale.

4. — T, tubercule épiphysaire ouvert à l'extérieur en dehors de l'articulation en C. Synovite subaiguë de voisinage.

commun du tubercule. Il affecte deux formes principales : 1° le tubercule primitif et chronique, tantôt progressif, tantôt circonscrit avec ou sans séquestre ; 2° le tubercule tardif à marche rapide s'infiltrant dans l'os et produisant une ulcération destructive comme dans la carie fongueuse. Nous renvoyons le lecteur à ces données préliminaires, indispensables pour comprendre la tumeur blanche d'origine osseuse.

1° *Tubercule primitif et chronique.* — *A*. La présence d'un tubercule primitif et chronique peut être très longtemps indifférente à l'articulation ; néanmoins souvent ce foyer provoque dans la jointure une irritation de voisinage sur laquelle insiste Volkmann. Ce n'est pas encore la tumeur blanche, mais une simple synovite congestive susceptible de servir d'indice. Pour qu'il y ait arthrite tuberculeuse, il faut nécessairement que les produits spécifiques pénètrent dans la jointure. Or cette pénétration s'opère de plusieurs manières (fig. 156-1).

B. Un tubercule primitif et chronique envahissant, en se développant excentriquement, arrive quelquefois à la surface articulaire ; il rencontre le cartilage qui s'ossifie, devient dur et poli comme du vieil ivoire. La pénétration se fait donc assez difficilement de cette manière, et seulement avec une grande lenteur. La présence de ce véritable corps étranger en contact immédiat avec l'articulation y détermine une inflammation plastique avec exsudats, formation de fongosités qui, peu à peu, deviennent tuberculeuses. Dès lors la tumeur blanche est constituée, la surface osseuse opposée au tubercule se tuberculise

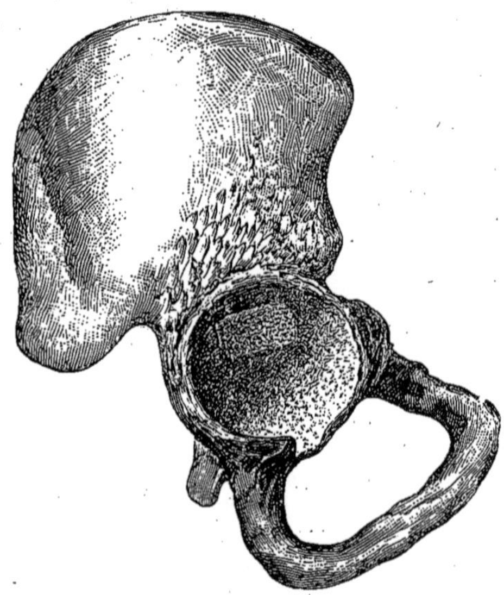

Fig. 157. — Gros tubercule avec séquestre affleurant dans la cavité cotyloïde. — Désarticulation coxo-fémorale. — Guérison avec fistule. — Mort de phtisie pulmonaire. (Musée du Val-de-Grâce.)

de bonne heure et les germes pénètrent même profondément dans l'épiphyse opposée (fig. 156-2 et 157-158).

C. Un tubercule circonscrit, avec ou sans séquestre, peut cesser d'être indifférent ; il provoque autour de lui une réaction qui retentit sur l'articulation voisine. Autour du tubercule se forme une membrane granuleuse, le pus sécrété par elle peut se faire jour au dehors, circonstance relativement heureuse, ou vers l'articulation ; il amène l'ulcération du cartilage de dedans en dehors et le pus se vide dans l'articulation qui est, par le fait, en contact avec les produits d'un foyer tuberculeux (fig. 156-3). Le séquestre, quand il en existe un, est parfois entraîné par le pus et on en trouve quelquefois les débris flottants dans l'articulation. L'irruption souvent progressive, plus rarement brusque, de cette matière caséeuse produit dans la jointure une arthrite à la fois réactionnelle et spécifique, accidentellement suppurée d'emblée ; mais il ne faut pas perdre de vue que, dans la majorité des cas, les diverses parties constituantes de l'articulation ne sont pas saines au moment où se fait cette pénétration et qu'il y a déjà une synovite de voisinage congestive, exsudative et même panneuse.

La pénétration du pus dans l'article s'effectuerait encore, d'après Volkmann, d'une autre manière ; la matière caséeuse, arrivée à la surface de l'os ou formée dans le périoste périarticulaire, fuserait dans la cavité en ulcérant la capsule. Ce processus se rencontre moins souvent que les précédents et les suivants (fig. 156-4).

Les choses se passent différemment dans le cas de tubercules tardifs, envahissants et rapides. Ceux-ci succèdent toujours à un tubercule primitif qui a antérieurement déterminé une synovite de voisinage non spécifique ; ils s'étendent, infiltrent le territoire osseux qui les environne et arrivent à la surface articulaire qu'ils détruisent peu à peu. La matière tuberculeuse se répand dans l'article, et la surface osseuse de l'autre épiphyse est de bonne

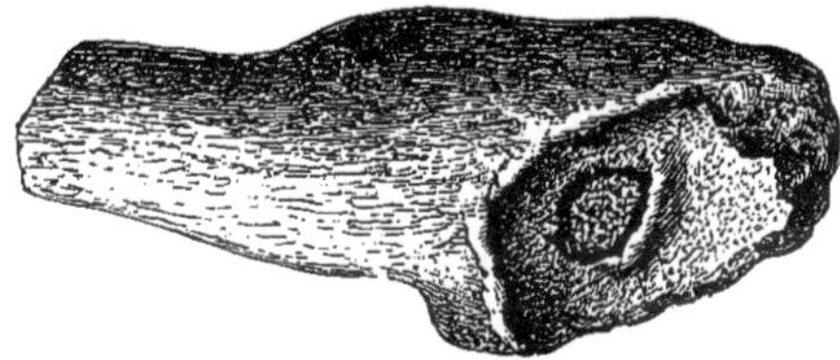

Fig. 158. — Tubercule circonscrit avec séquestre de l'épiphyse inférieure du tibia ouvert dans l'articulation tibio-tarsienne. (Musée du Val-de-Grâce.)

heure contaminée. L'altération marcherait même plus rapidement sur cet os que sur le premier et y acquierrait un caractère de diffusion très accentué. Il est important de retenir, pour le moment, que l'article se trouve en contact avec deux foyers de carie qui contaminent toutes les parties et produisent la tumeur blanche suppurée.

En résumé, l'arthrite tuberculeuse osseuse présente deux phases bien distinctes dans son évolution : dans la première on ne constate qu'une synovite osseuse de voisinage, nullement spécifique ; dans la seconde, le foyer osseux mis en communication avec l'article y apporte les germes tuberculeux et les produits caséeux qui transforment l'arthrite primitive.

Les lésions histologiques observées dans cette forme de tumeur blanche méritent de nous retenir quelques instants ; les altérations de l'os ont été décrites à propos de l'ostéite tuberculeuse et nous ne ferons que les rappeler ici. La moelle, primitivement malade, devient le siège de follicules tuberculeux et finit par être privée de ses moyens de nutrition ; la trame osseuse s'épaissit et montre dans quelques points la corrosion lacunaire d'Howship. Suivant que cette corrosion est plus ou moins active, suivant que la mort vient surprendre le tissu à une époque plus ou moins avancée, il ne reste pas trace de l'os, comme dans la variété du tubercule enkysté de Nélaton, ou bien l'os persiste, tantôt adhérent aux parties voisines, tantôt séquestré, mobile, retenu par des fongosités qui remplissent le sillon de séparation entre l'os mort et l'os vivant. On peut voir, sur plusieurs figures, des séquestres articulaires encore adhérents ou déjà mobiles et dont le foyer est en communication avec l'articulation.

L'altération des cartilages, intéressante à étudier, varie beaucoup suivant la période à laquelle on la considère. Kiener et Poulet, dans leurs recherches, ont pu suivre les différentes phases de cette évolution, dans un cas où le tubercule épiphysaire d'une articulation métacarpo-phalangienne s'était fait jour au dehors et n'était séparé de l'articulation que par quelques millimètres. La surface libre du cartilage offrait des dentelures, les unes superficielles, les autres profondes dépassant la couche des cellules plates. Ces découpures sont obliques ou parallèles à la surface libre qui prend ainsi un aspect velvétique; sur quelques points le cartilage est recouvert par une

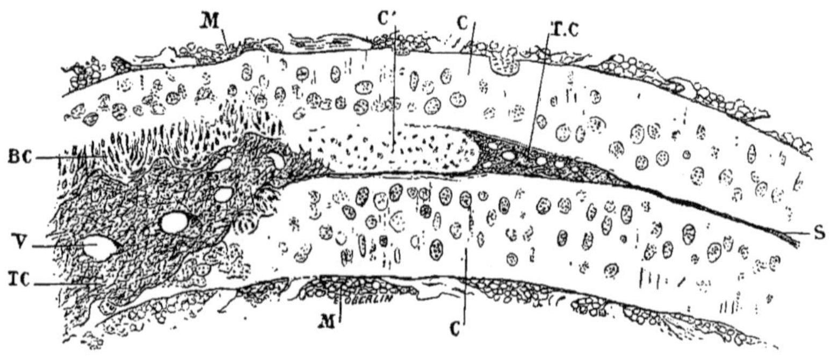

Fig. 159. — Altérations des cartilages de l'articulation astragalo-scaphoïdienne au voisinage d'une tumeur blanche tibio-tarsienne. — Ankylose. (Laboratoire d'histologie au Val-de-Grâce.)

CC, cartilages des deux os dont les capsules sont proliférées. — C', tissu cartilagineux de nouvelle formation, réunissant les deux cartilages diarthrodiaux. — BC, bourgeons cartilagineux provenant de la prolifération du cartilage ancien. — CT, tissu conjonctif parcouru par des vaisseaux V. — S, soudures directe des deux cartilages. — M, moelle embryonnaire et trabécules très raréfiés. — Tout le pied se laissait couper au couteau.

lame fibreuse. Dans la couche profonde, on observe tous les détails du processus d'ossification; le cartilage est corrodé, les golfes formés par le fait de la prolifération des capsules et la fonte de la substance fondamentale, sont comblés par des stratifications osseuses; ailleurs le cartilage se transforme directement en os et subit la métaplasie directe. L'effet de ces deux processus, l'un superficiel, l'autre profond, l'un destructeur, l'autre ossifiant, aboutit à l'amincissement graduel du cartilage et à un moment donné la surface sera constituée par de l'os éburné. On reconnaît aisément cette altération dans une tumeur blanche, parce que la plaque éburnée ne révèle aucune trace de vitalité et qu'elle est au contraire entourée par des fongosités exubérantes. Sur une coupe histologique le cartilage présente deux couches de colorations bien distinctes, la plus superficielle brunâtre et la couche profonde plus pâle, rappelant l'aspect normal. C'est un signe de gangrène du cartilage pendant le travail d'ossification. Ollier considère les portions nécrosées comme un accident dans le processus destructeur, tandis que, pour nous, elles indiquent le point de départ de toutes les lésions.

Dès que le germe tuberculeux a pénétré dans l'articulation, les lésions de la synoviale, du cartilage, des parties molles, sont identiques à celles de la première forme, et toute la cavité est tapissée de fongosités tuberculeuses; les cartilages en dehors du tubercule sont détruits par les fongosités qui les soulèvent; celles-ci se tuberculisent à leur tour, comme nous l'avons vu dans la forme articulaire. Les follicules gagnent même les couches les plus superficielles de l'os et les premières cavités médullaires. Au delà, tout l'os est généralement atteint de ramollissement graisseux, plus rarement gélatiniforme et lie de vin. L'irritation centrale des épiphyses retentit naturellement

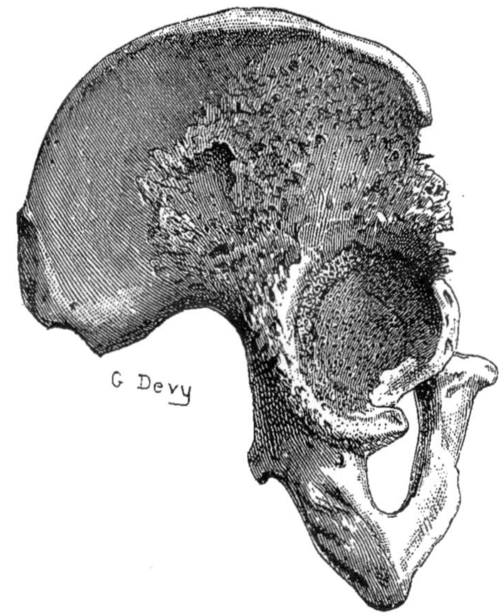

Fig. 160. — Coxalgie tuberculeuse, usure du sourcil cotyloïdien en haut et en arrière. Séquestres tuberculeux encore adhérents. — Ostéophytes de la fosse iliaque externe.

sur le périoste, ce qui explique la production des couches osseuses nouvelles, surtout abondantes chez les enfants.

On comprend qu'arrivée à ce degré, la tumeur blanche suppurée communiquant avec l'extérieur n'est plus qu'un vaste foyer de carie; les cartilages n'existent plus, la capsule est dégénérée, ramollie, les ligaments sont détruits ou relâchés, les muscles contracturés et altérés, les tissus périphériques lardacés, les gaines synoviales fongueuses, et enfin toute la région semble infectée de tubercules.

Poulet a démontré (*Congrès de Chir.*, 1885) que les lésions tuberculeuses d'une articulation entraînent des dégénérescences nerveuses abondantes qui retentissent sur les os et les articulations voisines.

Il est un fait sur lequel nous insisterons en terminant; ce sont les déformations si fréquentes des membres atteints de vieilles tumeurs blanches. On admettait que, par suite du relâchement des ligaments très altérés, de la distension de la capsule par l'accumulation du pus, les têtes articulaires pouvaient se luxer complètement, et on a donné à cette variété le nom de *luxations pathologiques* ou spontanées. Une observation plus rigoureuse a démontré qu'il n'y avait pas à proprement parler luxation, mais bien glissement des surfaces articulaires et plutôt subluxation.

A quoi faut-il rapporter ces déplacements presque constants pour les vieilles tumeurs blanches, à la hanche par exemple : un coup d'œil jeté sur la figure 160 permettra de comprendre le mécanisme du glissement de la tête fémorale en haut et en arrière. Outre les causes mentionnées ci-dessus et qui ne font que favoriser le déplacement, les agents les plus importants sont : 1° l'altération tuberculeuse ou carie de l'os qui devient plus mou et s'use en certains points ; 2° la contracture musculaire constante qui détermine les points où la pression amènera la résorption et l'usure des surfaces articulaires. Ainsi il est bien connu que, dans les vieilles coxalgies, le bord postérieur du cotyle et la tête fémorale sont usés et que cette dernière remonte en haut et en arrière par l'action des muscles fessiers.

Le bacille de Koch qui est l'agent spécifique de la tuberculose articulaire, n'est pas toujours retrouvé facilement dans les recherches faites à cet égard. Koch ne l'aurait trouvé que deux fois sur quatre, Cornil et Babès, une fois sur trois. Cela prouve seulement que le bacille n'existe pas partout et que sa présence, quoique incontestable, est difficile à déceler.

C. — SYMPTÔMES ET DIAGNOSTIC

Symptômes. — Les symptômes du début de l'arthrite tuberculeuse sont tellement insidieux, si peu pathognomoniques qu'il est difficile à ce moment d'affirmer la nature de la maladie; en effet l'arthrite tuberculeuse ressemble à toutes les autres inflammations produites par le même agent. La marche en est essentiellement lente, il n'y a ni rougeur, ni chaleur et les seuls signes que l'on constate au début sont : le gonflement, la douleur et les troubles fonctionnels.

Parfois la tuberculose articulaire, particulièrement dans la forme osseuse, ne se manifeste pendant des années que par l'arthralgie sans aucun autre symptôme. Zézas (*Cent. f. chir.*, n° 16, p. 284) relate un cas où une tuberculose du genou resta ainsi douloureuse sans symptômes pendant quatre ans et demi et provoqua ensuite une tumeur blanche. Volkmann a vu des cas semblables.

Il serait utile de pouvoir décrire séparément les formes articulaire et osseuse ; cette distinction n'est pas encore faite. Aussi présenterons-nous le tableau des symptômes de l'affection sans tenir compte de la forme en nous réservant, chemin faisant, de faire remarquer ce qui appartient plutôt à l'une qu'à l'autre.

On retrouve dans l'arthrite tuberculeuse tous les degrés de l'inflammation traumatique. Il y a donc lieu de décrire les symptômes de l'arthrite congestive, exsudative, plastique ou fongueuse pour terminer par l'arthrite suppurée.

1° *Arthrite congestive.* — Le malade a eu une entorse, une contusion articulaire, ou bien les symptômes apparaissent spontanément sans cause occasionnelle appréciable. Dans le premier cas, les mouvements de l'articulation ne reviennent pas, la résolution des symptômes ne se fait pas régulièrement; on dit que l'arthrite passe à l'état chronique.

S'il n'y a pas de traumatisme antérieur, la jointure devient douloureuse, les mouvements sont gênés, la marche est difficile quand la tumeur blanche siège au membre inférieur et, au bout de peu de temps, on constate un gonflement diffus. Une arthrite subaiguë, apyrétique, torpide, mono-articulaire chez un citadin, un enfant, doit faire soupçonner l'existence d'une arthrite tuberculeuse, mais il n'y a encore aucun symptôme pathognomonique.

2° *Période, Arthrite exsudative* (*Arthromeningitis serosa des Allemands*). *Hydrops tuberculosus.* — Cette phase de la maladie n'existe pas toujours ou peut passer inaperçue. Elle est caractérisée par un épanchement plus ou moins abondant qui s'ajoute aux symptômes de l'arthrite congestive; le gonflement s'accroît, la souffrance plus vive gêne davantage les mouvements de la jointure; aussi l'impotence du membre augmente-t-elle sensiblement. Les mouvements sont très douloureux et, dans certains cas, l'arthralgie s'irradie plus ou moins loin; tel est l'exemple classique de la gonialgie dans la coxalgie. Il est possible, pour les articulations superficielles, de se rendre compte de l'épanchement intra-articulaire et la fluctuation est perceptible au genou, par exemple. Combien de prétendues hydarthroses ne sont autre chose que des tumeurs blanches à la période exsudative.

Depuis Bonnet, on a dit que les positions vicieuses du membre étaient dues à cet épanchement. Il est fort probable que celui-ci intervient pour une faible part dans leur production. Ces positions, quelquefois caractéristiques de certaines arthrites tuberculeuses, constituent des éléments très précieux de diagnostic. Tels sont entre autres l'adduction de la cuisse, l'ensellure et l'abaissement du pli fessier dans la coxalgie.

Pour nombre d'articulations, les positions vicieuses font défaut; Bell a soutenu avec quelque raison que les malades plaçaient leurs membres dans la position qui diminuait le plus l'intensité de leurs souffrances. C'est surtout la contracture musculaire d'origine réflexe qu'il faut incriminer. En général ce sont les groupes du segment supérieur qui se contracturent d'une façon permanente. Il en résulte assez rapidement des positions vicieuses inconscientes.

3° *Arthrite plastique. Fongonsités.* — L'irritation croissante déterminée par la présence du microbe transforme insensiblement l'arthrite congestive exsudative en arthrite fongueuse. Pour quelques auteurs, la tumeur blanche commence à ce moment seulement; en réalité, ce degré succède toujours aux précédents.

La formation du tissu de granulation se traduit par trois phénomènes nouveaux; les tissus ambiants sont plus empâtés, lardacés avec rougeur passagère ou persistante des téguments. De plus, on sent au niveau des culs-de-sac articulaires un empâtement tout spécial qui donne à la main une sensation de fausse fluctuation, de mollesse aisément perçue autour de la rotule, de chaque côté de l'olécrâne, etc. En troisième lieu, les muscles s'atrophient et le membre prend un aspect caractéristique. A l'extrémité d'un segment de membre amaigri, on observe un gonflement diffus qui correspond à l'article et va ensuite en diminuant sur le segment inférieur. Il y a, à cette période, des positions vicieuses pathognomoniques et qui atteignent leur maximum d'intensité parce que les ligaments ne sont pas encore détruits et que l'action des muscles dégénérés sclérosés exerce seule son action. Les saillies osseuses ne sont plus appréciables, les membres s'arrondissent au niveau de la partie malade qui prend la forme d'un fuseau, d'un gigot. Les troubles fonctionnels retentissent jusqu'aux extrémités: ainsi, dans la tumeur blanche du poignet, les doigts, immobilisés, s'effilent, les ongles s'allongent et les éminences musculaires de la paume s'atrophient peu à peu, il n'est plus question de mouvements spontanés; ceux que l'on cherche à communiquer provoquent des cris et l'unique préoccupation de ces malades est d'éviter avec une sollicitude caractéristique tout ce qui peut produire le moindre déplacement dans l'article et par suite la plus petite souffrance.

Pendant cette période, les lésions articulaires deviennent plus graves, plus étendues; les cartilages sont altérés, mais le chirurgien ne saura s'en rendre compte que par la sensation de frottement, de crépitation, de rugosités qu'on perçoit dans les mouvements de la jointure. En même temps, les fongosités se développent également à l'extérieur et tendent à envahir le tissu cellulaire. Aussi la synovite fongueuse des gaines tendineuses est-elle fréquente. Ce travail se fait avec une grande lenteur et cette période de la maladie dure des mois et des années; les fonctions de la partie sont absolument abolies, l'amaigrissement du membre augmente, l'état général, qui jusque-là était resté satisfaisant, périclite; il y a de légers mouvements fébriles le soir, et il n'est pas rare de voir apparaître d'autres foyers tuberculeux dans divers organes.

Quatrième période. Arthrite tuberculeuse suppurée. — Ordinairement les transitions entre les différentes périodes de la tumeur blanche ne sont pas nettement tranchées, et il est parfois bien difficile de savoir le moment où une arthrite tuberculeuse devient suppurée. Rien n'est plus commun, en effet, que de trouver dans une articulation remplie de fongosités une certaine quantité de matière puriforme formée par les détritus des bourgeons ramollis. Bonnet décrit cette variété sous le nom d'abcès froid des articulations. Elle se fait remarquer par sa marche lente, l'accumulation de pus caséeux dans la jointure distendue et dont toutes les parties molles sont épaissies.

Dans d'autres cas, l'arthrite purulente apparaît avec une soudaineté qui rappelle celle de l'arthrite traumatique. Les produits de la fonte et de la suppuration d'un foyer tuberculeux osseux, périostique ou périarticulaire, font alors subitement irruption dans l'articulation et y déterminent une arthrite à la fois réactionnelle et spécifique très intense.

A côté de ces deux variétés, il en est une troisième, probablement la plus fréquente, et dans laquelle la suppuration débute dans les parties molles. C'est par elle que nous commencerons l'exposé des symptômes de l'arthrite fongueuse suppurée.

Nous avons dit plus haut que les fongosités se formaient aussi bien en dehors qu'à l'intérieur de la synoviale; elles trouvent là du tissu cellulaire et adipeux qui subit avec rapidité la transformation caséeuse et devient le point de départ d'abcès périarticulaires, connus, depuis Gerdy, sous le nom d'*abcès circonvoisins*. On pourrait croire au premier abord qu'ils se montrent exclusivement dans la forme articulaire et plus rarement dans la tumeur blanche osseuse; en réalité, on les observe dans les deux variétés et certains tubercules osseux, situés près de la surface de l'os, produisent des périostites tuberculeuses qui sont l'origine d'abcès ossifluents. La dernière période de ces abcès s'accompagne d'un petit mouvement fébrile, de rougeur du tégument. Incisés ou ouverts spontanément, il s'en écoule du pus tuberculeux. Les symptômes s'amendent alors pour quelque temps; la suppuration, assez abondante les premiers jours, diminue peu à peu, devient ténue, séreuse; il persiste une fistule dont l'orifice est pigmenté, bleuâtre, parfois saillant sous la forme d'un bourgeon fongueux. D'autres abcès apparaissent successivement en différents points, avec le même cortège de symptômes. Pendant ce temps, les lésions intra-articulaires font des progrès; les fongosités synoviales s'unissent aux fongosités osseuses qui remplacent les cartilages détruits; celles-ci deviennent tuberculeuses et les produits purulents et caséeux remplissent l'articulation. Il est rare que la capsule articulaire résiste bien longtemps, car elle est ramollie, infiltrée de tubercules, et son contenu se fait jour dans un abcès circonvoisin, ou bien détermine la formation d'un phlegmon qui se vide à l'extérieur après ulcération des téguments. Dès que l'articulation communique avec l'extérieur, la fièvre s'allume, toujours plus marquée le soir; elle est proportionnelle à l'importance de l'articulation malade, tombe habituellement au bout d'une semaine pour reparaître le soir d'une manière continue, avec des exacerbations à chaque nouvel abcès.

Les choses se passent différemment dans les cas d'ouverture d'un foyer tuberculeux circonscrit dans une articulation qui, jusque-là, n'était le siège que d'une arthrite subaiguë de voisinage; il survient une fièvre intense, le gonflement est très considérable, les douleurs sont excessives, le moindre mouvement fait pousser des cris au malade; les culs-de-sac articulaires sont distendus par l'épanchement, et on pourrait se croire en présence d'une arthrite suppurée inflammatoire, si les antécédents n'éveillaient les soupçons. C'est dans ces cas graves que le pus rompt la capsule, fuse dans les tissus ambiants, produisant de véritables phlegmons remplis d'un pus roussâtre très abondant dans lequel, comme marque distinctive de son origine, flottent des grumeaux caséeux.

Quelle que soit la façon dont la suppuration de l'articulation s'effectue, elle a une tendance à peu près générale à persister, et la période de la *carie articulaire* commence. Cette expression est très exacte parce qu'en effet l'article altéré peut être comparé à un foyer de carie. Tous les symptômes des périodes précédentes persistent et s'accentuent; le membre s'atrophie de plus en plus; la peau, qui porte ordinairement la trace des nombreux topiques, des pointes de feu, est percée çà et là par les orifices fistuleux; sa couleur est brunâtre. Les saillies osseuses ne sont pas reconnaissables, les muscles sont dégénérés et contracturés; l'articulation présente alors, par suite du relâchement des ligaments, de leur destruction ou de l'usure des têtes osseuses, des mouvements anormaux. De là, les subluxations comme à la hanche et au genou.

Un stylet introduit dans une articulation malade arrive sur des surfaces cariées, sur des têtes articulaires dénudées. A mesure que ces altérations progressent vers les os et les parties molles, l'état général devient plus mauvais, les fonctions digestives languissent, les sueurs, la diarrhée apparaissent et l'on constate trop souvent l'existence de tubercules pulmonaires.

Terminaisons. — Pour faciliter l'exposition, nous avons supposé que la tumeur blanche passait successivement par toutes les périodes et aboutissait à la carie articulaire. Si telle est souvent l'évolution de l'affection, il ne faut pas oublier que le processus diffère parfois. En effet, l'agent tuberculeux jouit de cette curieuse propriété de perdre sa virulence à une période quelconque de la maladie. Ce fait a été constaté pour les os; on a vu des foyers de tuberculose osseuse rester indéfiniment indolents, indifférents, ou se résorber. La même marche se rencontre aussi dans la tuberculose articulaire; la résolution est possible à toutes les périodes qui précèdent la suppuration. C'est là un point qui paraît démontré cliniquement; l'articulation revient bien rarement à son état primitif, surtout si l'affection dure depuis de longs mois. Il persiste des raideurs articulaires, fréquemment la guérison n'est obtenue qu'au prix d'une ankylose vraie ou fausse.

La guérison reste encore possible après la suppuration, si celle-ci a été limitée; alors les produits caséeux, les petits séquestres sont éliminés au dehors, des bourgeons charnus de bonne nature remplacent les fongosités tuberculeuses. Nous avons fait l'autopsie d'anciennes tumeurs blanches suppurées, guéries, qui présentaient des déformations assez marquées des têtes articulaires; dans quelques cas, il se reforme une nouvelle articulation toujours imparfaite. Cette terminaison heureuse s'observe plus communément dans les petites articulations que dans les grandes, chez les individus robustes que chez ceux dont l'état général paraît peu satisfaisant.

La tumeur blanche, affection essentiellement chronique, évolue en un ou deux ans, le plus souvent davantage, mais il y a des cas à marche plus rapide. Quand la suppuration devient chronique, la terminaison est presque constamment fatale si le chirurgien n'intervient pas en temps opportun. Trop souvent la tuberculose se généralise; localement elle ne reste pas circonscrite, devient diffuse et envahit les os devenus graisseux; puis la toux survient, accompagnée de sueurs nocturnes, de fièvre vespérale et d'expectoration purulente, en un mot le malade devient phtisique. Parfois des manifestations tuberculeuses secondaires, entre autres la néphrite, apparaissent; ces foyers multiples accélèrent le dénouement qui arrive tantôt par le fait de l'épuisement, tantôt à la suite de la granulie aiguë. Les individus atteints de tumeurs blanches des grandes articulations, la hanche, le genou, meurent encore dans le marasme; le membre malade devient œdématié et l'on trouve à l'autopsie des thromboses étendues, le foie gras ou amyloïde, les reins altérés.

Diagnostic. — L'arthrite tuberculeuse se reconnaît difficilement dans les premières périodes de la maladie, très facilement dans les dernières. En effet, tant que les fongosités ne sont pas bien manifestes, il est possible de confondre la maladie avec une hydarthrose, une synovite chronique rhumatismale ou autre, une arthrite sèche, et même une synovite fongueuse des gaines tendineuses. Dans l'hydarthrose, moins douloureuse que la tumeur blanche à son début, l'épanchement articulaire est plus abondant, la fluctuation beaucoup plus nette et l'on ne perçoit pas les fongosités mollasses de l'arthrite tuberculeuse; la pression, localisée sur les os, ne détermine point de douleur.

Le diagnostic de la tumeur blanche des articulations profondément situées est souvent hérissé de difficultés; cependant, grâce à l'ensemble des symptômes, on peut arriver à un certain degré de certitude. La position vicieuse des membres, les modifications des plis articulaires, la contracture et l'atrophie des muscles, l'atrophie du membre, l'état général des sujets, sont des signes qui permettent de préciser un diagnostic.

La synovite tuberculeuse des gaines tendineuses constitue une affection parfois difficile à distinguer de l'hydarthrose rhumatismale et de la tumeur blanche; ce fait s'explique aisément si on se rappelle que les fongosités ont tendance à se propager aux gaines voisines. L'évolution inverse semble rare, au moins dans les premières périodes; on a noté l'intégrité persistante des articulations phalangiennes dans la synovite fongueuse des fléchisseurs.

Le rhumatisme chronique, souvent poly-articulaire, s'accompagne de déformations spéciales (nouures); l'arthrite sèche ne présente pas de fongosités; l'impotence fonctionnelle et le gonflement ne sont pas aussi marqués que dans l'arthrite tuberculeuse.

On ne saurait confondre une arthrite tuberculeuse avec une tumeur développée dans la tête d'un os. En effet, les ostéo-sarcomes périostiques ou centraux n'envahissent pas fréquemment les articulations, et le gonflement croissant lève bientôt tous les doutes. Enfin il faut tenir un grand compte de l'âge des sujets, la tumeur blanche étant, comme on le sait, l'apanage de l'enfance et de l'adolescence.

En résumé, la douleur avec ses caractères énoncés plus haut, la gêne fonctionnelle, l'immobilisation de la jointure dans une position souvent vicieuse, la contracture et l'atrophie des muscles, la présence de fongosités mollasses, le gonflement limité des parties molles et des têtes articulaires, l'absence de fièvre, du moins au début, constituent un ensemble de symptômes assez caractéristiques pour qu'avec un peu d'attention on puisse présumer l'existence d'une arthrite tuberculeuse. Dès qu'il se forme des abcès circonvoisins donnant issue à un pus grumeleux, toute hésitation devient impossible. La mobilité anormale, les luxations pathologiques, la fièvre, les sueurs nocturnes, la toux, la diarrhée indiquent la dernière période de la maladie.

Il serait d'une extrême importance de pouvoir déterminer avec une certaine précision la forme de l'arthrite tuberculeuse. Est-elle exclusivement articulaire, est-elle d'origine osseuse? Dans quelques cas, la distinction ne paraît pas très difficile parce qu'on peut, avec une connaissance suffisante de l'anatomie pathologique, suivre l'évolution des tubercules. Ainsi un tubercule épiphysaire superficiel détermine une périostite qui suppure; l'articulation reste longtemps indemne, mais à un moment, par suite des progrès du tubercule, il se développe une arthrite fongueuse; le chirurgien, jusqu'à ces dernières années, assistait, sans bien comprendre, aux progrès de la lésion, et il constatait l'aggravation insensible des phénomènes articulaires; la tumeur blanche dans ces cas survient secondairement.

D'autres fois, une violente douleur, sourde, contusive, persistante au niveau d'une épiphyse, sans que l'articulation offre des altérations en rapport avec l'intensité des signes subjectifs, doit faire penser à un tubercule osseux, mais la certitude est presque impossible. L'origine primitivement articulaire de la tumeur blanche paraît relativement rare; telle est du moins l'opinion de Volkmann, Lannelongue, Kœnig, Kiener et Poulet; les fongosités apparaissent alors plus vite, les positions vicieuses sont plus précoces.

D. — PRONOSTIC ET TRAITEMENT

Pronostic. — L'existence d'un foyer tuberculeux même localisé est toujours une circonstance grave : 1° parce qu'il détermine des lésions articulaires profondes qui ne guérissent souvent que par ankylose ou par la perte du membre; 2° parce qu'il expose à la généralisation dans d'autres organes ou à la granulie. Cependant il faut faire des réserves, car si la tumeur blanche constitue une manifestation primitive de la tuberculose, elle est susceptible de guérison, soit que le germe tuberculeux perde sa virulence, soit que ces produits nécrotiques soient éliminés au dehors, et qu'une inflammation réactionnelle curative survienne.

A cet égard, un traitement judicieux, l'intégrité de l'état général modifient sensiblement le pronostic. Il en de même du siège du mal, et l'on peut dire que la gravité des tumeurs blanches semble proportionnelle à l'importance de l'articulation. On ne saurait, en effet, comparer à ce point de vue une coxalgie à une arthrite tuberculeuse d'une petite jointure; la première se termine bien souvent par la mort, la seconde jamais ou bien rarement.

Traitement. — 1° *Indications.* — Les recherches contemporaines sur la nature et l'évolution de l'ostéo-arthrite tuberculeuse ont quelque peu modifié la thérapeutique de cette affection; d'autre part l'inocuité mieux assurée de l'intervention chirurgicale, les résultats satisfaisants fournis par les résections sous-périostées, ont rendu les chirurgiens plus hardis. Avant d'exposer, suivant les diverses périodes de la maladie, les moyens thérapeutiques ordinaires, il sera utile de passer en revue les indications générales qui doivent servir de guide au praticien.

Tout ce que nous savons de l'arthrite tuberculeuse tend à démontrer que c'est une lésion spécifique, une manifestation localisée, primitive ou secondaire de la tuberculose. On conçoit l'importance de cette distinction; l'affection a d'autant moins de chance de guérison que quelque viscère est déjà malade, et que son traitement n'exerce qu'une action indirecte sur les progrès de la lésion concomitante dont elle émane. Dans le cas où la tumeur blanche constitue la première manifestation de la maladie, ce qui n'est pas rare, il est de la plus haute importance d'éteindre ce foyer local, d'empêcher son extension et la propagation à des organes qui sont en dehors de notre action thérapeutique.

D'après Kœnig, sur 66 autopsies de tuberculeux morts de tumeurs blanches, un cinquième n'avait qu'une tuberculose locale, sans généralisation viscérale.

Mais cette affection peut-elle guérir spontanément? Tout le monde l'admet; s'il n'en était point ainsi, les moyens palliatifs qui jouissent d'une réputation incontestable n'auraient pas leur raison d'être; il faudrait de prime abord détruire le foyer, l'enlever et même sacrifier le membre malade, pour être plus sûr de ne laisser aucune trace des germes tuberculeux. Il est donc rationnel de commencer le traitement par les remèdes simples, locaux et généraux; grâce à eux les germes cantonnés ne se diffusent pas, ils perdent même leur pouvoir virulent. Il n'y a pas d'autre façon de concevoir la guérison spontanée.

Si, pour des raisons encore peu connues, l'arthrite tuberculeuse passe à la suppuration, faudra-t-il abandonner les tentatives de conservation et intervenir par des opérations partielles ou plus radicales? Ici également l'expérience a appris que certaines tumeurs blanches suppurées guérissent, avec ankylose il est vrai; les produits tuberculeux circonscrits sont éliminés, une inflammation réactionnelle de bonne nature succède aux fongosités spécifiques. Donc il y a encore lieu de tenter en pareil cas la conservation; nous verrons bientôt dans quelles conditions.

Enfin, si, malgré cette sage temporisation, les abcès péri-articulaires ou en communication avec l'articulation deviennent fistuleux, si, au lieu de s'amender, les lésions locales s'étendent ou deviennent plus profondes, si l'état général périclite, l'hésitation ne nous paraît plus permise parce que : 1° les chances de guérison spontanée sont très problématiques, tandis que les dangers de la généralisation et surtout de la phtisie pulmonaire deviennent imminents; 2° à mesure que la santé décline, la résistance des tissus à la diffusion des germes tuberculeux diminue; 3° les fonctions de la partie sont si compromises, qu'en admettant l'éventualité d'une guérison, le membre devient inutile et même une charge pour le malade. Pour toutes ces raisons, il y a lieu d'intervenir soit par la résection, soit par l'amputation dans les ostéo-arthrites tuberculeuses suppurées Peu d'affections réclament plus de sagacité et de tact chirurgical dans le choix judicieux du traitement à instituer, et il n'est pas possible, dans un traité didactique, de donner des règles applicables à tous les cas particuliers. Les idées que nous venons d'exposer, font la base de la thérapeutique française depuis un demi-siècle, elles suffiront pour éviter les écueils d'une temporisation surannée comme d'une intervention trop radicale.

1° *Traitement général.* — L'état général a une si grande importance sur la marche de la tumeur blanche que nous insisterons tout d'abord sur les moyens qui permettent de l'améliorer ou de le soutenir. Il existe en effet une corrélation intime entre l'organisme et l'agent tuberculeux, entre le tubercule et l'inflammation comme Kuhn et surtout Kiener l'ont bien montré. Tant que la santé générale est bonne, le tubercule demeure circonscrit, ne provoque pas d'inflammation, peut même rester indifférent; dès que, pour des causes multiples, la résistance de l'organisme diminue, le tubercule devient diffus, se propage, lève mieux en quelque sorte dans un terrain plus favorable et en même temps provoque la suppuration. Pour réaliser cette intégrité de la santé, il faut soustraire les malades au milieu où ils ont été contaminés, les placer dans les conditions de la meilleure hygiène. Le séjour à la campagne, l'air de la mer peuvent, s'il n'est pas trop tard, si les lésions sont encore compatibles avec une réparation, rendre au moins autant de services que les topiques les plus recommandables. A ces moyens généraux, souvent difficiles à réaliser, s'ajouteront l'administration des toniques et des reconstituants, l'iodoforme, l'huile de morue, la créosote, le quinquina, le vin, l'iodure de fer, etc.

Traitement local. Première et deuxième périodes. — La première indication, en présence d'une articulation atteinte de tumeur blanche, consiste à prescrire le repos absolu et à immobiliser la jointure dans une bonne position. Des appareils appropriés, silicatés, plâtrés, amovibles ou inamovibles, des gouttières bien matelassées permettront de remplir cette première indication; cette seule précaution suffit pour diminuer la souffrance et procurer au malade une amélioration réelle. Mais le plus souvent le médecin ne voit pas le mal dès le début et c'est seulement quand le gonflement devient assez marqué, la contracture musculaire manifeste, la douleur intense et persistante, les membres vicieusement placés qu'il peut intervenir. On a déjà essayé les topiques vulgaires, la teinture d'iode, le coton iodé, les vésicatoires, les pointes de feu, les pommades belladonée, mercurielle, les liniments de tous genres. Alors, si la douleur est très vive, spontanée ou provoquée, la meilleure conduite sera de pratiquer le redressement du membre et de l'immobiliser ensuite dans un appareil convenable. Examinons par quels procédés ce but sera atteint.

Il y a deux façons de redresser un membre qui s'est immobilisé au début de la tumeur blanche dans une fausse position : 1° le redressement brusque conseillé par Bonnet, assez généralement employé; 2° la *distraction's methode* ou extension continue à l'aide de poids qui arrive lentement au même résultat en exerçant une traction continue sur le segment inférieur du membre.

Le redressement brusque consiste, après anesthésie, à changer la position du membre en employant à cet effet la force nécessaire, pour le placer dans l'extension ou la flexion suivant l'articulation dont il s'agit. Au membre inférieur l'extension doit être recherchée ; la demi-flexion est préférable au membre supérieur. La réaction qui suit ces tentatives est quelquefois très vive, mais habituellement, au bout de quelques jours, il se produit au contraire un soulagement notable qu'on a cherché à expliquer de bien des manières ; les uns pensent que les surfaces osseuses malades ne sont plus en contact, d'autres que la contracture musculaire vaincue diminue la pression intérieure de la jointure. Cette dernière interprétation est assurément préférable à la première parce qu'au début de la tumeur blanche les lésions osseuses sont encore peu marquées.

Le redressement lent et graduel s'exécute également avec les mains seules; mais c'est une méthode qui exige plusieurs séances, douloureuse pour le malade, et l'on court le risque de perdre le bénéfice des tentatives antérieures par le fait de la réaction inflammatoire qui suit chaque tentative; aussi donnerons-nous la préférence à l'extension continue. Recommandée par SAUVAGE (de Caen) (1835), pratiquée par MAYOR, la *distraction's methode* a été préconisée en Amérique sous le nom de *méthode américaine*. En Allemagne, elle a été vulgarisée par VOLKMANN, CZERNY; tandis que les Américains cherchaient à faire marcher les malades immédiatement après, VOLKMANN prescrivait le repos au lit. Il recommande cette méthode dans les cas de douleurs vives, de positions vicieuses. BŒCKEL, l'un des premiers, a vulgarisé ce traitement en France (1872) ; REYHER conseille de n'employer qu'une traction modérée dans les tumeurs blanches fongueuses sans suppuration et sans lésion des cartilages. Nous pensons, avec MONOD, que le bénéfice que procure l'extension continue résulte de la suppression de l'action musculaire. Appliquée dans les cas chroniques, elle constitue seulement l'un des procédés de la grande méthode de redressement lent. On la pratique en faisant l'extension avec des appareils variés ; les plus simples sont les meilleurs, et nous recommanderons les bandelettes de sparadrap collées sur le membre, réunies à un lien passant dans la gorge d'une poulie fixe et à l'extrémité duquel on adapte des poids (10 à 14 livres pour un adulte, 6 à 10 pour un enfant). La contre-extension est faite au moyen de lacs ou par le seul poids du corps; l'appareil est laissé en permanence.

Qu'on ait eu recours au redressement brusque ou lent, il convient d'immobiliser la jointure, après avoir placé au niveau de l'articulation les topiques qui sont généralement essayés en pareil cas et sur lesquels nous reviendrons dans un instant. Tous les appareils à immobilisation sont également bons ; mais ceux qui permettent en même temps de surveiller la partie et de juger la marche du mal méritent la préférence. Il faut d'ailleurs tenir compte de la région malade, car il y a des articulations dont l'immobilisation dans une position déterminée est impossible et c'est une des raisons qui établissent, dans la coxalgie par exemple, la supériorité de la *distraction's methode* sur l'appareil inamovible après redressement brusque. En même temps que l'immobilisation, on se trouve souvent bien de la compression exercée au moyen de l'ouate (pansements de A. GUÉRIN). Beaucoup de chirurgiens vantent les bons effets de cette compression jointe à l'immobilité, et nous la croyons plus efficace que la compression élastique et l'ischémie essayées par COHN (de Berlin) en 1877, avec l'appareil d'Esmarch.

Les topiques les plus variés ont été employés dans les premières périodes de la maladie, il faut l'avouer, sans résultats bien satisfaisants dans la plupart des cas. On comprend que les sangsues et les ventouses soient contre-indiquées dans une maladie qui n'est pas inflammatoire, et leur emploi n'est même pas justifié, s'il y a une poussée aiguë. Le froid, la glace, les compresses froides conseillées par Bonnet sont justement délaissées; il n'en est pas de même des vésicatoires, dont on a peut-être un peu trop usé, depuis Velpeau, et qui rendront des services lorsqu'il y a de l'épanchement. Les badigeonnages à la teinture d'iode, les frictions stibiées sont des adjuvants de l'immobilisation et de l'extension continue. On leur préfère souvent, dans le but de calmer les douleurs, les fomentations chaudes, les liniments calmants, la pommade mercurielle belladonée (L. Championnière), etc.

Ces prétendus remèdes spécifiques agissent en produisant une compression méthodique et une révulsion. Tel est, entre autres, le traitement de Scott, remis en honneur par Suchard, dans lequel l'alcool camphré, l'onguent mercuriel et la compression exacte avec des lanières de peau sont combinés. Marc Sée, Cazin, Poirier en auraient constaté les bons effets, même dans les tumeurs blanches suppurées.

Avant de terminer ce qui est relatif au traitement des premières périodes, nous ajouterons qu'il faut laisser les appareils ou l'extension continue tant que l'articulation est douloureuse; les inconvénients résultant d'un séjour prolongé pendant plusieurs mois dans les appareils sont bien moindres que les chances de récidive après leur ablation prématurée.

2° *Traitement de l'arthrite tuberculeuse à la période des fongosités.*— Quand l'arthrite est devenue fongueuse, il n'y a pas lieu de supprimer la thérapeutique précédente. L'immobilité dans une bonne position est la règle, mais il y a un certain nombre de moyens de traitement s'adressant plus spécialement aux fongosités; la compression est excellente, la cautérisation ponctuée ou transcurrente constitue également une ressource vulgaire; Terrier s'en déclare peu partisan et le bénéfice de la cautérisation ne compense pas toujours la douleur que le malade éprouve. A côté de cette méthode, doit être placée la cautérisation ignée prolongée, appliquée pendant une demi-heure, à la manière des vétérinaires (Th. Anger); il faut ranger parmi les mêmes moyens le chauffage articulaire d'après la méthode de Verneuil et Clado.

Bien autrement utile est l'ignipuncture, préconisée par Richet, que l'on applique profondément au moyen d'un cautère à boule; non seulement elle est rationnelle, mais encore elle produit d'excellents effets, à la condition qu'elle ne soit pas employée d'une main timide. En effet, l'ignipuncture, pour être efficace, doit produire une destruction des tissus et une inflammation réactionnelle assez vive pour modifier le processus tuberculeux et faire succéder un processus de bon aloi à la prolifération bâtarde de la fongosité tuberculeuse.

Injections. — En 1879, Le Fort a recommandé, à la Société de chirurgie, un moyen de traitement des fongosités qui consiste à injecter dans l'articulation fongueuse huit à seize gouttes d'une solution de sulfate de zinc au dixième additionnée de trois fois son volume d'alcool pur; sa communication était appuyée sur un cas remarquable de guérison. Les injections intra-articulaires avaient déjà été appliquées antérieurement et Hueter les recommande comme un remède souverain; il se sert d'injections phéniquées qu'il pousse daus les fongosités, dans l'articulation et aussi dans le tissu parasynovial. L'opération doit être lente, 1 ou 2 grammes d'une solution à 2 p.100 suffisent; la solution à 3 p. 100 est préférée par HUETER dans les arthrites graves; quelques auteurs ont essayé des solutions beaucoup plus fortes, puisque FRANZOLINI a pu se servir d'une solution phéniquée de 35 à 50 p. 100; mais elles ne sont pas recommandables. Signalons encore les injections éthérées d'iodoforme.

Tout autre est la méthode des injections de chlorure de zinc, préconisée par LANNELONGUE sous le nom de *méthode sclérogène*. La solution de chlorure de zinc (au 1/10) n'est pas injectée dans la cavité articulaire, mais à la périphérie des fongosités et profondément au-dessous d'elles. En agissant de la sorte, le chirurgien se propose de scléroser et d'étouffer par un tissu cicatriciel la base d'implantation des fongosités, qui, privées de vaisseaux, s'atrophient et se flétrissent. Malgré les résultats encourageants publiés par LANNELONGUE, il convient d'attendre avant de se prononcer définitivement sur la valeur définitive du procédé.

Arthrectomie. — Y a-t-il lieu de faire l'*arthrectomie* dans les arthrites chroniques non suppurées? C'est là une question très difficile à résoudre d'une façon générale. Autrefois la réponse n'eût pas été douteuse et on eût préféré l'abstention avec ses chances éloignées à une intervention trop souvent meurtrière. Tel n'est plus le cas aujourd'hui, grâce aux perfectionnements des méthodes opératoires et des pansements nouveaux. Des chirurgiens ont ouvert des articulations, gratté, excisé les fongosités, nettoyé les surfaces articulaires et ont réussi à guérir leurs malades. Ces essais encore timides ne sont autorisés que dans certaines circonstances déterminées, suivant le milieu où l'on opère, le siège du mal et la nature du terrain. Il y a des jointures pour lesquelles la temporisation paraît très fâcheuse, car elle ôte toute chance de succès aux opérations. Ce n'est pas quand toute la cavité cotyloïde a été perforée, usée, quand toute la hanche est suppurée, détruite, quand il existe des abcès circonvoisins qu'on peut espérer enlever le mal. Il en est de même pour l'épaule et comme le chirurgien n'a pas la ressource d'amputer plus haut, il devient nécessaire d'intervenir de bonne heure. L'arthrite tuberculeuse d'une petite jointure doit être traitée par le curage précoce, car il est possible d'en conserver la fonction et d'obtenir sans grands dangers d'excellents résultats. Enfin, il y a lieu de tenir compte du terrain ; chez un individu robuste, dont la tumeur blanche est une manifestation localisée, primitive, de la tuberculose, les conditions sont meilleures. Nous partageons donc, avec les réserves qui précèdent, les idées de VOLKMANN, de KŒNIG ; nous sommes partisans de l'intervention antiseptique, du curage des arthrites fongueuses avant la suppuration, surtout pour les articulations de l'épaule et de la hanche.

Cette arthrectomie, ou *synovectomie*, ne convient guère lorsque les os sont atteints. Dans ces cas, qui sont de beaucoup les plus nombreux, il convient de faire la résection typique ou atypique des extrémités articulaires. C'est la seule chance de prévenir la récidive. Toutefois, chez les enfants, que la résection prive de leur cartilage épiphysaire, il convient d'user rarement de la résection vraie, et de reculer à leurs dernières limites les indications de l'arthrectomie.

3° *Traitement de la tumeur blanche suppurée.*—Quelle sera la conduite du chirurgien lorsque les tumeurs blanches commencent à suppurer? Dans l'ancienne méthode, la thérapeutique était presque exclusivement symptomatique : après avoir ouvert et drainé les abcès circonvoisins, on ponctionnait les articulations à mesure que le pus s'y accumulait. Bref, les chirurgiens, sans se départir des moyens mis en usage dans les périodes antérieures, l'immobilisation, la compression, l'extension, les topiques, reculaient leur thérapeutique à mesure que la maladie faisait des progrès ; c'était en quelque sorte l'expectation armée en chirurgie. L'inefficacité reconnue d'une telle pratique et l'évolution des idées modernes ont engagé les praticiens dans une voie nouvelle, féconde en résultats. C'est surtout l'école allemande qui s'est primitivement mise à la tête du mouvement.

On a d'abord conseillé de faire des injections dans l'arthrite tuberculeuse suppurée ; les injections de teinture d'iode ont joui d'une certaine faveur ; Bonnet, Velpeau, Sédillot y eurent recours après l'ouverture de l'articulation. Aujourd'hui tout le monde leur préfère les injections phéniquées, iodoformées, dont les vertus antiphlogistiques et modificatrices sont vantées par Hueter. A cet effet, le chirurgien pratique d'abord la ponction de l'articulation, évacue le pus avec grand soin et le remplace par une solution phéniquée à 2 ou 3 p. 100 dont il introduit 3 ou 4 grammes, ou par des lavages phéniqués retirés ensuite. Il est expressément recommandé de ne pas injecter l'acide phénique avant l'évacuation du liquide. Le Fort a préconisé, depuis, l'emploi de la solution de sulfate de zinc, comme nous l'avons indiqué en parlant des fongosités. Les résultats fournis par ces moyens de traitement ne sont pas assez sûrs pour qu'on puisse les recommander à l'exclusion les uns des autres. Nous donnerons toutefois la préférence aux injections éthérées d'iodoforme.

La guérison après suppuration et ouverture de l'articulation est encore possible, bien que cette terminaison soit rare. Si le chirurgien appelé à donner ses soins à un malade ne croit pas devoir intervenir, si le patient refuse une opération ou qu'elle soit peu praticable (coxalgie par exemple), il faut soutenir les forces du malade et recourir aux pansements modificateurs, à l'extension continue, pour éviter les luxations pathologiques.

L'intervention chirurgicale comprend plusieurs opérations qui sont : 1° le curage de l'articulation ; 2° la résection ; 3° l'amputation. Chacune d'elles a des indications particulières que nous exposerons succinctement. Il faut remarquer tout d'abord qu'il est très difficile de poser des règles générales applicables à toutes les articulations, et ce n'est qu'en traitant de la pathologie des régions que nous pourrons donner les indications spéciales à chacune d'elles.

On ne devra jamais intervenir qu'autant que les moyens plus simples auront échoué et que l'arthrite ne paraît pas s'améliorer par le repos, l'immobilisation, l'extension, l'ignipuncture, les injections antiphlogistiques, le traitement général, etc.

L'existence de tubercules dans d'autres organes et même dans le poumon n'est pas considérée par beaucoup de chirurgiens comme une contre-indication absolue, à la condition cependant que ces lésions ne soient pas très avancées. Si certains auteurs ont conseillé de débarrasser les phtisiques d'un foyer de suppuration qui contribue à leur épuisement, l'expérience a montré que les opérations activent, dans quelques circonstances, la marche de la phtisie pulmonaire.

Selon l'état des parties molles et le degré d'altération des os, l'intervention chirurgicale variera. Il est, en effet, évident qu'un grattage, qui peut suffire dans les cas de tuberculose primitivement articulaire avec lésion superficielle des os, n'aura plus sa raison d'être quand les parties molles lardacées sont infiltrées de tubercules et présentent des abcès et des fistules multiples. En pareil cas, la résection elle-même devient insuffisante parce qu'elle aboutit à une opération incomplète qui peut réussir quelquefois, mais qui trop souvent ne guérit pas radicalement l'affection.

C'est surtout dans les arthrites tuberculeuses d'origine osseuse que le chirurgien devra discuter avec le plus grand soin la nature des opérations à pratiquer. Ici les interventions partielles sont susceptibles de donner d'excellents résultats si le tubercule de l'os est circonscrit et chronique, s'il y a un séquestre mobile ou libre dans l'articulation, si l'état général est satisfaisant. Suivant les circonstances, l'on devra donner la préférence au curage et à la résection. Dans le cas où le tubercule osseux est diffus, infiltré, les deux épiphyses sont d'ordinaire malades en même temps et à une assez grande profondeur; les parties molles périphériques sont très altérées, l'état général est mauvais, et une opération partielle, dans de semblables conditions, a peu de chances de succès; il faut alors sacrifier partie ou totalité du membre.

Quant à l'époque à laquelle il convient d'intervenir, elle est diversement appréciée; tandis que les uns, attendent qu'il y ait de la fièvre, un commencement d'hecticité en quelque sorte, d'autres, comme VELPEAU, les Allemands, les Anglais, les Américains, conseillent d'intervenir de bonne heure, et grâce à cela, ils ont obtenu des résultats satisfaisants. La temporisation, possible jusqu'à la période de suppuration, n'a plus sa raison d'être lorsque l'arthrite est suppurée et que les premiers essais de conservation échouent. Si quelques chirurgiens trop entreprenants ou trop enthousiastes ont dépassé le but, il ne faut pas, pour ce motif, rejeter une méthode qui s'impose aujourd'hui.

1° *Curage et grattage.* — Ces opérations, conseillées par VOLKMANN, par LETIÉVANT (abrasion intra-articulaire), sont relativement simples; elles consistent à enlever avec une cuillère tranchante, et en s'entourant de toutes les précautions de la méthode antiseptique, les fongosités articulaires et les trajets fistuleux. On opère comme pour les abcès froids; mais il est nécessaire d'ouvrir largement l'articulation; l'arthrotomie suffit si les os sont seulement recouverts de fongosités tuberculeuses, ce dont on s'assure en inspectant les parties après avoir fait les incisions comme pour une résection. Les parties grattées sont lavées ensuite avec une solution phéniquée forte ou de chlorure de zinc. On a beaucoup employé l'iodoforme dans ces dernières années en Allemagne, et malgré quelques accidents dus à l'abus du médicament, on est en droit de le considérer comme un excellent antiseptique et presque comme un spécifique local de la tuberculose (5 à 10 grammes dans une jointure). Après l'opération il faut drainer la cavité et placer l'articulation dans une position convenable pour faciliter l'ankylose.

2° La *résection*, beaucoup plus ancienne que l'opération précédente, vantée par VOLKMANN, KŒNIG et la plupart des Allemands, a été surtout préconisée en France par OLLIER ; elle est particulièrement indiquée quand le tubercule débute par l'os et que les lésions sont assez bien circonscrites ; elle permet d'enlever les foyers et de ruginer les parties molles contaminées. Le chirurgien peut, d'après l'intégrité des parties molles et de l'état général, d'après l'exploration à l'aide du stylet, apprécier l'étendue des désordres et juger de l'opportunité de la résection de l'une ou de plusieurs têtes articulaires. La conservation du périoste nous semble dangereuse en pareille circonstance, parce qu'il est presque toujours tuberculeux. De même on doit, avant d'enlever l'os, examiner avec grand soin son degré d'altération, car il est inutile de réséquer une épiphyse qui est seulement recouverte de fongosités, et sous le prétexte de conserver l'attache d'un tendon il ne faut pas laisser la moitié d'un tubercule osseux. Le chirurgien ne fera une bonne opération qu'autant qu'il sera familiarisé avec les différents aspects de l'arthrite tuberculeuse. Comme dit KŒNIG, l'opérateur pendant la résection fait l'autopsie locale. Quelquefois, il suffit d'enlever un petit séquestre qui entretient une ou deux fistules et de curer le foyer pour guérir une arthrite tuberculeuse qui persisterait indéfiniment et entraînerait même l'amputation.

KŒNIG, l'un des partisans les plus convaincus de la résection dans l'arthrite tuberculeuse, a réuni 117 résections ; 89 pour le membre inférieur, 28 pour le supérieur. Sur ce nombre 25 opérés sont morts ; 18 n'ont pas été améliorés et 74 ont guéri au bout d'un temps variant de six mois à un an en moyenne. Ces résultats sont assez encourageants parce que cette statistique porte sur de grandes articulations. La terminaison par fistule n'est pas rare après la résection, ce qui tient à ce que des fongosités tuberculeuses échappent à l'action du chirurgien ; elles persistent pendant un certain temps, mais elles perdent le plus ordinairement leur puissance virulente. Quant à l'époque à laquelle il convient d'intervenir, elle varie suivant les circonstances ; plus le sujet est jeune, plus on est en droit d'attendre.

3° *Amputation.* — Les raisons qui doivent porter le chirurgien à amputer sont les suivantes : Toutes les fois que les parties molles sont très altérées, lardacées, décollées au loin par des clapiers tuberculeux, il faut sacrifier le membre. Lorsque la tuberculose articulaire devient diffuse et qu'elle exige de trop grands délabrements pour enlever les parties malades, l'amputation doit être préférée à la résection. Pour KŒNIG, la néphrite n'est pas une contre-indication de l'opération. L'état général lui-même devra être pris en sérieuse considération ; dès qu'il périclite, dès qu'il y a de la toux, que l'amaigrissement augmente, le chirurgien pèse avec soin les chances de résistance de l'organisme et juge s'il peut subvenir aux frais d'une réparation toujours longue après la résection. Enfin il n'est pas jusqu'à la position sociale du malade qui ne doive influencer dans une certaine mesure la conduite que suivra l'opérateur; pour l'ouvrier, l'amputation est souvent plus avantageuse qu'une résection. D'ailleurs les amputations pour arthrites tuberculeuses guérissent habituellement bien et la santé générale ne tarde pas à s'améliorer, si les lésions tuberculeuses viscérales ne sont pas trop avancées.

Traitement de l'arthrite tuberculeuse terminée par guérison. — Nous avons à dessein laissé de côté tout ce qui concerne le traitement des tumeurs blanches non suppurées ou guéries par l'élimination des produits caséeux. Quand faut-il cesser l'immobilisation, l'extension continue? quand peut-on essayer de rétablir les fonctions de l'articulation? D'une façon générale il ne faut pas craindre, comme l'a montré VERNEUIL, de prolonger le traitement si l'on veut éviter des réveils fâcheux. L'immobilisation n'est pas la cause de l'ankylose, elle la subit et ne la crée pas; il faut donc persévérer pendant de longs jours, souvent plusieurs mois. Afin d'éviter l'atrophie des muscles toujours à craindre, les massages musculaires, l'électricité seront utiles quand on jugera que la période inflammatoire est passée. Pour les raideurs articulaires et l'ankylose, nous renvoyons aux chapitres spéciaux que nous leur consacrons.

§ 4. — Arthropathies syphilitiques.

Bibliographie. — RICORD, *Traité des maladies vénériennes*, 1838. — RICHET, *Mém. sur les tumeurs blanches*, *Mém. de l'Acad. de méd.*, 1853, t. XVII. — CROCQ, *Traité des tumeurs blanches*, 1853. — MELCHIOR ROBERT, *Traité des maladies vénériennes*, 1861, p. 700. — LANCEREAUX, *Mém. de la Soc. de chir.*, 1863, et *Traité de la syphilis*. — GÉRIN-ROSE, *Union médicale*, 1869, t. II, p. 780. — TAYLOR, *Amer. J. of Dermat. and Syphil.*, 1871. — FOURNIER, *Leçons sur la syphilis*, 1873. — VERNEUIL, *Gaz. hebd.*, 1873, p. 22. — DESPRÈS, *Traité de la syphilis*, 1878. — WEIL, *Diss. Inaug.*, Strasbourg, 1876. — CORNIL, *Leçons sur la syphilis*, 1879. — PANAS, COTTIN, GAUCHER, *France médicale*, 1879. — FOURNIER, *Syphilis chez la femme*, 1881. — SCHULLER, *Arch. de Langenbeck*, t. XXVIII, 1882, et *Deutsche Zeitsch. f. Chir.*, Bd. XV, u. XXIX, p. 98. — GUETERBOCK, *Arch. de Langenbeck*, t. XXXI, 1884. — GANGOLPHE, *Soc. anat.*, 1885. — LANDERER, *Arch. de Langenbeck*, t. XXX, p. 216. — LANNELONGUE, *Trib. méd.*, sept. 1887. — KIRMISSON, *Bull. méd.*, mai 1889, et *Leçons sur les mal. de l'appareil locomoteur*. — GOUYET, *Annal. de dermat.*, 1889.

Thèses de Paris. — 1875, CHABOUX, VAFFIER, DAUZAT, J. VOIN. — 1877, PLATEAU. — 1878, BOUILLY (Agrég.). — 1879, AUGAGNEUR. — 1881, TOUSSAIN, DUREUIL. — 1881-1882, LACAZE, MÉRICAMP. — 1883, RANGUEDAT, DEFONTAINE. — 1887, DANJOU.

1° ARTHROPATHIES DANS LA SYPHILIS ACQUISE

Le virus syphilitique, probablement parasitaire, détermine quelquefois des manifestations articulaires. Ici, comme dans les autres organes de l'économie, son action est assez lente, torpide, et il ne faut pas s'attendre à des arthrites à marche aiguë, nettement caractérisées. Les lésions, en effet, sont très peu inflammatoires, dans nombre de cas on ne constate que la douleur.

Ces arthropathies, connues des premiers médecins qui ont écrit sur la syphilis, Fracastor, Swediaur, Hunter entre autres, ont été étudiées plus récemment par Richet, Lancereaux, Fournier, Bouilly, Méricamp, Defontaine. Leur existence a cependant été mise en doute par des auteurs compétents comme Rollet, Ricord, Diday. On a surtout nié que la syphilis pût être l'origine de tumeurs blanches ; sans doute, ce nom est impropre et nous le réservons aux arthrites tuberculeuses, mais il existe des arthrites fongueuses syphilitiques désignées par Fournier sous le nom de pseudo-tumeurs blanches ; elles méritent une description spéciale.

Fournier, Voisin, Bouilly décrivent trois degrés dans l'athropathie syphilitique : 1° l'arthralgie ; 2° les fluxions articulaires subaiguës avec ou sans épanchement ; 3° les arthrites gommeuses. Tandis que l'arthralgie est précoce, le deuxième groupe correspond assez exactement à la période secondaire, le troisième à la période tertiaire.

1° **Arthralgie.** — Un seul symptôme caractérise cette affection articulaire : la douleur. Elle apparaît, d'après Fournier, dans l'intervalle qui sépare le chancre de la roséole. Cette douleur, mal caractérisée, vague, s'accroît par les mouvements, la pression ; il n'y a aucune tuméfaction, pas d'empâtement ni de rougeur, la fièvre fait ordinairement défaut. Les sièges de prédilection de l'arthralgie sont : les épaules, les genoux, les poignets. La douleur arthralgique se déclare souvent au réveil et diminue par l'exercice, phénomène que les malades traduisent, d'une façon pittoresque en disant que leurs jointures sont comme *rouillées*. L'arthralgie disparaît insensiblement sous l'influence du traitement; il est rare qu'elle laisse des craquements après elle. Fournier fait remarquer qu'il faut se garder de prendre pour de l'arthralgie les myosites, les ténosites, les périostites syphilitiques qui s'accompagnent également de douleurs. L'existence d'un chancre antérieur permettra toujours de poser un diagnostic ; sans cette donnée, il serait impossible d'affirmer la nature de la douleur.

2° **Arthrite secondaire.** — Fournier, Voisin, Defontaine décrivent séparément l'arthrite subaiguë et l'hydarthrose.

a. *L'arthrite subaiguë* consiste dans un mouvement fluxionnaire de la jointure qui ne dépasse pas le degré de l'arthrite congestive. Le plus souvent spontanée, quelquefois provoquée par un traumatisme, elle peut être mono-articulaire ou poly-articulaire; d'où le nom de rhumatisme syphilitique qu'on lui a donné.

L'articulation devient d'abord douloureuse pendant le repos ; tous les mouvements accroissent la souffrance, il y a toujours un gonflement léger sans changement de couleur de la peau. C'est seulement dans des cas exceptionnels, chez des femmes nerveuses, par exemple, que la tuméfaction se montre plus prononcée, la peau rouge, chaude et que l'on constate des symptômes généraux. Au bout de deux ou trois semaines, l'arthrite disparaît habituellement sans laisser de traces; il est rare qu'elle persiste et s'accompagne de lésions plus marquées des surfaces articulaires, amenant à leur suite des craquements et une gêne fonctionnelle.

Lorsque les antécédents syphilitiques sont nettement établis par les commémoratifs, la concomitance d'autres manifestations, le diagnostic de cette arthropathie ne présente pas de difficultés. Il n'en est pas de même dans les cas douteux, et on peut croire à un rhumatisme articulaire subaigu. Le traitement servira quelquefois à déceler la nature de la maladie.

b. *Hydarthrose.* — Les douleurs du début sont nulles dans l'hydarthrose syphilitique; l'épanchement facile à reconnaître, particulièrement au genou, son lieu d'élection, est moins abondant que dans l'hydarthrose rhumatismale d'après Plateau. De même l'affection a une durée plus courte (quinze à vingt jours) surtout sous l'influence du traitement spécifique.

3° **Arthrite gommeuse.** — L'arthrite gommeuse qui se montre ordinairement à la période tertiaire a été longtemps confondue avec les tumeurs blanches ou des hydarthroses. En réalité, cette affection a une grande analogie avec les tumeurs blanches d'où le nom de *pseudo-tumeurs blanches syphilitiques* que leur ont donné Fournier, Dureuil, Méricamp. L'opinion première remonte à Richet (1853); ce chirurgien a décrit une arthrite fongueuse syphilitique, variété rejetée par Panas qui la considère comme une hydarthrose. Desprès nia l'existence de la tumeur blanche spécifique, et émit l'opinion qu'il s'agissait de rhumatisme. Lancereaux, le premier, a eu la bonne fortune de faire l'autopsie d'une arthrite tertiaire du genou. Il a trouvé des dépôts pseudo-membraneux à la face interne des synoviales, des ulcérations des cartilages. Le ligament adipeux et les tissus fibreux capsulaires étaient transformés en une masse jaune grisâtre, élastique, d'apparence gommeuse. Lancereaux reconnut, dans ce tissu, la structure du tissu gommeux que l'on rencontre dans le foie.

Outre cette forme synoviale, Richet pense qu'il en existe une autre, débutant par les extrémités osseuses ou le périoste. Pour Fournier, la pseudo-tumeur blanche syphilitique a pour origine une hyperostose des têtes articulaires. Il est certain que, dans la plupart des cas, on a noté l'épaississement gommeux de la capsule, le gonflement des os joints à un épanchement synovial assez abondant. Bouilly se déclare assez disposé à considérer les arthropathies tertiaires comme des lésions de voisinage, opinion qui a été pleinement confirmée par les recherches anatomo-pathologiques de Méricamp (1882). Ce dernier a eu l'occasion de faire l'autopsie d'un malade atteint d'arthropathie syphilitique, et conclut de ses dissections qu'il n'y a pas d'arthrite syphilitique gommeuse primitive, mais seulement des arthrites de voisinage.

Symptômes. — Le genou, le coude sont les sièges les plus fréquents de la maladie; on a encore rencontré l'arthropathie spécifique à la hanche, au poignet. Dans un cas examiné par l'un de nous, l'affection qui siégeait au coude avait apparu peu de mois après l'accident primitif. Les choses ne se passent pas généralement ainsi et c'est après des années qu'on observe l'arthrite. Les débuts sont toujours insidieux et l'arthropathie marche avec une grande lenteur; souvent quand les malades se présentent au médecin, les articulations sont déjà très gonflées par l'épanchement, ce qui indique assez le caractère subaigu du processus. On sent encore des plaques dures, élastiques, chondroïdes, situées de chaque côté de la partie supérieure de la rotule, un gonflement des os, un élargissement de la rotule. Ces lésions sont indolentes, gênent médiocrement les mouvements, et l'atrophie musculaire survient lentement dans les arthrites chroniques; cependant DUBREUIL a noté un amaigrissement considérable. La peau reste intacte et l'on n'y constate d'autre changement que le développement anormal d'un lacis veineux, le malade éprouve quelquefois des douleurs ostéocopes nocturnes. L'état général est ordinairement mauvais. MÉRICAMP a décrit une arthropathie syphilitique déformante, sorte d'arthrite sèche, qui aurait été observée dans la syphilis héréditaire par DUMÉNIL, par lui et par SCHULLER.

Cette affection n'a aucune tendance à la suppuration, et on n'a noté que deux cas d'ankylose. Habituellement, après plusieurs mois, les symptômes s'amendent et la résolution a lieu, si les lésions articulaires n'ont pas été trop intenses.

Diagnostic. — Les caractères de l'arthrite syphilitique tertiaire sont si mal établis et dans tous les cas si peu spécifiques qu'il est très difficile, sans les antécédents, de découvrir la véritable nature de la maladie. Le traitement confirme les soupçons. C'est surtout avec l'arthrite tuberculeuse que la distinction devient ardue. Dans leurs premières périodes, en effet, les microbes tuberculeux et syphilitique ne déterminent pas de symptômes aigus et produisent seulement des phénomènes irritatifs. Mais tandis que l'arthrite syphilitique ne suppure pas, qu'elle est rapidement améliorée par un traitement mercuriel et ioduré, l'arthrite tuberculeuse suppure assez souvent et n'a pas de remède spécifique. L'épanchement est toujours moins abondant dans cette dernière que dans l'arthropathie syphilitique.

Traitement. — La médication générale jointe au traitement local (immobilisation, emplâtre de Vigo, compression, teinture d'iode) donnent de bons résultats. Il faut continuer longtemps l'emploi de ces moyens pour éviter des rechutes.

2° ARTHROPATHIES DANS LA SYPHILIS HÉRÉDITAIRE

Bibliographie. — GUETERBOCK, *Arch. de Langenbeck*, Bd. XXXI, s. 288, *Ueber Heredit. syphilitische Erkrank. der Gelenke*, et *Berlin. Med. Gesellsch. Vortrage*, juin 1884 (Bibliogr.). — HEUBNER, *Arch. de Virchow*, Bd. LXXXIV, s. 248.
Thèses de Paris. — 1880, DUREUIL, AUGAGNEUR. — 1883, RANGUEDAT.

La syphilis héréditaire, comme la syphilis acquise, serait susceptible d'envahir les articulations. Les trois principales formes admises sont : 1° l'hydarthrose ; 2° la pseudo-tumeur blanche syphilitique ; 3° la variété déformante. Ces manifestations assez souvent tardives ont été établies par analogie avec la forme acquise; leur histoire propre ne nous semble pas encore appuyée sur une observation clinique suffisante. La double hydarthrose dont était atteint un jeune garçon, fils de parents syphilitiques, resta rebelle au traitement spécifique. DUREUIL a relaté, dans sa thèse, un certain nombre de faits qui se rapportent à la pseudo-tumeur blanche; enfin RANGUEDAT cite une observation d'arthrite déformante poly-articulaire chez un enfant de cinq ans et rationnellement liée à la syphilis héréditaire.

CHAPITRE III

ÉPANCHEMENTS ARTICULAIRES ET ARTHROPHYTES

§ 1er. — Hydarthrose.

Bibliographie. — GIMELLE, *Mém. sur l'emploi de l'émétique*, etc., *Bull. de l'Acad. de méd.*, 1840, t. V, p. 344; *Bull. de thérap.*, 1842, t. XII, p. 215, et *Gaz. méd. de Paris*, 1845, p. 393. — BONNET, *Traité des maladies articulaires*, Lyon, 1845. — JOBERT (de Lamballe), *Injections dans les membranes séreuses et syn.*, *Bull. d l'Acad. de méd.*, 1846, t. XI, p. 330. — ABEILLE, *Mém. sur les injections iodées*, etc., Paris, 1849. — BONNET, *Thérap. des maladies articulaires*, 1853. — ROUX, *Hydarth. orbic. traitées par l'inj. iodée, Arch. gén. de méd.*, 4e série, t. XIV, p. 102. — PANAS, *Nouveau dict. de méd. et de chir. prat.*, 1866, t. III, p. 334. — DIEULAFOY, *Trait. par la ponction*, *Gaz. hebd.*, 1871. — DESPRÈS, *Des ponctions évacuatrices*, etc., *Bull. de la Soc. de chir.*, et *Gaz. des Hôp.*, 1873. — BERGERET, *Journ. de thérap.*, 1874. — LE FORT, *Paralysie avec atrophie de quelques groupes musc.*, *Bull. de la Soc. de chir.*, 1876. — CAMPENON, *Pronostic*, etc., *France médicale*, 1877. — HEETLEY, *Compression élast.*, *The Lancet*, t. II, 1879, p. 728. — NICAISE, *Arthrotomie*, *Soc. de chir.*, 1881, p. 829. — KŒNIG, *Die Tuberculose der Knochen u. Gelenke*, Berlin, 1884. — LABBÉ, DELENS, *Acad. de méd.*, 1884. — DELENS, *Bull. de l'Acad. de méd.*, 1885. — TERRILLON, *Soc. de chir.*, 1887.

Thèses de Paris. — 1816, ROBIN. — 1827, PARMENTIER. — 1837, GAUDINOT. — 1867, CANONNE. — 1869, TRÉMOUREUX. — 1873, CORNIER. — 1874, PERROT. — 1878, GRENIER. — 1879, VIELLE. — 1880, PIÉCHAUD. — 1881, DELBREIL. — 1884, OUDAILLE, CARBON. — 1889, FALCOZ.

Hydarthrose intermittente. — PANAS, *Soc. de chir.*, 1878, et *Bulletins*, p. 253. — SEELIGMULLER, *Deuts. med. Woch.*, 1880. — LANDRIEUX, *France méd.*, 1880.— FIEDLER, *Deuts. med. Woch.*, no 4, 1881. — PIERSON, *Deuts. med. Woch.*, no 13, 1881. — GOIX, *Journ. des sc. méd. de Lille*, 1886.

Définition. — On désigne sous le nom d'hydarthrose une inflammation chronique des articulations avec épanchement de sérosité dans la cavité de la synoviale.

Cette dénomination des plus vagues s'applique aussi bien aux épanchements essentiels et sans lésion que l'on rencontre dans l'anasarque, par exemple, qu'aux épanchements symptomatiques d'un état inflammatoire. GOSSELIN, pour les distinguer, propose d'affecter spécialement à ces derniers le nom d'*arthrite avec épanchement ou hydropique*.

Historique. — A. PARÉ semble avoir soupçonné l'existence des épanchements séreux intra-articulaires; il les nommait *aposthèmes aqueuses* J.-L. PETIT, MONRO, LASSUS étudièrent cette maladie, puis BOYER la décrivit d'une façon satisfaisante et lui donna le non d'*hydarthrose*. Depuis lors l'arthrite hydropique a été l'objet de travaux dus à BRODIE, BLANDIN, BONNET. La plupart des contemporains s'en sont occupés surtout au point de vue du traitement.

Étiologie. Siège. Fréquence. — La maladie est primitive ou consécutive.

Primitive. Elle apparaît spontanément, sans cause apparente, chez un sujet bien portant, constituant alors une manifestation de la diathèse rhumatismale; en interrogeant le malade, avec soin on trouve parfois pour expliquer ce singulier début un refroidissement brusque ou l'influence du froid humide.

Consécutive. L'hydarthrose reconnaît pour cause un coup, une chute, une entorse, en un mot une lésion traumatique quelconque des articulations. Dans d'autres cas, elle se développe après une marche forcée, un exercice violent.

Enfin la synovite chronique peut succéder à une inflammation aiguë de la synoviale, compliquer un état général ou local persistant. Ainsi, on voit survenir des hydarthroses dans le cours de l'état puerpéral; c'est un phénomène fréquent dans les fractures du fémur, chez l'adulte; il serait constant dans les fractures de la diaphyse, du col et du trochanter chez les enfants (ALISON), l'épanchement se produit alors sans qu'il y ait eu chute sur le genou, sans contusion, sans plaie contuse.

VERNEUIL a attiré l'attention sur l'existence de l'hydarthrose comme complication de la phlegmatia alba dolens, l'épanchement, dans ces circonstances, prend une forme variable, tantôt il apparaît brusquement pour disparaître de même, parfois, il se transforme en arthrite aiguë et entraîne les accidents les plus graves.

La tendance actuelle porte de plus en plus les chirurgiens à considérer l'hydarthrose comme un symptôme. En effet, on la rencontre dans un grand nombre de maladies; de telle sorte qu'il faudrait étudier isolément l'hydarthrose rhumatismale, tuberculeuse, syphilitique, etc. Or, on ne peut guère procéder à l'étude d'un symptôme en faisant abstraction de l'entité morbide à laquelle il appartient; voilà pourquoi nous ne dirons rien de l'hydropisie tuberculeuse, hydarthrose tuberculeuse, admise par KŒNIG et dont il a été question ailleurs.

Sous l'inspiration de TRÉLAT, GRENIER a recherché l'influence des saisons, du sexe, de l'âge sur la production des hydarthroses; ses travaux l'ont conduit aux conclusions suivantes : l'influence saisonnière ne paraît pas jouer un rôle considérable dans la production de l'hydarthrose; l'augmentation légère que l'on constate dans les mois chauds de juillet, août, pourrait être attribuée à un refroidissement brusque au milieu de la sudation. Le sexe masculin est particulièrement prédisposé à l'hydarthrose. La période de la vie où elle atteint son maximum de fréquence va de vingt à cinquante ans, on ne l'observe pas avant dix ans, ni après quatre-vingts ans. Les professions qui nécessitent des efforts violents et continus, ou l'exposition aux intempéries prédisposent à l'hydarthrose. Cette affection se rencontre surtout dans les articulations peu serrées et munies de grandes synoviales (genou, hanche, épaule). Parmi toutes, le genou tient la première place.

Anatomie pathologique. — Boyer, Blandin, Dupuytren, Bonnet, Richet et quelques autres ont eu occasion de faire l'examen anatomique d'articulations atteintes d'hydarthroses, chez des sujets qui avaient succombé à une affection intercurrente, car l'hydarthrose par elle-même n'entraîne jamais la mort. Depuis l'emploi de la méthode antiseptique, l'arthrotomie a permis de constater les lésions anatomiques, sur le vivant. Les observations des auteurs ci-dessus désignés tendent à prouver que les lésions principales siègent sur la synoviale. Boyer, Bonnet ont signalé une augmentation de vascularité de cette membrane qui serait légèrement gonflée, rouge; l'injection existerait principalement du côté des houppes de la synoviale; Richet, au contraire, a vu, dans certains cas, la membrane blanche comme lavée, il n'était pas possible de distinguer sur elle la moindre trace de vascularisation anormale. Ces faits contradictoires sembleraient établir qu'il existe réellement deux formes distinctes d'hydarthrose, l'une inflammatoire, synovite chronique ou subaiguë, l'autre essentielle, constituant une hydropisie analogue aux divers épanchements que l'on rencontre sur les autres séreuses.

Dans le cas d'hydarthrose ancienne, on a trouvé des fausses membranes sur la face interne de la synoviale; cartilages et os sont d'ordinaire intacts. Les ligaments, si l'épanchement est considérable et de longue durée, se laissent graduellement distendre. Le relâchement peut être porté assez loin pour que, après la guérison, il persiste entre les parties constituantes de l'articulation une mobilité anormale. Le liquide contenu dans la cavité articulaire varie comme quantité et comme coloration. Tantôt il présente la couleur blanchâtre de la sérosité, mais plus communément il paraît jaune clair ou citrin. Il a une consistance onctueuse, et sa densité se rapproche de celle de l'huile (Nélaton).

Lorsque l'hydarthrose succède à un traumatisme, ce liquide peut être coloré en rouge par le sang épanché. Rarement il contient en suspension des flocons albumineux ou des corps riziformes; leur présence doit faire soupçonner l'existence de corps étrangers articulaires. Ce liquide donne toutes les réactions de l'albumine.

Symptômes. — En général l'hydarthrose s'établit sans douleur, sans gêne, les téguments conservent leur teinte normale, la déformation de la région attire seule l'attention du malade ou de ses proches. Ce symptôme est surtout apparent dans les articulations superficielles, comme le genou, le coude. Distendue par l'épanchement, la synoviale forme une tumeur facilement appréciable à la vue; cette masse n'est pas uniforme, elle présente des saillies, des dépressions qui lui donnent un aspect mamelonné. La disposition des plans sous-cutanés rend très bien compte de ce phénomène. Les synoviales sont d'ordinaire doublées par un surtout fibreux, très résistant en certains points, particulièrement au niveau des ligaments, et très faible dans les autres parties. Là où la synoviale se trouve fortement bridée, la tumeur est étranglée; dans les points au contraire où le tissu est lâche, elle se développe librement; ainsi se forment saillies et dépressions. Au genou, par exemple, on trouve deux bosselures de chaque côté du ligament rotulien, et une masse considérable au-dessus de la rotule. Au pied, c'est au-devant des malléoles que se rencontrent les saillies, au coude sur les côtés de l'olécrâne, etc. Pour les articulations profondément situées, hanche, épaule, on ne voit plus de saillies ni de dépressions; la région tout entière est soulevée en masse, ce qui donne au membre un aspect spécial.

La fluctuation, signe capital, constitue le deuxième symptôme par lequel le chirurgien s'assurera de la présence du liquide. En cas d'épanchement abondant, la fluctuation est facile à constater; lorsqu'il est faible au contraire, il devient nécessaire de s'entourer de certaines précautions. Le chirurgien mettra d'abord le membre dans la position qui facilitera le mieux le relâchement musculaire, puis, embrassant l'articulation à pleine main de façon à rapprocher les culs-de-sac de la synoviale, et à collecter le liquide dans le plus petit espace possible, il déprimera brusquement le point central de la tumeur; le liquide refoulé viendra frapper contre les parties périphériques, c'est-à-dire contre les mains. Au genou, les culs-de-sac de l'articulation étant rapprochés, avec l'index de la main droite, ou les index des deux mains, l'opérateur déprime la rotule doucement, lentement; il sent que, pour arriver jusqu'au condyle, pour donner le *choc rotulien*, cet os est obligé de vaincre une résistance, de parcourir un certain espace. Cette résistance reconnaît pour cause le refoulement du liquide sur les parties latérales; dès qu'on cesse la pression, la synovie revient en masse soulevant de nouveau la rotule.

Signalons rapidement quelques autres symptômes spéciaux. Lorsque la synovite est ancienne, les culs-de-sac de la synoviale se montrent parfois épaissis; MARJOLIN, le premier, a insisté sur ces indurations qui, à l'articulation du genou, se localisent surtout sur le cul-de-sac supérieur et externe. Il faut être prévenu de ce fait, car plusieurs observateurs ont pris ces indurations pour des corps étrangers.

Dans l'hydarthrose du genou, en mesurant les deux rotules avec un compas d'épaisseur, on constate presque toujours un élargissement de cet os du côté malade. GOSSELIN, qui a spécialement insisté sur ce point dans ses cliniques, ne sait trop à quoi attribuer cette particularité.

De toutes les maladies des articulations, l'hydarthrose paraît être une de celles dans lesquelles l'atrophie musculaire se manifeste le plus rapidement. Dès que la présence du liquide aura été établie, en recherchant avec attention on découvrira aussi l'atrophie de tel ou tel groupe musculaire. Très appréciable à la mensuration, cette diminution de volume du membre rend encore plus évidente la déformation articulaire.

Dans une série de recherches, BONNET avait vu, sous l'influence d'injections brusques faites dans les articulations, les membres se mettre dans certaines positions destinées à faciliter la distension de la synoviale. Il en avait conclu que les membres prendraient ces mêmes positions par suite des épanchements morbides. Les choses se passent ainsi lorsque, durant le cours d'une inflammation très vive, l'épanchement apparaît rapidement, mais dans les cas ordinaires, lorsque l'épanchement se fait lentement, la synoviale se distend progressivement et le patient n'éprouve nullement le besoin de chercher une position spéciale.

Marche et terminaison. — La marche de la maladie est essentiellement chronique ; abandonnée à elle-même, l'hydarthrose guérit quelquefois, mais beaucoup plus souvent elle reste stationnaire. Les malades continuent à vaquer à leurs occupations ; cependant peu à peu des désordres graves se manifestent : la synoviale se distend, s'épaissit, les ligaments se relâchent, les mouvements deviennent de plus en plus difficiles. De temps à autre des poussées aiguës aggravent la situation ; à la longue sur les cartilages se produisent des altérations spéciales. La constitution du sujet modifie notablement le caractère de l'hydarthrose et son pronostic. Chez les rhumatisants, cette affection est d'ordinaire le début d'une arthrite rhumatismale dont la phase ultime sera l'arthrite sèche ou déformante. Chez les tuberculeux au contraire ou les individus prédisposés à la tuberculose que l'on appelait jadis scrofuleux, l'apparition d'une l'hydarthrose doit faire porter un pronostic grave, car l'épanchement articulaire est le précurseur de la tumeur blanche.

Citons enfin un mode de terminaison signalé par Parmentier (Th. Paris, 1827) et plus tard par Bonnet : la rupture de la synoviale. La distension de cette membrane par le liquide épanché peut-elle entraîner pareil accident? Nous ne le croyons pas ; mais qu'un sujet atteint d'hydarthrose se laisse tomber sur l'articulation malade, qu'il reçoive un choc quelconque à ce niveau et une déchirure de la synoviale peut avoir lieu ; le liquide s'épanchera dans le tissu cellulaire. Bonnet a vu un accident de ce genre amener la guérison d'une hydarthrose du genou.

Variétés. Hydarthrose intermittente. — Parmi les formes que peut revêtir cette affection, une des variétés les plus curieuses est certainement l'hydarthrose intermittente ; voici comment se présente en général la maladie. Sans aucune cause apparente, sans inflammation et sans fièvre, survient brusquement un gonflement de la hanche, du genou qui augmente rapidement, reste stationnaire pendant quelques heures et disparaît graduellement. Puis les attaques se répètent séparées les unes des autres, par le même laps de temps, chez le même individu. L'attaque a d'ordinaire une durée de quatre à huit jours, puis un intervalle de repos lui succède et cette accalmie persiste pendant douze ou quinze jours. L'hydarthrose intermittente paraît être le plus souvent une maladie de la jeunesse ou de l'adolescence.

Il semble bien difficile de se prononcer sur la nature de cette affection. Panas n'est pas éloigné de la considérer comme une manifestation directe de la diathèse rhumatismale ; Seeligmuler a réuni et étudié treize faits de ce genre, sans pouvoir arriver à des conclusions bien précises. Dans deux cas, le paludisme jouait un rôle manifeste, il en était de même dans l'observation rapportée par Landrieux en 1879. Seeligmuler est porté à considérer cette maladie comme une névrose vaso-motrice. Il croit que la brusque dilatation des vaisseaux sanguins de la synoviale peut produire très rapidement un épanchement séreux dans la jointure. Pour Pierson, l'hydarthrose intermittente serait une névrose vaso-motrice, « une névrose articulaire, une paralysie périodique des nerfs vaso-moteurs ». La soudaineté de l'apparition et de la disparition de l'épanchement articulaire, sa courte durée, son retour périodique paraissent justifier cette interprétation. Etant donné l'âge où se produit l'hydarthrose intermittente, l'activité spéciale du cartilage épiphysaire à cet âge, nous ne serions pas éloignés de croire que ces poussées successives coïncident avec des congestions brusques survenant du côté de l'épiphyse et du cartilage.

Diagnostic. — Il paraît en général facile de reconnaître, à l'aide des symptômes que nous avons indiqués, la présence d'une collection liquide dans une jointure superficiellement placée, mais il est loin d'en être ainsi pour les articulations recouvertes par des masses musculaires volumineuses ; la recherche de la fluctuation demande alors des soins tout particuliers. Le récit fait par le malade du mode d'apparition, du développement de la tumeur sont autant d'indices précieux.

L'hydarthrose ne saurait être confondue avec l'hygroma ou les divers kystes qui peuvent se développer dans les bourses séreuses et tendineuses péri-articulaires. Ces tumeurs ont un siège spécial, sont nettement limitées et de peu d'étendue.

Entre l'arthrite tuberculeuse et l'hydarthrose, l'erreur n'est pas possible. Les masses fongueuses de l'arthrite tuberculeuse sont susceptibles de donner lieu à une fausse sensation de fluctuation, mais cette sensation de flot ne se communique pas d'un côté à l'autre de l'article, comme dans les cas d'hydarthrose. Cependant, à certaines périodes du développement de la tumeur blanche, l'hésitation est possible. Lorsque, par exemple, avec l'épaississement de la synoviale et l'empâtement des tissus mous péri-articulaires il existe en même temps une petite quantité de liquide dans l'article, il devient malaisé de savoir à quoi est due la fluctuation peu nette que l'on perçoit, mais il existe un signe différentiel important que l'on doit toujours rechercher : c'est la présence, en cas d'arthrite tuberculeuse, d'un point douloureux à la pression, sur le squelette autour de l'articulation, point douloureux qui n'existe pas dans les vieilles hydarthroses avec simple épaississement.

Pronostic. — Bien que ne mettant pas directement en danger les jours du malade, l'hydarthrose constitue néanmoins une lésion sérieuse, à cause de sa durée et des complications qu'elle peut entraîner après elle. Dans les cas les plus favorables, il persiste de la raideur articulaire et une atrophie des plus manifestes qui apporte à l'accomplissement des mouvements du membre une gêne considérable. Enfin l'affection est sujette à récidiver.

Traitement. — A. *Traitement général.* — Considérant l'hydarthrose comme un état phlegmasique, Blandin, Gerdy employèrent contre cette affection les sangsues, les ventouses scarifiées et même la saignée générale. D'autres auteurs ont eu recours aux médicaments altérants, O'Beirn (de Dublin) donnait du calomel jusqu'à salivation. Gimelle (*Académie de méd.*,

1840) conseille l'usage du tartre stibié à dose rasorienne ; cette thérapeutique est entièrement abandonnée aujourd'hui.

B. *Traitement local.* — Localement on a employé diverses méthodes thérapeutiques, en particulier les suivantes :

a. *Compression.* — La compression, pour rendre des services, doit être faite, non seulement au niveau de l'articulation malade, mais encore sur les segments du membre sus et sous-jacents. Ce dernier sera mis dans l'extension si la lésion siège au genou, dans la demi-flexion si c'est le coude qui est atteint ; un bandage ouaté part de la racine des doigts ou des orteils, remonte au-dessus de l'articulation malade en la dépassant largement. Au niveau de l'épanchement les tours de bande sont multipliés et serrés vigoureusement ; pour exercer une pression plus forte, quelques chirurgiens emploient une bande en caoutchouc très modérément appliquée. Le bandage doit rester en place pendant trois semaines ou un mois ; la compression agirait mécaniquement en forçant le liquide à se résorber.

b. *Immobilisation.* — L'immobilisation simple du membre a été conseillée par plusieurs auteurs qui partent de ce principe : l'hydarthrose étant la manifestation d'une inflammation chronique, les mouvements articulaires ne feront que l'augmenter. Employée seule, l'immobilisation n'a jamais donné de grands résultats ; généralement on lui joint la compression.

c. *Révulsifs.* — Les révulsifs anodins sont absolument inutiles ; les pointes de feu ont une action beaucoup plus efficace.

Quelques auteurs n'ont pas craint de se servir des moxas et de la cautérisation potentielle. Les moxas sont aujourd'hui tombés dans l'oubli, et nous ne sommes pas assez sûrs du succès de la révulsion pour condamner les malades aux tortures que leur font endurer les caustiques chimiques. Ce procédé du reste peut devenir dangereux, car il est difficile de limiter exactement l'escarre.

Le cautère actuel, sous forme de pointes de feu profondes, a fourni de bons résultats, mais, de l'avis même de ses partisans, cette méthode n'a pu donner à elle seule une guérison complète.

A ces moyens nous préférons l'usage de larges vésicatoires volants dont on renouvelle l'application de temps à autre. Il ne faut pas, cependant, multiplier par trop les vésicatoires, car, fréquemment répétés, ils peuvent occasionner chez les sujets lymphatiques l'épaississement du derme et l'engorgement des tissus péri-articulaires.

Donc : compression, révulsion, immobilisation, employées seules ont réussi quelquefois, mais bien souvent aussi ont été impuissantes. « Il n'en est plus de même si l'on fait alterner les vésicatoires volants avec la compression ; combinés ensemble et unis à l'immobilisation, ces deux moyens ont une grande efficacité et réussissent, dans l'immense majorité des cas, à donner une guérison complète et durable. » (Duplay, *Path. ext.*, t. III, p. 22.)

d. *Hydrothérapie locale et générale. Eaux thermales.* — L'hydrothérapie, les bains et douches de vapeur, les eaux thermales constituent une des meilleures méthodes de traitement. Nous ne saurions trop recommander l'emploi alternatif du bain de vapeur et de la douche froide. En sortant de l'étuve, le malade sera conduit sous la douche froide, puis de là dans une salle à température modérée, 25° à 30° environ, où on lui donnera successivement sur l'articulation des douches de vapeur et des douches froides. La séance devra se terminer par une sudation abondante à l'étuve, suivie d'une douche générale.

L'emploi rationnel des eaux thermales produit aussi, dans quelques cas, des guérisons véritablement merveilleuses. Nous recommandons principalement les eaux sulfureuses : Barèges, Aix-les-Bains, etc.

e. *Massage.* — Le massage combiné avec l'hydrothérapie constitue un adjuvant très utile ; seul, il n'a jamais donné que des résultats bien imparfaits.

Opérations diverses préconisées contre l'hydarthrose. — Frappés de l'impuissance de la thérapeutique même la plus rationnelle, les chirurgiens se sont adressés à des moyens plus actifs et ont songé à évacuer directement le liquide par une opération.

L'ouverture de la cavité articulaire de même que le séton sont justement abandonnés depuis longtemps. Boyer, le premier, et, après lui, nombre de chirurgiens ont eu recours à la ponction de l'articulation avec un trocart ; dans ces dernières années, on s'est servi de la ponction avec aspiration. Ces différents procédés, ainsi que la ponction sous-cutanée préconisée successivement par Desault, Goyrand, J. Guérin, constituaient des opérations purement palliatives, le liquide se reproduisant sans cesse après ces tentatives. Aussi on avait recours simultanément à la compression dont l'action mécanique s'opposait dans une certaine mesure à la reproduction de la synovie. Malgré quelques succès, les chirurgiens ne faisaient qu'avec répugnance ces diverses opérations. Un certain nombre de suppurations articulaires survenues à différentes reprises et suivies de la mort des malades avaient singulièrement refroidi leur zèle.

Il n'existait pas de méthode qui, dans les cas rebelles par exemple, pût amener sûrement la guérison. Dès 1830, Jobert eut l'idée d'employer contre ces épanchements le traitement en usage contre les autres hydropisies : il injecta dans le genou de l'eau d'orge additionnée d'alcool. Plus tard, en 1841, Velpeau et Bonnet, poursuivant cette idée, imaginèrent de faire dans les articulations comme dans la tunique vaginale des injections de teinture d'iode mitigée. Bérard, Bonnet, J. Roux, Velpeau publièrent une série d'observations. Sur 30 cas environ, ces auteurs ont obtenu une quinzaine de guérisons, mais la réaction violente qui suit l'emploi de ce liquide n'étant pas toujours des plus simples, ce moyen se trouvait réservé pour les cas les plus rebelles.

Dans le cas d'hydarthrose rebelle, sans être entièrement désarmés, nous n'avions donc pas à notre disposition de moyens sûrs ni surtout de moyens innocents. Les améliorations apportées par la méthode antiseptique ont changé entièrement le pronostic de la maladie. La ponction articulaire simple est devenue, avec la méthode antiseptique, une opération absolument bénigne ; de plus, il existe maintenant deux procédés de cure radicale, dont l'un tout au moins est exempt de dangers ; ce sont : la ponction articulaire avec lavage antiseptique et l'incision directe de l'articulation.

Ponction articulaire avec lavage antiseptique. Opération de Schede (de Hambourg). — Cette opération, très en honneur en Allemagne, vantée par Delens (1884), est d'une innocuité remarquable. Voici comment on la pratique : « Un trocart est introduit au côté externe de l'article dont on désire évacuer le contenu; il est important de choisir un trocart de fort calibre, car le liquide qu'il s'agit de retirer contient souvent des flocons de fibrine, de véritables grumeaux qui boucheraient infailliblement la lumière d'un instrument de dimension moindre, et l'opération se trouverait compromise. La sérosité écoulée, on injecte dans l'articulation une quantité égale de solution phéniquée forte qu'on laisse séjourner de trois à cinq minutes, de manière à bien modifier la surface interne de la synoviale. On la laisse couler à son tour et on répète la même manœuvre jusqu'à ce que le liquide soit clair. Dans l'hydarthrose il suffit en général de faire deux ou trois injections. Inutile de dire que la pénétration de l'air doit être soigneusement évitée; inutile aussi d'ajouter que toutes les précautions antiseptiques antérieures et post-opératoires doivent être prises.

« L'opération terminée, on pratique le pansement de Lister, et on assure un certain degré d'immobilité au moyen d'une bande mouillée de tarlatane neuve. Tout autre appareil est inutile à la suite de l'opération, la réaction est variable; dans certains cas, elle est absolument nulle, dans d'autres elle est très vive et se manifeste par une assez forte élévation de la température, une cuisson dans le genou, qui cèdent l'une et l'autre au bout de quelques jours.

« Quant à la récidive, Bœckel ne l'a jamais vue survenir sur un total de vingt opérés. » (*Chirurgie antiseptique*, p. 309.)

Arthrotomie antiseptique. — Dans les cas rebelles aux méthodes précédentes, l'arthrotomie reste comme ressource ultime. Cette opération consiste à ouvrir l'articulation et à en vider le contenu. « Il faut, dit Lucas-Championnière (*Chirurgie antiseptique*, p. 173), que l'ouverture soit large, que le liquide se soit bien écoulé. Les sutures seront exactes, elles comprendront autant que possible tous les tissus et la séreuse, et seront par conséquent un peu difficiles à placer. Le drainage doit être fait au moins par un tube, souvent par deux. Le malade sera pansé dans l'immobilisation complète, et la jointure sera immobilisée même avant d'être fermée. » Pratiquée avec les précautions d'usage, cette opération a donné de bons résultats. »

En résumé, contre l'hydarthrose, nous conseillons d'essayer tout d'abord l'emploi des vésicatoires volants et de la compression élastique. Si, après un mois de traitement, les résultats ne sont pas satisfaisants, il faut avoir recours à la ponction suivie d'injection antiseptique, l'arthrotomie étant réservée pour les cas absolument rebelles. Lorsque le liquide est résorbé, l'articulation conserve pendant un temps parfois assez long de la raideur et de la gêne; nous verrons comment il faut traiter ces accidents, ainsi que les atrophies musculaires consécutives, mais avant tout le chirurgien s'efforcera de prévenir les récidives. On conseille généralement de faire porter pendant quelques mois une genouillère ou une bande de flanelle roulée autour de l'articulation. Si on désire que la compression ne soit pas illusoire, genouillère et bande de flanelle doivent être suffisamment serrées, mais alors cette compression amènera des troubles du côté de la circulation veineuse du membre et favorisera le développement de varices. Aussi, nous pensons qu'il est nécessaire de substituer à la genouillère un bas élastique qui montera au-dessus de l'articulation et arrivera jusqu'à la partie médiane de la cuisse. De cette façon, le membre étant uniformément comprimé, on évitera les accidents que nous avons signalés. Il persiste pendant longtemps, de chaque côté du ligament rotulien, deux petites saillies formées par le ligament graisseux de l'articulation, dans lequel les produits inflammatoires sont toujours longs à se résorber. Il sera bon de comprimer légèrement ces deux saillies en mettant à leur surface deux petits tampons d'ouate que maintiendra le bas élastique.

§ 2. — Épanchements sanguins intra-articulaires d'origine traumatique. Hémarthrose.

Bibliographie. — JARJAVAY, *Gaz. des Hôp.*, 1863. — VOILLEMIER, *eod. loc.*, 1868. — SEGOND, *Progrès méd.*, 1879. — DUBREUIL, *Soc. de chir.*, 1872. — LABBÉ, DESPRÈS, BLOT, VERNEUIL, PANAS, *Soc. de chir.*, 1873. — DIEULAFOY, *Aspiration des liquides morbides*, Paris, 1873. — BONDESEN, *Centralbl. f. chir.*, n° 3, 1887. — SCHWARTZ, *Rev. gén. de clin. et de thérap.*, 1887.

Thèses de Paris. — 1866, THÉVENOT. — 1871, AUBRY. — 1873, TRONCIN. — 1876, GUÉDENEY. — 1878, FICATIER. — 1880, PIÉCHAUD. — 1881, LACRONIQUE. — 1886, FOY. — 1887-88, VINCENT, MARTIN.

Thèses de Nancy. — 1881, COUTAL. — 1883, DUPRÉ. — 1884, BOSSET.

Consulter aussi la bibliographie de l'*Hydarthrose*.

Historique. — L'étude des épanchements sanguins intra-articulaires et du traitement qu'ils nécessitent est de date relativement récente; JARJAVAY attira le premier l'attention des chirurgiens sur ce sujet en 1863. Depuis, un certain nombre de mémoires ont été écrits sur la question; parmi les plus remarquables, nous signalerons le travail de SEGOND et la thèse de LACRONIQUE.

Siège. — L'épanchement sanguin intra-articulaire se rencontre surtout dans les articulations peu serrées, genou, épaule, dont les synoviales ont une grande capacité. C'est particulièrement au genou que les lésions de ce genre ont été étudiées.

Etiologie. — L'hémarthrose reconnaît pour cause : 1° la rupture de la synoviale. Ce facteur, d'après SEGOND, serait loin d'avoir l'importance qu'ont voulu lui attribuer les auteurs. La synoviale saine, dit ce chirurgien, contient fort peu de vaisseaux, et l'exagération pathologique de sa vascularisation par le fait d'une arthrite antérieure pourrait seule donner une influence réelle aux simples déchirures de la séreuse articulaire.

2° La déchirure des ligaments intra ou péri-articulaires du genou. Les ligaments croisés et le ligament adipeux seraient ceux dont la lésion donnerait le plus souvent lieu à un épanchement sanguin.

3° L'arrachement des surfaces osseuses périphériques par les tendons, les ligaments, les tissus fibreux péri-articulaires, toutes les causes en un mot qui auront pour but d'ouvrir dans l'intérieur de l'article les conduits vasculaires sanguins si développés dans certaines épiphyses. Au genou, la partie supérieure du tibia dont la vascularisation est bien connue depuis les travaux de Richet, fournira, si elle est fracturée, un écoulement sanguin considérable. Or, Segond a pu conclure de ses expériences que dans les entorses graves du genou, à la suite de mouvements forcés, il y avait presque toujours arrachement d'une portion du plateau supérieur du tibia, immédiatement en arrière et en dehors du tubercule de Gerdy. Cet arrachement est dû à la tension pendant les mouvements forcés des fibres nacrées, résistantes, qui forment la partie antéro-externe du surtout fibreux articulaire et viennent s'insérer en ce point. C'est à cette lésion du plateau supérieur du tibia qu'il faudrait attribuer la majorité des épanchements sanguins consécutifs aux entorses du genou.

Étant donnés ces différents mécanismes de l'hémarthrose, on ne sera pas surpris de rencontrer de préférence cette variété d'épanchement dans les contusions, entorses, fractures intra ou péri-articulaires; nous ne parlons pas de l'épanchement sanguin qui complique les plaies ou fractures avec plaies; en présence de la lésion principale, son importance diminue beaucoup.

Symptômes. — Comme tous les épanchements intra-articulaires, l'hémarthrose est caractérisée par la présence d'une déformation de la région, résultant de la distension de la synoviale par le liquide épanché. Ce gonflement n'a par lui-même aucun caractère spécial, mais ce qu'il présente de particulier et d'absolument symptomatique de l'épanchement sanguin, c'est son mode d'apparition *brusque* et *rapide*. L'épanchement peut acquérir son maximum de développement en vingt ou vingt-cinq minutes; si la cavité articulaire se tuméfie lentement, en douze ou quinze heures, on peut être certain qu'il ne s'agit plus d'un épanchement sanguin pur, mais bien d'une hémohydarthrose.

Cette distension brusque et rapide force le membre à prendre une position spéciale que les expériences de Bonnet permettaient déjà de prévoir. Au membre inférieur, par exemple, la jambe se fléchit sur la cuisse en faisant un angle de 45°, le membre tout entier repose sur le lit par sa face externe. A la palpation, l'hémarthrose s'offre au chirurgien avec tous les symptômes classiques de l'hydarthrose.

Théoriquement, l'épanchement sanguin devra se manifester par les caractères spéciaux qu'il présente ailleurs : fluctuation peu franche, empâtement de la région, crépitation sanguine spéciale. L'expérience n'est pas venue donner raison ici à la théorie, et dans les différents cas qu'ils ont observés, Segond et Terrillon n'ont jamais rien rencontré d'analogue. « Nous pensons, dit Segond, que la constatation de ces deux signes, caractère pâteux de la fluctuation et sensation de crépitation, est absolument exceptionnelle dans les épanchements sanguins intra-articulaires et n'est en aucune manière indispensable au diagnostic de l'hémarthrose. »

Quelquefois les téguments sont légèrement rougeâtres. L'examen comparatif de la région saine et de la région malade donne au thermomètre une différence de température qui peut atteintre deux ou trois degrés (TERRILLON).

La palpation attentive des différentes tubérosités osseuses périphériques, en particulier des points sur lesquels s'insèrent tendons et ligaments, permettra parfois d'affirmer la présence de lésions du côté du squelette.

Diagnostic. — Il ne faut pas compter, ainsi que nous l'avons dit, sur la crépitation sanguine ou la fluctuation avec empâtement pour reconnaître l'existence d'une hémarthrose; si ces symptômes existaient, le diagnostic serait par cela même assuré; mais ces divers signes se rencontrent rarement, il en est de même de l'ecchymose péri-articulaire signalée par quelques auteurs. Le mode de développement de la tumeur, le plus ou moins de rapidité qu'elle a mis à se former, guideront seuls le chirurgien.

Marche et pronostic.— Si, pendant les premiers jours, le diagnostic ne peut être établi d'une façon absolue, la marche de la maladie fournira progressivement les renseignements désirables. Abandonnés à eux-mêmes, en effet, ou traités par les moyens ordinaires (compression, immobilisation, révulsion), ces épanchements sanguins marchent vers la guérison avec une extrême lenteur. Rien de plus difficile que leur résorption, elle se fait pour ainsi dire molécule par molécule. NICAISE a montré à la Société de chirurgie l'articulation du genou d'un sujet mort de néphrite, et qui, quatorze mois auparavant, dans une chute de cheval, s'était contusionné au niveau de cette jointure. Le malade avait été soigné dès le début par les vésicatoires, la teinture d'iode, les pointes de feu, etc., et cependant, malgré le temps écoulé, il restait dans l'articulation un caillot fibrineux et cruorique, ferme, résistant, adhérant à la synoviale aux points des surfaces articulaires qui ne se touchaient pas dans l'extension, position dans laquelle le membre avait été maintenu. La résorption des épanchements sanguins est donc on ne peut plus longue et les portions restantes de fibrine décolorée prennent parfois une consistance telle, qu'elles constituent de vrais corps étrangers articulaires (FABRE, LEGOUEST, NÉLATON).

On comprend que la présence longtemps prolongée de semblables lésions, l'immobilisation qu'elles nécessitent, l'inflammation chronique qu'elles déterminent puissent compromettre sérieusement les fonctions de l'articulation.

C'est pour remédier à ces inconvénients sans nombre et en désespoir de cause, après avoir essayé tous les traitements habituels, que JARJAVAY dans un cas de ce genre fut amené, en 1863, à proposer et à faire la ponction de l'articulation. THÉVENOT cite dans sa thèse 9 observations dans lesquelles JARJAVAY obtint par ce moyen 9 guérisons d'épanchements assez considérables dans un espace de temps variant de vingt à vingt-cinq jours. La ponction améliorerait donc singulièrement le pronostic. Voyons ce qu'il faut penser de ce procédé.

Traitement. — Deux méthodes de traitement se trouvent en présence : l'une, comprenant l'immobilisation, la compression, les révulsifs, etc., astreint le malade à un long repos, compromet les fonctions du membre, n'assure en rien la guérison; l'autre, la ponction, assure la guérison, une guérison complète et radicale, et cela en quelques semaines.

Ainsi présentée, la question est résolue. Il n'y a pas d'hésitation possible, dira-t-on, on doit ponctionner les épanchements sanguins intra-articulaires.

Malheureusement les choses ne se passent pas d'une manière aussi simple. JARJAVAY avait annoncé que la ponction (il la faisait avec la lancette) était sans danger. Plus tard, à la lancette on substitua les instruments aspirateurs et on fit la ponction capillaire. Deux ou trois cas de mort étant survenus, à la suite d'un de ces insuccès, DUBREUIL, en 1872, porta le fait devant la Société de chirurgie. La plupart de nos maîtres, CHASSAIGNAC, TRÉLAT, VERNEUIL, LARREY, condamnèrent la ponction articulaire. Ceci n'empêcha pas LABBÉ, BROCA, TERRILLON de continuer à ponctionner les hémarthroses et d'obtenir plusieurs succès. Aujourd'hui, avec la méthode antiseptique (procédé de SCHEIDE, voir *Hydarthrose*), la ponction nous semble une opération non seulement des plus rationnelles, mais encore des moins dangereuses. Les résultats qu'elle donne, soulagement immédiat des douleurs, rapidité de la guérison, conservation des fonctions du membre, la rendent particulièrement recommandable.

Dans un travail publié en 1887, BONDESEN (de Copenhague) nous donne une statistique intéressante au point de vue de la valeur comparative des deux méthodes de traitement. Avant 1878, les hémarthroses du genou, à l'hôpital de Copenhague, étaient traitées par des séances de massage avec application de bandages inamovibles et compressifs. Depuis cette époque, tous les cas ont été traités par la ponction.

Sur 119 malades, 57 ont été ponctionnés, 62 traités sans ponction.

Sur les 57 traités avec ponction, la durée moyenne du traitement fut de 22,4 jours.
Sur les 57 précédents, furent congédiés comme complètement guéris, 49 (=86 0/0).
Comme incomplètement guéris, 8 (=14 0/0).

Des 62 non ponctionnés, la durée moyenne du traitement fut de 22,4 jours.
Sur les 62, furent congédiés comme complètement guéris, 39 (= 62,9 0/0).
Comme incomplètement guéris, 23 (37,1 0/0).

La durée du traitement, dans les cas de guérison complète, fut en moyenne :

Pour 49 ponctionnés, de 21,3 jours.

Pour 39 non ponctionnés, de 37,5 jours.

Dans les cas où le contenu de la cavité s'écoulerait mal et dans les hémarthroses anciennes avec caillot fibrineux, on ferait la taille articulaire et l'on procéderait au nettoyage de l'articulation.

§ 3. — Corps étrangers articulaires.

Bibliographie. — A. PARÉ, *Œuvres complètes*, édition Malgaigne, 1841, t. III. — DESAULT, *Journ. de chir.*, 1791, t. II. — RICHERAND, *Leçons du citoyen* BOYER, 1803, t. II, p. 193. — BÉRARD, *Comptes rendus de la Soc. anat.*, 1829, p. 51. *Revue méd.*,

1830, t. II, p. 405.— VELPEAU, *Clin. chir.*, 1840, t. II, p. 93, *Union méd.*, p. 249, 1848. — GOYRAND (d'Aix), *Opération sous-cutanée*, *Ann. de la chir. française et étrangère*, t. Ier, p. 63, 1841. — FOCK, *Arch. de Langenbeck*, t. II. — DUFRESSE-CHASSAIGNE, *Gaz. des Hôp.*, 1840, p. 395. — JOBERT (de Lamballe), *Journ. de chir. de Malgaigne*, 1846, p. 359; *Gaz. des Hôp.*, juillet 1851 ; *Bull. de thérap.*, t. XII, p. 134, et *De la réunion en chir.*, 1864. — LARREY, DENONVILLIERS, GIRALDÈS, FOLLIN, *Soc. de chir.*, 1855, *Méthode sous-cutanée*. — ALQUIÉ, *Extraction des corps flottants*, *Bull. de thérap.*, 1856, t. XXXVII, p. 68. — LARREY, *Soc. de chir.*, 1861.— WEICHSELBAUM, *Z. Genesis der Gelenkorper*, *Arch. f. path. anat.*, Bd. LVII, s. 127, 1873. — BARWELS, *Clinic Lect. on moveable Bodies in Joints*, *British Med. Journ.*, *New series*, vol. Ier, p. 184, 312 et 403, 1876. — *Soc. de chirurgie*. — VERNEUIL, 1878, t. IV, p. 717. — MONOD, t. VI, 1880, p. 490.— NEPVEU, t. VII, 1881. — BŒCKEL, *Chirurgie antiseptique*, 1882, p. 325. — GAUJOT, *Traitement des corps flottants du genou*, *Revue de chir.*, 1881, p. 353. — PONCET (de Cluny), *Arthrophytes du genou*, *eod. loc.*, 1882, p. 797. — POULET et VAILLARD, *Arch. de physiol.*, 1885. — KIRMISSON, TRÉLAT, LUCAS-CHAMPIONNIÈRE, *Soc. de chir.*, 1886. — KŒNIG, *Deuts. Zeits. f. chir.*, 1887. — E. BŒCKEL, *Gaz. méd. de Strasbourg*, 1887. — ROLLET, *Progrès méd.*, 1888. — PATTERSON, *Journ. of anat.*, 1890. — PICHON, Th. de Lyon, 1890.

Thèses de Paris. — 1802, CHAMPIGNY. — 1848, BAUMERS (R.). — 1853, MOREL-LAVALLÉE (Agrég.). — 1856, DIAZ TORRIENTE. — 1872, MIGNOT. — 1873, LAUZA. — 1874, VIGOUROUX. — 1875, DARTIGUENAVE. — 1877, BERNARD (Bibliogr.). — 1879, COURTOT. — 1881, TOUSSAINT. — 1882, GIDON. — 1883, FIBICH. — 1887, ROUSSELIN.

Thèses de Strasbourg. — 1863, JEUNEHOMME. — 1869, ROSMAN.

Consulter en outre les Classiques, les divers ouvrages sur les *Maladies articulaires*, et les articles de PANAS et OLLIER dans les deux *Dictionnaires*.

Définition. — On désigne sous ce nom et mieux sous celui d'*arthrophytes*, des masses, d'origine, de forme, de nature et de consistance variables, que l'on rencontre autour des articulations et plus souvent dans leur intérieur.

Historique. — Signalés pour la première fois par PARÉ qui, en 1558, rencontra par hasard un de ces corps sur maistre Jean Bourlier, à qui il avait ouvert « une aposthème aqueuse du genouil », les arthrophytes furent étudiés un siècle plus tard, en 1691, par PÉCHLIN, chirurgien suédois.

En 1726, AL. MONRO rapporte le troisième cas de ce genre. La quatrième observation appartient à LURPSON (1736); puis ces faits deviennent plus nombreux, sont étudiés par RAIMARD, HALLER, BROMFIELD, MIDDLETON, B. BELL en Angleterre; par THŒDEN, LŒFFLER, VIRCHOW, KÖLLIKER en Allemagne; DESAULT, BOYER, LARREY et la plupart des chirurgiens de notre siècle, en France.

On doit ranger sous six chefs les théories émises pour expliquer la production des arthrophytes.

Mécanisme de formation. — 1° *Théorie d'*A. PARÉ. — Cet auteur assimilait la formation des corps étrangers à celle des calculs ; cette idée ne repose sur aucun fondement.

2° *Théorie de* HUNTER. — Tous les arthrophytes seraient la conséquence de l'organisation du sang épanché dans l'article. Les notions que nous possédons aujourd'hui sont contraires à cette hypothèse, car le sang épanché a cessé de vivre, et ne saurait s'organiser.

3° *Théorie capsulaire de* Laënnec. — Le corps étranger résultant d'un processus pathologique spécial prend naissance en dehors de la synoviale, dans la capsule ou dans le périoste et s'enfonce peu à peu en soulevant la synoviale; d'abord pédiculé, il peut devenir libre plus tard. Personne n'a démontré ce mode de formation.

4° *Théorie synoviale de* Rokitansky. — Les franges synoviales, d'après Kölliker, Recklinghausen, Cornil et Ranvier, contiendraient normalement ou à l'état pathologique des cellules cartilagineuses. Dans certaines conditions ces îlots cartilagineux proliféreraient, s'ossifieraient, etc., constituant les corps étrangers pédiculés, susceptibles de devenir libres et flottants par le fait de la

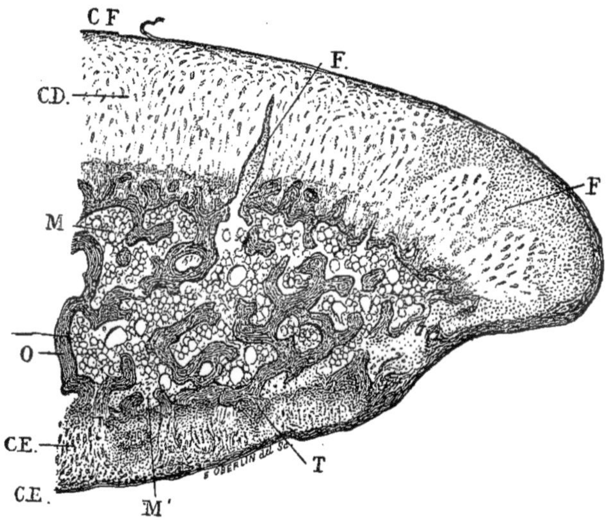

Fig. 161. — Coupe d'un corps étranger traumatique du genou.
(Laboratoire d'histologie du Val-de-Grâce.)

CD, cartilage diarthrodial. — CF, couche fibreuse enveloppante. — CE, cartilage de nouvelle formation au niveau de la surface fracturée. — O, os ancien. — M, moelle atrophiée. — M', moelle embryonnaire passant à l'état cartilagineux. — T, trabécules de l'os ancien en voie de régression cartilagineuse. — FF, fractures du cartilage diarthrodial comblées par un tissu cartilagineux de nouvelle formation.

rupture du pédicule. De la même façon prendraient naissance les corps étrangers fibreux et lipomateux. Cette théorie a été universellement adoptée jusqu'à nos jours.

5° *Théorie de* Monro. — *Traumatismes osseux.* — A. Monro, le premier, avança en 1726 que les arthrophytes résultaient d'une fracture d'un cartilage diarthrodial détaché par le traumatisme. Admise par Haller, Abernethy, Reimar, Breschet, cette théorie a été délaissée pendant la première moitié de ce siècle. Aujourd'hui elle est hors de toute contestation, grâce aux écrits de Brodhurst, Volkmann, Poncet (de Cluny), etc.; ce dernier a démontré expérimentalement, cliniquement et histologiquement l'origine traumatique de certains corps étrangers.

6° *Théorie osseuse pathologique.* — Le rôle des extrémités osseuses dans la production des arthrophytes osseux et cartilagineux a été trop négligé, telle est l'opinion émise par POULET et VAILLARD. Les corps osseux ou ostéo-cartilagineux se développeraient dans une jointure primitivement malade de trois façons différentes : 1° par suite de la pédiculisation des ostéo-chondrophytes de l'arthrite sèche, autrefois appelés du nom impropre d'ecchondroses, qui occupent la périphérie des cartilages diarthrodiaux, mode de formation déjà exposé par VIRCHOW ; 2° par le fait de végétations osseuses produites par ossification du cartilage diarthrodial lui-même devenues libres dans l'articulation ; 3° certains corps étrangers ostéo-cartilagineux parfois symétriques (WEICHSELBAUM), que l'on rencontre en dehors de l'arthrite sèche chez des sujets jeunes, proviennent de la séparation d'un fragment de la tête articulaire sans que l'on puisse actuellement préciser la nature de la maladie et le mécanisme de l'isolement.

Anatomie pathologique. — Suivant leur origine, il y aurait lieu de distinguer des arthrophytes traumatiques et pathologiques. En prenant pour base

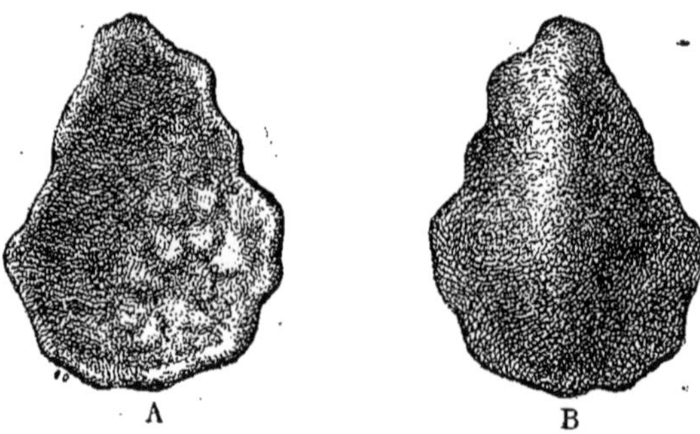

Fig. 162. — Corps étranger traumatique du genou.
Surface condylienne. Surface de fracture.

leur structure, ils sont lipomateux, fibreux, cartilagineux, ostéo-cartilagineux ou osseux. Les uns sont libres ou flottants, les autres pédiculés. Nous les examinerons successivement à ces divers points de vue.

1° *Corps traumatiques.* — La plupart de ces corps rappellent une portion de tête articulaire ; ils sont assez gros, mesurent de 2 à 4 centimètres, sont aplatis, à bords arrondis, présentent une face lisse, convexe et une autre face encore irrégulière primitivement osseuse (fig. 162).

D'après PONCET (de Cluny), à la périphérie de ces arthrophytes « existerait une zone fibreuse qui forme en quelque sorte une capsule d'enveloppe à l'arthrophyte, un vrai périchondre ». Le cartilage hyalin a conservé ses caractères normaux. « Au-dessous la coupe intéresse un centre osseux dont les espaces médullaires au voisinage du point d'arrachement sont comblés par des corpuscules irréguliers provenant soit du tissu osseux lui-même éraillé, soit de la transformation des éléments contenus dans les canalicules de Havers. » Quant à la membrane fibreuse qui recouvre la surface de fracture, elle est en contact immédiat avec le tissu osseux, sans lui envoyer de trousseaux fibreux. Ce serait une enveloppe protectrice qui ne présente pas les phases de l'évolution progressive du tissu fibreux constituant des arthrophytes pathologiques.

Tel serait, d'après cet auteur, le type des corps traumatiques; présence du cartilage diarthrodial hyalin d'un côté, absence de cartilage sur l'autre face, recouverte seulement d'une membrane fibreuse. Un fait que Poulet a pu étudier, avec Vaillard, nous permet d'affirmer que ces caractères ne sont pas constants, et que dans certains corps traumatiques la surface de fracture primitivement osseuse se recouvre d'une couche cartilagineuse. La figure 161 représente les différents détails de la structure de ce corps articulaire dont l'origine traumatique était évidente. La face opposée au cartilage diarthrodial est recouverte par une couche presque ininterrompue de cartilage de nouvelle formation; la membrane fibreuse n'existe qu'à la périphérie. Il était facile de voir que ce cartilage nouveau résultait de la transformation des anciennes travées osseuses en capsules cartilagineuses et d'une altération analogue de la moelle. Ce fait prouve qu'un corps étranger traumatique, non pédiculé, est susceptible de subir par imbibition des modifications actives, et même, dans quelques parties, une prolifération qui aboutit à la production d'une couche de cartilage nouveau. Poulet et Vaillard n'ont pu réussir à reproduire expérimentalement cette régression cartilagineuse parce que, dans tous les cas, le fragment ostéo-cartilagineux détaché de la tête articulaire allait se greffer sur la synoviale; ces corps pédiculés, vasculaires, recevant leur nutrition de la capsule, subissaient la transformation fibreuse. Nous verrons bientôt l'importance que ces auteurs attachent à cette régression cartilagineuse des surfaces osseuses.

2° *Corps étrangers pathologiques.* — La plupart de ces arthrophytes sont arrondis, elliptiques; si quelques-uns atteignent les dimensions d'une rotule (Brodie, Velpeau, Malgaigne), presque tous ressemblent à une fève ou un haricot. Les plus gros restent d'ordinaire solitaires, tandis qu'on a pu rencontrer cinquante, quatre-vingts et même cent petits arthrophytes dans la même jointure; d'ailleurs ils offrent une très grande diversité; nous aurons surtout en vue ici les corps ostéo-cartilagineux les plus communs; mentionnons seulement la possibilité de corps lipomateux et fibreux. Beaucoup d'entre eux sont recouverts sur toute leur surface par une couche fibreuse; en allant de la périphérie au centre, on observe une couche cartilagineuse ou chondro-calcaire, et enfin un noyau osseux. Dans d'autres cas, le noyau osseux affleure à la surface, disposition que les partisans des théories de Laënnec et de Rokitansky attribuent à l'usure de la surface cartilagineuse du corps étranger contre les têtes articulaires dans les mouvements. Cette interprétation ne semble pas suffisamment plausible à Poulet et Vaillard, car les cartilages diarthrodiaux ne s'usent pas par le frottement et il n'y a jamais de pressions assez fortes pour produire cette altération; d'ailleurs les arthrophytes se rencontrent presque toujours dans les genoux atteints d'hydarthrose.

Tantôt ces arthrophytes sont pédiculés et vasculaires, tantôt libres et n'ayant d'autres moyens de nutrition que l'imbibition. Ces derniers présentent encore par places, suivant Poncet, une sorte de hile, reste du pédicule.

Voici quelle est, d'après le même auteur, la structure type de ces vériatbles arthrophytes libres : « Enveloppe fibreuse périphérique très riche en corpuscules irréguliers disposés concentriquement ; elle envoie des trousseaux épais, puissants, dans l'intérieur de l'arthrophyte. Ces trousseaux constituent du fibro-cartilage riche en larges capsules à nombreuses cellules cartilagineuses ; au-dessous, ce fibro-cartilage passe au cartilage hyalin, contenant des capsules perpendiculaires au grand axe de la coupe..... Le plus souvent les corps étrangers capsulaires contiennent dans la partie voisine du hile des parties osseuses très normalement constituées. L'os peut être mis à nu par le frottement à la face inférieure, mais le processus essentiel à la constitution de l'arthrophyte est toujours visible sur les parties latérales. Ce processus pathognomonique est le suivant : tissu fibreux, fibro-cartilage, cartilage hyalin, formation osseuse. »

Dans le travail cité plus haut, Poulet et Vaillard tendent à admettre, contrairement à l'opinion précédente, que tous les corps étrangers libres qui contiennent de l'os ont une origine primitivement osseuse. Le cartilage que l'on rencontre autour du noyau osseux se formerait secondairement après la mise en liberté de la portion d'os détachée des surfaces articulaires et prendrait naissance, comme dans le cas du corps étranger traumatique dont nous avons parlé plus haut, par la régression, puis la prolifération cartilagineuse des trabécules primitives et de la moelle. Ici encore, ce travail s'effectue sans l'intermédiaire des vaisseaux, par le seul fait de l'imbibition, ainsi que le démontre l'atrophie des anciens vaisseaux contenus dans le noyau osseux central, dont la structure régulière atteste suffisamment l'origine. Au lieu d'être produit par une sorte de périchondre, comme l'admettent Poncet et d'autres, le cartilage résulterait au contraire d'une production excentrique, d'une régression de l'os ; les calcifications observées çà et là seraient dues à la matière calcaire de l'os primitif devenue inutile et accumulée en divers points. (Voy. t. III, *Corps étrangers du genou.*)

Nous ne saurions entrer dans le détail des raisons qui militent en faveur de l'interprétation émise par Poulet et Vaillard. La conséquence de leur travail est de diminuer beaucoup l'importance des théories capsulaire et synoviale pour accorder la prépondérance à la théorie osseuse. Les corps ostéo-cartilagineux naissent de l'os dans des conditions encore obscures et en particulier par le fait de l'ossification du cartilage diarthrodial. D'autres, quelquefois symétriques (Weicheiselbaum) apparaissant à un âge plus jeune sont le produit de maladies encore inconnues des têtes articulaires.

A côté de cette variété de corps articulaires, il en existe une qui en diffère de tous points : ce sont les ostéo-chondrophytes développées autour du cartilage diarthrodial et qui deviennent libres dans la jointure. Intimement liés au processus de l'arthrite déformante, ces arthrophytes souvent multiples se présentent avoc des caractères absolument différents des corps étrangers étudiés plus haut. Ils sont arrondis, grisâtres et constitués par trois couches successives : 1° à l'extérieur une membrane fibreuse ou fibro-cartilagineuse lorsque le corps est pédiculé ; 2° une coque osseuse mince ; 3° un noyau central rempli par de la moelle graisseuse ou muqueuse traversée par quelques cloisons grêles. Ces corps ont donc la même structure que les bourrelets qui débordent des surfaces diarthrodiales dans l'arthrite déformante.

Les corps étrangers libres dans une articulation ont-ils une vitalité propre? J. Russel admettait la persistance d'une certaine vie dans ces arthrophytes et même la possibilité d'un léger accroissement. Au contraire, Ollier, Panas pencheraient pour la négative. En réalité, il persiste dans ces corps flottants une sorte de vitalité végétative qui peut aller jusqu'à la prolifération. Les plaies du cartilage sont susceptibles d'y guérir, comme on peut le voir sur la figure 161 par un processus analogue à celui des plaies ordinaires du cartilage. Quant à l'accroissement, il nous semble difficile de le mettre en doute, mais il s'agirait plutôt d'une sorte de gonflement par le fait de la transformation *in situ* de la moelle et des trabécules anciennes en cartilage. Les modifications survenues dans les corps étrangers diffèrent absolument, suivant qu'il existe ou non un pédicule vasculaire. Dans le premier cas, l'arthrophyte tend vers la résorption, dans le second il persisterait indéfiniment.

Siège. — Les corps étrangers articulaires se forment surtout dans l'articulation du genou ; on en a rencontré aussi dans l'articulation du coude, dans l'articulation temporo-maxillaire.

Symptômes. — Trois signes sont pathognomoniques de l'existence des corps étrangers articulaires : 1° la présence d'un corps dur, mobile dans la jointure ; 2° l'apparition intermittente d'une douleur vive, excessivement aiguë, apparaissant brusquement et entraînant momentanément une impuissance presque absolue du membre ; 3° l'arrêt mécanique et également brusque du jeu normal de l'article qui reste immobilisé dans une position quelconque.

Avant que ces signes se produisent, souvent l'attention du sujet a été déjà attirée du côté de l'articulation malade. S'il s'agit d'un arthrophyte d'origine traumatique, comme le corps étranger est en général découvert dès que les symptômes de l'arthrite sont dissipés, le malade aura encore présent à l'esprit le souvenir de la contusion dont il a été la victime et des douleurs vives qu'il a éprouvées à ce moment; quant aux arthrophytes pathologiques, beaucoup plus communs, parfois on les rencontre dans les articulations relativement saines. C'est à cette dernière catégorie, la plus nombreuse, que se rapportent surtout les symptômes ci-dessus énoncés. La douleur, premier signe observé d'ordinaire, se fait remarquer par son caractère d'acuité; dans certains cas, elle est assez vive pour s'accompagner de vomissements, même de syncope. Elle survient brusquement; d'habitude, pendant la marche, une douleur fulgurante traverse l'articulation du genou, arrache un cri au patient et peut même occasionner sa chute, car le genou reste alors immobilisé dans l'attitude qu'il avait au moment où apparaît la douleur; après quelques instants tout a disparu. Quelquefois, la crise se produisant pendant le sommeil réveille le malade en sursaut.

La plupart des auteurs attribuent cette douleur spéciale à l'introduction subite du corps étranger entre les surfaces articulaires. Ceci peut et doit même se rencontrer fréquemment, lorsqu'il s'agit d'un arthrophyte de petit volume. Mais si le corps a une certaine épaisseur, il lui est matériellement impossible de pénétrer entre les surfaces de l'articulation.

Richet invoque alors le pincement subit de la synoviale entraînée par le corps étranger. Cette explication n'est pas plus satisfaisante que la précédente. Aussi Duplay revient-il à une opinion émise jadis par Cruveilhier, et pense-t-il que la douleur résulte d'une contusion produite sur la synoviale enflammée par le corps étranger se déplaçant brusquement.

L'arrêt instantané des mouvements de l'articulation paraît bien difficile à expliquer si l'on n'admet pas l'introduction du corps étranger, sinon entre les surfaces articulaires elles-mêmes, au moins entre les ligaments. Enfin le signe le plus important est fourni par la présence même du corps étranger; il existe pour chaque articulation des points où le corps se montre de préférence : côté latéral interne pour le genou, parties latérales de l'olécrâne pour le coude, côté temporal du conduit auditif pour la mâchoire. L'arthrophyte une fois trouvé, la palpation permet d'en reconnaître les divers caractères.

Diagnostic. — Le récit fait par un malade d'accidents douloureux analogues à ceux que nous avons signalés, surtout s'ils sont accompagnés d'arrêt des mouvements, mettront le chirurgien sur la voie du diagnostic. Il devra dès lors procéder à la recherche du corps articulaire et faire tous ses efforts pour le découvrir. Cette recherche de l'arthrophyte n'est pas toujours facile. Il faut imprimer à l'articulation des mouvements dans diverses directions pour arriver à constituer l'existence du corps du délit.

Les arthrophytes se déplacent très facilement; le développement d'une certaine quantité de liquide dans l'article facilite encore cette mobilité. On les sent quelquefois traverser l'articulation et fuir pour ainsi dire le contact du doigt explorateur; c'est à cause de cette singulière tendance que les Allemands leur ont donné le nom caractéristique de *Gelenkmause* (rat des articulations). Fréquemment, le malade vient en aide au chirurgien dans cette recherche; il connaît en effet, pour les avoir étudiées, les habitudes de son hôte, et sait aller d'emblée le trouver dans un pli de la synoviale dont il fait son domicile habituel. Parfois, après avoir bien constaté la présence du corps articulaire, le chirurgien est impuissant à le reprendre, car il disparaît, va se loger soit entre un ligament et une surface articulaire, soit dans un des culs-de-sac : le malade lui-même, malgré son habitude à déloger l'arthrophyte, ne sait plus ce qu'il est devenu. Bousquet a observé un cas des plus curieux en ce genre. Un caporal d'un régiment de ligne était entré à l'hôpital du Gros-Caillou avec le diagnostic : raideur de l'articulation du genou, impossibilité d'arriver à une extension complète. Plusieurs moyens de traitement avaient été essayés inutilement lorsque nous fûmes chargé de ce service. Après avoir constaté l'intégrité de l'articulation et des surfaces osseuses en même temps que l'impossibilité absolue qu'il y avait à étendre entièrement le membre, il fut décidé que l'on aurait recours à l'extension forcée. Le malade étant couché le talon appuyé sur un coussin placé sur la planchette du lit, le chirurgien pesa assez fortement sur le genou; soudain, sans aucun craquement, sans douleur manifestée par le patient, l'extension devint normale. En examinant ensuite l'article, nous constatâmes la présence d'un corps étranger du volume d'une amande verte qui très probablement s'était logé entre le ligament rotulien et le plateau du tibia. Le malade savait très bien qu'il possédait ce corps étranger, il n'ignorait même pas qu'il allait parfois se placer en cet endroit, mais, désirant se faire réformer, il s'était bien gardé d'informer le chirurgien de ces diverses circonstances.

L'existence d'un corps étranger étant manifestement constatée, il importe de se demander s'il est unique ou s'il y en a plusieurs, puis il faut encore rechercher s'il résulte d'un traumatisme ou si son développement est dû à un état pathologique de l'articulation.

Les différents symptômes que nous avons donnés dans le cours de cet article suffiront à fixer le chirurgien sur l'origine du corps étranger. S'il résulte d'un traumatisme, presque toujours il sera seul. Un arthrophyte d'origine pathologique est unique, dit-on, si on le retrouve avec le même volume, la même dimension, la même forme, les mêmes faces. Malgré ces caractères il est souvent impossible d'acquérir une certitude absolue, car ces corps se déplacent avec une telle rapidité, que l'on peut à peine en étudier la forme; puis fréquemment ils se présentent tantôt sous une face, tantôt sous l'autre.

Il est plus facile de reconnaître si le corps se trouve pédiculé ou libre ; lorsqu'il est pédiculé, en effet, sa mobilité est fatalement limitée.

On aura bien soin de ne pas prendre pour un corps articulaire ces indurations du cul-de-sac de la synoviale qui persistent toujours sur la partie supérieure et du côté externe de l'articulation du genou à la suite d'hydarthrose.

Enfin les commémoratifs, la présence d'une cicatrice sur les parties molles suffiront, comme le dit Duplay, à faire reconnaître l'origine externe d'un corps étranger. Du reste, les faits analogues à celui qu'a cité Morel-Lavallée (balle libre dans l'articulation du genou extraite seulement après vingt-huit ans) sont exceptionnels.

Pronostic. — Les corps étrangers articulaires constituent, dans la majorité des cas, une affection insignifiante et dont le malade ne se préoccupe même pas. Dans d'autres circonstances, au contraire, et sans qu'on puisse en donner des raisons bien valables, ils deviennent une source d'ennuis et une véritable infirmité ; alors gêné par le volume du corps étranger, fatigué des douleurs incessantes qu'il occasionne, le malade vient demander qu'on le débarrasse d'un hôte si incommode.

Traitement. — On a signalé un certain nombre de faits dans lesquels le traitement antisyphilitique a manifestement amené la disparition de corps étrangers intra-articulaires (Cullerier, Gailleton, Poncet (de Lyon). Si donc le malade est syphilitique, il y aura lieu de recourir à semblable médication, mais il faut bien savoir que ce sont là des faits des plus rares.

D'une façon générale le traitement des corps étrangers articulaires est absolument chirurgical dans l'état actuel de la science. Deux méthodes se partagent les préférences :

1° Fixer le corps étranger en un point de l'articulation où sa présence ne pourra être nuisible ;

2° Inciser l'article et extraire le corps étranger par le procédé de Goyrand d'Aix (méthode sous-cutanée) ou directement par l'ouverture de l'articulation à l'air libre (*arthrotomie*, *taille articulaire*).

Fixation du corps étranger. — Les moyens proposés depuis le milieu du siècle dernier pour immobiliser les corps étrangers dans un coin de l'articulation et leur faire contracter des adhérences se divisent en deux groupes : 1° compression simple ; 2° compression aidée de différentes tentatives plus ou moins dangereuses (scarification, introduction d'aiguilles dans l'article, etc.).

La compression simple a été employée pour la première fois par MIDDLETON (1757) et GOOCH (1758). Le corps était maintenu à l'aide d'un bandage agglutinatif et d'une bande, ou d'une genouillère. BOYER et HEY se sont aussi servis d'une genouillère ; enfin on a essayé d'immobiliser le corps en le prenant dans un anneau de rideau appliqué sur les téguments et par l'intermédiaire duquel on exerce une compression. Ces divers moyens ont donné quelques résultats, mais les malades n'ayant pas été suivis, il est difficile de savoir si la guérison a été durable. Tout ce que nous pouvons dire, c'est que ce sont là des procédés absolument inoffensifs.

Il n'en est pas de même des suivants. DUFRESNE-CHASSAIGNE a proposé de scarifier la synoviale au niveau du point où l'on veut fixer le corps mobile. WOLF saisissait les tissus et le corps à l'aide d'une forte serre-fine. BLANDIN traversait l'articulation avec une grosse épingle qui embrochait la paroi synoviale et l'artrophyte. JOBERT introduisait autour du corps une couronne d'aiguilles, RICHET le fixait au moyen d'un anneau garni de pointes enfoncé dans les tissus. Tous ces procédés n'ont guère été employés que par leurs auteurs, ils exposent à des dangers sérieux et les résultats qu'on a obtenus ne sont pas assez encourageants pour que l'on persévère dans cette voie.

Ouverture de l'articulation. — L'ablation directe d'un corps articulaire est évidemment la première idée qui vient au chirurgien en présence d'un cas de ce genre. Les anciens praticiens incisaient déjà les articulations à ciel ouvert ; bientôt les insuccès se multiplièrent et B. BELL en était arrivé à professer qu'il préférait l'amputation de la cuisse à l'extraction des corps mobiles du genou. De là les tentatives que nous avons vues et la méthode de GOYRAND, incision sous-cutanée. Actuellement, grâce aux résultats fournis par les pansements antiseptiques, la taille articulaire est devenue une opération courante. Examinons ces deux dernières opérations.

a. *Incision sous-cutanée. — Méthode de* GOYRAND. Se basant sur l'inocuité des plaies sous-cutanées, le chirurgien d'Aix conseille de plonger sous la peau, à plusieurs centimètres de distance de la jointure malade, un bistouri long et étroit et d'aller avec cet instrument inciser la synoviale sur le corps étranger préalablement fixé. Ceci fait, on essaye de chasser le corps de l'articulation et de le faire passer dans le tissu cellulaire ou les muscles voisins. La petite plaie est alors hermétiquement close ; plus tard, quand les plaies cutanées et articulaires sont guéries, on va à la recherche de l'artrophyte.

Ce procédé est d'une exécution fort délicate. La plupart des chirurgiens ont rencontré des difficultés très grandes à faire sortir le corps étranger à travers l'incision de la synoviale, plusieurs même ont dû y renoncer. Des accidents de ce genre sont arrivés à VELPEAU, BONNET, DENONVILLIERS, GOSSELIN, BŒCKEL, TILLAUX, VERNEUIL, GAUJOT, etc. De plus, la méthode ne met pas à l'abri de l'inflammation de la séreuse, du phlegmon diffus, de la suppuration prolongée. En dépouillant les statistiques de H. LARREY, de BARWELL à Londres, de BENDORFF à Leipzig on arrive à réunir 100 cas environ qui donnent 28,4 p. 100 d'insuccès et 8,4 p. 100 de mort, soit 37 résultats nuls ou funestes sur 100 opérations, moyenne très peu satisfaisante. Le danger de l'infection ne résultant pas de la largeur de la porte d'entrée, on comprend que ces procédés sous-cutanés qui présentent le même danger que l'incision à ciel ouvert, et sont loin d'avoir la même efficacité, soient aujourd'hui complètement et définitivement abandonnés.

b. *Incision à ciel ouvert, avec la méthode antiseptique.* — Sur 50 opérations environ, faites en s'entourant de toutes les précautions antiseptiques, il y a eu à peine 3 morts, soit 6 p. 100. Les résultats ont été généralement des plus satisfaisants, la plupart des malades ont récupéré la totalité de leurs mouvements. Il est même nécessaire d'ajouter que ce chiffre de 6 p. 100 de mortalité diminuera fatalement, car les 3 cas malheureux de BŒCKEL, SAXTORPH et PAQUET, sont dus à ce que l'asepsie avait été mauvaise. Aussi, plus encore peut-être que dans les autres circonstances, faut-il avoir soin dans la taille articulaire de ne négliger aucune précaution, la moindre faute pouvant entraîner de graves accidents et même la mort du malade.

Avant tout, le membre aura été immobilisé dans une gouttière plâtrée, on lui aura donné le temps de s'habituer à son nouveau domicile ; ensuite la région nettoyée, rasée, lavée avec soin, toutes les précautions étant prises très exactement, un aide fixe le corps étranger puis à son niveau l'opérateur incise les parties molles couche par couche jusqu'à la capsule. Le chirurgien aura soin de lier ou tordre tous les vaisseaux et de s'assurer qu'il ne se fait plus d'écoulement avant d'ouvrir la capsule par une incision assez large pour laisser passer le corps étranger. L'arthrophyte enlevé, si l'on soupçonnait l'existence de quelque corps pédiculé, il faudrait explorer l'articulation avec l'index, et procéder à leur extraction.

L'opération terminée, on suture très exactement la synoviale, ensuite la plaie cutanée ; la surface articulaire sera recouverte de plusieurs doubles de gaze phéniquée par-dessus lesquels on exercera une légère compression avec de l'ouate et des bandes antiseptiques. Les suites de l'opération sont des plus simples. L'immobilisation maintenue pendant quelques semaines assure la guérison totale.

CHAPITRE IV

VICES DE CONFORMATION ET TROUBLES FONCTIONNELS DES ARTICULATIONS

§ 1er. — Vices de conformation des articulations.

1° DIFFORMITÉS CONGÉNITALES DES ARTICULATIONS

Bibliographie. — HIPPOCRATE, trad. LITTRÉ, t. IV, p. 225. — A. PARÉ, édit. MALGAIGNE, t. II, p. 350. — PALETTA, *Adversaria Chirurg. Medolan*, 1788. — DUPUYTREN, *Leçons de clin. chir.*, t. III, 1832. — BRESCHET, *Gaz. méd. de Paris*, 1834. — J. GUÉRIN, *Rech. sur les luxat. congénit.*, Paris, 1841. — PRAVAZ, *Traité théorique et prat. des luxat. congénit. du fémur*, Lyon, 1847. — VERNEUIL, *Gaz. des Hôp.*, 1852. — BOUVIER, *Leçons sur les maladies de l'appareil locomoteur*, Paris, 1858. — W. ROSER, *Die Lehre v. d. spontan. Lux.*, *Archiv d. Heilkunde*, Bd. V, s. 542, Leipzig, 1864. — BORSIER, art. DIFFORMITÉ, ARTIC., *Dict. encycl.*, 1869 (Bibliogr.). — HUETER, *Klinik der Gelenkkrank.*, 2e édit., Leipzig, 1877. — DOLLINGER, *Arch. f. klin. Chir.*, 1877. — GRAWITZ, *Virchow's Archiv*, Bd. LXXIV, 1878. — KIRMISSON, *Revue mensuelle de méd. et chir.*, 1878. — KRONLEIN, *Die Lehre von Lux.*, in *Deuts. Chir. de* BILLROTH et LUECKE, 1882 (Bibliogr.). — HAMILTON, trad. POINSOT, 1884. — MOTTA, *Marg. est. della R. Acad. del. med.*, 1886, nos 7 et 8. — REDARD, *Chir. orthop.*, 1892.

Thèses de Paris. — 1828, CAILLARD-BILLIONNIÈRE. — 1834, LEHOUX. — 1841, SANSON (Concours). — 1842, PARISE.

Les vices de conformation congénitaux des articulations comprennent les ankyloses, les déviations et luxations congénitales.

Les déviations congénitales constituent des types nettement caractérisés ; elles intéressent particulièrement la colonne vertébrale, les os du tarse et du carpe ; leur étude trouvera mieux sa place lorsque nous décrirons les affections de ces différentes régions.

Les ankyloses congénitales, véritables curiosités pathologiques, résultent d'un arrêt de développement et s'accompagnent fréquemment d'anomalies. Leurs symptômes ne diffèrent en rien de ceux des ankyloses acquises et le même traitement leur serait applicable ; malheureusement les vices de conformation concomitants rendent souvent inutile toute intervention.

LUXATIONS CONGÉNITALES

Historique. — Les luxations congénitales ont été mentionnées d'une manière fort nette par Hippocrate qui les nommait *Luxations de naissance*.

AVICENNE, PARÉ, J.-L. PETIT, PALETTA, rapportent quelques faits de ce genre, DUPUYTREN, en 1826, présente à l'Académie des sciences un mémoire sur la boiterie résultant du déplacement congénital de l'os de la cuisse ; à partir de cette époque, le sujet qui nous occupe a été l'objet de nombreuses recherches, parmi lesquelles il convient de citer les travaux de BOUVIER, J. GUÉRIN, SÉDILLOT, PARISE, SMITH, KRÖNLEIN.

Étiologie. — Plusieurs théories ont été mises en avant pour expliquer le mode de formation de ces luxations. HAMILTON les a classées en trois groupes :

1° *Doctrines physiologiques.* — Les luxations congénitales sont dues à une altération primitive du germe ou à un arrêt de développement (PALETTA, DUPUYTREN, DOLLINGER, GRAWITZ).

2° *Doctrines pathologiques.* — Le déplacement résulterait ici de causes multiples. Lésion des centres nerveux (BRESCHET, DELPECH). Contraction ou paralysie de certains groupes musculaires (CHAUSSIER, GUÉRIN, VERNEUIL, KIRMISSON). États pathologiques divers de l'articulation, laxité des ligaments, existence d'une hydarthrose (SÉDILLOT, MALGAIGNE).

3° *Doctrines mécaniques.* — Dans ce groupe, nous retrouvons les causes diverses invoquées à propos de toutes les malformations congénitales : Contractions violentes de l'utérus, chutes ou coups sur l'abdomen de la mère, manœuvres imprudentes pendant l'accouchement, etc.

L'hérédité semble jouer un rôle incontestable dans l'étiologie de ces luxations. DUPUYTREN, BOUVIER, STROMEYER, KRÖNLEIN ont rapporté des faits très remarquables en ce genre. Enfin les luxations congénitales s'accompagnent très souvent d'autres malformations (pieds bots, mains botes, etc.).

Fréquence. — C'est à l'épaule et surtout à la hanche que les luxations congénitales ont été rencontrées de préférence. Puis viennent par ordre de fréquence l'articulation radio-cubitale supérieure et celle du genou.

Le déplacement porte sur un seul ou sur les deux membres, les luxations unilatérales paraissent toutefois plus communes ; en effet, sur 274 cas de luxation congénitale de la hanche, KRÖNLEIN trouve 163 luxations unilatérales et 111 luxations bilatérales, soit 60 p. 100 dans un cas et 40 p. 100 dans l'autre. Sur ces 274 luxations, 239, soit 87,6 p. 100 du chiffre total, ont été observées sur des sujets du sexe masculin et 35 seulement, c'est-à-dire 12,4 p. 100, sur des sujets du sexe féminin.

Anatomie pathologique. — Au moment de la naissance, les surfaces osseuses imparfaitement développées paraissent comme atrophiées. Quelquefois elles manquent complètement ou bien on trouve au lieu d'une tête osseuse normalement conformée une saillie irrégulière sans cartilage ni fibrocartilage. Les ligaments font parfois absolument défaut, en d'autres circonstances ils sont allongés, relâchés. Ces dernières altérations vont en s'accentuant ; de plus, les cavités de réception se comblent totalement, les têtes et condyles disparaissent.

Parmi les muscles qui entourent l'articulation malade, les uns se développent d'une manière exagérée, les autres subissent une atrophie partielle ou totale.

Rarement on voit s'établir ce travail pathologique qui, dans les luxations non réduites, détermine la formation d'une néarthrose; la nouvelle cavité peut être tapissée par un véritable périoste et une membrane synoviale, mais en maintes circonstances il n'existe aucun tissu à sa surface; elle offre la dureté et le poli de l'ivoire.

Les membres ou segments de membres situés au-dessous de la luxation sont frappés d'un arrêt de développement notable, susceptible, au membre inférieur, d'entraîner des différences de longueur allant jusqu'à 10 centimètres.

Symptômes. Traitement. — Les luxations congénitales ont des symptômes absolument semblables à ceux des luxations traumatiques; nous ne saurions en présenter un tableau d'ensemble, leur étude sera faite à propos des malformations de chaque articulation.

Il n'est pas rare de les voir méconnues pendant les premiers temps de l'existence; plus tard les déformations qu'elles entraînent attirent fatalement l'attention.

La réduction de ces déplacements, commode dans le cours des premiers mois qui suivent la naissance, devient de plus en plus difficile à mesure que l'enfant avance en âge. La contention nécessite toujours les plus grandes précautions; dans la majorité des cas, il est presque impossible de l'obtenir; toutefois un traitement rationnel amènera sûrement une amélioration notable dans l'état du membre.

2° DIFFORMITÉS ACQUISES. — LUXATIONS PATHOLOGIQUES

Bibliographie. — DESAULT, *Œuvres chir.*, *Mém. sur les lux. spont. du fémur*, *par* BICHAT, 1798. — CRUVEILHIER, *Traité d'anat. path.*, 1849. — BONNET, *Maladies des articulations*, 1845. — PARISE, *Arch. gén. de méd.*, 1842. — MALGAIGNE, *Traité des fract. et lux.*, t. II, 1855. — LANGENBECK, *Deuts. Klin.*, 1864. — ROSER, *Die Lehre von den spont. Lux.*, *Arch. d. Heilk.*, Bd. V, 1864. — VOLKMANN, *Spont. Lux.*, *Handb. der Allg. u. Spec. Chir. de* PITHA et BILLROTH, 1865 (Bibliogr.). — SÉDILLOT et GROSS, art. LUXATION SYMPT., in *Dict. des sciences méd.*, 1869 (Bibliog.). — P. GUTTERBOCK, *Arch. f. klin. Chir.*, 1874. — VALETTE, art. LUXATION SYMPT., *Nouveau dict. de méd. et chir. prat.*, 1875 (Bibliogr.). — CHARCOT, *Maladies du système nerveux*. — KRONLEIN, *Spont. Lux.*, *Deuts. Chir. de* BILLROTH et LUCKE, Lief. 26, 1882. — FORGUE et MAUBRAC, *Lux. path.*, Paris, 1886.

Les luxations pathologiques appelées encore *spontanées*, *morbides*, *secondaires*, *symptomatiques*, *consécutives*, *graduelles*, ont été définies par MALGAINE « des luxations préparées ou favorisées par avance et qu'il suffit le plus souvent des moindres efforts pour déterminer le déplacement ».

Historique. — Les luxations pathologiques ont été décrites pour la première fois par BONNET (*Traité des mal. artic.*, t. II, p. 121). MALGAIGNE en a fait, après lui, une étude sérieuse et approfondie qui a été reprise par FORGUE et MAUBRAC dans un excellent mémoire.

Étiologie. — BONNET a montré que deux ordres de causes présidaient à la formation des luxations pathologiques : 1° une altération des moyens d'union ou des surfaces articulaires (cause prédisposante); 2° un effort extérieur tendant à changer les rapports des os (cause efficiente).

Relativement aux causes prédisposantes, VOLKMANN a divisé ces luxations en trois classes : luxations par relâchement, par déformation des extrémités osseuses, enfin par destruction de ces mêmes extrémités.

Le relâchement des ligaments, habituellement de nature pathologique, reconnaît pour origine les synovites et arthrites de toute nature, en particulier l'hydarthrose aiguë ou chronique. Dans une observation relatée par ASTLEY COOPER, la distension des ligaments était manifestement consécutive à un traumatisme. Il s'agit d'un officier de la marine anglaise qui avait eu pendant une heure le bras fixé à une vergue, de manière que les pieds avaient peine à toucher le pont du navire; les ligaments furent tellement distendus que plus tard il se luxait le bras rien qu'en l'élevant sur l'épaule. MOLINETTI a vu un fait analogue dans lequel la luxation avait été produite par le poids d'un spina ventosa de l'humérus. Ces cas sont absolument exceptionnels.

Lorsque les lésions précédentes remontent à une période un peu ancienne, il existe des altérations graves du côté des os; nous avons déjà insisté sur ce sujet à propos de l'arthrite tuberculeuse.

Enfin nous rappelons que les lésions des nerfs et des centres nerveux réagissent sur les articulations. Les luxations consécutives aux altérations osseuses de l'ataxie et de l'arthrite déformante sont aujourd'hui bien connues, grâce aux travaux de CHARCOT et de ses élèves. Les luxations consécutives à l'altération des têtes osseuses sont de beaucoup les plus fréquentes et, en raison de la lenteur avec laquelle elles se produisent, méritent bien le nom de *spontanées*.

Parmi les luxations pathologiques il convient de citer les déplacements consécutifs à des tumeurs volumineuses qui repoussent les têtes articulaires; plus la tumeur est dure, plus les chances de luxation deviennent grandes; aussi les exostoses occupent-elles une place spéciale. Nous avons représenté (p. 818, fig. 143) une pièce où l'on peut voir le péroné luxé par une exostose qui, en s'appuyant sur le tibia, repoussait son point d'implantation en dehors. D'autres fois, on a vu la tête du fémur luxée par un kyste hydatique du bassin.

Les causes déterminantes de ces déplacements sont très variables : c'est parfois un traumatisme des plus légers, plus souvent la contracture ou la paralysie d'un groupe musculaire. Cette dernière agit en rendant prépondérante l'action des antagonistes.

Anatomie pathologique. — Les luxations pathologiques sont complètes ou incomplètes, ce dernier cas semble de beaucoup le plus fréquent. Quelquefois le déplacement, à peine marqué, se réduit à une simple subluxation, même à une déviation. Contrairement à l'opinion de CRUVEILHIER et MALGAIGNE, VOLKMANN pense que la production des néarthroses est rare en semblable occurrence. On observe toujours une atrophie manifeste du membre consécutive à la lésion articulaire, mais nullement en rapport avec la luxation. Dans certaines circonstances, pour la coxalgie par exemple, la production d'une luxation pathologique est loin, d'après quelques auteurs, d'avoir une influence fâcheuse sur la marche du mal ; aussi Ch. Bell et Roser conseillent-ils de ne pas s'opposer au déplacement.

Symptômes. — Les signes présentés par les luxations traumatiques varient considérablement suivant la cause qui leur a donné naissance. La luxation s'est-elle produite rapidement dans le cours d'une hydarthrose, les symptômes du déplacement proprement dit diffèrent peu de ceux présentés par les luxations traumatiques. Si, au contraire, elle se montre consécutivement à une arthrite chronique ou à une arthrite tuberculeuse, il est bien difficile de se prononcer sur les rapports qu'affectent entre elles les surfaces articulaires; généralement, en effet, elles sont déformées ou englobées au milieu des tissus de nouvelle formation. La mobilité anormale constitue en maintes circonstances le seul symptôme appréciable, les mouvements provoqués ont une étendue plus grande que dans le cas de luxation traumatique.

Diagnostic et pronostic. — D'après ce que nous venons de voir, le diagnostic de ces luxations n'offre aucune difficulté lorsqu'elles sont arrivées à un certain degré; il n'en est pas de même pendant les premiers temps, alors qu'il existe une simple déviation, même une subluxation.

Le pronostic est entièrement subordonné à celui de la lésion articulaire qui a déterminé le déplacement; la luxation, en effet, n'est que secondaire.

Traitement. — Le traitement doit s'adresser : 1° à la lésion articulaire cause de la luxation; 2° au déplacement lui-même. Nous n'avons pas à revenir sur la thérapeutique de la lésion articulaire primitive. Le traitement que l'on dirigera contre la luxation variera totalement suivant les circonstances.

Dans les cas simples, lorsque le déplacement est dû à un relâchement des ligaments, il faut remettre les surfaces articulaires dans leur position normale et les maintenir à l'aide d'un appareil orthopédique. L'intervention n'est pas facile quand des déformations osseuses se sont produites; par l'extension prolongée ou en s'aidant d'appareils orthopédiques convenables, on arrive parfois à mettre les surfaces articulaires à leur place, mais la luxation se reproduit dès que cesse l'action de ces moyens.

En semblable occurrence, il est bon de se rappeler que l'ankylose dans une bonne position constitue une terminaison des plus heureuses; aussi le chirurgien doit-il faire tous ses efforts pour arriver à ce résultat.

Si la réduction était manifestement impossible, la résection des surfaces articulaires pourrait se trouver indiquée.

§ 2. — Atrophies musculaires consécutives aux lésions articulaires.

Bibliographie. — Roux, *Ann. de la chir.*, Paris, 1845, t. XV. — Bonnet, *Maladies des art.*, t. Ier, p. 217. — Le Fort, *Soc. de chir.*, 1872 et 1876. — Engel, *Wien. med. Wochens.*, 1872. — Reyher, *Deuts. Zeit. f. Chir.*, 1872. — Paget, *Leçons de clin. chir.*, 1877, p. 287. — Hayem, *Anat. path. des atrophies*, etc., in-4°, 1877. — Guyon et Ferré, *Progrès*, 1881. — Charcot et Ferré, *Prog. méd.*, 1882.

Thèses de Paris. — 1864, Béziel. — 1869, Olivier (Agrég.). — 1872, Colette. — 1873, Sabourin, Roy de Clotte. — 1877, Darde, Valtat. — 1878, Bocquet, Urdy.

Thèse de Lille. — 1880, Batigue.

A diverses reprises, en signalant les complications des maladies articulaires, nous avons attiré l'attention sur un ensemble de troubles trophiques qui se produisent du côté des groupes musculaires circonvoisins et persistent après la guérison de la lésion initiale. Ces atrophies ne sont pas toujours en rapport avec la nature de la maladie articulaire, une simple entorse; une hydarthrose légère déterminent parfois des troubles trophiques plus graves que ceux qui persistent après une arthrite aiguë.

Historique. — C'est à HUNTER que revient le mérite d'avoir le premier signalé ces faits à l'attention des chirurgiens; ROUX mentionne ensuite l'atrophie du deltoïde consécutive à l'hydarthrose scapulo-humérale; BONNET décrit les lésions atrophiques comme complication de l'entorse. Ces divers auteurs pensent que ces troubles sont passagers. Aussi, la thèse d'OLIVIER (1869) et quelques travaux d'HAYEM étant mis à part, nous pouvons dire que c'est à LE FORT que sont dues les premières recherches cliniques importantes sur la question. Il saisit la Société de chirurgie de ce sujet en 1872, puis 1876; en 1877, nous retrouvons ses idées exposées dans la thèse inaugurale d'un de ses élèves, VALTAT. Depuis cette époque, CHARCOT a repris cette étude dans plusieurs leçons cliniques et décrit les différents caractères de la maladie.

Siège. — L'atrophie musculaire ne se développe pas indistinctement sur tous les muscles, elle porte son action sur un certain nombre de groupes, en particulier sur les extenseurs : sont atteints de préférence le deltoïde dans les lésions de l'épaule, les fessiers dans celles de la hanche, etc. Au genou, c'est sur le triceps crural et spécialement sur cette partie du triceps qui constitue le vaste interne que s'accentuent les troubles trophiques.

Début. — Marche. — Symptômes. — Le début de ces troubles est des plus rapides. Peu de jours après l'existence de la lésion articulaire ils sont déjà appréciables, souvent même l'atrophie précède les symptômes objectifs et subjectifs. La déformation de la région constitue un des premiers signes qui attirent l'attention de l'observateur, les saillies musculaires disparaissent, laissant à leur place des méplats et des dépressions; à la cuisse, par exemple, le membre perd sa forme normale et paraît aplati. Si l'on fait exécuter au malade des mouvements de flexion de la jambe sur la cuisse, au lieu du relief que forme le vaste interne pendant la flexion, on constate un aplatissement manifeste. Rapidement la mensuration vient confirmer les données précédentes, elle dénote une diminution de volume variable suivant les régions. Pendant les premiers temps il y a à peine 2 ou 3 centimètres de différence, mais à la longue cette proportion s'accentue. Dès le début, la palpation permet de reconnaître un état de flaccidité du muscle qui perd progressivement de sa force. Cette paralysie est parfois assez marquée pour compromettre gravement les fonctions du membre. Dans certains cas d'atrophie ancienne la mensuration ne décèle plus de différence entre le côté sain et le côté malade, et cependant les difficultés dans l'accomplissement des fonctions persistent toujours. Le muscle ne s'est pas régénéré, mais une production exagérée de tissu adipeux emmagasiné dans les couches profondes de la peau a rendu à la région une partie de son volume. Il est facile de reconnaître cet état en examinant comparativement l'épaisseur de la peau dans la région saine et dans la région malade. L'affection n'a aucune tendance à rétrograder, elle s'accroît d'ordinaire pendant tout le cours de la maladie articulaire, persiste après la guérison de cette dernière à laquelle elle se substitue.

Nature de la maladie. — Les auteurs sont assez embarrassés pour expliquer l'origine de cette singulière atrophie; les uns ont invoqué le repos et la compression auxquels sont soumises les parties, particulièrement le genou, dans les cas de lésions articulaires. Cette hypothèse n'est pas soutenable, car fréquemment le membre malade est laissé libre; de plus, le patient restant couché, le côté sain ne prend pas plus d'exercice que l'autre; néanmoins l'atrophie se montre tout aussi rapidement et reste unilatérale. D'autres ont accusé la propagation de l'inflammation articulaire qui gagnerait de proche en proche, mais comment expliquer avec cette théorie la localisation spéciale de l'atrophie? La plupart des auteurs admettent aujourd'hui qu'il s'agit de troubles réflexes. L'affection articulaire, dit Charcot, a, par la voie des nerfs articulaires irrités, retenti sur le centre spinal et modifié les centres dont émanent les nerfs moteurs et les nerfs qui président à la nutrition des muscles. Il existerait dans la moelle une relation plus ou moins directe entre les cellules d'origine des nerfs centripètes articulaires et les cellules d'origine des nerfs moteurs et trophiques des muscles extenseurs, puisque le résultat, quand il se produit, semble constant et que les extenseurs sont toujours atteints.

En quoi consisterait la lésion médullaire? Il ne s'agit pas d'une altération profonde, mais, d'après Charcot, d'une sorte d'inertie, de stupeur des éléments cellulaires. Ajoutons que dans ces atrophies, les filets nerveux qui se rendent aux muscles sont malades et en grande partie dégénérés.

Pronostic. — Ce genre d'atrophie constitue une affection sérieuse, car, bien que susceptible de s'arrêter, puis de se modifier ensuite, la lésion a toujours une longue durée, et pendant tout ce temps elle diminue la puissance et les mouvements du membre.

Traitement. — Les courants continus faibles ont été préconisés; après avoir lu la thèse de Valtat, par exemple, on pourrait croire que, sous leur influence, les muscles reprennent comme par enchantement leur forme et leur volume. Loin de nous l'idée de nier ou de mettre en doute les faits relatés dans ce mémoire; toutefois nous devons avouer qu'en général les courants continus ont une action fort discutable sinon nulle, et les faits rapportés par Valtat nous paraissent d'heureuses exceptions. — H. Bousquet s'est particulièrement occupé de cette question, et sur un nombre assez considérable de malades traités avec toutes les précautions convenables, il n'a jamais observé d'améliorations bien notables; quelques chirurgiens ont employé aussi l'étincelle électrique qui, d'après Charcot, aurait donné des résultats dans des cas où la galvanisation et la faradisation étaient restées sans effet. Nous avons beaucoup plus confiance dans l'emploi du massage et des douches combinés avec l'exercice gradué. Dans certaines affections articulaires, l'extension continue avec les poids semble arrêter les progrès de l'atrophie musculaire. C'est par un ensemble de mouvements sagements combinés, par la marche et l'accomplissement des fonctions ordinaires des articulations que l'on remédiera à cette infirmité. Quoi que l'on fasse, il faut savoir que le traitement sera long et ne pas compter sur une guérison rapide, même en associant les divers moyens ci-dessus énumérés.

§ 3. — Raideurs articulaires et ankylose.

Bibliographie. — J. RHEA BARTON, *On the Treatment of. Ankylosis by the Formation of artificial Joents*, Philadelphia, 1827, et *A. new Treatment in a. case of Anchylosis, The Americ. Journ. of Med. Sc.*, 1re série, t. XXI, 1837. — *Même sujet. Gaz. méd. de Paris*, 1838. — VELPEAU, *Leçons clin. sur les ankyl. et leur trait.*, *Gaz. méd.*, 1840. — BONNET, *Mém. sur la position des membres dans les mal. art., Gaz. méd.*, 1840; *Mém. sur la rupt. de l'ankyl., sa combinaison avec les sections sous-cutanées*, in *Gaz. méd. de Paris*, 1850. — MAYOR, *Trait. accéléré des ankyl.*, Paris, 1841. — LITTLE, art. ANKYLOSE, *Cycloped. of Pract. Surgery*, t. Ier, 1841. — LACROIX, *Ann. de la chir. franç.*, t. IX, 1844. — MAISONNEUVE, *Clin. chir.*, 1863, et *Application de la méthode diaclast.*, *Gaz. des Hôp.*, 1862. — NUSSBAUM, *Die Pathologie un Therapie der Ankylosen*, Munchen, 1862. — DELORE, *Tract. continue*, etc., *Bull. de thérap.*, t. LXIII, 1862. — PALASCIANO, DELORE, PHILIPPEAUX, PRAVAZ, *Congrès méd. de France*, 2e session, 1864, *Thérap. des ankyloses*. — DENUCÉ, art. ANKYLOSE, in *Nouveau Dict. de méd. et de chir. pratique*, 1865 (Bibliogr.). — OLLIER, art. ANKYLOSE, *Dict. encycl. des sciences méd.*, 1866 (Bibliogr.). — VOLKMANN, *Berlin. klin. Wochens.*, 1874. — HUETER, *Klin. der Gelenkkrankeit.*, 1877. — BŒCKEL, *Chir. ant.*, 1882. — NORSTROM, *Traité du massage*, 1884. — SCHREIBER, *Traité du massage*. — REIBMAYER, *Trait. de l'ankyl. par le massage. Wien. med. Wochens.*, 1885. — A. MOLL, *Rech. expérim. sur les art. longtemps immobilisées*, *Arch. f. pathol. anat. und phys.*, IV, p. 466. — GUYON, *Gaz. hebd.*, 1889.

Thèses de Paris. — 1848, BOYER (Conc.). — 1850, RICHET (Th. de conc.). — 1874, CHAILLY. — 1883, LAGRANGE (Agrég.).

Thèse de Lyon. — 1882, EDOUARD.

1° RAIDEURS ARTICULAIRES

Nous avons signalé fréquemment, à la suite de lésions diverses, une gêne plus ou moins considérable dans les mouvements des articulations directement atteintes ou voisine des points sur lesquels a porté le traumatisme.

L'amplitude des mouvements est notablement diminuée ; lorsqu'on essaye de mobiliser l'articulation, le malade éprouve de la douleur; cependant bien souvent il n'existe dans les parties constituantes de l'article aucune lésion spéciale capable d'expliquer ces troubles ; l'articulation est saine, les causes de la gêne sont dans les parties périphériques, C'est à ces divers états particuliers que nous réservons le nom de *raideurs articulaires*.

Causes. — Les raideurs articulaires se rencontrent de préférence à la suite des lésions traumatiques des articulations : contusion, entorse, luxations, plaies et fractures péri ou intra-articulaires. Telles sont les causes occasionnelles; quant à la cause véritable, déterminante, c'est l'inflammation. Pourquoi dans un cas se produit-il une simple raideur articulaire, pourquoi dans l'autre verra-t-on survenir une ankylose? Cela dépend surtout de la réaction qui accompagne la lésion. L'inflammation est-elle minime, bornée aux tissus péri-articulaires, les troubles qui se produisent auront une faible intensité, les mouvements pourront facilement être rétablis. Si la réaction est vive, si les tissus de l'articulation se trouvent atteints et altérés, si l'inflammation persiste longtemps, le malade aura des chances sérieuses pour guérir avec une ankylose. Dans un cas comme dans l'autre la cause véritable est l'inflammation, tout dépend de son intensité et des altérations qu'elle détermine.

Ici se pose une question diversement interprétée par les auteurs. L'immobilité prolongée d'une articulation entraînera-t-elle des troubles intra-articulaires, conduira-t-elle à l'ankylose, ou son action se bornera-t-elle à produire simplement la réaction des tissus fibreux et la raideur articulaire? J.-L. Petit, Hunter, Boyer, Tessier, Bonnet, Le Fort admettent que l'immobilité seule peut déterminer la formation d'adhérences dans les articulations saines, sans qu'il y ait la moindre inflammation. En revanche, Cruveilhier, Kunholtz, Malgaigne, Vidal (de Cassis), Demme, et surtout Verneuil pensent que l'immobilisation seule ne saurait provoquer la formation d'adhérences intra-articulaires. D'après Malgaigne, lorsqu'on rencontre des adhérences intra-articulaires, il est certain qu'il y a eu inflammation. Pour Verneuil « il n'existe pas, dans la science, un exemple authentique d'ankylose produite dans une articulation saine par le seul fait de l'immobilisation ». (*Soc. de chir.*, 1879, p. 510.)

Voulant trancher cette question, Reyher (de Dorpat) s'est adressé à l'expérimentation. Il prenait des chiens dont il immobilisait les membres pendant un temps plus ou moins long, et examinait les troubles survenus du côté des articulations. « Parmi tous les organes, les muscles s'altèrent les premiers; au bout de vingt-trois jours ils sont amaigris; si leurs points d'insertion se trouvent rapprochés, ils se raccourcissent, puis les parties périphériques de l'articulation, la capsule et les ligaments se raccourcissent du côté où la position donnée au membre a rapproché leurs insertions; le raccourcissement de la capsule est plus prononcé que celui des ligaments. Cette lésion était manifeste chez le chien après soixante-trois jours d'immobilisation. Plus tard l'immobilité amène la dégénérescence des cartilages articulaires et leur transformation en tissu conjonctif. Mais cette altération se trouve exactement limitée aux points où ces cartilages cessent d'être en contact les uns avec les autres et jamais elle ne conduit à une ankylose fibreuse ou cartilagineuse. » Ces expériences ont été confirmées par les recherches de A. Moll qui arrive aux mêmes conclusions. (*Revue des sciences méd.*, t. IV, p. 246.) La question nous semble donc à peu près tranchée. L'immobilité, si la jointure est saine, détermine simplement la raideur, fait qui a une importance capitale dans le traitement des fractures et des diverses lésions articulaires. Puisque l'immobilisation prolongée est sans influence sur les articulations en bon état, on ne doit pas craindre, si cela est nécessaire, de soumettre ces jointures à l'immobilité absolue.

Il nous semble qu'on n'a pas suffisamment tenu compte des troubles nerveux dans la pathogénie des raideurs articulaires; effectivement les névrites existent presque toujours en même temps que les arthropathies et leur influence ne nous paraît pas négligeable.

Anatomie pathologique. — Les raideurs articulaires ont pour cause principale la réaction des tissus fibreux péri-articulaires. Ainsi que l'ont démontré les recherches de Reyher, sous l'influence de l'inflammation et même simplement de l'immobilité prolongée, des troubles sérieux se produisent dans ces tissus. Les ligaments se rétractent et contractent des adhérences avec les tissus voisins. Il en est de même des muscles, qui à la longue subissent des altérations fibreuses. Les gaines synoviales des tendons périphériques portent aussi des traces de l'inflammation; on trouve dans leur intérieur des exsudats plus ou moins organisés, véritables brides fibreuses qui immobilisent entièrement les tendons. Gosselin regarde, comme une des causes les plus importantes de la raideur, l'épaississement et l'insuffisance d'extensibilité de la synoviale consécutive à la transformation cellulo-fibreuse et même fibreuse des matériaux plastiques déposés dans sa trame par suite de l'arthrite plastique. L'ensemble de ces lésions constitue une affection analogue à la péri-arthrite étudiée par Duplay. Les téguments eux-mêmes subissent des rétractions considérables, principalement autour des petites articulations. Si l'inflammation, cause première de ces lésions, a été jusqu'à la suppuration, les adhérences sont beaucoup plus résistantes ; on rencontre parfois dans le tissu cellulaire des trajets fistuleux; ces trajets s'organisent et le tissu inodulaire qu'ils renferment devient un des obstacles les plus difficiles à la guérison. Comme lésions concomitantes, outre celles qui peuvent résulter de la maladie primitive, on remarque bien vite l'absence de liquide dans la cavité articulaire, le mouvement étant la condition indispensable de la production de synovie, les surfaces articulaires non tuméfiées se dessèchent, les cartilages perdent leur poli. Plus tard, si l'articulation est dans une position vicieuse, la pression réciproque des points en contact amène des déformations, les tissus se rétractent de plus en plus; ainsi se préparent soit des ankyloses complètes, soit des luxations pathologiques.

Symptômes. — La raideur articulaire se manifeste par une impuissance fonctionnelle d'une ou plusieurs jointures, qui restent fixées dans la position qu'elles ont prises durant le cours de la maladie à laquelle cet état succède. Si l'on essaye d'imprimer des mouvements à ces jointures, le malade accuse une douleur des plus vives et contracte fortement ses muscles pour s'opposer à ces tentatives. Si, malgré ces douleurs, le chirurgien continue ces manœuvres, il s'aperçoit qu'il peut faire exécuter au membre de légers mouvements, dont l'amplitude augmente peu à peu, pendant que la souffrance devient de plus en plus vive.

Diagnostic. Pronostic. — Il est bien difficile de se prononcer sur les motifs de la gêne des mouvements et de dire si les causes sont intra ou péri-articulaires, la question revient à rechercher s'il y a simplement raideur articulaire ou ankylose. C'est surtout aux commémoratifs qu'il faut demander la solution du problème. Après avoir étudié les circonstances qui ont favorisé la gêne des mouvements, on doit interroger le malade pour savoir si consécutivement à l'accident initial il y a eu ou non apparition de phénomènes inflammatoires du côté de l'article. L'examen de l'articulation ne fournit que des renseignements bien imparfaits ; les pseudarthroses fibreuses, aussi bien que les raideurs, permettent d'imprimer au membre de légers mouvements. Dans les deux cas se produisent des craquements qu'il est impossible de localiser, aussi serait-il prudent, avant de se prononcer, d'instituer un traitement sérieux et de voir l'allure que prendra l'affection sous cette influence.

Au point de vue du pronostic, les raideurs constituent une lésion dont la gravité paraît absolument subordonnée au temps qui s'est écoulé et à l'état général du sujet. Avec le temps, les lésions anatomiques dont nous avons parlé vont en s'accentuant de plus en plus, des troubles surviennent du côté des surfaces articulaires, et de curable qu'elle était au début, l'affection devient absolument irrémédiable.

Traitement. — Il peut être préventif ou curatif.

a. *Soins préventifs.* — Depuis longtemps, Malgaigne a fait remarquer que pour prévenir les raideurs articulaires il fallait, lorsque la lésion l'exigeait, immobiliser les articulations dans la position la plus favorable au relâchement des ligaments et des muscles. Ces positions spéciales pour chaque articulation sont : pour l'articulation du genou, la flexion légère (35°); pour l'articulation tibio-tarsienne, la flexion à angle droit; pour le poignet, l'extension légère (7° à 8°); sur la hanche, la flexion légère; à l'épaule, abduction avec propulsion en avant; au coude, flexion à angle droit, l'avant-bras étant dans une position intermédiaire à la pronation et à la supination.

b. *Moyens curatifs.* — Dans ce groupe nous rangerons les divers procédés que l'on peut employer pour rendre à l'articulation les mouvements qu'elle a perdus. Ces moyens sont : 1° les mouvements spontanés que le malade essaye d'exécuter; 2° les mouvements artificiels imprimés à l'articulation; 3° le massage et les eaux thermales sous forme de bains, douches, etc.

Les mouvements exécutés par le patient ne peuvent contribuer que faiblement, au moins dans le début, à rendre à l'articulation sa mobilité. « La moindre critique que j'adresserai à la mobilisation naturelle faite par le malade aidé ou non de la faradisation, c'est que le malade ne fera jamais ce qu'il serait nécessaire qu'il fît, jamais un malade ne déchirera une bride qui limite un mouvement : croire qu'il en sera autrement est une pure illusion. » (Desprès, *Soc. de chir.*, 1880, p. 89.) Le Fort est du même avis.

Restent les mouvements artificiels; le chirurgien ne doit confier à personne la mobilisation d'une articulation; c'est en effet une opération qui demande beaucoup de prudence, de douceur et d'expérience. Elle sera faite simplement avec les mains, ou avec des machines lorsque la force musculaire semblera impuissante; quel que soit le procédé employé, l'un des os devra être immobilisé pendant que l'autre sera mis en mouvement. Mais fera-t-on d'emblée la rupture de toutes les adhérences, ou au contraire doit-on aller progressivement? Et alors, quand faudra-t-il s'arrêter?

Malgaigne voulait que la douleur provoquée par les manœuvres fût prise comme critérium : « Je fléchis l'articulation malade, dit cet auteur, jusqu'à ce que la douleur ne soit plus tolérable. Je m'arrête devant cet avertissement et j'attends quelques minutes... Si la douleur s'éteint, je fléchis un peu davantage... mais vous vous arrêterez encore devant un nouveau cri. Si la douleur met plus d'une minute à disparaître, on ne doit pas reprendre la séance. » (*Leçons d'orthopédie*, p. 40.)

Cette manière de procéder est entièrement abandonnée de nos jours. Le plus ordinairement, après s'être assuré autant que faire se peut de la disparition des phénomènes inflammatoires, en une seule séance le chirurgien rompt tous les obstacles et s'efforce de rendre à l'articulation sa mobilité. La douleur occasionnée par semblables manœuvres étant des plus violentes, le patient est anesthésié, les souffrances encore très vives à son réveil se calment peu à peu ; dès qu'elles ont disparu, on devra commencer à faire exécuter des mouvements au malade.

Dans ces dernières années, on a beaucoup vanté contre les raideurs articulaires le massage, l'hydrothérapie et les eaux thermales. Avant de chercher à imprimer des mouvements à l'articulation, quelques séances de massage sont loin d'être inutiles; ces manœuvres rendront aux téguments et aux ligaments rétractés une partie de leur souplesse; au reste, les mouvements de flexion ne sont eux-mêmes qu'une partie du massage articulaire.

Il est d'usage aussi d'envoyer à diverses stations thermales, sulfureuses ou autres les malades atteints de raideurs articulaires. Les stations les plus en vogue sont : Barèges, Bourbonne-les-Bains et Aix-en-Savoie. Malgaigne considérait cet usage, qui commençait déjà à s'établir il y a trente ans environ, comme ridicule et dangereux, et conseillait d'envoyer les patients aux eaux thermales lorsqu'ils étaient guéris, ou lorsqu'il était établi qu'on ne pouvait plus rien pour eux : cette manière de voir de Malgaigne était certainement exagérée. Sans faire des eaux minérales une panacée universelle et tout en reconnaissant que l'on abuse de leur emploi, nous devons déclarer qu'elles sont souvent fort utiles dans le cas actuel, et nombre de malades obtiennent chaque jour de sérieuses améliorations de leur emploi.

2° ANKYLOSE

Guyon définit l'ankylose : un état pathologique *permanent* des articulations mobiles qui diminue *mécaniquement* l'étendue des mouvements naturels ou les abolit complètement.

Nous acceptons cette définition, qui a l'avantage de bien établir la nature même de la maladie (obstacle mécanique et permanent) et de la différencier des autres lésions dont la présence peut entraver les mouvements de l'articulation : raideurs articulaires, brides cicatricielles, etc.

Variétés. — « L'ankylose vraie, dit Ollier, présente un grand nombre de variétés, selon l'état d'organisation des adhérences et la nature des tissus affectés. Elle est *complète* ou *incomplète*, selon que les mouvements sont encore possibles ou complètement abolis. Elle est *osseuse* ou *fibreuse*, selon que les adhérences sont organisées en tissu osseux ou sont encore fibreuses. Elle est *périphérique* ou *centrale*, selon que l'obstacle au mouvement siège au pourtour de l'articulation ou entre les surfaces articulaires. »

Anatomie pathologique. — 1° *Ankylose osseuse.* — Deux formes : centrale et périphérique.

a. *Ankylose osseuse centrale, ankylose par fusion.* — Dans cette variété les deux os constituant l'articulation se sont réunis par l'intermédiaire d'un tissu osseux de nouvelle formation (fig. 163). Parfois il ne reste plus trace de la cavité articulaire, les deux os ne font qu'un, les surfaces articulaires se sont résorbées au point que les vaisseaux médullaires et les trabécules s'anas-

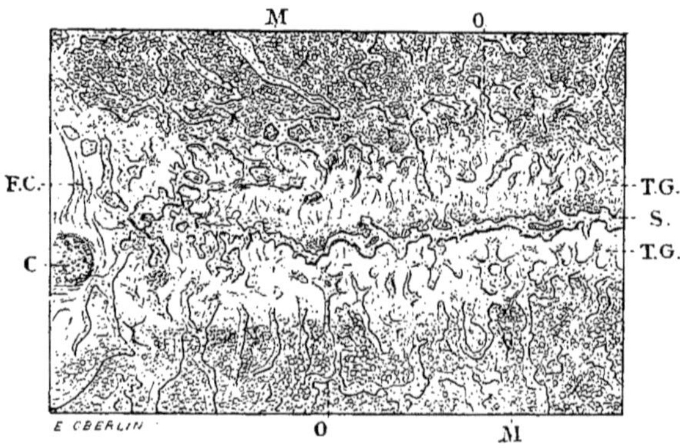

Fig. 163. — Coupe d'une ankylose tibio-tarsienne osseuse en voie de formation chez un enfant.

S, ligne de soudure des deux os. — TG, tissu conjonctif délicat en partie ossifiée, correspondant aux deux cartilages diarthrodiaux. — FC, fibres conjonctives capsulaires. — C, noyau cartilagineux périphérique. — M, moelle. — O, trabécules osseuses.

tomosent. Telle n'est pas la terminaison la plus fréquente. Ordinairement les surfaces se réunissent dans toute leur étendue par des trabécules osseuses, mais on distingue encore les restes des surfaces articulaires.

La pièce représentée figure 164 est un bel exemple en ce genre. On y voit encore ébauché le pourtour de la tête fémorale, et la surface concave de la cavité de réception entre les deux, dans toute l'étendue des trabécules osseuses.

Les adhérences osseuses, au lieu d'exister sur toute la surface articulaire, peuvent n'être que partielles, les pièces constituant l'articulation se trouvent alors réunies par des colonnes osseuses, véritables stalactites centrales.

b. *Ankylose osseuse périphérique*, ou *par jetées périphériques.* — Cloquet le premier a attiré l'attention sur cette variété. Les deux os ne sont plus fusionnés en un seul comme dans le fait précédent, mais réunis périphériquement par des travées osseuses qui vont de l'un à l'autre. Le travail pathologique a intéressé spécialement les tissus fibreux, ligaments, périoste. Les cas de cette nature se rencontrent surtout autour des articulations de la colonne vertébrale. Ce genre d'ossification commun chez les animaux porte en médecine vétérinaire le nom d'*ankylose cerclée*. (Voyez t. II, fig. 38.) Le travail d'ossification gagne parfois les muscles et les tendons (Pigné, Verneuil). La figure 165 représente un exemple fort remarquable d'ankylose par jetée osseuse.

2° *Ankylose fibreuse*. — Elle peut être aussi interstitielle ou périphérique.

a. L'ankylose fibreuse périphérique constitue un degré plus avancé des lésions que nous avons signalées dans le chapitre précédent. Malgaigne décrivait cette affection sous le nom de *grande raideur*, ce n'est pas là à proprement parler une ankylose.

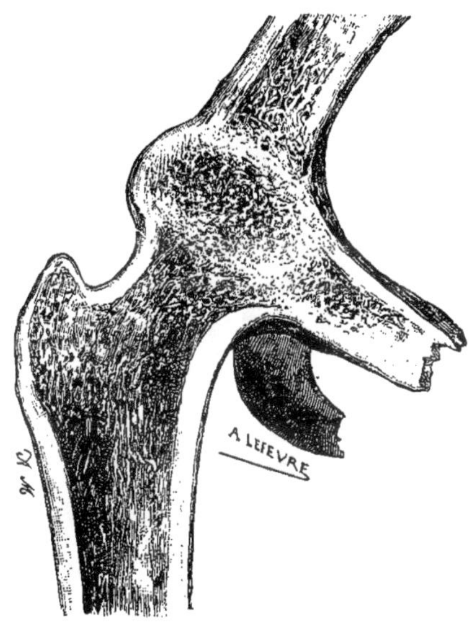

Fig. 164. — Ankylose osseuse par fusion de l'articulation coxo-fémorale.

b. L'ankylose fibreuse centrale interstitielle est caractérisée par la production de brides fibreuses plus ou moins serrées dans l'intérieur de la cavité articulaire. Ces trousseaux fibreux sont quelquefois très épais, très solides, et il devient alors bien difficile de se prononcer sur la nature de l'ankylose ; quelle que soit la cause de l'ankylose, elle ne s'établit pas, et surtout ne saurait persister sans que du côté des parties périphériques (muscles, ligaments, tissu cellulaire, peau) on constate l'existence des divers troubles que nous avons étudiés dans le chapitre précédent.

Ollier s'est occupé de déterminer l'influence de l'ankylose sur le développement des os et des membres, lorsqu'un accident de ce genre survient chez des enfants ou des adolescents. La soudure d'une articulation n'a aucune influence sur l'allongement du membre. Ceci n'a rien qui doive nous surprendre puisque l'accroissement en longueur se fait non par l'extrémité terminale de l'os, mais bien par un travail spécial localisé entre la diaphyse et l'épiphyse. Il n'en est pas de même de la nutrition générale du membre qui a constamment à souffrir soit de l'immobilité prolongée, soit des troubles mêmes qu'entraîne la lésion articulaire.

Lorsque l'ankylose se produit dans une mauvaise position et qu'elle entraîne un raccourcissement, pour remédier à cette difformité, il se passe du côté des articulations sous-jacentes une série de phénomènes analogues à ceux que nous avons signalés en faisant l'histoire des luxations anciennes.

Étiologie. — L'ankylose étant une lésion secondaire, les causes qui la provoquent sont celles de la maladie préexistante. Presque toujours, pour ne pas dire toujours, l'ankylose succède à une des formes d'arthrite précédem-

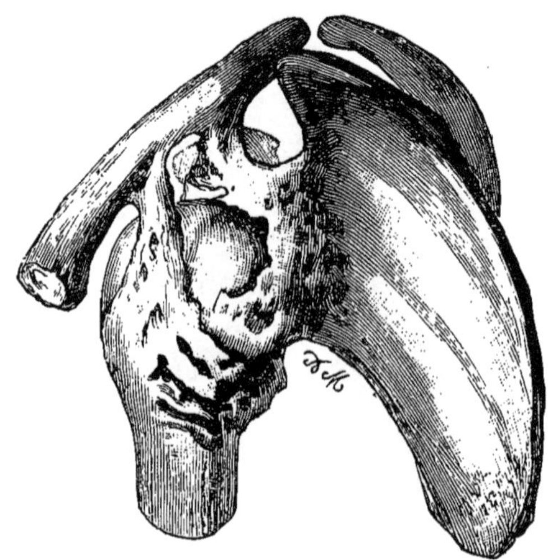

Fig. 165. — Ankylose par jetées osseuses, consécutive à une luxation de l'épaule. (Musée du Val-de-Grâce.)

ment décrites. Aussi devons-nous dire : L'ankylose reconnaît pour cause déterminante toutes les affections pathologiques et traumatiques qui entraînent l'inflammation de l'articulation. Certaines circonstances générales et locales favorisent cette terminaison.

Parmi les causes générales, les unes sont physiologiques (vieillesse), les autres pathologiques (goutte, rhumatisme). Depuis longtemps on a observé la fâcheuse prédisposition qu'ont pour l'ankylose les rhumatisants et les goutteux. Les raideurs articulaires font naître rapidement chez ces sujets des déformations sérieuses. De plus, sans qu'on ait encore trouvé la raison de ce phénomène, chez certains individus l'ankylose se produit avec une facilité surprenante. On trouve dans tous les musées des squelettes sur lesquels existent plusieurs ankyloses. Larrey a même déposé, au musée de la Faculté, un squelette dont toutes les articulations étaient ankylosées. Habituellement ces altérations se rencontrent sur des sujets d'un âge déjà avancé ; cependant Busch a noté un cas d'ankylose générale chez un fœtus.

Symptômes et diagnostic. — L'immobilité absolue d'une articulation constitue le seul signe de l'ankylose ; la position vicieuse, symptôme important, n'a cependant qu'une valeur accessoire. Reconnaître si une ankylose est complète n'est pas toujours chose simple; nombre de circonstances, en effet, peuvent induire le chirurgien en erreur. Nous avons vu que, par crainte des manœuvres d'exploration ou par suite de la douleur provoquée par ces manœuvres, les malades atteints de raideur opposaient une résistance telle, qu'il était souvent bien difficile de mobiliser leurs membres.

Cette résistance devient une première cause d'erreur. Puis lorsqu'une articulation est immobilisée, les mouvements des articulations voisines suppléent dans une certaine mesure à la gêne résultant de cette infirmité. Ainsi, à l'épaule, la mobilité de l'omoplate supplée en partie à la perte des mouvements de l'articulation scapulo-humérale ankylosée. A la hanche, des mouvements complémentaires se passent dans les articulations sacro-iliaques. Afin de prévenir la possibilité de semblables méprises, le chirurgien aura soin d'immobiliser les jointures périphériques. Pour éviter les douleurs consécutives à l'exploration et surtout pour annuler la résistance musculaire, cause fréquente d'erreur, il est bon d'anesthésier le malade. En s'entourant de semblables précautions, on arrivera la plupart du temps à séparer l'ankylose de la simple raideur articulaire.

Est-il possible de différencier l'ankylose osseuse de l'ankylose fibreuse? S'il existe le moindre mouvement appréciable, on peut affirmer qu'il n'y a pas d'ankylose osseuse. D'après Malgaigne, le siège de la douleur provoquée par les manœuvres d'exploration serait un guide excellent. Se produit-elle dans l'articulation, l'ankylose est incomplète, fibreuse. A-t-elle lieu au point où le chirurgien a appliqué les mains par suite de la pression qu'il exerce, l'ankylose est complète. Ce signe cependant n'a rien d'absolu, en sorte que, parfois, le diagnostic devient presque impossible.

Pronostic. — Le pronostic de l'ankylose dépend absolument de la gêne qu'elle apporte dans l'accomplissement des fonctions du membre. La position qu'affectent entre elles les parties constituantes de l'articulation a ici une importance capitale. Un genou ankylosé à angle droit, un coude dans la position rectiligne constituent une infirmité si gênante, si incommode que les malades réclament impérieusement du chirurgien une opération qui améliore leur état. Au contraire, un membre dont les deux segments sont ankylosés dans ce que l'on est convenu d'appeler une bonne position (angle droit pour le coude et le cou-de-pied, position rectiligne pour la hanche et le genou), rendra encore de très grands services. — Il faut savoir aussi que loin d'être un accident fâcheux, l'ankylose constitue parfois à la suite d'une arthrite tuberculeuse ou d'une arthrite suppurée par exemple, une terminaison des plus favorables.

Traitement. — Avant de traiter l'ankylose, le chirurgien cherchera à en prévenir la production. Pour cela, il aura soin de ne pas laisser les articulations immobilisées pendant un temps trop long; dès que les symptômes inflammatoires seront calmés, il commencera à faire exécuter quelques mouvements au membre malade.

En certaines circonstances, malgré les soins les mieux dirigés, l'ankylose ne saurait être évitée; devant semblable éventualité, toutes les précautions seront prises pour que le travail pathologique laisse le membre en état de rendre le plus de services possible; nous reviendrons sur ce point.

L'ankylose existe, elle gêne le malade soit parce que le membre se trouve immobilisé dans une position vicieuse, soit parce que la suppression des mouvements de l'articulation compromet une fonction importante.

Dans le premier cas, il faut ramener les parties dans une position convenable (*redressement*); dans le second, créer une nouvelle articulation.

1° *Redressement des ankyloses.* — Les procédés employés pour redresser les articulations vicieusement soudées, varient absolument avec la nature des obstacles. Les manœuvres nécessaires pour la rupture des ankyloses fibreuses, peuvent se faire avec les mains ou à l'aide de machines qui permettent d'obtenir soit le redressement brusque, soit le redressement progressif; nous avons exposé, dans le paragraphe précédent, les précautions à prendre en pareil cas.

Pour redresser les ankyloses osseuses, l'ostéoclasie, l'ostéotomie, la résection cunéiforme ont tour à tour été employées. L'ostéoclasie ne fournit pas toujours des résultats satisfaisants; la rupture en effet se produit quelquefois au-dessus ou au-dessous de la jointure, conditions peu favorables au but que l'on se propose d'atteindre; nous lui préférons de beaucoup l'ostéotomie.

C'est à John Rhéa Barton (1826) que revient l'honneur d'avoir fait la première ostéotomie, pour redresser une ankylose vicieuse de la hanche; cette tentative fut suivie de succès. En 1835, le même auteur modifia le procédé, et ayant à traiter une ankylose vicieuse du genou, il enleva un fragment de tissu osseux en forme de coin (*ostéotomie cunéiforme*). Rhéa Barton opérait à ciel ouvert. En 1852, Langenbeck, ainsi que nous l'avons vu, modifia ce procédé et créa l'*ostéotomie sous-cutanée.* De nos jours, en s'entourant des précautions antiseptiques, les chirurgiens sont revenus à la méthode de R. Barton; au lieu de se servir de scies pour sectionner les os, ils emploient des ciseaux spéciaux dits *ostéotomes de Macewen.*

2° *Création d'une pseudarthrose.* — A la suite d'une lésion articulaire, les fonctions d'un membre sont parfois gravement compromises (hanche), ou un acte physiologique de premier ordre se trouve supprimé (abolition des mouvements de l'articulation temporo-maxillaire). C'est pour remédier aux accidents de ce genre que l'on a songé à favoriser la formation d'une nouvelle articulation entre les surfaces séparées par l'ostéotomie; nous verrons l'importance de cette méthode, en étudiant l'ankylose de l'articulation temporo-maxillaire.

CHAPITRE V

LÉSIONS DE NUTRITION DES ARTICULATIONS

ARTHRITE SÈCHE. — ARTHRITE DÉFORMANTE. — ARTHROMALACIE

SYNONYME. — Polyarthritis synovialis.

Bibliographie. — CRUVEILHIER, *Arch. gén. de méd.*, 1824, et *Traité d'anat. pathol. générale.* — BROCA, *Bull. de la Soc. anat.*, 1847. — DEVILLE, *Ibid.*, 1848. — THADEN, *Arch. de Langenbeck*, Bd. IV.— FRIEDLANDER, *De morbo cocæ senilis*, Breslau, 1855. — LUSCHKA, *U. Spondylitis deformans*, Berlin, 1858. — VOLKMANN, *Handb. de Pitha et Billroth*, Bd. II, s. 555, 1865. — VIRCHOW, *Pathol. des tumeurs*, t. Ier, trad. française, 1867. — GARROD, *Goutte et rhumatisme goutteux*, trad. française par CHARCOT, 1867. — CHARCOT, *Arch. de physiol.*, 1868, et *Leçons sur les maladies des vieillards*, 1874. — GOSSELIN, *Clin. chir.*, t. Ier, 1873. — CORNIL et RANVIER, *Manuel d'histol. pathol.*, 1881. — HUETER, *Klinik der Gelenkkrankheiten*, 1877. — TALAMON, *Revue mensuelle*, 1878, p. 532. — M. SCHULLER, *Deuts. med. Wochens.*, 1882, n° 40. — BRAUN, *Beitrage z. Kenntniss der Spondyl. deformans*, s. 35, Hannover, 1875. — CHARCOT, *Progrès méd.*, 1832, n° 17. — VALDMANN, *Sammlung klinischer Vortrage*, n° 238, 1884, *Comptes rendus de la Société clin. de Londres*, 1883-84, et *The med. Press.*, 1884.

Thèses de Paris. — 1852, HATTIER. — 1853, CHARCOT, TRASTOUR. — 1858, PLAISANCE. — 1862, COLOMBEL. — 1866, VERGELY. — 1871, VIDAL. — 1872, BLANC. — 1873, PANGAM.

On décrit généralement sous les noms d'arthrite sèche, d'arthrite déformante, un groupe d'affections articulaires chroniques caractérisées par des lésions des cartilages et la déformation des surfaces articulaires. L'ulcération et le dépoli des cartilages permettent de sentir pendant les mouvements un frottement rude des surfaces, d'où le nom d'arthrite sèche.

Il est bien certain que ces dénominations purement symptomatiques ne sont pas suffisamment précises, parce que diverses maladies déterminent à la longue des modifications importantes dans les extrémités articulaires. Plusieurs espèces commencent aujourd'hui à être mieux délimitées; ce sont :

1° Le rhumatisme articulaire chronique avec ses trois principales variétés, le rhumatisme noueux, le rhumatisme osseux chronique (arthrite sèche non déformante) et les nodosités d'Heberden qui siègent au niveau des articulations phalangiennes.

2° Les lésions nerveuses médullaires ou périphériques, signalées par CHARCOT et bien étudiées depuis quinze ans grâce aux travaux de BALL, JOUFFROY, RAYMOND, BLUM, etc. L'ataxie locomotrice est de toutes les lésions spinales, celle qui a la plus grande influence sur la production des déformations articulaires; Giovanni a proposé (1880) de désigner ces altérations sous le nom d'*arthrites myélitiques*, et cela d'après des vues générales sur lesquelles nous reviendrons.

3° La sénilité amène dans les os des déformations et un ramollissement marqué, particulièrement sensible à la hanche; d'où le nom de *morbus coxæ senilis*.

A côté de ces causes assez bien déterminées, il y a un certain nombre de lésions articulaires chroniques dont l'origine est encore très hypothétique et qui n'ont avec l'arthrite déformante qu'une analogie assez indirecte. Il

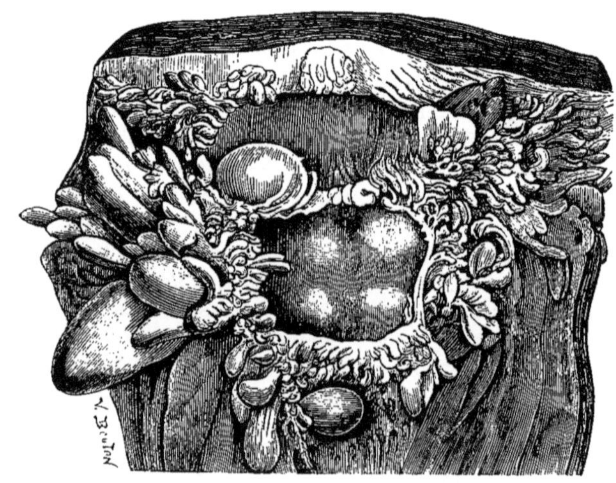

Fig. 166. — Lipome arborescent du genou. Arthrite déformante (d'après Lebert).

suffit, pour s'en convaincre, de jeter un coup d'œil sur les pièces des musées qui certainement appartiennent à des types très différents. Il s'en faut d'ailleurs que les auteurs soient d'accord sur le mode de production de ces arthropathies chroniques; tous séparent nettement le mal sénile, mais tandis que les uns, les plus nombreux, attribuent au rhumatisme l'influence prépondérante, d'autres, comme Giovanni, rejettent l'hypothèse de la diathèse rhumatismale pour n'admettre que des arthrites myélitiques ou spinales.

En Angleterre surtout, on a considéré l'arthrite déformante comme la manifestation d'une maladie générale du système osseux, et l'on a admis une *ostéite déformante* qui serait une sorte de malacie. Smith, Paget, Trives ont publié des cas qui se rapportent à cette altération. D'ailleurs il existerait entre cette affection, le rachitisme et la syphilis des relations qu'il serait intéressant de poursuivre. Une femme, mère de douze enfants, citée par Trives, présentait tous les symptômes de l'ostéite déformante tardive; plusieurs de ses enfants étaient rachitiques. Nous avons nous-mêmes observé sur les cartilages des genoux d'une femme rachitique de cinquante ans les ulcérations classiques de l'arthrite sèche.

Admettre avec Colombel l'arthritisme comme origine de cette arthropathie, c'est entrer dans le champ des hypothèses, et il faut reconnaître avec Gosselin que certains cas d'arthrite déformante dépendent d'une cause encore inconnue. Nous aurons surtout en vue dans ce chapitre les lésions du rhumatisme chronique mono ou poly-articulaire, et nous nous bornerons à indiquer les différences qui séparent les arthrites myélitiques et séniles avec lesquelles l'arthrite sèche a été confondue.

Anatomie pathologique. — L'arthrite déformante est tantôt atrophique, tantôt hypertrophique ; cette distinction qui résulte de l'observation n'a pas

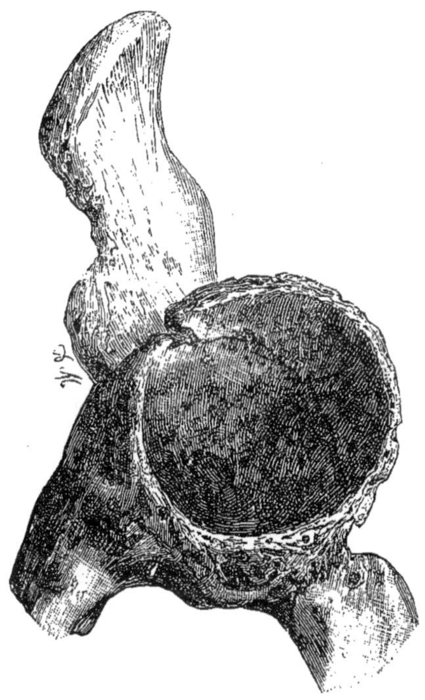

Fig. 167. — Arthrite sèche déformante de la hanche ; ossification de la partie postérieure de la capsule. (Musée du Val-de-Grâce.)

été faite par les auteurs. L'affection peut être partielle ou généralisée à un plus ou moins grand nombre d'articulations (*polyarthritis* de Hueter).

1° *Lésions macroscopiques.* — Il n'y a habituellement pas de liquide dans une articulation atteinte d'arthrite sèche, mais il peut en exister à certaines périodes de l'affection, de sorte que le nom de la maladie est souvent défectueux. La synoviale est presque toujours altérée, la capsule épaissie relâchée, distendue ; la face interne de la synoviale est tapissée par des végétations ou franges confluentes, saillantes, arborescentes, fibreuses ou lipomateuses (fig. 166), parfois gonflées à leurs extrémités, dures et peut-être contenant des noyaux cartilagineux. Ces houppes pourraient (théorie de Rokitansky) se détacher et donner naissance après la rupture du pédicule à des arthrophytes.

Accidentellement, comme dans la figure 167, il y a ossification partielle de la capsule articulaire, et on peut voir sur cette pièce la cavité cotyloïde énorme former plus de la moitié d'une sphère.

Les lésions des surfaces articulaires attirent de suite l'attention. Ordinairement, les têtes osseuses ont perdu leur aspect normal et ont subi des déformations très curieuses; les unes sont comme écrasées et leurs bords déjetés en dehors; d'autres paraissent encore lisses, assez bien arrondies, mais beaucoup plus volumineuses qu'à l'état normal. Dans quelques cas, à la hanche, par exemple, la cavité cotyloïde est oblitérée tandis que la tête du fémur est réduite à un petit moignon informe. Les luxations sont plus fréquentes dans l'ataxie locomotrice que dans l'arthrite sèche rhumatismale.

Au début, on ne constate généralement que des altérations peu marquées et des ulcérations du cartilage qui siègent rarement au niveau des points de

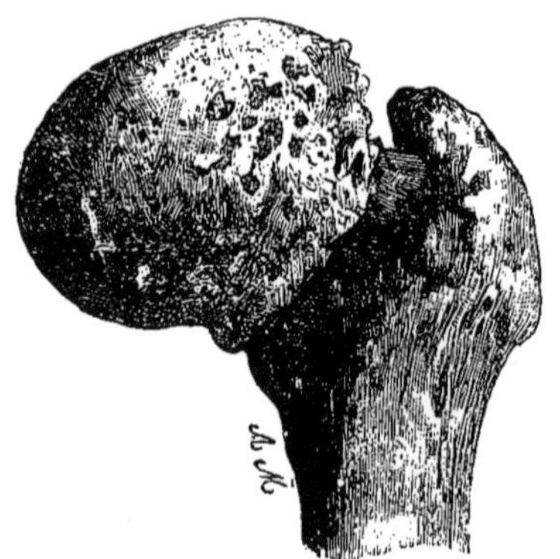

Fig. 168. — Arthrite sèche déformante. Tête de fémur qui correspondait à la figure 167.

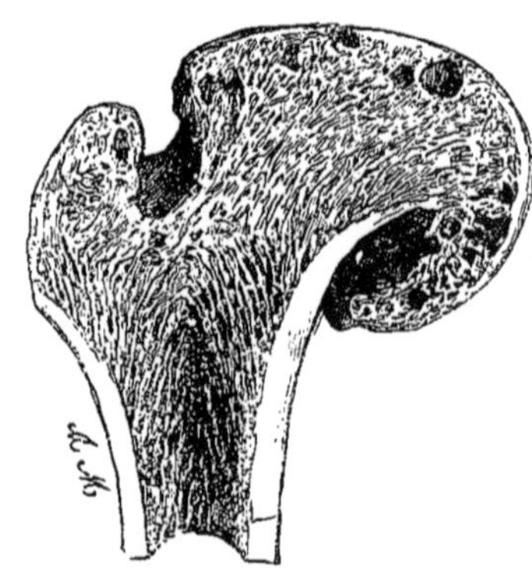

Fig. 169. — Coupe de la pièce précédente montrant des cavités kystiques.

frottement des surfaces en contact. Tantôt ce sont des pertes de substance superficielles et très circonscrites, tantôt des ulcérations plus profondes, assez étendues, où l'on reconnaît à la loupe des sortes de végétations saillantes analogues à du velours, d'où le nom d'*altération velvétique* que leur a donné REDFERN. Si l'on observe une vieille arthrite sèche, ces lésions n'existent plus et le cartilage, en grande partie transformé, est réduit à une lame extrêmement mince, souvent ossifiée, polie, lisse et jaunâtre, quelquefois fibreuse.

Les lésions des cartilages diarthrodiaux sont aujourd'hui bien connues grâce aux travaux de REDFERN, WEBER, VOLKMANN, CORNIL et RANVIER; elles consistent primitivement dans une prolifération active des cellules cartilagineuses superficielles au niveau des points malades; la substance fondamentale se fendille, se ramollit et les groupes de cellules cartilagineuses tombent dans la cavité articulaire. Les capsules cartilagineuses profondes subissent les mêmes altérations (fig. 170), puis se disposent par séries perpendiculaires à la surface de l'os en formant des boyaux allongés qui s'ouvrent également dans l'articulation. Il en résulte une multitude de petites dentelures effilées qui produisent l'aspect velvétique. Ces petits filaments flottant dans l'articulation contiennent encore des groupes de cellules qui crèvent à leur tour et multiplient la division de la substance fondamentale. Toutes les villosités s'implantent inférieurement sur la surface profonde du cartilage ossifié ; à un degré plus avancé les villosités tombent par places et la surface est alors constituée par la lame osseuse provenant de l'ossification pathologique des couches profondes du cartilage ; c'est ce qu'on a appelé l'éburnation de l'os.

Autour des surfaces cartilagineuses il existe très souvent des productions anormales isolées ou confluentes, ordinairement aplaties, auxquelles on a donné le nom d'ecchondroses. Ce sont des végétations blanchâtres dont la

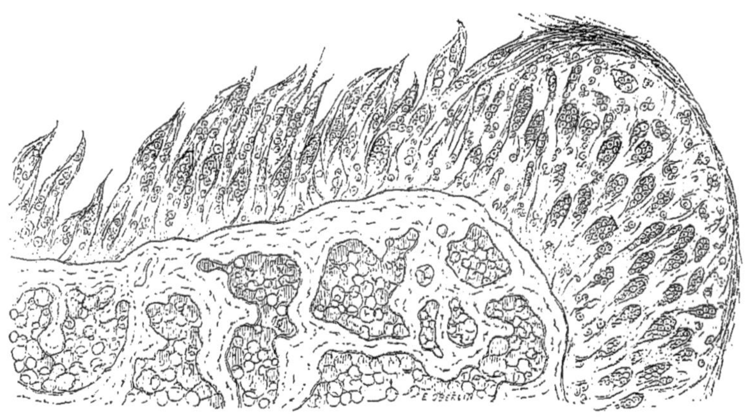

Fig. 170. — Arthrite sèche. Altération velvétique des cartilages par prolifération des capsules profondes. (Laboratoire d'histologie du Val-de-Grâce.)

couleur rappelle celle du cartilage et qui certainement, en raison de leur structure, procèdent du fibro-cartilage (fig. 172). En s'ossifiant, elles donnent naissance à des ostéophytes qui, dans quelques cas, sont assez grosses pour simuler de véritables exostoses et gêner sensiblement les mouvements de l'articulation. Cornil et Ranvier expliquent de la manière suivante l'origine de ces végétations : elles sont dues à la prolifération de la bordure du cartilage diarthrodial, mais tandis que les capsules centrales se vident dans l'articulation, comme nous l'avons dit, les éléments proliférés du rebord s'accumulent au-dessous du revêtement synovial et constitueront plus tard les ecchondroses. Il suffit de jeter les yeux sur les figures 168, 169, 171 pour constater que cette interprétation ne suffit pas pour rendre compte des bourrelets volumineux que l'on trouve autour de la tête osseuse, et qui en augmentent sensiblement les dimensions. Au début, des bourgeons vasculaires partis de l'os s'avancent dans l'épaisseur du fibro-cartilage qui existe à la limite de la surface diarthrodiale. A mesure que ces bourgeons se rapprochent de la superficie, le cartilage prolifère et ainsi se trouvent constituées ces lentilles et les masses tantôt isolées, tantôt confluentes caractéristiques de l'arthrite déformante. En s'isolant ces masses donnent naissance à une variété d'arthrophytes dont il a été question ailleurs. Au reste il se produit souvent dans l'os des lésions fort remarquables, dont nous avons représenté de beaux exemples, qui ont été pour la première fois décrites par Ziegler. Le périoste ne reste pas inactif et peut produire de l'os nouveau, des exostoses.

3° *Lésions du tissu osseux.* — Cornil et Ranvier n'ont trouvé d'autres modifications du tissu osseux qu'un ramollissement graisseux intense avec fragilité extrême des trabécules qui cèdent sous le doigt. Nous avons maintes fois constaté l'exactitude de ce fait sur les sujets livrés aux exercices d'am-

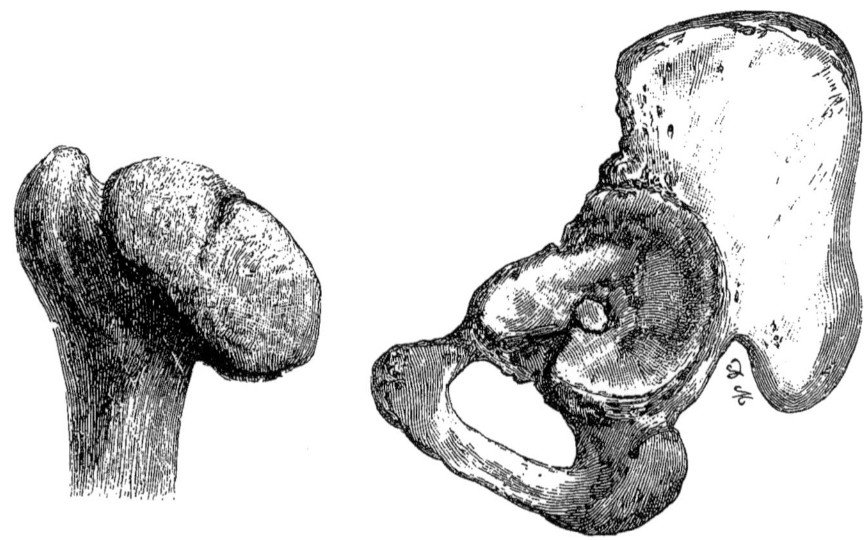

Fig. 171.
Arthrite sèche coxc-fémorale. Déformation considérable des surfaces articulaires. (Musée du Val-de-Grâce.)

phithéâtre et cette altération existait à peu près seule dans la figure 171 ; mais à côté de ces lésions assez peu intéressantes, d'autres observateurs et surtout Ziegler ont découvert des altérations très curieuses que nous allons exposer d'après cet auteur; certaines pièces du musée du Val-de-Grâce vérifient les idées de Ziegler; la figure 173 est un exemple rare de kystes de l'épiphyse. Les deux têtes des fémurs boursouflées contenaient des cavités kystiques semblables. Ces faits viennent à l'appui de l'opinion que nous exprimions précédemment, à savoir qu'on a décrit sous un même nom des affections qui ont des analogies grossières et des processus différents.

Ziegler a observé sur des coupes d'os atteints d'arthrite déformante, de petits kystes, les uns au voisinage immédiat du cartilage, les autres plus profonds et entourés par une membrane résistante. Autour des kystes et à une certaine distance l'os paraît normal ou bien la moelle est plus pauvre en graisse, plus rouge ou gélatineuse. Il existe en outre dans le tissu spongieux des foyers compacts, les uns laiteux, d'autres opaques, que ZIEGLER considère comme de petits enchondromes ou des foyers fibreux; ils sont sous-chondraux ou profonds. Les premiers se distinguent assez difficilement du cartilage diarthrodial. ZIEGLER pense que toutes ces lésions résultent d'une prolifération des cellules osseuses qui reforment du cartilage, pendant que la substance fondamentale dans laquelle elles sont enfouies perd son ciment et subit la métamorphose fibreuse. La production anormale du cartilage qui débute au milieu des trabécules apparaît surtout dans les parties de l'os qui avoisinent le cartilage diarthrodial. Les petits nodules cartilagineux sont assez fréquents et en continuité directe avec l'os; ils naissent dans l'épaisseur

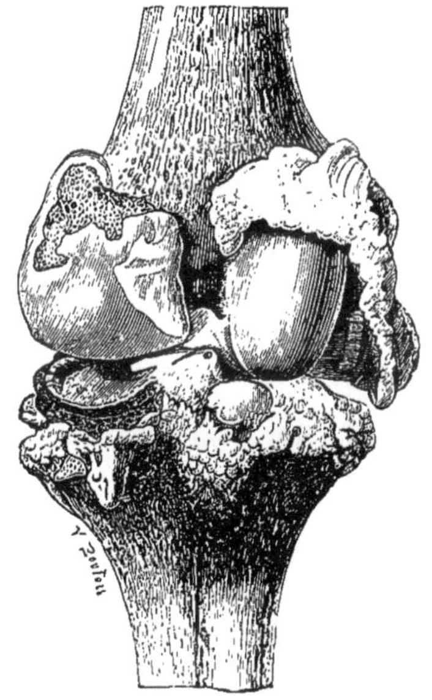

Fig. 172. Arthrite sèche déformante du genou avec ecchondroses.

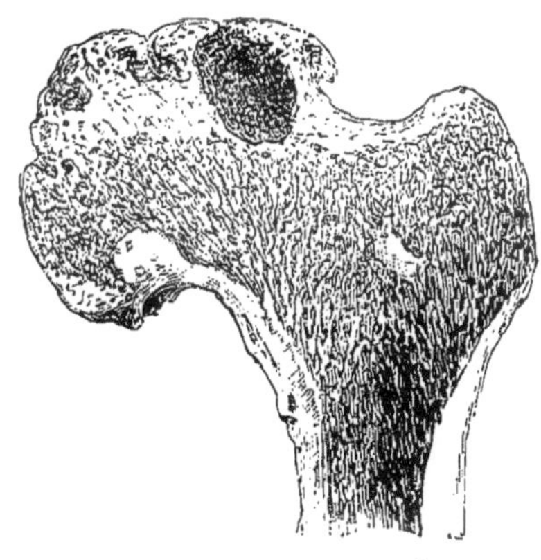

Fig. 173. — Arthrite sèche déformante de la hanche. Kystes multiples de la tête du fémur et éburnations partielles. (Musée du Val-de-Grâce.)

même d'une trabécule, proéminent dans la cavité médullaire; l'accroissement se fait par la prolifération des corpuscules osseux et aussi par la segmentation des capsules cartilagineuses. On pourrait croire, en voyant ces îlots cartilagineux remplir les cavités médullaires, qu'ils se sont formés dans la moelle, mais ZIEGLER a reconnu leur origine osseuse.

Au bout d'un certain temps la prolifération s'arrête, la tumeur reste assez petite et subit la métamorphose régressive; les cellules deviennent vésiculeuses, tout se ramollit et ainsi un kyste est constitué. Sans pouvoir s'expliquer sur le mode de développement des grands kystes, ZIEGLER admet qu'ils se forment par régression et non par sécrétion.

Ces lésions curieuses nous rappellent celles qu'on a décrites dans la période kystique de l'ostéomalacie, et il serait utile de savoir si l'arthrite déformante a des rapports avec cette maladie. En tout cas, elles justifient le nom d'*arthromalacie* que nous croyons devoir donner à l'affection.

Nous avons exposé les idées de Ziegler parce qu'elles n'ont été ni vérifiées, ni contredites. A maintes reprises l'un de nous a eu l'occasion d'étudier ces kystes des têtes articulaires atteintes d'arthrite sèche, et il n'y a jamais trouvé qu'un liquide muqueux remplissant une cavité close dont les parois sont formées par des trabécules osseuses atteintes d'ostéite condensante. A la périphérie existaient une vascularisation très riche et d'autres petits foyers kystiques en voie de formation (fig. 174). Ces altérations coïncidaient dans

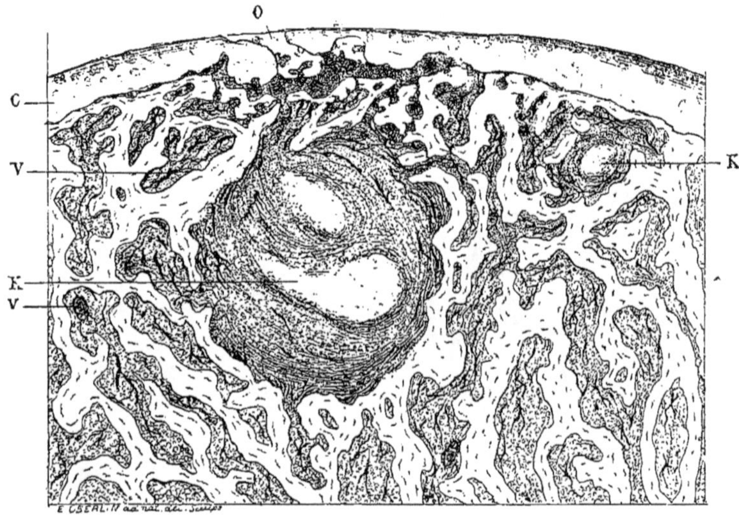

Fig. 174. — Arthrite déformante. — Cavités kystiques à contenu muqueux au-dessous du diarthrodial très altéré. (Laboratoire d'histologie du Val-de-Grâce.)

tous les cas avec des modifications profondes dans la structure des cartilages diarthrodiaux; tantôt l'os affleure à la surface, tantôt il ne reste qu'une mince couche de cartilage, plus rarement des îlots cartilagineux proliférés. Nous devons ajouter que, suivant Poulet et Vaillard, les altérations des têtes osseuses joueraient un rôle important dans la production des arthrophytes libres. Un bourgeon vasculaire parti de l'os ossifie une partie du cartilage et ce noyau devient libre à un moment donné. Il se passerait en un mot pour la tête articulaire un phénomène analogue à la formation des houppes synoviales et des ecchondroses périphériques. Cet aperçu succinct montre que l'histoire de l'arthrite déformante n'est pas encore suffisamment connue.

Les parties molles qui entourent l'arthrite sèche subissent toujours des altérations assez marquées consistant dans une sclérose du tissu conjonctif, des muscles altérés, quelquefois ossifiés. Les bourses séreuses environnantes, souvent le siège d'hygromas, ont leurs parois épaissies, les membres subissent une légère atrophie, mais les fonctions sont encore possibles.

Etiologie. — Le rhumatisme osseux chronique constitue une des causes les plus vulgaires de l'arthrite sèche ; Besnier établit que cette affection est surtout fréquente de cinquante à soixante ans, bien que les exceptions à cette règle soient communes ; le sexe féminin y paraît plus exposé ; aussi Cruveilhier, à qui cette remarque n'avait pas échappé, l'appelait-il la goutte des femmes. Elle n'est pas rare dans les classes aisées, mais elle semble certainement plus fréquente dans la classe pauvre. Le rhumatisme osseux déformant est-il héréditaire? Ce fait paraît suffisamment démontré et il a été admis par Garrod, Charcot, Guéneau de Mussy, Besnier. Sur 45 cas de rhumatisme noueux, Trastour a trouvé 10 fois des antécédents chez les ascendants.

Diverses origines ont été invoquées pour expliquer son apparition : le froid, surtout le froid humide sont universellement accusés de produire le rhumatisme, le rôle de la misère physiologique semble beaucoup moins prouvé ; le nom de *maladie des pauvres* que lui donne Adams ne serait pas toujours exact. Giovanni, qui fait de toutes les arthrites sèches une lésion spinale, attribue la maladie aux excès fonctionnels de cet organe et tout particulièrement aux excès vénériens.

Symptômes. — Ordinairement l'arthrite sèche débute insidieusement sans avoir été précédée par d'autres manifestations; on dit alors que le rhumatisme est chronique d'emblée. La personne éprouve à des intervalles plus ou moins éloignés, principalement sous l'influence du froid, des exacerbations douloureuses essentiellement apyrétiques. Ces douleurs se calment par le repos, et au bout de quelques mois ou de quelques années le malade s'aperçoit que l'articulation devient plus grosse, surtout s'il s'agit des extrémités. Lorsqu'elle siège aux doigts, l'arthrite déformante est presque toujours polyarticulaire ; parfois les accès sont plus aigus et on a vu un épanchement accompagner l'arthrite déformante; l'hydarthrose ne se montre plus quand l'affection est ancienne. Les symptômes principaux sont : 1° la déformation qui se traduit par un gonflement des têtes articulaires aboutissant dans nombre de cas à des déviations de la partie ou à des positions vicieuses (doigts, orteils) ; 2° la sécheresse de l'articulation se manifestant par la rudesse du jeu des surfaces, cette rudesse tient au dépoli des cartilages et donne la sensation du frottement de deux morceaux de velours frappé ; 3° les craquements pendant les mouvements et dans certains cas perçus à distance; l'arthrite sèche temporo-maxillaire constitue souvent une infirmité gênante par le bruit qui accompagne les mouvements de mastication. Les tissus péri-articulaires sont généralement empâtés; on peut apercevoir et sentir des saillies osseuses anormales sous la peau (*nodosités d'Heberden*). L'atrophie musculaire assez marquée devient plus sensible encore à mesure que les fonctions de la partie sont entravées. Quelquefois ce sont les saillies anormales ostéophytiques qui contribuent pour une large part à la limitation des mouvements. Cependant l'ankylose vraie paraît très exceptionnelle et c'est même une des particularités les plus curieuses de la maladie.

L'évolution de l'arthrite sèche, essentiellement chronique, dure parfois quinze, vingt, trente ans. Si la terminaison par suppuration est rare, il faut dire qu'elle est incurable et souvent progresse indéfiniment.

Diagnostic. — Le développement lent, à un âge assez avancé, d'une arthrite subaiguë, l'existence d'autres manifestations rhumatismales, la douleur spontanée, la gêne fonctionnelle, les craquements articulaires joints à la déformation souvent appréciable, sont des signes caractéristiques qui permettent de reconnaître très facilement la nature de l'affection. Il y a néanmoins des cas où il est bien difficile de déterminer la nature du mal. Poulet a déposé au musée du Val-de-Grâce deux pièces provenant d'un même sujet, un coude et une hanche atteints d'arthrite déformante et fort difficiles à reconnaître avant la dissection. Au coude, la tête du radius complètement aplatie verticalement frottait contre l'épicondyle, alors que le cubitus s'articulait avec toute la face inférieure de l'humérus. Les mouvements étaient en partie conservés et on eût pu croire à une subluxation du radius; de plus il n'y avait pas d'ecchondroses. A la hanche, la cavité cotyloïde était oblitérée et le trochanter, qui remplaçait la tête articulaire, était mobile dans une fausse articulation en arrière du sourcil cotyloïdien effacé.

Plus l'articulation est superficielle, plus il est aisé de se rendre un compte exact de la nature des lésions; le siège de l'affection au niveau de l'articulation de la troisième phalange fera aisément reconnaître les nodosités d'Heberden; mais il n'est pas toujours aussi facile de sentir les petits ostéophytes qui forment de véritables exostoses gênantes pour la marche.

Les recherches de Charcot, Ball, Albutt, sur les arthropathies de l'ataxie locomotrice ont permis d'en séparer l'ostéo-arthrite rhumatismale chronique; la première période des arthropathies myélitiques ou maladie de Charcot est assez rapide; il y a presque constamment, au début, des épanchements séreux et même subaigus. Les genoux sont plus souvent affectés que les autres articles, les craquements font défaut. D'ailleurs l'existence des douleurs fulgurantes, l'incoordination des mouvements devront toujours attirer l'attention. On a noté assez fréquemment l'existence des luxations beaucoup plus rares dans l'arthrite sèche. La goutte a ses lieux d'élection et ses exacerbations sub-inflammatoires. Enfin les corps étrangers ont avec l'affection qui nous occupe des rapports de cause à effet qui ont été étudiés ailleurs.

Pronostic. — On ne meurt pas d'arthrite sèche, à moins qu'elle ne se généralise, comme Bonnet en a rapporté des exemples; plus ordinairement, elle constitue une infirmité qui limite d'une façon notable le champ d'activité physique des malades et les empêche de vaquer à leurs occupations. Le pronostic est aussi subordonné à l'éventualité de lésions viscérales; le chirurgien ne devra pas oublier que cette maladie fait partie de l'arthritisme et qu'à ce titre elle aggrave la marche de toutes les affections intercurrentes, traumatiques ou autres.

Traitement. — La thérapeutique est impuissante à guérir les lésions de l'arthrite sèche déformante. Garrod conseille les toniques et les reconstituants. Le fer, le sulfate de quinine, l'huile de morue, l'iodure de potassium, l'arsenic sont des médicaments incertains. Brandis vante le salicylate de soude. Charcot aurait obtenu quelque amélioration par l'emploi de la teinture ammoniacale de gaïac. Les bains de vapeur, les bains chauds seraient contre-indiqués; cependant Valdmann préconise les bains sulfureux. Parmi les eaux minérales qui ont une efficacité réelle, citons Aix en Savoie, Néris, Luxeuil, Plombières ; il faut prescrire des bains prolongés à une température modérée et une gymnastique progressive pour ramener la mobilité des articulations.

FIN DU TOME PREMIER

TABLE DES MATIÈRES

PREMIÈRE PARTIE

INFLAMMATION ET SUPPURATION

LIVRE PREMIER

INFLAMMATION ET SUPPURATION

CHAP. Ier. — THÉORIES DE L'INFLAMMATION 1
CHAP. II. — ABCÈS CHAUDS OU PHLEGMONEUX. 11
CHAP. III. — ULCÉRATIONS ET ULCÈRES 18
Ulcères simples. 20
CHAP. IV. — FISTULES 25

LIVRE II

TUMEURS

CHAP. Ier. — TUMEURS EN GÉNÉRAL. 30
A. — Historique 30
B. — Définition 32
C. — Etiologie des tumeurs. 33
D. — Classifications 36
CHAP. II. — DES KYSTES. 39
§ 1er. — Des kystes en général 40
§ 2. — Kystes progènes. 45
1° Kystes séreux 45
2° Kystes muqueux. 46
3° Kystes glandulaires 47
§ 3. — Kystes néogènes 48
1° Kystes périgènes. 48
A. — Kystes périgènes non parasitaires. 48
B. — Kystes périgènes parasitaires. — Cysticerques. — Hydatides. 49

2° Kystes autogènes 52
3° Kystes dermoïdes 52

CHAP. III. — TUMEURS CONJONCTIVES 55
§ 1er. — Lipome 55
§ 2. — Fibrome ou inome 59
§ 3. — Myxome 62
§ 4. — Sarcome 64

CHAP. IV. — TUMEURS ÉPITHÉLIALES 73
§ 1er. — Papillomes 73
§ 2. — Adénomes 76
1° Adénomes vrais ou réguliers 78
2° Adénomes irréguliers 79
§ 3. — Epithéliome 85
§ 4. — Carcinome 93

CHAP. V. — TUMEURS DES AUTRES TISSUS PRIMITIFS 112
§ 1er. — Chondrome 112
§ 2. — Ostéomes 117
§ 3. — Myomes 118
§ 4. — Lymphadénome 121
§ 5. — Angiomes 128

LIVRE III

TRAUMATISMES

ETIOLOGIE ET MÉCANISME 139

CHAP. Ier. — DES PLAIES 143
§ 1er. — Plaies par instruments piquants 144
§ 2. — Plaies par instruments tranchants 146
§ 3. — Pansement des plaies 149
A. — Pansements qui favorisent la réunion immédiate, — Méthode antiseptique. 151
B. — La réunion immédiate est impossible. — Pansements divers 156

CHAP. II. — CONTUSION. — PLAIES CONTUSES 157
§ 1er. — De la contusion 157
§ 2. — Plaies contuses 165
1° Plaies contuses superficielles. — Ecorchure 165
2° Plaies par morsures 165
3° Plaies par arrachement 167
4° Plaies contuses graves. — Écrasement 169

CHAP. III. — EFFETS DES PROJECTILES LANCÉS PAR LA POUDRE A CANON. — ACTION DES SUBSTANCES EXPLOSIBLES. — PLAIES VENIMEUSES 170
§ 1er. — Plaies par armes à feu 170
1° Les armes modernes et la chirurgie d'armée 172
2° Mode d'action des projectiles modernes 176
3° Blessures des parties molles par petits projectiles 179
4° Blessures produites par le plomb de chasse 186
§ 2. — Action des substance explosibles sur l'économie 186
1° Action des substances explosibles proprement dites (Dynamite. — Fulmicoton. — Fulminate de mercure. — Picrate de potasse) 186
2° Accidents produits par les explosions de poudre 188
§ 3. — Plaies venimeuses 189
1° Piqûres de insectes nuisibles 190
2° Piqûres faites par les hyménoptères 190
3° Morsures des serpents 191

CHAP. IV. — ACTION DE LA CHALEUR ET DU FROID SUR L'ÉCONOMIE 193
§ 1er. — Brûlure 193
1° Symptomatologie 195
§ 2. Froidures 202

CHAP. V. — COMPLICATIONS DES DIFFÉRENTES MANIFESTATIONS DU TRAUMATISME 207
1° Douleur 207
2° Hémorragies 208
A. — Hémorrhagies capillaires 208
3° Délire aigu des blessés 211
4° Shock traumatique 213
5° Stupeur locale 216
6° Emphysème traumatique 217
7° Du tétanos traumatique 219
8° Des corps étrangers en général 230

CHAP. VI. — CICATRISATION ET CICATRICES 236
§ 1er. — Cicatrisation 236
1° Réunion immédiate ou par première intention 237
2° Réunion par deuxième intention ou par bourgeons charnus 241
§ 2. — Cicatrices 243
§ 3. — Pathologie des cicatrices 244

LIVRE IV

MALADIES PARASITAIRES, INFECTIEUSES, VIRULENTES

CHAP. Ier. — SEPTICÉMIES CHIRURGICALES 247
§ 1er. — Revue historique et doctrinale 248
1° Théories du mélange du pus et du sang 249
2° Théories toxhémiques 252
3° Théories des germes 254
§ 2. — Fièvre traumatique 256
§ 3. — Septicémies vraies 258
1° Septicémie aiguë 258
2° Septicémie chronique 263
§ 4. — Infection purulente ou pyohémie 263
§ 5. — Piqûre anatomique 270
§ 6. — Erysipèle 272
§ 7. — Pourriture d'hôpital 282
§ 8. — Charbon et pustule maligne 287
Pustule maligne 291

CHAP. II. — DES GANGRÈNES 297
A. — Gangrènes par lésions extérieures 301
B. — Gangrène par lésions vasculaires 304
C. — Gangrène d'origine nerveuse 305
D. — Gangrène gazeuse foudroyante 306

CHAP. III. — MALADIES VIRULENTES, FIXES ET CHRONIQUES 312
1° Tuberculose 312
2° Morve et farcin 323
3° Syphilis 331

DEUXIÈME PARTIE

MALADIES DES TISSUS

LIVRE PREMIER

AFFECTIONS CHIRURGICALES DE LA PEAU ET DE SES ANNEXES

CHAP. Ier. — LÉSIONS INFLAMMATOIRES 335
§ 1er. — Furoncle. 335
§ 2. — Anthrax. 339
§ 3. — Hydrosadénite. 344

CHAP. II. — TUMEURS HYPERTROPHIQUES DE LA PEAU. 345
1° Tumeurs hypertrophiques de l'épiderme 345
2° Hypertrophie des éléments fibreux du derme. — Kéloïde spontanée 347

CHAP. III. — AFFECTIONS CHIRURGICALES DES ONGLES. 349
1° Lésions traumatiques. — Contusion 350
2° Affections inflammatoires. — Onyxis. 350
A. — Onyxis traumatique aigu. — Dermite aiguë sous-unguéale (Le Dentu) . 350
B. — Ongle incarné 351
3° Lésions syphilitiques des ongles. 355

LIVRE II

MALADIES DU TISSU CELLULAIRE

CHAP. Ier. — DES PHLEGMONS. 357
§ 1er. — Phlegmon simple ou circonscrit. 357
§ 2. — Phlegmon diffus 360

CHAP. II. — MALADIES SPÉCIFIQUES DU TISSU CELLULAIRE 368
§ 1er. — Abcès froids ou tuberculeux. 368
§ 2. — Lésions syphilitiques du tissu cellulaire. — Gommes 373

CHAP. III. — TUMEURS DU TISSU CELLULAIRE. 375
1° Tubercules sous-cutanés douloureux. 375

LIVRE III

AFFECTIONS DES BOURSES SÉREUSES ET DES SYNOVIALES TENDINEUSES

I° Maladies des bourses séreuses 379

CHAP. Ier. — LÉSIONS TRAUMATIQUES DES BOURSES SÉREUSES. 379
§ 1er. — Contusion 379
§ 2. — Plaies et plaies contuses 380

CHAP. II. — INFLAMMATION DES BOURSES SÉREUSES 381
§ 1er. — Hygroma aigu 381
§ 2. — Hygroma chronique. 382
§ 3. — Syphilis des bourses séreuses et tumeurs 385

II° Affections des gaines synoviales tendineuses 386

Chap. Ier. — Inflammation aigue des gaines synoviales 386
§ 1er. — Inflammation simple des gaines synoviales. 386
A. — Synovite sèche. — Aï. — Ténosite crépitante 387
B. — Synovite aiguë avec épanchement. 388
C. — Synovite suppurée 390

Chap. II. — synovites tuberculeuses 391
1° Kystes synoviaux tendineux. — Hydropisie des gaines synoviales, simple ou avec grains riziformes 391
2° Synovite fongueuse ou tuberculeuse 395
3° Affections syphilitiques des gaines tendineuses. 399

Chap. III. — tumeurs des gaines synoviales 400
§ 1er. — Ganglions. — Kystes synoviaux folliculaires (Follin). — Kystes péritendineux. 400
§ 2. — Tumeurs solides des gaines tendineuses 403

LIVRE IV

MALADIES DES MUSCLES ET DES TENDONS

I° Affections chirurgicales des muscles 404

Chap. Ier. — lésions sous-cutanées. 404
§ 1er. — Contusion 404
§ 2. — Ruptures musculaires. 405
§ 3. — Hernies musculaires 409

Chap. II. — plaies des muscles. — Myosites. 411
§ 1er. — Myosite traumatique. 412
§ 2. — Myosite spontanée 413
§ 3. — Myosite ossifiante 414
§ 4. — Myodiastasis. — Diastasis musculaire. 415

Chap. III. — tumeurs des muscles. 416
§ 1er. — Tumeurs solides des muscles. 416
§ 2. — Kystes hydatiques des muscles 418
§ 3. — Affections syphilitiques des muscles. 419

II° Affections chirurgicales des tendons 422

§ 1er. — Plaies des tendons. 422
§ 2. — Rupture des tendons. 427
§ 3. — Luxation des tendons. 428
§ 4. — Tumeurs gommeuses des tendons 429

LIVRE V

AFFECTIONS CHIRURGICALES DES ARTÈRES

Chap. Ier. — lésions traumatiques et ulcérations des artères. 431
§ 1er. — Rupture des artères. 431
1° Ruptures incomplètes 432
2° Ruptures complètes 435
3° Ruptures complètes par arrachement. 437
§ 2. — Dénudation des artères. 437
§ 3. — Escarrification et ulcération des artères 438
§ 4. — Plaies des artères. 441
1° Piqûres des artères 441
2° Plaies par instruments tranchants 442

3° Plaies contuses des artères 445
4° Plaies artérielles par armes à feu 446

CHAP. II. — HÉMORRHAGIES ARTÉRIELLES 451
§ 1er. — Hémorrhagies artérielles externes primitives 451
§ 2. — Hémorrhagies artérielles consécutives 458
§ 3. — Traitement des hémorrhagies artérielles 461
§ 4. — Hémorrhagies internes 469

CHAP. III. — ANÉVRYSMES 473
§ 1er. — Anévrysmes circonscrits 475
§ 2. — Anévrysmes diffus 494
§ 3. — Anévrysmes artério-veineux 497
§ 4. — Anévrysmes cirsoïdes 502

LIVRE VI

AFFECTIONS DES VEINES

CHAP. Ier. — LÉSIONS TRAUMATIQUES DES VEINES 510
§ 1er. — Contusion 510
§ 2. — Ruptures des veines 511
§ 3. — Arrachement des veines 512
§ 4. — Dénudation des veines 512
§ 5. — Plaies des veines 513
1° Piqûres des veines 513
2° Coupures des veines 514
3° Plaies contuses des veines 515
§ 6. — Ulcération des veines 516

CHAP. II. — HÉMORRHAGIES VEINEUSES ET ENTRÉE DE L'AIR DANS LES VEINES 517
§ 1er. — Hémorrhagie veineuse 517
§ 2. — Introduction de l'air dans les veines 523

CHAP. III. — LÉSIONS INFLAMMATOIRES DES VEINES. — PHLÉBITE ET THROMBOSE 525
§ 1er. — Phlébites 526
§ 2. — Thrombose et embolies 531

CHAP. IV. — VARICES 535

LIVRE VII

AFFECTIONS DU SYSTÈME LYMPHATIQUE

CHAP. Ier. — LÉSIONS DES VAISSEAUX LYMPHATIQUES 546
§ 1er. — Plaies et fistules 546
§ 2. — Lymphorrhagie 548
§ 3. — Lymphangiectasies 551

CHAP. II. — INFLAMMATION DES VAISSEAUX LYMPHATIQUES. — LYMPHANGITES 558
§ 1er. — Lymphangites simples 558
§ 2. — Lymphangites diverses virulentes 566

CHAP. III. — INFLAMMATION DES GANGLIONS LYMPHATIQUES 568
§ 1er. — Adénite aiguë 568
§ 2. — Adénite chronique 573

CHAP. IV. — ADÉNOPATHIES VIRULENTES 577
§ 1er. — Adénite chancrelleuse ou bubon 577
§ 2. — Lésions syphilitiques des ganglions 581
§ 3. — Tuberculose des ganglions 584
§ 4. — Néoplasmes divers des ganglions 591

LIVRE VIII

AFFECTIONS CHIRURGICALES DES NERFS

CHAP. Ier. — LÉSIONS TRAUMATIQUES DES NERFS 593
§ 1er. — Contusions. — Plaies contuses 594
1° Compression. — Contusion. — Écrasement 595
A. — Compression 595
B. — Contusion. — Écrasement. 597
2° Elongation. — Distension. — Déchirure. — Arrachement 598
§ 2. — Plaies des nerfs. 599
1° Plaies par instrument piquant 599
2° Plaies par instrument tranchant. — Coupures des nerfs 600
§ 3. — Plaies des nerfs par armes à feu 606
§ 4. — Corps étrangers des nerfs 608

CHAP. II. — ACCIDENTS DIVERS CONSÉCUTIFS AUX LÉSIONS DES NERFS 610
§ 1er. — Troubles de nutrition 611
1° Altérations de l'épiderme et des parties cornées 611
2° Altérations de la peau 612
3° Lésions du tissu cellulaire sous-cutané. — Œdèmes, pseudo-phlegmons. — Phlegmons 612
4° Lésions des muscles 613
5° Lésions des os et des articulations. 613
6° Phénomènes thermiques. 614
7° Troubles de la motilité 615
§ 2. — Troubles de la sensibilité 616
1° Névralgie traumatique 617
2° Névrite 619
3° Théories diverses émises pour expliquer les troubles trophiques consécutifs aux lésions des nerfs. 623
§ 3. — Opérations chirurgicales employées dans le but de combattre les accidents consécutifs aux lésions des nerfs. 623
1° Névrotomie et neurectomie. 624
2° Elongation des nerfs. 626

CHAP. III. — TUMEURS DES NERFS. — NÉVROMES 628
1° Névromes vrais 630
2° Névromes plexiformes. 631
3° Pseudo-névromes 633

LIVRE IX

AFFECTIONS DES OS

CHAP. Ier. — CONSIDÉRATIONS GÉNÉRALES SUR LA PHYSIOLOGIE ET L'ANATOMIE PATHOLOGIQUES DU SYSTÈME OSSEUX 937
A. — Effets de l'irritation des diverses parties de l'os. 638
B. — Lésions élémentaires 641

CHAP. II. — CONTUSIONS ET PLAIES DES OS. 648
§ 1er. — Contusion 649
§ 2. — Plaies des os 649
1° Plaies par instruments piquants 649
2° Plaies par instruments tranchants 651
§ 3. — Corps étrangers des os 653

CHAP. III. — FRACTURE DES OS EN GÉNÉRAL 659
§ 1er. — Généralités sur les fractures. 659

§ 2. — Etiologie 663
§ 3. — Anatomie pathologique des fractures. 668
§ 4. — Du cal. — Mécanisme de formation. 675
§ 5. — Symptômes et diagnostic des fractures 681
§ 6. — Complications et pronostic des fractures. 685
§ 7. — Traitement des fractures 690
1° Principes généraux. — Traitement des fractures simples. 691
2° Traitement des fractures exposées 698
3° Traitement des complications. 700
4° De l'amputation dans les fractures, du moment où il faut la pratiquer . . . 701

CHAP. IV. — LÉSIONS DES OS PAR ARMES A FEU 704
§ 1er. — Contusion des os par les projectiles de guerre. 704
§ 2. — Fractures par armes à feu 708

CHAP. V. — MALADIES DU CAL. 726
§ 1er. — Cal douloureux. 726
§ 2. — Du cal difforme. 727
§ 3. — Pseudarthroses 732
§ 4. — Etat des membres après la consolidation des fractures. Troubles trophiques. 744

CHAP. VI. — AFFECTIONS INFLAMMATOIRES DES OS. 747
§ 1er. — Périostite. 747
1° Périostite simple, ossifiante 747
2° Périostite suppurée 751
A. — Périostite suppurée circonscrite. 751
B. — Périostite albumineuse 753
§ 2. — Ostéite 754
1° Ostéite simple, plastique. 754
2° Ostéite suppurée. 757
§ 3. — Abcès des os. 761
§ 4. — Ostéomyélite 767
1° Ostéomyélite aiguë. 770
2° Ostéomyélite chronique. 783
§ 5. — De la nécrose des os. 786

CHAP. VII. — AFFECTIONS TUBERCULEUSES ET SYPHILITIQUES DES OS. 800
§ 1er. — Affections tuberculeuses des os. 800
1° Périostite tuberculeuse. 805
2° Ostéite tuberculeuse ou carie des os 809
A. — Anatomie et physiologie pathologiques. 809
B. — Formes du tubercule osseux 814
C. — Symptômes et diagnostic 824
D. — Pronostic et traitement 830
§ 2. — Lésions syphilitiques des os. 835
1° Syphilis acquise. 836
A. — Périostite syphilitique et périostoses 837
B. — Ostéomyélite syphilitique non suppurée. 838
C. — Ostéomyélite gommeuse ou carie syphilitique 839
2° Lésions osseuses de la syphilis héréditaire 843
A. — Syphilis héréditaire primitive. 843
B. — Lésions tardives de la syphilis héréditaire 845

CHAP. VIII. — LÉSIONS DE NUTRITION DES OS. 846
§ 1er. — Rachitisme. 846
§ 2. — Ostéomalacie 854
§ 3. — Fragilité des os 859
§ 4. — Déformation des os 860
1° Hypertrophie des os 861
2° Ostéite déformante de Paget 861

CHAP. IX. — TUMEURS DES OS EN GÉNÉRAL. 861
§ 1er. — Des exostoses. 862
§ 2. — Fibromes, myxomes et lipomes des os. 870
1° Fibromes des os 870
2° Myxomes et lipomes des os 870

§ 3. — Chondrome des os. 871
§ 4. — Ostéo-sarcome 875
1° Sarcomes périostiques 878
2° Sarcomes centraux. 879
A. — Tumeurs à myéloplaxes. 879
B. — Ostéosarcomes centraux globo et fuso-cellulaires 882
§ 5. — Epithéliome des os 886
§ 6. — Du carcinome des os 887
§ 7. — Tumeurs pulsatiles des os. 889
§ 8. — Kystes des os. 893
1° Kystes en général 893
2° Kystes hydatiques des os. 895

LIVRE X

AFFECTIONS DES ARTICULATIONS

CHAP. Ier. — LÉSIONS TRAUMATIQUES DES ARTICULATIONS 898
§ 1er. — Contusion des articulations 898
§ 2. — Entorse. 900
§ 3. — Luxations en général 906
1° Luxations récentes. 906
2° Luxations anciennes 921
§ 4. — Plaies des articulations 925
§ 5. — Plaies par armes à feu des articulations. 929
§ 6. — Lésions des cartilages 938

CHAP. II. — DES ARTHRITES. 941
§ 1er. — Arthrite simple. — Arthrite traumatique 942
§ 2. — Arthrite blennorrhagique 951
§ 3. — Arthrite tuberculeuse. 956
A. — Historique. — Définition. — Étiologie 956
B. — Anatomie pathologique. 959
C. — Symptômes et diagnostic. 969
D. — Pronostic et traitement. 975
§ 4. — Arthropathies syphilitiques 984
1° Arthropathies dans la syphilis acquise. 984
2° Arthropathies dans la syphilis héréditaire 987

CHAP. III. — ÉPANCHEMENTS ARTICULAIRES ET ARTHROPHYTES. 988
§ 1er. — Hydarthrose. 988
§ 2. — Epanchements sanguins intra-articulaires d'origine traumatique. — Hémarthrose 997
§ 3. — Corps étrangers articulaires. 1000

CHAP. IV. — VICES DE CONFORMATION ET TROUBLES FONCTIONNELS DES ARTICULATIONS . . . 1011
§ 1er. — Vices de conformation des articulations 1011
1° Difformités congénitales des articulations. — Luxations congénitales. . . . 1011
2° Difformités acquises. — Luxations pathologiques. 1013
§ 2. — Atrophies musculaires consécutives aux lésions articulaires. 1015
§ 3. — Raideurs articulaires et ankylose 1018
1° Raideurs articulaires. 1018
2° Ankylose 1022

CHAP. V. — LÉSIONS DE NUTRITION DES ARTICULATIONS. 1028
Arthrite sèche. — Arthrite déformante. — Arthromalacie 1028

ÉVREUX, IMPRIMERIE DE CHARLES HÉRISSEY

A LA MÊME LIBRAIRIE

Traité des corps étrangers en chirurgie. Voies naturelles : tube digestif, voies respiratoires, organes génito-urinaires de l'homme et de la femme, conduit auditif, fosses nasales, canaux glandulaires, par le Dr A. Poulet, médecin-major, professeur agrégé au Val-de-Grâce, lauréat de l'Académie de médecine. 1 vol. in-8 de 800 pages, avec 100 figures dans le texte. . . . . 14 fr. »

Leçons de clinique chirurgicale. Nouvelles applications de la chirurgie aux affections de l'abdomen et des organes génitaux de la femme, par le Dr O. Terrillon, professeur agrégé à la Faculté de médecine de Paris, chirurgien de la Salpêtrière. 1 beau vol. in-8° de 520 pages, avec figures dans le texte. . . . . 10 fr. »

Nouveaux éléments de chirurgie opératoire, par le Dr Chalot, professeur à la Faculté de médecine de Toulouse. 1 vol. in-18, cart. diamant, de 500 p., avec 498 figures dans le texte, 2e édition . . . . 8 fr. »

Nouveaux éléments de petite chirurgie. *Pansements, bandages et appareils*, par le Dr Chavasse, professeur agrégé au Val-de-Grâce. 1 vol. in-8, cartonné diamant, de 860 pages, avec 540 figures, 3e édition, revue, corrigée et augmentée . . . . 9 fr. »

Traité des rétentions de l'urètre, par le Dr Hamonic, ancien interne des hôpitaux de Paris. 1 vol. in-8 de 600 pages, avec 80 figures . . . . 12 fr. »

Le nouveau-né. Physiologie, hygiène, allaitement. Maladies les plus fréquentes et leur traitement, par le Dr A. Auvard. 1 vol. in-18, avec figures dans le texte . . . . 1 fr. 50

Planches murales pour l'enseignement de la Gynécologie. 50 planches mesurant $1^{m},30$ de hauteur sur 1 mètre de largeur, tirées en plusieurs couleurs, par le Dr A. Auvard, accoucheur des hôpitaux de Paris et G. Devy, dessinateur de la Faculté de médecine de Paris.

Conditions de la souscription :

Prix de la collection complète des 50 planches : Non collées sur toile. . . . . 200 fr. »
Vernies, collées sur toile avec bâtons aux extrémités. . . . . 400 fr. »

Prix de chaque planche séparée :

Non collée sur toile . . . . 10 fr. »
Vernie, collée sur toile avec bâtons aux extrémités. . . . . 15 fr. »

Traité pratique d'accouchements. Grossesse, accouchement, postpartum, pathologie puerpérale, thérapeutique puerpérale, obstétrique légale, par A. Auvard, accoucheur des hôpitaux de Paris, 2e édition, 1 vol. in-8 de 800 pages, avec 434 figures . . . . 15 fr. »

Traité pratique de gynécologie, par A. Auvard. 1 beau vol. gr. in-8 de 800 pages, avec 525 figures dans le texte et 12 planches chromolithographiques hors texte. 18 fr. »

Obstétrique et gynécologie. Recherches expérimentales et cliniques, par le Dr P. Budin, professeur agrégé à la Faculté de médecine de Paris. 1 beau vol. gr. in-8° de 720 pages, avec 101 figures dans le texte et 31 pl. lithographiques et en couleur hors texte. 15 fr. »

Traitement des maladies de la peau, par le Dr J.-E. Brocq, médecin des hôpitaux de Paris. 1 beau vol. gr. in-8 de 900 pages, 2e édition revue et corrigée . . . 15 fr. »

Guide de thérapeutique générale et spéciale, par MM. les docteurs Auvard, Brocq, Chaput, Desnos, Lubet-Barbon, Trousseau. 1 vol. in-16 carré de 700 pages, relié maroquin, tranches peigne . . . . 8 fr. »

Manuel d'exploration clinique et de diagnostic médical, par le Dr E. Spehl, professeur à la Faculté de médecine de Bruxelles. 2e édition, 1 vol. in-8 cartonné de 680 pages, avec 172 figures et 7 planches en couleurs hors texte . . . . 12 fr. 50

Leçons de clinique et de thérapeutique médicales. — Maladies du cœur et des vaisseaux. — Artério-sclérose. — Aortites, cardiopathies artérielles. — Angines de poitrine, par le Dr Henri Huchard, médecin de l'hôpital Bichat. 1 fort vol. gr. in-8 de 900 p., avec fig. et 4 pl. en chromo hors texte. 2e éd. entièrement remaniée. 16 fr. »

Traitement des maladies du foie, par le Dr Dujardin-Beaumetz, membre de l'Académie de médecine. 1 vol. in-8 de 180 pages. . . . . 4 fr. »

Traité d'anatomie humaine, par le Dr L. Testut, professeur d'anatomie à la Faculté de médecine de Lyon, avec la collaboration de H. Ferré, agrégé à la Faculté de Bordeaux, et de M. Vialleton, agrégé à la Faculté de Lyon. 3 vol. gr. in-8, formant 2.600 pages, avec 1,550 figures, presque toutes originales, dessinées spécialement pour cet ouvrage et tirées pour la plupart en trois ou quatre couleurs dans le texte. 2e édition revue et corrigée. Tome I : *Ostéologie, Arthrologie, Myologie.* — Tome II : *Angéiologie et Névrologie.* — Tome III : *Organes des sens, Digestion, Respiration et Phonation, Organes génito-urinaires, Embryologie* . . . . 60 fr. »

Traité de physiologie humaine, par les docteurs Viault et Jolyet, professeurs à la Faculté de médecine de Bordeaux. 1 beau vol. gr. in-8 de 920 pages, avec plus de 400 fig. dans le texte. . . . . 16 fr. »

Maladie et hygiène des gens nerveux, par le Dr Gélineau. 1 joli vol. in-18 de 450 pages, cartonnage, fers spéciaux . . . . 4 fr. »

Paralysies et contractures hystériques, par le Dr Paul Richer, ancien chef de clinique de la Salpêtrière. 1 vol. in-8 de 220 pages, avec figures . . . . 5 fr. »

Manuel théorique, instrumental et pratique d'électrologie médicale, par G. Trouvé, ingénieur-électricien. Avec une préface de M. le Dr Vigouroux. 1 vol. in-18 jésus de 750 p., avec 273 figures, cartonnage diamant, tranches rouges. . . . . 8 fr. »

ÉVREUX, IMPRIMERIE

www.ingramcontent.com/pod-product-compliance
Ingram Content Group UK Ltd.
Pitfield, Milton Keynes, MK11 3LW, UK
UKHW012135240726
13966UKWH00001B/5

9 782011 771957